最新
臨床検査項目辞典

Laboratory Medicine Encyclopedia & Dictionary

監修　櫻林郁之介（自治医科大学附属さいたま医療センター総合医学第1）
　　　熊坂　一成（日本大学医学部臨床検査医学）

編集　伊藤　機一（大東文化大学スポーツ・健康科学部健康科学科）
　　　宮地　勇人（東海大学医学部基盤診療学系臨床検査学）
　　　前川　真人（浜松医科大学医学部臨床検査医学）
　　　池田　　斉（埼玉医科大学総合医療センター中央検査部）
　　　山田　俊幸（自治医科大学医学部臨床検査医学）
　　　松本　哲哉（東京医科大学微生物学・東京医科大学病院感染制御部）

医歯薬出版株式会社

This book was originally published in Japanese
under the title of :

SAISHIN RINSYOUKENSAKOUMOKUJITEN
(Laboratory Medicine Encyclopedia & Dictionary)

Editors :
SAKURABAYASHI, Ikunosuke
  Vice President, Professor, Department of First Integrated Medicine,
  Saitama Medical Center, Jichi Medical University

KUMASAKA, Kazunari
  Associate Professor, Department of Laboratory Medicine,
  Nihon University, School of Medicine

© 2008 1st ed.

ISHIYAKU PUBLISHERS, INC.
  7−10, Honkomagome 1 chome, Bunkyo-ku,
  Tokyo 113−8612, Japan

発刊にあたって

　臨床検査に関する解説書や参考書は多数ありますが，現在測定できる検査項目を網羅する専門の辞書的解説書はありません．現在数千項目の臨床検査があり，そのすべての項目の意味を知り，臨床に使用する医療従事者はいません．そのため，可能な限り多くの臨床検査項目を列挙して，その医学的意義を記載した解説書が必要になってきます．

　本書はこのような意図のもとに，6名の編集委員にお願いして，その骨格を作り，また専門家の選定をお願いしました．執筆は臨床検査専門医を中心に専門の臨床家を含め182名の方々にお願いし，現在の臨床検査，総計1,166項目について，最新の知見を解説いただきました．

　本書は多くの特徴を有しています．その主な内容は「本辞典の使用にあたって」に述べられていますが，ここでは以下の3つの特徴にふれておきます．

　1）1項目毎に下記の見出しを付し統一して解説されていること．

　「検査項目名」「臨床検査項目分類コード」「英名」「略語」「別名」「測定方法」「検体」「基準値」「保険収載の有無」「異常値を呈する場合（Critical/Panic value・高値・低値）」「次に必要な検査」「プロフィール」「臨床的意義と検査値の読み方」「予想外の値が認められるとき」など．

　2）「臨床検査分類コード」を掲載していること．

　日本臨床検査医学会の臨床検査項目コード委員会が長い年月の末に完成させた分類コード（JLAC 10）が各項目に記載されています．このコードは厚生労働省が推進している電子レセプトにも採用されつつあり，また特定健診にも採用されている，日本における唯一の臨床検査のコード体系です．このコードが記載されている類書は他にありませんから，その意味で本書は他にない役割を果たすものと思います．

　3）改訂企画を有すること．

　臨床検査は日進月歩です．したがって，現在新しくてもすぐに古くなってしまいます．つまり，本書が発刊された時点から既に最新ではなくなるわけです．今後，改訂に向けて作業を進めていく計画です．

　本書が臨床検査の優れた辞典あるいは事典として，臨床医，研修医，臨床検査専門医，臨床検査技師，看護師，薬剤師，栄養士，臨床工学技士，診療放射線技師をはじめ，医学生や他の学部の学生に役立つことを念じております．本書に対して皆様の忌憚のないご意見をいただければ幸いでございます．

　　　平成20年初春

櫻林郁之介
熊坂一成

監修・編集・執筆者一覧

監　修
櫻林郁之介　自治医科大学附属さいたま医療センター総合医学第1
熊坂一成　日本大学医学部臨床検査医学

編　集（担当分野）
伊藤機一　大東文化大学スポーツ・健康科学部健康科学科　（一般検査）
宮地勇人　東海大学医学部基盤診療学系臨床検査学　（血液学的検査，遺伝子検査）
前川真人　浜松医科大学医学部臨床検査医学　（生化学的検査）
池田　斉　埼玉医科大学総合医療センター中央検査部　（内分泌学的検査）
山田俊幸　自治医科大学医学部臨床検査医学　（免疫学的検査）
松本哲哉　東京医科大学微生物学・東京医科大学病院感染制御部　（感染症検査）

執筆者（五十音順）

浅野　博	天理よろづ相談所病院臨床病理部	宇治義則	富山大学附属病院検査部
天野景裕	東京医科大学臨床検査医学	内田香介	防衛医科大学校（内科3・内分泌代謝内科）
荒川英二	国立感染症研究所細菌第1部	瓜田純久	東邦大学医療センター大森病院総合診療・急病科
家入蒼生夫	獨協医科大学臨床検査医学	大井洋之	春日部嬉泉病院
池上　正	東京医科大学霞ヶ浦病院消化器内科	大串大輔	順天堂大学医学部臨床検査医学
池田　斉	埼玉医科大学総合医療センター中央検査部	太田潔江	（独）国立病院機構宇多野病院臨床研究部
石　和久	順天堂大学医学部附属順天堂浦安病院検査科（臨床病理科）	大田俊行	産業医科大学臨床検査・輸血部
石井周一	JR東日本高崎鉄道健診センター	太田光熙	神戸薬科大学病態生化学
石原　理	埼玉医科大学医学部産科婦人科	大谷慎一	北里大学医学部臨床検査診断学
磯部和正	筑波大学臨床医学系臨床病理学	大塚喜人	亀田総合病院臨床検査部
一城貴政	東邦大学医療センター大橋病院糖尿病内科	大槻　眞	産業医科大学医学部第3内科学（消化器・代謝内科）
伊藤機一	大東文化大学スポーツ・健康科学部健康科学科	大林民典	東京都立駒込病院臨床検査科
伊藤　聡	町田市民病院内科	沖津祥子	東京大学大学院医学系研究科発達医科学
伊藤喜久	旭川医科大学臨床検査医学	扇谷晶子	富山大学附属病院検査部
今福裕司	福島県立医科大学医学部感染制御・臨床検査医学	奥田恭章	道後温泉病院リウマチセンター・内科
鵜澤龍一	昭和大学医学部臨床病理学	小田桐恵美	東京女子医科大学医学部中央検査部臨床検査科，内分泌疾患総合医療センター（内科）

斧　康雄	帝京大学医学部微生物学	北村正樹	東京慈恵会医科大学附属病院薬剤部
香川和彦	東京医科大学臨床検査医学	木村　聡	昭和大学横浜市北部病院臨床検査科
景山　茂	東京慈恵会医科大学総合医科学研究センター薬物治療学研究室	木村秀樹	福井大学医学部検査医学（腎臓病態内科学）
風間順一郎	新潟大学医歯学総合病院集中治療部	清澤研道	長野赤十字病院
樫谷総子	東邦大学医学部微生物学・感染症学	葛島清隆	愛知県がんセンター研究所腫瘍免疫学部
柏木保代	東京医科大学病院小児科	葛谷信明	横浜栄共済病院内科・内分泌代謝科
片山茂裕	埼玉医科大学医学部内分泌内科・糖尿病内科	久保信彦	あずま通りクリニック
加藤はる	国立感染症研究所細菌第2部	久保田　憲	東京都立駒込病院内分泌代謝科
加藤裕久	国立がんセンター中央病院薬剤部	熊坂一成	日本大学医学部臨床検査医学
金山明子	三菱化学メディエンス（株）感染症検査部臨床微生物検査室	黒澤健司	神奈川県立こども医療センター遺伝科
金田容秀	順天堂大学医学部産婦人科学	桑島　実	香川県立中央病院中央検査部
鏑木淳一	東京電力病院内科	下条文武	新潟大学大学院医歯学総合研究科内部環境医学（第2内科）
上島通浩	名古屋大学大学院医学系研究科社会生命科学講座環境労働衛生学	小泉信夫	国立感染症研究所細菌第1部
亀井克彦	千葉大学真菌医学研究センター真菌感染分野	郡　美夫	千葉市立海浜病院臨床検査科
萱場広之	秋田大学医学部医学科統合医学（臨床検査医学）	腰原公人	東京医科大学病院感染制御部
河合　隆	東京医科大学病院内視鏡センター	小寺　力	防衛医科大学校（内科3・薬理学）
川上小夜子	帝京大学医学部附属病院中央検査部	小寺宏尚	京都市立病院臨床検査科
川上純一	浜松医科大学医学部附属病院薬剤部	小林寅喆	東邦大学医学部看護学科感染制御学
河上　洋	北海道大学病院消化器内科	小林　賢	日本薬科大学薬学部生物学研究室
川上　康	筑波大学臨床医学系臨床病理学	小林由直	三重大学大学院医学系研究科消化器内科学
河島尚志	東京医科大学病院小児科	小林　了	東京医科大学微生物学
川端寛樹	国立感染症研究所細菌第1部	近藤成美	順天堂大学医学部臨床検査医学
川本博嗣	防衛医科大学校（内科3・内分泌代謝内科）	近藤雅雄	東横学園女子短期大学保育学科
神奈木玲児	愛知県がんセンター研究所分子病態学部	紺野　啓	自治医科大学医学部臨床検査医学
菊池春人	慶應義塾大学医学部臨床検査医学	櫻林郁之介	自治医科大学附属さいたま医療センター総合医学第1
岸　孝彦	愛知医科大学病院中央臨床検査部	佐々木憲夫	三井記念病院内科
岸本寿男	国立感染症研究所ウイルス第1部	笹島雅彦	ひもんや内科消化器科診療所

佐藤 尚武	順天堂大学医学部附属順天堂東京江東高齢者医療センター臨床検査科	東田 修二	東京医科歯科大学大学院医歯学総合研究科全人診断治療学講座，臨床検査医学
佐藤 裕子	国立国際医療センター研究所臨床病理研究部超微細構造研究室	戸塚 恭一	東京女子医科大学感染対策部感染症科
〆谷 直人	国際医療福祉大学熱海病院	内藤 隆文	浜松医科大学医学部附属病院薬剤部
杉本 元信	東邦大学医療センター大森病院総合診療・急病科	中井 利昭	三菱化学メディエンス（株）学術部
鈴木 健	東京都予防医学協会検査研究部	中島 千絵	北海道大学人獣共通感染症リサーチセンター国際疫学部門
鈴木 定彦	北海道大学人獣共通感染症リサーチセンター国際疫学部門	中村 文子	順天堂大学医学部附属順天堂医院臨床検査部
角田 修次	東京医科大学微生物学	中村 郁夫	東京医科大学病院内科学 4（消化器内科）
諏訪部 章	岩手医科大学医学部臨床検査医学	中村 良子	昭和大学藤が丘病院臨床病理科
清島 満	岐阜大学大学院医学系研究科病態情報解析医学	名越 澄子	埼玉医科大学消化器内科・肝臓内科
田内 一民	静岡市静岡医師会健診センター	西田 陽	新キャタピラー三菱（株）健康管理室
高木 康	昭和大学医学部医学教育推進室	西山 勉	新潟大学大学院医歯学総合研究科機能再建医学（腎泌尿器病態学）
高橋 俊二	（財）癌研究会有明病院化学療法科	西山 宏幸	駿河台日本大学病院臨床検査部
高橋 伯夫	関西医科大学臨床検査医学	野上 裕子	国立病院機構福岡病院呼吸器科
滝 賢一	愛知医科大学病院中央臨床検査部	橋詰 直孝	和洋女子大学家政学群生活科学系人間栄養学
田口 文広	国立感染症研究所ウイルス第 3 部	橋本 征也	富山大学大学院医学薬学研究部
竹内 勤	慶應義塾大学医学部熱帯医学・寄生虫学	濱田 耕司	防衛医科大学校（内科 3・内分泌代謝内科）
竹田 省	順天堂大学医学部産婦人科学	樋口 駿	九州大学大学院薬学研究院薬物動態学
竹村 周平	新大江病院	日高 雄二	亀田総合病院リウマチ膠原病内科
舘田 一博	東邦大学医学部微生物・感染症学	日向 崇	防衛医科大学校（内科 3・薬理学）
田中 正利	福岡大学医学部泌尿器科学	日野 茂男	鳥取大学医学部ウイルス学
田中 祐司	防衛医科大学校（内科 3・内分泌代謝内科）	日比 初紀	みなと医療生活協同組合協立総合病院泌尿器科
田中 良哉	産業医科大学第 1 内科学	廣田 豪	九州大学大学院薬学研究院薬物動態学
千葉 勝己	東京医科大学病院中央検査部	深津 俊明	名古屋掖済会病院中央検査部・輸血部
千葉 百子	国際医療福祉大学薬学部	福武 勝幸	東京医科大学臨床検査医学
辻 直樹	札幌医科大学医学部臨床検査医学	福地 邦彦	昭和大学医学部臨床病理学
土屋 達行	日本大学医学部臨床検査医学	福本 誠二	東京大学医学部附属病院腎臓・内分泌内科
椿 秀三千	大須診療所	藤田 清貴	信州大学大学院医学系研究科病因・病態検査学

古谷信彦	文京学院大学保健医療技術学部臨床検査学科	宮澤幸久	帝京大学医学部臨床病理学
古谷憲孝	神奈川県立こども医療センター遺伝科	宮地勇人	東海大学医学部基盤診療学系臨床検査学
保科定頼	東京慈恵会医科大学臨床検査医学・臨床医学研究所	村上純子	聖母大学看護学部
本多　彰	東京医科大学霞ヶ浦病院消化器内科	村上日奈子	東邦大学医療センター大森病院臨床検査部
前川真人	浜松医科大学医学部臨床検査医学	村田　満	慶應義塾大学医学部医学研究科臨床検査学
前倉亮治	国立病院機構刀根山病院	村松英彰	浜松医科大学医学部附属病院薬剤部
前崎繁文	埼玉医科大学感染症科・感染制御科	森　三樹雄	十文字学園女子大学人間生活学部食物栄養学科
槇村浩一	帝京大学大学院医学研究科・医学部医真菌研究センター/ゲノム解析リサーチセンター	森山隆則	北海道大学大学院医学研究科・医学部保健学科検査技術科学
増山智子	昭和大学横浜市北部病院臨床検査科	保嶋　実	弘前大学大学院医学研究科臨床検査医学
松岡雅人	東京女子医科大学医学部衛生学公衆衛生学(1)	山田俊幸	自治医科大学医学部臨床検査医学
松﨑靖司	東京医科大学霞ヶ浦病院消化器内科	山根誠久	琉球大学医学部臨床検査医学
松原悦朗	国立長寿医療センター研究所アルツハイマー病研究部・疾病制御研究室	山野優子	昭和大学医学部衛生学
松本剛史	三重大学大学院医学系研究科血液腫瘍内科	油野友二	金沢赤十字病院検査部
松本哲哉	東京医科大学微生物学・東京医科大学病院感染制御部	横田邦信	東京慈恵会医科大学医療保険指導室
三木一正	東邦大学医療センター大森病院消化器内科	吉田　敦	獨協医科大学病院感染症総合対策部，臨床検査医学
三澤成毅	順天堂大学医学部附属順天堂病院臨床検査部	吉田　浩	北福島医療センター
三田村敬子	永寿総合病院小児科	米田　操	三重大学大学院医学系研究科腫瘍病態解明学
御手洗聡	結核予防会結核研究所抗酸菌レファレンスセンター細菌検査科	和田英夫	三重大学大学院医学系研究科臨床検査医学
満田年宏	横浜市立大学附属病院感染制御部	渡邊　卓	杏林大学医学部臨床検査医学
三橋知明	埼玉医科大学総合医療センター中央検査部	渡邉直樹	札幌医科大学医学部臨床検査医学
三宅一徳	順天堂大学医学部臨床検査医学	渡辺治雄	国立感染症研究所

本辞典の使用にあたって

- 本書は2007年7月時点で一般に測定されている検査項目をほぼ網羅し（収載項目数1,166），最新の検査項目辞典（もしくは事典）あるいは検査項目のガイドブックとして役立つよう編集されています．

■ 分類コード
- 項目名上に記載したコードは「日本臨床検査医学会臨床検査項目分類コード（JLAC 10）」（分析物コード；第10回改訂・第2版）に基づいており，1桁目の数字は大分類，2桁目の英字は中分類を表します．

■ 項目名（タイトル名）
- 上記「分析物コード」に対応する分析物名(1)に準じています．なお，同時に解説したほうがよい複数の項目については項目名を並記しています．
- 薬剤については，特定薬剤治療管理あるいは保険点数の認可されている薬物を中心に記載しています．
- 項目名右上に付した保は健康保険診療報酬点数認可，特は特定薬剤治療管理料認可を表示します．ただし，一部の検査では検査方法により未認可のものもあり，また，法改正により変更されることもありますので，診断などにあたっては必ず最新の資料でご確認ください．

■ 英名
- 項目名に対応する英語名を記載しています．

■ 略語
- 項目名に該当する一般的に使用されている略語を記載しています．

■ 別名
- 上記「分析物コード」に対応する分析物名(2)および略称，慣用名，同義語，類似語を記載しています．
- 薬物については製品名も並記しています．

■ 測定法
- 一般に使われている測定法を記載しています．その測定法の略称が慣用されている場合には略称のみを記載しています．なお，略称の英語名・日本語名については「検査法の略称」をご参照ください．

■ 検体
- 本辞典では病院内検査を原則とし，外注（検査センター）を想定した検体の「量」「保存法」については各施設で異なるため記載していません．ただし，執筆者が特に病院内検査においても量・保存法の明記が必要と判断した項目に関しては記載しています．

■ 基準値
- 記載している基準値は絶対的なものではありません．診断・治療にあたっては必ず各施設の基準値あるいは検査センターの設定する基準値などを併せてご参照ください．
- 薬物については，基準値の代わりに治療有効濃度および採血時間を記載しています．

■ 異常値を呈する場合
- 「Critical/Panic value」「高値」「低値」（感染症領域では「陽性」「陰性」）の場合について記載しています．
- 「Critical/Panic value」については，数値とその次の対応について記載しています．なお，本辞典では「Critical/Panic value」を「生命が危ぶまれるほど危険な状態を示唆する異常値．検査室から医師に至急報告するなど何らかの対応をとる必要のある値」と定義しています．
- 「高値」「低値」（「陽性」「陰性」）では，数値・該当する疾患名および「次に必要な検査」について可能な範囲で記述しています．ただし，感染症領域では，次に必要となる検査のないケースが多いため，この項目名は設定せず，必要に応じ「今後の検査の進め方」として記載しています．
- 疾患名は原則として日本内科学会編内科学用語集第5版に準じ，疾患確率の高い順に心がけて記載しています．
- 薬物については，「異常値を呈する場合」を「適応症」に変更し，「副作用」については本文中に項目を設け記載しています．

■ プロフィール
- 測定する生体内物質の特徴（生理機能，生産部位，代謝経路など）や検査法の概略を中心に記載しています．
- 薬物については，半減期，代謝経路，血中濃度に影響を及ぼす要因などについて記載しています．
- 「CD抗原」については，およそ次の項目に沿って記述しています．「概要」「抗原分布」「分子量および分子構造」「支配遺伝子」「機能」「血液細胞との反応性」「検査の対象」
- なお，保険収載から削除された項目や，現在利用価値のきわめて低い項目については「プロフィール」のみ記載しています．

■ 臨床的意義と検査値の読み方
- その検査が必要になるとき，その物質を測る意義，異常値発現の機序，検査値判読にあたってのポイントや注意などについて，可能な範囲で簡潔に記載しています．

■ 予想外の値が認められるとき
- 技術的または生理的誤差などによって生じるケースについて記載しています．

検査法の略称

略称	英語名	日本語名
AAS	atomic absorption spectrophotometry	原子吸光分析
BCG	bromcresol green	ブロムクレゾールグリーン
CF	complement fixation	補体結合（反応）
CGH	comparative genomic hybridization	
CIA	chemiluminescent immunoassay	化学発光免疫測定法
CLEIA	chemiluminescent enzyme immunoassay	化学発光酵素免疫測定法
CLIA	chemiluminescent immunoassay	化学発光免疫測定法
CPBA	competitive protein binding assay	競合的蛋白結合反応
CPC	coil planet centifuge method	コイルプラネット遠心法
DACA	*p*-dimethyl aminocinnam aldehyde	パラジメチルアミノシンナムアルデヒド法
DID	double immunodiffusion method	二重免疫拡散法（オクタロニー法）
ECLIA	electrochemiluminescent immunoassay	電気化学発光免疫測定法
EIA	enzyme immunoassay	酵素免疫測定法
ELISA	enzyme-linked immunosorbent assay	固相 EIA（酵素標識免疫吸着測定法）
EMIT	enzyme multiplied immunoassay technique	競合 EIA（Syva 社）
FA	fluorescent antibody test	蛍光抗体法
FCM	flow cytometry	フローサイトメトリー
FEIA	fluorescent enzyme immunoassay	蛍光酵素免疫測定法
FISH	fluorescence *in situ* hybridization	蛍光 *in situ* ハイブリダイゼーション
FPIA	fluorescence polarization immunoassay	蛍光偏光免疫測定法
GC	gas chromatography	ガスクロマトグラフィ
GC-ECD	gas chromatography with electron capture detection	ガスクロマトグラフィ・電子捕獲検出法
GC-MS	gas chromatography-mass spectrometry	ガスクロマトグラフィ・質量分析法
HA	hemagglutination test	赤血球凝集反応試験
HAIR	hemagglutination inhibition reaction	赤血球凝集抑制反応
Hb-MB	hemoglobin-methylene blue	ヘモグロビン・メチレンブルー法
HI	hemagglutination inhibition test	赤血球凝集抑制試験
HPLC	high performance liquid chromatography	高速液体クロマトグラフィ
HS-GC	head space gas chromatography	ヘッドスペース・ガスクロマトグラフィ
IAHA	immune adherence hemagglutination	免疫粘着赤血球凝集反応
ICP-AES	inductively coupled plasma-atomic emission spectrometry	誘導結合プラズマ発光分析法
ICP-MS	inductively coupled plasma-mass spectrometry	誘導結合プラズマ質量分析法
IEMA	immunoenzymometric assay	
IFA	indirect fluorescent antibody test	間接蛍光抗体法
IRMA	immunoradiometric assay	免疫放射定量法
ISE	ion-selective electrode	イオン選択電極法
LA	latex agglutination test	ラテックス凝集反応試験
LAMP	loop-mediated isothermal amplification	
LAR	latex agglutination reaction	ラテックス凝集反応
LC-MS	liquid chromatography-mass spectrometry	液体クロマトグラフィ・質量分析法
LCR	ligase chain reaction	
LCT	lymphocyte cytotoxicity test	リンパ球細胞傷害試験
LIA	laser immunoassay	レーザー免疫測定法
LPIA	latex photometric immunoassay	ラテックス近赤外免疫比濁法
LTIA	latex turbidimetric immunoassay	ラテックス免疫比濁法

略称	英語名	日本語名
MAT	magnetic agglutination test	磁性化粒子凝集法
MAT	microscopic agglutination test	顕微鏡下凝集試験
MEIA	microparticle enzyme immunoassay	微粒子固相酵素免疫測定法
MIF	micro-immunofluorescence assay	間接免疫蛍光抗体法
MLPA	multiplex ligation-dependent probe amplification	
MPHA	mixed passive hemagglutination test	混合受身赤血球凝集反応試験
NASBA	nucleic acid sequence based amplification	
NBT	nitroblue tetrazolium	ニトロブルー・テトラゾリウム
NT	neutralization test	中和試験
o-CPC	orthocresolphthalein complexone method	オルトクレゾールフタレインコンプレクソン法
OIA	optical immunoassay	光学的免疫測定法
PA	passive (particle) agglutination test	受身 (粒子) 凝集反応試験
PCR	polymerase chain reaction	ポリメラーゼ連鎖反応
PCR-RFLP	polymerase chain reaction-restriction fragment length polymorphism	
PCR-rSSO	polymerase chain reaction-reverse sequence specific oligonucleotide	
PCR-SSCP	polymerase chain reaction-single-strand comformation polymorphism	
PCR-SSP	polymerase chain reaction-sequence specific primer	
PCR-SBT	polymerase chain reaction-sequencing based typing	
PHA	passive hemagglutination test	受身赤血球凝集反応試験
RA	radioassay	ラジオアッセイ
REA	radioenzymatic assay	酵素アイソトープ法
RIA	radioimmunoassay	ラジオイムノアッセイ (放射性免疫測定法)
RIA-DCC	radioimmunoassay-dextran coated charcoal method	ラジオイムノアッセイ・デキストランチャコール法
RIA-PEG	radioimmunoassay-polyethyleneglycol method	ラジオイムノアッセイ・ポリエチレングリコール法
RPHA	reversed passive hemagglutination test	逆受身赤血球凝集反応試験
RRA	radioreceptor assay	ラジオレセプターアッセイ
RT-LAMP	reverse transcriptase-loop-mediated isothermal amplification	
RT-PCR	reverse transcriptase-polymerase chain reaction	逆転写酵素を用いたポリメラーゼ連鎖反応
RT-nested PCR	reverse transcriptase-nested polymerase chain reaction	逆転写酵素を用いたポリメラーゼ連鎖反応 (nested法)
SDA	strand displacement amplification	
SPIA	solid-phase immunoabsorbent assay または solid-phase immunoassay	固相免疫吸着法または固相免疫測定法
SRID	single radial immunodiffusion method	一元放射状免疫拡散法
TBA	thiobarbituric acid (reaction)	チオバルビツール酸 (反応)
TIA	turbidimetric immunoassay	免疫比濁法
TLC-FID	thin layer chromatography-flame ionization detector	薄層クロマトグラフィ・水素炎イオン化検出器法
TMA	transcription-mediated amplification	
TRAP	telomerase repeat amplification protocol	
TR-FIA	time-resolved fluoroimmunoassay	時間分解蛍光免疫測定法
UV	ultraviolet spectrophotometry	紫外部吸光光度分析法
WB	Western blotting method	ウエスタンブロット法

目次

発刊にあたって	iii
監修・編集・執筆者一覧	v
本辞典の使用にあたって	ix
検査法の略称	x

1 一般検査

a 尿一般検査 3

蛋白定性（尿）	3
蛋白定量（尿）	3
糖定性（尿）	4
糖定量（尿）	5
潜血反応（尿）	5
比重（尿）	6
pH（尿）	6
ビリルビン定性（尿）/ウロビリノゲン定性（尿）	7
ケトン体定性（尿）	8
尿路感染症簡易検査	8
食塩検査（尿）	9
沈渣（尿）	9
尿中有形成分自動測定	11
ヘモジデリン	12
ベンスジョーンズ蛋白定性	12
SH化合物定性（尿）	12
ヒスチジン定性（尿）	13
Watson-Schwartz反応（尿）	13
Rimington反応（尿）	14
細菌尿検査（TTC還元能）	14

b 糞便検査 16

潜血反応（便）	16
ヘモグロビン（便）	16
虫卵・原虫（塗抹法）	17
虫卵・原虫（集卵法）	18
虫卵・原虫（培養法，その他の方法）	19
虫卵・虫体・原虫（便以外）	19
キモトリプシン（便）	20

c 髄液・その他一般検査 21

蛋白定量（髄液）	21
糖定量（髄液）	21
髄液一般検査	22
穿刺液一般検査	24
関節液一般検査	25
胃液一般検査	26
十二指腸液一般検査	26
精液一般検査	27
Huhner検査（精子-頸管粘液適合試験）	28
尿カタラーゼ反応	29
頸管粘液検査	30

2 血液学的検査

a 血液一般・形態検査 33

末梢血液一般検査	33
白血球数	33
血色素量	34
赤血球数・指数（MCV, MCH, MCHC）	35
ヘマトクリット	36
血小板数	37
好酸球数	38
鼻汁好酸球	38
網赤血球数	39
血液像	39
骨髄像	40
アルカリホスファターゼ染色	41
酸性ホスファターゼ染色	42
エステラーゼ染色	43
PAS染色	43
ズダンブラックB染色	44
ペルオキシダーゼ染色	44
鉄染色	45
TdT活性	46

デオキシチミジンキナーゼ活性		46
b ● 白血球分化抗原		48
白血球分化抗原（総論）		48
単染色法		48
二重染色法		49
多重染色法		49
CD45 gating 法		50
45BL（CD71＊CD235a）		51
45BL（Igκ＊Igλ）		51
CD34-SSC 法		52
急性白血病の immunophenotyping		52
急性リンパ性白血病の immunophenotyping		53
急性骨髄性白血病の immunophenotyping		54
成熟型リンパ球系腫瘍の immunophenotyping		54
PNH 診断のための CD55，CD59 検査		55
リンパ球サブセット		56
T 細胞受容体		56
B 細胞表面免疫グロブリン		57
μ 鎖		58
MPO 抗原		59
CD1a		59
CD2		60
CD3		60
CD4		60
CD5		61
CD7		61
CD8		61
CD9		62
CD10		62
CD11a		62
CD11b		63
CD11c		63
CD13		63
CD14		64
CD15		64
CD16		65
CD18		65
CD19		65
CD20		66
CD21		66
CD22		66
CD23		67
CD24		67
CD25		67
CD26		68
CD27		68
CD28		68
CD29		68
CD30		69
CD33		69
CD34		69
CD35		70

CD36		70
CD37		70
CD38		70
CD41		71
CD42		71
CD43		72
CD44		72
CD45		72
CD45RA		73
CD45RB		73
CD45RO		73
CD54		73
CD55		74
CD56		74
CD57		74
CD58		75
CD59		75
CD61		75
CD64		76
CD65		76
CD66		76
CD69		77
CD70		77
CD71		77
CD79		78
CD95		78
CD103		78
CD117		79
CD122		79
CD138		79
CD235a		80
HLA-DR（表面マーカー）		80
c ● 凝固・線溶関連検査		81
出血時間		81
毛細血管抵抗試験		81
血小板凝集能		82
血小板粘着能		82
血小板寿命		83
β-トロンボグロブリン		84
血小板第 4 因子		84
活性化部分トロンボプラスチン時間		85
部分トロンボプラスチン時間		85
プロトロンビン時間		86
トロンビン時間		86
トロンボテスト		87
カルシウム再加凝固時間		88
ヘパプラスチンテスト		88
ヘパリン抵抗試験		89
硫酸プロタミン試験		90
フィブリノゲン		90
クリオフィブリノゲン		91
可溶性フィブリンモノマー複合体		92

フィブリン・フィブリノゲン分解産物	92
フィブリン・フィブリノゲン分解産物（尿）	93
フィブリン・フィブリノゲン分解産物E分画	94
フィブリン分解産物Dダイマー	94
フィブリノペプタイドA	95
フィブリノペプタイドBβ_{15-42}	96
プロトロンビンフラグメントF1+2	97
組織因子	98
アンチトロンビンIII	98
トロンビン・アンチトロンビンIII複合体	99
線維素溶解試験	100
プラスミン活性	101
プラスミノゲン活性	102
α_2-プラスミンインヒビター	103
α_2-プラスミンインヒビター・プラスミン複合体	104
組織プラスミノゲンアクチベータ	105
プラスミノゲンアクチベータインヒビター1	105
t-PA・PAI-1複合体	106
第II因子活性	107
第V因子活性	108
第VII因子活性	109
第VIII因子活性	109
第IX因子活性	110
第X因子活性	111
第XI因子活性	112
第XII因子活性	112
第XIII因子活性	113
第VIII因子様抗原	113
第VIII因子インヒビター	114
第IX因子インヒビター	115
フォンウィルブランド因子活性	116
フォンウィルブランド因子マルチマー解析	116
ループスアンチコアグラント	117
蛇毒試験	118
PIVKA-II（LA法）	119
プロテインC活性	120
プロテインC	120
プロテインS	121
遊離プロテインS	122
プロテインS活性	122
トロンボモジュリン	123
プレカリクレイン	123
カリクレイン	124
高分子キニノゲン	124
d 血球化学検査	126
胎児性ヘモグロビン	126
ヘモグロビン分画	126
e 血液学的検査その他	128
シュガーウォーターテスト	128
HAMテスト	128
赤血球浸透圧抵抗試験（サンフォード法）	129
赤血球浸透圧抵抗試験（パルパート法）	130
自己溶血試験	131
動的赤血球膜物性検査	132
赤血球沈降速度	132
血液比重	133
血液粘稠度	133
粘度（血漿）	134
粘度（血清）	135
ビタミンB_{12}吸収試験（シリング試験）	135
赤血球寿命	136

3 生化学的検査

a 蛋白・膠質反応	141
総蛋白	141
アルブミン	141
A/G比	142
蛋白分画	142
アルブミン（尿）	143
蛋白分画（尿）	144
チモール混濁試験	144
クンケル混濁試験	145
b 酵素および関連物質	146
クレアチンキナーゼ	146
CK-MB	147
CKアイソザイム	147
CKアイソザイムアノマリー	148
CK-MMアイソフォーム	149
AST/ALT	149
AST-m，ASTアイソザイム	151
乳酸デヒドロゲナーゼ	152
乳酸デヒドロゲナーゼアイソザイム	152
乳酸デヒドロゲナーゼアイソザイムアノマリー	153
乳酸デヒドロゲナーゼアイソザイム（尿）	154
アルカリホスファターゼ	154
骨型アルカリホスファターゼ	155
アルカリホスファターゼアイソザイム	156
ALPアイソザイムアノマリー	157
耐熱性アルカリホスファターゼ	157
γ-グルタミルトランスペプチダーゼ	158
γ-GTアイソザイム	158
アルドラーゼ	159

モノアミンオキシダーゼ	159	
コリンエステラーゼ	160	
コリンエステラーゼ D/F	161	
アセチルコリンエステラーゼ	162	
グアナーゼ	162	
アデノシンデアミナーゼ	163	
アデノシンデアミナーゼ（胸水）	163	
ロイシンアミノペプチダーゼ	164	
ロイシンアミノペプチダーゼアイソザイム	164	
シスチンアミノペプチダーゼ	165	
アミラーゼ	165	
アミラーゼ（尿）	166	
アミラーゼアイソザイム	167	
アミラーゼアイソザイム（尿）	168	
マクロアミラーゼ	169	
膵アミラーゼ	170	
リパーゼ	171	
トリプシン	172	
膵分泌性トリプシンインヒビター	173	
膵ホスホリパーゼ A_2	173	
エラスターゼ1	174	
顆粒球エラスターゼ	175	
子宮頸管粘液中顆粒球エラスターゼ	176	
5′-ヌクレオチダーゼ	176	
リボヌクレアーゼ	177	
酸性/アルカリ性リボヌクレアーゼ活性比	177	
酸性ホスファターゼ	178	
グルタミン酸脱水素酵素	179	
イソクエン酸脱水素酵素	179	
オルニチンカルバミルトランスフェラーゼ	180	
α-ヒドロキシ酪酸脱水素酵素	180	
β-グルクロニダーゼ	180	
カタラーゼ	181	
リゾチーム	182	
ピルビン酸キナーゼ（赤血球）	182	
ソルビトール脱水素酵素	183	
リンゴ酸脱水素酵素	183	
グルコース-6-リン酸脱水素酵素	184	
グルコース-6-リン酸脱水素酵素（血液）	184	
ホスホヘキソースイソメラーゼ	185	
2-5A合成酵素	185	
トランスケトラーゼ	185	
プロリルヒドロキシラーゼ	186	
スーパーオキサイドディスムターゼ	186	
ドパミン β-水酸化酵素	187	
アンジオテンシンI転換酵素	188	
N-アセチル-β-D-グルコサミニダーゼ活性（尿）	188	
癌関連ガラクトース転移酵素	189	
血清ペプシノゲンI，II	189	
グリセルアルデヒドレダクターゼ	190	
組織メタロプロテアーゼインヒビター	191	

c ●低分子窒素化合物 192

クレアチン	192
クレアチン（尿）	192
クレアチニン	193
クレアチニン（尿）	193
シスタチンC	194
尿酸	195
尿酸（尿）	195
尿素窒素	196
尿素窒素（尿）	197
アンモニア	197
先天性代謝異常スクリーニング	198
アミノ酸分析	200
アミノ酸分析（スクリーニング）	201
チロシン	202
フェニルアラニン	202
総分岐鎖アミノ酸/チロシン モル比	203
γ-アミノ酪酸（血漿，髄液）	204
総ヒドロキシプロリン，遊離ヒドロキシプロリン	204
ヒスチジン	205
3-メチルヒスチジン	206
ホモシステイン（ホモシスチン）	206
グアニジノ化合物分画	207
ポリアミン（尿）	208
ポリアミン分画	209

d 糖質および関連物質 210

グルコース	210
ガラクトース	210
フルクトース	211
ソルビトール	211
遊離型フコース	212
グリコヘモグロビン	212
フルクトサミン	213
グリコアルブミン	213
ペントシジン	213
ムコ蛋白	214
ムコ蛋白（尿）	214
酸性ムコ多糖	215
酸性ムコ多糖分画	215
ヒアルロン酸	216
1,5-アンヒドログルシトール	217
ミオイノシトール	217
2,3-ジホスホグリセレート	218
シアル酸	218

e ●有機酸 220

乳酸/ピルビン酸	220
酢酸	220
シュウ酸	221
クエン酸	221
メチルマロン酸	222
ケトン体分画	222

アセトン	223	
フィタン酸	224	

f ● 脂質および関連物質　225

総脂質	225
トリグリセリド	225
リン脂質	226
赤血球膜リン脂質脂肪酸4分画	226
遊離脂肪酸	227
脂肪酸4分画	227
コレステロール	228
エステル型コレステロール	229
コレステロールエステル比	229
遊離型コレステロール	230
HDL-コレステロール	230
HDL$_{2,3}$-コレステロール	231
LDL-コレステロール	232
レムナント様リポ蛋白コレステロール	233
リン脂質分画	233
レシチン・スフィンゴミエリン比	234
全脂質構成脂肪酸分画	235
グリセロール	235
過酸化脂質	236
β-リポ蛋白	237
リポ蛋白分画	237
リポ蛋白分画定量	238
リポ蛋白分画精密測定	239
リポ蛋白脂質分画	239
リポ蛋白コレステロール分画	240
リポ蛋白X定性	241
リポ蛋白(a)	242
リポ蛋白(a)表現型	242
リポ蛋白リパーゼ	243
肝性トリグリセリドリパーゼ	244
LCAT	245
アポリポ蛋白	245
アポリポ蛋白Eアイソフォーム	246
アポE遺伝子型	247
肺サーファクタント・アポ蛋白A	248
コレステリルエステル転送蛋白	248
LDLレセプター	249
総胆汁酸	250
グリココール酸	250
血清胆汁酸分画	251
胆汁酸抱合体分画	252
尿中硫酸抱合型胆汁酸	253

g ● ビタミンおよび関連物質　254

カロチン	254
β-カロチン	254
ビタミンA	255
ビタミンAエステル	255
25-ヒドロキシビタミンD$_3$	256
1,25-ジヒドロキシビタミンD$_3$	256
24,25-ジヒドロキシビタミンD$_3$	257
ビタミンE	257
ビタミンE分画	258
ビタミンK分画	259
カルニチン分画	259
ビタミンB$_1$	260
ビタミンB$_2$	260
ナイアシン	261
ビタミンB$_6$	262
葉酸	262
ビタミンB$_{12}$	263
不飽和ビタミンB$_{12}$結合能	263
ビタミンC	264

h ● 電解質・血液ガス　265

ナトリウム	265
ナトリウム（尿）	265
カリウム	266
カリウム（尿）	267
クロール	267
クロール（尿）	268
クロール（髄液）	268
マグネシウム	269
マグネシウム（尿）	270
カルシウム	270
カルシウム（尿）	271
イオン化カルシウム	272
無機リン	272
無機リン（尿）	273
浸透圧	274
浸透圧（尿）	274
動脈血pH	275
CO$_2$分圧	276
O$_2$分圧	276
O$_2$飽和度	277
血漿HCO$_3^-$濃度	278
base excess	278

i ● 生体微量金属　280

鉄/総鉄結合能/不飽和鉄結合能	280
銅	281
銅（尿）	281
亜鉛	282
亜鉛（尿）	282
セレン	282
生体試料中ヨウ素	283

j ● 生体色素関連物質　285

総ビリルビン	285
直接ビリルビン	285
間接ビリルビン	286
ビリルビン4分画	287
遊離ヘモグロビン	288
遊離ヘモグロビン（尿）	288
ポルフィリン代謝	289

コプロポルフィリン（血液・便）	290	
コプロポルフィリン（尿）	291	
ウロポルフィリン（尿・血液）	292	
プロトポルフィリン（血液・便）	293	
ポルフィリン分画（尿・便）	294	
ポルフォビリノゲン	295	
ポルフォビリノゲン脱アミノ酵素	296	
δ-アミノレブリン酸（尿）	297	
δ-アミノレブリン酸脱水酵素	298	

k ● 毒物・産業医学的代謝物質　300

総三塩化物	300
三塩化酢酸	301
三塩化エタノール	302
馬尿酸	303
メチル馬尿酸	304
マンデル酸	305
N-メチルホルムアミド	306
2,5-ヘキサンジオン	307
パラニトロフェノール	308
フェノール	309
メタノール	310
エチレングリコール	311
アルミニウム	311
鉛	312
クロム	313
カドミウム	314
マンガン	315
ニッケル	316
砒素	317
タリウム	317
水銀	318
シアン化物	319
パラコート	320
臭化物	321

l ● 薬物　323

血中薬物濃度測定（総論）	323
アセトアミノフェン	324
サリチル酸	324
カルバマゼピン	325
クロナゼパム	325
ジアゼパム	326
エトスクシミド	326
ニトラゼパム	327
フェノバルビタール	327
フェニトイン	328
プリミドン	328
バルプロ酸	329
スルチアム	330
トリメタジオン	330
ゾニサミド	330
アセタゾールアミド	331

ハロペリドール	331
ブロムペリドール	332
リチウム	332
ジギトキシン	333
ジゴキシン	333
アプリンジン	334
ジソピラミド	335
リドカイン	335
メキシレチン	336
N-アセチルプロカインアミド	337
プロカインアミド	337
ピルジカイニド	338
プロパフェノン	338
コハク酸シベンゾリン	339
キニジン	340
フレカイニド	340
ピルメノール	341
アミオダロン	342
テオフィリン	343
ヘパリン	343
アミカシン	344
トブラマイシン	345
ゲンタマイシン	345
ネチルマイシン	346
バンコマイシン	346
アルベカシン	347
テイコプラニン	348
リバビリン	349
メトトレキサート	350
シクロスポリン	351
タクロリムス水和物	352

m ● 生化学的検査その他　355

アデノシントリホスフェート	355
ネオプテリン	355
硫酸塩（尿）	356
エタノール	356
ニコチン	357
キサンチン/ヒポキサンチン	358
結石分析	359

n ● 負荷試験・機能検査　360

ICG，BSP	360
クレアチニンクリアランス	361
24時間クレアチニンクリアランス	361
イヌリンクリアランス	362
パラアミノ馬尿酸クリアランス	363
チオ硫酸ナトリウムクリアランス	364
フェノールスルホンフタレイン試験	365
フィッシュバーグ濃縮試験	365
PFDテスト	366
D-キシロース吸収試験	367

4 内分泌学的検査

a 視床下部・下垂体ホルモン　371
　GH　371
　ソマトメジンC　371
　IGF結合蛋白-3　372
　プロラクチン　373
　ACTH　374
　LH/FSH　374
　ソマトスタチン　375
　アルギニンバソプレシン　376
　腟分泌液中インスリン様成長因子結合蛋白1型　376

b 甲状腺関連検査　378
　甲状腺刺激ホルモン　378
　遊離サイロキシン　379
　遊離トリヨードサイロニン　379
　総サイロキシン　380
　総トリヨードサイロニン　381
　リバースT_3　381
　T_3摂取率　382
　サイロキシン結合能　382
　サイロキシン結合グロブリン　383
　サイログロブリン　383
　カルシトニン　384

c 副甲状腺ホルモン　385
　副甲状腺ホルモンC末端　385
　副甲状腺ホルモン中央部　385
　副甲状腺ホルモンインタクト　386
　副甲状腺ホルモン関連蛋白-C末端　386
　副甲状腺ホルモン関連蛋白インタクト　387
　副甲状腺ホルモン（whole PTH）　387

d 副腎皮質ホルモンおよび結合蛋白　389
　17-KS　389
　17-KS 2分画　389
　17-KS 3分画　390
　17-KS 7分画　390
　17-KGS　391
　17-KGS 2分画　391
　17-OHCS　392
　11-OHCS　392
　コルチゾール　393
　遊離コルチゾール　394
　11-デオキシコルチゾール　395
　21-デオキシコルチゾール　395
　コルチコステロン　396
　11-デオキシコルチコステロン　397
　アンドロステロン　398
　エチオコラノロン　399
　デヒドロエピアンドロステロン　400
　デヒドロエピアンドロステロンサルフェート　401
　アンドロステンジオン　402
　プレグネノロン　403
　17α-ヒドロキシプレグネノロン　403
　コルチゾン　404
　アルドステロン　405

e 副腎髄質ホルモン　407
　カテコールアミン3分画　407
　カテコールアミン3分画（尿）　407
　カテコールアミン3分画（髄液）　408
　遊離カテコールアミン3分画（尿）　409
　メタネフリン2分画　409
　ドーパ　409
　ホモバニリン酸　410
　ホモバニリン酸（髄液）　410
　バニールマンデル酸　411
　バニールマンデル酸（髄液）　412
　セロトニン　412
　5-ヒドロキシインドール酢酸　413
　5-ヒドロキシインドール酢酸（髄液）　413
　3-メトキシ-4-ヒドロキシフェニルグリコール　414
　3-メトキシ-4-ヒドロキシフェニルグリコール（髄液）　414
　3,4-ジヒドロキシフェニル酢酸　415
　3,4-ジヒドロキシフェニル酢酸（髄液）　415

f 性腺関連検査　417
　総エストロゲン（非妊婦）　417
　総エストロゲン（妊婦）　417
　エストロン　418
　エストラジオール（尿）　418
　エストラジオール　419
　エストリオール（尿）　420
　エストリオール　420
　性ホルモン結合グロブリン　421
　プロゲステロン　421
　17α-ヒドロキシプロゲステロン　422
　プレグナンジオール　422
　プレグナントリオール　423
　テストステロン　423
　遊離テストステロン　424
　5α-ジヒドロテストステロン　424
　ヒト絨毛性ゴナドトロピン　424
　ヒト絨毛性ゴナドトロピン（尿）　425
　妊娠反応　426
　ヒト絨毛性ゴナドトロピンα-サブユニット　426
　ヒト絨毛性ゴナドトロピンβ-サブユニット　427
　ヒト絨毛性ゴナドトロピンβ-サブユニット（尿）　428
　ヒト絨毛性ゴナドトロピンβ-コア・フラグメント　428
　ヒト胎盤ラクトジェン　429

低単位ヒト絨毛性ゴナドトロピン	429

g ●膵・消化管ホルモン 431

インスリン	431
プロインスリン	431
C-ペプチド	432
グルカゴン	432
ガストリン	433
VIP	433
セクレチン	433
コレシストキニン	434
膵臓ポリペプチド	434

h ●ホルモン受容体 435

エストロゲンレセプター	435
プロゲステロンレセプター	435
アンドロゲンレセプター	436

i ●内分泌学的検査その他 437

血漿レニン活性/総レニン/活性型レニン	437
アンジオテンシンI	438
アンジオテンシンII	439
心房性 Na 利尿ペプチド	440
脳性 Na 利尿ペプチド	440
脳性 Na 利尿ペプチド前駆体 N 端フラグメント	441
プロスタグランジン D_2	442
プロスタグランジン E_1	442
プロスタグランジン E_2	443
プロスタグランジン E_2（尿）	443
プロスタグランジン F_{2a}	444
6-ケトプロスタグランジン F_{1a}	445
6-ケトプロスタグランジン F_{1a}（尿）	445
トロンボキサン B_2	446
トロンボキサン B_2（尿）	446
11-デヒドロトロンボキサン B_2	447
ロイコトリエン B_4	447
ロイコトリエン C_4	448
ロイコトリエン E_4	448
上皮細胞増殖因子	449
上皮細胞増殖因子レセプター	449
カリクレイン（尿）	450
キニン（尿）	451
サイクリック AMP	451
サイクリック AMP（尿）	452
サイクリック GMP	453
サイクリック GMP（尿）	453
ヒスタミン	454
ヒスタミン（尿）	454
エリスロポエチン	455
オステオカルシン	456
エンドセリン	456
血小板由来成長因子	457
肝細胞増殖因子	458
アディポネクチン	459
高分子アディポネクチン	460
レプチン	460
メラトニン	461

5 免疫学的検査

a ●免疫グロブリン 465

免疫グロブリン G	465
免疫グロブリン A	465
免疫グロブリン M	466
免疫グロブリン D	467
IgG サブクラス	467
IgG_4	468
IgG 定量（髄液）	469
IgG 合成比	469
免疫グロブリン E	470
アレルゲン特異 IgE	471
アレルゲン特異 IgE-MAST	472
CAP ファディアトープ	472
CAP マルチアレルゲン〈イネ科〉	473
CAP マルチアレルゲン〈雑草〉	473
CAP マルチアレルゲン〈食物〉	474
CAP マルチアレルゲン〈穀物〉	474
CAP マルチアレルゲン〈動物上皮〉	475
CAP マルチアレルゲン〈カビ〉	475
アレルゲン特異的 IgG_4 抗体	475
分泌型 IgA	476
免疫電気泳動（抗ヒト全血清使用）	477
免疫電気泳動（特異抗血清使用）	477
免疫グロブリン L 鎖または κ/λ 比	478
ベンスジョーンズ蛋白同定	479
オリゴクローナルバンド	479
パイログロブリン	479
クリオグロブリン	480

b ●補体および関連物質 481

CH50	481
C3	482
C4	482
C1q	483
C1 インアクチベーター	483
B 因子	484
補体その他（C2, C5, C6, C7, C8, C9）	484
補体フラグメント C3a, C4a, C5a	485

c 血漿蛋白

血漿蛋白	487
トランスサイレチン	487
α_1-ミクログロブリン	487
α_1-アンチトリプシン	488
α_1-アンチキモトリプシン	488
α_1-酸性糖蛋白	489
レチノール結合蛋白	489
α_2-マクログロブリン	489
ハプトグロビン	490
セルロプラスミン	490
ヘモペキシン	491
トランスフェリン	491
トランスフェリン（尿）	492
β_2-ミクログロブリン	492
C反応性蛋白	493
APRスコア	493
血清アミロイドA蛋白	494
プロカルシトニン	495
ミオグロビン	495
ミオシン軽鎖Ⅰ	496
心筋トロポニンT, I	496
ヒト心臓型脂肪酸結合蛋白	497
フェリチン	497
フィブロネクチン	498
癌胎児性フィブロネクチン	499
Ⅳ型コラーゲン定量	500
Ⅰ型コラーゲン架橋N末端テロペプチド	500
Ⅰ型コラーゲンC末端テロペプチド	501
Ⅰ型プロコラーゲンC末端プロペプチド	501
コンドロカルシン	502
プロコラーゲンⅢペプチド/Ⅳ型コラーゲン・7S	502
ピリジノリン	503
デオキシピリジノリン	504
βクロスラプス	504
好酸球塩基性蛋白	505
タウ蛋白	506
アミロイドβ蛋白	506
膵炎関連蛋白	507

d 腫瘍関連抗原

腫瘍関連抗原	509
癌胎児性抗原	509
乳頭分泌液中CEA	509
α-フェトプロテイン	510
AFP分画（ConA）	511
血清AFP-L_3分画比	511
腟分泌液中α-フェトプロテイン	512
PIVKA-Ⅱ	512
塩基性胎児蛋白	513
CA125	514
CA602	514
CA130	515
CA15-3	515
BCA225	516
CA19-9	516
CA50	517
CA72-4	517
シアリルTn抗原	518
CA54/61	518
KMO-1	519
DU-PAN-2	519
シアリルSSEA-1抗原	520
NCC-ST-439	521
SPan-1	521
SCC抗原	522
前立腺特異抗原	523
前立腺特異抗原・α_1-アンチキモトリプシン複合体	525
フリーPSA/トータルPSA比	525
γ-セミノプロテイン	526
組織ポリペプチド抗原	526
サイトケラチン19フラグメント	527
免疫抑制酸性蛋白	527
前立腺性酸性ホスファターゼ	528
神経特異エノラーゼ	528
テロメラーゼ活性	529
妊娠特異性β_1糖蛋白/α_2糖蛋白	529
シアル化糖鎖抗原KL-6	530
サーファクタントプロテインA	531
サーファクタントプロテインD	531
NMP22	532
BTA	533
ガストリン放出ペプチド前駆体	533
CSLEX	534
HER2蛋白	535

e 感染症関連

感染症関連	537
ポール・バンネル反応/ダビッドソン吸収試験	537
ASO	537
ASK	538
抗DNase-B抗体	539
ASP	539
ヴィダール反応	540
寒冷凝集反応	540
ワイル・フェリックス反応	541

f 自己免疫関連検査

自己免疫関連検査	542
抗核抗体	542
LE細胞	542
抗DNA抗体	543
抗ds-DNA補体結合性抗体	543
抗ENA抗体	544
抗Sm抗体	544
抗U1-RNP抗体	545
抗SS-A/Ro抗体	546
抗SS-B/La抗体	546
RAP	547
抗Scl-70抗体	547

抗セントロメア抗体	548
抗ヒストンダイマー DNA 抗体	549
抗 Ki 抗体	549
抗 Ku 抗体	550
抗 Jo-1 抗体	550
抗 PM-Scl 抗体	551
リウマチ因子スクリーニング	552
リウマチ因子測定	552
IgG 型リウマチ因子	553
抗ガラクトース欠損 IgG 抗体	553
マトリックスメタロプロテイナーゼ-3	554
抗 CCP 抗体	555
ワーラー・ローズ反応	556
免疫複合体	556
抗ミトコンドリア抗体	557
抗平滑筋抗体	557
抗胃壁細胞抗体	558
抗内因子抗体	559
抗横紋筋抗体	559
抗心筋抗体	560
抗副腎皮質抗体	561
抗 IgA 抗体	561
抗サイログロブリン抗体	562
抗甲状腺ペルオキシダーゼ抗体	
（抗マイクロゾーム抗体）	563
抗 T_4 抗体，抗 T_3 抗体	563
TSH レセプター抗体	564
TSH 刺激性レセプター抗体	565
TSH 作用阻害抗体	565
抗 TSH 抗体	565
抗膵島細胞質抗体	566
抗 GAD 抗体	567
抗 IA-2 抗体	568
抗下垂体細胞質抗体	569
抗インスリン抗体	569
抗インスリン受容体抗体	570
抗アセチルコリンレセプター結合型抗体	571
抗アセチルコリンレセプター阻害型抗体	572
抗皮膚抗体	573
ミエリン塩基性蛋白	573
抗ミエリン塩基性蛋白抗体	574
抗硬蛋白質抗体	575
抗糸球体基底膜抗体	575
抗刷子縁抗体	576
抗 II 型コラーゲン抗体	577
抗精子抗体	577
抗リン脂質抗体	578
抗カルジオリピン抗体	578
抗カルジオリピン-β_2 グリコプロテイン I	
複合体抗体	579
抗血小板抗体	580
血小板表面 IgG	580

抗リンパ球抗体	581
抗好中球細胞質プロテアーゼ-3 抗体	582
抗好中球細胞質ミエロペルオキシダーゼ抗体	583
抗肝細胞膜抗体	583
抗肝腎マイクロゾーム-1 抗体	584
ドナース・ランドスタイナー試験	584
抗デスモグレイン抗体	585

g ● 免疫血液学的検査　587

ABO 式血液型	587
ABO 式血液型亜型・変異型	587
$Rh_0(D)$ 型	589
Rh 式血液型	589
血液型不適合妊娠試験	590
MN 式血液型	591
S 式血液型	592
ルイス式血液型	592
直接クームス試験	593
間接クームス試験	594
直接モノスペシフィッククームス試験	595
間接モノスペシフィッククームス試験	595
解離同定試験	596
不規則抗体	597
α-D-N-アセチルガラクトサミニルトランスフェラーゼ活性および α-D-ガラクトシルトランスフェラーゼ活性	597

h ● 細胞性免疫検査　599

リンパ球刺激試験	599
薬剤によるリンパ球刺激試験	600
ヒスタミン遊離試験	600
T 細胞・B 細胞百分率	601
IgG-FcR 陽性 T 細胞百分率	602
NK 細胞活性	602
LAK 活性	603
ADCC 活性	604
顆粒球機能検査	604

i ● サイトカイン　606

TNF-α，TNF-β	606
インターフェロン-α，インターフェロン-β，インターフェロン-γ	606
IFN 中和抗体価	607
PHA 誘導性インターフェロン-γ 産生能	607
IL-1	608
IL-1 レセプターアンタゴニスト	608
IL-2	609
可溶性 IL-2 レセプター	609
IL-4	610
IL-6	610
IL-8	611
インターロイキンその他	611
顆粒球コロニー刺激因子	612
マクロファージコロニー刺激因子	612
顆粒球マクロファージコロニー刺激因子	613
TGF-β	614

可溶性 ICAM−1	614	**j** HLA	619
可溶性 E−セレクチン	615	HLA−A，B，C	619
可溶性 P−セレクチン	616	HLA−DR	620
可溶性 L−セレクチン	616	リンパ球混合培養	621
可溶性 VCAM−1	617	リンパ球交差試験	621

6 感染症検査

a 微生物学的検査	625	抗レジオネラ抗体	655
細菌顕微鏡検査	625	抗破傷風抗体	656
抗酸菌顕微鏡検査	625	ヘリコバクター・ピロリ培養	657
細菌培養（口腔，喀痰）	626	抗ヘリコバクター・ピロリ抗体	658
細菌培養（消化管）	628	ヘリコバクター・ピロリ便中抗原	658
細菌培養（泌尿・生殖器）	629	迅速ウレアーゼ試験	659
細菌培養（血液・穿刺液）	630	尿素呼気試験	659
細菌培養（その他の材料）	632	梅毒 STS 法	660
薬剤感受性検査（一般細菌）	633	TPHA 法，TPHA 分画	661
嫌気培養	634	FTA−ABS 法，FTA−ABS 法−IgM	662
サルモネラ・シゲラ培養	635	抗 TP−IgM 抗体	663
培養同定検査（真菌）	636	抗レプトスピラ抗体	663
真菌顕微鏡検査	637	抗ボレリア・ブルクドルフェリ抗体	664
真菌遺伝子検査	637	白血球中細菌核酸検査	665
薬剤感受性検査（酵母様真菌）	638	MRSA−DNA 同定	666
D−アラビニトール	639	黄色ブドウ球菌ペニシリン結合蛋白	667
エンドトキシン	639	核酸同定（抗酸菌群・結核菌群）	667
$(1→3)-β-D-$グルカン	640	核酸増幅同定（結核菌群・非結核性抗酸菌）	668
抗抗酸菌抗体価	641	結核菌特異蛋白刺激性遊離インターフェロン$-γ$	669
抗酸菌分離培養	641	核酸同定（結核菌 $rpoB$ 遺伝子）	670
ナイアシンテスト	642	A 群 $β$ 溶連菌迅速試験	670
抗酸菌薬剤感受性検査	642	淋菌抗原	671
結核菌群抗原	643	淋菌核酸増幅同定	672
結核菌群リファンピシン耐性遺伝子同定検査	644	抗マイコプラズマ抗体	673
非結核性抗酸菌同定	645	マイコプラズマ抗原	674
b 感染症（非ウイルス）関連検査	646	クロストリジウム・ディフィシル抗原	674
クラミジア・トラコマティス抗原	646	大腸菌 O 抗原同定検査	675
抗クラミジア・トラコマティス抗体血清型スクリーニング	647	大腸菌ベロトキシン検出	676
		大腸菌 O157 抗原	676
抗クラミジア・トラコマティス IgM 抗体	647	抗病原性大腸菌 O157 LPS 抗体	677
クラミジア・トラコマティス核酸同定	648	腸炎ビブリオ耐熱性溶血毒検査	678
クラミジア P/T 鑑別	649	抗ツツガムシ抗体	679
抗クラミジア（クラミドフィラ）・シッタシ抗体	649	クリプトコッカス・ネオフォルマンス抗原	679
抗クラミジア（クラミドフィラ）・ニューモニエ抗体	650	抗クリプトコッカス抗体	680
		カンジダ抗原	680
クラミジア培養・同定	651	抗カンジダ抗体	681
抗ブルセラ抗体	651	抗ヒストプラスマ抗体	681
ヘモフィルスインフルエンザ b 型抗原	652	抗ブラストミセス抗体	682
抗百日咳抗体	653	抗アスペルギルス抗体	683
肺炎球菌尿中抗原	654	アスペルギルス抗原	683
レジオネラ尿中抗原	655	抗トキソプラズマ抗体	684

抗赤痢アメーバ抗体	685
抗アニサキス IgG, IgA 抗体	685
抗肺吸虫抗体	686
抗エルシニア抗体	687
抗トリキネラ抗体	687
抗コクシジオイデス抗体	688
抗エヒノコッカス抗体	689

c ●ウイルス感染症検査 690

パルボウイルス B19	690
抗パルボウイルス B19 抗体	690
HB ウイルス DNA 定量	691
HBV 関連 DNA ポリメラーゼ	692
抗 HBs 抗体	692
HBs 抗原	693
HBs 抗原サブタイプ	693
抗 HBc 抗体	694
抗 HBc-IgM 抗体	695
HBe 抗原	695
抗 HBe 抗体	696
B 型肝炎ウイルス プレコア/コアプロモーター変異株定量	697
ヒトパピローマウイルス DNA 型判定	698
アデノウイルス抗原（便中）	699
アデノウイルス抗原（上皮細胞中）	699
抗アデノウイルス抗体	700
抗アデノウイルス 8 型抗体	701
抗単純ヘルペスウイルス抗体	701
単純ヘルペスウイルス	702
抗水痘・帯状疱疹ウイルス抗体	702
水痘・帯状疱疹ウイルス	703
抗サイトメガロウイルス抗体	703
サイトメガロウイルス pp65	704
サイトメガロウイルス特異的 CTL 解析	704
EB ウイルス	705
EB ウイルス抗原	705
抗 EBV-VCA 抗体	706
抗 EBV-EA-DR 抗体	707
抗 EBNA 抗体	707
HHV6 型 DNA	708
抗 HHV6 型抗体	708
抗ポリオウイルス抗体	709
抗エンテロウイルス 70 型抗体	709
抗エンテロウイルス 71 型抗体	710
抗コクサッキーウイルス抗体	710
抗エコーウイルス抗体	711
抗 HA 抗体	711
抗 HA-IgM 抗体	712
抗 C 型肝炎ウイルス抗体	713
抗 C 型肝炎ウイルス特異抗体（RIBA テストⅢ）	713
抗 C 型肝炎ウイルス-コア抗体	714
抗 C 型肝炎ウイルス特異抗体価測定による群別判定	714
C 型肝炎ウイルスサブタイプ解析	715
C 型肝炎ウイルス核酸増幅定性	716
C 型肝炎ウイルス核酸増幅定量	717
インターフェロン感受性領域	717
C 型肝炎ウイルス-コア抗原	718
抗 HDV 抗体	718
GBV-C/HGV RNA 定性	719
抗日本脳炎ウイルス抗体	719
抗インフルエンザウイルス抗体	720
インフルエンザウイルス抗原，ノイラミニダーゼ	721
抗パラインフルエンザ抗体	722
抗 RS ウイルス抗体	722
RS ウイルス抗原	723
抗麻疹ウイルス抗体	724
抗風疹ウイルス抗体	725
抗ムンプスウイルス抗体	726
抗 HTLV-1 抗体	727
抗 HTLV-1 抗体（WB 法）	728
単クローン性 HTLV-1 感染細胞	729
HTLV-1 プロウイルスの DNA 増幅	729
抗 HIV-1 抗体（WB 法）	730
HIV-1-RNA 定量および高感度定量	731
HIV-1 抗原	732
抗 HIV-2 抗体（WB 法）	732
抗 HIV-1＋2 型抗体	733
HIV-1 ジェノタイプ薬剤耐性検査	735
抗レオウイルス抗体	736
ロタウイルス抗原	736
抗ロタウイルス抗体	737
ノロウイルス	737
重症急性呼吸器症候群（SARS）診断	738

7 遺伝子検査

a ●染色体検査 741

染色体分染法（解説）	741
高精度分染法	743
染色体と先天性疾患（解説）	744
21 トリソミー	746
プラーダー・ウィリー症候群/アンジェルマン症候群	747
脆弱 X 染色体	748

X染色体異常	749
Y染色体異常	750
染色体と血液腫瘍（解説）	751
5番染色体長腕欠失	755
7モノソミー，または7番染色体長腕欠失	755
8トリソミー	756
18q21（*MALT1*）転座	756
20番染色体長腕欠失	757
3番染色体逆位と3;3転座	757
3;21転座	758
8;21転座	758
15;17転座	759
16番染色体逆位	761
6;9転座	762
11p15（*NUP98*）転座	762
9;22転座	763
4;11転座	764
9;11転座	765
1;19転座	766
12;21転座	766
14番染色体長腕逆位，または14;14転座	767
4;14（*IGH/FGFR3*と*MMSET*）転座	767
12トリソミー	767
13q14.3欠失（D13S319）	768
14;18転座	768
8;14転座	769
11;14転座	770
2;5転座	770
2p23（*ALK*）転座	771
22q12（*EWSR1*）転座	772
2p24増幅（*MYCN*）	773
7q31欠失（D7S486）	773
17p13欠失（*P53*）	773

b ● 癌遺伝子関連検査 775

癌の遺伝子検査（総論）	775
ヘテロ接合性消失	777
染色体不安定性試験	777
*PDGFB*遺伝子	778
*ERBB2*遺伝子増幅	778
*P53*遺伝子	779
*P53*遺伝子点突然変異	780
*NRAS*遺伝子	780
*HRAS*遺伝子	781
*KRAS*遺伝子	782
*MYC*遺伝子	782
*MYCN*遺伝子	783
*MYCL*遺伝子	783
*ABL*遺伝子再構成	784
BCR-3′遺伝子再構成	784
BCR-5′遺伝子再構成	785
*BCR-ABL*キメラ遺伝子	785
major *BCR-ABL*キメラmRNA	786
minor *BCR-ABL*キメラmRNA	787
*RARA*遺伝子再構成	787
*PML-RARA*キメラ遺伝子	788
*PML-RARA*キメラmRNA	788
*AML1*遺伝子再構成	789
*AML1-EVI1*キメラmRNA	790
*AML1-ETO*キメラmRNA	790
*TEL*遺伝子再構成	791
*DEK-CAN*キメラmRNA	791
*CBFB-MYH11*キメラmRNA	792
*NUP98-HOXA9*キメラmRNA	792
*MLL*遺伝子再構成	793
*E2A*遺伝子再構成	793
*E2A-PBX1*キメラmRNA	794
*TAL1*遺伝子再構成	794
*BCL1*遺伝子再構成	795
*BCL2*遺伝子再構成	795
*BCL6*遺伝子再構成	796
T細胞受容体遺伝子鎖再構成	796
B細胞遺伝子鎖再構成	797
DNAヒストグラム（血液）	798
DNAヒストグラム（組織）	799
WT1 mRNA	799
MDR1 mRNA	800
GSTP1 mRNA	800
*GSTM1*遺伝子多型	801

c ● 遺伝性疾患関連検査その他 802

ミトコンドリア遺伝子解析	802
ミトコンドリア遺伝子3243点変異	803
ミトコンドリア遺伝子8344点変異	803
ミトコンドリア遺伝子11778点変異	804
進行性筋ジストロフィー遺伝子検査	805

索引（和文）	807
索引（欧文・数字）	818

1 一般検査

1　a　尿一般検査

1A010
蛋白定性（尿） 保

protein, qualitative（urine）

別 尿蛋白定性

測定法　試験紙法
検体　新鮮尿
基準値　陰性

異常値を呈する場合

陽性　急性・慢性糸球体腎炎，ネフローゼ症候群，腎盂腎炎，IgA腎症，心不全・発熱・過労，そのほか全身疾患の腎病変を伴うとき，その他

次に必要な検査▶ 蛋白尿が体位性，間欠的，持続性のいずれであるかを判断する．

プロフィール

- 試験紙により尿蛋白の有無を調べる検査である．
- 尿蛋白は健常人の尿中にはごく微量（数十 mg/day）が排泄（ほとんどがアルブミン，分子量約 65,000）されているが，この程度では試験紙法では陰性である．1日総蛋白排泄量が 150 mg 以上を一般に病的蛋白尿とよぶ．
- 健常人では分子量4万以下の蛋白は糸球体毛細管壁を通過するが，大部分は近位尿細管で再吸収を受ける．分子量6万以上の蛋白は糸球体毛細管壁を通過しない．
- 最近，尿蛋白は高濃度であるほど尿細管の攻撃因子であることが明らかにされ，陽性度が強まらないことが治療の基本とされる．
- 日本腎臓学会では慢性腎臓病（chronic kidney disease：CKD）の早期診断に，持続する尿蛋白（1+ 以上）を重要所見であるとした．
- 血漿蛋白成分が血中に病的に増加したとき，尿細管再吸収能を超えて負荷されるため，蛋白が尿中へ放出される．ミオグロビン尿，ヘモグロビン尿，Bence Jones 蛋白尿がそれで，腎前性蛋白尿とよばれる．
- 糸球体が機能的あるいは器質的に損傷した場合，糸球体基底膜の分子ふるい効果の低下によりアルブミンが排泄され，障害が重くなると IgG なども透過されるようになる．
- 尿細管における蛋白の再吸収能が低下すると，α_1-ミクログロブリンや β_2-ミクログロブリンなど低分子蛋白の排泄も増加する．これらは腎性蛋白尿と総称される．
- 本検査は主にアルブミンに特異的であり，IgG や Bence Jones 蛋白は高濃度（250 mg/dl 以上）にならないと測定されない．

臨床的意義と検査値の読み方

- 日本臨床検査医学会の提案する日常初期診療における基本的臨床検査(1)の一つである．腎・尿路系疾患のみならず全身疾患のスクリーニング，診断，治療経過判定に有用な簡便法であり，健診（検診）項目としても多用されている．
- 蛋白尿，尿潜血および尿沈渣などを参考にして腎障害の有無を判断する．ちなみに，日本臨床検査標準協議会（JCCLS）では，（1+）をアルブミン濃度として 30 mg/dl とすることを 2005 年に決定した．
- 健康診断時や保険加入診査時の必須検査項目でもある．2008 年度に導入される「メタボリックシンドローム健診（特定健診）」の必須項目とされた．
- 集団検診時の蛋白陽性者の多くはチャンス蛋白尿であり，生理的蛋白尿，体位性（起立性）蛋白尿，運動性蛋白尿などが一般的だが，なかには IgA 腎症，糸球体腎炎の初期例が検出される．蛋白尿が検出されたならば，持続的か間欠的か，さらにその程度を定量的に観察する．
- 尿蛋白が1日 150 mg を超えた場合を（病的）蛋白尿とし，精査の対象とする．

予想外の値が認められるとき

- 尿の pH を参照する．高アルカリ尿（pH 8.0 以上）で偽陽性となり，高酸性尿（pH 3.0 以下，保存剤として塩酸を加えた尿を用いたときなど）で偽陰性を呈する．

（伊藤機一）

1A015
蛋白定量（尿） 保

protein, quantitative（urine）

別 総蛋白（尿），尿蛋白定量，TP（尿）

測定法　ピロガロールレッド法
検体　24 時間蓄尿（1日尿量明記）
基準値　30～120 mg/day

異常値を呈する場合

高値

- 腎前性蛋白尿：筋破壊性疾患，溶血性貧血，多発性骨髄腫，L鎖病
- 腎性蛋白尿：①糸球体障害（急性・慢性糸球体腎炎，IgA腎症，ネフローゼ症候群，腎硬化症，その他），②尿細管障害（Fanconi 症候群，Wilson 病，薬物や重金属による腎障害），③急性・慢性間質性腎炎（薬剤アレルギー，フェナセチン腎症）

- 二次性腎疾患：ループス腎炎，糖尿病腎症，アミロイド腎，その他
- 腎後性蛋白尿：前立腺炎，膀胱炎，結石症，腫瘍，フィラリア症など

次に必要な検査▶ 総蛋白排泄量が異常であれば，電気泳動法による蛋白分画を行い，アルブミンとグロブリンの比率をみる．尿沈渣検査，腎機能検査も行う．

プロフィール

- 尿中に排泄される総蛋白質を定量する検査である．
- 尿蛋白は健常人でもごく微量（数十 mg/day）認められる．しかしこの濃度は試験紙法では陰性である．一般に，1日総蛋白排泄量が150 mg/day 以上を病的蛋白尿とよぶ．
- 分子量4万以下の蛋白は糸球体毛細血管壁を通過するが，その大部分は近位尿細管で再吸収を受ける．一方，6万以上の蛋白は糸球体毛細血管壁を通過しないため，通常は尿中に出現しない．
- 血漿蛋白が病的に増加したとき，尿細管では再吸収能を超えて負荷されるため，尿中へ蛋白が放出される．ヘモグロビン尿，ミオグロビン尿，Bence Jones 蛋白尿などである．
- 糸球体が機能的あるいは器質的に損傷した場合，糸球体基底膜の分子ふるい効果の低下により分子量6.5万のアルブミンが排泄され，障害が重くなるとIgGなども排泄されてくるようになる．なお，尿細管における蛋白の再吸収能が低下すると，β_2-ミクログロブリン，α_1-ミクログロブリン，リゾチームなど小分子蛋白（尿細管性蛋白）の尿中排泄も増加するが，$\mu g/dl$ レベルの低濃度の増加である．

臨床的意義と検査値の読み方

- 試験紙法で陽性となり精査が必要なとき本検査を実施する．なお最近，24時間蓄尿の煩わしさなどから，本検査の実施は減少傾向にある．
- 通常150 mg/day 以上の蛋白尿が持続した場合を病的蛋白尿として精査する必要がある．
- 尿中への蛋白の排泄量は日内リズムがある（昼高く，夜低い）ため，24時間尿蛋白定量は蛋白尿の程度を正確に知り，腎疾患の診断や治療効果を判定するのに有効である．
- 24時間蓄尿が困難なとき随時尿を用い，尿クレアチニンを同時に測定し，尿総蛋白量/尿クレアチニン比を求めることもある．

(伊藤機一)

1A020
糖定性（尿） 保

glucose, qualitative (urine)
別 尿糖定性，尿グルコース定性，尿ブドウ糖定性

測定法　試験紙法
検体　新鮮尿
基準値　陰性

異常値を呈する場合

陽性 糖尿病（1型，2型，その他），腎性糖尿（先天性，Fanconi症候群，カドミウムなど重金属や抗生剤による腎障害など），先端巨大症や甲状腺機能亢進症などの内分泌疾患，胃切除後，脳血管障害，急性・慢性膵炎

次に必要な検査▶
- 空腹時血糖値を測定し，糖尿病の診断をする．
- 非糖尿病性尿糖の場合は，基礎疾患を検索する．

プロフィール

- 試験紙により尿中のグルコース（ブドウ糖）の有無を調べる検査で，糖尿病のスクリーニング，診断，治療経過判定に有用な簡便法である．
- 尿糖はほとんどの場合グルコース尿を意味し，まれに果糖，ガラクトース，乳糖，五炭糖などをさすが，試験紙で検出されるのはグルコースのみである．
- 先天性糖代謝異常を除くと，臨床上問題となるのもグルコースのみである．
- 健常人の尿中にはごく微量（40～85 mg/day）が排泄されるが，この程度では試験紙では検出されない．検出感度は約100 mg/dl である．
- 健常人では，血中グルコースは糸球体でほとんどすべてが濾過され尿細管で再吸収されるため，尿中にグルコースは検出されない．腎での糖排泄閾値は170 mg/dl 前後であり，血糖値がこの閾値以上になると糸球体での濾過量が再吸収量を超え，尿中にグルコースが出現する．
- 一方，腎の糖排泄閾値が下がる疾患では血糖値が正常なのに尿糖が排泄される場合もあり，これを「腎性糖尿」とよぶ．

臨床的意義と検査値の読み方

- 日本臨床検査医学会の提案する日常初期診療における基本的臨床検査(1)の一つである．本項目も，2008年度に導入される「メタボリックシンドローム健診（特定健診）」の必須項目として採用された（2007年）．
- 糖尿病の有無を判断するためのスクリーニング検査として，健康診断時の必須検査項目である．ただし尿糖陰性でも糖尿病を発症している例が散見され，(小児を除いては) 尿糖検査は糖尿病の早期診断としては効果が乏しいとする意見もある（WHOなど）．
- その背景に，10メーカーから発売されている濃度表示にばらつき〔(1+)：50～250 mg/dl〕があるなど試験紙に問題があった．これを解消すべく，JCCLS（日本臨床検査標準協議会）では (1+) をブドウ糖100 mg/dl とすることを決定し（2005年），精度が大きく高まった．
- 尿糖陽性の場合，採尿が空腹時の尿か食後の尿かを確認する．
- 食前空腹時で尿糖陽性なら糖尿病の可能性は高く，

食後尿糖陽性なら糖尿病かあるいは腎性糖尿を考える．
- 糖尿病のスクリーニングとしては，食後2時間尿が最も糖が出現しやすく，検体として適している．

(伊藤機一)

1A025
糖定量（尿） 保

glucose, quantitative (urine)

別 尿グルコース定量，尿糖定量

測定法 酵素法（グルコキナーゼ/G-6-PDHなど）
検体 24時間蓄尿（1日尿量明記）
基準値 40～85 mg/day
異常値を呈する場合

高値 糖尿病（1型，2型，その他），腎性糖尿（先天性，Fanconi症候群，妊娠時，カドミウムなど重金属や抗生剤による腎障害など），先端巨大症や甲状腺機能亢進症などの内分泌疾患，胃切除後，急性・慢性膵炎，肝硬変，慢性腎炎

次に必要な検査 ▶ 血糖，HbA$_{1c}$

プロフィール
- 尿中に排泄されるグルコース（ブドウ糖）を定量する検査である．
- 尿糖はほとんどの場合グルコース尿を意味するが，まれに果糖，ガラクトース，乳糖，五炭糖などが出現することがある．
- 先天性代謝異常を除くと，臨床上問題となるのはグルコースのみである．
- グルコースは健常人の尿中ではごく微量（40～85 mg/day）が排泄されるが，この程度では試験紙法では検出されない．
- 健常人では，血中グルコースはほとんどすべて糸球体で濾過されるが，その大部分が尿細管で再吸収される．腎での糖排泄限界は170 mg/dlくらいで，血糖値がこの閾値以上となると糸球体での濾過量が再吸収量を超え尿中にグルコースが出現する．血糖値が正常でも糖閾値が低下した場合にも出現する（腎性糖尿；renal glycosuria）．

臨床的意義と検査値の読み方
- 血糖コントロールの指標として本検査を実施する．ただし，この検査も尿蛋白定量と同じく24時間蓄尿の煩わしさ，尿糖試験紙の改良などから，実施頻度が少なくなった．
- 近年，糖尿病の診断や管理は，血糖値やHbA$_{1c}$値を中心におかれる傾向にあり，24時間蓄尿糖定量の意義はそれほど高くないが，糖尿病コントロールの指標として一部で今なお用いられている．一般に10 g/day以下ならば，ほぼ良好といわれている．

(伊藤機一)

1A100
潜血反応（尿） 保

occult blood test (urine)

別 尿潜血（反応）

測定法 試験紙法
検体 新鮮尿
基準値 陰性
異常値を呈する場合

陽性
- 腎・尿管・膀胱・尿道・前立腺の炎症，腫瘍，結石など
- 外傷性筋肉損傷，多発性筋炎，筋ジストロフィー，クラッシュ症候群など
- 発作性夜間ヘモグロビン尿症，溶血性貧血など

次に必要な検査 ▶ 赤血球の有無を確認するために尿沈渣検査を行う．その際，変形赤血球（dysmorphic RBC）の有無の観察もきわめて重要である．

プロフィール
- 試験紙により尿中の赤血球をヘモグロビンの濃度を指標として，その多少を調べ，腎・尿路系の出血の有無を知る簡易検査である．
- 血尿のスクリーニング検査としてきわめて有用な簡便法であり，尿試験紙法の三大検査（蛋白，糖，潜血）としての地位を占めている．
- 本項目も試験紙メーカーによる検出感度に違いがみられていたが，JCCLS（日本臨床検査標準協議会）により，どのメーカーの試験紙も（1+）はヘモグロビン濃度として0.06 mg/dl，赤血球数換算として20個/μlとすることが決定された（2005年）．
- 血尿は尿1,000 ml中に1 ml以上の血液が混入すると肉眼的血尿となる．
- 潜血反応は，目に見えない顕微鏡的血尿を検出する方法である．顕微鏡的血尿は外観からは判断できず，正しくは尿沈渣鏡検所見で判断されるもので，400倍で毎視野に5～6個以上（無遠心尿で20個/μl以上）の赤血球を認める場合，一般に病的と考えられる．

臨床的意義と検査値の読み方
- 日本臨床検査医学会の提案する日常初期診療における基本的臨床検査(1)の一つである．尿蛋白と組み合わせて腎障害の有無を疑う．
- 尿潜血は，腎・尿路系疾患をはじめ多岐にわたる原因により引き起こされる血尿をきたす疾患のスクリーニング検査として有用である．通常，尿潜血反応は試験紙法で検査され，この結果は尿沈渣鏡検による血尿の有無とよく相関する．また，血尿以外でも溶血性疾患によるヘモグロビン尿，筋組織傷害によるミオグロビン尿でも陽性と出るので，尿沈渣の結果と合わせて判断する必要がある．

a 尿一般検査

予想外の値が認められるとき
- 多量のアスコルビン酸(ビタミンC)の存在で偽陰性となることがある。　　　　　　　　(伊藤機一)

1A030
比重(尿)　　　　　　　　　　　　　　　保
specific gravity (urine)
別 尿比重

測定法　屈折計法,試験紙法
検体　新鮮尿
基準値　1.005〜1.030
異常値を呈する場合
高値 脱水症,外因性浸透圧利尿(高張輸液,造影剤),糖尿病
低値
- 腎実質障害(慢性糸球体腎炎,腎盂腎炎,水腎症,囊胞腎)
- 尿崩症(ADHの分泌低下による尿量増加)
- 腎性尿崩症(尿細管上皮の機能異常によるADHに反応しないための尿量増加)
- 浸透圧利尿(夜間多尿,浮腫の回復期など)

次に必要な検査▶
- 必要に応じ尿浸透圧を測定する。
- 腎実質障害を疑う際には腎機能検査を行う。尿崩症を疑う際にはバソプレシン負荷試験を行い,腎性,下垂体性の鑑別を行う。

プロフィール
- 腎での尿の濃縮力を知る指標の一つである。正確には尿浸透圧検査によるべきであるが,臨床的に多くは尿比重測定で十分である。
- 尿の濃縮・希釈は,血漿浸透圧の恒常性を保つために行われ,水分の摂取量や抗利尿ホルモン(ADH)の作用に大きく支配される。
- 尿比重は尿の主成分である食塩と尿素に大きく左右され,病的状態では糖,蛋白などの影響も受ける。
- 正常な腎では必要に応じて尿比重を1.002〜1.035まで調節可能といわれている。
- 健常人の糸球体濾過率(GFR)は約100 ml/minで,糸球体濾過液が尿として排泄される量は約1%であり,残りの99%は再吸収される。再吸収は近位尿細管で約70〜80%行われるが,溶質である電解質も再吸収されるため濃縮は行われない。残りの20〜30%はHenle係蹄,遠位尿細管,集合管を通過する際に再吸収され,この間に尿は濃縮され,比重が決定される。

臨床的意義と検査値の読み方
- 本検査は,尿スクリーニング検査として行われる。また,検尿で故意に,ときには被検者の不注意から水が混入されることがあり,これらのチェックとしても利用される。

- 尿比重の測定は測定法が簡便なためよく行われるが,1回の検査結果から判断することは危険であり,複数回行い傾向をみることが必要である。
- 病的であるかどうかの判定は,尿量に見合った濃縮であるか,それが生理的反応か,腎機能の異常によるものかを考慮したうえでなされる。Henle係蹄以下における尿の濃縮は,腎髄質組織の浸透圧勾配とADHの作用によって行われる。
- 尿比重を利用した腎機能試験としてFishberg濃縮試験がある(最近ほとんど行われなくなった)。腎外性因子(蛋白や糖など)を除くため12時間食事・飲水を禁止した後,1時間ごとに3回尿比重を測定する。3回のうち少なくとも1つの比重が1.025以上あれば正常,1.020以下は濃縮力低下,腎不全では1.010付近に固定される。　　　　　(伊藤機一)

1A035
pH(尿)　　　　　　　　　　　　　　　保
pH (urine)
別 尿pH

測定法　試験紙法
検体　新鮮尿
基準値　4.5〜8.0
異常値を呈する場合
高値(アルカリ性) 尿路感染症,過剰換気症候群,嘔吐,制酸剤服用,その他
低値(酸性) 発熱,脱水,飢餓,尿路結石,腎炎,糖尿病,高尿酸血症(痛風),その他

次に必要な検査▶ 原因疾患を検索する。特にアシドーシス,アルカローシスを疑うときには動脈血ガス分析を必ず行う必要がある。

プロフィール
- 試験紙により尿のpHを測定する検査である。
- 生命維持に重要な生体の内部環境の恒常性を保つため,細胞外液である血液はpH 7.35〜7.45に維持されている。この酸・塩基平衡バランスがくずれないように,呼吸により酸素分圧と二酸化炭素分圧の調整を行い,次いで腎臓により血中重炭酸イオン(HCO_3^-)の放出を調節している。また,腎はさらに尿細管での水素イオン(H^+)やナトリウムイオン(Na^+)の交換により酸度を調節している。

臨床的意義と検査値の読み方
- 以下のとき本検査を実施する。
  ①尿スクリーニング検査として。
  ②臨床所見などからアシドーシス,アルカローシスなど酸・塩基平衡異常を疑うとき。
  ③試験紙による尿蛋白定性では,尿pHが8.0以上では偽陽性,pH 3以下では偽陰性を呈する。この偽反応の確認を目的として検査されることが多い。
- 健常人の尿は弱酸性でpH 6.0〜6.5前後であり,生

理的にも pH 4.5〜8.0 の間を変動する．
- 一般に，動物性食品過剰摂取後では酸性に，植物性食品過剰摂取後ではアルカリ性に傾くとされる．したがって1回の検査で血液 pH の状態を把握することはできない．そのほか，激しい運動後は乳酸(性)アシドーシスにより，また夜間睡眠中は夜間の血液低酸素分圧を反映して，ともに尿は酸性に傾く．
- 代謝性・呼吸性アルカローシスの際にはアルカリ性尿となり，代謝性・呼吸性アシドーシスでは酸性尿となる．しかし，尿細管性アシドーシスでは血液はアシドーシスであるにもかかわらず，尿細管での H^+ 排泄不全のためアルカリ性尿となる．
- 尿 pH から，血液 pH の異常，アシドーシスやアルカローシスあるいは代償作用によって修飾された状態をある程度推定することができる．

予想外の値が認められるとき
- 細菌が繁殖すると尿中尿素がアンモニアに化学変化してアルカリ性となることが多く，新鮮尿での検査を行う必要がある．
- 尿酸結石の予防で重曹やクエン酸を治療薬として用いた場合，アルカリ性尿が持続する． (伊藤機一)

1A055/1A040
ビリルビン定性(尿)／ウロビリノゲン定性(尿) 保
bilirubin, qualitative (urine) / urobilinogen, qualitative (urine)

測定法 試験紙法
検体 新鮮尿
基準値 ビリルビン：陰性
　　　　ウロビリノゲン：± (多くのメーカー)，
　　　　0.1 mg/dl Ehrlich 単位 (エームス試験紙)

異常値を呈する場合
■ ビリルビン
　陽性 肝細胞性黄疸 (ウイルス性肝炎，肝硬変，肝癌，薬物性肝障害，伝染性単核症など)，肝内胆汁うっ滞 (ウイルス性肝炎，薬剤性肝内胆汁うっ滞，原発性胆汁性肝硬変)，閉塞性黄疸 (胆石症，胆管狭窄，胆管癌，膵頭部癌など)，体質性黄疸 (Dubin-Johnson 症候群，Rotor 症候群)
　次に必要な検査▶ 血液生化学検査とともに腹部超音波検査も不可欠である．
■ ウロビリノゲン
　増加 溶血性貧血 (溶血)，肝炎 (抱合障害，排泄障害)，シャント高ビリルビン血症 (無効造血)，Dubin-Johnson 症候群 (ビリルビン排泄障害)，Rotor 症候群 (ビリルビン摂取，排泄障害)，便秘，心不全，発熱，その他
　陰性 閉塞性黄疸 (ビリルビン排泄障害)，急性下痢，腎不全，Crigler-Najjar 症候群 (ビリルビン抱合障害)，肝内胆汁うっ滞 (ビリルビン排泄障害)，その他
　次に必要な検査▶ 血液生化学検査での肝・胆道系酵素を中心とした肝機能検査を行う．腹部超音波検査も有用である．

プロフィール
- 尿ビリルビン検査は，試験紙により尿中のビリルビンの有無を調べ，肝・胆道系障害のスクリーニング，診断，治療経過の判定に有用な簡便法である．
- 尿ビリルビンは，直接ビリルビンが血液から尿中に排泄されたものである．赤血球は120日の寿命をもって網内系で破壊され，ヘモグロビンのヘムは鉄を失い環状構造がこわれてビリルビンとなる．このビリルビンは水に不溶性で遊離ビリルビン (間接ビリルビン) とよばれる．遊離ビリルビンは肝細胞に摂取され，細胞内で抱合を受け水に可溶性の直接ビリルビン (抱合型ビリルビン) となる．
- 直接ビリルビンの大部分は胆道系を経て胆汁中に排泄され，一部は血中へ流入するが，腎での排泄閾値 (2.4 mg/dl) を超えるほど高濃度の場合，尿中に排泄される．
- ウロビリノゲンは，肝より胆道系を介して排泄された直接ビリルビンが，腸内細菌の働きにより還元されて生じたものである．大部分は糞便中に排泄されるが，一部 (10〜15%) は腸管から吸収されて大循環に入り，腎を経て排泄されに，一部は再び肝でビリルビンに再合成され，それが胆道を経て腸管で排泄され再びウロビリノゲンになる (ウロビリノゲンの「腸肝循環」)．
- ウロビリノゲンは尿中に1日 0.2〜3.3 mg 前後排泄される．

臨床的意義と検査値の読み方
- 日本臨床検査医学会の提案する日常初期診療における基本的臨床検査(1)の一つである．
- ビリルビン増加，ウロビリノゲン増加 (または陰性)，さらに赤沈棒の血漿部分が黄色ならば肝・胆道系障害が疑われ，血液生化学検査により肝・胆道系酵素を中心とした肝機能検査を行う．腹部超音波検査や MRI も有効である．
- 黄疸があるにもかかわらず尿ビリルビンが陰性の場合は，溶血性貧血など間接ビリルビンの上昇する疾患を考える．
- 尿中ウロビリノゲンのみの増加の場合は，溶血性貧血，便秘が疑われる．
- 尿中ウロビリノゲンは，生体内溶血亢進や，便秘などにより多量に腸管から吸収された場合や，重症肝障害により肝で再処理されない場合に陽性化する．逆に，閉塞性黄疸により直接ビリルビンが腸管内へ排泄されない場合や，重症の下痢により腸管での吸収が不十分な場合，抗生剤投与によって直接ビリルビンを還元する腸管細菌が著減した場合などに陰性化する．臨床的には，著明な増加と低下または欠如した場合，ともに意味をもつ．
- 尿ウロビリノゲン陰性は胆道閉塞の重要所見である

a 尿一般検査

が，試験紙法では検出できず，古典的な Ehrlich のアルデヒド反応（試験管法）によらなければ確認できない．なお，まれに尿検体と称して水あるいは水で希釈された尿が提出されるが，その確認の目的でこの試験管法が用いられる．尿が含まれていれば，微量であっても薄ピンク色に着色するからである．

予想外の値が認められるとき
- 黄疸があるにもかかわらずビリルビンが陰性となったときは，溶血性貧血など間接ビリルビンが上昇する疾患を考える．
- みかんの食べ過ぎなどで眼球結膜や皮膚が黄染する柑皮症も黄疸と間違えやすいが，この場合，血清・尿ビリルビンともに陰性である．　　　　（伊藤機一）

1A060
ケトン体定性（尿）　　　　　　　　　保

ketones, qualitative (urine)

別　尿ケトン体，尿アセトン体

測定法　試験紙法
検 体　新鮮尿
基準値　陰性
異常値を呈する場合
陽性　重症糖尿病（糖尿病ケトアシドーシス），飢餓状態（摂食障害を含む），嘔吐，下痢，妊娠悪阻，過剰脂肪食・低炭水化物食の摂取
偽陽性　L-Dopa 大量療法時，フェニルケトン尿症，BSP 尿
次に必要な検査▶必要に応じ，血中ケトン体分画を測定する．

プロフィール
- 試験紙により尿中のケトン体の有無を調べる方法である．ケトーシスあるいはケトアシドーシスのスクリーニングとして有用な簡便法である．糖尿病の重症度を調べる簡易検査法として，内科系医師からの依頼率が高い．
- 尿中ケトン体は血中のケトン体増加を反映する．ケトン体の血中濃度上昇がケトーシスないしケトアシドーシスであり，血液は酸性に傾き，急激な呼吸困難，意識障害，昏睡が起きる．
- ケトン体はアセト酢酸，3-ヒドロキシ酪酸，アセトンの総称であり，腎糸球体を容易に通過し，一部は近位尿細管で再吸収され，残りが尿中に排泄される．尿細管ではアセト酢酸に比し 3-ヒドロキシ酪酸の方が再吸収されやすいため，軽症のケトーシスで尿中に検出されるケトン体はアセト酢酸が主である．
- アセトンはアセト酢酸の脱炭酸によって生じるが，呼気中に排泄されるため，血漿にはほとんど存在しない．

臨床的意義と検査値の読み方
- 重症糖尿病，摂食障害（拒食症）のスクリーニング検査として，本検査を実施する．
- 正常尿中アセト酢酸濃度は 2 mg/dl 以下であり，通常の試験紙法では検出されない．
- 糖尿病のように組織におけるグルコースの酸化が低下したときや，飢餓状態のような糖質供給が中止された場合には，生体はエネルギー源を脂質に求めるが，糖代謝不全のため TCA サイクルに入り込めず，肝臓でのケトン体生成が増加する．尿ケトン体測定は糖尿病の経過観察に必要とされる．
- ケトン体が異常に生成された場合，組織での処理能力を超えるため，ケトン体が血液中に著明に増加し，これが近位尿細管での再吸収の閾値を超えるため，尿中に多量に排泄されることになる．
- 組織の酸素不足などによるケトーシスでは，アセト酢酸よりも 3-ヒドロキシ酪酸が増加して血中ケトン体が上昇するが，尿中では微量増加を呈することがある．
- 極端な摂食障害（拒食症）でも飢餓状態を呈するため，陽性を呈することが少なくないことが知られている．　　　　　　　　　　　　（伊藤機一）

1A075, 080
尿路感染症簡易検査　　　　　　　　保
白血球検査（尿），亜硝酸塩試験（尿）

simple test of urinary tract infection/leukocytes, nitrite

別　尿白血球検査，尿白血球反応，尿エステラーゼ活性，
　　尿エステラーゼ反応，WBC（尿），尿 Griess 反応

測定法　試験紙法
検 体　新鮮尿，ただし亜硝酸塩試験では膀胱内に 4 時間以上貯留した尿を使用
基準値　陰性
異常値を呈する場合
■ 白血球検査
陽性　大腸菌，緑膿菌，クレブシエラ，プロテウス，結核菌，クラミジア，ウイルスなどの尿路感染，アレルギー性疾患，膠原病，薬物中毒，尿路結石，腫瘍，その他
■ 亜硝酸塩試験
陽性　菌数 10^5 CFU/ml 以上：大腸菌など主としてグラム陰性菌による尿路感染症
次に必要な検査▶必要に応じ，尿沈渣鏡検，微生物学的検査を行う．

プロフィール
- 尿路感染症のスクリーニング検査として，試験紙により尿中の白血球や亜硝酸の有無を化学的に調べる簡便法である．
- 尿路感染症があると尿中白血球が増加するが，白血球中より遊出されたエステラーゼ活性をみることにより，間接的に尿中の白血球量を知ることができる．
- また，尿中には主として食事で摂取された蛋白質由

来の硝酸塩が含まれているが，尿中に細菌が存在すると細菌のもつ亜硝酸還元酵素の働きで亜硝酸が産生される．これを Griess 反応により検出する方法が尿亜硝酸塩試験である．

臨床的意義と検査値の読み方

- 尿沈渣における白血球の基準値は，男性は1〜2個以下/10 HPF（high power field, 強拡大視野：400倍），女性は1〜2個以下/HPFとされる．尿白血球検査（試験紙法）では5〜10個/HPFが検出感度とされ，試験紙法で陽性の場合は，尿中白血球の増加が考えられる．
- 試験紙法は好中球（一部の試験紙は単球も）のエステラーゼ活性を測定することから，尿沈渣で発見しにくい検体採取後長時間を経た融解白血球も検出できる．
- 尿白血球検査と尿亜硝酸塩試験を併用することで診断的意義が高まる．両者がともに陽性のとき，尿路感染症，特に主原因菌であるグラム陰性菌感染である確率は高い．
- CAPD（持続腹膜透析法）における腹膜灌流液に尿白血球検査を用いると，腹膜炎の有無のスクリーニングが行える．

予想外の値が認められるとき

- 試験紙法による尿白血球検査が陰性で，尿沈渣で白血球陽性の場合，好酸球の増加（間質性腎炎，アレルギー性膀胱炎），トリプシンインヒビターの存在が疑われる．
- 尿亜硝酸塩試験は尿微生物学的検査に不可欠である．

（伊藤機一）

1A085
食塩検査（尿） 保

sodium chloride（urine）

略 NaCl

測定法 試験紙法
検 体 新鮮尿
基準値 （測定範囲）4〜14 g/d*l*
異常値を呈する場合
高値 食塩摂取過多

プロフィール

- 試験紙により尿中に排泄された食塩濃度を半定量する検査法であり，食塩摂取量の簡単なチェック方法として開発された．実際は塩化銀反応で尿中のClイオンを測定し，これに並行して動くNaCl濃度をみるものである．
- 1日の生理的食塩必要量は約1gといわれているが，日本人1日当たりの食塩摂取量は平均で12〜13gと高値である．厚生労働省は1日10g以下に，アメリカでは6g以下にするように提唱している．

臨床的意義と検査値の読み方

- 食塩摂取量の推定やその管理の指標として本検査を実施する．
- 高血圧の予防あるいは食事療法として食塩の摂取量の制限が行われる．1日食塩摂取量が多いと高血圧症の発生頻度は高く，高血圧例は正常血圧例に比べ脳卒中の発症率は13倍，心臓病は2.4倍に及ぶという報告がある．
- 食塩の1日摂取量が多ければ尿中排泄量も高くなる．
- 試験紙法によれば家庭でも簡単に食塩のとり過ぎかどうかの自己チェックが可能である．
- 早朝尿中食塩濃度（約8時間の蓄尿として，尿量補正する）が1g以下であれば1日尿中食塩排泄量が約7g以下に，2g以下であれば10g以下と，それぞれ80％の確率で判定できると報告されている．

予想外の値が認められるとき

- 多量のアスコルビン酸（ビタミンC）の存在で偽陰性となることがある．

（伊藤機一）

1A105
沈渣（尿） 保

sediments（urine）

別 尿沈渣

測定法 鏡検法
検 体 新鮮尿
基準値 （表1-1参照）
異常値を呈する場合
（表1-1参照）

次に必要な検査▶

- 細胞の判定にはSternheimer染色をはじめとする超生体染色法がきわめて効果的である．
- 赤血球の形態観察により出血部位が把握できる．すなわち，変形赤血球（コブ状，小型など；dysmorphic RBC）が多数出現している場合，糸球体病変による出血であり，正常型赤血球（isomorphic RBC）が多数出現している場合は非糸球体病変による出血である．JCCLS（日本臨床検査標準協議会）の指針では，陽性基準を示している．後述のFCMなどによる尿中有形成分自動測定も有用である．
- ヘモジデリンを疑う場合は鉄染色で確認する．
- 悪性腫瘍細胞は細胞診で確認する．
- 細菌感染を疑うときは細菌学的検査を行う．

プロフィール

- 尿を遠心沈殿することによって集められた有形成分を鏡検する検査である．有形成分の出現は，腎・尿路系の病的異常を反映する．
- 尿定性・半定量検査で，腎・尿路系に何らかの病的症状が認められたとき，あるいは腎・尿路系に何らかの症状を認めたときに行われる必須の検査である．

■ 表1-1 沈渣から推測できる疾患

赤血球	・基準値は400倍視野（HPF）で1〜2個以下/10視野. ・大部分の腎・尿路系疾患（炎症，血管異常，結石症，外傷，腫瘍），出血性疾患.
白血球	・基準値は400倍拡大で男性1〜2個以下/10視野，女性1〜2個以下/1視野. ・多核白血球の増加：腎から尿道までの炎症性疾患，特に感染症. ・リンパ球の増加：腎結核，腎移植での拒絶反応時，乳び尿. ・好酸球の増加：間質性腎炎，アレルギー性膀胱炎.
上皮細胞	・基準値は400倍拡大で1個以下/10視野. ・尿細管上皮：尿細管障害. ・移行上皮：腎・尿路系炎症性病変. ・扁平上皮：外陰部からの混入で臨床的意義は乏しい．健常女性に多数みられることがある.
組織球 （マクロファージ）	・慢性炎症時に出現.
異常形態上皮細胞 （正常では現れない上皮細胞）	・卵円形脂肪体：ネフローゼ症候群. ・多核巨細胞：ヘルペス感染症，結石症. ・封入体細胞：サイトメガロ・パポバ・風疹・麻疹などの各ウイルス感染症. ・ヘモジデリン含有細胞：溶血性疾患.
異型細胞	・悪性細胞：腎・尿路系の悪性腫瘍（大部分が移行上皮癌）.
円柱	・通常，健常人にはみられない（少量の硝子円柱を除く）．腎実質障害の存在を示す. ・硝子円柱：蛋白尿（起立性蛋白尿，過激な運動後，その他），臨床的意義は乏しい. ・上皮円柱：尿細管上皮の病変，尿細管腔の閉塞. ・顆粒円柱：慢性糸球体腎炎，ネフローゼ症候群．病勢をある程度反映. ・赤血球円柱：急性糸球体腎炎，腎出血時. ・白血球円柱：腎盂腎炎，糸球体腎炎. ・ロウ様円柱：腎炎末期，ネフローゼ症候群. ・脂肪円柱：ネフローゼ症候群，ループス腎炎，糖尿病腎症. ・昏睡円柱：糖尿病昏睡. ・巨大円柱：重症腎障害. ・空胞円柱：糖尿病性腎障害. ・（類円柱：硝子円柱と同じ）
粘液糸	・量が多い場合は腎盂腎炎，膀胱炎，尿道炎など．淋菌性尿道炎では淋糸が認められる.
結晶	・尿pHに応じて出現する結晶は異なる．アルカリ尿ではリン酸塩，尿アンモニウム，酸性尿では尿酸，尿酸塩，シュウ酸カルシウムなどが日常よくみられるが，ほとんど臨床的意義はないと考えてよい. ・病的結晶としては 　・シスチン結晶：シスチン尿症（結石症の合併あり） 　・チロシン，ロイシン結晶：重症肝障害時 　・ビリルビン結晶：ビリルビン尿，重症肝障害時 　・コレステロール結晶：ネフローゼ症候群，まれに乳び尿中に出現 　・DHA（2,8-ジヒドロキシアデニン）結晶：アデニンホスホリボシルトランスフェラーゼ（APRT）の先天欠損により生じる（結石症の合併あり）.
細菌，その他	・大腸菌は20分に1回分裂増殖するので，桿菌の場合は400倍拡大で4以下は正常．他の細菌は1個でも異常である. ・真菌（カンジダなど），原虫（トリコモナスなど），寄生虫（ビルハルツ住血吸虫卵など）が認められることがある.
生殖腺成分	・精子，類でんぷん小体など.

臨床的意義と検査値の読み方

- 以下のとき本検査を実施する.
  ①尿スクリーニング検査で蛋白あるいは潜血が陽性のとき.
  ②肉眼的に尿に色調異常や混濁がみられたとき.
  ③腎・尿路系の異常が疑われるとき.
  ④腎・尿路系疾患の経過観察として.
- 尿中に出現する成分としては，赤血球，白血球，上皮細胞，異型上皮細胞，組織球，円柱，粘液糸，結晶，細菌，真菌，原虫，寄生虫などがある.
- 2006年「血尿診断ガイドライン」が検討委員会（東原英二委員長）により作成され，本指針に従って検査を進めていくべきである.
- 尿沈渣は腎疾患や尿路感染症の診断や，腎機能の把握など重要な情報をもっている（表1-1参照）.
- 採尿条件，遠心条件，遠心時間，デカントや吸引方

式，採取量などは，結果を大きく左右する．男女とも中間尿採取，新鮮尿検査（採取後4時間以内）が原則である．

- 尿沈渣検査法の標準化は2000年にJCCLSにより定められており，これに従って行うと再現性の良い成績が期待できる．さらに，尿のpH，糖，蛋白，潜血などの定性・半定量法の結果を参考とすることにより，より正確な沈渣の判読ができる．
- 沈渣は量的側面（赤血球や白血球などの増加など）と質的側面（出現細胞の種類や円柱の区分など）があり，注意深く観察することにより，きわめて多くの情報が得られる．
- 現在，尿沈渣（尿中有形成分）自動分析装置がシスメックス（UF-100/UF-50），日立製作所（6800型），東洋紡/A&T，アークレイで作製され，中～大病院を中心にスクリーニング検査用として威力を発揮している．本法はいずれも無遠心尿を試料とし，迅速に測定結果が得られ，スクリーニング検査法としての使用が高まっている．アメリカ・ヨーロッパ，中国での尿検査ガイドライン，わが国での尿路感染症研究会（UTI）でも提唱された赤血球，白血球の定量的表示法（個数/μl）にも対応している．

予想外の値が認められるとき

- 尿潜血陽性でありながら尿沈渣で赤血球がみられない場合には，ヘモグロビン尿あるいはミオグロビン尿で，それぞれ溶血性疾患や筋疾患などを考える．
- 尿白血球反応陰性で沈渣白血球陽性の場合は，好酸球増多症（間質性腎炎，アレルギー性膀胱炎）が疑われる．
- 新鮮尿で再検査を行う．

（伊藤機一）

尿中有形成分自動測定

automated analysis of the urine formed element

測定法　（表1-2参照）
検体　新鮮尿

プロフィール

- 尿沈渣検査の自動化は，1982年アメリカでの自動尿分析装置YELLOW IRISの開発を契機として，わが国においても1990年代に国産の機種が登場してきた．これらの動きにより日本臨床検査標準協議会JCCLSでは2000年の尿沈渣検査法指針提案の改訂時に初めてこの自動化についてその考え方を明示した．そのJCCLS GP1-P3では以下のように記載されている．

  「機器による測定について：フローサイトメトリー法などの自動化機器の使用に際して，尿中有形成分情報として機器の特性を理解して使用することが望ましい．特に赤血球，白血球に関しては正確度，精密度ともに良好な成績を提示することが明

■表1-2　国内市販尿中有形成分分析機器の概要

測定方式	機器名称（発売会社）
赤色半導体レーザーによるFCM方式	UF-1000i（シスメックス株式会社）
フローセルとCCDカメラによる画像パターン認識方式	オーションアイキュウーIQ-5210（アークレイマーケティング株式会社）
画像解析システム方式	U-SCANNER（東洋紡績株式会社）

（2007.6現在）

らかにされており，また，世界的傾向にある定量的表示（個数/μl）に対応している点にも留意する．」

- この記載の意味するところは，
  ①無遠心尿にて測定する自動化法は，遠心操作後に標本作製を行う尿沈渣鏡検法に比較して誤差要因が少なく精度管理上優れている．さらに赤血球，白血球については，フローサイトメトリー法は血液検査の自動化の開発過程により確立された検査法であり，正確度，精密度ともに良好である．
  ②諸外国の検査法では尿沈渣の表示単位として定量的表示（個数/μl）が多く用いられているが，この点でも自動化法が便利である．
  ③円柱や上皮細胞の各成分の分類については現状では，フローサイトメトリー法などの自動化機器では十分とはいえない．詳細分類は尿沈渣鏡検法を行う必要がある．
- これらの点を総合して，自動化機器による情報は尿沈渣情報とせず，尿中有形成分情報として分けて考えたほうが現状では望ましいということである．現在，国内では3社よりそれぞれ方式の異なる測定機器が販売されている（表1-2）．

臨床的意義と検査値の読み方

- 総論的には尿沈渣検査と同一である．しかし現状での分析能力を考え尿中有形成分情報として位置づけるならば，その意義として以下の点があげられる．
  ①一般検査の省力化，迅速化への貢献．尿中に問題となるような成分の少ない検体の選択が可能になり，鏡検すべき検体のみを行うという点でのマンパワーの有効利用が可能となる．
  ②一部の方式では成分の画像を保存しておくことが可能となり，経過観察や教育の面で有用である．
- 検査の進め方としては，尿潜血反応と赤血球数など尿定性検査所見との判断プロトコル，尿中有形成分量の異常値設定など鏡検すべき検体の判断基準を緻密に設定する．
- 尿沈渣検査へ何を求めているかを診療科ごとに明確にし，それに答えるべき総合プロトコルが必要である．臨床との尿中有形成分情報に関する意志の統一が必須である．

（油野友二）

1A120
ヘモジデリン
hemosiderin

測定法 Prussian blue 反応
検体 尿
基準値 陰性（検出せず）

プロフィール
- ヘモジデリンは，ヘモグロビンの崩壊産物で，フェリチンが変性し，脂質，多糖類，蛋白などと結合したものである．
- 高度な血管内溶血では，ヘモジデリンが尿に排泄され，尿沈渣で粗い黄褐色の顆粒として認められる．このような沈渣を Prussian blue で染色すると，ヘモジデリンは尿細管上皮細胞中に集塊状に，あるいは細胞は壊れて顆粒状成分として，青藍色に染まって認められる．
- 現在ではこの古典的な検査を行わなくても血管内溶血の正確な診断は可能である． (熊坂一成)

1A110
ベンスジョーンズ蛋白定性 保
Bence Jones protein, qualitative

別 BJP 定性，B-J 蛋白定性

測定法 Putnam 法（プットナム法）
検体 新鮮尿
基準値 陰性
異常値を呈する場合
陽性
- 多発性骨髄腫，マクログロブリン血症，原発性アミロイドーシス，慢性リンパ性白血病，その他のリンパ増殖性疾患．

次に必要な検査▶ 尿を濃縮しセルロースアセテート膜電気泳動を行い，BJP の比較的先鋭なバンド（M ピーク）を証明する．最終的な同定（κ 型，λ 型）は，尿（および血清）の免疫電気泳動法で行う．

プロフィール
- ベンスジョーンズ蛋白（Bence Jones protein：BJP）は，イギリスの内科医 Henry Bence Jones（1814～1873）が骨髄腫患者尿中に発見した蛋白質で，56℃付近で白濁凝固するが，90～95℃で再溶解するという特徴ある性質を有する．
- BJP の本体は，単クローン性に産生された免疫グロブリンの L 鎖（κ 型ないしは λ 型）であり，分子量が小さいために尿中に排泄され，腎障害がない限り血中では BJP は検出しにくい．したがって検体は尿を使用する．
- なお，尿蛋白試験紙は主としてアルブミンと反応するために，試験紙によって BJP 陰性の判断をしてはならない．

臨床的意義と検査値の読み方
- 形質細胞・B 細胞の腫瘍性疾患などで産生される M 蛋白とともに，あるいは単独で検出される．したがって，BJP の存在が診断に有力な根拠となる疾患のスクリーニング，骨髄腫や原発性マクログロブリン血症，原発性アミロイドーシス，monoclonal gammopathy of undetermined significance（MGUS）の鑑別診断や経過観察に使用する．
- 骨髄腫の約 60％，原発性マクログロブリン血症の約 20％が BJP 陽性である．BJP が多量に排泄される骨髄腫（ことに IgD 型骨髄腫など）では腎障害を合併しやすい．
- 原発性アミロイドーシスは高率（80％）に BJP が陽性となり，この場合もいろいろな臓器に障害を起こす．MGUS では，BJP は証明されないか，存在してもごく少量のことが多い．

予想外の値が認められるとき
- BJP 定性が陰性であっても骨髄腫などを否定できないし，この反応が認められたからといって直ちに腫瘍性疾患の存在を意味するわけではない．BJP 以外の蛋白が BJP とまぎらわしい反応をしたり，尿の pH や尿の保存の状態で，検査結果が陰性となることがある． (熊坂一成)

1A190
SH 化合物定性（尿） 保
SH-compounds (urine, qualitative)

別 シアナイド・ニトロプロシッド反応，尿システイン・シスチン・ホモシスチン定性

測定法 呈色反応
検体 尿
基準値 陰性
異常値を呈する場合
陽性 シスチン尿症，ホモシスチン尿症

次に必要な検査▶ 尿アミノ酸分析，血中総ホモシステイン定量（ホモシスチン尿症）

プロフィール
- 尿中に排泄される含硫アミノ酸（シスチン，システイン，ホモシスチン）を定性的に検出する検査である．
- 正常尿中には含硫アミノ酸は微量しか排泄されないが，先天性代謝異常症であるシスチン尿症，ホモシスチン尿症ではそれぞれシスチン，ホモシスチンが尿中に大量に排泄される．本法は尿中シスチンまたはホモシスチンが 10 mg/dl 以上で陽性を呈する．

臨床的意義と検査値の読み方
- シスチン尿症は常染色体劣性遺伝を示す代謝異常症で，腎尿細管におけるアミノ酸再吸収障害により尿中にシスチンが大量に排泄され，尿路結石症を発症

する．通常，診断契機は排泄された尿路結石の成分分析か尿沈渣中の特徴的なシスチン結晶の存在による．
- ホモシスチン尿症はメチオニン代謝系酵素の先天的欠損を示す常染色体劣性遺伝疾患で，血中にホモシスチンやメチオニンが蓄積し，尿中に大量に排泄される．蓄積したホモシスチンにより精神発達障害，骨格異常，水晶体亜脱臼，血栓症などを発症するため，新生児マススクリーニングの対象疾患としてアミノ酸分析法による血中メチオニン濃度測定が行われている．
- 本検査はこれらの病態の簡易スクリーニング検査であるが，定性反応で感度も低く，シアン化ナトリウムを用いるため一般的な検査室では実施が困難となっている．上記の病態を疑う場合には尿中・血中アミノ酸分析による診断を行う．

予想外の値が認められるとき
- シアン処理後の尿に対してケトン体定性と同様の化学反応を行って検出するため，尿中ケトン体，SH基を含む薬物尿などでは偽陽性反応を呈する．

（三宅一徳）

1A195
ヒスチジン定性（尿） 保

histidine (urine, qualitative)

別 クプリゾン反応（cuprizone test）

測定法 呈色反応
検 体 尿
基準値 陰性
異常値を呈する場合
陽性 ヒスチジン血症
次に必要な検査 ▶ 血中・尿中アミノ酸分析

プロフィール
- 尿中に排泄されるヒスチジンの簡易定性検査である．クプリゾン〔Bis (cyclohexanone) oxalydihydrazone〕は硫酸銅溶液と反応して青色色素を生成するが，ヒスチジン存在下では反応が妨害され青色を呈さないことを利用している．

臨床的意義と検査値の読み方
- ヒスチジン血症はヒスチジン代謝の第1段で働くヒスチダーゼの障害により，ヒスチジンの血中濃度（正常2～3mg/dl）が上昇し，尿中にヒスチジンおよびその他代謝産物であるイミダゾール代謝産物が排泄される先天性アミノ酸代謝異常症である．
- ヒスチジン血症は常染色体劣性の遺伝形式をとり，わが国で行われたスクリーニング検査ではおよそ1万人に1人程度見出される比較的頻度が高い病態である．しかし，臨床的には無治療でも知能障害や成長遅延などの臨床症状が認められないことが確認され，平成4年より先天性代謝異常症マススクリーニング対象疾患から除外されている．

予想外の値が認められるとき
- 本検査はヒスチジン血症の簡易スクリーニング検査であるが，今日的な精度保証を行いがたい定性反応であり，診断には血中・尿中アミノ酸分析の利用が望ましい．

（三宅一徳）

1A200
Watson-Schwartz 反応（尿） 保

Watson-Schwartz reaction

別 尿中ポルフォビリノゲン定性

測定法 呈色反応
検 体 尿（随時尿），遮光して保存する．保存剤は添加しない．
基準値 陰性
異常値を呈する場合
陽性 急性間欠性ポルフィリン症，異型ポルフィリン症，遺伝性コプロポルフィリン症，多様性ポルフィリン症
次に必要な検査 ▶ 尿中ポルフォビリノゲン定量，尿中δ-アミノレブリン酸（ALA）定量，尿中ポルフィリン分画，その他のポルフィリン体定量．

プロフィール
- ポルフォビリノゲン（PBG）はヘム合成の中間代謝産物であるポルフィリン体の一つであり，δ-アミノレブリン酸を前駆物質として生成され，ウロポルフィリノゲン合成に利用される．
- ポルフィリン代謝異常症のうち急性間欠性ポルフィリン症，異型ポルフィリン症，遺伝性コプロポルフィリン症では肝細胞でのポルフィリン代謝異常のためPBGが体内に過剰に蓄積し，尿中へ排泄される．
- Watson-Schwartz反応はポルフォビリノゲンがウロビリノゲンと同様アルデヒド試薬により赤色に呈色するが，ウロビリノゲンはクロロホルムに抽出されるのに対し，ポルフォビリノゲンは水層に残ることを利用して両者を分別して定性する方法である．本法は尿中ポルフォビリノゲンが6～10mg/l以上で陽性となり，尿中へのPBG排泄増加をみるスクリーニング検査として用いられる．

臨床的意義と検査値の読み方
- 肝性ポルフィリアに分類される上記の3疾患では，薬物投与や感染，絶食，ストレスなどを誘因として腹痛，嘔気・嘔吐，便秘，四肢の疼痛・麻痺や精神神経症状，頻拍などを主徴とする急性発作がみられる．この際に，尿中に大量に排泄されるポルフォビリノゲンが酸化してポルフォビリンとなるため，"ポートワイン様"とよばれる特徴的な暗赤褐色調尿が認められる．本法は，このような臨床症状を呈する患者における肝性ポルフィリン症の迅速・簡易スクリーニング検査として用いられる．

a 尿一般検査　13

予想外の値が認められるとき

- Watson-Schwartz反応はPBGに対する特異性には乏しく，ウロビリノゲンやインドール化合物，メチルドーパなど種々の物質，薬物などによる偽陽性が知られている．ウロビリノゲンの影響を除去した変法としてHoesh法がある．
- 発作間欠期には上記疾患でも尿中PBG濃度は5 mg/l以下である場合も多い．病態から上記疾患を疑う場合には，各種ポルフィリン体定量検査を実施する．
- 迅速簡易定性法としては尿からポルフィリンを簡易抽出し，紫外線（励起波長400 nm）の照射によりポルフィリンが赤色（600 nm）蛍光を発することを利用する方法（FisherのBurgh変法）なども併用する．

（三宅一徳）

1A201
Rimington反応（尿） 保

Rimington reaction

別 尿中ポルフィリン体定性

測定法 呈色反応
検体 尿（随時尿），遮光して保存．
基準値 陰性
異常値を呈する場合
陽性 先天性ポルフィリン症，晩発性皮膚ポルフィリン症，鉛中毒，砒素中毒，各種肝疾患，貧血症など
次に必要な検査 ▶ 尿中ポルフォビリノゲン定量，尿中δ-アミノレブリン酸（ALA）定量，尿中ポルフィリン分画，赤血球ポルフィリン体定量など

プロフィール

- ポルフィリン体はヘム合成の中間代謝産物であり，ポルフォビリノゲンから生成されるウロポルフィリン（UP），コプロポルフィリン（CP），プロトポルフィリン（PP）の3種の総称である．PPからヘムが合成される．UPは尿中に，CPは尿と胆汁中に，PPは胆汁中に排泄される．正常尿中に排泄されるポルフィリン体はCPが主体で，UPが微量検出される．
- Rimington反応はCPおよびUPの尿中排泄増加を定性的に検出する方法である．変法としてBrugsch-Fisher法がある．また，尿・便中でのポルフィリン排泄増加のスクリーニング法としてはより簡易なDean法も実施される場合がある．

臨床的意義と検査値の読み方

- 先天性のポルフィリン代謝異常症である先天性ポルフィリン症，肝骨髄性ポルフィリン症，晩発性皮膚ポルフィリン症ではポルフィリン代謝系の酵素欠損のため尿中へのUP，CP排泄の増加をきたす．これらの疾患はいずれも皮膚光線過敏症をきたす病態であり，特徴的な臨床所見よりポルフィリン症が疑われる場合に本検査が簡易定性検査として実施される．ただし，光線過敏を示し臨床的頻度が比較的高いプロトポルフィリン症では尿中CP，UPの排泄増加を認めないため，本法ではスクリーニングができない（プロトポルフィリン症では赤血球ポルフィリン体増加の簡易検出検査であるRimington-Cripps法が併用される）．
- 急性腹症様の発作と神経症状を示す急性間欠性ポルフィリン症，異型性ポルフィリン症，遺伝性コプロポルフィリン症でも発作時には尿中UP，CPの増加をきたす場合がある．
- 二次性に尿中ポルフィリン体排泄が増加する病態で重要なのは鉛中毒であるが，本法はスクリーニング検査として十分な感度・特異度を有さない．そのほか肝疾患，各種貧血などで尿中ポルフィリン体排泄の増加を認めるが，病態診断上の意義は乏しい．

予想外の値が認められるとき

- 尿中にテトラサイクリンが存在すると偽陽性を呈する．
- あくまで簡易定性検査であり，病態から上記疾患を疑う場合にはHPLC法による各種ポルフィリン体定量検査の実施が望ましい．

（三宅一徳）

1A210
細菌尿検査（TTC還元能）

bacteriuria (TTC reductive ability)

別 TTC反応（尿），TTC試験（尿）

測定法 目視法
検体 新鮮尿
基準値 陰性
異常値を呈する場合
陽性 大腸菌，クレブシエラ，プロテウス，エンテロバクター，シトロバクター，緑膿菌，腸球菌などによる尿路感染症
次に必要な検査 ▶ 尿沈渣鏡検，およびグラム染色，細菌培養などの微生物学的検査

プロフィール

- 2,3,5-トリフェニルテトラゾリウムクロライド（triphenyltetrazolium chloride：TTC）の純物質は常温で固体，白色無臭の水溶性物質である．細菌の代謝活動下に脱水素酵素の水素受容体として作用するTTCが還元されると，水に不溶の赤色色素トリフェニルホルマザン（triphenyl formazan）の沈殿を生じる．この反応を利用し細菌尿の診断を行う検査である．
- TTC反応は尿中のブドウ糖，ケトン体，ビリルビンに影響されないので，比較的尿路感染の多い糖尿病患者，妊婦の細菌尿発見に有用であるとされる．しかし他の簡便で迅速性に富む検査と比べ時間がかかることもあり，現在ではあまり頻用されておらず，平成18年に保険収載から削除された．

臨床的意義と検査値の読み方

- 本検査は尿路感染症のスクリーニング検査として行われる．
- 一般に細菌尿とは，定量培養を行った結果 10^5/ml 以上の細菌が尿中に存在する場合をさす．
- 現在商品化はされていないが，過去には 4％TTC リン酸緩衝液 0.5 ml が滅菌小試験管に分注・凍結乾燥されたキットがあり，被検尿 2.0 ml を注入後 37℃ 孵卵器で 4 時間培養するという手法があった．判定は試験管の底に赤桃色の沈殿物が生じることをもって陽性とし，定量培養で 10^5/ml 以上の細菌尿に相当することを意味する．陰性の場合は赤色以外の沈殿物（urinary salts）を生じる．
- ただし，菌種によっては同じ菌量でも感度が異なることがあり，特に腸内細菌科や緑膿菌などのグラム陰性桿菌では 10^5/ml の菌量で 90％以上陽性となるのに対し，腸球菌などのグラム陽性球菌に関しては 10^5/ml の菌量でも陽性率が約 80％と低下する．特異度（菌量 10^5/ml 未満のときに陰性となる確率）についてはグラム陰性桿菌・陽性球菌間でほとんど差はなく，概ね 90％以上を示す．
- 培養時間を延長すれば細菌が増殖するため，菌種によってはかなり菌数が少ないものまで陽性化する．18 時間以上培養した後に判定すると偽陰性はほぼなくなるが，逆に偽陽性の率が高くなり本検査法の信頼度は薄れる．

予想外の値が認められるとき

- TTC 反応においては活動的生菌が試薬に作用することを基本としているので，抗生物質投与患者でしばしば本反応陰性を認めることがある． （大串大輔）

1 b 糞便検査

1B030
潜血反応（便） 保
occult blood reaction (feces)

別 グアヤック法（guaiac method），o-トリジン法（orthotolidine method），便潜血反応

測定法 グアヤック法など
検 体 糞便拇指頭大
基準値 陰性

異常値を呈する場合
陽性 消化管の潰瘍性出血（潰瘍，癌），寄生虫感染，細菌性大腸炎（赤痢，カンピロバクター，病原性大腸菌など），腸結核，原虫感染（赤痢アメーバなど），痔疾

次に必要な検査▶免疫学的方法（RPHA，EIA，免疫クロマト法など）で確認し，X線検査，内視鏡検査へと進める．

プロフィール
- 糞便中に血液の混入の有無を化学的方法であるグアヤック法やo-トリジン法などを用いて検出する検査である．
- 便潜血とは，糞便中に血液（赤血球）を肉眼的に認めないが，赤血球中のヘモグロビン（Hb）を化学的方法や免疫学的方法で検出し，消化管での微量の出血の有無を知る検査である．
- 化学法はHb鉄のもつペルオキシダーゼ様作用により過酸化水素の還元を介して酸化発色反応を利用するものである．ペルオキシダーゼ様活性はヒト血液に特異的なものではなく摂取した食物や薬物にも含まれるため，肉類などの食事制限後，検査を実施しなければならない．
- 一般に，グアヤック法陽性ならば確実に病的であり，o-トリジン法陰性ならば確実に潜血陰性と理解されている．
- 近年，ヒトHbに特異的な抗ヒトHb抗体を用いる免疫法が開発され，その感度，特異度の点から大腸癌などによる下部消化管の出血の検査に関しては便潜血検査の主流になっている．

臨床的意義と検査値の読み方
- 消化管の潰瘍性機転を引き起こす疾患や，癌の診断・治療経過観察の補助検査として本検査を実施する．
- グアヤック法は希釈血液1万倍まで陽性とされ，50～100万倍まで陽性とされるo-トリジン法より鋭敏ではないが，食物や薬物に影響されることが少ないとされる．
- 一般に胃・十二指腸潰瘍の出血は大量だが持続せず，胃癌，大腸癌の出血は微量であるが持続的とされ，反復検査して判定する．
- 化学法は，測定にあたり3日間の食事制限が必要であり，近年，食事制限の不要な免疫法が主流となりつつある．化学法では鉄剤投与による偽陽性，ビタミンC投与による偽陰性があるので注意する．

(伊藤機一)

1B040, 042
ヘモグロビン（便） 保
hemoglobin (feces)

別 便中ヘモグロビン，便潜血反応

測定法 免疫クロマトグラフィ，RPHA，EIAなど
検 体 各法とも糞便拇指頭大
基準値 陰性

異常値を呈する場合
陽性 大腸癌，大腸ポリープ，潰瘍性大腸炎，Crohn病，大腸潰瘍，急性大腸炎，過敏性大腸炎，腸閉塞（イレウス），寄生虫感染，細菌性大腸炎（赤痢，カンピロバクター，病原性大腸菌など），原虫感染（赤痢アメーバなど），痔疾，腸結核，出血性素因

次に必要な検査▶肛門・直腸指診，直腸鏡検査，注腸X線検査，大腸内視鏡検査，生検，便微生物学的・寄生虫・原虫検査，腹部超音波検査，肝機能検査，腫瘍マーカー（CEAなど）．

プロフィール
- 糞便中のヒトヘモグロビン（Hb）を免疫クロマトグラフィ（金コロイド法），EIA（酵素免疫反応）など免疫学的方法により検出する．最近では判定が明瞭な免疫クロマトグラフィが肉眼判定，機器判定ともに多用される．
- ヒト成人Hbの90％を占めるHbAoを抗原として作製して得た他動物の抗体を用い，糞便中ヒトHbとの抗原抗体反応を行わせ，微量のHbを検出する．
- 検査に際しての食事制限，すなわち3日間にわたる潜血反応食摂取の厳守や，鉄剤，アスコルビン酸などの服用薬物の中断を必要としない．

臨床的意義と検査値の読み方
- 便潜血検査は，大腸癌の早期発見を目的に集団検診で広く用いられるようになった．また，次の症状のあるときに検査する．
① 血便：大腸癌の場合，壊死組織からの出血，ある

いは糞便が癌に接触することで出血する．癌の発症部位によって，血液が肉眼で見えるときと見えないときがある．
②貧血：大腸出血は気づかない場合が多く，貧血状態になってはじめて指摘されることがある．
③便通異常：便秘，腹痛，しぶり腹．

- 免疫法は化学法（グアヤック法，o-トリジン法など）と異なり，上部消化管由来の出血では，Hbが胃酸や胃・膵由来の消化液（ペプシン，トリプシンなど）や腸内細菌による変性や消化を受けてHbとしての抗原性を失うため陽性と出にくい．それに対し，下部消化管由来のHbはそれらの影響を受けないので，微量の出血でも純粋に検出できる．このことが免疫法便潜血試薬が「大腸癌検診に最適」とされる最大の理由である．
- 腫瘍があっても1日法では陰性のときがあるため，老人保健法では連続2日検診法を行うように指示されている．
- 抗原性を失いやすいHbに対しては，腸管から出血時に排泄され，腸内細菌の影響を受け難いトランスフェリン（Tf）を同時に測定し，Hbが陰性であってもTfが反応して陽性と出ることを利用したラテックス凝集反応を併用したキットも開発され，2006年保険収載項目となっている．

予想外の値が認められるとき
- 採取便が少量の場合，水洗便所の"たまり"の部分から採取した場合，便器洗浄剤（次亜塩素酸）が混入した場合に偽陽性となることがある．
- また，Hbが多量の場合，まれにプロゾーン現象により偽陰性反応が生ずることがあるので注意を要する．

（伊藤機一）

1B010
虫卵・原虫（塗抹法） 保

helminth ova, larva: protozoa cyst, oocyst (direct smear method)

測定法 顕微鏡による糞便の直接鏡検
検 体 感染を疑われるヒトの糞便
基準値 虫卵，幼虫，または囊子，オーシストなどを形態的に検出した場合陽性と判定する

異常値を呈する場合
陽性
- ヒトを終宿主とする蠕虫類のうち主に腸管寄生虫感染時，原虫類のうち腸管寄生性原虫の感染時
- 蠕虫は，回虫，鉤虫，糞線虫，鞭虫，広節裂頭条虫（太平洋裂頭条虫），住血吸虫などの感染

次に必要な検査 ▶ この方法で虫卵，囊子が同定できたら確定診断となる．腸管寄生性の原虫類の囊子，オーシストなどは「虫卵・原虫（集卵法）」に述べる濃縮法（遠心沈殿法，浮遊法など☞ p.18参照）を使用するほうが検出率は高いので，この方法で陰性で

あったからといって除外はできない．鉤虫卵，R型幼虫などが検出されたら「虫卵・原虫（集卵法）」（☞ p.18）に述べるような同定法を行う場合もあることに注意する．

プロフィール
- 蠕虫類（線虫，吸虫，条虫）の診断の場合，糞便検査によって成虫の少なくとも一部，幼虫あるいは虫卵を検出することは確定診断となるので重要である．消化管寄生の原虫類でも使用できるが，サイズが小さいため習熟しないと検出・同定に困難を覚える場合がある．
- 糞便検査の中でも直接塗抹法は最も基本的な手技となるが，いくつかの異なった方法があり，方法による適用範囲，検査実施に伴う注意など事前に心得ておくべき事項がある．
 ①採取量は少なくとも5g程度とし，清潔な密閉可能な容器に採取する．
 ②検査は採取後できるだけ早期に行うべきであるが，やむをえず保存しなければならないときは4℃に保存する．
 ③鉤虫卵などはこの温度で死滅するので10℃前後で保存する．

〈薄層塗抹法〉
- スライドガラス上に1滴生理食塩水，または水を滴下し，糞便試料を少量溶解してカバーガラスで覆い，顕微鏡で観察する．糞便試料を溶解するには筆者らは爪楊枝を使用している．糞便の濃度はカバーガラスをかけたときにスライドガラスの下においた新聞の活字が読める程度がよいとされる．観察に際しては顕微鏡の光量をコンデンサーで加減して，最もコントラストが良好な条件で，端からスキャンするように観察する．
- この検査は虫卵の形態的な同定には向いているが，扱う糞便量が少ない（3～5mgといわれる）ので感染の有無の検索には必ずしも向いていない．原虫類では習熟していない場合は，「虫卵・原虫（集卵法）」に述べる集囊子法（☞ p.18）などを併用してみるほうがよい．

〈厚層塗抹法〉
- この方法では薄層よりも多量の糞便試料を扱う．糞便試料を米粒4～5個分ほどの量（60～70mg）とり，スライドガラスに圧平して鏡検する．代表的な方法はKato-Katz法である．この方法では26×28mmに裁断した厚めのセロファン紙（600番，厚さ40μm）を，蒸留水500ml，グリセリン500ml，3％マラカイトグリーン液5mlの混合液に24時間浸し，糞便の上にこのセロファン紙をかぶせて均等に圧平し，20～30分間自然乾燥させてのちに観察する．
- この方法では扱う糞便量が多いため感染の有無の判定の信頼度が増加し，さらに糞便試料が透明になる

ので，虫卵検出のため観察しやすい．

臨床的意義と検査値の読み方
- いずれの方法も陽性と判定されれば確定診断として信頼度は高い．しかし薄層塗抹法の感度は低い．厚層塗抹法は多量の糞便を使用するだけに感度はより高い．
- わが国では通常の糞便検査，特に直接塗抹法の対象となる土壌伝播線虫感染はほとんど見なくなっている．南日本での糞線虫感染ではR型幼虫検出に塗抹法が使用されるが，これのみで確定は難しい．

予想外の値が認められるとき
- 糞便中に虫卵，囊子が常に出現するわけではないので，繰り返して検索することが多くの場合必要となる．

(竹内　勤)

1B015
虫卵・原虫（集卵法） 保

helminth ova, larva: protozoa cyst, oocyst (concentration method)

測定法	糞便からの濃縮に基づく虫卵，幼虫，囊子，オーシストなどの顕微鏡による形態的検出
検体	糞便
基準値	糞便試料から虫卵，幼虫，囊子，オーシストなどが検出されたら陽性とする

異常値を呈する場合
陽性
- 糞便中に虫卵，幼虫，囊子，オーシストなどが出現する蠕虫，寄生虫疾患
- 特に赤痢アメーバ，ジアルジア，鉤虫，鞭虫，住血吸虫などの感染

次に必要な検査▶ この検査によって感染の有無は確定し，多くの場合は治療の実施に結びつく．しかし，腸管寄生性原虫の場合などは血清抗体検査など，他の検査方法が必要な場合が多い．

プロフィール
- 本項では主に虫卵，原虫囊子を濃縮して検出する方法の概要を記載する．

〈ホルマリン・エーテル法（MGL法）〉
- 虫卵と腸管寄生原虫の囊子の両方に対応できる遠心沈殿法である．糞便約0.5gを容量約10mlほどの試験管にとり，生理食塩水に溶解させ，ガーゼを通して濾過する．濾液を遠心分離用スピッツなどに取り2,500 rpmで3分間遠心して沈渣に10％ホルマリン7mlを加え，30分静置後3mlのエーテルを添加し，密栓して30〜45秒ほど激しく振盪させ，同様の回転数で3〜5分ほど遠心分離する．この後沈渣部分のみ残して浮上している層を捨てる．沈渣はピペットで採取しスライドガラスに載せて鏡検する．

〈AMS Ⅲ法〉
- 蠕虫卵，特に吸虫卵の検出に優れている．原理的にはMGL法と同じであるが，AMS Ⅲ液を使用する点が異なっている．AMS Ⅲ液は比重1.080の塩酸（37％塩酸45mlに水55mlを加える）と比重1.080の硫酸ソーダ溶液（温水100mlに硫酸ソーダ9.6gを溶かす）を等量混ぜて作製する．手順は途中までMGL法と同じで，ガーゼで濾過した濾液を遠心し，沈渣にAMS Ⅲ液7mlを加えよく撹拌し，ついでTween 80を1〜2滴とエーテル3mlを加える．その後も基本的にはMGL法と同様の手技で遠心後，割箸で管の内壁に沿って1回転させてスカム層を管壁から剥離させ，管を傾けて沈渣のみ残す．最後に沈渣に少量の水を加え，ピペットにて採取して鏡検する．

〈飽和食塩水浮遊法〉
- 虫卵の比重差を利用して鉤虫卵など低比重卵を濃縮する方法である．比重1.200の飽和食塩水を使用して主に比重が1.04〜1.15の鉤虫卵などの検出に使用する．食塩の過剰量を水に加え，加温して溶解させ，冷却後比重が1.200以上あることを確認する．容量約10mlの中試験管にまず6mlくらいの飽和食塩水，次いで糞便試料約0.5gを入れ，よく撹拌して固形物を除く．その後に試験管台に垂直に静置し，飽和食塩水を静かに表面が張力で盛り上がるまでにする．さらに30分ほど経過してからカバーガラスを液面に接触させ，そのままスライドガラス上に置いて鏡検する．

〈硫苦・食塩水浮遊法〉
- 比重1.270の硫酸マグネシウムと食塩水の混合液で，比重が飽和食塩水より高いため，飽和食塩水浮遊法よりも多種の虫卵を検出できる．硫酸マグネシウム500g，食塩500gを温水1.5lに溶解して作製する．鉤虫卵のほか，回虫不受精卵，条虫卵，鞭虫卵などが集卵できる．
- 高い浸透圧のため虫卵が破壊されるので1時間以内に検査を行う必要がある．カバーガラスの脱脂も十分に行っておく．

臨床的意義と検査値の読み方
- 糞線虫，ある種の条虫，吸虫，腸管寄生性原虫は国内でも感染があり，それらの感染を疑ったときに本検査法を使用する．
- いずれの方法でも，虫卵などが検出されれば確定診断につながり，信頼度は高い．

予想外の値が認められるとき
- 寄生虫，原虫疾患が予想されるときに集卵法が陰性と判定される場合がしばしばあり，そのようなときは繰り返し検索を行うか，免疫学的診断法，遺伝子診断法などを併用する．

(竹内　勤)

1B018
虫卵・原虫（培養法，その他の方法） 保

helminth ova, larva: protozoa cyst, oocyst (cultiration, other methods)

測定法 寄生虫の虫卵，原虫の嚢子，オーシストなどの形態的同定
検体 感染が疑われる対象の糞便
基準値 糞便中に片節，虫卵，幼虫，嚢子，またはオーシストを検出すれば陽性とする

異常値を呈する場合
陽性
- 消化管，その他の臓器に寄生し，片節，虫卵，幼虫，嚢子，オーシストなどが肛門外あるいは糞便中に出現する寄生虫，原虫疾患
- 特にクリプトスポリジウム，鉤虫，糞線虫，蟯虫，条虫感染

次に必要な検査 ▶ 条虫の片節の同定で有鉤条虫感染が判明したら，幼虫である有鉤嚢尾虫の組織内寄生について検索を行う．中枢神経，眼などに症状を認めなかったら皮下腫瘤の存在を検索し，疑わしかったら血清反応などを行う．

プロフィール
- クリプトスポリジウム感染を検出する場合は浮遊法の一種であるショ糖遠心浮遊法，あるいは簡易ショ糖遠心浮遊法を使用する．ショ糖遠心浮遊法では比重1.200のショ糖液を使用する．糞便0.5〜1.0gを10mlの水に溶解し，ガーゼで濾過し，濾液を2,500rpm，5分間遠心して沈渣に上記ショ糖液を10ml加えてよくsuspendし，同じ回転数で5分間遠心する．オーシストは表面に浮くので，毛細管で静かに採取しカバーガラスに置いて，通常抗酸染色を施して観察する．
- 濾紙培養法（原田・森法）は虫卵では鑑別できない鉤虫の種，あるいはR型幼虫では確認できない糞線虫を同定する際に使用される．中試験管に適合したサイズに切った厚めの濾紙に糞便を塗り，試験管には適量の水を入れて一端を水に漬ける．この形で4〜5日間25〜28℃に維持する．虫卵内幼虫，R型の幼虫はF型の幼虫となって水中に移動するので，このF型幼虫の形状で判定する．このとき便下端と水面とは1〜2cmの距離を開け，試験管には栓をする．
- 寒天平板法は糞線虫幼虫の独特な這痕を寒天平板にて検出するもので，感度が高いといわれている．寒天平板上の中央に糞便約2gを置き，28℃で2日間保ったのちに観察する．
- 肛囲検査法（anal swab）とは蟯虫の検査法で，蟯虫が肛門周囲に産卵するので，セロハンテープなどで早朝排便前に肛門周囲を拭いて，テープをスライドガラスに貼りつけて鏡検する．3日間は連続して検査することが必要である．
- 糞便中に排出された条虫片節の同定は，特に無鉤条虫，有鉤条虫の識別に必要となる．片節の子宮内にツベルクリン針で墨汁を注入し，子宮の分枝を検索する．無鉤条虫の方が20本以上の細かな分枝を示す．

臨床的意義と検査値の読み方
- いずれの方法も適用される寄生虫・原虫に特異的な検出方法であり，確定診断法である．クリプトスポリジウムはイーストなどとの鑑別が必要で，鉤虫の同定は治療に要する薬剤（ピランテル）の投与量決定などに必要である．糞線虫の同定は自由生活性線虫のR型の幼虫などとの区別に有用である．条虫の片節の同定は有鉤条虫の幼虫の感染の可能性を探るのに必要である．
- いずれもかなり特異的な所見，症状を呈するので，そのような場合に適用する．例えば鉤虫の感染では鉄欠乏性貧血，異食症，その他特徴的な所見を呈する．条虫感染の場合はしばしば肛門から片節が出現するという特異な所見を示すので，検査適応を決めるのに特に困難はない．クリプトスポリジウムは免疫不全，特にHIV/AIDSに合併するものとして知られており，免疫不全があって下痢症をみたら検索を行う．

（竹内 勤）

1Z370, 415, 1B020, 2A400, 410, 420, 430
虫卵・虫体・原虫（便以外） 保

helminth, protozoa (specimens other than feces)

測定法 染色した組織，血液などの標本中での幼虫，虫卵，原虫の形態的検査
検体 感染局所である組織，血液など
基準値 寄生局所として適合する組織内あるいは血液にて幼虫，虫卵，原虫などを形態的に同定できたとき，陽性とする

異常値を呈する場合
陽性
- 組織内，血液などに寄生し，そこで虫卵，幼虫を産生したり分裂増殖する寄生虫，原虫の感染症
- 特にマラリア，フィラリア症，幼虫移行症，ニューモシスチス（現在は真菌に分類されている）肺炎，ビルハルツ住血吸虫症など

次に必要な検査 ▶ 組織病理標本での断端からの寄生虫，特に線虫幼虫などの同定は困難な場合があり，そのようなときは，血清学的な方法などを併用する．マラリアの場合は感染している原虫種，薬剤感受性，合併症の有無などに関して検査を進める．

プロフィール
- 線虫，条虫の幼虫が組織寄生する場合，いわゆる広義の幼虫移行症のときはしばしば組織あるいはその病理標本から虫体の検出，同定が必要になる．組織

からの代表的なものは胃にアニサキス幼虫が寄生した場合，あるいはマンソン裂頭条虫の幼虫であるマンソン孤虫などの皮下寄生の場合などである．いずれも内視鏡下あるいは外科的に虫体を摘出し，形態的な同定を行う．

- 生検などで採取した標本から虫種・虫卵を同定することも多い．例えば幼虫移行症では肺のイヌ糸状虫，皮膚の旋尾線虫幼虫，顎口虫などを断端から同定する必要がしばしばあるし，また原虫の場合，腸管の生検染色標本からは赤痢アメーバ，骨髄からはリーシュマニアなどの検出同定が必要となる．また，大腸や肝組織中から住血吸虫卵がときに見出される．
- 血液はマラリア原虫，リンパ系寄生性フィラリアの幼虫であるミクロフィラリアなどの検出に使用される．いずれも薄層，または厚層の血液塗抹標本を作製し，ギムザ染色を施して鏡検して同定する．マラリア原虫ではアクリジンオレンジを使用した蛍光染色法も使用されている．
- 喀痰からは肺に寄生する肺吸虫，またはニューモシスチスの検出を行う．後者では気管支洗浄液（BAL）もよく用いられる．痰の場合は粘稠であることが多いので，NaOHなどを添加して粘稠度を下げてから遠心して虫卵やシストを集め，特にニューモシスチスであれば適当な染色法を施してから鏡検する．筆者らは喀痰の場合は痰溶解用のDTT（dithiothreitol）を使用している．
- 尿も検査対象となる．特に膀胱の静脈叢に寄生するビルハルツ住血吸虫の場合は尿中に虫卵が出現するので，尿の沈渣から虫卵を検出する．
- Nucleopore膜などを使用して濾過し，血液中のミクロフィラリアを検出することもできる．

臨床的意義と検査値の読み方

- いずれの方法も確定診断法としての意義を有するが，組織病理標本からの検出には幼虫の断端からの同定を必要とする場合があり，このような場合は血清反応を含めて専門家に依頼する．
- 糞便に虫卵などが出現しない寄生虫・原虫疾患の場合は症状は多様であり，一概に単純化することは難しい．しかし組織寄生の寄生虫，原虫感染症診断に際して注意を払うべき点は食物摂取歴，海外渡航・居住歴，免疫不全の有無，性行為，特に同性愛行為の有無などで，感染を疑った場合には適切な検査を行う．特にマラリアの検査については海外渡航歴が重要で，必ず聴取して参考とする必要がある．また幼虫移行症のときはしばしば好酸球増多がみられるので手がかりとなる．

予想外の値が認められるとき

- 免疫不全時にはヒトに寄生しない原虫が検出されたり，本来の寄生局所と異なった組織，臓器に寄生する場合があったりする．

（竹内　勤）

1B065

キモトリプシン（便） 保

chymotrypsin (feces)

別 FCT

測定法 比色法
検体 糞便
基準値 13.2 U/g（37℃以上）
異常値を呈する場合
低値 慢性膵炎，膵癌，膵嚢胞線維症，膵機能低下症

プロフィール

- キモトリプシンは膵臓で産生され，腸管内で食物中の蛋白質を分解する消化酵素である．膵腺房細胞から分泌されるときは不活性前駆体のキモトリプシノゲンであるが，消化管内でトリプシンによる限定分解を受けて活性型のキモトリプシンとなる．慢性膵炎など膵実質に広範な荒廃があるとこれら膵酵素の分泌が低下する．
- 糞便中のキモトリプシン活性を直接比色測定するキットが開発され，短時間で比較的簡単に測定できるようになった．従来のやや面倒なPFD試験（BT-PABA試験）の結果とも良好な相関性を示す．
- 検査に際しては15日前から消化酵素，利胆薬，緩下剤の投与を中止して検体採取する必要がある．新鮮糞便を小指頭大ほど容器に採り，しっかりフタを閉め，検査までは4〜6℃に保存する．

臨床的意義と検査値の読み方

- 膵実質の荒廃する疾患すなわち慢性膵炎，膵癌，膵嚢胞線維症で低下する．
- 膵臓は他の腹部内臓疾患に比べ超音波検査やCT，MRIなど画像診断で検出される確率に乏しく，本法による検査は膵機能低下症のスクリーニング検査に効果的である．
- 慢性膵炎については，診断や経過観察は厚生労働省の診断基準による．すなわち，膵外分泌機能検査としてBT-PABA試験と便中キモトリプシン活性をあげ，両者の低下を同時に2回以上認める場合のみを準確診所見としている．
- 膵癌については腹部超音波，CTなど画像診断のほかCA19-9，CEA，DU-PAN-2など血清腫瘍マーカーの測定が効果的である．
- PFDテストより感度は劣るが，肝，腎，腸管の機能障害による影響は少ない．

予想外の値が認められるとき

- 消化酵素剤を投与している場合は正しい結果が得られないので，投与中止後5日以内に測定する．緩下剤の使用も中止する．

（伊藤機一）

C 髄液・その他一般検査

1C010
蛋白定量（髄液） 保

protein, quantitative (cerebrospinal fluid)
別 総蛋白（髄液），TP（髄液）

測定法 ピロガロールレッド法
検体 髄液
基準値 8〜48 mg/dl

異常値を呈する場合

高値
- 髄腔中に出血があり，血漿蛋白が混入したとき：脳出血，クモ膜下出血，脳腫瘍，脳実質の外傷，硬膜下血腫
- 血液脳関門（blood brain barrier：BBB）障害があり，血漿蛋白が髄腔へ移行したとき：髄膜炎，脳脊髄腫瘍，Guillain-Barré症候群，脳梗塞，多発性神経炎
- 中枢神経系でのIgG合成が亢進したとき：多発性硬化症，神経梅毒，ヘルペス性脳炎
- 髄液のターンオーバーが阻害されたとき：脊髄腫瘍（髄腔遮断を起こし，その下部で採取した髄液の測定）

次に必要な検査▶ 髄膜炎など感染症が疑われる場合には細菌学的検査は必須である．MRIなど脳の画像診断も不可欠である．

プロフィール
- 健常人の髄液蛋白量は穿刺部位によって異なり，脳室，後頭下，腰椎と下方にいくほど濃くなる．通常採取されるのは腰椎穿刺髄液である．正常髄液の2/3は脈絡膜で血清より移入したもの，1/3は脳や脊髄の実質組織より産生されたもので，各種疾患ではそれぞれの病態を反映して総蛋白量の増加ならびに蛋白組成の異常が認められる．
- 髄液蛋白の測定は以下の4つに大別され，その意義と特徴を述べる．
  ① 総蛋白量：髄膜炎（化膿性，結核性など），Guillain-Barré症候群では98％以上の例で増加するので，これら疾患の診断に不可欠である．
  ② グロブリン反応：正常髄液では少量しか含まれないグロブリンがある種の中枢神経系疾患で増加し，Pandy反応やNonne-Apelt反応が用いられるが，次の③の検査に移行しつつある．
  ③ IgG定量：中枢神経系内産生IgGの増加する脱髄性および炎症性神経疾患の診断に有用である．IgG単独でなく総蛋白量との比で観察する．
  ④ 特殊蛋白の測定：髄腔内である種の疾患で合成される蛋白で，ミエリン塩基性蛋白，オリゴクローナルバンド（IgG）がある．

臨床的意義と検査値の読み方
- 髄膜刺激症状（嘔気・嘔吐，頭痛，意識障害）がみられたとき，髄膜炎の診断に不可欠である．また，脱髄性疾患，脊髄腫瘍の診断に有用である．
- 髄液蛋白量の増加は中枢神経組織における器質的障害の存在を意味する．蛋白量が500 mg/dl以上に著増する疾患は髄膜炎（特に化膿性および結核性），脊髄クモ膜下腔ブロックを示す脊髄腫瘍が主なものである．そのほか，急性ウイルス性脳炎，神経梅毒，脳腫瘍，Guillain-Barré症候群，多発性神経炎，脳出血がある．
- 正常髄液中の主要蛋白は，アルブミン（200 mg/dl），β-trace（26 mg/dl），IgG（22 mg/dl），プレアルブミン（トランスサイレチン）（17 mg/dl）である．
- 個々に測定されるのはアルブミン，IgGで，IgG/アルブミン指数＝（髄液IgG/血漿IgG）/（髄液アルブミン/血漿アルブミン）が血液脳関門障害では0.38以下，中枢神経系でのIgG合成亢進では0.52以上である．

予想外の値が認められるとき
- 一般に髄液蛋白の増加を示す検体は細胞数の増加を伴う．髄液蛋白の著増に比して細胞数の少ない特徴的な髄液所見を蛋白細胞乖離現象といい，Guillain-Barré症候群で認められる． 　　　　（伊藤機一）

1C015
糖定量（髄液） 保

glucose, quantitative (cerebrospinal fluid)
別 グルコース定量（髄液），ブドウ糖定量（髄液）

測定法 酵素法（ヘキソキナーゼ法，POD-GOD）
検体 髄液
基準値 50〜75 mg/dl

異常値を呈する場合
高値 糖尿病，尿毒症，脳出血
低値 急性化膿性髄膜炎，結核性髄膜炎，真菌性髄膜炎，梅毒性髄膜炎，癌腫性髄膜炎

次に必要な検査▶ 髄液糖定量のほか，細胞数・種類測定，蛋白定量が通常同時に行われ，これに臨床症状を加えれば髄膜炎の診断が容易となる．あとは原因病原体の検索が重要で，細菌性（化膿菌，髄膜炎菌，その他），結核性，真菌性（クリプトコッカスなど），ウイルス性（ムンプス，エコー，ヘルペス，麻疹な

ど），原虫性その他についての微生物学的検査ならびに血清学的検査を実施する．髄膜炎の可能性が低い場合，脳の器質的障害を考え，CT，MRI などの検査を行う．

プロフィール
- 髄液中のグルコース濃度を測定する検査である．
- 髄液糖といえば通常グルコース（ブドウ糖）をさす．髄液糖はすべて血糖に由来し，その濃度は血糖値に大きく依存し，血糖が基準範囲の 70～120 mg/d*l* の場合には約 60～70％の値をとる．
- 髄液糖値の異常，特に減少は髄膜炎の診断，治療経過，予後決定に重要な因子である．
- 髄液糖濃度は採取部位により多少異なり，脳室内が最も高く，大槽内，腰椎の順に低くなる．

臨床的意義と検査値の読み方
- 発熱，頭痛，頸強直，嘔吐，意識障害，比較的脈拍減少，知覚過敏，精神症状，各種反射異常など髄膜刺激症状の疑われるときに検査する．
- 髄液糖の増加する場合と減少する場合とがあるが，後者が重要である．
  ①髄液糖の増加する場合：糖尿病，日本脳炎，尿毒症，脳出血，脳圧亢進時
  ②髄液糖の減少する場合：著明な減少（ときには 5 mg/d*l* 以下）は急性化膿性髄膜炎にみられる．中等度の減少（20～40 mg/d*l*）は結核性髄膜炎，真菌性髄膜炎，梅毒性髄膜炎，癌腫性髄膜炎，脳腫瘍でみられる．ウイルス性髄膜炎，脳炎では髄液糖は一般に正常とされるが，軽度低下例も報告されている．一般に髄液糖が 45 mg/d*l* 以下のときを異常と考える．
- 細菌性髄膜炎で糖が減少する理由は，糖の消費（脳・脊髄構成細胞の嫌気的解糖の亢進，多核白血球による嫌気的解糖の亢進，細菌による消費），membrane carrier system の変化による髄腔へのグルコースの取り込み抑制がある．

予想外の値が認められるとき
- 髄液糖が予想外に低値の場合，反対に予想外に高値の場合，血糖値との比較を行い判断する．また予想外に低値のときは，検体採取後，遠心分離せず放置したため，多核白血球，細菌類による糖消費が起こっている可能性が高い．

（伊藤機一）

コード番号：表1-3参照

髄液一般検査　保

test of cerebrospinal fluid

略 CSF　別 脳脊髄液検査

測定法 表1-3参照
検　体 滅菌試験管に採取する．必要量は表1-3に示した．細胞数・分画は保存できないので直ちに検査を行う．生化学成分については遠心上清を冷蔵するか－20℃で凍結保存する．
基準値 表1-3参照
異常値を呈する場合
（表1-4参照）
次に必要な検査▶ 感染症が疑われる場合には微生物検査を行う．髄膜炎では起因菌の確定を迅速に行う必要があるので，PCR や抗原・抗体測定などを併用する．悪性腫瘍の髄膜浸潤が疑われる場合は細胞診．その他の中枢神経疾患では CT，MRI，髄液所見などを併せ，鑑別診断を進める．

プロフィール
- 脳脊髄液（髄液）は脳および脊髄のクモ膜下腔および脳室内に存在し，脳・脊髄を物理的衝撃から保護するとともに，脳室，クモ膜下腔の化学的恒常性の維持，栄養物質，代謝産物の輸送・除去などの役割を担っている．髄液中の成分は主として血液に由来するが，血液脳関門が存在するため，血漿/髄液間には大きな濃度差が存在する項目が多い．
- 中枢神経系疾患が存在すると，髄液は病態を反映したさまざまな変化をきたす．髄膜炎・脳炎など中枢神経感染症を疑う場合には必須の検査である．このほか，クモ膜下出血，頭蓋内悪性腫瘍，脱髄疾患などでも診断上有用な情報が得られる．
- 髄液は普通腰椎穿刺で採取され，術者により髄液圧が測定される．髄液圧の基準値は 60～180 mmH$_2$O であり，脳腫瘍，脳血管障害，脳炎など頭蓋内圧亢進を惹起する疾患では髄液圧は上昇する．検体検査では，一般検査として外観，細胞数（分画），蛋白定量，糖定量，グロブリン反応などを行う．

臨床的意義と検査値の読み方
- 髄液検査は髄膜刺激症状を認め，髄膜炎や脳炎を疑う症状を認めるときは必須の検査である．また，クモ膜下出血が疑われるが頭部 CT で出血が確認できないときにも適応になる．また，他の中枢神経系疾患の補助診断法としても適応となる．
- 頭蓋内圧亢進状態で脳ヘルニアの危険がある場合は，本検査は禁忌である．
- **外観**：正常髄液の外観は水様で無色透明である．髄液の混濁は細胞数の増加時（200/μ*l* 以上）に認められる．髄液が血性を呈する場合にはクモ膜下出血や脳内出血が存在すると考えられる．また，髄液が黄色調を呈する場合をキサントクロミーとよぶ．これは髄液に混入した赤血球が溶血して生ずるビリルビンに起因し，陳旧性出血の存在を示す．通常，血液混入後数時間で出現し，2～3 週間持続する．ただし，黄疸例や高度の蛋白増加例でも同様の所見が認められる．
- **蛋白**：総蛋白量の増加は多くの中枢神経疾患に認められる非特異的所見であり，血液脳関門の破綻による．一般に蛋白量は細胞数と並行して増加するが，Guillain-Barré 症候群やクモ膜下腔閉塞では総蛋白

22　**1** 一般検査

263-00867

■ 表 1-3　髄液一般検査の主要な検査項目，測定法，検体量必要量，基準値

項　目	分類コード	測定法	検体量	基準値
蛋白定量 protein, quantitative	1C010	色素結合法 （ピロガロールレッド法など）	0.5 ml	10～45 mg/dl （腰椎）
糖定量 glucose, quantitative	1C015	酵素法	0.5 ml	50～75 mg/dl （血糖値の60～70％）
細胞数 cell count 細胞種類 differential, cell	1C030 1C035	計算板法	0.5 ml	0～5/μl（新生児 0～30/μl） 単核球（リンパ球）
パンディ反応 Pandy reaction	1C040	用手法	0.2 ml	陰性
ノンネアペルト反応 Nonne-Apelt reaction	1C045	用手法	1.0 ml	陰性
トリプトファン反応 tryptophan reaction	1C050	用手法	1.5 ml	陰性
キサントクロミー xanthochromia（appearance）	1C055	肉眼判定	―	陰性

■ 表 1-4　髄液検査で異常をきたす病態

項　目	異常所見	疾　患
蛋白	増加	各種髄膜炎，脳炎，脳出血，クモ膜下出血，脳梗塞，Guillain-Barré症候群，多発性神経炎，脊髄腫瘍，多発性硬化症，神経Behçet病
	低下	慢性髄液漏，良性頭蓋内圧亢進症，甲状腺機能亢進症
糖	低下	・高度低下（<20 mg/dl）：急性化膿性髄膜炎 ・中等度～軽度低下：結核性，真菌性，ウイルス性髄膜炎，悪性腫瘍の髄膜播種，サルコイドーシス，低血糖
	増加	糖尿病（高血糖）
細胞数（細胞種類）	増加	・多核球増加：化膿性髄膜炎，脳膿瘍，真菌性・ウイルス髄炎初期 ・単核球（リンパ球）増加：結核性髄膜炎，真菌性髄膜炎，ウイルス性髄膜炎，神経梅毒，多発性硬化症，サルコイドーシス ・その他：腫瘍細胞：癌性髄膜炎，白血病・リンパ腫の浸潤
パンディ反応 ノンネアペルト反応	陽性	多発性硬化症，神経Behçet病，各種髄膜炎，脊髄腫瘍
トリプトファン反応	陽性	結核性髄膜炎，髄液が血性・膿性の場合
キサントクロミー	陽性	出血後（数時間～数週間），黄疸時，蛋白の著増

量が増加しても細胞数の増加が目立たない"蛋白細胞乖離"が認められる．蛋白成分のうちγ-グロブリンの増加は多発性硬化症，亜急性硬化性全脳炎，神経梅毒，Guillain-Barré症候群，神経Behçet病で認められる．このγ-グロブリンの増加の簡易判定検査として用いられるのがNonne-Apelt反応やPandy反応などのグロブリン反応であるが，現在は髄液中免疫グロブリン定量が可能であり，その利用が望ましい．

• 糖：髄液中の糖（ブドウ糖）は基本的には血糖由来であり，血糖値の60～70％の値を示し，血糖と並行して増減する．ただし，その増減は血糖に比して遅いため，およそ1～4時間前の血糖値と相関するといわれる．したがって，髄液糖の高値は糖尿病な

ど高血糖時に認められる．一方，髄液糖の低下は髄腔内での細胞，微生物の存在により，糖が消費されることによる．特に化膿性髄膜炎では著明な低下を認め，多くが20 mg/dl以下を呈する．

• トリプトファン反応：髄液中の蛋白が細菌，特に結核菌の酵素作用によって分解されて生じるトリプトファンを検出する簡易定性検査である．結核性髄膜炎では全病期を通じて陽性であることが多い．ただし髄液が血性・膿性の場合にも陽性となることがある．

予想外の値が認められるとき

• サンプリングに起因する偽陽性としてtraumatic tapによる血液の混入がある．通常，穿刺時の血液混入の場合，遠心上清は透明である．前述のように髄

■ 表1-5 穿刺液検査の主要な検査項目，項目コード，測定法

項　　目	分類コード	測　定　法
比重（穿刺液）specific gravity（puncture fluid）	1Z020	屈折率計法
蛋白定量（穿刺液）protein, quantitative（puncture fluid）	1Z010	Biuret法
細胞数（穿刺液）cell count（puncture fluid）	1Z025	計算板法
細胞種類（穿刺液）differential, cell（puncture fluid）	1Z030	計算板法または沈渣塗抹鏡検
リバルタ反応（穿刺液）Rivalta reaction（puncture fluid）	1Z035	用手法
ルンバーグ反応（穿刺液）Runneberg reaction（puncture fluid）	1Z050	用手法

■ 表1-6 胸水，腹水，心嚢水貯留をきたす主要な病態と穿刺液性状

	漏出液	滲出液	その他
胸水	うっ血性心不全，ネフローゼ症候群，肝硬変症，粘液水腫	胸膜炎（特に結核症），肺梗塞，悪性腫瘍の転移・浸潤	膿性：肺炎，肺化膿症，肺膿瘍 乳び性：胸管の閉塞・損傷，腫瘍による圧迫
腹水	うっ血性心不全，ネフローゼ症候群，肝硬変症，粘液水腫，門脈閉塞，Budd-Chiari症候群	急性腹膜炎，結核性腹膜炎，癌性腹膜炎，膵炎	乳び性：腹部リンパ管閉塞・損傷，後腹膜腫瘍，フィラリア症
心嚢水	低蛋白血症，SLE，粘液水腫	感染性心外膜炎	血性：心タンポナーデ，悪性腫瘍の浸潤

糖値は血糖と並行するので，予想外に高い（低い）場合，血糖値を同時に評価する必要がある．

（三宅一徳）

コード番号：表1-5参照
穿刺液一般検査　㋫
test of puncture fluid
別 胸水検査，腹水検査，心嚢液検査

測定法　（表1-5参照）
検　体　滅菌試験管に採取し，直ちに検査を行う．フィブリン析出が予想される場合や分析まで時間がかかる場合にはEDTA-2Naなどの抗凝固剤入り試験管に一部を分取し，冷蔵．一般検査のみの場合，検体必要量は2ml程度（ルンバーグ反応は多量の検体が必要）．
基準値　なし（健康人では採取不能のため）
異常値を呈する場合
（表1-6参照）
次に必要な検査▶
・感染症：微生物検査．
・悪性腫瘍：腫瘍マーカー，細胞診．

プロフィール
・胸腔，腹腔，心嚢腔には，正常時にも少量の漿液が存在し，腔内臓器との摩擦を軽減している．腔壁の循環障害，栄養障害，炎症，悪性腫瘍浸潤などにより，これが多量となった病的状態が胸水，腹水，心嚢水である．これらの体腔液検査は，貯留原因の確定診断を目的として実施される．いずれも体表からの穿刺により採取し，①外観，②比重測定，③蛋白定量，④Rivalta反応，⑤細胞数・分画などの一般検査を行う．また，病態によりLD，ADA，ヒアルロン酸などの生化学検査，腫瘍マーカー測定，微生物検査，細胞診などを併用する．

臨床的意義と検査値の読み方
・本検査は，胸水，腹水，心嚢水の貯留が画像診断上確認され，その成因の確定が治療上必要である場合に実施される．
・胸水・腹水は肉眼的性状では漿液性のものが多い．漿液性の胸・腹水は，その成因から漏出液と滲出液に大別される．漏出液は低蛋白血症による血漿膠質浸透圧の低下や静脈圧の亢進，血管壁透過性の亢進など非炎症性の成因によって貯留する．滲出液は漿膜腔の感染症や悪性腫瘍浸潤など局所の炎症に起因するものである．両者は蛋白量，細胞数・分画，Rivalta反応などの所見に基づき表1-7のように鑑別を行う．
・Rivalta反応は酢酸による蛋白の凝固を観察する検査で，おおむね蛋白量に比例するが，本検査の所見のみで鑑別を行うのは困難である．
・漿液性以外の特殊な性状を示す胸・腹水としては以下のようなものがある．
　①膿性：細菌感染，外傷，内臓穿孔などによる化膿性炎症．
　②血性：主として悪性腫瘍による．胸水では結核，肺梗塞でもみられる場合がある．
　③乳び様：胸管またはリンパ管の閉塞や損傷により生じ，外傷，悪性腫瘍の浸潤，フィラリア症などによる．

予想外の値が認められるとき
・滲出液，漏出液の鑑別は絶対的なものではない．例

■ 表1-7 漏出液と滲出液の鑑別

	滲出液	漏出液
比重	> 1.018	< 1.015
蛋白濃度	(3～) 4 g/dl 以上	2.5 g/dl 以下
Rivalta反応/ Runneberg反応	＋	－
線維素析出	多量	微量またはなし
細胞数	100/μl 以上	100/μl 以下
細胞成分	多形核白血球（急性） リンパ球（慢性） 腫瘍細胞	中皮細胞 組織球

えば滲出液の性状を呈することが多い悪性腫瘍の胸・腹水でも，低蛋白血症が進行するとしばしば蛋白量が低下して漏出液の性状となる．逆に漏出液をきたす病態でも，反復穿刺により蛋白量が増加して滲出液相当の所見を示すことがある．臨床情報や血清蛋白濃度と併せ総合的な判断が必要である．

(三宅一徳)

1Z505, 510, 515, 520, 525

関節液一般検査
joint fluid general inspection

測定法 ①関節液を 25 μl 採取しスライドグラスに落としカバーガラスを載せる（尿沈渣と同じように標本作製する），②偏光顕微鏡で結晶確認，③グラム染色で細菌の確認

検体 関節液

異常値を呈する場合
- 炎症性疾患（細胞数 2,000/mm³ 以上）：関節リウマチ，痛風，偽痛風，脊椎炎（乾癬性関節炎，Reiter症候群，強直性脊椎炎），ステロイド結晶誘発性関節炎など
- 非炎症性疾患（細胞数 2,000/mm³ 以下）：変形性関節症，オクロノーシス，関節軟骨石灰化症など
- 緊急を有する疾患：化膿性関節炎，偽痛風

次に必要な検査▶ 関節液外観が混濁している疾患は関節リウマチをはじめ脊椎炎，痛風など多くの疾患がある．化膿性関節炎を疑って細菌が存在しないとき，偽痛風を疑ってピロリン酸カルシウム結晶が同定されないときには，さらにギムザ染色での細胞分類，各種結晶同定などの検査が必要．関節リウマチでは関節液中に RA 細胞，マクロファージなどが出現する．偽痛風（ピロリン酸カルシウム）以外の結晶には，尿酸ナトリウム結晶，ステロイド，コレステロール，液晶リピッドなどがある．

プロフィール
- リウマチ性疾患は炎症を伴う炎症性疾患と炎症を伴わない非炎症性疾患がある．炎症性疾患の中で化膿性関節炎では細菌によって関節炎を起こし，早期に原因菌を同定しないと敗血症となり死にいたることがある．偽痛風はピロリン酸 Ca 結晶が原因で関節炎を起こし，関節に激しい痛みを伴う．両疾患ともに緊急検査として扱われる．

臨床的意義と検査値の読み方
- 本検査は，下記の場合に行われる．
  ①関節液外観が膿瘍で化膿性関節炎が疑われるとき．
  ②関節液外観が黄白・混濁で偽痛風が疑われるとき．

〈化膿性関節炎〉
- 外観は，炎症性疾患では黄白・混濁を呈するが，化膿性関節炎では膿瘍・混濁になることがある．
- 関節液細胞数は 100,000/mm³ 以上になり，細胞分類（ギムザ染色）では好中球優位で 95％以上のことが多い．原因菌は，連鎖球菌，黄色ブドウ球菌，真菌，結核菌などがあげられる．
- 本疾患が疑われたときは緊急検査としてグラム染色を実施する．さらに培養し菌種を同定する（注：グラム染色で菌が見つからなくても培養検査で陽性になることがある）．

〈偽痛風〉
- ピロリン酸 Ca 結晶が原因で関節炎を起こす．膝に起こりやすい．
- 結晶の同定は偏光顕微鏡*で行う．細胞数は発作時では 5,000/mm³ 以上で，50,000/mm³ 以上になることもある．ギムザ染色において，好中球による結晶貪食像が多数認められる．その後ステロイドなどの治療により関節炎は激減するが，反応性にステロイド結晶によって二次的に関節炎を起こすことがある（ステロイド結晶誘発性関節炎）．
- *偏光顕微鏡は光学顕微鏡に偏光板と検光板が挿入された顕微鏡で，両者の間には鋭敏色検板が 45 度の角度で挿入されている．Z′軸に垂直なとき青色になる結晶を負の複屈折性という（尿酸ナトリウム結晶）．逆に Z′軸に平行なとき青色で垂直にすると黄色になる結晶を正の複屈折性という（ピロリン酸カルシウム結晶）．
- 関節炎が治癒すると，細胞数の減少，結晶偏光の減弱になる．結晶は偏光色の違いによって同定するが，偏光顕微鏡がない施設は結晶形態で判定することになる．光学形態は棒状，菱形で，白血球に貪食された好中球などを探索するとよい．

(米田 操)

1Z105, 110, 115, 120, 125, 130

胃液一般検査 [保]

胃液量，外観（色調，混濁，粘液量），遊離塩酸，酸度

tests of gastric juices

[別] 胃液量，胃液分泌能，胃液酸度

測定法 用手法．酸度測定はpHメーター（またはpHスタット）法

検体 酸度測定：10 m*l* 以上．メスシリンダーで液量測定後試験管に分注し直ちに測定する．

基準値
- 基礎分泌量：30～100 m*l*/hr
- 遊離塩酸：0～40 mEq/*l*
- 酸度：10～50 mEq/*l*
- 基礎酸分泌量（basic acid output：BAO）：0～8 mEq/hr
- ガストリン刺激後の最高胃液分泌量：80～200 m*l*/hr
- 最高酸度：60～130 mEq/*l*
- 最高酸分泌量（maximum acid output：MAO）：5～20 mEq/hr

ただし，BAO 5 mEq/*l*，MAO 15 mEq/*l* 以上を高酸，BAO 3 mEq/hr，MAO 7.7 mEq/hr 以下を低酸とするカットオフ値が用いられるのが一般的である．

異常値を呈する場合

[高酸] Zollinger-Ellison症候群（ガストリン産生腫瘍，著明な高値）．胃潰瘍の30％，十二指腸潰瘍の75％．

[低酸] 慢性（萎縮性）胃炎，胃潰瘍（20％），胃癌（80％），悪性貧血

次に必要な検査 ▶Zollinger-Ellison症候群を疑う場合には血中ガストリン値測定．その他上部消化管内視鏡検査および生検，尿素呼気試験など H. pylori の検出のための検査．

プロフィール

- 胃液は1日約2,500 m*l* 分泌され，主要な成分は塩酸とペプシンである．この両者によって食事中の蛋白質が消化される．塩酸は胃底腺の壁細胞から分泌され，その酸性pHによって体部腺の主細胞から分泌されたペプシノゲンがペプシンに活性化される．また，胃液中には胃底腺の副細胞，噴門腺，幽門腺，表層粘液細胞から分泌された粘液が存在し，胃粘膜の保護という重要な機能を担っている．胃液には胃内腔の疾患による成分変化がみられるほか，これらの分泌細胞の異常によっても成分の変動が認められる．

- 本検査は胃液を胃管により採取し，分泌量や酸度を測定する検査であり，通常，酸度測定はテトラガストリン（4 μg/kg）またはペンタガストリン（6 μg/kg）皮下注射によるガストリン刺激試験として実施される．

臨床的意義と検査値の読み方

- 現在では，内視鏡検査が日常的に実施され，容易に生検による病変の確認ができ，また消化性潰瘍をはじめとする胃疾患の病態に Helicobacter pylori 感染が深く関与することも明らかになっている．このため，胃液検査自体の臨床的意義は必ずしも高いものではない．しかし，分泌細胞の総数や機能を胃全体として知ることができるという利点が存在する．このため，難治性消化性潰瘍の病態把握，抗潰瘍薬の効果判定などが必要な場合にガストリン刺激による酸分泌能評価が利用される．なお，Zollinger-Ellison症候群診断の場合は血中ガストリン測定の実施が望ましい．

予想外の値が認められるとき

- 唾液の混入，幽門からの胃液の排泄，胆汁の混入による希釈などに注意する．また，胃液が十分吸引できているかどうかの確認が必要である．（三宅一徳）

1Z355, 360, 370, 105, 210, 215, 233, 225, 305, 310, 315

十二指腸液一般検査 [保]

十二指腸液（黄疸指数，沈渣，虫卵など），胆汁（胆汁量，色調，黄疸指数，沈渣，寄生虫など），膵液（液量，色調，アミラーゼ，重炭酸塩濃度など）

tests of duodenal fluid

[別] 胆汁検査，膵液検査

測定法 ビリルビン：ジアゾ法，化学酸化法，酵素法など
沈渣（虫卵，寄生虫）：鏡検法

検体 いずれも全量採取，秤量後，試験管に分取する（保存不可）．微生物検査を目的とする場合滅菌試験管を用い汚染に注意する．

基準値

〈Meltzer-Lyon法による胆汁〉
- A胆汁（胆管胆汁）：淡褐色（やや混濁）5～30 m*l*，総ビリルビン5～20 mg/d*l*
- B胆汁（胆嚢胆汁）：濃褐色30～50 m*l*，総ビリルビン100 mg/d*l* 以上
- C胆汁（肝胆汁）：淡黄色（透明）30～200 m*l*，総ビリルビン5～20 mg/d*l*

〈セクレチン試験による膵液〉
- 液量：2.8～5.0 m*l*/kg，最高重炭酸塩濃度：78～142 mEq/*l*
- アミラーゼ：1,349～3,631 Somogi 単位/kg

異常値を呈する場合

〈胆汁〉
- 肉眼所見　混濁：胆道系炎症，胃液混入
　　　　　　緑色胆汁：胆道感染，肝実質障害
- 流出状況（B胆汁の減少・欠如）：胆嚢管狭窄，胆嚢収縮不全，胆道ジスキネジー
- 沈渣（胆砂，ビリルビン，コレステロール結晶の出現）：胆石症

- 虫卵，虫体：ランブル鞭毛虫症，肝ジストマ，回虫症
〈膵液〉
- 分泌低下：膵外分泌障害（慢性膵炎，膵癌）

次に必要な検査 ▶ 病態により微生物検査，細胞診を併用する．

プロフィール
- 十二指腸 Vater 乳頭部には主膵管と総胆管が開口しており，それぞれ膵液と胆汁を排泄している．また幽門を越えて流入してくる胃液も混在する．したがって，十二指腸液自体が検査の対象となることはまれで，胆汁分泌を刺激する Meltzer-Lyon 法などで得られる胆汁と，膵液分泌を刺激するセクレチン試験により得られる膵液が検査対象となる．いずれも十二指腸ゾンデ法により胃液の混入を阻止した状態で採取する．なお，胆汁は経皮的に肝内胆管を穿刺して採取する場合も多くなっている．

臨床的意義と検査値の読み方
- 画像診断および内視鏡技術の発達によって胆道疾患，膵疾患の形態学的診断は著しく進歩した．しかし，胆汁や膵液の分泌機能を十分に評価するためには，刺激試験を実施して量や成分を確認する必要がある．なお，胆汁では胆汁中の微生物を直接同定できるため，胆道系感染症の診断にも有用である．
- 胆汁は胆道の通過障害，胆嚢の機能異常を疑うとき，胆石症患者で胆汁中の胆砂，コレステロール結晶などを証明したい場合，胆道系感染症（細菌，原虫症）の起因菌の確定を行いたい場合に採取される．B 胆汁の異常は胆管系の通過障害や胆嚢の機能異常を示す．微生物検査ではゾンデによる採取の場合，口腔内常在菌の混入に注意する．
- 膵液は慢性膵炎など膵外分泌障害を疑うときに採取されるが，わが国ではブタ十二指腸由来の生物製剤であるセクレチンが日本薬局方から削除されているため，現在セクレチン試験は実施することができない．
- なお，胆道系の急性炎症および急性膵炎時は両者とも禁忌である．

予想外の値が認められるとき
- 膵・胆道疾患の診断に際しては，中心となるのは超音波，CT，MRI（MRCP），上部消化管内視鏡，ERCP などの画像診断，形態診断であり，胆汁，膵液検査は補助的意味合いが強い．したがって，画像所見，生化学検査所見などを主体に診断を進める．

(三宅一徳)

1Z605, 610, 615, 620, 625

精液一般検査
精液量，pH，精子濃度，精子運動率，精子正常形態率，精子生存率

semen analysis

測定法
- 精液量
  - 容量法：メスシリンダーあるいは，5 ml ディスポシリンジを用いて測定
  - 重量法：秤量単位 0.1 g まで測定できる計量器を用いて測定
- pH：pH 試験紙を用いて測定
- 精子濃度：Bürker-Türk 血球計算盤法あるいはマクラーチャンバー法を用いて測定
- 精子運動率：スライドガラス法あるいはマクラーチャンバー法を用いて測定
- 精子正常形態率：精液のスメアを作製後ギムザ染色を実施
- 精子生存率：スライドガラス上にてエオジン Y 染色法を実施
- 精液標準化ガイドラインでは重量法，Bürker-Türk 血球計算盤法を推奨している．

検体 精液（室温または 37℃で約 15～60 分間静置し，液状化してから検査を行う．採取容器：清潔な広口のガラスビンまたはプラスチック容器）

基準値
- 精液量：2.0 ml 以上
- pH：7.2～8.0
- 精子濃度：20×10^6/ml 以上
- 精子運動率：前進する精子が 50％以上，もしくは高速に直進する精子が 25％以上（採取後 60 分以内に検査）
- 精子正常形態率：正常精子が 15％以上（参考文献：精液標準化ガイドライン）
- 精子生存率：生存精子が 75％以上

異常値を呈する場合
- 精液量：1 ml 以下の場合，逆行性射精，精嚢欠損，射精管閉塞が疑われる．
- pH：pH 7.0 以下では精嚢欠損，射精管閉塞が，pH 8.0 以上では精嚢，前立腺の炎症や感染が疑われる．
- 精子濃度：20×10^6/ml 未満では乏精子症となる．
- 精子運動率：前進する精子が 50％未満，もしくは高速に直進する精子が 25％未満では精子無力症となる．
- 精子奇形率：正常形態精子が 30％未満では奇形精子症となる．

次に必要な検査 ▶
- 乏精子症の原因として精索静脈瘤が疑われる場合は，サーモグラフィ検査で陰嚢の温度上昇を精査したり，陰嚢超音波断層，カラードプラで精索静脈の拡張を

c　髄液・その他一般検査

証明する．
- 精子無力症の原因として死滅精子症が疑われる場合は，生存率の検査を実施し，死滅精子と生存精子の区別を行う．
- 精路感染症が疑われる場合は，精液中の白血球の確認，細菌培養検査を実施し起炎菌の確定を行う．
- 精液所見が正常であったり，乏精子症でも妊孕能が認められたりする場合は，精子機能検査（ハムスターテスト，sperm survival test，精子膨化試験，triple stain法など）を行い，精子の質的な受精能力を評価する．
- 無精子症を疑う場合は，精漿中の果糖を測定する必要がある．果糖は精子の運動エネルギーであり，精嚢から選択的に分泌されているため，精漿中の果糖が消失している場合は，①先天的な精管および精嚢の欠損，②両側射精管の閉塞，③逆行性射精の原因が考えられる．
- 非閉塞性の無精子症では，染色体異常を原因とすることがまれではないため，染色体検査を実施し，Klinefelter症候群など基礎疾患の有無を明らかにする必要がある．

プロフィール
- 精液は，射精によって排出される特有な臭気をもつ分泌物で，球尿道腺と尿道腺からの分泌液に精子と前立腺分泌物，さらに精嚢分泌液が混合したものである．このうち精子は全容量の1％程度で，残りは精漿とよばれる液体成分で占められている．
- 精子は精巣で形成され，精巣上体で貯えられている．精子が形成されるまでの過程は，①精祖細胞が体細胞分裂により増殖し，第一次精母細胞に分化する過程，②その第一次精母細胞が減数分裂を経て第二次精母細胞さらに精子細胞になるまでの過程，③精子細胞が分化して精子へと成熟する過程，の3段階に分けられる．精祖細胞から成熟精子になるまでの期間は約74日間とされている．
- 精子の形態は全長約50μmで，頭部，中片部，尾部からなる．頭部は核を含み，先端には受精時に必要な先体をもち，長さ4〜5μmの卵円形を呈している．中片部は長さ4〜7μmで，ミトコンドリアからなり，運動のエネルギー供給源となっている．また，尾部は長さ40〜50μmの鞭毛からなり，運動を司っている．
- 精漿は精巣，精巣上体，精嚢，前立腺からの分泌物の集合体で，精子運動のエネルギー源となり，妊孕能力を付与する重要な生理作用をもっている．精漿の生化学的組成を検索することにより，副性器の機能および精子性状に及ぼす影響を推定することができる．

臨床的意義と検査値の読み方
- 本検査は次のような場合に適応となる．
  ①男性不妊症の診断や治療経過の観察．
  ②精管結紮術などの不妊手術実施後の効果確認．
  ③精巣・性器・副性器（精管，精嚢あるいは前立腺）の感染，出血，炎症や腫瘍の診断．
- 精液検査で精子数，運動率，奇形率など妊孕性を測定することは，授精能の判定上きわめて重要である．この精液検査所見を解明することにより，無精子症や乏精子症，精子無力症などが明らかとなる．
- 無精子症は，精液中に精子が認められない場合で，この原因には視床下部下垂体障害，射精障害，精路閉塞症，精巣機能障害，染色体異常があり，閉塞性無精子症と非閉塞性無精子症に分けられる．閉塞性無精子症では，ほとんどすべての精細管で正常の精子形成が認められる．一方，非閉塞性無精子症では精巣機能障害により精子形成が認められないが，きわめて少数の精子が認められる場合もある．
- 乏精子症は，精子濃度の低下と運動率や奇形率の異常を伴うことが多い．
- 精子無力症では，精子濃度は正常であるが，運動率に低下が認められる．運動率の低下は造精機能障害を反映しているが，運動性のまったく認められない精子であっても死滅しているとは限らず，精子無力症と精子死滅症とは厳密に区別する必要がある．

予想外の値が認められるとき
（注意事項）
- 禁欲期間が短いと精子濃度や運動率，精液量などの低下を示す．
- 精液採取時にコンドームを使用すると，その表面に塗布してあるゼリーなどの影響により，精子生存性が低下する．
- 冷所保存あるいは過度の保温は，精子生存性の低下あるいは精子の死滅を招く．
- 採取後2時間以上経過した精液は，細菌の繁殖により乳酸が蓄積しpHが変動するため，精子生存性に影響を及ぼす．
- 液状化が不十分でゲル化状態や粘度が高い場合は，精子濃度や運動率が不均一になり，測定に影響を与える．
- 検体採取後，検査実施までに時間がかかりすぎると運動率が低下する．　　　（滝　賢一，岸　孝彦，日比初紀）

1Z705
Huhner検査（精子-頸管粘液適合試験）
Huhner test

別 Sims-Huhner test, post-coital test（PCT）

測定法
①検査前は最低でも2日間禁欲する．排卵日に合わせて性交を行わせ，一定時間以内に検査する（3〜5時間以内を目処，WHOでは9〜24時間以内でも可とされる）．性交後の入浴は不可．
②潤滑剤は使用せずに腟鏡を腟内に挿入し，①腟円蓋貯留液，②子宮頸管粘液を採取，さらに必要に応じ，③子宮腔内液（この場合は人工授精針で採取）

の計3カ所から採取する．鏡検により精子の有無を確認する．
③後腟円蓋貯留液中では，精子は通常2時間以内に死滅する．この検査は精液が腟内に放出されたかの確認を目的とする．
④子宮頸管下部の精子数は性交後の時間経過とともに変動するが，2～3時間後が最も多いとされる．頸管粘液中の精子濃度は精子数/mm³で表現し，精子運動率は，①高速直進精子，②低度あるいは直進不良精子，③前進運動しない精子，④非運動精子に分類する．

検体 子宮頸管粘液，後腟円蓋貯留液（および子宮腔内液）

基準値
- 頸管粘液の標本で，400倍の視野中に15個以上の運動性のある精子が見られれば，PCT良好（陽性）と診断するのが一般的である．ただし，直進性を示す運動性良好な精子なら5個以上でかまわないとする意見もある．
- WHOの基準では，頸管内下部の粘液に活発な前進運動性のある精子が存在し，長時間生存している場合に良好とされる．

異常値を呈する場合
- 頸管および腟内に精子が存在しない場合は，射精があったか，あるいは確実に腟内に放出できたかを問診にて確認する．
- 反復してPCTが陰性の場合，不妊原因として頸管因子があるものと判定する．

プロフィール
- 精子-頸管粘液適合試験は，性交後テスト（post-coital test）ともよばれ，Sims, M.が1868年に提唱しHuhner, M.が1913年に文献で紹介し，一般に認められるようになった不妊検査法であり，Huhner testあるいはSims-Huhner testとよばれる．
- Huhner testの結果から，妊娠の可能性を正確に予測することはできないが，多数の運動性精子が認められた場合には，有意に高い妊娠率が期待できるとされる．
- 精子の侵入が認められても粘液中で精子の運動性が悪い場合があり，抗精子抗体による不妊の可能性が示唆される（免疫性不妊）．Huhner testは，このような免疫性不妊のスクリーニングとしても有用である．
- ただし，Huhner testは古典的な検査法であり，400倍の視野中に25個以上の運動性のある精子が見られれば陽性とする意見や，逆に運動精子が1個未満を陰性とする報告もあるなど，検査方法や判定基準が確立していない．このため，臨床的意義に対する否定的な意見もある．

臨床的意義と検査値の読み方
- 頸管内下部の粘液のみを観察しても，腟内から頸管内へ侵入したことを見ているだけであるので，子宮腔内に運動精子が認められることが，より重要と考えられる．
- 頸管粘液は月経周期において一定の時期，すなわちエストロゲン優位の排卵前の時期に精子を通過させやすくなるが，この現象は個人差だけでなく，同一の女性でも差がある．なかには全月経周期のうちわずかに1～2日の期間だけPCT陽性，すなわち精子の頸管粘液通過性が良好となる女性も存在する．
- PCT陰性の場合，タイミング不良も考えられるため，再検査は必須である．反復して陰性の場合は，排卵障害，頸管粘液不良，精液性状不良，抗精子抗体などによる不妊が考えられる．

（近藤成美）

6B020
尿カタラーゼ反応
urine catalase reaction

別 カタラーゼ試験（尿），ウロバブルテスト®

測定法 目視法
検体 新鮮尿
基準値 陰性

異常値を呈する場合
陽性 大腸菌，クレブシエラ，プロテウス，緑膿菌，淋菌，クラミジアなどによる尿路感染症，尿路結石，腫瘍，その他血球，体細胞，細菌，真菌，原虫などが尿に混入している状態

次に必要な検査 ▶ 尿沈渣鏡検，およびグラム染色，細菌培養などの微生物学的検査

プロフィール
- カタラーゼは過酸化水素を酸素と水に分解する反応を触媒する酵素である．プロトヘムを含むヘム蛋白の一種であり，分子量は約24万で4つのサブユニットから構成されている．
- 細菌や真菌なども含め，大多数の原核および真核生物に存在し，ヒトでは肝臓，膵臓，赤血球などに特に多く含まれている．生体内では，種々の反応で発生した活性酸素をスーパーオキシダーゼが過酸化水素に分解し，さらにカタラーゼによって酸素と水にまで分解される．
- 本検査は，この反応を利用した検査方法で非常に簡便であり迅速性に富むが，尿試験紙法など他の有用な検査の普及に伴い，平成18年に保険収載から削除された．

臨床的意義と検査値の読み方
- 本検査は尿路感染症のスクリーニング検査として行われる．
- 健常人では，尿沈渣成分は限られた種類の成分がわずかに存在するにすぎず，カタラーゼを有する細胞は尿中にほとんど含まれていないため，過酸化水素水を加えても反応は起こらない．しかし細菌，血球

などカタラーゼを含む細胞が尿中に混じる状態, 特に尿路感染症患者などの尿に過酸化水素水を加えると, 発生した酸素による泡が生じる.

- ウロバブルテスト®では, 試薬に10％過酸化水素水を用い, 判定は泡の発生をもって陽性とする. その場合の最小検出感度は, カタラーゼ陽性の細菌5×10^4/ml以上, および血球10個以上/HPF（high power field：400倍）である.
- 本検査では基本的に尿中混入成分の判別は不可能であり特異性には欠けるため, 細菌や血球など何かしらの細胞が含まれているかを確認するためのスクリーニング的要素が強い. カタラーゼ反応を用いた検査法の感度は83.0％, 特異度70.9％と報告されている.

予想外の値が認められるとき

- *Streptococcus* と *Aerococcus* 属の一部はカタラーゼ陰性であり, 注意を要する. （大串大輔）

頸管粘液検査 保

cervical mucus test

測定法

① クスコ腟鏡を腟内に挿入し子宮腟部を露出, 腟内や外子宮口の分泌物を綿球で軽く拭き取り, ツベルクリン用注射器で子宮頸管内の粘液を吸引採取する.
② 基礎体温表や卵胞径, 尿中LH測定を参考に, 排卵期を予測して頸管粘液の採取を行う. 粘液量, 粘稠性, 牽糸性（水飴のように粘液が糸を引く）, pHなどを測定. さらに, スライドガラス上で乾燥させ, 羊歯状結晶（排卵期に増量するNaClが主成分）の有無をみる.

検体　子宮頸管粘液（cervical mucus）

基準値

- 確定した基準値はない.
- 一般的には, 頸管粘液は排卵数日前から粘液量が著明に増量して0.3～0.4mlとなり, 性状は粘稠性が低く水様透明, 牽糸性15cm以上, 弱アルカリ性（pH7.0～8.5）となる. また, 羊歯状結晶の形成が顕著となる.

異常値を呈する場合

- 頸管粘液の分泌異常は, 精子の進入を障害するため不妊の原因となる. 実際に, 頸管粘液に異常を認める場合, 妊娠率が54％から37％に低下するという報告がある.

プロフィール

- 子宮頸管腺から分泌される頸管粘液の量や質は, エストロゲンの影響を受けて性周期に伴って変化する. すなわち, 頸管粘液は排卵期には精子を受け入れ, 排卵期以外には精子の進入を妨げるように変化する.
- 卵胞期の頸管粘液は, 少量で粘稠性が高く精子が進入できない. 排卵期が近づくと, エストロゲンの働きによって頸管粘液の分泌が増加, 水様透明となり粘稠性が低下し, 精子が子宮腔内に進入しやすくなる.

臨床的意義と検査値の読み方

- 頸管粘液の性状を調べることにより, ①精子の進入性と, ②卵胞成熟の評価が可能になる.
- なお, 粘液量, 粘稠性, 牽糸性, pHなどの指標のうち, 妊娠率と最も関係が深いのは子宮頸管粘液量とされる.

（近藤成美）

2 血液学的検査

2 a 血液一般・形態検査

末梢血液一般検査 保

complete blood count

略 CBC　別 血球計算，血算（赤血球数，ヘモグロビン，ヘマトクリット，赤血球指数，白血球数，血小板数）

測定法　自動血球計数器法または全自動血液分析装置
検　体　EDTA加血液
異常値を呈する場合
■ ヘモグロビン，ヘマトクリット，赤血球数
　増加　赤血球増加症
　減少　貧血
■ 白血球数
　増加　白血球増加症
　減少　白血球減少症
■ 血小板数
　増加　血小板増加症
　減少　血小板減少症

次に必要な検査 ▶
- 末梢血液像検査を実施する．
- 白血球数，赤血球数・指数，血小板数の各項を参照し検査を進める．
- 原因疾患の検索を行う．

プロフィール
- 末梢血液中の血球に関する一般的な検査である．
- 末梢血液中の赤血球数（RBC），血色素量（Hb），ヘマトクリット（Ht），赤血球指数，白血球数（WBC），血小板数を測定する．
- 自動血球計数器または自動血液分析装置を用いることにより，赤血球指数（MCV，MCH，MCHC），赤血球粒度分布，白血球分類も含め全項目同時に測定することが多い．最近は網赤血球数，血小板粒度分布なども同時に測定できる機種がある．

臨床的意義と検査値の読み方
- 本検査は日常診療における基本的な検査の一つとして汎用されている．また，貧血など血液疾患や感染，炎症，ストレス，腫瘍などを疑う場合の診断，およびこれらの疾患の経過観察，治療効果判定などに利用される．
- ヘモグロビン，ヘマトクリット，赤血球数からは赤血球増加症（多血症）または貧血の有無がわかり，赤血球指数，特にMCVの値からから小球性，正球性，大球性貧血の分類ができる．（☞「赤血球数・指数」p. 35, 36, 図2-1）．
- 白血球数からは白血球増加症と白血球減少症，血小板数からは血小板増加症と血小板減少症の有無がわかる．赤血球数，白血球数，血小板数がいずれも減少しているときは汎血球減少症である．　（桑島　実）

2A010

白血球数 保

leukocytes

別 WBC

測定法　自動血球計数器法（全自動血液分析装置）
検　体　EDTA加血液
基準値　3,700～9,400個/μl
異常値を呈する場合（主に好中球の増減）
Critical/Panic value（例）
【2,000/μl以下，20,000/μl以上】

対応 ▶
- 臨床所見を確認し白血球数に異常をきたす原因を推定する．
- 血球計数値から貧血，赤血球増加の有無を確認する．
- 血小板減少，血小板増加の有無を確認する．
- 血液像から増減している白血球の種類と形態，芽球，異常細胞の有無，赤血球形態，血小板形態を観察する．
- 必要に応じ骨髄穿刺を行い原因を検索する．

高値　急性感染症，肉体的・精神的刺激，心筋梗塞，出血，急性・慢性炎症，ステロイド投与時，類白血病反応，慢性白血病

低値　敗血症，薬物・化学物質，再生不良性貧血，悪性貧血，全身性エリテマトーデス，抗腫瘍薬の長期投与，放射線照射，脾腫

次に必要な検査 ▶ 末梢血液像から白血球の分類を行う．原因が不明の場合は骨髄穿刺ないしは生検を実施して骨髄像を観察する．

プロフィール
- 末梢血液一般検査の一つで，末梢血液1μl中に存在する白血球の数を算出する．
- 白血球は顆粒球（好中球，好酸球，好塩基球），リンパ球，単球などに分類され，貪食能，殺菌能，免疫機能などをもった細胞群からなっている．
- 白血球数（WBC：white blood cell count）には性差はなく，正常成人で3,700～9,400/μlであり，静脈血は耳朶血に比して1,000/μlくらい少ない．小児では成人に比べて高値の傾向があり，特に新生児では約20,000/μlであり，1～2週間後には約9,000/μl程度となる．

- WBCが基準範囲内にあっても構成細胞に偏りがある場合があるので，一般的には血液像の成績と併せて評価することが大切である．
- 白血病を除くとWBCの増減は，主に好中球，次にリンパ球の増減によることが多い．各白血球分類の増減は白血球分類（血液像）による百分率だけでなく絶対数に換算して判断することが大切である．一般に好中球の絶対数が1,500/μl以下を好中球減少（顆粒球減少症），7,500/μl以上を好中球増多という．リンパ球の絶対数が成人で1,500/μl以下，小児で3,000/μl以下をリンパ球減少，4,500/μl以上をリンパ球増多とする．好塩基球が100/μl以上を好塩基球増多，好酸球が500/μl以上は好酸球増多である．

臨床的意義と検査値の読み方
- 本検査は，日常診療における基本的な検査の一つである．感染症，各種の炎症性疾患，ストレスなどの有無や程度を推定するとき，また血液疾患，とりわけ白血病を疑うときや白血病の治療効果を判定するときに本検査を利用する．
- WBCの増加（10,000/μl以上）は，腫瘍性に増殖する白血病と，反応性に増加する白血病以外の疾患とに大別される．白血病以外の疾患，特に細菌感染症，炎症，組織破壊性の疾患，ストレスでは主に好中球の増加が認められ，好酸球は主としてアレルギー性疾患や寄生虫疾患において増加する．
- WBCの減少（3,000/μl以下）は臨床的に多くの場合，好中球の減少である．好中球の減少は造血幹細胞の障害による産生の低下と成熟好中球の消費，破壊の亢進に分けられる．いずれにしても，数だけで疾患を判別することは難しく，必ず形態を観察し，判断することが重要である．

予想外の値が認められるとき
- まず採血時に輸液ラインから採血していないかどうか，抗凝固剤との混和が不十分で血液サンプルが凝固していないかどうかを確かめる．
- 白血球数は生理的変動が大きく，変動要因も多彩である．臨床所見や他の検査値に変動に相当する所見がないかどうかも確認する．必要に応じて再検査を実施する．

（桑島 実）

2A030
血色素量　保
hemoglobin

略 Hb　別 ヘモグロビン

測定法	自動血球計数器または全自動血液分析装置によるシアンメトヘモグロビン法またはシアンを含まないラウリル硫酸ナトリウム法など
検体	EDTA加血液
基準値	男性 14〜18 g/dl 女性 12〜16 g/dl

異常値を呈する場合
Critical/Panic value（例）
【7 g/dl以下，20 g/dl以上】

対応
- 臨床所見を確認し相対的・絶対的貧血または赤血球増加症をきたす原因を推定する．
- 血球計数値から赤血球指数（特に平均赤血球容積），白血球数，血小板数の増減の有無を確認する．
- 網赤血球数の増減をみる．
- 血液像で赤血球形態，白血球の種類と形態，芽球，異常細胞の有無，血小板形態を観察する．
- 血清鉄，血清フェリチンの増減をみる．
- 必要に応じ骨髄穿刺を行い原因を検索する．

高値 脱水，赤血球増加症〔真性赤血球増加症，二次性赤血球増加症（新生児，高地居住者，先天性心疾患チアノーゼ群，慢性肺疾患，エリスロポエチン産生腫瘍）〕

低値 水血症，各種の貧血

次に必要な検査▶Hbに異常を認めたときは，まず赤血球数，ヘマトクリット値，赤血球指数，同時に測定している白血球数，血小板数を参照する．次に必要に応じ，末梢血液像で赤血球形態，白血球形態を観察する．貧血があるときには網赤血球の値を参照する．異常にHbが高い場合は，赤血球増加症の種類を鑑別する．

プロフィール
- 末梢血液一般検査の一つで，末梢血液100 ml中に含まれる血色素，ヘモグロビン（Hb）量をいう．赤血球中にはHbが飽和に近い状態で含まれている．Hbの分子量は約64,500，4個のヘム（プロトポルフィリンIVに鉄が結合した化合物）とグロビングロビン1分子が結合した蛋白質である．グロビンはα鎖と非α鎖の2種類のポリペプチド鎖が各2本，計4本からなる四量体である．成人Hbの97％は$\alpha_2\beta_2$からなるHbA，2％は$\alpha_2\delta_2$のHbA$_2$，残り1％は$\alpha_2\gamma_2$のHbF（胎児Hb）である．
- 基準値は成人男性で14〜18 g/dl，成人女性で12〜16 g/dlとされている．年齢によって変動し，新生児では14.5〜24.5 g/dlと高く，その後速やかに低下し，生後6ヵ月頃で12 g/dl前後となり，5歳頃までほぼこの値のままであるが，その後しだいに増加して15歳頃からは成人と同様となり性差が出てくる．
- 測定法としてはシアンメトヘモグロビン法を国際血液学標準化委員会（ICSH）は標準法として推奨しているが，最近はシアンを含まないラウリル硫酸ナトリウム法なども汎用されている．

臨床的意義と検査値の読み方
- 本検査は，日常診療における基本的な検査の一つであり，貧血や赤血球増加症を疑うときの診断およびこれらの疾患の経過観察に利用する．一般には同時に測定されている赤血球数，ヘマトクリット値，赤

血球指数である MCV, MCH, MCHC を参考にする．
- 貧血の有無は Hb, 貧血の種類は MCV 値で判断するのが実際的である．Hb による貧血の判断基準に関し WHO（世界保健機関）は成人男性 13 g/dl 以下，成人女性 12 g/dl 以下としている．わが国の小児では，1～2 ヵ月は 11.5 g/dl 以下，3～5 ヵ月は 10.5 g/dl 以下，6 ヵ月～6 歳は 11.0 g/dl 以下，7 歳～15 歳は 12.0 g/dl 以下としているものがある．妊婦は 11.0 g/dl 以下としているものが多い．なお，加齢とともに Hb は低下するが，60～69 歳で 11.5 g/dl，70 歳以上で 11.0 g/dl 以下は貧血を考慮する．
- Hb が成人男性で 18 g/dl 以上，成人女性で 16 g/dl 以上は赤血球増加症である．

予想外の値が認められるとき
- 輸液ラインから採血していないかどうか，血液サンプルが凝固していないかどうか，水血症や脱水がないかどうかを確認し，必要に応じて再検査を実施する．

（桑島　実）

2A020, 060, 070, 080
赤血球数・指数 (MCV, MCH, MCHC) 保

erythrocytes・red cell indices

別 RBC

測定法	自動血球計数器法または全自動血液分析装置
検体	EDTA 加血液
基準値	男性 440～580 万個/μl 女性 380～520 万個/μl

異常値を呈する場合
高値
- 赤血球数：脱水，赤血球増加症〔真性赤血球増加症，二次性赤血球増加症（新生児，高地居住者，先天性心疾患チアノーゼ群，慢性肺疾患，エリスロポエチン産生腫瘍）〕
- MCV：大球性貧血，網赤血球著増時，高度の連銭形成，寒冷凝集

低値
- 赤血球数：水血症，各種の貧血
- MCV：小球性貧血（鉄欠乏性，鉄芽球性貧血，ピリドキシン反応性貧血，サラセミア）

次に必要な検査
➡ 見かけ上の貧血（水血症）や相対的赤血球増加症（脱水症）がないかどうかを確認し，必要に応じて再検査を実施する．貧血の場合は MCV を中心に貧血を分類し，検査を進める（図 2-1）．

プロフィール
- 末梢血液一般検査の一つで，末梢血液 1 μl 中に存在する赤血球の数を算出する．赤血球は直径が 7～8 μm で中央部がくぼんだ円盤状の細胞で，主として酸素や二酸化炭素の運搬，血漿の pH 調節に関与している．

- 通常，自動血球計数器または全自動血液分析装置を用い赤血球数（RBC：red blood cell count）だけでなく，ヘモグロビン濃度（Hb），ヘマトクリット値（Ht），赤血球指数を同時に測定する．
- RBC が異常を示す疾患には，貧血と赤血球増加症とがある．健常者の値にはかなりの幅があり，また年齢的にも変動がみられる．しかし，成人の男性で 400 万/μl 以下，女性で 350 万/μl 以下の場合には貧血とみなされ，男性で 600 万/μl 以上，女性で 550 万/μl 以上は赤血球増加症と考えてよい．ただし鉄欠乏性貧血では，RBC は正常または増加することがある．したがって，赤血球のみを指標にしていると頻度の高い貧血を見落とす恐れがある．貧血の有無はヘモグロビン濃度を指標にした方がよい．
- 赤血球指数は以下の計算式から求めることができるが，自動血球計数器では，MCV (mean corpuscular volume) を実測している．
- 平均赤血球容積 (MCV：基準値 83～100 fl)
  = Ht(%)/RBC($\times 10^6/\mu l$) × 10
- 平均赤血球ヘモグロビン量 (MCH：基準値 28～35 pg)
  = Hb(g/dl)/RBC($\times 10^6/\mu l$) × 10
- 平均赤血球ヘモグロビン濃度 (MCHC：基準値 32～36 g/dl)
  = Hb(g/dl)/Ht(%) × 100

臨床的意義と検査値の読み方
- 本検査は，日常診療における基本的な検査の一つであり，貧血の分類や赤血球増加症を疑うときの診断およびこれらの疾患の経過観察に利用する．
- ただし，赤血球数 (RBC) 単独では評価されることは一般的には行われておらず，同時に測定されているヘモグロビン濃度，ヘマトクリット値，赤血球指数の MCV, MCH, MCHC から，総合的に判断する必要がある．貧血の有無はヘモグロビン濃度，貧血の分類には MCV が有用である．
- MCV 低下：小球性貧血（鉄欠乏性貧血，慢性出血による貧血，慢性炎症による貧血）
- MCV 上昇：大球性貧血（ビタミン B_{12} または葉酸の作用不足，核酸合成障害，ときに溶血性貧血，再生不良性貧血，慢性肝障害）
- MCV 正常：正球性貧血（再生不良性貧血，溶血性貧血，急性失血，続発性貧血）

予想外の値が認められるとき
- 水血症や脱水の影響がないか，採血が輸液ラインから行われていなかったか，血液サンプルが凝固または赤血球が凝集していなかったかなどについてチェックし，再検査，再採取する．

（桑島　実）

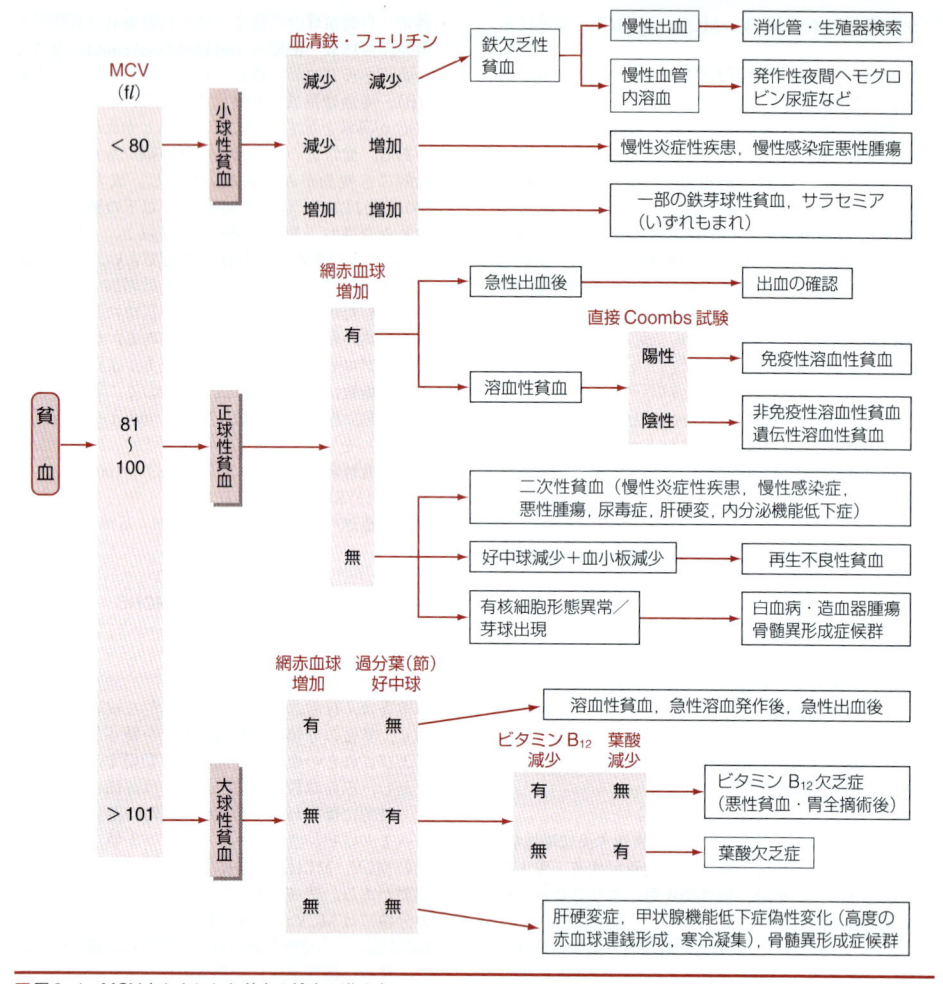

```
                                                                  慢性出血 ──→ 消化管・生殖器検索
                                       鉄欠乏性
                       血清鉄・フェリチン  貧血
           MCV                                                    慢性血管    発作性夜間ヘモグロ
           (fl)        減少    減少                                 内溶血     ビン尿症など
                 小
                 球
           <80   性    減少    増加 ─────────────────────→ 慢性炎症性疾患, 慢性感染症悪性腫瘍
                 貧
                 血                                         一部の鉄芽球性貧血, サラセミア
                       増加    増加 ─────────────────────→ （いずれもまれ）

                       網赤血球
                       増加
                                    急性出血後 ────────→ 出血の確認
                        有                        直接 Coombs 試験
 貧                                                          陽性 ──→ 免疫性溶血性貧血
           81    正                 溶血性貧血
 血   ──→  ～    球                                                  非免疫性溶血性貧血
           100   性                                          陰性 ──→ 遺伝性溶血性貧血
                 貧
                 血                 二次性貧血（慢性炎症性疾患, 慢性感染症,
                                    悪性腫瘍, 尿毒症, 肝硬変, 内分泌機能低下症）
                        無          好中球減少+血小板減少 ─────→ 再生不良性貧血

                                    有核細胞形態異常／          白血病・造血器腫瘍
                                    芽球出現                   骨髄異形成症候群

                       網赤血球  過分葉（節）
                       増加     好中球
                                            ─────→ 溶血性貧血, 急性溶血発作後, 急性出血後
                        有       無       ビタミン B₁₂  葉酸
                 大                        減少       減少
                 球                                              ビタミン B₁₂ 欠乏症
           >101  性     無       有        有        無           （悪性貧血・胃全摘術後）
                 貧
                 血                         無        有  ──→ 葉酸欠乏症

                                                    肝硬変症, 甲状腺機能低下症偽性変化（高度の
                        無       無                  赤血球連銭形成, 寒冷凝集), 骨髄異形成症候群
```

■ 図2-1 MCVをもとにした貧血の検査の進め方

2A040

ヘマトクリット 保

hematocrit

略 Ht, Hct **別** 赤血球容積率, PCV（packed cell volume), VPRC（volume of packed red cell)

測定法 自動血球計数器または全自動血液分析装置による

検体 EDTA加血液

基準値 男性40〜52％, 女性34〜45％

異常値を呈する場合

高値 脱水, 赤血球増加症〔真性赤血球増加症, 二次性赤血球増加症（新生児, 高地居住者, 先天性心疾患チアノーゼ群, 慢性肺疾患, エリスロポエチン産生腫瘍)〕

低値 水血症, 各種の貧血

次に必要な検査 ▶ Ht値に異常を認めたときは, 赤血球数, ヘモグロビン値, 赤血球指数を参照する. また, 場合によっては赤血球形態を観察する. 異常にHt値が高い場合は, 赤血球増加症の種類を鑑別する.

プロフィール

- 末梢血液一般検査の一つである.
- ヘマトクリット（Ht）値は全血液中に占める赤血球

の割合（％）を表す．一般にヘモグロビンと同様に貧血の程度を知るうえで参考になる．
- 自動血球計測器では，Ht値は同時に測定した赤血球数と赤血球容積（MCV）から機器内部の演算回路で計算し求める．
- 基準値は，男性：40～52％，女性：34～45％であり，男性で39％以下，女性で33％以下の場合は貧血が考えられ，男性で55％以上，女性で50％以上の場合は赤血球増加症が考えられる．

臨床的意義と検査値の読み方
- 血球と血漿との容積比は，正常人ではほぼ一定しているが，貧血ではその程度に応じて減少する．赤血球数やヘモグロビン濃度と同様の意義をもち，日常診療における基本的な検査の一つであり，貧血の分類や赤血球増加症を疑うときの診断およびこれらの疾患の経過観察に利用する．
- ただし，Ht値単独で評価されることは一般的には行われておらず，同時に測定されている赤血球指数MCV（平均赤血球容積），MCH（平均赤血球色素量），MCHC（平均赤血球ヘモグロビン濃度）のうち，特にMCVを求め，総合的に判断する必要がある．

予想外の値が認められるとき
- 水血症や脱水がないかどうかを確認し，必要に応じて再検査を実施する．真性赤血球増加症では，ヘモグロビン生合成に大量の貯蔵鉄が動員され，相対的鉄欠乏状態にあるとみなせるので赤血球容積は小さくなり，赤血球数が著増しているのにHt値は正常範囲にとどまることがある．巨赤芽球性貧血では赤血球容積が増すために，Ht値の低下が赤血球数から予測されるほど高度ではないことがある．

（桑島 実）

2A050
血小板数　保

platelets

測定法	自動血球計数器法，全自動血液分析装置
検体	EDTA加血液
基準値	14～38万個/μl

異常値を呈する場合
Critical/Panic value（例）
【3万/μl以下，60万/μl以上】

対応▶
- 臨床所見を確認し血小板数異常をきたす原因を推定する．
- 血球計数値から赤血球数，赤血球指数，白血球数の異常の有無を確認する．
- 血液像から血小板の分布密度，形態，凝集の有無を観察し，同時に白血球の種類と形態，芽球，異常細胞の有無，赤血球形態を観察する．
- 必要に応じ骨髄穿刺を行い原因を検索する．

高値
- 腫瘍性：慢性骨髄増殖症候群（慢性骨髄性白血病，真性赤血球増加症，本態性血小板血症，原発性骨髄線維症）
- 反応性：出血，鉄欠乏性貧血，摘脾，感染症，炎症，悪性腫瘍

低値
- 産生の低下：再生不良性貧血，急性白血病，巨赤芽球性貧血，薬剤による骨髄抑制
- 破壊の亢進：特発性血小板減少性紫斑病，播種性血管内凝固症候群，血栓性血小板減少性紫斑病
- 分布の異常：脾腫
- その他：EDTAによる偽性血小板減少症

次に必要な検査▶
- 血小板減少症の場合，骨髄穿刺検査で巨核球の数と形態を観察する．巨核球数が少なければ産生低下，多ければ末梢での消費・破壊の亢進の可能性がある．
- 脾腫の有無は腹部超音波やCTで確認する．
- 血小板増加で慢性骨髄増殖症候群を疑う場合は，末梢血液像，骨髄像で確認する．
- 反応性増加の場合は原因疾患の有無を調べる．
- 血小板数の増減がないのに出血傾向がある場合は，血液凝固検査の活性化部分トロンボプラスチン時間，プロトロンビン時間を調べ，血液凝固検査に異常がなければ，出血時間，血小板機能検査を行う．

プロフィール
- 末梢血液検査の一つで，末梢血液1μl中に存在する血小板の数を算出する．
- 血小板は直径3～4μm，容積5～10flで核を持たない血球であり，骨髄中の巨核球より産生される．血小板は止血機構に関与し，その数や機能の異常は出血や血栓をきたす．
- 血小板数は健常人で14～38万/μlと大きな幅をもっており，日差変動も3～5万/μlと比較的大きいが，10万/μl以下を減少，40万/μl以上を増加と考えてよい．
- 血小板減少の起こる機序は，産生の低下（幹細胞の障害および成熟障害），破壊の亢進，脾臓での停滞に大きく分けられる．一方，血小板増加の起こる機序は摘脾後を除くとすべて産生の亢進で，それは腫瘍性と反応性に分けられる．

臨床的意義と検査値の読み方
- 血小板の異常は，量的増減と質的な機能異常とがある．
- 量的なものを測定する意義としては，各種の血小板減少症や増加症の診断，出血傾向が疑われるとき，止血異常のスクリーニング検査や血小板輸血のトリガー値として利用されている．
- 血小板数が正常もしくは軽度減少にもかかわらず，出血時間の著しい延長をみた場合には血小板機能異常症を疑い，血小板機能検査を進めることが必要と

予想外の値が認められるとき

- 採血上のトラブルとして，血液の一部が凝固していないことを確認することと，採血後算定までの時間（原則として4時間以内が望ましい）が経過しすぎていなかったかを調べる必要がある．ヘパリン血では血小板凝集が起こりやすいので，偽性血小板減少を示す．
- 自動血球計測器を用いる場合，血小板増加または減少の高度な場合や巨大血小板が多く出現している例では正しい値が得られないおそれがある．また，EDTA塩を抗凝固剤として採血した場合，まれに血小板の凝集が起こり，見かけ上，血小板数が少なく出る場合があり，これを偽性血小板減少症とよんでいる．いずれにしても明らかな異常値を得た場合は塗抹標本を作製し，顕微鏡下で直接確認する必要がある．

（桑島 実）

2A090
好酸球数　保
eosinophils

別 EOS-C，EOSIN-C

測定法　鏡検法，全自動血液分析装置
検体　EDTA加血液
基準値　100〜300個/μl
異常値を呈する場合
[高値] アレルギー疾患，寄生虫疾患，好酸球肺浸潤症候群，肉芽腫性疾患，皮膚疾患，潰瘍性大腸炎，Addison病，結核，ニューモシスチス肺炎（旧：カリニ肺炎），結節性多発動脈炎，悪性関節リウマチ，慢性骨髄増殖症候群，hypereosinophilic syndrome（HES）
[低値] 急性感染症，急性炎症，急性心筋梗塞，ストレス，副腎皮質機能亢進症，下垂体機能亢進症

次に必要な検査▶スクリーニング検査として実施した血液検査の結果から好酸球数に異常があれば，臨床所見から上記疾患を鑑別し，それぞれの疾患に応じた確認検査を行う．

プロフィール

- 他の顆粒球と同様，好酸球は骨髄中の幹細胞に由来し，約9日で分化・成熟し，末梢血中へ放出されるが，循環血中の好酸球は全体の1％程度であり，99％は骨髄や消化管，呼吸器などの粘膜下組織内に分布する．
- 好酸球には好中球と同様，遊走能，細菌・真菌に対する貪食能があり，生体防御の一翼を担っている．特に寄生虫に対しては特異抗体の存在下で免疫グロブリンFcレセプターを介して結合し，好酸球内の顆粒に含まれる成分を放出し，殺傷する．好酸球はアレルギーや炎症を抑制するが，病的状態ではむし

ろ促進し，細胞組織を傷害することもある．また上皮性悪性腫瘍やHodgkin病などの腫瘍に対する抗腫瘍作用もある．

- 測定法として，染色し計算板で直接算定する方法があるが，好酸球数のみ算定する臨床的意義が乏しくなったため，現在ほとんど実施されていない．白血球数と塗抹標本あるいは自動血液分析装置を用いた白血球分類値から求めるのが実際的である．特に後者による方法の精度で臨床的には問題なく，ほとんどの機器は相対値（％）と絶対値を同時に表示できる．

臨床的意義と検査値の読み方

- 好酸球数のみ算定する臨床的意義はほとんどない．白血球数，白血球分類値から好酸球数を求める．基準値は成人の場合，約100〜300/μl，新生児期は成人の2〜3倍である．一般に400〜1,500/μlは軽度増加，1,500〜5,000/μlは中等度増加，5,000/μl以上を高度増加とする．本来，好酸球が増加する基礎疾患がなく，6ヵ月以上好酸球が1,500/μl以上であり，種々の臓器障害を伴うものをhypereosinophilic syndrome（HES）という．100/μl以下は減少になるが，好酸球減少のみで臨床的に問題となることはほとんどない．
- 好酸球が増加していれば，アレルギー疾患，寄生虫疾患，好酸球肺浸潤（PIE）症候群，肉芽腫性疾患，皮膚疾患，潰瘍性大腸炎，Addison病，自己免疫疾患，血液疾患などを疑う．
- 特に日常診療でアレルギー疾患を疑うときには，白血球数，白血球分類の結果として好酸球数に注目する．

予想外の値が認められるとき

- 中等度以上の好酸球増加がある場合は一過性か持続性かを適当な期間の後，再検査により確認する．
- 日常診療では薬剤アレルギーによる好酸球増加が最も多いので，投薬中は発疹や肝障害を伴っていないか注意する．薬剤性の場合は投薬の中止で好酸球は速やかに減少する．

（桑島 実）

2A300
鼻汁好酸球　保
eosinophils, nasal smear

測定法　ハンセル染色または普通染色，鏡検法
検体　鼻汁塗抹標本2枚（常温）
基準値　陰性
異常値を呈する場合
[陽性] 鼻アレルギー

次に必要な検査▶IgE定量，アレルゲンの検索を行う．

プロフィール

- 鼻汁中の好酸球の多少を観察し，アレルギー性鼻炎の補助診断，治療効果の判定に用いる．アレルギー性鼻炎ではアレルゲン，アレルゲン特異IgE抗体，

肥満細胞表面IgEレセプターの結合により肥満細胞顆粒からアレルギー反応に関与する化学物質とともに好酸球遊走因子が放出され，好酸球が鼻粘膜上に集積する．

- 検査法としては，セロファン紙，サランラップ，薬包紙などで鼻をかみ，鼻汁を採取し，スライドグラス上に薄く塗布する．これを血液塗抹標本と同様，普通染色するか，ハンセル染色（エオジノステイン-トリイ：鳥居薬品）後，100～200倍で顕微鏡観察し，好酸球が多く散在していれば（＋），塊状に集簇していれば（3＋），その中間を（2＋）とする．

臨床的意義と検査値の読み方
- 鼻アレルギーの補助診断と治療効果を判定するときに用いる．特に，鼻アレルギーの症状があり，鼻汁好酸球が陽性ならば鼻アレルギーを強く疑う．
- 好酸球増多性鼻炎，花粉症や食物アレルギーの発作期にも鼻汁好酸球が増加することがある．

予想外の値が認められるとき
- 鼻汁の採取法，保存，搬送，染色性，観察誤差を考慮する．

(桑島 実)

2A110
網赤血球数　保
reticulocytes

略 RET　別 レチクロサイト

測定法	Brecher法
検体	EDTA加血液
基準値	0.5～1.5％

異常値を呈する場合
高値 出血後，溶血性貧血，各種貧血に対する治療に反応したとき

低値 再生不良性貧血，巨赤芽球性貧血，抗腫瘍薬投与後，甲状腺機能低下症

次に必要な検査▶
- 正球性貧血で網赤血球が増加していれば急性出血後か溶血性貧血，増加がなければ二次性貧血，再生不良性貧血，造血器腫瘍を鑑別する．
- 大球性貧血で網赤血球が増加していれば急性溶血発作後，急性出血後，増加がなければ巨赤芽球性貧血，肝疾患，甲状腺機能低下症，偽性変化（高度の連銭形成あるいは寒冷凝集）を鑑別する．
- なお，網赤血球は成熟赤血球より容積が2倍前後大きいため，網赤血球が著増しているときは平均赤血球容積（MCV）が高くなる．

プロフィール
- 網赤血球は骨髄中の赤芽球が脱核後，細胞質のミトコンドリアやリボソームなどの細胞小器官が超生体染色で染まる網状構造として残存した大型の幼若な赤血球である．骨髄から放出された後は脾臓を通過するうちに網状構造が取れ，約1日で成熟赤血球に

■ 表2-1　ヘマトクリットと末梢網赤血球寿命の関係

ヘマトクリット（％）	末梢網赤血球寿命（日）
45	1.0
35	1.5
25	2.0
15	2.5

なる．網赤血球の増加は骨髄での赤血球産生の亢進か網赤血球寿命の延長，減少は産生低下を表す．
- 赤血球数，赤血球寿命が正常のとき，網赤血球の基準値は約0.5～2.0％，絶対数で約22,000～92,000/μlであるが，用手法では誤差が大きい．最近は超生体染色あるいは蛍光色素で核酸を染色し，自動機器を用いる測定法が普及し検査精度は格段に向上した．

臨床的意義と検査値の読み方
- 骨髄における赤血球産生の指標，特に再生不良性貧血や溶血性貧血の推定，貧血治療の効果判定に有用である．
- 二次性貧血を除いて，末梢赤血球が減少すると，骨髄中の幼若な網赤血球が早く末梢に放出されるため，成熟赤血球になるまでの時間（寿命）が延長し，見かけ上，網赤血球は増加する．そこで骨髄自体の網赤血球産生能を知るには，貧血の程度と網赤血球の寿命を考慮した網赤血球産生指数を次式から計算し求める．

網赤血球産生指数＝網赤血球数（％）×対象者ヘマトクリット（％）/45/補正係数

ここで，45は正常ヘマトクリット値，補正係数は対象者ヘマトクリットの変動に応じた網赤血球寿命（日）であり，表2-1に示した関係にある．
- 貧血の場合，網赤血球産生指数が2以下は産生低下，3以上は産生亢進，あるいは溶血性貧血などによる赤血球崩壊を十分代償した赤血球産生が行われていることを示す．

予想外の値が認められるとき
- 用手法を用いているときは誤差が大きいので必要に応じ再検する．まれにハインツ小体などの赤血球封入体を網赤血球と誤認することもある．
- 自動機器で核酸染色を行っている場合はリボソームのRNAだけでなく核のDNAも染まり，ジョリー小体が多い場合などで偽性高値を示すことがある．

(桑島 実)

2A160
血液像　保
blood picture

別 末梢血液像，ヘモグラム，白血球分類，WBC分画

測定法	鏡検法，全自動血液分析装置
検体	EDTA加血液，血液塗抹標本2～3枚（常温）

異常値を呈する場合

高値

- 好中球（60％以上）：肉体的・精神的刺激（運動，寒冷，高温，疼痛，損傷，ストレス），急性感染症（細菌，真菌，ときにウイルス），急性・慢性炎症，組織破壊（外傷，梗塞，熱傷，痛風，血管炎），進行した悪性腫瘍，薬物・化学物質（エピネフリン，副腎皮質ホルモン，エンドトキシン，甲状腺ホルモン，顆粒球コロニー刺激因子），血液疾患（出血，溶血，急性・慢性白血病，顆粒球減少症回復期）

- 好酸球（5％以上）：アレルギー疾患（気管支喘息，蕁麻疹，アレルギー性鼻炎），薬剤アレルギー，感染症（急性感染症回復期，真菌症），組織侵襲性寄生虫・原虫疾患，皮膚疾患，膠原病，肉芽腫性疾患，好酸球増加を伴う肺疾患，過敏性膵臓炎，血液疾患（慢性骨髄性白血病，好酸球性白血病，hypereosinophilic syndrome，好酸球増加を伴う急性骨髄性白血病，悪性リンパ腫，好中球減少症，摘脾後），放射線照射後，悪性腫瘍の転移壊死ほか

- 好塩基球（2％以上）：アレルギー疾患，血液疾患（慢性骨髄増殖性疾患，骨髄異形成症候群，Hodgkin病，全身性肥満細胞症，摘脾後），放射線治療後，麻疹ほか

- 単球（7％以上）：感染症（結核，肝炎，感染性心内膜炎，リッケチア症），急性感染症回復期，慢性炎症性疾患（潰瘍性大腸炎，限局性腸炎，サルコイドーシス），膠原病（全身性エリテマトーデス，関節リウマチ，多発動脈炎），血液疾患（顆粒球減少症とその回復期，骨髄異形成症候群，単球性白血病，悪性リンパ腫およびその他の悪性腫瘍），薬剤性（副腎皮質ホルモンの長期投与）ほか

- リンパ球（40％以上）：感染症（ウイルス，百日咳菌，トキソプラズマなど），慢性炎症，リンパ性白血病

- 芽球の出現・増加：急性骨髄性白血病，一部の骨髄異形成症候群

低値

- 好中球（40％以下）：薬物・化学物質（細胞毒性薬物，ベンゼンなど），放射線・放射能被曝，感染症（細菌，ウイルス，マラリア），脾腫，血液免疫疾患（再生不良性貧血，巨赤芽球性貧血，急性白血病，骨髄異形成症候群，発作性夜間ヘモグロビン尿症），膠原病（全身性エリテマトーデスなど），先天性（周期性好中球減少症，家族性良性好中球減少症）ほか

- リンパ球（20％以下）：リンパ球破壊（副腎皮質ホルモン，免疫抑制剤，抗癌薬，放射線，HIV感染，悪性腫瘍の広範なリンパ節転移，進行した悪性リンパ腫，サルコイドーシス），リンパ球漏出（胸管・リンパ管瘻，腸管リンパ管拡張，右心不全），リンパ球産生低下（原発性免疫不全症，高度の栄養障害）ほか

次に必要な検査 ▶ 疑われる疾患の判別が可能な検査，骨髄穿刺検査を行う．

プロフィール

- 赤血球，白血球，血小板の形態検査として，末梢血液塗抹標本による血球の形態の観察を行うことにより，各種病態が推定でき，血液疾患の手がかりを得ることができる．

- 血液像は，各種疾患の診断ならびに予後判定上特に重要であり，それぞれの白血球自体の形態異常，赤血球形態あるいは血小板形態異常，および芽球などの異常細胞が認められた場合コメントとして報告される．白血球分画は，目視法の場合，白血球を100～200個カウントして行われており，基準値は施設により若干異なるが，一般的には好中球：40～60％，好酸球：2～4％，好塩基球：0～2％，単球：3～6％，リンパ球：26～40％程度である．ただし，各分画の増減（前日の高値，低値）の評価は絶対数に換算して評価しなければならない．

- 最近の全自動血液分析装置では，赤血球，白血球，血小板から得られる光学的電気的信号を集めた分布図を描き出し，この図の形や位置から細胞の種類や状態を二次元解析すると同時に，レーザー光を用いた光学的方法または化学的方法で好中球，好酸球，好塩基球，単球，リンパ球の，白血球分画ができる．目視法との相関も良好で，スクリーニングとして用いられている．

臨床的意義と検査値の読み方

- 白血球数の異常がみられたとき，質的な異常がないかどうかを確認するための必須検査である．形態観察により質的変化をモニターできるので，量的変化だけでは判別できなかった疾患や，量的には正常でも質的異常を伴う疾患を推定できる．

- 赤血球形態（大小不同，多染性，各種の奇形・封入体，連銭・凝集の有無）からは各種貧血の診断，白血球形態（顆粒，細胞質染色性，封入体，核分葉異常の有無，異型リンパ球，芽球など）では，細菌・ウイルス感染症，急性・慢性白血病，骨髄異形成症候群，巨赤芽球性貧血，先天性血液疾患などの診断に直結する重要な情報を得ることができる．

- 血小板形態では巨大血小板やEDTA凝集などの推定に役立つ．

予想外の値が認められるとき

- 標本作製までの時間を確認し，採血直後に標本作製したもので再検査する．

（桑島 実）

2A170

骨髄像 保
myelogram

測定法 鏡検法
検体 骨髄塗抹標本未固定2～3枚（常温）

異常値を呈する場合

- 有核細胞増加：生理的（新生児），反応性（溶血，出血，感染，炎症），急性白血病・慢性骨髄増殖性疾患・骨髄異形成症候群，リンパ腫・骨髄腫・転移性腫瘍
- 有核細胞減少：生理的（脂肪髄，高齢者），骨髄抑制（薬剤，化学物質，毒物，毒素，放射線，腫瘍浸潤），感染症（肝炎，粟粒結核），再生不良性貧血，発作性夜間ヘモグロビン尿症，赤芽球癆，低形成性白血病，技術的要因（末梢血液混入，dry tap）
- 赤芽球増加：鉄欠乏性貧血，溶血性貧血，不応性貧血，巨赤芽球性貧血，低酸素状態，真性赤血球増加症，赤血病，赤白血病
- 赤芽球減少：骨髄抑制（薬剤，化学物質，毒物，放射線，腫瘍浸潤），尿毒症，再生不良性貧血，赤芽球癆
- 顆粒球系細胞増加：感染症，膠原病，全身性炎症性疾患，組織壊死（梗塞，腫瘍），悪性新生物，薬剤投与（副腎皮質ホルモン，G-CSF），慢性骨髄増殖性疾患，hypereosinophilic syndrome
- 顆粒球系細胞減少：骨髄抑制（薬剤，化学物質，毒物，放射線，腫瘍浸潤），感染症（肝炎，粟粒結核），再生不良性貧血，発作性夜間ヘモグロビン尿症，周期性好中球減少症，リンパ性白血病
- 巨核球増加：出血，溶血，感染症，鉄欠乏性貧血，特発性血小板減少性紫斑病，血栓性血小板減少性紫斑病，慢性炎症性疾患，摘脾後，慢性骨髄増殖性疾患
- 巨核球減少：骨髄抑制（薬剤，化学物質，毒物，放射線，腫瘍浸潤），再生不良性貧血，技術的要因（末梢血液混入）
- リンパ球増加：ウイルス感染，リンパ性白血病
- 形質細胞増加：感染症，骨髄腫
- マクロファージ増加：感染症，血球貪食症候群

次に必要な検査▶ 白血病などの腫瘍性疾患では，骨髄液を用い特殊染色，染色体分析やフローサイトメトリーによる細胞表面マーカーの検索，遺伝子検査などを行う．

プロフィール

- 骨髄穿刺液を検査する骨髄像検査は末梢血液所見と対比することにより種々の血液疾患の診断を確定するうえで重要な検査である．
- 骨髄にはリンパ球を含め，すべての血液細胞のもとになる幹細胞がある．この造血幹細胞から赤血球，各種顆粒球，単球，マクロファージ，血小板，肥満細胞，リンパ球などが分化成熟する．そのほか，骨髄にはわずかではあるが支持細胞があり，これには細網細胞，造骨細胞，破骨細胞，脂肪細胞などがある．
- 各種白血病，赤血病，多発性骨髄腫，巨赤芽球性貧血，再生不良性貧血，顆粒球減少症，悪性腫瘍の骨髄転移などの診断には欠くことのできない検査である．
- 骨髄像の厳密な基準値は得られていないが，成人の胸骨骨髄穿刺液では，有核細胞数 10～30万/μl，巨核球数 50～150/μl，それぞれの骨髄細胞の割合（％）は以下を目安にしている．骨髄芽球 0.1～2.0％，前骨髄球 2～5％，骨髄球 8～17％，後骨髄球 7～25％，杆状核好中球 9～15％，分節（分葉）核好中球 4～11％，幼若好酸球 0～3％，成熟好酸球 0～1％，幼若好塩基球 0.1％以下，成熟好塩基球 1％以下，単球 0～4％，マクロファージ 0～2％，リンパ球 8～24％，形質細胞 0～4％，前赤芽球 0.1～2％，塩基性正赤芽球 0.4～5％，多染性正赤芽球 10～25％，正染性正赤芽球 1～5％．

臨床的意義と検査値の読み方

- 骨髄像の形態学的検査により，末梢血液像や他の一般的血液検査成績からでは確定できない造血障害や造血器悪性腫瘍をはじめとする種々の血液疾患の診断あるいは経過観察のときに用いる．特に，末梢血液像と対比して観察することにより血球の新生，成熟，末梢血への遊出の状態を明らかにすることにより巨赤芽球性貧血，再生不良性貧血，顆粒球減少症，白血病，多発性骨髄腫，悪性腫瘍の骨転移，Gaucher病，Niemann-Pick病などの確定診断に重要な所見を与える．
- 絶対的適応：白血病，骨髄腫，悪性リンパ腫などの造血器腫瘍，骨髄異形成症候群，再生不良性貧血，転移性腫瘍，血小板減少症，原因不明の汎血球減少，不明熱，Gaucher病，Niemann-Pick病，ヘモクロマトーシス．
- 相対的適応：巨赤芽球性貧血，鉄欠乏性貧血，アミロイドーシス．
- 禁忌：血友病および類縁疾患，重症のDICなど出血傾向が高度なとき．

予想外の値が認められるとき

- 骨髄細胞が適切に採取されているかどうかを確認することと，末梢血液像と比較検討する．骨髄液が吸引しても採取できないdry tapのときは腸骨骨髄生検を検討する．

（桑島 実）

2A180

アルカリホスファターゼ染色 保

leukocyte alkaline phosphatase stain

別 NAPスコア，好中球ALP染色，白血球ALP染色，ALP染色

測定法 朝長法
検体 血液塗抹標本2～3枚（常温）
基準値 NAP score：170～367

異常値を呈する場合

高値 原発性骨髄線維症，真性赤血球増加症，急性リンパ性白血病，再生不良性貧血，化膿性細菌感染症

a 血液一般・形態検査

低値　慢性骨髄性白血病，急性骨髄性白血病の一部，発作性夜間ヘモグロビン尿症，伝染性単核球症，ウイルス感染症

次に必要な検査▶低値で慢性骨髄性白血病を疑う場合は，骨髄穿刺検査，骨髄の染色体分析，遺伝子検査を行う．

プロフィール

- 末梢血液塗抹標本における白血球，特に好中球に存在するアルカリホスファターゼ（ALP）を化学的に検出することである．ALPは体内の諸臓器に広く分布するが，血液中の白血球，特に好中球の顆粒のうちでミクロソームに著しく含有量が多い．好中球では骨髄球のうちからNAP（neutrophil alkaline phosphatase）陽性顆粒が出現し，細胞の成熟とともに陽性度が増大する．すなわちALPは好中球細胞の成熟度を示す．
- NAP scoreは日本で広く普及している朝長法による好中球ALP陽性細胞指数のことであり，成熟好中球100個の活性度を示す．好中球の桿状核球および分節核球を100個数え，陽性率rate（陽性細胞百分率）および各型の細胞数に点数を乗じたものの総和（score）を求めて報告する．
  - O型（活性度0点）：陽性顆粒なし
  - I型（活性度1点）：陽性顆粒が1細胞に5個以内
  - II型（活性度2点）：顆粒が容易に数えられる程度（30個まで）
  - III型（活性度3点）：顆粒が多いが，不均等に分布している
  - IV型（活性度4点）：顆粒が均等に分布しているが間隔がある
  - V型（活性度5点）：顆粒が均等に密に分布している

臨床的意義と検査値の読み方

- 好中球ALP（NAP）スコアは，成熟好中球の成熟度を示し，NAP活性を半定量的に表現している．未熟好中球（骨髄塗抹標本による）は骨髄球のうちからNAP陽性顆粒が出現し，細胞の成熟とともに陽性度が増加する．
- 好中球ALP活性の低下は，慢性骨髄性白血病，発作性夜間ヘモグロビン尿症のほか急性骨髄性白血病の約40％の症例，染色体が8；21転座を示す急性白血病FAB分類M2，顆粒球細胞の顆粒形成が異常で乏しい骨髄異形成症候群，二次性赤血球増多症，鉄欠乏性貧血などでも観察される．
- 活性が上昇する疾患には真性赤血球増多症，骨髄線維症，炎症などに伴う類白血病反応，再生不良性貧血などがある．慢性骨髄性白血病ではフィラデルフィア染色体陰性例や若年性のものでも好中球ALP活性は低下しており，病初期や再燃に際しても低下する．
- 急性転化のときは芽球の増加に先だって上昇するので，急性転化の予知に有用である．
- 以上により，本検査は下記の場合に有効である．
  ①末梢血液所見で類白血病反応を示すとき，慢性骨髄性白血病か炎症などに伴う反応性の変化を鑑別するとき．
  ②慢性骨髄性白血病と真性赤血球増多症，骨髄線維症を鑑別するとき．
  ③汎血球減少があり，再生不良性貧血か発作性夜間ヘモグロビン尿症かの鑑別をするとき．

予想外の値が認められるとき

- 検体採取から標本作製，保存などの時間や条件のチェックをし，活性低下の有無を調べる．　（桑島 実）

2A185
酸性ホスファターゼ染色　保
acid phosphatase stain

別　ACP染色

測定法　鏡検法
検　体　末梢・骨髄塗抹標本，リンパ節スタンプ標本各2枚

異常値を呈する場合

- 大部分の造血細胞で陽性となり特異性が乏しい．酒石酸抵抗性ACP陽性は有毛細胞性白血病，T細胞性白血病．

次に必要な検査▶白血病では，他の特殊検査，細胞表面マーカー，染色体分析，必要に応じ遺伝子検査を行う．

プロフィール

- ACP染色は大部分の造血細胞で陽性となり特異性が乏しいため日常的には実施しないが，有毛細胞性白血病の白血病細胞では酒石酸抵抗性ACP陽性が特徴的なため，その診断に用いる．
- ACPは酸性下（pH 5.2）でホスホモノエステルを加水分解する一群のリソソーム酵素で，他のリソソーム酵素と同様，小胞体で合成されゴルジ装置の一次リソソームに蓄積する．また赤芽球を含む大部分のヘム合成細胞にも存在する．
- ACPの染色性は顆粒球系の幼若な段階の方が強く，成熟に伴って弱くなる．好酸球，単球，巨核球，血小板，形質細胞は強陽性．リンパ球は弱陽性．赤芽球，組織肥満細胞，組織球，骨芽細胞，破骨細胞は陽性．

臨床的意義と検査値の読み方

- 急性リンパ性白血病より急性骨髄性白血病の芽球の方が強く染まるとされているが，必ずしも一定の傾向はなく，鑑別には役立たない．有毛細胞性白血病では酒石酸抵抗性ACP陽性となり診断価値がある．
- T細胞性白血病・リンパ腫でも陽性になり，非T細胞性白血病・リンパ腫との鑑別に利用される．
- 急性骨髄性白血病の芽球は細胞質内にびまん性陽性

を示す．急性前骨髄性白血病の約25％の症例ではびまん性弱陽性，急性単球性白血病では細胞質全体に微細陽性，赤白血病の赤芽球様細胞は核に接した一部が強陽性を示す．
- 慢性骨髄性白血病の好中球は正常の好中球に比べ強く染まる．
- したがって本検査は，有毛細胞性白血病を疑うとき，T細胞性白血病・リンパ腫と非T細胞性白血病・リンパ腫を鑑別するときに用いられる．

予想外の値が認められるとき
- 染色液の劣化がないか，染色条件，染色手技に問題がなかったか検討する．
（桑島　実）

2A190
エステラーゼ染色　保
esterase stain

測定法　Li法
検　体　骨髄塗抹標本2〜3枚（未固定，常温）
異常値を呈する場合
（文中「臨床的意義と検査値の読み方」参照）

次に必要な検査▶
- 必要に応じ血清および尿リゾチーム（ムラミダーゼ）の測定：M4（骨髄単球性白血病）では正常の3倍以上の増加を示す．
- 染色体分析，モノクローナル抗体を用いた表面マーカーの検索．

プロフィール
- 骨髄塗抹標本を非特異的エステラーゼ染色と特異的エステラーゼ染色の二重染色をすることにより，単球系細胞と顆粒球細胞の鑑別に用いる．急性白血病の鑑別に有用である．
- エステラーゼは脂肪酸エステルや芳香族エステルの加水分解を触媒する酵素の総称で，基質に対する特異性により2つに分けられる．
  ① 非特異的エステラーゼ：短鎖のエステルを好んで加水分解するもので$α$-ナフチルアセテートエステラーゼ染色や$α$-ナフチルブチレート（$α$-NB）エステラーゼ染色がある．単球，マクロファージ系で強陽性を示し，顆粒球系（好中球，好酸球，好塩基球）は一部の未熟型を除いてほとんど陰性を示す．また，単球系の非特異的エステラーゼ陽性細胞はフッ化ナトリウムにより阻害を受け陰性化する．酸性条件下でTリンパ球が強染されることにより，Tリンパ球の非特異的エステラーゼを酸性エステラーゼということがある．
  ② 特異的エステラーゼ：長鎖のエステルを好んで加水分解するものでナフトールAS-D-クロロアセテート（N-ADCLA）染色が用いられる．顆粒球系と肥満細胞で強陽性，単球系はほとんど陰性である．

- 本検査法はLiらの二重染色法といわれ，骨髄塗抹標本の白血球（顆粒球系，単球系，リンパ球系細胞）100個の非特異的エステラーゼ（$α$-NB染色）陽性細胞数，特異的エステラーゼ（N-ADCLA染色）陽性細胞数，両エステラーゼ陰性細胞数を％で表示し報告する．

臨床的意義と検査値の読み方
- 普通染色やペルオキシダーゼ染色（または脂肪染色）所見では，鑑別困難な症例においてエステラーゼ染色により判別可能となる場合がある．
- 標本を観察することにより，異常前骨髄球が普通染色で単球様に見えることがあり，N-ADCLA染色で強陽性，$α$-NB染色で陰性を示すことから判別可能であり，さらに，好酸球増多を伴うM4では，正常好酸球ではN-ADCLA染色では陰性であるが，陽性を示すことが多い．
- したがって本検査は，急性白血病が顆粒系か単球系かの鑑別（FAB分類のM2，M4，M5bの鑑別）およびペルオキシダーゼ染色または脂肪染色において陰性芽球性白血病のときに用いられる．　　　（桑島　実）

2A200
PAS染色　保
periodic acid-Schiff stain

別　パス染色

測定法　鏡検法（過ヨウ素酸シッフ反応）
検　体　骨髄塗抹標本2〜3枚（常温）
異常値を呈する場合
- 一般的に，異常に伴って陽性率は高くなる．

高値
- リンパ芽球の陽性率：急性リンパ性白血病（ALL）
- 骨髄芽球の陽性率：急性骨髄性白血病（AML，特にM1）
- 単芽球の陽性率：急性骨髄性白血病（AML，特にM5a）
- 赤芽球の陽性化：赤白血病（M6），赤血病，サラセミア，再生不良性貧血，巨赤芽球性貧血，骨髄線維症，鉄欠乏性貧血，骨髄異形成症候群（MDS）

次に必要な検査▶
- モノクローナル抗体を用いた細胞表面マーカーの検索．染色体検査の実施．
- 急性リンパ性白血病（ALL），急性赤白血病（M6）でPAS染色陰性の場合，必ずしも診断を否定できるわけではないので，必要に応じ他の特殊染色（POD染色，SBB染色）で確認する．

プロフィール
- 多糖類の細胞化学的検査の一つである．
- 骨髄塗抹標本をPAS染色することにより，急性白血病，特に急性リンパ性白血病（ALL）と赤白血病（M6）の補助診断に用いる．

- PAS染色は粘液質を証明する組織化学的方法を血液細胞に利用したものである．
- 細胞組織内の単純多糖類（グリコーゲン），中性粘液多糖類（ムチン），酸性粘液多糖類，糖蛋白，糖脂質，アミロイドなどが染色され，特定物質を証明するものではない．
- 血球に検出されるものは，ほとんどがグリコーゲンであり，唾液消化試験により確認できる．

臨床的意義と検査値の読み方
- リンパ系細胞は，正常人の陽性率は1～4％で滴状であるが，急性リンパ性白血病L1，L2の約1/2～2/3は特徴的な粗大顆粒状，斑状，帯状陽性であり，L3は陰性である．
- 好酸球増加を伴った急性骨髄性白血病の好酸球顆粒は，正常では陰性であるが，強陽性を示す．急性赤白血病（M6）の赤芽球様細胞は，正常では陰性であるが，顆粒状～びまん性陽性となる．サラセミア，鉄欠乏性貧血，巨赤芽球性貧血，急性骨髄性白血病，骨髄異形成症候群の赤芽球でも弱陽性を示す場合がある．急性骨髄性白血病の赤芽球がPAS陽性の場合，予後不良という報告がある．
- 一種類の芽球の陽性率を報告するが，染色態度を観察することにより特徴的なPAS染色陽性所見に臨床的な意義がある．

（桑島　実）

2A210
ズダンブラックB染色　保
sudan black B stain

別 SBB染色，脂肪染色（fat stain）

測定法　鏡検法
検　体　骨髄塗抹標本2～3枚（常温）

異常値を呈する場合
- 骨髄の芽球の陽性率3％以上：急性骨髄性白血病（AML），まれにSBB陽性急性リンパ性白血病（ALL）
- 骨髄の芽球の陽性率3％以下：ALL，慢性リンパ性白血病（CLL），SBB陰性AML，M7（巨核球性白血病）

次に必要な検査▶AMLとALLの鑑別のための特殊染色としてわが国では，SBBよりペルオキシダーゼ染色が汎用されている．SBBまたはペルオキシダーゼ染色の結果，ALLが疑われる場合はPAS染色，AMLが疑われる場合はエステラーゼ染色などを追加する．さらに末梢または骨髄中の芽球の表面マーカー，染色体分析，必要に応じ遺伝子検査を行い診断を確定する．

プロフィール
- 骨髄塗抹標本をズダンブラックB染色することにより，リンパ系細胞（陰性）と顆粒球・単球系細胞（陽性）を判別し，急性骨髄性白血病と急性リンパ性白血病の鑑別に用いる．

- ズダンブラックB（SBB）染色は発色反応ではなく，脂質に親和性をもった色素（SBB）を有機溶媒に溶かし脂質に浸透させるもので，中性脂肪だけでなくリン脂質，コレステロール，各種の類脂質が染まる．
- 顆粒球系細胞の骨髄芽球は陰性か弱陽性であり，成熟に伴い陽性が強くなる．陽性の度合は普通染色でみられる特殊顆粒の出現量に比例する．好酸球顆粒は陽性．好塩基球系は成熟に伴って陽性率が低下する．リンパ球系はミトコンドリア内のリン脂質に相応し核周囲で微細な陽性を示すことがあるが，一般には陰性である．単球系の幼若細胞は陰性だが，成熟に伴ってびまん性微細顆粒状陽性を示す．巨核球，血小板は通常陰性．赤芽球系も陰性．急性骨髄性白血病で出現するアウエル小体は陽性．慢性骨髄性白血病の顆粒球は部分的に陰性のことがある．

臨床的意義と検査値の読み方
- 本検査は，未治療骨髄塗抹標本による急性白血病の分類のために用いられる．
- 急性骨髄性白血病はペルオキシダーゼ染色所見とほぼ同様であるが，一般にペルオキシダーゼより強く染まり，感度が高い．
- 急性白血病のFAB分類では，未治療骨髄塗抹標本で芽球の3％以上がペルオキシダーゼあるいはSBB染色陽性の場合，急性骨髄性白血病（AML）とし，3％未満の場合は急性リンパ性白血病（ALL）としている．
- 普通染色上，ALLでありながら，SBB陽性細胞が3％以上みられる場合はリンパ系と顆粒球系の混合性白血病の可能性があり，細胞表面マーカーで確認する．

（桑島　実）

2A230
ペルオキシダーゼ染色　保
peroxidase stain

別 ペルオキシダーゼ反応，ミエロペルオキシダーゼ染色，MPO染色

測定法　鏡検法（FDA法）
検　体　骨髄塗抹標本2～3枚（常温）

異常値を呈する場合
- 骨髄の芽球の陽性率3％以上：急性骨髄性白血病（AML）
- 骨髄の芽球の陽性率3％以下：急性リンパ性白血病（ALL），慢性リンパ性白血病（CLL），ペルオキシダーゼ陰性AML，巨核球性白血病（M7）

次に必要な検査
- エステラーゼ染色：AMLのなかでFAB分類のM1（未分化型骨髄芽球性白血病）とM5a（未分化型単球性白血病）の鑑別．
- 慢性骨髄性白血病の急性転化時の芽球細胞にTdT活性の高値を示す例がある．
- 表面マーカーの検索，遺伝子解析．

- 血小板ペルオキシダーゼ反応：M7（巨核球性白血病）の診断．

プロフィール
- 骨髄塗抹標本をペルオキシダーゼ染色することにより，リンパ系細胞（陰性）と顆粒球・単球系細胞（陽性）を判別し，急性骨髄性白血病と急性リンパ性白血病の鑑別に用いる．
- ペルオキシダーゼ（POD）は過酸化水素の存在下で基質の酸化を触媒する酵素である．種々の組織や細胞中に認められ，血液細胞のなかでは骨髄系細胞のリソソーム（アズール顆粒：一次顆粒）内に多く存在し，リンパ球系細胞には存在しない．
- 顆粒系細胞においてペルオキシダーゼは分化の比較的早期に発現する酵素であり，最も有力なマーカーとされる．

臨床的意義と検査値の読み方
- 本検査は，未治療骨髄塗抹標本による急性白血病の分類および先天性ミエロペルオキシダーゼ欠損症の診断のために用いられる．
- 急性白血病のFAB分類では，未治療骨髄塗抹標本で芽球の3％以上がペルオキシダーゼまたはSBB（ズダンブラックB）染色陽性の場合を急性骨髄性白血病（AML）とし，3％未満の場合は急性リンパ性白血病（ALL）としている．3％としたのは正常の芽球の混入を考慮した値であり，白血病細胞の3％を意味しているのではない．
- AMLとALLでは化学療法のプロトコールがまったく異なるため，ペルオキシダーゼ染色あるいはSBB染色は白血病および前白血病状態の患者の初期診断の際には必ず実施される．芽球のペルオキシダーゼ陽性率が報告されるが，標本を観察することにより詳細な情報を得ることができる．
- FAB分類のM0は陰性，M1，M2，M3では多くの場合，芽球，前骨髄様細胞の85％以上が陽性．M4，M5の幼若単球様細胞は微細顆粒状弱陽性または陰性．M6では幼若骨髄系細胞は陽性だが赤芽球は陰性．M7の芽球は光顕では陰性．正常好中球は陽性であるが，骨髄異形成症候群，急性白血病，感染に伴う好中球増多症の好中球は陰性のことがある．慢性骨髄性白血病の好中球は強陽性．まれではあるが，先天性ミエロペルオキシダーゼ欠損症では好中球，単球のペルオキシダーゼが陰性であるが，好酸球は陽性である．

予想外の値が認められるとき
- 検体採取から標本作製，保存などの時間や条件のチェックをし，活性低下の有無を調べる．
- FAB分類M0を疑うときは電顕的ミエロペルオキシダーゼ反応を実施する．光顕的にペルオキシダーゼ陰性であっても電顕的には陽性のことがあり，ALLとAMLの確定的鑑別となることがある．（桑島 実）

2A240
鉄染色 保

iron stain

別 ベルリン青染色（Berlin blue method），プルシアンブルー染色

測定法 ベルリン青染色法
検体 骨髄塗抹標本2～3枚（常温）

異常値を呈する場合
- 鉄芽球，鉄赤血球の増加：溶血性貧血，再生不良性貧血，巨赤芽球性貧血，ヘモクロマトーシス
- 環状鉄芽球の出現と増加：骨髄異形成症候群など種々の原因による鉄芽球性貧血，ピリドキシン欠乏症，鉛中毒
- 鉄赤血球の増加：摘脾後
- 鉄芽球の減少：鉄欠乏性貧血

次に必要な検査▶ 血清鉄，血清フェリチン，総鉄結合能（TIBC），不飽和鉄結合能（UIBC），トランスフェリンなどの生化学的データと比較する．

プロフィール
- 骨髄塗抹標本の非ヘモグロビン鉄を細胞化学的に検出するものである．非ヘモグロビン鉄の検出は，鉄代謝異常を知るうえで有用な検査である．
- 非ヘモグロビン鉄とはヘモグロビン含有鉄以外の鉄のことであり，フェリチン，ヘモジデリン，シデロソームなどの複合体貯蔵鉄がこれに相当する．赤血球，赤芽球以外に，マクロファージ，肝，脾，骨髄などに多く存在している．
- 骨髄では非ヘモグロビン鉄が細胞質内に認められる赤芽球を鉄芽球（sideroblast）といい，赤芽球100個に対する割合として％で表示する．報告者により多少異なるが，正常骨髄では30～50％である．
- 末梢血では非ヘモグロビン鉄が赤血球内に認められる赤血球を鉄赤血球（siderocyte）という．鉄赤血球が骨髄から末梢へ出現しても脾臓で速やかに鉄顆粒（シデロソーム）が除去されるため，末梢血中への鉄赤血球を算定する臨床的意義は乏しい．

臨床的意義と検査値の読み方
- 鉄代謝異常の病態の診断に重要な検査である．特に鉄欠乏性貧血，鉄芽球性貧血，ヘモクロマトーシス（種々の臓器に貯蔵鉄が沈着する疾患）の診断に意義がある．
- 鉄欠乏性貧血では鉄芽球の著しい減少あるいは欠如が認められる．
- 鉄芽球は正常ないし軽度の減少なのに，鉄の利用が悪いために相対的に鉄欠乏性貧血になる持続性の貧血（慢性炎症，悪性腫瘍，膠原病などに伴う貧血）の鑑別にも鉄染色は有用である．
- ヘム合成異常を伴わない鉄過剰状態（ヘモクロマトーシスなど）では鉄芽球，鉄赤血球の増加をみる．赤芽球の成熟異常をきたす場合には鉄赤血球が増加

する．正常ではミトコンドリア内の鉄は染まらないが，ヘム合成異常を伴う鉄過剰状態（骨髄異形成症候群，ピリドキシン欠乏症，鉛中毒など）では過剰の鉄がミトコンドリア内に沈着，核周囲の1/3以上を花冠状，環状に取り込む環状鉄芽球（ringed sideroblast）が認められる．

（桑島　実）

2C100
TdT活性　保

terminal deoxynucleotidyltransferase

別 terminal addition enzyme，terminal transferase

測定法	蛍光抗体法
検体	ヘパリン加血液
基準値	末梢リンパ球：0.5％以下

異常値を呈する場合

高値　急性リンパ性白血病（90％に認められる），慢性骨髄性白血病のリンパ芽球性急性転化，リンパ芽球性リンパ腫，T細胞性リンパ腫など

　次に必要な検査▶急性リンパ性白血病が疑われるときには，分化段階を決定する上でCD45，抗TdT抗体，CD19による染色を行い，フローサイトメトリーで測定する．

低値　急性骨髄性白血病，赤白血病，慢性骨髄性白血病の慢性期，真性赤血球増加症，骨髄線維症，慢性リンパ性白血病，成人T細胞白血病，悪性リンパ腫など

プロフィール

- ターミナルデオキシヌクレオチジルトランスフェラーゼ（terminal deoxynucleotidyltransferase：TdT）は，正式名称をDNA nucleotidylexotransferase（EC2.7.2.31）といい，DNAポリメラーゼに属するDNA合成酵素で，第10染色体の長腕部10q23-10q25に位置する*DNTT*遺伝子によってコードされている．
- TdTは，310個のアミノ酸からなる分子量55,000〜60,000の糖蛋白質で，正常人において，大部分の活性が胸腺皮質リンパ球とリンパ芽球様細胞に局在する．また，初期分化期の悪性のpre B細胞・pre T細胞と白血病細胞に存在する．
- TdTの生理的機能は，免疫グロブリン遺伝子におけるV(H)-DとD-J(H)接合時にヌクレオチド（N領域）の挿入を引き起こすといわれている．

臨床的意義と検査値の読み方

- TdT活性または陽性細胞は，正常ヒト末梢血や骨髄細胞ではほとんど検出されないが，骨髄中のリンパ芽球様細胞の一部のみに認められる．
- リンパ芽球様細胞が腫瘍性に増殖する造血器腫瘍疾患では，TdT活性が有意に高値を示す．
- 急性リンパ性白血病（ALL）の約90％の症例，慢性骨髄性白血病（CML）の急性転化の中でリンパ球性

転化を示すとき，悪性リンパ腫のうちリンパ芽球性リンパ腫，T細胞リンパ腫では，末梢血中にTdT陽性細胞が高率に検出される．また，急性骨髄性白血病（AML）の4〜5％の症例でもTdTが陽性であり，これらの症例は，FAB分類でM0，M1タイプが多いといわれている．リンパ芽球性やT細胞性リンパ腫以外の悪性リンパ腫でTdT陽性となることはまれであることから，TdT活性の測定が悪性リンパ腫のサブタイプ分類に有用であるとされている．
- 急性骨髄性白血病（AML）では，芽球中のTdT活性がほとんどみられないことから，急性リンパ性白血病（ALL）との鑑別診断に有用である．また，慢性骨髄性白血病（CML）のリンパ芽球型急性転化の早期発見にも有用であるとされている．
- リンパ芽球性リンパ腫以外の悪性リンパ腫でTdT陽性となることはまれであることから，悪性リンパ腫のサブタイプ分類にも有用である．

予想外の値が認められるとき

- 副腎皮質ステロイド薬を投与している患者では，TdT活性が低下することがある．
- 小児は，成人に比べて高い値を示すことがある．

（小林　賢）

2C105
デオキシチミジンキナーゼ活性　保

deoxythymidine kinase activity

略 TK

測定法	REA
検体	血清
基準値	5 U/*l*

異常値を呈する場合

高値

- 悪性腫瘍：急性白血病，悪性リンパ腫，成人T細胞白血病，慢性リンパ性白血病，慢性骨髄性白血病の急性転化，骨髄異形成症候群の白血化，多発性骨髄腫，（肺）小細胞癌，など．
- ウイルス感染症：麻疹，風疹，単純ヘルペスウイルス感染症，帯状疱疹ウイルス，サイトメガロウイルス，ウイルス性肝炎（A型）

　次に必要な検査▶各種癌の細胞増殖の状態は，それぞれの癌細胞に特有の指標を併せて総合的に判断する．急性白血病，悪性リンパ腫の細胞増殖は，LDなど血液化学データ，形態学的検査，染色体検査，遺伝子検査なども参考にして判断する．血液学的指標には，末梢血芽球数，血球減少，末梢血リンパ球数がある．血液化学データとして，LD，β_2-ミクログロブリン（β_2-microglobulin：β_2-m），可溶性インターロイキン-2受容体（soluble interleukin-2 receptor：sIL-2R）などがある．治療後微小残存病変のモニタリングには，白血病細胞に特異的な分子形質や免疫形質の検出を行う．

プロフィール

- デオキシチミジンキナーゼ（deoxythymidine kinase：TK）は，デオキシチミジンをリン酸化してデオキシチミジン酸に変換する酵素で，ピリミジン代謝のサルベージ経路に位置する酵素である．TK活性は，細胞回転のS期（DNA合成期）において上昇する．細胞の再生，ウイルス感染細胞，胎生期発生など細胞回転が速くDNA合成の盛んな細胞で高い．各種癌の細胞増殖の状態，治療反応性，治療効果の指標となる．
- TKの活性測定は，基質としてデオキシチミジンの代わりに放射性基質 ^{125}I-ヨウ化デオキシウリジンを用い，リン酸化された ^{125}I-ヨウ化基質を選択的に分離し，放射能を測定して求める．TK活性は細胞回転が速くDNA合成の盛んな細胞で上昇する．

臨床的意義と検査値の読み方

- TKの活性は，細胞の再生，胎生期発生あるいはウイルス感染細胞で上昇するため，悪性腫瘍，ウイルス感染症の指標となりうる．急性白血病，悪性リンパ腫で上昇しているTKの活性は，化学療法による白血病細胞の減少とともに低下し，白血病細胞が再び増殖し再発する際，上昇する．
- また，慢性骨髄性白血病の急性転化，骨髄異形成症候群の白血化で急速に上昇する．固型癌においては，病期進行した際，軽度から中等度の上昇がみられる．
- TKは非特異的な細胞増殖マーカーであり，これのみでは疾患を特定できない．造血器腫瘍の診断は，形態学的所見，染色体検査所見，細胞表面形質などを総合して判断する．各種腫瘍の細胞増殖は，それぞれの腫瘍細胞に特有の指標を併せて総合的に判断する．
- 麻疹，風疹，ヘルペスウイルス感染症，ウイルス性肝炎（A型）で一過性に上昇する．

予想外の値が認められるとき

- 抗凝固剤としてEDTAやクエン酸ソーダを使用した場合，TKが低値傾向となる影響に注意する．EDTA採血では約7％，クエン酸ソーダでは約40％低値になる．
- 年齢により大きな差があり，小児期は高い．性差はない．ただし，妊娠中はやや高値を示し，これは胎児の成長による影響と考えられる．
- 抗癌薬化学療法後の白血球減少に対して行われるG-CSF投与中は，造血器腫瘍の病勢を反映していないと思われるTK上昇がみられる． （宮地勇人）

2-b 白血球分化抗原

白血球分化抗原（総論）

human leukocyte differentiation antigen

略 HLDA, HCDM　**別** CD抗原，CD antigen，ヒト細胞分化抗原分子（human cell differentiation molecules）

プロフィール

- モノクローナル抗体作製技法の開発により，特定の抗原決定基と特異的に反応する抗体を，高純度に得ることができるようになった．このモノクローナル抗体は，血球に発現する種々の抗原を解析する際に，非常に大きな貢献をした．
- 血液細胞はきわめて未分化な幹細胞（全能造血幹細胞）に由来し，分化・成熟して各種の成熟血球となる．この分化成熟の過程で，種々の抗原が発現し，そして消失していく．さらに特定系統の細胞に分化する場合に限って発現するような抗原もある．モノクローナル抗体は，このような抗原の消長を調べるための，きわめて有用な道具となった．
- 当初リンパ球に発現する抗原に対し，特異的に反応するモノクローナル抗体が数多く作製された．これによってリンパ球，その後他の白血球についても，その分化過程でどのような抗原の発現や消失が起こるのかが詳しく調べられた．その結果，この分野の知見は飛躍的に進歩した．これはまた各種抗体との反応性を調べることにより，その細胞の分化段階が推定できることを意味する．そこでこれらの抗原を白血球分化抗原とよぶようになった．
- ただし現在では白血球以外の細胞に対しても，その分化抗原に対するモノクローナル抗体が多数作られている．またこれら白血球分化抗原は，他のいろいろな細胞にも発現する．したがって必ずしも白血球に限定したものではないが，歴史的経緯と，現在でも白血球が中心であることから，白血球分化抗原の名称が一般的に使われる．
- 白血球分化抗原に対し，非常に数多くのモノクローナル抗体が作製されたため，これを整理する目的で国際ワークショップが何度か開催された．その結果，同一抗原に対する抗体には，基本的に同一の番号をつけることにした．これをclusters of differentiation（CD）番号と名付けたので，白血球分化抗原はCD抗原（CD antigen）ともよばれる．2004年の第8回ワークショップ（オーストラリア）にて，CD番号は339番まで設定された．また名称もヒト細胞分化抗原分子（HCDM）に変更することが提唱された．

臨床的意義と検査値の読み方

- 形態など他の方法では知りえない（白）血球の変動や異常を検査するための道具ないし指標として利用される．異常をきたした（白）血球の系統・種別や，分化成熟段階などの情報を知ることができる．臨床検査での主な利用例としては，リンパ球サブセット検査や，血液腫瘍細胞の抗原解析immunophenotypingなどがある．

予想外の値が認められるとき

- 白血球分化抗原は抗原抗体反応を利用して検索するので，種々の非特異反応を呈することがある．
- 同一CD番号の抗体であっても，抗原決定基上で実際に反応するエピトープ（epitope）が異なることがあるので，反応性が異なる場合がある．
- 個々の白血球分化抗原は検出手技により，検出できる場合とできない場合がある．したがってその抗原の検出に適する技法を選択する必要がある．

（佐藤尚武）

単染色法

single-color staining

略 SCA　**別** シングル・カラー分析（解析）（single-color analysis）

測定法　フローサイトメトリーを用いた蛍光抗体法
検体　EDTA，ヘパリンあるいはACD液加末梢血，ヘパリンあるいはRPMI-1640加骨髄液
次に必要な検査▶二重染色や三重染色を用いた血球抗原分析（詳細な抗原分析が必要な場合），T細胞受容体や免疫グロブリン遺伝子の再構成検索．

プロフィール

- 単一の標識物で抗体を標識し，抗体と結合した細胞を染め出して細胞を識別する方法．蛍光色素で抗体を標識する蛍光抗体法が一般的であるが，酵素や血球，人工粒子を標識物として用いることもある．ここでは原則的に蛍光抗体法について記述する．
- 単染色法では標識物が1種類なので，利用できる抗体も通常は1種類である．したがって得られる情報は，基本的に抗体と結合したか否か，すなわち陽性か陰性かの2つである．蛍光強度から抗原の分布密度を推定する方法もあるが，抗原の発現情報まで評価することは，あまり一般的には行われていない．なお例外的に数種の抗体をカクテルして用いることがあるが，この場合でも得られる情報は陰性か陽性

かであり，質的には変わりがない．
- 標識物の検出法にもいくつかの方法があるが，蛍光抗体法ではほとんどの場合フローサイトメトリー（flow cytometry：FCM）を用いる．ほかには蛍光顕微鏡や，蛍光以外の標識では通常の光学顕微鏡や電子顕微鏡なども利用される．
- 抗原と結合するモノクローナル抗体をそのまま標識する直接法と，未標識モノクローナル抗体と蛍光標識した二次抗体を用いる間接法がある．間接法は直接法に比べ手順が多くなり，非特異反応もきたしやすいが，抗原検出の感度は上昇する．そのため微弱な発現を示す抗原の検出に向く．

臨床的意義と検査値の読み方
- 抗原の発現状況を調べるための技法として利用される．細胞（主として血液細胞）における単一抗原の発現状況（有無）を知ることができる．臨床検査としては，血球に発現している抗原の分析などに用いる．
- 本検査は次の場合に適応となる．
  ① リンパ球サブセットの著明な変動をきたす疾患．
  ② 表面および細胞内抗原解析を必要とする血液・造血器腫瘍（リンパ性白血病，悪性リンパ腫，急性骨髄性白血病の一部，慢性骨髄性白血病の急性転化時など）．

予想外の値が認められるとき
- 非特異反応をチェックするため，必ず適切な陰性コントロールの反応性を同時に調べる．陰性コントロールが高率に反応している場合は，非特異反応の可能性が高く，原則的には検査結果の評価は困難である．また蛍光物質を含む薬物を投与されている場合は，しばしば強い修飾を受け，結果の評価は不能となる．
- 血液腫瘍細胞では，予想外の抗原発現を認めることがある．このような場合は二重あるいは三重染色による検索が，抗原発現状況の確認に有効なことが多い．
（佐藤尚武）

二重染色法
dual (two)-color staining
略 DCA **別** デュアル・カラー分析，ツー・カラー解析（dual-color analysis）
測定法　フローサイトメトリーを用いた蛍光抗体法
検　体　EDTA，ヘパリンあるいはACD液加末梢血，ヘパリンあるいはRPMI-1640加骨髄液
次に必要な検査▶ 三重染色以上の多重染色を用いた血球抗原分析（詳細な抗原分析が必要な場合）．T細胞受容体や免疫グロブリン遺伝子の再構成検索．

プロフィール
- 2種の標識物で2種の抗体をそれぞれ標識し，各抗体と結合した細胞を染め分けて細胞を識別する方法．蛍光色素で抗体を標識する蛍光抗体法が一般的であるが，場合により酵素など他の標識物も利用される．ここでは原則的に蛍光抗体法について記述する．
- 二重染色法では，得られる情報量は単染色法の2倍になる．例えば抗体A，Bをそれぞれ蛍光色素a，bで標識した場合，1回の分析で得られる情報（結果）の種類は次のとおりである．A陽性B陽性，A陽性B陰性，A陰性B陽性，A陰性B陰性の4種となる．したがって二重染色法で得られる情報量は，単染色法に比べ多くかつ複雑になる．
- なお，それぞれの抗体について，蛍光強度や抗体カクテルの使用，直接法か間接法かの問題は，単染色法と同様の状況が生じる．ただし間接法で二重染色を行う場合，染色手順は著しく煩雑になる．
- 標識物の検出法についても単染色と基本的に同じで，通常はフローサイトメトリーを用いる．蛍光色素は一般的に fluorescein isothiocyanate（FITC）と phycoerythrin（PE）の組み合わせが用いられるが，他の色素を使うこともある．PEはFITCよりも蛍光が強いので，発現の微弱な抗原の検出に向く．

臨床的意義と検査値の読み方
- 抗原の発現状況を調べるための技法として利用される．細胞（主として血液細胞）における抗原の発現状況（有無）について，特に単染色法では知りえないより詳細な情報が得られる．臨床検査としては，血球に発現している抗原の分析などに用いる．
- 本検査は次の場合に適応となる．
  ① リンパ球サブセットの著明な変動をきたす疾患．
  ② 表面および細胞内抗原解析を必要とする血液・造血器腫瘍（リンパ性白血病，悪性リンパ腫，急性骨髄性白血病の一部，慢性骨髄性白血病の急性転化時など）．

予想外の値が認められるとき
- 重染色特有の問題として，蛍光色素同士の影響が，適切に補正されているかをチェックする必要がある．また一方の抗体が，もう一方の抗体の反応性に干渉することがある．
（佐藤尚武）

多重染色法
multi-color staining
略 MCA **別** マルチ・カラー分析（解析）
測定法　フローサイトメトリー（FCM）を用いた蛍光抗体法
検　体　EDTA，ヘパリンあるいはACD液加末梢血，ヘパリンあるいはRPMI-1640加骨髄液
次に必要な検査▶ より多数の多重染色を用いた血球抗原分析（詳細な抗原分析が必要な場合）．T細胞受容体や免疫グロブリン遺伝子の再構成検索．他の遺伝子検査．酵素抗体法などを利用した形態所見も含めた

観察．

プロフィール

- 3種類以上の標識物で3種以上の抗体をそれぞれ標識し，各抗体と結合した細胞を染め分け，細胞を識別する方法．蛍光色素で抗体を標識する蛍光抗体法が一般的であるが，場合により酵素など他の標識物も利用される．ここでは原則的に蛍光抗体法について記述する．また二重染色も多重染色法の一種であるが，ここでは便宜的に三重染色以上を対象とする．
- 三重染色法では，原則的に3種の抗体を同時に用いて検索するので，得られる情報量は単染色の4倍，二重染色の2倍になる．さらに四重染色の場合は，情報量は三重染色の2倍になる．
- 多重染色法で得られる情報量は，単染色法や二重染色法に比べ多くなるため，情報が複雑すぎて直感的に理解することは通常困難である．臨床検査分野では，抗原（蛍光）情報の一，二を解析対象細胞の同定，すなわちゲーティング（gating）に利用することが多い．
- なお，それぞれの抗体について，蛍光強度や抗体カクテルの使用，直接法か間接法かの問題は，単染色法と同様の状況が生じる．ただし間接法で多重染色を行う場合は染色手順が著しく煩雑になるため，通常は直接法が用いられる．
- 標識物の検出法についても単染色と基本的に同じで，通常はフローサイトメトリー（flow cytometry：FCM）を用いる．蛍光色素は FITC と PE に加えて，3番目以降の色素として peridinin chlorophyll protein（PerCP），PE＋Cy-5（PC-5），PE-Texas red（ECD）などが用いられる．
- 多重レーザー搭載 FCM では teramethyl rhodamine（TRITC）や Texas red, aminomethylcoumarin（AMCA）なども利用される．Alexa Fluor® や Qdot® などの新しい蛍光色素も開発されている．

臨床的意義と検査値の読み方

- 抗原の発現状況を調べるための技法として利用される．細胞（主として血液細胞）における抗原の発現状況（有無）について，特に単染色法や二重染色法では知りえない，より詳細な情報が得られる．
- 臨床検査としては，多重染色をしないと同定できない特殊なサブセットの変動や，腫瘍細胞比率の低い検体での血液腫瘍細胞抗原分析などに利用される．
- 本検査は次の場合に適応となる．
  ①リンパ球サブセットの著明な変動をきたす疾患．
  ②表面および細胞内抗原解析を必要とする血液・造血器腫瘍（リンパ性白血病，悪性リンパ腫，急性骨髄性白血病の一部，慢性骨髄性白血病の急性転化時など）．

予想外の値が認められるとき

- 基本的に単染色法や二重染色法の場合と同様である．ただし蛍光検出における補正は，二重染色より影響するファクターが増え複雑になるので，注意を要する．

（佐藤尚武）

CD45 gating 法

CD45（blast）gating

略 45G, 45BG　別 CD45 blast gating 法，CD45-SSC gating 法

測定法　フローサイトメトリーを用いた蛍光抗体法
検　体　EDTA, ヘパリンあるいは ACD 液加末梢血, ヘパリンあるいは RPMI-1640 加骨髄液

プロフィール

- フローサイトメトリー（flow cytometry：FCM）にて血球の抗原分析を行う場合，細胞の識別は一般的に光学的特性の差によって行う．このとき通常用いられる指標は前方散乱光（forward scatter：FSC）と側方散乱光（side scatter：SSC）である．例えば末梢血白血球は，FSC と SSC の特性の差により顆粒球，単球，リンパ球の3群に分けることができる．
- FCM を用いた血液細胞の抗原検索では，測定の対象となる細胞を特定する作業が必要である．これをゲーティング（gating）とよび，通常は FSC と SSC を軸とした二次元表示（FSC-SSC 表示）画面上で行う．血液腫瘍細胞は多くの場合単核細胞であるため，FSC-SSC 表示ではリンパ球や単球と分布が重なることが多い．そのため血液腫瘍細胞と正常単核白血球，特にリンパ球との識別はしばしば困難となる．結果として血液腫瘍細胞のみをゲーティングすることは不可能となる．
- このような場合でも，血液腫瘍細胞の比率が圧倒的に高ければ，gate 内の正常単核白血球の影響は少なく，あまり問題はない．しかし正常単核白血球に対し血液腫瘍細胞の比率が低い場合は，正常単核細胞，特にリンパ球による修飾を強く受ける．したがって血球抗原分析によって，血液腫瘍細胞の特徴を明らかにすることが困難になる．
- このような場合の対策として提唱されたのが，CD45 を用いたゲーティング法である．CD45 対応抗原（CD45 抗原）の発現強度は，末梢血白血球ではリンパ球＞単球＞顆粒球となっている．また分化成熟度の低い細胞は原則的に CD45 抗原の発現が弱い．そのため一般的に分化成熟度の低い急性白血病細胞などは，CD45 抗原の発現も弱く，正常リンパ球や単球との間に明確な差を認めることが多い．これを利用して，CD45 抗原発現強度と SSC を2軸として表示すると，白血病細胞と正常単核白血球を明瞭に識別できる．この手法を CD45 gating 法とよぶ．多くの場合多重染色法とともに用いられる．

臨床的意義と検査値の読み方

- 血球抗原分析による血液腫瘍細胞の特徴づけ（immunophenotyping）において，非常に有効な手段となりうる．症例にもよるが，通常のゲーティングより正確かつ精細な immunophenotyping が可能になる．

- 本検査は，以下のような条件を満たす症例では有効性が非常に高い．
  ① immunophenotyping が診断上重要な情報となる．
  ② FSC-SSC 表示では血液腫瘍細胞と正常単核細胞の分布が重なる．
  ③ 血液腫瘍細胞の CD45 抗原発現が弱い．
  ④ 正常血液単核細胞の比率に対し，血液腫瘍細胞の比率が低い．
- 急性白血病，骨髄異形成症候群，骨髄腫の immunophenotyping や，造血幹細胞の同定などにしばしば有用である．造血器腫瘍の治療効果判定や，再発の早期診断にも役立つ．そのほかの血液腫瘍細胞の immunophenotyping でも役立つ場合がある．

（佐藤尚武）

51895

45BL（CD71＊CD235a）

CD71 and CD235a staining by CD45 gating

プロフィール

- CD7，CD235a については当該項目参照（☞ p.61, 80）．
- CD71 と CD235 はともに赤芽球と反応することから，この両者による二重染色は赤芽球の同定に利用される．CD71 と glycophorin（GP）による二重染色と CD45 gating 法を組み合わせた分析法が，45BL（CD71＊CD235a）法である．赤血球や赤芽球は原則的に CD45 陰性である．赤白血病，pure erythroid leukemia，骨髄異形成症候群の診断に利用される．

（佐藤尚武）

51895

45BL（Igκ＊Igλ）

κ and λ analysis by CD45 gating

略 κ/λ（45G）　別 CD45 blast gating 法による表面免疫グロブリンκおよびλ軽鎖二重染色分析

測定法　フローサイトメトリーを用いた蛍光抗体法
検体　EDTA，ヘパリンあるいは ACD 液加末梢血，ヘパリンあるいは RPMI-1640 加骨髄液
基準値　κ/λ 比：0.6～1.9

異常値を呈する場合

増加（B細胞性）慢性リンパ性白血病（B-CLL），B 細胞性プロリンホサイト白血病（B-PLL），B 細胞性ヘアリー細胞白血病（B-HCL），B 細胞性急性リンパ性白血病（B-ALL），B 細胞性悪性リンパ腫（特に白血化例），多発性骨髄腫および原発性マクログロブリン血症の一部

次に必要な検査▶ 必要に応じ，免疫グロブリン遺伝子の再構成を検索する．

プロフィール

- 成熟型 B 細胞腫瘍は通常，表面免疫グロブリンが陽性である．その場合腫瘍性の性格を反映して，表面免疫グロブリンの軽鎖はκかλの一方に偏り，著明なアンバランスを示す．また反対にこのアンバランスを検出することが，成熟型 B 細胞腫瘍の場合モノクローナリティの証明となる．どの程度の偏りが認められれば有意といえるかについては議論があり，統一的な見解は示されていない．ゆるい基準で 0.5 以下および 2 以上，厳しい基準では 0.3 以下，3 以上といったところが目安となる．
- しかし，正常 B 細胞も表面免疫グロブリン陽性であり，かつ軽鎖は多クローン性パターンを示す．したがって正常 B 細胞が多数混在していると，腫瘍細胞のモノクローナリティは不明瞭になる．このような場合は，血液腫瘍細胞を正常 B 細胞と区別してゲーティングしないと，モノクローナリティの証明ができない．
- CD45 blast gating 法（☞「CD45 gating 法」p.50）を用いることにより，多くの症例で血液腫瘍細胞と正常 B 細胞の識別が可能となる．これとκ-λ解析を組み合わせれば，血液腫瘍細胞と正常 B 細胞が混在し，かつ血液腫瘍細胞比率が低い場合でも，モノクローナリティの証明が可能となる．この検索法が CD45（blast）gating 法を用いたκ-λ解析〔45BL（Igκ＊Igλ）〕である．
- ただし成熟型 B 細胞腫瘍では，CD45 の発現が強い場合が多く，正常リンパ球との差が一般に少ない．一部の症例では正常リンパ球との間に発現の差が認められず，本法は無効である．しかし CD45 発現の差が少なく，正常リンパ球と分布が一部重なる場合でも，腫瘍細胞をより高頻度に含む細胞群をゲーティングすることは可能である．

臨床的意義と検査値の読み方

- B 細胞の増加が，腫瘍性か否か（モノクローナリティ）の鑑別手段の一つとして利用される．B 細胞の反応性（ポリクローナル）増加と成熟 B 細胞腫瘍の識別に有用である．
- 本検査は次の場合に適応となる．
  ① 腫瘍性の B 細胞増加が疑われる場合．
  ② 表面免疫グロブリン陽性の成熟型 B 細胞腫瘍で，CD45 の発現が正常リンパ球より弱い症例．
  ③ 特に正常 B 細胞が混在し，腫瘍細胞比率が低い場合．

予想外の値が認められるとき

- 表面免疫グロブリンの検出では，非特異反応を認めやすいので注意を要する．特にκとλがともに陽性の細胞を多数認める場合は，非特異反応の可能性が高い．末梢型 B 細胞リンパ腫や特殊な ALL では，表

面免疫グロブリン陽性でも軽鎖の発現を欠く例がみられる．

(佐藤尚武)

51164
CD34-SSC法
stem cell assay by CD34 and side scatter (SSC)

略 CD34-SC　別 CD34-側方散乱光法

測定法　フローサイトメトリーを用いた蛍光抗体法
検体　EDTA，ヘパリンあるいはACD液加末梢血

プロフィール

- 造血幹細胞比率をより正確に測定するための，幹細胞の同定法である．末梢血幹細胞移植術 peripheral blood stem cell transplantation（PBSCT）時の検査として利用される．
- PBSCTや骨髄移植術 bone marrow transplantation（BMT）では，輸注する幹細胞の数が移植の成否や造血の回復の速さに大きく影響する．特にPBSCTの場合は，移植用に採取された細胞中に含まれる幹細胞数を測定する必要がある．幹細胞数の評価法としては，①コロニーアッセイ法（幹細胞培養法）と，②CD34を指標としてフローサイトメトリー（FCM）で測定する方法がある．CD34抗体は，造血幹細胞のマーカーとして広く知られている．蛍光標識したCD34抗体を反応させ，FCMで陽性細胞比率を算定する．これを幹細胞比率の指標とする方法が②である．
- コロニーアッセイ法は幹細胞に対する特異性が高いが，手技が煩雑で結果を得るのに時間がかかる．そのため幹細胞数評価のための検査法としては，あまり実用的ではない．
- CD34を指標とするFCMは簡便かつ迅速であり，実用性の高い幹細胞の検査法である．しかし単球がしばしばCD34に対する非特異反応を示すため，CD34陽性率が過大評価されることが多い．そのためコロニーアッセイ法との相関があまりよくない．これを改善するために考案されたのが，CD34-SSC法である．
- 単球は原則的に幹細胞よりも側方散乱光 side scatter（SSC）が強い．これを利用し，蛍光標識CD34抗体の蛍光強度と，SSCを軸として二次元表示してやると，単球と幹細胞は比較的明瞭に区別できる．これにより幹細胞により特異性の高い評価が可能となり，コロニーアッセイ法との相関も良好となる．これがCD34-SSC法である．

臨床的意義と検査値の読み方

- PBSCTは血液造血器腫瘍や固形癌などの治療に利用されている．
- PBSCTの主な実施条件は，化学療法や放射線療法に感受性の高い疾患であること，自己の正常幹細胞が残存していることなどである．PBSCTに際しては，輸注する幹細胞数のより正確な評価が重要である．CD34-SSC法は，造血幹細胞の含有率を従来のCD34陽性率よりも正確に把握できるので，PBSCT時の幹細胞比率の評価に利用されている．
- 本検査はPBSCTを行うための検査として施行する．PBSCTの対象疾患は白血病（慢性リンパ性白血病を除く），悪性リンパ腫，多発性骨髄腫，一部の固形癌（乳癌，神経芽細胞腫，卵巣癌，肺小細胞癌など）である．
- なお，より幹細胞に対する特異性が高い測定が必要な場合は，CD45抗体を加えた重染色による評価を行う．

(佐藤尚武)

急性白血病の immunophenotyping
immunophenotyping of acute leukemia

別 急性白血病のマーカー検査

測定法　フローサイトメトリーを用いた蛍光抗体法
検体　EDTA，ヘパリンあるいはACD液加末梢血，ヘパリンあるいはRPMI-1640加骨髄液
異常値を呈する場合
〈対象疾患〉急性白血病
次に必要な検査▶　特殊染色．染色体分析，遺伝子解析．正常細胞が多数共存する場合は，必要に応じてCD45 gating法や多重染色を併用．

プロフィール

- 細胞表面あるいは細胞内抗原などのマーカーを用いて，白血病細胞の系統や分化成熟度を検索し，診断や病型分類に利用する．本項では病型の不明な急性白血病例の immunophenotyping について述べる．
- 急性リンパ芽球性白血病（ALL）か急性骨髄性白血病（AML）かといった，大まかな分類も不明な急性白血病例の場合，各細胞系統のマーカーをある程度広く検索する必要がある．一次抗体パネルとしての性格を有する．
- 主なマーカーを以下に示す．
　〈リンパ球系〉
　・T細胞系：細胞内CD3，CD2，CD5，CD7
　・B細胞系：細胞内CD79a，CD10，CD19，CD20，CD22
　〈骨髄系〉
　・顆粒球-単球系：細胞内MPO，CD13，CD15，CD33
　・巨核球-血小板系：CD41，CD61
　〈その他（系統非特異的）〉
　・幹細胞マーカー：CD34，CD117
　・その他：HLA-DR，TdT（細胞内）
- 細胞内CD3，細胞内CD79aおよび（細胞内）MPOは，それぞれT細胞，B細胞，顆粒球-単球系細胞に対し特異性が高く，反応性も広い（感度が高い）．これらは細胞系統の決定にきわめて有効な優れたマー

カーである．なお細胞内CD79aの代わりに細胞内CD22を用いることもある．
- CD10はB細胞に特異的な系統マーカーではなく，T細胞や骨髄系の白血病でも陽性を示すことがあるが，ALLで最も頻度が高いcommon ALLの診断に必須の抗体である．前駆B細胞の特徴を示し，CD10陽性の白血病をcommon ALLと分類することが多い．
- CD117は幹細胞の一部で陽性となるが，CD34と異なりALLでは原則的に陰性なので，骨髄系（AML）のマーカーとしての性格も有している．
- HLA-DRは系統非特異的なマーカーであるが，T細胞性ALLや急性前骨髄球性白血病では陰性のことが多く，しばしばその反応性は有用な情報を与えてくれる．
- 欧米の代表的な抗体パネルをみても，抗体の選択には多少の差がみられ，本項で取り上げなかった抗体を一次パネルに加えているものもある．B細胞系の抗IgM，抗Igκ軽鎖や抗Igλ軽鎖，顆粒球-単球系ではCD14やCD65がその例である．WHO分類（2001年）のパネルで取り上げられている抗体をアンダーラインで示した．なおCD22については細胞内としても取り上げられている．

臨床的意義と検査値の読み方
- 急性白血病の病型診断に利用される．特にALLでは形態学的細分類が困難なので，immunophenotypeによる分類が重視される．また白血病細胞を特徴づけるマーカーがあれば，治療効果の判定，微小残存病変（MRD）の検出，再発のチェックなどに利用できる．
- 本検査は，AMLかALLかなど，詳細の不明な急性白血病を鑑別するときに用いられる．

予想外の値が認められるとき
- 非特異反応の有無をチェックする．
- biphenotypic acute leukemia（BAL；☞「急性骨髄性白血病のimmunophenotyping」p.54）など，抗原の異常発現を認める病型や症例が存在する．反対に白血病細胞では抗原発現が欠如する場合もある．このような場合は，他のマーカーとの重染色が有用である．
- 最終的には他の検査所見も含め，総合的に判断することが大切である．

（佐藤尚武）

急性リンパ性白血病のimmunophenotyping

immunophenotyping of acute lymphoid leukemia（ALL）

別 急性リンパ性白血病のマーカー検査

測定法 フローサイトメトリーを用いた蛍光抗体法
検体 EDTA，ヘパリンあるいはACD液加末梢血，ヘパリンあるいはRPMI-1640加骨髄液

異常値を呈する場合
〈対象疾患〉急性リンパ（芽球）性白血病（ALL）

次に必要な検査▶ 特殊染色．染色体分析，遺伝子解析．正常細胞が多数共存する場合は，必要に応じてCD45 gating法や多重染色を併用．

プロフィール
- 細胞表面あるいは細胞内抗原などのマーカーを用いて，白血病細胞の系統や分化成熟度を検索し，診断や病型分類に利用する．本項では急性リンパ（芽球）性白血病（ALL）例のimmunophenotypingについて述べる．
- ALLであることが判明している場合，T細胞系かB細胞系かの鑑別と，白血病細胞の分化度の検索が主な目的となる．
- 主なマーカーを以下に示す．これらは原則的に一次パネル（☞「急性白血病のimmunophenotyping」p.52）に続いて検索する，ALL用の二次的な抗体パネルである．
  〈T細胞系〉CD1a，CD3，CD4，CD8，抗TCRαβ，抗TCRγδ
  〈B細胞系〉CD24，細胞内μ鎖，抗Igκ軽鎖，抗Igλ軽鎖
  〈その他〉
  ・NK細胞系：CD16，CD56
  ・非特異的マーカー：CD38，CD71，（細胞内）TdT
- T細胞系のCD3は細胞表面CD3である．これは細胞内CD3と異なり，成熟T細胞にならないと陽性化しない．CD38やCD71は系統非特異的なマーカーであるが，T細胞系においては分化段階のマーカーとしての意義を持つ．
- CD16やCD56はNK細胞マーカーとして利用されるが，系統特異性の高くないマーカーであり，急性骨髄性白血病（AML）など他の系統の白血病でもしばしば陽性を示す．

臨床的意義と検査値の読み方
- immunophenotypeによるALLの分類には種々のものがあり，世界的に広く認知された統一的な分類はない．『白血病・リンパ系腫瘍のWHO分類』の日本語解説書に記されている分類を参考までに示す．なおWHO分類自体には，これに該当する記載はない．
  〈B細胞系〉CD19，細胞内CD79aおよびHLA-DR陽性
  ・early precursor-B：TdTを除く上記以外のB系分化抗原陰性
  ・common ALL：CD10陽性（通常TdT陽性，特にCD20陽性）
  ・pre B：細胞内μ鎖陽性（通常CD10，CD20およびTdT陽性）
  ・Burkitt：表面Ig（κあるいはλ軽鎖）+（TdT陰性）
  〈T細胞系〉CD2，CD7および細胞内CD3陽性
  ① immature T
  ・prothymocytic：TdTを除く上記以外のT系分

化抗原陰性
- immature thymocytic：CD5 および TdT 陽性
② common thymocytic
- 表面 CD3 陰性：CD1a，CD4，CD5，CD8 陽性，表面 CD3 陰性
- 表面 CD3 陽性：CD1a，CD4，CD5，CD8 陽性，表面 CD3 陽性
③ mature T：表面 CD3 陽性，CD1a 陰性，CD4 と CD8 の何れか一方のみ陽性
- なお，B および T 細胞系の基準を満たさず，CD16 や CD56 陽性の場合は，NK 細胞性の可能性がある．
- 本検査は ALL の病型診断のために用いられる．

予想外の値が認められるとき
- 「急性白血病の immunophenotyping」（☞ p.52）の場合と，基本的には同様である．
　　　　　　　　　　　　　　　　　（佐藤尚武）

急性骨髄性白血病の immunophenotyping
immunophenotyping of acute myeloid leukemia（AML）
別 急性骨髄性白血病のマーカー検査

測定法　フローサイトメトリーを用いた蛍光抗体法
検体　EDTA，ヘパリンあるいは ACD 液加末梢血，ヘパリンあるいは RPMI-1640 加骨髄液

異常値を呈する場合
〈対象疾患〉急性骨髄性白血病（AML）
次に必要な検査▶特殊染色．染色体分析，遺伝子解析．正常細胞が多数共存する場合は，必要に応じて CD45 gating 法や多重染色を併用．

プロフィール
- 白血病細胞の表面あるいは細胞内抗原などのマーカーを用いて，白血病細胞の系統や分化成熟度を検索し，診断や病型分類に利用する．本項では急性骨髄性白血病（AML）例の immunophenotyping について述べる．
- AML 分類に関しては，形態や染色体分析，遺伝子解析の比重が大きく，immunophenotyping は補助的な要素が強い．しかし FAB 分類 M0 や M7 のように，病型によっては分類の決め手となる重要な情報を提供する．
- 主なマーカーを以下に示す．これらは原則的に一次パネル（☞「急性白血病の immunophenotyping」p.52）に続いて検索する，AML 用の二次的な抗体パネルである．
  〈骨髄系全般〉CD11b，CD15，CD65，（CD16，抗ライソザイム）
  〈単球系〉CD14，CD64，（細胞内）抗ライソザイム，（CD11b）
  〈巨核球-血小板系〉CD42b
  〈赤芽球系〉CD71，CD235a（抗 glycophorin A）
  〈その他〉CD16，CD38，（CD71）

- 系統別に分けて示したが，骨髄系に関しては系統特異性の高くないものが多く，どこに含めるべきか難しいマーカーもある．最も妥当と考えられるところに記したが，第2候補のあるものは（括弧内）に入れて再掲した．
- 抗体パネルによっては CD14 や CD65 を一次パネルに入れたり，CD41 や CD61 を二次パネルに入れたりしているものもある．また上記の抗体以外に，CD56 を AML 用の二次パネルに入れているものや，成熟顆粒球のマーカーとして（細胞内）ラクトフェリンを加えているものもある．
- immunophenotyping にて 2 系統以上の特徴を示すものを，biphenotypic acute leukemia（BAL）とよぶ．各マーカーを骨髄系，T 細胞系，B 細胞系に分けて点数をつけ，immunophenotype が 2 系統以上に対して一定以上の点数を示すものを，一般に BAL と診断する．

臨床的意義と検査値の読み方
- AML の病型診断に利用される．特に FAB 分類 M0 や M7 の診断には必須である．
- M0 は骨髄系マーカー，特に CD13 や CD33 陽性で，リンパ球（T 細胞，B 細胞）系マーカー陰性であることが必要である．ただしこの場合，CD7 や CD4 は T 細胞マーカーから除かれる．
- M7 は CD41，CD42 または/および CD61 が陽性であることが必要である．ただし電子顕微鏡による血小板ペルオキシダーゼ（PPO）が陽性であれば，この限りではない．
- 単球性白血病（FAB 分類 M5）もペルオキシダーゼ染色陰性に加え，非特異的エステラーゼ染色の染まりも不良の例があり，immunophenotyping のデータが診断上しばしば参考になる．赤白血病（FAB 分類 M6）の赤芽球同定にも役立つ．ただし未分化な赤血球系幹細胞の良いマーカーは，現在のところない．

予想外の値が認められるとき
- 「急性白血病の immunophenotyping」（☞ p.52）の場合と，基本的には同様である．
　　　　　　　　　　　　　　　　　（佐藤尚武）

成熟型リンパ球系腫瘍の immunophenotyping
immunophenotyping of mature lymphoid neoplasia
別 成熟型リンパ球系腫瘍のマーカー検査

測定法　フローサイトメトリーを用いた蛍光抗体法
検体　EDTA，ヘパリンあるいは ACD 液加末梢血，ヘパリンあるいは RPMI-1640 加骨髄液

異常値を呈する場合
〈対象疾患〉慢性リンパ性白血病（CLL），プロリンホサイト白血病（PLL），ヘアリー細胞白血病（HCL），形質細胞性白血病（PCL），多発性骨髄腫，濾胞性リンパ腫（FL），マントル細胞リンパ腫（MCL），リンパ形質細胞性リンパ腫（LPL）など．悪性リンパ腫

は特に白血化例.

次に必要な検査▶染色体分析,遺伝子解析.多重染色を併用した血球抗原分析（詳細な抗原分析が必要な場合）.酵素抗体法などを利用した形態所見を含めた観察.

プロフィール

- リンパ系腫瘍細胞の表面抗原などのマーカーを検索し,病型分類や鑑別診断を行う.本項では成熟型あるいは末梢性リンパ球系腫瘍例のimmunophenotypingについて述べる.
- 主なマーカーを以下に示す.
  〈T細胞系〉CD2, CD3, CD4, CD5, CD8, CD7, 抗TCR$\alpha\beta$, 抗TCR$\gamma\delta$
  〈B細胞系〉CD10, CD19, CD20, CD22, CD23, CD37, CD103, FMC7, 抗Igκ軽鎖, 抗Igλ軽鎖, 抗IgM, 抗IgD, 抗IgG, 抗IgA
  〈NK細胞系〉CD16, CD56, CD57
  〈その他〉CD11c, CD25, CD30, CD38, CD45, 抗HLA-DR
- 上記の抗体は主なパネルに取り入れられている抗体で,抗体の選択はパネルによって多少異なっている.CD34を加えたパネルもある.FMC7は第8回国際ワークショップ終了時点でCD未分類だが,成熟型リンパ系腫瘍のimmunophenotypingには広く用いられている抗体で,抗体名で記した.
- 主な抗体パネルには入っていないが,B細胞系ではCD43やCD79b, NK細胞系ではCD161を有用とする報告も比較的多くみられる.CLLではZAP-70, B細胞腫瘍ではcyclin D1（細胞内）,T/NK細胞腫瘍ではTIA-1（細胞内）もしばしば利用される.またCD52抗体は治療に用いられることがあるが,その効果予測や判定のため,検査でもCD52を用いる場合がある.

臨床的意義と検査値の読み方

- CLL, PLL, HCL, PCL, MCLおよびその他の悪性リンパ腫の病型診断に利用される.特に成熟型リンパ性白血病の中で最も主要な疾患であるCLLと,他の疾患の鑑別に使われる.
- CD5はT細胞系マーカーであるが,B細胞性CLLやMCLで陽性を示すことが特徴とされる.CD10はFL, CD23はCLL, CD103はHCLで陽性率が高い.CD11cはどちらかといえば骨髄系マーカーであるが,HCLで（強）陽性を示すことが多い.FMC7はPLL, HCL, FL, MCLで陽性を示すが,CLLでは陰性のことが多い.
- CD38は系統非特異的なマーカーだが,形質細胞に強く発現するため,PCLや骨髄腫の診断に有用である.骨髄腫細胞は正常形質細胞と異なり,CD38に加えCD56強陽性となることが多い.
- CD25はATLやHCLでしばしば陽性を示す.CD25陽性はATLとセザリー（Sézary）症候群の鑑別にも

有用とされる.CD30は未分化大細胞性リンパ腫の診断に用いられる.抗EMA（epithelial membrane antigen）も類似の目的で利用される.

予想外の値が認められるとき
- 「急性白血病のimmunophenotyping」（☞ p.52）の場合と,基本的には同様である. （佐藤尚武）

51235, 247

PNH診断のためのCD55,CD59検査

CD55 and CD59 assay for the diagnosis of paroxysmal nocturnal hemoglobinuria（PNH）

基準値 ☞「CD55」（p.74）および「CD59」（p.75）
異常値を呈する場合
低下 発作性夜間ヘモグロビン尿症（PNH）
次に必要な検査▶Ham試験やNAP活性（スコア）など他の検査所見とともに,総合的に判断する.

プロフィール

- CD55やCD59は補体制御蛋白として,自己の補体障害性を防御する機能を有する.これは自分の補体によって自分が障害されることを防ぐ主要な機構の一つである.
- CD55は,CD46とともに補体結合反応の中間体であるC3/C5転換酵素を抑制する.またHIV（ヒト免疫不全ウイルス）は,感染後生体内で生き延びるのにCD55を利用していることが知られている.
- CD59は補体のMAC（membrane attack complex）形成を抑制する補体制御蛋白である.C5b-C8複合体のC8にC9が結合するのを抑制する.CD59は多くの研究施設で,ほぼ同時進行で機能が解明されたため,種々の別名がある.
- CD55, CD59はともに血液細胞および非血液細胞に広範に分布している.CD55はすべての血球に発現しているが,CD59はBリンパ球を除く血球に発現しているとされる.
- CD55とCD59はともに,蛋白を膜に結合する糖脂質であるGPI（glycosyl phosphatidylinositol）アンカーという構造を有している.

臨床的意義と検査値の読み方

- PNH患者では,血球の補体に対する感受性の亢進により血管内溶血をきたす.これには血球膜に発現している補体制御蛋白の欠如ないし発現低下が関与している.
- 近年PNH患者のGPIアンカー合成障害が見出された.このためCD55やCD59の発現が低下・欠如すると考えられている.PNH患者では以前から好中球アルカリホスファターゼ（NAP）活性の低下が指摘されていた.NAPもGPIアンカーで膜に結合している蛋白である.GPI結合型のCD58（☞ p.75）も,PNHでは同じ理由で発現が低下する.またGPIアンカーの異常は遺伝子で規制されていない糖鎖の異

b 白血球分化抗原

常なので，PNHでもその発現がばらつく特徴を示す．
- PNH患者血球では，CD55やCD59抗原の分布密度が健康人血球よりも低下している．そこで蛍光標識したCD55およびCD59抗体を用いて，血球におけるこれらの抗原発現を検索する検査が，PNH診断の一つの指標として利用されている．患者血球のCD55やCD59抗原の発現を，同時に検査した正常対照である健康人血球と比較する．赤血球だけでなく顆粒球や単球，ときに血小板も用いられる．
- 本検査はPNHが疑われたときに行われる．

予想外の値が認められるとき
- 上記した要因のため，症例間でも同一症例の血球間でもCD55やCD59抗原の発現はかなりばらつくので，注意が必要である．血球の種類によってこれらの抗原発現が異なることがあるので，種々の血球について調べることが望まれる．
- やや高価だが抗原の発現強度（分布密度）を半定量的に評価する方法もあるので，疑わしい場合はこれを利用する．

(佐藤尚武)

51695
リンパ球サブセット
lymphocyte subset analysis

別 リンパ球亜群，リンパ球サブポピュレーション

測定法 フローサイトメトリーを用いた蛍光抗体法
検体 EDTA，ヘパリンあるいはACD液加末梢血
基準値 CD4陽性細胞 25～55％
CD8陽性細胞 15～45％

異常値を呈する場合
CD4/CD8比上昇 膠原病の活動期，急性臓器移植拒絶反応時，急性GVH病，成人T細胞白血病（ATL）
CD4/CD8比低下 後天性免疫不全症候群（AIDS），伝染性単核症（IM），骨髄移植後

次に必要な検査 ▶HIV RNA量などの疾患特異的な検査．

プロフィール
- リンパ球は機能的にみるとさまざまなサブセットで構成されているが，これを形態学的に区別することはできない．そこで細胞表面抗原など，形態以外の目印（マーカー）を使って識別する．マーカーによるリンパ球のサブセットは，機能的サブセットとの関連性が認められる．しかし両者は完全に対応しているわけではない．
- 主なリンパ球サブセットとそのマーカーとしては以下のようなものがある．
  - T細胞全体：CD3，(CD2，CD5)
  - ヘルパー/インデューサーT細胞（Th/i）：CD4
  - ヘルパーT（Th）インデューサーT細胞：CD4$^+$ CD29$^+$ CD45RA$^-$
  - ヘルパーT細胞1（Th1）：CD4$^+$細胞内インターフェロン-γ（IFNγ）$^+$
  - ヘルパーT細胞2（Th2）：CD4$^+$細胞内インターロイキン-4（IL-4）$^+$
  - サプレッサー/細胞傷害性T細胞（Ts/c）：CD8
  - サプレッサーT細胞（Ts）：CD8$^+$ CD11b$^+$ CD28$^-$
  - 細胞傷害性（キラー）T細胞（Tc, CTL）：CD8$^+$ CD11b$^-$ CD28$^+$
  - naive（virgin）T細胞：CD3$^+$ CD45RA$^+$ CD45RO$^-$
  - メモリーT細胞：CD3$^+$ CD45RA$^-$ CD45RO$^+$
  - 活性化T細胞：CD3$^+$ HLA-DR（MHC classⅡ抗原）$^+$
  - B細胞全体：CD19，CD20，CD22
  - 成熟B細胞：CD79b
  - NK細胞：CD3$^-$ CD16$^+$ CD56$^+$（一部はCD16$^-$）

臨床的意義と検査値の読み方
- ヒト免疫不全ウイルス（HIV）に感染すると，CD4陽性T細胞が経時的に減少し，やがてAIDSを発症する．そのためリンパ球サブセット検査は，HIV感染者のモニタリング検査として普及した．CD4陽性T細胞絶対数やCD4/CD8比がその指標として用いられる．
- IMなどで増加する異型リンパ球は，そのほとんどがCD8陽性活性化T細胞である．そのため異型リンパ球増加をきたす疾患でもCD4/CD8比が低下する．そのほかでは，自己免疫疾患や臓器移植拒絶時などにおけるリンパ球サブセットの変動が知られている．
- ATLではCD4陽性T細胞が，大部分のCLLではB細胞が著明に増加するが，これらは腫瘍性の増加であり，本来は血液腫瘍のimmunophenotypingとして扱うべきものである．
- 本検査は次の場合に適応となる．
  ① HIV感染者のモニタリング．
  ② AIDSやその他の免疫不全症の診断．
  ③ 異型リンパ球増加の確認．
  ④ 自己免疫疾患や臓器移植拒絶時の病態の把握．

(佐藤尚武)

51691, 693
T細胞受容体
T-cell receptor

略 TCR 別 TCRαβ鎖，TCRγδ鎖

測定法 フローサイトメトリーを用いた蛍光抗体法
検体 EDTA，ヘパリンあるいはACD液加末梢血，ヘパリンあるいはRPMI-1640加骨髄液
基準値 αβ TCR：末梢血T細胞の90％以上
γδ TCR：末梢血T細胞の10％以下

異常値を呈する場合
増加 T細胞性急性リンパ性白血病（T-ALL）の一部，T細胞性成熟型リンパ性白血病，成熟型T細胞性悪性リンパ腫（白血化例），一部の感染症
減少 免疫不全症（T細胞欠損症など），非T細胞性白

血病
次に必要な検査▶TCR遺伝子の再構成を確認する．

プロフィール
- T細胞に発現しているT細胞受容体（TCR）に対する各種の抗体を用いて，T細胞の同定やT細胞のモノクローナリティの確認をする．
- TCRは細胞外領域に免疫グロブリン様領域を持つI型膜貫通性糖蛋白である．染色体14q11に支配されているα鎖と7q34-36支配のβ鎖がS-S結合したαβ型TCR，および7p15支配のγ鎖と14q11.2支配のδ鎖がS-S結合したγδ型TCRが存在する．TCRとCD3の複合体としてT細胞表面に表出し，TCRが抗原/MHC分子を認識すると，CD3が細胞内に情報を伝達すると考えられている．
- TCRは，遊離の抗原を単独では認識できない．マクロファージ，B細胞，樹状細胞などの抗原提示細胞に取り込まれた抗原は，主要組織適合遺伝子複合体（MHC）分子と結合して複合体を形成する．TCRはMHC分子と抗原の複合体を認識する．このような認識機構をMHC拘束性とよぶ．
- αβ TCRは，胸腺においてTCR α鎖およびβ鎖をコードする遺伝子を再構成して発現する（☞「T細胞受容体遺伝子鎖再構成」p.796）．その結果，TCR分子は最終的に計算上では10^{15}以上の多様性を持つようになると考えられている．末梢の成熟αβ TCR型T細胞には，ヘルパー/インデューサーT細胞（CD4$^+$ CD8$^-$）とサプレッサー/サイトトキシックT細胞（CD4$^-$ CD8$^+$）がある．前者はMHCクラスII分子と結合した外来抗原ペプチドを認識し，後者はMHCクラスI分子に結合した非自己ペプチドを認識する．
- 末梢で認められるαβ型TCRの多様性（TCRレパトワ）に関する研究も進められている．
- γδ TCRを発現しているT細胞は，表皮や腸管上皮，胎児期の胸腺などに多数存在し，末梢リンパ組織には数％しか存在しない．γδ TCR型T細胞は，その抗原認識機構などについてまだ不明な点が多い．

臨床的意義と検査値の読み方
- 抗体によるTCR保持の証明は，T細胞の最も信頼できるマーカーである（gold marker）．しかし，臨床検査で抗TCR抗体が用いられることは少なく，T細胞マーカーとしてはCD3が一般的である．TCRレパトワの解析など研究目的で使用されることが多い．T細胞リンパ腫は多くがαβ型であるが，肝脾T細胞リンパ腫などγδ型T細胞リンパ腫として知られている病型がある．
- TCR β鎖の可変部V領域に対する種々の特異抗体を用いて，T細胞腫瘍のモノクローナリティを証明できることがある．
- 本検査は下記の場合に適応となる．
  ①T細胞の証明やT細胞のクローン性の指標として．
  ②自己免疫疾患の病態，病因の把握．
  ③悪性リンパ腫の病型診断．

予想外の値が認められるとき
- 形態学的，組織化学的検査などと併せて，総合的な判断が必要である．
(佐藤尚武)

51021～027

B細胞表面免疫グロブリン

B lymphocyte surface membrane immunoglobulin

略 SIg, S-Ig, SmIg　**別** B細胞受容体（BCR），Sm-総Ig，Sm-IgG，Sm-IgA，Sm-IgM，Sm-IgD，Sm-Igκ，Sm-Igλ

測定法 フローサイトメトリーを用いた蛍光抗体法

検体 EDTA，ヘパリンあるいはACD液加末梢血，ヘパリンあるいはRPMI-1640加骨髄液

基準値 Sm-総Ig：7～18％，Sm-IgG：4％以下，Sm-IgA：4％以下，Sm-IgM：4～13％，Sm-IgD：3～11％，Sm-Igκ：4～11％，Sm-Igλ：2～8％

異常値を呈する場合
増加 B細胞性急性リンパ性白血病（B-ALL），B細胞性慢性リンパ性白血病，成熟型B細胞性悪性リンパ腫（白血化例），多発性骨髄腫の一部，マクログロブリン血症，重鎖病，非遺伝性原発性全身性アミロイドーシスの一部

減少 重症複合免疫不全症，伴性無γ-グロブリン血症

次に必要な検査▶Ig遺伝子の再構成を確認する．

プロフィール
- B細胞膜表面に発現している各種の免疫グロブリン（Ig）に対する抗体を用いて，B細胞であることおよびその分化段階の同定や，モノクローナリティの確認を行う．
- B細胞は骨髄の造血幹細胞から分化し，リンパ球系幹細胞を経てpro B細胞からpre B細胞，未熟B細胞，成熟B細胞へと分化する．この間B細胞ではIg遺伝子の再構成が起こる（☞「B細胞遺伝子鎖再構成」p.797）．その結果，Ig（抗体）分子は計算上では10^{11}以上の多様性を持つと考えられている．
- pro B細胞ではIg遺伝子の再構成は終了しておらず，その産物は認められない．pre B細胞では細胞内にμ鎖（IgMのH鎖）が出現し，未熟B細胞では細胞表面にIgMを，成熟B細胞ではIgMとともにIgDも発現する．成熟B細胞は抗原刺激によりIgM単独あるいはIgGやIgAを発現し，抗体を産生する形質細胞となる．形質細胞になると表面Igは消失する．B細胞の膜表面Igが変化する現象をクラススイッチとよぶ．
- Igは2本の重鎖（H鎖）と2本の軽鎖（L鎖）からなり，L鎖にはκ鎖とλ鎖の2種がある（☞免疫グロブリンG～Dの項p.465～467）．1つのB細胞に

はいずれか1種の軽鎖を発現し，正常ヒト末梢血リンパ球でのκ鎖とλ鎖の比は3：2程度といわれている．
- 表面（膜型）IgはB細胞特有の構造であり，膜貫通部分を有している．機能的にはB細胞の抗原認識を担うB細胞受容体（B cell receptor：BCR）であり，TCRとCD3の関係と同じようにCD79抗原分子と複合体を形成して情報伝達を行う．

臨床的意義と検査値の読み方
- 表面IgはB細胞のみに認められる構造であり，その検出はB細胞の最も信頼できるマーカーである（gold marker）．ただしその検出は手技的にやや難しい点があり，日常検査ではCD19やCD22など別のマーカーを使うことが多い．Ig各クラスに対する特異抗体を用いることにより，B細胞サブセットの測定が可能となる．
- B細胞腫瘍では表面Igの発現状況を検出することで，モノクローナリティの証明〔☞「45BL（Igκ＊Igλ）」p. 51〕や分化段階の決定が可能である．
- 本検査は下記の場合に適応となる．
  ①B細胞性白血病，B細胞性リンパ腫の細胞の同定や分化段階の検索．
  ②免疫不全症（無γ-グロブリン血症，IgA単独欠損症など）の病態の把握．

予想外の値が認められるとき
- 形態学的，組織化学的検査などの結果と併せて，総合的な判断が必要である．
- 末梢型B細胞リンパ腫では，表面Ig陽性でも軽鎖の発現を欠く例がある．ALLの中には表面Igのμ鎖（IgM重鎖）のみ発現する病型がある．
- Fcレセプター陽性細胞などによる非特異反応が強い場合は，pan-B細胞マーカー（CD19，CD20，CD22など）との二重染色を実施する．　　（佐藤尚武）

μ鎖
μ（mu）chain
略 Cμ　　**別** IgM重鎖，細胞内μ鎖
測定法　（フローサイトメトリーを用いた）蛍光抗体法，酵素抗体法
検体　EDTA，ヘパリンあるいはACD液加末梢血，ヘパリンあるいはRPMI-1640加骨髄液
基準値　末梢血：陰性，骨髄：10％未満

異常値を呈する場合
陽性　preB細胞性急性リンパ性白血病（preB-ALL），transitional preB細胞性ALL，その他のB細胞腫瘍の一部
次に必要な検査▶Ig遺伝子の再構成確認．

プロフィール
- B細胞は骨髄の造血幹細胞から分化し，リンパ系幹細胞を経てproB細胞からpreB細胞，未熟B細胞，成熟B細胞へと分化する．この間B細胞では，免疫グロブリン（Ig）遺伝子の再構成や，その産物である種々のIg分子の発現が段階的に認められる．
- proB細胞ではIg重鎖（H鎖）の遺伝子の再構成が始まるが，まだ終了していないため産物であるIg分子は出現していない．preB細胞ではIgH鎖遺伝子のVDJ再構成（☞「B細胞遺伝子鎖再構成」p. 797）が終了し，細胞内にμ鎖（IgMのH鎖）が出現する．さらにIg軽鎖（L鎖）遺伝子のVJ再構成（☞前出同p. 797）が完成し，完全なIg分子が細胞膜表面に出現するとB細胞になる．B細胞はさらにIgMのみ発現している未熟B細胞と，IgMとIgDの両者が発現している成熟B細胞に分けられる．成熟B細胞以降はクラススイッチ（☞「B細胞表面免疫グロブリン」p. 57）によって，細胞膜表面に発現するIgクラスが変化していく．
- なお，IgH鎖遺伝子の再構成がDJまで再構成した段階をearly preBあるいはpre-preB細胞とよぶことがある．この段階では完全なμ鎖は合成されないが，不完全なμ鎖が細胞内に出現することがある．さらにearly preB細胞やpreB細胞の段階で，代替L鎖（surrogate L chain）とともに細胞表面にμ鎖が出現することがある．
- μ鎖はpreB細胞の段階で細胞質内に出現するため，細胞内μ鎖の検出は，抗原検索では唯一といっていいpreB細胞の同定法となる．なお，細胞内μ鎖を検出するためには，細胞膜の固定および透過処理が必要となる．

臨床的意義と検査値の読み方
- 細胞内μ鎖はpreB細胞のマーカーであり，細胞表面IgMの単独発現は未熟B細胞のマーカーである．ただし前記のごとくpreB細胞やearly preB細胞の表面にμ鎖が検出されることがある．この場合L（κあるいはλ）鎖は検出されず，この点が未熟B細胞との鑑別点となる．
- 細胞内や細胞表面でのμ鎖の検出は，B細胞腫瘍の分化段階の決定に有用である．
- 本検査はB細胞系列のリンパ性腫瘍の分化段階の検索や診断に適応となる．特にpreB細胞性リンパ性白血病/リンパ腫，未熟B細胞段階のリンパ性腫瘍であるB細胞性慢性リンパ性白血病/小細胞性リンパ腫，transitional preB細胞性白血病など．
- 実際の本検査の対象は白血病やリンパ球系の腫瘍細胞であり，あくまでこれらの異常細胞が細胞内μ鎖を有しているか否か，すなわち陽性か陰性かを調べる検査である．正常末梢血や骨髄は本検査の対象外である．

予想外の値が認められるとき
- 細胞内μ鎖の検出は他の細胞内抗原に比べ手技的にやや難しく，評価にも注意を要する．
- transitional preB細胞性白血病はpreB細胞段階の

白血病であるが，代替L鎖によって細胞表面μ鎖が発現する病型である．末梢性B細胞腫瘍の一部は細胞表面L鎖の発現が不良なので，鑑別には注意を要する．
- Fcレセプター陽性細胞などによる非特異反応が強い場合は，pan-B細胞マーカー（CD19，CD20，CD22など）との二重染色を実施する．
- Ig遺伝子の再構成や形態所見などとともに総合的に判断する．

(佐藤尚武)

3B188
MPO抗原
myeloperoxidase antigen

[略] MPO　[別] ミエロペルオキシダーゼ抗原，ペルオキシダーゼ（PO）
[測定法]（フローサイトメトリーを用いた）蛍光抗体法，酵素抗体法
[検体] EDTA，ヘパリンあるいはACD加末梢血，ヘパリンあるいはRPMI-1640加骨髄液
[基準値] 10～20%（骨髄単核細胞）
[異常値を呈する場合]
[陽性] 急性骨髄性白血病（AML），慢性骨髄性白血病の骨髄性急性転化（CML-MBC）
[陰性] 先天性ミエロペルオキシダーゼ欠損症
[次に必要な検査▶]
- FAB分類M0，M5，M7型では多くの場合陰性なので，他のマーカー（抗体）や特殊染色所見を含めて，総合的に判断する必要がある．電子顕微鏡的ミエロペルオキシダーゼ反応が役立つこともある．
- 染色体分析や遺伝子解析を行う．

プロフィール
- ペルオキシダーゼ（PO）には好中球や単球が有する狭義のミエロペルオキシダーゼ（myeloperoxidase：MPO）と好酸球が有する好酸球PO（EPO），および巨核球-血小板系細胞が有する血小板PO（PPO）がある．MPOと好酸球POはともに光学顕微鏡的PO染色で陽性反応を示すので，両者をまとめて（広義の）MPOとよぶこともある．本稿におけるMPOとは，狭義のMPOに対する抗体を使って，細胞内のMPO抗原を検出する技法をさす．このため好酸球や巨核球-血小板系細胞とは反応しない．
- MPOは細胞質中に存在する酵素なので，抗体を使ってMPO抗原を検出するためには，細胞膜の固定および透過処理が必要となる．蛍光標識した抗体を使って（蛍光抗体法），フローサイトメトリー（flow cytometry：FCM）で検出する方法が一般的である．ほかに酵素抗体法により光学顕微鏡で判定する方法や，蛍光顕微鏡を利用した蛍光抗体法もある．本法では，MPOの分子構造が不完全で酵素活性がない場合でも，抗原性が保持されていれば陽性とな

る．すなわちペルオキシダーゼ染色陰性の症例でも，MPO（抗原）は陽性となることがある．
- MPOは現在のところ，顆粒球（-単球）系細胞に対して最も特異性が高く，感度的にも優れたマーカーである．

臨床的意義と検査値の読み方
- MPOは顆粒球（-単球）系細胞に対する特異性が高く，現時点では骨髄性白血病のgold markerである．MPO（抗原）の臨床的な意義は「ペルオキシダーゼ染色」（☞ p.44）とほぼ同じであるが，前記した理由により感度はわずかに高いと考えられる．実際にペルオキシダーゼ染色陰性のFAB分類M0型で，MPO（抗原）は陽性を示した例が報告されている．またペルオキシダーゼ染色と異なり，好酸球はMPO（抗原）陰性である．
- 本検査は急性白血病の診断と病型分類のため，特にAMLと急性リンパ芽球性白血病（ALL）の鑑別に適応となる．慢性骨髄性白血病の急性転化時，骨髄芽球性転化（MBC）かリンパ芽球性転化（LBC）かを鑑別するためである．

予想外の値が認められるとき
- 非特異反応の有無をチェックする．
- biphenotypic acute leukemia（BAL）など，抗原の異常発現を認める病型や症例が存在する．また複数のクローン由来の白血病細胞が存在する例もある．この場合の鑑別には，他のマーカーとの重染色が有用である．

(佐藤尚武)

51060
CD1a

[基準値]* 1%以下
(*各CD項目の基準値は末梢血リンパ球中の比率としての基準範囲を示す)
[異常値を呈する場合]
[高値] T細胞性急性リンパ性白血病（T-ALL），T細胞性悪性リンパ腫（特に白血化例），ランゲルハンス細胞組織球症（LCH）

[概要] 抗T細胞抗体群の一つである．
[抗原分布] 胸腺皮質細胞（cortical thymocyte，common thymocyte），樹状細胞サブセット，ランゲルハンス細胞，B細胞の一部（マントル層のB細胞），サイトカインで活性化した単球，組織球，T細胞性急性リンパ性白血病（ALL）の一部（共通胸腺細胞型）に発現している．
[分子量および分子構造] 分子量49kDaのⅠ型膜貫通性糖蛋白で，MHC（major histocompatibility complex：主要組織適合抗原）クラスⅠα鎖様の構造をもつ．細胞外領域に免疫グロブリン様構造のimmunoglobulin superfamily（Ig-SF）領域（定常部1つ）をもつ．分子量の異なる5つの抗原分子が存在

し，CD1a，CD1b，CD1c，CD1d，CD1e に分類される．いずれも β_2-ミクログロブリンとヘテロダイマーを形成する．

支配遺伝子 染色体 1q22-q23 に存在し，CD1A（R4）遺伝子とよばれている．
機能 脂質抗原の提示に関与しており，抗原刺激をうけた T 細胞を活性化する機能が推定される．胸腺 T 細胞における CD1a の意義はまだ不明である．
血液細胞との反応性 ヒト正常胸腺細胞の 60～90％と反応するが，健康人骨髄および末梢血液中の細胞とはほとんど反応しない．
検査の対象
- 急性リンパ性白血病（ALL）やリンパ腫の病型診断．
- ランゲルハンス細胞の同定．

（佐藤尚武）

51064, 065
CD2

別 LFA-2, LFA-3 レセプター, SRBC レセプター

基準値 78～87％
異常値を呈する場合
高値 T 細胞性急性リンパ性白血病（T-ALL），成熟型 T 細胞性リンパ性白血病，成人 T 細胞白血病（ATL），T 細胞性悪性リンパ腫（特に白血化例），骨髄性白血病の一部
低値 免疫不全症（T 細胞欠損症など）

概要 抗 T 細胞抗体群の一つである．CD2 抗原はヒツジ赤血球（sheep red blood cell：SRBC）と結合する受容体（SRBC レセプター）として発見され，T 細胞分化の比較的初期から細胞表面に発現する．
抗原分布 E ロゼットを形成するすべての T リンパ球（pan-T），NK（natural killer）細胞サブセットに発現している．
分子量および分子構造 分子量 50 kDa の I 型膜貫通性糖蛋白で，細胞外領域に Ig-SF 領域（可変部 1 つ，定常部 1 つ）をもつ．
支配遺伝子 染色体 1p13 に存在する．
機能 抗原提示細胞や標的細胞上の CD58 分子（lymphocyte-function-associated antigen-3：LFA-3）と結合し，LFA-3 のリガンドとして働く．LFA-2 あるいは LFA-3 レセプターともよばれる．LFA-3（CD58）以外に CD48 や CD59 もリガンドとして働き，T 細胞側の接着分子としてこれらのリガンドを介した細胞接着に働いている．T 細胞活性化の副経路でもある．
血液細胞との反応性 正常ヒト末梢血リンパ球の約 80％，胸腺細胞の 95％以上と反応する．
検査の対象
- 急性リンパ性白血病（ALL），成熟型リンパ性白血病，リンパ腫の病型診断．
- 免疫不全症の鑑別．

（佐藤尚武）

51067
CD3

別 CD3/TCR complex

基準値 62～79％
異常値を呈する場合
高値 T 細胞性急性リンパ性白血病（T-ALL），成熟型 T 細胞性リンパ性白血病，成人 T 細胞白血病（ATL），T 細胞性悪性リンパ腫（特に白血化例），ウイルス感染症
低値 免疫不全症（T 細胞欠損症など），非 T 細胞性白血病

概要 抗 T 細胞抗体群の一つである．
抗原分布 成熟 T 細胞と一部の胸腺細胞に発現している．細胞膜表面 CD3 は胸腺皮質から髄質に移行する直前（common thymocyte～mature thymocyte）の段階で陽性となる．
分子量および分子構造 T 細胞抗原レセプター（TCR）と複合体を形成する I 型膜貫通性糖蛋白で Ig-SF 領域（定常部 1 つ）をもつ．分子量 26 kDa の γ 鎖，21 kDa の δ 鎖，20 kDa の ε 鎖，16 kDa の ζ 鎖，22 kDa の η 鎖の 5 種類のペプチドで構成される．γ 鎖と δ 鎖が各 1 本，2 本の ε 鎖，2 本の ζ 鎖（または ζ 鎖と η 鎖が各 1 本）の 6 ペプチド鎖で構成され，TCR と結合する．ただしヒトでは η 鎖は同定されていない．TCR/CD3 複合体 ζ 鎖は現在 CD247 に分類されている．
支配遺伝子 γ 鎖，δ 鎖および ε 鎖は染色体 11q23 に，ζ 鎖は 1q22-q23 に存在する．
機能 抗原-MHC 複合体と結合した TCR の信号を，細胞内に伝達する主要な分子と考えられている．
血液細胞との反応性 正常ヒト末梢血リンパ球の 70～80％，胸腺細胞の 10～20％と反応する．
検査の対象
- 末梢血成熟 T 細胞の同定や評価．
- リンパ性白血病やリンパ腫の病型診断．
- 免疫不全症の鑑別．

（佐藤尚武）

51070
CD4

別 HIV レセプター

基準値 35～53％
異常値を呈する場合
高値 成人 T 細胞白血病（ATL），皮膚 T 細胞性リンパ腫（CTCL, Sézary 症候群など），他の T 細胞腫瘍の一部，骨髄性白血病の一部（特に単球性），HHV6 感染
低値 HIV 感染（特に後天性免疫不全症候群：AIDS），特発性 CD4 減少症，結核

概要 抗 T 細胞抗体群の一つである．CD4 抗原は，ヘルパー T 細胞の代表的なマーカーとして知られる膜

抗原である．CD4陽性細胞とCD8陽性細胞は末梢血T細胞の相補的なサブセットを形成する．

抗原分布 ヘルパー/インデューサー（MHCクラスⅡ抗原拘束性）T細胞，胸腺細胞の大部分，EBウイルス形質転換Bリンパ芽球様細胞，小神経膠細胞などに発現している．末梢血単球やマクロファージにも低密度発現している．

分子量および分子構造 分子量55kDaのⅠ型膜貫通性糖蛋白で，細胞外領域にIg-SF領域（可変部1つ，定常部3つ）をもつ．

支配遺伝子 染色体12pter-p12に存在する．

機能 抗原提示細胞上のMHCクラスⅡ分子と会合し，TCRによる抗原-MHC複合体の認識を助け，T細胞のMHCクラスⅡ抗原拘束性を規定している．また human immunodeficiency virus（HIV）のレセプターでもある．

血液細胞との反応性 正常ヒト末梢血リンパ球の約45％，胸腺細胞の80％程度と反応する．なお一部のCD4抗体が認識するエピトープを欠く人がいる．

検査の対象
- ヘルパーT細胞のマーカーとして．
- リンパ性白血病やリンパ腫の病型診断．
- 免疫抑制療法の評価． （佐藤尚武）

51073
CD5

別 Tp67

基準値 58～76％
異常値を呈する場合
高値 B細胞性慢性リンパ性白血病/小細胞性リンパ腫，T細胞性リンパ性白血病・リンパ腫

概要 抗T細胞抗体群の一つである．CD5はpan-T細胞マーカーとして利用されていたが，IgM陽性B細胞やB細胞型慢性リンパ性白血病（B-CLL）など一部のB細胞とも反応することが示された．さらに形質細胞は陰性であるが，関節リウマチ（RA）や全身性エリテマトーデス（SLE）などの自己免疫疾患では，CD5陽性B細胞がIgMクラスの自己抗体を産生することが明らかにされた．CD5陽性B細胞はB-1（B1a）細胞とよばれ，骨髄由来ではなく脾臓などの異所性B細胞と考えられている．骨髄由来のB細胞をB-2細胞とよぶこともある．

抗原分布 末梢血T細胞（高密度）や胸腺細胞のほとんどすべて，B細胞の一部（低密度），B-CLL細胞などに発現している．

分子量および分子構造 分子量67kDaのⅠ型膜貫通性糖蛋白で，細胞外領域に3つのscavenger receptor cysteine-rich（SRCR）ドメインをもつ．細胞内領域にはリン酸化部位がある．SRCRファミリーのグループBに属している．

支配遺伝子 染色体11q13に存在する．

機能 抗原特異的受容体を介したシグナル伝達や，T-B相互作用に依存する抗体介在性の免疫反応に関与している．CD72のリガンドである．

血液細胞との反応性 正常ヒト末梢血リンパ球の70～80％，胸腺細胞の90％以上と反応する．顆粒球や単球とは反応しない．

検査の対象
- リンパ性白血病（特にB-CLL）やリンパ腫の病型診断．
- 自己免疫疾患での免疫抑制療法の評価． （佐藤尚武）

51079
CD7

別 gp40

基準値 65～83％
異常値を呈する場合
高値 T細胞性急性リンパ性白血病・リンパ腫，幹細胞性白血病，骨髄性白血病の一部（特に巨核芽球性白血病）
低値 免疫不全症（T細胞欠損症など）

概要 抗T細胞抗体群の一つである．CD7は，骨髄幹細胞からT細胞への分化において，最も早く発現するT細胞マーカーとして知られている．CD7陽性白血病は予後不良とする報告があるが，異論もある．

抗原分布 胸腺細胞を含むT細胞全般，NK細胞，白血病細胞〔幹細胞性白血病，T細胞性急性リンパ性白血病（T-ALL），一部の骨髄性白血病〕などに発現している．

分子量および分子構造 分子量40kDaのⅠ型膜貫通性糖蛋白で，細胞外領域にIg-SF領域（可変部1つ）をもつ．

支配遺伝子 染色体17q25.2-q25.3に存在する．

機能 サイトカイン分泌や細胞接着に働く補助刺激に関連した分子（costimulatory molecule）としての作用が推定されている．

血液細胞との反応性 正常ヒト末梢血リンパ球の70～80％，胸腺細胞の95％以上と反応する．

検査の対象
- 急性白血病（特にT細胞性）やリンパ腫の病型診断．
- 免疫不全症（T細胞欠損症）の診断・鑑別． （佐藤尚武）

51082
CD8

別 T細胞コレセプター

基準値 19～32％
異常値を呈する場合
高値 T細胞性リンパ性白血病・リンパ腫，顆粒リ

b 白血球分化抗原

パ球増殖性疾患（LPGL, GLPD），EBウイルス感染症
低値 先天性免疫不全症候群

概要 抗T細胞抗体群の一つである．CD8抗原は，キラーT細胞，サプレッサーT細胞，遅延型過敏反応動作性T細胞の共通マーカーである．CD8陽性細胞とCD4陽性細胞は末梢血T細胞の相補的なサブセットを形成する．通常両サブセットは恒常性を保っているが，免疫不全症や各種自己免疫疾患などでバランス異常を示す．
抗原分布 サプレッサー/キラー（MHCクラスI抗原拘束性）T細胞，胸腺細胞の大部分，一部のNK細胞などに発現している．
分子量および分子構造 I型膜貫通性糖蛋白で，細胞外領域にIg-SF領域をもつ．α鎖とβ鎖で構成される二量体である．分子量はα鎖32 kDa，β鎖34 kDaである．αβヘテロダイマーは胸腺由来のT細胞や末梢血T細胞に認められ，CD8抗原の大部分を占める．ααホモダイマーは胸腺外由来のγδ型TCRをもつ小腸のT細胞やNK細胞の一部に認められる．
支配遺伝子 染色体2p12に存在する．
機能 主要組織適合抗原（MHC）クラスI分子に対するレセプターである．
血液細胞との反応性 正常ヒト末梢血リンパ球の約30％，胸腺細胞の80％程度，NK細胞サブセットと反応する．
検査の対象
- サプレッサー/キラーT細胞のマーカーとして（T細胞サブセット検査）．
- リンパ性白血病やリンパ腫の病型診断． (佐藤尚武)

51085
CD9
別 motility related protein，P24

概要 抗血小板抗体群の一つ．CD9抗原は，細胞膜を4回貫通する特殊な構造の蛋白である．このような膜蛋白構造をテトラスパン構造〔transmembrane（TM）4〕とよぶ．
抗原分布 当初血小板に限局すると考えられたが，単球，前駆B細胞，活性化T細胞，顆粒球（好酸球）および神経系の細胞に広く発現している．
(佐藤尚武)

51088
CD10
別 膜メタロエンドペプチダーゼ（MME），CALLA

基準値 5％以下
異常値を呈する場合
高値 common型急性リンパ性白血病（common ALL），common ALL以外の一部の白血病，ある種のリンパ腫，黒色腫

概要 抗B細胞抗体群の一つである．CD10抗原は，大半のnon-T，non-B型急性リンパ性白血病例の細胞に発現しているCALLA抗原（common ALL antigen）として発見された．T細胞性ALL，神経芽細胞腫，特発性血小板減少性紫斑病で骨髄にCD10陽性細胞が増加している症例では予後良好とされている．一方，B細胞性ALLや骨髄腫では，CD10発現は予後と関係がないとされている．
抗原分布 リンパ系前駆細胞，リンパ節胚中心B細胞，芽球化B細胞，成熟顆粒球，common ALL細胞，他の白血病細胞の一部，骨髄腫細胞，刷子縁上皮細胞などに発現している．
分子量および分子構造 分子量100 kDaのII型膜貫通性糖蛋白で，ヒト細胞膜に存在する中性エンドペプチダーゼ（neutral endopeptidase：NEP）と同一である．
支配遺伝子 染色体3q25.1-q25.2に存在する．
機能 CD10は膜メタロエンドペプチダーゼ（membrane metallo-endopeptidase）で，CD13，CD26，aminopeptidase Aなどと同様に膜結合型ペプチダーゼの一つである．生物活性をもつペプチドの加水分解を行うことにより，B細胞の増殖調節などに関与している．
血液細胞との反応性 正常ヒト末梢血リンパ球は原則的に陰性だが，骨髄中のリンパ球は一部陽性を示す．
検査の対象
- 白血病やリンパ腫の病型診断（特にcommon ALL）． (佐藤尚武)

51091
CD11a
別 LFA-1α鎖，gp180/95，αLインテグリン（ITGAL）

基準値 95〜100％
異常値を呈する場合
高値 悪性リンパ腫（T細胞性＞B細胞性），白血病
低値 LFA-1欠損免疫不全症

概要 抗細胞接着分子抗体群の一つである．1993年の第5回国際ワークショップにて抗NK/non lineage細胞抗体群から変更された．CD11a抗原はすべての白血球上に発現しているが，LAD（leukocyte adhesion deficiency：白血球粘着異常症）では細胞表面に発現しない．CD11a抗体は骨髄移植時のGVH（graft versus host）反応や移植片拒絶反応を抑制する．
抗原分布 白血球全般，造血前駆細胞，神経堤上皮細胞などに発現している．T細胞型悪性リンパ腫細胞では高密度に発現していることが多い．血小板は陰性である．
分子量および分子構造 分子量180 kDaのI型膜貫通

性糖蛋白で，LFA-1（lymphocyte-function-associated antigen-1）のα鎖である．LFA-1は，α鎖（CD11a）とβ鎖であるインテグリンβ2（CD18）とが非共有結合した分子で，インテグリンスーパーファミリー（integrin supergene family）に属する．

支配遺伝子 染色体16p11.2にCD11bやCD11c支配遺伝子と近接して存在する．

機能 T細胞が抗原提示細胞と結合する際，LFA-1のリガンドであるintercellular adhesion molecule-1（ICAM-1；CD54）と結合し，補助刺激として作用する．ICAM-2（CD102）やICAM-3（CD50）とも結合する．

血液細胞との反応性 正常ヒト末梢血白血球の95％以上と反応する．

検査の対象
- 悪性リンパ腫の病型診断．
- 免疫不全（LFA-1欠損）を疑うとき． （佐藤尚武）

51092
CD11b

別 Mac-1α鎖，CR3，αMインテグリン（ITGAM），C3biレセプター

基準値 12〜34％

異常値を呈する場合
低値 白血球粘着異常症（LAD）

概要 抗細胞接着分子抗体群の一つである．1993年の第5回国際ワークショップにて抗顆粒球-単球系細胞抗体群から変更された．CD11b抗原は，貪食細胞の食作用に関与する重要なレセプターであるMac-1（macrophage-1）として発見された．補体の不活性型第3成分（C3bi）に対するレセプターで，CR3ともよばれる．CD11b陽性急性骨髄性白血病は予後不良との報告がある．

抗原分布 顆粒球，単球，NK細胞などに発現している．マクロファージには単球より低密度の発現を認める．CD5陽性活性化B細胞やCD8陽性キラーT細胞も陽性である．

分子量および分子構造 分子量170kDaのI型膜貫通性糖蛋白で，Mac-1α鎖である．Mac-1は，LFA-1α鎖（CD11a）と類似構造のCD11bが，同一β鎖（CD18）と非共有結合した分子で，インテグリンスーパーファミリーに属する．

支配遺伝子 染色体16p11.2にCD11aやCD11c支配遺伝子と近接して存在する．

機能 単球や顆粒球のCD11bは細菌のリポ多糖体（LPS：lipopolysaccharide）のレセプターで，炎症性刺激で発現が増加し，細菌貪食作用に関与する．CD11bはICAM-1（CD54），フィブリノゲン，凝固第X因子などをリガンドとして，細胞間接着に関与している．

血液細胞との反応性 正常ヒト末梢血リンパ球の陽性率は5％以下である．

検査の対象
- LADを疑うとき． （佐藤尚武）

51093
CD11c

別 gp150/95 α鎖，CR4，αXインテグリン（ITGAX）

基準値 3％以下

異常値を呈する場合
高値 ヘアリー細胞白血病（hairy cell leukemia：HCL），骨髄性白血病（特に単球性白血病）
低値 白血球粘着異常症（LAD）

概要 抗細胞接着分子抗体群の一つである．1993年の第5回国際ワークショップにて抗顆粒球-単球系細胞抗体群から変更された．CD11c抗原は，補体第3成分（C3d/C3dg）に対するレセプターで，CR4ともよばれる．

抗原分布 顆粒球，単球，マクロファージ，NK細胞，活性化リンパ球，樹状細胞などに発現している．マクロファージの発現密度は単球より高い．HCL細胞も高密度に発現している．

分子量および分子構造 分子量150kDaのI型膜貫通性糖蛋白で，gp150/95のα鎖である．LFA-1α鎖と類似構造をもつCD11cと，同一β鎖（CD18）とが非共有結合してαX/β2インテグリン（CD11c/CD18）を形成する．インテグリンスーパーファミリーに属する分子である．

支配遺伝子 染色体16p11.2にCD11aやCD11b支配遺伝子と近接して存在する．

機能 CR4は，炎症反応において好中球や単球が内皮細胞と接着するときや，抗体と補体を結合した異物を貪食するときに働く．キラーT細胞の細胞傷害作用にも関与している．炎症性刺激で単球や顆粒球の発現が増加する．CD11cはICAM-1（CD54），フィブリノゲン，C3d/C3dgなどをリガンドとして，細胞間接着に関与している．

血液細胞との反応性 正常ヒト末梢血リンパ球の陽性率は5％以下である．

検査の対象
- HCLマーカーとして． （佐藤尚武）

51098
CD13

別 アラニルアミノペプチダーゼ（ANPEP），コロナウイルスレセプター

基準値 3％以下

異常値を呈する場合
高値 骨髄性白血病，BAL (biphenotypic acute leuke-

b 白血球分化抗原 63

mia），リンパ性腫瘍の一部

概要 抗顆粒球-単球系細胞抗体群の一つである．CD13抗原は，CD10抗原と同様にZnを必要とするアラニルアミノペプチダーゼ〔alanyl (membrane) aminopeptidase，アミノペプチダーゼN（APN），メタロペプチダーゼ〕で，膜結合型ペプチダーゼの一つである．本分子をもつ腫瘍細胞は，間質を分解して転移を起こしやすい．
　CD13は代表的な骨髄（顆粒球-単球）系細胞のマーカーであるが，BAL（☞「急性骨髄性白血病のimmunophenotyping」p.54）でも多くの場合陽性を示す．

抗原分布 単球，顆粒球，顆粒球-単球系前駆細胞（CFU-GM），骨髄性白血病細胞，組織球，高内皮細静脈，小腸や腎尿細管上皮細胞，中枢神経系のシナプス膜，線維芽細胞，破骨細胞などに発現している．

分子量および分子構造 分子量150 kDaのII型膜貫通性糖蛋白である．

支配遺伝子 染色体15q25-q26に存在する．

機能 ペプチドのN末端からアミノ酸を順次切断する酵素で，上気道炎の原因となるコロナウイルスのレセプターでもある．

血液細胞との反応性 正常ヒト末梢血リンパ球および骨髄中のマクロファージとは原則的に反応しない．ただし顆粒リンパ球の一部とは反応する．

検査の対象
- 白血病（およびリンパ腫）の病型診断，特に骨髄性白血．　　　　　　　　　　　　　　　（佐藤尚武）

51101
CD14
別 LPS-R，LPS/LBP-R

基準値 3％以下
異常値を呈する場合
高値 骨髄性白血病，特に単球性白血病

概要 抗顆粒球-単球系細胞抗体群の一つで，最良の単球/マクロファージのマーカーである．CD14抗原は，リポ多糖体（LPS：lipopolysaccharide）受容体であり，また細胞外部分が切れやすく，可溶性CD14抗原として血清および尿中に認められる．可溶性CD14抗原の測定は，LPSが関連する炎症性疾患患者の診断とその程度判定に有用とされる．

抗原分布 単球/マクロファージ，顆粒球，骨髄性白血病細胞，濾胞樹状細胞，組織球，ランゲルハンス細胞，B細胞（サブセット），高内皮細静脈などに発現している．なお単球の活性化に伴いCD14発現は低下する．

分子量および分子構造 分子量53～55 kDaのグリコシルホスファチジルイノシトール（glycosyl phosphatidylinositol：GPI）結合性糖蛋白である．

支配遺伝子 染色体5q31.1または5q22-q32に存在する．近傍には顆粒球-マクロファージコロニー刺激因子（GM-CSF），マクロファージコロニー刺激因子（M-CSF）や，多くのインターロイキンなどの遺伝子座がある．骨髄性白血病ではしばしばこの部位が欠損する．

機能 CD11b抗原より高親和性のLPS受容体（LPS-R）で，グラム陰性桿菌の貪食・殺菌に関与している．LPSとLPS binding protein（LBP）の複合体に対する受容体（LPS/LBP-R）でもある．

血液細胞との反応性 正常ヒト末梢血リンパ球の陽性率は5％以下である．単球/マクロファージは強陽性，顆粒球などは弱陽性である．骨髄系前駆細胞とは反応しない．末梢血液中にもCD14陰性単球が少数存在する．

検査の対象
- 単球/マクロファージの指標として．
- 白血病の型別診断（特に単球性白血病）．　（佐藤尚武）

51104
CD15
別 SSEA-1，Le^X，LNFP III，3-FAL

基準値 3％以下
異常値を呈する場合
高値 白血病（特に骨髄性白血病）

概要 抗糖鎖抗原抗体群の一つである．以前は抗顆粒球-単球系細胞抗体群や抗細胞接着分子抗体群に分類されていたが，変更された．またCD15のシアル化抗原（sialyl antigen）はCD15s，硫化抗原（sulphated）はCD15uとして区別された．stage-specific embryonic antigen 1（SSEA-1），Lewis X（Le^X），lacto-N-fucopentaose III（LNFP III），3-fucosyl-N-acetyllactosamine（3-FAL）などの別名がある．

抗原分布 （成熟）顆粒球，単球，顆粒球-単球系前駆細胞（CFU-GM），骨髄性白血病細胞，ランゲルハンス細胞，Reed-Sternberg細胞，脳下垂体前葉の星状膠細胞などに発現している．血液型抗原（Le^X）や腫瘍抗原（乳癌，肺癌，大腸癌など）としても発現している．

分子量および分子構造 3-フコシル-N-アセチルラクトサミン（3-FAL）構造の糖鎖抗原で，分子量は不明（第8回国際ワークショップ）である．膜表面の糖蛋白（CD11，CD18，CD35，CD66）や脂質上に存在する．

支配遺伝子 糖鎖抗原なので支配遺伝子はない．

機能 CD15s抗原は顆粒球と血管内皮細胞の接着を通じて，顆粒球の血管外遊出に関与しているとされる．CD62Eのリガンドである．

血液細胞との反応性 好中球と好酸球の95％以上，単球にも発現しているが，好塩基球，リンパ球，赤血球は陰性である．急性骨髄性白血病の2/3と反応するが，リンパ性白血病やリンパ腫はその一部としか反応しない．

検査の対象
- 骨髄（顆粒球-単球）系細胞の指標として．
- 白血病の病型診断．
- ある種の白血球粘着異常症（LAD）の診断．

(佐藤尚武)

5I110, 111

CD16

[別] 低親和性IgG Fcレセプター（FcγRⅢ）

基準値 7～22％

異常値を呈する場合

[高値] 骨髄性白血病，顆粒リンパ球増殖性疾患（lymphoproliferative disease of granular lymphocytes：LPGL, granular lympho-proliferative disorders：GLPD）

概要 抗NK細胞抗体群の一つである．第6回国際ワークショップ（1997年）で抗顆粒球-単球系細胞抗体群から変更された．また第5回ワークショップではCD16a（FcγRⅢA）とCD16b（FcγRⅢB）に分け登録された．可溶性CD16a測定は骨髄腫のステージ分類に有用との報告もある．発作性夜間ヘモグロビン尿症（PNH）では顆粒球のCD16b抗原が低下する．

抗原分布 CD16aは単球/マクロファージやNK（およびK）細胞に，CD16bは顆粒球（特に好中球）に発現している．

分子量および分子構造 CD16aは分子量50～65kDaのⅠ型膜貫通性糖蛋白（FcγRⅢA）で，CD16bは分子量48kDaのグリコシルホスファチジルイノシトール（GPI）結合性蛋白（FcγRⅢB）である．ともに細胞外にIg-SF領域（定常部2つ）をもつ．

支配遺伝子 染色体1q23に存在する．

機能 IgGに対する低親和性Fcレセプターであり，Ⅲ型レセプター（FcγRⅢ）とよばれる．FcγRⅢAはNK細胞の免疫複合体認識や，K（killer）細胞のADCC活性（☞p.604）に関与する主要なレセプターである．

血液細胞との反応性 正常ヒト末梢血リンパ球の約15％と反応する．CD16aはすべての休止期NK細胞および単球/マクロファージ，CD16bは顆粒球と反応する．

検査の対象
- NK細胞マーカーとして．

(佐藤尚武)

5I116

CD18

[別] LFA-1 β鎖，β-2インテグリン（ITGB2）

概要 抗細胞接着分子抗体群の一つである．CD11a，CD11b，CD11c各抗原をα鎖とし，その共通のβ鎖として非共有結合によりLFA-1, Mac-1, p150/95とよばれるヘテロダイマー分子を形成する．インテグリンスーパーファミリーに属する．LAD（leukocyte adhesion deficiency：白血球粘着異常症）ではCD18抗原分子が欠損している．

抗原分布 成熟TおよびB細胞や顆粒球，単球など白血球全般に高密度の発現を認める．胸腺細胞や関節滑膜にも発現している．

(佐藤尚武)

5I119

CD19

基準値 8～14％

異常値を呈する場合

[高値] B細胞性リンパ性白血病・リンパ腫

概要 抗B細胞抗体群の一つである．形質細胞を除くB細胞の分化・成熟過程のほぼすべてにわたって発現するため，反応性の広いpan-B細胞マーカーとして汎用される．

抗原分布 B細胞全般（pro B細胞，pre B細胞，休止期B細胞，活性化B細胞，芽球化B細胞），hairy cell白血病細胞などの悪性B細胞，濾胞樹状細胞などに発現している．最も未熟なB細胞から芽球化B細胞までの正常B細胞と悪性B細胞に認められ，形質細胞に分化すると消失する．T細胞，顆粒球，単球，赤血球および血小板は陰性であるが，顆粒球単球系未分化細胞には発現を認める．

分子量および分子構造 分子量95kDaのⅠ型膜貫通性糖蛋白で，細胞外にIg-SF領域（定常部2つ）をもつ．細胞内領域が長く，リン酸化可能部位がある．

支配遺伝子 染色体16p11.2に存在し，CD11a，CD11b，CD11c，CD43およびCD124抗原遺伝子の近傍にある．

機能 CD19はCD21とともにB細胞の活性化と増殖に関与する主要分子で，CD21やCD81，CD225などとB細胞表面の信号伝達複合体を構成している．

血液細胞との反応性 正常ヒト末梢血リンパ球の10～15％程度と反応する．

検査の対象
- 全B系細胞の同定のためのpan-B細胞マーカーとして．
- 白血病やリンパ腫の病型診断．

(佐藤尚武)

b　白血球分化抗原

51122
CD20

別 membrane-spanning 4-domains, subfamily A, member 1（MS4A1）

基準値　9～16％

異常値を呈する場合
高値　B細胞性リンパ性白血病・リンパ腫

概要　抗B細胞抗体群の一つである．形質細胞を除くB細胞全般にわたって発現するが，B細胞分化初期にはCD19より遅れて発現する．なおCD20抗体はB細胞腫瘍の治療にも利用される．

抗原分布　B細胞全般（preB細胞，休止期B細胞，活性化B細胞，芽球化B細胞），濾胞樹状細胞に発現する．形質細胞に分化すると消失するが，消失はCD19より遅れる．一部の末梢血T細胞にも低密度の発現を認める．

分子量および分子構造　細胞膜を貫通する非糖化リン酸化蛋白（Ⅱ型膜貫通性リン蛋白）で，分子量はリン酸化の程度によって異なり，33～37 kDaである．一次構造はIgEに対するⅠ型Fcレセプター（FcεRI）のβ鎖に類似している．

支配遺伝子　染色体11q12に存在する．B細胞系腫瘍にみられる転座部位の一つt(11;14)(q13;q32)や，肥満細胞のFcεRIβ遺伝子の近傍にある．

機能　B細胞の活性化と増殖の調節に関与するCaチャネル部と推定されている．

血液細胞との反応性　正常ヒト末梢血リンパ球の10～15％程度と反応する．

検査の対象
- CD19に次ぐpan-B細胞マーカーとして．
- 白血病やリンパ腫の病型診断．
- CD20抗体治療効果の予測・判定．　　（佐藤尚武）

51125
CD21

別 CR2，C3dレセプター，EBV-R

基準値　8～14％

異常値を呈する場合
高値　成熟型B細胞性リンパ性白血病やリンパ腫，一部のT細胞性急性リンパ性白血病

概要　抗B細胞抗体群の一つである．補体レセプターⅡ型（complement receptor 2：CR2）と反応する．

抗原分布　表面免疫グロブリン陽性の分化B細胞（未熟B細胞，休止期B細胞，活性化B細胞），マントル層B細胞，マージナル層B細胞，濾胞樹状細胞，未熟胸腺細胞やT細胞性急性リンパ性白血病の一部などに発現する．B細胞では活性化に伴って消失する．

分子量および分子構造　分子量145 kDaのⅠ型膜貫通性糖蛋白で，細胞外領域15～16個のshort consensus repeat（SCR）領域をもつ．N末端のSCR1-2にC3dとEBウイルス（EBV）が，SCR3-4にC3dgとインターフェロン（IFN）-αが，SCR5-8にはCD23が結合する．細胞内領域にはリン酸化可能部位をもつ．

支配遺伝子　染色体1q32に存在する．補体調節系遺伝子群の一つであり，近傍にはCD35（CR1）やCD46（MCP：membrane co-factor protein），CD55（DAF：decay accelerating factor），C4 binding protein（C4bp），H因子などの遺伝子座がある．

機能　補体調節蛋白の一つでC3d，C3dg，C3bi，EBVのレセプターである．CD19やCD81などと信号伝達複合体を形成し，補体によるB細胞の活性化に関与していると推定されている．

血液細胞との反応性　正常ヒト末梢血リンパ球の10～15％程度と反応する．

検査の対象
- 成熟B細胞マーカーとして．
- 白血病やリンパ腫の病型診断（補助的）．　（佐藤尚武）

51128
CD22

別 BL-CAM，SIGLEC2（sialic acid binding immunoglobulin like lectin 2）

基準値　9～16％

異常値を呈する場合
高値　成熟B細胞腫瘍，特にプロリンホサイト白血病（PLL），ヘアリー細胞白血病（HCL）

概要　抗B細胞抗体群の一つである．B lymphocyte-cell adhesion molecule（BL-CAM）ともよばれる．

抗原分布　B細胞全般に発現するB細胞特異的抗原である．proB細胞やpreB細胞の初期には細胞内に発現し，さらに成熟したB細胞では細胞膜表面に発現する．形質細胞に分化すると消失する．標識色素によってはCD19に近い広範な反応性を示し，CD19よりB細胞に対する特異性が高い．

分子量および分子構造　分子量140 kDaのⅠ型膜貫通性糖蛋白で，細胞外にIg-SF領域をもつ．分子構造からCD22αとCD22βに区別される．

支配遺伝子　染色体19q13.1に存在し，myelin-associated glycoprotein（MAG）やCD66遺伝子の近傍にある．

機能　細胞接着およびB細胞活性化信号の伝達に関与している．CD22αは単球や赤血球との接着に，CD22βはCD45RO抗原を介してCD4陽性T細胞との接着や，CD75s抗原を介したB細胞どうしの接着に関与している．B細胞抗原レセプター（BCR，Sm-Ig）の補助分子してBCRからの活性化信号を停止し

ていると考えられる．

血液細胞との反応性　正常ヒト末梢血リンパ球の10～15％程度と反応する．

検査の対象
- 特異性の高いpan-B細胞マーカーとして．
- 白血病やリンパ腫の病型診断，特にPLLやHCLと慢性リンパ性白血病（CLL）の鑑別．　　（佐藤尚武）

5I131
CD23

別　低親和性IgE Fcレセプター（FcεRII，FCER2）

基準値　4～11％
異常値を呈する場合
高値　B細胞性慢性リンパ性白血病（B-CLL）

概要　抗B細胞抗体群の一つである．IgEに対する低親和性レセプター（FcεRII）と反応するが，FcεRIIにはA型（FcεRIIa）とB型（FcεRIIb）がある．血清中には可溶性FcεRII（sCD23）が存在する．

抗原分布　B細胞，単球，濾胞樹状細胞などに発現する．A型は成熟B細胞全般（休止期，活性化および芽球化B細胞）に発現しているが，B型は活性化B細胞，活性化単球/マクロファージ，好酸球，活性化血小板に発現している．インターロイキン-4（IL-4）などの刺激による活性化によってB型が発現する．

分子量および分子構造　分子量45 kDaのII型膜貫通性糖蛋白である．A型とB型は細胞質内のN末端の違いによって区別される．sCD23は細胞外領域が切れた蛋白分解産物で，IgEの産生調節に関与するIgE結合因子（IgE binding factors）と同一のものである．

支配遺伝子　染色体19p13.3に存在する．

機能　FcεRIIにIgEが結合するとB細胞の活性化や好酸球の脱顆粒をきたす．リガンドがCD21の場合，B細胞の全般的な分化や増殖に働く．また単球/マクロファージを活性化し，炎症性サイトカインの分泌を促す．遅延型アレルギー反応（late allergic response）に関与している．

血液細胞との反応性　正常ヒト末梢血リンパ球の5～10％程度と反応する．

検査の対象
- IgE低親和性FcεRII保有細胞の検出．
- 白血病やリンパ腫の病型診断，特にB-CLLの診断．　　（佐藤尚武）

5I134
CD24

基準値　7～13％
異常値を呈する場合
高値　B細胞性リンパ性白血病・リンパ腫，一部の骨髄性白血病

概要　抗B細胞抗体群の一つである．形質細胞を除くB細胞全般にわたって発現する．

抗原分布　B細胞全般〔pro B細胞（？），pre B細胞，休止期B細胞，活性化B細胞，芽球化B細胞〕，成熟顆粒球（好中球），上皮細胞の一部に発現する．胚中心B細胞（弱陽性）や腫瘍化B細胞，一部の神経芽細胞腫や悪性T細胞，肺小細胞癌にも発現する．形質細胞に分化すると消失する．正常T細胞や単球には発現しない．

分子量および分子構造　分子量35～45 kDaのGPI（glycosyl phosphatidylinositol）結合性の糖蛋白である．成熟B細胞では細胞内部分が失われる．

支配遺伝子　染色体6q21に存在する．

機能　ヒトに関しては不明である．マウスではアポトーシスに関与することが知られている．なおマウスのCD24抗原はheat stable antigen（HAS）とよばれており，前駆B細胞の分化に必要な分子と推定されている．CD24抗体は，インターロイキン-4（IL-4）や他のT細胞因子によるB細胞の分化を抑制する．好中球のCD24抗原は血管外への滲出に関与している．

血液細胞との反応性　正常ヒト末梢血リンパ球の10％程度と反応する．

検査の対象
- 白血病やリンパ腫の病型診断．　　（佐藤尚武）

5I137
CD25

別　IL-2R α鎖，Tac抗原

基準値　5％以下
異常値を呈する場合
高値　成人T細胞白血病（ATL），一部のリンパ系腫瘍
低値　重症複合免疫不全症

概要　抗サイトカイン/ケモカイン受容体抗体群の一つである．抗活性化抗原抗体群に分類されていたが，1997年の第6回国際ワークショップで変更された．なお同ワークショップでは抗サイトカイン受容体抗体群が新設され，抗活性化抗原抗体群は廃止された．低親和性インターロイキン-2レセプター（interleukin-2 receptor：IL-2R）と反応する．IL-2による刺激はT細胞，胸腺細胞，NK細胞，B細胞，単球/マクロファージの活性化や増殖を惹起する．

b　白血球分化抗原

抗原分布 PHA 刺激 T 細胞，活性化 B 細胞，LPS 刺激単球/マクロファージ，HTLV-Ⅰ形質転換 T 細胞株，IL-2 で培養した NK 細胞に発現する．末梢血中のほとんどの T 細胞，B 細胞，単球/マクロファージには発現していない．

分子量および分子構造 分子量 55 kDa のⅠ型膜貫通性糖蛋白で，IL-2R の α 鎖である．

支配遺伝子 染色体 10p15-p14 に存在する．

機能 IL-2R には α 鎖（CD25），β 鎖（CD122），γ 鎖（CD132）があり，一方 IL-2 に対する親和性から低親和性，中親和性，高親和性の 3 種が存在する．α 鎖は単独では低親和性であるが，β および γ 鎖と非共有結合した αβγ ヘテロ複合体は高親和性 IL-2R である．なお βγ ヘテロダイマーは中親和性 IL-2R である．

血液細胞との反応性 正常ヒト末梢血リンパ球の陽性率は 5％以下である．

検査の対象
- 白血病，リンパ腫の病型診断，特に ATL を疑った場合． (佐藤尚武)

51140
CD26
別 DPP-Ⅳ，ADA 結合蛋白

基準値 （参考：10～50％）
異常値を呈する場合
低値 後天性免疫不全症候群（AIDS），悪性黒色腫

概要 抗 non-lineage（非系列）細胞抗体群の一つである．抗活性化抗原抗体群に分類されていたが，1997 年の第 6 回国際ワークショップで変更された．細胞表面プロテアーゼであるジペプチジルペプチダーゼⅣ（dipeptidyl peptidase-Ⅳ：DPP-Ⅳ，DPP4）と反応する．HIV 感染では陽性細胞が減少する．

抗原分布 成熟胸腺細胞，活性化 T 細胞，活性化 B 細胞，NK 細胞，マクロファージに発現する．遠位尿細管細胞，肝内胆管，皮膚線維芽細胞，脾洞被覆細胞，前立腺上皮，肺内皮細胞などにも発現している．ヘアリー細胞白血病細胞や B 細胞急性リンパ性白血病にも発現する．正常メラノサイトにもあるが，メラノーマでは発現がみられない．

分子量および分子構造 分子量 110 kDa のⅡ型膜貫通性糖蛋白で，膜結合型ペプチダーゼの一つである．

支配遺伝子 染色体 2q24.3 に存在する．

機能 DPP-Ⅳ（CD26）はコラーゲンやペプチドを基質とし，N 端のジペプチドを切り取るセリン型エクソペプチダーゼ活性を示す．adenosine deaminase（ADA）complexing protein-2 として T 細胞の活性化に関与する．CD3/TCR 複合体への抗原刺激に対し，T 細胞活性化の補助刺激分子として作用する．

血液細胞との反応性 正常ヒト末梢血リンパ球の一部と反応する．

検査の対象
- 活性化リンパ球の検出．
- HIV 感染の検査． (佐藤尚武)

51143
CD27
別 new T cell antigen，CD70L

概要 抗 T 細胞抗体群の一つである．

抗原分布 大部分の末梢血 T 細胞（特に活性化後の CD45RA 陰性 T 細胞），胸腺髄質細胞，B 細胞の一部に発現する．活性化 B 細胞や形質細胞にも発現する．NK 細胞にも発現を認めるが，低密度である．免疫系が活性化する疾患では血清中の可溶性 CD27（sCD27）が増加し，T 細胞活性化のマーカーとなる． (佐藤尚武)

51146
CD28
別 Tp44

概要 抗 T 細胞抗体群の一つである．

抗原分布 CD3 陽性成熟胸腺細胞，大部分の末梢血 T 細胞には高密度，形質細胞には低密度発現している．末梢血 T 細胞では CD4 陽性細胞のほぼすべてと，CD8 陽性細胞の 2/3 に発現している．活性化すると発現が増強する．T 細胞に比較的特異的である． (佐藤尚武)

51149
CD29
別 インテグリン β1 鎖，VLA-β1 鎖，血小板膜糖蛋白Ⅱa（GPⅡa）

基準値 （参考：90％以上）
異常値を呈する場合
高値 関節リウマチや橋本病などの慢性炎症

概要 抗細胞接着分子抗体群の一つである．CD29 抗原はインテグリン β1 鎖（integrin β1 chain）であり，CD49 や CD51 を α 鎖としてヘテロダイマーを形成し，さまざまな名称の細胞接着分子を構成する．

抗原分布 T 細胞，B 細胞，単球，血小板，線維芽細胞，上皮細胞，肥満細胞，脂肪細胞，肝細胞，平滑筋細胞など広範に発現している．赤血球は陰性で，好中球は発現が非常に弱い．赤血球と好中球以外は実質的に陽性である．なおダイマーの相手となる α 鎖は細胞によって異なる．末梢血 CD4 陽性リンパ球のインデューサー亜群に発現するとされる．

分子量および分子構造 分子量 130 kDa のⅠ型膜貫通性糖蛋白で，CD18（インテグリン β2）や CD61

（インテグリンβ3）と相同性がある．

支配遺伝子 染色体10p11.2に存在する．CD49a～fをα鎖としてVLA（vary late antigen）1～6とよばれる接着分子を形成するほか，CD51（αv）ともヘテロダイマーを形成する．

機能 細胞接着に関与している．VLAは細胞どうしや細胞と細胞外基質（コラーゲン，ラミニン，フィブロネクチンなど）との接着に重要な因子で，T細胞活性化にも関与する．インテグリンβ1鎖の細胞内領域は細胞内信号伝達に関与している．

血液細胞との反応性 正常ヒト末梢血リンパ球の90％以上と反応する．

検査の対象
- リンパ球サブセット検査．
- 研究目的． (佐藤尚武)

51152
CD30

別 TNFRSF8，Ki-1抗原，Ber-H2抗原

基準値 3％以下

異常値を呈する場合

高値 Hodgkin病，未分化大細胞性リンパ腫（ALCL，Ki-1リンパ腫），成人T細胞白血病（ATL）

概要 抗non-lineage細胞抗体群の一つである．1997年の第6回国際ワークショップにて抗活性化抗原抗体群から変更された．リンパ系腫瘍や伝染性単核症では血清中に可溶性CD30抗原が増加するとされる．

抗原分布 成熟T細胞，活性化T細胞，活性化B細胞，活性化NK細胞，単球，種々のリンパ組織中の大型リンパ系細胞，Hodgkin細胞，Reed-Sternberg細胞，非Hodgkinリンパ腫細胞（ALCLや免疫芽球性リンパ腫など），胎児性癌細胞，mixed germ cell tumorに発現する．

分子量および分子構造 分子量120 kDaのⅠ型膜貫通性糖蛋白で，TNFR（tumor necrosis factor receptor）スーパーファミリーに属し，正式名はTNFRSF8（TNFR superfamily, member 8）である．

支配遺伝子 染色体1p36に存在する．

機能 サイトカインレセプターの一種で，TCRを介したアポトーシスなどに関与している．リガンドは好中球，活性化T細胞，単球/マクロファージ上のCD153などである．またシグナルによってT細胞のTh1あるいはTh2への分化や，T細胞の増殖を促進することもある．

血液細胞との反応性 正常ヒト末梢血リンパ球の陽性率は5％以下である．

検査の対象
- 白血病やリンパ腫の病型診断，特にALCL（Ki-1リンパ腫）． (佐藤尚武)

51161
CD33

別 SIGLEC3（sialic acid binding immunoglobulin like lectin 3）

基準値 3％以下

異常値を呈する場合

高値 骨髄性白血病，CD33陽性ALL，BAL（biphenotypic acute leukemia）

概要 抗顆粒球-単球系細胞抗体群の一つである．急性骨髄性白血病の多くの芽球が陽性である．CD33陽性急性リンパ性白血病（ALL）は予後不良とする報告がある．CD33抗体は治療にも利用され，自家骨髄移植時の骨髄性白血病細胞根絶を目的とする骨髄パージング（purging）などに用いられる．

抗原分布 顆粒球-単球系前駆細胞（CFU-GEMM，CFU-GM，BFU-E），単球/マクロファージ，未熟顆粒球（前骨髄球，骨髄球）および成熟顆粒球（低密度）に発現している．造血細胞に特異的である．顆粒球では分化・成熟に従って発現が低下する．そのため成熟細胞では，単球/マクロファージにはかなり強く発現するが，顆粒球は微弱陽性～陰性を示す．組織球，Langerhans細胞，骨髄性白血病細胞にも発現している．正常血小板，リンパ球，赤血球は陰性で，自己複製能をもつ造血幹細胞も陰性である．

分子量および分子構造 分子量67 kDaのⅠ型膜貫通性糖蛋白で，細胞外領域にIg-SF領域（可変部，定常部各1つ）をもつ．

支配遺伝子 染色体19q13.3に存在する．

機能 受容体活性を有するとされるが，詳細は不明である．

血液細胞との反応性 正常ヒト末梢血リンパ球の3％以下と反応する．

検査の対象
- 白血病（およびリンパ腫）の病型診断，特に骨髄性白血病．
- CD33抗体治療効果の予測・判定． (佐藤尚武)

51164
CD34

別 GlyCAM-2，HPCA

基準値 3％以下

異常値を呈する場合

高値 未分化型白血病

概要 抗顆粒球-単球系細胞抗体群の一つである．造血前駆細胞に最も早期から発現するマーカーとされ，造血幹細胞のマーカーとして利用される．クラスⅠ，Ⅱ，Ⅲの3つのエピトープクラスに大別される．CD34陽性骨髄細胞の移植により，すべての系統の

b 白血球分化抗原　69

造血細胞が再構築できる．CD34抗原はまたglyco-sylation dependent cell adhesion molecule-2（Gly-CAM-2），hematopoietic progenitor cell antigen（HPCA）ともよばれる．

抗原分布　自己複製能をもつ早期造血幹細胞および前駆細胞（CFU-Blast，CFU-GEMM，CFU-Mix，BFU-E，CFU-GM，CFU-Meg，CFU-Eoなど）に発現している．これらは分化成熟に伴って消失する．毛細血管内皮細胞，胎児線維芽細胞，胎児および成人神経組織の一部の細胞や未分化白血病細胞などにも発現している．リンパ節の高内皮静脈（high endothelial vein）ではリンパ球のホーミングレセプターであるCD62L（L-セレクチン）のリガンドであるが，他の部位では不明である．

分子量および分子構造　分子量116 kDaのⅠ型膜貫通性糖蛋白で，細胞外領域はO型糖鎖に富み，シアロムチンファミリーに属する．細胞内領域の異なる2つのアイソフォームがある．

支配遺伝子　染色体1q32に存在する．

機能　造血幹細胞では細胞間接着や細胞の分化に関与している．リンパ節内皮細胞では（T）リンパ球のホーミングに関与している．

血液細胞との反応性　正常ヒト末梢血単核細胞の陽性率は3％未満である．

検査の対象
- 白血病（およびリンパ腫）の病型診断．
- 造血前駆細胞の同定・算定や濃縮を目的として．

（佐藤尚武）

51167
CD35
別　CR1，C3b/C4bレセプター

概要　抗顆粒球-単球系細胞抗体群の一つである．CD35抗原は補体成分C3b/C4bに対するレセプターで，Ⅰ型補体レセプター（CR1）ともよばれる．

抗原分布　赤血球，好中球，単球，好酸球，Bリンパ球，Tリンパ球の10〜15％に発現している．好塩基球は陰性である．腎糸球体足細胞，リンパ濾胞樹状細胞，星状神経膠細胞の一部，骨髄性白血病細胞，組織球，NK細胞の一部にも発現している．

（佐藤尚武）

51170
CD36
別　GPⅣ，GPⅢb，FAT

基準値　（参考：5％未満）
異常値を呈する場合
高値　単球性白血病，巨核芽球性白血病，赤白血病

概要　抗血小板抗体群の一つである．血小板膜糖蛋白

Ⅳ（GPⅣ：glycoprotein Ⅳ）またはⅢb（GPⅢb），あるいはfatty acid translocarase（FAT）ともよばれる．

抗原分布　血小板，成熟単球およびマクロファージ，赤血球分化成熟過程の一時期（赤芽球，赤血球），骨髄巨核球，マクロファージ由来の一部の樹状細胞，小血管の内皮細胞，乳腺上皮細胞などに発現している．血小板における分布密度は他の細胞より高い．

分子量および分子構造　分子量85 kDa（血小板）のⅠ型膜貫通性糖蛋白で，細胞膜を2回貫通していると予想されていたが，1回貫通であることが明らかにされた．熱帯熱マラリア感染赤血球に対する血管内皮細胞のレセプターでもある．

支配遺伝子　染色体7q11.2に存在する．

機能　CD36抗原は多機能性接着分子，多機能性受容体として働いている．血小板ではトロンボスポジンやコラーゲンの受容体，単球では酸化低比重リポ蛋白（LDL）に対するスカベンジャー受容体，マクロファージではホスファチジルセリンの受容体であり，それぞれ血小板凝集，動脈硬化，アポトーシスを起こした細胞の認識や貪食などに関与している．

血液細胞との反応性　正常ヒト末梢血リンパ球の陽性率は5％未満である．

検査の対象
- 白血病の病型診断．
- 研究目的．

（佐藤尚武）

51173
CD37

概要　抗B細胞抗体群の一つである．表面免疫グロブリン（B細胞受容体）陽性の比較的成熟したB細胞のマーカーである．

抗原分布　表面IgM陽性の未熟B細胞から芽球化B細胞まで発現している．前駆B細胞と形質細胞にはみられない．リンパ組織では胚中心を除くリンパ濾胞，マントル層，傍皮質領域に分布している．B細胞では前駆細胞に発現するCD9が，分化成熟に伴ってCD37と入れ替わっていく．T細胞や単球，顆粒球にも微弱な発現を認める．

（佐藤尚武）

51176
CD38
別　ADP ribosyl cyclase，cADPR hydrolase

基準値　（参考：20〜60％）
異常値を呈する場合
高値　大部分の急性リンパ性白血病，急性骨髄性白血病，多発性骨髄腫，形質細胞性白血病，一部のリンパ腫（特に白血化例）

概要　抗B細胞抗体群の一つである．CD38抗原は多

くの血液細胞に発現しているが，特に分化段階初期の細胞と活性化細胞によく発現する．

抗原分布　造血前駆細胞，胸腺細胞，活性化T細胞，pre B細胞，活性化B細胞，芽球化B細胞，形質細胞，リンパ節胚中心細胞などに発現している．形質細胞での発現は特に強い．非活性化成熟B細胞は陰性である．すなわちB細胞系では前駆細胞と最終段階に発現しており，中間段階では発現を欠いている．形質細胞に分化するとほとんどのB細胞系マーカーは消失するため，形質細胞のマーカーとして重要である．T細胞でも分化段階初期と活性化細胞に発現する．

単球やNK細胞，赤血球にも低密度発現している．多発性骨髄腫（骨髄腫細胞）や急性白血病細胞（特にALL）にも発現している．

分子量および分子構造　分子量45kDaのII型膜貫通性糖蛋白で，細胞外領域は菱形の高次構造を示す．

支配遺伝子　染色体4p15に存在する．

機能　未分化リンパ球系細胞の分化とアポトーシスに関与している．またT細胞のサイトカイン産生にも関与している．ADP(adenosine diphosphate)リボシルサイクラーゼとcADPR(cyclic adenosine diphosphate ribose)ハイドロラーゼ活性を示す．

血液細胞との反応性　正常ヒト末梢血リンパ球の20～60％と反応する．

検査の対象
- 白血病やリンパ腫の病型診断．
- 形質細胞の同定．

(佐藤尚武)

5|185, 186

CD41

別　GPIIb，αIIβインテグリン（ITGA2B）

基準値　（参考：5％未満）
異常値を呈する場合
高値　巨核芽球性白血病
欠損　Glanzmann型血小板無力症（遺伝性GPIIb/IIIa欠損症）

概要　抗血小板抗体群の一つである．1997年の第6回国際ワークショップにて抗細胞接着分子抗体群から変更されたが，接着分子でもある．CD41抗原は接着分子インテグリンαIIβあるいは血小板膜糖蛋白IIb（glycoprotein IIb：GPIIb）に相当する．CD41抗体は巨核球-血小板系細胞と特異的に反応する．

抗原分布　血小板および骨髄巨核球に発現している．急性巨核芽球性白血病（FAB分類M7型）細胞とも反応する．

分子量および分子構造　分子量135kDaのI型膜貫通性糖蛋白である．α鎖あるいはH鎖（120kDa，CD41a）とβ鎖あるいはL鎖（23kDa，CD41b）から構成され，両者はS-S結合で結ばれている．GPIIIa（CD61，インテグリンβ3）とCa依存性の複合体を形成し，インテグリンαIIβ/β3（GPIIb/IIIa，CD41/DC61）となる．

支配遺伝子　染色体17q21.32に存在し，CD61支配遺伝子の近傍にある．

機能　CD41/CD61複合体は血小板の活性化や凝集に際し中心的な役割を演じる．CD41/CD61複合体は血小板の接着分子であり，フィブリノゲン，フィブロネクチン，von Willebrand因子，ビトロネクチンに対するレセプターとなっている．本複合体は血小板の活性化により立体構造が変化し，可溶性リガンドとの結合が可能となる．またCD41抗体の多くはADPやコラーゲンによる血小板凝集を阻害する．

血液細胞との反応性　正常ヒト末梢血リンパ球の陽性率は5％未満である．

検査の対象
- 白血病の病型診断．
- GPIIb/IIIa欠損症の診断．

(佐藤尚武)

5|188～191

CD42

別　CD42a（GPIX），CD42b（GPIbα），CD42c（GPIbβ），CD42d（GPV）

基準値　3％以下
異常値を呈する場合
高値　巨核芽球性白血病
欠損　Bernard-Soulier症候群

概要　抗血小板抗体群の一つである．巨核球-血小板系細胞と特異的に反応する．CD42抗原は血小板膜糖蛋白（glycoprotein：GP）成分であり，a（GPIX），b（GPIbα），c（GPIbβ），d（GPV）の4本鎖で構成される複合体である．遺伝性血小板異常症であるBernard-Soulier症候群ではCD42b発現が低下ないし欠損している．

抗原分布　血小板および骨髄巨核球に発現している．赤血球，顆粒球，リンパ球，胸腺細胞は陰性で，単球は血小板の付着によりしばしば見かけ上陽性となるが実は陰性である．CD42bは急性巨核芽球性白血病（M7）細胞とも反応する．

分子量および分子構造　分子量はCD42aが22kDa，CD42bが160kDa，CD42cが24kDa，CD42dが82kDaで，いずれもI型膜貫通性糖蛋白である．CD42bとCD42cはS-S結合している．

支配遺伝子　CD42aは染色体3q21，CD42bは17pter-p12，CD42cは22q11.21，CD42dは3q29に存在する．

機能　血流の速い場所での血小板と血管内皮下組織の接着に関与している．特に内皮に損傷を受けた血管の結合組織に血小板が接着するときに働く（血小板粘着）．CD42は重合したvon Willebrand因子（vWF）

と結合する血小板のレセプターである．vWFの結合部位はCD42bにある．またトロンビンと結合してこれを活性化する．

血液細胞との反応性　正常ヒト末梢血リンパ球の陽性率は5％以下である．

検査の対象
- 白血病の病型診断．
- Bernard-Soulier症候群の診断．　　　　　（佐藤尚武）

51193
CD43

別　シアロフォリン（SPN），リューコシアリン，LSGP

基準値　（参考：95％以上）
異常値を呈する場合
陰性　濾胞性リンパ腫，脾辺縁帯B細胞リンパ腫，Wiskott-Aldrich症候群

概要　抗non-lineage（非系列）細胞抗体群の一つである．CD43抗原はシアリル化した1本鎖糖蛋白で，シアロフォリン（sialophorin），リューコシアリン（leukosialin），LSGP（leukocyte sialoglycoprotein）など，さまざまな名称でよばれる．

抗原分布　すべての白血球と血小板に発現している．T細胞，好中球，単球には強く発現しており，B細胞では休止期は発現が弱く，活性化すると発現が増強する．
　濾胞性リンパ腫細胞は通常陰性で，脾辺縁帯B細胞リンパ腫も多くは陰性である．他のリンパ腫は原則的に陽性であるか，あるいは陽性の場合が多い．Wiskott-Aldrich症候群では糖鎖の異常によりT細胞のCD43抗原がしばしば検出できなくなる．

分子量および分子構造　分子量95～135kDaと一定しないが，これは糖鎖が不均一であるためである．細胞表面ムチン型単鎖糖蛋白である．プロテアーゼによって切断され血清中に検出されることがあり，これを可溶性CD43フォーム（sCD43）とよぶ．sCD43はgalactoglycoproteinである．

支配遺伝子　染色体16p11.2に存在する．

機能　細胞接着に関連した免疫反応に関与している．T細胞の活性化に関連した生理学的なリガンド受容体を構成していると考えられている．細胞傷害性T細胞からの防御に関与していると推定されている．

血液細胞との反応性　正常ヒト末梢血リンパ球の95％以上と反応する．

検査の対象
- リンパ腫の病型診断．
- Wiskott-Aldrich症候群の補助診断．　（佐藤尚武）

51196, 197
CD44

別　H-CAM，Pgp-1，ECMR Ⅲ，Hermes抗原

概要　抗細胞接着分子抗体群の一つである．CD44抗原はヒアルロン酸に対するレセプターとして知られ，H-CAM（leukocyte homing-associated cell adhesion molecule receptor），Pgp-1（phagocyte glycoprotein-1），ECMR Ⅲ（extracellular matrix receptor type Ⅲ），Hermes抗原など，さまざまな名称でよばれる．1993年の第5回国際ワークショップで，CD44のアイソフォームとしてCD44Rが追加された．

抗原分布　ほとんどの細胞の膜表面に発現している．CD44抗原を欠く細胞や組織はごく少数であり，血小板，膵臓，副腎，卵巣などの一部で，高度に分化した器官に限られる．それに対しCD44Rは癌細胞や活性化T細胞，単球，皮膚など特定の細胞にのみ発現している．　　　　　（佐藤尚武）

51199
CD45

別　白血球共通抗原（LCA），PTPRC

基準値　（参考：95％以上）

概要　抗non-lineage（非系列）細胞抗体群の一つである．1997年の第6回国際ワークショップで抗NK/non lineage細胞抗体群から変更された．CD45抗原はすべての白血球上に発現しており，白血球共通抗原（leukocyte common antigen：LCA）とよばれる．なおprotein tyrosine phosphatase, receptor type C（PTPRC）が正式名称である．

抗原分布　赤血球，血小板を除くすべての造血細胞（白血球全般，胸腺細胞，破骨細胞）に発現している．白血球の中でも成熟リンパ球が最も高密度に発現している．赤芽球は成熟過程で消失する．

分子量および分子構造　Ⅰ型膜貫通性糖蛋白で，現在5種以上のアイソフォームの存在が知られており，分子量は180～220kDaである．CD45抗体はLCAアイソフォームの共通抗原を認識する．

支配遺伝子　染色体1q31-q32に存在する．エクソン4，5，6のスプライシングの違いによりアイソフォームが生じる．

機能　TおよびB細胞抗原受容体を介した各リンパ球の活性化に必須の膜抗原である．T細胞の活性化に際しては，膜表面でTCRやCD4と会合する．種々のレセプターを介した他の白血球の活性化にも関与すると推定されている．

血液細胞との反応性　正常ヒト末梢血白血球のほぼ100％と反応する．

検査の対象
- 白血球ゲーティング妥当性の指標．
- 非Hodgkinリンパ腫と固形癌や非リンパ腫性肉腫との鑑別．
- 芽球（白血病細胞）のゲーティングのため．

（佐藤尚武）

51200
CD45RA

別 CD45ab，CD45abc，PTPRC

基準値 （参考：5～50％）

概要 抗non-lineage（非系列）細胞抗体群の一つである．CD45RA抗原は，白血球共通抗原（leukocyte common antigen：LCA）遺伝子のエクソン4に由来する抗原決定基AをもつCD45抗原のアイソフォームである．遺伝的にCD45RA陰性T細胞しかもたない健康人が存在する．またCD45RA抗体はパラフィン包埋切片でも検出可能であり，リンパ腫の診断に有用とされる．

抗原分布 B細胞や末梢血T細胞の一部，単球/マクロファージの一部，胸腺髄質細胞（medullary thymocyte）に発現している．T細胞ではnaiveまたはvirgin T細胞とよばれる休止期（resting）T細胞に発現しており，活性化すると減少する．

分子量および分子構造 分子量205～220kDaのⅠ型膜貫通性糖蛋白である．CD45abcとCD45abという2つのアイソフォームがある．

支配遺伝子 染色体1q31-q32に存在し，エクソン4のスプライシングにより生じる．

機能 T細胞抗原受容体（TCR）を介した信号伝達を制御すると考えられるが，CD45RA抗原の欠如した健康人も存在する．

血液細胞との反応性 正常ヒト末梢血CD4陽性細胞の40～50％，CD8陽性細胞の約50％，B細胞と単球の一部と反応する．

検査の対象
- two-color解析によるnaive（virgin）T細胞の解析．
- 白血病やリンパ腫の病型診断（補助的）．（佐藤尚武）

51201
CD45RB

別 CD45b，CD45bc，PTPRC

概要 抗non-lineage（非系列）細胞抗体群の一つである．CD45RB抗原は，白血球共通抗原（leukocyte common antigen：LCA）遺伝子のエクソン5に由来する抗原決定基BをもつCD45抗原のアイソフォームである．CD45RB抗体は非Hodgkinリンパ腫と固形癌細胞の鑑別に利用される．また同種腎移植に際して拒絶反応を阻止するため，腎からの白血球除去を目的に灌流剤として用いられる．

抗原分布 B細胞，T細胞，単球/マクロファージに発現している．顆粒球にも低密度の発現を認める．

（佐藤尚武）

51202
CD45RO

別 CD45null，CD45ex-1，PTPRC

基準値 （参考：10～50％）

概要 抗non-lineage（非系列）細胞抗体群の一つである．CD45RO抗原は，抗原決定基A，B，Cのいずれももたない CD45抗原のアイソフォームである．またCD45RO抗体はパラフィン包埋切片でも検出可能であり，リンパ腫の診断や癌あるいは肉腫細胞との鑑別に有用とされる．

抗原分布 T細胞の多く，活性化T細胞，顆粒球の多く，単球/マクロファージの一部，胸腺皮質細胞（cortical thymocyte）に発現している．T細胞ではmemory（記憶）T細胞，活性化T細胞に発現する．B細胞や腫瘍化B細胞は陰性である．

分子量および分子構造 分子量180kDaのⅠ型膜貫通性糖蛋白である．

支配遺伝子 染色体1q31-q32に存在する．

機能 T細胞抗原受容体（TCR）を介した信号伝達を制御する．CD4陽性T細胞のCD45ROのリガンドはB細胞のCD22 β鎖であるとの報告もあるが，CD22との相互作用は他のCD45アイソフォームでもみられる．

血液細胞との反応性 正常ヒト末梢血リンパ球の10～50％，活性化末梢血T細胞の80～90％と反応する．B細胞の陽性率は5％未満．

検査の対象
- two-color解析によるメモリーT細胞の解析．
- 白血病やリンパ腫の病型診断（補助的）．（佐藤尚武）

51232
CD54

別 ICAM-1

概要 抗細胞接着分子抗体群の一つである．CD54抗原は多くの活性化細胞に発現する膜抗原で，ICAM-1（intracellular adhesion molecule-1）として知られている．炎症性のサイトカイン刺激によりCD54抗原の発現が増強する．

抗原分布 正常細胞ではマクロファージと内皮細胞に発現している．IL-1やIFN-γ，TNF-αなどのサイトカイン刺激で活性化されると，内皮細胞，T細胞，B細胞，単球-マクロファージ，樹状突起細胞，線維芽細胞，ケラチノサイト，軟骨細胞，上皮細胞などに広範に発現する．

（佐藤尚武）

CD55

別 DAF（崩壊促進因子）

基準値 （参考：90％以上）
異常値を呈する場合
低値（発現低下） 発作性夜間ヘモグロビン尿症（PNH）

概要 抗non-lineage（非系列）細胞抗体群の一つである．CD55抗原は赤血球を含む広範な細胞に分布している補体制御蛋白で，自己補体による細胞傷害の防御に働いている．またHIV（ヒト免疫不全ウイルス）は，感染後生体内で生き延びるのにCD55を利用していることが知られている．すなわちHIVは発芽に際してカプセル（外膜）にT細胞のCD55を持ち込み，ヒト補体による傷害を免れている．さらにエコーウイルス7やコクサッキーウイルスB3のレセプターにもなっている．

CD55は別名としてDAF（decay accelerating factor：崩壊促進因子）for complement（Cromer blood group）ともよばれている．

抗原分布 CD55は赤血球を含むすべての血液細胞と，非血液細胞に広範に分布している．
分子量および分子構造 分子量70 kDaの，GPI（glycosyl phosphatidylinositol）アンカーという構造を有する糖蛋白（GPI結合性糖蛋白）である．GPIアンカーは糖脂質であり，蛋白を細胞膜に結合する機能をもつことから命名された．
支配遺伝子 染色体1q32に存在する．
機能 CD55は，CD46とともに補体結合反応の中間体であるC3転換酵素やC5転換酵素を抑制し，細胞に対する補体傷害性を防御している．免疫複合体を崩壊させるので崩壊促進因子（DAF）と名付けられた．
血液細胞との反応性 正常ヒト末梢血リンパ球の50〜90％と反応する．
検査の対象
・PNHの診断検査として． （佐藤尚武）

CD56

別 NCAM-1

基準値 11〜21％
異常値を呈する場合
高値 NK細胞性顆粒リンパ球増殖性疾患（lymphoproliferative disease of granular lymphocytes：LPGL，granular lymphoproliferative disorders：GLPD），骨髄性白血病，多発性骨髄腫，癌，感染症，自己免疫疾患

概要 抗NK細胞抗体群の一つであり，代表的なNK（natural killer）細胞マーカーとして知られている．NK細胞はMHC非拘束性細胞傷害活性を示し，CD16かCD56が陽性，CD3やTCRは陰性で，（大）顆粒リンパ球〔(large) granular lymphocyte：(L)GL〕の形態を示すリンパ球である．

CD56抗原は脳にあるNCAM（neural cell adhesion molecule）のアイソフォームである．
抗原分布 NK細胞，末梢血T細胞の一部，および脳神経細胞に広く発現している．筋，網膜，膵，副腎，精巣，卵巣などにも発現を認める．またLGL白血病細胞，肺小細胞癌，神経系腫瘍，骨髄腫および骨髄性白血病の細胞や，株化T細胞などにも発現している．
分子量および分子構造 分子量140kDaのI型膜貫通性糖蛋白で，Ig-SF領域（定常部5つ），3型フィブロネクチン領域（FNⅢ）をもつ．エクソンの選択的スプライシングにより，20以上のアイソフォームが生まれる．
支配遺伝子 染色体11q23.1に存在し，23以上のエクソンがある．
機能 神経組織では同型および異型細胞の接着や，発達に関与している．NK細胞やT細胞におけるCD56の役割は確定していない．
血液細胞との反応性 正常ヒト末梢血リンパ球の10〜20％と反応する．
検査の対象
・血液・造血器腫瘍の病型診断，特にNK細胞性腫瘍や骨髄腫． （佐藤尚武）

CD57

別 HNK-1

基準値 12〜30％
異常値を呈する場合
高値 臓器移植後，AIDS，CVID，関節リウマチ，サイトメガロウイルス感染症，Crohn病

概要 以前は抗NK細胞抗体群に分類されていたが，第7回国際ワークショップ（2000年）で抗糖鎖抗原抗体群に変更された．

NK細胞に対する最初の単クローン抗体であるHNK-1は日本人の安保により作製されたが，後にCD57に分類された．現在でもHNK-1はCD57の別名として用いられることがある．腎や骨髄移植後，CD8およびCD57陽性のαβ型T細胞の増加が認められる．サイトメガロウイルス（CMV）感染や後天性免疫不全症候群（AIDS），重症複合免疫不全症（CVID）やリウマチ患者でもCD8およびCD57陽性αβ型T細胞が増加するとされている．
抗原分布 T細胞とNK細胞の一部に発現しているが，B細胞，単球，内皮細胞，神経細胞の少数にも発現

が認められる．胸腺細胞や臍帯血TおよびNK細胞にはCD57の発現はみられない．T細胞では主としてCD8陽性細胞に発現しており，胸腺外由来のγδT細胞（NKT細胞）のマーカーとみなされている．CD57陽性NK細胞も通常CD8を弱く発現している．

分子量および分子構造　分子量110kDaの糖鎖抗原である．

支配遺伝子　染色体11q12-qterに存在する．

機能　機能は不明であるが，リンパ球と神経細胞の結合など細胞接着への関与が推定されている．またCD8およびCD57陽性T細胞は，抑制T細胞と推定されている．

血液細胞との反応性　正常ヒト末梢血リンパ球の10～30％と反応する．

検査の対象
- 白血病やリンパ腫の病型診断．
- 臓器移植後や各種疾患のモニタリング．　　（佐藤尚武）

51244
CD58

別　LFA-3

概要　抗細胞接着分子抗体群の一つである．1997年の第6回国際ワークショップで抗NK/non-lineage細胞抗体群から変更された．CD58抗原はLFA-3（lymphocyte function antigen-3）ともよばれる．造血系，非造血系を問わず生体内のほとんどすべての細胞に発現している．膜貫通型とGPI結合型がある．

抗原分布　血液細胞全般に発現しており，内皮細胞，上皮細胞，線維芽細胞，肝細胞など非血液細胞にも広範に発現している．　　　　　　　　（佐藤尚武）

51247
CD59

別　HRF20，MIP，MACIF，MIRL，プロテクチン

基準値　（参考：50～90％）
異常値を呈する場合
低値（発現低下）　発作性夜間ヘモグロビン尿症（PNH）

概要　抗non-lineage（非系列）細胞抗体群の一つである．CD59はCD55とともに補体制御蛋白として，自己の補体傷害性を防御する機能を有する．CD59もCD55と同様に細胞に分布しており，自己補体による細胞傷害の防御に働いている．正式名はcomplement regulatory proteinである．

抗原分布　血液細胞および非血液細胞に広範に分布しているが，CD55とは異なりBリンパ球はCD59の発現を欠くとされる．血管内皮，上皮細胞，神経組織，甲状腺，胎盤，羊水中の細胞にも発現している．

分子量および分子構造　分子量は19～25kDaで，78個のアミノ酸で構成されている．主体はGPI（glycosyl phosphatidylinositol）アンカーで膜に結合しているものであるが，アミノ酸が25個多い膜貫通型のものもある．

支配遺伝子　染色体11p13に存在する．

機能　CD59は補体のMAC（membrane attack complex）形成を抑制し，細胞に対する補体傷害性を防御している．補体C5b-C8複合体のC8にC9が結合するのを抑制し，C9の重合によるMACの完成を阻止する．なおCD59は多数の研究施設において，ほぼ同時進行で機能が解明されたため，以下のような種々の別名がある．
- CD59の別名：HRF20（homologous restriction factor 20 kDa），MIP（membrane attack complex inhibiting protein），MACIF（membrane attack complex inhibitory factor：MAC抑制因子），MIRL（membrane inhibitor of reactive lysis：反応性溶血膜阻止因子）

血液細胞との反応性　正常ヒト末梢血リンパ球の50～90％と反応する．

検査の対象
- PNHの診断検査として．　　　　　　（佐藤尚武）

51253
CD61

別　GPⅢa，β3インテグリン（ITGB3）

基準値　3％以下
異常値を呈する場合
高値　巨核芽球性白血病
欠損　Glanzmann型血小板無力症（遺伝性GPⅡb/Ⅲa欠損症）

概要　抗血小板抗体群の一つである．1997年の第6回国際ワークショップで抗細胞接着分子抗体群から変更された．CD61抗原はインテグリンβ3に相当し，血小板膜糖蛋白Ⅲa（glycoproteinⅢa：GPⅢa）ともよばれる．

抗原分布　インテグリンαⅡβ/β3（GPⅡb/Ⅲa，CD41/CD61）として血小板および骨髄巨核球に発現している．急性巨核芽球性白血病（FAB分類M7型）細胞とも反応する．またインテグリンαv/β3（CD51/CD61）として内皮細胞，平滑筋細胞，一部のB細胞，単球/マクロファージ，血小板，破骨細胞，肥満細胞，線維芽細胞，腫瘍細胞などに発現する．

分子量および分子構造　分子量90kDaのⅠ型膜貫通性糖蛋白で，788個のアミノ酸で構成されている．インテグリンαⅡβ（GPⅡb，CD41）やαv（CD51）と共有結合し，Ca依存性の複合体を形成する．

支配遺伝子　染色体17q21.32に存在し，CD41支配遺伝子の近傍にある．

機能　CD41/CD61複合体は血小板と種々の基質蛋白

との接着に働く．CD41/CD61 および CD51/CD61 両複合体はフィブリノゲン，フィブロネクチン，von Willebrand 因子，ビトロネクチンに対するレセプターである．

血液細胞との反応性　正常ヒト末梢血リンパ球の陽性率は5％以下である．

検査の対象
- 白血病の病型診断．
- GPⅡb/Ⅲa 欠損症の診断．　　　　　　　　（佐藤尚武）

51263

CD64

別 Fcγ receptor Ⅰ（FcγRⅠ）

基準値　（参考：5％未満）

異常値を呈する場合
高値　骨髄性白血病，特に単球性白血病

概要　抗顆粒球-単球系細胞抗体群の一つで，単球/マクロファージに対する特異性が比較的高い．
　CD64抗原は，IgGのFc部分に対するレセプター（FcγR）である．FcγRにはⅠ〜Ⅲの3種類があり，CD64抗原はFcγRⅠである．CD64（FcγRⅠ）は，FcγRⅡ（CD32）やFcγRⅢ（CD16）に比べIgG-Fcに対する親和性が高く，高親和性FcγRとよばれる．モノマーのIgG1やIgG3と結合できる．

抗原分布　単球/マクロファージには常時発現しており，好中球にも発現を認めるが，非常に低密度の発現である．インターフェロン-γ（IFNγ）やG-CSFで好中球を活性化すると，CD64発現が著明に増強する．IFNγ処理により好酸球にも発現する．未分化な顆粒球には発現がみられず，後骨髄球からCD64発現が認められる．樹状細胞の一部にも発現している．

分子量および分子構造　分子量72 kDaのⅠ型膜貫通性糖蛋白である．CD64a，CD64b1，CD64b2，CD64cの4つのアイソタイプがあり，b1とcには膜貫通部分や細胞内部分がなく，可溶性FcγRⅠと考えられる．この2つのアイソタイプは遺伝子配列から推測されたもので，実際に存在するか否かは確かめられていない．CD64抗原の大部分はCD64a（FcγRⅠa）であると考えられている．

支配遺伝子　染色体1q21.2-q21.3に存在し，6つのエクソンをもつ．

機能　食食，抗原提示のための抗原取り込み，サイトカインやスーパーオキサイドの産生，ADCC活性（☞p.604）に関与している．

血液細胞との反応性　正常ヒト末梢血でのリンパ球陽性率は5％未満，単球陽性率は95％以上である．

検査の対象
- 白血病の病型診断（特に単球性白血病）．　（佐藤尚武）

51266

CD65

別 ceramide dodecasaccharide，VIM-2

基準値　（参考：5％未満）

異常値を呈する場合
高値　骨髄性白血病

概要　第7回国際ワークショップ（2000年）で抗顆粒球-単球系細胞抗体群から抗糖鎖抗原抗体群に変更された．
　CD65抗原は糖鎖抗原であり，CD15やCD15s抗原と同じスフィンゴ糖鎖である．CD65抗原の性状は，当初 VIM-2 という歴史的な単クローン抗体で調べられ，明らかにされたので，抗体名が別名として使われることがある．また CD65 抗原は均一のものではないことが判明しており，顆粒球-単球系細胞に発現する一群の糖鎖抗原を示す．そのため抗体もグループ1〜3に大別される．
　CD65は顆粒球-単球系のマーカーとして，特にヨーロッパで重視されている．CD65陽性の急性骨髄性白血病（AML）は，臓器浸潤の頻度が高いという報告がある．

抗原分布　グループ1は顆粒球-単球系細胞全般と反応する．グループ2は顆粒球とは強く，単球とは弱く反応する．グループ3は顆粒球系細胞とは反応するが，単球とは反応しない．またグループ1と2はノイラミニダーゼ処理に対し感受性，グループ3は非感受性である．

分子量および分子構造　糖鎖抗原で，グループ1は8糖体と反応するが，他は詳細不明．なおグループ1の認識抗原はシアル酸を含むため，シアル化CD65（CD65s：sialylated CD65）と亜分類されている．VIM-2はCD65sである．

支配遺伝子　糖鎖抗原なので支配遺伝子はない．

機能　不明である．CD65はCD62Eのリガンドであるとする報告があったが，CD65とCD62Eとの接着は弱く，現在ではCD62EのリガンドはCD15sと考えられている．

血液細胞との反応性　正常ヒト末梢血でのリンパ球陽性率は5％未満，顆粒球陽性率は95％以上で，CD65sは単球陽性率も95％以上である．

検査の対象
- 白血病の病型診断（特に骨髄性白血病）．　（佐藤尚武）

51269

CD66

別 CEACAM6，NCA

基準値　（参考：5％未満）

異常値を呈する場合
高値　骨髄性白血病，フィラデルフィア染色体陽性急

性リンパ芽球性白血病

概要 抗顆粒球-単球系細胞抗体群の一つで，顆粒球に対する特異性が比較的高い．
　CD66抗原は癌胎児性抗原（carcinoembryonic antigen：CEA）あるいはNCA（non-specific cross-reacting antigen）に属する蛋白質で，免疫グロブリン様ドメイン（Ig-SF）を有する．CD66抗体はCD66a～fに亜分類される．このうちCD66a～eはCEA related cell adhesion molecule（CEACAM）とよばれる分子群で，CEACAM-1がCD66a，CEACAM-8がCD66b，CEACAM-6がCD66c，CEACAM-3がCD66d，CEACAM-5がCD66eである．CD66cはNCAともよばれる．

抗原分布 CD66cは好中球のアズール顆粒（一次顆粒）に存在する．なおCD66aとCD66bは好中球の特殊顆粒（二次顆粒）に存在するとされる．上皮細胞，大腸癌細胞，肺や脾臓組織，急性リンパ芽球性白血病（ALL）細胞の一部にも発現している．

分子量および分子構造 分子量90～95 kDaの糖含量の多い蛋白質である．GPIアンカーで細胞膜と結合し，細胞外にIg-SF領域（可変部1，定常部2）をもつ．

支配遺伝子 染色体19q13.2に存在する．

機能 生理的機能は不明だが，細胞接着に関与していると推定されている．

血液細胞との反応性 正常ヒト末梢血でのリンパ球陽性率は5％未満，末梢血顆粒球の陽性率は95％以上である．CD66c陽性ALLではフィラデルフィア染色体が高頻度で陽性となるが，CD66c陰性例ではフィラデルフィア染色体もほぼ陰性とされる．

検査の対象
- 白血病の病型診断（特にALLにおけるフィラデルフィア染色体のスクリーニング）． （佐藤尚武）

51278
CD69

別　C type lectin domain family 2, member 2（CLEC2C），AIM，EA-1

概要 抗NK細胞抗体群の一つである．1997年の第6回国際ワークショップで抗活性化細胞抗体群から変更された．
　CD69抗原はリンパ球の活性化初期に表出されることが知られており，AIM（activation inducer molecule），EA-1〔early（T-cell）activation antigen-1〕などとよばれる．

抗原分布 通常状態では単球と血小板，少数のT細胞とNK細胞に発現している．活性化細胞では広範に発現がみられ，リンパ球（T，B，NK），好中球，好酸球，胸腺細胞，上皮性ランゲルハンス細胞に発現する． （佐藤尚武）

51281
CD70

別　CD27リガンド（CD27L），Ki-24（抗原）

概要 抗non-lineage細胞抗体群の一つである．CD70抗原はCD27抗原のリガンドであり，Ki-24抗原とも同一である．

抗原分布 活性化したT細胞やB細胞に発現する．腫瘍化したB細胞では高レベルの発現を認め，Hodgkin細胞やReed-Sternberg細胞，未分化大細胞性リンパ腫（Ki-1リンパ腫）細胞にも発現する．非活性化リンパ球や単球は陰性である． （佐藤尚武）

51284
CD71

別　トランスフェリンレセプター（TfR，TFRC）

基準値 4％以下
異常値を呈する場合
高値 急性白血病やリンパ腫（の一部）

概要 抗non-lineage細胞抗体群の一つである．1997年の第6回国際ワークショップで抗活性化抗原抗体群から変更された．
　CD71抗原は鉄の輸送蛋白であるトランスフェリン（transferrin：Tf）の受容体である．血清中には可溶性CD71抗原（sCD71）が存在する．CD71抗体はある種の悪性リンパ腫や癌に対して抗腫瘍活性を示す．エンドソームマーカーとしても知られ，細胞内小器官の同定に用いられる．

抗原分布 赤芽球，網赤血球，増殖細胞，活性化血液細胞全般，再生肝細胞，脳細網内皮細胞に発現している．休止期にある末梢血白血球には発現を認めない．原則的に発現の強さは細胞の鉄要求性を反映する．

分子量および分子構造 分子量95 kDaのⅡ型膜貫通性糖蛋白で，S-S結合によりホモダイマー構造を形成している．

支配遺伝子 染色体3q29に存在する．

機能 鉄の取り込みに働く．CD71抗原は中性pHで鉄を結合したトランスフェリンと結合し，pH 5以上の酸性条件下でCD71抗原を介して細胞内に取り込まれ，細胞質中に鉄を放出する．脳-血管関門を通過して脳に薬剤を運ぶ作用もある．細胞の分化や増殖，鉄を介さないT細胞の活性化にも関与している．

血液細胞との反応性 正常ヒト末梢血リンパ球の陽性率は5％未満である．

検査の対象
- 白血病やリンパ腫の病型診断． （佐藤尚武）

b　白血球分化抗原

CD79

51308～310

別 B細胞抗原受容体複合体，免疫グロブリン（Ig）付随分子

基準値 （参考：5～15％）
異常値を呈する場合
高値 B細胞性リンパ性白血病，B細胞性リンパ腫の白血化

概要 抗B細胞抗体群の一つで，B細胞の表面免疫グロブリン（B細胞受容体：BCR）と複合体を形成する．B細胞に特異的なマーカーで，T細胞におけるCD3と同等の意義を有する．α鎖（CD79a）とβ鎖（CD79b）からなる．

抗原分布 B細胞系列に特異的な抗体で，原則的にB細胞のみに発現する．B細胞分化段階の初期から形質細胞に至るまで，ほぼすべてのB系細胞の細胞内に認められる．細胞表面にはほぼ表面免疫グロブリンの発現に一致して認められ，成熟B細胞マーカーとしての特徴を示す．なおリンパ濾胞やマントル層のB細胞では発現が強く，胚中心のB細胞は発現が弱い．細胞内抗原の検出率はCD79aの方が高いので，細胞内はCD79aを，細胞膜表面はCD79bを利用することが多い．

細胞内CD79は各種B細胞腫瘍と広範かつ特異的に反応する．しかし少数ながらT細胞腫瘍と反応したという報告もある．表面CD79はB細胞性慢性リンパ性白血病（B-CLL）と他の成熟型B細胞腫瘍との鑑別に有用とされている．

分子量および分子構造 分子量70kDa（CD79a；40～45kDa，CD79b；37kDa）のI型膜貫通性蛋白で，αとβ鎖がS-S結合したヘテロダイマー構造を示す．

支配遺伝子 CD79aは染色体19q13.2，CD79bは17p23に存在する．

機能 BCRを介した抗原情報伝達に関与するほか，B細胞の分化成熟にも必要不可欠である．

血液細胞との反応性 正常ヒト末梢血リンパ球の陽性率は5～15％である．

検査の対象
・白血病やリンパ腫の病型診断，特にB細胞性腫瘍．

（佐藤尚武）

CD95

51357

別 Fas抗原，Apo-1

基準値 （参考：5～50％）
異常値を呈する場合
高値 自己免疫性リンパ球増殖性症候群（ALPS），全身性エリテマトーデス（SLE）

概要 抗サイトカイン/ケモカイン受容体抗体群（第6回国際ワークショップにて変更）の一つである．CD95抗原はアポトーシス（apoptosis）を引き起こす膜抗原として知られるFasに相当し，NGFR（nerve growth factor receptor）/TNFR（tumor necrosis factor receptor）スーパーファミリーに属する．CD95分子の変異は自己抗原反応性T細胞の異常増殖をきたし，自己免疫疾患の誘発を促すとされる．

抗原分布 末梢血TおよびB細胞のごく少数と，NK細胞の5％程度に発現している．メモリーT細胞ではCD45RA弱陽性，CD45RO強陽性での発現が目立つ．胸腺細胞や顆粒球-単球系細胞でも低レベルの発現を認める．これらの細胞は活性化に伴って発現が著しく増強する（特にTおよびB細胞）．成人T細胞白血病（ATL），B細胞型非Hodgkinリンパ腫（B-NHL），Hodgkin病の細胞などにも発現している．急性リンパ性白血病，慢性骨髄性白血病，多発性骨髄腫ではほとんど発現しない．肝細胞にも発現が認められる．

分子量および分子構造 分子量45kDaのI型膜貫通性糖蛋白で，NGFR/TNFRドメインを3つもつ．

支配遺伝子 染色体10q24.1に存在する．

機能 アポトーシスを誘発するシグナルの伝達に関与している．本分子にFasリガンド（FasL）が結合するとアポトーシスによる細胞死が起こる．FasLはTNFスーパーファミリーに属する糖蛋白である．自己反応性T細胞の除去やキラーT細胞による細胞傷害機序に関与している．

血液細胞との反応性 正常ヒト末梢血リンパ球の5～50％と反応する．

検査の対象
・自己免疫疾患や悪性腫瘍の研究のため．

（佐藤尚武）

CD103

51381

別 インテグリンαE鎖（ITGαE，ITGAE），HML-1

基準値 （参考：5％未満）
異常値を呈する場合
高値 ヘアリー細胞白血病（hairy cell leukemia：HCL），T細胞性非Hodgkinリンパ腫（T-NHL）の白血化

概要 抗細胞接着分子抗体群の一つである．CD103抗原はインテグリンαE（integrin α-E：ITGαE）サブユニットであり，インテグリンβ7とともにヘテロダイマーであるαEβ7インテグリンを形成する．また腸管粘膜上皮内リンパ球に高率に発現していることから，HML-1（human mucosal lymphocyte-1）とよばれていた抗原に相当する．

抗原分布 αEβ7抗原として，腸管上皮内のほとんど

（＞90％）のリンパ球に発現している．腸基底膜T細胞の半分弱にも発現を認める．末梢血液中の休止期リンパ球ではほとんど発現していない．フィトヘマグルチニン（PHA）で活性化を受けたリンパ球は陽性化する．抗体によっては骨髄中の顆粒球-単球系前駆細胞の一部と反応する．HCLやT-NHLは陽性であり，急性骨髄性白血病や骨髄性白血病株の一部も陽性を示す．

分子量および分子構造　分子量150kDaのI型膜貫通性糖蛋白である．

支配遺伝子　染色体17p13に存在する．

機能　αEβ7インテグリンはE-カドヘリンをリガンドとして，細胞間接着に関与する．上皮細胞と上皮内T細胞の異種細胞間接着を媒介すると考えられている．なおαEのEはE-カドヘリンのEを意味する．

血液細胞との反応性　正常ヒト末梢血リンパ球の陽性率は5％未満で，非活性化リンパ球では2％未満である．

検査の対象
- 白血病やリンパ腫の病型診断，特にB細胞性HCL（B-HCL）．
　　　　　　　　　　　　　　　　　　　（佐藤尚武）

51423
CD117
別　幹細胞因子レセプター（SCFR），c-*kit*

基準値　（参考：3％未満）
異常値を呈する場合
高値　急性骨髄性白血病（AML）

概要　抗サイトカイン/ケモカイン受容体抗体群の一つである．CD117抗原はSCF（stem cell factor：幹細胞因子）のレセプターで，プロトオンコジーンとして知られるc-*kit*（c-*KIT*）の遺伝子産物である．c-*kit*は，ネコ肉腫ウイルス由来の癌遺伝子v-*kit*のヒト細胞ホモローグ遺伝子である．SCFはMCGF（mast cell growth factor），steel factor，c-*kit*リガンドともよばれる．

抗原分布　造血幹細胞，造血前駆細胞，組織肥満細胞とその前駆細胞に発現している．正常骨髄細胞の1～4％，CD34陽性細胞の50～70％に発現する．CD34陽性CD117陰性細胞はリンパ球系前駆細胞，CD34陰性CD117陽性細胞は赤芽球や肥満細胞の前駆細胞と考えられている．メラノサイト，生殖細胞，胎児脳細胞，急性骨髄性白血病（AML）細胞にも発現する．リンパ性白血病細胞にはほとんど発現せず，AMLに対する特異性が比較的高い．

分子量および分子構造　分子量145kDaのI型膜貫通性糖蛋白で，細胞外領域にIg-SF領域（定常部4つ，可変部1つ）をもつ．細胞内にはチロシンキナーゼをもち，自己リン酸化を起こす．クラスIII受容体型チロシンキナーゼファミリーに属している．

支配遺伝子　染色体4q11-q12に存在し，21のエクソンをもつ．

機能　SCFレセプター（SCFR）として，造血幹細胞や未分化造血前駆細胞の増殖および分化誘導に働く．肥満細胞，メラノサイト，生殖細胞の分化誘導などにも関与する．

血液細胞との反応性　正常ヒト末梢血白血球の陽性率は3％未満である．

検査の対象
- 白血病の病型診断，特にAML．
　　　　　　　　　　　　　　　　　　　（佐藤尚武）

51438
CD122
別　インターロイキン-2レセプター（IL-2R）β鎖

概要　抗サイトカイン/ケモカイン受容体抗体群の一つである．CD122抗原はインターロイキン-2レセプター（interleukin-2 receptor：IL-2R，☞「CD25」p.67）のβ鎖である．

抗原分布　T細胞，B細胞，NK細胞，単球/マクロファージの一部（活性化細胞）に発現している．NK細胞，一部のB細胞，非活性化T細胞はCD122のみ発現しており，CD25（IL-2R α鎖）を欠くが，IL-2刺激により活性化するとCD25も発現する．樹状上皮細胞でも発現を認め，好中球もCD25はないがCD122はわずかに存在するとされる．
　　　　　　　　　　　　　　　　　　　（佐藤尚武）

CD138
別　syndecan-1（SDC1）

基準値　（参考：3％未満）
異常値を呈する場合
高値　多発性骨髄腫，形質細胞性白血病，一部のリンパ腫

概要　抗糖鎖抗原抗体群の一つである．

抗原分布　B前駆細胞，形質細胞に発現しており，成熟B細胞や末梢血B細胞には発現していない．上皮細胞や角質細胞にも発現が認められるとされる．T細胞や顆粒球，単球，骨髄非リンパ系細胞，扁桃細胞は陰性である．

分子量および分子構造　分子量は85～92kDaで，発現している細胞によって異なることが知られている．膜貫通型ヘパラン硫酸化プロテオグリカン高分子で，コンドロイチン硫酸を含んでいる．シンデカン（syndecan）ファミリーとよばれる分子群に属している．

支配遺伝子　染色体2p24.1に存在する．

機能　細胞外マトリックス受容体であり，コラーゲン，フィブロネクチン，トロンボスポンジン，ラミニ

ンなどさまざまな細胞外マトリックス成分と結合する．細胞外基質蛋白や細胞表面分子，サイトカインなどの可溶性蛋白との相互作用に関与していると考えられる．

血液細胞との反応性　正常ヒト末梢血白血球の陽性率は3％未満である．

検査の対象
- 骨髄腫やリンパ系腫瘍の病型診断．
- 形質細胞の同定．　　　　　　　　　　（佐藤尚武）

CD235a

別　グリコフォリンA（GYPA，GPA）

基準値　（参考：1％以下）
異常値を呈する場合
増加　赤白血病，pure erythroid leukemia，骨髄異形成症候群

概要　抗赤血球抗体群の一つである．グリコフォリン（glycophorin：GP）は，赤血球や赤芽球の膜上に存在する糖蛋白で，PAS陽性蛋白として知られている．このうちグリコフォリンA（GPA）は，赤血球系細胞のマーカーとして利用される．なおGPとGPAに対する抗体は，第7回国際ワークショップにおいてCD235およびCD235aに分類された．

抗原分布　赤芽球と赤血球に発現しているが，赤血球系幹細胞はほぼ陰性である．前赤芽球から陽性となり，網赤血球も陽性である．白血球系細胞は陰性である．

分子量および分子構造　分子量36 kDaのシアロ糖蛋白である．

支配遺伝子　染色体4q28.2-q31.1に存在する．

機能　赤血球のMNS型抗原を構成する分子である．

血液細胞との反応性　正常ヒト末梢血白血球とは変則的に反応しない（陽性率1％未満）．ただし壊れた赤血球膜が白血球や血液腫瘍細胞に付着し，偽陽性反応を示すことがある．陽性細胞のCD45発現が強い場合は偽陽性である可能性が高い．

検査の対象
- 赤芽球の増殖を伴う造血器腫瘍性疾患（赤白血病，pure erythroid leukemia，骨髄異形成症候群の一部）．

- 増殖している血液腫瘍細胞が，赤血球系前駆細胞か他の系統の細胞か，形態学的には鑑別の困難な急性白血病．　　　　　　　　　　　　　　　（佐藤尚武）

HLA-DR（表面マーカー）

別　MHC class Ⅱ

基準値　9〜18％
異常値を呈する場合
高値　急性白血病（ALLおよびAML），成人T細胞白血病（ATL），成熟型B細胞腫瘍，伝染性単核症

概要　HLA（human leukocyte antigen）-DR抗原を認識する抗体で，抗原の多様性に富むためCD分類には加えられていない．

抗原分布　形質細胞を除くB細胞全般（pre B細胞，休止期B細胞，活性化B細胞，芽球化B細胞），単球／マクロファージなどの抗原提示細胞，活性化T細胞に発現している．また骨髄芽球などの未熟造血細胞や造血前駆細胞，白血病細胞（特に急性白血病）にも発現している．

分子量および分子構造　分子量34/28 kDaのⅠ型膜貫通性糖蛋白で，α鎖とβ鎖が非共有結合したヘテロダイマー構造を形成する．多くの対立遺伝子が存在するため，著しい多形性を示す．なお，抗HLA-DR抗体はHLA-DR抗原の非多形性エピトープ（フレームワーク）を認識する．

支配遺伝子　染色体6p21.3に存在し，MHC（major histocompatibility complex：主要組織適合遺伝子複合体）あるいはHLA遺伝子複合体とよばれる．コードされる分子群によりクラスⅠ，Ⅱ，Ⅲに分けられ，それぞれHLA-A，B，C抗原，HLA-D抗原，補体成分がコードされている．クラスⅡ遺伝子はさらにDP，DQ，DRの3つの亜領域に分けられる．

機能　MHC抗原は抗原提示に際して必要であり，また抗原提示細胞とT細胞の接着にも働く．免疫応答に必要不可欠な分子である．

血液細胞との反応性　正常ヒト末梢血リンパ球の10〜20％と反応する．

検査の対象
- 白血病およびリンパ腫の病型診断．　　（佐藤尚武）

2 C 凝固・線溶関連検査

2B010

出血時間 保

bleeding time

測定法 Duke法，Ivy変法（Simplate法）
検　体 生体（生理機能）検査である
基準値 1.5～5分（Duke法）
3～11分（Simplate法）

異常値を呈する場合

短縮 臨床的意義は明らかではない．

延長 血小板機能異常症（先天性では，血小板無力症，Bernard-Soulier症候群，放出異常症，storage pool病（Hermansky-Pudlak症候群などの濃染顆粒欠損症，gray platelet syndromeとよばれるα顆粒欠損症）など，後天性では尿毒症，肝疾患，多発性骨髄腫，マクログロブリン血症，骨髄増殖性疾患，骨髄異形成症候群，アスピリン投与など），血小板減少症（原因を問わない），von Willebrand病，無fibrinogen血症など

プロフィール

- 出血時間は，皮膚に専用のメスで切創を作り，そこから湧出する血液が自然に止まるまで（止血するまで）の時間を測定する検査である．一次止血（血小板血栓により起こる止血）能を反映する．したがってトータルの血小板機能（血小板数，個々の血小板の機能，血小板機能を補助するvon Willebrand因子やfibrinogen）に影響を受ける．一方，凝固・線溶系の異常は出血時間に原則として影響しない．
- 測定は，切創作製と同時にストップウオッチを作動し，湧出する血液を30秒ごとに濾紙で吸い取る．濾紙状の血液斑が直径1mm以下に縮小するまでの時間を測定する．以下の方法がある．
  - ① Duke法：耳朶に鋭利なメスで長さ2mm，深さ3mmの刺創を作る．
  - ② Simplate法：上腕にマンシェットを巻いて40mmHgの圧をかける．前腕屈側の肘窩より5cm末梢部位の皮膚ひだに平行にSimplateを当て，トリガーを押し切創（深さ1mm，長さ5mm）を作る．

臨床的意義と検査値の読み方

- 血小板機能異常症のスクリーニング検査である．血小板数が正常にもかかわらず，一次止血の障害が疑われる出血傾向の患者に検査が適応される．
- Ivy法の出血時間は，血小板数が約10万/μl以下では血小板数と逆相関するとされる．患者皮膚からの出血を直接観察するため，*in vivo*の止血能に近い値が得られるとも考えられるが，最近では本検査の意義に疑問がもたれている．特に外科的処置の前に止血能の評価として長く用いられてきたが，出血時間と外科手術中の出血量が相関しないことが報告され，術前のスクリーニングとしての意義は薄れてきている．また，血小板数が少ないときは出血時間は当然延長するため施行する意義はない（侵襲的検査であるため，施行は控えるべきである）．

予想外の値が認められるとき

- 出血時間の予想外の延長をみたら，まず血小板機能を阻害する薬物の服用や基礎疾患の有無を確認する．
- 延長している患者のその後の検査としては，血小板機能検査（凝集能，粘着能，放出能，血餅退縮能など），von Willebrand因子などを施行して診断する．

（村田　満）

2B830

毛細血管抵抗試験 保

capillary resistance test

測定法 陽圧法（Rumpel-Leede法），陰圧法
検　体 生体（生理機能）検査である
基準値 （−）
ただし正常人でも（+）程度はあるとされる．
（++）以上は明らかに異常．

異常値を呈する場合

- 血管の異常：単純性紫斑病，老人性紫斑病，アレルギー性紫斑病，症候性紫斑病，壊血病，Osler病など
- 血小板の異常：原因の如何を問わない．血小板減少症や血小板機能異常症，von Willebrand病

プロフィール

- 毛細血管に陽圧または陰圧をかけ，血管外に漏れ出す血液（点状出血）を測定することにより，血管の脆弱性と透過性を評価する検査である．毛細血管やその周囲組織，血小板数や血小板機能が関与する．
- Rumpel-Leede法では，血圧測定用のマンシェットを上腕に巻き，最高血圧と最低血圧の中間値の圧を5分間加え，マンシェットを外した後，約2分後に出血斑を観察する．

臨床的意義と検査値の読み方

- 点状出血の数で判断する．4以下（−），5～9（+），10～19（++），20以上（+++），前腕の前後面にわたる広範な出血（++++）．

263-00867

・最近はほとんど行われなくなった検査である．

（村田 満）

2B810
血小板凝集能
platelet aggregation test　保

測定法　Bornの比濁法が普及している．その他，散乱光法，インピーダンス法など．海外では抗血小板薬服用患者の血小板機能のモニタリング用のPOCT機器も開発されている．

検体　Bornの比濁法では多血小板血漿（platelet-rich plasma：PRP，すなわち全血9容に3.13％クエン酸Na 1容を加えた血液を50gで遠心して得られた上清

基準値
- コラーゲン：1〜4μg/mlの濃度内で60〜90秒以内のlag timeを伴う明らかな凝集を認め，解離を認めない．
- ADP：1〜10μmol/lで解離を伴わない明らかな二次凝集を認める．
- エピネフリン：0.1〜2μg/mlで解離を伴わない明らかな二次凝集を認める．

異常値を呈する場合

血小板凝集能低下
- 凝集障害（基準濃度範囲のADP添加により一次凝集が認められない）：血小板無力症，先天性無フィブリノゲン血症
- 放出障害（ADP，エピネフリン添加により一次凝集は認めるが二次凝集が認められない．コラーゲン凝集もない）：gray platelet syndrome，アスピリン服用時など
- リストセチン凝集障害：Bernard-Soulier症候群，von Willebrand病
  （注：本態性血小板血症など慢性骨髄増殖性疾患では，エピネフリン，コラーゲン，リストセチン凝集の低下，欠如を認めることがある）

血小板凝集能亢進
- 基準値以下のADP，コラーゲン添加で凝集を認めるかアゴニスト添加しないで撹拌のみで凝集する（自然凝集）：高脂血症，動脈硬化症，脳梗塞，心筋梗塞
- リストセチン凝集亢進（低濃度リストセチンで凝集する）：von Willebrand病typeⅡb，血小板型von Willebrand病

プロフィール
- PRPを血小板凝集計にセットし，37℃で撹拌しながら種々のアゴニストを加えると血小板は凝集する．凝集すると透光度が増加するので透光度の変化を連続的に記録する．この際，PRPの透光度を0％，自己の乏血小板血漿（platelet-poor plasma：PPP）の透光度を100％に調整する．パラメータとしては最大凝集率，凝集曲線の傾き（slope），lag time，凝集曲線下の面積（AUC）などが用いられるが，最大凝集率が最も一般的である．
- ADP，エピネフリン，コラーゲン：正常血小板は，ADPやエピネフリンの場合，添加直後の一次凝集と，血小板放出反応に伴う二次凝集がみられる．一方，コラーゲン添加では一次凝集はみられず，血小板放出反応に伴う二次凝集のみがみられる．これら凝集は，アゴニスト刺激により血小板が活性化し，最終的に膜受容体GPⅡb/Ⅲaにフィブリノゲンが結合することにより血小板同士が架橋し，凝集塊を形成する．したがってGPⅡb/Ⅲaやフィブリノゲンを欠如する疾患（血小板無力症，無フィブリノゲン血症）では観察されない．一方，storage pool病やアスピリン服用など放出異常では，一次凝集はみられるが，二次凝集がみられない．
- リストセチン：正常血小板はリストセチン存在下で血小板膜受容体GPⅠb/Ⅴ/Ⅸ複合体が血漿中のvon Willebrand因子と結合する．この結果，血小板同士が架橋し凝集を起こす．この凝集は必ずしも血小板の活性化を必要とせず，固定血小板でも認められ，agglutinationである．GPⅠb/Ⅴ/Ⅸ複合体やvon Willebrand因子を欠如するBernard-Soulier症候群やvon Willebrand病ではリストセチン凝集が欠如する．

臨床的意義と検査値の読み方
- 上述のように先天性，後天性の血小板機能異常症，von Willebrand病で低下する．生活習慣病，動脈硬化性疾患では亢進する場合がある．
- 凝集能検査が診断に必須であるのは血小板無力症，無フィブリノゲン血症，Bernard-Soulier症候群やvon Willebrand病，放出異常症，storage pool病などの先天性疾患であり，これら以外の疾患，特に血栓性疾患や，抗血小板薬のモニタリングとしては，診療の参考にはなるものの，意思決定には通常用いない．

予想外の値が認められるとき
- PRP中の血小板数は適正か（通常30万/μlまで自己PPPで希釈して測定する．もとのPRPがこれ以下の濃度の場合は考慮が必要である），検体採取はスムーズに行われたか，保存時間は適切か，患者が血小板機能に影響する薬剤を服用していないかを確認する．

（村田 満）

2B820
血小板粘着能
platelet adhesion test　保

別　血小板停滞率（platelet retention rate）

測定法　ガラスビーズカラム法（HellemⅡ法，Salzman法），プラビーズカラム法

検体　全血（抗凝固剤無添加）

基準値 Hellem II法：40〜80％
Salzman法：10〜50％

異常値を呈する場合

停滞率低下 粘着能が低下する疾患（Bernard-Soulier症候群，von Willebrand病），凝集能が低下する疾患（☞「血小板凝集能」p.82）

停滞率亢進 血小板が活性化される病態（脳梗塞，心筋梗塞，糖尿病，高脂血症，動脈硬化など）

プロフィール

- 血管内皮が傷害され内皮下組織が露呈すると，血小板は内皮下，特にコラーゲンを標的に粘着する。これは血小板血栓（一次止血）の最初のステップできわめて重要である。粘着能を in vitro で再現するのは困難であり，未だ理想的な検査法は存在しない。

- これまで幾つかの方法が考案されたが，広く用いられたのはガラスビーズを用いた方法である。ガラスビーズを充填したプラスチックチューブに抗凝固剤を入れていない採血直後の全血を通過させ，通過前後の血小板数の差から，ビーズに捕捉された血小板数（率）を計算する。しかしカラム通過後の血小板減少には粘着（血小板がビーズに直接接着）のみならず，凝集（血小板同士の接着）も関与していることが知られている。したがって本検査は「血小板粘着能」というより「血小板停滞率」とよぶ方が正確である。

血小板停滞率（％）＝〔（通過前血小板数−通過後血小板数）/通過前血小板数〕×100

- 基準値はHellem II法が高く，Salzman法が低く設定されていたので，前者は停滞率の低下を，後者は停滞率の亢進を評価するのに適しているとされた。

- しかし，ガラス表面は非生理的であり凝固反応があること，施設間でばらつきが大きいことなどの理由から最近は用いられていない。これに対して，改良型ビーズ（コラーゲンを固相化したプラスチックビーズ）が近年検討されている。

臨床的意義と検査値の読み方

- 血小板機能の低下および亢進のスクリーニング検査である。したがって，血小板数正常にもかかわらず出血傾向（点状出血，粘膜出血，鼻出血など，一次止血の障害を示唆する症状）があり，出血時間が延長している，などの際に適応があると考えられる。

- しかし粘着，放出，凝集を区別できない欠点があり，また単独で採血する必要があるなど煩雑なため，最近は用いられない検査である。

予想外の値が認められるとき

- 基礎疾患の有無，血小板機能を阻害する薬物の服用をチェックする。 （村田 満）

2Z240

血小板寿命
platelet survival

測定法 RIを用いる方法（^{111}In-tropolone，^{111}In-oxine標識血小板），アスピリンを用いる方法〔malondialdehyde（MDA）法〕

検体 〈RIを用いる方法〉ACD加自己全血（in vitro で標識し被検者に静注する）
〈MDA法〉アスピリン服用前後の被検者洗浄血小板中のMDAを定量する

基準値 血小板寿命 7.3〜9.5日

異常値を呈する場合

寿命の短縮 血小板消費，破壊の亢進

- 免疫学的機序：特発性血小板減少性紫斑病（ITP），薬剤性血小板減少症，全身性エリテマトーデス，新生児同種免疫性血小板減少症など

- 非免疫学的機序：脾機能亢進，血栓性疾患〔血栓性血小板減少性紫斑病（TTP），溶血性尿毒症症候群（HUS），播種性血管内凝固（DIC），脳血栓症，心筋梗塞など〕

プロフィール

- 血小板は骨髄巨核球を母細胞として骨髄で産生されて末梢血中に放出され，8〜10日間循環したあと，主として脾臓の細網内皮系細胞に捕捉され，破壊される。正常では血小板の産生と破壊のバランスがとれて一定の血小板数が保たれているが，血小板の消費や破壊の亢進が起きると血小板は老化を待たずに早期に消費，破壊され，骨髄の産生亢進がこれに追いつかない場合は，末梢の血小板数は減少する。

- 血小板減少の原因が産生低下か，消費・破壊の亢進かは診断上重要である。骨髄巨核球が減少していれば産生低下，正常か増加していれば消費・破壊の亢進と一般には考えられるが，厳密な診断には血小板寿命の測定が必要となる。

- 血小板寿命測定にはRIを用いる方法とアスピリンを用いる方法がある。前者では以前^{51}Crが用いられていたが標識率が低いため，大量の血液を必要とした。最近では標識率のよい^{111}Inが用いられる。

- 一方，アスピリンを負荷するMDA法はRIを要しない。MDA法は，アスピリンを1回服用することにより体内にあるすべての血小板のMDA産生が停止するため，その後のMDA量を経時的に測定すれば新しく産生された血小板（MDA産生能を有する）の推移が予測できる，という理論に基づく。

- いずれの測定法も通常の医療施設では行えず，実施にあたっては専門家と相談すべきである。

臨床的意義と検査値の読み方

- 原因の如何によらず，血小板の寿命の短縮している病態（消費，破壊の亢進）で短縮する。したがって例えば軽症のITPと再生不良性貧血（巨核球低形成

性血小板減少症）との鑑別の際などに適応が考えられる．しかし，短縮の程度から病名を推測することは困難であり，検査にかかる労力に比べ臨床的に得られる情報が少ないため，あまり行われなくなっている検査である．適応を十分に検討してから行うべきである．

予想外の値が認められるとき
- 血小板の採取，標識，注入など各ステップを検討する．一般に MDA 法の方がアイソトープ法よりも寿命が長く測定される．これはアスピリンが血小板だけでなく骨髄巨核球にも作用するためと考えられている．

（村田 満）

2B600
β-トロンボグロブリン 保
β-thromboglobulin
略 β-TG

測定法 EIA
検体 乏小板血漿（抗血小板剤入りの専用容器で採血し，遠心，冷凍保存）
基準値 50 ng/m*l* 以下

異常値を呈する場合
高値 血栓症（脳梗塞，心筋梗塞，深部静脈血栓，DIC など），腎不全，骨髄増殖性疾患，その他血小板が活性化している病態（糖尿病，膠原病など）
低値 血小板減少症

プロフィール
- β-トロンボグロブリン（β-TG）は血小板第 4 因子（PF4）と同様，血小板のα顆粒中に含まれる血小板固有蛋白（platelet-specific protein）で，分子量は 8.8 k である．血小板の活性化および崩壊によって循環血液中に放出される．
- β-TG は血小板の母細胞である骨髄巨核球により血小板塩基性蛋白（PBP）として生成され，巨核球内酵素によって N 末端アミノ酸が切断され low affinity（PF4LA–PF4）となり，さらに N 末端のアミノ酸が切断され β-TG となる．半減期は約 100 分とされる．β-TG は腎から排泄される．

臨床的意義と検査値の読み方
- 凝固亢進や動脈硬化巣の存在などにより血小板が活性化されると β-TG が血小板から放出される．血中の β-TG の増加は血小板の活性化および凝固亢進などの病態にみられるので，これらの検出のために測定される．
- 血栓症の診断，血栓形成準備状態の診断，血栓症の治療効果の判定などに使用できるが，実際にはあまり使用されていない．

予想外の値が認められるとき
- 採血やその後の不適切な検体取り扱いにより著増する．採血・検体保存・血漿分離の作業中に十分血

板活性化が抑制できていたかを確認する．駆血帯は使用しないか，するとしても弱く巻き，19 G 以上の針でスムーズにしかも素早く採血する．
- PF4 と同じく α 顆粒から放出される．β-TG は体内で実際に血小板が活性化した場合と，採血時の手技の問題で in vitro で活性化した場合の，いずれの場合も上昇する．一方，PF4（☞「血小板第 4 因子」次項）は体内の半減期が短いので，in vivo 血小板活性化では β-トロンボグロブリンに比べ軽度の上昇にとどまる．

（村田 満）

2B620
血小板第 4 因子 保
platelet factor 4
略 PF4

測定法 EIA
検体 乏小板血漿（抗血小板剤入りの専用容器で採血し，遠心，冷凍保存）
基準値 20 ng/m*l* 以下

異常値を呈する場合
高値 血栓症（脳梗塞，心筋梗塞，深部静脈血栓，DIC など），腎不全，骨髄増殖性疾患，その他血小板が活性化している病態（糖尿病，膠原病など）
低値 血小板減少症

プロフィール
- 血小板第 4 因子（PF4）は β-トロンボグロブリンと同様，血小板の α 顆粒中に含まれる血小板固有蛋白である．血小板の活性化によって血漿中に放出される PF4 は，血小板から血漿中に放出されると血管内皮表面のヘパリン様物質と結合し，数分以内に消失する．
- PF4 は肝で代謝される．ヘパリンとも結合し抗ヘパリン作用を有する．ヘパリン–PF4 複合体に対する自己抗体ができ，この免疫複合体が血小板を活性化させ，血小板減少や血栓症をきたす病態を，ヘパリン惹起血小板減少症/血栓症 HIT/HITTS（heparin-induced thrombocytopenia/thrombosis）という．

臨床的意義と検査値の読み方
- 凝固亢進や動脈硬化巣の存在などにより血小板が活性化されると，PF4 が血小板から放出される．血漿中の PF4 の増加は血小板の活性化および凝固亢進などの病態にみられるので，これらの検出のために測定される．
- 血栓症の診断，血栓形成準備状態の診断，血栓症の治療効果の判定などに使用できるが，実際にはあまり使用されていない．

予想外の値が認められるとき
- 採血時の血小板活性化で著増する．駆血帯は弱く巻き，19 G 以上の針でスムーズにしかも素早く採血する．

- β-トロンボグロブリンと同じα顆粒から放出されるが，PF4 は体内では素早く血管内皮細胞表面に結合するため，*in vivo* の血小板活性化では PF4 の上昇は β-トロンボグロブリンの上昇に比べ軽度である．一方，採血時の血小板活性化では両者が同程度に上昇する．
- 血管内皮細胞上の PF4 はヘパリン投与により遊離するので，ヘパリン治療中の患者では病態の指標にならない．

（村田 満）

2B020
活性化部分トロンボプラスチン時間　保

activated partial thromboplastin time

略 APTT

測定法 Langdell 法（散乱光度法）
検 体 3.2％（3.8％）クエン酸 Na 入りの専用試験管で採血し（クエン酸 Na 1 容に全血 9 容），血漿を使用する．
基準値 27.1 ～ 40.9 秒

異常値を呈する場合
高値（延長） 血友病 A（F.Ⅷ），B（F.Ⅸ）をはじめ，他の内因系および共通系凝固因子（F.Ⅰ，Ⅱ，Ⅴ，Ⅹ，ⅩⅠ，ⅩⅡ）・高分子キニノゲン・プレカリクレインの先天性欠乏症および分子異常症，重症肝障害，ビタミン K 欠乏症，線溶亢進，播種性血管内凝固症候群（DIC），抗リン脂質抗体症候群（ループスアンチコアグラントの存在），循環抗凝血素の存在，抗凝固療法，von Willebrand 因子の減少

次に必要な検査▶
- 凝固因子欠乏症が疑われるときは，PT の結果と併せ，欠乏因子を推定し，因子定量を行う．
- APTT の延長が，因子欠乏か，インヒビターによるものかは，正常血漿添加による補正試験で鑑別する．
- 凝固因子分子異常症は，遺伝子診断によって異常部位を決定する．

プロフィール
- 活性化部分トロンボプラスチン時間（APTT）は，内因系および共通系の凝固因子活性を総合的に測定する．部分トロンボプラスチンは，血小板第 3 因子と類似した活性化作用を有するリン脂質分画である．
- 被検血漿に APTT 試薬（リン脂質である粗製セファリンに，エラジン酸，カオリン，セライトを添加）を加え，接触因子（F.ⅩⅡ，ⅩⅠ，プレカリクレイン，高分子キニノゲン）を活性化したうえで，カルシウムイオンを加え，フィブリンが析出するまでの時間を測定する．

臨床的意義と検査値の読み方
- APTT に影響を与えるのは，内因系凝固因子（F.ⅩⅡ，ⅩⅠ，Ⅸ，Ⅷ，プレカリクレイン，高分子キニノゲン），共通系凝固因子（F.Ⅹ，Ⅴ，Ⅱ，Ⅰ），および von Willebrand 因子である．これらの因子の量的質的異常による活性低下，あるいはこれらの因子に対するインヒビターの存在により APTT は延長を示すので，出血傾向のスクリーニング検査として有用である．
- 出血素因の中でも特に二次止血，すなわち凝固線溶系の異常を疑うときに，スクリーニング検査として施行し，PT と併せて結果を判定する．APTT が延長する代表的な疾患が，血友病 A（F.Ⅷ欠乏），B（F.Ⅸ欠乏）である．
  ① APTT 延長，PT 正常：F.ⅩⅡ，ⅩⅠ，Ⅸ，Ⅷ，プレカリクレイン，高分子キニノゲンなど内因系凝固因子の異常を疑う．ただし各凝固因子活性が 20 ～ 40％あれば基準値以下にはならない．また，F.ⅩⅡ，プレカリクレイン，高分子キニノゲンの欠乏症では APTT は延長するが，臨床的に出血傾向はみられない．
  ② APTT 延長，PT 延長：F.Ⅹ，Ⅴ，Ⅱ，Ⅰ などの共通系凝固因子の異常を疑う．
- 複合性凝固障害（重症肝障害，DIC など）を疑うとき，あるいはその程度を知りたいときに検査する．
- 抗凝固療法（例：DIC 時のヘパリン）のコントロール指標として検査する．
- 各凝固因子活性が正常かつ APTT 延長がみられれば，循環抗凝血素の存在を考える．

予想外の値が認められるとき
- クエン酸 Na 入り専用試験管には，正確にクエン酸 Na 1 容に対し全血 9 容を採取しなければならない．採血量不足は，偽高値（延長）の原因となる．
- 採血後，凝固因子活性は経時的に低下するので，検体を室温に置く時間が長引けば，偽高値（延長）の原因となる．正確な測定結果を得るためには，検体を氷冷しながら，迅速に検査室へ搬送する必要がある．
- APTT が基準値より短縮している場合には，凝固亢進状態が疑われるが，その臨床的意義は明確でない．

（村上純子）

2B025
部分トロンボプラスチン時間

partial thromboplastin time

略 PTT

プロフィール
- 部分トロンボプラスチン時間（PTT）は，内因系および共通系の凝固因子活性を総合的に測定する検査である．
- PTT では，被検血漿が試験管のガラスやプラスチックと接触することによって接触因子が活性化されるが，活性化が不十分なため APTT に比較して検査に要する時間が長く，測定結果が不安定である欠点をもつ．そのため血液凝固検査としては再現性が良好な APTT が広く用いられており，保険収載から削除

c　凝固・線溶関連検査

された．しかし，接触因子の異常や軽症のvon Willebrand病，凝固亢進状態を検出するにはPTTのほうが適していると考えられている． （村上純子）

2B030
プロトロンビン時間 保

prothrombin time

略 PT

測定法 Quick 一段法
検体 3.2％（3.8％）クエン酸Na入りの専用試験管で採血し（クエン酸Na 1容に全血9容），血漿を使用する．
基準値 10〜12秒，活性80〜100％，INR 1±0.1
異常値を呈する場合
[高値（延長）] 外因系および共通系凝固因子（F. I, II, V, VII, X）の先天性欠乏症および分子異常症，重症肝障害，ビタミンK欠乏症，線溶亢進，播種性血管内凝固症候群（DIC），循環抗凝血素の存在，抗凝固療法（特にワルファリン）

次に必要な検査▶
- APTTの結果と併せ，F. VII欠乏が疑われるときは，因子定量を行う．
- PTの延長が，F. VII欠乏か，インヒビターによるものかは，正常血漿添加による補正試験で鑑別する．

プロフィール
- プロトロンビン時間（PT）は，被検血漿にカルシウムイオンと組織トロンボプラスチンを添加してフィブリン析出までの時間を測定し，外因系および共通系の凝固因子活性を総合的に把握する検査法である．
- 最近，生理的な凝固カスケードは従来知られていたような内因系と外因系の2経路ではなく，F. VII/組織因子→IX→X→II（プロトロンビン）→I（フィブリノゲン）の逐次的活性化であり，PTはin vivoでの反応を正しく反映していないと考えられてきている．
- PTの再現性と互換性を持たせるために，いくつかの表記方法がある．
  ①秒表示：被検血漿の測定値を秒単位で，正常対照とともに表記する（基準値：10〜12秒）．
  ②PT比：被検血漿の測定値/正常対照（基準値：1±0.15）．
  ③PT活性：正常対照（＝100％）の希釈列から検量線を作成し，被検血漿の測定値を％に変換する（基準値：80〜100％）．
  ④PT-INR（PT-international normalized ratio）：WHOの標準PT試薬を基準として，各社のPT試薬をISI（international sensitivity index）で標準化し，国際的に互換性のある表記とした．
  INR＝〔被検血漿の測定値/正常対照〕^{ISI}
  （基準値：1±0.1）

臨床的意義と検査値の読み方
- PTは，外因系凝固因子（F. VII），共通系凝固因子（F. X, V, II, I）の活性を反映する．これらの因子の量的質的異常による活性低下，あるいは上記因子に対するインヒビターの存在によりPTは延長を示す．
- 出血素因の中の凝固線溶系の異常を疑うときに，スクリーニング検査として施行し，APTTと併せて施行する．
  ①PT延長，APTT正常：F. VIIの異常を疑う．
  ②PT延長，APTT延長：F. X, V, II, Iなどの共通系凝固因子の異常を疑う．
- 複合性凝固障害（重症肝障害，DICなど）を疑うとき，あるいはその程度を知りたいときに検査する．
- PTは，ビタミンK依存性に肝臓で合成されるF. II, VII, IX, Xの活性を強く反映するので，ビタミンK欠乏や肝障害の評価に用いられる．
- ワルファリンによる抗凝固療法時のコントロール指標として検査する．一般的な抗凝固療法では2.0〜3.0を，心臓に機械弁を用いている場合は3.0〜3.5を目標とする．

予想外の値が認められるとき
- クエン酸Na入り専用試験管には，正確にクエン酸Na 1容に対し全血9容を採血しなければならない．採血量不足は，偽高値（延長）の原因となる．
- 採血後，凝固因子活性は経時的に低下するので，検体を室温に置く時間が長引けば，偽高値（延長）の原因となる．正確な測定結果を得るためには，検体を氷冷しながら，迅速に検査室へ搬送する必要がある．
- PTが臨床上重要な意味をもつのは，延長した場合である．予想に反して延長していないときには，採血手技に問題がなかったか（組織トロンボプラスチンの混入など）をチェックする． （村上純子）

2B032
トロンビン時間 保

thrombin time

略 （TTはトロンボテストの略称で，トロンビン時間ではないので注意）

測定法 血漿法（凝固時間測定法）
検体 3.2％（3.8％）クエン酸Na入りの専用試験管で採血し（クエン酸Na 1容に全血9容），血漿を使用する．
基準値 正常対照血漿＋3秒以内
異常値を呈する場合
[延長]
- フィブリノゲンが低値を示す疾患・病態，および凝固阻止物質により延長する．
- 先天性：先天性無（低）フィブリノゲン血症，先天性異常フィブリノゲン血症

- 後天性
  - ①消費亢進：播種性血管内凝固症候群（DIC），巨大血栓症，大量出血，蛇毒
  - ②線溶亢進：ショック（感電），血栓溶解療法
  - ③産生低下：重症肝障害，L-アスパラギナーゼ投与

次に必要な検査▶
- フィブリノゲン定量を行う．
- ヘパリンの混在が疑われる場合は，レプチラーゼ時間を行う．
- 先天性無(低)フィブリノゲン血症あるいは先天性異常フィブリノゲン血症が考えられる場合は，原因となる遺伝子の欠失やイントロン・エクソン部の塩基配列の突然変異を検索する．

プロフィール
- トロンビン時間は，血漿中の抗トロンビン物質の影響を抑えるために，十分量のトロンビンを被検血漿に直接添加して，フィブリンが析出するまでの時間を測定する検査である．フィブリノゲンの量的減少および質的異常のスクリーニングに用いられる．
- トロンビンとしてウシトロンビン試薬を用いる．あらかじめ，正常血漿の凝固時間が15～20秒になるように，生理食塩水で希釈し調整する．

臨床的意義と検査値の読み方
- 本試験はフィブリノゲンの量的減少および質的異常のスクリーニング検査である．被検血漿のトロンビン時間が，正常対照血漿と比較して3秒以上延長していれば，異常延長と判定される．
- 延長が認められる場合は，患者の年齢や病歴を調査し，原因となる疾患・病態が先天性か後天性かを推定してその後の検索に進む．先天性無フィブリノゲン血症は，常染色体劣性遺伝で，新生児期の臍帯出血が最初の徴候として認められる．
- ヘパリン投与時には，フィブリノゲン量によらずトロンビン時間は延長するので，ヘパリン混在によるトロンビン時間の延長が疑われる場合は，レプチラーゼ時間を測定する．
- フィブリノゲンは自動測定装置で容易に定量することができる．そのため，現状では出血傾向のスクリーニング検査として，血小板数，APTT，PT，フィブリノゲンを測定している．フィブリノゲンの量的減少および質的異常のスクリーニングを目的としてトロンビン時間を実施することはほとんどない．

予想外の値が認められるとき
- 多発性骨髄腫，その他のM蛋白血症，膠原病に伴う高γ-グロブリン血症などでは，増加したグロブリンがフィブリンの重合を抑制するために，フィブリノゲンには量的質的異常がないにもかかわらず，トロンビン時間が延長することがある．　　（村上純子）

2B035
トロンボテスト 保
thrombotest

略 TT

測定法	Owren法（散乱光度法）
検体	3.2％（3.8％）クエン酸Na入りの専用試験管で採血し（クエン酸Na 1容に全血9容），血漿を使用する．
基準値	70～130％

異常値を呈する場合

低値 ワルファリンによる経口抗凝固療法，F. Ⅱ，Ⅶ，Ⅹの先天性欠乏症および分子異常症，ビタミンK欠乏症（新生児出血性疾患，乳児ビタミンK欠乏症，抗生物質長期連用，長期経静脈栄養），ビタミンK吸収障害（吸収不良症候群，胆道閉鎖症），ビタミンK利用障害（重症肝障害），播種性血管内凝固症候群（DIC），循環抗凝血素の存在

次に必要な検査▶
- PIVKAの存在が考えられる場合は，直接これを測定する．
- 複合性凝固障害のスクリーニングにはAPTTやPTを測定する．

プロフィール
- トロンボテスト（TT）は，ビタミンK依存性凝固因子活性を総合的に測定し，経口抗凝血薬のコントロール状態を知るための検査法である．
- F. Ⅱ，Ⅶ，Ⅸ，Ⅹは，生成の最終段階でグルタミン酸のγ-カルボキシル化を生ずるが，この反応に還元型ビタミンKを必要とするため，ビタミンK依存性凝固因子と称される．クマリンまたはインダンジオン系の抗凝血薬（ワルファリンが広く用いられている）は，肝細胞でのビタミンK代謝を阻害し，F. Ⅱ，Ⅶ，Ⅸ，Ⅹの合成を阻害することで抗凝固作用を発揮する．
- ビタミンK依存性凝固因子は，ビタミンK欠乏状態や，クマリンまたはインダンジオン系の抗凝血薬使用時には，グルタミン酸がγ-カルボキシル化されず，不完全な凝固因子（protein induced by vitamin K absence and/or antagonist：PIVKA）となる．PIVKAはF. Ⅹの阻害作用を有するので，PIVKAの存在下では，トロンボテストはより低値を示す．
- TT試薬として，吸着血漿（F. Ⅱ，Ⅶ，Ⅹを吸着除去，F. Ⅰ，Ⅴを供給），粗製セファリン（リン脂質），感度を下げた組織トロンボプラスチンからなる乾燥凍結試薬が市販されている．

臨床的意義と検査値の読み方
- TTは，F. Ⅱ，Ⅶ，Ⅹのうちの1因子以上の欠乏ならびにPIVKAの増加により異常値を示す．TTは，ビタミンK依存性凝固因子であるF. Ⅱ，Ⅶ，Ⅸ，Ⅹの4因子に影響されるが，特にF. Ⅱ，Ⅶ，Ⅹの変化を反映

する．したがって，先天性の因子欠乏症（F. Ⅱ, Ⅶ, Ⅹ）や，肝障害，DIC，ビタミンK欠乏症をはじめとする種々の後天性複合性凝固障害で低値を示す．
- しかし，TTが臨床上用いられるのは，経口抗凝血薬のモニターあるいは，ビタミンK欠乏症の診断であり，凝固系のスクリーニング検査としては用いるべきではない．代表的な先天性出血性疾患である血友病やvon Willebrand病では，基準値を示す．
- TTでみた抗凝固療法の治療域は6～15％で，5％以下では出血の危険性が増大する．かつては，経口抗凝血薬のモニターにTTが用いられていたが，現在は，PT-INR（☞「プロトロンビン時間」p.86）による治療域の基準化が進められ，一般的である．

予想外の値が認められるとき
- クエン酸Na入り専用試験管には，正確にクエン酸Na 1容に対し全血9容を採取しなければならない．採血量不足は，偽低値の原因となる．
- 採血後，凝固因子活性は経時的に低下するので，検体を室温に置く時間が長引けば，偽低値の原因となる．正確な測定結果を得るためには，検体を氷冷しながら，迅速に検査室へ搬送する必要がある．
- ヘマトクリット値の影響を受けるので，強度の貧血あるいは赤血球増多症では，補正係数を乗じる．ヘマトクリットが高いと高値に補正される．

(村上純子)

2B040
カルシウム再加凝固時間
plasma recalcification time

プロフィール
- カルシウム再加凝固時間は，脱カルシウム作用による抗凝固剤（クエン酸ナトリウムまたはシュウ酸ナトリウム）を使用して分離した乏血小板血漿にCa^{2+}を再添加し，フィブリンが析出するまでの時間を測定する検査で，内因系および共通系の凝固因子（F. Ⅰ, Ⅱ, Ⅴ, Ⅷ, Ⅸ, Ⅹ, Ⅺ, Ⅻ，特にF. Ⅷ, Ⅸ, Ⅻ）活性を総合的にみる血液凝固検査の一つである．現在では，より臨床的意義が大きいAPTTとPTが広く用いられており，保険収載から削除された．

(村上純子)

2B045
ヘパプラスチンテスト 保
hepaplastin test

略 HPT　別 normo test

測定法　Owren血漿法（散乱光度法）
検　体　3.2%（3.8%）クエン酸Na入りの専用試験管で採血し（クエン酸Na 1容に全血9容），血漿を使用する．
基準値　70～130%

異常値を呈する場合
高値
- 臨床的意義は明らかでないが，以下のような場合に高値を示すことがある．
- 高ビタミンK含有食品の摂取，経口避妊薬投与，凝固亢進状態（高脂血症，妊娠など）

低値　肝実質細胞障害に伴う蛋白合成能の低下，ワルファリンによる経口抗凝固療法，F. Ⅱ, Ⅶ, Ⅹの先天性欠乏症および分子異常症，ビタミンK欠乏症（新生児出血性疾患，乳児ビタミンK欠乏症，抗生物質長期連用，長期経静脈栄養），ビタミンK吸収障害（吸収不良症候群，胆道閉塞症），ビタミンK利用障害（重症肝障害），播種性血管内凝固症候群（DIC），循環抗凝血素の存在

次に必要な検査▶
- 肝実質障害：他の肝機能検査，画像診断，血清検査（ウイルス，自己抗体などの検索）などを行い，原因も含め総合的に判断する．
- ビタミンK欠乏や凝固因子の異常，PIVKA，各凝固因子の活性，その他の止血機能検査などを必要に応じて施行する．

プロフィール
- ヘパプラスチンテスト（HPT）は，外因系および共通系の凝固因子活性を総合的にみるプロトロンビン時間（PT）と本質的には同意義の血液凝固検査の一つである．
- トロンボテスト（TT）と同様，試薬中には組織因子に加え，吸着ウシ血漿が添加され，F. Ⅰ, Ⅴを補うので，ビタミンK依存性凝固因子であるF. Ⅱ, Ⅶ, Ⅹの低下をよく反映する．
- HPTでは，組織因子としてウサギ（またはサル）脳トロンボプラスチンを用い，PIVKAの影響を受けない点がTTと異なっており，より鋭敏に肝実質細胞の合成能を反映する．そのため，肝の合成能の障害や，ビタミンK欠乏状態のスクリーニング，重症度判定，経過観察などに利用される．

臨床的意義と検査値の読み方
- HPTは，外因系および共通系凝固因子のうちのビタミンK依存性凝固因子であるF. Ⅱ, Ⅶ, Ⅹの質的量的異常を総合的に反映する．したがって，HPTの低値は，肝合成能の障害あるいはビタミンKの欠乏状態を意味する．
- 肝実質障害を示す機能検査としてスクリーニングや重症度判定に用いられる．
- ビタミンK欠乏が疑われるときのスクリーニングとして，あるいはビタミンK欠乏時の程度判定や経過観察に用いられる．
- F. Ⅱ, Ⅶ, Ⅹの量的質的異常の可能性が考えられるときに測定される．
- TTとHPTの組み合わせにより，PIVKAの凝固阻害活性（inhibitor index：I.I.）を以下の式で表すこと

がある．

  I.I. = HPT（%）− TBT（%）/HPT（%）

予想外の値が認められるとき

- クエン酸Na入り専用試験管には，正確にクエン酸Na 1容に対し全血9容を採取しなければならない．採血量不足は，偽低値の原因となる．
- 採血後，凝固因子活性は経時的に低下するので，検体を室温に置く時間が長引けば，偽低値の原因となる．正確な測定結果を得るためには，検体を氷冷しながら，迅速に検査室へ搬送する必要がある．
- ヘマトクリット値に影響されるので，高度の貧血や赤血球増多症では，補正係数で補正する必要がある．
- PT，トロンボテストと同様，高値を示す場合の臨床的意義は明らかでない．

（村上純子）

2B033
ヘパリン抵抗試験　保
heparin-resistant test

測定法　血漿法（凝固時間測定法）
検体　3.8%クエン酸Na入りの専用試験管で採血し（クエン酸Na 1容に全血9容），血漿を使用する．
基準値　11～14分（正常の75%）
　　　　　10～16分（正常の90%）

異常値を呈する場合

延長

【16分＜】ヘパリン抵抗減弱
（臨床的な意義は明らかでない）

短縮

【＜10分】ヘパリン抵抗増加
- アンチトロンビンⅢ（ATⅢ）が低値を示す場合（☞「アンチトロンビンⅢ」p.98）
  ① 先天性：先天性ATⅢ欠乏症・異常症
  ② 後天性：DIC，血栓症，敗血症，火傷，悪性腫瘍，体外循環，重症肝疾患（劇症肝炎，肝硬変）など
- 血小板第4因子が高値を示す場合（☞「血小板第4因子」p.84）

次に必要な検査 ▶

- ATⅢ値を測定する．ヘパリン抵抗性は，さまざまな病態で起こりうるが，臨床現場で最も可能性が高いのは，ATⅢが低下する場合である．ATⅢは測定可能であり，通常ヘパリン療法実施時には測定される項目である．したがって，実際には，あくまでもスクリーニングテストにすぎないヘパリン抵抗試験が，ATⅢ値測定に先立って行われる可能性は低い．
- 血中ヘパリン濃度を測定する．ヘパリンは半減期が短いうえに，ヘパリンの抗凝固作用には個人差がみられる．したがって，実際の血中濃度を測定したうえで，抵抗性の有無を判断する必要がある．
- 血小板第4因子を測定する．抗ヘパリン物質である血小板第4因子が高値を示す場合はヘパリン抵抗性がみられることになるが，実際に血小板第4因子量が重要性を示す病態は少ない．

プロフィール

- ヘパリンは，ATⅢと複合体を作り，トロンビン，Ⅻa，Ⅺa，Ⅸa，Ⅷa，Ⅹa活性を阻害する抗凝固剤である．ヘパリンには，平均分子量12,000～15,000の未分画ヘパリン（UFH：unfractionated heparin）と，平均分子量4,000～6,500の低分子量ヘパリンがある．ヘパリンを用いて抗凝固療法を行う際には，APTTで基準値の1.5～2.5倍程度の延長を目標として投与量を調節する．一般的には，UFH 12,000～15,000単位/day前後の投与量で目標値に達する．
- ヘパリンは，血小板や血管内皮に作用して，抗ヘパリン物質である血小板第4因子の分泌を刺激する一方で，抗凝固作用を促進する組織因子系凝固阻害物質（TFPI）を血中へ遊離させるため，ヘパリンの抗凝固作用には個人差が大きく，投与量とその効果は必ずしも一定ではない．しかし，ヘパリンの抗凝固作用が期待に比して著しく弱く，UFH 35,000単位/day以上の投与でも，APTTでみた治療の下限値（基準値の1.5倍）に達しない場合，「ヘパリン抵抗性がみられる」という．
- 検査法は，被検血漿に，塩化カルシウム・ヘパリン混合液を添加して，添加時からの凝固時間を測定するというもので，ヘパリン抵抗性がある場合には，凝固までに要する時間が短縮する．

臨床的意義と検査値の読み方

- ヘパリン抵抗性は，さまざまな病態で起こりうるが，臨床現場で最も可能性が高いのは，ATⅢが低下する場合である．先天性のものとしては，先天性ATⅢ欠乏症・異常症がある．また，後天性のものとしては，DIC，血栓症，敗血症，火傷，悪性腫瘍，体外循環，重症肝疾患（劇症肝炎，肝硬変）などがある．
- いくらヘパリンを投与しても，ATⅢが低下している場合には，期待される効果が得られないので，通常，ヘパリン療法実施時には，ATⅢはあらかじめ測定される項目である．
- また，実際のヘパリン血中濃度も測定可能である現在，ヘパリン抵抗試験実施の必要性は，きわめて限定的である．

予想外の値が認められるとき

- 先天性あるいは後天性に内因系凝固因子に質的・量的異常（減少）がある場合には，ATⅢが低下していても，凝固時間が延長してヘパリン抵抗減弱の結果を呈することになる．本試験の結果を評価する場合，APTTが基準範囲にあり延長していないことが前提である．

（村上純子）

c　凝固・線溶関連検査

2B050
硫酸プロタミン試験
protamine sulfate test
別 プロタミンテスト

プロフィール
- 硫酸プロタミン試験は，被検血漿に硫酸プロタミンを加え，加温後，肉眼的にフィブリン様物質の有無を判定し，正常には存在しない可溶性フィブリンモノマー複合体（soluble fibrin monomer complex：SFMC）を検出する検査である．現在では，凝固系の分子マーカーとして，より感度が高いフィブリノペプチドA，フィブリノペプチドBβ_{15-42}，プロトロンビンフラグメントF1＋2，トロンビン・アンチトロンビンⅢ複合体（TAT）などが定量されるため，保険収載から削除された．

(村上純子)

2B100
フィブリノゲン
fibrinogen
別 Fbg，凝固第Ⅰ因子

測定法	トロンビン時間法（自動化法）
検 体	3.2％（3.8％）クエン酸Na入りの専用試験管で採血し（クエン酸Na1容に全血9容），血漿を使用する．
基準値	150〜400 mg/dl

異常値を呈する場合
Critical/Panic value
【50 mg/dl 以下】
対応▶出血傾向が出現するようになるので，原因に応じた対応を早急にとる必要がある．

高値
- 後天的増加：感染症，悪性腫瘍，脳梗塞，心筋梗塞，糖尿病，ネフローゼ症候群，膠原病，手術後，フィブリノゲンを含む血漿分画製剤の投与，ヘパリン投与中止後
  - 次に必要な検査▶フィブリノゲンが高値を呈する病態は広範であるが，多くは，炎症，組織崩壊などに伴う二次性の増加である．したがって，フィブリノゲンが増加している原因の検索ではなく，基礎疾患/病態に対する検査計画が立てられなければならない．

低値
- 先天的減少：無（低）フィブリノゲン血症，一部の異常フィブリノゲン血症
- 後天的減少
  ①消費亢進：播種性血管内凝固症候群（DIC），巨大血栓症，大量出血，蛇毒（デフィブラーゼ）投与では消費性にフィブリノゲンが減少する．
  ②線溶亢進：ショック（感電），血栓溶解療法
  ③産生低下：重症肝障害，L-アスパラギナーゼ投与

次に必要な検査▶
- フィブリノゲンの測定としてはトロンビン凝固法が一般的であるが，予想外に低値を示す際には抗ヒトフィブリノゲン抗血清による免疫法を行う．結果に乖離がみられるときは，異常フィブリノゲン血症を考慮する．
- 消費亢進による減少が考えられる（あるいは否定できない）場合は，FDP，D-ダイマー，TATなど，凝固亢進を反映する分子マーカーを測定する．
- 肝の合成障害が考えられる場合は，アルブミン，総コレステロール，コリンエステラーゼ，プロトロンビン時間など，肝合成能を反映する項目をチェックする．

プロフィール
- フィブリノゲンは分子量340 kDaの糖蛋白で，Aα鎖，Bβ鎖，γ鎖の3本のポリペプチド鎖がS-S結合で結合してサブユニットを構成し，さらに2個のサブユニットがS-S結合した6本鎖の化学的二量体構造を有している．肝実質細胞で産生され，約80％が血漿中に，残りが組織中に存在している．血小板中にも存在することが知られている．生体内半減期は3〜4日である．
- 血液凝固の最終段階でトロンビンによりフィブリンに転換し凝固血栓を作るという止血機構の中心的な役割を担うほか，血小板糖蛋白（GPⅡb/Ⅲa）を介する血小板の凝集反応，創傷の治癒機転にも関与する．また，急性相反応物質であることから生体の防御反応に関与しているものと考えられている．

臨床的意義と検査値の読み方
- フィブリノゲンは出血傾向あるいは血栓傾向のスクリーニング検査，術前検査として，血小板数，APTT，PTとともに測定される．
- 高値を示す場合
  ①生理的増加：高齢者，妊娠，エストロゲン製剤の服用，運動後に増加傾向を示す．
  ②後天的増加：組織の炎症や崩壊（感染症，悪性腫瘍，脳梗塞，心筋梗塞，手術後，膠原病など）で増加する．糖尿病やネフローゼ症候群でも増加傾向を示す．フィブリノゲンを含む血漿分画製剤の使用後や，ヘパリン投与中止後にも増加する．フィブリノゲンが著増すると血漿の粘稠度が上昇し，700 mg/dl を超えると血栓形成傾向を示すようになる．
- 低値を示す場合
  ①生理的減少：新生児
  ②先天的減少：無（低）フィブリノゲン血症，一部の異常フィブリノゲン血症．
  ③後天的減少：播種性血管内凝固症候群（DIC）や巨大血栓症，大量出血，蛇毒（デフィブラーゼ）投与では消費性にフィブリノゲンが減少する．ショック（感電），手術侵襲，DICその他の病態で

の線溶亢進によりフィブリノゲン分解が亢進し減少する．慢性肝炎や肝硬変のような重症肝障害ではフィブリノゲンの産生低下により減少を示す．

予想外の値が認められるとき
- クエン酸Na入り専用試験管には，正確にクエン酸Na 1容に対し全血9容を採取しなければならない．採血量不足は，偽低値の原因となる．
- 重症感染症，火傷，組織崩壊などでDICが疑われるにもかかわらず，フィブリノゲン値が基準範囲にとどまっている場合がある．このような場合，安易にDICを否定してはならない．フィブリノゲンは，炎症，組織崩壊などに伴って増加するはずの物質なのである．増加していないということがDICの進行を意味している可能性があるので，凝固を反映する分子マーカーの検索に進む． (村上純子)

2B095
クリオフィブリノゲン　保
cryofibrinogen

測定法　冷却法
検体　血漿（クエン酸，シュウ酸またはEDTAを用い，37℃に加温した注射器で採血し，遠心分離する．全行程を37℃の条件下で行う．）
基準値　陰性

異常値を呈する場合
[陽性]
- 一次性（家族性）：原発性クリオフィブリノゲン血症
- 二次性：癌（肺癌，胃癌，膵癌，胆嚢癌など），多発性骨髄腫，急性・慢性白血病，悪性リンパ腫，感染症，血栓塞栓性疾患，膠原病，肝硬変，薬剤（イソニアジド），心筋梗塞，妊娠
- 自己免疫性：フィブリノゲン＋抗フィブリノゲン抗体による

次に必要な検査▶
- クリオフィブリノゲンが認められた場合は，その単離・精製を行い，オクタロニー法，immunofixation法，immunoblotting法などを用いて，構成成分の同定を行う．クリオフィブリノゲンの構成成分としては，フィブリノゲン，フィブリン，フィブリン分解産物，フィブロネクチン，第Ⅷ因子，a_1-アンチトリプシン，a_2-マクログロブリンなどが含まれていたとの報告がある．
- 同時に，基礎疾患の有無により一次性クリオフィブリノゲンか二次性クリオフィブリノゲンかを鑑別し，二次性の場合は，原疾患に関する検索を進める．

プロフィール
- 血漿を4℃に保存すると淡黄白色の沈殿を生成し，室温あるいは37℃に加温すると再溶解する物質を，1955年，KorstとKratochvilがクリオフィブリノゲンと称した．

- クリオフィブリノゲン陽性例では，皮膚症状や血栓症を随伴することが多いとされているが，日常の検査ではおもに血清が用いられるため，しばしば見落とされてきた．しかし，寒冷に曝露されると皮膚症状が出現する症例，血栓性疾患症例に注目して検索してみると，けっしてまれな疾患ではないことがわかる．
- あらかじめ37℃に加温したクエン酸，シュウ酸またはEDTA加試験管に，37℃に加温した注射器で血液10mLを採取し，37℃の条件下で血漿を遠心分離する．また，クリオフィブリノゲンと同様に，冷却によって沈殿・ゲル化するクリオグロブリンの存在を除外するために，37℃に加温したプレーン管にも血液を採取して血清を分離する．
- 4℃，24時間放置後，沈殿またはゲル化の有無を観察する．沈殿またはゲル化が認められないときは，さらに2～8日間放置し観察する．沈殿またはゲル化が認められたときは，血漿を37℃に加温して，この沈殿物が再溶解するかどうかを確認する．血漿のみに沈殿またはゲル化がみられ，血清にはみられなければ，クリオフィブリノゲンと考えられるので，単離・精製，構成成分の同定を試みる．

臨床的意義と検査値の読み方
- 寒冷に曝露されると，おもに血栓性静脈炎による皮膚症状を呈する症例が，クリオフィブリノゲン検索の対象となる．これは寒冷曝露によりフィブリノゲンの立体構造が変化し，トロンビンの結合性が亢進して凝集しやすくなるためと考えられている．鑑別疾患としては，寒冷蕁麻疹，発作性寒冷ヘモグロビン尿症，寒冷凝集素症候群，寒冷溶血症候群，膠原病に随伴するcryopathy，Raynaud病，クリオグロブリン血症などがある．
- 一次性（家族性）クリオフィブリノゲン血症は，常染色体優性遺伝形式をとるまれな疾患で，皮膚の微小血管に，フィブリンや血小板血栓を認め，血管周囲に単核細胞浸潤をきたすのが特徴的所見である．
- 二次性クリオフィブリノゲン血症は，癌，多発性骨髄腫，急性・慢性白血病，悪性リンパ腫，感染症，血栓塞栓性疾患，膠原病，肝硬変，薬剤（イソニアジド），心筋梗塞，妊娠などに出現するが，症状としては，寒冷不耐症，血栓症，出血傾向，紫斑，皮膚壊死・潰瘍，関節痛，糸球体腎炎などが認められる．
- ただし，クリオフィブリノゲンは健常人でも約3％に認められるという報告があり，一般に無症候で経過する．

予想外の値が認められるとき
- 抗凝固剤としてヘパリンを用いると，低温下でヘパリンと結合しやすいフィブロネクチン，フィブリン，フィブリノゲンからなるヘパリン沈殿物を生じ，クリオフィブリノゲン偽陽性となる．
- クリオフィブリノゲンにクリオグロブリンが合併する症例があるので，血漿と血清の両方に沈殿または

ゲル化がみられる場合，ただちにクリオグロブリン陽性，クリオフィブリノゲン陰性とはいえない．

(村上純子)

2B110 可溶性フィブリンモノマー複合体　保
soluble fibrin monomer complex

測定法　HA（定性法），ラテックス凝集法（定量法），EV-FIA

検体　3.2％クエン酸ナトリウム加血漿

基準値　HA：陰性
　　　　　ラテックス凝集法：陰性（カットオフ 7.0 μg/m*l*）
　　　　　EV-FIA：6.1 μg/m*l*

異常値を呈する場合

高値　播種性血管内凝固症候群（DIC），血栓症，凝固亢進状態など

次に必要な検査▶

- 高値を示した場合は，他の凝固亢進状態を示す検査〔トロンビン・アンチトロンビン複合体（TAT），プロトロンビン F1+2〕と線溶亢進状態を示す検査〔FDP，FDP-E，プラスミン・プラスミンインヒビター複合体（PIC）〕や二次線溶の亢進を示す検査（D ダイマー）を行い，凝固亢進の程度や線溶亢進の影響を調べる．
- プロトロンビン時間，活性化部分トロンボプラスチン時間，フィブリノゲン定量，血小板数，血小板第 4 因子（PF4），β-トロンボグロブリン（β-TG）などにより消費性凝固障害の有無を調べる．また，基礎疾患によって血栓性合併症の検索を行う．

プロフィール

- 血液凝固亢進状態を検出する検査の一つである．血液凝固機構の活性化により産生されたトロンビンがフィブリノゲンに作用すると，フィブリノゲンの Aα 鎖と Bβ 鎖のそれぞれ N 末端からフィブリノペプチド A（FPA）と B（FPB）が遊離してフィブリンモノマー（Fm）が形成される．Fm 同士がお互いの N 末端と C 末端で重合してフィブリンポリマーとなり，さらに活性型第 XIII 因子の働きを受けて，隣接する γ 鎖の C 末端側の間にクロスリンクが形成されると安定化フィブリンとなり強固な血栓を形成する．
- 一方，Fm はフィブリノゲンやフィブリン分解産物（FDP），フィブロネクチンなどとも結合し，可溶性の複合体（可溶性フィブリンモノマー複合体 soluble fibrin monomer complex：SFMC）を形成して血液中を循環する．
- 測定方法には，Fm を赤血球に固相化し，検体中の Fm，SFMC により赤血球凝集が起きるのを利用した用手法，FPA を遊離した desA フィブリンの E ド

メインとフィブリノゲンの D ドメインの結合により出現する抗原決定基を認識するモノクローナル抗体またはトロンビンの作用を受けた後 α 鎖の C 末端側を認識するモノクローナル抗体をラテックス粒子に結合し，自動機器で測定する方法と，蛍光抗体法（EV-FIA）がある．

臨床的意義と検査値の読み方

- 本検査は次の場合に行われる．
  ① 凝固亢進状態を招く基礎疾患の存在するとき．
  ② 血栓症，DIC を疑うとき．
- 定性法では Fm や SFMC と反応するため凝固亢進の初期から陽性となる．したがって，糖尿病，膠原病，ネフローゼ症候群などでの増加は凝固亢進状態の存在を示すほか，血栓症や DIC では初期から陽性を示す．
- HA は用手法のため短時間で結果が出るので，DIC の診断など緊急性の高い用途に向いている．
- ラテックス凝集法も比較的短時間で測定できる方法である．血栓傾向の早期発見や抗凝固療法の経過観察に利用できる．
- 定量法は DIC スコアとの相関が良好であり，他の分子マーカーと比較して感度，特異性とも優れている．

予想外の値が認められるとき

- 予想外の異常高値では，採血困難時や抗凝固剤の混合不良などによる試験管内血液凝固の可能性を検討する．当該例の全身状況を確認するとともに，これまでの経過における変化を確認し，病態の変化についてよく検討する．再度採血からやり直して，再検査値を比較するとともに，TAT とプロトロンビン F1+2 や D ダイマーなどを比較して試験管内凝固の可能性を判断する．

(福武勝幸)

2B120 フィブリン・フィブリノゲン分解産物　保
fibrin and fibrinogen degradation products

略　FDP　**別**　線維素分解産物

測定法　ラテックス免疫比濁法，EIA

検体　〈血清法〉凝固促進剤（トロンビン）・線溶阻止剤加血清（専用容器使用），
　　　〈血漿法〉3.2％クエン酸ナトリウム加血漿

基準値　ラテックス免疫比濁法：10 μg/m*l* 以下
　　　　　EIA：5 μg/m*l* 以下
　　　　　（血漿法：5 μg/m*l* 以下；この検査項目は標準化されていないため個々の測定法により基準値・測定値は異なる）

異常値を呈する場合

高値　播種性血管内凝固症候群（DIC），凝固亢進状態（敗血症，ショック，悪性腫瘍，白血病，産科疾患，潜血，大手術，熱傷，Kasabach-Merritt 症候群，大動脈瘤，臓器移植時の拒絶反応など），血栓性血小板減少性紫斑病（TTP），溶血性尿毒症症候群

（HUS），血栓症，心房細動，肝硬変症，腹水・胸水貯留，皮下血腫，筋肉内血腫，線溶療法施行時

次に必要な検査▶ 異常高値を認めた場合は，Dダイマー定量，フィブリノゲン定量，血小板数，プラスミンインヒビター（PI）定量，トロンビン・アンチトロンビン複合体（TAT）やプロトロンビンフラグメントF1＋2などを測定して，一次線溶と二次線溶の鑑別や線溶亢進の原因の検索を行う。

プロフィール

- 線溶現象により分解されたフィブリンとフィブリノゲンのプラスミン分解産物の総称がfibrin and fibrinogen degradation products（FDP）である。線溶系の活性化によりプラスミノゲンから生成されたプラスミンは，フィブリンだけでなくフィブリノゲンにも作用してD分画とE分画の間を切断して分解物を生成する。
- フィブリノゲン1分子からは2分子のD分画と1分子のE分画が生成されるが，一部はD＋E分画として存在する。安定化フィブリンは巨大なポリマーであり，D分画のγ鎖間にイソペプチド結合が存在するために，プラスミンにより分解されるとE分画とDダイマー分画を基本単位とする多様性の高い分子量の分解産物となる。FDPとはこれらすべての総称であり，一般にはフィブリノゲン量に換算した値を用い表現している。
- 従来は抗フィブリノゲン抗体を用いた測定系しかなかったため，検体には血清が用いられていたが，近年，フィブリノゲンとは反応しないモノクローナル抗体を用いて血漿を検体として用いることができる方法も開発されている。この検査項目は標準化されていないため，個々の測定法により基準値・測定値は異なる。

臨床的意義と検査値の読み方

- 本検査は次の場合に行われる。
  ①線溶亢進状態，凝固亢進状態の存在を疑うとき。
  ②播種性血管内凝固症候群（DIC），血栓症の診断や治療経過の観察。
  ③線溶療法の経過観察。
- 線溶亢進状態により，フィブリンとフィブリノゲンが分解されてFDPは増加する。一般的には血栓傾向が先行して起こり，続いて線溶系の活性化が起きるため，DIC，血栓症の診断や血栓傾向の検出に有効な検査である。
- 一部の悪性腫瘍や急性前骨髄球性白血病などでは，線溶活性のみが亢進して一次線溶が強く起こる場合がある。
- 線溶療法としてのウロキナーゼや組織プラスミノゲンアクチベーターによる治療でも著明に増加する。本法では全FDPが検出されるため，一次線溶と二次線溶のどちらによっても増加する。生体内の線溶系の活性化の状況を把握することができる。

予想外の値が認められるとき

- 血清を検体とする方法では検体からフィブリノゲンを除去し，試験管内線溶を阻止することが条件である。このために専用の試験管が用いられたか，ヘパリンなどの強力な抗凝固剤が治療や検体採取に用いられていないか確認する。
- 線溶療法時，バトロキソビン（デフィブラーゼ®）投与時や心肺蘇生時の検体は日常的には経験することのない異常高値を示すことがある。
- 血清法と血漿法があるので検体種の誤りがないか確認する必要がある。
- 測定法により値が異なるので，実施した測定法の基準値を確認する。

（福武勝幸）

2B120
フィブリン・フィブリノゲン分解産物（尿） 保

fibrin and fibrinogen degradation products（urine）

略 FDP **別** 線維素分解産物（尿）

測定法 ラテックス免疫比濁法，酵素抗体法
検体 線溶阻止剤加尿（専用容器使用）
基準値 ラテックス免疫比濁法：0.1 μg/ml以下

異常値を呈する場合

高値 播種性血管内凝固症候群（DIC），糸球体腎炎，ネフローゼ症候群，妊娠高血圧症候群（妊娠中毒症），腎移植時の拒絶反応時

次に必要な検査▶ 尿沈渣の検索，腎機能検査の評価，腎生検。

プロフィール

- フィブリンまたはフィブリノゲンが線溶現象により分解されたフィブリン・フィブリノゲン分解産物（FDP）が尿中に出現したものである。血中FDPに由来するもの，ネフローゼ症候群や腎炎などの腎の障害により生成されたものと，その他の尿路系の異常や出血により出現するものがある。

臨床的意義と検査値の読み方

- 本検査は，ネフローゼ症候群や腎糸球体病変の存在を疑うときに行われる。また腎移植時の経過観察などに用いられる。
- 血中FDPの増加を判定するために，尿中FDPを測定することは臨床的には一般的でない。尿中FDPが腎糸球体周辺で産生されたものか，尿中でフィブリンやフィブリノゲンが分解されたものかは明らかでない。しかし，ネフローゼ症候群や増殖性腎炎などの腎疾患の活動性と関係しており，腎疾患の進行に伴い尿中に増加し，病態の鎮静化ないし慢性化により正常化するものは予後が良いとされている。
- 当然ではあるが，尿路系への出血を伴う疾患としての尿路結石や腎と尿路系の悪性腫瘍では，出血に応じて増加する。腎疾患の活動性と予後の推測に役立つ。

予想外の値が認められるとき
- 血尿の有無を潜血反応や尿沈渣で判定する。

(福武勝幸)

2B130 フィブリン・フィブリノゲン分解産物E分画 保

fibrin and fibrinogen degradation products E

略 FDP-E　**別** 線維素分解産物E

測定法　ラテックス免疫比濁法
検体　凝固促進・線溶阻止剤加血清（専用容器使用）
基準値　ラテックス免疫比濁法：100 ng/m*l* 以下

異常値を呈する場合

高値 播種性血管内凝固症候群（DIC），血栓症，凝固亢進状態，線溶亢進状態，大動脈瘤，手術後，胸水・腹水貯留時，皮下血腫，筋肉内出血時，妊娠中，線溶療法中

次に必要な検査 ▶ 異常高値では，Dダイマー定量，フィブリノゲン定量，血小板数，プラスミンインヒビター（PI）定量，トロンビン・アンチトロンビン複合体（TAT）やプロトロンビンフラグメントF1＋2などを測定して，一次線溶と二次線溶の鑑別，線溶亢進の原因の検索を行う。

プロフィール
- 線溶現象により分解されたフィブリンとフィブリノゲンのプラスミン分解産物の fibrin/fibrinogen degradation products fragment E（FDP-E）である。線溶系の活性化によりプラスミノゲンから生成されたプラスミンは，フィブリンだけでなくフィブリノゲンにも作用してD分画とE分画の間を切断する。
- フィブリノゲン1分子からは2分子のD分画と1分子のE分画が生成されるが，流血中にはD＋E分画も存在する。安定化フィブリンは巨大なポリマーであり，プラスミンにより分解されてもD分画のγ鎖間にイソペプチド結合が存在するために，E分画とDダイマー分画を基本単位とした多様性の高い分子量の分解産物となる。したがって，ここで測定されるFDP-E分画とは，フィブリンまたはフィブリノゲンから生成されたE分画の構造を含む多様な分解産物である。
- フィブリン由来のE分画は，フィブリノペプチドAおよびBが切断されているところがフィブリノゲン由来のものと異なるが，本法では測定値としての差はみられない。本法は抗E分画ポリクローナル抗体を用いているが，フィブリノゲンと若干の交差反応を示すため，線溶を阻止した血清検体を用いる。

臨床的意義と検査値の読み方
- 本検査は次の場合に行われる。
  ①線溶亢進状態，凝固亢進状態の存在を疑うとき。
  ②播種性血管内凝固症候群（DIC），血栓症の診断や治療経過の観察。
  ③線溶療法の経過観察。
- FDP-E分画は一次線溶でも二次線溶でも産生されるため，両者の鑑別は困難である。したがって，臨床的意義は総FDPの測定と同等と考えられる。ただし，症例の経過を追った場合，総FDPに比べて変化が急峻であるように思われる。E分画はフィブリンとフィブリノゲンのどちらの分解によっても生じるため，一次線溶と二次線溶の鑑別はできない。
- 総FDPの測定と同様に生体内の線溶系の活性化の状況を総合的に把握することができる。後述のDダイマー分画を合わせて測定することにより，一次線溶と二次線溶の鑑別診断に利用できる。

予想外の値が認められるとき
- 検体からフィブリノゲンを除去し，試験管内線溶を阻止することが必要条件であり，そのための専用の試験管が用いられたか，ヘパリンなどの強力な抗凝固剤が治療や検体採取に用いられたためにフィブリノゲンの除去が不完全でないか確認する。
- 線溶療法時，デフィブラーゼ®投与時や心肺蘇生時の検体は日常的には経験することのない異常高値を示すことがある。

(福武勝幸)

2B140 フィブリン分解産物Dダイマー 保

fibrin degradation products D dimer

別 FDP-Dダイマー，線溶素分解産物Dダイマー

測定法　ラテックス免疫比濁法，酵素免疫法
検体　3.8％クエン酸血漿
基準値　測定法ごとに規定（例：ラテックス免疫比濁法：0.6 mg/m*l* 以下；この検査項目は標準化されていないため個々の測定法により基準値・測定値は異なる）

異常値を呈する場合

高値 播種性血管内凝固症候群（DIC），血栓症，凝固亢進状態，大動脈瘤，線溶療法時，手術後，妊娠中

次に必要な検査 ▶ 異常高値を認めた場合は，総FDPまたはFDP-E分画の定量，フィブリノゲン定量，血小板数，プラスミンインヒビター（PI）定量，トロンビン・アンチトロンビン複合体（TAT）やプロトロンビンフラグメントF1＋2などを測定して，一次線溶と二次線溶の鑑別，線溶亢進の原因の検索を行う。

プロフィール
- 線溶現象により分解された安定化フィブリンのプラスミン分解産物の一つが fibrin/fibrinogen degradation products fragment D dimer（FDP-Dダイマー）である。線溶系の活性化によりプラスミノゲンから生成されたプラスミンは，フィブリンだけでなくフィブリノゲンにも作用して，D分画とE分画の間を切断して分解産物を生成する。
- フィブリノゲン1分子からは2分子のD分画と1分

子のE分画が生成されるが，Dダイマー分画は産生されない．安定化フィブリンは巨大なポリマーであり，プラスミンにより分解されてもD分画のγ鎖間にイソペプチド結合が存在するために，E分画とDダイマー分画を基本単位とした多様性の高い分解産物となる．したがって，Dダイマー分画とは安定化フィブリンから生成されたDダイマー構造を含む二次線溶に特異的な分解産物である．

- 本法はフィブリノゲンとの交差反応がないため，血漿を検体とすることができる．試薬および測定機器が多く出されており，それぞれ基準値が異なるので，用いた試薬の値により判断するよう注意が必要である．

臨床的意義と検査値の読み方

- 本検査は次の場合に行われる．
  ①線溶亢進状態，凝固亢進状態の存在を疑うとき．
  ②播種性血管内凝固症候群（DIC），血栓症の診断や治療経過の観察．
  ③線溶療法の経過観察．
- Dダイマー分画は安定化フィブリンの分解によってのみ産生される二次線溶に特異的な成分であることから，Dダイマーの増加は二次線溶の亢進と判断できる．ただし，二次線溶の亢進時には，一次線溶も活発に起きており，他のFDPの測定でも増加が認められるのが普通である．逆に，一次線溶を主体とする病態でも生体内のどこかに形成された安定化フィブリンの分解が促進されるため，Dダイマーがいくらか増加する場合が多い．
- Dダイマー分画の優位な増加は安定化フィブリンの分解によってのみ生じるため，二次線溶の亢進が起きていると判定することができる．すなわち，血栓症や凝固亢進状態が先行して起こり，安定化フィブリンが形成された後で線溶系の活性化が起きていることを把握することができる．
- 近年，深部静脈血栓症の除外診断に用いられるようになり注目されている．この検査項目は標準化されていないため，個々の測定法により基準値・測定値は異なるので注意が必要である．

予想外の値が認められるとき

- 検体に血漿を用いるため，採血後試験管内で凝固と線溶が起きて異常高値を示していないかを確認する．
- 線溶療法時，デフィブラーゼ®投与時や心肺蘇生時の検体は日常的には経験することのない異常高値を示すことがあるが，この場合はフィブリノゲン分解のほうが著明である．
- 測定法によって測定値が異なるので，実施した測定法の基準範囲を確認すること．

（福武勝幸）

2B150
フィブリノペプチドA
fibrinopeptide A

略 FPA

測定法 抗原量測定：EIA
検体 ヘパリン・アプロチニン添加試験管に採取混和後，4℃下遠心で得られた血漿
基準値 2.0 ng/m*l* 以下

異常値を呈する場合

高値 凝固亢進状態：播種性血管内凝固症候群（DIC），動静脈血栓症（深部静脈血栓症，急性心筋梗塞）など．

次に必要な検査 ▶ 凝固亢進を評価するためにはプロトロンビンフラグメントF1+2（F1+2），可溶性フィブリン（SF），トロンビン・アンチトロンビン複合体（TAT）などを同時に測定する．血管内血栓の除外診断にはFDP-Dダイマーが有用である．またDICを疑う場合には，他の必要な検査項目を測定することが重要である．

プロフィール

- 血液凝固系の最終反応段階では，トロンビンがフィブリノゲンに作用してフィブリンが形成される．フィブリノゲンは，Aα・Bβ・γ鎖の3本のポリペプチド鎖1組がS-S結合した二量体構造になっている．トロンビンがフィブリノゲンに作用すると，フィブリノゲンの2本のAα鎖Arg16-Gly17間が切断されて，N末端側のアミノ酸分子が放出される．これをフィブリノペプチドA（FPA）という．
- FPAは16個のアミノ酸からなる分子量およそ1,500の分子で，生理的活性はない．フィブリノゲン1分子から2分子のFPAが放出され，フィブリノゲンはフィブリンⅠ（des AA fibrin）に転換する．さらにフィブリンⅠはトロンビンにより活性化され，2本のBβ鎖Arg14-Gly15間が切断されて，14個のアミノ酸からなるフィブリノペプチドB（FPB）2分子がN末端から放出されてフィブリンⅡ（des AABB fibrin，フィブリンモノマー）に転換する．
- FPAやFPBの遊離は，Aα鎖およびBβ鎖のN末端の荷電や立体構造に変化をきたし，フィブリンモノマー1分子がフィブリノゲン1〜2分子を結合して可溶性フィブリン（soluble fibrin：SF）を形成する．さらにSFのフィブリノゲンがトロンビンにより活性化されると，SFが重合して糸状のフィブリンが形成される．これら糸状のフィブリンが側側結合して，最終的に網状のフィブリンが構築されていく．またフィブリンモノマーは，フィブリノゲン以外にもFDPなどと電気的に結合し，可溶性フィブリンモノマー複合体（SFMC）を形成する．
- 遊離したFPAの血中半減期は3〜5分と短いので，血中FPAの増加をとらえることは，産生されたトロ

c 凝固・線溶関連検査

ンビンによりフィブリノゲンがフィブリンに転化する段階が進んでいることを意味する．産生されたトロンビン自体を直接測定することは非常に困難だが，FPAの増加はトロンビン産生の間接的な証拠と考えられている．

- FPAは生理的活性がないので抗原量が定量測定される．当初は，検体に一定過剰量の抗FPA抗体と ^{125}I 標識FPAを添加した後，残存 ^{125}I 標識FPAを測定する非常に煩雑な競合的RIAが市販された．その後，一定過剰量の抗FPAと検体中のFPAを反応させ，残存抗FPA抗体をFPA固相化プレートで測定してFPA抗原量を換算定量するEIAに改良されたが，現在は製造中止となっている．

臨床的意義と検査値の読み方

- フィブリノゲンから遊離したFPAの半減期は短いので，通常では血中にFPAはほとんど検出されない．したがって血中FPAの上昇は，検体採取時にトロンビンが産生されていることを意味し，FPAは凝固亢進の分子マーカーと考えられている．
- 血中FPA値が経時的に高値を示す場合は，持続的な凝固亢進状態と考えられる．播種性血管内凝固症候群や動静脈血栓症などでは高値を示すことが多いが，半減期が短いので，検体採取のタイミングによっては必ずしも高値を示すとは限らない．
- 逆に，検体採取や処理方法によっても結果が大きく左右されるほど鋭敏なため，取り扱いが難しい検査である．FPA値のみで凝固亢進を判断できるものではなく，他の凝固系分子マーカー（F1+2, SF, TAT）などを同時測定して検査結果を解釈する必要がある．
- FPA測定は，平成18年度診療報酬改定後も"フィブリノペプチド精密測定"に含まれる保険収載項目であるが，平成19年10月末現在，FPA測定キットは入手できず，大手の民間検査機関でも受託検査を実施していない．
- これらの理由から，現時点では，FPAを凝固亢進の分子マーカーとして臨床現場で診断や経過観察の指標にすることは困難である．

予想外の値が認められるとき

- 非常に鋭敏な検査であるので，検体の採取や処理段階でトロンビンが人為的に産生されないように留意する．
- 検体採取には専用試験管を準備し，全く駆血をしないか，駆血しても静脈穿刺できる最低限の緊縛にとどめ，強引な吸引採血を避けながら，しかし速やかに採取を終了させることが必要である．　　（香川和彦）

2B160
フィブリノペプチドBβ15-42　保
fibrinopeptide Bβ15-42

略 FPBβ15-42

測定法 抗原量測定：EIA
検体 ヘパリン・アプロチニン添加試験管に採取混和後，4℃下遠心で得られた血漿
基準値 3.8 ng/ml 以下
異常値を呈する場合

高値 線溶亢進状態：播種性血管内凝固症候群（DIC），動静脈血栓症（深部静脈血栓症，急性心筋梗塞）など．

次に必要な検査▶ 線溶亢進を評価するためにはFDPおよびFDP-Dダイマー，α_2-プラスミンインヒビター，プラスミン・α_2-プラスミンインヒビター複合体（PPIC）などを定量測定する．DICを疑う場合には，他の必要な検査項目を測定することが重要である．

プロフィール

- 血液凝固系の最終反応段階では，トロンビンによりフィブリノゲン→フィブリンⅠ（des AA fibrin）→フィブリンⅡ（des AABB fibrin，フィブリンモノマー）→可溶性フィブリン（SF）となり，これらが重合，架橋され最終的に不溶性の強固なフィブリン網を形成する．
- 一方，線溶系が活性化されると，プラスミンが生じてフィブリノゲンやさまざまな段階のフィブリンを分解する．プラスミンはフィブリノゲンBβ鎖Arg42-Ala43間を切断するが，トロンビンによりフィブリノゲンBβ鎖Arg14-Gly15間が切断されてフィブリノペプチドB（FPB：Gln1-Arg14）が遊離したフィブリンⅡの場合は，プラスミンにより放出される部分はGly15-Arg42となる．これをフィブリノペプチドBβ15-42（FPBβ15-42）という．FPBが遊離していないフィブリノゲンやフィブリンⅠにプラスミンが作用して放出される部分はGln1-Arg42であり，これはフィブリノペプチドBβ1-42（FPBβ1-42）として区別される．由来するフィブリノゲン1分子からは，2分子のFPBβ15-42またはFPBβ1-42が放出されることになる．
- したがって，トロンビンが作用してFPBが遊離する前にプラスミンで切断されればFPBβ1-42が，遊離した後に切断されればFPBβ15-42が放出されるので，理論的にはFPBβ1-42の増加は一次線溶を，FPBβ15-42の増加は二次線溶を意味することになる．これらのペプチドは，いずれも生理的活性をもたない．
- FPBβ15-42は生物学的活性がないので抗原量が定量測定される．当初は，検体に一定過剰量の抗FPBβ15-42抗体と ^{125}I 標識FPBβ15-42を添加した後，残存 ^{125}I 標識FPBβ15-42を測定する非常に煩雑な競合

的RIAが市販されていたが，使用する抗体がFPB β_{1-42} と交差反応するために，厳密に一次線溶と二次線溶とを区別できない欠点があった．その後，FPB β_{15-42} とFPB β_{1-42} とを独立して測定できるEIAが開発されたが，現在は製造中止である．

臨床的意義と検査値の読み方
- 通常では血中にFPB β_{15-42} はほとんど検出されないので，血中FPB β_{15-42} の上昇は，検体採取時にフィブリンにプラスミンが作用していることを意味する．FPB β_{15-42} は線溶亢進，特に二次線溶亢進の分子マーカーと考えられている．
- しかしFPA同様に，検体採取や処理方法によっても結果が大きく左右されるほど鋭敏なため，取り扱いが難しい検査である．FPB β_{15-42} 値のみで線溶亢進を判断できるものではなく，他の線溶系分子マーカーなどを同時測定して検査結果を解釈する必要がある．線溶系亢進のマーカーとしては，プラスミンの生成の指標にはプラスミン・α_2-プラスミンインヒビター複合体（PPIC）の測定，プラスミンによる線溶の指標にはフィブリノゲン・フィブリン分解産物（FDP）が一般的な検査であり，特に二次線溶亢進のマーカーとしてはFDP-Dダイマーの測定が広く利用されている．
- FPB β_{15-42} 測定は，平成18年度診療報酬改定後も"フィブリノペプチド精密測定"に含まれる保険収載項目であるが，平成19年10月末現在，FPB β_{15-42} 測定キットは入手できず，大手の民間検査機関でも受託検査を実施していない．
- これらの理由から，現時点では，FPB β_{15-42} を線溶亢進の分子マーカーとして臨床現場で診断や経過観察の指標にすることは困難である．

予想外の値が認められるとき
- 非常に鋭敏な検査であるので，検体の採取や処理段階でトロンビンが人為的に産生されないように留意する．
- 検体採取には専用試験管を準備し，全く駆血をしないか，駆血しても静脈穿刺できる最低限の緊縛にとどめ，強引な吸引採血を避けながら，しかし速やかに採血を終了させることが必要である． （香川和彦）

2B170
プロトロンビンフラグメントF1+2　保

prothrombin fragment 1+2

別 F1+2

測定法　抗原量測定：EIA
検　体　3.2％クエン酸血漿
基準値　69〜229 pmol/l （従来法：0.4〜1.4 nmol/l）

異常値を呈する場合
高値　凝固亢進状態：播種性血管内凝固症候群（DIC），動静脈血栓症（深部静脈血栓症，急性心筋梗塞）など．

次に必要な検査
凝固亢進を評価するためには，可溶性フィブリン（SF），トロンビン・アンチトロンビン複合体（TAT）などを同時に測定する．またDICを疑う場合には，他の必要な検査項目を測定する．

プロフィール
- 血液凝固系において，活性型第X因子と活性型第V因子は，活性化血小板膜などの陰性荷電リン脂質上で複合体（prothrombinase complex）を形成し，カルシウムイオンの存在下でプロトロンビンを活性化させる．プロトロンビンのArg271-Thr272間およびArg320-Ile321間が切断されて，N末端側のフラグメント1（F1）および2（F2）とよばれる部分と，生理的活性を持つαトロンビンが生じる．このときに放出された，N末端側271個のアミノ酸からなる分子量35,000の糖蛋白を，プロトロンビンフラグメントF1+2（F1+2）という．
- F1+2のF1部分には，ビタミンK依存性凝固因子に特徴的なGla残基が10個存在するが，遊離したF1+2自体は生理的活性をもたない．
- 遊離したF1+2の血中半減期はおよそ90分とされ，血中F1+2の増加はプロトロンビンからトロンビンが産生されていることを意味する．プロトロンビンから発生するトロンビンとF1+2は等モルであるので，血中F1+2の測定は，間接的な血中トロンビン濃度の測定とも解釈できる．生理的変動として，血中F1+2は加齢とともに増加するとされている．
- F1+2は抗原量が定量測定される．現在，プレート固相抗F1+2モノクローナル抗体と酵素標識抗ヒトプロトロンビンモノクローナル抗体によるサンドイッチEIAの測定キットが利用できる．同じEIAであるが，従来からのポリクローナル抗体を用いた試薬が製造中止のため，最近モノクローナル抗体試薬に変更となり，参考基準値および単位が変更となった．

臨床的意義と検査値の読み方
- トロンビンは非常に活性が高い凝固因子であるが，ヘパリン存在下で即時的にアンチトロンビンIIIにより不活化されるので，遊離しているトロンビン自体を直接測定することはほとんど不可能である．
- トロンビン生成の証明は，前駆体であるプロトロンビンから放出されるF1+2を測定するか，生理的阻止因子であるアンチトロンビンIIIで不活化された後のトロンビン・アンチトロンビンIII複合体（TAT）を測定するかで評価するのが一般的である．F1+2は凝固亢進の分子マーカーの一つであり，放出されたF1+2のモル濃度は，理論的には生成されたトロンビンのモル濃度に等しい．
- フィブリノペプチドA（FPA）やTATと比較してF1+2の血中半減期は長く，またFPAほど検体採取の煩雑さはないので，凝固亢進を反映する分子マーカーとして，TATやSFとともに利用されるように

なってきた．

- 半減期の関係から，必ずしも他の凝固系分子マーカーと同じ動向を示すとは限らないが，血中F1+2値が経時的に高値を示す場合は，持続的な凝固亢進状態と考えられる．
- F1+2の測定は，凝固亢進を疑う病態，例えばDICの診断や，抗凝固療法の効果判定などに有用である．DICの根本的な病態は，全身性の持続した凝固活性化状態なので，線溶抑制型DICでも線溶亢進型DICでも血中F1+2は増加すると考えられる．特に敗血症に伴うDICに代表されるような線溶抑制型（凝固優位型）DICでは，F1+2を含む各種の凝固亢進を反映する分子マーカーが著増することが特徴的である．
- 本検査は非常に感度が高いので，F1+2の測定は凝固亢進状態を早期に把握できると期待されている．一方で，不適切な検体採取や処理方法，また加齢による生理的変動や，代謝性疾患による動脈硬化性変化などに影響されやすい．高値を示す場合の解釈には，年齢や基礎疾患などの患者情報を吟味する必要がある．

予想外の値が認められるとき

- 適切な条件で採取された検体かどうかを確認する．採血方法，抗凝固剤との混合比，遠心条件，検体の保管状態などの検査前精度管理は重要である．
- 最近，EIA測定試薬の変更に伴い，参考基準値および単位が変更となったので，単純に従来法での結果と比較して評価することは難しい．また複数症例を統計処理する場合などでは，新旧どちらの方法での測定結果かを確認する必要がある． 　　（香川和彦）

2B180

組織因子

tissue factor

略 TF　別 血液凝固第Ⅲ因子

プロフィール

- 組織因子（TF）は細胞膜を貫通する状態で存在する膜蛋白の一つで，CD142として登録されている．TFの分子量はおよそ45,000で，その遺伝子は第1染色体に存在する．
- TFは血管内皮細胞膜に存在するが，通常は細胞膜上に発現されていない．血管内皮細胞に何らかのストレスが加わるとTFが発現され，これに血漿中の第Ⅶ因子が接触すると，カルシウムイオンの存在下で活性化されて活性型第Ⅶ因子となる．活性型第Ⅶ因子はTFとリン脂質膜上で複合体（外因性tenase complex）を形成し，これが第Ⅹ因子や第Ⅸ因子を活性化し，加速度的に凝固反応を進めてフィブリン形成に導いていく．従来から外因系凝固経路とよばれているこの反応は，組織因子依存性血液凝固機構と表現されるようになり，生理的な止血機序の主流

と解釈されている．TFはそのスターターとして重要な役割を持つ．
- 血中TF濃度は微量と考えられ，この検出にはpg/mlレベルの高感度測定法が必要である．以前はEIAキットが利用できたが，現在は国内で入手できず，また現時点で血中TF測定は保険収載項目ではない． 　　（香川和彦）

2B200

アンチトロンビンⅢ 　　保

antithrombin Ⅲ

略 ATⅢ　別 アンチトロンビン（AT）

測定法	活性値測定：発色性合成基質法
	抗原量測定：LPIA，EIA
検体	3.2%クエン酸血漿
基準値	活性値：80〜130%（参考値）
	抗原量：15〜31 mg/dl（参考値）

異常値を呈する場合

低値

- 先天性アンチトロンビンⅢ欠乏症（欠損症，異常症）
- 消費性低下：播種性血管内凝固症候群（DIC，特に敗血症などに合併した線溶抑制型DIC），ヘパリン長期投与など
- 合成低下：重症肝機能障害

次に必要な検査▶ 先天性欠乏症や異常症を疑う場合には活性と抗原を同時に測定する．凝固亢進を評価するためには，トロンビン・アンチトロンビン複合体（TAT）などの凝固系分子マーカーを，DICを疑う場合には他の必要な検査項目を測定する．肝機能障害の場合にはプロトロンビン時間（PT）や血清アルブミン濃度など合成能を反映する検査を行う．

プロフィール

- アンチトロンビンⅢ（ATⅢ）は，肝臓で合成される分子量58,000のセリン蛋白分解酵素（SERPIN）に属する糖蛋白で，血漿濃度は150〜300 μg/mlと高濃度に存在し，その遺伝子は第1染色体に存在する．
- ATⅢは血液凝固抑制系に属する因子で，トロンビン（Ⅱa）をはじめ，活性型第Ⅹ因子（Ⅹa）や活性型第Ⅸ因子（Ⅸa）など多くの活性型凝固因子に結合して不活化させる．特にトロンビンと結合した複合体は，トロンビン・アンチトロンビン複合体（TAT）とよばれている．生理的には血管内皮細胞に存在するヘパリン様物質（ヘパラン硫酸プロテオグリカン）との結合，ヘパリン治療下では血管内投与されたヘパリンとの結合により，ATⅢのもつ凝固阻害作用（抗トロンビン活性や抗Ⅹa活性）が即時的な反応に変化する．これをATⅢのヘパリンコファクター活性という．
- このようにATⅢには，凝固因子阻害活性を担うプロテアーゼ結合部位と，ヘパリンコファクター活性

を発揮するヘパリン結合部位という2つの重要な領域が独立して存在している．

- ATⅢ活性の測定原理は，検体に一定過剰量のトロンビンとヘパリンを添加して検体中のATⅢをすべて複合体（TAT）として取り込み，残存したトロンビン活性を発色性合成基質（S-2238など）で測定することにより，ATⅢ活性を間接的に換算する方法が一般的である．この測定法では，添加したヘパリンが，検体中に存在するヘパリンコファクターⅡ（HCⅡ）がもつ抗トロンビン作用も惹起して残存トロンビン活性に影響を及ぼす．HCⅡにはXa阻害活性がないことを利用して，残存トロンビン活性の代わりに残存Xa活性を発色性合成基質（S-2222）で測定するATⅢ活性定量法（ヒーモスアイエルアンチトロンビン）もあり，この方法ではHCⅡ活性の影響を除外してATⅢのヘパリンコファクター活性を評価できる．またヘパリン存在下と非存在下でATⅢ活性を比較することで，ヘパリンコファクター活性の低下を検出しようとする方法もある．
- ATⅢ抗原の測定は，固相化抗ATⅢモノクローナル抗体とポリクローナル抗体によるサンドイッチEIAや，抗ATⅢ抗体感作ラテックス粒子の凝集を光学的に測定して定量化する免疫比濁法（LPIA）が一般的である．
- ヘパリン結合能を評価するATⅢ抗原の検出方法として二次元交差免疫電気泳動法があるが，これは実験室レベルの測定法である．
- 国際的な呼称はアンチトロンビンであるが，アンチトロンビンⅢと同義である．

臨床的意義と検査値の読み方

- 先天性ATⅢ欠乏症には，抗原量も活性値と同程度に低下する欠損症（Ⅰ型欠乏症）と，活性値は低下しているが抗原量がほぼ基準値で乖離を示す分子異常症（Ⅱ型欠乏症）がある．さらにⅡ型欠乏症は，凝固因子阻害活性が低下したⅡ-RS型，ヘパリンコファクター活性が低下したⅡ-HBS型，両者の活性が低下するような多面的影響を与えるⅡ-PE型に分類される．ATⅢ活性が低下すると，爆発的に増幅する凝固反応を抑制することができず，結果的に血栓症を発症する．ATⅢ活性が50％前後になると，外傷，手術，妊娠分娩，経口避妊薬服用などを契機に動脈血栓症，特に下肢深部静脈血栓症や肺塞栓症を発症しやすい．先天性ATⅢ欠乏症は先天性血栓症素因として頻度も高く重要である．
- 後天性の低下には，肝硬変や劇症肝炎などの重症肝機能障害による産生障害，播種性血管内凝固症候群（DIC）での凝固亢進に伴う消費性の減少などが考えられる．DICの場合，敗血症などに起因した線溶優位型では，TATの著増とともにATⅢの低下をきたす症例が多いが，急性前骨髄球性白血病などに起因した線溶優位型では，TATの増加に比較してATⅢは必ずしも低下しないことが報告されている．
- DIC症例などで抗凝固療法としてヘパリンを長期間投与している場合では，ATⅢが消費性に減少する．ATⅢ活性が低下すると，ヘパリンの効果が不十分になるので，経時的にATⅢ活性を測定しながら，必要に応じて濃縮ATⅢ製剤投与などで補充する場合がある．
- ATⅢは急性期疾患で高値を示す場合もあるが，反応性の増加によるものと考えられ，その病的意義については一定の見解がない．

予想外の値が認められるとき

- 強引な吸引採血や，不十分な抗凝固剤との混和，採取後の不適切な検体処理などにより，検体中にトロンビンを生じると検査結果に影響を及ぼすので注意する．また，ATⅢ活性を解釈する場合には，その測定原理や測定方法を確認する必要がある．

（香川和彦）

2B210

トロンビン・アンチトロンビンⅢ複合体 保

thrombin antithrombin Ⅲ complex

別 トロンビン・アンチトロンビン複合体（TAT），TATテスト

測定法 EIA，TR-FIA
検体 3.2%クエン酸血漿
基準値 3.0 ng/m*l* 以下

異常値を呈する場合

高値 凝固亢進状態：播種性血管内凝固症候群（DIC，特に凝固亢進が優位な病期），動静脈血栓症（深部静脈血栓症，急性心筋梗塞），広範囲な血管病変（大動脈瘤，血管炎，糖尿病，高脂血症）など．

次に必要な検査▶ 凝固亢進を評価するためには可溶性フィブリン（SF）などの凝固系分子マーカーを同時に測定する．血管内血栓の除外診断にはFDP-Dダイマーが有用である．またDICを疑う場合には，他の必要な検査項目を測定する．

プロフィール

- 血液凝固系において，プロトロンビンがカルシウムイオンの存在下でprothrombinase complex（活性型第Ⅹ因子と活性型第Ⅴ因子が活性化血小板膜リン脂質上で形成した複合体）により活性化されると，プロトロンビンのArg271-Thr272間が切断されて，生物学的活性をもつトロンビンが生じる．トロンビンはフィブリノゲンをフィブリンに転化させると同時に，内因系凝固経路の上流部分にフィードバックして凝固活性を爆発的に増幅させるほか，血小板を活性化したり，血管内皮細胞のトロンボモジュリン（TM）と結合してプロテインCを活性化させ凝固抑制系を賦活するなど，多彩な生理活性を発揮する．
- 血中に放出されたトロンビンは，ヘパリン様物質（ヘパラン硫酸プロテオグリカン）やヘパリンの存

c 凝固・線溶関連検査

在下で，生理的阻止因子であるアンチトロンビンⅢ（ATⅢ）と即時的に1：1結合して不活化される。この複合体はトロンビン・アンチトロンビンⅢ複合体（TAT）とよばれ，血中半減期はおよそ15分と短く，生理的活性をもたない。
- このようにトロンビンは即時的に不活化されるので，トロンビン自体を直接的に定量測定することは非常に困難だが，TATを測定することによりトロンビンの生成を間接的に証明することができる。
- TATの測定方法は，固相化抗ヒトトロンビンモノクローナル抗体と酵素標識抗ヒトATⅢポリクローナル抗体を利用した，サンドイッチEIAが一般的に普及している。最近では，抗ヒトトロンビンモノクローナル抗体感作磁性ラテックスに反応した検体中のTATを，Eu標識抗ヒトATⅢポリクローナル抗体感作ラテックスでとらえて，Euの蛍光強度からTAT濃度を定量する時間分解蛍光免疫測定法（TR-FIA）が開発され，専用自動測定装置で簡便に高感度の測定ができるようになった（LPIA-F・TATテスト）。

臨床的意義と検査値の読み方
- TATは正常血漿中にほとんど検出されないこと，血中半減期が短時間であることなどから，持続的にTATが高値を示す場合には，血中にトロンビンが生成していることを意味する。TATは凝固亢進状態を反映する凝固系分子マーカーとして認識され，臨床現場で広く利用されている。
- TATの測定は，凝固亢進を疑う病態のとき，特にDICの診断および治療経過の把握に有用である。DICの根本的な病態は，全身性の持続した凝固活性化状態なので，線溶抑制型DICでも線溶亢進型DICでもTATは増加するが，線溶抑制型ではPPIC増加が軽微なために，相対的にTAT増加が目立つようになる。
- DICにおけるTATの増加は，旧厚生省DIC診断基準（1988年）では補助的検査成績の項目として，また国際血栓止血学会・標準化委員会（ISTH/SSC）の診断基準（2001年）では"non-overt DIC"の特異的診断項目として点数化されているが，カットオフ値などの具体的な数値を明示した基準ではない。
- 日本血栓止血学会の学術標準化委員会DIC検討部会が作成した「線溶優位型DICの病態診断を行うための指針（2006年）」では，必須条件として「TAT≧20μg/lかつPIC≧10μg/ml」という具体的な数値を提示している。この部会の調査研究では，血小板数＜12万/μlの感染症例でも，TAT＜7ng/mlであれば後日DICの発症はなかったと報告し，感染症症例のDIC発症予知において，TATは陰性的中率が高い分子マーカーであることを示唆している。
- DICにおいては，このようにワンポイント検体でのTAT値の解釈も重要だが，他の検査項目や臨床症状を含めたTAT値の経時的変動は，抗凝固療法の効果判定，予後の推定などに重要であると考えられる。

- 動静脈血栓症や広範囲な血管病変をきたす疾患において，常にTATが高値を示す場合は，凝固亢進状態が持続していると予想されるので，他の分子マーカーを含めた推移に注意する必要がある。

予想外の値が認められるとき
- 適切な条件で採取された検体かどうかを確認する。特に強引な吸引採血や，不十分な抗凝固剤との混和，採取後の不適切な検体処理などにより，検体中にトロンビンを生じる場合があり，検査結果に影響を及ぼすので注意する。
- 発色性合成基質を用いる測定法の場合は，強度の溶血，ビリルビン，乳び検体では測定値に影響する場合があることに留意する。
- 他の凝固系分子マーカーなどの関連検査を同時に施行して評価することが望ましい。

（香川和彦）

2B245
線維素溶解試験　保
fibrinolysis test
別 フィブリン溶解試験

測定法　全血凝固溶解試験（全血凝固溶解時間測定），ユーグロブリン分画溶解試験（ユーグロブリン溶解時間測定：ELT），血清SK活性化ユーグロブリン溶解時間（ユーグロブリン分屑SK活性化プラスミン値測定），血清SK活性化プラスミン値（血清全プラスミン測定）

検　体　全血または3.2％クエン酸血漿

基準値（検査施設や方法により異なる）
- 全血凝固溶解試験：24～48時間後に溶解を認めない
- ユーグロブリン分画溶解試験：3～4時間
- 血清SK活性化ユーグロブリン溶解時間：60～180秒

異常値を呈する場合
短縮　施設基準値より明らかに短い時間で完全に溶解
- 線溶亢進状態

次に必要な検査▶線溶亢進を評価するためにはFDPおよびFDP-Dダイマー，プラスミン・$α_2$-プラスミンインヒビター複合体（PPIC），組織プラスミノゲンアクチベータ（t-PA）・プラスミノゲンアクチベータインヒビター1（PAI-1）複合体（t-PA・PAI-1複合体）などを定量測定する。本検査が基準値であっても，線溶亢進状態を疑う場合には，これらの線溶系関連検査を行う。

プロフィール
- 線溶系因子であるプラスミノゲンが，組織プラスミノゲンアクチベータ（t-PA）またはウロキナーゼ型プラスミノゲンアクチベータ（u-PA）によりプラスミンに活性化されると，これがフィブリノゲンやフィブリンを分解し分解産物（FDP）を生じる。この現象を線維素溶解（線溶）現象という。
- 線維素（フィブリン）溶解試験は，37℃恒温水槽中

の試験管内で，凝血塊またはフィブリン塊が完全に溶解するまでの時間を測定する定性的検査法の総称である．線溶系全体の機能が亢進しているかを総合的に判定するために考案され，古くから利用されていた．

- ユーグロブリン分画とは，血漿を希釈してpH 5.2にしたときに析出する沈殿で，フィブリノゲン，プラスミン，組織プラスミノゲンアクチベータなどを含むが，生理的線溶阻止因子である$α_2$-プラスミンインヒビターはほとんど含まれない．$α_2$-プラスミンインヒビターによるプラスミンの不活化の影響が少ないと考えられるので，線維素溶解時間測定の検体として調整，利用されている．
- 患者全血検体を用いた全血凝固時間（Lee-White法）測定直後から，凝血塊が完全に溶解するまでの時間を測定するのが全血凝固溶解試験（全血凝固溶解時間測定）で，患者血漿から得たユーグロブリン分画にトロンビンを添加して十分にフィブリンを形成させ，このフィブリン塊が完全に溶解するまでの時間を測定するのがユーグロブリン分画溶解試験（ユーグロブリン溶解時間測定：ELT）である．ユーグロブリン分画にトロンビンと同時にストレプトキナーゼ（SK）を添加して溶解時間を測定するのが血清SK活性化ユーグロブリン溶解時間である．SKによってユーグロブリン分画中のプラスミノゲンを完全にプラスミンに活性化させるため，分画中にプラスミンが存在しなければ，溶解時間はプラスミノゲンの濃度に影響されることになる．血清を検体として同様の溶解時間を測定するのが血清SK活性化プラスミン値で，血清全プラスミン測定とも表現される．
- 平成18年度診療報酬改訂では，ユーグロブリン溶解時間測定およびユーグロブリン分画SK活性化プラスミン値測定が検体検査項目から削除された．

臨床的意義と検査値の読み方

- これらの線維素溶解試験は，測定方法により溶解時間の幅があるが，施設の基準値より明らかに短時間で溶解した場合には，線溶亢進状態であると考える．
- しかし，凝血塊やフィブリン塊が完全に溶解したかを判断するエンドポイントの決定が難しく，検査結果にも大きく影響するため，明らかな短縮症例でないと判定が困難である．
- ユーグロブリン分画溶解試験は，主として血漿中の組織プラスミノゲンアクチベータを反映するとされているが，プラスミノゲンやフィブリノゲンの増減に左右されるため，必ずしも的確に線溶系の活性を反映するとは限らない．
- したがって，これらの検査は偽陰性が多く，検査結果が基準値であっても線溶亢進を否定できない．現在では，線溶系に関与する各因子や複合体などを個別に定量測定できるので，線溶系の機能を評価するスクリーニング検査として，線維素溶解試験を行う

臨床的意義がほとんどなくなった．実際に医療現場から検査依頼されることも寡少である．

予想外の値が認められるとき

- 検体の採取やユーグロブリン分画の調整はできるだけ速やかに行う．
- 全血凝固溶解試験やユーグロブリン分画溶解試験では15〜30分間隔でフィブリン塊の溶解を観察するが，恒温水槽中の試験管を振動させないように固定したり，試験管を観察する際にも静かに取り出すように注意する．
- 本検査には誤差要因が多いため，上述した他の線溶系関連検査を行う．

（香川和彦）

2B250

プラスミン活性　　保

plasmin activity

別 Plm

測定法　（プラスミノゲン除去）フィブリン平板法
検　体　3.2%クエン酸血漿
基準値　18〜24時間後に平板上に溶解円を認めない
異常値を呈する場合
高値　線溶亢進状態：播種性血管内凝固症候群（特に線溶優位型）など

次に必要な検査▶　線溶亢進を評価するためにはFDPおよびFDP-Dダイマー，プラスミン・$α_2$-プラスミンインヒビター複合体（PPIC），組織プラスミノゲンアクチベータ（t-PA）・プラスミノゲンアクチベータインヒビター1（PAI-1）複合体（t-PA・PAI-1複合体）などを定量測定する．本検査が基準値であっても，線溶亢進状態を疑う場合には，これらの線溶系関連検査を行う．

プロフィール

- プラスミンは，線溶系因子であるプラスミノゲンが，組織プラスミノゲンアクチベータ（t-PA）またはウロキナーゼ型プラスミノゲンアクチベータ（u-PA）により活性化されたもので，フィブリノゲンやフィブリンを分解してフィブリノゲン・フィブリン分解産物（FDP）を生じる．これを線溶現象というが，フィブリノゲンの分解を一次線溶，フィブリンの分解を二次線溶と区別して表現する．
- FDPを発生させたプラスミンは，生理的な線溶阻止因子である$α_2$-プラスミンインヒビター（プラスミンインヒビター）と即時的にプラスミン・$α_2$-プラスミンインヒビター複合体（PPIC）を形成して不活化される．
- プラスミンは，このような血管内の線溶現象だけではなく，細胞周囲での線溶現象（細胞外マトリックス蛋白質の分解）なども行い，組織の再構築や，細胞の移動に大きく関与すると考えられ，創傷治癒や腫瘍細胞の浸潤転移などの研究領域でも注目されて

いる．

- 本法は，プラスミノゲンを除去したウシフィブリン寒天平板に検体を添加し，37℃下で18～24時間静置後に，フィブリン平板上に生じた溶解円の面積（mm^2）を測定してプラスミン活性値とする方法である．プラスミノゲン除去フィブリン平板は市販品が入手できる．
- 検査に長時間を要するフィブリン平板法に対して，短時間でプラスミン活性を評価するために考案された方法を，プラスミン活性値検査の簡易法と総称する．フィブリン平板法がプラスミン活性をフィブリン溶解現象として評価するのに対して，プラスミン活性を阻止するイプシロン・アミノカプロン酸水溶液の濃度から表現する方法や，プラスミン活性をカゼイン分解能で表現する方法である．これらプラスミン活性値検査の簡易法（福武法，畔柳法）は過去の検査法であり，実施する検査施設もなく，平成18年度診療報酬改訂で検体検査項目から削除された．

臨床的意義と検査値の読み方

- プラスミンは$α_2$-プラスミンインヒビターと複合体を形成して血漿中から直ちに消失するため，正常血漿中にプラスミンが生じても，プラスミン自体を直接検出することは不可能である．したがって，本法でプラスミン活性が検出された場合は，$α_2$-プラスミンインヒビターで処理できない遊離プラスミンが，かなり多量に存在すること，すなわち線溶が非常に亢進していると考えられる．
- しかし，血漿検体中の組織プラスミノゲンアクチベータ，プラスミン，$α_2$-プラスミンインヒビターなどに影響されること，かなりの線溶亢進状態でないと検出されないことなどから，線溶亢進を検出する検査としての感度や特異度は低い．したがって基準値であっても線溶亢進を否定できない欠点がある．
- 現在は，患者血漿中のプラスミン生成を推測する検査方法として，プラスミン・$α_2$-プラスミンインヒビター複合体（PPIC）を定量的に測定するのが一般的である．またプラスミンが活性化された結果として生じる分解産物（FDP）の定量測定も広く行われている．現在，プラスミン活性を評価する検査として，フィブリン平板法が利用される臨床的意義はほとんどない．

予想外の値が認められるとき

- 本検査には誤差要因が多いため，線溶亢進を疑う場合には，上述した他の線溶系関連検査，特にプラスミンの生成を間接的に推察できるPPICの測定が推奨される．

（香川和彦）

2B260
プラスミノゲン活性　保

plasminogen

別 Plg

測定法	活性値測定：発色性合成基質法 （抗原量測定：LPIA）
検体	3.2％クエン酸血漿
基準値	活性値：70～125％ （抗原量：70～130 $μg/ml$）

異常値を呈する場合
低値
- 先天性プラスミノゲン欠乏症，異常症
- 消費性低下：播種性血管内凝固症候群（特に線溶優位型）
- 合成低下：重症肝機能障害
- 薬剤性：血栓溶解療法（t-PA，u-PA投与）

次に必要な検査▶線溶亢進を評価するためにはFDPおよびFDP-Dダイマー，プラスミン・$α_2$-プラスミンインヒビター複合体（PPIC）などを定量測定する．先天性欠乏症や異常症を疑う場合にはプラスミノゲン抗原量測定，DICを疑う場合には他の必要な検査項目を，肝機能障害の場合にはプロトロンビン時間（PT）など合成能を反映する検査を行う．

高値　妊娠末期，炎症，悪性腫瘍など

プロフィール

- プラスミノゲンは，肝臓で合成される分子量92,000のセリン蛋白分解酵素（SERPIN）に属する糖蛋白で，血漿濃度はおよそ160 $μg/ml$，その遺伝子は第6染色体の存在する．
- 血管内では主に組織プラスミノゲンアクチベータ（t-PA）により，細胞表面上では主にウロキナーゼ型プラスミノゲンアクチベータ（u-PA）により，プラスミノゲンのArg561-Val562間が切断されて，線溶活性をもつプラスミンに転換される．フィブリンが析出すると，プラスミノゲンとt-PAがフィブリンに結合し，血栓上で効率的にプラスミンを生成する．さらにフィブリン自体がt-PAのプラスミノゲン活性化作用を増幅するので，線溶が次々と進む．
- またA群連鎖球菌のストレプトキナーゼや，ブドウ球菌のスタフィロキナーゼなど細菌が分泌する酵素は，プラスミノゲンを活性化し，細菌の組織内侵入などに関与していると考えられている．
- 生理的変動として，新生児期の活性は成人のおよそ50％で，加齢により徐々に上昇するが，高齢では肝合成能の影響で低下する．また妊娠末期に上昇することが知られている．
- プラスミノゲン活性値の測定は，プラスミノゲンをプラスミンに活性化して，プラスミン活性値として定量する方法が一般的である．まず検体に過剰量のストレプトキナーゼ（SK）を混和してプラスミノゲ

ンとSKの複合体を形成させる．この複合体はプラスミン活性をもつが，検体中のα_2-プラスミンインヒビターによる不活化を受けにくいので，プラスミンと特異的に反応して発色する合成基質（S-2251）を添加すると，プラスミン量に応じた発色が得られる．この発色性合成基質法を組み込んだ自動測定機器で定量的に測定することができる．
- プラスミノゲン抗原の測定は，従来から一元免疫拡散法（SRID）が利用されてきたが，最近では，検体中のプラスミノゲンと抗プラスミノゲン抗体感作ラテックス粒子の凝集を光学的に測定して定量化する免疫比濁法（LPIA）を利用して，自動測定機器で定量測定することができるようになっている．

臨床的意義と検査値の読み方
- プラスミノゲン活性が低下すると，線溶系が十分に機能しないために，臨床症状として血栓傾向になり，各種の動静脈血栓症をきたす．
- 先天性のプラスミノゲン活性低下には欠乏症と異常症がある．鑑別にはプラスミノゲン抗原の測定が不可欠であり，抗原量も活性値と同程度に低下していれば欠乏症，活性値は低下しているが抗原量が乖離して基準値以上にあれば異常症を考える．日本人のおよそ1％にプラスミノゲン異常症があるとされ，欧米人よりも比率が高いが，先天性血栓性素因として血栓症を発症する頻度はそれほど多くない．
- 後天性の低下には，肝硬変や劇症肝炎などの重症肝機能障害による産生低下，播種性血管内凝固症候群（DIC）にみられる消費性減少，血栓溶解療法としてt-PAやu-PA投与中の場合などが考えられる．
- DICの場合，全身性の持続的な凝固亢進状態が根底にあるが，線溶系があまり亢進せずに凝固亢進が主体となる線溶抑制型DICと，線溶系も同時に亢進する線溶亢進型DICがある．線溶抑制型DICでは，プラスミノゲンの消費性減少がそれほど強くないので，他の線溶亢進を反映する検査項目とともに凝固亢進を反映する検査も測定し，総合的に病態や病勢を評価する必要がある．
- 若年者で血栓症を繰り返す場合の原因検索や，播種性血管内凝固症候群などでの線溶亢進状態の評価，抗血栓療法の効果などを評価する場合に必要な検査である．
- 日本人にはプラスミノゲン異常症が多いことも考慮して，プラスミノゲンの評価は活性値の測定を優先する．先天性プラスミノゲン低下が疑われる場合には，欠乏症か異常症の鑑別にプラスミノゲン抗原の定量測定が必要である．

予想外の値が認められるとき
- 適切な条件で採取された検体かどうかを確認する．採血方法，抗凝固剤との混合比，遠心条件，検体の保管状態などの検査前精度管理は重要である．

（香川和彦）

2B270
α_2-プラスミンインヒビター 保

α_2-plasmin inhibitor

略 α_2-PI **別** プラスミンインヒビター（PI），アンチプラスミン

測定法 活性値測定：発色性合成基質法
抗原量測定：LPIA
検体 3.2％クエン酸血漿
基準値 活性値：85〜120％
抗原量：40〜60 μg/ml

異常値を呈する場合
低値
- 先天性プラスミンインヒビター欠乏症（欠損症，異常症）
- 消費性低下：播種性血管内凝固症候群（特に急性前骨髄性白血病に起因した症例）
- 合成低下：重症肝機能障害
- 薬剤性：血栓溶解療法（t-PA，u-PA投与）

次に必要な検査▶ 線溶亢進を評価するためにはFDPおよびFDP-Dダイマー，プラスミン・α_2-プラスミンインヒビター複合体（PPIC），組織プラスミノゲンアクチベータ（t-PA）やプラスミノゲンアクチベータインヒビター1（PAI-1）およびその複合体であるt-PA・PAI-1複合体などを定量測定する．先天性欠乏症や異常症を疑うには抗原測定，肝機能障害の場合にはプロトロンビン時間（PT）など合成能を反映する検査を行う．

プロフィール
- α_2-プラスミンインヒビター（α_2-PI）は，主に肝臓で合成される分子量67,000のセリン蛋白分解酵素（SERPIN）に属する糖蛋白で，血漿濃度はおよそ50 μg/ml，その遺伝子は第17染色体に存在する．
- α_2-PIは，プラスミンと複合体を形成して，これを即時的に失活させる生理的な線溶阻止因子である．またα_2-PIは，プラスミノゲンとも結合してフィブリン結合能を競合的に阻害したり，活性型第XIII因子の作用でフィブリンAα鎖に架橋結合して局所のフィブリン分解を強力に抑制する結果，初期段階における血栓の安定性に大きく寄与していると考えられている．
- α_2-PI活性の測定は，検体に一定過剰量のプラスミンを添加して検体中のα_2-PIをすべて複合体として取り込み，残存したプラスミン活性を発色性合成基質（S-2251）で測定することにより間接的に換算定量する方法が一般的である．
- α_2-PI抗原の測定は，従来から一元免疫拡散法（SRID）が利用されてきたが，最近では，検体中のα_2-PIと，抗α_2-PI抗体感作ラテックス粒子の凝集を光学的に測定して定量化する免疫比濁法（LPIA）を利用して，自動測定機器で定量測定することがで

- 一般にα_2-PIの測定は活性値の測定を意味し，抗原測定は活性値との乖離を疑う場合に行われる．
- 最近では単にプラスミンインヒビターという国際的な呼称に統一されるようになっているが，α_2-プラスミンインヒビターと同義である．

臨床的意義と検査値の読み方

- 先天性α_2-PI欠乏症には欠損症と異常症がある．この鑑別にはα_2-PI抗原の測定が不可欠であり，抗原量も活性値と同程度に低下していれば欠損症（Ⅰ型欠乏症）を，活性値は低下しているが抗原量が乖離してほぼ基準値を示す場合は異常症（Ⅱ型欠乏症）を考える．
- 後天性の低下には，肝硬変や劇症肝炎などの重症肝機能障害による産生障害，血栓溶解療法としてt-PAやu-PA投与中の場合などが考えられる．
- 播種性血管内凝固症候群（DIC）では線溶亢進に伴って消費性に減少するが，特に急性前骨髄球性白血病に起因した症例においてα_2-PIの低下が著しい．これはα_2-PIが，白血病細胞由来エラスターゼにより分解されるためと考えられ，白血病の寛解とともに回復してくるのが一般的である．日本血栓止血学会の学術標準化委員会DIC検討部会の調査報告（2006年）では，線溶優位型DICの出血の主因は過剰なプラスミン形成とし，α_2-PI活性の低下は出血の独立因子として意義は乏しいとしている．この部会が作成した「線溶優位型DICの病態診断を行うための指針（2006年）」のなかでは，参考所見として「血小板数低下（＜5万/μl）」とともに「α_2-PI活性低下（＜50％）」がみられる場合，さらに重症出血症状をきたしやすいとしている．
- α_2-PI活性が低下すると，理論的には止血局所のフィブリンがプラスミンによって溶解される現象に抑制が効かない状態となる．いったん止血した後に，じわじわと滲むように再出血する後出血とよばれるタイプの止血異常をきたすとされている．
- 血管系，血小板系，凝固系のスクリーニング検査では異常を認めない出血傾向の場合，原因検索としてα_2-PI活性を測定しておく必要がある．また播種性血管内凝固症候群などでの線溶亢進状態の評価，抗血栓療法の効果などを評価する場合には，他の線溶系関連検査と併せて評価する必要がある．
- またα_2-PIは，血管内の線溶阻止因子としてだけではなく，組織の再構築や細胞の移動といった細胞周囲での線溶現象（細胞外マトリックス蛋白質の分解）の制御にも関与すると考えられ，創傷治癒や腫瘍細胞の浸潤転移などの研究領域でも注目されている．

予想外の値が認められるとき

- 適切な条件で採取された検体かどうかを確認する．採血方法，抗凝固剤との混合比，遠心条件，検体の保管状態などの検査前精度管理は重要である．

（香川和彦）

2B270

α_2-プラスミンインヒビター・プラスミン複合体 保

α_2-plasmin inhibitor/plasmin complex

別 プラスミン・(α_2)プラスミンインヒビター複合体（PPIC），PICテスト

測定法 EIA，LPIA
検体 3.2％クエン酸血漿
基準値 0.8μg/ml以下

異常値を呈する場合

高値 播種性血管内凝固症候群（DIC）などの線溶亢進状態や血栓溶解療法下の状態．また動静脈血栓症，悪性腫瘍，血管病変（大動脈瘤や血管炎）などでも病巣が広範囲であれば高値になりやすい．

次に必要な検査▶ 線溶亢進を評価するためにはFDP，FDP-Dダイマー，プラスミノゲンアクチベータインヒビター1（PAI-1），組織プラスミノゲンアクチベータ（t-PA）・PAI-1複合体（t-PA・PAI-1）などを定量測定する．特にDICを疑う場合には，他の必要な検査項目を測定することが重要である．

プロフィール

- 組織プラスミノゲンアクチベータ（t-PA）によりプラスミノゲンが活性化されて生じたプラスミンは，生理的な線溶阻止因子であるα_2-プラスミンインヒビター（プラスミンインヒビター）と即時的に1：1の結合をして失活し，この複合体をプラスミン・α_2-プラスミンインヒビター複合体（PPIC）という．プラスミンは非常に短時間に血中から消失するので，α_2-プラスミンインヒビターの阻止能を超えるほど大量にプラスミンが生じないと，プラスミンそのものを直接測定することは困難である．
- PPICは生理的活性がなく半減期もおよそ6時間と短いが，この複合体を測定することにより，過剰なプラスミンの生成，すなわち線溶系の亢進状態を把握できることがわかってきた．
- PPICの測定は，固相化抗ヒトプラスミノゲン抗体と酵素標識抗ヒトα_2-プラスミンインヒビター抗体を利用したサンドイッチEIAや，抗ヒトプラスミン・α_2-プラスミンインヒビター複合体抗体感作ラテックス粒子の凝集を光学的にとらえる免疫比濁法（LPIA）を利用した自動測定機器で定量測定できる．

臨床的意義と検査値の読み方

- 正常血漿中にはPPICはほとんど検出されないので，高値の場合には血中にプラスミンが生成していること，すなわち線溶系の亢進を意味する．この複合体の血中半減期は短いので，必ずしも病勢と数値が相関するとは限らないが，高値が続く場合には，少なくとも広範囲の持続的な線溶亢進状態が考えられる．PPICは線溶亢進状態を早期に診断するための重要な分子マーカーの一つである．

- 播種性血管内凝固症候群（DIC）の病型でも，急性前骨髄球性白血病などに合併する線溶優位型ではPPICが著増するが，敗血症などに合併する線溶抑制型（凝固優位型）ではPPICは軽度増加にとどまることが多い．
- 旧厚生省DIC診断基準（1988年）では，PPICの増加は補助的な検査成績の項目として含まれているが，カットオフ値の設定など具体的な数値を明示した基準ではない．最近，日本血栓止血学会の学術標準化委員会DIC検討部会が作成した「線溶優位型DICの病態診断を行うための指針（2006年）」では，必須条件として「TAT≧20μg/lかつPIC≧10μg/ml」という具体的な数値を提示している．ワンポイント採血でのPPIC値も重要な情報であるが，むしろPPIC値の経時的変動を，他の検査項目や臨床症状を含めて総合的に判断する必要がある．固形癌などに起因した線溶亢進型DICとよばれる状態が，臓器症状が前面に出やすい線溶抑制型に移行するのか，出血症状が前面に出やすい線溶優位型に移行するのかを観察する上でも，PPIC値の推移はFDP-Dダイマーとともに有用な情報を提供すると考えられている．
- 血栓溶解療法としてt-PAやu-PAを投与した場合は，一過性に局所の線溶が亢進しているのでPPICは高値になる．また血管病変が広範囲に及ぶ場合，例えば膠原病における全身性の血管炎や，巨大な血栓が存在する場合，例えば下肢深部静脈血栓症や解離性大動脈瘤の血栓閉鎖型などでも高値になる．
- PPICは，常に他の線溶系関連検査と併せて評価すべきであるが，特にFDP-Dダイマーは血管内血栓の存在を示唆する重要な検査項目であるので，同時に測定しておくことが望ましい．

予想外の値が認められるとき

- 適切な条件で採取された検体かどうかを確認する．採血方法，抗凝固剤との混合比，遠心条件，検体の保存状態などの検査前精度管理は重要である．
- 他の線溶系関連検査を同時に測定し評価する．

（香川和彦）

2B290
組織プラスミノゲンアクチベータ
tissue plasminogen activator

略 t-PA

プロフィール

- 組織プラスミノゲンアクチベータ（t-PA）は，主に血管内皮細胞で産生される分子量およそ7万のセリン蛋白分解酵素（SERPIN）に属する糖蛋白で，血漿濃度はおよそ0.005μg/ml，その遺伝子は第8染色体に存在する．血管内皮細胞から放出されたt-PAは，フィブリンに高い親和性で結合して，フィブリン局所でのプラスミノゲン活性化を効率よく行う

役割をもつ．
- 血中に放出されたt-PAは，その生理的阻止因子であるプラスミノゲンアクチベータインヒビター1（PAI-1）と1：1の結合をして，t-PA・PAI-1複合体を形成することより即時的に不活化される．複合体を形成しない遊離型t-PAはおよそ5％程度とされているので，t-PAの動態をとらえるには，t-PA・PAI-1複合体を測定する必要がある．
- 血中t-PA抗原量は，2種類の抗ヒトt-PA抗体を用いたサンドイッチELISAで測定できるが，遊離型t-PA抗原とt-PA/PAI-1複合体の両者を認識してしまう欠点がある．t-PA測定は保険収載項目ではなく，血中t-PAのほとんどがt-PA・PAI-1複合体を形成していることからも，臨床的にはt-PA・PAI-1複合体の測定が選択されている．

（香川和彦）

2B310
プラスミノゲンアクチベータインヒビター1 保
plasminogen activator inhibitor 1

略 PAI-1

測定法 抗原量測定：LPIA，EIA
検体 3.2％クエン酸血漿
基準値 抗原量：50 ng/ml以下

異常値を呈する場合

高値 血管内皮細胞傷害：播種性血管内凝固症候群（DIC），動静脈血栓症，エンドトキシン産生菌による敗血症，代謝性疾患（糖尿病，高脂血症，メタボリックシンドローム），広範囲の血管病変（大動脈瘤，膠原病），悪性腫瘍など

低値 先天性PAI-I欠乏症

次に必要な検査 ▶血管内皮細胞傷害を評価するためには，組織プラスミノゲンアクチベータ（t-PA）との複合体（t-PA・PAI-1複合体）やトロンボモジュリン（TM）などの血管内皮細胞マーカーを定量測定する．さまざまな病態で高値を示すので，それぞれの疾患に応じた精密検査を進めていく．

プロフィール

- プラスミノゲンアクチベータインヒビター1（PAI-1）は，血管内皮細胞などで産生される分子量およそ5万のセリン蛋白分解酵素（SERPIN）に属する糖蛋白で，血漿濃度はおよそ0.02μg/ml，その遺伝子は第7染色体に存在する．
- PAI-1は組織型プラスミノゲンアクチベータ（t-PA）に対する生理的阻止因子で，血中ではt-PAと1：1結合して複合体（t-PA・PAI-1）を形成することによりt-PAを即時的に失活させる．
- 血中に放出された活性型（active）PAI-1は，熱に不安定なために不活化されて潜在型（latent）PAI-1となる．このためPAI-1は，ビトロネクチン（VN）と結合して複合体（VN・PAI-1）を形成し，VNを

介してフィブリン塊に誘導され，フィブリン分解の抑制作用を発揮する．したがって血中のPAI-1は，①活性型PAI-1，②潜在型PAI-1，③可逆的複合体のVN・PAI-1，④不可逆的複合体のt-PA・PAI-1という種々の形態で存在していると考えられている．

- PAI-1は，早朝に高値をとり，夕方から夜にかけて低くなる日内変動があり，t-PAと逆の動態を示す．採血時に静脈を緊縛すると上昇し，精神的ストレス，運動負荷，加齢などでも増加する．またエンドトキシンや炎症性サイトカインの刺激で放出される急性相反応物質の一つである．
- PAI-1抗原の測定は，抗PAI-1モノクローナル抗体を用いたサンドイッチEIAが開発されたが，最近では抗PAI-1ポリクローナル抗体感作ラテックス粒子の凝集を光学的に測定して定量化する免疫比濁法（LPIA）を利用して，自動測定機器で定量測定することができる．これらの測定方法は，理論的には複合体中のPAI-1を含めた種々の形態のPAI-1をとらえるために，総（total）PAI-1抗原量と表現されることが多い．しかし実際に検出される血中PAI-1抗原のほとんどがt-PA・PAI-1複合体のPAI-1であると考えられるため，血中PAI-1抗原を"tPAI-1（t-PA・PAI-1複合体）"と記載されている場合がある．別の検査項目名"t-PA・PAI-1複合体"と混同しないように，結果を解釈，比較する際には，必ず検査法を確認する．

臨床的意義と検査値の読み方

- PAI-1は，t-PAと同様に血管内皮細胞から放出されることから，血管内皮細胞が傷害される病態，薬物やサイトカインなどによる血管内皮細胞の刺激，過度の静脈駆血などで上昇し，血管内皮細胞傷害のマーカーとして利用されることが多い．
- PAI-1が高値を示す場合は，血管内皮細胞が傷害や刺激を受けている病態が示唆される．播種性血管内凝固症候群，深部静脈血栓症などの血栓性疾患や，エンドトキシンにより血管内皮細胞が刺激される敗血症などの重症感染症のほかに，サイトカインが増加する悪性腫瘍や炎症性疾患でも刺激により放出されると考えられる．特に敗血症に起因したDICは，血中に活性型PAI-1が多く遊離し，線溶系が抑制されて血栓形成が促進されるため，線溶抑制型（凝固優位型）となる．その結果，線溶抑制型DICでは出血症状よりも臓器症状が前面に出て，多臓器不全に進展しやすいと考えられている．逆に急性前骨髄球性白血病などに起因したDICでは，PAI-1は微量にとどまり線溶優位型となって出血症状が前面に出やすい．DICの病型分類において，このようなPAI-1の特徴的な動態は，PAI-1とは反対の動きを示すFDP-Dダイマーとともに重要視されるようになってきた．
- PAI-1は脂肪細胞からも放出され，脂肪組織が産生するアディポカインの一つに含まれている．メタボリックシンドロームにおいて，PAI-1の増加は，TNF-αの増加とともに，血管内血栓の形成を促進する重要な危険因子として認識されている．
- またPAI-1は，他にもいろいろな臓器や組織で発現される．血管内の線溶阻止因子としてだけではなく，組織の再構築や細胞の移動といった細胞周囲での線溶現象の制御にも関与すると考えられ，創傷治癒や腫瘍細胞の浸潤転移などの研究領域でも注目されている．
- 低値を示す場合には先天性欠乏症が考えられ，臨床症状は止血異常となる．線溶系を抑制できないため，いったん止血した後に，じわじわと滲むように出血する後出血のかたちをとる．まれな疾患であるが，一般的なスクリーニング検査で検出されない止血異常症の場合，除外診断のためにPAI-I抗原量の測定も考慮する必要がある．
- なおPAI-1の測定自体は保険収載項目ではない．実際の医療現場では，臨床的意義がほぼ同等で保険収載項目であるt-PA・PAI-1複合体検査が選択されることが多い．

予想外の値が認められるとき

- 過度の静脈駆血などで血管内皮細胞が刺激されると，PAI-1のみならずt-PAも人為的に放出されるので，特に採血条件に注意する．早朝安静時に，全く駆血をしないか，駆血しても静脈穿刺できる最低限の緊縛にとどめ，すみやかに採血を終了させる．採血針の穿刺による血管内皮細胞の刺激の影響を避けるために，最初の少量の検体を破棄してから測定検体を採取するのが望ましい．
- またPAI-1は血小板にも存在するので，強引な採血による血小板の崩壊や，不十分な遠心による血小板の残存は，測定に影響を及ぼす可能性がある．
- このように厳しい採血条件があるために，PAI-1値を比較，評価する際には，検体が同一条件下で採取されたかを常に考慮する必要がある． (香川和彦)

2B340
t-PA・PAI-1複合体　保

tissue plasminogen activator/plasminogen activator inhibitor 1 complex

別 組織プラスミノゲンアクチベータ・プラスミノゲンアクチベータインヒビター1複合体

測定法　抗原量測定：EIA，LPIA
検　体　3.2％クエン酸血漿
基準値　抗原量：男性 17 ng/m*l* 以下，女性 12 ng/m*l* 以下

異常値を呈する場合

高値

- 線溶亢進状態：播種性血管内凝固症候群（DIC，特に多臓器不全合併症例），動静脈血栓症（深部静脈血栓症，急性心筋梗塞）など

- 血管内皮細胞傷害：播種性血管内凝固症候群（DIC），エンドトキシン産生菌による敗血症，過度の静脈駆血や広範囲の血管病変（大動脈瘤や膠原病に伴う血管炎，代謝性疾患）など
- 血栓溶解療法下の状態

次に必要な検査▶ 線溶亢進を評価するためにはFDP，FDP–Dダイマー，プラスミン・$α_2$-プラスミンインヒビター複合体（PPIC）などを，血管内皮細胞傷害を評価するためにはプラスミノゲンアクチベータインヒビター1（PAI-1），トロンボモジュリン（TM）などを定量測定する．特にDICを疑う場合には，他の必要な検査項目を測定する．

プロフィール

- 血管内皮細胞などから血中に放出した組織プラスミノゲンアクチベータ（t–PA）は，生理的阻止因子であるプラスミノゲンアクチベータインヒビター1（PAI-1）と即時的に1：1の結合をして失活する．この複合体を組織プラスミノゲンアクチベータ・プラスミノゲンアクチベータインヒビター1（t–PA・PAI-1）複合体という．
- 血漿PAI-1濃度（およそ $0.02\,\mu g/ml$）は t–PA濃度（およそ $0.005\,\mu g/ml$）を上回っているので，通常では血中に放出されたt–PAのほとんどがPAI-1と複合体を形成していると考えられる．したがって血中 t–PA・PAI-1複合体の抗原量は，血中に放出されたt–PA量を反映し，その増加はt–PA増加の間接的な証拠となる．
- t–PA・PAI-1複合体はPAI-1と同様の日内変動があり，早朝に高値をとり，夕方から夜にかけて低くなる．また採血時に静脈を緊縛すると上昇し，精神的ストレスや運動負荷でも増加する．
- t–PA・PAI-1複合体の抗原量の測定は，ビーズ固相化抗ヒトPAI-1モノクローナル抗体と酵素標識抗ヒトt–PAポリクローナル抗体を用いたサンドイッチEIAの利用が一般的である．

臨床的意義と検査値の読み方

- 血中t–PA・PAI-1抗原量は，血中に放出されたt–PA量を反映していると考えられるので，t–PAが増加する病態では結果的にt–PA・PAI-1複合体も増加する．
- 血中に放出されたt–PAはプラスミノゲンをプラスミンに活性化するので，t–PA・PAI-1複合体は線溶系の分子マーカーと考えられるが，PPICが線溶系の最終段階であるプラスミンの生成を示唆するのに対して，t–PA・PAI-1複合体の増加は必ずしも線溶の亢進を意味するとは限らない．
- 血管内皮細胞の傷害では，t–PAとともにPAI-1が血中に放出されるので，t–PA・PAI-1複合体の上昇は血管の傷害も反映していると考えられる．動静脈血栓症の存在，炎症性サイトカインやエンドトキシンによる刺激，広範囲の血管病変をきたすような代謝性疾患などはt–PA・PAI-1複合体が上昇しやすい．特に多臓器不全を合併した播種性血管内凝固症候群のうち，経過中に血中t–PA・PAI-1複合体が高値であった症例では，ほとんどが予後不良という報告がある．
- また急性心筋梗塞の冠動脈血栓溶解の目的などで，血栓溶解療法として天然型および遺伝子組み換え型t–PAを投与する場合がある．現在は血中t–PA測定が実質的に不可能であるために，血中t–PA・PAI-1複合体が治療のモニタリングとして経時的に測定されることが多い．
- 血中PAI-1は多様な形態で存在するが，そのほとんどがt–PA・PAI-1複合体として検出される．検査機関によっては，この"総（total）PAI-1抗原量"を"tPAI-1（t–PA・PAI-1複合体）"と記載している場合があるので，検査法を確認するように注意する．

予想外の値が認められるとき

- 過度の静脈駆血などで血管内皮細胞が刺激されるとPAI-1やt–PAが人為的に放出されるので，特に採血条件に注意する．早朝安静時に，全く駆血をしないか，駆血しても静脈穿刺できる最低限の緊縛にとどめ，すみやかに採血を終了させることが必要である．採血針の穿刺による血管内皮細胞の刺激の影響を避けるために，最初の少量の検体を破棄してから測定検体を採取するのが望ましい．
- また血小板からのPAI-1放出の影響を避けるために，必要かつ十分な遠心分離をする．そのほか，抗凝固剤との混合比，検体の保管状態なども十分に注意する．
- このように厳しい採血条件があるために，t–PA・PAI-1複合体値を比較，評価する際には，検体が同一条件下で採取されたかを常に考慮する必要がある．

（香川和彦）

2B350
第Ⅱ因子活性 保

coagulation factor Ⅱ activity

別 プロトロンビン（prothrombin）

測定法 PT凝固時間法，APTT凝固時間法，発色法
検体 血漿（クエン酸Na入り採血管）
基準値 60～130％
異常値を呈する場合
高値 妊娠
低値 先天性第Ⅱ因子欠乏症（先天性プロトロンビン欠乏症），ワルファリン投与，ビタミンK欠乏症（新生児，閉塞性黄疸，抗生物質長期投与，炎症性腸疾患などの慢性下痢），非代償性肝硬変・劇症肝炎などの肝不全，播種性血管内凝固（DIC）

次に必要な検査▶ 予想外に著減している場合は，インヒビターを測定する．

c 凝固・線溶関連検査

プロフィール

- 第Ⅱ因子はプロトロンビンという名称で慣用される．肝で産生される分子量約72,000のビタミンK依存性凝固因子であり，その遺伝子は第11染色体上にある．血漿中に約10 mg/dl含まれ，リン脂質膜上で活性化第Ⅹ因子，活性化第Ⅴ因子，カルシウムイオンが結合し形成するプロトロンビナーゼ複合体により切断され活性型のトロンビンとなる．血中半減期は約72時間である．
- トロンビンの生理作用としては第Ⅰ因子であるフィブリノゲンに作用してフィブリン形成に働くほか，第Ⅴ・Ⅷ・ⅩⅢ因子の活性化や血小板凝集活性も持つ．トロンビンは生体内のアンチトロンビンやトロンボモジュリンで不活化されることにより制御されている．

臨床的意義と検査値の読み方

- 臨床的に出血傾向があり PT，APTT，TT，HPT がすべて延長している場合は第Ⅱ因子活性を測定する必要がある．
- 先天性第Ⅱ因子（プロトロンビン）欠乏症は常染色体劣性遺伝であり 100～200万人に1例とされる．先天性欠乏には2種類のフェノタイプがある．1型欠損症と低プロトロンビン血症は活性値，抗原量共に低下しているが，2型欠損症とプロトロンビン異常症は抗原量に比べ活性値が低下している．1型欠損症のホモ接合体の患者では活性値は10％未満で鼻出血，歯肉，子宮粘膜出血が最も多く，関節や筋肉内出血も比較的多くみられることから，関節症をきたす場合もある．ヘテロ接合体では活性値が40～60％であり臨床症状は示さない．1型と2型を鑑別する際には，免疫学的な測定法により抗原量の定量を行い，活性値と比較し診断する．
- 後天的な第Ⅱ因子（プロトロンビン）欠乏症は，肝硬変や肝炎などの肝実質障害による産生低下，母乳栄養児，抗生物質長期投与，慢性下痢，炎症性腸疾患，閉塞性黄疸などのビタミンKの摂取や吸収不良に伴う欠乏，ワルファリン投与によるビタミンK利用障害，血栓症や非代償性DICによる消費性欠乏などが考えられる．ワルファリン投与やビタミンK欠乏，肝臓癌などではPIVKA-Ⅱとよばれる異常プロトロンビンが産生される．

予想外の値が認められるとき

- 採取法（採血困難や採取後の検体の保管）のチェックが必要である．採血困難な場合はルート内やシリンジ内で凝固系が活性化され，その結果消費されて低値を示す．
- 薬剤の投与歴なども考慮に入れる．

（和田英夫，松本剛史）

2B370

第Ⅴ因子活性 保

coagulation factor V activity

別 不安定凝固因子（labile factor），プロアクセレリン（proaccelerin），Acグロブリン（accelerator globulin）
測定法 PT凝固時間法，APTT凝固時間法
検体 血漿（クエン酸Na入り採血管）
基準値 60～130％

異常値を呈する場合
高値 妊娠，一部の血栓症，経口避妊薬服用時
低値 先天性第Ⅴ因子欠乏症（パラ血友病），先天性Ⅴ・第Ⅷ因子合併欠乏症，循環抗凝血素（第Ⅴ因子阻害物質＝インヒビター），非代償性肝硬変・劇症肝炎などの肝不全，播種性血管内凝固（DIC）

次に必要な検査▶予想外に著減している場合，インヒビターを測定する．

プロフィール

- 不安定な性質から不安定因子ともよばれる．肝や骨髄中の巨核球で産生される分子量約330,000の凝固因子であり，その遺伝子は第1染色体上にある．血漿中に約1～3 mg/dl含まれ，血中の半減期は約1日である．
- 補助因子として血小板や血管内皮のリン脂質膜上で活性化第Ⅹ因子，活性化第Ⅴ因子，カルシウムイオンが結合したプロトロンビナーゼ複合体を形成し，第Ⅱ因子であるプロトロンビンを活性型のトロンビンに転換させる．血小板内のα顆粒中にも約20％が存在している．
- FⅤa（トロンビンによって水解を受けた第Ⅴ因子）は活性化プロテインC（APC）やプロテインSなどの働きにより失活するが，第Ⅴ因子の分子異常症である第Ⅴ因子Liedenでは，活性化第Ⅴ因子はAPCやプロテインSなどの働きによる失活が障害され血栓症をきたすAPCレジスタンスとなる．この異常はわが国では報告例がない．また，非活性型の第Ⅴ因子は活性化第Ⅷ因子の不活化に作用し凝血抑制にも働いている．

臨床的意義と検査値の読み方

- 臨床的に出血傾向があり PT，APTT が延長している場合は，第Ⅴ因子活性が低下している可能性がある．
- 先天性の出血傾向があり，PT，APTT の延長がみられる場合は，フィブリノゲン，第Ⅱ因子，第Ⅹ因子とともに測定する必要がある．
- 先天性第Ⅴ因子欠乏症（パラ血友病）は常染色体劣性遺伝であり，約100万人に1例とされる．一般に出血症状は，出生時の臍帯出血など幼少期までに起こる．鼻出血や月経時の出血過多，口腔内の出血や手術時の止血困難が約半数にみられる．関節内などに血腫を作ることもあるが，致死的な消化管出血や頭蓋内出血はまれである．第Ⅴ・第Ⅷ因子合併欠

症も常染色体劣性遺伝で約100万人に1例とされる．第V因子，第Ⅷ因子ともに活性値，抗原量が5〜20％と低く，症状はパラ血友病に似ている．
- 後天性欠乏ではDICによる消費や肝不全などによる産生低下で起こるが，その他の凝固因子の産生も併せて低下がみられ，凝固因子定量までは行われることは少ない．高齢者や自己免疫疾患，抗生物質投与時にPTとAPTTの延長がみられ，DICや肝機能障害がみられないときは循環抗凝血素（第V因子阻害物質＝インヒビター）の産生を念頭におき測定する必要がある．
- 妊娠，経口避妊薬服用時，DICの準備状態などの一部の血栓症で高値を示すことがある．

予想外の値が認められるとき
- 採血法（採血困難や採取後の検体の保管）のチェックが必要である．採血困難な場合はルート内やシリンジ内で凝固系が活性化され，その結果消費されて低値を示す．

(和田英夫，松本剛史)

2B380
第Ⅶ因子活性　保

coagulation factor Ⅶ activity

別 安定因子（stable factor），プロコンバーチン（proconvertin）

測定法 PT凝固時間法
検体 血漿（クエン酸Na入り採血管）
基準値 60〜130％

異常値を呈する場合
高値 妊娠，経口避妊薬服用時，リバビリン投与時
低値 先天性第Ⅶ因子欠乏症，ワルファリン投与，ビタミンK欠乏症（新生児，閉塞性黄疸，抗生物質長期投与，炎症性腸疾患などの慢性下痢），非代償性肝硬変・劇症肝炎などの肝不全，播種性血管内凝固（DIC）

次に必要な検査 ▶ 予想外に著減している場合，インヒビターを測定する．

プロフィール
- 肝で産生される分子量約50,000のビタミンK依存性凝固因子であり，その遺伝子は第13染色体上にある．血漿中濃度は約0.4 mg/dlと微量で，血中半減期も短く3〜4時間である．このため早期に肝機能異常を反映する．
- Ⅶ因子活性に影響を受けるヘパプラスチンテスト（HPT）は肝機能の指標として重要である．組織因子（TF）との結合にて活性化され活性化Ⅶ因子-TF複合体となり，カルシウムイオンの存在下で第X因子の活性化に作用する外因系凝固の起点として働く．近年この複合体は第Ⅸ因子の活性化にも作用していることがわかってきた．

臨床的意義と検査値の読み方
- 臨床的に出血傾向があり，APTTに比較しPT，TT，HPTが延長している場合は第Ⅶ因子活性が低下している可能性がある．
- 先天性の出血傾向がありPT，TT，HPTの延長がみられる場合は測定する必要がある．
- 先天性第Ⅶ因子欠乏症は常染色体劣性遺伝であり，約50万人に1例とされる．症状は血友病に類似し，致死的な出血としては頭蓋内出血や消化管出血をきたすことがあり，歩行を始めた幼児期以降には関節内や筋肉内出血により運動障害を残すこともある．鼻出血や口腔内出血など粘膜出血もみられる．性別に関係なく発症することから，女性の場合は月経時の出血も問題になる．一般に活性値が2％未満で重篤な出血症状がみられるが，個々の症例によって重症度は異なるため，活性値測定のみでは重症度の判別は困難である．止血には遺伝子組み換え活性化第Ⅶ因子製剤を用いる．
- 第Ⅶ因子の後天性欠乏では，肝硬変や肝炎などの肝実質障害による産生低下，母乳栄養児，抗生物質長期投与，慢性下痢，炎症性腸疾患，閉塞性黄疸などのビタミンKの摂取や吸収不良に伴う欠乏，ワルファリン投与によるビタミンK利用障害，血栓症や非代償性DICによる消費性欠乏が考えられる．この場合，その他の凝固因子の産生も合わせて低下がみられ，凝固因子定量までは行われることは少ない．第Ⅶ因子に対する循環抗凝血素（阻害物質＝インヒビター）の産生は，きわめてまれである．
- 妊娠，経口避妊薬服用時に高値を示す．最近，C型慢性肝炎の治療に用いられるリバビリン投与時に第Ⅶ因子活性が上昇し，重症の血友病患者の出血回数が減ったという報告がある．

予想外の値が認められるとき
- 採取法（採血困難や採取後の検体の保管）のチェックが必要である．採血困難な場合はルート内やシリンジ内で凝固系が活性化され，その結果消費されて低値を示す．
- 薬剤の投与歴なども考慮に入れる．

(和田英夫，松本剛史)

2B390
第Ⅷ因子活性　保

coagulation factor Ⅷ activity

別 抗血友病因子（antihemophilic factor：AHF）

測定法 APTT凝固時間法
検体 血漿（クエン酸Na入り採血管）
基準値 50〜200％

異常値を呈する場合
高値 妊娠，アドレナリン投与，デスモプレシン（DDAVP）投与，運動負荷，深部静脈血栓症（DVT）/肺塞栓症（PE）

c 凝固・線溶関連検査

低値
- 先天性：血友病A，血友病A保因者，フォンウィルブランド病（von Willebrand disease：vWD）
- 後天性：後天性血友病，播種性血管内凝固（DIC）

次に必要な検査▶ 予想外に著減している場合，インヒビターを測定する．

プロフィール
- 肝で産生される分子量約330,000の凝固因子で，その遺伝子はX染色体上にある．先天性の欠乏症は血友病Aとよばれる．
- 第Ⅷ因子はカルシウムイオンの存在下でトロンビンの働きにより活性化を受け，活性化第Ⅸ因子と複合体を形成し第Ⅹ因子を活性化する．活性化第Ⅷ因子は活性化プロテインCにより失活することにより，凝固の制御を受けている．血漿濃度は約0.01 mg/dlと極微量であり，血漿中ではフォンウィルブランド因子（vWF）と複合体を形成している．血中半減期は約12時間である．

臨床的意義と検査値の読み方
- 臨床的に出血傾向があり，APTTが延長している場合は第Ⅷ因子活性が低下している可能性がある．
- 先天性の出血傾向がありPTは正常でAPTTの延長がみられる場合は，第Ⅸ因子，第ⅩⅠ因子，第ⅩⅡ因子とともに測定する必要がある．
- 先天性第Ⅷ因子欠乏症は血友病Aとよばれ，第Ⅷ因子の低下や欠如がみられる．第Ⅷ因子活性1％以下が重症，1～5％が中等症，5％以上が軽症と分類される．血友病Aは伴性劣性遺伝で出生男児約5,000名に1例であるが，血縁に患者がいない孤発例も多い．女性血友病はホモ接合体または保因者の正常X染色体が不活化されたと考えられる例もあるが，頻度はきわめて少ない．症状としては乳幼児期から皮下，関節，粘膜などの出血を繰り返す．頭蓋内出血や内臓出血などの出血は致死的になることもある．軽症例では成人してから，抜歯，外傷，手術時の止血困難の際に診断されることもある．
- 血友病Aの確定診断には遺伝子解析が用いられる．保因者の場合は理論上第Ⅷ因子活性値が50％であることから，第Ⅷ因子活性値/vWF抗原量比が小さくなり，多くの場合診断が可能である．第Ⅷ因子活性は血液型がO型の場合は20％程度低く測定されるため，特に保因者診断の場合に注意が必要である．
- 血友病Aの治療は，基本的には血漿由来または遺伝子組み換え第Ⅷ因子製剤の補充であるが，軽症例では血管外プールの第Ⅷ因子とvWFの動員効果のあるDDAVPの投与が行われる．フォンウィルブランド病においても第Ⅷ因子活性値は低下がみられ，血友病Aとの鑑別が必要となるが，詳細は「第Ⅷ因子様抗原」「フォンウィルブランド因子活性」「フォンウィルブランド因子マルチマー解析」（☞p.113，116）で述べる．

- 第Ⅷ因子の後天的な欠乏としては，血栓症やDICなどの消費による活性の低下は他の凝固因子と同様に多くみられる．頻度は少ないが重篤なものとしては，第Ⅷ因子に対する循環抗凝血素（阻害物質＝インヒビター）の産生がある．産褥期の女性，高齢者あるいは自己免疫疾患や悪性疾患に合併して起こることが多い．症状は先天性の血友病に類似し後天性血友病とよばれている．先天性のものと同様APTTが著しく延長するが，血友病の場合と異なり正常血漿の添加にて補正されないので，この場合インヒビターの産生を疑う必要がある．詳細は「第Ⅷ因子インヒビター」（☞p.114）で述べる．
- 妊娠，アドレナリン投与，デスモプレシン（DDAVP）投与，運動負荷において高値となる．第Ⅷ因子の高値はDVT/PEのリスクファクターであることが報告されている．

予想外の値が認められるとき
- 採取法（採血困難や採取後の検体の保管）のチェックが必要である．採血困難な場合はルート内やシリンジ内で凝固系が活性化され，その結果消費されて低値を示す．
- 薬剤の投与歴なども考慮に入れる．

（和田英夫，松本剛史）

2B400
第Ⅸ因子活性 保

coagulation factor Ⅸ activity

別 クリスマス因子（Christmas factor）

測定法　APTT凝固時間法
検体　血漿（クエン酸Na入り採血管）
基準値　60～130％

異常値を呈する場合
高値　妊娠，深部静脈血栓症（DVT）/肺塞栓症（PE）
低値
- 先天性：血友病B，血友病B保因者
- 後天性：ワルファリン投与，ビタミンK欠乏症（新生児，閉塞性黄疸，抗生物質長期投与，炎症性腸疾患などの慢性下痢），非代償性肝硬変・劇症肝炎などの肝不全，播種性血管内凝固（DIC），第Ⅸ因子に対する循環抗凝血素（阻害物質＝インヒビター）の産生

次に必要な検査▶ 予想外に著減している場合，インヒビターを測定する．

プロフィール
- 肝で産生される分子量約55,000のビタミンK依存性凝固因子で，その遺伝子はX染色体上にあり，先天性欠乏症の血友病Bは最初に報告された患者名からクリスマス病ともいわれ，第Ⅸ因子は別名クリスマス因子とよばれる．
- 第Ⅸ因子はカルシウムイオンの存在下で活性化第Ⅶ

因子-組織因子複合体や活性化XI因子の働きで活性化を受け，活性化第VIII因子と複合体を形成し第X因子を活性化する．血漿中には3～5 mg/dl存在している．

臨床的意義と検査値の読み方
- 臨床的に出血傾向があり，APTTが延長している場合は第IX因子活性が低下している可能性がある．
- 先天性の出血傾向がある場合は第VIII因子，第XI因子，第XII因子とともに測定する必要がある．
- 先天性第IX因子欠乏症は血友病Bで，第IX因子の低下や欠如がみられる．血友病Aと同様に血友病Bでも第IX因子活性1％以下が重症，1～5％が中等症，5％以上が軽症と分類される．血友病Bは伴性劣性遺伝で，血友病Aの約1/4～1/5程度で20,000～30,000人に1例の頻度である．血縁に患者がいない孤発例も多い．症状としても血友病Aと同様に乳幼児期から皮下，関節，粘膜などの出血を繰り返す．頭蓋内出血や内臓出血などの出血は致死的になることもある．軽症例では成人してから，抜歯，外傷，手術時の止血困難の際に診断されることもある．
- 血友病Bの確定診断には遺伝子解析が用いられる．保因者についても活性の低下がみられるが，血友病Bの場合の保因者診断に関しては活性値や抗原量のみでは，血友病Aに比べ判定が難しい場合が多いため，遺伝子検査の必要がある．
- 血友病Bの治療は，現在のところわが国では遺伝子組み換え製剤が認可されていないため，血漿由来の第IX因子製剤またはプロトロンビン複合体製剤の補充である．
- 第IX因子の後天的な欠乏としては，肝硬変や肝炎などの肝実質障害による産生低下，母乳栄養児，抗生物質長期投与，慢性下痢，炎症性腸疾患，閉塞性黄疸などのビタミンKの摂取や吸収不良に伴う欠乏，ワルファリン投与によるビタミンK利用障害，血栓症や非代償性DICによる消費性欠乏などが考えられる．重篤なものとして第IX因子に対する循環抗凝血素（阻害物質＝インヒビター）の産生があるが，第VIII因子インヒビターと比べても出現頻度は低く，きわめてまれである．
- 妊娠時には高値を示す．

予想外の値が認められるとき
- 採取法（採血困難や採取後の検体の保管）のチェックが必要である．採血困難な場合はルート内やシリンジ内で凝固系が活性化され，その結果消費されて低値を示す．
- 薬剤の投与歴なども考慮に入れる．

(和田英夫，松本剛史)

2B410
第X因子活性 保

coagulation factor X activity

別 スチュアート・プロワー因子（Stuart-Prower factor）

測定法 PT凝固時間法，APTT凝固時間法
検　体 血漿（クエン酸Na入り採血管）
基準値 60～130％
異常値を呈する場合
高値 妊娠，経口避妊薬服用
低値 先天性第X因子欠乏症，ワルファリン投与，ビタミンK欠乏症（新生児，閉塞性黄疸，抗生物質長期投与，炎症性腸疾患などの慢性下痢），非代償性肝硬変・劇症肝炎などの肝不全，播種性血管内凝固（DIC），第X因子に対する循環抗凝血素（阻害物質＝インヒビター）の産生，抗リン脂質抗体症候群

次に必要な検査▶ 予想外に著減している場合，インヒビターを測定する．

プロフィール
- 第X因子は肝で産生される分子量約59,000のビタミンK依存性凝固因子であり，その遺伝子は第13染色体上にある．血漿中に約1 mg/dl含まれ，血中半減期は約40時間である．カルシウムイオンの存在下で活性化第VII因子-組織因子複合体や活性化第VIII因子-活性化第IX因子複合体により活性化される．
- 活性化X因子は，リン脂質膜上においてカルシウムイオン存在下で活性化V因子と結合し形成したプロトロンビナーゼ複合体となり，プロトロンビンを切断しトロンビンに活性化する．活性化第X因子はアンチトロンビンやtissue factor pathway inhibitor（TFPI）により不活化されることにより制御されている．

臨床的意義と検査値の読み方
- 臨床的に出血傾向があり，PT，APTT，TT，HPTがすべて延長している場合は第X因子活性低下の可能性がある．
- 先天性第X因子欠乏症は常染色体劣性遺伝であり，約50万人に1例とされる．活性値と臨床症状は必ずしも相関しないが，多彩な出血症状を示し，1％未満の重症例ではかなり重篤な出血症状がみられることがある．鼻出血が多く，その他の出血症状は血友病患者と類似し，関節内出血や頭蓋内出血も報告されている．新生児の臍帯出血はしばしばみられる．重症例以外では，外傷や手術時などの止血困難を認めるのみであることが多い．
- 第X因子の後天性欠乏では，DICによる消費やワルファリン投与や肝不全などによる産生低下で起こるが，その他の凝固因子も併せて低下がみられ，凝固因子定量は行われることは少ない．PTとAPTTの延長がみられ，DICや肝機能障害がみられないときは，

c 凝固・線溶関連検査　111

循環抗凝血素（第X因子阻害物質＝インヒビター）の産生を念頭におき測定する．アミロイドーシスの患者への合併が多く，その他の基礎疾患としては骨髄腫など悪性腫瘍がある．
- 妊娠，経口避妊薬服用時には高値となる．

予想外の値が認められるとき
- 採取法（採血困難や採取後の検体の保管）のチェックが必要である．採血困難な場合はルート内やシリンジ内で凝固系が活性化され，その結果消費されて低値を示す．
- 薬剤の投与歴なども考慮に入れる．

（和田英夫，松本剛史）

る．また，頻度は少ないがSLEなどの膠原病に合併して第XI因子に対する循環抗凝血素（阻害物質＝インヒビター）の産生があるが，第VIII因子インヒビターと比べても出現頻度は低く，きわめてまれである．
- 経口避妊薬服用時，運動負荷時に高値を示す．

予想外の値が認められるとき
- 採取法（採血困難や採取後の検体の保管）のチェックが必要である．採血困難な場合はルート内やシリンジ内で凝固系が活性化され，消費されて低値を示す．
- 薬剤の投与歴なども考慮に入れる．

（和田英夫，松本剛史）

2B420 第XI因子活性 保

coagulation factor XI activity

別 血漿トロンボプラスチンアンテシデント（plasma thromboplastin antecedent）

測定法 APTT凝固時間法
検体 血漿（クエン酸Na入り採血管）
基準値 70〜130％

異常値を呈する場合
高値 経口避妊薬服用時，運動負荷
低値 先天性第XI因子欠乏症，新生児，妊娠，肝硬変，播種性血管内凝固（DIC），第X因子に対する循環抗凝血素（阻害物質＝インヒビター）の産生

プロフィール
- 第XI因子は肝で産生される分子量約160,000の凝固因子であり，その遺伝子は第4染色体上にある．血漿中に約0.5 mg/dl含まれ，血中半減期は約60時間である．
- 高分子キニノゲン（HMWK）と複合体を形成して血中に存在しており，活性化第XII因子により活性化されるほか，血小板膜表面上でトロンビンにより活性化される．活性化第XI因子はカルシウムイオンの存在下で第IX因子を活性化させる．

臨床的意義と検査値の読み方
- PTは正常でAPTTの延長がみられる場合は，第VIII因子，第IX因子，第XII因子とともに測定する必要がある．
- 先天性第XI因子欠乏症は常染色体劣性遺伝で，血友病Cまたは発見者にちなんでRosenthal syndromeともよばれる．ユダヤ人に多くみられるが，世界的に報告例がある．重症例で外傷時や手術時の止血困難が主であるが，鼻出血，口腔内出血，尿路出血もみられ，分娩時や月経時の大量出血が女性患者に起こる．軽症例ではほとんど出血症状はない．確定診断には免疫学的抗原量や遺伝子診断が必要である．
- 後天的な欠乏としては肝硬変による産生低下，血栓症や非代償性DICによる消費性欠乏などが考えられる．

4B430 第XII因子活性 保

coagulation factor XII activity

別 ハゲーマン因子（Hageman factor）

測定法 APTT凝固時間法
検体 血漿（クエン酸Na入り採血管）
基準値 50〜150％

異常値を呈する場合
高値 妊娠，運動負荷，経口避妊薬の服用
低値 先天性第XII因子欠乏症，肝硬変・劇症肝炎などの肝不全，新生児，ネフローゼ症候群，播種性血管内凝固（DIC），L-アスパラギナーゼ投与，抗リン脂質抗体症候群

プロフィール
- 肝で産生される分子量約80,000の凝固因子で，その遺伝子は第5染色体に存在する．血漿中に約3 mg/dl存在し，血中半減期は約3日である．全血凝固時間の延長により最初に発見された欠損患者の名前からHageman因子と名付けられた．
- 血液凝固系の接触相に働く因子の一つで，陰性荷電したガラス，カオリン，基底膜，コラーゲンなどの異物面と接触すると活性化される．プレカリクレイン，高分子キニノゲンとともに第XI因子と複合体を形成して第XI因子の活性化に働き，カリクレインが形成されると，さらなる第XII因子の活性化に働く．
- 活性化第XII因子には凝固反応以外に，線溶系の活性化，補体の活性化，カリクレインを介した高分子キニノゲンからのキニンの産生など広く生体防御反応に関与している．

臨床的意義と検査値の読み方
- PTは正常でAPTTの延長がみられる場合は，第VIII因子，第IX因子，第XI因子とともに測定する必要がある．ただし第XII因子が欠乏していても，APTTがさほど延長がみられない場合がある．
- 先天性第XII因子欠乏症は常染色体劣性遺伝であるが，通常出血症状はなく，心筋梗塞の報告例があり血栓症の危険因子である可能性がある．確定診断に

112　**2** 血液学的検査

- 後天性欠乏は肝実質障害, ネフローゼ症候群, 播種性血管内凝固 (DIC), L-アスパラギナーゼ投与後, 新生児にみられる.
- 妊娠時や経口避妊薬投与, 運動負荷時に高値となる.

予想外の値が認められるとき
- 採取法（採血困難や採取後の検体の保管）のチェックが必要である. 採血困難な場合はルート内やシリンジ内で凝固系が活性化され, その結果消費されて低値を示す.
- 薬剤の投与歴なども考慮に入れる.

(和田英夫, 松本剛史)

2B440
第XIII因子活性　　　保

coagulation factor XIII activity

別 フィブリン安定化因子 (fibrin stabilizing factor)

測定法 合成基質法
検体 血漿（クエン酸Na入り採血管）
基準値 70〜140％
異常値を呈する場合

低値 先天性第XIII因子欠乏症, 肝硬変・劇症肝炎などの肝不全, Schönlein-Henoch紫斑病, Crohn病, 潰瘍性大腸炎, 大手術, 巨大血管腫, 播種性血管内凝固 (DIC), 妊娠, 第XIII因子に対する循環抗凝血素（阻害物質＝インヒビター）の産生

プロフィール
- 第XIII因子はフィブリン安定化因子ともよばれる. 凝固活性を有する分子量約75,000のAサブユニット2つと, キャリア蛋白である分子量約80,000のBサブユニット2つの四量体からなる. 第XIII因子Aサブユニットは骨髄中の巨核球や単球で, Bサブユニットは肝細胞で産生されるといわれている. 血漿中には約1mg/dl含まれ, Aサブユニットの遺伝子は6番染色体上に, Bサブユニットは1番染色体上にそれぞれある.
- ほとんどの凝固因子がセリンプロテアーゼであるのに対して, 唯一トランスグルタミナーゼであり, トロンビンとカルシウムイオンで活性化され, フィブリンモノマーのγ鎖とα鎖に作用し重合させる. ほかに基質としてフィブロネクチン, プラスミンインヒビター, コラーゲン, アクチン, ミオシン, フォンウィルブランド因子などの間で架橋を形成し, 血液凝固の最終過程としてフィブリンを安定化させ, 局所における組織修復や創傷治癒を助け, 妊娠の維持にも必要とされている.

臨床的意義と検査値の読み方
- PT, APTT, 血小板に関する検査, 出血時間が正常で, 出血症状や創傷治癒が悪い場合には第XIII因子の欠乏を考慮し測定する. また第XIII因子欠乏症では, 不安定なフィブリンがフィブリン塊溶解試験で速やかに溶解する. 確定診断には免疫学的測定法により抗原量の測定を行う.
- 先天性第XIII因子欠乏症にはBサブユニットの欠乏であるI型とAサブユニットの欠乏であるII型が存在する. 頻度は約500万人に1例と推定されている. I型欠乏症ではキャリア蛋白であるBサブユニットの欠乏により, 血漿中ではAサブユニットの欠乏もみられる. すなわち, 先天性第XIII因子欠乏症が疑われる場合には鑑別のためAおよびBサブユニットの免疫学的抗原量の測定が必要であり, 遺伝子診断も必要である.
- 第XIII因子の血中半減期は11〜14日である. 出血時の治療は, 血漿由来の第XIII因子製剤による補充を行う. 数％の活性で小出血であれば十分止血が得られるが, 深部出血や手術時にはさらに活性値を上昇させる必要がある. 概ね小出血で10％以上, 深部内出血などでは30％以上, 手術時には50％, 頭蓋内出血など重篤なものでは100％を目標に補充すべきである. また妊娠の維持のためには5％以上を目標に補充すべきである.
- 第XIII因子の後天性の欠乏には, 肝硬変・劇症肝炎などの肝不全による欠乏や, Schönlein-Henoch紫斑病, Crohn病, 潰瘍性大腸炎などの炎症性疾患, 白血病などの血液疾患, 大手術, 巨大血管腫, 播種性血管内凝固 (DIC) など消費による欠乏がみられる. 他の多くの凝固因子とは違って妊娠中には減少がみられる. 後天性の欠乏にはペニシリン, フェニトイン, イソニアジドなどの薬剤性やSLEに合併する第XIII因子循環抗凝血素の産生の報告もある.

予想外の値が認められるとき
- 採取法（採血困難や採取後の検体の保管）のチェックが必要である. 採血困難な場合はルート内やシリンジ内で凝固系が活性化され, その結果消費されて低値を示す.
- 薬剤の投与歴なども考慮に入れる.

(和田英夫, 松本剛史)

2B450
第VIII因子様抗原　　　保

coagulation factor VIII-related antigen

別 第VIII因子関連抗原 (F.VIII R Ag), フォンウィルブランド因子抗原量 (von Willebrand factor antigen, vWF：Ag)

測定法 EIA, ラテックス凝集法
検体 血漿（クエン酸Na入り採血管）
基準値 65〜135％
異常値を呈する場合

高値 腎疾患（腎炎など）, 川崎病急性期, 慢性肝炎, 肝硬変, デスモプレシン (DDAVP) 投与, 運動負

荷，妊娠，播種性血管内凝固（DIC），心筋梗塞，脳梗塞

低値 血小板型と2型の一部を除くフォンウィルブランド病（vWD），後天性フォンウィルブランド症候群（vWS）

プロフィール

- 特異的抗ヒトvWF抗体を用い，EIAにて血漿中の第Ⅷ因子/vWF複合体の抗原量を測定するものである．かつてはこれが第Ⅷ因子と捉えられていたため，第Ⅷ因子様抗原（第Ⅷ因子関連抗原；F.ⅧRAg）とよばれたが，現在ではフォンウィルブランド因子抗原（vWF：Ag）の免疫学的定量法をさしている．
- vWFの血漿中濃度は0.5〜1 mg/dlで，遺伝子は12番染色体上にある．分子量約250,000のモノマーが重合した分子量50万〜2,000万の高分子マルチマーとして存在する．vWFは血管内皮細胞で産生されマルチマーとして血液中に放出されるため，DICなどで血管内皮細胞の障害のマーカーともなる．
- vWFは第Ⅷ因子の産生刺激や第Ⅷ因子の安定化作用を持っており，血漿中半減期は第Ⅷ因子と同じく10〜12時間である．健常者でも血液型がO型の人は半減期が短く，血漿中濃度は約20％低い．出血時に内皮下組織のコラーゲンと接触し，血小板膜表面のGPⅠb-Ⅴ-Ⅸ複合体を介して血小板の粘着を起こし，一次止血に関与する．結果，血小板膜上のGPⅡb/Ⅲaを活性化させ血小板とフィブリノゲンとの結合を可能にし，止血を完成に導く．
- vWFの先天性の異常としてvWDがある．先天性の出血傾向では血友病Aに次いで多いといわれ約1万人に1例といわれるが，出血症状をあまり呈さない軽症を含めると実際はもっと多いと考えられる．診断およびタイプ分類にはvWFマルチマー解析が必要となる（詳細は☞「フォンウィルブランド因子マルチマー解析」p.116）

臨床的意義と検査値の読み方

- 出血時間，APTTの延長がみられる場合はvWDを疑い本検査を行う．家族歴や出血歴，リストセチン凝集能（RIPA），第Ⅷ因子活性，vWF活性と共に低下を確認し，vWFマルチマー解析を行いvWDの確定診断を行う．
- 腎疾患（腎炎など），川崎病急性期，慢性肝炎，肝硬変，デスモプレシン（DDAVP）投与，運動負荷，妊娠，播種性血管内凝固（DIC），心筋梗塞，脳梗塞など身体へのストレスでは高値を示す．
- 血液型がO型の被検者では，ほかの血液型のものと比べ20％ほど低値を示す．
- 血友病Aの保因者の場合は，理論上第Ⅷ因子活性値/vWF：Ag比が50％となり診断可能である．
- 後天性血友病と同様に自己免疫疾患，リンパ増殖性疾患，骨髄増殖性疾患や悪性腫瘍に抗vWF自己抗体が出現することがある．これは後天性フォンウィルブランド症候群（vWS）とよばれる．

予想外の値が認められるとき

- 採取法（採血困難や採取後の検体の保管）のチェックが必要である．採血困難な場合はルート内やシリンジ内で凝固系が活性化され，その結果消費されて低値を示す．
- 薬剤の投与歴なども考慮に入れる．

（和田英夫，松本剛史）

2B460

第Ⅷ因子インヒビター 保

coagulation factor Ⅷ inhibitor

別 第Ⅷ因子循環抗凝血素（circulating anticoagulants to factor Ⅷ）

測定法 Bethesda法
検体 血漿（クエン酸Na入り採血管）
基準値 検出せず（0.5 BU未満）

異常値を呈する場合

- 補充療法を受けた血友病A患者の一部，後天性血友病

プロフィール

- 第Ⅷ因子に対する獲得された循環抗凝血素の産生によるもので，同種抗体あるいは自己抗体である．いずれも非中和抗体として第Ⅷ因子に結合し第Ⅷ因子のクリアランスを上昇するか，中和抗体として第Ⅷ因子の活性部位に結合し機能障害をもたらすことで止血異常をもたらす．サブタイプの多くはIgG$_4$であり，IgG$_1$が認められることもある．
- 出血の既往歴のない患者に第Ⅷ因子に対する自己抗体が発生することがあり，後天性血友病とよばれる．若年女性と高齢男性に多くみられ，数百万人に1例の発症と推定されている．後天性血友病は妊娠・出産，膠原病などの自己免疫疾患，リンパ増殖性疾患，悪性腫瘍，ある種の抗生物質の投与に随伴して起こることが知られているが，基礎疾患のない特発性の場合もある．
- 測定法としてはBethesda法が一般的に用いられるが，被験血漿と正常血漿を等量混合し37℃で2時間加温し，残存第Ⅷ因子活性を測定し50％低下させるインヒビターが1 Bethesda単位（BU）と定義される．被験者血漿を段階希釈し，50％に一番近い活性値となる希釈からインヒビター力価を求める．
- インヒビターの凝固因子抑制作用は，抗体濃度に比例して働くものとそうでないものがある．前者をタイプ1インヒビター，後者をタイプ2インヒビターとよぶ．一般に先天性の血友病Aに発生するインヒビターはタイプ1が多く，後天性の自己抗体によるインヒビターはタイプ2が多い．タイプ2インヒビターでは凝固因子活性が残存することも多く，第Ⅷ因子とインヒビターが同時に検出されることがある．

- 5 BU以上をハイレスポンダー，5 BU以下がローレスポンダーと分類されている．第Ⅷ因子補充をある期間中止すると一時的に5 BUに下降する患者でも，第Ⅷ因子の補充により再上昇する場合はハイレスポンダーとよばれる．

臨床的意義と検査値の読み方

- 血友病A患者に対する第Ⅷ因子含有製剤の反復輸注後に，効果が減弱または消失し，凝固時間も改善を示さなくなることがある．これは第Ⅷ因子に対する同種抗体である．血友病患者の約30％に出現するとみられており，血友病患者の止血管理を困難にするため，現在においても血友病治療の大きな問題の一つである．補充療法に伴う第Ⅷインヒビター発生のリスクを決定する要因として考えられているのは重症度，遺伝子変異，人種，製剤の種類，投与回数やパターンなどが考えられているが，未解明な部分も多い．
- 血友病Aの患者で補充療法の効果が減弱した場合は，まず製剤投与後の第Ⅷ因子の活性を検査し，回収率が低下している場合や半減期が短縮している場合は第Ⅷ因子インヒビターの存在が疑われるため，インヒビターを測定する必要がある．
- 異常出血の既往歴のない患者で，びまん性の出血斑や，外傷や手術時などに軟部組織や粘膜組織の異常出血，あるいは止血困難などが出現し，APTTのみの延長がみられる場合は第Ⅷ因子インヒビター測定の必要がある．一般に出血症状は重く，本疾患の死亡率は10～20％と，重症の血友病Aやインヒビター保有血友病患者に比べても高い．これは診断の遅れから，侵襲の大きな検査や治療法が行われるうえ，適切な補充療法も遅れることが多いことが考えられ，できるだけ早期に診断し対応することが重要である．
- 出血に対する治療は，インヒビターの中和容量を超える第Ⅷ因子製剤を投与する中和療法，凝固系のバイパス活性を持つ活性化第Ⅶ因子製剤や活性化プロトロンビン複合体製剤を用いる．インヒビターそのものに対する治療としては，先天性血友病Aに発生したものに対しては免疫寛容療法，後天性血友病に対してはステロイドや免疫抑制剤が用いられる．

予想外の値が認められるとき

- 採血法（採血困難や採血後の検体の保管）のチェックが必要である．
- ループスアンチコアグラント（抗リン脂質抗体）によっても凝固時間が阻害され検査値に影響を与えるので注意が必要である． （和田英夫，松本剛史）

2B470
第Ⅸ因子インヒビター 保

coagulation factor Ⅸ inhibitor

別 第Ⅸ因子循環抗凝血素（circulating anticoagulants to factor Ⅸ）

測定法　Bethesda法
検　体　血漿（クエン酸Na入り採血管）
基準値　検出せず（0.5 BU未満）

異常値を呈する場合

- 補充療法を受けた血友病B患者の一部，第Ⅸ因子に対する循環抗凝血素の産生

プロフィール

- 第Ⅸ因子に対する獲得された循環抗凝血素の産生によるもので，同種抗体あるいは自己抗体であるが，自己抗体はきわめてまれである．
- 測定法としては，Bethesda法が一般的に用いられる．被検血漿と正常血漿を等量混合し37℃で30分間加温し，残存第Ⅸ因子活性を測定し，50％低下させるインヒビターが1 Bethesda単位（BU）と定義される．
- 被検者血漿を段階希釈し，50％に一番近い活性値となる希釈からインヒビター力価を求める．5 BU以上をハイレスポンダー，5 BU以下がローレスポンダーと分類されているが，第Ⅸ因子補充をある期間中止すると一時的に5 BUに下降する患者でも，第Ⅸ因子の補充により再上昇する場合はハイレスポンダーとよばれる．

臨床的意義と検査値の読み方

- 血友病B患者に対する第Ⅸ因子含有製剤の反復輸注後に，効果が減弱または消失し，凝固時間も改善を示さなくなることがある．これは第Ⅸ因子に対する同種抗体の出現である．このインヒビターの発生頻度は血友病A患者に比べ低く，血友病B患者の約3％に出現するとみられている．患者の止血管理を困難にするため，現在においても血友病治療の大きな問題の一つである．
- 血友病B患者のインヒビター出現例の特有の症状としては，約50％の患者で第Ⅸ因子に対する過敏症やアレルギーを伴うことである．出血の既往歴のない患者に第Ⅸ因子に対する自己抗体である循環抗凝血素が発生することもあるが，第Ⅷ因子インヒビターと比較しても頻度はきわめてまれである．インヒビター出現後は，第Ⅸ因子を含まずバイパス活性を持つ遺伝子組み換え活性化第Ⅶ因子が用いられることが多い．
- 血友病Bの患者で補充療法の効果が減弱した場合は，まず製剤投与後の第Ⅸ因子の活性を検査し，回収率が低下している場合や半減期が短縮している場合は第Ⅸ因子インヒビターの存在が疑われるため，インヒビターを測定する必要がある．

c　凝固・線溶関連検査

予想外の値が認められるとき
- 採取法（採血困難や採取後の検体の保管）のチェックが必要である．
- ループスアンチコアグラント（抗リン脂質抗体）によっても凝固時間が阻害され検査値に影響を与えるので注意が必要である．

（和田英夫，松本剛史）

2B480
フォンウィルブランド因子活性 保

von Willebrand factor activity

略 vWF：RCo　別 リストセチン・コファクター活性（ristocetin cofactor activity：RCoF），Ⅷ R：Rco

測定法	血小板凝集法
検体	血漿（クエン酸Na入り採血管）
基準値	65〜135％

異常値を呈する場合
高値 腎疾患（腎炎など），川崎病急性期，慢性肝炎，肝硬変，デスモプレシン（DDAVP）投与，運動負荷，妊娠，播種性血管内凝固（DIC），心筋梗塞，脳梗塞

低値 フォンウィルブランド病（vWD），後天性フォンウィルブランド症候群（vWS）

プロフィール
- リストセチン・コファクター（RCoF）活性ともよばれ，vWFがリストセチン存在下で血小板に結合し血小板凝集（RIPA）させる生物学的活性を示す．vWFの血漿中濃度は0.5〜1mg/dlで，遺伝子は12番染色体上にある．分子量約250,000のモノマーが重合した分子量50万〜2,000万の高分子マルチマーとして存在し，第Ⅷ因子の産生刺激や第Ⅷ因子の安定化作用を持っており，血漿中半減期は第Ⅷ因子と同じく10〜12時間である．健常者でも血液型がO型の人は半減期が短く，血漿中濃度は約20％低い．
- 出血時に内皮下組織のコラーゲンと接触し，血小板膜表面のGPⅠb-Ⅴ-Ⅸ複合体を介して血小板の粘着を起こし，一次止血に関与する．その結果，血小板膜上のGPⅡb/Ⅲaを活性化させ血小板とフィブリノゲンとの結合を可能にし，止血を完成に導く．vWF活性は高分子マルチマーで強い．

臨床的意義と検査値の読み方
- vWFの先天性の異常としてvWDがある．先天性の出血傾向では血友病Aに次いで多いといわれ頻度は約1万人に1例といわれるが，出血症状をあまり呈さない軽症を含めると実際はもっと多いと考えられる．診断およびタイプ分類にはvWFマルチマー解析が必要となる（☞詳細は「フォンウィルブランド因子マルチマー解析」次項）．
- 血管内皮より放出されたvWFマルチマーは，vWF分解酵素（vWF-CP）であるa disintegrin-like and metalloproteinase with thrombospondin type 1 motifs 13（ADAMTS13）により活性の低い低分子のものに分解される．血漿中ADAMTS13活性の減少は血栓性血小板減少性紫斑病（TTP）を引き起こす．
- ADAMTS13の先天性の欠損症は常染色体劣性遺伝のUpshow-Schuman症候群であり，後天性では主としてADAMTS13に対するインヒビターの産生により起こる．これらの疾患では血小板の凝集を強く惹起する高分子マルチマーが血中に残存し，微小血栓により溶血や循環障害から臓器障害を引き起こす．治療はADMTS13の補充とインヒビターの除去のため，新鮮凍結血漿（FFP）の補充や血漿交換が行われる．
- 出血時間，APTTの延長がみられる場合はvWDを疑い検査を行う．家族歴や出血歴，RIPA，第Ⅷ因子活性，第Ⅷ因子様抗原（vWF抗原），vWFマルチマー解析を行いvWDの確定診断を行う．
- 腎疾患（腎炎など），川崎病急性期，慢性肝炎，肝硬変，デスモプレシン（DDAVP）投与，運動負荷，妊娠，播種性血管内凝固（DIC），心筋梗塞，脳梗塞など身体へのストレスでは高値を示す．
- 血液型がO型の被検者では，ほかの血液型のものと比べ20％ほど低値を示す．
- 後天性血友病と同様に自己免疫疾患，リンパ増殖性疾患，骨髄増殖性疾患や悪性腫瘍に抗vWF自己抗体が出現することがある．これは後天性フォンウィルブランド症候群（vWS）とよばれる．

予想外の値が認められるとき
- 採取法（採血困難や採取後の検体の保管）のチェックが必要である．採血困難な場合はルート内やシリンジ内で凝固系が活性化され，その結果消費されて低値を示す．
- 薬剤の投与歴なども考慮に入れる．

（和田英夫，松本剛史）

2B490
フォンウィルブランド因子マルチマー解析

von Willebrand factor multimers

別 vWFのマルチメリック成分

測定法	SDS-アガロースゲル電気泳動法
検体	血漿（クエン酸Na入り採血管）
基準値	正常パターン

異常値を呈する場合
- フォンウィルブランド病（vWD）2型，血栓性血小板減少性紫斑病（TTP），慢性骨髄性白血病（CML）や本態性血小板血症（ET）などの血小板増多症

プロフィール
- 電気泳動にてフォンウィルブランド因子（vWF）のマルチマーを分子量の順にバンドに分け測定する方法である．vWFは高分子マルチマーに活性が強く低分子のものは弱い．

- vWFはその分解酵素（vWF-CP）であるa disintegrin-like and metalloproteinase with thrombospondin type 1 motifs 13（ADAMTS13）により切断され不活化される．ADAMTS13の欠乏では非常に分子量の大きいunusually-large vWF multimer（UL-vWF）が血中に蓄積する．

臨床的意義と検査値の読み方
- 活性の高い高分子マルチマーが多くなると，血小板凝集をきたし，微小血栓により溶血や臓器障害をきたし，血栓性血小板減少性紫斑病（TTP）を引き起こす．ADAMTS13の先天性の欠乏症は常染色体劣性遺伝のUpshow-Schuman症候群であり，後天性TTPでは主としてADAMTS13に対するインヒビターの産生により起こる．
- 慢性骨髄性白血病（CML），本態性血小板症（ET）などの血小板増多症では高分子マルチマーが消費性に減少する．
- フォンウィルブランド病（vWD）ではvWFの質的異常や消費の異常によりマルチマーパターンが異常をきたすためvWDが分類できる．
  1 型vWD：常染色体優性遺伝でvWFの量的異常であり，すべてのマルチマーが5〜30％に減少しているがマルチマーパターンは正常である．vWF：Ag，vWF：RCo共に低下，リストセチン凝集能（RIPA）低下がみられる．vWDの70％程度を占める．
  2 型vWD：vWFの質的異常であり，以下のように亜分類されている．
  ・2A型：常染色体優性遺伝でマルチマーパターンにて高分子マルチマーの欠損がみられる．vWDでは1型に次いで頻度が高く10〜15％程度である．第Ⅷ因子活性，vWF：Ag，vWF：RCoは低下し，RIPA低下がみられる．
  ・2B型：常染色体優性遺伝でvWFと血小板の親和性が亢進していることによって，高分子マルチマーの欠乏や，UL-vWFがみられることもある．vWDの中の頻度としては約5％である．第Ⅷ因子活性，vWF：Ag，vWF：RCoは正常または低下し，RIPAは亢進する．
  ・2M型：頻度はまれである．常染色体優性遺伝でマルチマーパターンは正常であり，高分子マルチマーは存在する．機能異常により第Ⅷ因子活性，vWF：Agは正常または低下しており，vWF：RCoは低下し，RIPA低下がみられる．
  ・2N型：頻度はまれである．常染色体劣性遺伝で第Ⅷ因子との親和性が低下している．マルチマーパターンは正常であり，高分子マルチマーは存在する．第Ⅷ因子活性は低下，vWF：Agは正常または低下しており，vWF：RCoは低下し，RIPA低下がみられる．
  3 型vWD：常染色体劣性遺伝でvWFの完全欠損である．vWDの中の頻度としては約5％である．第Ⅷ因子活性，vWF：Ag，vWF：RCo，RIPAはいずれも著減あるいは欠如がみられる．
  血小板型：頻度はまれで常染色体優性遺伝でvWFの異常はなく，pseudo-vWDとよばれる．第Ⅷ因子活性，vWF：Ag，vWF：RCoは正常または低下しており，RIPAの亢進がみられる．血小板膜上のGPⅠbの異常でvWFとの親和性が亢進し，マルチマーパターンにて高分子マルチマーの減少がみられる．
- vWDの出血時の治療はDDAVP投与が有効である場合もあるが，大手術時や出血が持続する場合はvWF含有の第Ⅷ因子製剤を用いる．ただしDDAVPは2B型と血小板型では血小板凝集を惹起するため禁忌であり，3型では無効である．

予想外の値が認められるとき
- 採取法（採血困難や採取後の検体の保管）のチェックが必要である．採血困難な場合はルート内やシリンジ内で凝固系が活性化され，その結果消費されて異常を示す．
- 薬剤の投与歴なども考慮に入れる．

（和田英夫，松本剛史）

5G500
ループスアンチコアグラント

lupus anticoagulant

略 LA　**別** ループス抗凝血素

測定法 希釈APTT凝固時間法（dAPTT），カオリン凝固時間法（KCT），希釈ラッセル蛇毒時間法（dRVVT）

検体 血漿（クエン酸Na入り採血管）

基準値 陰性

異常値を呈する場合
- 原発性抗リン脂質抗体症候群（APS），全身性エリテマトーデス（SLE）などの自己免疫疾患，特発性血小板減少性紫斑病，溶血性疾患，薬剤性（クロルプロマジン，プロカインアミド，キニジンなど），習慣性流産

プロフィール
- 活性化第Ｘ因子は通常，リン脂質，カルシウム，活性第Ｖ因子の存在下で最終的にトロンビンを生成する．このため抗リン脂質抗体であるループスアンチコアグラントの存在により凝固時間が延長する．ループスアンチコアグラント（LA）という名称はSLEの患者について最初に報告され，検査で凝固時間の延長が認められるためこのようによばれる．
- LAの対応抗原は，カルジオリピン，ホスファチジルセリンというような直接リン脂質と反応するものと，リン脂質への結合蛋白であるβ_2-グリコプロテインⅠ（β_2GPⅠ）などと反応するものとさまざまである．

- LAは，低濃度のリン脂質の試薬を用いて抗リン脂質抗体の影響を現れやすくしてAPTTを測定する希釈APTT凝固時間法（dAPTT），リン脂質を添加せず内因性のリン脂質を利用するカオリン凝固時間法（KCT），第X因子の活性化に直接作用するラッセル蛇毒を希釈して用いる希釈ラッセル蛇毒時間法（dRVVT）にて検出する．
- 測定は，患者血漿に正常血漿のみを加えたものと，それに過剰のリン脂質を加えたものとのAPTTの差をみることにより，リン脂質に対する抗血素を証明するリン脂質中和法などで検出する．LAを中和する過剰のリン脂質を加えた被検検体の凝固時間の1.3倍以上の延長がみられる場合を陽性と判断する．（dRVVTの詳細は☞「蛇毒試験」次項）
- 抗リン脂質抗体症候群の診断を目的として，希釈ラッセル蛇毒試験法またはリン脂質中和法を用いた場合に保険適応となる．

臨床的意義と検査値の読み方
- 自己免疫疾患などで血栓症状が認められる場合や，出血傾向を認めないにもかかわらずPT，APTTの延長が認められる場合にはLAをチェックする必要がある．
- LAは自己免疫疾患をはじめ種々の基礎疾患で認められるが，特に基礎疾患を認めない原発性のものもある．LA陽性患者ではあまり出血傾向は認めず，逆に血栓傾向を認める場合が多い．脳梗塞，深部静脈血栓症，Budd-Chiari症候群など血栓症状は多彩である．
- LA陽性の場合は血栓や過凝固状態の有無を調べる必要がある．胎盤の微小血管への血栓形成から流産を反復する女性も多い．LA陽性で血栓症状あるいは流産などの分娩異常があれば抗リン脂質抗体症候群（APS）である．LA陽性の場合は抗カルジオリピン（CL）抗体，抗CL/β_2GPI複合体抗体を測定する．LAの対応抗原はさまざまであるため，診断には単一の検査のみでは不十分であり，複数の確認試験を行う必要がある．

予想外の値が認められるとき
- 採取法（採血困難や採取後の検体の保管）のチェックが必要である．血小板の混入により血小板膜のリン脂質によって凝固時間が短縮されるので，2回遠心を行うなどしてできるだけ血小板の混入を避けることが必要である．採血困難な場合はルート内やシリンジ内で凝固系が活性化され，その結果消費されて異常を示す．
- ヘパリンやワルファリンの投与にも影響されることがある．LA以外の凝固阻止物質である凝固因子インヒビターとの鑑別が必要な場合もある．

（和田英夫，松本剛史）

2B022
蛇毒試験 保

viper venom test

別 希釈ラッセル蛇毒試験

測定法 希釈ラッセル蛇毒試験法（dRVVT）
検 体 血漿（クエン酸Na入り採血管）
基準値 陰性（1.3未満）
異常値を呈する場合
- 原発性抗リン脂質抗体症候群（APS），全身性エリテマトーデス（SLE）などの自己免疫疾患，特発性血小板減少性紫斑病，溶血性疾患，薬剤性（クロルプロマジン，プロカインアミド，キニジンなど）

プロフィール
- ループスアンチコアグラント（LA）の検出のため，希釈APTT凝固時間法（dAPTT），カオリン凝固時間法（KCT），リン脂質中和法などが用いられる．活性化第X因子は通常，リン脂質，カルシウム，活性第V因子の存在下で最終的にトロンビンを生成する．このため抗リン脂質抗体であるLAの存在により凝固時間が延長する．
- ラッセル蛇毒は血漿中の第X因子を直接活性化して凝固反応を開始するため，第VII因子，第XII因子，第XI因子の影響を受けない．PTやAPTT測定のときのように多くのリン脂質を加える必要がなく，検体中のLAをより鋭敏に検出可能である．実際には少量のリン脂質のみを含むように希釈した蛇毒を加えて被検検体の凝固時間を測定し，LAを中和する過剰のリン脂質を加えた被検検体の凝固時間の1.3倍以上の延長がみられる場合を陽性と判断する．
- また，ラッセル蛇毒による第X因子の直接活性化作用を利用して，生成した活性化第X因子に発色性合成基質を加えて，第X因子活性を定量する合成基質測定法に用いられる．
- LAとして抗リン脂質抗体症候群の診断を目的として行った場合に保険適応となる．

臨床的意義と検査値の読み方
- 自己免疫疾患などで血栓症状が認められる場合や，出血傾向を認めないにもかかわらずPT，APTTの延長が認められる場合にはチェックする必要がある．
- LAは自己免疫疾患をはじめ種々の基礎疾患で認められるが，特に基礎疾患を認めない原発性のものもある．LA陽性患者ではあまり出血傾向は認めず，逆に血栓傾向を認める場合が多い．脳梗塞，深部静脈血栓症，Budd-Chiari症候群など血栓症状は多彩である．胎盤の微小血管への血栓形成から流産を反復する女性も多い．
- LA陽性の場合は抗カルジオリピン（CL）抗体，抗CL/β_2-グリコプロテインI（β_2GPI）複合体の測定に加え，血栓症や過凝固状態の有無をチェックを行う．

- LAの対応抗原は，カルジオリピン，ホスファチジルセリンというような直接リン脂質と反応するものと，リン脂質への結合蛋白であるβ_2GPIなどと反応するものとさまざまであるため，診断には単一の検査のみでは不十分であり，複数の確認試験を行う必要がある．

予想外の値が認められるとき
- 採血法（採血困難や採血後の検体の保管）のチェックが必要である．血小板の混入により血小板膜のリン脂質によって凝固時間が短縮されるので，2回遠心を行うなどしてできるだけ血小板の混入を避けることが必要である．採血困難な場合はルート内やシリンジ内で凝固系が活性化され，その結果消費されて異常を示す．
- ヘパリンやワルファリンの投与にも影響されることがある．LA以外の凝固阻止物質である凝固因子インヒビターとの鑑別が必要な場合もある．

(和田英夫，松本剛史)

2B550
PIVKA-Ⅱ（LA法） 保

PIVKA-2 (latex agglutination)
別 ピブカⅡ，内因性凝血阻止因子-Ⅱ

測定法 ラテックス凝集反応
検体 3.2％（3.8％）クエン酸Na入りの専用試験管で採血し（クエン酸Na 1容に全血9容），血漿を使用する．
基準値 1μg/ml未満

異常値を呈する場合
[高値] ビタミンK欠乏症（新生児出血性疾患，乳児ビタミンK欠乏症，抗生物質長期連用，長期経静脈栄養），ビタミンK吸収障害（吸収不良症候群，胆道閉塞症），ビタミンK利用障害（重症肝障害），ワルファリンによる経口抗凝固療法，肝細胞癌

次に必要な検査▶
- ビタミンK欠乏の原因を検索する．
- ビタミンK欠乏が否定的な場合は，肝疾患，特に肝癌の可能性を考慮する（☞「PIVKA-Ⅱ」p.512）．

[低値] カットオフ値を超える場合（＝高値）が重要で，低値は問題とならない．

プロフィール
- F.Ⅱ，Ⅶ，Ⅸ，Ⅹ，プロテインC，プロテインSは，いずれも肝臓で生合成される．これらの因子は，生成の最終段階でN末端領域のグルタミン酸（Glu）のγ-カルボキシル化を生じ，γ-カルボキシグルタミン酸（Gla）を有するようになるが，この反応に還元型ビタミンKを必要とするため，ビタミンK依存性凝固因子と称される．
- これらの因子が生合成される過程においてビタミンKが欠乏すると，Gluのγ-カルボキシル化を生じない．このような異常蛋白は，protein induced by vitamin K absence and/or antagonist（PIVKA）と称され，正常の凝固因子活性を持たない．PIVKAはそれぞれの正常凝固因子に対応してPIVKA-Ⅱ，Ⅶ，Ⅸ，Ⅹなどが存在するが，特にプロトロンビンの異性体であるPIVKA-Ⅱが検査項目として用いられている．
- PIVKA-Ⅱの測定法としては，ラテックス凝集法（LA），ELISA，ECLIAなどが一般的である．
- プロトロンビンは$BaSO_4$に吸着されるが，PIVKA-Ⅱは吸着されにくい．しかし，抗原性は両者に共通なので，抗プロトロンビン抗体との抗原抗体反応には差がない．この性質を利用した測定法がラテックス凝集法（LA）で，被検血漿中のプロトロンビンとPIVKA-ⅡをBa塩処理により分離した後，非吸着のPIVKA-Ⅱを抗ヒトプロトロンビン感作ラテックスにより検出する．

臨床的意義と検査値の読み方
- PIVKA-Ⅱの出現はビタミンKの欠乏を意味する．
- ビタミンKは脂溶性であり，経口摂取されるのとは別に，腸内細菌で合成される．また，その吸収に胆汁酸を必要とする．したがって，健常人では，摂取量によらず，欠乏症は生じない．
- ビタミンKが欠乏すると，出血傾向を生じるようになる．その原因としては，摂取不足や吸収不全のほか，正常腸内細菌叢の抑制（N-methyl tetrazolthiol基を有する抗生物質の長期投与）や胆汁うっ滞が重要である．また，慢性肝炎や肝硬変などの肝実質細胞傷害でもPIVKA-Ⅱが出現することがある．抗凝血薬の一つであるワルファリンは，ビタミンK代謝を阻害し，PIVKA-Ⅱを増加させる．
- 一方，肝癌の一部でPIVKA-Ⅱが高値を示すことから，腫瘍マーカーとしても重要である（☞「PIVKA-Ⅱ」p.512）．
- プロトロンビン時間あるいはトロンボテストが予想外に延長し，ビタミンKの欠乏が疑われる（あるいは否定できない）ときには，PIVKA-Ⅱを測定する．

予想外の値が認められるとき
- 多くの場合，この検査が実施されるのは，ビタミンK欠乏，およびそれによる出血傾向が考えられる場合である．したがって，予想に反してPIVKA-Ⅱの増加がみられなかったときは，まず，採血から検査に至るまでの状況を確認する．この過程に問題があると，偽低値を呈する．検体採取・保存に問題がないのであれば，PIVKA-Ⅱ以外の出血傾向の原因検索が必要になる．
- PIVKA-Ⅱが予想外に高値を示し，ビタミンKの欠乏で説明がつかないときには，肝疾患，特に肝癌の可能性を考慮する（☞「PIVKA-Ⅱ」p.512）．

(村上純子)

2B700
プロテインC活性
protein C activity
略 PC

測定法	APTT時間法
検体	血漿0.3〜0.5m*l*（3.8％クエン酸Na入り採血管に採取して遠心分離後，凍結保存）
基準値	55〜140％

異常値を呈する場合
低値 先天性プロテインC欠乏症（タイプⅠ欠損症）や分子異常症（タイプⅡ欠損症），肝細胞障害，抗ビタミンK製剤投与，胆道系疾患，抗生物質長期投与，DIC，新生児期など
次に必要な検査▶プロテインC抗原値を調べ，分子異常症の有無の確認をする．すでにワルファリン投与をうけている患者では，プロテインCとその他のビタミンK依存性凝固因子であるプロトロンビン（第Ⅱ因子），第Ⅶ因子，第Ⅸ因子，第Ⅹ因子活性値との比が参考になる．

プロフィール
- プロテインCは，トロンビンとトロンボモジュリンの複合体により活性化される．活性化されたプロテインCは，血小板や血管内皮細胞膜のリン脂質にCa^{2+}を介して結合し，プロテインSの存在下において活性化第Ⅴ，Ⅷ因子を選択的に不活化する．その結果，tenase複合体（Ⅸa因子＋Ⅷa因子＋リン脂質＋Ca^{2+}）やprothrombinase複合体（Xa因子＋Va因子＋リン脂質＋Ca^{2+}）の形成が阻害される．またプラスミノゲンアクチベーターインヒビターⅠを中和して，組織プラスミノゲンアクチベーター活性を高めて線溶系を亢進させる．
- 測定方法としては，検体を蛇毒の*Agkistrodon contortrix*由来の金属プロテアーゼ（プロテインCアクチベータ，Protac®）により活性化させて，活性化部分トロンボプラスチン時間（APTT）の延長を利用して測定する．

臨床的意義と検査値の読み方
- 本検査は，新生児期の電撃性紫斑病や多発性血栓症などの先天性プロテインC欠損症や異常症を疑うときに行われる．また，ワルファリン投与による皮膚壊疽出現時や治療開始のモニターとして測定する．
- プロテインCは，アンチトロンビンとならび重要な生理的凝固調節因子であり，その低下や欠損はさまざまな静脈性血栓症や新生児電撃性紫斑症を引き起こす．血中半減期は6〜8時間とその他のビタミンK依存性凝固因子（Ⅱ，Ⅸ，Ⅹ）と比較して短い．したがってワルファリン投与時には速やかに低下するため，血栓症を誘発することがある．

予想外の値が認められるとき
- 先天性欠乏症によるヘテロ接合体患者すべてが血栓症を起こすわけではない．若年者の静脈血栓症の原因検索には，アンチトロンビン欠乏症，プロテインS欠乏症，抗リン脂質症候群，フィブリノゲン異常症，第Ⅻ因子欠乏症，プラスミノゲン異常症，ヘパリンコファクターⅡ欠乏症の有無を確認しておく．
- プロテインC異常症の中には，その活性値の低下が発色合成基質法でのみ捉えられる場合もある．逆に発色合成基質法においては，PIVKA-プロテインCも含めて測定されるため，ビタミンK欠乏状態では凝固時間法より高値を示す．ビタミンK欠乏状態の期間を判断するために，プロテインS低下の有無の確認が参考になる．
- 検体中の第Va，Ⅷa因子活性が通常より高値の場合は，見かけ上プロテインC活性が低くなることがある．

（腰原公人）

2B700
プロテインC
protein C
略 PC

測定法	LPIA
検体	血漿0.3m*l*（3.8％クエン酸Na入り採血管に採取して遠心分離後，凍結保存）
基準値	70〜150％

異常値を呈する場合
低値 先天性プロテインC欠乏症（タイプⅠ欠損症），ビタミンK利用能低下（肝細胞障害，抗ビタミンK製剤投与など），ビタミンK吸収能低下（胆道系疾患，抗生物質長期投与，新生児期など），消費性低下（DIC，体外循環），L-アスパラギナーゼ投与
次に必要な検査▶先天性プロテインC欠乏症を疑うのであれば，患者の家族歴（できれば家系内調査も）を参考にする．ビタミンK利用・吸収低下を疑う場合，その他のビタミンK依存性凝固因子（Ⅱ，Ⅶ，Ⅸ，Ⅹ）を参考にする．

プロフィール
- プロテインCはビタミンK依存性に合成されるCa^{2+}結合アミノ酸のγ-カルボキシグルタミン酸（Gla）を，N末端に9個含有する分子量62,000の血漿蛋白質である．
- 肝臓で1本鎖として合成された後，プロセッシングを受けて分子量41,000のheavy chainと分子量21,000のlight chainの2本鎖となる．血漿中にはセリンプロテアーゼの前駆体として約4μg/m*l*存在する．
- H鎖のNH_2末端には活性ペプチドがあり，血管内皮細胞表面に存在するトロンボモジュリンと結合したトロンビン（トロンビン・TM複合体）によって限定分解され，活性化プロテインC（APC）となる．また比較的太い動静脈の血管内皮には，プロテイン

Cレセプターという特異的な受容体が存在し，プロテインCが結合しトロンビン・TM複合体に対して基質提示される．その結果，プロテインC活性化反応がよりいっそう速められる．
- APCの機能としては，抗凝固作用および線溶促進作用が知られており，生理的に凝固反応を調節している．
- 血漿中プロテインC抗原は，抗プロテインC抗体を用いてラテックス免疫比濁法で測定できる．対照とするサンプルの希釈系列での吸光度から検量線を作製し，被検血漿中のプロテインC量をパーセントで表す．
- プロテインC遺伝子は第2染色体に存在しており，9個のエクソンを有して全長約12kbからなり，優性遺伝形式をとる．

臨床的意義と検査値の読み方
- 深部静脈血栓症，表在性静脈血栓症，肺血栓塞栓症などの多発性血栓症や新生児期の電撃性紫斑病（先天性プロテインC欠乏症：ホモ接合体）に遭遇したときに検査を行う．
- プロテインCは，アンチトロンビンとならび重要な生理的凝固調節因子であり，その低下や欠損はさまざまな静脈性血栓症や新生児電撃性紫斑病を引き起こす．肝臓で合成されるため，肝臓が未発達な新生児の基準値は成人の30〜60％であり，1歳時には約70％に達する．

予想外の値が認められるとき
- 分子異常症（タイプⅡ欠損症）の場合には，抗原値と活性値との間に乖離が認められる．
- プロテインC（活性値）や補酵素であるプロテインSを調べてみる．ただしヘテロ接合体の先天性プロテインC欠乏症においては，血栓症を起こす人と起こさない人がいる．

（腰原公人）

2B710
プロテインS 保

protein S

略 PS **別** プロテインS抗原量

測定法 EIA
検体 血漿0.3ml（3.8％クエン酸Na入り採血管に採取して遠心分離後，凍結保存）
基準値 65〜135％
異常値を呈する場合
低値 先天性プロテインS欠乏症（タイプⅠ），ビタミンK利用能低下（肝細胞障害，抗ビタミンK製剤投与など），ビタミンK吸収能低下（胆道系疾患，抗生物質長期投与，新生児期など），DIC，体外循環，L-アスパラギナーゼ投与，妊娠，SLE，経口避妊薬常用

次に必要な検査 ▶ 先天性プロテインS欠乏症を疑うのであれば，患者の家族歴（できれば家系内調査も）を参考にする．先天性プロテインS欠乏症のサブタイプを，プロテインS活性，遊離型プロテインS抗原量を参考に決める．

プロフィール
- プロテインSはビタミンK依存性に合成されるγ-カルボキシグルタミン酸（Gla）を，N末端に11個含有する分子量84,000の1本鎖の血漿蛋白質である．
- Glaドメインに続き，トロンビン感受性ドメイン，4個のEGF（上皮由来成長因子）様ドメイン，そして他のビタミンK依存性セリンプロテアーゼと大きく構造の異なるドメインにより構成されている．
- 主に肝臓で合成されるが，血管内皮細胞，巨核球や単球においても産生される．血液中において約25μg/ml存在しており，全体の約40％は遊離型として，残りの60％が補体系制御因子であるC4b結合蛋白質と結合している．
- プロテインCのコファクターとしての生物学的活性を有するのは，遊離型のプロテインSである．総プロテインS抗原の測定方法としては，ポリクローナル抗体を用いた酵素免疫測定法が使われている．
- プロテインS遺伝子は第3染色体に存在しており，15個のエクソンを有して全長約80kb以上からなり，優性遺伝形式をとる．

臨床的意義と検査値の読み方
- 本検査は，深部静脈血栓症，表在性血栓性静脈炎などの多発性血栓症の原因としてプロテインS欠乏症を疑うときに行われる．また，サブタイプを確認するときに追加検査することになる．
- 先天性プロテインS欠乏症は抗原量，活性値，遊離型プロテインS抗原量すべてが低下するタイプⅠ，活性値のみ低下するタイプⅡ，遊離型プロテインS抗原量と活性値の低下するタイプⅢが存在する．
- 抗ビタミンK製剤投与により，PIVKA-プロテインSの出現と肝細胞におけるビタミンK依存性蛋白質の分泌能も低下する．ただし血中半減期は20〜30時間とプロテインCと比較して長いため，投与早期の皮膚壊死への直接的影響は少ないと思われる．長期投与においては，その活性値はプロテインCと同レベルに減少する．

予想外の値が認められるとき
- 妊娠時，総プロテインS抗原量は，妊娠経過に伴って健常成人の約70％まで減少するので注意しなければならない．
- 抗ビタミンK製剤投与中の場合は，ビタミンK依存性凝固因子であるプロトロンビン，第Ⅶ因子，第Ⅸ因子，第Ⅹ因子活性値を参考にする．

（腰原公人）

2B710
遊離プロテインS
free protein S
保

別 free PS，遊離プロテインS抗原量

測定法 EIA
検体 血漿 0.3～0.5 m*l*（3.8％クエン酸Na入り採血管に採取して遠心分離後，凍結保存）
基準値 60～150％

異常値を呈する場合
低値 先天性プロテインS欠乏症（タイプⅠ，Ⅲ），肝細胞障害，ネフローゼ症候群，SLE，重症感染症，DIC，経口避妊薬常用，妊娠

次に必要な検査▶先天性プロテインS欠乏症を疑うのであれば，患者の家族歴（できれば家系内調査も）を参考にする．先天性プロテインS欠乏症のサブタイプを，プロテインS活性，プロテインS抗原量を参考に決める．

プロフィール
- プロテインSは血液中において，その約40％は遊離プロテインSとして存在しており，残り60％はC4b結合蛋白質と1：1の不可逆的複合体を形成している．
- 各プロテインSは動的平衡関係を保っている．C4b結合蛋白質は肝臓で合成される補体系制御因子である．活性化プロテインC（APC）のコファクターとしての働きは，遊離プロテインSのみが持っている．
- 抗原値測定方法としては，モノクローナル抗体を用いた酵素免疫測定法が使われている．

臨床的意義と検査値の読み方
- 先天性プロテインS欠乏症（タイプⅠ，Ⅲ）において，遊離プロテインS抗原値は減少している．ネフローゼ症候群においては，尿中に遊離プロテインSが漏出し，血中C4b結合蛋白質が増加するため，遊離プロテインS抗原値は減少する．
- 深部静脈血栓症，表在性血栓性静脈炎などの多発性血栓症の原因としてプロテインS欠乏症を疑い，サブタイプを確認するときに検査を行う．

予想外の値が認められるとき
- 先天性プロテインS欠乏症のタイプⅡの場合，遊離プロテインS抗原値は正常でプロテインS活性値のみ低下する．
- ネフローゼ症候群，SLEなどの合併症の有無を確認する．妊婦の場合の遊離型プロテインSは，妊娠経過に伴い減少し，出産直後には約50％まで低下するので注意が必要である． （腰原公人）

2B710
プロテインS活性
protein S activity

別 PS

測定法 APTT凝固時間法
検体 血漿 0.3～0.5 m*l*（3.8％クエン酸Na入り採血管に採取して遠心分離後，凍結保存）
基準値 60～150％

異常値を呈する場合
低値 先天性プロテインS欠乏症（タイプⅠ，Ⅱ，Ⅲ），肝細胞障害，抗ビタミンK製剤投与，胆道系疾患，抗生物質長期投与，新生児期，L-アスパラギナーゼ投与，妊娠，SLE，経口避妊薬常用

次に必要な検査▶先天性プロテインS欠乏症を疑うのであれば，患者の家族歴（できれば家系内調査も）を参考にする．プロテインS抗原量，遊離型プロテインS抗原量を測定し，先天性プロテインS欠乏症のサブタイプを決める．

プロフィール
- プロテインS活性はトロンビン感受性ドメインがその活性中心であると考えられている．活性化プロテインC（APC）のコファクターとして，tenase複合体（Ⅸa因子＋Ⅷa因子＋リン脂質＋Ca^{2+}）やprothrombinase複合体（Xa因子＋Va因子＋リン脂質＋Ca^{2+}）からのⅧa因子とVa因子の分解を促進する．さらに血小板や内皮細胞膜に結合し，APCのレセプターとして働く．これらの機能は遊離型プロテインSのみに存在する．ただし直接的なXa因子活性阻害作用はC4b結合型プロテインSにも存在する．
- プロテインS活性の測定方法としては，プロテインS除去血漿における，APTT凝固時間延長の低下を補正するコファクター活性として求められる．

臨床的意義と検査値の読み方
- 深部静脈血栓症，表在性血栓性静脈炎などの多発性血栓症に遭遇したときには，本検査でスクリーニングすべきである．また，旅行血栓症（俗称：エコノミークラス症候群）の病態である深部静脈血栓症や肺血栓塞栓症の原因検索として，本検査を行うべきである．
- 男性では加齢とともに活性値の低下が目立つ傾向が指摘されている．
- 先天性プロテインS欠乏・異常症のどのタイプにおいても，活性値は減少している．

予想外の値が認められるとき
- さらに先天性欠乏症による血栓症を疑うのであれば，アンチトロンビン欠乏症，プロテインC欠乏症，抗リン脂質症候群，フィブリノゲン異常症，第Ⅻ因子欠乏症，プラスミノゲン異常症，ヘパリンコファクターⅡ欠乏症の有無を確認しておく．欧米では

APCレジスタンスによる報告も多いが，わが国での報告はまだない．
- 活性が基準値内にあるにもかかわらず，遺伝子変異型のプロテインSの報告もあり，最終的に遺伝子解析まで行わないと判明できないケースも存在する．
- 妊婦の場合はプロテインS活性が，抗原と並行して減少するので注意しなければならない．糖尿病においてもプロテインS抗原・活性が変動する報告がある．
- 測定上の問題として，APTT時間を利用しているため，プロテインC活性同様に被検体中の第Va，Ⅷa因子活性の影響も考慮しなければならない．

（腰原公人）

2B730
トロンボモジュリン　保
thrombomodulin

略 TM

測定法 EIA
検体 血清 0.3 ml（凍結保存）
基準値 4.5 FU/ml 以下
異常値を呈する場合
高値
- 播種性血管内凝固症候群（DIC），膠原病（SLE，関節リウマチなど），糖尿病，腎障害，劇症肝炎，非代償性肝硬変，成人呼吸窮迫症候群，肺血栓塞栓症候群，透析期間の長い腎透析者，溶血性尿毒症症候群（HUS），血栓性血小板減少性紫斑病（TTP）

次に必要な検査▶ 血管障害を起こしている基礎疾患の病態を各疾患に適した検査方法で確認し，血管内皮の活性化マーカーとして von Willebrand 因子を測定する．また DIC を疑う場合は，TAT，PIC，FDP，Dダイマーなどの分子マーカーを調べる．

プロフィール
- 血管内皮細胞はプロスタサイクリン，ヘパリン様物質，プラスミノゲンアクチベーター，そしてトロンボモジュリン（TM）という抗血栓作用を持っている．
- このうち TM は血管内皮細胞膜を貫通して血管内腔へ突出し，トロンビンが結合することによりトロンビンの凝固機能を消失させる．さらにトロンビン-TM 複合体は，プロテインC活性化能を著しく高めて抗凝固機能を発揮する．すなわち TM はトロンビンの機能を相反する機能へ変調（modulate）させる．
- TM は 557 個のアミノ酸残基からなり，5 個の特徴的な構造を持つドメインで構成されている 1 本鎖の糖蛋白質である．そのうち第 2 ドメインは 6 個の EGF（上皮由来成長因子）様構造からなり，第 4～6 番目の EGF 様構造がプロテインC活性化に，第 5，6 番

目がトロンビン結合に関与している．
- TM は脳（被殻，橋，中脳）の血管では少ないが，ほとんどすべての臓器の血管，リンパ管に存在する．
- 血中 TM の測定方法としては，モノクローナル抗体を用いたサンドイッチ酵素抗体法である．

臨床的意義と検査値の読み方
- 膠原病，糖尿病（腎症，網膜症），血栓性血小板減少性紫斑病（TTP）などでの血管障害の合併や増悪が疑われるときに本検査を行う．
- DIC を疑うとき，特に多臓器不全（MOF）を合併したときに高値を示すため，重症度のマーカーとなる．
- TM は細小血管壁の傷害や破壊により，内皮細胞内のプロテアーゼによって分解を受けて血中に遊離し，尿中にも排泄される．すなわち血中の（可溶性）TM は，血管内皮細胞の障害度を知る分子マーカーである．ただし血中の TM は局所の血管障害では上昇せず，糖尿病や活動期における SLE などの全身性の血管障害を反映する．
- 骨髄，腎臓移植後の移植片対宿主病（GVHD）の発生予測も可能である．

予想外の値が認められるとき
- 肝不全，腎不全による排泄機能低下で著明に高値になることがあるので，血管障害以外の要素も考慮しなければならない．腎不全の場合，尿中 TM の著明な減少が認められる．
- 検体として強度の溶血検体は避けなければならない．

（腰原公人）

4Z230
プレカリクレイン
prekallikrein

略 PK　**別** フレッチャー（Fletcher）因子，プロカリクレイン

測定法 先天性欠乏血漿を用いた凝固法（APTT）
検体 血漿 0.3 ml（3.8％クエン酸 Na 入り採血管に採取して遠心分離後，凍結保存）
基準値 65～130％
異常値を呈する場合
低値 先天性欠乏症，肝硬変，播種性血管内凝固症候群（DIC），ショック，遺伝性血管神経浮腫，慢性腎不全，消化器癌，高分子キニノゲン欠乏症など

次に必要な検査▶ HMW-K，第 XII 因子は同時に調べておく．PK 欠乏を確認する方法として，患者血漿をカオリン，ガラス，セライトなどの異物面と長時間接触させると，APTT が正常化する．

プロフィール
- プレカリクレイン（PK）は，高分子キニノゲン（HMW-K），第 XI，XII 因子とともに接触因子の一つである．分子量約 90 kDa の 1 本鎖の糖蛋白で，血中濃度は 50 μg/ml である．

- HMW-Kと結合した状態で血中に存在しており，活性化第XII因子（F.XIIa）によって限定分解を受けて2本鎖のカリクレインとなる．そしてカリクレインは，第XII因子を活性化するという相互の活性化作用が存在している．
- また，カリクレインはHMW-Kに作用して，血管透過性亢進作用を持つブラジキニンを放出させる．

臨床的意義と検査値の読み方
- 出血傾向がほとんど存在しない高度のAPTT延長患者に遭遇したときに，本検査を行ってみる．
- APTTの延長は，APTT試薬中の活性化物質の違い，凝固時間測定までの接触時間の影響を受ける．
- 先天性欠乏症は常染色体劣性遺伝形式をとるが，非常にまれな疾患である．ホモ接合体においては，PK活性は1％以下を示す．ヘテロ接合体では50％前後の活性値となる．
- 欠損症と分子異常症の報告がある．ただし日常生活や外科的処置の際も出血症状を呈さない．APTT延長として偶然発見されることがほとんどである．
- 逆に線溶系の働きの低下による血栓症の報告があるが，正常者との有意差は証明されていない．
- 肝実質細胞で合成されているが，ビタミンK依存性蛋白質ではないので，抗ビタミンK製剤の影響は受けない．
- 測定方法としては，APTT延長がPK因子を含む検体の添加により，補正されることを利用している．補正の程度は添加されるPK因子量に比例する．

予想外の値が認められるとき
- エラジン酸を用いたAPTT測定では，軽度の延長もしくは正常となるため，プレカリクレイン欠乏を見逃すことがある．
- 先天性高分子キニノゲン欠乏症において，複合体を形成しているプレカリクレイン因子の欠乏も起こってしまう．
- 内因系・共通系凝固因子，von Willebrand因子，ループスアンチコアグラントの確認，またヘパリンの影響がないかチェックする．逆に妊娠中はやや増加するので，考慮が必要である． （腰原公人）

4Z235
カリクレイン
kallikrein

測定法 発色合成ペプチド基質法
検体 血漿0.3m*l*（3.8％クエン酸Na入り採取管に採取して遠心分離後，凍結保存）
基準値 80〜120％
異常値を呈する場合
低値 先天性欠乏症，肝硬変，播種性血管内凝固症候群（DIC），ショック，慢性腎不全など
次に必要な検査▶ まずは前駆体のプレカリクレインを調べておかなければならない．と同時にHMW-K，第XII因子を確認する．

プロフィール
- カリクレインは血漿中において大部分がその前駆体のプレカリクレインとして存在している．プレカリクレイン，高分子キニノゲン（HMW-K）および第XI因子は異物表面で複合体を形成している．
- 異物の陰性荷電表面に接触すると，その表面に結合される．同時に第XII因子の陽性荷電蛋白が接触し，活性化第XII因子になる．この際，プレカリクレインは限定分解を受けて2本鎖のカリクレインとなる．そしてさらにカリクレインは，第XII因子を活性化するという相互の活性化増幅作用が存在している．またカリクレインには，プラスミノゲンの活性化作用も報告されており，線溶系のアクチベーターとしての調節機能も存在する．
- カリクレインは内因系凝固反応への関与以外に，HMW-Kに作用して，血管透過性亢進作用および血圧降下作用を持つブラジキニンを放出させる．さらには補体の活性化，白血球や血小板の活性化作用の報告もある．
- 測定法はプレカリクレインのHMW-Kへの作用によるブラジキニン遊離作用を利用し，合成ペプチドを添加してその発色物質を測定する．発色物質は検体中のカリクレイン量に比例して遊離される．

臨床的意義と検査値の読み方
- 本検査は，出血傾向がほとんど存在しない高度のAPTT延長患者に遭遇したときに行う．
- 第XII因子，プレカリクレイン，HMW-Kの欠損症において，出血症状は呈さない．さらに血漿中においては，前駆体のプレカリクレインとして存在しており，生体内における役割を血漿中カリクレイン濃度で評価できない．
- カリクレインは，組織カリクレインとして腎臓，膵臓，小腸などにも存在する．腎カリクレインは低分子キニノゲン（LMW-K）に作用してカリジンを遊離し，血管平滑筋弛緩作用によって血圧降下作用を発揮する．ただし組織カリクレインは，血漿カリクレインの基質であるHMW-Kにも作用する点や，血管外にもむろん血漿因子が存在しており，生体内においては複雑に関与している可能性も考えられる．

（腰原公人）

4Z240
高分子キニノゲン
high molecular weight kininogen

略 HMW-K **別** フィッツジェラルド（Fitzgerald）因子

測定法 先天性欠乏血漿を用いた凝固法
検体 血漿0.3m*l*（3.8％クエン酸Na入り採取管に採取して遠心分離後，凍結保存）

基準値 70～140％

異常値を呈する場合

低値 先天性欠乏症，肝硬変，播種性血管内凝固症候群（DIC），ショック，慢性腎不全，遺伝性血管神経浮腫，消化器癌など

次に必要な検査 ▶PK，第XII因子は同時に調べておかなければならない．

プロフィール

- 高分子キニノゲンは，プレカリクレイン（PK），第XI，XII因子とともに接触因子の一つである．キニノゲンには2種類，高分子キニノゲン（HMW-K）と低分子キニノゲン（LMW-K）とがある．
- HMW-KはN末端からheavy鎖，ブラジキニン部分，light鎖からなる分子量約120 kDaの1本鎖の糖蛋白で，血中濃度は70 μg/ml である．
- HMW-Kには補酵素作用がなく，light鎖のCOOH末端を介して第XI，PKと結合し，これらの因子を異物面に結合させる補助因子作用がある．またカリクレインの作用を受けて，ブラジキニンを放出する．LMW-Kにはlight鎖が存在しないため，血液凝固には関与していない．
- 測定方法としては，APTT延長がHMW-K因子を含む検体の添加により，補正されることを利用している．

臨床的意義と検査値の読み方

- 出血傾向がほとんど存在しない高度のAPTT延長患者に遭遇したときに，HMW-Kを測定してみる価値がある．
- 先天性欠乏症にはHMW-Kのみの欠損とHMW-K，LMW-Kの両方の欠損が存在する．両者に臨床所見の差は認められない．
- 分子異常症の報告はなく，日常生活や外科的処置の際も出血症状を呈さない．APTT延長として偶然発見されることがほとんどである．また同時にプレカリクレインの低下が認められる．
- 肝実質細胞で合成されているが，ビタミンK依存性蛋白質ではないので，抗ビタミンK製剤の影響は受けない．

予想外の値が認められるとき

- 内因子・共通系凝固因子，von Willebrand因子，ループスアンチコアグラントの確認，またヘパリンの影響がないかチェックする．　　　　　（腰原公人）

2d 血球化学検査

2C010
胎児性ヘモグロビン 保
fetal hemoglobin

略 HbF **別** ヘモグロビンF，胎性ヘモグロビン

測定法	HPLC
検体	EDTA加血液 1.0～2.0 m*l*（冷蔵）
基準値	0.9％以下

異常値を呈する場合

高値
- 先天性：遺伝性高HbF症，β-サラセミア，δβ-サラセミア，不安定Hb症
- 後天性：骨髄性白血病，再生不良性貧血，骨髄異形成症候群

次に必要な検査▶ 末梢血液像，鉄代謝，Hb分析（HbA$_2$），必要であれば骨髄像を参考に鑑別診断を行う．サラセミア症候群の確定診断にはグロビン合成試験，DNA解析を行う．

プロフィール
- ヒトのヘモグロビンは1対のαサブユニットと1対の非α鎖サブユニットからなる四量体分子で構成されている．
- 非α鎖（グロビン）は個体発生の過程において，その産生内容が変化している．胎児期においてはγ-グロビンが主に産生され（α$_2$γ$_2$＝HbF），出生後はβ（α$_2$β$_2$＝HbA）とδ-グロビンが産生される（α$_2$δ$_2$＝HbA$_2$）．出生直後には，胎児性ヘモグロビン（HbF）が60～90％を占めている．その後徐々に減少し始めて，半年から1年後には約1％以下になる．
- HbFは酸素に対する結合能がHbAより高く，胎児期に母体からの酸素の供給を受けやすくしている．
- HbFの一般的な測定方法としては，陽イオン交換基をもった特殊な硬質ゲルを担体として利用する高速液体クロマトグラフィ（HPLC）を用いる．

臨床的意義と検査値の読み方
- 本検査は，遺伝性疾患として疑うときや低色素性貧血（MCH低下）の鑑別診断として行われる．また，造血器腫瘍疾患の病態把握の補助的検査として行う．
- サラセミア症候群は，わが国においては80％がβ-サラセミアのヘテロ接合体である（HbF約3～8％）．貧血の程度は軽度で，小球性低色素性を呈するため，鉄欠乏性貧血と間違われやすい．
- β-サラセミアでは，β鎖の産生不足を一部代償するかのようにγとδ鎖の産生増加に伴い，HbFと HbA$_2$が上昇する．重症型になるといっそうの低色素性貧血の進行，溶血症状の合併，無効造血の亢進を認める．

予想外の値が認められるとき
- β-サラセミアのヘテロ接合体では，HbFが上昇しないものが半数あり，HbA$_2$の上昇を確認する．
- 成人においてHbFはほとんどが1％以下であるが，ときに黒人などにおいて若干高めであることがある．

（腰原公人）

2C020
ヘモグロビン分画
hemoglobin derivatives

測定法	セルロースアセテート膜電気泳動法
検体	EDTA加血液 5.0 m*l*（冷蔵）
基準値	HbA：HbA$_2$：HbF＝97：2.5：0.5

異常値を呈する場合
- HbA$_2$高値：β-サラセミア，骨髄線維症，巨赤芽球性貧血
- HbA$_2$低値：α-サラセミア，δ-サラセミア，δβ-サラセミア，鉄芽球性貧血，鉄欠乏性貧血
- 異常Hb症のバンドの出現：HbM症，HbH症

次に必要な検査▶ 異常Hb症に伴う溶血現象の有無について，血清ビリルビン，ハプトグロビン，クームス試験，AST，LDを行う．小球性低色素性貧血ついで鉄代謝の確認をする．サラセミア症候群を疑う場合，Hb分画成分（HbF，HbA$_2$）の定量検査を行う．また異常Hb症が疑われるときは，より分離能の優れた等電点電気泳動を行ってみる．溶血所見が認められた場合には，不安定Hbを検出するためにイソプロパノール沈殿試験，熱変性試験を行う．

プロフィール
- ヒトのヘモグロビンは1対のα-サブユニットとβ，γ，δのうちどれか1対の非α鎖サブユニットが重合した四量体分子で構成されている．正常人の赤血球内には約90数％を占めるHbA（α$_2$β$_2$），約3％のHbA$_2$（α$_2$δ$_2$），約1％のHbF（α$_2$γ$_2$）の3種類のヘモグロビンが存在している．
- HbAの中には陽イオン交換クロマトグラフィ法で溶出される数％のHbA$_{1a}$，HbA$_{1b}$，HbA$_{1c}$を含んでいる．HbA$_{1c}$は糖と結合しており，過去の平均血糖値を反映する検査として利用されている．
- ヘモグロビン分画のスクリーニング検査として最もよく使われる測定法は，グロビンを陰極側からβ，

γ，δ，αの順に泳動するセルロースアセテート膜電気泳動法である．

臨床的意義と検査値の読み方
- 遺伝性疾患を疑うときや低色素性貧血（MCH低下）の鑑別診断として，異常Hbのスクリーニング目的やHbA$_2$の定量目的で検査する．
- サラセミア症候群の多くが，貧血の程度は軽度で，小球性低色素性を呈するため，鉄欠乏性貧血と間違われやすい．
- わが国においては80％がβ-サラセミアのヘテロ接合体である（HbF：約3～8％，HbA$_2$：4～8％）．異常β遺伝子のホモ接合体である重症型になるとHbFが60％以上を占める．$\delta\beta$-サラセミアにおいてもHbFの増加を認めるが，軽症型のα-サラセミアにおいては正常範囲内で，HbA$_2$が減少する．
- 異常Hbは，α鎖または非α鎖のアミノ酸配列の異常で起こる．わが国における頻度は約3,000人に1人であり，溶血性貧血やチアノーゼなどの症状を呈する異常Hb症はそのうちの約30％である．

予想外の値が認められるとき
- 血液一般検査（赤血球形態，赤血球指数）の異常を確認する．
- β-サラセミアのヘテロ接合体では，HbFが上昇しないものもあり，HbA$_2$の定量検査を行う．

（腰原公人）

2e 血液学的検査その他

2Z050

シュガーウォーターテスト 保

sugar water test

別 砂糖水試験，ハルトマン（Hartmann）試験，ショ糖溶血試験

測定法	溶血反応法
検体	50％赤血球生食浮遊液：抗凝固血（クエン酸加血またはシュウ酸加血）から赤血球を分離し，生食で洗浄後に調整
基準値	陰性（溶血5％以下）

異常値を呈する場合

陽性

- 溶血度10％以上：発作性夜間ヘモグロビン尿症（PNH），再生不良性貧血-PNH症候群，自己免疫性溶血性貧血

次に必要な検査▶

- PNHを確認するためにHAM試験を施行する．また，赤血球と顆粒球についてフローサイトメトリーのtwo-color解析を実施し，DAF（CD55）およびMIRL（CD59）が欠損した血球群が確認されれば，PNHと診断できる．
- PNHでは，好中球アルカリホスファターゼ，赤血球膜アセチルコリンエステラーゼ，造血幹細胞（CFU-EやBFU-Eなど）が減少し，補体感受性試験では感受性の増強がみられる．

プロフィール

- シュガーウォーターテストは，HAMテストとともに，発作性夜間ヘモグロビン尿症（paroxysmal nocturnal hemoglobinuria：PNH）のスクリーニングおよび診断に不可欠な検査である．
- PNHは，赤血球膜蛋白であるglycosyl phosphatidyl inositol（GPI）結合型膜蛋白の欠損により，赤血球の自己補体に対する感受性が亢進し，血管内で溶血を起こす慢性後天性溶血性貧血である．
- 補体感受性が亢進する機序は2つに大別される．1つは，C3bBbとC4b2aのconvertase複合体活性を制御する崩壊促進因子であるdecay accelerating factor（DAF；CD55）の欠乏により，C3bが膜に多量に付着する異常であり，他の1つは，補体反応制御因子である膜侵襲複合体抑制因子（membrane inhibitor of reactive lysis：MIRL；CD59）の欠乏により，C5b-9の活性を制御できずに溶血に至る異常である．DAFとMIRLは，GPI anchorによって膜と結合するGPIの膜結合蛋白である．

- 砂糖水のような電解質のない溶液中では，補体が赤血球に付着しやすくなることから，本試験では，pH6.1に調整したショ糖溶液に健常人血清（補体を供給）を混和し，さらに被検者の赤血球を加え，in vitroでの補体溶血の有無を観察する．溶血があれば，ベンチジン法で吸光度を測定し溶血度を求める．
- スクリーニング試験として，10％砂糖水9容と全血1容を混合し，室温または37℃で30分放置後遠心し，上清に溶血を認めなければ陰性と判定する．溶血があれば，本試験を行う．

臨床的意義と検査値の読み方

- クームス試験陰性かつ血管内溶血をきたす溶血性貧血が疑われるとき，鑑別診断に用いられる．
- 本試験が陽性（溶血）を示した場合，その溶血は，赤血球膜の補体感受性が亢進しているために生じた補体溶血であり，抗体の介在なしに生じていることが示唆される．
- PNHでは，睡眠により生理的にアシドーシスになると，補体が赤血球に付着し溶血が起こりやすくなるため，早朝，暗赤褐色尿をみることが多い．
- シュガーウォーターテストは陽性に出やすいので，PNHのスクリーニング検査として用いられる．しかし，PNH以外に，自己免疫性溶血性貧血でも陽性を示すことがあり，特異性の点でHAM試験に劣る．

予想外の値が認められるとき

- 抗凝固剤にEDTAやヘパリンを用いると，溶血が阻止され，偽陰性を示すことがある（クエン酸ナトリウム，シュウ酸ナトリウムを用いる．脱フィブリン血も可）．
- 砂糖は，グラニュー糖かショ糖を用いる．ブドウ糖は正常赤血球を血清なしで溶血させることがある．

（村上純子）

2Z070

HAMテスト 保

Ham test, acidified-serum test

別 酸性化血清溶血試験，酸性化血清細胞溶解試験，酸性化血清試験，酸溶血試験，ハムテスト

測定法	溶血反応法
検体	EDTA加血液
基準値	陰性

異常値を呈する場合

陽性 発作性夜間ヘモグロビン尿症（PNH），再生不良性貧血-PNH症候群，HEMPAS（CDA-Ⅱ：先天性赤血球異形成貧血Ⅱ型）

次に必要な検査 ▶ 赤血球と顆粒球についてフローサイトメトリーのtwo-color解析を実施し，DAF（CD55）およびMIRL（CD59）が欠損した血球群が確認されれば，PNHと診断できる．

プロフィール
- HAMテストは，発作性夜間ヘモグロビン尿症（paroxysmal nocturnal hemoglobinuria：PNH）の診断に不可欠な検査である（PNHの溶血機序については☞「シュガーウォーターテスト」p.128）．
- 血清に塩酸を加えてpH 6.5〜7.0の酸性にすると，補体がPNH赤血球に吸着されやすくなることから，in vitroで補体溶血を起こさせ，診断に用いるのが本試験である．HAM試験では，以下のような①〜⑥の試験管を用意する．
  ①対照：正常血清＋患者赤血球
  ②本試験：正常血清＋0.2N-HCl＋患者赤血球
  ③対照：非働化血清＋0.2N-HCl＋患者赤血球
  ④対照：正常血清＋正常赤血球
  ⑤対照：正常血清＋0.2N-HCl＋正常赤血球
  ⑥対照：非働化血清＋0.2N-HCl＋正常赤血球
- 正常血清中には補体が含まれるが，56℃で30分加温した血清では補体は非働化されている．対照の溶血度が2%以下で，②のみ明瞭な溶血を示せば陽性である．

臨床的意義と検査値の読み方
- 血管内溶血をきたす溶血性貧血が疑われ，スクリーニングとして施行されたシュガーウォーターテストが陽性であったとき，あるいは，臨床症状などからPNHが疑われるときに実施する検査である．
- 本試験でみられる溶血は，赤血球膜の補体感受性が亢進しているために生じた補体溶血であり，抗体の介在なしに生じていることが示唆される．HAM試験はPNHにほぼ特異的なので診断的な価値が高い．
- なお，HEMPAS（hereditary erythroblastic multinuclearity associated with a positive acidified serum test）と称されるきわめてまれな先天性貧血（congenital dyserythropoietic anemia type Ⅱ：CDA-Ⅱ）で陽性を示すことがあり，補助診断となる．

予想外の値が認められるとき
- HAM試験は，PNHにほぼ特異的であるが，陰性結果はPNHを否定するものではない．
- HEMPASでは，正常血清中のHEMPAS抗体（IgM）を自己赤血球で吸着した血清を用いれば，反応が陰性化する．PNHの溶血は，抗体の介在なしに生じる補体溶血なので，吸着血清でも陽性を示し，区別される．

（村上純子）

2Z090
赤血球浸透圧抵抗試験（サンフォード法）保

erythroresistant test（Giffin-Sanford test）

別 赤血球抵抗試験，赤血球浸透圧脆弱性試験，食塩水浸透圧抵抗試験，リビエール法，サンフォード法（Giffin-Sanford変法）

測定法　サンフォード法
検体　EDTA加血液
基準値　最小抵抗 0.44〜0.42％
　　　　　最大抵抗 0.34〜0.32％

異常値を呈する場合
- 脆弱性の亢進（＝抵抗性の低下）：遺伝性球状赤血球症，遺伝性楕円赤血球症，遺伝性有口赤血球症
- 脆弱性の亢進を示すことがあるが，診断的価値はない：自己免疫性溶血性貧血，PNH，ピルビン酸キナーゼ（PK）異常症
- 脆弱性の低下（抵抗性の増大）：サラセミア，鉄欠乏性貧血，肝疾患に伴う菲薄赤血球

次に必要な検査 ▶
- 溶血性貧血を鑑別するための諸検査（末梢血塗抹染色標本による赤血球形態の観察，直接クームス試験，シュガーウオーターテスト，HAM試験，脾臓の有無など）を行う．現実には，これらの検査を実施する前にサンフォード法が実施されることはない．（また，これらの検査の結果によって，あえてサンフォード法を実施する必要性が生じる可能性はきわめて低い．）
- サンフォード法より，正確な成績が得られるパルパート法を行う．
- 赤血球寿命（^{51}Cr T$_{1/2}$）を測定し，短縮（9.9±4.0日）を確認する．
- 遺伝性球状赤血球症，遺伝性楕円赤血球症，遺伝性有口赤血球症では，膜蛋白質の異常，および膜蛋白質関連遺伝子の変異を検索し確定することが可能であるが，研究室レベルであり，一般的ではない．

プロフィール
- サンフォード法は，新鮮な赤血球を用い，生理食塩水の希釈列での溶血度から，溶血開始濃度と溶血終了濃度を判定する方法である．
- 血液像で赤血球形態に異常がみられ，家族歴から遺伝性が疑われる溶血性疾患において，赤血球の浸透圧に対する抵抗性（丈夫さ）をみる目的で行われる検査の一つである．
- 赤血球を低張塩類溶液中に浮遊させると，溶液から赤血球内部に向かって水分の流入が起こり，赤血球は球形に膨張し，ついには過膨張となって破裂する（＝溶血）．
- 遺伝性球状赤血球症でみられる球状の赤血球は，すでに球形であるために水分を取り込む余地がない（球は同体積の立体の中で，最も表面積が小さい形

である）．正常の赤血球は円盤形であるが，その表面積は，同体積の球の場合より約70％多い．そのため，正常赤血球は，より多くの水分の流入に耐えることができる．
- すなわち，球状赤血球は，正常赤血球より高張の塩類溶液中で溶血を起こすことになる．この状態を「赤血球浸透圧脆弱性の亢進」ないし「赤血球浸透圧抵抗性の低下」と表現する．一方，低色素性赤血球や菲薄赤血球では，より大量の水分を取り込めるので，「赤血球浸透圧脆弱性の低下」ないし「赤血球浸透圧抵抗性の増大」がみられる．

臨床的意義と検査値の読み方
- 先天性溶血性貧血のうち，その形態から，特に遺伝性球状赤血球症あるいは遺伝性楕円赤血球症を疑うとき，MCHCが36％を超えるとき（遺伝性球状赤血球症の可能性が高い）などに，実施される検査の一つである．
- サンフォード法では，赤血球を低張塩類溶液に接触させたときの，溶血の起こりやすさを定量的に測定する．溶血の起こりやすさは，赤血球の表面積/容積比によって規定される．比が小さいとき，すなわち赤血球が球状のとき，脆弱性が亢進（抵抗性が低下）し，比が大きいとき，すなわち赤血球の厚さが薄いとき，脆弱性が低下（抵抗性が増大）する．
- サンフォード法において，脆弱性が亢進（抵抗性が低下）していれば，被検赤血球に，表面積/容積比が小さくなるような形態の異常が存在することがわかる．具体的には，球状赤血球，楕円赤血球，有口赤血球などである．

予想外の値が認められるとき
- サンフォード法で異常がみられなくても，遺伝性球状赤血球症の否定にはならない．
　　　　　　　　　　　　　　　　　（村上純子）

2Z090
赤血球浸透圧抵抗試験（パルパート法） 保
erythroresistant test (Parpart test)

別 赤血球抵抗試験，赤血球浸透圧脆弱性試験，食塩水浸透圧抵抗試験，孵置性浸透圧脆弱性試験，パルパート法

測定法	パルパート法
検 体	脱線維素血（全血10 mlより無菌的に作製する）
基準値	0.40～0.45％ NaCl液（正常域）

異常値を呈する場合
- 脆弱性の亢進（＝抵抗性の低下）：遺伝性球状赤血球症，遺伝性楕円赤血球症，遺伝性有口赤血球症
- 脆弱性の亢進を示すことがあるが，診断的価値はない：自己免疫性溶血性貧血，PNH，ピルビン酸キナーゼ（PK）異常症
- 脆弱性の低下（抵抗性の増大）：サラセミア，鉄欠乏性貧血，肝疾患に伴う菲薄赤血球

次に必要な検査▶
- 本試験は，溶血性貧血のスクリーニング検査ではなく，診断確定目的で行われることが多い．したがって，本試験までで診断が確定しないときは，赤血球寿命（^{51}Cr T$_{1/2}$）を測定し，短縮（9.9±4.0日）を確認する．
- 遺伝性球状赤血球症，遺伝性楕円赤血球症，遺伝性有口赤血球症では，膜蛋白質の異常，および膜蛋白質関連遺伝子の変異を検索し確定することが可能であるが，研究室レベルであり，一般的ではない．

プロフィール
- 血液像で赤血球形態に異常がみられ，家族歴から遺伝性が疑われる溶血性疾患において，赤血球の浸透圧に対する抵抗性（丈夫さ）をみる目的で行われる検査の一つである．
- 赤血球を低張塩類溶液中に浮遊させると，赤血球内部に向かって水分の流入が起こり，赤血球は球形に膨張し，ついには過膨張となって溶血する．遺伝性球状赤血球症でみられる球状の赤血球は，水分を取り込む余地が少ないため，正常赤血球より高張の塩類溶液中で溶血を起こす．この状態を「赤血球浸透圧脆弱性の亢進」ないし「赤血球浸透圧抵抗性の低下」と表現する．
- パルパート法は，pH 7.4のリン酸緩衝液加食塩水の希釈列を作り，これに一定量の被検血液を添加して生じる溶血度を，光電比色計を用いて測定するもので，サンフォード法より正確な成績が得られる．また，37℃，24時間孵置した血液を使用すれば，新鮮血では明瞭でないような軽度の浸透圧脆弱性亢進を検出できる．これは，被検赤血球の解糖系の抑制と，血清からのコレステロール取り込みの抑制とにより，浸透圧脆弱性の変化をより鋭敏に捉えられるようになるからである．
- 結果については，測定値をグラフにプロットした後，その溶血曲線を正常対照あるいは複数の正常対照から得た結果で作製した基準範囲と比較し判定する．

臨床的意義と検査値の読み方
- 先天性溶血性貧血のうち，その形態から，特に遺伝性球状赤血球症あるいは遺伝性楕円赤血球症を疑うとき，MCHCが36％を超えるとき（遺伝性球状赤血球症の可能性が高い）などに実施される．
- パルパート法では，赤血球を低張塩類溶液に接触させたときの，溶血の起こりやすさを定量的に測定する．溶血の起こりやすさは，赤血球の表面積/容積比によって規定される．比が小さいとき，すなわち赤血球が球状のときに脆弱性が亢進（抵抗性が低下）し，比が大きいとき，すなわち赤血球の厚さが薄いときに脆弱性が低下（抵抗性が増大）する．
- パルパート法において脆弱性が亢進（抵抗性が低下）していれば，被検赤血球に表面積/容積比が小さくなるような形態の異常が存在することがわかる．具

体的には，球状赤血球，楕円赤血球，有口赤血球などである．

予想外の値が認められるとき
- 高コレステロール血症では，赤血球膜コレステロール含量が増加し，浸透圧脆弱性亢進がマスクされる．
- 溶液のpHの低下や温度の低下は，浸透圧脆弱性を亢進させる．

（村上純子）

2Z120
自己溶血試験　保
autohemolysis test

測定法　Dacie法
検体　脱線維素血（全血より無菌的に作製する）
基準値
〈グルコース無添加〉
　24時間孵置 0.05～0.5％，48時間孵置 0.2～2.0％
〈グルコース添加〉
　24時間孵置 0～0.4％，48時間孵置 0～0.9％

異常値を呈する場合
高値
- Ⅰ型（自己溶血度は正常ないし軽度亢進し，グルコース添加で軽減する）：G-6-PD異常症，その他ペントースリン酸経路の障害
- Ⅱ型（自己溶血度は著しく亢進し，グルコース添加によっても軽減しない）：ピルビン酸キナーゼ異常症，その他解糖系の障害
- 遺伝性球状赤血球症では，自己溶血度は正常の5～10倍に亢進するが，グルコース添加で正常と同程度に軽減する．

次に必要な検査 ▶（検査を実施できる機関は限定される）
- 結果がⅡ型を示す場合は，赤血球内酵素のうち解糖系に関与する酵素活性を測定する．hexokinase (HK), glucosephosphate isomerase (GPI), phosphofructokinase (PFK), aldolase, triose phosphate isomerase (TPI), glyceraldehyde-3-phosphate dehydrogenase (GA3PD), phosphoglycerate kinase (PGK), monophosphoglyceromutase (MPGM), enolase, pyruvate kinase (PK), lactate dehydrogenase (LDH, LD)などがこれに相当する．
- 結果がⅠ型を示す場合は，赤血球内酵素のうち解糖系以外に関与する酵素活性を測定する．glucose-6-phosphate dehydrogenase (G6PD), 6-phosphogluconate dehydrogenase (6PGD), glutathione reductase (GR), glutathione peroxidase (GSH-Px), adenylate kinase (AK), adenosine deaminase (ADA)などがこれに相当する．
- 結果がⅡ型を示す場合は，赤血球解糖中間体とアデニンヌクレオチド（ATP，ADP，AMPなど）を測定する．

プロフィール
- 正常人脱線維素血を無菌的に37℃で孵置した場合，48時間経過しても溶血はほとんどみられない．しかし，多くの遺伝性非球状赤血球性溶血性貧血症例では，正常に比して自己溶血が亢進しており，また，グルコースの添加によって自己溶血の程度が軽減する群（Ⅰ型）と，軽減しない群（Ⅱ型）とに分けられる．
- 特に解糖系に障害がある場合は，グルコースの利用が障害されるので，著しい自己溶血を呈し，グルコースの添加によっても溶血は軽減しないⅡ型を示す．
- 検査は，脱線維素血を，グルコース無添加とグルコース添加に分け，それぞれ37℃ 24時間孵置，48時間孵置し，計4種類の検体の上清の吸光度あるいはヘモグロビン濃度を分光光度計で測定して，溶血度を求めるものである．
- 溶血度は以下の式で算出される．

$$溶血度(\%) = \frac{(D2-D3) \times 血清（孵置血上清）の希釈倍数}{D1 \times 全血の希釈倍数} \times (100-Ht)$$

D1：希釈した全血の吸光度，D2：希釈した孵置後血清の吸光度，D3：希釈した孵置前分離血清の吸光度，Ht：ヘマトクリット

臨床的意義と検査値の読み方
- 自己溶血試験は，結果の特異性，鋭敏度のいずれも低いが，遺伝性非球状赤血球性溶血性貧血のスクリーニングテストとして実施される検査である．
- ピルビン酸キナーゼ異常症に代表される解糖系酵素異常症では，正常に比して自己溶血は著しく亢進し，また，グルコースの利用障害があるため，グルコースを添加しても自己溶血の改善はほとんどみられない（Ⅱ型）．
- 同じ酵素異常症でも，G-6-PD異常症のようなペントースリン酸経路の酵素異常症では，自己溶血は正常ないし軽度亢進を示し，グルコース添加で軽減する（Ⅰ型）．
- 遺伝性球状赤血球症に代表される赤血球膜異常症では，陽イオンの漏出を代償するために赤血球のグルコース要求性が高い．そのため，自己溶血度は正常の5～10倍に亢進するが，グルコースを添加すれば，溶血は正常と同程度に軽減する．これをⅠ型に含める場合もあるが，自己溶血は亢進しているので，厳密にいえばⅠ型とは区別される．ただし，遺伝性球状赤血球症の診断において，本試験を実施する必要性はない．
- 自己免疫性溶血性貧血（AIHA）や発作性夜間ヘモグロビン尿症（PNH）のような後天性溶血性貧血では，本試験の結果は不安定であり，診断の助けにはならない．

予想外の値が認められるとき
- 解糖系酵素異常症でも必ずしもⅡ型を呈するとは限らないことが知られている．したがって，本試験の

結果がⅠ型であっても，"解糖系酵素異常症ではない"とは言い切れない．診断を確定するには，赤血球内酵素活性測定あるいは解糖中間体などの測定が必要である．

(村上純子)

2Z110

動的赤血球膜物性検査 保

coil planet centrifuge

別 CPC（コイルプラネット型遠心分離法），動的赤血球浸透圧抵抗試験，動的浸透圧脆弱性試験，コイルプラネット型遠心分離応用動的浸透圧ストレス試験（CPC-ストレス試験）

測定法 Coil Planet Centrifuge System 法（CPC-densitograph 法）
検体 EDTA加血液あるいはヘパリン加血液
基準値 溶血開始値（HSP）：86～103 mOsm/ml
　　　　最大溶血値（HMP）：74～89 mOsm/ml
　　　　溶血終了値（HEP）：56～70 mOsm/ml

異常値を呈する場合

- 脆弱性の亢進（＝抵抗性の低下）：遺伝性球状赤血球症，遺伝性楕円赤血球症，遺伝性有口赤血球症，尿毒症，重症腎障害
- 脆弱性の低下（抵抗性の増大）：サラセミア，鉄欠乏性貧血，肝疾患に伴う菲薄赤血球

次に必要な検査▶

- 本試験は，診断確定目的で行われる．本試験で診断が確定しないときは，赤血球寿命（^{51}Cr T$_{1/2}$）を測定し，短縮（9.9±4.0日）を確認する．
- 遺伝性球状赤血球症，遺伝性楕円赤血球症，遺伝性有口赤血球症では，膜蛋白質の異常，および膜蛋白質関連遺伝子の変異を検索し確定することが可能であるが，研究室レベルであり，一般的ではない．

プロフィール

- 浸透圧濃度勾配をつけた塩類溶液の入った細いポリエチレンチューブと，Coil Planet Centrifuge という特殊な遠心器を用いて，赤血球の浸透圧抵抗を精密に測定する方法で，動的赤血球膜物性検査あるいは CPC と称される．CPC 装置は，布垣寛一と伊東洋一朗が開発し，木村栄一らや柴田進らが改良し普及させた機器である．
- コイル状に巻き付けた細いポリエチレンチューブに，浸透圧勾配をつけた塩類溶液を詰め，等浸透圧に近い側（150 mOsm/kg・H$_2$O）に一定量の血液を入れ，自動公転する特殊遠心器により，血球を低浸透圧側（30 mOsm/kg・H$_2$O）に移動させる．チューブ内を粒子が移動する速度（V）は粒子の比重（p），半径（r），溶媒の密度（po）により規定され，V = k(p－po)^{2}r^4（k＝比例定数）で表される．
- 赤血球が形態を保っている間は，チューブ内を速く移動するが，低浸透圧側へ動き，赤血球内に流入する水分によって膨張するにつれ移動速度が遅くなってくる．ついに溶血して形を失うと移動が停止し，ヘモグロビンが遊離する．このヘモグロビンによるコイルの着色度と部位を測定し，機械的抵抗を加味した赤血球の浸透圧抵抗を測定する．

臨床的意義と検査値の読み方

- 先天性溶血性貧血が疑われ，塗抹標本で球状赤血球が認められるとき，MCHCが36％を超えるとき（遺伝性球状赤血球症の可能性が高い）などに実施される．
- 動的赤血球膜物性検査では，赤血球を低張塩類液に接触させたときの溶血のしやすさを定量的に測定する．溶血のしやすさは赤血球の表面積/容積比の異常を反映する．本試験は，従来の赤血球浸透圧脆弱性試験では検出できなかったわずかな変化を，正確に捉えることができる．
- また，溶血曲線から溶血開始値（HSP），最大溶血値（HMP），溶血終了値（HEP），溶血幅（HW）を判定する．これらの数値と，CPC 溶血パターンから，各種貧血の程度と種類などが判定できる．
- 特に，遺伝性球状赤血球症では，HSP，HEP ともに高浸透圧側へシフトした特有のパターンを示し，明確に検出される．
- 赤血球膜脆弱性の亢進（＝抵抗性の低下）がみられるとはいえ，肝・胆道疾患，腎疾患の診断および重症度の判定を目的として本試験を行う必要性はない．

予想外の値が認められるとき

- 貧血が高度になると，HSPが低浸透圧側へ，HEPが高浸透圧側へずれるので，ヘマトクリット40±2％に調整する．

(村上純子)

2Z010

赤血球沈降速度 保

erythrocyte sedimentation rate

略 ESR　別 赤沈，血沈

測定法 ウエスターグレン法，全自動赤血球沈降速度測定装置（ウエスターグレン変法，光学キャピラリー・ストップフロー・キネティック分析法など）
検体 3.8％クエン酸Na加血液（保存不可）
基準値 成人男性 2～10 mm/hr
　　　　成人女性 3～15 mm/hr

異常値を呈する場合

亢進 急性・慢性感染症（ウイルス性以外），炎症性疾患，膠原病，急性心筋梗塞，急性白血病，多発性骨髄腫，原発性マクログロブリン血症，その他の悪性腫瘍，貧血，ネフローゼ症候群，肝硬変など

遅延 赤血球増加症，播種性血管内凝固症候群，低または無フィブリノゲン血症，脱水など

次に必要な検査▶ 炎症か各種悪性腫瘍によるものかの鑑別を行う必要がある．

プロフィール

- 基本的には抗凝固剤添加静脈血液をガラス管ないしはプラスチック管に入れて垂直に立て，赤血球の沈降する速度を，沈降でできた上清の血漿の長さで示す．
- 赤沈反応は非特異的な現象であり，その機序についてはかなり複雑なものがあり，まだ解明されていない点も多い．しかし，血漿蛋白質の種類（アルブミン，フィブリノゲン，a_2-，γ-グロブリンなど）とその濃度および血漿粘度が赤沈値に大きな影響を及ぼすことが知られている．
- 1973年にICSH（International Committee for Standardization in Hematology）ではウエスターグレン法の1時間法を国際標準法と定め，1977年，1993年にその改訂勧告案を出している．現在はウエスターグレン変法その他を利用した各種の全自動赤血球沈降速度測定装置が汎用され，1時間値を30分〜20秒で測定する．

臨床的意義と検査値の読み方

- 非特異的な検査のため，その異常が特定の疾患と結びつくものではないが，検査法が簡単なために診療所や外来診察室でもスクリーニングテストや各種疾患の経過観察の指標として用いられている．
- 赤沈は炎症の広さや炎症産物の吸収に関係し，漿膜に近い炎症（心筋梗塞，胆嚢炎）や漿膜の滲出性炎症（胸膜炎，腹膜炎など）で著明に促進する．したがって炎症の診断には初期に上昇するCRPとの併用が有意であるが，膠原病などの経過観察には赤沈の方が重要な場合もある．

予想外の値が認められるとき

- 赤沈が高度亢進しているにもかかわらず，CRPが増加していない場合は貧血のことが多いが，まれに多発性骨髄腫のこともある．血清蛋白分画でM蛋白の有無を確認し，必要に応じ免疫電気泳動，骨X線検査，骨髄穿刺検査などを行う．また末梢血液像で連銭形成があるかどうかも確認する． （桑島　実）

2Z030
血液比重

specific gravity, blood

- **測定法**　硫酸銅法
- **検　体**　血液
- **基準値**　男性 1.055 〜 1.063，女性 1.052 〜 1.060
- **異常値を呈する場合**
  - 高値　脱水，赤血球増加症
  - 低値　水血症，各種の貧血
- 次に必要な検査▶ 正式な分析法により血液一般検査を実施する．

プロフィール

- 末梢血液学的検査の一つで，血液の一般状態（貧血，血液の濃縮あるいは脱水状態など）を見出す簡単なスクリーニング法として，主に輸血の供血者のなかから貧血の人を除外する目的に利用されていた．
- 全血比重の高低はヘモグロビン濃度に最も大きく影響される．
- 以前は，全血比重と血漿比重よりヘモグロビン濃度およびヘマトクリット値を推定するためのモノグラムが使用されたこともあった．血漿比重は主として蛋白濃度との相関がある．

臨床的意義と検査値の読み方

- ヘモグロビン濃度を簡易的に知り，主に貧血を簡単にスクリーニングできるが，現在では街頭での輸血のための供血者の適否に利用されているにすぎない．
- 輸血の供血者のスクリーニングには，1.052以上が採用されているが，その全血比重がヘモグロビン濃度に換算しておよそ 12 g/dl 以上，ヘマトクリット値にして37％以上に相当するからである．

予想外の値が認められるとき

- 水血症や脱水がないかどうかを身体所見と併せてみる．
- 比重液の調整をチェックする．比重液の温度は25℃とされており，温度の高低により変動する．

（桑島　実）

2Z130
血液粘稠度

viscosity of whole blood

別 VISCO，血液流体特性検査，血液流体変動能検査

- **測定法**　円錐平板回転法
- **検　体**　EDTA加血液
- **基準値**　ヘマトクリット，ずり速度および温度に依存して変動する
  （43％，30 rpm，37℃で，4.28 ± 0.43 cP）

異常値を呈する場合
高値

- 血漿蛋白の異常：異常蛋白の出現（原発性マクログロブリン血症，多発性骨髄腫），高フィブリノゲン血症（感染症，心筋梗塞，糖尿病，腎不全，悪性腫瘍），高グロブリン血症（膠原病，肝硬変，慢性感染症）
- 赤血球数（あるいはヘマトクリット）および白血球数の増加：真性多血症，症候性赤血球増多症，脱水，慢性骨髄性白血病
- 赤血球の変形能低下：鎌状赤血球症，遺伝性球状赤血球症，糖尿病，薬剤性（クロルプロマジンなど）
- 赤血球の集合：赤沈亢進をきたす疾患

次に必要な検査▶ 血液粘稠度に影響を与えるファクター（ヘマトクリット値，血漿蛋白，赤血球変形能など）を検索し，異常値を示す原因を確定する．

低値　各種貧血，低蛋白血症

プロフィール

- 液体に外力が作用すると流動が起こるが，その流動的性質は液体の種類により異なっている．これは，液体内部の流動に対する抵抗の相違に基づいている．液体の抵抗力の原因を粘度あるいは粘稠率と称し，液体の内部抵抗を意味している．

$$粘度(\eta) = ずり応力(\tau) / ずり速度(\gamma)$$

- $\tau = \eta \cdot \gamma$ の式はNewtonの法則とよばれ，流動的性質がこの式で示されるものをNewton流体と称する．血液は非Newton性である．
- 血液粘稠度を規定する主な要因は，ヘマトクリット値，血漿粘度，赤血球変形能である．なかでも一番の要素はヘマトクリット値であるが，同じヘマトクリット値の血液でも，ずり速度により流動性に差が生じる．これは主に赤血球の集合（aggregation）と変形（deformation）に起因している．血液は非Newton性であるから，種々のずり速度で粘度を測定し，総合的に評価すべきである．
- 円錐平板型回転粘度計は，円錐と平板の間隙に試料を入れ，種々の速度で円錐を回転させ，このときに生じた試料の粘性抵抗を測定するものである．

臨床的意義と検査値の読み方

- 頭痛，めまい，失神発作，複数の血栓性疾患のエピソードなど，高血液粘稠度症候群を疑わせる症状がみられるときに実施される．
- 血液粘稠度は主に，①ヘマトクリット値の上昇あるいは低下（多血症，各種の貧血），②血漿蛋白の異常（M蛋白，急性相反応物質，フィブリノゲン，γ-グロブリンなどの増加），③赤血球変形能，に影響される．
- 臨床的には，血液粘稠度が高値を示す場合が重要で，血液粘稠度の上昇は高血液粘稠度症候群を引き起こす．したがって本検査は，高血液粘稠度症候群の診断，脳梗塞や心筋梗塞発症のリスクファクターとして意味がある．また，血栓性疾患に対し，血液粘稠度を低下させる薬物が投与される場合には，コントロールの指標として，血液粘稠度を測定する．

予想外の値が認められるとき

- 血液は非Newton性を示すので，ずり速度により結果は一定しないことがある．例えば，高ずり速度では正常以下の粘度を示し，低ずり速度では高粘稠度を示すということがありうる．したがって，各種のずり速度で測定を行い，その結果を総合的に評価しなければならない．

（村上純子）

2Z130
粘度（血漿） 保

viscosity of blood plasma

別 血漿粘稠度，血漿流体特性検査，血漿流体変動能検査

測定法 円錐平板回転法

検 体 ETDA-2K加血漿
基準値 10 rpm：1.146〜1.962 cP
20 rpm：1.135〜1.965 cP
50 rpm：1.156〜1.934 cP

異常値を呈する場合

高値 異常蛋白の出現（原発性マクログロブリン血症，多発性骨髄腫），高フィブリノゲン血症（感染症，心筋梗塞，糖尿病，腎不全，悪性腫瘍），高グロブリン血症（膠原病，肝硬変，慢性感染症）

次に必要な検査▶

- 血漿粘度を上昇させる血漿蛋白の異常を検索する（尿，血清の免疫電気泳動法など）．
- 血漿粘度が高いと赤血球集合の亢進をきたすので，血液粘稠度（特に低ずり速度において）と対比が必要になることがある．
- 血清粘度を測定する．血清相対粘度が5以上のときは，高血液粘稠度症候群をきたす危険性が高いので注意が必要である．

低値 低蛋白血症

プロフィール

- 血漿粘度は主に蛋白質組成の変化に影響される．脂質その他の成分の影響はほとんど考慮する必要がないと考えられている．
- 蛋白組成が血漿粘度に影響する理由は以下のとおりである．
  ①蛋白分子の性状：固有粘度は分子の性状により定まる．一般に，分子のサイズが大きいほど，形が細長いほど大きくなる．アルブミンの固有粘度が4.2 cPであるのに対し，IgGは7.1 cP，IgMは19〜28 cP，フィブリノゲンは22.8 cPである．
  ②蛋白濃度：蛋白濃度が増すにつれて，単位濃度当たりの粘度の増す割合（還元粘度）が増加する．これは蛋白分子の重合性によるものである．
  ③測定温度：正常ではみられない単クローン性免疫グロブリン血症の一部に，低温域で測定すると粘度が著しく増加するものがある．
- 円錐平板型回転粘度計は，円錐と平板の間隙に試料を入れ，種々の速度で円錐を回転させ，このときに生じた試料の粘性抵抗を測定するものである（粘度については☞「血液粘稠度」p.133）．

臨床的意義と検査値の読み方

- 臨床的に，頭痛，めまい，失神発作など，高血液粘稠度症候群を疑わせる症状がみられるとき，あるいは検査所見として，血漿蛋白の異常，特に単クローン性免疫グロブリンの存在が認められるときなどに実施する．
- 血漿粘度は，高血液粘稠度症候群の診断に役立つ．血液粘稠度には，ヘマトクリットや赤血球変形能など，赤血球の因子が大きく影響しているので，血漿蛋白の変化に基づく異常を知るには，血漿粘度のほうがよい．

- 血漿粘度は特にフィブリノゲンとγ-グロブリンの増加に大きく影響される．したがって，炎症や組織の崩壊が存在すると血漿粘度は高値を示す．最も重要で，著しい高値を認めるのは，原発性マクログロブリン血症，多発性骨髄腫で，粘度の上昇が，微小循環における血流の遅延や停滞を招き，高血液粘度症候群を引き起こす．

予想外の値が認められるとき
- 検体の保存条件，測定温度，ずり速度は，結果を大きく左右するので，できるだけ一定の条件で測定する．
- 予想外の高値を示すときには，血漿蛋白の異常を検索する．

(村上純子)

2Z130
粘度（血清） 保

viscosity of blood serum

別 血清粘稠度，血清流体特性検査，血清流体変動能検査

測定法 円錐平板回転法
検 体 血清
基準値 （単位：cP）

異常値を呈する場合
高値
- 異常蛋白の出現：原発性マクログロブリン血症，多発性骨髄腫
- 高グロブリン血症：膠原病，肝硬変，慢性感染症

次に必要な検査▶
  - 血清粘度を上昇させる血清蛋白の異常を検索する（尿，血清の免疫電気泳動法など）．
  - 血清粘度が高いと赤血球集合の亢進をきたすので，血液粘度（特に低ずり速度において）と対比が必要となることがある．
  - 血漿と血清の相対粘度を測定する．血漿と血清の相対粘度が5以上のときは，高血液粘度症候群をきたす危険性が高いので注意が必要である．

低値 低蛋白血症

プロフィール
- 血漿粘度は主に蛋白質組成の変化，特にフィブリノゲンとγ-グロブリンによる増加に影響される．このうち，フィブリノゲンによる影響を除外したのが血清粘度である．したがって，血清粘度に最も影響を与える要因はγ-グロブリンである．脂質その他の成分の影響はほとんど考慮する必要がないと考えられている．
- 円錐平板型回転粘度計は，円錐と平板の間隙に試料を入れ，種々の速度で円錐を回転させ，このときに生じた試料の粘性抵抗を測定するものである（粘度については☞「血液粘稠度」p.133）．

臨床的意義と検査値の読み方
- 臨床的に，頭痛，めまい，失神発作など，高血液粘稠度症候群を疑わせる症状がみられるとき，あるいは検査所見として，血漿蛋白の異常，特に単クローン性免疫グロブリンの存在が認められるときなどに実施する．
- 血清粘度は，高血液粘稠度症候群の診断に役立つ．血清粘度はγ-グロブリンの増加に大きく影響される．したがって，炎症や組織の崩壊が存在すると血清は高値を示す．最も重要で，著しい高値を認めるのは，原発性マクログロブリン血症，多発性骨髄腫で，粘度の上昇が，微小循環における血流の遅延や停滞を招き，高血液粘稠度症候群を引き起こす．
- 血液粘稠度にはヘマトクリットや赤血球変形能など赤血球の因子が，血漿粘度にはγ-グロブリンに加えフィブリノゲンが大きく影響しているので，免疫グロブリンの異常による粘度の変化を知るには，血清粘度のほうがよい．

予想外の値が認められるとき
- 検体の保存条件，測定温度，ずり速度は，結果を大きく左右するので，できるだけ一定の条件で測定する．
- 予想外の高値を示すときには，血清蛋白の異常を検索する．

(村上純子)

2Z200
ビタミンB₁₂吸収試験（シリング試験） 保

vitamin B_{12} absorption test (Schilling test)

別 シリングテスト

測定法 二重標識法
検 体 尿（24時間蓄尿，蓄尿量測定が必要）
基準値 ^{57}Co：12～30％，^{58}Co：11～28％
〈内因子欠乏〉^{57}Co：5～14％，^{58}Co：0.5～5％
〈小腸における吸収障害〉^{57}Co：＜4％，^{58}Co：＜4％

異常値を呈する場合
低値
- 内因子欠乏：悪性貧血，胃切除（全摘，ときに部分切除），胃粘膜の広範な破壊（巨大胃悪性腫瘍）
- 小腸の疾患：吸収不良症候群（原発性：熱帯性スプルー，セリアック病，続発性：Crohn病，回腸狭窄，炎症，切除）
- 吸収障害：膵臓外分泌不全（慢性膵炎），細菌の異常繁殖（blind loop症候群），寄生虫との競合，キレート剤投与，先天性ビタミンB_{12}吸収障害（Imerslund症候群）

次に必要な検査▶
- 内因子欠乏が確認されたときは，上部消化管内視鏡検査を行う．悪性貧血の患者では胃癌の発生率が高いことが知られている．
- それ以外の吸収障害では，原因検索を進める．

e 血液学的検査その他

プロフィール

- DNA合成に関わる物質の補酵素であるビタミンB_{12}（$V.B_{12}$）は，ヒトの体内では生合成されず，その供給はもっぱら経口摂取に依存している．欠乏状態は，巨赤芽球貧血の原因となり，多彩な症状を呈する（☞「ビタミンB_{12}」p. 263）．
- 食物中の$V.B_{12}$は，胃の中で遊離型$V.B_{12}$となり，空腸で胃の壁細胞から分泌される内因子（intrinsic factor）と結合した後，回腸絨毛上皮刷子縁に存在する受容体に結合し吸収される．したがって，食事に含まれる$V.B_{12}$量に不足がなくても，上記の過程のいずれかの部分に障害をきたせば，$V.B_{12}$吸収不良により欠乏症を発症する．
- シリング試験は，$V.B_{12}$欠乏の原因が吸収不良によるものか否か，吸収不良であるなら内因子の欠乏によるものか否かを鑑別するための検査法である（Schilling, 1953）．まず^{57}Co結合$V.B_{12}$を経口投与して吸収の良否を判定し，次に^{57}Co結合$V.B_{12}$と内因子を同時投与して吸収改善の程度を判定する．
- その後，より短時間で検査の結果を得ることができる二重標識法（Katz, 1963；Bell, 1965）が考案され，$V.B_{12}$吸収試験として普及した．二重標識法の原理はシリング試験に準ずるが，まずヒト胃液結合$^{57}Co \cdot V.B_{12}$と遊離型$^{58}Co \cdot V.B_{12}$を同時に経口投与する．2時間後に非放射性$V.B_{12}$ 1,000μgを筋注して体内の$V.B_{12}$結合部位を飽和し，先行の経口投与により回腸から吸収された$V.B_{12}$を尿中にflush outする．24時間蓄尿中の^{57}Coと^{58}Coの放射活性をγカウンターで測定し判定する．
- 保険収載項目にシリング試験は記載されていないが，「体外からの計測によらない諸検査・吸収機能検査」のうち「赤血球寿命測定」として請求が可能である．

臨床的意義と検査値の読み方

- 本検査は$V.B_{12}$欠乏症の原因として吸収不良が疑われるときに行われる．特に悪性貧血に代表される内因子欠乏が疑われる場合には，鑑別診断に役立つとされてきた．
- $V.B_{12}$吸収不良による欠乏症のうち，内因子欠乏によるものでは，胃液結合$V.B_{12}$は回腸部から吸収されるので$^{57}Co > ^{58}Co$となる．回腸部での吸収障害による場合は^{57}Co，^{58}Coともに低値を示す．
- しかし，悪性貧血は抗胃壁細胞抗体や抗内因子抗体によって内因子の分泌量が低下する自己免疫疾患であり，$V.B_{12}$吸収試験を行わなくても，これらの自己抗体，血清$V.B_{12}$および血液細胞の形態などで診断可能である．また，RIを使用するため，今日では行われなくなった検査の一つである．

予想外の値が認められるとき

- 試験前に$V.B_{12}$が投与されていなかったかどうか確認する．
- 腎機能低下時には24時間の尿中排泄量が低下するので，$^{57}Co\% : ^{58}Co\%$比を用いる．内因子欠乏では，

比は1を大きく超えることが多い． （村上純子）

2Z220
赤血球寿命 保
radioisotope red cell survival studies

測定法 ^{51}Cr法

検体 EDTA加静脈血〔^{51}Cr標識血液静注10分後（ないし60分後），24時間後，以後隔日（寿命短縮が著しい場合は連日）採血する〕

基準値 $T_{1/2} = 32 \pm 2$日

異常値を呈する場合
[短縮]
- 著しい短縮を示す：溶血性貧血〔自己免疫性溶血性貧血（AIHA），遺伝性球状赤血球症（HS），発作性夜間ヘモグロビン尿症（PNH）など〕
- 中等度〜軽度の短縮を示す：再生不良性貧血，白血病などの血液疾患，肝硬変症

次に必要な検査▶ 本検査により赤血球寿命の短縮が確認された後も，溶血の原因（原疾患）が特定できない場合には，比較的まれな先天性溶血性疾患（赤血球膜の異常，酵素異常あるいはヘモグロビン異常症など）をも視野に入れた検索が必要である．

プロフィール

- 赤芽球は，網赤血球となって骨髄から末梢血中に出る．網赤血球は成熟赤血球となり，平均120日で老化し崩壊する．したがって，通常，赤血球は毎日老化した1/120ずつ崩壊しているわけで，このような崩壊形式を"senescence"と称する．しかし，溶血が亢進した状態では，赤血球はその老若によらず一定の割合で傷害を受け崩壊する．これを無選択的崩壊"random destruction"という．
- 被検者から一定量の採血を行い，その中に含まれる赤血球にRIを標識すれば，被検者の循環血と同等の日齢分布を持ったトレーサーとして用いることができる．このトレーサーを被検者の血液中に戻せば，RI標識赤血球は血中の非標識赤血球と同じ割合で崩壊していくことになる．したがって，計画的に採血を繰り返し，血液中のγ線量を測定して経時的な線量の推移をみれば，赤血球の崩壊状況を把握することができる．また，シンチレーションカウンターで体外からRIの変動を追跡すれば，赤血球の崩壊がどこの臓器で生じているのかを知ることができる．
- 赤血球寿命測定のために最も多く用いられている標識用RIは^{51}Crで，$Na_2^{51}CrO_4$の形で入手することができる（半減期27.8日）．初期の放射能を100％とし，これが50％に減少するまでの期間を^{51}Cr赤血球半寿命$T_{1/2}$として測定する．
- 具体的には，ACD液（5 mL）を抗凝固剤として20 mLの静脈採血を行い，^{51}Crを150μCi加えてから37℃10分または室温で30分インキュベートして

^{51}Cr標識赤血球を作製する．これを被検者に静注し，検査を開始する．

臨床的意義と検査値の読み方

- 溶血性貧血を鑑別するための諸検査（末梢血塗抹染色標本による赤血球形態の観察，直接クームス試験，シュガーウォーターテスト，HAM試験，脾腫の有無など）から，溶血性疾患が強く疑われるにもかかわらず，確定診断できないときに，本試験を実施すれば，溶血の有無と，赤血球崩壊の部位に関する情報を得ることができる．
- 赤血球の崩壊形式が"senescence"であれば，^{51}Cr放射能は直線的に減衰する．しかし，AIHAやHSのように，無選択的に崩壊（"random destruction"）する疾患では，^{51}Cr放射能は指数曲線を描いて減衰する．また，体表カウントは脾臓での赤血球崩壊を反映し，^{51}Crの脾臓への取り込み増大を示す．PNHでは，溶血の度合いが一定していないことが多く，放射能の減衰曲線は一定の形を呈さない．また，血管内溶血なので，^{51}Crの取り込みは脾臓と肝臓の両方にみられる．

予想外の値が認められるとき

- 赤血球寿命の短縮を予想して行う検査であるので，予想に反して短縮がみられなかったときには，"溶血の有無"を再検討する必要がある．
- ただし，溶血の度合いが一定でなく，溶血発作を起こしたり治まったりする溶血性疾患では，赤血球寿命が予想どおり短縮していないからといって，疾患の可能性を否定することはできない． 〔村上純子〕

3 生化学的検査

3 a　蛋白・膠質反応

3A010
総蛋白 　保

total protein

略 TP　**別** 血清蛋白，血清蛋白定量

測定法　Biuret法
検体　血清
基準値　6.8〜8.3g/d*l*
異常値を呈する場合
高値　おおよそ8.5g/d*l*以上
- 血液濃縮（脱水症）
- 免疫グロブリンの増加による場合
  ・多クローン性：自己免疫性疾患，慢性炎症性疾患，肝硬変，慢性肝炎，悪性腫瘍，感染症
  ・単クローン性：多発性骨髄腫，マクログロブリン血症，本態性M蛋白血症

低値　おおよそ5.5g/d*l*以下
- 血清希釈
- 主としてアルブミンの減少による場合
  ・栄養不足性：栄養摂取不足，悪液質，腸吸収不良症候群
  ・肝障害性：急性・亜急性肝炎，肝硬変
  ・蛋白漏出性：ネフローゼ症候群，蛋白漏出性胃腸症，浸出性びまん性皮膚疾患
  ・異化亢進性：急性感染症，慢性消耗性疾患
  ・体内分布の異常：全身性浮腫，日焼け
- 主として免疫グロブリン低下による場合
  ・原発性免疫不全症，二次性免疫不全症（蛋白漏出性）

次に必要な検査▶ 蛋白量の変化のみから特定の疾患を推定することはできない．したがって，蛋白分画の実施により質的な変動をみる．また，尿一般検査，血液・生化学検査と組み合わせて病態を推定後，さらに精密検査に進む．

プロフィール
- 血清中には約7〜8％の蛋白が100種類以上含まれており，膠質浸透圧の維持や生体の防御機構などに関与している．通常，血清中（血漿でもよい）に含まれている蛋白のすべてを総称して総蛋白とよぶ．

臨床的意義と検査値の読み方
- 日常初期診療における基本的検査の一つで，健康，栄養状態の総合指標として利用される．また，何らかの生体異常をスクリーニングする目的で利用される．確定診断後は，経過観察に利用する．

予想外の値が認められるとき
- 血清アルブミンと比較検討する．
- 体位により血清総蛋白濃度が変化する．すなわち，仰臥位よりも立位で検査した場合のほうが15％程度高値を示す．

（伊藤喜久）

3A015
アルブミン 　保

albumin

略 ALB，Alb

測定法　BCG，改良BCP
検体　血清
基準値　3.8〜5.3g/d*l*
異常値を呈する場合
Critical/Panic value
【3.0g/d*l*以下】
対応▶ かなり重篤な状態である．基礎疾患の治療を行う．ネフローゼ症候群の診断基準でもある．

高値　血液濃縮（脱水症）
低値
- 栄養不足性：栄養摂取不足，悪液質，腸吸収不良症候群
- 肝障害性：急性・亜急性肝炎，肝硬変
- 蛋白漏出性：ネフローゼ症候群，蛋白漏出性胃腸症，浸出性びまん性皮膚疾患
- 異化亢進性：急性感染症，慢性消耗性疾患
- 体内分布の異常：全身性浮腫，日焼け

次に必要な検査▶ アルブミン量の変化のみから特定の疾患を推定することはできない．尿一般検査，血液・生化学検査と組み合わせて病態を把握し，さらに精密検査へと進められる．

プロフィール
- アルブミンは肝臓で合成される分子量67,000の糖鎖を持たない均一な水溶性の蛋白質である．血中の蛋白質のうち最も量が多く50〜70％を占め，その機能は膠質浸透圧の維持や血中のさまざまな物質の運搬などであり，栄養状態のよい指標とされる．

臨床的意義と検査値の読み方
- 日常初期診療における基本的検査の一つで，総蛋白と同様，健康，栄養状態の総合指標として利用される．

予想外の値が認められるとき
- 体位（立位＞臥位），点滴希釈効果などをチェック，TPと比較検討する．

（伊藤喜久）

3A016
A/G比
albumin-globulin ratio

[別] アルブミン/グロブリン比

測定法 計算式による．Alb/(TP − Alb)，EP分画比率

検体 血清

基準値 1.3～2.0

異常値を呈する場合

[高値] 低・無γ-グロブリン血症

[低値]
- 主としてアルブミンの減少による場合
  - 栄養不足性：栄養摂取不足，悪液質，腸吸収不良症候群
  - 肝障害性：急性・亜急性肝炎，肝硬変
  - 蛋白漏出性：ネフローゼ症候群，蛋白漏出性胃腸症，浸出性びまん性皮膚疾患
  - 代謝亢進性：甲状腺機能亢進症
- 主としてグロブリンの上昇による場合
  - 多クローン性：自己免疫性疾患，慢性炎症性疾患，慢性肝炎，悪性腫瘍，感染症
  - 単クローン性：多発性骨髄腫，マクログロブリン血症，本態性M蛋白血症

次に必要な検査 ▶ A/G比の変化のみから特定の疾患を推定することはできない．したがって蛋白分画の実施によりアルブミンとグロブリン分画の質的な変動をみる．

プロフィール

- 総蛋白はアルブミンと，非アルブミンであるグロブリンから構成される．アルブミン/グロブリン比（A/G比）は，総蛋白とアルブミンの測定，電気泳動法（EP；electrophoresis）による蛋白分画比率などから上記（測定法）の式により算定される．
- 医療従事者が必要に応じて自ら算定する検査であることから，保険収載から削除された．

臨床的意義と検査値の読み方

- 日常初期診療における基本的検査の一つとして利用する．また，アルブミンもしくはグロブリン量に異常をきたす疾患・病態の存在が疑われた場合や，その疾患の経過観察にも利用される．
- 血清総蛋白量の測定値から病態を推察することには限界があり，A/G比は総蛋白濃度と組み合わせて，アルブミンの減少やグロブリンの増減を大まかに知り，生体異常の有無を知ることができる．

予想外の値が認められるとき

- 総蛋白とアルブミンの測定値から求めたものと，蛋白分画からのものとでは，蛋白分画で用いられている染色色素などによってアルブミンとグロブリンの染色性に差があるので算定値が一致しない場合がある．

（伊藤喜久）

3A020
蛋白分画 [保]
protein fractionation

[別] 血清蛋白電気泳動，セア膜電気泳動，血清蛋白分画検査

測定法 セルロース・アセテート膜電気泳動法

検体 血清

基準値
Alb：60.2～71.4%
α_1：1.9～3.2%
α_2：5.8～9.6%
β：7.0～10.5%
γ：10.6～20.5%
A/G比：1.5～2.5

異常値を呈する場合

- いくつかの型に分類：①急性炎症，②慢性炎症，③慢性肝障害（肝硬変），④低栄養，⑤ネフローゼ，⑥妊娠型，⑦M蛋白型，⑧γ-グロブリン増加型，⑨選択的蛋白欠乏症（免疫不全症）など（表3-1参照）．

次に必要な検査 ▶

- 蛋白分画のみから特定の疾患を推定することはできない．尿一般検査，血液・生化学検査と組み合わせて病態を推定後，さらに精密検査に進む．
- 蛋白分画からM蛋白血症や免疫グロブリンの構造異常が疑われる場合には，免疫電気泳動，免疫固定法などを行い，異常免疫グロブリンの同定を行う．

プロフィール

- 血清蛋白を支持体電気泳動で分画すると，5つの分画（陽極側からアルブミン（Alb），α_1，α_2，βおよびγ分画）が得られ，この5つの分画の変動によって血清蛋白の異常による病態を把握する．

臨床的意義と検査値の読み方

- 日常初期診療における基本的検査の一つとして利用する．
- 総蛋白量や免疫グロブリン量などから蛋白分画に異常をきたす存在を疑った場合（主にM蛋白血症）や，これらの疾患の経過観察にも利用する．
- 血清中には100種類以上に及ぶ蛋白が存在しているが，日常検査法として，総合的に5つの分画の変動によって血清蛋白の異常による病態を把握する．

予想外の値が認められるとき

- 抗凝固剤で採血した血漿では，β分画にフィブリノゲンが出現し，あたかもM蛋白と誤りやすいので注意する．（ϕ分画）．
- 溶血により，α_2とβ分画が不明瞭になる場合がある．

（伊藤喜久）

■ 表 3-1 主な蛋白分画パターン

	Alb	α₁	α₂	β	γ	特徴
①急性炎症型	↓	↑	↑	↓ or −	−	α₁, α₂両方, いずれか一方の増加
②慢性炎症型	↓	↑	↑		↑	急性炎症パターン, ＋γ分画増加
③慢性肝障害(肝硬変)	↓	−	↓ or −	↑	↑↑	βとγの癒合, ジャンプ台スロープ状
④低栄養型	↓	↓	↓	↓	↓	すべての分画の低下
⑤ネフローゼ型	↓↓	−	↑↑	↓	↓	高分子蛋白の存在するα₂分画のみの著増
⑥妊娠型	−	−		↑↑	−	Tfの増加
⑦M蛋白型			モノクローナルなピーク			β, γを中心に一部α₂分画も
⑧γ-グロブリン増加型					↑↑	多クローン性, 悪性リンパ腫, Sjögrenなど
⑨選択的蛋白欠乏型 1					↓↓	一次性, 二次性免疫不全症
2		↓↓				先天性α₁アンチトリプシン欠損症
3	↓↓					先天性アルブミン欠損症(きわめてまれ)

3A015

アルブミン(尿) 保

albumin (urine), microalbuminuria

別 尿中微量アルブミン, 尿アルブミン, ALB (尿)

測定法 比濁法, ネフェロメトリー法, 放射免疫測定法

検体 尿

基準値 年齢, 性, 運動負荷などの生活習慣, 生理的な条件により異なる. 基準値は測定感度限界以下の低値であることも少なくない.
- アルブミン指数(mg/g・Cr)
    24時間蓄尿：22未満
    夜間蓄尿：10未満
    早朝第1尿：20未満
    随時尿：27未満(変動が大きい)
- 尿排泄量：30 mg/day 未満
- 尿排泄率(AER, μg/min)
    24時間蓄尿：15未満
    夜間蓄尿：10未満
    昼間蓄尿：20未満

〈糖尿病腎症早期診断基準〉
- 測定対象：糖尿病で試験紙蛋白検査(＋)程度
- 必須事項：午前中随時尿30～299 mg/g・Cr, 3回測定で2回以上
- 参考事項
    ・尿中アルブミン排泄率：30～299 mg/day, あるいは20～199 μg/min
    ・尿中タイプIVコラーゲン：7～8 μg/g・Cr
    ・腎サイズ：腎肥大

異常値を呈する場合

高値 糖尿病腎症など, 妊娠高血圧症候群(妊娠中毒症), 運動負荷, 高血圧, 発熱, 尿路感染, 原発性糸球体疾患(糸球体腎炎, ネフローゼ症候群)

次に必要な検査▶ 試験紙検査, 尿総蛋白定量, 尿沈渣,

生化学検査が基本検査である. しばしば腎尿細管の障害の合併もあり, α₁-ミクログロブリンやレチノール結合蛋白などの低分子蛋白の検査を実施する.

プロフィール
- 尿中アルブミンは, 腎糸球体基底膜の機能変化, 低下に伴い血中から漏れ出て尿排泄量が増加する. 定量測定が適応となる場合と, 試験紙法で定性陽性(150 mg/l)とに分類すると理解しやすい.
- 近年, 高感度な比濁法などの精密測定法が実用化し, 腎疾患や各種疾患に伴う腎病変をより早期に診断し, 治療経過判定の指標となっている.

臨床的意義と検査値の読み方
- 本検査は, 糖尿病の患者では腎症の合併の有無を知るために行われる.
- ただし, 尿試験紙蛋白定性検査が陽性である場合には, この検査をする意味がない. わが国では尿中総蛋白定量が行われることが多い.
- 糖尿病腎症では, 通常の試験紙法で尿蛋白が陰性でも, すでに異常変化が始まっているとされる. 短期間で顕性腎症を経て腎不全に移行することが明らかにされている. したがって, 高血糖, 尿糖陽性の場合には尿中アルブミンを測定し, 早期糖尿病腎症の有無を確認して, 糖尿病患者を管理・治療することが重要である.
- 糸球体障害の指標でもあるので, 糸球体に組織変化をもたらす腎疾患の原発性腎疾患でも有用である.

予想外の値が認められるとき
- 過度の運動負荷状態や, 体位, 高血圧などにより高値を示す場合があるので, 検査中の患者状態の把握が重要である.

(伊藤喜久)

3A020
蛋白分画（尿） 保
protein fractionation（urine）

別 尿蛋白分画

測定法 セルロースアセテート膜電気泳動法
検体 尿（新鮮尿が望ましい）
基準値 蛋白成分を検出しない，または異常成分を検出しない

異常値を呈する場合
- Bence Jones 蛋白（BJP）：多発性骨髄腫，原発性マクログロブリン血症ほかリンパ系の悪性腫瘍，AL型アミロイドーシス
- ほか不特定の蛋白：種々の腎疾患で尿中にさまざまな蛋白を認める．

次に必要な検査▶ 免疫電気泳動（または免疫固定法）でのBJPの確認．そのほか異常成分を疑ったら免疫電気泳動を実施する．

プロフィール
- 尿中には，健常者であっても蛋白が存在するが，通常，セルロースアセテート（セア）膜電気泳動で検出されるような濃度ではない．種々の腎疾患で蛋白尿がみられ，これを電気泳動で分析するとさまざまな蛋白が染色される．腎の分子ふるい効果，腎由来の蛋白の存在，尿中での蛋白分解のため，血清の蛋白分画とはかなり異なった分画パターンとなり，それが腎疾患の種類で異なるという興味があるが，実際的な応用はない（☞「蛋白分画」p.142）．
- この検査の主目的は，Bence Jones 蛋白（BJP）の検出と，定量的評価である．BJPは腫瘍化した形質細胞から過剰産生されたモノクローナルな免疫グロブリンL鎖であり，低分子であるという性質から尿中でよく検出される．

臨床的意義と検査値の読み方
- BJPが検出されるということは，かなりの確率でBリンパ球/形質細胞の悪性腫瘍やAL型アミロイドーシスの存在が示唆される．BJPは加熱法による定性検査でも検出されるが，感度が低く，蛋白尿がある状態では BJP 以外の成分も白濁を生じ，判定が困難なことがある．セア膜電気泳動による分析で，$α_2$から$γ$位の範囲内に鋭いピークを認めたらBJPを疑うことができる．ただし，原尿では感度不足のため，通常，尿の濃縮操作を要する．濃縮操作不要の高感度法としてキャピラリー電気泳動法も注目されている．また鋭いピークだからといってBJPとは限らず，確認は免疫電気泳動や免疫固定法で行う．
- 本検査の利点は，デンシトメトリーによりBJPの分画%を求め，蛋白量に乗ずることでBJP量を定量的に評価できることである．BJP量は血中M蛋白量，骨髄形質細胞数などとともに，多発性骨髄腫の経過観察指標として有用である．ただ濃縮操作で正確性

が損なわれること，煩雑な操作性が問題となっていた．近年，遊離L鎖を特異的に定量する免疫学的測定法が登場し，注目を集めている（☞「免疫グロブリンL鎖または$κ/λ$比」p.478）．

予想外の値が認められるとき
- 免疫電気泳動を実施し，抗ヒト全血清との沈降線から有意な蛋白かどうか評価する．ヘモグロビン尿でもM蛋白様のピークとなるので尿定性検査を参考にする．

（山田俊幸）

3A025
チモール混濁試験 保
thymol turbidity test

略 TTT

測定法 比濁法（消化器病学会肝機能研究班推奨法）
検体 血清
基準値 0～7U（Kunkel単位）

異常値を呈する場合
高値 急性肝炎，慢性肝炎，自己免疫性肝炎，肝硬変，肝癌，慢性感染症，多発性骨髄腫，膠原病，高脂血症など

次に必要な検査▶ 肝疾患が疑われる場合は，AST，ALT，LDおよびそのアイソザイム，ALP，$γ$-GT，ビリルビン，総蛋白，A/G比，総コレステロール，血清蛋白分画など，他項目の測定値を参照する．また，多発性骨髄腫が疑われる場合には，血清総蛋白，A/G比，血清蛋白分画，免疫グロブリン濃度などを参照し，必要に応じ免疫電気泳動，骨髄像さらには細胞表面マーカーによる検索などを行う．

プロフィール
- チモール混濁試験（TTT）は膠質反応の一つである．チモール飽和バルビタール緩衝液と血清とを混合し，生成する混濁を比濁測定する方法である．
- 血清膠質反応は血清に種々の蛋白変性試薬を加え，混濁や沈殿の生成状態を測定するものである．その物理化学的な詳細は不明で，経験的なものであるが，主として血清アルブミンの減少と$γ$-グロブリンの増加を反映するといわれる．
- 膠質反応は各種肝障害時における血漿蛋白成分の量的・質的異常を推測する簡便な方法として現在も使用されてはいるが，特異性に乏しく，日常検査としての意義は薄れている．1994年8月に出された日本消化器病学会肝機能研究班による肝機能検査法の選択基準の改訂で，TTTは削除されている．
- 当初，蛋白の混濁度を基準とする Maclagan 原法，それを改良した Reinhold 改良法で Maclagan 単位が使用されていた．Shank と Hoagland は，肉眼判定を塩化バリウムの混濁度を基準とする光電比色法に改良し，Shank-Hoagland 単位とし発表したが，記載ミスにより混乱が生じた．日本消化器病学会肝機

能研究班は，同じ膠質反応である硫酸亜鉛混濁試験（ZTT）の20 Kunkel単位のバリウム濃度がShank-Hoagland単位と近似することから，Reinhold法に準じた方法で，基準液をZTTと共用する消化器病学会標準操作法を提示した．

臨床的意義と検査値の読み方
- TTTは γ-グロブリンとリポ蛋白が混濁に関与する．特に γ-グロブリンの中のIgM増加とよく相関する．
- 急性肝炎，慢性肝炎，肝硬変症，多発性骨髄腫などで増加する．肝癌では中等度増加（5～10単位以下）をみるのみである．またネフローゼ症候群でも増加する．
- 急性肝炎，特にA型肝炎において著しい高値を示し，B型肝炎との鑑別に使用されている．本反応は脂質蛋白との関連で食後の高脂血清でも高値を示す．慢性感染症，膠原病などでも異常値を示す．
- 一般的に肝機能検査として利用されるため，特に肝疾患が疑われるとき測定するが，多発性骨髄腫，膠原病などが疑われる場合にも測定する．

予想外の値が認められるとき
- 乳び血清かどうかを確認する．　　　　　（鵜澤龍一）

3A030
クンケル混濁試験　保
zinc sulfate turbidity test

略 ZTT　　別 硫酸亜鉛混濁試験

測定法　比濁法（消化器病学会肝機能研究班推奨法）
検体　血清
基準値　4～12 U（Kunkel単位）
異常値を呈する場合
[高値]
- 急性肝炎，慢性肝炎，肝硬変，肝癌
- 慢性感染症，多発性骨髄腫，膠原病など

次に必要な検査 ▶肝疾患が疑われる場合は，AST，ALT，LDおよびそのアイソザイム，ALP，γ-GT，ビリルビン，総蛋白，A/G比，総コレステロール，血清蛋白分画など，他項目の測定値を参照する．また，多発性骨髄腫が疑われる場合には，血清総蛋白，A/G比，血清蛋白分画，免疫グロブリン濃度などを参照し，必要に応じ免疫電気泳動，骨髄像さらには細胞表面マーカーによる検索などを行う．

プロフィール
- クンケル混濁試験（ZTT）は膠質反応の一つであり，血清に希薄な硫酸亜鉛バルビタールを添加することにより生成する混濁を比濁測定する方法である．
- 血清膠質反応とは血清に種々の蛋白変性試薬を加え，混濁や沈殿の生成状態を測定するものである．その物理的化学的な詳細は不明で，経験的なものであるが，主として血清アルブミンの減少と γ-グロブリンの増加を反映する．
- 膠質反応は各種肝障害時における血漿蛋白成分の量的・質的異常を推測する簡便な方法として現在なお日常的に使用されてはいるが，チモール混濁試験（TTT）と同様特異性が乏しく，血清蛋白分画検査の方がさらに詳細な情報を提供できるので，日常臨床検査としては意義が薄れつつある．

臨床的意義と検査値の読み方
- ZTTの混濁は主にIgGの増加によるもので，IgMやリポ蛋白は関係しない．
- 慢性肝炎，肝硬変症，多発性骨髄腫などで上昇する．ZTTはTTTと同様に，他の膠質反応よりも γ-グロブリンと高い相関を示し，多発性骨髄腫などのM蛋白血症ではきわめて高値を示す．また，慢性感染症，膠原病などでも異常値を示す．
- 一般的に肝機能検査として利用されるため，特に肝疾患が疑われるとき測定するが，多発性骨髄腫，膠原病などが疑われる場合にも測定する．

予想外の値が認められるとき
- 乳び血清かどうかを確認する．　　　　　（鵜澤龍一）

3b 酵素および関連物質

3B010
クレアチンキナーゼ　保
creatine kinase

略 CK　**別** クレアチンホスホキナーゼ（creatine phosphokinase：CPK）

測定法　UV
検体　血清
基準値　男性 30〜190 IU/*l*，女性 20〜150 IU/*l*

異常値を呈する場合

Critical/Panic value

- CKの異常値が可及的な生命予後を直接左右しないので厳密な意味でのCritical/Panic valueは定められておらず，デシジョンレベルと考えるべきである．

【CK 5,000 IU/*l* 以上】
　対応▶横紋筋融解症による場合が多いため，ミオグロビン尿症による急性腎不全防止のために輸液と利尿薬投与が必要である．

【CK 50,000 IU/*l* 以上】
　対応▶細胞から遊出するミオグロビン量もさらに大量になるため，腎不全に陥ることは避けがたく，血液浄化法（血液透析，腹膜透析など）が必須である．

高値　心疾患（急性心筋梗塞，心筋炎，開心術後），骨格筋疾患（進行性筋ジストロフィー，横紋筋融解症，多発性筋炎，筋萎縮性側索硬化症，皮膚筋炎，先天性筋緊張症など），外傷，甲状腺機能低下症，痙攣，熱射病，中枢神経系疾患（脳血栓，脳梗塞，脳損傷など），悪性高熱，悪性腫瘍，筋肉内注射，運動など

　次に必要な検査▶心疾患と，それ以外の骨格筋疾患以下の疾患群とでは，次に行うべき検査は当然異なってくるが，一般的にCK活性測定の目的は特に心疾患に重きを置いているため，ここでは心疾患の場合に次に行うべき検査を列挙する．
　ECG，心エコー，CKアイソザイム，AST，LD，LDアイソザイム，ミオグロビン，心筋ミオシン軽鎖，トロポニンT/I，hFABP

低値　老人や長期臥床では筋肉量が減少するため，成人よりも10〜20％少ない．また，男女間においても女性の方が男性よりも低値の傾向がある．その他，甲状腺機能亢進症，妊娠などで低値を示す．

　次に必要な検査▶甲状腺機能亢進症が疑われる場合はFT₃，FT₄，TSH，TSH受容体抗体，抗甲状腺抗体などを測定する．

プロフィール

- クレアチンキナーゼ（CK，EC2.7.3.2）は転移酵素の一つであり，クレアチンホスホキナーゼ（CPK）ともよばれ，クレアチンリン酸とADPからATPとクレアチンを生成する反応を触媒する．
- 基質となるクレアチンリン酸は高エネルギーリン酸化合物であり，筋肉の収縮に関与するエネルギー源として必要不可欠なものであるため，CKは生体内のエネルギー代謝上，エネルギー供給において重要な役割を担っている．
- CKは生体内では，骨格筋に最も高濃度（2,500 U/g）に含まれ，次いで心筋（500 U/g），脳（200 U/g）に多い．さらに大腸，小腸，胃，子宮などの平滑筋や，前立腺，腎臓，肺など（100 U/g以下）にも分布している．
- CKは酵素の構成上，2個のサブユニットからなる二量体で，その分子量は82,000である．CKには細胞内局在の異なる2種類の分子の存在が知られており，それらは細胞上清分画に存在するCK分子とミトコンドリア分画に存在するCK分子とである．
- 日常検査で測定される血清CKは細胞上清のCKであり，そのアイソザイムにはCK-MM，CK-MB，CK-BBの3種類の存在が知られている．これらのアイソザイムのうち，CK-MMは骨格筋のみならず心筋にも大量に存在しており，臓器特異性は乏しい．CK-MBは心筋に含まれる割合が高く，心筋に対する臓器特異性が高いのが特徴である．CK-BBは主として脳，子宮，腸管などに存在する．

臨床的意義と検査値の読み方

- 臨床的には，心筋疾患の診断，骨格筋疾患の診断などで有用な指標として測定されている．特にCK-MBは心筋特異性がきわめて高く，心筋梗塞の早期診断上有用性が高いことから，臨床現場で頻繁に利用されているのは周知の事実である．このため，CK総活性のみでなくそのアイソザイムも測定することが望ましい．またCK-MMアイソフォーム（CK-MM1，MM2，MM3）とCK-MBアイソフォーム（CK-MB1，MB2）の存在が確認されており，CK-MMアイソフォーム分画比（MM1/MM3）が急性心筋梗塞の早期診断に応用できる．
- 骨格筋疾患では，特にDuchenne型筋ジストロフィー症でCK活性が上昇し，診断に用いられる．また近年は，高脂血症治療薬であるHMG-CoA還元酵素阻害薬の副作用として横紋筋融解症がみられることが注目されており，その副作用発現を確認する意味でCK活性が測定される．

- 中枢神経系組織にはCK活性が多量に含まれ，その多くの割合を占めるアイソザイムはCK-BBであることはすでに知られているが，脳血管疾患，脳梗塞，脳炎などではCK活性の顕著な上昇は実際にはほとんど認められない．これは，血液脳関門が血中への酵素遊出を阻止するためと，CK-BBの半減期の短さに起因するものと考えられている．
- さらにCK-BBやマクロCKが平滑筋の悪性腫瘍で血中に出現する例があり，この場合は経過観察のために，腫瘍マーカーとして用いることができる．
- CK活性の測定によって，骨格筋，心筋，あるいは中枢神経系などの障害の程度を推測することができるが，さらにアイソザイム測定を行うことにより，障害された臓器の局在を推測することも可能である．
- アイソザイムに関しての詳細は他のCKアイソザイムの項目に譲る．

予想外の値が認められるとき
- 技術的誤差要因：赤血球中にはアデニレートキナーゼ（ミオキナーゼ）が存在し，これが測定系に影響を与えるため，強溶血血清では正誤差を生じる．
- 筋肉注射，激しい運動，肉体労働など，疾患によらず高値を示すので，問診を十分に行うこと．
- CK-MB活性測定に免疫阻法を用いると，総活性よりも高値を呈することがある．この場合，マクロCK（免疫グロブリン結合CKあるいはミトコンドリアCK）の存在が疑われるため，電気泳動法で確認する．また，CK-MB蛋白量をCLIAにて測定する．

（鵜澤龍一）

3B015
CK-MB 保

creatine kinase-MB isozyme

別 CPK-MB（creatine phosphokinase-MB isozyme）

測定法 免疫阻害-UV，CLIA
検体 各法とも血清
基準値 免疫阻害-UV：4～21 IU/l/37℃
　　　　CLIA：5 ng/ml以下

異常値を呈する場合
高値
- 急性心筋梗塞，心筋炎，開心術後，肥大型心筋症
- 横紋筋融解症，筋ジストロフィー症，多発性筋炎，皮膚筋炎，Reye症候群，てんかん

次に必要な検査▶ 心筋梗塞の場合は，ほかの心筋マーカー〔トロポニンT，ミオシン軽鎖，ヒト心臓由来脂肪酸結合蛋白（H-FABP），ミオグロビン，AST，LD$_1$など〕と比較するとともに，心電図や心エコーで病態，病勢を把握する．一般に発症直後にはH-FABPやミオグロビンがまず上昇し，次いでCK-MBが上昇し，ASTやLD$_1$が続く場合が多い．梗塞後約1週間で，CK-MBは基準範囲に戻るが，トロポニンTやミオシン軽鎖は高値が持続する．心不全の評価にはBNP（brain natriuretic peptide）か，可能であればNT-proBNPを用いる．

プロフィール
- クレアチンキナーゼ（creatine phosphokinase：EC 2.7.3.2）は，クレアチンリン酸とADPから，ATPとクレアチンを産生するリン酸転移酵素である．
- CKは2種類（M，B）のサブユニットからなる二量体で，CK-MM，CK-MB，CK-BBの3種類のアイソザイムが知られている．これらは電気泳動法で分画定量されるが，緊急検査の場ではCK-MBのみを迅速に測定する免疫阻害法（CKアイソフォーム）も用いられる．これは血清に抗CK-M抗体を加えてMサブユニットを失活させ，残ったBサブユニットの活性を測るもので，電気泳動を必要としない．血中にはもとよりCK-BBがほとんど存在しないため，残存したCK-B活性はCK-MBを反映するとみなし，残存活性を2倍してCK-MBとする．
- CK-MBは主として心筋，骨格筋に多く含まれており，これらの組織障害で血中に逸脱する．

臨床的意義と検査値の読み方
- CK-MBは心筋梗塞ですみやかに上昇するため診断，病勢把握に用いられる．一般に発作後4～6時間で上昇し，18～24時間でピークに達し，治療が奏功した場合，72時間後には正常レベルに復するといわれている．発症4時間以内の陽性率は20％前後とされ，H-FABPやトロポニンTに比べ，やや劣るとされる．
- CK-MBは横紋筋融解症，多発性筋炎，筋ジストロフィーといった骨格筋疾患でも上昇する．このためmyopathyをもたらす疾患（甲状腺機能低下症など）や，てんかん，Reye症候群などの痙攣性疾患で上昇をみる．
- 本検査は，心筋梗塞の迅速診断（特に心電図だけでは判断しかねる場合に有用）や，梗塞範囲・重症度の推定などに用いられる．

予想外の値が認められるとき
- 免疫阻害法では，CK-BBが増加したり，異常分画の存在するときは，見かけ上CK-MBが高値となる可能性がある（電気泳動法によるCKアイソザイムの検討で明らかとなる）．したがって本法は，基本的には心筋梗塞の簡便な迅速検査として利用すべきである．

（木村　聡，増山智子）

3B025
CKアイソザイム 保

creatine kinase isoenzymes

別 CK-isoenzyme，CPK（creatine phosphokinase）アイソザイム

測定法 セルロース・アセテート膜電気泳動法

検体	血清
基準値	CK-BB：0〜2％
	CK-MB：0〜4％
	CK-MM：94〜100％

異常値を呈する場合
- CK-MBの上昇：急性心筋梗塞，心筋炎，開心術後，筋ジストロフィー症，多発性筋炎，関節リウマチ，混合性結合織病，Reye症候群，てんかん
- CK-BBの上昇：急性脳損傷，中枢神経手術後，脳，肺，胃，腎，卵巣，精巣，前立腺などの悪性腫瘍，急性骨髄性白血病，悪性黒色腫，解離性大動脈瘤（いずれも頻度は高くない）
- CK-MMの上昇：横紋筋融解症，挫滅症候群，多発性筋炎，皮膚筋炎，筋ジストロフィー症などの筋疾患のほか，胆嚢癌で報告がある
- mCK（ミトコンドリアCK）の出現：食道・胃・S状結腸・直腸癌などの組織破壊性病変
- マクロCK（免疫グロブリン結合型CK）の出現：悪性腫瘍

次に必要な検査▶ 心筋梗塞の場合は，ほかの心筋マーカー（トロポニンT，ミオシン軽鎖，ミオグロビンなど）と比較するとともに，心電図や心エコーなどで病態，病勢を把握する．骨格筋の傷害では，ミオグロビンの血中濃度，尿中排泄の増加も参照する．マクロCKやmCKをみた場合には，消化管を中心に悪性腫瘍の検索を行う．

プロフィール
- クレアチンキナーゼ（CK）を電気泳動法により分画し，由来臓器を推定する検査である．
- CKは細胞内局在の差異によって，細胞上清分画のCKと，ミトコンドリア分画のCK（mCK）に分類される．mCKの血清中への出現はまれである．細胞上清分画のCK分子は，2種類（M，B）のサブユニットからなる二量体である．すなわちCK-MM，CK-MB，CK-BBの3種類のアイソザイムが知られ，分子量はいずれも約82,000である．
- CKのアイソザイムは比較的臓器特異性が高い．CK-MMは主として骨格筋，CK-MBは心筋，CK-BBは脳，子宮，腸管に多く含まれている．これらの組織障害でCKは血中に逸脱する．

臨床的意義と検査値の読み方
- CKアイソザイムの測定により，障害臓器とその程度を推定できる．特にCK-MBは，心筋梗塞量の推定と病勢の判定，予後の指標となる．
- CK-MBは心筋梗塞ですみやかに上昇する．一般に発症後4〜6時間で上昇しはじめ，18〜24時間でピークに達し，治療が奏功した場合，72時間から1週間後には正常レベルに復する．
- CK-MBは多発性筋炎などの骨格筋疾患でも上昇をみる．
- CK-BBは正常血清ではほとんど認められないが，脳や消化管の組織崩壊，悪性腫瘍で上昇をみる．解離性大動脈瘤でも上昇が報告されており，発症の約12時間後にピークに達する（CK-BB活性にして10 IU/*l*程度）という．
- 一部の悪性腫瘍で，マクロCKという免疫グロブリンと結合したCKが報告されており，電気泳動上，異常ピークとして検出される．
- 本検査は，主としてCK活性が上昇している場合の由来臓器，特に骨格筋か心筋かの判定と病態の推定に用いられる．

（木村 聡，増山智子）

3B030
CKアイソザイムアノマリー
creatine kinase isoenzyme anomaly

別	免疫グロブリン結合CK，アノマリーCK，CKアノマリー，CK結合免疫グロブリン，マクロCK type I
測定法	薄層ゲル濾過法，酵素免疫固定法，免疫向流法
検体	血清
基準値	陰性

異常値を呈する場合
陽性 疾患特異性はないが，悪性新生物（胃癌，直腸癌などの腺癌），心筋梗塞，慢性肝疾患，結合織疾患（筋ジストロフィー症，筋炎など），自己免疫疾患では高率に出現する．

次に必要な検査▶ 特定の疾患と因果関係はないが，悪性腫瘍，心筋梗塞，膠原病，自己免疫疾患などでの出現率が高いので，これら病態・疾患診断のための検査を行う．

プロフィール
- クレアチンキナーゼ（CK）と免疫グロブリンが結合したものである．免疫グロブリンと結合することにより分子量は大きくなり，また通常のCKより保存安定性が増す．このため，総CK活性値は通常高くなる．
- 免疫グロブリンと結合するCKアイソザイムはCK-BB，あるいはCK-MBでCK-Bサブユニットを持っていることが多い．
- 結合免疫グロブリンは自己免疫的に産生される．
- 通常の電気泳動ではCK-MMとCK-MBの中間に泳動する異常分画像（アノマリー）として認められることが多く，免疫阻害法ではCK-MB活性の偽高値として検出される．
- 確定するには，薄層ゲル濾過法により分子量が大きいことを証明し，免疫固定法や免疫向流法などにより免疫グロブリンとの結合を証明することが必要である．

臨床的意義と検査値の読み方
- 悪性新生物，慢性肝疾患，心筋梗塞などで高率に検出されるが，健常者でも認められることもあり，特

定の疾患・病態との因果関係は否定的である．
- 筋肉疾患が疑われないにもかかわらず，血清CK活性が高値，あるいは免疫阻害法でのCK-MB/総CK活性が0.2以上の場合に確認のために検査する．血中での安定性が増すために，総CK活性は高値となり，結合CKはCK-M抗体で阻害されないために，CK-MB/総CK活性が増大する．
- ミトコンドリア内に存在するミトコンドリアCK（マクロCK type Ⅱ）も電気泳動法では異常分画として，免疫阻害法ではCK-MB/総CK活性が異常高値として検出される．薄層ゲル濾過などによる分子量の検索で分子量が大きいことを確認した後，免疫学的検索（免疫沈降法や免疫電気泳動法後のCK染色など）により免疫グロブリンとCKとの結合を確認する．確認できない場合には，活性化エネルギーの測定が鑑別上有用である．

予想外の値が認められるとき
- CKに結合する抗体は自己抗体であり，自己免疫疾患を検索する．
- 保存条件の悪い検体では免疫阻害法や電気泳動法で異常となることがあるため，検体をチェックする．

（高木　康）

3B021

CK-MMアイソフォーム

creatine kinase-MM isoform

測定法　アガロース膜高電圧電気泳動法，免疫阻害法

検　体　血清

基準値　MMa/MMc比：0.08～0.45

異常値を呈する場合

高値 急性心筋梗塞（発症後早期にMMaが上昇するためMMa/MMc比が上昇する），進行性筋ジストロフィー症（筋肉が持続的に障害されている時期にはMMaが優位となる），皮膚筋炎

次に必要な検査➤ 急性心筋梗塞での極早期診断指標（発症後数時間）としてはほかにミオグロビン，心臓型脂肪酸結合蛋白（H-FABP）があり，同時にミオグロビン，H-FABPを測定する．総CK活性，CK-MB測定も次に行う検査である．また，当然心電図は必要であり，心エコーや冠動脈造影なども行う．

低値
- ≦0.1：長期臥床（組織からのCKの逸脱がない状態）

プロフィール
- クレアチンキナーゼ（CK）には，CK-BB，CK-MB，CK-MMの3つのアイソザイムが存在するが，CK-MMはさらに3つに分離することができ，これらをアイソフォームとよんでいる．
- アイソフォームは電気泳動の時間を長くすることで分離でき，陽極からMMc（MM1），MMb（MM2），MMa（MM3）と命名されている．MMaは組織中に存在するアイソフォームで，組織が傷害された場合に血中に逸脱する．このMMaは血中で酵素（カルボキシペプチダーゼ）により修飾・変換され，1つのサブユニットが修飾されたMMb，2つのサブユニットともに修飾されたMMcへと変換する．

臨床的意義と検査値の読み方
- 筋肉損傷の時期を推定する場合に検査する．CKが多量に存在する臓器・組織の損傷が起きた時期を推定することができる．MMaとMMcの比率を測定して，MMaの比率が大きければ，血中に逸脱して早期のMMであり，MMcの比率が大きければ，血中に逸脱して時間が経過したMMであると推測することができる．
- 急性心筋梗塞が疑われる場合に検査する．急性心筋梗塞の初期には心筋から逸脱したばかりのMMaが血中に増加するため，MMa/MMc比は増大する．血中に逸脱したMMaは酵素により修飾されてMMb，さらにはMMcと変化する．この変化は発症後数時間ときわめて短時間で起こるため，MMa/MMc比が大きい場合には発症後極早期の心筋梗塞と診断できる．心筋梗塞の極早期診断にはミオグロビンと同等な有用性がある．
- 骨格筋疾患での筋肉損傷の時期を推定する場合に検査する．筋ジストロフィー症や皮膚筋炎などで，たとえ総CK活性が低値でもMMa/MMc比が大きい場合は，持続的にCKが逸脱していることから筋肉の損傷が持続していることを意味している．

予想外の値が認められるとき
- 検体を長時間室温で保存すると血清中の酵素により修飾されてCK-MMアイソフォームの変換が起こる．このため，検体の保存状態を検索する．
- 筋肉運動直後では骨格筋から逸脱したMMaが上昇するため高値となる．このため，筋肉運動の有無を確認する．

（高木　康）

3B035/3B045

AST / ALT　保

aspartate aminotransferase / alanine aminotransferase

略 AST（GOT）/ ALT（GPT）

別 アスパラギン酸アミノトランスフェラーゼ（AST），グルタミン酸オキサロ酢酸トランスアミナーゼ（GOT），アラニンアミノトランスフェラーゼ（ALT），グルタミン酸ピルビン酸トランスアミナーゼ（GPT）

測定法　ともにJSCC（日本臨床化学会）標準化対応法．JSCCの勧告法にはPALPは添加されていない．

検　体　血清，また血漿でも測定は可能

基準値　AST：13～33 U/*l*
ALT：男性8～42 U/*l*，女性6～27 U/*l*

異常値を呈する場合

Critical/Panic value

【1,000 U/l 以上】

対応▶ 急性肝炎，劇症肝炎，ショック肝，薬剤性肝障害の原因追求（精神症状や循環動態の確認，薬剤投与歴の確認）

高値

- 高度（500 U/l 以上）：劇症肝炎，急性肝炎，ショック肝
- 中等度（150～500 U/l）：慢性活動性肝炎，自己免疫性肝炎，アルコール性肝炎，胆汁うっ滞，薬剤性肝障害，急性心筋梗塞，筋疾患
- 軽度（150 U/l 以下～基準値上限）：慢性非活動性肝炎，アルコール性肝障害，脂肪肝，肝硬変，肝癌，溶血性貧血，悪性腫瘍

次に必要な検査▶ウイルス肝炎マーカーの検索，PT-INR，血小板数，Bil，ALP，γ-GT，アンモニア，Alb，ChE，AFP，PIVKA-Ⅱ，LD，CK，血清蛋白分画

低値

- 10 U/l 以下：腎不全，透析患者，ビタミン B_6 欠乏症，妊娠，D-ペニシラミンやイソニアジド（INH）の服用

次に必要な検査▶UN，クレアチニン，服用歴の確認

プロフィール

- アミノトランスフェラーゼ（トランスアミナーゼ）は，アミノ酸と α-ケト酸の間でアミノ基の転移を触媒する酵素で，生体内では TCA サイクルの代謝産物とアミノ酸との間でアミノ基の転移を調整している．病態の指標として臨床検査に利用されるのはアスパラギン酸アミノトランスフェラーゼ（AST）とアラニンアミノトランスフェラーゼ（ALT）である．
- AST，ALT ともに細胞内では細胞質の可溶性画分に存在する．さらに AST はミトコンドリアにも存在し，可溶性画分の AST は AST-s，ミトコンドリア内の AST は AST-m とよぶ．
- AST，ALT のように組織・細胞の傷害により血中に逸脱する酵素の血中レベルを左右する要因は，
  ① 組織・細胞中の酵素産生量：どの臓器由来かの指標
  ② 血中への逸脱量：傷害程度の指標，高値ほど傷害が強く広範
  ③ 血中よりの消失速度：血中での半減期で推定
  である．逸脱酵素を評価するときには，上記を考慮する必要がある．
- AST は心筋，肝，骨格筋，腎などに含まれ，ALT は肝，腎に多い．これらの組織・細胞の傷害により血中に逸脱し，活性は上昇する．腎組織に多量のアミノトランスフェラーゼが存在するにもかかわらず，腎疾患では血中アミノトランスフェラーゼの上昇はまれである．これは血中への逸脱より，尿中への排泄が主となるためと考えられる．
- AST は肝のみでなく，比較的広範に分布し，乳酸脱水素酵素（LD）と組み合わせて（LD/AST 比）傷害臓器の推定に利用される（☞「乳酸デヒドロゲナーゼ」p.152）．ALT は肝に比較的特異的であり，ALT 上昇は肝障害の存在を示す．
- 各酵素の半減期は AST-s 10～20 時間，AST-m 5～10 時間，ALT 40～50 時間で，病態解析の際にはこれを考慮する必要がある．
- AST の測定：基質として L-アスパラギン酸および 2-オキソグルタル酸を用い，生成したオキサロ酢酸をリンゴ酸脱水素酵素で L-リンゴ酸に変化させる．このときの波長 340 nm における NADH の吸光度減少を求める．
- ALT の測定：基質として L-アラニンおよび 2-オキソグルタル酸を用い，生成したピルビン酸を乳酸脱水素酵素で L-乳酸に変化させる．このときの波長 340 nm における NADH の吸光度減少を求める．
- AST，ALT ともにビタミン B_6 の誘導体であるピリドキサルリン酸（PALP）を補酵素とし，体内では PALP を結合した状態のホロ型酵素と，PALP を結合しない状態のアポ型酵素の両型が存在する．血清中にも両型が存在し，ホロ型酵素はそのままでも活性を示すが，アポ型は測定時に PALP を加えてホロ型に変換しないと活性を示さない．ホロ型が主であるが，総活性中に占めるアポ型活性の割合は病態により差がある（筋ジストロフィー，心臓手術，急性心筋梗塞，急性肝障害では高い）．

臨床的意義と検査値の読み方

- 本検査は，肝機能評価や AST/ALT 比による病態評価に用いられる．
- 肝障害をアミノトランスフェラーゼで評価する場合，AST/ALT 比が有用である．急性，びまん性の肝障害（急性肝炎）では，多量の肝細胞が破壊され，AST，ALT は 500 U/l 以上の高値を示し，肝含有量を反映して初期には AST＞ALT であるが，極期を過ぎれば半減期の長い ALT が血中に残存するため AST＜ALT となる．
- 広範・高度な肝細胞壊死を示す劇症肝炎やショック肝では，AST，ALT は 2,000 U/l 以上で，肝含有量の差と AST-m の逸脱により AST＞ALT を示す．高値を示した AST が急速に低下するのは AST-m の半減期が短いことによる．
- 慢性，持続性，散在性の肝障害（慢性肝炎，過栄養性脂肪肝）では，AST，ALT は中等度上昇するが，半減期の差により AST＜ALT となる．
- 肝硬変では，正常肝細胞の減少により AST，ALT の上昇は軽度にとどまり，さらに細胞内の ALT 活性は正常に比して著しく低下するため，血中の比も AST＞ALT となる．
- アルコールによる傷害はミトコンドリアに及ぶため AST-m が逸脱し，アルコール性肝障害では AST＞

ALTとなることが多い．健常人ではAST/ALT＞0.8である．

- 胆汁うっ滞時のAST，ALT上昇は通常軽度から中等度であるが，胆石の総胆管嵌頓時には，ときに急性肝炎との鑑別を要するほどの高値を一過性に呈することがある（AST＞ALT）．胆道内圧の急速な上昇により一過性に肝細胞膜の透過性亢進をきたすと考えられている．γ-GT，ALPなどの胆道系酵素の上昇とASTの急速な正常化を示す場合には考慮する必要がある．
- 急性心筋梗塞，骨格筋傷害や溶血性貧血では組織中の分布を反映し，ASTの上昇が主でALTの上昇は軽度である（急性心筋梗塞でALTの上昇を伴う場合は，ショックによる肝細胞壊死を考える）．
- 脂肪肝の診断やC型肝炎のインターフェロン治療対象者の選択には，病態識別値として30 U/lが適当と考えられている．

予想外の値が認められるとき

- AST，ALTともに活性化にはピリドキサルリン酸（PALP）が補酵素として必要で，ビタミンB₆欠乏状態では活性を示さない．このため透析患者やD-ペニシラミン，イソニアジドなどの服用，アルコール多飲などのビタミンB₆欠乏症患者血清を，PALPが添加されていないJSCC法で測定した場合には低値となり，肝障害を過小評価する危険性があり注意が必要である．国際臨床化学連合（IFCC）の勧告法にはPALPが添加されている．
- 乳幼児の値は成人よりも高く出るので注意が必要である．
- 肝機能異常を呈する薬剤は多い．薬剤服用時には定期的な検査が必要である．
- ASTは採血時の溶血で赤血球中より遊出し偽高値を示す（LD，Kも同様）．ASTは激しい運動でも骨格筋より逸脱し高値となる．
- 臓器傷害を疑わせる症状がないのにもかかわらずASTが高値を示す場合には，ASTと免疫グロブリンが結合して血中からの消失が遅延するAST結合性免疫グロブリンの可能性を考える．電気泳動によるアイソザイム分析でAST-s，AST-mバンドのほかに異常バンドを認める．病的異常はなく特定の疾患との関連もない．

(深津俊明)

3B040
AST-m，ASTアイソザイム

mitochondrial aspartate aminotransferase

略 AST-m，m-GOT　**別** ミトコンドリア・アスパラギン酸アミノトランスフェラーゼ，m-GOT

測定法 プロテアーゼ阻害UV
検体 血清（ヘパリン血漿は不可）
基準値 7 U/l以下（参照値）

異常値を呈する場合

高値 劇症肝炎，ショックによる肝細胞壊死，心筋梗塞（ショック時），骨格筋の崩壊，血小板の崩壊，アルコール性肝障害，悪性腫瘍

次に必要な検査▶ AST，ALT，γ-GT，CK，CKアイソザイム

プロフィール

- AST，ALTともにほとんどの臓器に存在が認められるが，臓器，組織により構造や機能が異なることはない．AST，ALTともに細胞内では細胞質の可溶性画分に存在する．さらにASTはミトコンドリアにも存在し，可溶性画分のASTはAST-s，ミトコンドリア内のASTはAST-mとよぶ．
- 通常の酵素は臓器別のアイソザイムを有するが，ASTでは可溶性画分とミトコンドリア画分に分けられるのみで臓器は関係しない．
- AST-mは半減期も，AST-m 5～10時間，AST-s 10～20時間，ALT 40～50時間と最も短く，アポ酵素化しやすい（PALPを添加しないと活性を示さない）ため，日常的には測定されていない．
- プロテアーゼ阻害UVではプロテアーゼKにより検体中のAST-sを失活させ，残存するAST-mを測定する．電気泳動法では，AST-sはα₂位に，AST-mはslow γ位に泳動される．

臨床的意義と検査値の読み方

- 本検査は，組織・細胞傷害の重症度の評価や予後の判定に用いられる．
- 通常は主としてAST-sが血中に逸脱し，AST-mはほとんど出現しない．血中に存在するASTのうちAST-sが主であれば細胞の傷害は比較的軽度で壊死に陥っている細胞は少ないが，AST-mの血中への逸脱は高度の細胞傷害・壊死あるいはミトコンドリア傷害が考えられる．アルコールもミトコンドリア傷害を示す．

予想外の値が認められるとき

- 臓器傷害を疑わせる症状がないのにもかかわらずASTが高値を示す場合には，ASTと免疫グロブリンが結合して血中からの消失が遅延するAST結合性免疫グロブリンの可能性を考える．電気泳動によるアイソザイム分析でAST-s，AST-mバンドのほかに異常バンドを認める．病的異常はなく特定の疾患との関連もない．AST結合性免疫グロブリンの検出には，電気泳動法が適している．
- 健常者でも過激な運動後CK活性の上昇とともにCK-MBやAST-mが観察されることがある．

(深津俊明)

3B050
乳酸デヒドロゲナーゼ 保

lactate dehydrogenase

略 LD，LDH

測定法 JSCC 標準化対応法

検体 血清（新鮮が最善であるが，凍結も可），室温もしくは冷蔵でも短時間なら可．血漿も大差はない（ヘパリン，EDTA塩など）．

基準値 101〜193 IU/l（1.68〜3.22 μkat/l）
P→L（UV）法ではおよそ200〜400 U/l

異常値を呈する場合

Critical/Panic value

- 1,000 IU/l を目安とし，重大な細胞傷害があると考えるが，骨格筋や肝臓など，CK，AST，ALTなど他の逸出酵素データの異常を伴うため，LDのみで緊急対応はあまりない．

高値 溶血性貧血，悪性貧血，心筋梗塞，白血病，悪性リンパ腫，悪性腫瘍，横紋筋壊死，急性肝炎，肝硬変など．すべての細胞に存在するため，いずれの細胞・組織の傷害によっても上昇する．

次に必要な検査▶ 上記疾患の鑑別のために，他の逸出酵素データ（AST，ALT，CK），LDアイソザイム分析を行う．LD異常高値でASTが高くない，すなわちLD/AST比が非常に高い（>50）場合は，腫瘍由来をまず考えて，全身の精査が必要である．病態と直結しない例については後述する．

低値 失活因子，遺伝性LD−H欠損症のほか，抗腫瘍薬などで白血球が著しく減少している場合や，寝たきりでCKともども低い場合など，通常の状態よりも低値傾向を示すのは，LDが全身の細胞からの逸出酵素であることから理解できる．

次に必要な検査▶ 失活因子や遺伝性欠損は，種々の病態でLDが予想どおり上昇せずデータ判読に影響を及ぼす恐れがあるため，同定しておく必要がある．それぞれ特殊な検査になるため，検査室に相談する．

プロフィール

- 乳酸デヒドロゲナーゼ（LD）は解糖系最終段階の酵素で，ほとんどすべての細胞に存在する．H（B）とM（A）の2種のサブユニットからなる四量体であるため，5種のアイソザイムを形成する．これらアイソザイムの割合は各細胞・組織で特異的なパターンを示す．

臨床的意義と検査値の読み方

- 次のような場合に本検査が必要となる．
  ①細胞傷害のスクリーニング（何か異常が生じていないかどうか，その程度）．
  ②由来臓器の推定（いずれの組織に傷害が起こっているか）．
  ③治療の効果判定．

■ 表3-2　LDをはじめとした可溶性分画酵素の臓器プロファイル

組織	AST	ALT	LD	CK	LD/AST
心筋	10	0.5	50	50	5
骨格筋	10	0.5	70	100	7
肝臓	10	10	10	—	1
赤血球	10	0.2	250	—	25
白血球	10	—	150	—	15
白血病細胞	10	—	>150	—	>15
セミノーマ	10	—	>400	—	>40

ASTを10とした場合の各酵素の割合を示す．

- 細胞の可溶性分画に存在するため，細胞の傷害時に直接もしくはリンパを通って間接的に血管内に流入する，いわゆる逸脱酵素（releasing enzyme）である．したがって，大多数の細胞傷害で血清LD活性が上昇するため，非常に感度の良い，体内での異常の発信シグナルである．
- 大きな臓器で傷害が広範囲に生じやすい肝臓や骨格筋，LD含量が高く崩壊が即血清に反映する赤血球などは血清LDが上昇しやすい．一方では，各アイソザイムの生体内半減期が異なるため（LD$_1$からLD$_5$の順序にそれぞれおよそ79時間，75時間，31時間，15時間，9時間），半減期の長いLD$_1$の上昇する心筋梗塞では，LD上昇は他の酵素活性が基準範囲に復してもなお高値を示している．
- 他の可溶性分画に存在する酵素，AST，ALT，CKなどと比較することによって（表3-2），また，アイソザイム分析と併用することにより由来臓器の推定が容易になる．

予想外の値が認められるとき

- 生理的変動はLD総活性で20〜30単位くらい．
- 赤血球中にはLD含量が高いので，溶血検体では血清LD活性が上昇する．また，血漿の場合は血小板の崩壊によっても正誤差の危険性あり．
- 臨床所見と合致しない，他の検査データと乖離するLD活性の上昇・低下は，多くの場合免疫グロブリンとの結合による（☞「乳酸デヒドロゲナーゼアイソザイムアノマリー」p.153）．先天的な酵素欠損も臨床所見や他の検査データとの乖離を示す．特に，LD−Mサブユニット欠損症の発見には，CKの著明な上昇，ASTの上昇に比し，LDの上昇が乏しいという所見も重要なきっかけとなっている．　　　　（前川真人）

3B055
乳酸デヒドロゲナーゼアイソザイム 保

lactate dehydrogenase isozyme

別 LD（LDH）アイソザイム

測定法 電気泳動法

表3-3 LDアイソザイムパターンとLD/AST比から推定した由来組織，病態

パターンの名称	上昇しているアイソザイム	LD/AST比	原因となる疾患	推定される由来細胞
1, 2型優位	1＞2	5前後	心筋梗塞など	心筋
	1≧2	20〜40	溶血性貧血など	赤血球
	1＞2	30〜80	巨赤芽球性貧血など	巨赤芽球？
	1≧2	15〜∞	腫瘍（セミノーマなど）	腫瘍細胞
	1＜2	5〜20	2, 3型優位からの移行（慢性非活動期）	骨格筋，リンパ球，腫瘍など
2, 3型優位	2＞3	5〜15	筋ジストロフィー，多発性筋炎など，慢性的持続的な酵素遊出	骨格筋
2, 3, 4, 5型上昇とその類縁パターン	2＞3	10〜20	膠原病，ウイルス感染症，皮膚炎，間質性肺炎など	リンパ球
	2＞3	15〜∞	白血病，リンパ腫などの血液悪性腫瘍，肺癌，胃癌など	腫瘍細胞
5型優位	4＜5	5〜10	急性の筋崩壊	骨格筋
	4＜5	〜5	急性肝炎	肝細胞
	4＜5	〜5	肝細胞癌	腫瘍細胞
	4＜5	10〜20	前立腺癌	腫瘍細胞

検体 血清（室温もしくは冷蔵，検体によりパターンが変わるものがあるため，速やかに分析する）．血漿も大差はない（ヘパリン，EDTA塩など）．

基準値
- LD_1：20.0〜31.0％
- LD_2：28.8〜37.0％
- LD_3：21.5〜27.6％
- LD_4：6.3〜12.4％
- LD_5：5.4〜13.2％

（ヘレナ研究所，タイタンジェルS-LD試薬説明書より）

異常値を呈する場合
- パターンが基準値から外れる場合，その読み方も併せて表3-3に示す．

プロフィール
- 乳酸デヒドロゲナーゼ（LD）はH（B）とM（A）の2種のサブユニットからなる四量体であるため，5種のアイソザイムを形成する．
- これらアイソザイムの割合は各細胞・組織で特異的なパターンを示すので，損傷臓器の診断の目的で用いられている．

臨床的意義と検査値の読み方
- 次の場合に本検査を実施する．
  ① LD総活性が高値で，由来臓器を推定するとき（いずれの組織に傷害が起こっているか，また理屈に合わない高値の検索）．
  ② LD総活性が基準値内であるが，アイソザイムパターンの異常が疑われるとき．LDの由来，すなわち損傷を受けた由来臓器を推定する（表3-3）．

予想外の値が認められるとき
- 溶血検体では，血清LD活性が上昇するとともに，赤血球由来の1, 2型が上昇する．血漿を試料とする場合，血小板が泳動中に壊れるとテーリング像を示したり，3, 4, 5型が増加したパターンを示す．
- 同じ疾患・病態であっても，各アイソザイムの生体内半減期が異なるため，その病期によってLDアイソザイムパターンが変化することを認識すること．たとえば，白血病でも一般的には2, 3型優位とされているが，活動的な時期には，より半減期の短いアイソザイムである3, 4型の高値を示す．
- アイソザイムパターンが5分画されない異常パターンを示すことがあり，「乳酸デヒドロゲナーゼアイソザイムアノマリー」（次項）を参照して原因を考える．

（前川真人）

3B060
乳酸デヒドロゲナーゼアイソザイムアノマリー
lactate dehydrogenase isozyme anomary
別 LD（LDH）アイソザイムアノマリー

測定法 電気泳動法，免疫固定法，免疫向流法，免疫沈降法，混合試験

検体 血清

基準値 陰性（アノマリーなし）

異常値を呈する場合
- LD-免疫グロブリン複合体は肝疾患，自己免疫疾患，悪性腫瘍などに多いが，健常人でもまれに認められる．

次に必要な検査▶ アノマリーの原因解明後，定期的なLD

活性測定で対応する．

プロフィール

- LDアイソザイムは支持体上にほぼ一定間隔で並ぶため，定位置の5本のアイソザイム以外に活性が出現したり，幅の広い活性帯がみられる場合などを広義のアノマリーとよぶ．免疫グロブリンとの複合体が多いため，狭義ではLD-免疫グロブリン複合体を示す．
- LD-免疫グロブリン複合体（LD-Ig複合体），失活因子：アノマリーの原因として最も高頻度である．一般患者に占める割合は約0.2〜0.3%と推定され，病態と合致しない原因不明の高LD血症例では大部分がこれによる．免疫グロブリンと結合することで代謝・分解が遅延して活性上昇する．肝疾患，自己免疫疾患の患者での出現率が相対的に高いが，健診で偶然高LD血症が発見の発端になる．一方，低LD血症を示す場合は失活因子とよぶ．失活作用は，対照血清との混合液のLD活性測定により判断する．
- 電気移動度が変化する遺伝性変異：通称H'バリアント，M'バリアントとよばれ，活性バンドが幅広く泳動される．遺伝子の1塩基置換によるアミノ酸置換（ミスセンス変異）によって生じる．変異サブユニットが不安定な場合，血清LD活性はしばしば低い．
- 遺伝性サブユニット欠損：アイソザイムバンドが1本のみ，つまり1型のみ，5型のみは，それぞれMサブユニット欠損，Hサブユニット欠損である．
- その他：腫瘍産生の過剰バンド（LD$_2$の陰極側に多い），赤血球由来の溶血バンド（LD$_5$より陰極側の過剰バンド（アルコール脱水素酵素；LD$_6$）．免疫グロブリン以外の蛋白質との複合体形成．

臨床的意義と検査値の読み方

- 次のようなとき本検査を実施する．
  ① LD総活性が他の検査データ，臨床所見にそぐわない高値，もしくは低値を示すとき（多くの場合，持続的な高値・低値）．
  ② アイソザイムパターンに異常が認められたとき．
- LD-Ig複合体，失活因子が存在するから，肝疾患や自己免疫疾患を考えるという強い因果関係はないので，これらによる異常なアイソザイムパターンやLD活性値を病態によるものと誤判定をしないことが大切である．
- Hサブユニット欠損症は特に臨床症状はないが，Mサブユニット欠損症は，運動後のミオグロビン尿症，分娩障害，皮膚の特異的な発疹を示す．
- 過剰バンドがあれば，溶血検体もしくは腫瘍の存在を疑う．LD$_6$の存在は，篤な肝細胞傷害や予後の悪いことを示す指標である．

予想外の値が認められるとき

- 原因は複数あることを認識し，免疫グロブリンとの複合体のほか，先述した他の原因を追究する．

（前川真人）

3B055
乳酸デヒドロゲナーゼアイソザイム（尿）　保

lactate dehydrogenase isoenzymes（urine）

略　尿中LDアイソザイム

測定法　セルロース・アセテート膜電気泳動法
検 体　尿

異常値を呈する場合

- 慢性腎不全：LD$_5$の上昇（血清総LD活性はほぼ正常）
- 膀胱癌：LD$_5$の上昇（血清総LD活性はほぼ正常）
- 急性腎炎：LD$_5$の上昇（血清総LD活性はほぼ正常）
- 川崎病：総活性およびLD$_1$，LD$_2$上昇の報告がある．

プロフィール

- 尿中LDの由来は血清，腎，尿管，膀胱，血球，前立腺分泌物であり，そのアイソザイムは血清とは異なった挙動を示す．特に泌尿器系の疾患で病態をよく反映するといわれる．
- 正常パターンとしてはLD$_1$＞LD$_2$＞LD$_3$で，LD$_4$はごくわずかであり，LD$_5$は通常認められない場合が多い．
- 尿中LDは微量のため，濃縮して測定する．

臨床的意義と検査値の読み方

- 川崎病患児において，急性期で尿中LD活性が高く，アイソザイムではLD$_1$，LD$_2$の活性が上昇しているとの報告がある．
- 泌尿器疾患ではLDの構成要素であるMサブユニットが優位なLD$_5$およびLD$_4$の著明な上昇がみられる．
- また，腎臓や膀胱の感染症では，腎臓の感染症の方がよりLD$_5$の上昇をみるので，両者の鑑別にも用いられるという．
- 尿中LDの由来を推測することで腎炎，腎不全および泌尿器系悪性腫瘍の推定を行うことができる．しかし，感度は十分ではなく疾患特異性は低いため，病態推定の第1選択検査となることはまれである．

予想外の値が認められるとき

- 女性には，ときにLD$_5$の上昇をみることがあるが，これは生殖器からの混入によるものがあるとされ，採尿日を変えての再検査が望ましい．

（木村　聡，増山智子）

3B070
アルカリホスファターゼ　保

alkaline phosphatase

略　ALP　別　アルカリ性ホスファターゼ

測定法　JSCC標準化対応法（4-ニトロフェニルリン酸基質，EAE緩衝液）
検 体　血清，ヘパリン血漿
基準値　115〜359 U/l

異常値を呈する場合
Critical/Panic value
【1,500 U/*l* 以上】
対応▶
- 年齢の確認．
- Bil と γ-GT などの胆道系酵素の測定．
- 胆管癌・膵癌・悪性腫瘍肝転移の精査→腫瘍マーカーの検索，腹部 CT 検査，腹部超音波検査．
- 悪性腫瘍肝転移（肺癌・胃癌，女性では乳癌，男性では前立腺癌）の精査→腫瘍マーカーの検索，ⅠCTP，Ca，骨シンチグラフィ，骨 MRI．

高値
- 胆道系疾患：胆管癌，乳頭部癌，胆道結石
- 胆汁うっ滞：ウイルス性肝炎，薬剤性肝障害，原発性胆汁性肝硬変
- 限局性肝疾患：転移性肝癌，肉芽腫性疾患，白血病の肝浸潤，アミロイドーシス，肝硬変
- 骨形成疾患：悪性腫瘍骨転移，骨肉腫，骨折後，甲状腺機能亢進症，副甲状腺機能亢進症（慢性腎不全による二次性を含む）
- 悪性腫瘍（肺癌，卵巣癌）

次に必要な検査▶
- AST，ALT などの肝逸脱酵素，Bil と γ-GT などの胆道系酵素の測定．
- ALP アイソザイム．
- 薬剤服用歴の確認．
- 腫瘍マーカーの検索，ⅠCTP，Ca，PTHrP，intact PTH，ALP アイソザイム．
- 画像診断：腹部 CT 検査，腹部超音波検査，骨シンチグラフィ，骨 MRI．

低値　遺伝性低 ALP 血症

次に必要な検査▶　遺伝歴の確認，ビタミン D 抵抗性ある病の有無．

プロフィール
- アルカリホスファターゼ（alkaline phosphatase：ALP）は，リン酸モノエステルを加水分解する酵素のうち，アルカリ側（pH 9.8 付近）に活性を示し，活性中心に Zn^{2+} を有する酵素である．物質やエネルギー輸送，無機リンの供給，骨の石灰化などに関係すると考えられている．細胞内では膜分画に結合して存在する酵素で，血中の増加は細胞での産生の増加または産生細胞量の増加を反映していると考えられる．
- 4-ニトロフェニルリン酸を基質とし血清中 ALP により生成される 4-ニトロフェノールの 405 nm における吸光度増加を測定する．この方法は用いる緩衝液により値が異なり，JSCC 標準化対応法では EAE（2-エチルアミノエタノール）緩衝液を採用している．

臨床的意義と検査値の読み方
- 本検査は，閉塞性黄疸，肝内胆汁うっ滞や骨疾患が疑われるときに行われる．

- 高度の上昇（成人基準範囲上限の 3 倍以上）は，造骨性腫瘍（前立腺癌，乳癌など）の骨転移，肝外・肝内胆管閉塞，小児一過性高アルカリホスファターゼ血症でみられる．その他の種々の病態で ALP は軽度（基準範囲上限の 2 倍まで）から中等度（3 倍まで）の上昇をきたすが，これらの病態解析には電気泳動法によるアイソザイム分析が必須である．
- ALP は集団の正常値（基準範囲）に比して個人の正常値（日常値）の変動幅は小さく，測定値がたとえ基準範囲内でも持続的な上昇傾向は有意な変化となる．

予想外の値が認められるとき
- EDTA，クエン酸，シュウ酸，NaF 血漿では活性中心の Zn^{2+} がキレートされ活性は低下する．ALP が低値を示した場合の多くは採血時の採血管の選択ミスで，遺伝性低 ALP 血症はまれである．
- 予期しない高値がみられたときは，以下の検索を行う．
  ①生理的変動：妊娠（30 週以降），小児期（3～4 倍），血液型 B，O 分泌型で食後．
  ②薬剤による酵素誘導（抗てんかん薬など）．
  ③リチウム投与による骨型 ALP 上昇．
  ④一過性高 ALP 血症（小児に多い，1～2 ヵ月で正常化）．
  ⑤ALP 結合性免疫グロブリン（潰瘍性大腸炎に多い）．
- 低値の原因として次のことがないか調べる．
  ①薬剤による阻害：アミノ酸，SH 製剤．
  ②Zn 欠乏（高カロリー輸液時）．
  ③活性阻害型免疫グロブリンとの結合．　　（深津俊明）

3B072
骨型アルカリホスファターゼ　保

alkaline phosphatase, bone

略　BAP（bone specific alkaline phosphatase）
別　骨性 ALP，ALP_3

測定法	EIA
検体	血清
基準値	男性 13.0～33.9 U/*l*
	女性 9.6～35.4 U/*l*　（参照値）

異常値を呈する場合
高値　骨粗鬆症，造骨性腫瘍（前立腺癌，乳癌など）の骨転移，副甲状腺機能亢進症（原発性，二次性），甲状腺機能亢進症

次に必要な検査▶
- Ca，PTHrP，intact PTH
- 骨代謝マーカー（NTx，ⅠCTP）
- 骨密度測定

プロフィール
- 骨型 ALP（bone specific alkaline phosphatase：

BAP）は骨芽細胞膜に多量に存在するため，血中濃度は骨芽細胞機能を示す指標として重要である．
- 本検査は，抗ヒトBAP抗体を用いたenzyme immunoassay（EIA）法である．電気泳動法ではALP$_3$（骨型ALP）とALP$_2$（肝型ALP）の分離測定は不十分なため免疫学的測定法が開発された．また，ALP$_2$とALP$_3$の糖鎖の違いを利用し，小麦胚芽レクチンを支持体に混入して電気泳動を行うレクチン親和電気泳動法もある．

臨床的意義と検査値の読み方

- 本検査は，骨疾患の評価に用いる．
- 血清総ALP活性は加齢に応じて，特に閉経後の女性ではわずかに増加する．その増加の大部分は骨型ALPの増加に起因し，総ALP活性に比し骨型ALPの変化が大きい．したがって，骨型ALPの測定は，より鋭敏に骨代謝を捉えることができ，骨粗鬆症の薬剤治療における経過観察，造骨性腫瘍（前立腺癌，乳癌など）の骨転移，原発性副甲状腺機能亢進症の手術適応などの指標として利用されている．
- 電気泳動法では健常成人では大部分がALP$_2$で，わずかにALP$_3$を伴うとされているが，ALP総活性が基準範囲内で他のデータに異常のない健診受診者でもALP$_2$≦ALP$_3$を示す場合があり，ALP総活性が軽度の上昇例では，①基準範囲上限の70％の値を骨型上昇の目安とする，②骨型ALPを定量的に評価する，③ノイラミニダーゼ処理後の電気泳動で骨型が総ALPの何％を占めるかをほぼ定量的に観察する必要がある．

（深津俊明）

3B080
アルカリホスファターゼアイソザイム　保

alkaline phosphatase isoenzyme

略　ALP iso　別　ALPアイソザイム

測定法　セルロースアセテート膜電気泳動法（electrophoresis）
検　体　血清
基準値　ALP$_1$：0～2％　　ALP$_2$：22～63％
　　　　ALP$_3$：31～71％　ALP$_5$：0～20％
（参照値）

異常値を呈する場合

高値

〈肝疾患〉
- 胆管閉塞（ALP$_2$＋ALP$_1$）
  - Bilの上昇（−）：肝内占拠性病変（転移性肝癌，肝内胆管癌，肉芽腫症）
  - Bilの上昇（＋）：総胆管閉塞（膵頭部癌，総胆管癌，総胆管結石）
- 薬剤性肝障害，急性肝炎，アルコール性肝炎（ALP$_2$），肝硬変（ALP$_2$＋ALP$_5$）

〈骨疾患〉
- 悪性腫瘍（特に前立腺癌，乳癌など）の骨転移，副甲状腺機能亢進症（原発性，慢性腎不全による二次性），甲状腺機能亢進症，骨折後，骨肉腫，糖尿病（ALP$_3$）

〈その他〉
- 一過性高ALP血症（a_1位a_2位とALP$_3$の二峰性），腎細胞癌（ALP$_1$），白血球増多症（ALP$_3$），腫瘍産生（ALP$_4$），潰瘍性大腸炎（ALP$_6$）

次に必要な検査▶

- AST，ALT，Bilおよびγ-GTなどの胆道系酵素．
- 薬剤服用歴の確認．
- Ca，PTHrP，intact PTH．
- 骨代謝マーカー（ICTP，NTx）．
- 腫瘍マーカーの検索．

プロフィール

- ALPの電気泳動を行うと6～7本のバンドが分離されるが，抗血清を用いると抗原性からは，胎盤性ALP（ALP$_4$）と小腸性ALP（ALP$_5$）の臓器特異的なALP（specific type）と，肝，骨，腎，白血球などにみられる一般型ALP（universal type）に分けられる．肝その他の電気泳動上のバンドは糖鎖の差（肝型ALP：ALP$_2$と骨型ALP：ALP$_3$），他の物質との結合（膜成分と結合：ALP$_1$，免疫グロブリンと結合：ALP$_6$）である．
- 測定法は，トリス-バルビタール緩衝液に浸したセルロースアセテート膜を支持体として，血清中のALPを電気泳動法で分離する．泳動後，3-インドキシリン酸-ジ-p-トルイジン塩を基質として反応させ，酵素量に応じて分解された生成物をニトロテトラゾリウムブルーで呈色し570 nmで測定する．a_1位にALP$_1$，a_2位にALP$_2$，a_2～β位にブロードなバンドとしてALP$_3$，a_2～β位にシャープなバンドとしてALP$_4$，β位にALP$_5$，β～γ位にテーリングを示すバンドとしてALP$_6$が泳動される．
- ALP$_3$とALP$_2$の分離が不十分で定量性に欠けるため，ノイラミニダーゼ処理（ALPセパレーター，ヘレナ研究所）を行う．ALPにノイラミニダーゼを作用させるとALP分子のシアル酸が取り除かれ移動度が変化する．ALP$_5$以外のアイソザイムは陰極側に移動するが，ALP$_3$はALP$_2$より移動度が大きいため両者が明瞭に区別できる．この際，移動後のALP$_3$がALP$_5$と重なることがあり注意を要する．

臨床的意義と検査値の読み方

- 本検査は，ALP増加の原因を追及する目的で測定される．各アイソザイムの出現パターンは下記のとおりである．

ALP$_1$：肝胆管細胞膜と結合した高分子ALP由来で，閉塞性黄疸時に出現する．

ALP$_2$：肝の毛細胆管由来で，細胆管炎や薬剤性肝障害で増加する．

ALP$_3$：骨の骨芽細胞由来で，悪性腫瘍の骨転移，副甲状腺機能亢進症（原発性，二次性），甲状腺機

能亢進症，糖尿病などで増加する．
- ALP$_4$：胎盤，腫瘍由来で，妊娠時や肺癌，卵巣癌で出現する．
- ALP$_5$：小腸粘膜由来で，肝硬変で出現する．
- ALP$_6$：ALP結合性免疫グロブリンで，潰瘍性大腸炎で出現する．
- 健常成人では大部分がALP$_2$で，わずかにALP$_3$を伴う（ALP$_2$＞ALP$_3$）．ALP総活性が基準範囲内で他のデータに異常のない健診受診者でも，ALP$_2$≦ALP$_3$を示す場合がある．

予想外の値が認められるとき

- 小児（ALP$_3$），妊娠（ALP$_4$），血液型BまたはO型で分泌型患者の脂肪食後（ALP$_5$）かどうか確認する．
- 小児において血清ALPが一過性に成人基準範囲上限の30倍にも及ぶ高値を示すことがあり，小児一過性高ALP血症とよばれている．この特徴は，①3歳くらいまでの乳幼児に好発，②一過性の上昇であり1〜2ヵ月後には正常化する，③他の検査データは正常，④下痢，発熱・咳などを伴いウイルス感染との関わりが示唆される，などである．
- 電気泳動法ではALP$_2$の陽極側（a_1〜a_2位）に泳動されるバンドとALP$_3$の二峰性を示す．
- 出現頻度は10歳以下の小児科外来患者の0.7%とされている．小児で成人基準範囲上限の5倍以上の高ALP血症に遭遇した場合には（5倍以下は小児では生理的にありうる），電気泳動法によるALPアイソザイム分析を行い，二峰性パターンが確認されたならば経過観察のみにとどめ過剰な検査・診療は避けるべきである．
- 肝硬変，糖尿病，腎不全などがないのにもかかわらず，小腸型ALP（ALP$_5$）のみが著明に増加する遺伝性高ALP血症がある．この場合は，血液型BまたはO型で分泌型患者の脂肪食後ではないことを確認する必要がある．

（深津俊明）

3B085

ALPアイソザイムアノマリー 保

ALP isoenzyme anomaly

略 ALP$_6$ **別** 免疫グロブリン結合ALP

測定法 電気泳動法
検体 血清
基準値 陰性

異常値を呈する場合
陽性 潰瘍性大腸炎，慢性肝炎，関節リウマチ，悪性腫瘍

次に必要な検査 ▶ 自己免疫疾患，潰瘍性大腸炎の確認．

プロフィール

- ALPが免疫グロブリンと結合して複合体を形成するために異化が遅延し，血清ALPの高値をきたしたもので，ALP総活性は基準範囲上限の2〜3倍の値を示す．
- 電気泳動法で，最も陰極寄り（$β$〜$γ$位）にテーリングを伴うバンドを形成する．

臨床的意義と検査値の読み方

- 疾患，病態に関わりのないALP高値のときに本検査を行う．
- 一般健常者（献血者）では0.03%の出現頻度であるが，60歳以上では加齢により増加する．疾患との関わりでは，潰瘍性大腸炎の10〜20%に認められる．その他，慢性肝炎，関節リウマチ，悪性腫瘍などでもみられる．
- 異常値発現の機序は不明確で，潰瘍性大腸炎を除いては特定の疾患，病態との関わりは明らかではない．形成には自己免疫的機序が想定されている．

（深津俊明）

3B075

耐熱性アルカリホスファターゼ 保

heat stable alkaline phosphatase

略 HSAP **別** ALP$_4$，腫瘍性ALP

測定法 検体加熱処理＋電気泳動法
検体 血清
基準値 陰性

異常値を呈する場合
陽性 妊娠，悪性腫瘍

次に必要な検査 ▶ 胎児・胎盤系検査，LAP（leucine aminopeptidase），CAP（cystyl-aminopeptidase）．

プロフィール

- ALP$_4$は胎盤性，腫瘍由来とも耐熱性で65℃，10分の熱処理にても非常に安定であるが，ALP$_3$（骨型ALP）は非常に不安定で，ALP$_2$（肝型ALP）やALP$_5$（小腸性ALP）は中間的な熱安定性を示す．
- 65℃，10分の熱処理でALP$_3$は失活するが，胎盤性（ALP$_4$）や腫瘍性ALPのシャープなバンドは残存しており，ALP$_3$との鑑別が可能である．腫瘍産生によるALPのうち，L-ロイシンに対してNagao型は感受性があり（強く阻害される），Regan型は非感受性である．

臨床的意義と検査値の読み方

- 本検査は，異常妊娠，悪性腫瘍が疑われるときに行われる．
- ALP$_4$（胎盤性ALP）は妊娠10週以後に胎盤で産生され，妊娠30週以降に胎盤から母体血中に流入し，分娩時に向け活性は上昇する．分娩後は半減期約7日で減少する．
- 癌細胞の多くで胎盤性ALPの発現が認められ，特に精巣精上皮腫（セミノーマ）では組織診断上有用なマーカーである．しかし，腫瘍で胎盤性ALPが血中に出現する頻度は約1%と低く，肺癌，卵巣癌など

で認められるにすぎない．腫瘍マーカーとしては他に優れた項目が開発されており，腫瘍マーカーとしての意義は乏しい．腫瘍でALPが上昇している場合，安易に骨転移や肝転移と即断しないように注意する必要がある．

(深津俊明)

3B090
γ-グルタミルトランスペプチダーゼ 保

γ-glutamyltranspeptidase

略 γ-GT **別** γ-GTP，GGT，γ-グルタミルトランスフェラーゼ

測定法 L-γ-グルタミル-3-カルボキシ-4-ニトロアニリド基質法（JSCC標準化対応法）
検体 血清（4〜6℃で3週間安定，凍結保存）
基準値 男性70 IU/*l* 以下，女性40 IU/*l* 以下

異常値を呈する場合

高値 アルコール性肝障害，慢性肝疾患，肝癌，慢性膵炎，薬剤の長期投与で上昇

次に必要な検査▶

- AST，ALT，ALP，LDなど他の肝機能検査と組み合わせて経過を観察する．必要に応じて超音波検査，肝生検などを実施する．
- アルコール性肝障害，薬剤性肝障害の可能性のある場合は禁酒，服薬を中止して経過を観察する．

プロフィール

- γ-グルタミル基をもつポリペプチドに作用し，加水分解して他のアミノ酸やペプチドに転移する酵素である．細胞の外から中へのアミノ酸輸送やグルタチオンの分解，ロイコトリエン，プロスタグランジンの代謝に関与する．
- ヒトでは肝，腎，膵に多く存在する．肝臓中ではミクロソーム分画，細胞表面の毛細胆管に分布し，一部が血中に移行する．

臨床的意義と検査値の読み方

- 肝障害の疑われるとき，胆汁うっ滞の指標として用いる．
- 基準範囲を求める際に，飲酒者を健常人に入れるかどうかで基準範囲は異なる．健診分野では非飲酒者での基準範囲を設定すべきであるが，男性70〜80 IU/*l* 以下，女性40 IU/*l* 以下に設定する施設が多い．女性は飲酒者の比率が少なく，女性ホルモンがγ-GTの産生を抑制することから低値に設定されている．
- 平成20年からの特定健診では性差に関係なく51 IU/*l* 以上が保健指導，101 IU/*l* 以上が受診推奨の判定値として設定される．
- アルコール性肝障害で早い時期に上昇し，おおむねアルコール性脂肪肝で100〜300 IU/*l*，アルコール性肝線維症・肝硬変では200〜500 IU/*l*，アルコール性肝炎では500 IU/*l* 以上の上昇を示す．しかし，γ-GT値と飲酒量は平行せず，肝病変の進行度との

相関もない．禁酒によって速やかに低下する（2週間で半減）．
- ALP同様胆道系酵素であり，胆石・胆道系悪性腫瘍などの胆道の閉塞状態で上昇する．
- ウイルス性慢性肝炎，肝硬変の活動性の高い状態でトランスアミナーゼと平行して軽度の上昇を示し，1〜3ヵ月遅れて徐々に低下する．
- 肝癌がγ-GTを産生し高値を示すこと，薬物性肝害で上昇することもある．

予想外の値が認められるとき

- γ-GTは測定条件に左右されにくい安定した酵素で，食事，運動の影響もほとんど認められない．
- 飲酒者以外の40〜50 IU/*l* の軽度上昇では，肥満による脂肪肝，患者が薬物と認識していないサプリメント・民間療法・漢方薬の長期服用の有無を確認する．
- 中年以降の女性では閉経の有無も考慮する．

(田内一民)

3B095
γ-GTアイソザイム 保

γ-glutamyltranspeptidase isozyme

別 γ-GTP isozyme，GGTアイソザイム

測定法 セルロースアセテート膜電気泳動
検体 血清（4〜6℃で4日間安定，凍結保存）
基準値 α_1 または $\alpha_1 + \alpha_2$ グロブリン分画（γ-GT1）

異常値を呈する場合

- γ-GT1：急性・慢性肝炎，胆道結石，肝硬変，転移性肝癌
- γ-GT2：胆管癌，胆嚢癌，膵頭部癌，原発性肝癌（γ-GT3を伴う例が多い）
- γ-GT3：膵頭部癌，胆管癌
- γ-GT4：先天性胆管閉塞症（γ-GT2を伴う例がある）

次に必要な検査▶

- 高値例では，超音波検査を実施し，占拠性の病変が疑われるときには，造影剤を使用したCTスキャンまたはMRIを行う．
- 必要に応じて腫瘍生検を行う．

プロフィール

- 支持体によりアイソザイムの出現数や泳動位置は異なる．従来のセルロースアセテート膜でのアイソザイム像では，γ-GTが血清リポ蛋白と結合するため多様性が多く，また肝癌特異的なアイソザイムの検出は困難であった．界面活性剤，Con-Aなどを添加することでリポ蛋白とγ-GTを乖離して5つの分画に分離する．陽極側よりpost-albumin位（γ-GT1），a位（γ-GT2），preβ位（γ-GT3），β位（γ-GT4），postβ位（γ-GT5）に分離される．

- γ-GTアイソザイムは手技が煩雑で疾患特異性は少ないが，肝癌に特異的なアイソザイムが存在する．アイソザイム分析の主な目的は肝癌特異的なアイソザイムを検出することである．

臨床的意義と検査値の読み方

- 肝・胆道系疾患の質的診断に役立つ．特に肝細胞癌で特異的に出現するγ-GT2は胎児肝にみられ，α-フェトプロテイン（AFP）ともよく相関し，またAFP低値例・陰性例でも出現することもあり，腫瘍マーカーとして注目される（γ-GT高値の原因として肝細胞癌が疑われるときに補助診断として有効である）．しかし，腫瘍マーカーとしてはAFPまたはPIVKA-Ⅱが測定され，肝細胞癌に特異的ではあるがアイソザイム分析はあまり普及していない．
- γ-GT1は肝実質障害，良性胆道疾患のとき，γ-GT2，3は胆道・膵の悪性腫瘍のときに増加する．健常人の血清γ-GTはγ-GT1の分画である．
- 次のような場合に本検査を必要とする．
  ①血清γ-GTが高値のとき．
  ②ALP，LAPなど胆道酵素の高値のとき．
  ③肝疾患，特に肝細胞癌の疑われるとき．

（田内一民）

3B100
アルドラーゼ　保

aldolase

略 ALD　**別** thymohexase, fructose-bisphosphate aldolase

測定法　UV
検体　血清
基準値　1.7～5.7 IU/l

異常値を呈する場合

高値 Duchenne型筋ジストロフィー，多発性筋炎，先天性ミオパチー，脳出血，脳梗塞，急性肝炎，慢性肝炎，肝硬変，心筋梗塞，分裂病，躁うつ病，悪性腫瘍，白血病，溶血性貧血，甲状腺機能低下症

次に必要な検査▶

- アイソザイムレベルでの検討が診断・予後決定には有用である．
- 筋肉疾患を疑うときはCK活性を，肝疾患，悪性腫瘍ではAST，ALTの上昇の有無を調べる．

プロフィール

- アルドラーゼ（ALD）は解糖系酵素の一つで，フルクトース1,6-2リン酸（FDP）を可逆的に，フルクトース1-リン酸（FIP）を非可逆的に分解する．
- 酵素学的性質により臓器特異性の高い3種類のアイソザイムに分類される．A型はFDPに親和性が高く，骨格筋，心筋，脾臓，血球に，B型はFIPに親和性が高く，肝，腎に，C型はA，B型の中間で脳，脊髄に多い．A型を筋型アルドラーゼ，B型を肝型アルドラーゼ，C型を脳型アルドラーゼとよんでいる．

臨床的意義と検査値の読み方

- 異常を示す場合は，上記諸細胞での代謝障害，破壊・壊死・変性，膜透過性の異常，血清中での処理機構の遅延が考えられる．
- 骨格筋の広範な変性・壊死に陥る疾患で上昇する．筋ジストロフィー症ではDuchenne型，肢体型，末梢型，先天型が高値を示す．顔面-肩甲-上腕型，眼筋型，強直型では正常もしくは軽度の上昇である．
- 心筋梗塞では発症24～48時間でピークを示し5日前後で正常化する．
- 悪性腫瘍では種類にかかわらず20～30％の上昇を示すが，アイソザイムA型のみを測定すると陽性率，特異性ともに上昇する．
- 次の場合に本検査を行う．
  ①上記疾患，神経・筋疾患の鑑別診断．
  ②悪性腫瘍，内分泌異常，代謝異常が疑われるとき．
- 基質に対するA型，B型の態度の差を利用し，どちらに対する活性が強いかによって当該臓器を同定することはある程度可能である．

予想外の値が認められるとき

- 新生児は成人の2～3倍，幼児では2～4倍で，10代の後半では成人よりやや高値を示す．
- 赤血球中には血清の150倍のALDが含まれていて，わずかの溶血でも影響を受ける．血清分離までの時間が3時間以上，全血のままの冷蔵庫保温では赤血球膜から血清に漏出するので高値となる．
- 過激な運動後は筋肉中のALDが血中に放出され高値を示す．また筋肉注射で軽度の上昇，副腎皮質ステロイド投与で上昇し，エストロゲンで低下する．

（田内一民）

3B105
モノアミンオキシダーゼ　保

monoamine oxidase

略 MAO

測定法　酵素法
検体　血清
基準値　0.5～0.9 IU/l

異常値を呈する場合

高値 劇症肝炎，肝硬変，慢性肝炎，亜急性肝炎，先端巨大症，肺線維症，進行性強皮症，慢性心不全，甲状腺機能亢進症，糖尿病

低値 悪性腫瘍，全身火傷，高尿酸血症，SLE（非活動期は正常域），測定阻害剤

変動なし（変動のないことにより鑑別可能）

- 急性ウイルス性肝炎，皮膚筋炎，関節リウマチ

次に必要な検査▶

- 肝疾患の疑われる場合はAST，ALT，LD，ChE，TPなどの測定値との比較，肝生検など．
- MAOアイソザイム様分画の測定は，肝線維症と急

b 酵素および関連物質

激かつ広範な肝細胞壊死に基づくMAO高値例を鑑別し，肝線維症の診断的価値を高める．
- 肝線維化の血中パラメーターとしてはコラーゲンのP-Ⅲ-P，IVC，7S，ヒアルロン酸などがある．

プロフィール
- モノアミンオキシダーゼ（MAO）は生理活性をもつアミン類の酸化的脱アミノ化を触媒する酵素の総称である．
- 基質，阻害剤に対する特異性から脳・肝のミトコンドリアに局在するMAO-A，MAO-Bのほかに，血中にはベンチルアミンに対する反応性の高いMAOが存在し，結合組織がその起源と考えられている．

臨床的意義と検査値の読み方
- 次の場合に本検査を行う．
  ①肝疾患の鑑別診断．
  ②臓器線維症，特に肝内線維化の進展状況の指標として（肝生検あるいは腹腔鏡検査を併用した肝生検が最も信頼性が高い．しかし頻回に実施できず，また観察の範囲にも制限がある）．
- MAO活性は肉芽腫形成などの結合組織の増殖時に上昇する．よって臓器線維症で上昇し，特に肝硬変では肝内の線維化の程度に平行して上昇すると報告されている．劇症肝炎での上昇はミトコンドリア由来のMAOと一致する活性がみられる．
- 肝疾患以外の疾患で，糖尿病は血管結合織の病変・脂肪肝からの肝線維化によるもの，先端巨大症・甲状腺機能亢進症では結合組織代謝に作用するホルモンの分泌異常によるものと考えられる．その他コラーゲン代謝異常での膠原病，進行性強皮症，肺線維症，慢性心不全などで上昇し，心不全では症状の改善とともに低下する．

予想外の値が認められるとき
- 骨の成長の盛んな幼児期は高値，老年期は成人期に比べてやや高値となる．
- 測定阻害剤として抗結核薬（イソニアジド），ペニシラミン，ステロイド，塩酸ヒドララジン，経口避妊薬がある．

（田内一民）

3B110

コリンエステラーゼ 保

cholinesterase

略 ChE **別** ブチリルコリンエステラーゼ，偽コリンエステラーゼ，血清コリンエステラーゼ

測定法 JSCC標準化対応法
検体 血清，また血漿も可
基準値 200〜495 IU/l

異常値を呈する場合
Critical/Panic value
【40 IU/l 以下】
対応▶ 肝硬変など慢性疾患による低値はあまり緊急性を要しないが，農薬などの有機リン剤中毒や地下鉄サリン事件などのテロによる低値は緊急性がある．40 IU/lを目安とするが，状況により対応すべきである．

低値 肝硬変など肝機能障害，癌，心筋梗塞，慢性消耗性疾患，慢性感染症，栄養障害
極低値 重度の非代償性肝硬変，有機リン中毒，遺伝性欠損症
　次に必要な検査▶ 他の肝機能検査（特にアルブミンやコレステロール，凝固検査）と組み合わせた病態診断．
高値 ネフローゼ症候群，過栄養性脂肪肝，C5変異などの遺伝性多型や変異
　次に必要な検査▶ 背景にある病態の診断のために血清蛋白量，尿蛋白量，肝臓超音波検査など．

プロフィール
- コリンエステラーゼ（ChE）は，その基質特異性がブロードなため，神経伝達物質であるアセチルコリンだけでなく，その類似物質の代謝にも関わっている．
- ChEの遺伝性変異は，筋弛緩薬投薬時の遷延性の無呼吸が問題となり，薬理遺伝病と位置づけられている．したがって，欧米ではChE活性測定は術前検査として位置づけられており，活性の低下だけでなく，阻害剤であるNaFあるいはディブカイン耐性の酵素が問題とされてきた．また活性のほとんど認められない変異はサイレント型変異といわれている．
- 一方日本では，本酵素が肝臓で作られその血中半減期がアルブミンなどより短く（約10日），また活性で測定できるため，鋭敏な肝臓での蛋白合成能の指標として臨床検査に広く応用されている．

臨床的意義と検査値の読み方
- 本検査は次のような場合に実施する．
  ①スクリーニング検査として．
  ②肝機能検査として．
  ③有機リン中毒（農薬中毒），サリン中毒が疑われる場合．
- 血清ChE活性が低下している場合，その原因は2つに大別される．一つは，先天的な遺伝性変異によるもので，もう一つは種々の病態によって引き起こされる二次的なものである．
- 次に，低ChE血症の程度によって考えるべき原因が若干異なるので，その点を考慮する．すなわち，ChE活性がほとんど検出されない場合，二次的な原因としては農薬（有機リン剤）中毒か重度の肝機能障害である．いずれも，臨床症状などの患者の状態，他の検査データなどからうかがうことが可能である．それらの可能性が否定されれば，ほぼ確実にサイレント型遺伝子のホモ接合体であるといえる．
- 一方，ChE活性がゼロではなく，中程度に低下している場合，異常値を呈する疾患に掲げたような低ChE血症の原因のいずれも可能性がある．しかし，

160　**3**　生化学的検査

病態から原因となる疾患が考えづらい場合，遺伝性変異の可能性が高い．実際，サイレント型遺伝子のヘテロ接合体はわが国では少なくとも150〜200人に1人の頻度と推測されるため，低ChE血症の原因としてもけっして少ないものではない．したがって，これらの遺伝性低ChE血症も，原因の一つとして考慮する必要はある．

- 逆に高値の場合は，ネフローゼ症候群や脂肪肝が疑われるが，遺伝的なC5変異などの可能性も否定できない．

予想外の値が認められるとき

- 他の検査データ，臨床所見との間に乖離が認められる場合は，遺伝性変異の可能性が高いため，状況に応じて家系検索，遺伝子解析などをすすめる．特に，軽度の低値は欠損症のヘテロ接合体である可能性を忘れず，個人の基準範囲を考慮すること．
- 異常低値の検体が集中する場合，病院のゴキブリ退治のためにまいた駆虫薬が血清に混入したために，ChE活性がゼロになるという笑えない可能性もある．

(前川真人)

3B115
コリンエステラーゼD/F

cholinesterase (dibucain number/fluoride number)

別 コリンエステラーゼ・ディブカインナンバー（DN）/フルオライドナンバー（FN）

測定法	ブチリルチオコリン（BTC）基質法，プロピオニルチオコリン（PTC）基質法
検体	血清
基準値	（BTC法）DN：73.2〜77.5％
	FN：25.3〜30.9％
	（PTC法）DN：83.9〜85.7％
	FN：78.2〜79.6％

異常値を呈する場合

低値
- 種々の遺伝性コリンエステラーゼ変異
- 血清コリンエステラーゼ活性が低値を示す疾患

高値 今までに報告はないが，低値と同様，分子異常があるかもしれない．

次に必要な検査▶ 二次性低コリンエステラーゼ血症が否定的であれば，遺伝性コリンエステラーゼ血症が疑われるので，状況に応じて家系検索や遺伝子解析を行う．

プロフィール

- 血清コリンエステラーゼ（ChE）の遺伝性変異は，筋弛緩薬投与時の遷延性の無呼吸が問題となり，薬理遺伝病と位置づけられている．したがって，欧米ではChE活性測定は術前検査として位置づけられており，活性の低下だけでなく阻害剤であるNaFあるいはディブカイン耐性の酵素が問題とされてきた．そのために，ディブカイン，NaFによって活性が何％阻害されるかをDN，FNとして計算し，阻害率によって遺伝性変異の種類を大別してきた．
- これらの阻害剤に対して耐性を示すものを異型遺伝子（atypical gene），フルオライド耐性遺伝子（fluoride resistant gene）と名付け，活性がほとんど認められないものをサイレント型（沈黙型）遺伝子（silent gene）とした．近年では，それぞれに相当する遺伝子変異がDNAレベルで明らかになっている．

臨床的意義と検査値の読み方

- 次のような場合に本検査を行う．
  ①遺伝性コリンエステラーゼ変異が疑われる場合．
  ②筋弛緩薬によって遷延性無呼吸を起こした既往がある患者，もしくは家族にそのような人がいる場合．
- 異型遺伝子のホモおよびヘテロ接合体，フルオライド耐性遺伝子のホモおよびヘテロ接合体，サイレント型遺伝子のホモ接合体は，麻酔の導入の際に用いられるサクシン（スクサメトニウム）を分解する能力が低下しているため，自発呼吸が予期に反して戻らず遷延性無呼吸を呈する．この危険性を回避するためにヨーロッパでは術前に必ず調べて，異常がある患者には警告カードを持たせている．
- 異型遺伝子のホモおよびヘテロ接合体，フルオライド耐性遺伝子のホモおよびヘテロ接合体はそれぞれ小さなDN，FNを示す．サイレント型遺伝子のヘテロ接合体は，正常ChEが生成されるので，DN，FNはほとんど正常である．
- わが国では，異型遺伝子はまだ見出されていないが，サイレント型遺伝子のヘテロ接合体が約150〜200人に1人の頻度で存在する．日本人型フルオライド耐性遺伝子も同じか少し低いくらいの頻度で存在しており，そのヘテロ接合体ではFNが微妙に正常対照に比較して低くなっている．

予想外の値が認められるとき

- 検査センターの案内に記載されている井内法による基準値は30年以上前のデータであるため，範囲が非常に大きく，ヘテロ接合体を判定することは不可能である．DN，FNは測定に用いる基質，ディブカイン，フルオライド（フッ化ソーダ）の濃度，測定温度，分析機の精度などによって数値が変化するので注意する．対象検体を測定するときに，そのコントロールとして何本かの正常活性の血清を測定してみることが必要である．
- サイレント型変異のホモ接合体はChE活性がほとんどゼロになるため，DN，FNを測定すれば低値となるが，それは他のエステラーゼの影響を受けているためであって，本来のChEのDN，FNではない．同様に，肝障害など二次的な原因で低ChE血症を示した症例においても，DN，FNは低値傾向を示すが，遺伝的な変異を示すものではないことを理解する．

(前川真人)

3B120
アセチルコリンエステラーゼ
acetylcholinesterase

[略] AchE　[別] 赤血球コリンエステラーゼ，真性コリンエステラーゼ，true ChE

測定法　Routh 法
検体　血液
基準値　真性：1.2〜2.0 U
　　　　　偽性：4.1〜8.5 U

異常値を呈する場合
Critical/Panic value
- 活性がほとんどない場合には，薬物中毒（有機リン剤など）を疑い，アトロピンや PAM などの治療を行う．

[高値] 網赤血球増加症（溶血性貧血，巨赤芽球性貧血の寛解期），白血病寛解期
　次に必要な検査▶ まず，血清偽性コリンエステラーゼ活性を測定する．AchE が多量に存在する網赤血球が増加する疾患（溶血性貧血，巨赤芽球性貧血など）を検索・精査する．間接ビリルビン，LD，ハプトグロビンなどである．

[低値]
- ≦1.0：再生不良性貧血，白血病再燃期，薬剤中毒（有機リン剤）
　次に必要な検査▶ まず，血清偽性コリンエステラーゼ活性を測定し，それも低値の場合には AchE を特異的に阻害する薬剤の検索を行う．

プロフィール
- アセチルコリンエステラーゼ（AchE；EC3.1.1.7）は赤血球中に存在するコリンエステラーゼで，アセチルコリンを特異基質として，これを酢酸とコリンとに水解する．
- 真性コリンエステラーゼと称される．
- 神経系，神経・筋肉系での刺激伝達系に存在し，赤血球でも特に網赤血球，幼若赤血球中に高濃度存在する．
- 血清中に存在するコリンエステラーゼは，コリンエステルを基質として有機酸とコリンとに水解するため偽性コリンエステラーゼと称される．

臨床的意義と検査値の読み方
- 原因不明の貧血の鑑別診断に用いられる．網赤血球，幼若赤血球中に高濃度存在するため，これらが増加する病態（網赤血球増加症；球状赤血球症，サラセミア，鎌状貧血など）では高値となる．
- 白血病の経過観察で検査される．白血病では予後と関係し，低値から高値に推移するのは寛解の徴候であり，逆に下降傾向のときは再燃の徴候である．
- 薬剤中毒が疑われるときに検査する．神経伝達系に異常をきたす薬剤中毒（有機リン剤，サリンなど）ではこれら薬剤が不可逆的にエステル結合部に結合

するため，基質が結合することができず，異常低値となる．

予想外の値が認められるとき
- 網赤血球中には多量の AchE が存在するため，異常高値の場合には網赤血球数をチェックする．

（高木　康）

3B125
グアナーゼ
guanase

[略] GU　[別] グアニンデアミナーゼ（guanine deaminase）

測定法　酵素法
検体　血清（乳び検体は不可）
基準値　1.0 IU/l 以下

異常値を呈する場合
[高値]
- 高度：急性肝炎，劇症肝炎，薬物中毒
- 中等度：慢性肝炎（活動型），肝癌，肝硬変，
- 軽度：慢性肝炎（非活動型），脂肪肝，腎梗塞，白血病

変動なし（変動のないことにより鑑別可能）
- 心筋梗塞，多発性筋炎，閉塞性黄疸，胃癌・肺癌（肝転移例は上昇）

次に必要な検査▶ 肝機能検査，肝炎ウイルス検査，超音波検査，CT，必要なときは肝生検．

プロフィール
- グアナーゼはグアニンを脱アミノ化してキサンチンに分解する酵素である．肝臓，脳，腎臓に多く分布する．

臨床的意義と検査値の読み方
- 次のような場合に本検査を行う．
  ①肝疾患の疑いのある場合のスクリーニング検査として用いる．
  ②術後肝障害の有無判定には ALT・AST よりも有用である．
  ③肥満者での肝障害の有無（ALT は肥満によって軽度上昇するが，グアナーゼは影響されない）．
- 血清グアナーゼ活性の上昇は腎，脳での疾患では認められず（腎梗塞例では活性上昇の認められる頻度は少なく，脳疾患では活性上昇はほとんどみられない），肝に特異性が高いと考えられ，肝のスクリーニング検査として有用である．
- またグアナーゼは AST・ALT が比較的多く含まれる骨格筋，心筋，膵臓にはほとんど含まれていない．そこで AST・ALT 上昇例での肝障害の有無を知りたいとき（たとえば肝障害がなくても AST・ALT が上昇する心疾患，筋疾患，膵疾患，術後，外傷，肥満などの肝機能障害の有無），反対に，明らかな肝障害があって AST・ALT の上昇を認められない

場合（たとえばC型肝炎でありながらAST・ALTが正常範囲内の場合での肝機能障害の程度）に有用である．
- 筋肉注射，激しい運動後でもASTと異なり影響はみられない．

予想外の値が認められるとき
- 溶血の影響は受けないが，血色素が測定系に影響を及ぼすことがある．黄疸血清の測定では影響はない．

（田内一民）

3B130
アデノシンデアミナーゼ 保
adenosine deaminase

略 ADA　**別** AD

測定法 酵素法
検 体 血清（赤血球，白血球，体腔液）
基準値 〈血清〉6.8～18.2 IU/l
異常値を呈する場合
〈血清〉
高値 肝炎，肝硬変，肝癌，肺炎，結核，白血病，骨髄異形成症候群，伝染性単核症
低値 ADA欠損症

次に必要な検査▶
- 肝機能検査
- 免疫不全症ではPNP活性の測定．

プロフィール
- アデノシンデアミナーゼ（ADA）はプリン体の分解と再利用（プリン体回収）に関与する酵素の一つで，アデノシンのアミノ基を加水分解してイノシンとアンモニアを生成するヌクレオデアミナーゼである．
- ADAの遺伝子座は20番染色体にあり，本酵素の欠損症は重症複合免疫不全症の中で遺伝子治療の重要な対象疾患として注目されている．脾，肝，腎，肺，リンパ節などに分布している．
- ADA活性は血清，赤血球，白血球，体腔液を対象として測定されるが，本稿では血清について述べる（胸水については次項参照）．

臨床的意義と検査値の読み方
- 次のような場合に本検査を行う．
  ①肝疾患の診断．
  ②ADA欠損症の疑い．
  ③血液の腫瘍性疾患．
- ADA活性の上昇はプリン代謝経路の亢進，腫瘍性増殖によるプリン代謝の亢進，およびその結果としての細胞外へのADAの分泌増加による．血清ADA活性の上昇は活性リンパ球からの分泌のことが多く，白血病，特にリンパ性，T細胞性で高値を示す．感染症ではT細胞系の反応の強い伝染性単核症，風疹，結核で高値となる．急性肝炎では急性期は肝由来，慢性化するとリンパ球由来のADA活性が上昇する．

AST・ALTと相関するが，急性肝炎では軽度の上昇で早期に正常化する例が多い．
- 重症複合型免疫不全症の中でADA欠損症は遺伝子治療の重要な対象疾患として取り上げられている．ADA欠損症では主にTリンパ球においてデオキシアデノシンなどの細胞毒性の強い代謝産物が蓄積してくる．正常ADA遺伝子を導入されたリンパ球は代謝状態が改善され長期にわたって生存が可能なことから，造血幹細胞遺伝子治療が試みられている．

予想外の値が認められるとき
- 赤血球中には大量のADAがあるので溶血の影響を受け，赤血球以外の組織での活性値は高値となる．
- また輸血後でも欠損症の場合では，輸血血液のADA活性のために診断不可能になるので注意する．

（田内一民）

3B130
アデノシンデアミナーゼ（胸水）
adenosine deaminase（preural fluid）

別 ADA胸水

測定法 酵素法
検 体 胸水（遠心後の上清）
基準値 17.7±11.46 IU/l（非結核性胸膜炎の胸水）
異常値を呈する場合
高値 結核性胸膜炎，癌性胸膜炎（原発性肺癌，転移性肺癌）
低値 漏水性胸水症

次に必要な検査▶
- 胸水の所見および生化学検査としては蛋白，pH，グルコース，LD，LDアイソザイム，アミラーゼ，脂質，補体価，RA因子，LE細胞，腫瘍マーカーなど．
- 胸水中ADAアイソザイムの検討では結核性胸水ではADA2，細菌性胸水ではADA1が優位となっている．ADA2の由来はTリンパ球反応によるもので，ADA1は細菌感染で動員された好中球，変性壊死細胞によるものと考えられている．
- 確定診断のためには胸水の細胞診，細菌培養を行う．

プロフィール
- アデノシンデアミナーゼはプリン体の分解と再利用（プリン体回収）に関与する酵素の一つで，アデノシンのアミノ基を加水分解してイノシンとアンモニアを生成するヌクレオデアミナーゼである．
- リンパ球系細胞の分化，成熟，特にTリンパ球系の活性化と深く関与している．

臨床的意義と検査値の読み方
- 結核性胸水中にはリンパ球，特にTリンパ球が多いのでADA活性値が増加すると考えられる．癌性胸膜炎，細菌性胸膜炎との鑑別に有用である．50 U/l以上のときは結核が強く示唆される．
- 胸膜炎の原因疾患鑑別の補助診断として行われる．

予想外の値が認められるとき
- 胸水中への血球成分の混入が問題となる．特に炎症時の検体では溶血の影響が大きい． （田内一民）

3B135
ロイシンアミノペプチダーゼ 保

leucine aminopeptidase

略 LAP

測定法	L-ロイシル-p-ニトロアニリド基質法，ロイシンアミド基質法
検体	血清
基準値	30～80 U/l（L-leucyl-PNA） 25～43 U/l（leucinamide）

異常値を呈する場合
高値
- 肝胆道系閉塞性疾患（原発性・転移性肝腫瘍，胆道癌，膵癌，胆石症，胆嚢炎など），妊婦
- （以下ロイシンアミド基質法のみ）肝炎など肝細胞傷害，白血病，悪性リンパ腫，自己免疫性疾患，皮膚炎，ウイルス感染症

次に必要な検査▶肝胆道系閉塞性疾患の疑いがある場合，ALP，γ-GT，ビリルビン，アミラーゼ，腹部超音波検査など．肝胆膵を標的として考える．

プロフィール
- ヒト血清中には少なくとも3種のアミノペプチダーゼが存在し，それぞれ異なった基質反応性を示す．現在多くの検査室で採用されているLAPと呼称する酵素は，合成基質 L-leucyl-p-nitroanilide，L-leucyl-beta-naphthylamide などを用いて測定した肝・胆道系の閉塞性疾患のマーカーとしてのアリルアミダーゼ（ミクロゾーマルアミノペプチダーゼ）および胎児-胎盤機能検査として用いられるシスチンアミノペプチダーゼ（CAP）である．
- 一方，leucinamideを基質として測定すると，上記2者のほかに可溶性分画のアミノペプチダーゼ（cytosol aminopeptidase：C-LAP）も測り込む．したがって，LAPの増減を評価するときには，いずれの基質を用いて測定しているかということをまず理解しておかなければならない．現在，大部分の施設では合成基質を使用した測定法であるので，C-LAPを測定していない．

臨床的意義と検査値の読み方
- 次のような場合に本検査を実施する．
  ①合成基質法では肝胆道系閉塞性疾患のスクリーニングや経過観察，胎児胎盤機能検査として．
  ②ロイシンアミド法では，さらに肝細胞傷害やリンパ増殖性疾患などのスクリーニングとして．
- プロフィールで記したように合成基質法かロイシンアミド法かによって評価が異なるので，まず方法を知るべきである．

- 合成基質法で測定して高値を示す場合，アリルアミダーゼの上昇によるところが大きいので，肝胆道系の閉塞性病変を疑う．また，薬物によるミクロソーム誘導が疑われる．これらの場合，ALP（肝型）およびγ-GTの上昇も伴っていることが多い．妊娠後期には胎盤由来のCAPの上昇により，LAP活性として基準値上限の2～4倍くらいまでは上昇する．
- もし，ロイシンアミド法によって測定しているのであれば，C-LAP上昇の病態もともに考える必要がでてくる．すなわち，C-LAPは肝細胞や活性化Tリンパ球に多いため，肝細胞が損傷する肝炎などで上昇し，白血病やリンパ腫，SLE，アトピー性皮膚炎などでリンパ球由来のC-LAP上昇が認められる．

予想外の値が認められるとき
- LAP高値の場合，家族性高LAP血症の可能性がある．常染色体優性遺伝形式をとり，高LAPの遺伝子を有するホモ，ヘテロの個体では血清LAP活性が常に高い．基準値上限の20～60倍ときわめて高い活性値を示す．他の検査所見と比較して，LAPのみ単独で予想外に高い場合にはまず考えるべきである．

（前川真人）

3B140
ロイシンアミノペプチダーゼアイソザイム

leucine aminopeptidase isozyme

別 LAP isozyme

測定法	電気泳動法（支持体はセルロースアセテート膜），ロイシンアミドを基質として活性染色
検体	血清
基準値	α_1位にアリルアミダーゼ α_1～α_2位にシスチンアミノペプチダーゼ β位に可溶性アミノペプチダーゼ （酵素名については☞「ロイシンアミノペプチダーゼ」前項）

異常値を呈する場合
高値
- α_1位：肝胆道系閉塞性疾患（原発性・転移性肝腫瘍，胆道癌，膵癌，胆石症，胆嚢炎など）
- α_1～α_2位：妊娠後期
- β位：肝炎など肝細胞傷害，白血病，悪性リンパ腫，自己免疫性疾患，皮膚炎，ウイルス感染症

次に必要な検査▶
- 肝胆道系閉塞性疾患の疑いがある場合，ALP，γ-GT，ビリルビン，アミラーゼ，腹部超音波検査など．肝胆膵を標的として考える．
- 可溶性LAP上昇がある場合，AST，ALT，LD$_5$の上昇との組み合わせで肝細胞由来か否かが推測できる．肝細胞由来でなければ，リンパ球由来と考えられるため，炎症性病態，血液悪性腫瘍，自己免疫疾患，皮膚炎などを鑑別する．

プロフィール
- ヒト血清中に存在する少なくとも3種のアミノペプチダーゼ（同じ基質特異性をもたずアミノ酸配列からも大きく異なっており，まったく別種類の酵素であるが，便宜上アミノペプチダーゼの多様性の解析をLAPアイソザイムとよぶ）を電気泳動後にロイシンアミド分解活性として染色することで，それぞれの酵素活性の比率を割り出す．LAP活性を合成基質で測定している場合は，その活性にC-LAPを含まないため，アイソザイム検査との互換性についての評価に注意する．

臨床的意義と検査値の読み方
- LAP上昇の原因を調べるために本検査を行う．特に，説明しがたいLAP上昇がある場合．
- アリルアミダーゼの上昇がある場合，肝胆道系の閉塞性病変を疑う．また，薬物によるミクロソーム誘導が疑われる．これらの場合，アルカリホスファターゼ（肝型）およびγ-GTの上昇も伴っていることが多い．
- CAPの上昇は，妊娠後期に認められる．
- C-LAP上昇は，肝細胞が損傷する肝炎（ウイルス性，薬剤性，自己免疫性），白血病やリンパ腫，SLEなどの自己免疫疾患，アトピー性皮膚炎・薬疹・紅皮症などの皮膚疾患，麻疹・風疹などのウイルス感染症で認められる．

予想外の値が認められるとき
- 家族性高LAP血症では a_1 位のアリルアミダーゼの上昇が認められる．家族性が疑われた場合は，状況に応じて家系検索などを行う．
- LAP高値症例の中には免疫グロブリンとの複合体の例があり，通常と異なる移動度に活性帯を認めるので，他の酵素アノマリーと同様に免疫固定法などで同定する． (前川真人)

3B155
シスチンアミノペプチダーゼ 保
cystyl-aminopeptidase

略 CAP　別 胎盤性LAP，オキシトシナーゼ（oxytocinase），a-aminoacyl-peptide hydrolase

測定法　比色法
検体　血清
基準値　8 mU/m*l* 以下

異常値を呈する場合
高値
- ≧10 mU/m*l*：妊娠後期，悪性新生物，妊娠高血圧症候群（妊娠中毒症）
  次に必要な検査▶女性器の悪性腫瘍を疑い，腫瘍マーカー（特に腺癌マーカー）の検索を行う．

低値　胎児・胎盤系機能低下
次に必要な検査▶胎児・胎盤系の機能低下が考えられるため，これら機能を反映する検査（エストリ

オール，プレグナンジオールなどのホルモン検査）を行うとともに，超音波検査により胎児の発育などを検査する．

プロフィール
- 胎盤の合胞体層に存在するアミノペプチダーゼ（EC3.4.11.3）で，オキシトシンやバソプレシンなどのシスチンペプチドを分解する．
- 従来はL-ロイシンをN末端にもつ基質に作用するので，胎盤性のLAP（ロイシンアミノペプチダーゼ）と称されていた．
- 分子量は3万である．

臨床的意義と検査値の読み方
- 胎児・胎盤系に異常が疑われる場合に検査する．妊娠の経過とともに上昇して，妊娠末期には200〜600 mU/m*l* となる．このため，胎児・胎盤系の機能や胎児の体内発育の指標として用いられており，妊娠38週で100 mU/m*l* 以下の場合は胎児・胎盤系機能低下が考えられる．
- 総LAP活性が高値の場合に検査する．特に女性器の悪性新生物では高値となる．

予想外の値が認められるとき
- 血清LAP（ロイシンアミノペプチダーゼ）の一部であるため，LAP活性をチェックする．　(高木 康)

3B160
アミラーゼ 保
amylase

測定法　酵素法
検体　血清
　　　室温でも1週間，-20℃以下の保存であれば数ヵ月間は失活せず安定である．
基準値　60〜190 U/*l*（基質Et-G7-PNP；参考値）
　　　　37〜125 U/*l*（基質Gal-G2-CNP；参考値）

異常値を呈する場合
高値
- 膵疾患：急性膵炎，慢性膵炎急性増悪，膵嚢胞，膵管閉塞（膵石，膵癌，薬剤によるOddi筋の攣縮），急性アルコール中毒，消化性潰瘍の穿孔・穿通で膵を障害するもの
- 唾液腺疾患：耳下腺炎，唾液腺の化膿性炎症，唾石による導管の閉塞，放射線照射，薬剤
- 原因不明：胆道疾患，肝疾患（急性肝炎，慢性肝炎，肝硬変），糖尿病ケトアシドーシス，肺炎，肺梗塞，肺癌，頭部外傷，火傷および外傷性ショック，子宮外妊娠の破裂，薬剤（ヘロイン，麻薬），アミラーゼ産生腫瘍，前立腺疾患，手術後高アミラーゼ血症，その他（腸閉塞，腸間膜血栓症，大動脈瘤破裂）
- その他：マクロアミラーゼ血症，腎不全

低値　膵外分泌不全（慢性膵炎非代償期），膵癌末期，膵全摘後，高血糖（糖尿病）

b　酵素および関連物質　165

次に必要な検査▶

- 腹痛，背部痛などを伴い血中アミラーゼが異常高値を示した場合には，急性膵炎，慢性膵炎の急性増悪を考え，持続あるいは反復する腹痛では慢性膵炎の再燃や膵嚢胞，あるいは膵癌を疑って，腹部超音波（US）やCTなどの画像検査を行うとともに，膵型アミラーゼやリパーゼ，エラスターゼ1など他の膵酵素，さらにはCA19-9やDU-PAN-2などの膵腫瘍マーカーも検査する．
- 腎不全ではアミラーゼ以外の膵酵素も上昇するが，BUNとクレアチニンも高値を示す．一方，マクロアミラーゼ血症では他の膵酵素に異常はなく，血中アミラーゼのみが高値を示す．
- 血中アミラーゼの異常低値を認めた場合には，低値の測定感度がよいトリプシンや膵ホスホリパーゼA_2（PLA_2）を測定し，慢性膵炎非代償期，あるいは進行膵癌を疑いBT-PABA（PFD）試験や画像検査，CA19-9，DU-PAN-2などの膵腫瘍マーカーの検査を行う．

プロフィール

- アミラーゼを産生する臓器，主として唾液腺と膵臓の異常を知るために血清アミラーゼを測定する．アミラーゼは簡便・迅速に測定できるので膵酵素の中では最も一般的に測定され，膵疾患，特に急性膵炎の診断に用いられている．
- アミラーゼは膵臓と唾液腺のみから分泌されるのではなく，卵管，肝，腎，肺，小腸，筋肉などにも存在するので，血清総アミラーゼ活性値の臓器特異性は低い．ヒトのアミラーゼには膵型（P型）と非膵型（唾液腺型；S型）の2種類のアイソザイムがあるので，両者を鑑別するには，アミラーゼアイソザイムの分画かP型アミラーゼ定量測定を行う．

臨床的意義と検査値の読み方

- 腹痛，背部痛，体重減少，下痢などの消化器症状，アルコール多飲者，中高年になり急に糖尿病が出現した場合など膵炎や膵癌を疑う症状を認めた場合には，スクリーニング検査として血中アミラーゼを測定する．しかし，血中に逸脱したアミラーゼの半減期は約2〜4時間と短く，膵炎発症から検体採取までの時間で値が大きく異なる．アミラーゼ上昇の程度と膵炎の重症度とは必ずしも並行しない．
- 膵・唾液腺から血中への病的逸脱：膵実質の炎症，破壊や膵管閉塞・内圧上昇，膵液うっ滞が生じるとアミラーゼが血中に逸脱して上昇し，膵実質の荒廃や広範切除など膵残存機能の低下により減少する．唾液分泌障害があると，膵の場合と同じように唾液腺由来のアミラーゼが血中へ逸脱する．
- 腎からの排泄低下と血中停滞：腎不全ではアミラーゼの尿中への排泄が低下し，血清アミラーゼが増加する．血清中のアミラーゼの一部が免疫グロブリンや多糖体と結合したマクロアミラーゼは尿中に排泄

されないから，血清アミラーゼが持続的高値を示す．
- 消化管や卵管内アミラーゼの腹腔内漏出・吸収：十二指腸の壊死，あるいは穿孔が起こると，いったん分泌されたアミラーゼが再吸収されて，血中アミラーゼが増加する．
- アミラーゼ産生腫瘍からの異所産生：肺癌や卵巣癌，骨髄腫の一部でまれにアミラーゼを異所性に産生する．
- アミラーゼは他の膵酵素と比べて膵特異性が低い弱点はあるが，現在最も汎用されている．

予想外の値が認められるとき

- 新生児・乳幼児ではきわめて低値を示すが，小児では成人と有意差はない．
- 腹痛などの臨床症状がなく，総アミラーゼ値が高値の場合はアイソザイムを測定する．血中アミラーゼのみ異常高値で，尿アミラーゼが低値の場合や，他の膵酵素が正常の場合にはマクロアミラーゼ血症の可能性があるので，尿中アミラーゼの測定と電気泳動法によるアイソザイム測定を行う．　　（大槻　眞）

3B160
アミラーゼ（尿）　保

amylase（urine）

測定法　酵素法
検　体　尿（冷蔵保存で凍結保存は禁）
　　　　尿中アミラーゼは不安定で失活も早く，検体にアルブミンを添加しないと低値になりやすい．
基準値　100〜1,200 U/l（随時尿）
　　　　　　　（基質 Et-G7-PNP；参考値）
　　　　65〜700 U/l（随時尿）
　　　　　　　（基質 Gal-G2-CNP；参考値）

異常値を呈する場合
高値
- 膵疾患：急性膵炎，慢性膵炎急性増悪，膵嚢胞，膵管閉塞（膵石，膵癌，薬剤によるOddi筋の攣縮），急性アルコール中毒，消化管の穿孔・穿通
- 唾液腺疾患：耳下腺炎，唾液腺の化膿性炎症，唾石による導管の閉塞，放射線照射，薬剤
- 原因不明：糖尿病ケトアシドーシス，肺炎，肺梗塞，肺癌，頭部外傷，火傷および外傷性ショック，子宮外妊娠の破裂，薬剤（ヘロイン，麻薬），アミラーゼ産生腫瘍，前立腺疾患，手術後高アミラーゼ血症，その他（腸閉塞，腸間膜血栓症，大動脈瘤破裂）

低値　腎不全，マクロアミラーゼ血症，慢性膵炎非代償期，膵癌末期，糖尿病（高血糖）

次に必要な検査▶
- 腹痛を伴い尿中アミラーゼの増加があれば，急性膵炎，慢性膵炎の急性増悪を考え，持続あるいは反復する腹痛では慢性膵炎の再燃や膵嚢胞，あるいは膵癌を疑って，腹部超音波（US）やCTなどの画像検

査を行うとともに、膵型アミラーゼや他の膵酵素、さらにはCA19-9やDU-PAN-2などの膵腫瘍マーカーも検査する．
- 血中アミラーゼに比べ尿中アミラーゼが低い場合は、①マクロアミラーゼ血症の可能性があるので、ACCRや泳動法で血中アミラーゼアイソザイムを測定する．また、②腎不全が疑われる場合には、他の膵酵素だけではなくBUNとクレアチニンも高値を示す．

プロフィール

- 尿中アミラーゼは血中アミラーゼに由来する．アミラーゼは唾液腺疾患や膵疾患で血中に逸脱して血清および尿のアミラーゼ値は上昇し、膵実質や唾液腺の荒廃や広範切除など残存機能の低下により減少する．膵型アミラーゼは唾液型アミラーゼより腎糸球体で濾過されやすく、尿細管ではほとんど再吸収されないことから、唾液腺型に比べ尿中への排泄率が1.8倍高い．したがって、尿中アミラーゼは血中アミラーゼより膵特異性が高い．
- 尿中アミラーゼ濃度は尿量の影響を受け、尿が濃縮されると高く、希釈されると低くなる．したがって、尿中アミラーゼは単位時間当たりの排泄量として算出するか、クレアチニン補正することが望ましい．

臨床的意義と検査値の読み方

- 本検査は、原因不明の腹痛・背部痛を訴える患者で、血中アミラーゼは正常であるが膵疾患が疑われる場合に行われる．
- 腎機能が正常の場合には、尿中アミラーゼ排泄量は血中アミラーゼと相関し、血中アミラーゼの上昇により尿中アミラーゼ排泄量も増加するが、腎不全では、尿中へのアミラーゼ排泄が低下し、血中アミラーゼが増加する．血中アミラーゼの一部が免疫グロブリンや多糖体と結合したマクロアミラーゼは、腎糸球体を通過できないことから尿中に排泄されないので、尿中アミラーゼは低値となり、血中アミラーゼは持続的高値を示す．
- 急性膵炎をはじめ、その他の原因による膵型高アミラーゼ血症では血中アミラーゼに比較し尿中アミラーゼが著明に高値となり、そのうえ高値が持続するので、尿中アミラーゼ測定は膵炎の診断や経過観察に有用である．しかし、尿中アミラーゼ濃度は尿量の影響を受けるので、腹痛患者で水分補給ができない状態や下痢の患者では随時尿のアミラーゼは見かけ上高値となる．
- 尿量補正のためには、単位時間排泄量を測定するか、尿量の影響を除外できるアミラーゼクリアランスをクレアチニンクリアランスで補正したACCRを計算する．ACCRは、随時の血中および尿中のアミラーゼとクレアチニンを同時に測定し、（尿中アミラーゼ×血中クレアチニン）÷（血中アミラーゼ×尿中クレアチニン）×100の計算式で算出できる．

- 健常人のACCRは2〜3％であるが、急性膵炎では6〜12％と上昇し、唾液腺型高アミラーゼ血症では2〜3％と正常値をとり、マクロアミラーゼ血症では1％以下の低値となる．
- 尿中と血中アミラーゼを同時に測定し、①血中・尿中アミラーゼがともに高値の場合は、膵疾患あるいは唾液腺疾患、②血中が高く、尿中が正常〜低値の場合はマクロアミラーゼ血症、腎機能障害、③血中が正常で尿中が高い場合は脱水や軽度の膵傷害、膵炎回復期などを考える．

予想外の値が認められるとき

- 腎機能障害の有無、脱水の有無、採尿時の状況（唾液の混入）などから、偽陽性・偽陰性を除外する．
- 腎機能の関与を除外するため24時間蓄尿して、尿量補正を行って確認する． (大槻 眞)

3B165

アミラーゼアイソザイム 保

amylase isoenzymes

測定法 セルロース・アセテート膜電気泳動法
検体 血清
基準値 P：30〜60％、S：40〜70％（参考値）
P：21〜65％、S：35〜79％（参考値）

異常値を呈する場合

- P型（膵型）アミラーゼの上昇：急性膵炎、慢性膵炎の急性増悪、膵癌、膵嚢胞、消化管の穿孔または穿通など膵液の消化管外漏出
- S型（唾液腺型）アミラーゼの上昇：唾液腺疾患、アミラーゼ産生腫瘍（肺癌、卵巣癌、骨髄腫）、糖尿病ケトアシドーシス、術後や外傷・熱傷・ショック後、人工心肺使用後、肺炎、肝硬変、子宮外妊娠破裂
- P型アミラーゼの低下：慢性膵炎非代償期、膵癌による膵の広範囲破壊、膵広範切除・膵全摘後など
- S型アミラーゼの低下：唾液腺摘出、放射線照射後（下顎部・頸部）、Sjögren症候群など
- 異常バンドの出現：マクロアミラーゼ血症、膵嚢胞

次に必要な検査 ▶

- アイソザイムがP型優位かつ血中・尿中アミラーゼ高値の場合は、急性膵炎や慢性膵炎の再燃、膵嚢胞、あるいは膵癌を疑って、腹部超音波（US）やCTなどの画像検査を行うとともに、CA19-9やDU-PAN-2などの膵腫瘍マーカーも検査する．
- アイソザイムがS型優位かつ血中・尿中アミラーゼ高値の場合は、唾液腺疾患、あるいは肺癌（小細胞癌）、卵巣癌などのアミラーゼ産生腫瘍を疑い、胸部レントゲンやCT検査を行う．
- アイソザイムがS型優位かつ血中・尿中アミラーゼ正常〜低値の場合は、慢性膵炎非代償期、膵広範切除など、膵外分泌機能障害の可能性があるので、スクリーニングとしてBT-PABA（PFD）試験を行う．

- 異常バンドの出現，血中アミラーゼ高値かつ尿中アミラーゼ低値の場合は，マクロアミラーゼ血症の可能性が高い．異常バンドの出現（バンド幅の増加）は膵嚢胞の存在を示唆することもあり，臨床徴候と画像診断などの結果を総合的に判断して，鑑別診断を行うことが重要である．
- S型高アミラーゼ血症を伴い臨床上重要な疾患は，肺癌や卵巣癌などアミラーゼ産生腫瘍であり，画像検査に加え関連腫瘍マーカーも併せて測定する．

プロフィール
- アミラーゼは膵臓と唾液腺のみから分泌されるのではなく，卵管，肝，腎，肺，小腸，筋肉などにも存在するので，血清総アミラーゼ活性値の臓器特異性は低い．
- ヒトのアミラーゼには膵型（P型）と非膵型（唾液腺型；S型）の2種類のアイソザイムがあるので，高アミラーゼ血症や低アミラーゼ血症の鑑別診断には，アミラーゼアイソザイムの分画か膵型アミラーゼを定量測定する．
- 電気泳動法による血中アミラーゼアイソザイムは，泳動度の遅いP型と泳動度の早いS型の2つの活性の高いバンド（major band）と，各グループに属するいくつかのサブバンド（minor band）に分画される．各バンドに対する決められた名前はないが，一般に陰極側から，P1（major band），P2（minor band），S1（major band），S2（minor band）とよんでいる．

臨床的意義と検査値の読み方
- アイソザイムの分析は高アミラーゼ血症や低アミラーゼ血症の原因検索のために有用である．膵炎発症時にはP型アミラーゼのmajor band活性が上昇するだけでなく，P型のminor bandの活性も上昇し，S型はほとんど検出されなくなる．
- 腎不全では，P型とS型の両アミラーゼが増加するが，マクロアミラーゼ血症ではP型ともS型とも区別できない幅広い特異なアミラーゼアイソザイムパターン（tailing）として認められる．非膵疾患はすべてS型アミラーゼアイソザイムの活性上昇として認められる．S型アミラーゼが上昇する疾患では，症状が少なく，他の血中膵酵素の異常は伴わないことが多い．

予想外の値が認められるとき
- 長期保存後試料や，膵嚢胞や胸水を有する患者血中では，P型，S型のmajor bandの活性が低下し，minor bandの活性が増加したり，新たなminor bandが出現することがあり，マクロアミラーゼと判定を誤る危険性がある．
- 胸水や腹水，嚢胞内液中のアミラーゼアイソザイムは，長期保存した試料と同じように特異なアイソザイムパターンとして検出されることがある．
- P型アミラーゼは生後3ヵ月まではほとんど検出されず，1歳で成人の1/4，2歳で1/2，10～15歳でほぼ成人値となる．健常人でも，P1アミラーゼアイソザイムよりもさらに易動度の遅いアミラーゼアイソザイムが出現する場合や，P型のminor bandであるP2の活性がmajor bandであるP1，S1と同じ程度にまで上昇している場合がある．これらのアイソザイムは常染色体優性遺伝をすることが確認されている．

（大槻　眞）

3B165
アミラーゼアイソザイム（尿） 保
amylase isoenzymes（urine）

測定法　セルロース・アセテート膜電気泳動法
検体　尿（冷蔵保存，冷凍は禁）
基準値　P：55～90％，S：10～45％（参考値）

異常値を呈する場合
- P型（膵型）アミラーゼの上昇：急性膵炎，慢性膵炎の急性増悪，膵癌，膵嚢胞，消化管の穿孔または穿通など膵液の消化管外漏出
- S型（唾液腺型）アミラーゼの上昇：唾液腺疾患
- P型アミラーゼの低下：慢性膵炎非代償期，膵癌による膵の広範囲破壊，膵広範切除・膵全摘後など
- S型アミラーゼの低下：唾液腺摘出，放射線照射後（下顎部・頸部），Sjögren症候群など

次に必要な検査▶
- 血中アミラーゼが高値でなくても，尿中でP型アミラーゼの高値があれば，慢性膵炎の再燃や膵嚢胞，あるいは膵癌を疑って，腹部超音波（US）やCTなどの画像検査を行うとともに，CA19-9やDU-PAN-2などの膵腫瘍マーカーも検査する．
- 血中アミラーゼが高値で，尿中アミラーゼアイソザイムが正常の場合には，マクロアミラーゼ血症や腎不全を考える．

プロフィール
- アミラーゼは唾液腺疾患や膵疾患で血中に逸脱して血中および尿中のアミラーゼ値は上昇し，膵実質や唾液腺の荒廃や広範切除など残存機能の低下により減少する．
- 血中アミラーゼの約1/3は腎糸球体を通過して尿中に排泄される．腎糸球体では膵型（P型）アミラーゼは非膵型（唾液腺型；S型）アミラーゼより濾過されやすいし，尿細管においてはほとんど再吸収されないことから，S型に比べ尿中への排泄率が1.8倍高い．したがって，健常人のアミラーゼアイソザイムの泳動パターンは血中も尿中もほぼ同じであるが，尿中アミラーゼアイソザイムでは，必ずP型がS型より優位となる．
- 腎機能が低下している場合には，血中に逸脱したアミラーゼが排泄されないので，尿中アミラーゼは低値となるが，アミラーゼアイソザイムパターンには

健常人と差異を認めない.

- マクロアミラーゼ血症ではアミラーゼに免疫グロブリンが結合するために高分子量となり, 腎臓から排泄されにくく, 尿中アミラーゼは低値となるが, 尿中には免疫グロブリン結合アミラーゼは排泄されないので, アミラーゼアイソザイムパターンは健常人と差異がなく, 異常バンドも出現しない.

臨床的意義と検査値の読み方

- 急性膵炎では発症から数日を過ぎて血中アミラーゼが正常化した後にも尿中アミラーゼの高値が持続するため, 尿中アミラーゼの測定は急性膵炎の診断のみでなく経過観察にも有用である. しかし, 高アミラーゼ血症の鑑別診断は血中アミラーゼアイソザイムの測定や, アミラーゼクリアランスとクレアチニンクリアランスの比 (ACCR；☞「アミラーゼ (尿)」p.167) で可能であることから, 高アミラーゼ血症の鑑別に尿中アミラーゼアイソザイム測定を追加する必要はない. 尿中アミラーゼ低値で, アミラーゼアイソザイムパターンが正常の場合には, 腎機能障害かマクロアミラーゼ血症の可能性が高い.
- 膵疾患では, 高アミラーゼ血症・尿症で, 尿中アミラーゼアイソザイムが著明なP優位となる. 唾液腺疾患やアミラーゼ産生腫瘍 (肺癌, 卵巣癌, 骨髄腫), 糖尿病ケトアシドーシス, 術後や外傷・熱傷・ショック後, 人工心肺使用後, 肺炎, 肝硬変, 子宮外妊娠破裂などによる著明なS型高アミラーゼ血症の場合には, 尿中アミラーゼアイソザイムもS型優位となる. しかし, 軽度のS型高アミラーゼ血症の場合には, 尿中アミラーゼアイソザイムは正常のアイソザイムパターンを示すことが多く, S型高アミラーゼ血症の診断はできない.
- 健常人尿では, 必ずP型アミラーゼがS型アミラーゼよりも優位であり, 尿中P型アミラーゼがS型アミラーゼより低値の場合に, 膵外分泌機能不全と診断できる.
- 尿中アミラーゼは血中アミラーゼより半減期が長く, かつP型アミラーゼはS型アミラーゼより尿中排泄率が高いので, 臨床上膵疾患が疑われるが, 血中アミラーゼが正常である場合や, 膵炎発症後数日経ている症例において, 膵疾患のスクリーニングとして用いることもできる.

予想外の値が認められるとき

- 長期保存後試料では, P型, S型のmajor bandの活性が低下し, minor bandの活性が増加したり, 新たなminor bandが出現する特異なアイソザイムパターンを呈することがある.
- 著明なS型アミラーゼアイソザイムの活性亢進がみられた場合には, 採時の状況をチェックすることにより, 唾液を混入させた詐病を診断できる.

(大槻　眞)

3B170

マクロアミラーゼ

macroamylase

別 アミラーゼ結合性免疫グロブリン, アミラーゼアイソザイムアノマリー

測定法 電気泳動法, ゲル濾過法, 免疫固定法, 免疫向流法, 免疫混合法

検体 血清 (最低量1m*l*, 凍結可)

基準値 陰性

異常値を呈する場合

陽性 患者血液中にマクロアミラーゼの存在を示唆する所見は, 第1に血清総アミラーゼ活性が臨床経過と矛盾して高値となること, 第2にアイソザイム電気泳動で分画不能な特有の異常パターン (スメア像, テーリング像) を呈することである.

次に必要な検査▶ 日常検査では, 電気泳動によってはじめてマクロアミラーゼの存在が認識される. その後, ゲル濾過法によって高分子アミラーゼであることを確認し, 免疫固定法, 免疫向流法および免疫混合法 (この順で高感度となる) により結合免疫グロブリンを同定する. マクロアミラーゼの確認は, 電気泳動の異常パターンと高分子であることの両所見が基本となる.

プロフィール

- マクロアミラーゼは厳密には2種類知られ, その第1はアミラーゼ・免疫グロブリン複合体であり, 第2はhydroxyethyl-starch製剤 (血漿増量剤) 投与時に一過性にみられる酵素・基質複合体である (日常診療上で問題になることはない). そのため通常, マクロアミラーゼというと前者を指す. 前者のIgG型およびIgA型の各複合体で, アミラーゼ分子はそれぞれの免疫グロブリンのFabサイトに結合していることが証明されている.
- アミラーゼ・免疫グロブリン複合体陽性の患者血清中には, アミラーゼ分子と特異的に結合する遊離の免疫グロブリンの存在も明らかにされている. さらには唾液型および膵型アミラーゼは免疫学的に類似性が強いが, それぞれのアイソザイムと特異的に結合するマクロアミラーゼの存在も報告されている. また複合体の解離定数の検討などから, 本複合体はアミラーゼ免疫複合体と考えられている.

臨床的意義と検査値の読み方

- 患者群を対象としたマクロアミラーゼの集計結果からは, 血清総アミラーゼ活性は90％以上が正常上限値以上を示し, 年齢は50歳代以上, 男性に多く, 結合免疫グロブリンではIgA型が80％以上みられた. 疾患関連性はなく自己免疫性疾患を含む多彩な疾患で検出されている. 一方, アミラーゼ活性値以外に異常所見の認められない健常者においても検出されている. いずれの場合においても, ほとんどが「持

続性の原因不明の高アミラーゼ血症」を呈する．過剰検査・誤診の回避のためにも，早期のマクロアミラーゼ血症の診断は臨床的に重要となる．
- 母親にマクロアミラーゼが検出される場合，経胎盤的にアミラーゼ結合活性を有する遊離の IgG が移行し，児にマクロアミラーゼ血症が出現することもありうる．この場合は経過観察すると6ヵ月以降，マクロアミラーゼは消失傾向となる．

予想外の値が認められるとき
- ゲル濾過で高分子アミラーゼが確認されても，電気泳動でわずかなテーリング所見しかみられない事例がある．この場合は，電気泳動中に複合体が解離したものと推定される．これらの例においても通常，結合免疫グロブリンが同定される．ただし結合免疫グロブリン同定に際しては，検出感度を考慮した方法の選択が必須である．
- 血中にマクロアミラーゼが存在する場合，膵型アミラーゼ活性測定で試薬中の失活性抗体の反応不足から，見かけ上，異常高値となる場合があるので注意が必要となる．

（森山隆則）

3B175
膵アミラーゼ
pancreatic amylase

測定法	Et-G7-PNP 基質免疫阻害法
検体	血清
基準値	14～41 U/*l*（参考値）
	14～42 U/*l*（参考値）

異常値を呈する場合
高値 急性膵炎，慢性膵炎急性増悪，膵嚢胞，膵管閉塞（膵石，膵癌，薬剤による Oddi 筋の攣縮），急性アルコール中毒，消化性潰瘍の穿孔・穿通で膵を障害するもの

低値 膵外分泌不全（慢性膵炎非代償期），膵癌末期，膵全摘後，高血糖（糖尿病）

次に必要な検査▶
- 膵型アミラーゼの異常高値を認めた場合には，膵炎や膵癌を疑い，スクリーニング検査として腹部超音波検査（US）やCT，MRCP などの画像検査を行うとともに，CA19-9 や DU-PAN-2 などの膵腫瘍マーカーも検査する．
- 膵以外の疾患で膵型アミラーゼが上昇するのは，消化管の壊死・穿孔・穿通，腸閉塞，腹部外傷，上腸間膜動脈血栓症，胆石，傍乳頭憩室，乳頭部腫瘍などがあるので，鑑別診断が必要となる．消化管壊死・穿孔では腹部所見を考慮し，腹部単純X線やUS・CT 検査を行い鑑別する．
- 膵型アミラーゼの異常低値を示す疾患には，慢性膵炎非代償期，膵広範切除など，膵外分泌機能低下の可能性があるので，スクリーニングとして BT-PABA（PFD）試験を行う．

プロフィール
- アミラーゼは膵臓と唾液腺のみから分泌されるのではなく，卵管，肝，腎，肺，小腸，筋肉などにも存在するので，血清総アミラーゼ活性値の臓器特異性は低い．
- ヒトのアミラーゼには膵型と非膵型（唾液腺型）の2種類のアイソザイムがあるので，高アミラーゼ血症や低アミラーゼ血症の鑑別診断には，アミラーゼアイソザイムの分画か膵型アミラーゼを定量測定する．
- 免疫阻害法による膵アミラーゼ測定は，唾液腺型アミラーゼを阻害するモノクローナル抗体を用いて，血中の唾液腺型アミラーゼ活性を97％以上阻害し，残存している膵型アミラーゼ活性を測定する．免疫阻害法による膵型アミラーゼ測定は自動化学分析装置を用いて短時間で測定でき，電気泳動法によるアミラーゼアイソザイムの測定に比べると迅速・簡便であるので，膵型アミラーゼの測定には通常は本法が用いられる．

臨床的意義と検査値の読み方
- アミラーゼは膵特異性が低いので，膵疾患の診断には特異性の高い膵型アミラーゼの測定が有用である．急性膵炎発症時には血中アミラーゼのほぼ100％が膵型アミラーゼとなり，急性膵炎の際には発症直後より上昇し，速やかに低下する．リパーゼやトリプシンとほぼ同様の動きを示すが，膵型アミラーゼの方がやや早く正常化する．
- 膵型アミラーゼの増加する疾患・病態としては，急性膵炎，慢性膵炎の急性増悪時，膵嚢胞，膵癌，薬剤性膵炎（ステロイド，サイアザイドなど）などの膵疾患をはじめ，胆道・乳頭部などの疾患での膵障害の合併や ERCP・ESWL（体外衝撃波胆・膵石破砕療法）後などの膵管内圧上昇や膵液の逆流時，さらに消化管の穿孔または穿通，腹膜炎など膵液の消化管外漏出などがある．
- 膵型アミラーゼは膵特異性が高く，膵型アミラーゼの低下は，慢性膵炎非代償期，膵癌末期や広範切除後などにみられ，残存膵予備能の低下を示唆する．進行した広範びまん性の膵石症や膵性糖尿病では，膵型アミラーゼの割合が血中アミラーゼ総活性の10％以下になることが多い．
- 唾液腺疾患をはじめ種々の唾液腺型高アミラーゼ血症では，血中総アミラーゼ活性が急性膵炎と同等程度にまで上昇していても，膵型アミラーゼはほとんど上昇しないので鑑別は容易である．
- 種々の手術後に高アミラーゼ血症が認められるが，多くの場合は唾液腺型の高アミラーゼ血症である．術後の高アミラーゼ血症には，膵型アミラーゼの測定が必須である．
- そのほか唾液腺型の高アミラーゼ血症を示す疾患としては，アミラーゼ産生腫瘍，糖尿病ケトアシドーシス，子宮外妊娠，卵巣疾患などがある．

予想外の値が認められるとき
- マクロアミラーゼ血症の場合，免疫阻害法ではマクロアミラーゼのアミラーゼ活性を阻害できないので，見かけ上膵型アミラーゼが高値となる．マクロアミラーゼ血症の診断には，電気泳動法によるアミラーゼアイソザイムの分画測定が必要となる．
- 生後3ヵ月までは血中膵型アミラーゼはほとんど検出されず，1歳で成人の1/4，2歳で1/2，10～15歳でほぼ成人値となる．

（大槻　眞）

3B180
リパーゼ　保

lipase

別 膵リパーゼ

測定法 酵素法
検　体 血清
基準値 17～57 U/*l*（参考値）
　　　　 11～53 U/*l*（参考値）

異常値を呈する場合
高値 急性膵炎，慢性膵炎増悪期，膵嚢胞，膵癌（初期），腎不全，肝硬変，糖尿病性ケトーシス，慢性非症候性アルコール症，マクロリパーゼ血症
低値 慢性膵炎非代償期，膵癌（膵実質の広範な破壊），膵嚢胞線維症，糖尿病，急性肝壊死

次に必要な検査 ▶
- 血中膵リパーゼが異常高値を示した場合には，急性膵炎，慢性膵炎の急性増悪を考え，持続あるいは反復する腹痛では慢性膵炎の再燃や膵嚢胞，あるいは膵癌を疑って，腹部超音波（US）やCTなどの画像検査を行うとともに，膵型アミラーゼやエラスターゼ1など他の膵酵素測定，さらにはCA19-9やDU-PAN-2などの膵腫瘍マーカーも検査する．
- 慢性腎不全やマクロリパーゼ血症では，腎からの排泄・代謝低下による血中停滞のため高リパーゼ血症が持続する．腎不全では他の膵酵素も上昇するが，BUNとクレアチニンも高値を示す．一方，マクロリパーゼ血症では他の膵酵素に異常はなく，血中リパーゼのみが高値を示す．
- 血中リパーゼの異常低値を認めた場合には，トリプシンや膵ホスホリパーゼA₂（PLA₂）を測定する．膵酵素が異常低値を示す場合には膵外分泌機能低下の可能性があるので，慢性膵炎非代償期，あるいは進行膵癌を疑いBT-PABA（PFD）試験やUS，CT，MRIなどの画像検査，CA19-9，DU-PAN-2などの膵腫瘍マーカーの検査を行う．

プロフィール
- 膵リパーゼは他の膵酵素と同様に膵腺房細胞で合成されるが，活性型で分泌され，膵液を介して十二指腸へ排出される．膵リパーゼはトリグリセリド（中性脂肪）をグリセロールと脂肪酸に加水分解する．
- 血中膵リパーゼは腎糸球体で濾過され，尿細管で再吸収・代謝され，尿中では検出されない．一方，腎不全では，腎における代謝・不活性化機構が障害され，高リパーゼ血症になる．
- リパーゼは膵以外にも，舌，食道，胃，十二指腸，小腸，肝臓などにあるが，膵リパーゼ含量は他の消化管リパーゼ含量の35～40倍ある．胃リパーゼは食事中の中性脂肪の10～26％を分解する．
- 健常人では膵のリパーゼ含量はアミラーゼの4.5倍で，ERCP 2時間後ではリパーゼ値がアミラーゼ値の4倍上昇する．
- 血中リパーゼの半減期は6.9～13.7時間である．
- 血中リパーゼ測定方法は標準化されておらず，異なった測定法によって基準値も異なっている．そのため，施設での基準値を確認して結果を判定する必要がある．

臨床的意義と検査値の読み方
- 腹痛，背部痛，体重減少，下痢などの消化器症状，アルコール多飲者，中高年になり急に糖尿病が出現した場合など膵炎や膵癌を疑う症状を認めた場合には，スクリーニング検査として血中膵リパーゼを測定する．
- 膵管の狭窄・閉塞による膵液のうっ滞，または膵の組織破壊が存在すれば，血中へのリパーゼの逸脱が増加する．急性膵炎の典型例では，血中膵リパーゼは膵炎発症後4～8時間以内に上昇し，24時間で頂値に達し，1週間前後で正常に復するが，血中アミラーゼよりも異常高値の持続日数が長い場合が多く，急性膵炎発症24時間以降はリパーゼの方がアミラーゼより感度が高い．
- 血中膵リパーゼはアミラーゼよりも膵特異性が高く，異常高値の持続期間も長いことから，急性膵炎の診断には最も有用な検査である．
- アルコール性膵炎では，アミラーゼよりも高値となりやすく，アミラーゼ/リパーゼ比が3以上の場合にはアルコール性膵炎の可能性が高い．
- 血中膵リパーゼ上昇の程度と膵炎の重症度とは必ずしも並行しない．広範な壊死性膵炎では血中膵リパーゼが病変の進行とともに低下する．
- まれにリパーゼが免疫グロブリンと結合したマクロリパーゼ血症（リパーゼ-IgG-λ）がある．

予想外の値が認められるとき
- 腹痛などの臨床症状がなく，血中膵リパーゼ値が高値の場合は他の膵酵素を測定する．
- 高度の高中性脂肪血症で乳び血清の場合には，アミラーゼとリパーゼは見かけ上低値となる場合がある．
- 高脂血症による急性膵炎の場合には，血中膵リパーゼが低値となることがあるので，注意を要する．

（大槻　眞）

3B185

トリプシン
保

trypsin

測定法	RIA（二抗体法）
検体	血清
基準値	100～500 ng/m*l*（参考値）
	110～460 ng/m*l*（参考値）

異常値を呈する場合
高値 急性膵炎，慢性膵炎増悪期，膵癌，胆石症，胆道・乳頭部癌，肝硬変，肝炎，腎不全
低値 慢性膵炎非代償期，膵癌（膵実質の広範な破壊），膵嚢胞線維症，糖尿病

次に必要な検査▶

- 腹痛発作を伴い血中トリプシンが高値の症例では，膵疾患の可能性が高いので，他の膵酵素測定と腹部US，CT，MRCPなどの画像検査を行う．さらに，慢性膵炎増悪期や膵癌の可能性も考え，腫瘍マーカー測定やERCPを考慮する．
- 異常低値を認めた場合には，慢性膵炎（膵外分泌機能不全）の可能性があるので，US，CT，膵管造影（ERP），膵外分泌機能検査（BT-PABA），耐糖能検査などを行う．

プロフィール

- トリプシン（trypsin）は，消化における最も重要な酵素であり，他のすべての膵酵素前駆体（チモーゲン）を活性化させる唯一の酵素である．
- 健常人の膵液中ではカチオニックトリプシノゲンが最も多く，アニオニックトリプシノゲンの約2倍存在している．
- カチオニックトリプシノゲン，アニオニックトリプシノゲンおよびメソトリプシノゲンは，キモトリプシン，エラスターゼなど他の蛋白分解酵素と同様に，膵腺房細胞で合成され，前酵素（トリプシノゲン）の形で膵管から十二指腸に分泌され，十二指腸内でエンテロキナーゼによって活性化され，蛋白分解酵素として作用する．アミラーゼ，リパーゼなどの膵酵素と同様に，血中にも膵からの逸脱酵素として存在するが，主にトリプシノゲンとして存在し，活性化されたトリプシンはα_1-アンチトリプシンあるいはα_2-マクログロブリンと結合した状態で存在し，血中にはトリプシン単独の状態では存在しない．そのうえ，血中には膵分泌性トリプシンインヒビター（pancreatic secretory trypsin inhibitor：PSTI）など他のトリプシン活性阻害物質も共存する．しかし，メソトリプシンは，α_1-アンチトリプシン，α_2-マクログロブリン，PSTIなどの内因性の阻害物質に対して抵抗を有している．
- 近年，カチオニックトリプシノゲンの遺伝子変異が発見された．変異カチオニックトリプシンは，トリプシンとしての酵素活性は有するが，PSTIによる活性阻害を受けにくいし，トリプシンやメソトリプシンによる自己不活性化も受けにくいことから，蛋白分解酵素活性が持続して急性膵炎が発症することが報告されている．
- 血中には種々のトリプシン活性阻害物質が存在することから，トリプシンの酵素活性を特異的に測定することができず，免疫活性で測定している．
- トリプシノゲンが異所性（十二指腸以外）に活性化されてトリプシンになると蛋白分解酵素活性を発揮して，組織を破壊（自己消化）して急性膵炎が発症する．また，活性化されたトリプシンは他の膵酵素を次々に活性化して急性膵炎をさらに進展させる．しかし，RIAによる測定系ではトリプシノゲンとトリプシンを分別定量できないので，血中トリプシン値と膵炎の重症度とは必ずしも一致しない．
- トリプシノゲンがトリプシンに活性化されるときにtrypsin activation peptide（TAP）が遊離され，血中あるいは尿中でTAPを測定できる．TAPはトリプシノゲン活性化の程度，すなわち膵炎の重症度を反映すると報告されている．

臨床的意義と検査値の読み方

- 血中トリプシンの測定は，膵の炎症と腫瘍，膵管閉塞，膵外分泌機能などの指標となり，膵疾患の診断と経過観察などに利用される．
- 膵の炎症，膵管狭窄・膵液うっ滞などにより血中トリプシンは増加する．一方，膵実質の荒廃や膵の広範な切除により血中は異常低値となり，膵全摘後には測定感度以下となる．トリプシンは膵特異性が高く，感度も高いので，鋭敏に膵障害を反映するとともに，異常低値の検出能が高く膵外分泌機能低下も診断できる．
- 血中アミラーゼやリパーゼは酵素活性として測定するのに対し，トリプシンは免疫活性として測定することから，膵腺房細胞癌では，アミラーゼ，リパーゼ酵素活性は低く，トリプシン免疫活性が高くなり乖離がみられることがあり，診断の助けとなることがある．
- 血中トリプシンは膵特異性は高いものの，測定がRIA系であるために結果が出るまでに時間を要することから，膵炎の診断にはリパーゼやアミラーゼで代用できる．しかし，膵外分泌機能不全が疑われる場合には，良い指標となる．

予想外の値が認められるとき

- 腎機能障害にも血中トリプシンは高値となるので，腹部症状がなく血中トリプシンが高値の場合には他の膵酵素と腎機能（BUN，クレアチニン）をチェックする．
- 卵巣癌の嚢胞液中にも存在することから，予想外の値が認められたときには，US，CTなどの画像検査や腫瘍マーカーを測定する．

（大槻　眞）

3B190
膵分泌性トリプシンインヒビター 保
pancreatic secretory trypsin inhibitor

略 PSTI

測定法 RIA（ビーズ固相法）
検体 血清
基準値 20.0 ng/m*l* 以下（参考値）
　　　　4.6〜20.0 ng/m*l*（参考値）
　　　　ただし，加齢に伴い高値となる．

異常値を呈する場合

高値 急性膵炎，慢性膵炎増悪時，悪性腫瘍（膵癌，胆道癌，肝癌，食道癌，胃癌，肺癌，大腸癌），腎不全，手術後・外傷後・感染などの生体侵襲時，敗血症など

次に必要な検査▶

- 血中 PSTI の上昇は，生体に何らかの侵襲が加わっている可能性を示唆する．急性膵炎においては PSTI の高値が持続する場合には，重症化する可能性があるので，注意深く経過を観察しなければならない．

プロフィール

- 膵分泌性トリプシンインヒビター（pancreatic secretory trypsin inhibitor：PSTI）は分子量 6,242 のペプチドで，膵腺房細胞で合成され，他の膵酵素と同じように酵素原顆粒に含まれ，膵液中に分泌される．膵実質内や膵管中でトリプシンが活性化されるとPSTIが直ちに活性化トリプシンと結合し，その活性を阻害し，膵組織の自己消化（急性膵炎）を防止する．血中には膵からの逸脱インヒビターとして遊離状態で存在する．健常人の場合，日内変動は認められず，食事，妊娠による影響もないとされている．
- 血中 PSTI の上昇は，膵臓からの逸脱や生体への何らかの侵襲が加わったことを示す．血中トリプシンの値とは無関係に独立して変動し，侵襲，炎症マーカーとしての性格を帯びている．PSTI は最近まで膵のみに存在すると考えられていたが，現在では膵臓のほか，各種正常細胞にも存在することがわかってきた．また膵炎だけではなく，膵癌や各種悪性腫瘍でも高値をとり，重症感染や DIC を伴う症例では顕著となる．なお，腎不全でも高率に上昇をみる．
- 最近，PSTI のトリプシン活性阻害能が低下した PSTI の遺伝子変異が発見された．このような PSTI 遺伝子変異を有する症例では，膵炎を発症しやすいことが知られている．また，PSTI 遺伝子変異と膵癌の関連も報告されている．

臨床的意義と検査値の読み方

- 血中 PSTI は急性膵炎で上昇し，上昇の程度は膵炎の重症度を反映するので，急性膵炎の重症度の判定に用いることができる．
- PSTI は急性相反応物質であり，急性膵炎では CRP と同じ動態を示す．すなわち，トリプシンなどの他の膵酵素の上昇より遅れて膵炎発症 48 時間後より上昇し，炎症が持続している間は高値をとり，上昇期間は他の膵酵素に比して長い．炎症マーカーとして膵炎の病態や経過観察に有用である．
- 血中 PSTI の上昇は生体に何らかの侵襲が加わっていることを示し，重症膵炎や慢性膵炎急性増悪時だけではなく，膵癌をはじめ各種悪性腫瘍でも高率に上昇するし，大手術，高度の外傷，重篤な感染症など生体に大きな侵襲が加わった際に上昇する．なお，腎不全でも上昇するため，データ解釈には腎不全の有無を考慮しなければならない．
- その他，血中 PSTI は悪性腫瘍の進行度の判定や重症患者の重症度判定に用いることができる．

予想外の値が認められるとき

- 血中 PSTI は，重症膵炎や慢性膵炎急性増悪時だけではなく，膵癌や各種悪性腫瘍でも高値となることから，予想外の値が認められ，膵炎や腎機能障害を否定できた場合には，悪性腫瘍の可能性があるので，膵炎関連マーカーだけではなく，各種腫瘍マーカーや炎症マーカーなどの検査とともに，US，CT，MRI などの画像診断が必要となる． （大槻 眞）

3B192
膵ホスホリパーゼ A₂ 保
pancreatic phospholipase A₂

略 PLA₂

測定法 RIA（マイクロビーズ固相法）
検体 血清
基準値 130〜400 ng/d*l*（参考値）

異常値を呈する場合

高値 急性膵炎，慢性膵炎急性増悪時，膵癌（随伴性膵炎），慢性肝炎，腎不全
低値 慢性膵炎非代償期，膵癌（膵組織の広範な破壊）

次に必要な検査▶

- 血中膵 PLA₂ は膵特異性が高いため，異常値をみたら膵病変を疑って膵臓の検査を進める．異常高値を認めた場合には膵炎や膵癌の可能性があるので，US，CT，MRCP などの画像診断を行う．膵癌が疑われる場合には CA19-9 や DU-PAN-2 などの膵腫瘍マーカーも測定する．
- 血中膵 PLA₂ は腎機能低下時にも高値となるが，上昇の程度は正常の 2〜3 倍であり，急性膵炎と比べると軽度である．しかし，アミラーゼアイソザイムやリパーゼなどを同時に測定して比較することも必要である．異常低値を認めた場合には，膵外分泌機能障害の可能性があるので，BT-PABA（PFD）試験を施行する．さらに，US，CT，MRCP などの画像検査と CA19-9 や DU-PAN-2 などの膵腫瘍マーカーの測定を行い，慢性膵炎か膵癌の鑑別診断へと進める．

プロフィール

- リン脂質加水分解酵素の総称をホスホリパーゼとよび，リン脂質が加水分解される位置によりホスホリパーゼ A_1，A_2，C，D とよばれる．膵ホスホリパーゼ A_2（PLA_2）はグリセロホスホリピッドの2位のエステル結合を切る酵素で，哺乳類ではⅠ型（膵型）とⅡ型（膜型）に分類される．膵型の PLA_2 は膵腺房細胞で前駆体の $proPLA_2$ として合成される．$Pro-PLA_2$ は十二指腸へ分泌され，トリプシンにより加水分解されて活性型となり，消化酵素としてリン脂質を加水分解する．また，膵リパーゼの作用を補助する酵素である．一部はほかの膵酵素と同様に血中に移行する．
- 急性膵炎時には膵内で膵 PLA_2 が活性化され，膵の自己消化が進むと血中への逸脱が増え，これが種々の臓器に作用し，細胞膜の構成成分であるリン脂質を分解して細胞膜を破壊し，重症急性膵炎へ進展させる．血中膵 PLA_2 は膵炎発症直後より上昇するが，数日ですみやかに低下する．
- 現在用いられている測定系は膵 PLA_2 にのみ反応するので，膵特異性が高く，膵疾患の診断や経過観察に有用であるが，$proPLA_2$ と活性型 PLA_2 を分別定量できないために急性膵炎の重症度診断には有用ではない．しかし，膵 PLA_2 の RIA は測定感度が高く，低値の測定が可能で，膵外分泌機能の低下に伴って膵 PLA_2 が異常低値を示すようになる．

臨床的意義と検査値の読み方

- 膵炎を疑った場合に血中膵 PLA_2 を測定するが，血中膵 PLA_2 は，他の膵酵素とほぼ同じ変化を示すので，急性膵炎の診断には，リパーゼやアミラーゼアイソザイム測定以上の有用性は明らかではない．
- 膵の炎症，膵管狭窄・膵液うっ滞などにより血中膵 PLA_2 は増加し，膵実質の荒廃や膵広範切除により異常低値となる．膵炎発症に伴い血中膵 PLA_2 は著明に上昇するので，膵炎早期の鋭敏な指標となるが，上昇の程度は膵炎の重症度とは必ずしも一致しない．また，急性膵炎発症2〜3日後にはすみやかに低下し，1週間以内にほぼ正常値に復するので，膵炎発症後数日経た症例では，来院時には血中膵 PLA_2 が正常になっている場合もある．
- 慢性膵炎の増悪期には急性膵炎と同様異常高値を示すが，膵外分泌機能不全状態になると，血中膵 PLA_2 値は膵外分泌機能を反映して異常低値をとる．血中膵 PLA_2 は測定時の慢性膵炎の病態をよく反映するので，その診断や経過観察に有用である．
- 膵癌では，随伴する膵炎や腫瘍による膵管の圧迫，狭窄などにより，血中膵 PLA_2 が上昇する．しかし，腫瘍により膵実質が荒廃または消失して膵外分泌機能が高度に障害されると，血中膵 PLA_2 は低下する．血中膵 PLA_2 は膵癌の補助診断としても役立つ．
- 膵 PLA_2 は主に腎から排泄されるため，腎機能低下例では血中膵 PLA_2 は上昇する．

予想外の値が認められるとき

- 血中膵 PLA_2 は ARDS などの急性呼吸不全などで上昇することがある．腎機能低下例では高値をとるが，軽度の上昇であり，急性膵炎との鑑別は容易である．

（大槻　眞）

3B195

エラスターゼ1

elastase 1

測定法　RIA（二抗体法）
検体　血清
基準値　72〜432 ng/d*l*（参考値）
　　　　100〜400 ng/d*l*（参考値）

異常値を呈する場合

高値　急性膵炎，膵癌，慢性膵炎急性増悪期，アルコール性肝障害，胃癌，肝硬変，急性膵炎，原発性肝癌，肺癌，慢性腎不全
低値　慢性膵炎非代償期（診断的意義は少ない）

次に必要な検査▶ エラスターゼ1が高値の場合は膵疾患の可能性が高いので，腹部超音波（US）やCTなどの画像検査で確認する．さらに，膵癌の可能性が考えられる場合には，US，CTに加えてMRIやMRCPなどの膵画像検査とCA19-9やDU-PAN-2などの膵腫瘍マーカーも検査する．

プロフィール

- エラスターゼは，膵，白血球，血小板，脾臓，大動脈などに存在し，ヒト膵エラスターゼにはエラスターゼ1（anionic elastase）とエラスターゼ2（cationic elastase）があり，両者は酵素学的にも蛋白学的にも異なっている．エラスターゼ1はエラスターゼ2よりエステル結合分解作用（esterolytic activity）が強く，エラスターゼ2はエラスターゼ1に比べエラスチン分解作用（elastolytic activity）が強い．血中には膵エラスターゼ1が圧倒的に多く，測定されているのはエラスターゼ1である．
- エラスターゼは結合組織の弾性線維エラスチンを特異的に加水分解する膵外分泌酵素で，膵の腺房細胞にプロエラスターゼとして局在し，十二指腸に分泌されてトリプシンによって活性化される．
- 随伴性膵炎を伴う早期の膵癌において高値を示すことから，膵癌（特に膵頭部）における早期診断の補助に有用と考えられている．
- 現在血中エラスターゼ1は二抗体法によるRIAで測定されているが，このRIA系ではエラスターゼ2とは交差しない．血中では膵エラスターゼ1は $α_1$-アンチトリプシンと複合体を形成しており，血中のエラスターゼ1の免疫活性は主として $α_1$-アンチトリプシン-エラスターゼ1複合体に由来する．
- 最近，ラテックス免疫凝集法を用いたエラスターゼ1の測定系が開発された．この方法によるエラスタ

ーゼ1の測定は自動化学分析装置での測定が可能であるので，RIAの高い感度と特異性を保ちながら測定が容易となり，結果も早く得られることから，急性膵炎の診断に有用な手段となると期待される．
- 血中膵酵素の大部分が腎障害時に上昇するのに対して，血中エラスターゼ1は肝・網内系で代謝されるため腎障害の影響を受けにくい．

臨床的意義と検査値の読み方
- 持続する腹痛や背部痛，原因不明の体重減少，下痢などの消化器症状，中高年になり急に糖尿病が発症した場合，あるいは急に血糖コントロールが悪化した場合など膵炎や膵癌を疑う症状を認めた場合には，スクリーニング検査として血中エラスターゼ1を測定する．血中エラスターゼ1は，他の膵酵素に比べ血中半減期が長いので，いったん上昇すると，他の膵酵素が正常化した後も高値が遷延する．したがって，膵癌などによる一過性の膵管閉塞を検出できることがある．
- エラスターゼ1は急性膵炎で上昇するが，血中半減期が長く，いったん上昇すると正常化するまでには2～4週間かかるので，他の膵酵素が低下した後にも異常高値をとることから，発症後数日過ぎた膵炎を診断することが可能であるし，膵炎の経過観察にも有用である．
- エラスターゼ1は血管壁の破壊に関与しているため，間質性浮腫性膵炎に比べて急性出血性膵炎において有意に高値をとる．
- 慢性膵炎増悪時には血中エラスターゼ1は高値を呈する．しかし，慢性膵炎非代償期（膵外分泌不全期）でも，血中エラスターゼ1は通常正常範囲内にとどまり，低値をとることは少ない．膵全摘出でも血中エラスターゼ1が測定感度以下になることはまれである．
- 膵癌においては，膵管閉塞に伴う随伴性膵炎により血清エラスターゼ1が上昇し，頭部癌でエラスターゼ1の上昇頻度および程度が最も高い．しかも，異常高値が長く続くので，膵癌のマーカーとしても用いられている．

予想外の値が認められるとき
- 高エラスターゼ1血症を示す症例の20％に，エラスターゼ1を特異的に認識するIgGタイプの自己抗体が存在していることが知られている．自己抗体が存在すると測定値は実際より高く出ることから，エラスターゼ1高値のみでは膵疾患と診断するのは危険である．

（大槻　眞）

3B200
顆粒球エラスターゼ
glanulocyte elastase

略 GEL　**別** 好中球エラスターゼ

測定法　EIA
検体　血漿（EDTA 2Na入り採血管にて遠心分離）
基準値　21～165 μg/l

異常値を呈する場合
高値　敗血症，炎症性リウマチ疾患，妊娠高血圧症候群（妊娠中毒症），肺水腫

次に必要な検査▶　白血球数（WBC），CRPの測定を行う．

プロフィール
- 顆粒球エラスターゼ（EC3.4.21.37）は顆粒球プロテアーゼの一つである．顆粒は好中球に多く存在することから好中球エラスターゼ（neutrophil elastase）とよばれることもある．
- 顆粒球中のアズール顆粒に存在する分子量約30,000の蛋白分解酵素である．種々の結合組織成分（エラスチン，コラーゲン，プロテオグリカン），あるいは血漿蛋白（IgG, C3, C5, 凝固因子）などを基質とする，基質特異性の低い酵素である．
- 顆粒球が食細胞などで炎症性の刺激を受けると，局所においてライソゾームを放出し，エラスターゼが遊出する．血中ではプロテアーゼインヒビターであるα_1-アンチトリプシン（α_1-AT）とα_2-マクログロブリン（α_2-MG）の1分子に，それぞれ1分子と2分子のエラスターゼが結合して複合体を形成し，90％がα_1-ATと，10％がα_2-MGと結合して不活性化されて存在する．

臨床的意義と検査値の読み方
- 顆粒球エラスターゼ（GEL）を定量的に測定することは，急性炎症などの疾病の大きさや，治療効果に対する情報を与えると考えられる．
- 炎症は生体にとって，異物に対する組織の防御反応であり，障害された組織の修復反応である．
- これまで炎症パラメーターとして，赤沈，CRP，白血球数，シアル酸，α_1-ATなどの急性相反応蛋白などが測定されているが，GELは白血球数のみに相関を示し，感染により他のマーカーよりも速やかに上昇し，感染後も速やかに低下する炎症マーカーと考えられる．
- 術後感染症でもある敗血症においては，GELは疾病促進因子として作用し，結合組織蛋白や，免疫グロブリン，補体因子などの血漿蛋白を分解するため，GELは重篤度の指標として，あるいは治療効果のモニターとして有用とされる．また，人工血液透析における透析膜のコントロールとして有用との報告がある．その他，リウマチ疾患における炎症性か非炎症性かの鑑別，妊娠高血圧症候群，肺水腫の早期診断でも用いられる．

（櫻林郁之介）

3B200
子宮頸管粘液中顆粒球エラスターゼ 保

granulocyte elastase in cervical mucus and its utilities

別 顆粒球エラスターゼ（子宮頸管中）

測定法　EIA
検　体　腟分泌液
基準値　1.6μg/ml 以下
異常値を呈する場合
陽性　頸管炎，腟炎，絨毛羊膜炎
次に必要な検査▶子宮頸管粘膜中癌胎児性フィブロネクチン，細菌培養検査，クラミジアなどの検査を行う．

プロフィール
- 子宮頸管粘液中顆粒球エラスターゼとは，子宮頸管部より採取した粘液を材料とし，顆粒球エラスターゼ蛋白量を測定するものである．感染部位に遊走した好中球の顆粒より放出された遊離顆粒球エラスターゼおよびインヒビターと結合し不活化された顆粒球エラスターゼを定量する．
- 顆粒球エラスターゼ（EC3.4.21.37）は基質特異性の低いセリンプロテアーゼで，血中濃度は炎症早期の炎症マーカーとして有用とされている．

臨床的意義と検査値の読み方
- 前期破水（PROM：premature rupture of membranes）や切迫早産の原因の一つとして絨毛羊膜炎（chorioamnionitis：CAM）がある．絨毛羊膜炎は頸管からの上行感染が原因とされ，細菌感染部位に遊走集積した好中球が放出する顆粒球エラスターゼなどのプロテアーゼの直接作用により卵膜の脆弱化が起こり，破水に至ると考えられるようになった．
- 妊娠期間を通じて羊水中に存在する癌胎児性フィブロネクチンが，破水の診断・予測のために測定されているが，子宮頸管粘液中顆粒球エラスターゼは炎症病巣の活動性を反映する．
- 頸管部の炎症の診断には，代表的な炎症マーカーであるCRP値より子宮頸管粘液中顆粒球エラスターゼ値が有意であり，早産発生の約2週間前には高値傾向を認め，PROM発生の約4週間前より高値傾向を示したと報告されている．

予想外の値が認められるとき
- 他の指標（子宮頸管粘膜中の癌胎児性フィブロネクチン）や，細菌培養検査，クラミジアなどの抗原検査など，総合的に診断する．

（櫻林郁之介）

3B205
5'-ヌクレオチダーゼ

5'-nucleotidase

略 5'-ND　別 5'-ribonucleotide phosphohydrolase

測定法　酵素法（Boothma法）
検　体　血清

基準値　2～9U/l
異常値を呈する場合
高値
- ≧10U/l：閉塞性肝疾患（閉塞機転が大きいほど上昇の程度が大きい），肝細胞傷害（急性肝炎ではALPとほぼ同様な変動であるが，慢性肝炎ではALPより変動幅が大きく，しかも持続する）
   次に必要な検査▶肝胆道系疾患の検査〔ALP，LAP，γ-GT などの胆管酵素，AST（GOT），ALT（GPT），LD，ChEなどの肝実質障害を反映する酵素，ビリルビン，プロトロンビン時間など〕を行い，閉塞性肝障害や肝細胞傷害の有無を検索する．また，胆汁うっ滞と胆道閉塞との鑑別には超音波検査が有効であり，必要があれば，腹腔鏡，肝生検，肝シンチなどによる検索も行う．

低値
- ≦1U/l：赤血球中（鉛中毒，β-サラセミア），リンパ球中（リンパ性白血病，伝染性単核球症や悪性リンパ腫，免疫不全症）
   次に必要な検査▶鉛中毒では赤血球中のδ-アミノレブリン酸（ALA）が低下し，プロトポルフィリンが増加する．尿中のδ-ALAとコプロポルフィリンは増加する．β-サラセミアではヘモグロビンβ鎖の合成障害があるため，ヘモグロビン異常を検索する．リンパ球異常症については血液検査，リンパ節生検などを行う．

プロフィール
- ヌクレオチドの5'位のリン酸を加水分解する酵素（EC3.1.3.5）で，ホスファターゼの一つ．Zn^{2+}を含む金属酵素であり，Mg^{2+}，Mn^{2+}により活性化される．
- 下垂体後葉に最も多量に存在するほか，甲状腺，精巣，大動脈，腎臓，肝臓などにも存在する．
- 臨床的に利用されるのは肝臓の毛細胆管側の膜に結合し，閉塞性機転で膜とともに毛細胆管膜より脱落して，血中活性が上昇する胆管酵素の分画である．

臨床的意義と検査値の読み方
- 胆管閉塞性疾患が疑われる場合に検査する．5'-NDは毛細胆管側の膜に結合して存在するため，アルカリホスファターゼ（ALP）やロイシンアミノペプチダーゼ（LAP）と同様に胆管閉塞に際して血中に上昇する．ALPやLAPと比較して胆汁中に多量に存在し，胆管特異性も高いため，これらより鋭敏かつ特異的な指標とされる．
- 肝実質性疾患が疑われる場合に検査する．肝炎や肝硬変など肝細胞傷害を主病変とする疾患では，それほどの上昇は認められない．
- 血液リンパ系悪性疾患が疑われる場合に検査する．5'-NDはリンパ球内にも存在し，悪性リンパ腫や慢性リンパ性白血病ではリンパ球内の5'-NDが低下する．

予想外の値が認められるとき

- 胆道系酵素であるALP，γ-GT，LAPを測定して比較チェックする．
- 金属酵素であるのでEDTA血漿では異常低値となるため，検体の採取方法をチェックする．
- 検体保存条件により活性が低下することがあるため，保存条件の検索を行う． （高木 康）

3B210
リボヌクレアーゼ
ribonuclease

略 RNase **別** RNアーゼ，RNase I，RNase II

測定法 Reddi法
検 体 血清
基準値 60〜145 U/l

異常値を呈する場合

高値

- ≧150 U/l：膵疾患（特に膵癌，慢性膵炎），悪性新生物（肺癌，肝癌で高値），腎不全（糸球体濾過機能とは逆相関的関係）

次に必要な検査▶ 膵疾患の検索（血中・尿中アミラーゼおよびそのアイソザイム，リパーゼ活性，エラスターゼ1活性，P-Sテスト）を行う．次に，悪性腫瘍を除外する目的で，腫瘍マーカー（POA，CEA，CA19-9，SL-X，β_2-ミクログロブリン）を測定する．

プロフィール

- 核酸であるRNA（ribonucleic acid）の塩基含有ヌクレオチドの3′-リン酸と隣のリボースの5′-OH間のエステル結合を加水分解して，3′-ヌクレオチドを遊離する酵素である．
- 胸腺と脾臓に多量に存在するほか，肝臓や腎臓にも存在するRNase II（肝・脾型RNase：EC3.1.27.1）と，膵液中に高濃度存在するRNase I（膵型RNase：EC3.1.27.5）とがある．
- RNase I は酸性に，RNase II は塩基性に至適pHがあり，基質特異性も異なる．
- RNaseは体液性および細胞性免疫の調節に関わっており，細菌やウイルスの蛋白合成を阻害する働きが報告されている．

臨床的意義と検査値の読み方

- 悪性腫瘍が疑われるときに検査する．悪性腫瘍では血中活性が上昇する．膵臓に分布するRNase I は膵疾患（膵癌）の診断に有用である．
- 腎機能（糸球体濾過機能）の指標として検査される．RNaseは腎臓を介して尿中に排泄されるため，腎機能障害では著明に上昇し，糸球体濾過機能の指標として用いられている．

予想外の値が認められるとき

- 検体保存により活性が低下することがあるため，検体採取条件をチェックする． （高木 康）

3B215
酸性/アルカリ性リボヌクレアーゼ活性比
acid/alkaline ribonuclease ratio

測定法 UV
検 体 血清
基準値 AC/AL比：0.29〜0.82
　　　　 AC：2.6〜13.0 U
　　　　 AL：8.5〜16.0 U

異常値を呈する場合

高値 膵疾患（特に膵癌，慢性膵炎）

次に必要な検査▶

- RNase I が高値の場合には膵疾患を疑い，膵疾患の検索（血中・尿中アミラーゼおよびそのアイソザイム，リパーゼ活性，エラスターゼ1活性，P-Sテスト）を行う．この場合には悪性腫瘍のための腫瘍マーカー（POA，CEA，CA19-9，SL-X，β_2-ミクログロブリン）も検索する．
- RNase II が高値の場合には，肝臓や脾臓あるいは胸腺の異常を疑い，これら臓器に対する検索を行う．

低値 悪性新生物（肺癌，肝癌），腎機能障害（腎不全）

次に必要な検査▶ 肺癌や肝癌を反映する検査（腫瘍マーカー，内視鏡検査，生検など）を行い，腎機能検査による検索を行う．

プロフィール

- リボヌクレアーゼには酸性側に至適pHをもつRNase II とアルカリ性側にあるRNase I があり，この比により上昇する分画を推測することができる．
- RNase I は膵臓に存在し，分子量が13,700で，至適pHは8.5付近である（アルカリ性RNase，EC3.1.27.5）．このRNase I はピリミジン特異的リボヌクレアーゼであり，RNAの一次構造の決定に不可欠である．
- RNase II は胸腺，脾臓，肝臓，腎臓に存在し，分子量は1万〜4万，至適pHは6.5〜7.0である．すべてのヌクレオチドの3′側のリン酸を分解する．
- RNase I と II を分別測定することで，血中に上昇するRNaseが膵臓に由来するのか，膵臓以外の臓器（胸腺，脾，肝）に由来するかを鑑別できる．

臨床的意義と検査値の読み方

- RNase活性が高値の場合に由来する臓器を推定するために検査する．血中に上昇するRNaseには膵臓に由来するRNase I と，胸腺，脾，肝に由来するRNase II とがあり，この分画比を求めることにより，RNaseが膵に由来するのか，膵臓以外の臓器に由来するかを鑑別できる．

予想外の値が認められるとき

- 検体保存により活性が低下するため，検体の採取・保存についてチェックする． （高木 康）

3B220
酸性ホスファターゼ
acid phosphatase

略 ACP

測定法 2,6-ジクロロ-4-アセチルフェニルリン酸（DCAP-P）基質法
検体 血清
基準値 7.3～13.6 IU/*l*

異常値を呈する場合

高値 前立腺癌，前立腺肥大，前立腺炎，転移性骨腫瘍，原発性骨腫瘍，骨形成不全症，閉経後骨粗鬆症，Paget病，原発性副甲状腺機能亢進症，多発性骨髄腫，慢性骨髄性白血病，hairy cell leukemia，Hodgkin病，鎌状赤血球貧血，特発性血小板減少性紫斑病，真性多血症，アミロイドーシス，Gaucher病，細網肉腫，急性腎不全など

次に必要な検査▶

- ACP活性高値を示した場合，酒石酸阻害法によって，PAP（prostatic acid phosphatase，前立腺酸性ホスファターゼ）活性上昇の有無を検査する．しかしPAP活性は非特異的なので，近年はPAP蛋白量を免疫化学的方法によって直接定量する方法が普及している．PAP蛋白高値であれば，まず前立腺の腫瘍マーカーであるPSA（prostate specific antigen）測定を行う．その他，直腸診，超音波による前立腺画像診断，前立腺生検などを行う．
- TRACP（tartrate resistant ACP，酒石酸抵抗性酸性ホスファターゼ）が上昇していれば，さらにポリアクリルアミドゲル電気泳動法にてアイソザイム分析を行う．その結果，破骨細胞由来のアイソザイムband 5bが増加していれば骨疾患が疑われる．その場合，X線画像検査，骨シンチグラムなどを行う．
- 血液・網内系疾患でもACP活性高値を呈しPAP上昇を認めるが，その場合は末梢血液検査・骨髄像検査などを行う．hairy cell leukemiaではTRACP染色強陽性細胞がほとんど全例でみられるため，骨髄性白血病との鑑別に有用である．

プロフィール

- 酸性ホスファターゼ（ACP，EC3.1.3.2.）は，分子量約100,000，2個の同一サブユニットからなる二量体である．pH 5という酸性条件下でリン酸モノエステルを加水分解する酵素である．またさらにリン酸基の転移反応も触媒する．
- ACPの臓器分布は幅広く，前立腺，赤血球，血小板，肝，骨髄，脾，腎などに含まれている．血清中のACP活性を1とすると，赤血球中にはその約100倍，白血球中には約20倍，血小板中には約1.5倍のACP活性が含まれる．また前立腺中に含まれるACPは前立腺が皮膜に覆われているため，血中にはほとんど出現せず，精液中には血清中の30万～40万倍の活性が認められる．なお，前立腺に含まれるPAPは，L-酒石酸によってその活性が強く阻害されることが知られている．
- 細胞内では，細胞上清，核，ミクロソーム分画，ミトコンドリア分画に存在しているが，細胞虚血によりリソソーム中の蛋白分解酵素が遊離すると，細胞が自己融解を起こし，ACPは逸脱してくる．
- ACPにはアイソザイムが存在し，ポリアクリルアミドゲル電気泳動法で0～5のバンドに分画され，さらに，バンド2は2a・2bの，バンド5は5a・5bのそれぞれ2本のバンドに分かれる．前立腺抽出液はバンド2～4の分画を含み，バンド5aはマクロファージに，5bは破骨細胞に含まれる．また5bは酒石酸で活性阻害を受けず，酒石酸抵抗性酸性ホスファターゼ（TRACP）とよばれる．

臨床的意義と検査値の読み方

- ACPは幅広い臓器組織に分布しているが，臨床的に注目されるのは，PAPとTRACPである．
- PAPは前立腺癌の腫瘍マーカーとして用いられたが，転移のない早期前立腺癌では通常PAP上昇はみられず，前立腺癌の腫瘍マーカーとしては感度，特異性ともに乏しく，最近は，PSAにその地位を奪われている．
- 近年，破骨細胞に由来するTRACPが骨代謝の生化学的マーカーとして臨床応用されている．バンド5bに含まれるTRACPはすでに記したごとく破骨細胞活性を表し，原発性骨腫瘍，骨形成不全症，閉経後骨粗鬆症，原発性副甲状腺機能亢進症などの骨吸収性疾患において高値を示し，マーカーとして用いられる．
- なお，hairy cell leukemiaにおいてもTRACPは高値を示し，他の慢性リンパ性増殖性疾患との鑑別に用いられる．

予想外の値が認められるとき

- 以下に示したような検体採取・保存条件が測定値に大きな影響を及ぼすので，これらの条件が適切であったかどうかを確認することが必要である．
  ① 採血後，全血で室温に放置すると赤血球中のACPが遊出し，偽高値を呈する．
  ② 血清分離後室温に放置すると，pHがアルカリ側に傾きACPは活性を失うので，速やかに-20℃で凍結保存する．
  ③ 赤血球中には血清の約70倍のACP活性が存在するため，溶血血清では高値を示す．
  ④ ヘパリン，EDTA，NaFなどの抗凝固剤使用はACPの活性を失わせる．

（鵜澤龍一）

3B225
グルタミン酸脱水素酵素
glutamate dehydrogenase

略 GLDH　**別** L-glutamate, NAD(P)$^+$ oxidoreductase (deaminating)

測定法　UV（GSCC 勧告法）
検体　血清
基準値　0.3〜11.4 IU/l/37℃

異常値を呈する場合

高値

- ≧12 IU/l：急性肝炎（急性肝障害の極期に上昇し，トランスアミナーゼなどの一般肝機能指標の改善に先行して正常化する），慢性肝炎（活動性，進行性のものでは持続して高値である），肝硬変（肝癌を合併する症例では著明な高値となる），心筋梗塞，肺疾患（肺癌，肺化膿症）

次に必要な検査▶ AST（GOT），ALT（GPT），LD などの肝障害を反映する酵素とともに，細胞局在を同じくするミトコンドリア由来酵素〔m-AST，OCT（オルニチンカルバミルトランスフェラーゼ）〕活性を測定して，肝細胞傷害の程度を推測する．また，肝臓の合成機能検査（プロトロンビン時間，ChE 活性）を行い，機能障害の程度を検索するとともに，超音波検査，核医学検査（シンチ，MRI など）により形態的な病変の診断を行う．

プロフィール

- GLDH は L-グルタミン酸と 2-オキソグルタル酸との間の反応を触媒する酸化還元酵素（EC1.4.1.3）であり，細胞内のアミノ酸，蛋白代謝に重要な役割を果たしている．
- Zn^{2+} を含む金属酵素で，6 つのサブユニットからなり，分子量は 33 万である．
- 肝臓にきわめて多量に存在するほか，腎臓，脳，大腸などに存在し，細胞内ではミトコンドリアに 60〜80％が存在し，重症度の判定，ミトコンドリア傷害の指標として測定されている．

臨床的意義と検査値の読み方

- 肝疾患や心疾患での細胞傷害の程度を推測する場合に検査する．GLDH は細胞質よりミトコンドリア内に大部分が存在するため，細胞膜の透過性の亢進などの軽度の細胞傷害では血中に上昇せず，血中に上昇した場合にはミトコンドリアまで及んだ重症の傷害を意味する．細胞内局在を同じくするミトコンドリア AST（m-AST）と比較すると半減期は GLDH が数倍長いため，長時間異常値が持続する．
- 急性肝炎の劇症化を推測する場合に検査する．ALT/GLDH 比は急性肝炎の劇症化の診断（急性肝萎縮の早期診断）に利用され，この比は急性肝炎＞慢性肝炎＞肝硬変＞うっ血肝である．

予想外の値が認められるとき

- 測定系により偽高値となるものもあるため，測定系のチェックを行う．
- エストラジオールやジエチルスチルベストロールなどは GLDH 活性を阻害する作用があるため，投与されている薬剤をチェックする．

（高木　康）

3B230
イソクエン酸脱水素酵素
isocitrate dehydrogenase

略 ICDH　**別** イソクエン酸デヒドロゲナーゼ

測定法　UV
検体　血清
基準値　3〜10 IU/l/37℃

異常値を呈する場合

高値　急性肝炎，慢性肝炎活動期，肝癌，胆道癌，中毒性肝障害，新生児先天性胆道閉塞

次に必要な検査▶

- ICDH は赤血球中にも多く含まれるため，溶血検体では高値となる．高値の場合は溶血がなかったか確認する．
- AST，ALT，LD，アルドラーゼなどの測定．
- HBs 抗原，HCV 抗体など肝炎ウイルスマーカーの測定．
- 悪性腫瘍を疑う場合は AFP，PIVKA-II などの腫瘍マーカーの測定．

プロフィール

- イソクエン酸脱水素酵素（ICDH）はクエン酸サイクルにおける重要な酵素の一つである．クエン酸サイクルにおいて，イソクエン酸は ICDH の存在下に，NAD^+ 依存性に脱水素反応を受け，オキサロ酢酸を生ずる．さらに，ICDH によって $NADP^+$ 依存性に α-ケトグルタル酸への脱炭酸が起こる．本検査では，これらの反応系のうち，後者の酵素活性のみを検出している．
- ICDH は肝，心筋，骨格筋，腎，赤血球など生体内の各組織に分布しているが，最も大きな臓器である肝の傷害を反映して血中に遊出する．そのため急性肝炎のように，肝臓の大部分が傷害を受けた際に，ICDH 活性は上昇する．その消長は ALT（GPT）と並行して増加し，正常域に復するのは ALT より早いとされる．
- したがって本検査は，急性肝炎の早期診断（s-AST に比して早期より上昇する）や，肝・胆道系悪性腫瘍を疑うとき（2〜6倍の上昇をみる）に用いられる．
- ほかに多くの肝細胞障害マーカーが存在する今日，ICDH に特異的な臨床的意義は少なく，検査されることはまれである．

臨床的意義と検査値の読み方

- ICDHはs-AST（GOT），TTT，ビリルビンの異常に先立って上昇する．特に肝疾患診断に対する特異性が高く，心筋梗塞，溶血性疾患などでの上昇はごく軽度であるため，肝炎の早期診断に有用である．
- 慢性肝炎では活動期に約半数の症例で活性の上昇がみられる．肝硬変では9割の症例が正常域にとどまり，代償性と非代償性の間で有意な差はみられないという．
- 肝・胆道系悪性腫瘍で上昇するが，これ以外の悪性腫瘍で異常がみられることはまれである．

（木村 聡，増山智子）

3B235
オルニチンカルバミルトランスフェラーゼ
ornithine carbamyltransferase

略 OCT　**別** OTC（ornithine transcarbamylase）

測定法　京大第一外科変法
検体　血清（クエン酸，NaFなどによる抗凝固血漿は不可）
基準値　9 U/l 以下

異常値を呈する場合

高値
- 高度上昇：急性ウイルス性肝炎，急性肝障害，重症ショック
- 中等度上昇：肝硬変，慢性肝炎活動期，肝の悪性腫瘍，胆石症，胆嚢炎，肝膿瘍，慢性肝内胆汁うっ滞，アルコール性肝障害，肝切除後，イレウス
- 軽度上昇：各種術後，火傷後，放射線治療後，膠原病

低値 OCT欠損症（先天性高アンモニア血症）

次に必要な検査▶ 確定診断のためには，腹腔鏡，肝生検，肝・胆道シンチグラフィ，アンギオグラフィなどを行う．

プロフィール

- オルニチンカルバミルトランスフェラーゼ（OCT：EC2.1.3.3）とは，オルニチンとカルバミルリン酸からシトルリンと無機リン酸を生成する転移酵素の一つであり，尿素合成回路に関与する．肝細胞のミトコンドリアに局在する．オルニチンカルバモイルトランスフェラーゼ（ornithine carbamoyltransferase）ともいう．
- OCTの大部分は肝に存在し，小腸には肝の1割強程度の活性が認められるが，それ以外の臓器には微量しか存在しない．欠損すると抗アンモニア血症を起こす．

臨床的意義と検査値の読み方

- OCTはAST（GOT）やALT（GPT）などの酵素と異なり肝特異性が高く，細胞傷害に伴って血中に逸脱してくることから肝障害の状態を把握する上で有効である．OCTはミトコンドリア内に局在しているため，肝ミトコンドリアの障害を反映する唯一の検査である．疾患の活動性や肝細胞の壊死の程度に鋭敏に反応するので病態の把握に有効である．しかし，簡便な測定法がないためルーチン検査として活発には用いられていない．
- OCT活性の測定により，肝障害，特に肝ミトコンドリアの障害の程度を推定することができる．またOCTの推移は術後の予後を推定する指標となる．
- 先天性高アンモニア血症（OCT欠損症，尿素合成回路の先天異常）の診断の指標となる．
- 急性肝炎の回復期において血清ビリルビンよりも早く正常化する．
- 慢性肝炎では活動期には中等度から高度の上昇，非活動期には軽度上昇する．
- 飲酒による小葉中心性壊死の程度と血清OCT活性は相関する．
- 胆道内圧上昇では最も早期に反応して上昇する．
- また，尿素合成回路の先天異常の検索にも用いられる．

（神奈木玲児）

3B240
α-ヒドロキシ酪酸脱水素酵素
hydroxybutirate dehydrogenase

略 α-HBD

プロフィール

- α-HBDは，α-ヒドロキシ酪酸をα-ケトブチル酸にする酸化反応を触媒する．一方，LDアイソザイム1・2型には，α-ヒドロキシ酪酸を基質とする酵素活性が含まれるため，α-HBD測定は，異なった基質で同じ酵素（LD_1，LD_2）活性を測定していることになる．
- 心筋，腎臓，赤血球などに含まれ，特に心筋梗塞の経過観察の指標として用いられたが，LD_1，LD_2と同じ酵素であることから測定意義がなくなり，保険収載から削除された．

（鵜澤龍一）

3B245
β-グルクロニダーゼ
beta-glucuronidase

略 GUS　**別** β-D-glucuronide glucuronohydrolase，β-Glu

測定法　Tsukamoto法
検体　血清
基準値　500～1,700 μmol/dl/hr

異常値を呈する場合

高値
- ≧2,000 μmol/dl/hr：悪性腫瘍（癌細胞には高濃度存在する），肝疾患（特に急性肝炎），I-細胞症（ムコ多糖症の一つで，ゴルジ体における水解酵素修飾

過程に必要な N-アセチルグルコサミン-1-リン酸転移酵素欠損のために，ムコ多糖の異化が進まず，β-グルクロニダーゼが血中に放出される），甲状腺機能亢進症（細胞代謝亢進のため），糖尿病（血糖値とほぼ平行して変化），妊娠，腎・尿路疾患（急性・慢性活動性腎炎で尿中活性が上昇）

次に必要な検査▶肝疾患（酵素，ビリルビン，プロトロンビン時間など）に関連する検索を行う．同時に悪性腫瘍が疑われたときには，腫瘍マーカーや核医学検査を行う．また，甲状腺機能検査，糖尿病に関連する検査を行う．

低値 ムコ多糖症Ⅶ（特有の顔貌，精神発達遅延，肝脾腫，ヘルニア），甲状腺機能低下症，肝不全

次に必要な検査▶MPSやMCを発症している場合もあり，分子異常症（構造遺伝子，酵素発現機構などの検査）の検索を行う．また，肝機能，甲状腺機能検査などを行う．

プロフィール

- オリゴ糖の非還元末端にあるβ-D-グルクロナイドの加水分解を触媒する酵素（EC3.2.1.31）で，同一のサブユニット4つからなる分子量30万の糖蛋白である．
- ほとんどあらゆる組織や体液中に存在するが，特に肝臓，腎臓，内分泌臓器に高濃度に存在する．
- 細胞内では小胞体で合成され，リソソーム，ミクロソーム（肝，腎，肺）に存在する．
- β-グルクロニダーゼ（β-Glu）が低下するとムコ多糖の加水分解が進まないため，異化中間物が蓄積して，mucopolysuccharidosis（MPS）やmucolipidosis（ML）を発症する．

臨床的意義と検査値の読み方

- 肝疾患が疑われる場合に検査する．ASTやALTが肝病変と一致しないときにもβ-Gluは一致するとの報告もある．
- 甲状腺機能障害の指標として検査する．甲状腺機能亢進症では高値に，機能低下症では低値となることから補助指標として用いられる．
- 膠原病の補助診断指標として検査する．関節リウマチやSLEなどで高値となる．
- 悪性腫瘍が疑われる場合に検査する．悪性腫瘍では代謝が亢進するため，血中に逸脱して高値となる．
- ムコ多糖代謝異常が疑われる場合に検査する．β-Gluはムコ多糖の加水分解に関与するため，低下するとmucopolysuccharidosis（MPS）やmucolipidosis（ML）を発症する．

予想外の値が認められるとき

- 大腸菌由来のβ-グルクロニダーゼの混入で高値になるため，細菌の混入の有無をチェックする．

（高木　康）

3B250

カタラーゼ 保

catalase

略 CAT　別 hydrogen-peroxide, hydrogen-peroxide oxidoreductase

測定法　比色法
検体　血清
基準値　0.2〜2.2 U

異常値を呈する場合

高値

- ≧2.5 U：肝疾患（脂肪肝，アルコール性肝炎，薬剤性肝障害），膵疾患（急性膵炎，慢性膵炎，膵癌），甲状腺機能亢進症

    次に必要な検査▶肝疾患（酵素，合成能機能検査，超音波検査，核医学検査）や膵疾患（酵素，P-Sテスト，超音波検査，核医学検査）の検査を行う．また，甲状腺機能検査を行う．

低値

- ≦0.1 U：易感染症，肝細胞癌，悪性腫瘍，無（低）カタラーゼ血症（赤血球中カタラーゼ）

    次に必要な検査▶易感染症（白血球数，リンパ球数，好中球機能検査，リンパ球機能検査など，免疫グロブリン定量）の検索を行い，赤血球中のカタラーゼ活性をチェックする．

プロフィール

- 過酸化水素を水に分解する反応を触媒する酸化還元酵素（EC1.11.1.6）である．分子量は24万で，分子量60万のヘム蛋白の四量体であり，ヒトでは肝臓，赤血球，腎臓に高濃度存在する．
- 組織内ではペルオキシソームやミトコンドリアなどの顆粒内に存在し，共存する各種酸化酵素が発生する過酸化水素を分解する．
- 赤血球中ではグルタチオンペルオキシダーゼとともにヘモグロビンや種々のSH蛋白を還元状態に保つ役割がある．

臨床的意義と検査値の読み方

- 肝疾患，膵疾患，溶血性貧血が疑われる場合に検査する．カタラーゼは肝臓，赤血球，膵臓に多量に存在するため，これらが障害されると血中活性が高値となる．膵疾患では，血清アミラーゼより長時間異常値であるが，測定法の関係であまり測定されていない．
- 持続する細菌感染症（易感染症）が疑われる場合に検査する．無カタラーゼ血症は常染色体劣性遺伝形式の遺伝病であり，カタラーゼがないために感染細菌の産生する過酸化水素により組織が傷害され，侵蝕性病変を起こす．この場合は赤血球中のカタラーゼを測定する必要がある．
- HIV感染が疑われる場合に検査する．エイズでは血清グルタチオンペルオキシダーゼが上昇せずに，カ

タラーゼだけが上昇する特異的な変動をきたす．

予想外の値が認められるとき
- クロフィブレートなどの抗高脂血薬ではペルオキシゾームの増殖により，カタラーゼ活性が上昇するため，薬剤投与の履歴を検索する．
- 異常低値の場合には，遺伝性無カタラーゼ血症を疑い，易感染症などを検索する．

(高木　康)

3B255
リゾチーム　保
lysozyme

略 LZM　別 ムラミダーゼ，ムコペプタイド，グリコヒドロラーゼ

測定法　比濁法
検　体　血清，尿，便
基準値　〈血清〉3.4～8.6μg/ml
　　　　〈尿〉1.0μg/ml 未満（正常は本来感度以下）
　　　　〈便〉16.0μg/g 以下

異常値を呈する場合
[高値]
- 血中：単球性白血病，肝疾患，消化器疾患など
- 尿中：単球性白血病，尿細管障害
- 便中：消化器疾患（潰瘍性大腸炎など）

次に必要な検査▶血液疾患の検査（血液検査），腎疾患の検査．

プロフィール
- リゾチームはヒトの鼻汁・涙・血清中に存在するグラム陽性菌の濁った溶液を透明化する物質として見出され，後に細胞壁のムコペプチド中のN-アセチルムラミン酸とN-アセチルグルコサミンの間のβ-1,4-グリコシド結合を切断する酵素と同定された．
- ほとんどあらゆる組織，体液，分泌物中に存在し，生体防御機構に関与している．特に，涙・唾液・喀痰・鼻汁に高濃度に含まれ，好中球・単球・組織マクロファージにも存在する．したがって，抗菌・抗ウイルス作用，白血球貪食能増強作用，抗腫瘍および抗炎症作用など，第一線の生体防御機構への関与が考えられる．
- 保険請求は現在（2008年3月）血中のみ認められている．

臨床的意義と検査値の読み方
- 次のような場合に本検査を実施する．
  ①単球性白血病の診断．
  ②尿細管障害の指標．
- 単球性白血病において，血中・尿中で増加する．
- 血中ではほかに肝疾患や潰瘍性大腸炎で増加する．潰瘍性大腸炎では急性期には便中でも増加している．
- 尿中での増加は尿細管障害の指標になる．これは，リゾチームの分子量が14,400と小さいため腎糸球体を容易に通過して近位尿細管で再吸収されるが，尿

細管障害により尿中への排泄が増加するためである．
- 癌に対する宿主の耐性のマーカーとしても使用される．

予想外の値が認められるとき
- 全血の室温保存では上昇傾向が認められるため，2時間以内に血清分離すること．

(前川真人)

3B265
ピルビン酸キナーゼ（赤血球）　保
pyruvate kinase（erythrocyte）

略 PK　別 ATP：pyruvate O_2-phosphotransferase

測定法　UV
検　体　ヘパリン加血液
基準値　3.7～5.5 U/10^{10} RBC

異常値を呈する場合
[低値]
- ≦3.5 U/10^{10} RBC：遺伝性PK欠損症（常染色体劣性遺伝で，非球状赤血球性溶血性貧血をきたす）

次に必要な検査▶他の赤血球内酵素測定（グルタチオンレダクターゼ，グルタチオン，G-6-PDH，グルコースリン酸イソメラーゼなど），ヘモグロビン還元試験，色素還元試験，Heinz小体形成試験などを行うとともに，ビリルビン（総，間接型），ハプトグロビン，LD活性などを検査する．

プロフィール
- 解糖系の最終段階でホスホエノールピルビン酸とピルビン酸との間のリン酸の転移を触媒する転移酵素（EC 2.7.1.40）である．
- 4つのサブユニットからなる分子量23万の蛋白で，酵素活性発現にはMg^{2+}，K^+を必要とする．
- すべての臓器に存在し，4つのアイソザイムが存在する．L型は肝臓に，R型は赤血球に，M1型は骨格筋，心筋，脳に存在し，M2型は胎児に存在して，ピルビン酸キナーゼ（PK）のプロトタイプと考えられている．成人では脾臓，腎臓，肺，白血球など多くの組織に存在する．

臨床的意義と検査値の読み方
- 溶血性貧血が疑われる場合に検査する．溶血性貧血の一つであるPK欠損症では赤血球中のPK活性が低値となり，確定診断のために測定する．
- 心筋梗塞，筋肉疾患が疑われる場合に検査する．全身の臓器・組織に存在するため，生体に何らかの傷害があると血清中に上昇するが，特に診断的有用性が高いのは急性心筋梗塞，筋疾患である．

予想外の値が認められるとき
- 採血前3ヵ月以内に輸血歴がある場合は輸血赤血球の破壊のために偽高値となることがあり，測定値の解釈が困難となる．このため，輸血歴をチェックする必要がある．
- 網赤血球中にはPKが高濃度存在するため，網赤血

球が高値のときには偽高値となるので，網赤血球数をチェックする．
- 白血球にも多量に存在するので，赤血球中のPK活性を測定して高値の場合には白血球の混入をチェックする．

(高木 康)

3B270
ソルビトール脱水素酵素
sorbitol dehydrogenase

略 SDH **別** polyol dehydrogenase

測定法 UV
検体 ヘパリン加血液
基準値 90〜155 U/l

異常値を呈する場合

低値
- ≦80 U/l：先天性ソルビトール脱水素酵素欠乏症，先天性白内障

次に必要な検査 ▶ 先天性白内障の家系が疑われ，糖尿病を合併しやすい糖尿病の検査（尿糖・血糖，インスリン，HbA$_{1c}$，フルクトサミン，1,5-AGなど）を行う．また，グルコースから生成されるソルビトール代謝に関連して糖代謝に関連する酵素（G-6-PDH，PKなど）を検索する．

プロフィール
- ソルビトールを果糖にする反応を触媒する酸化還元酵素（SDH；EC1.1.1.14）で，Zn^{2+}を含む金属酵素である．
- 水晶体・網膜，脳・神経系，腎臓，膵臓，赤血球に多量に存在している．
- 通常は赤血球中のPKが測定されている．
- 低下・欠乏するとポリオール代謝回路の中間産物であるソルビトールが蓄積して種々の障害を引き起こす．白内障はその代表である．

臨床的意義と検査値の読み方
- ソルビトール蓄積症（白内障）が疑われる場合に検査する．
- 糖尿病ではポリオール回路の亢進によりソルビトールが多量に産生されるため，SDH活性が低下すると白内障などの糖尿病の合併症を発症する．

予想外の値が認められるとき
- EDTA血漿では活性が阻害されて低値となり，可溶性分画まで調整しても数日間しか保存できない．このため，検体の調整段階で誤りがないかをチェックする．

(高木 康)

3B275
リンゴ酸脱水素酵素
malate dehydrogenase

略 MDH **別** malate：NAD$^+$ oxidoreductase

測定法 UV
検体 血清
基準値 11〜25 IU/l/37℃

異常値を呈する場合

高値 急性心筋梗塞（発症後24〜48時間で基準値上限の2〜10倍に上昇し，5〜7日で基準値に復する），肝疾患（転移性肝癌では約60％が上昇する），血液疾患（特に巨赤芽球性貧血ではLDと同様に数十倍まで上昇する），骨格筋疾患（ASTやLDと同様に上昇する），急性膵炎（軽度に上昇）

次に必要な検査 ▶ 心疾患，肝疾患，血液疾患，骨格筋疾患が疑われる．心筋梗塞では心電図，CK，LD活性，CK-MB，LD$_1$，ミオグロビン，ミオシン軽鎖，トロポニンなどが検査され，肝疾患では酵素，肝予備能検査，超音波検査，核医学検査，血液疾患では赤血球恒数，ビタミンB$_{12}$，葉酸など，そして骨格筋疾患ではCK，LD，LDアイソザイム，ミオグロビン，筋電図などが検査される．

プロフィール
- リンゴ酸の酸化に関与する酵素で，オキザロ酢酸を生成するものと，ピルビン酸と二酸化炭素とを生成する2種類が存在する．
- 臨床的に測定されるのはNAD$^+$を補酵素とする前者（EC1.1.1.37）である．分子量3.5万のサブユニットからなる二量体で，分子量は7万である．
- 心筋に高濃度存在するほか，骨格筋，肝臓，脳，腎臓などほとんどの組織に存在する．
- 細胞内局在を異にする2つのアイソザイム（細胞質：sMDHとミトコンドリア：mMDH）が存在し，sMDHが細胞質内で生成されたNADHをリンゴ酸の形でミトコンドリア内に輸送し，mMDHがこれを電子伝達系に導入する（これをリンゴ酸-アスパラギン酸シャトルという）．

臨床的意義と検査値の読み方
- 多量に存在する心筋，骨格筋，肝臓，脳，腎臓，血球などが傷害された場合に血中に逸脱して上昇する．
- 心筋梗塞，筋ジストロフィー症など筋肉疾患が疑われた場合に検査する．発症後24〜48時間で基準値の2〜10倍の高値となる．
- 肝疾患が疑われた場合に検査する．急性肝炎のほか，転移性癌で高値となる．
- 血液疾患が疑われる場合に検査する．巨赤芽球性貧血では溶血のために基準値上限の数十倍まで上昇する．

予想外の値が認められるとき
- 筋肉運動では筋肉中に存在するMDHが逸脱して上

b 酵素および関連物質

昇するが，その程度には個人差がある．異常高値の場合には筋肉運動の有無をチェックする．
- 血液凝固の際に血球中からMDHが遊出するため，血清は血漿より10〜20％高値である．
- 赤血球中にはMDHが存在するため，採血時，採血後の溶血があると異常高値となるため，測定時の溶血度合いをチェックする．

（高木 康）

3B280
グルコース-6-リン酸脱水素酵素
glucose-6-phosphate dehydrogenase

略 G-6-PDH **別** ブドウ糖-6-リン酸脱水素酵素，D-glucose-6-phosphate：NADP$^+$ 1-oxidoreductase

測定法	UV
検体	血清
基準値	1.1 IU/l/37℃以下

異常値を呈する場合

高値 急性心筋梗塞（血清中活性が上昇し，発症後6〜7日持続する）

次に必要な検査 ▶ 心筋梗塞を疑う場合には，心電図，CK，LD活性，CK-MB，LD$_1$，ミオグロビン，ミオシン軽鎖，トロポニンなどの検査を行う．

低値 G-6-PDH欠乏症〔薬剤，特に解熱薬，抗マラリア薬で溶血発作として惹起されることが多いが，わが国ではまれ（0.1％程度）である〕

次に必要な検査 ▶ 投与・服用薬剤をチェックするとともに，溶血発作での検査（ビリルビン，LD，ハプトグロビンなど）を行う．

プロフィール
- グルコース-6-リン酸をホスホグルコン酸に酸化するとともにNADPをNADPHに還元する酸化還元酵素（EC1.1.1.49）で，解糖系・ペントースリン酸回路の重要な酵素の一つである．
- 4つのサブユニットからなり，分子量は21万である．
- 血球内でのエネルギー供給上重要であるが，解糖系を利用してエネルギーを得ている臓器・組織にも多量に存在している．

臨床的意義と検査値の読み方
- 心筋梗塞が疑われる場合に検査する．血清中のG-6-PDH活性上昇の度合いはそれほどではないが，心筋梗塞ではAST（GOT）より遅れて上昇し，1週間程度高値を持続する．

予想外の値が認められるとき
- 赤血球中には多量のG-6-PDHが存在するため，溶血試料では高値となる．このため，試料の溶血の度合いをチェックする．

（高木 康）

3B280
グルコース-6-リン酸脱水素酵素（血液）
glucose-6-phosphate dehydrogenase（blood）

略 G-6-PDH **別** ブドウ糖-6-リン酸脱水素酵素，D-glucose-6-phosphate：NADP$^+$ 1-oxidoreductase

測定法	UV
検体	ヘパリン加血液
基準値	88〜140 mU/10^9 RBC

異常値を呈する場合

Critical/Panic value
【≦5 mU/10^9 RBC】
- 欠損症が疑われる．

高値 巨赤芽球性貧血（赤血球中活性が基準値上限の数倍に上昇する），鎌状貧血（赤血球中活性が軽度上昇する）

次に必要な検査 ▶ 巨赤芽球性貧血ではビタミンB$_{12}$や葉酸の欠乏の有無をチェックするとともに，網血球，MCV，骨髄穿刺，血中LD活性などを検索する．鎌状貧血では末梢血塗抹標本や負荷試験を行う．

低値 G-6-PDH欠乏症〔薬剤，特に解熱薬，抗マラリア薬で溶血発作として惹起されることが多いが，わが国ではまれ（0.1％程度）である〕

次に必要な検査 ▶ 溶血性貧血が疑われ，赤血球内酵素測定（グルタチオンレダクターゼ，グルタチオン，グルコースリン酸イソメラーゼなど），ヘモグロビン還元試験，色素還元試験，Heinz小体形成試験を行うとともに，ビリルビン（総，間接型），ハプトグロビン，LD活性などが検査される．また，投与・服用薬剤のチェックを行う．

プロフィール
- グルコース-6-リン酸をホスホグルコン酸に酸化するとともにNADPをNADPHに還元する酸化還元酵素（EC1.1.1.49）で，解糖系・ペントースリン酸回路の重要な酵素の一つである．
- 4つのサブユニットからなり分子量は21万である．
- 解糖系を介して血球内でのエネルギー供給に関与しており，臨床的には特に溶血性貧血に際して測定される．

臨床的意義と検査値の読み方
- 原因不明の貧血の場合に検査される．この場合には赤血球中のG-6-PDH活性が測定され，G-6-PDH欠乏症（溶血性貧血）では低値となる．
- G-6-PDHはグルコース代謝の一つであるペントース回路によりNADPHを供給しており，この活性が低下すると還元型グルタチオンが低下し，ヘモグロビンの可逆的酸化が起こる．これにより不溶性のHeinz小体が形成され，溶血が生ずる．溶血性貧血の原因が赤血球膜か，ヘモグロビンの異常か，あるいは酵素の異常かの鑑別に用いられる．

予想外の値が認められるとき
- 赤血球中の G-6-PDH を測定する際の溶血液の調整が不良の場合には異常値となる．調整ステップのチェックが必要である．
(高木　康)

3B285
ホスホヘキソースイソメラーゼ
phosphohexose isomerase

略 PHI　**別** グルコースリン酸イソメラーゼ，ホスホヘキソムターゼ

測定法　UV
検体　血清
基準値　$6.8 \sim 10.8\,U/10^9\,RBC$

異常値を呈する場合
低値 ホスホヘキソースイソメラーゼ欠乏症

次に必要な検査▶ 他の原因による溶血性貧血との鑑別が重要である．網状赤血球数の増多，間接ビリルビン高値，クームス試験陰性，赤血球形態正常，HAM試験陰性などを確認して総合的に診断する．

プロフィール
- ホスホヘキソースイソメラーゼ（PHI）とはグルコースリン酸イソメラーゼ（EC5.3.1.9）のことである．
- グルコース 6-リン酸とフルクトース 6-リン酸の間を触媒する酵素であり，糖新生，解糖系，ペントースリン酸回路の3代謝系に関与している．
- 動物，植物，微生物の細胞の可溶画分に広く分布する．

臨床的意義と検査値の読み方
- PHI には，常染色体劣性遺伝に基づく欠乏症の存在が知られている．臨床症状としては慢性の非球状性溶血性貧血を呈するが，その他の臓器症状は認められないとされる．本症では赤血球中の本酵素活性は低値を示す．
- このほか，血清中では膵，消化管，乳房，子宮頸部の癌，白血病，癌の脳転移，肝炎，心筋梗塞，筋肉疾患などで異常高値が報告されているが，これらの疾患に対する特異性は低い．このため 1994 年健康保険非収載項目となり，測定されることはまれとなった．測定法，基準値については，用途に応じて成書を参照されたい．
(木村　聡，増山智子)

3B290
2-5A 合成酵素　保
2-5 oligoadenylate synthetase

略 2-5AS　**別** 2-5 オリゴアデニレートシンセターゼ

測定法　RIA（二抗体法）
検体　血清
基準値　$10 \sim 100\,pmol/dl$

異常値を呈する場合
高値 ウイルス感染症

次に必要な検査▶ インターフェロン（IFN）により 2-5 オリゴアデニル酸（2-5A）が産生されていることが考えられるため，肝機能検査（酵素，予備能検査など）による効果を間接的に検査するとともに，ウイルス肝炎マーカーのなかでも HBV-DNA により，ウイルス量を検索する．

プロフィール
- IFN が細胞膜のレセプターに結合した時に誘導される酵素で，ATP を重合して 2-5A 合成を触媒する．IFN が IFN レセプターに結合すると 2-5A 合成酵素（2-5AS）が産生され，これがウイルス由来の ds-RNA のもとで活性化されて 2-5A を産生する．この 2-5A はウイルス増殖に必要な mRNA を分解するためウイルスの増殖は抑制される．
- IFN はウイルス感染により，免疫担当細胞が産生・分泌する糖蛋白で，ウイルス感染初期の生体防御機構の一つとして働く．
- INF は腫瘍細胞の増殖抑制や NK 活性の増強など多様な作用をもっており，現在では悪性黒色腫や膠芽腫，星細胞腫の治療に用いられている．

臨床的意義と検査値の読み方
- IFN 療法での生体反応の指標として検査される．IFN 投与により 2-5A 酵素が誘導され，2-5A が産生する．この 2-5A がウイルスの mRNA を分解して増殖を阻止する．
- B 型肝炎での IFN 療法においては HBV-DNA ポリメラーゼ活性とは逆相関関係が認められる．ウイルス肝炎での IFN 療法で，治療前の IFN が治療により上昇すればするほど，良好な治療効果が得られる．IFN 投与後 1～2 週間目に上昇のピークが認められ，その後は一定間隔で上昇が持続するかをモニタリングする必要がある．

予想外の値が認められるとき
- 凍結融解により活性が低下し，溶血検体は測定値に影響する．
(高木　康)

3B295
トランスケトラーゼ
transketolase

別 グリコールアルデヒドトランスフェラーゼ

測定法　酵素法
検体　ヘパリン加血液
基準値　$0.75 \sim 1.30\,IU/g \cdot Hb$

異常値を呈する場合
低値 脚気，Wernicke 脳症，肝硬変，妊娠，甲状腺機能亢進症，過労，糖質過剰摂取，発熱，アルコール過剰摂取

次に必要な検査▶
- ビタミン B_1 値測定
- TPP（チアミンピロリン酸，活性型ビタミン B_1）添

加効果の評価
- in vivo：ビタミンB_1筋注前と2時間後の活性値の比較
- in vitro：測定系にTPPを添加する前後の活性比の測定

プロフィール
- 解糖の六炭糖リン酸側路（五炭糖リン酸回路）の反応は2相に分けられる．
- 最初の相ではグルコース-6-リン酸が脱水素と脱炭酸を受け，リブロース-5-リン酸を生ずる．
- 第2相においては，このリブロース-5-リン酸はグルコース-6-リン酸に再転換されることになるが，この第2相の一連の反応に関与する酵素が，トランスケトラーゼおよびトランスアルドラーゼである．この際，トランスケトラーゼは補酵素および共同因子としてチアミンピロリン酸（ビタミンB_1）およびMg^{2+}を必要とする．

臨床的意義と検査値の読み方
- トランスケトラーゼは臓器中に広く分布しているが，補酵素としてTPPを必要とすることから，ビタミンB_1欠乏状態において低値を示す．測定系にTPPを添加した場合と添加しない場合の活性比を求め，その添加効果を評価すること（TPP効果）によりビタミンB_1欠乏症診断の参考となる．ビタミンB_1欠乏があればTPP効果は高くなる．
- ビタミンB_1欠乏状態の評価に際し，ビタミンB_1値測定のほか，従来は血中ピルビン酸，乳酸，α-ケトグルタール酸などの測定が行われていたが，TPPが補酵素として働くこのトランスケトラーゼ活性の測定は，より良好な指標といえる．

予想外の値が認められるとき
- 溶血により高値を示す．

（石井周一）

プロフィール
- 細胞内においてペプチド鎖に組み込まれているアミノ酸のプロリンを水酸化して，ヒドロキシプロリンとする水酸化酵素（EC1.14.11.2）で，3種の異性体が存在する．補酵素の1つにアスコルビン酸（ビタミンC）を必要とする．
- ヒドロキシプロリンは結合組織の主成分であり，生体内の全蛋白の約1/4～1/3を占めるコラーゲンに特異的に含まれるアミノ酸である．
- プロリンの水酸化によりコラーゲンの三重らせん構造が安定化され，線維形成が促進される．肺や皮膚のようにコラーゲンの多い組織で活性が高く，大部分が細胞内のミクロソーム内に存在する．分子量6.4万のα鎖と6万のβ鎖からなる四量体と考えられている．血清中ではα鎖は分解されやすく，β鎖のみが安定して存在している．

臨床的意義と検査値の読み方
- プロリルヒドロキシラーゼはコラーゲン生合成の重要な酵素であることから，線維増殖性疾患においては，組織中でのその活性が亢進しており，血清中の逸脱酵素蛋白もこれに相関するものと考えられる．したがって，これら線維増殖性疾患の診断や経過を観察していくうえで，その有用性が期待される．
- 測定法はヒトプロリルヒドロキシラーゼのβ鎖に対するモノクローナル抗体を用い，酵素蛋白量を測定するものであるが，肝での酵素活性を反映するとされている．
- 肝臓や肺の線維増殖性疾患の病態を把握し，線維化の程度を知るには，肝生検やBAL，TBLBなどが最も信頼性の高い検査法ではあるが，被検者に多大な負担を与え，また頻回に施行できない欠点がある．この意味で本検査はこれらの診断や経過を観察していくうえで，その有用性が期待される．

（石井周一）

3B305
プロリルヒドロキシラーゼ　保
prolyl hydroxylase
略 PH，PHD　別 プロリン水酸化酵素

測定法　EIA
検体　血清
基準値　80 ng/mℓ 以下

異常値を呈する場合
高値　肝硬変，慢性活動性肝炎，肝細胞癌，アルコール性肝障害，転移性肝癌，急性肝炎極期，肺線維症

次に必要な検査▶
- プロコラーゲンⅢペプチド（P-Ⅲ-P），Ⅳ型コラーゲンなどの測定値との比較．
- エコーやCTスキャンなどの画像診断．
- 肝生検，気管支肺胞洗浄検査（BAL），経気管支肺生検（TBLB）などにより組織学的所見から病態を把握する．

3B310
スーパーオキサイドディスムターゼ
superoxide dismutase
略 SOD　別 スーパーオキシドジスムターゼ

測定法　NBT還元法
検体　血清
基準値　6.4～12.8%

異常値を呈する場合
高値
- 主としてCu, Zn-SOD上昇に由来：急性肝炎，胃癌，膵癌，大腸癌，胆道癌，食道癌
- 主としてMn-SOD上昇に由来：卵巣癌，原発性胆汁性肝硬変，急性心筋梗塞，ARDS（成人呼吸窮迫症候群），急性肝炎，肝細胞癌

次に必要な検査▶各SODの分別測定．

プロフィール

- スーパーオキサイドディスムターゼ（SOD；EC1.15.1.1）は、生体にとってさまざまな組織傷害性を示す有害なスーパーオキサイドアニオン（・O_2^-）を除去するための、次に示す反応を触媒する酵素である．

  $2・O_2^- + 2H^+ \rightarrow O_2 + H_2O_2$

- SODは金属原子を反応中心とするメタロプロテインで、その含有金属により、銅と亜鉛を含むCu, Zn-SOD、マンガンを含むMn-SOD、鉄を含むFe-SODの少なくとも3種の存在が知られている．
- Cu, Zn-SODは主として細胞質に大量に存在する分子量約32,000の二量体で、それぞれのサブユニットはCuとZnを1個ずつ含有している．
- Mn-SODは主としてミトコンドリア内に局在し、1個のMnを含む同一のサブユニットから構成される二量体もしくは四量体である．また、血漿中には細胞外（EC）-SODとして、Cu, Zn-SODとわずかながらアミノ酸配列の相同性を有する四量体のSODの存在も知られている．
- 測定は、その酵素活性を測定する方法と抗原量を測定する方法の2種類がある．酵素活性測定法としては、シトクロムc法やNBT還元法などがあるが、アイソザイムとしての各SOD活性を分別して測定することは難しい．しかし、最近では各SODに特異的なモノクローナル抗体を用いた酵素免疫測定法も開発され、各SODの分別測定も可能になりつつある．

臨床的意義と検査値の読み方

- スーパーオキサイドは酸素が1電子の還元を受けたもので、その反応性はきわめて強く、脂質の過酸化、酵素の失活、DNAの不活化、メトヘモグロビンの生成、生体膜の破壊など、生体にとって傷害性を示す．
- この有害なスーパーオキサイドを除去する働きを有するSODを測定することにより、老化、炎症、発癌、動脈硬化などとの関連を推測できる可能性が期待できる．
- Cu, Zn-SODは肝臓や赤血球中に多量に存在するため、肝疾患や悪性腫瘍などで上昇する．また、家族性筋萎縮性側索硬化症との関連で研究も進められている．
- Mn-SODはサイトカインなどの炎症性メディエーターが関与する炎症性疾患で、組織破壊を伴う際に血中に逸脱し、高値をとる．

予想外の値が認められるとき

- 疾患や病態によってはSODの総活性と抗原量との間に乖離がみられる場合がありうることを考慮する．
- Cu, Zn-SODは特に赤血球中に多量に存在するため、溶血の影響を受ける．
- 血清中のアルブミンやセルロプラスミンがSOD様活性を示すことがあるので、考慮する．　　　（石井周一）

3B320
ドパミンβ-水酸化酵素

dopamine beta-hydroxylase

略 DBH　**別** dopamine β-monooxygenase, 3,4-dihydroxyphenylethylamine, ascorbate : oxygen oxidoreductase（β-hydroxylating）

測定法　UV（永津変法）
検体　血清
基準値　2〜60 IU/l/37℃

異常値を呈する場合

高値　褐色細胞腫（細胞腫摘出後カテコールアミン値の変動は激しいが、DBH活性は急速に低下する）、Addison病

　次に必要な検査▶ 褐色細胞腫や神経芽細胞腫を疑い、副腎髄質機能検査（カテコールアミン、メタネフリン、バニールマンデル酸）を検索する．また、Addison病でも高値となるので、副腎皮質機能検査（尿中17-OHCS・17-KS, ACTHなど）を検査する．

低値　肝性脳症（肝性脳症の重症度と^{3}H-ドパミン摂取率には相関が認められる）、Down症候群（ノルアドレナリンが低値でなくても低値となる）、Cushing症候群、原発性アルドステロン症

　次に必要な検査▶ 肝機能検査（肝酵素、ビリルビン、アンモニアなど）や副腎皮質機能検査（尿中17-OHCS・17-KS, ACTH）を行う．

プロフィール

- ドパミンからノルアドレナリン（ノルエピネフリン）を生成する反応に関与する酸化還元酵素（EC1.14.17.1）である．銅を含む金属酵素で、水素供与体としてアスコルビン酸を要求し、フマル酸のようなジカルボン酸により活性化する．
- 副腎髄質膜、交感神経末梢のカテコールアミン貯蔵胞体膜に結合している．カテコールアミンと比較して、血中半減期が長く、交感神経末端で再摂取されないため、血中濃度が比較的安定である．

臨床的意義と検査値の読み方

- 交感神経系の疾患が疑われる場合に検査する．血中のDBHは末梢交感神経や脳内ノルアドレナリンニューロンから放出されるが、交感神経末端由来のものが大部分を占めるため、交感神経機能を定量的に把握するのに有用であり、特に慢性の交感神経活動の変化を反映する．
- 先天性DBH欠損症が疑われる場合に検査する．新生児からの周期的な低体温、低血糖、低血圧を発症する場合に疑われる．

予想外の値が認められるとき

- 血球の混入により活性が低下し、EDTAやクエン酸ナトリウムでは低下するため、検体のチェックを行う．　　　　　　　　　　　　　　　（高木　康）

3B325
アンジオテンシンⅠ転換酵素 [保]
angiotensin-1-converting enzyme
【略】ACE 　【別】kininase Ⅱ

測定法　合成基質法
検体　血清
基準値　8.3〜21.4 IU/*l*

異常値を呈する場合
高値
- サルコイドーシス
- このほか，甲状腺機能亢進症，肝硬変，糖尿病，Gaucher 病など

低値 Crohn 病，慢性リンパ性白血病，多発性骨髄腫，慢性閉塞性肺疾患，甲状腺機能低下症など

次に必要な検査▶ レニン活性，アンジオテンシンⅠ，Ⅱなどの値と比較を行う．ACE 遺伝子の多型解析で異常高値または低値の原因を検索する．

プロフィール
- アンジオテンシンⅠ転換酵素（ACE）はアミノ酸 10 個からなる強力な昇圧物質で，アンジオテンシンⅠを加水分解し，強力な昇圧作用をもつアンジオテンシンⅡに転換する酵素（EC3.4.15.1）である．同時に血管拡張作用をもつブラジキニンを分解，不活化する作用を持ち，主に肺に存在する．
- ACE は通常，腎，肺の血管内皮において産生されるが，サルコイドーシス患者では類上皮細胞肉芽腫からも産生される．このため，ACE 活性は肉芽腫の大きさに相関すると考えられているが，日本人は白人に比べて，ACE レベルが遺伝的に低いことや，ACE 遺伝子型などから同量の肉芽腫の量でも ACE レベルが異なることがあるため，一概に肉芽腫の量とは言い切れないと考えられている．

臨床的意義と検査値の読み方
- サルコイドーシスの補助診断や治療効果の判定に用いられる．しかし，サルコイドーシスでも陽性率は 33〜80％と，報告によりかなり差が認められる．一般に活動性の場合高値をとりやすい．
- 血清 ACE 活性を臨床上評価するときは，経時的な変化を追う必要があるとともに，遺伝子型についても考慮する必要がある．
- サルコイドーシス患者の場合，ACE は単球−マクロファージ−類上皮細胞で産生されたものと考えられ，活動期には全身病変の広がりの程度に応じて高値となる．ステロイド治療では X 線所見の改善の前に著明な低下を示す．
- また，降圧薬として広く用いられている ACE 阻害薬投与で低下をみる． 　　　　　（木村　聡，増山智子）

3B330
N-アセチル-β-D-グルコサミニダーゼ活性（尿） [保]
N-acetyl-beta-D-glucosaminidase activity（urine）
【略】NAG 　【別】尿中 NAG 活性

測定法　比色法（合成基質法）
検体　尿
基準値　7.0 U/*l* 以下

異常値を呈する場合
高値 薬物による腎障害，ネフローゼ症候群，腎炎，腎性高血圧，糖尿病腎症，腎移植後の拒絶反応

次に必要な検査▶
- 抗生物質服用の有無，重金属中毒のエピソードの有無，腎障害性薬物使用の確認．
- 糖尿病の有無，腎症の場合，尿中Ⅳ型コラーゲン，尿中トランスフェリンや尿中アルブミンの定量．
- クレアチニンクリアランスなど腎機能検査．
- 尿細管障害では尿中 NAG は感度では優れているが，特異性では劣るため α_1-ミクログロブリンや β_2-ミクログロブリンなどの測定が有用である．

プロフィール
- N-アセチル-β-D-グルコサミニダーゼ（NAG）は前立腺と腎の近位および遠位尿細管，集合管細胞内のリソソームに含まれる加水分解酵素の一つである．
- NAG は主に近位尿細管より尿中へ逸脱するが，一部は腎糸球体にも分布するため，糸球体障害でも尿中排泄は増加する．
- イオン交換クロマトグラフィなどを用いれば，尿中 NAG アイソザイムの分析が可能である．NAG−B 型，NAG−A1 型，A2 型の順に分離されるが，基本的には患者尿で，NAG−A2 が主たるピークとなる．
- 通常はスクリーニングとして部分尿を用いることが多い．

臨床的意義と検査値の読み方
- NAG は腎の近位尿細管のリソソームに多く存在するため，尿中 NAG 活性は尿細管障害の良い指標となる．
- また，腎移植後の生着度をみる経過観察や薬物による腎毒性の指標，小児の上部と下部尿路感染の判別に利用されている．
- 糸球体の病変では，組織変化が強いほど尿中 NAG 排泄量は増加する傾向にある．このため，膜性腎症では微小変化群より尿中 NAG 排泄量が高い．また，ネフローゼ症候群の発症時や再発時にも高値を呈する．
- NAG の排泄量の増加から，腎，とりわけ尿細管の障害の程度を推定できる．具体的には，
  ①腎毒性物質（アミノグリコシド系薬剤など）による尿細管障害の早期発見，およびモニタリングが必要なとき

②各種腎疾患の診断および経過観察，腎性高血圧のスクリーニング
③糖尿病腎症の早期発見（糖尿病患者で腎障害がまだ明らかでない段階では，HbA$_{1c}$と相関関係が認められる）
④腎移植後の拒絶反応の早期診断（拒絶反応で上昇）
⑤学童の腎疾患スクリーニングとして（集団検尿）
⑥鉛，水銀，有機溶媒など腎障害をきたす有害物質の取り扱い者，カドミウム汚染患者での腎障害の早期発見

などの際に上昇が認められる．

予想外の値が認められるとき
- 細菌繁殖によりpH 9.0以上の強アルカリに傾くと低値を示す．pH 4以下でも失活し，低値になる．
- pH，保存状態の確認，尿量のチェック．
- 薬剤投与歴の確認．
- 細胞成分，塩類など尿が混濁している場合には沈渣成分を取り除く必要がある．
- 水分摂取量が多く尿量が増加した場合は，希釈されて尿中NAGは低下する．
- 射精後の精漿中には多量のNAGが含まれるため，男性の起床時第一尿では精液混入で高値を示すことがある．

（木村　聡，増山智子）

5D415
癌関連ガラクトース転移酵素 保

galactosyltransferase associated with tumor

略 GAT

測定法　EIA（コニカ「GAT-EIA」キット）
検　体　血清
基準値　13.6 U/m*l*（腫瘍マーカーとしてのカットオフ値）

異常値を呈する場合
高値　卵巣癌

次に必要な検査▶超音波，CTなど画像検査により卵巣癌と内膜症性嚢胞との鑑別を進める．

プロフィール
- 卵巣癌患者腹水から精製した可溶型ガラクトース転移酵素のうち，健常人血清中の可溶型ガラクトース転移酵素とは異なる分画として分離された分子量約5万の酵素である．これを免疫原として得られた単クローン抗体を用いたEIAにより検出される．
- 現在測定に用いられているキットはこの酵素蛋白質に対する二種の抗体が用いられている．数少ない国内で開発された腫瘍マーカーである．測定値への年齢，性周期の影響は少ないが，妊娠では妊娠週数が進むと高値となる．測定に影響する物質は少ないが，検体の溶血は測定誤差を与える．
- 本キットで測定されるガラクトース転移酵素がなぜ癌特異性を有するかについてはまだよくわかっていない．現在までのところ，本酵素と正常組織のガラクトース転移酵素との間には，アミノ酸シークエンスには違いが見出されていない．癌で大量に合成されたガラクトース転移酵素が，異化の際に蛋白質分解酵素によって通常とは異なる部位で切断されたために生じたものと考えられている．
- 本酵素遺伝子を細胞に導入することにより，ラミニンやコラーゲンに対する接着が亢進し，マトリゲルへの浸潤も亢進することが認められている．また血清にはGAT量を減少させる因子のあることが推定されている．

臨床的意義と検査値の読み方
- 卵巣癌において50～70％の陽性率が報告されている．組織学的に分類すると，類内膜腺癌に加えて，特に明細胞癌における陽性率が他の組織型より高い傾向がある．治療効果の判定，再発の発見などに有用である．
- 卵巣癌の腫瘍マーカーとして繁用されるCA125が子宮内膜症においても高頻度にfalse positiveを呈するのと比較して，本マーカーは感度は低いが癌特異性が高い．このため，特に卵巣癌と内膜症性嚢胞との鑑別においてCA125とのコンビネーションアッセイが有用である．卵巣癌と内膜症性嚢胞の鑑別においては，超音波診断法で鑑別が困難な場合にも有用性を発揮する．またSLXをはじめとする二型糖鎖抗原やSTN・CA72-4など母核糖鎖抗原との相関が低く，並行測定によってこれらのfalse negativeをよく補完する．
- 本マーカーはまた，卵巣癌の治療効果の判定，再発の発見など卵巣癌の経過観察にも有用である．
- 健康保険診療報酬認可に条件があり，内膜症性嚢胞を有する患者または内膜症性嚢胞が疑われる患者について，卵巣癌が疑われる場合に保険請求できる．

予想外の値が認められるとき
- 子宮癌など，卵巣癌以外の癌での陽性率は低い．

（神奈木玲児）

3B339, 340, 345
血清ペプシノゲンⅠ，Ⅱ

pepsinogen Ⅰ, Ⅱ

略 PGⅠ, PGⅡ　別 ペプシノゲンⅠ，Ⅱ

測定法　RIA，EIA，CLIA，CLEIA，LIA
検　体　血清（乾燥濾紙血による測定キットもある）
基準値　PGⅠ：15～100 ng/d*l*，PGⅡ：3～40 ng/d*l*が正常範囲
　　　　胃癌ハイリスクスクリーニングの判定基準値は通常PGⅠ≦70 ng/d*l*かつPGⅠ/Ⅱ≦3

異常値を呈する場合
- PGⅠ低値（15 ng/d*l*以下）：悪性貧血，萎縮性胃炎，胃腺腫，胃癌，胃切除後
- PGⅠ高値（100 ng/d*l*以上）：十二指腸潰瘍，胃・

十二指腸並存潰瘍，Zollinger-Ellison症候群，腎不全，出血性胃びらん・潰瘍，急性胃粘膜病変，プロトンポンプインヒビター（PPI）服用
- PG Ⅱ低値（3 ng/dl以下）：萎縮性胃炎，胃切除後
- PG Ⅱ高値（40 ng/dl以上）：十二指腸潰瘍，胃切除後，胃・十二指腸並存潰瘍，Zollinger-Ellison症候群，腎不全，出血性胃びらん・潰瘍，急性胃粘膜病変，PPI服用

次に必要な検査▶上部消化管内視鏡検査

プロフィール
- 血清ペプシノゲン（PG）は胃癌ハイリスクグループのスクリーニングの目的で測定される．保険収載項目ではないが，検診や人間ドックの現場に広く普及している．
- PGはペプシンの前駆体で，99％が胃内腔に放出されるが，1％が血中に流入する．サブタイプPG Ⅰは胃底腺領域で産生され，PG Ⅱは胃粘膜全域で産生される．
- PG Ⅰは胃酸分泌能と相関，胃壁細胞量をよく反映し，上昇は胃の攻撃因子の増大を示唆する．PG Ⅱ値の変動はPG Ⅰ値に比べて小さい．
- PG Ⅰ，Ⅱとも，日内変動，季節変動はなく経年変化も少ない．食事やPPI以外の薬剤の影響も受けない．

臨床的意義と検査値の読み方
- 血清PG値は胃粘膜の萎縮を反映して低下するため，PG Ⅰ値，PG Ⅰ/Ⅱ比を指標として，胃癌ハイリスクである萎縮性胃炎を同定できる．
- 胃癌症例群と健常対象者群を比較した結果から，PG Ⅰ≦70 ng/dlかつPG Ⅰ/Ⅱ≦3を胃癌ハイリスクスクリーニングの判定基準値としている．
- 厚生労働省三木班（www.pepsinogen.org）によると，陽性反応的中率（陽性者のうち胃癌が発見された率）は1.5％．長期観察でPG陽性者からの胃癌発生率は4.06％，陰性者からの発生率は0.59％で，PG陽性者の陰性者に対する相対危険度は6.9倍であった．
- PG Ⅰ≦70 ng/dlかつPG Ⅰ/Ⅱ≦3の受診者は胃癌のハイリスク者であり，定期的に上部消化管内視鏡検査を行うのが原則である．
- PG値が基準値以上で，ヘリコバクターピロリ感染のない受診者は，胃癌リスクが低いため，胃癌検診の受診間隔をあける，また検診対象者から除外することも検討されている．

予想外の値が認められるとき
- 胃切除歴，腎不全・腎機能障害（Cr≧3 mg/dl），PPIの服薬歴の確認を行う．
- PG Ⅱが異常高値の場合，PG Ⅱ産生腫瘍の可能性があるため，上部消化管内視鏡検査を行う．

（笹島雅彦，三木一正）

3B350
グリセルアルデヒドレダクターゼ
glyceraldehyde reductase

略 GAR　**別** アルドースレダクターゼⅡ，ポリオールデヒドロゲナーゼ

測定法　UV
検体　ヘパリン加血液
基準値　55～75 U/l

異常値を呈する場合
高値 糖尿病（とりわけ網膜症，腎症，末梢神経障害などの合併症を有する場合）

次に必要な検査▶ソルビトール値の測定．

プロフィール
- グルコースからフルクトースが産生されるインスリン非依存性のポリオール経路において，アルドースレダクターゼ（AR，アルドース還元酵素）はその第1段階の律速酵素として働き，基質のグルコースからソルビトールが産生される．このソルビトールは糖尿病合併症との関連で注目されているポリオールの一つであるが，さらにソルビトールデヒドロゲナーゼによりフルクトースに転換される．
- ARはグルコースに対する基質親和性が低く，他の多くの糖アルデヒドに対して広い基質特異性を有することから，グリセルアルデヒドレダクターゼ（GAR）活性としての測定が行われている．最近ではARの定量がELISAで可能となってきている．

臨床的意義と検査値の読み方
- ソルビトールなどのポリオールは細胞膜の透過性が悪く，細胞内に蓄積されやすい．その結果，細胞内浸透圧の上昇，細胞の膨化，機能障害がもたらされ，これらが，特に糖尿病の合併症の成因として深く関与しているのではないかと考えられる．
- ARは，このソルビトールの生成に関わるポリオール経路の律速酵素であり，グルコース濃度に依存してソルビトール産生が高まる．赤血球中のGAR活性測定から間接的にAR活性を推測したり，ELISAにより組織内AR活性を直接に測定することにより，ソルビトール値などとともに，糖尿病合併症の発症や進展などの病態解析を進めていくうえで有用である．

（石井周一）

組織メタロプロテアーゼインヒビター

tissue inhibitor of metalloprotease-1

略 TIMP-1　**別** コラゲナーゼインヒビター-1

測定法　EIA
検体　血清
基準値　108〜223 ng/m*l*

異常値を呈する場合
高値　慢性肝炎，肝硬変，関節リウマチ，悪性腫瘍，妊娠

次に必要な検査 ▶ 他の炎症マーカーや腫瘍マーカーの測定．

プロフィール

- 線維芽細胞をはじめとする各種結合組織細胞内においては，コラゲナーゼ，ゼラチナーゼ，ストロメライシンなど，コラーゲンの代謝に関連した各種の軟骨マトリックス成分の分解酵素が産生されている．
- これらは活性中心に Zn を有する金属酵素群でマトリックスメタロプロテアーゼと総称されるが，同時にこれらの産生細胞内においては，1：1のモル比にて結合して複合体を形成し，その酵素活性を阻害する内因性インヒビターも産生されている．これが，組織メタロプロテアーゼインヒビターである．
- ただし，細胞外に分泌された各種のメタロプロテアーゼは，血清中においてはメタロプロテアーゼインヒビターと結合した複合体として存在しているため，酵素活性はほとんど認められない．

臨床的意義と検査値の読み方

- 近年，関節リウマチや変形性関節症の主要病変である関節軟骨の破壊や悪性腫瘍の浸潤性増殖や転移に，これら一連のメタロプロテアーゼやそれらのインヒビターの関与が明らかにされ，注目されている．
- 組織中の各種メタロプロテアーゼ活性は，慢性炎症性疾患における組織破壊および組織修復の線維化過程や悪性腫瘍での浸潤増殖や転移などの際に上昇するので，その測定はこれらの病態の診断や経過観察に有用である．

予想外の値が認められるとき

- 生理的には，成長期の組織や分娩時，分娩後には，組織のメタロプロテアーゼ活性が上昇するので，血清においても上昇する可能性がある．　　（石井周一）

3 C 低分子窒素化合物

3C010

クレアチン　保
creatine
[別] CRT

測定法　酵素法
検体　血清
基準値　男性 0.17～0.50 mg/d*l*
　　　　　女性 0.35～0.95 mg/d*l*

異常値を呈する場合

[高値] 筋疾患（筋ジストロフィー，多発性筋炎，クラッシュ症候群，その他の筋萎縮性疾患），甲状腺機能亢進症，ステロイドミオパチー，ポリオ，関節リウマチ（活動期），飢餓

[低値] 甲状腺機能低下症，肝障害

次に必要な検査▶

- 甲状腺機能障害や肝機能障害，腎機能障害の有無を検討する．
- AST（GOT），LD（LDH），CK（CPK），同アイソザイムなどの活性値との関連をみる．

プロフィール

- クレア（crea）はギリシャ語で肉のことで，筋に多量に含まれる窒素成分である．非蛋白窒素（血中蛋白質以外の窒素成分）の一つであり，肝でアミノ酸より合成され血中に入り，90％は筋肉（特に骨格筋と心筋）に，一部は神経その他に分布する．
- クレアチンキナーゼ（CK）の作用により高エネルギー化合物であるクレアチンリン酸に合成され，産生するATPは筋収縮のエネルギー源として重要な役割を果たしている．

臨床的意義と検査値の読み方

- クレアチンはクレアチニンとともに筋疾患（ミオパチー）の重要な検査として用いられてきたが，筋疾患に特異的でないことから，近年，神経筋疾患の診断にはCK，CKアイソザイムなど血中酵素活性の測定や筋電図，筋生検などが中心に行われるようになった．
- 血清クレアチンが高値を示すと，クレアチンの生合成が抑えられ，血中増量は少なくなり，尿中排泄量が著明に増加する．したがって，筋疾患の診断には尿中クレアチニンの増加を観察した方がよい．

予想外の値が認められるとき

- 採血時間，食事（肉などの制限）のチェック，女性の場合は妊娠，出産のチェックを行う．　　（伊藤機一）

3C010

クレアチン（尿）　保
creatine（urine）
[別] 尿クレアチン，U-CRT

測定法　酵素法
検体　24時間蓄尿（1日尿量明記）
基準値　男性 150 mg/day 以下
　　　　　女性 250 mg/day 以下

異常値を呈する場合

[高値] 筋ジストロフィー，多発性筋炎，クラッシュ症候群，甲状腺機能亢進症，ステロイドミオパチー，ポリオ，関節リウマチ（活動期），長期ステロイド投与時，長期コレステロール低下剤投与時

次に必要な検査▶

- 甲状腺機能障害や肝機能障害，腎機能障害の有無を検討する．
- AST（GOT），LD（LDH），CK（CPK），同アイソザイムなどの値との関連をみる．

プロフィール

- 尿中に排泄されたクレアチンを測定する検査である．
- クレアチンは腎糸球体から濾過されるが，生体にとって筋収縮に関与する重要成分であるため尿細管で大部分が再吸収され，成人男性ではほとんど尿中に排泄されない．女性は妊娠時，分娩後早期に生理的に少量出現する．
- クレアチンは非蛋白窒素（血中蛋白質以外の窒素成分；NPN）の一つである．肝でアミノ酸より合成され血中に入り98％は筋肉に，一部は神経に分布する．
- 高エネルギー化合物であるクレアチンリン酸に合成され，筋収縮のエネルギー源として生体内で利用されている．
- クレアチニンという不要成分と異なり，生体にとって重要な成分であり，尿中排泄量はほとんどゼロ（特に男性）とする教科書もある．

臨床的意義と検査値の読み方

- 筋の破壊性病変（ミオパチー）が疑われるとき検査をする．
- 尿中クレアチンの増加は，筋におけるクレアチンの利用の低下，筋の破壊，変性，萎縮，細胞膜の透過性亢進などによるとされている．
- しかし近年，神経筋疾患の診断に血清中酵素活性の測定，筋電図検査などが広く用いられるようになり，クレアチンの測定は筋疾患に特異的でないことなど

からも意義は薄れている.
予想外の値が認められるとき
- 女性の妊娠，出産のチェック.　　　　　（伊藤機一）

3C015
クレアチニン　　　　　　　　　　　　保
creatinine

略 Cr

測定法　酵素法，Jaffé法
検　体　血清
基準値　男性 0.6〜1.1 mg/dl
　　　　　女性 0.4〜0.8 mg/dl

異常値を呈する場合
高値
- GFR低下（糸球体腎炎，腎不全，うっ血性心不全など）
- 筋細胞増大（先端巨大症，巨人症）
- 血液濃縮（脱水症，火傷）

低値
- 尿排泄量の増量（尿崩症，妊娠）
- 筋萎縮（筋ジストロフィー，長期臥床の高齢者）

次に必要な検査▶ 必要に応じ尿中排泄量や，腎機能の把握として，より正確なクレアチニンクリアランスを測定する.

プロフィール
- クレアチニンは非蛋白性窒素化合物の一つであり，生体にとって不要成分である.
- 筋肉細胞内で，筋肉収縮のエネルギー源であるクレアチンリン酸の構成成分であるクレアチンの代謝最終産物である．筋肉内でのクレアチニンの産生量は筋肉量に比例し，体重kg当たりほぼ一定とされる．
- 血中クレアチニンは腎糸球体ではきわめて容易に濾過され，尿細管での再吸収・分泌はほとんど行われない．したがって尿中へのクレアチニン排泄量は糸球体濾過率（GFR）を示す．
- クレアチニンの測定は，長い間Jaffé法とよばれる化学的方法（アルカリ・ピクリン酸法）で実施されていたが，特異性の高い酵素法が多く使用されるようになった．Jaffé法はクレアチニンの活性メチレン基に基づく反応のため，クレアチニン以外の成分（non-creatinine chromogen）とも反応し，酵素法に比べ0.1〜0.2 mg/dlほど高値を示す．
- 最近，日本腎臓学会が公表した慢性腎臓病（CKD）の診断基準で尿蛋白（+）とならび，クレアチニンクリアランスが重要項目となっている．

臨床的意義と検査値の読み方
- クレアチニンは日本臨床検査医学会の提案する日常初期診療における基本的臨床検査(2)の項目の一つである．ただし，「メタボリックシンドローム健診（特定健診）」（2008年度開始）では，本項目は高値

を示さないことから，除外項目となった．
- 腎機能検査のスクリーニングとして，また腎不全を疑うときに，BUNと併せて測定する．また人工透析の適応を決定する重要な決め手となっている．
- 内因性クレアチニンクリアランスの算出にも必要な検査である．
- クレアチニンは，糸球体で排泄されたのち尿細管で吸収も分泌もほとんどされない．そのため，糸球体濾過率の低下する腎不全，腎血流量の高度に低下する病態（ショック，脱水，その他）などで上昇する．
- BUNと異なり，腎外性因子の影響は少ないが，糸球体濾過率（GFR）が50％まで低下してもなお正常域を示し，腎機能の指標としては鋭敏ではない．
- 腎機能の指数としてBUN/クレアチニン比が用いられる．健常人では10：1であり，比が上昇した場合は腎外性因子を，低下した場合は腎性因子を考慮すべきとされる．　　　　　　　　　　　（伊藤機一）

3C015
クレアチニン（尿）　　　　　　　　　保
creatinine (urine)

別 尿クレアチニン，U-Cr

測定法　酵素法，Jaffé法
検　体　24時間蓄尿（1日尿量明記）
基準値　1.0〜1.5 g/day

異常値を呈する場合
高値 巨人症，先端巨大症，先天性筋肥大症
低値 甲状腺機能低下症，クレチン症，筋ジストロフィー

プロフィール
- 24時間尿中に排泄されたクレアチニン量を測定する検査である．クレアチニンはクレアチンが脱水・環化して生成され，その後何ら代謝を受けず，腎糸球体より濾過され，尿細管で再吸収をほとんど受けずに尿中に排泄される老廃物（代謝最終産物）である．
- 尿クレアチニン量は筋肉中のクレアチン総量に比例し，成人では体重（kg）当たりほぼ一定量尿中に排泄される．したがって男性は女性より多量に排泄され，加齢とともに徐々に低下する．
- 尿クレアチニンの1日排泄量は個人ではほぼ一定で，かつ筋肉量にほぼ比例することから，24時間蓄尿の代わりに部分尿（随時採尿）採取検体による化学成分の分析値の補正（目的とする化学成分をクレアチニン量で割り，「クレアチニン比」または「クレアチニン換算比」として算出）に用いられる．また，採尿（蓄尿）が完全か否かを知る指標としても利用される．
- 尿クレアチニンの基準値は1.0〜1.5 g/day（体重1 kg当たり20.7 mg/day）で，女性は男性よりやや低値を示す．

c　低分子窒素化合物　　193

臨床的意義と検査値の読み方

- 尿クレアチニン測定値が単独で臨床的に直接意義をもつことはない．
- 尿クレアチニンの測定は，クレアチニンクリアランス（C_{cr}）の算定ならびに24時間蓄尿に代わる随時尿による化学検査値（Na, K, Cl, P, 蛋白, 微量アルブミン，ホルモン，VMA，β_2-ミクログロブリンなど）の補正に広く用いられている．

予想外の値が認められるとき

- 尿中クレアチニンは血清クレアチニンに比べ100倍も高濃度のため，通常は尿を5～10倍に希釈して測定（酵素法，Jaffé法）するが，誤ってこの操作を省いたときなど予想外の値として示されることがある．
- Jaffé法による測定では，クレアチニン以外の物質（non-creatinine chromogen：アスコルビン酸，ビリルビン，セフェム系抗生物質など）の存在で真値より高値を呈することがある．

(伊藤機一)

3C016

シスタチンC 保

cystatin C

略 Cys C

測定法	ネフェロメトリー法，ラテックス凝集比濁法，金コロイド凝集法
検体	血清
基準値	ネフェロメトリー法：0.53～0.95 mg/l ラテックス凝集比濁法：0.59～1.03 mg/l 金コロイド凝集法：男性 0.63～0.95 mg/l，女性 0.56～0.87 mg/l

異常値を呈する場合

Critical/Panic value

【5 mg/l 以上】

対応▶ 末期腎不全状態であるので透析治療導入を考慮する．

高値 腎不全，すなわち腎機能低下を反映する．

次に必要な検査 尿検査，腎クリアランス，腎障害を起こす疾患に関する諸検査．

プロフィール

- シスタチンCは，1961年に脳脊髄液の電気泳動上"γ trace"として発見され，その後尿や血清中にも存在することが明らかにされた．シスタチンCはcystine protease inhibitorsのシスタチン・スーパーファミリーの一つであり，シスチンプロテアーゼを阻害する．したがって，生体内では細胞内のリソソームから分泌される内因性のカテプシンB, H, Lなどのシスチンプロテアーゼの分泌調節に重要な生理作用をもっている．カテプシンは細胞外基質の代謝に関わっているため，シスタチンCはメラノーマの浸潤を抑制したり，線維芽細胞の増殖や骨吸収を抑制することなどが示唆されている．

- シスタチンCは，分子量 13,359 Daの120アミノ酸残基からなり，2個のSS結合をもつnon-glycosylatedのポリペプチド鎖である．nativeの状態ではpIが9.3の塩基性を示す．
- シスタチンCは体内のあらゆる有核細胞で産生され，コードする遺伝子およびプロモーターはハウスキーピングタイプである．そのために体内でのシスタチンCの産生量は一定である．
- 細胞外に分泌されたシスタチンCは，細胞外液中では他の蛋白などと複合体形成することなく，腎糸球体で濾過され，近位尿細管細胞で再吸収を受け，アミノ酸に代謝される．糸球体濾過量の低下に伴い血清シスタチンC値が上昇するため，新しいGFR (glomerular filtration rate：糸球体濾過量)マーカーとして注目されるようになった．
- GFR物質としてのシスタチンCの特性は，①分子量はβ_2-ミクログロブリンに近く，13 kDaであるため自由に糸球体を濾過する，②α_1-ミクログロブリンのように血中で他の蛋白と複合体を形成することはない，③β_2-ミクログロブリンやクレアチニンと異なり，腎前性の影響をまったく受けない，などの特徴を有する．

臨床的意義と検査値の読み方

- シスタチンCが新しいGFRマーカーであると注目される理由は，血清クレアチニン値が，GFRが30 ml/min前後に低下する時期から上昇するのに対し，血清シスタチンC値はGFR 70 ml/min前後に低下したころから上昇する．したがって，シスタチンCはクレアチニン盲目領域をカバーする利点がある．すなわち，血清シスタチンCは，GFRの評価法として広く臨床で用いられている24時間クレアチニンクリアランスと同等あるいはそれ以上の腎機能障害の指標としての有用性がある．
- 現在，広く汎用されている24時間クレアチニンクリアランスは，蓄尿が必要であることなどの煩雑さがある．シスタチンCは，蓄尿困難な例で腎機能を知るのに有用である．

予想外の値が認められるとき

- 腎機能低下状態以外における異常高値や異常低値の疾患はほとんどない．したがって，予想外の異常値では，検体の保存状態や測定法について再検討する．
- 最近，腎疾患以外でまれであるが，血清シスタチンC値が異常をみる病態が報告されている．転移性のメラノーマや直腸癌で血清シスタチンCが高値になることやHIV感染により低値になること，副腎皮質ステロイド薬服用により高値，シクロスポリン服用により低値，また甲状腺疾患で異常値をみることが指摘されている．

(下条文武)

3C020
尿酸
[保]

uric acid

[略] UA

測定法 酵素法（ウリカーゼPOD法）
検 体 血清
基準値 男性 3.0～7.7 mg/d*l*
　　　　女性 2.0～5.5 mg/d*l*

異常値を呈する場合

[高値]
- 一次性痛風：若年性痛風
- 二次性痛風：白血病, 高脂血症, 腎不全, 糖原病Ⅶ型など

[低値]
- 生合成低下：キサンチン尿症, PNP欠損症, 肝硬変
- 二次性低下：Fanconi症候群, Wilson病, 糸球体腎炎など

次に必要な検査 ▶ 必要に応じ尿中の尿酸排泄量を測定する. 尿酸値は年齢, 性別によって異なるだけでなく, 食事の習慣, 飲酒などによっても大きな相違があるため, 高尿酸血症, 低尿酸血症の診断は繰り返し測定する必要がある.

プロフィール
- 尿酸は非蛋白性窒素化合物の一つであり, 核酸の構成成分であるプリン体の最終代謝産物で, 食物（肉類, 豆類, きのこ類, ビールなど）に含まれる核蛋白, 体組織の崩壊による核蛋白, ヌクレオチドおよび体内でグリシンやギ酸などから合成されたヌクレオチドの3つのルートから出たプリン体から生成される.
- 血液中の尿酸は, その3/4が尿中に排泄され, 残りの1/4が胆汁成分に混ざって腸管に排泄される.
- 尿中に出た尿酸はpH6.5以上であれば尿酸塩として存在し, むしろ水に溶けやすい状態であるが, pHが6.5以下の酸性尿では尿酸が遊離した形で存在し, 溶解度が低いために温度が下がると析出して赤黄色の沈殿を生じる. 尿酸結石の生成には尿のpH（酸性尿）が大きく関与している.

臨床的意義と検査値の読み方
- 以下のとき本検査を実施する.
  ①痛風や腎結石を疑うとき.
  ②腎機能検査, 成人病検査, 人間ドックなどのスクリーニング検査として.
  ③高血圧, 高脂血症, 肝疾患などで二次性の尿酸異常が予測されるとき.
- 尿酸は日本臨床検査医学会の提案する日常初期診療における基本的臨床検査(2)の項目の一つである. 健診（人間ドック）での重要項目でもある. ただし, 2008年度から実施される「メタボリックシンドローム健診（特定健診）」項目においては必須項目でなくなり, 医師が必要と判断した場合に実施されることになった.
- 尿酸は水に難溶であり, 高尿酸血症では, 手足の関節腔や組織に沈着し, 痛風をきたす. 痛風は全年齢的に男性に多く, 女性では更年期以降にみられる例が多い.
- 痛風はプリン体代謝異常に伴って高尿酸血症を示す疾患で, 一次性痛風（若年性痛風）では酵素欠損症に伴う症例が明らかにされている. また二次性痛風では, 細胞破壊が亢進し, 核蛋白の分解が盛んになり尿酸値が上昇する.
- 腎機能検査のスクリーニングとして, BUN, クレアチニンと併せて測定される. 尿酸は腎糸球体から濾過されたのち大部分が尿細管で再吸収されるため, 高尿酸血症は体内における産生亢進と腎からの排泄低下などに起因する. ちなみに人間は他動物（哺乳類, 鳥類）に比べ, 尿酸の尿細管での再吸収が著しく高く, このことが人間の長寿に関連しているとする説がある.

予想外の値が認められるとき
- 薬物のチェックをする. サイアザイド系降圧利尿薬, ピラジナミド, エタンブトール, サリチル酸などの服用で高値となり, プロベネシド, スルフィンピラゾン, ベンズブロマロン, アロプリノールなどの服用で低値となる場合がある.　　　　　(伊藤機一)

3C020
尿酸（尿）
[保]

uric acid (urine)

[別] UA（尿）

測定法 酵素法（ウリカーゼPOD法）
検 体 24時間蓄尿（1日尿量明記）
基準値 0.4～1.2 g/day

異常値を呈する場合

[高値] 痛風, 白血病, Lesch-Nyhan症候群, 多発性骨髄腫, 真性多血症, 高脂血症, Down症候群, 尿酸再吸収不全, 高蛋白食摂取後, 薬剤（尿酸排泄剤, エストロゲン, 造影剤など）

[低値] 排泄能低下型痛風, キサンチン尿症, PNP欠損症, 5-ホスホリボシルピロリン酸合成酵素欠損症, 肝疾患, 成人型糖原病Ⅰ型, 解糖系中間代謝異常, 薬剤（アロプリノール, ピラジナミド, サイアザイド系降圧利尿薬, 抗てんかん薬など）

次に必要な検査 ▶ 高尿酸尿すなわち高尿酸血症の原因疾患の検索がまず必要である.

プロフィール
- 生体内で生成された尿酸の3/4は血液中から腎臓を経て尿中に排泄され, 残り1/4は胆汁成分とともに腸管に排泄される. 排泄量は通常食摂取例では400～1,200 mg/day, プリン体制限食摂取例では300～600 mg/day である.

c　低分子窒素化合物

- 腎では血清中の尿酸の 95〜98％ が糸球体から濾過され，濾過された尿酸の大部分が近位尿細管で再吸収され，さらに一部が近位尿細管と遠位尿細管で分泌され，次いで再度再吸収が起こり，最終的には濾過された尿酸の約 10％ が尿中に排泄される．
- 尿中尿酸が増加するのは血清尿酸増加に基づくもので，痛風，悪性腫瘍（細胞崩壊の亢進による核酸の血中への遊離）での増加による．また，糸球体からの排泄障害，尿細管での再吸収・分泌障害によって尿中排泄量は変動する．

臨床的意義と検査値の読み方

- プリン体の代謝異常（痛風），白血病など核酸の血中への逸脱が生じる疾患の鑑別診断，治療方針の決定，治療効果の判定に際し検査する．ただし，他の検体検査，画像診断が進歩した現在，検査の頻度は減少している．
- 尿中尿酸値は必ず血清尿酸値と対比して観察する必要がある．
- 尿中への尿酸排泄量は血清尿酸値と関連しているが，高尿酸血症は尿酸の産生（合成）過剰（約 20％），排泄低下（約 60％），両者の混合（約 20％）により引き起こされると考えられている．
- 痛風患者では，血清中の尿酸値が高くなると，単位時間当たりの尿酸排泄量は逆に低下傾向を示す．この痛風の診断と鑑別に有用なのが尿酸クリアランスの測定である．
- また尿酸クリアランスや尿中尿酸値と尿中クレアチニン値（Cr）との比率の測定は，高尿酸血症が尿酸の過剰産生型か排泄低下型かを鑑別するのに適し，治療薬の選択（尿酸生成抑制剤，尿酸排泄促進剤）にも用いられる．一般に，尿 UA（mg/dl）/尿 Cr（mg/dl）× 100（％）＝ 60％以上が尿酸過剰産生型である．

予想外の値が認められるとき

- 尿酸は水に溶けにくく，特に酸性尿で顕著である．100 ml の常温水に溶ける尿酸量は，pH 8 で 1,520 mg なのに対し，pH 5 では 8 mg にすぎない．したがって尿中尿酸は尿酸塩として沈殿しやすく，蓄尿の一部で測定するときは十分に混和した試料を用いないと著しく低値を示す．
- また，尿に赤褐色の尿酸結晶や尿酸塩の沈殿があるときは 60℃で加温し，よく溶かして混和したものを試料とする．

（伊藤機一）

3C025

尿素窒素　保

urea nitrogen

別 BUN（blood urea-N），UN
測定法 酵素法（ウレアーゼ GLDH）
検体 血清
基準値 8〜20 mg/dl

異常値を呈する場合

高値
- 腎前性：脱水症，重症心不全，消化管出血，アシドーシスなど
- 腎性：腎炎，尿毒症，ネフローゼ症候群，腎結石，その他
- 腎後性：尿管閉塞，膀胱腫瘍など

低値 中毒性肝炎，劇症肝炎，肝硬変の末期，尿崩症，マンニトール利尿剤投与，先端巨大症，成長ホルモン，蛋白同化ホルモンの投与

次に必要な検査▶ 食事を中心とする生理的変動因子（高蛋白食），脱水，発熱，貧血，腸管出血，常用薬の検討をし，必要に応じて尿中の BUN 排泄量，クレアチニンクリアランスなどを行う．

プロフィール

- 血中に存在する尿素中の窒素量を測定している．慣用的に BUN（blood urea-N）という用語がよく用いられるが，通常は血清中の尿素窒素（SUN）を測定している．
- 尿素は非蛋白性窒素化合物（NPN）の一つであり，蛋白代謝の終末産物である．尿素は経口的に摂取した蛋白や組織蛋白の最終産物であるアンモニアから生成される．アンモニアは中枢神経系に毒性を示す物質であり，肝でアンモニアを尿素に合成して無毒化することは，生体にとって重要な機構である．組織蛋白の破壊によるアンモニア増加は腸管出血でもしばしば体験される．
- 尿素の合成は肝細胞においてオルニチン-アルギニン-尿素サイクルの経路で行われ，血中に入り，尿中に排泄される．
- 尿素は糸球体で濾過されるが，受動的に尿細管で再吸収される．しかし，糸球体濾液が少ないと再吸収量が増加し，濾過された量の 10〜20％ のみが排泄され，反対に糸球体濾液が多量の場合は，50〜70％ が排泄される．

臨床的意義と検査値の読み方

- BUN は日本臨床検査医学会の提案する日常初期診療における基本的臨床検査(2)の項目の一つである．主に腎機能のスクリーニング検査として行われており，また，人工透析患者の follow-up にも用いられている．ただし，他の検体検査，画像診断が進歩した現在，検査の依頼頻度は減少している．
- BUN は糸球体濾過率（GFR）が 30％前後に低下してはじめて上昇するといわれる．
- 腎機能検査のスクリーニングとしては，クレアチニンと併せて測定し，腎前性，腎性，腎後性の高尿素窒素血症の鑑別が行われる．
- BUN のみ上昇している際には腎前性，腎後性の高尿素窒素血症が考えられ，二者とも上昇している際には腎不全などの腎性の高尿素窒素血症が考えられる．
- 腎機能の指数として BUN/クレアチニン比が用いら

れる．正常では10/1であり，比が上昇している場合は腎外性因子を，低下している場合は腎性因子を考慮する．
- BUNは細胞内外の水に均等に分布する溶質であり，基準を大きくはずれた場合は，血液の浸透圧構成の異常を考慮しなければならない．
- BUNは登録衛生検査所での緊急異常値報告項目に含まれている．一般に80 mg/dl以上を呈したとき緊急報告が義務づけられている（透析検体は除外）．

（伊藤機一）

3C025
尿素窒素（尿） 保

urea nitrogen (urine)

別 UN（尿）

測定法 酵素法（ウレアーゼGLDH）
検体 24時間蓄尿（1日尿量明記），スポット尿
基準値 7～14 g/day

異常値を呈する場合

高値 熱性疾患，飢餓，悪性腫瘍，貧血，腸管出血，筋崩壊，高蛋白食摂取後，薬剤服用時（サリチル酸，キニーネ，カフェインなど）

低値 重症肝障害（劇症肝炎，中毒性肝障害など），慢性腎不全

プロフィール

- 24時間尿中に排泄された尿素窒素量を測定する検査である．尿素窒素（UN）は蛋白の最終代謝産物である尿中の窒素（N）のことであり，"尿の素"という用語からもわかるように尿中有機成分の中では最も高濃度（7～14 g/day）に含まれる．
- 尿素は肝において蛋白質の分解産物のアンモニアから尿素サイクルを経て生成され，腎臓から排泄される成分で，生体で再利用されない．
- 尿中UNの測定目的は診断というよりも，窒素出納の把握，摂取蛋白量・減量の指標，尿素クリアランス算出にある．

臨床的意義と検査値の読み方

- 24時間尿中に排泄された尿素窒素量を知ることにより，肝，腎の大まかな異常がわかる．また，窒素バランスの状況（蛋白異化亢進か，合成亢進か）を知ることができ，腎不全，ネフローゼ症候群の食事蛋白投与量の推測が行える．ただし，他の検体検査，画像診断が進歩した現在，検査の頻度は減少している．
- 肝臓における蛋白中間代謝機能および腎機能により増減する．すなわち，蛋白質の消化，組織蛋白の異化亢進，腸管出血などによる血中アンモニアの増加で，肝での尿素合成が進み，血中尿素窒素（BUN）が上昇し，これに比例して尿中UNが増加する．一方，減少する場合は，肝不全による尿素回路の障害と，腎不全や尿路閉塞による尿素排泄障害がある．

- 窒素バランスの把握に用いられ，臨床的には慢性腎不全保存期における蛋白質制限食が適切か否かを判定する上できわめて重要である．蛋白異化の増加は（−）の窒素バランスで，蛋白合成亢進傾向のときは（＋）と出る．

窒素バランス(g/day) ＝ 摂取蛋白量(g/day) ÷ 6.25 − 尿中UN(g/day) − NUN*

*NUN (non-urea N)：UNに由来しない窒素（クレアチニン，尿酸，アミノ酸，蛋白，糞便）で，通常は2.5 g/dayないし0.031 g/kg体重/dayである．

予想外の値が認められるとき

- 尿素は尿中細菌の働きで容易に変化してアンモニアとなり，一部は揮発する．また尿中にも少量のアンモニア（内因性アンモニア）が存在する．
- 尿中UNを高精度に測る方法として，アンモニアを測り込まない方式（ウレアーゼ・GLDH・アンモニア消去法）が一般化している．一般にはトルオール，キシロール2～3 mlを防腐剤として蓄尿ビンに添加し，これに採る方法が勧められる．

（伊藤機一）

3C040
アンモニア 保

ammonia

略 NH_3

測定法 奥田・藤井変法
検体 リンタングステン酸ナトリウム硫酸除蛋白血液
基準値 30～80 μg/dl

異常値を呈する場合

高値 肝性昏睡，肝不全，劇症肝炎，肝硬変末期，門脈−体循環シャント，尿毒症，胎児赤芽球症，Reye症候群，出血性ショック

低値 低蛋白食摂取時，貧血など

プロフィール

- アミノ酸の代謝産物の一つである．腸管と腎臓で産生され，肝臓や骨格筋で処理される．
- 食事で摂取した蛋白質や消化液中尿素が腸内細菌により分解されてアンモニアが産生され，これが門脈中を通り肝臓に運ばれる．尿素サイクルにより，尿素，グルタミン酸，グルタミンに変換されて無毒化される．アンモニアの産生は，蛋白摂取や運動により増加する．
- アンモニアにはNH_3とNH_4^+があるが，NH_3が脂溶性で細胞膜を通過できるので細胞毒性が発揮される．
- 肝，腎では，グルタミナーゼによるグルタミン酸の脱アミノ反応によりアンモニアが産生され，肝で生じたアンモニアは他のアンモニアと同様，尿素サイクルにより尿素に合成され，腎から排泄される．肝機能の高度障害や尿素サイクル酵素欠損で上昇する．
- アンモニアは有害な物質で，特に中枢神経系に強く

c 低分子窒素化合物

■ 表3-4　新生児マス・スクリーニングの対象疾患とその特徴

疾　　患			病因（欠損酵素）	症　　状
高Phe血症	フェニルケトン尿症（PKU）および良性高Phe血症		phenylalanine hydroxylase	知能障害・脳波異常痙攣・メラニン欠乏
	BH₄欠乏症	GTPCH-I欠損症	GTP cyclohydrase I	筋緊張低下または亢進知能障害
		PTPS欠損症	6-pyruvoyltetrahydropterin synthase	
		DHPR欠損症	dihydropteridine reductase	
メープルシロップ尿症（MSUD）			branched ketoacid dehydrogenase complex	意識障害・痙攣・昏睡呼吸障害・知能障害
ホモシスチン尿症（HCU）			cystathionine-β-synthase	水晶体脱臼・血栓症知能障害・蜘蛛手指
ガラクトース血症	Ⅰ型		galactose-1-phosphate uridyltransferase	黄疸・肝障害・白内障知能障害
	Ⅱ型		galactokinase	白内障（一部に知能障害）
	Ⅲ型		UDP-galactose-4-epimerase	大部分は無症状
甲状腺機能低下症（クレチン症）			甲状腺形成障害および甲状腺ホルモン合成障害	低身長・知能障害
先天性副腎過形成症	21-ヒドロキシラーゼ欠損症		21-hydroxylase	色素沈着・男性化低Na, 高Ka脱水・ショック

働き，意識障害が生じる．アンモニアはグルタミン濃度を増加させ，脳浮腫をきたす．

臨床的意義と検査値の読み方
- 肝性昏睡時の病態を把握するときに本検査を行う．
- 重症肝疾患では，腸管におけるアンモニアの産生が増加し，肝臓の解毒機能が低下するため血中アンモニアが増加する．血中アンモニア濃度を知ることにより，肝機能の重症度を推測する．
- また門脈と大循環系が短絡して腸管由来のアンモニアが大循環へ流入する（門脈-体循環シャント）ため，肝硬変や特発性門脈圧亢進では高値を示す．
- まれに尿素サイクルの先天的酵素欠乏症が存在する．

予想外の値が認められるとき
- 採血方法や採血後の処理時間，採血後の除蛋白の良否も大きく影響する．すなわち，検体が溶血した場合や検体を全血のまま放置すると血中アンモニア値は上昇する．

（森　三樹雄）

先天性代謝異常スクリーニング
inborn error of metabolism

略 IEM

プロフィール
- 先天性代謝異常症（inborn error of metabolism：IEM）とは，特定の遺伝子の先天的な異常によりその遺伝子に支配されている酵素が障害を受け，そのために何らかの物質代謝に障害をきたす疾患で，現在では数百種にのぼる疾患が報告されている．
- これらのIEMの多くで，精神発達遅延を合併する

が，ほとんどのものには有効な治療法がない．しかし，そのうちのいくつかの症例では早期発見・早期治療によって症状の発現を予防できることが明らかにされている．

- 1934年に初めて症例として報告されたフェニルケトン尿症（phenylketonuria：PKU）では，1953年Bickleによってフェニルアラニン（Phe）摂取制限食が有効なことが報告され，1961年にはGuthrieによって枯草菌を用いた微生物学的IEMスクリーニング法が開発されて，欧米では1960年代後半からPKUの新生児マス・スクリーニングが広く行われるようになった．
- わが国では，1977年からPKUを含む5種類のIEMについて，公費による新生児マス・スクリーニングが開始され，1980年には先天性甲状腺機能低下症（クレチン症）が追加され，次いで1989年に先天性副腎過形成症の一種である21-ヒドロキシラーゼ欠損症が追加された．一方，対象疾患の一つであるヒスチジン血症は，約20年の成績から良性のIEMと判定されて，1990年にスクリーニングから除外された．2006年4月現在，わが国で新生児先天性代謝異常症マス・スクリーニングの対象となっている疾患とその特徴を表3-4に示す．

スクリーニング方法と判定基準
〈採血方法と時期〉
- 原則として生後5～7日の間に，新生児の踵を穿刺して，所定の濾紙に血液を採取し，自然乾燥させて各都道府県で指定された検査機関に検体を郵送する．
- この検査の受診は任意であるが，受診率は全国ではほぼ100％に達している．

■ 表3-5 一次スクリーニング法と判定

検査項目	一次検査（初回検査） 方法	一次検査（初回検査） 基準値	同一検体による確認検査	一次スクリーニングで陽性を示す場合
フェニルアラニン (Phe)	Guthrie法 酵素法 HPLC	3 mg/dl	① Guthrie法 　酵素法 ② HPLC	PKU BH$_4$欠乏症 新生児一過性高Phe血症
ロイシン (Leu)	同上	4 mg/dl	同上	メープルシロップ尿症 新生児一過性高Leu血症
メチオニン (Met)	Guthrie法 HPLC	1.0～2.0 mg/dl	① Guthrie法 ② HPLC	ホモシスチン尿症 遺伝性高Met血症 乳児肝炎 先天性胆道閉鎖症
ガラクトース (Gal) 　Ⅰ型 　Ⅱ型 　Ⅲ型	Beutler法 Paigen法 酵素法	蛍光なし 8 mg/dl 5～8 mg/dl	Beutler法 Paigen法 酵素法（藤村法）	ガラクトース血症Ⅰ～Ⅲ型 乳児肝炎, 先天性胆道閉鎖症, 門脈シャント（肝内・肝外） 一過性Gal血症
TSH	EIA RIA	15μU/ml	① EIA・RIA ② 遊離FT$_4$測定	先天性甲状腺機能低下症（クレチン症） 一過性高TSH血症
17-OHP	EIA RIA	2.5 ng/ml	① EIA・RIA ② 濾紙血コルチゾール測定	21-ヒドロキシラーゼ欠損症 17β-ヒドロキシラーゼ欠損症 一過性の異常

■ 表3-6 診断確定のための検査

スクリーニングでの異常	速やかに行うべき検査	緊急を要さないが病因を明らかにするための検査
Phe	①血漿アミノ酸分析 ②尿・髄液プテリジン化合物分析 ③BH$_4$負荷試験	PKU：遺伝子解析（線維芽細胞, 白血球） BH$_4$欠乏症：酵素分析, 遺伝子解析（線維芽細胞）
Leu	①血漿・尿アミノ酸分析 ②尿有機酸分析	酵素分析（線維芽細胞） 遺伝子解析（線維芽細胞）
Met	①血漿・尿アミノ酸分析 ②肝機能検査	酵素分析（線維芽細胞） 遺伝子解析（線維芽細胞）
Gal	①血中Gal, Gal-1-P測定 ②尿中Gal, ガラクチトール測定 ③肝機能検査 ④眼科検査	赤血球ガラクトキナーゼ活性測定 Gal-1-P-ウリジルトランスフェラーゼ活性測定 UDP-Gal-4-エピメラーゼ活性測定
TSH	①血清甲状腺ホルモン, TSH測定 ②甲状腺自己抗体測定 ③膝関節部X線検査 ④甲状腺部超音波検査	甲状腺シンチグラム ホルモン合成障害部位の検索
17-OHP	①血清電解質（Na, K, Clなど） ②血中・尿中副腎皮質ホルモン関連物質	遺伝子解析

〈検査方法と判定〉
- スクリーニング対象疾患の一次検査方法と判定基準, 一次検査が陽性を示した場合に同一検体を用いて行う確認検査法, およびスクリーニングで異常を示す場合を表3-5に示す.
- 異常が確認された場合は再採血を依頼し, 検査機関で二次検査を行い, それでも異常が示された場合には, 行政の関与のもとに専門治療機関に紹介される.

- 緊急を要する場合には, 二次検査を行わずに速やかに専門治療機関に紹介される場合もある. 診断確定のための検査については, 表3-6に示した.

（鈴木 健）

c 低分子窒素化合物

■ 表3-7 アミノ酸分析参考基準値

成分名 （略称）	血漿 (nmol/ml)	尿 (μmol/day)	成分名 （略称）	血漿 (nmol/ml)	尿 (μmol/day)
ホスホセリン （P-SER）	2.1～4.8	140～240	フェニルアラニン （PHE）	47～73	36～120
タウリン （TAU）	34～62	510～2600	β-アラニン （β-ALA）	TR.～5.6	25～110
ホスホエタノールアミン （PEA）	N.D.	44以下	β-アミノ-イソ酪酸 （β-AIBA）	N.D.～4.3	TR.～1200
尿素 （Urea）	2.1～5.6 (μmol/ml)	100～420 (mmol/day)	ホモシスチン （HOMOCYS）	N.D.	20以下
アスパラギン酸 （ASP）	TR.～2.8	TR.～2.7	γ-アミノ-n-酪酸 （γ-ABA）	N.D.	27以下
トレオニン （THR）	65～170	TR.～540	モノエタノールアミン （MEA）	3.7～8.1	250～730
セリン （SER）	71～120	130～1000			
グルタミン酸 （GLU）	1.9～61	18～38	ヒドロキシリシン （HYLYS）	N.D.	TR.～35
グルタミン （GLN）	390～600	310～1200	オルニチン （ORN）	42～99	TR.～63
ザルコシン （SAR）	N.D.～TR.	TR.～56	トリプトファン （TRP）	32～53	80～210
α-アミノアジピン酸 （α-AAA）	N.D.～TR.	31～130	リジン （LYS）	110～220	TR.～1300
グリシン （GLY）	120～300	430～2300	1-メチルヒスチジン （1-Me-HIS）	N.D.～17	TR.～890
アラニン （ALA）	220～490	190～590	ヒスチジン （HIS）	53～79	720～2000
シトルリン （CIT）	14～50	TR.～100	3-メチルヒスチジン （3-Me-HIS）	N.D.～6.1	180～490
α-アミノ-n-酪酸 （α-ABA）	8.1～22	16以下	アンセリン （ANS）	N.D.	290以下
バリン （VAL）	160～280	26～89	カルノシン （CAR）	N.D.	TR.～200
シスチン （CYS）	34～58	TR.～270	アルギニン （ARG）	46～110	3.5～60
メチオニン （MET）	19～35	23～52	ヒドロキシプロリン （HYPRO）	N.D.～TR	N.D.
シスタチオニン （CYSTHIO）	N.D.	11～37	アスパラギン （ASN）	36～76	42～490
イソロイシン （ILE）	42～100	18～30	プロリン （PRO）	87～240	N.D.
ロイシン （LEU）	85～160	50～110			
チロシン （TYR）	43～80	50～310			

Fischer比：2.6～4.2（備考　TR.：痕跡程度，N.D.：検出せず）

3C045
アミノ酸分析 　保

analysis of amino acids

別 アミノ酸41分画

測定法　HPLC
検　体　ヘパリン血漿，24時間蓄尿（1日尿量明記）
基準値　（表3-7参照）
異常値を呈する場合

高値
- フェニルケトン尿症（血漿・尿中フェニルアラニン）
- メープルシロップ尿症（血漿・尿中ロイシン，イソロイシン，バリン）
- ホモシスチン尿症（血漿・尿中メチオニン，ホモシスチンなどの含硫アミノ酸）
- シスチン尿症（尿中シスチン，リジン，アルギニン，オルニチン）
- Fanconi症候群（尿中すべてのアミノ酸・汎アミノ酸尿）
- 高グリシン血症（血漿中グリシン）
- 高プロリン血症（血漿中プロリン）
- 有機溶剤，カドミウムによる尿細管障害（尿中すべてのアミノ酸，特にプロリン，ヒドロキシプロリン）
- 肝障害（血漿中メチオニン，チロシン，フェニルアラニン）
- 栄養不良（血漿中アラニン，グリシン，チロシン）
- 長期飢餓（血漿中グリシン，スレオニン）
- 糖尿病（血漿中イソロイシン，ロイシン，バリン，フェニルアラニン，チロシン）

低値
- 肝障害（血漿中イソロイシン，ロイシン，バリン，アラニン，グルタミン）
- 栄養不良（血漿中イソロイシン，ロイシン，バリン，トリプトファン）
- 長期飢餓（血漿中アラニン，グルタミン）
- 糖尿病（血漿中アラニン）

次に必要な検査▶先天性代謝異常が疑われる場合，白血球，血清，線維芽細胞，肝組織，羊水などの酵素活性の測定のほか，アミノ酸負荷によるクリアランス試験，腎尿細管におけるアミノ酸転移機能検査の実

施，染色体検査による遺伝子の異常検索も有用である．

プロフィール

- 体液中（血漿・尿など）に存在する遊離アミノ酸を分離・定量することである．
- 体液中のアミノ酸分析には，従来から用いられてきたカラムクロマトグラフィ，濾紙クロマトグラフィ，薄層クロマトグラフィに加えて，ガスクロマトグラフィ/マススペクトロメトリーも応用されるようになってきている．現在，これらの分析法の中で，分離・定量性が特に優れているカラムクロマトグラフィに属する高速液体クロトマトグラフィ（high performance liquid chromatograph：HPLC）法が主に用いられるようになっている．HPLCにより，アミノ酸41項目を分離・定量し，血漿についてはFischer比も算出し，同時に報告する．
- アミノ酸は食事蛋白に由来する外因性アミノ酸（必須アミノ酸）と，蛋白異化性作用や生合成に基づく内因性アミノ酸（非必須アミノ酸）から構成される．食事蛋白などから遊離したアミノ酸は，肝臓を経て血液に入り，肝臓や骨格筋などの細胞内に吸収されて蛋白の合成や代謝を受ける．血漿中のアミノ酸濃度は日内変動を除けば，ほとんど変化しない．血漿中のアミノ酸は，腎糸球体を通過して尿細管で再吸収される．
- Fischer比とは，芳香族アミノ酸に対する　分岐鎖アミノ酸の比であり，重症肝障害のときに低下するといわれている．

$$Fischer比 = \frac{バリン＋イソロイシン＋ロイシン}{チロシン＋フェニルアラニン}$$

臨床的意義と検査値の読み方

- 本検査は次の場合に行われる．
  ①アミノ酸代謝異常スクリーニング．
  ②新生児を対象とした代謝異常マス・スクリーニング（フェニルケトン尿症，メープルシロップ尿症，ホモシスチン尿症）で異常が認められたとき．
  ③腎尿細管吸収障害が疑われたとき．
  ④栄養失調症のとき．
- 疾病に際してのアミノ酸量の変化には，アミノ酸の輸送異常および代謝異常が考えられる．尿細管における再吸収障害による尿中アミノ酸濃度の増加，アミノ酸代謝異常に関与する特定酵素の遺伝的障害による血漿・尿中アミノ酸濃度の上昇などが生じる．
- 栄養失調では，必須アミノ酸濃度の減少，これに伴い非必須アミノ酸に対する必須アミノ酸の比が減少する．
- 高蛋白食では，メチオニン，フェニルアラニン，チロシン，ロイシン，イソロイシン，バリンなどが増加する．

(鈴木　健，伊藤機一)

3C046
アミノ酸分析（スクリーニング）　保

amino acids screening

別 アミノ酸11分画，特定アミノ酸分画

測定法　HPLC
検体　ヘパリン血漿
基準値　（表3-8参照）

異常値を呈する場合

高値
- フェニルケトン尿症（血漿・尿中フェニルアラニン）
- メープルシロップ尿症（血漿・尿中ロイシン，イソロイシン，バリン）
- 肝障害（血漿中メチオニン，フェニルアラニン，チロシン）
- 糖尿病（血漿中ロイシン，イソロイシン，バリン，フェニルアラニン，チロシン）

低値
- 肝障害（血漿中ロイシン，イソロイシン，バリン）
- 栄養不良（血漿中ロイシン，イソロイシン，バリン）

次に必要な検査▶
- 血漿・尿中の特定アミノ酸だけでなく総アミノ酸分析を行う．
- 喫食，服用している食品や医薬品類のアミノ酸分析を行う．

プロフィール

- アミノ酸自動分析計で測定する41項目の総アミノ酸分析のうち，比較的短時間に分析可能な11項目の血漿中遊離アミノ酸を分離・定量することである．
- 先天性アミノ酸代謝異常症の指標となるフェニルアラニン，チロシン，ロイシン，イソロイシン，メチオニン，アルギニンなどが含まれている．分岐鎖アミノ酸（ロイシン，イソロイシン，バリン），芳香族アミノ酸（フェニルアラニン，チロシン）も含ま

■ 表3-8　アミノ酸分析参考基準値（11分画）

成分名（略称）	血漿 (nmol/ml)
バリン（VAL）	160～280
メチオニン（MET）	19～35
イソロイシン（ILE）	42～100
ロイシン（LEU）	85～160
チロシン（TYR）	43～80
フェニルアラニン（PHE）	47～73
トリプトファン（TRP）	32～53
オルニチン（ORN）	42～99
リジン（LYS）	110～220
ヒスチジン（HIS）	53～79
アルギニン（ARG）	46～110

Fischer比：2.6～4.2

c　低分子窒素化合物

れており，Fischer比を算出することができる．

臨床的意義と検査値の読み方
- 本検査は次の場合に行われる．
  ①先天性アミノ酸代謝異常症，肝機能障害，栄養不良，長期飢餓，糖尿病などが疑われるとき．
  ②個々のアミノ酸を短時間で知りたいとき．
- 一般に，アミノ酸は肝臓や骨格筋などの細胞に吸収された後，蛋白合成や代謝を受ける．多くの場合，アミノ酸はトランスアミラーゼの触媒反応でケト酸に変化する．ケト酸はアミノ酸に特有の一連の酵素系によって代謝され，低分子量の物質になる．先天性アミノ酸代謝異常症のメープルシロップ尿症などの場合，ケト酸の分解経路にかかわる種々の酵素に原因（欠損など）がある．
- 肝障害の場合もアミノ酸代謝は異常となり，血漿・尿中メチオニン，フェニルアラニン，チロシンが特に増加するが，ロイシン，イソロイシン，バリンなどの分岐鎖アミノ酸は筋肉のエネルギー源として活用されるため，低下する．

予想外の値が認められるとき
- 血漿・尿中アミノ酸パターンについて経時変化を調べる．
- 服用している薬剤の検査．
- 先天性代謝異常症にかかわる検査．

（鈴木　健，伊藤機一）

3C048
チロシン　保
tyrosine
略 Tyr

測定法	HPLC
検体	ヘパリン入りの専用試験管で採血し血漿を使用する
基準値	40～90 nmol/m*l*

異常値を呈する場合
高値　肝硬変，劇症肝炎，先天性アミノ酸代謝異常症〔高チロシン血症（Ⅰ型，Ⅱ型，Ⅲ型），ホーキンシン尿症〕，糖尿病
　次に必要な検査▶Fischer比，BTR，ICG R₁₅などで肝障害の程度を評価する．
低値　栄養不良状態

プロフィール
- チーズや牛乳，鶏卵からとれるチロシンは，側鎖にフェノール部位を持つ芳香族アミノ酸の一つで，体内で蛋白質を構成する．
- チロシンは，甲状腺ホルモンのチロキシン，トリヨードチロニンやメラニン色素，神経伝達物質のドーパミン，ノルエピネフリンやエピネフリンの前駆体である．
- アミノ酸分析は主としてHPLCを用いるが，Fischer

比に準ずる簡易測定法として，最近では酵素反応を利用して分岐鎖アミノ酸のうちバリン，ロイシン，イソロイシンの総和と芳香族アミノ酸のうちチロシンのモル濃度を生化学自動分析装置で定量し，そのモル比である branched-chain amino acids and tyrosine moler raito（BTR）を迅速に求めることが可能である．

臨床的意義と検査値の読み方
- 遺伝病の一つといわれる先天的に蛋白の合成や分解が不十分な先天性アミノ酸代謝異常症の診断，肝障害の重症度の判定，全身の栄養状態の把握などに有用である．
- 遺伝性高チロシン血症には3つの型があり，Ⅰ型は高チロシン血症のほかに高メチオニン血症が高頻度にみられるが，Ⅱ型およびⅢ型はチロシンのみが高値を呈する．
- 芳香族アミノ酸は主として肝で代謝を受けるが，チロシンアミノ基転移酵素は肝に特異的な酵素であるため，肝障害ではチロシンをはじめとする芳香族アミノ酸の代謝が低下する．肝性脳症をきたすような肝不全状態では，チロシンの濃度がフェニルアラニンより高くなるためチロシン濃度は重要である．また，芳香族アミノ酸のうちチロシンのみを測定しているBTRは，Fischer比と良好な相関を示すので，肝炎と，代償性肝硬変，慢性肝炎などの病態においてアミノ酸代謝異常の簡便な指標として有用である．
- 糖尿病，単純性肥満では主に過栄養を反映してチロシンをはじめイソロイシン，ロイシン，バリン，フェニルアラニンなどの血漿アミノ酸濃度が上昇する．一方，栄養不良状態では分岐鎖アミノ酸およびチロシンの著減とアラニンの増加が認められる．

予想外の値が認められるとき
- 血清を用いた場合は，赤血球からアミノ酸が遊離して高値を呈することがある．また，高蛋白食の摂取により血中濃度が上昇する．

（〆谷直人）

3C049
フェニルアラニン　保
phenylalanine
略 Phe

測定法	HPLC
検体	ヘパリン入りの専用試験管で採血し血漿を使用する
基準値	43～76 nmol/m*l*

異常値を呈する場合
高値　先天性アミノ酸代謝異常症（フェニルケトン尿症，高フェニルアラニン血症，異型高フェニルアラニン血症），肝硬変，劇症肝炎，糖尿病
　次に必要な検査▶フェニルケトン尿症とビオプテリン代謝障害の鑑別は，ビオプテリン負荷試験および尿中ビオプテリン代謝産物の測定で行う．肝障害の程度

は，Fischer比，BTR，ICG R₁₅などで評価する．

プロフィール
- 食品から摂取しなければならない必須アミノ酸であるフェニルアラニンは，側鎖にベンジル基を持つ芳香族アミノ酸の一つで，体内で蛋白質を構成する．
- 体内ではフェニルアラニンはチロシンの原料になっている．また，脳内では神経伝達物質のドパミンとノルエピネフリンを合成する材料として使われている．
- 血中でフェニルアラニンが増加する疾患は，フェニルアラニン水酸化酵素の低下によるものと，フェニルアラニン水酸化酵素の補酵素であるビオプテリンの代謝障害によるものがある．
- 先天性アミノ酸代謝異常症の診断を目的とした臨床検査においては，HPLCにて生体アミノ酸を多種類同時に解析できる自動分析計が汎用され，フェニルアラニンをはじめ約40種類のアミノ酸が分析される．

臨床的意義と検査値の読み方
- 新生児における先天性アミノ酸代謝異常症のマススクリーニングや肝障害の重症度の判定などに有用である．
- フェニルケトン尿症はフェニルアラニンをチロシンに変えるフェニルアラニン水酸化酵素が先天的に欠損し，フェニルアラニンの蓄積を特徴とする疾患である．血中にフェニルアラニンが増加し，尿中にフェニルアラニンおよびその代謝産物であるフェニルピルビン酸が多量に排泄される．血中フェニルアラニンが20 mg/dlを超える状態が持続すると精神運動発達の遅れが出現する．
- フェニルケトン尿症の患者においてもフェニルアラニンは必須アミノ酸であり，欠乏すると発育障害などをきたすため必要最小限を与えるようにしなければならず，血中フェニルアラニン値を5～6 mg/dl程度に維持する．
- 肝はアミノ酸代謝における主要臓器の一つで，非代償性肝硬変や劇症肝炎などの肝不全では，芳香族アミノ酸であるフェニルアラニンやチロシンの上昇が顕著である．
- 糖尿病では主に過栄養を反映してフェニルアラニンをはじめチロシン，イソロイシン，ロイシン，バリンなどの血漿アミノ酸濃度が上昇する．

予想外の値が認められるとき
- 血清を用いた場合は，赤血球からアミノ酸が遊離して高値を呈することがある．また，高蛋白食の摂取により血中濃度が上昇する．　　　　　（〆谷直人）

3C047
総分岐鎖アミノ酸/チロシン モル比 保
branched-chain amino acids and tyrosine molar ratio

略 BTR

測定法 酵素法
検 体 血清
基準値 4.99～9.45
異常値を呈する場合
低値 肝疾患（肝硬変，肝細胞癌，劇症肝炎，慢性肝炎）

次に必要な検査▶
- 血清コリンエステラーゼ，AST，ALT，アンモニアなどを測定する．
- 必要に応じ，HPLCによるアミノ酸分析を行って総体的なアミノ酸バランスを観察する．また，劇症化への進展が疑われる場合は肝細胞増殖因子（HGF）などを測定し，経過観察をする．

プロフィール
- 酵素反応を利用して総分岐鎖アミノ酸（BCAA：branched-chain amino acids）濃度とチロシン濃度とを定量し，総分岐鎖アミノ酸のチロシンに対するモル比を求める．
- 総分岐鎖アミノ酸/チロシンモル比は，Fischer比（フィッシャー比，分岐鎖アミノ酸/芳香族アミノ酸のモル比）と比べ，ロイシン脱水素酵素を用いて総分岐鎖アミノ酸を総和として測定する点やチロシン脱炭酸酵素を用いて芳香族アミノ酸のうちのチロシンしか測定していない点が異なるが，良好な正の相関を示すことが報告されている．
- 分岐鎖アミノ酸群（バリン，ロイシン，イソロイシン）は筋肉で分岐鎖ケト酸脱水素酵素により代謝されてエネルギー源として消費されるが，肝不全時は代償的な代謝の亢進により血中レベルが低下する．
- 芳香族アミノ酸（チロシン，フェニルアラニン）は主として肝で代謝されるが，肝不全時にはp-ヒドロキシフェニルピルビン酸オキシダーゼなどの活性低下により代謝が阻害されて蓄積し，血中濃度が上昇する．

臨床的意義と検査値の読み方
- 1974年，Fischerらは分岐鎖アミノ酸に対する芳香族アミノ酸のモル比（Fischer比）が肝障害の程度と相関することを報告した（*Am. J. Surg.*, **78**：40, 1974）．肝性脳症患者に分岐鎖アミノ酸輸液を投与して低下したFischer比を回復させると脳症が改善することが知られ，Fischer比は重症肝障害の治療管理の指標の一つとして重視されるようになった．
- 総分岐鎖アミノ酸/チロシンモル比も肝細胞の障害度が増すにつれて低値となるが，杉山らは，慢性肝炎と肝硬変・肝癌との鑑別のためのCDA graph（cumulative distribution analysis graph）解析によって

得たカットオフ値は4.73で，このときの感度，特異度は75.2％であると報告されている．

予想外の値が認められるとき
- アルコール性肝障害では血中チロシン濃度の低下により高値となる場合がある．
- 服用している薬剤を調べる．

（櫻林郁之介）

3C050
γ-アミノ酪酸（血漿，髄液） 保

gamma aminobutyric acid (plasma, cerebrospinal fluid)

略 GABA

測定法 HPLC
検体 血漿
基準値 〈血漿〉120〜210 pmol/l

異常値を呈する場合
〈血漿〉
[高値] 肝性脳症，急性肝疾患，慢性肝障害（肝硬変），抗痙攣薬投与（バルプロ酸）
[低値] うつ病，アルコール中毒
〈髄液〉
[高値] 肝性脳症（変化なしとの報告もあり），抗痙攣薬投与（バルプロ酸），片頭痛発作時
[低値] Alzheimer病，Parkinson病，うつ病，Huntington病（いずれも変化なしとの報告もあり）

次に必要な検査 ▶ 肝障害，肝性脳症の疑われるときには肝機能検査，脳波などの検査を，中枢神経系に関連する神経，精神症状出現時には他の神経伝達物質，その代謝産物の髄液中濃度の測定などを行う．

プロフィール
- γ-アミノ酪酸（γ-aminobutyric acid：GABA）は抑制性の作用を有するアミノ酸神経伝達物質であるが，TCAサイクルへと接続する代謝経路によりエネルギー源としても利用される．GABAはグルタミン酸デカルボキシラーゼの作用によりグルタミン酸より生合成され，GABA-トランスアミナーゼおよびコハク酸セミアルデヒドデヒドロゲナーゼの作用によりコハク酸へと代謝される．
- 血漿中のGABA濃度は，脳由来のGABAのほか，末梢臓器（膵，肝，腎，肺など）におけるGABAの産生量とともに，肝臓などにおけるGABA代謝速度によって規定されると考えられるが，詳細は明らかでない．
- 末梢血中のGABAは脳-血液関門を通過しないため，髄液中のGABA濃度は基本的には脳のGABA作動性ニューロンの活動を反映すると考えられている．髄液中のGABAの大部分は抱合型であり，この中にはヒスチジン-GABA（ホモカルノシン）などのGABA含有ペプチドが含まれる．
- 中枢神経系において，GABA作動性ニューロンの細胞体は大脳，小脳，海馬，基底核など特に錐体外路系諸核に多く存在する．
- 血漿，髄液中のGABA濃度はいずれもHPLCにより測定される．

臨床的意義と検査値の読み方
- 血漿中のGABA濃度は中枢神経系由来のGABA量とともに末梢臓器におけるGABAの産生，肝におけるGABA代謝などを反映し，急性・慢性肝疾患の臨床的指標の一つとして意義を有する可能性がある．急性・慢性肝障害，肝性脳症の疑われるときに測定される．
- 髄液中のGABA濃度は脳内GABA濃度を反映することから，中枢神経系におけるGABA作動性ニューロンの活動度の指標とされ，GABAの関与が想定される中枢神経系神経症状，精神症状の出現時などに測定される．
- ホモカルノシンなどのGABA含有ペプチドの分解が進み，GABA測定値の大幅な上昇が起こりうるので，髄液検体は採取後直ちに冷凍保存することが重要である．
- 髄液腔内において濃度の頭尾勾配（脳室側が高い）の存在が知られているため，腰椎穿刺によって採取された髄液検体については採取分画を考慮に入れた測定値の比較が必要である．
- 男女，年齢差（加齢で減少）に関する報告もあるので，比較対照群の設定には注意を要する．

（渡邊　卓）

3C055, 060
総ヒドロキシプロリン，遊離ヒドロキシプロリン 保

hydroxyproline, total or free

略 Hyp

測定法 HPLC，キャピラリー電気泳動法
検体 総ヒドロキシプロリン：尿
　　　　遊離ヒドロキシプロリン：血漿，尿

基準値
- 尿総ヒドロキシプロリン：83〜330 μmol/day
- 血漿遊離ヒドロキシプロリン：0.11〜0.49 mg/dl
- 尿遊離ヒドロキシプロリン：20 μmol/24 hr 未満

異常値を呈する場合
[高値]
- 骨疾患：Paget病，骨軟化症，骨転移，多発性骨髄腫
- 先天性疾患：ヒドロキシプロリン血症，Marfan症候群，骨形成不全症
- 内分泌疾患：甲状腺機能亢進症，副甲状腺機能亢進症，先端巨大症
- 膠原病：強皮症
- その他：火傷，肝線維症，筋疾患，妊娠，子宮退縮

次に必要な検査 ▶ I型コラーゲンクロスリンク（DPD，CTx，NTx，ICTP）

低値 下垂体機能低下，甲状腺機能低下，アミノ酸吸収障害

プロフィール
- ヒドロキシプロリンはプロリンが翻訳された後にペプチド鎖の中で水酸化されて形成され，ほとんどがコラーゲンに特異的に存在するアミノ酸であり，コラーゲン蛋白の11～14％を占めている．
- コラーゲン分解により遊離したヒドロキシプロリンは再びコラーゲン合成に用いられないので，血中，尿中のヒドロキシプロリン量はコラーゲン分解量を反映する．コラーゲン分解によって放出されたヒドロキシプロリンの90％は遊離ヒドロキシプロリンまで分解されて5％は尿に排出され，大部分は肝臓で代謝される．残りの10％は小ポリペプチドとして放出され，尿にそのまま排出される．
- 総ヒドロキシプロリンは，尿の加水分解により遊離アミノ酸とポリペプチドの両方を測定する．
- コラーゲンの半分は骨にあり，またその大部分のⅠ型コラーゲンはヒドロキシプロリンを多く含むため，ヒドロキシプロリン尿排泄量の50％は骨コラーゲン分解に由来し，骨吸収のマーカーになりうる．しかしヒドロキシプロリンは骨代謝の感度がよいマーカーではなく，また特異性に欠ける．
- 補体系のC1qはヒドロキシプロリンを多く含み，その代謝は尿中ヒドロキシプロリンの40％に達することがあり，炎症によってヒドロキシプロリンは増加する．またヒドロキシプロリンは骨以外のコラーゲン（皮膚，軟骨のⅡ型コラーゲンなど）にも含まれ，例えば軟部への悪性腫瘍転移によっても上昇する．またヒドロキシプロリンはⅠ型コラーゲン生成時に放出されるプロコラーゲンプロペプチド（PINP）にも含まれ，骨形成も反映する可能性がある．
- ヒドロキシプロリンはゼラチンを含む食事によっても影響を受け，正確な測定には食事のコントロールも必要である．

臨床的意義と検査値の読み方
- 先天性代謝異常症（ヒドロキシ-4ピロリン酸化酵素欠損）であるヒドロキシプロリン血症では血中，尿中のヒドロキシプロリンが著増する．
- ヒドロキシプロリンは骨代謝の亢進に伴い上昇し，Paget病や骨軟化症では治療のモニタリングに使用できることが報告されているが，骨粗鬆症や骨転移では感度が低く，モニタリングでの使用にも有用性が低い．最近はⅠ型コラーゲンクロスリンク（DPD，CTx，NTx，ⅠCTPなど）の有用性が確立し，骨疾患の診断およびモニタリングにヒドロキシプロリンを使用することはまれとなっている．
- また軟部組織転移，強皮症，肝線維症のような軟部組織コラーゲン代謝異常でも上昇するが，最近はプロコラーゲンⅢペプチド，Ⅳ型コラーゲン，プロリン水酸化酵素などを測定することが多い．

予想外の値が認められるとき
- 食事による影響に注意する．
- 炎症，軟部組織の損傷に注意する． （高橋俊二）

3C063
ヒスチジン 保
histidine

略 His

測定法 HPLC
検体 ヘパリン入りの専用試験管で採血し血漿を使用する
基準値 59～92 nmol/m*l*

異常値を呈する場合
高値 先天性アミノ酸代謝異常症（ヒスチジン血症）
　次に必要な検査 ▶ 血中ウロカン酸が存在しないことを確認する．
低値 心臓悪液質

プロフィール
- 必須アミノ酸の一つであるヒスチジンは，塩基性アミノ酸の一種で側鎖にイミダゾイル基という複素芳香環を持ち，この部分の特殊な性質により酵素の活性中心や蛋白質分子内でのプロトン移動に関与している．
- ヒスチジンはヒスタミンおよびカルノシン生合成の前駆体であり，体内でヒスタミンに変換されることによって神経機能に働く．また，ヒスチジンによって脂肪細胞への交感神経刺激が強まり，脂肪の分解が促進される．
- 生体内アミノ酸分画量は，採取血漿を除蛋白分離した後にHPLCで分離し，比色または蛍光法を用いて定量する．

臨床的意義と検査値の読み方
- 新生児スクリーニングで異常が認められた場合やアミノ酸代謝異常症が推定されるときは，特定のアミノ酸濃度の上昇が診断の有力な手がかりになる．
- ヒスチジン血症はヒスチダーゼ障害によりヒスチジンの血中濃度が上昇して，尿中にヒスチジンとイミダゾール代謝産物が排泄される疾患である．
- 食事療法の基本はヒスチジン制限食であり，低ヒスチジン粉乳を使用して血中ヒスチジン値を10 mg/d*l*以下にする．
- 慢性うっ血性心不全などでみられる心臓悪液質といわれる栄養障害では，芳香族アミノ酸が上昇し分岐鎖アミノ酸およびヒスチジンが低下する．

予想外の値が認められるとき
- 血清を用いた場合は，赤血球からアミノ酸が遊離して高値を呈することがある． （〆谷直人）

c 低分子窒素化合物

3C065
3-メチルヒスチジン
3-methylhistidine

測定法 HPLC
検体 24時間蓄尿（1日尿量明記）
基準値 113〜480 μmol/day
異常値を呈する場合
[高値] 悪性腫瘍，手術，外傷，熱傷，発熱，甲状腺機能亢進症，糖尿病，肝硬変，筋ジストロフィー，筋硬直症
[低値] 低栄養，甲状腺機能低下症，骨軟化症

プロフィール
- 3-メチルヒスチジンは筋肉の収縮蛋白であるアクチンおよびミオシンに含まれるアミノ酸であるアルギニン，リジン，ヒスチジンの代謝産物である．
- 蛋白合成に再利用されることなく，48時間以内に約93％が尿中に排泄されることより，筋蛋白の代謝回転の指標として用いられる．

臨床的意義と検査値の読み方
- 次の場合に本検査を行う．
  ①筋疾患のとき．
  ②全身的窒素代謝障害のモニターとして．
- 尿中に排泄される3-メチルヒスチジンは，外因性（肉類摂取）および内因性の筋肉代謝の最終代謝産物である．生体内の筋肉蛋白の代謝を反映する．
- 内因性3-メチルヒスチジンは，筋肉量により左右される．すなわち男性より女性が低く，加齢とともに減少する．
- 低栄養，栄養不良などでも減少する．
- 進行性筋ジストロフィーや筋硬直症で増加する．
- 24時間蓄尿中に排泄された3-メチルヒスチジン量を知ることにより，内因性の筋肉代謝状態を推測する．

（森 三樹雄）

3C070
ホモシステイン（ホモシスチン） [保]
homocysteine
[略] Hcy

測定法 HPLC
検体 血清
基準値 男性 8〜17 μmol/l，女性 6〜12 μmol/l
異常値を呈する場合
[高値]
- ホモシスチン尿症
- 葉酸，ビタミン B_6，ビタミン B_{12} 欠乏
- 動脈硬化性合併症・血栓症の危険因子：脳梗塞，心筋梗塞，閉塞性動脈硬化症，深部静脈血栓症，Ⅱ型糖尿病，甲状腺機能低下症など

次に必要な検査▶
- 血中メチオニン濃度測定
- 遺伝子変異に関する検査：Hcy の代謝に関連するシスタチオニン β-シンターゼ（CBS），メチオニンシンターゼ，ベタイン・ホモシステイン・メチルトランスフェラーゼ，メチレンテトラヒドロ葉酸還元酵素（MTHFR）などの酵素の産生を規定する遺伝子多型（RFLP）を検索する．

[低値] 低値が問題になることはない．

プロフィール
- Hcy は，単量体，二量体，システインとの結合体として血中に存在し，これらの総和を HPLC で測定している．
- Hcy は必須アミノ酸のメチオニンが代謝されて生成される-SH基を有するアミノ酸である．その代謝には主にシスタチオニン β-シンターゼ（CBS），メチオニンシンターゼ，ベタイン・ホモシステイン・メチルトランスフェラーゼ，メチレンテトラヒドロ葉酸還元酵素（MTHFR）の4つの酵素が関与し，補足因子として葉酸，ビタミン B_6，ビタミン B_{12} が必要である．したがって，メチオニンの摂取により Hcy は増加するので食事の影響を受ける．通常は，早朝の空腹時に採血して評価する．
- 血中 Hcy 濃度は，女性は閉経後に上昇する．各種の遺伝素因が関係するが，筋肉量（男性），年齢，喫煙，コーヒー，飲酒などの生活習慣でも増加する．

臨床的意義と検査値の読み方
- Hcy は CBS の遺伝子異常による酵素活性低下で，ホモシステインが増量するホモシスチン尿症の診断に有用である．通常はメチオニンの増加を指標として診断する．
- Brattström らが1984年に高 Hcy 血症が脳血管障害の危険因子であると報告して以来，Hcy と動脈硬化症との関係が注目を集めている．
- 脳梗塞，心筋梗塞，閉塞性動脈硬化症，深部静脈血栓症と血中 Hcy 濃度とが有意の関係を有し，独立した危険因子であることが疫学統計的に証明されている．また，Ⅱ型糖尿病患者では血中 Hcy 濃度は非糖尿病群より低値ながら，より強い動脈硬化危険因子であるともされており，他の危険因子と相乗作用を示す可能性が指摘されている．動脈硬化のリスクが高い甲状腺機能低下症でも軽度ながら Hcy が高値で，甲状腺ホルモン補充療法で Hcy が低下する．特に，一過性脳虚血発作や脳梗塞患者で Hcy との関係を検討したわが国での研究成果では，血中 Hcy 濃度が高値群では対照群と比較して 5.8 倍のリスク増大を認めている．
- Hcy の動脈硬化促進作用については種々のメカニズムが考えられている．なかでも reactive-oxygen species（ROS）との関係を指摘する論文が100以上報告されている．Hcy 代謝過程で産生する ROS によ

り培養血管内皮細胞を酸化ストレスで傷害する．傷害された血管内皮細胞はさらにROSを産生して悪循環を形成し，血管の動脈硬化が加速すると考えられる．
- ヒト培養大動脈血管内皮細胞にHcyを添加すると単球の内皮細胞への接着を増加させ，接着分子のVCAM-1のmRNA発現を5倍増強する．血管平滑筋に対しても増殖を促すうえに，コラーゲンの合成を増して病変を悪増させる．
- HcyはROSの産生を介して血小板を活性化する．血栓形成促進作用は，第Ⅴ凝固因子，プロテインC，組織プラスミノゲンアクチベーター，組織因子などとの相互関係とトロンボモジュリンの発現抑制などによることが明らかにされている．そのほかに，Hcyは小胞体ストレスと称して蛋白の立体構造変異をもたらすこと，低比重リポ蛋白（LDL）と結合して変性LDLを産生することなども動脈硬化促進要因として知られている．
- 高Hcy血症の原因として，Hcyの代謝に関連する，前述の4つの酵素に関する遺伝子変異がそれぞれ知られている．なかでもmethylene tetrahydrofolate reductase遺伝子（*MTHFR*）に関して多くの報告がある．すなわち，1996年に変異MTHFRで活性が低い患者で冠動脈疾患が多発することが報告され注目を集めた．これはMTHFR 677C→Tの点突然変異でアラニン残基がバリン残基にアミノ酸置換が起きたためと判明した．この変異のわが国でのアレル頻度は0.33，ホモ型は10.2％と非常に多い．人種間で差があるもののcommon mutationであり，冠動脈疾患や脳梗塞患者では変異アリルの頻度が高いことが報告されている．このような変異アリルを有する例では他の遺伝子型と比較して血中Hcy濃度が高い．

（高橋伯夫）

3C100
グアニジノ化合物分画
guanidino compound, fractionation

略 GC

測定法　HPLC
検体　ヘパリン血漿，早朝2番尿
基準値　〈血中〉
- guanidinosuccinic acid（GSA）：0.59 nmol/*l* 以下
- guanidinoacetic acid（GAA）：1.22〜4.56 nmol/*l*
- β-guanidinopropionic acid（GPA）：0.2 nmol/*l* 未満
- γ-guanidinobutyric acid（GBA）：0.2 nmol/*l* 未満
- guanidine（G）：1.0 nmol/*l* 未満
- methylguanidine（MG）：0.5 nmol/*l* 未満

異常値を呈する場合
高値　尿毒症，腎不全，てんかん，高アルギニン血症，重症肝不全

次に必要な検査▶
- 尿素窒素，クレアチニン，アンモニアなどを測定する．
- 血小板機能検査を行う．
- リンパ球幼若化検査を行う．

プロフィール
- グアニジノ化合物は，グアニジノ基〔$H_2N-C(=NH)-NH-$〕を有する化合物で，尿毒症にみられる多彩な臨床症状の起因物質として注目され，その測定は主として慢性腎不全の病態把握を目的としている．
- 腎疾患では，uremic toxinとして代表的なmethyl-guanidine（MG），guanidinosuccinic acid（GSA）などが知られている．MGは最も強力な毒性を有しDNA合成，血小板第Ⅲ因子の活性化などに抑制的に作用するほか，溶血作用など広範囲な代謝障害能がある．また，MGはインスリン分泌促進作用や筋蛋白合成への関与が示唆されており，生体内のhydroxy radical markerとしても注目されるようになってきた．GSAにはADPによる血小板第Ⅲ因子の活性化抑制能が存在するため，尿毒症時の血小板機能障害に関連をもつものと考えられている．
- 脳内に存在するα-guanidinoglutamic acid, homoarginineなどは，実験的に痙攣またはてんかん発作波を誘発することが知られている．
- グアニジノ化合物を測定する際，前処理として除蛋白を必要とする．その方法としてピクリン酸法，スルホサリチル酸法，トリクロロ酢酸法，過塩素酸法，限外濾過膜法などがある．その後の測定には，クロマトグラフィにより分離した後，各グアニジノ化合物を同定するポストカラム誘導体化法と，グアニジノ化合物を検出されやすい誘導体に変化させた後，クロマトグラフィによる分離・同定するプレカラム誘導体化法とがある．検出方法としては，呈色法（Voges-Proskauer反応や坂口反応）と蛍光化法（ベンゾイン法，フェナンスラキノン法，アルカリニンヒドリン法）が用いられている．
- 使用される除蛋白剤により回収率が異なる場合があるので，それぞれの方法において基準値を設定するべきである．グアニジノ化合物は除蛋白であれば，凍結保存で比較的安定である．

臨床的意義と検査値の読み方
- 本検査は次の場合に行われる．
  ①尿毒症の起因物質を知りたいとき：MG，GSAはuremic toxinとして重要視されている．一方，guanidine（G），β-guanidinopropionic acid（GPA）およびγ-guanidinobutyric acid（GBA）についても毒性が報告されているが，これらは単独に作用するというよりも，相互作用により尿毒症症状を引き起こすと考えられている．
  ②腎移植患者の経過観察のとき：腎移植後の腎機能

c　低分子窒素化合物

の回復に，血中・尿中 guanidinoacetic acid（GAA）濃度が有用な指標であるという報告もある．

③痙攣またはてんかん発作波を誘発する起因物質を知りたいとき：てんかんを含む種々の神経学的異常を呈する高アルギニン血症の患者髄液中には，homoarginine，arginic acid などの増加が認められる．

④肝硬変末期や劇症肝炎などの重症肝不全のとき：血中 GAA の増加が認められる．

予想外の値が認められるとき

- 技術的な原因で誤差が生じるときには他の測定法で行う．
- 食事の影響がないかどうかを確認する．蛋白摂取量の多少により，血清 GSA 値，血清 MG 値ともに影響され，低蛋白食では両者は低下し，逆に高蛋白食で上昇する．

（藤田清貴）

3C105
ポリアミン（尿） 保

polyamine, urine

測定法 酵素法
検　体 部分尿
基準値 $0 \sim 45.0\ \mu\text{mol/g} \cdot \text{Cr}$

異常値を呈する場合

高値 癌（胃癌，大腸癌，食道癌，肝癌，胆嚢癌，肺癌，膵癌，乳癌，腎癌），血液悪性腫瘍（急性白血病，慢性白血病急性転化，悪性リンパ腫），肉腫，嚢胞性線維症，乾癬，創傷治癒，急性肝炎回復期

次に必要な検査▶尿中ポリアミン量が増加し，悪性腫瘍の存在が疑われる場合は，画像診断や他の腫瘍マーカーにより存在の有無を検索する．炎症性疾患，肝再生，膠原病など非腫瘍性の増殖状態でも尿中ポリアミン量は増加することがあるので，これらを除外しなければならない．

プロフィール

- ポリアミンは，2個以上のアミノ基を有する低分子非蛋白性窒素化合物である．ヒトの細胞内に存在するポリアミンは，プトレスシン（putrescine：Put）$H_2N-(CH_2)_4-NH_2$，スペルミジン（spermidine：Spd）$H_2N-(CH_2)_4-NH-(CH_2)_3-NH_2$，スペルミン（spermine：Spm）$H_2N-(CH_2)_3-NH-(CH_2)_4-NH-(CH_2)_3-NH_2$ である．
- プトレスシン，スペルミジン，スペルミンはヒトのあらゆる細胞内に存在し，細胞増殖に必須のポリアミンであり，相互変換する．プトレスシンからスペルミジン，さらにスペルミジンからスペルミンが合成される．また，スペルミジンは細胞質内でアセチル CoA（acetyl coenzyme A：AcCoA）によりアセチル化され，N^1-acetyl-Spd（N^1-Ac-Spd）となり，さらにプトレスシンに代謝される．核内では，

スペルミンはアセチル CoA により N^8-Ac-Spd になり，deacetylase の作用によりスペルミジンに戻る．
- 尿中には，これらのポリアミンに加えてカダベリン（cadaverine：Cad）が含まれている．カダベリンは，細菌によりリジンから生合成されることから，尿中のカダベリンは食事あるいは腸内細菌由来と考えられている．
- ポリアミンは強塩基性物質であり，生体内でカリウムやマグネシウムなどの金属カチオンと同様な作用をもつといわれている．
- 尿中ポリアミンの大部分は抱合体になっているので，加水分解酵素により遊離型のポリアミンにしてから，酵素法によりプトレスシン，スペルミジン，スペルミン，カダベリンの総量を測定し，尿中クレアチニン量で補正して算出している．

臨床的意義と検査値の読み方

- ポリアミンは，細胞増殖に重要な役割を果たしており，前立腺，骨髄，胸腺，膵臓など核酸，蛋白質合成の盛んな組織中に多く含まれている．特に悪性腫瘍ではポリアミンの生成が亢進しているが，臓器特異性は低い．そのため，1970年代から，各種悪性疾患患者において尿中ポリアミン量が増加していることが報告され，腫瘍マーカーとして利用されるようになった．しかし，急速に増大する腫瘍や大きな腫瘍があれば，尿中ポリアミン量が増加するが，癌の早期診断における有用性は低い．
- 1990年の保険改正において，尿中ポリアミンは腫瘍マーカー包括点数からはずされたが，尿中特殊物質定性定量検査として保険点数が認可されている．
- 尿中ポリアミンの増量を伴う悪性腫瘍において，化学療法や放射線療法後の効果判定や，再発のモニタリングの補助手段として有用である．ただし，化学療法や放射線療法により腫瘍細胞が壊死に陥ると，一過性に尿中ポリアミンが増量することがあるので注意する必要がある．
- 悪性腫瘍に対する治療後の尿中ポリアミン量は，1回の測定値で評価するのではなく，経時的な変動を観察して，画像診断や他の腫瘍マーカーの動きも含め，治療効果や再発の有無を総合的に判断する必要がある．

予想外の値が認められるとき

- 蓄尿中の防腐剤の添加が不十分な場合には，細菌が増殖しポリアミン量が高値となる．尿路感染症に罹患している場合も同様である．また，酸性蓄尿では低値となるので蓄尿の条件を確認する．

（名越澄子）

3C110
ポリアミン分画
polyamine, fractionation

測定法 HPLC
検 体 〈血漿〉ヘパリン加血液1m*l*，ガラス管からプラスチック容器に移してから凍結保存
〈赤血球〉ヘパリン加血液3m*l*を直ちに遠心し，赤血球沈渣を2倍量の生理食塩水で2回以上洗浄後，充填赤血球層を凍結保存
〈尿〉酸性蓄尿

基準値
- プトレスシン：〈血漿〉0.4 nmol/m*l* 未満
  〈赤血球〉0.4 nmol/m*l* 未満
  〈尿〉7.9～33.9 μmol/day
- スペルミジン：〈血漿〉5.6～16.7 nmol/m*l*
  〈赤血球〉3.8～26.4 nmol/m*l*
  〈尿〉2.5～11.5 μmol/day
- スペルミン：〈血漿〉3.0～11.5 nmol/m*l*
  〈赤血球〉2.9～13.5 nmol/m*l*
  〈尿〉男性4.5 μmol/day 以下
  女性0.9 μmol/day 以下

異常値を呈する場合
高値 悪性腫瘍，慢性腎不全，囊胞性線維症，乾癬

プロフィール
- ポリアミンは，非蛋白性窒素化合物の総称であり，プトレスシン（putrescine：Put），スペルミジン（spermidine：Spd），スペルミン（spermine：Spm），カダベリン（cadaverine：Cad）などが含まれる．
- 細胞内から血液中に放出されたポリアミンの約80％は赤血球に取り込まれて運ばれる．赤血球中のポリアミンのほとんどは遊離型なので，測定に際して，煩雑な加水分解処理により脱抱合する必要がない．
- 尿中ではポリアミンの大部分はアセチル体として存在しているので，一般には，加水分解処理によりすべて遊離型としてから各分画を測定している．

臨床的意義と検査値の読み方
- 悪性腫瘍患者において，血漿中と赤血球中のプトレスシン，スペルミジン，スペルミン量を比較すると，いずれも赤血球のほうが正常域上限を超える頻度が高いと報告されている．尿中ポリアミン量と比べても，赤血球中ポリアミン量は腫瘍マーカーとして感度が高いとされるが，健康保険診療報酬点数は認められていない．血漿および赤血球中のポリアミンの簡便な測定法がないことも，臨床応用されない理由の一つである．
- ポリアミンは臓器の種類を問わず，細胞増殖と密接に関連して増加する．したがって，あらゆる種類の癌のマーカーとなる可能性がある一方，非腫瘍性の増殖を伴う疾患でも増加する．また，プトレスシン，スペルミジン，スペルミンの増量パターンにより，癌の存在，部位，種類を特定することは不可能である．
- 赤血球中ポリアミン量は，肝切除後の肝再生や糖尿病性血管病変の指標となる可能性が報告されている．また，慢性腎不全患者では，尿への排泄の低下により血漿中のプトレスシン，スペルミジン，スペルミン量は増加し，赤血球中ではスペルミジン量のみが増加することが知られている．これらポリアミンが慢性腎不全において赤芽球増殖抑制による貧血や動脈硬化の進展に関与している可能性があるといわれている．さらに，血清中に蓄積したスペルミンがアルデヒド体となり，尿毒素として作用する可能性も示唆されている．
- 悪性腫瘍に対する治療後に赤血球中ポリアミン量が増加した場合は，炎症性疾患，肝再生，膠原病など非腫瘍性の増殖状態および腎機能障害の存在の有無を確認する．画像診断や他の腫瘍マーカーの動きも含め，治療効果や再発の有無を総合的に判断する．
- 癌および血液悪性腫瘍の治療効果の早期判定や再発のモニタリングに尿中のプトレスシンまたはスペルミジン量が有用とする報告もあるが，健康保険診療報酬点数は認められていない．
- アセチル化ポリアミンが悪性腫瘍の早期診断につながるとの報告がみられる．1978年にAbdel-Monemが固形癌患者の尿中のN^1-Ac-Spd，N^8-Ac-Spd，N^1-Ac-Spd と N^8-Ac-Spd の比（N^1/N^8比）を測定し，正常人と比べN^1-Ac-Spd値およびN^1/N^8比が有意に増加していることを報告した．また，尿路悪性腫瘍では，尿中のN^1, N^8-diacetyl-Spd（diAc-Spd）およびN^1, N^{12}-diacetyl-Spm（diAc-Spm）の値が有意に上昇しているとの報告もある．しかし，臨床応用についてはさらに検討が必要である．

予想外の値が認められるとき
- 採血後の処理が適切であったか確認する．
- 蓄尿の条件を確認する． （名越澄子）

3d 糖質および関連物質

3D010
グルコース 保

glucose

別 血糖，ブドウ糖

測定法 酵素法（ヘキソキナーゼ/G-6-PDH など）
検体 フッ化ナトリウム（NaF）入りの専用試験管で採血し血漿を使用する．
基準値 空腹時採血で 70～109 mg/d*l*

異常値を呈する場合

Critical/Panic value

【50 mg/d*l* 以下】
　対応▶早急にグルコースの投与を行う．

【500 mg/d*l* 以上】
　対応▶尿中ケトン体，血漿浸透圧，血液ガスなどの測定を行い，糖尿病昏睡の危険性について検討する．糖質輸液点滴中のラインからの採血などのサンプリングのエラーでないことを確認する．

高値

- 110 mg/d*l* 以上（空腹時）：境界型耐糖能異常，2型糖尿病，甲状腺機能亢進症，Cushing 症候群，褐色細胞腫，胃切除後，その他
  次に必要な検査▶HbA1c，IRI，尿中 C-ペプチド，糖負荷試験（75g OGTT）などの測定を行う．糖尿病以外が疑われるときは，各種ホルモン検査や画像診断を行う．

- 126 mg/d*l* 以上（空腹時）ないしは 200 mg/d*l* 以上（随時）：糖尿病（1型，2型，その他），そのほか上記の内分泌疾患を含む耐糖能異常
  次に必要な検査▶上記と同様．ただし，明らかな糖尿病には，OGTT は原則として行わない．

低値

- 60 mg/d*l* 以下（随時）：過剰のインスリン注射や経口血糖降下剤の使用など，反応性低血糖（ダンピング症候群），下垂体機能低下症，副腎機能不全，甲状腺機能低下症，悪性腫瘍の一部，インスリン分泌過剰（インスリノーマ），インスリン自己免疫症候群

プロフィール

- 生体内には，単糖類，二糖類，多糖類などの糖質が存在し，六単糖のグルコースは最も重要なエネルギー源である．特に中枢神経系ではほとんど唯一のエネルギー源であり，低血糖状態では生命が危険になる．

- 検査室では自動分析測定器により血漿グルコースを測定する．血糖自己測定（self-monitoring of blood glucose：SMBG）用の簡易血糖測定機器では全血を使用する．SMBG 用の機器を診断に使用してはならない．

臨床的意義と検査値の読み方

- 糖尿病あるいは，高血糖ないしは低血糖を呈する各種疾患，病態を疑った場合の診断およびこれらの疾患の経過観察に用いる．
- 血糖は食事による消化管からの吸収，肝臓の代謝，筋肉や脂肪など末梢組織での利用，インスリンを始めとするホルモン調節など諸因子により恒常性が保たれている．
- これらの諸調節因子のどこかに破綻をきたした場合，血糖値は異常となる．食事や運動の前後で血糖は変動し，インスリンや経口血糖降下薬などを使用している患者ではこの変動幅はきわめて大きい．

予想外の値が認められるとき

- 採血後，赤血球内の解糖系酵素が作用し血糖値が低下するので解糖阻止作用のある NaF 添加試験管に採取するが，経時的な検査値の低下は避けられない．
- 血液は他の生化学検査項目と異なり，静脈血，毛細管血など採血部位により差がある．全血と血漿でも値に差が出る．ことに毛細管血を検体として使用する簡易血糖測定器に静脈血を使用した場合には，測定値が大きく異なることがある．

(熊坂一成)

3D015
ガラクトース 保

galactose

略 Gal

測定法 ボイトラー法，ペイゲン法，ガラクトース脱水素酵素法
検体 スクリーニング検査では，全血を検査用濾紙にしみ込ませる
基準値 新生児マス・スクリーニング（ボイトラー法，ペイゲン法）：8 mg/d*l* 以下
　　　　　ガラクトース脱水素酵素法：4.3 mg/d*l* 以下

異常値を呈する場合

- ガラクトース-1-リン酸ウリジルトランスフェラーゼ欠損症（GALT 欠損症），ガラクトキナーゼ欠損症（GALK 欠損症），UDP ガラクトース-4-エピメラーゼ欠損症（GALE 欠損症），成人では肝硬変，急性肝炎など

  次に必要な検査▶血中ガラクトース値，血中ガラクトース1リン酸値および尿中ガラクチトール値の測定．

プロフィール
- グルコースとはC4位のみ違う六単糖の異性体であり，天然に遊離の形では存在せず，複合糖質や少糖，多糖の構成成分として，糖蛋白質や糖脂質の糖鎖構造をつくり，発生や分化，癌化で重要な糖鎖抗原として，また細胞接着などに関与している．
- 栄養素として乳糖は，小腸でグルコースとガラクトースに加水分解されて吸収される．

臨床的意義と検査値の読み方
- 新生児スクリーニングで高値の場合には，先天性酵素欠損症によるガラクトース血症を疑う．GALT欠損症は，乳児期早期に乳糖除去ミルクを開始しなければ死に至る．
- 保険収載は新生児スクリーニング検査としてのみなので，肝機能検査としての保険請求はできない．

(熊坂一成)

3D025
フルクトース
fructose

別 果糖

測定法 酵素法，GC-MS，ガスクロマトグラフィ法，セリワノフ反応による方法
検 体 血清
基準値 酵素法：1.0 mg/dl
　　　　GC-MS：3.3 ± 1.4 mg/dl
　　　　ガスクロマトグラフィ法：0.47 ± 0.19 mg/dl
　　　　セリワノフ反応による方法：1～6 mg/dl

異常値を呈する場合
高値 良性果糖尿症，遺伝性果糖不耐症，フルクトース-1,6-ジホスファターゼ（FBPase）欠損症，コントロール不良な糖尿病

プロフィール
- ショ糖，イヌリン，果汁中などに多く存在するケトヘキソース（六炭糖の単糖類）である．
- ショ糖は小腸のスクラーゼによりグルコースとフルクトースに分解される．小腸から吸収されたフルクトースは肝および腎で代謝される．
- 先天性代謝異常症の尿スクリーニングテストとしてのセリワノフ反応は，保険点数から削除された．

臨床的意義と検査値の読み方
- フルクトキナーゼ欠損による良性果糖尿症は無症状で治療を要しない．
- F-1-Pアルドラーゼ欠損による遺伝性果糖不耐症とFBPase欠損症では，フルクトース負荷試験で低血糖になる．
- 血糖が300 mg/dl以上の糖尿病でやや高値を示す場合がある．

(熊坂一成)

3D033
ソルビトール
sorbitol

略 SOR

測定法 蛍光法
検 体 ヘパリン加血液
基準値 30 nmol/g・Hb以下

異常値を呈する場合
高値 糖尿病（とりわけ網膜症，腎症，末梢神経障害などの合併症を有する場合）

次に必要な検査 ▶ポリオール代謝に関連するアルドースレダクターゼ（臨床検査としてはグリセルアルデヒドレダクターゼ）やソルビトールデヒドロゲナーゼなどの酵素活性の測定．

プロフィール
- 糖尿病合併症の成因との関連で注目されているポリオールの一つである．
- インスリン非依存性のポリオール経路でグルコースがフルクトースへ転換される際の中間産物であり，アルドースレダクターゼ（アルドース還元酵素）が律速酵素と考えられている．
- ポリオールとは糖アルコールのことで，単糖類のアルデヒド基が還元を受けて生成される．細胞膜の透過性が悪く，細胞内に蓄積されやすい．その結果，細胞内浸透圧の上昇，細胞の膨化，機能障害がもたらされ，特に糖尿病の合併症（末梢神経障害）や白内障などの成因として深く関与しているのではないかと考えられている．

臨床的意義と検査値の読み方
- ポリオール経路の律速酵素であるアルドースレダクターゼはグルコースに対する親和性は低いので，通常のグルコース濃度でのソルビトール産生量はごくわずかである．しかし，糖尿病などでグルコース濃度が高くなると，濃度に依存してソルビトール産生量も増加する．各組織における本経路の状況を推察する目的で，比較的容易に測定できる赤血球中のソルビトール濃度が測定される．
- 糖尿病患者における合併症の発症や進展状況を評価したり，糖尿病合併症の治療薬としてのアルドースレダクターゼ阻害薬の治療効果を判定する指標として用いられる．

予想外の値が認められるとき
- 検体の採血，分離保存条件をチェックする．全血のまま放置すると，ソルビトール値は低下する．赤血球を分離して凍結保存すれば1週間程度は安定である．

(石井周一)

3D031
遊離型フコース　保
urinary free L-fucose

略 U-FC　**別** L-フコース，6-deoxy-L-galactose

測定法　酵素法（測定キットは現在市販されていない）
検体　尿
基準値　$8 \sim 210 \mu mol/g \cdot Cr$

異常値を呈する場合

高値　悪性腫瘍（肝細胞癌，胆嚢癌，膵癌，胃癌，大腸癌，肺癌など），慢性肝疾患（特に肝硬変）

次に必要な検査▶悪性腫瘍は高頻度に高値を示すが，臓器特異性はないため，原発巣の検索が必要．

プロフィール
- 尿中遊離型フコースは，尿中に遊離しているL-フコースをL-フコースデヒドロゲナーゼを用いて定量するが，その試薬キットは現在市販されていない．
- L-フコースは，生物界に広く存在する六炭糖（デオキシヘキソース；メチルペントース）の一つである．ヒトの体内では複合糖質糖鎖（糖蛋白質や糖脂質，プロテオグリカン）の非還元末端位に存在し，ヒト血液型の型決定基，肝臓への血清蛋白の取り込み，マクロファージの遊走阻止因子の受容体などに関与しているが，生理的機能への役割や代謝の全体像はほとんど不明である．
- 遊離型フコースは，血中にはほとんど存在しないが，尿中ではフコース尿症や肝障害で上昇することが報告され，複合糖質糖鎖の代謝全体を反映すると推測されている．
- 癌化により生成された異常糖鎖に結合したL-フコースが，体内循環する過程で腎臓などに存在するフコシダーゼによって切断されて，尿中に排泄される経路が考えられている．

臨床的意義と検査値の読み方
- 次のような場合に本検査を行う．
  ①フコシル化に伴う糖鎖異常を疑うとき．
  ②肝胆膵の悪性腫瘍を疑うとき．
- AFPおよびCA19-9双方の診断特性をもつ肝胆膵の腫瘍マーカーとしての利用が考えられ，特にCA19-9は，遺伝的にフコシル化の合成酵素を欠く者が人口の10％あることから，膵癌においてU-FCはCA19-9を補うものとして使用できる．
- コンビネーションアッセイでは，U-FC，CA19-9の組み合わせが，CA19-9，DU-PAN-2，CEAの組み合わせを上回る感度が報告されている．
- 胃癌，大腸癌，肺癌では早期発見は難しいが，転移の指標となる可能性がある．

予想外の値が認められるとき
- 尿を試料とした非特異的な腫瘍マーカーであるため，良性疾患，特に肝硬変などの肝疾患では高率に陽性となるので，注意が必要である．

（前川真人）

3D045
グリコヘモグロビン　保
glycohemoglobin, glycated hemoglobin

別 糖化ヘモグロビン，ヘモグロビンA_{1c}，GHb

測定法　HPLC，免疫法，酵素法
検体　EDTA-2K加血液
基準値　$HbA_{1c}：4.3 \sim 5.8 \%$

異常値を呈する場合

高値
- 糖尿病，その他の高血糖を呈する疾患
- 異常ヘモグロビン血症の一部で偽高値となる

次に必要な検査▶必要に応じてIRI，尿中C-ペプチドなどの測定を行う．ただし，明らかな糖尿病には，OGTTは原則として行わない．糖尿病以外が疑われるときは，各種ホルモン検査や画像診断を行う．

低値　溶血性貧血や出血などで赤血球寿命が短縮し網赤血球が増加している場合，持続性低血糖（インスリノーマなど），異常ヘモグロビン症の一部

次に必要な検査▶低血糖が疑われる場合は，IRI，尿中C-ペプチドなどの測定を行う．

プロフィール
- グリコヘモグロビンは，ヘモグロビンβ鎖のN末端アミノ酸にグルコースが非酵素的に結合したものである．当初，電気泳動法による糖尿病患者血液で，正常のヘモグロビン（HbA）より陽極側に移動度をもつヘモグロビン（HbA_1）として発見され，その後，糖尿病患者のHbA_1亜分画のうち，HbA_{1c}が70～80％を占め，糖の変化を鋭敏に検出することが明らかにされた．
- 糖の結合が可逆的な不安定型A_{1c}と不可逆的な安定型A_{1c}があり，前者の場合は食後高血糖の影響を受ける．現在の測定法は安定型A_{1c}のみを測定しているので，随時採血でよい．
- HPLCによる測定法が基本であるが，現在は免疫学的測定法が普及している．測定原理や測定機種による測定値の差は，徐々に解消されつつある．

臨床的意義と検査値の読み方
- グリコヘモグロビンの割合は，血中のグルコース濃度と時間に依存するために，高血糖の程度とその期間に応じ，その値は変化する．採血時から遡って1～2ヵ月間の血糖の平均値をよく反映するので，糖尿病に代表される高血糖をきたす各種の糖代謝異常を疑った場合，およびこれらの疾患・病態の経過観察に用いる．糖尿病の慢性合併症を予防するには，6.4％以下，可能なら5.8％未満に長期間にわたり維持することが重要である．1ヵ月に1回の測定が原則である．
- インスリン治療中で血糖の変動が激しい場合は，グリコアルブミンと併用するが，保険診療では一方のみ算定となる．

- また，検診で糖尿病のスクリーニングに使用されることがある．

予想外の値が認められるとき
- 血糖が正常化していても，HbA$_{1c}$の正常化が遅れるのでHbA$_{1c}$が高値のことがある．それ以外では偽高値と偽低値に注意する．
- 血糖値に比較してHbA$_{1c}$が異常高値の場合は，異常ヘモグロビン血症，逆に予想より低値の場合は，高血糖の期間が短期間であった場合，異常ヘモグロビン血症，溶血性貧血や出血などで赤血球寿命が短縮し網赤血球が増加している可能性がある．

(熊坂一成)

3D050
フルクトサミン
fructosamine

別 グリコシレイテッドプロテイン，フルクトースアミン，FRA

プロフィール
- フルクトサミンは，血漿蛋白のアミノ基にグルコースが非酵素的に結合し，安定したケトアミンとなった糖化蛋白の総称である．アルカリ溶液中で強い還元力を有するとのnitroblue tetrazolium（NBT）を基質とした還元発色反応により測定可能である．
- 大部分はアルブミンに由来し，ヘモグロビンA$_{1c}$に比較して短期間の血糖コントロールを表す指標として使用されたが，フルクトサミンより信頼性の高いグリコアルブミンの普及に伴い，保険収載から削除された．

(熊坂一成)

3D055
グリコアルブミン 保
glycoalbumin

別 糖化アルブミン，glycated albumin

測定法 酵素法，酵素免疫測定法，HPLC
検 体 血清または血漿（空腹時採血の必要はない）
基準値 11～16％
異常値を呈する場合
高値 糖尿病，その他の高血糖をきたす疾患
次に必要な検査▶ 必要に応じてIRI，尿中C-ペプチドなどの測定を行う．ただし，明らかな糖尿病には，OGTTは原則として行わない．糖尿病以外が疑われるときは，各種ホルモン検査や画像診断を行う．
低値 アルブミン代謝が亢進した病態（ネフローゼ症候群，甲状腺機能亢進症など）

プロフィール
- グリコアルブミンは血清アルブミンのN末端のα-アミノ基またはリジン残基のε-アミノ基にグルコースが非酵素的に結合してケトアミンを形成したも

のである．グリコアルブミン値は，アルブミンとグルコースの血中濃度と代謝速度により規定され，アルブミン全体の中で糖化された割合を測定し，％で表現する．

臨床的意義と検査値の読み方
- アルブミンの半減期はおよそ20日前後なので，この蛋白が糖化されたグリコアルブミンは，HbA$_{1c}$に比べてより短期間，すなわち過去1～3週間の血糖の平均値（厳密には過去40～60日の加重平均血糖を反映し，特に直前の17日間の血糖値がグリコアルブミン値の50％に寄与）を反映していると考えられている．
- 溶血性疾患や異常ヘモグロビン症などでHbA$_{1c}$が利用できないときは，グリコアルブミン測定が必須である．不安定型糖尿病，糖尿病の治療開始後など血糖の変動が激しい場合や，妊娠時などより厳密な血糖コントロールを必要とする場合にHbA$_{1c}$と併用することが望ましい．ただし，通常は保険診療上，両者を同時に算定できない．
- 測定値が高いほど血糖コントロールは不良であり，基準値に近いほど，血糖コントロールは良好である．ただし，日本糖尿病学会編の糖尿病治療ガイドにはHbA$_{1c}$は血糖コントロールの指標としての目標値が明記されているが，グリコアルブミンは具体的数値の記載はない．

予想外の値が認められるとき
- ネフローゼ症候群のように蛋白の代謝回転が亢進している場合は，予想外の低値となりうる．
- アルブミンのリジン残基を修飾しうる薬剤（アスピリンなど）の長期大量服用によって糖化が競合的に阻害された場合，低値に出る可能性が指摘されている．
- アルブミンの半減期が延長する，肝硬変，甲状腺機能低下症などでは高値となることがある．

(熊坂一成)

3D110
ペントシジン 保
pentosidine

測定法 ELISA，HPLC
検 体 血清，血漿
基準値 0.00915～0.0431 μg/ml
異常値を呈する場合
高値 慢性腎不全，慢性糸球体腎炎，腎硬化症，その他の腎機能障害，糖尿病，関節リウマチ
次に必要な検査▶ 定期的かつ一般的ないわゆる腎機能検査．

プロフィール
- ペントシジンは，グルコースなどの還元糖のカルボニル基と蛋白が非酵素的糖化反応により生成された

d 糖質および関連物質 213

蛋白糖化反応最終生成物（advanced glycation endo-products：AGEs）の一つであり，リジンとアルギニン残基が五単糖を介してイミダゾピリジニウム環を有する構造で，分子量236の物質である．
- 当初は，ヒト脳硬膜コラーゲン中から単離された．その後，末期腎不全患者の皮膚コラーゲン中や腎疾患患者の血中で濃度が著明に増加しており，さらに，この物質の産生には酸化プロセスも深く関与していることが明らかになった．

臨床的意義と検査値の読み方
- 非糖尿病性の早期腎症の診断において，血中ペントシジンが基準範囲上限を超えた場合は，尿中アルブミン排泄の増加，血清クレアチニン上昇などの変化に比較して，高い感度を有する．ペントシジンは糖化より酸化の影響をより強く受けていると考えられるが，血糖値の影響を受けるので，保険診療上，糖尿病腎症の診断に利用することはできない．
- 腎不全患者におけるAGEsの蓄積は，動脈硬化症，心筋肥大，栄養障害，透析アミロイドーシスなどの病態に関与していると考えられているが，進行した腎疾患者でこの検査をする診療上の有用性は少ない．
- 厳密な意味で，本検査が有用な対象者は，非糖尿病で腎機能の低下が疑われる者〔尿蛋白（＋）以上または尿蛋白（－）で尿潜血（±）以上〕で，血中のクレアチニン値＜1.5 mg/dl，尿素窒素値が基準範囲の者であろう．
- 保険診療では，尿素窒素またはクレアチニンにより腎機能低下（糖尿病腎症によるものを除く）が疑われた場合に，3ヵ月に1回に限り算定できる．ただし，シスタチンC測定と併せて実施した場合は，主たるもののみ算定するとなっている． （熊坂一成）

3D060
ムコ蛋白　保
mucoprotein
別 酸可溶性蛋白（acid soluble glycoprotein），ASP

測定法　色素結合法（アスプロ法）
検 体　血清
基準値　60.0〜140.0 mg/dl

異常値を呈する場合
高値
- 炎症性疾患：急性肺炎，活動期結核，胆囊炎，急性膵炎，亜急性甲状腺炎
- 悪性腫瘍：肺癌，肝癌，胆道癌，膵癌，上部・下部消化管癌など
- 膠原病：関節リウマチ，全身性エリテマトーデス，強皮症，皮膚筋炎，Behçet病など
- 腎疾患：急性腎炎，慢性腎炎
- 心筋梗塞

低値　慢性肝炎，肝硬変，ネフローゼ症候群など

次に必要な検査▶
- CRP，$α_1$-AGP（$α_1$-酸性糖蛋白），IAP（免疫抑制酸性蛋白）などの測定値との対応．
- 悪性腫瘍の場合は，特異性の高い腫瘍マーカーの項目を選択する．

プロフィール
- ムコ蛋白は糖質部分が10％以上のものをいう複合蛋白質の一種で，糖蛋白ともいわれる．ムコ多糖中のヘキソサミン含量が4％以上をムコ蛋白，それ以下を糖蛋白として区別する場合もある．
- ムコ蛋白は加熱によっても，トリクロル酢酸，塩酸などでも変性をうけない．そのため，酸に可溶性を示す糖蛋白群をASP（acid soluble glycoproteins）と称することもある．
- ムコ蛋白はWinzler, R. J.（1948）によって報告されて以来，炎症性疾患や悪性腫瘍などその病態像を把握するのに数多く利用されてきた．

臨床的意義と検査値の読み方
- ムコ蛋白は急性相反応物質の一種の蛋白であるため，炎症性疾患や膠原病，悪性腫瘍などの組織破壊性疾患で著増する．したがって，広範な疾患のスクリーニング検査や病態の変化，治療効果と予後の判定，経過観察などにも利用される．
- 各疾患に対して特異性が高い各種検査法が確立されている現在においても，ごく少数例であるが委託施設においてこの検査が実施されている．

予想外の値が認められるとき
- 特異性の高い検査法を選択する． （椿　秀三千）

3D060
ムコ蛋白（尿）　保
mucoprotein（urine）
別 酸可溶性蛋白（尿），尿中酸可溶性蛋白，U-MP，ASP尿

測定法　CBB比色定量法（アスプロ法）
検 体　尿
基準値　2.4〜23.2 mg/dl

異常値を呈する場合
高値　腎疾患（糸球体障害，薬物による腎障害，腎不全），炎症性疾患，悪性腫瘍

次に必要な検査▶血中ムコ蛋白との対応で炎症性か，腫瘍，腎障害によるものかを判定する．

プロフィール
- 尿中に排泄される糖質を含む複合蛋白の総称である．尿中ムコ蛋白の主成分は尿円柱の主成分としてよく知られている腎尿細管由来のTamm-Horsfallムコ蛋白であるが，血清由来のムコ蛋白が出現することもある．
- 健常人ではTamm-Horsfallムコ蛋白が主成分であ

るが，悪性腫瘍や腎疾患の際には$α_1$-酸性糖蛋白（$α_1$-acid glycoprotein）が増加する．
- 試薬の製造中止のため，現在は尿中ムコ蛋白の測定は中止となっている．

臨床的意義と検査値の読み方
- 本検査は，腎疾患を疑うとき，炎症性疾患や悪性腫瘍を疑うときに行われる．
- 尿中ムコ蛋白は，炎症性疾患や悪性腫瘍など血中で増加するために尿中でも増加する場合や，腎疾患のため再吸収されずに尿中に排泄される場合もある．蛋白動態のマススクリーニングとして有用である．

予想外の値が認められるとき
- 尿路感染症の有無，防腐剤使用の有無を確認する．

（椿　秀三千）

3D070
酸性ムコ多糖　保

acid mucopolysaccharides

別　総酸性ムコ多糖，グリコサミノグリカン

測定法　比濁分析法
検　体　24時間蓄尿（1日尿量明記）
基準値　1～3 mg/day（参考）

異常値を呈する場合
高値　遺伝性ムコ多糖症（MPS），各種の膠原病（全身性強皮症，関節リウマチ，全身性エリテマトーデスなど），悪性腫瘍，炎症性疾患，動脈硬化，糖尿病

次に必要な検査▶ 現在では遺伝子レベルの病因が解明されている各代謝異常症に対する遺伝子型を確認する．より特異性が高い腫瘍マーカーや抗核抗体などを選択する．

プロフィール
- 酸性ムコ多糖体はグリコサミノグリカンともいわれ，ウロン酸とヘキソサミンが結合した二糖類が直線状に並んだ高分子多糖類である．酸性ムコ多糖体の分子種としてはグルコサミンを構成体とするヘパリン，ヘパラン硫酸，ヒアルロン硫酸，ケラタン硫酸と，ガラクトサミンからなるコンドロイチン硫酸異性体とデルマタン硫酸に大別される．
- 上記のいずれも生体内では蛋白質と複合体を形成して抗血栓作用や脂質代謝などの生理機能に関与し，諸臓器および各種結合組織に広く分布して細胞外液や電解質の調節など親水性の環境保持に重要な役割をしている．
- なお，10年前くらいからは委託施設においても検査は行われていない．

臨床的意義と検査値の読み方
- 本検査は，臨床症状から先天性ムコ多糖症が疑われる場合や，各種の膠原病や悪性腫瘍が疑われる場合に用いられる．
- 酸性ムコ多糖は結合織に病変のある各種の疾患で量

的・質的変化をきたす．特に著明な発展をみたのは遺伝性ムコ多糖症で，現在までに遺伝性ムコ多糖症は十数種類が明らかとなっている．これらは酸性ムコ多糖体を分解する酵素が欠損したために細胞内に代謝中間物質が蓄積し尿中に排泄されたものである．
- 24時間尿中に排泄された酸性ムコ多糖の分子種およびその割合を明らかにすることにより，ムコ多糖症の判定および分類をすることができる．その他，膠原病や悪性腫瘍，炎症性疾患などでも尿中の排泄量が増加する．

予想外の値が認められるとき
- 尿路感染症の有無，防腐剤使用の有無を確認する．

（椿　秀三千）

3D075
酸性ムコ多糖分画　保

mucopolysaccharide electrophoresis chondroitin sulfate isomer

別　コンドロイチン硫酸分画，グリコサミノグリカン分画

測定法　電気泳動法
検　体　24時間蓄尿（1日尿量明記）
基準値　陽性

異常値を呈する場合
高値
- デルマタン硫酸：MPS Ⅰ型（Hurler症候群），MPS Ⅵ型（Maroteaux-Lamy症候群）
- ヘパラン硫酸：MPS Ⅰ型（Scheie症候群），MPS Ⅱ型（Hunter症候群），MPS Ⅲ型（Sanfilippo症候群A～D型），全身性強皮症
- ケラタン硫酸：MPS Ⅳ型（Morquio症候群A型，B型）
- コンドロイチン硫酸異性体など：関節リウマチ，全身性エリテマトーデス
- ヒアルロン酸：MPS Ⅵ型（Werner症候群），肝硬変症

次に必要な検査▶ 遺伝子レベルの病因が解明されている各代謝異常症に対する遺伝子型を確認する．

プロフィール
- 酸性ムコ多糖体はグリコサミノグリカンともいわれ，ウロン酸とヘキソサミンが結合した二糖類が直線状に並んだ高分子多糖類で細胞外基質の構成成分である．酸性ムコ多糖体の分子種としてはグルコサミンを構成体とするヘパリン，ヘパラン硫酸，ヒアルロン硫酸，ケラタン硫酸と，ガラクトサミンからなるコンドロイチン硫酸異性体とデルマタン硫酸に大別される．
- 上記のいずれも生体内で抗血栓作用や脂質代謝などの生理機能に関与し，諸臓器および各種結合組織に広く分布している．コンドロイチン4硫酸（C4S）

d　糖質および関連物質　215

とコンドロイチン6硫酸（C6S）は骨や軟骨から，デルマタン硫酸は皮膚から見出された．ヘパリンはmast cellで産生されており，ヘパラン硫酸は細胞表面や血管壁に多く存在する．

- 酸性ムコ多糖体の種類別検索には電気泳動法が使用されていた．この酸性ムコ多糖分画は尿中に排泄される分子種を二次元電気泳動法を利用して分画し，その割合を求めるものである．各疾患によりパターンの特異性が注目され，酵素欠損を基礎とした分類がなされている．ムコ多糖の蓄積症（先天性ムコ多糖症）ではV. A. McKusickの改訂分類（1972）によりムコ多糖症（MPS）Ⅰ〜Ⅷ（注：Ⅴは空白である）の6種類に分類されている．
- 酸性ムコ多糖分画は検査検体の数がないため，10年前から委託施設でも検査は行われていないのが現状である．

臨床的意義と検査値の読み方

- 本検査は，臨床症状から先天性ムコ多糖症が疑われる場合に行われる．
- 現在までに遺伝性ムコ多糖代謝異常症は十数種類が明らかとなっている．これらは酸性ムコ多糖体を分解する酵素が欠損したために細胞内に代謝中間物質が蓄積し尿中に排泄されるものである．
- 24時間尿中に排泄された酸性ムコ多糖の分子種およびその割合を明らかにすることにより，ムコ多糖症の判定および分類をすることができる．たとえば，ムコ多糖症で最も代表的なHurler症候群（mucopolysaccharidosisⅠ型，MPSⅠ型）はα-L-イズロニダーゼ欠損であり，主にデルマタン硫酸が蓄積する．MPSⅡ型はイズロン-2-硫酸スルファターゼ欠損で，ヘパラン硫酸およびデルマタン硫酸が増える．ヘパラン硫酸が増加するMPSⅢ型は欠損酵素の違いによりA，B，C，Dの病型に分けられる．また，ケラタン硫酸の蓄積を認めるMPSⅣA型，B型，デルマタン硫酸のMPSⅥ型など，いずれも欠損酵素が明らかになっている．
- ムコ多糖症は常染色体劣性遺伝形式をとるが，MPSⅡ型はX染色体劣性遺伝であり原則として男性に発症する．その他ではデルマタン硫酸は線維性病変で増加し，ヒアルロン酸は肝硬変症でも増加する．

予想外の値が認められるとき

- 尿路感染症の有無，防腐剤使用の有無を確認する．

（椿　秀三千）

3D080

ヒアルロン酸 〔保〕

hyaluronic acid
別 hyaluronate

測定法	LA
検体	血清および胸水を使用する
基準値	血清は50 ng/m*l*以下

異常値を呈する場合

高値 慢性肝炎活動期，肝硬変，RA（関節リウマチ），強皮症，Werner症候群，癌の結合組織への浸潤，悪性胸膜中皮腫（胸水中）

次に必要な検査▶ 超音波検査，X線写真，肝生検，他の線維化マーカー（プロコラーゲンⅢペプチド，Ⅳ型コラーゲン・7S）と比較する．

プロフィール

- ヒアルロン酸はD-グルクロン酸とN-アセチルグルコサミンが重合した高分子多糖体で，皮膚と骨格筋の細胞基質に結合組織の構成成分として多く含まれている．また，細胞間質にゼリー状の溶液を形成して組織の保持作用や潤滑作用を有し，関節液，眼球硝子体，臍帯などにも分布している．
- 主に線維芽細胞で細胞外基質成分の一つとして合成され，基質の分解により遊出したヒアルロン酸はリンパ節の上皮細胞で代謝されて，残りがリンパ管を経て血中に入り肝の類洞内皮細胞で異化される．血中での半減期は2日以内とされており，炎症性刺激による合成の促進，基質における分解の亢進，肝における代謝の異常などで血中濃度が上昇する．
- 当初は，電気泳動法にて分離，ヒアルロニダーゼ消化法で同定，抽出後に半定量されていたため，健常者では検出されなかった．その後，ヒアルロン酸結合性蛋白（HABP：hyaluronic acid binding protein）を利用した高感度測定法が開発され，現在ではさらに高感度なラテックス凝集反応が用いられている．

臨床的意義と検査値の読み方

- ヒアルロン酸は石綿曝露による悪性胸膜中皮腫で注目され，腫瘍組織中にグリコサミノグリカン（酸性ムコ多糖）の硫酸基を持たない分子種の一つであるヒアルロン酸が多量に含まれていることが特徴とされた．また，癌性の胸水・腹水中でヒアルロン酸が増加することがあり，その鑑別のために測定されることもある．
- 高感度測定法では50 ng/m*l*を肝の線維化マーカーとしてのカットオフ値に設定しており，慢性肝炎の患者に対して経過観察および肝生検の適応の確認を行う場合に保険点数の算定が認められている．しかしながら，加齢により血中濃度が上昇するため，50歳以上の患者に対しては慎重に判定しなければならない．なお，性差や食事による影響はない．また，慢性肝炎と肝硬変のカットオフ値は130 ng/m*l*とされている．
- 強皮症は結合組織での合成亢進，RAは炎症性刺激による滑膜細胞の過形成と合成亢進で，血清ヒアルロン酸の上昇がみられる．RAにおいては特異性と診断効率が優れており，活動性の判定，変形性関節症との鑑別にも有用であると報告されている．

予想外の値が認められるとき

- 被検者の年齢を確認する．

（〆谷直人）

3D085
1,5-アンヒドログルシトール 保
1,5-anhydroglucitol

略 1,5AG　別 1-デオキシグルコース（1-deoxyglucose）

測定法　酵素法，GC-MS，HPLC
検　体　血清
基準値　14 μg/m*l* 以上

異常値を呈する場合
低値　糖尿病，その他の高血糖を呈する疾患，腎性糖尿，胃切後 oxyhyperglycemia，慢性腎不全，妊婦（30週以降）

次に必要な検査▶ 必要に応じて IRI，尿中C-ペプチドなどの測定を行う．ただし，明らかな糖尿病には，OGTT は原則として行わない．糖尿病以外が疑われるときは，各種ホルモン検査や画像診断を行う．

プロフィール
- 1,5-アンヒドログルシトール（1,5AG）はポリオールの一種であり，構造はグルコースに酷似している．主に食物から供給され，腎の糸球体で濾過，尿細管で大部分が再吸収される．
- 尿細管における1,5AGの再吸収はグルコースにより，競合阻害を受ける．正常では1日の経口摂取量と尿中排泄量とはほぼ均衡しているので，血中1,5AG濃度は，ほぼ一定に保持されている．

臨床的意義と検査値の読み方
- 1,5AGの再吸収は，糖尿の排泄量に反比例し，尿糖排泄量が増加をすると，血中1,5AGは急速に低下する．尿糖排泄が完全になくなると，1,5AGは腎臓でほとんど再吸収され，0.3 μg/m*l*/day の一定の率で徐々に回復する．このため，HbA$_{1c}$ やグリコアルブミンよりも短期間の血糖変動の指標となり，軽度高血糖領域のモニタリング，ことに食後過血糖の検出に有効である．ただし HbA$_{1c}$ やグリコアルブミンの併用は保険点数上使用制限がある．
- HbA$_{1c}$ 高値が続いている血糖コントロール不良例では，1,5AGの低値が持続するので測定する意味は少ない．
- 慢性腎不全と妊婦（30週以降）で低下するが，急性腎不全では低下しない．

予想外の値が認められるとき
- 持続的高血糖がなくても腎性糖尿や oxyhyperglycemia，短期間の血糖コントロールの乱れで低値となる．
- α-グルコシダーゼ阻害薬のアカルボース使用例で低値となる．
- 異常高値となる疾患は知られていないが，漢方薬の人参養栄湯や加味帰脾湯および成分栄養剤の一部では大量の1,5AGが含まれており，血中濃度が高くなることがある．　　　　　　　　　　　（熊坂一成）

3D095
ミオイノシトール
myo-inositol

測定法　GC
検　体　血清
基準値　1.5〜3.9 μg/m*l*

異常値を呈する場合
高値　糖尿病，慢性腎不全，糸球体腎炎，リチウム（躁病治療薬）投与時
低値　高ガラクトース血症

プロフィール
- イノシトールの異性体のうち，生物活性をもつ唯一の異性体である．
- イノシトールとはシクロヘキサン六価アルコールの総称で9個の異性体がある．ヒトを含めて多くの生物の細胞で合成される．動物で脱毛症や脂肪肝，発育不全などで欠乏症も認められるため，水溶性ビタミンの一種とされているが，その意義は確立されていない．
- 酵母中にその増殖因子として発見され，植物中にフィタン酸（ミオイノシトールの六リン酸エステル）として多量に存在し，また生物一般に膜リン脂質の構成成分として分布している．
- 食物として摂取されたイノシトールは小腸粘膜で吸収され，各臓器に取り込まれる．哺乳動物の脳，腎，肝，睾丸などでは，グルコースから生合成される．
- 生体内では遊離型のほか，主要な膜成分であるリン脂質に取り込まれ，イノシトールリン脂質となり，細胞外刺激（ホルモン，刺激伝達物質など）に応答し，ホスホリパーゼCの作用により分解され，イノシトールリン酸化合物を生じると考えられている．
- イノシトールリン脂質系は細胞内カルシウムイオンを調節するセカンドメッセンジャーとして働く．

臨床的意義と検査値の読み方
- 本検査は，糖尿病や腎不全時（特に神経症状との関連をみたいとき），また多発性硬化症，髄膜炎など脳神経系疾患との関連をみたいときに行われる．
- 生体内での意義が確立されておらず臨床検査としての有用性ははっきりしていない．ただし，脳神経疾患あるいは神経症状との関連が注目されて，その意義が検討されている．例えば糖尿病ニューロパチーや腎不全時の神経症状，多発性硬化症，髄膜炎などの脳神経系疾患との関連などである．
- 血液以外にも尿および髄液中の濃度を測定することが望ましい．

予想外の値が認められるとき
- 血清中濃度が高い場合，リチウム（躁病治療薬）投与の有無を確認する．　　　　　　　　（浅野　博）

d　糖質および関連物質

3D100
2,3-ジホスホグリセレート

2,3-diphosphoglycerate

略 2,3-DPG　別 2,3-ジホスホグリセリン，2,3-ビスホスホグリセリン酸

測定法　UV
検　体　専用容器に採血し過塩素酸除蛋白液を使用する．必要に応じHt値，Hb値を明記する．

基準値
〈全血中〉　　　　男性 1.74〜2.26 μmol/ml
　　　　　　　　女性 1.52〜2.08 μmol/ml
〈赤血球中〉　　　男性 3.67〜5.01 μmol/ml RBC
　　　　　　　　女性 3.84〜5.34 μmol/ml RBC
〈ヘモグロビン中〉男性 10.75〜14.77 μmol/g Hb
　　　　　　　　女性 11.69〜15.25 μmol/g Hb

異常値を呈する場合
高値　ピルビン酸キナーゼ欠損症貧血（特に溶血性貧血，鉄欠乏性貧血），チアノーゼ性先天性心疾患，慢性肺疾患，甲状腺機能亢進症
低値　赤血球ホスホフルクトキナーゼ欠損症，ヘキソキナーゼ欠損症，糖尿病ケトアシドーシス，遺伝性球状赤血球症

次に必要な検査▶ヘマトクリット値やヘモグロビン濃度あるいは血中酸素飽和度を測定する．

プロフィール
- 2,3-DPGは哺乳類の赤血球中に広く分布し，代謝エネルギーの供給やヘモグロビンによる組織への酸素運搬機能に重要な役割をもち，組織のhypoxia（低酸素症）発生機序に関与している．
- 2,3-DPGは赤血球内では1：1のモル比でヘモグロビンと結合しているので，ヘモグロビンに対する酸素の結合性・親和性よりも大である．そのため2,3-DPGが低下するとヘモグロビンは酸素と結合し，上昇するとヘモグロビンは酸素を解離することで，組織における酸素供給を調節している．
- 2,3-DPGは解糖系（Embden-Meyerhoff経路）の中間代謝産物である．解糖系において，1,3-ビスホスホグリセリン酸にホスホグリセリン酸キナーゼが作用すると3-ホスホグリセリン酸（3-PG）になるが，ホスホグリセロムターゼが作用すると2,3-DPGが生成される．その際に2,3-DPGとリン酸が抑制因子として，3-PGが促進因子として作用する．また，2,3-DPGは2,3-ビスホスホグリセリン酸ホスファターゼの作用により3-PGとリン酸に代謝される．その際には3-PGが抑制因子として，pHの低下とリン酸が促進因子として作用する．

臨床的意義と検査値の読み方
- ヘモグロビンの酸素結合はpH，2,3-DPG，温度などの影響で変化する．2,3-DPGは酸素よりヘモグロビンに対する親和性が高く，ヘモグロビンと酸素の結合を調節することで，組織における酸素の放出を調節している．そのため血液中の2,3-DPG濃度とヘマトクリット値またはヘモグロビン濃度から赤血球中あるいはヘモグロビンに対する2,3-DPG濃度を求めることにより末梢組織における低酸素症の有無が明らかになる．
- チアノーゼ性先天性心疾患やうっ血性心不全を伴う心疾患では低酸素の程度や病態の評価の指標として有用とされる．また，肝疾患での低酸素症において，呼吸性アルカローシスはアシドーシスより2,3-DPGの上昇の程度が大きい．
- 赤血球酵素異常や糖尿病ケトアシドーシスおよびその回復期に2,3-DPGは大きく変動する．糖尿病ケトアシドーシス患者では，血液pHの低下によりホスホフルクトキナーゼ活性が阻害されるために2,3-DPGが著減すると考えられている．　　（〆谷直人）

3D105
シアル酸　　　　　　　　　　　　　　　　保

sialate

別 ノイラミン酸，N-acetylneuraminic acid，SIAL

測定法　酵素法
検　体　血清，任意尿（血清試薬で測定）

基準値
〈血清〉46.0〜74.0 mg/dl
〈尿〉　2〜10歳：39.7±9.6 mg/g・Cr
　　　11〜15歳：25.6±7.0 mg/g・Cr
　　　18〜68歳：20.9±4.1 mg/g・Cr

異常値を呈する場合
〈血清〉
高値　炎症，ショック，外傷，悪性腫瘍（特に進行期），白血病（特に骨髄性），先天性代謝異常症
低値　脂肪肝，肝硬変，慢性肝炎（肝の蛋白合成障害）
〈尿〉
高値　先天性代謝異常（シアル酸代謝異常），腎炎，ネフローゼ，胆石，膵炎，癌，膠原病

プロフィール
- 生体内に広く存在しており，糖蛋白，糖脂質，糖ペプチドなどの構成成分である．結果的に種々の急性相反応物質（APR：acute phase reactant）の総和的表現となる．
- 近年の検査項目は疾患特異性にすぐれたものに特化される傾向があるが，新生児，高齢者，免疫学的弱者（immuno-compromised host）などで臨床症状に乏しく"not doing well""なんとなく元気がない"をとらえることが必要な対象では，CRPなどと並び"異常"に気づくスクリーニング検査として有用である．
- また，ESR（赤血球沈降速度）と似たような経時的変化を示すことから，より早く反応するCRPやインターロイキン-6などと同時に測定することで，炎症

のフェイズを1回の断面的サンプリングで推定することも可能である．
- 尿中シアル酸は血中でのシアル酸の上昇により尿中に排泄される．
- 尿における測定で，先天性シアル酸代謝異常のガラクトシドーシス（白血球中のβ-ガラクトシダーゼとノイラミダーゼの欠損）においての臨床症状と，尿中シアル酸排泄量とにある程度の相関がみられるということが知られている．
- 各種炎症時に増加する．

〔西田　陽〕

3e 有機酸

3E010 / 3E015

乳酸／ピルビン酸　保
lactate / pyruvate

別　ラクテート/ピルベート

測定法	酵素法
検体	過塩素酸除蛋白液
基準値	■ 乳酸　4.0〜16.0 mg/dl
	■ ピルビン酸　0.3〜0.9 mg/dl

異常値を呈する場合

■ 乳酸
- 高値　骨格筋の痙攣，循環不全，低酸素血症，アルカローシス（代謝性，呼吸性），管理不良の糖尿病，肝不全
- 低値　糖原病Ⅱ，Ⅴ，Ⅶ型，乳酸脱水素酵素欠損症

■ ピルビン酸
- 高値　循環不全，重症肝疾患，尿毒症，ビタミンB$_1$欠乏，糖原病Ⅰ型，ミトコンドリア脳筋症
- 低値　筋グリコーゲン病

次に必要な検査▶
- 血液ガス，酸・塩基平衡検査．
- 糖尿病の有無．
- 肝疾患の有無．

プロフィール
- 乳酸は解糖系代謝経路の最終産物として，ピルビン酸からLD（乳酸脱水素酵素）の作用により嫌気的に生成される．主に骨格筋や赤血球，脳，皮膚，腸管で産生され，肝臓，腎臓で代謝される．
- ピルビン酸はホスホエノールピルビン酸からピルビン酸キナーゼの作用により生成される．主に骨格筋や赤血球，脳，皮膚，腸管で産生され，肝臓，腎臓で代謝される．
- 正常状態では乳酸，ピルビン酸の比率はほぼ10：1に保たれているので，その変動は代謝，循環の状態などを示す指標となる．
- これらは糖，アミノ酸，脂肪酸代謝の中間産物であり，その血中濃度は栄養素の摂取量，組織の酸素分圧などの総和として決定される．
- 乳酸には旋光度の異なるD-乳酸とL-乳酸があるが，生体中にはL-乳酸のみであり，それを測定している．
- SI単位（mmol/l）への換算係数は0.111である．

臨床的意義と検査値の読み方
- 本検査は，血液循環不全を疑うとき（心疾患など），また何らかの疾患による代謝障害を疑うとき（糖尿病，肝不全，悪性腫瘍，尿毒症，ビタミンB$_1$欠乏など）に行われる．
- 血中の乳酸濃度は生体の酸化還元状態を示す指標となる．乳酸が異常高値をとった状態を乳酸アシドーシスとよび，死亡率の高い代謝性アシドーシスの一つである．
- 組織の酸素欠乏はピルビン酸の酸化障害となるため，高ピルビン酸血症を引き起こす．これらの高値はショックなどによる循環不全や全身性の代謝異常によって引き起こされ，予後と相関する．肝はピルビン酸処理臓器であるため，その障害はピルビン酸血症を引き起こす．

予想外の値が認められるとき
- 筋肉運動，啼泣後の採血．
- 採血時の駆血過剰．
- 検査材料の確認．
- 保存状態の確認．

（浅野　博）

3E020

酢酸
acetate

別　アセテート

測定法	UV
検体	血清
基準値	0.15〜0.46 mg/dl（参考値）

異常値を呈する場合
- 高値　アルコール中毒，食物繊維の腸内での発酵，糖尿病，重症肝疾患，アシドーシス，悪性腫瘍の一部
- 低値　悪性腫瘍の一部

プロフィール
- 酢酸（CH$_3$COOH）は飽和脂肪酸の一つであり，正常血中には少量存在する．
- 食酢として摂取されるほか，食物から腸内細菌により，生体内では肝，筋組織でアセチルCoAから産生され，肝や筋で酵素（アセチルCoAシンテターゼ）により代謝される．

臨床的意義と検査値の読み方
- 酢酸は肝または筋のアセチルCoAシンテターゼによってATPとともに代謝されるためエネルギー代謝に影響する．このため代謝の異常を起こす疾患では血中酢酸濃度の上昇を示すことが多く，疾患の状態把握に応用される．
- 酢酸の代謝障害がある場合，酢酸を用いた透析液の使用は禁忌である．

- 本検査は，アルコール中毒，大酒家のマーカーとして利用される． (浅野 博)

3E025
シュウ酸
oxalic acid

別 oxalate，エタン二酸（ethanedioic acid）

- **測定法** GC
- **検体** 24時間蓄尿後，蓄尿量を記録し，12規定塩酸を2 ml/100 ml尿の割合で加えよく混和してpH 1以下に調整した酸性蓄尿を使用する
- **基準値** 16.2〜53.3 mg/day

異常値を呈する場合
高値 原発性高シュウ酸尿症（Ⅰ型，Ⅱ型），シュウ酸前駆物質の大量投与，ピリドキシン欠乏症，シュウ酸の過剰吸収，シュウ酸カルシウム結石患者

次に必要な検査▶超音波検査，腎膀胱部X線写真などで結石の有無を調べる．

プロフィール
- 分子内に2個のカルボキシル基をもつ最も簡単な脂肪族二塩基酸（HOOC-COOH）で，種々の金属と安定な塩をつくる．
- ホウレンソウ，サトイモ，イチゴ，チョコレートなどの食品から経口摂取するほか，前駆物質としてのアスコルビン酸やエチレングリコールの投与などで体内に入る場合と，生体内でグリオキシル酸の酸化によって代謝副産物として生成される場合がある．

臨床的意義と検査値の読み方
- ヒトの尿中に少量含まれており，尿中のシュウ酸量が増加する症状はシュウ酸塩尿症とよばれている．シュウ酸はカルシウムなどと難溶性の塩を作るので，シュウ酸を大量に摂取すると人体からカルシウムを奪い不溶性のシュウ酸カルシウムとなり，尿路結石の原因となる（尿路結石の70％以上をシュウ酸カルシウムが占める）．そこで1日単位での尿中のシュウ酸排泄量を知ることにより，高シュウ酸尿症あるいは尿路結石の原因を推測する．
- 原発性高シュウ酸尿症はグリオキシル酸代謝異常症で常染色体劣性遺伝とされる．Ⅰ型はalanine：glyoxylate aminotransferase（EC2.6.1.44）の欠損あるいはその補酵素であるピリドキシン（V.B$_6$）の欠乏症が，Ⅱ型ではD-glyceric dehydrogenaseの障害ではないかと考えられている．

予想外の値が認められるとき
- 蓄尿条件，ならびに被検者のシュウ酸を含む食品の大量摂取の有無や腎不全の有無を確認する．

(〆谷直人)

3E030
クエン酸
citric acid

別 citrate，クエン酸塩

- **測定法** 酵素法
- **検体** 血清および蓄尿を使用する
- **基準値** 〈血清〉10.6〜30.2 µg/ml
  〈尿〉118〜1,000 mg/day（参照値）

異常値を呈する場合
高値 〈血中〉心不全，糖尿病性ケトーシス，粘液水腫，チアノーゼ性先天性心疾患

次に必要な検査▶ICDH（isocitric dehydrogenase：イソクエン酸脱水素酵素）やMDH（malate dehydrogenase：リンゴ酸脱水素酵素）などの酵素活性との対応．

低値 〈尿中〉反復性尿路カルシウム結石

次に必要な検査▶血中クエン酸濃度との対応．

プロフィール
- クエン酸は柑橘類などに含まれる有機化合物で，3個のカルボキシル基をもつ弱酸である．生体細胞内ではクエン酸回路の構成成分であり，アセチルCoAとオキサロ酢酸との反応によって生成される．また，アコニターゼによってcis-アコニット酸を経て異化されイソクエン酸になる．
- クエン酸は解糖系のホスホフルクトキナーゼ活性をフィードバック阻害し，解糖系からクエン酸回路への流入を調節する因子の一つである．クエン酸回路とはTCA回路（tricarboxylic acid cycle）のことで，Dr. Krebsが解明したため，クレブス回路ともよばれる．糖質，脂質，アミノ酸が分解されTCA回路に入り，完全にH_2OとCO_2になると同時に，エネルギーを放出する呼吸の最も重要な代謝経路と考えられている．

臨床的意義と検査値の読み方
- 血中クエン酸は多くの因子によって変動し，臨床的には種々の病態に伴って高値を呈するが，クエン酸の上昇する機序は不明な点も多い．クエン酸の血中濃度が種々の疾患で変動することを考慮すると，クエン酸の尿中濃度はTCA回路のクエン酸酸化能を表す指標ではないかと考えられる．
- 腎尿管結石の80〜90％を占めるシュウ酸カルシウム，リン酸カルシウム水酸化物の単独・混合結石で低クエン酸尿をみることがある．尿中クエン酸は細胞内での代謝過程で逸脱してきたもので，血中から腎を経て排泄されたものである（腎から排泄されるクエン酸の約99％は再吸収されて血中に戻る）．血中のカルシウムとリンの代謝の影響を受け，尿路中でもカルシウムと結合し，難溶性のシュウ酸カルシウムの生成を防いでいると考えられている．

(〆谷直人)

e 有機酸　221

3E035

メチルマロン酸

methylmalonic acid

略 MMA　**別** methylmalonate

測定法　GC
検　体　新鮮尿
基準値　0.9～2.7 mg/g・Cr

異常値を呈する場合

高値

- ビタミン B_{12}（V. B_{12}）欠乏症：悪性貧血，胃全摘後，吸収不良症候群，ブラインドループ症候群，寄生虫症（広節裂頭条虫），胃内因子の機能不全か分子異常
- 先天性代謝異常症：メチルマロン酸血（尿）症

次に必要な検査▶

- V. B_{12}欠乏を疑うときには，シリングテスト（^{60}Co-V. B_{12}を投与後，吸収排泄状況を検査する）で確認する．なお，トランスコバラミンの欠乏でも V. B_{12}欠乏と同様の結果となる．
- V. B_{12}が正常でメチルマロン酸尿症を疑うときは，V. B_{12}の試験的連続投与を行い，メチルマロン酸の反応を観察する．また，血清電解質，血清ケトン，血清アンモニアの測定を行うと，メチルマロン酸血症ではアシドーシス，ケトーシス，血清アンモニア値増加が認められる．なお，先天性欠損症の場合には，酵素反応における立証が困難であるため，主として除外診断によっている．

プロフィール

- メチルマロニル CoA は，スクシニル CoA に変えられ，スクシニル CoA は，さらに分解されてエネルギーになったり，ポルフィリンの合成に使われたりするが，メチルマロニル CoA の量が異常に増えると，メチルマロニル CoA をメチルマロン酸に変える酵素が活発に働き始める．通常，メチルマロン酸とその前駆体（プロピオン酸）は，体液中にわずかな量しか存在しない．
- 先天性アミノ酸代謝異常症の一つであるメチルマロン酸尿症の患者では，前駆アミノ酸（イソロイシン，バリン，スレオニン，メチオニン）や脂肪酸（奇数鎖または分岐）などの代謝過程で，メチルマロニル CoA の代謝が進まないために，尿中にメチルマロン酸が過剰に排泄される．
- また，メチルマロニル CoA よりスクシニル CoA に至る反応を触媒する酵素（メチルマロニル CoA ムターゼ）が V. B_{12}を補酵素とするため，V. B_{12}欠乏時にも血中や尿中にメチルマロン酸が多量に出現してくる．
- まれに，常染色体劣性遺伝による先天性代謝異常でメチルマロニル CoA ムターゼが生まれつき欠乏している場合，メチルマロン酸が多量に排泄され，しかも生後短期間のうちに重篤な代謝性ケトアシドーシスをきたす．

臨床的意義と検査値の読み方

- 生後間もなく痙攣や意識障害を起こしたとき，ならびに新生児～乳児期の先天性代謝異常のスクリーニング検査で陽性の場合には，メチルマロン酸血（尿）症などのアミノ酸代謝異常症を疑う．
- メチルマロン酸尿症ではメチルマロニル経路とよばれる代謝経路のなかのメチルマロニル CoA がスクシニル CoA となるとき，メチルマロニル CoA ムターゼと，V. B_{12}の代謝産物である 5′-アデノシルコバラミンが補酵素として必要である．V. B_{12}が摂取不足，あるいは吸収障害や胃内因子の欠損などにより欠乏すると反応が停止して細胞内にメチルマロン酸が産生され，尿中に排泄される．また，アミノ酸の代謝によって作られるプロピオニル CoA は，酵素の働きによってメチルマロニル CoA に変わる．その際，ビオチンとコバラミンも補因子となる．
- メチルマロン酸の前駆物質であるバリンを負荷すると，健常者や葉酸欠乏症などでは変化はみられないが，V. B_{12}欠乏症ではメチルマロン酸の著明な排泄増加がみられることにより，V. B_{12}欠乏症の診断に用いられる．

〔〆谷直人〕

3E045

ケトン体分画

ketone bodies, fractionation

別 ketones, fractionation

測定法　酵素法
検　体　早朝空腹時採血による静脈血血清およびブドウ糖投与下または食後（血糖 120 mg/dl 以上）に採血した動脈血血清を使用する．

基準値

〈静脈血血清〉　アセト酢酸：55 μmol/l 以下
　　　　　　　　3-ヒドロキシ酪酸：85 μmol/l 以下
　　　　　　　　総ケトン体：130 μmol/l 以下
〈動脈血血清〉　ケトン体比（AKBR）：0.7 以上
　　　　　（AKBR：アセト酢酸/3-ヒドロキシ酪酸）

異常値を呈する場合

高値　糖代謝異常（糖尿病，糖原病），飢餓，悪液質，発熱，下痢，嘔吐，脱水，消化吸収障害，妊娠悪阻，小児自家中毒，甲状腺機能亢進症，グルカゴノーマ，褐色細胞腫，先端巨大症

次に必要な検査▶ 血液ガス，電解質，浸透圧などを測定する．

AKBR 低値　肝硬変，肝腫瘍

次に必要な検査▶ ヘパプラスチンテストや ICG R_{max}で肝細胞機能評価を行う．

プロフィール

- ケトン体は脂肪酸やアミノ酸の不完全分解産物で，アセト酢酸（AcAc），3-ヒドロキシ酪酸（3-HBA），

アセトンの3つの総称名であるが，アセトンは揮発性で呼気に排出されやすいためAcAcと3-HBAを合わせたものを総ケトン体としている．したがって，ケトン体分画はケトン体成分であるAcAcと3-HBAを分画定量している．

- 肝細胞に取り込まれた遊離脂肪酸はアシルCoAとなり，ミトコンドリア内でβ酸化を受けアセチルCoAとなる．大半はTCA回路（tricarboxylic acid cycle）に入り代謝されるが，一部がAcAcとなり，さらに3-HBA脱水素酵素によって3-HBAが生じ，一部が脱炭酸を受けてアセトンに転換される．血中ケトン体の上昇は肝での脂肪酸の酸化亢進のためで，エネルギー代謝がグルコースよりも脂肪酸に偏った状態を表している．
- 健常人では血液中にAcAcが35～45%，3-HBAが55～65%の割合で存在し，アセトンはほとんど存在しない．

臨床的意義と検査値の読み方
- 血液中にAcAcや3-HBAが増加するとケトン血症を起こす．ケトン体の血中濃度が腎閾値を超えるとケトン尿となる．重症糖尿病では腎以外の組織で利用しきれないほど多くのAcAcや3-HBAが生産されるようになるとケトーシスになる．そしてケトーシスが進むと代謝性アシドーシスとなり，血中の酸・塩基平衡が酸性側に傾いて酸血症を惹起し，呼吸困難，意識障害，昏睡が起こる．
- 肝組織内のAcAc/3-HBA比（KBR）はアデノシン三リン酸（ATP）産生能と関係の深いミトコンドリア内の酸化還元状態を反映するものの，肝組織の採取が必要なため普及するには至らなかった．近年，動脈血AcAc/3-HBA比（AKBR：arterial blood ketone body ratio）が，KBRと相関することが明らかとなり，AKBRは肝細胞のviabilityを評価する方法とし，肝ミトコンドリアにおけるredox stateを間接的に評価する方法として提唱され，術前の肝機能の評価，肝切除の範囲の決定，術後の管理上の指標として用いられるようになった．

予想外の値が認められるとき
- ケトン体はインスリンと逆相関にあり，インスリンの分泌や作用が低下してグルカゴンなどの血糖上昇因子の上昇した病態下では血中ケトン体が上昇する．また，酸素の供給や利用の低下，あるいは糖利用の低下している場合ではAKBRが低値を呈することがある． (〆谷直人)

3E060
アセトン
acetone

測定法 GC
検体 分離剤入り容器を用いずに採取し，血清および新鮮尿を使用する．
基準値 5μg/ml未満（血清・尿ともに検出限界未満を基準値とする）

異常値を呈する場合
高値 アセトン作業者，イソプロピルアルコール作業者，糖尿病，糖尿病性アシドーシス，グリコーゲン病，飢餓，絶食，アセトン血性嘔吐症（自家中毒）

次に必要な検査▶ 生物学的モニタリングとして利用する場合，尿中アセトン値が高値を呈したときには，作業の前後で測定するとともに尿および血清のケトン体分画についても測定し，職業曝露による高値あるいは他の生理的・病理的理由による高値のいずれかを判別する．

プロフィール
- アセトンはケトン体を構成する成分の一つであり，アセト酢酸より非酵素的に生成される．インスリン欠乏および脂肪組織由来脂肪酸の増加によって肝臓におけるケトン体の生成が亢進する．このため飢餓や絶食，糖尿病において血中および尿中のアセトンが増加する．しかし，アセトンは気化しやすく酸・塩基平衡には影響がないとされている．
- アセトンは主として労働衛生管理を目的とする検査項目である．化学薬品としてのアセトンが吸入などにより体内に取り込まれた場合に高値となるため血清および尿中のアセトンを測定する（生物学的モニタリング）．また，イソプロパノール（IPA）曝露でも体内で代謝されるとアセトンになるためIPA作業者の血中および尿中で検出される．
- アセトンは揮発性が高く主に経気道的に吸収される．血液や水によく溶けるが，脂質に対する親和性は低く肺での吸収率は約45%である．吸収アセトンの16～27%は呼気中に排泄され，尿中への排泄は吸収量の1～3%にすぎない．比較的低毒性であるが，高濃度で麻酔作用があり，粘膜刺激作用も強く，反復長期皮膚接触により皮膚を傷害する．
- アセトンは単独または主溶剤として産業分野で広く使用されているほかに，シンナーや接着剤にも含まれており一般に使用される機会も多い．また，IPAはアセトンの中間原料として用いられるほかに，各種の溶剤，脱水剤，ヘアトニック，ローションなどに含まれており一般に使用されている．

臨床的意義と検査値の読み方
- 血清および尿中のアセトン濃度を知ることにより，アセトン，IPAへの曝露の有無が明らかとなる．作業者のアセトンへの曝露では，尿中アセトンのピー

クは曝露後3～3.5時間にみられ，IPAへの曝露ではアセトン曝露の場合より排泄が遅れるため，尿中アセトン濃度は翌朝に高値となる．
- 幼児から小学生ぐらいの神経質な子どもに多くみられるアセトン血性嘔吐症（自家中毒）は，心身の疲労から自律神経が変調をきたし血液中のアセトンが増えすぎて起こる病気で，突然元気がなくなって顔色が真っ白になり，激しく吐き，嘔吐は周期的で何回も繰り返す．

予想外の値が認められるとき
- 検体の採取，保存状況をチェックする．採血，採尿時期（作業終了時）が適切であったか，凍結保存してあったかを確認する．検体は採取後の保存中に非酵素的に脱炭酸反応が進行しアセトン濃度が上昇する可能性もあるが，－70℃に保存すれば3週間は安定であるとされる．
- 曝露との関連をみるときには，ケトーシスを起こすような原因のある検体は注意を要する． （〆谷直人）

3E065
フィタン酸
phytanic acid
別 phytanate

測定法 GC
検 体 血清 4.0 ml（凍結保存）
基準値 0.1％未満

異常値を呈する場合
高値 フィタン酸蓄積症（Refsum病），ペルオキシソーム病（Zellweger症候群，新生児型副腎白質ジストロフィー，乳児型Refsum病など）

次に必要な検査▶ フィタン酸蓄積症（Refsum病）では血清中のフィタン酸の増量が特徴的で，このほかに血清脂質の増量，脳脊髄液の蛋白増量をみる．

プロフィール
- フィタン酸（3, 7, 11, 15-テトラメチルヘキサデカン酸）は炭素数20の分枝脂肪酸である．
- 体内のフィタン酸は食物中のフィタン酸もしくはその前駆物質のフィトールに由来している．主として乳製品から摂取されるフィタン酸は腸管から吸収された後，細胞内小器官であるペルオキシソーム内のフィタニル-CoA-ヒドロキシラーゼなどの作用によりα-ヒドロキシフィタン酸を経て代謝されるが，酵素活性の欠損によりフィタン酸が蓄積し肝や腎などに沈着する．
- 現在は検査会社による受託検査が実施されていない．

臨床的意義と検査値の読み方
- 血中におけるフィタン酸の蓄積の有無や程度は，フィタン酸蓄積症（Refsum病）やペルオキシソーム病の診断や経過観察に用いられる．
- フィタン酸が0.3％以上の場合は，フィタン酸蓄積症（Refsum病）を疑う．フィタン酸蓄積症（Refsum病）は幼児期から青年期にわたって発病し，小脳性失調症，視力障害，網膜色素変性症，筋力低下，魚鱗癬に似た皮膚変化などを呈する常染色体劣性の遺伝疾患であるが，食事中の乳製品を除外し，フィタン酸摂取を抑制することによってこれらの症状が軽減する場合があり，フィタン酸の測定は食事療法の指標としての意義も有している． （〆谷直人）

3 f 脂質および関連物質

3F010

総脂質 保

total lipids

略 TL

測定法 sulfo-phospho-vanillin 法

検　体 血清

基準値 390～720 mg/dl

異常値を呈する場合

高値 高脂血症，糖尿病，動脈硬化症，ネフローゼ症候群，原発性胆汁性肝硬変，急性・慢性肝炎

次に必要な検査➤ 血清脂質値の個別測定や疑われる原疾患の検索．

低値 劇症肝炎，甲状腺機能亢進症，肝硬変・慢性肝炎，家族性無ないし低β-リポ蛋白血症

次に必要な検査➤ 血清脂質値の個別測定や疑われる原疾患の検索．

プロフィール

- 脂質全般の総称である．
- 血中の主な脂質成分であるコレステロール，トリグリセリド，リン脂質などの総和をいう．今日では，これらの各脂質を個別に測定することは容易であるが，かつてはそれが困難であったため，脂質を血清から抽出し，総脂質として測定されていた．

臨床的意義と検査値の読み方

- 総脂質の測定は，酵素法などの開発により，コレステロールやトリグリセリドなど，各脂質成分を個別に特異的に測定できるようになった現在，その意義は薄れてきているが，脂質代謝を総括的に評価する目的で検査される．

予想外の値が認められるとき

- 食事や飲酒などの影響を強く受けるので，前処置を厳格に行い，再検査する．（石井周一）

3F015

トリグリセリド 保

triglyceride

略 TG　別 中性脂肪，トリグリセライド，トリアシルグリセロール

測定法 酵素法（GPO・DAOS）

検　体 血清

基準値 150 mg/dl 未満

異常値を呈する場合

Critical/Panic value

【1,000 mg/dl 以上】

対応➤ 急性膵炎を発症する危険がある．特に臨床所見を認める場合は，膵関連酵素（リパーゼ，アミラーゼ，エラスターゼ1など），CRP などの測定や腹部エコー，CT などの画像検査を実施し，早期の診断，治療が必要である．

高値

- 一次性：高カイロミクロン血症，broad-β病，LPL（リポ蛋白リパーゼ）欠損症，HTGL（肝性トリグリセリドリパーゼ）欠損症
- 二次性：糖尿病，肥満，動脈硬化，痛風，甲状腺機能低下症，Cushing 症候群，先端巨大症，閉塞性黄疸，急性・慢性膵炎，ネフローゼ症候群，LCAT（レシチンコレステロールアシルトランスフェラーゼ）欠損症

次に必要な検査➤

- 他の血清脂質値の測定，リポ蛋白分画，アポリポ蛋白値，リポ蛋白リパーゼなどの測定．
- 黄色腫，膵炎や腹痛発作の既往，冠動脈疾患などの有無と家系調査．

低値

- 一次性：無β-リポ蛋白血症（Bassen-Kornzweig 症候群），低β-リポ蛋白血症
- 二次性：甲状腺機能亢進症，Addison 病，下垂体機能低下症，肝硬変，吸収不良症候群，悪液質

プロフィール

- 3価アルコールであるグリセロールに3分子の高級脂肪酸がエステル結合したもので，血中では蛋白と結合して，水溶性のリポ蛋白として存在している．
- 食物として摂取される脂肪のほとんどがこのトリグリセリドで（約 50～100 g/day），腸管で消化吸収され，主にリンパ管から胸管を経て血中に入り，カイロミクロンとして存在している（外因性トリグリセリド）．
- トリグリセリドはLPLやHTGLの作用を受けて，まず高級脂肪酸が2分子のジグリセリド，ついで高級脂肪酸が1分子のモノグリセリドへと加水分解されるが，これらの脂肪酸は末梢組織に取り込まれて，エネルギー源として利用される．
- 一方，肝臓では脂肪酸と糖質に由来するα-グリセロリン酸からトリグリセリドが合成され，蛋白と結合してVLDLとして血中に放出される（内因性トリグリセリド）．VLDLはやはりLPLやHTGLの作用

を受けて IDL から LDL へと代謝されていくが，この際，トリグリセリドは末梢組織で利用されたり，脂肪組織に貯蔵されたりする．

臨床的意義と検査値の読み方
- コレステロールほどではないが，動脈硬化の危険因子として重要である．また，トリグリセリドの異常高値（1,000 mg/dl 以上）は，急性膵炎を引き起こす恐れがある．
- リポ蛋白の代謝やそれに関連する酵素の異常をきたす疾患において，その診断および治療の経過判定に有用である．また，糖尿病や肥満をはじめ，糖・脂質代謝異常をきたす各種の疾患においても，診断や治療の経過判定に有用である．

予想外の値が認められるとき
- 食事や飲酒の影響を強く受けるので，前処置を厳格に行い，再検査をする． （石井周一）

3F025
リン脂質 保

total phospholipids
別 phospholipids（PL）

測定法	酵素法
検体	血清
基準値	160～270 mg/dl

異常値を呈する場合

高値 甲状腺機能低下症，閉塞性黄疸，ネフローゼ症候群，LCAT（レシチンコレステロールアシルトランスフェラーゼ）欠損症，高脂血症（Ⅱa，Ⅱb，Ⅲ，Ⅳ型），Niemann-Pick 病

次に必要な検査 ▶
- 他の血清脂質値の測定，リポ蛋白分画およびアポリポ蛋白値の測定．
- リン脂質分画．
- 肝機能検査．

低値 劇症肝炎，非代償性肝硬変，肝癌，甲状腺機能亢進症，多発性硬化症，Tangier 病，家族性高比重リポ蛋白（HDL）欠損症

プロフィール
- リン脂質はリン酸基を有する複合脂質で，大きくグリセロリン脂質とスフィンゴリン脂質に分類される．
- グリセロリン脂質は1,2-ジアシル-L-3-グリセロリン酸が基本構造となり，ホスファチジルコリン（レシチン），ホスファチジルエタノールアミン，ホスファチジルセリンなどがある．
- スフィンゴリン脂質はグリセロリン脂質の代わりにスフィンゴシンリン酸が基本構造となったもので，代表的なものがスフィンゴミエリンである．
- 生理的には，コレステロールとともに生体細胞膜の構成成分として重要である．また，LCAT の基質となり，リン脂質の脂肪酸がコレステロールに転移され，コレステロールエステルが生成される．このほか，血液凝固第Ⅹ因子の活性化因子として作用したり，ミトコンドリアの電子伝達系諸酵素の活性化などに関与している．
- 食物から少量が摂取されるほか，主として肝臓のミクロソームにおいて生合成されている．

臨床的意義と検査値の読み方
- 血清リン脂質値は肝臓での生合成と分解，胆汁中への排泄障害によって影響される．すなわち，血中ではリポ蛋白の構成成分として重要であるが，リポ蛋白は主として肝臓のミクロソームで産生されるため，血中のリン脂質量は間接的に肝機能状態を反映する．
- 胆汁うっ滞時には，胆汁中の異常リポ蛋白X（LP-X）が血中に逆流して増加するが，LP-X にはレシチンが多量に含まれているため，リン脂質の組成や総リン脂質/コレステロールの比が変化するので，診断上参考となる．
- 以上のほか，高脂血症や LCAT 欠損症などで総リン脂質やリン脂質分画の変化がみられるので，診断上参考となる．

予想外の値が認められるとき
- 短期的には食事の影響や日内変動はほとんど無視できるので，保存方法などに問題がないかを確認する（4～6℃で2～3日間は安定であるが，長期保存の場合は凍結する．ただし，凍結融解を反復すると低下する）． （石井周一）

3F030
赤血球膜リン脂質脂肪酸4分画

fatty acid in phospholipid of erythrocyte membrane, 4-fractionation

測定法	GC
検体	ヘパリン加血液

異常値を呈する場合
- 動脈硬化性疾患
  高値 アラキドン酸（AA）
  低値 エイコサペンタエン酸（EPA），ドコサヘキサエン酸（DHA）
- 家族性 LCAT（レシチンコレステロールアシルトランスフェラーゼ）欠損症
  高値 EPA，DHA
- 遺伝性高赤血球膜ホスファチジルコリン溶血性貧血
  高値 DHA
  低値 AA

次に必要な検査 ▶
- 血小板凝集能の評価．
- 総コレステロール，HDL-コレステロール，LDL-コレステロール，アポリポ蛋白A-ⅠおよびBの測定．

プロフィール
- 赤血球膜の基本構造は脂質二重層で，膜外表面側と

膜内表面側とからなり，その脂質層内には膜蛋白が組み込まれている．
- 赤血球膜の総脂質量のうち，リン脂質が約2/3，遊離コレステロールが約1/3を占めている．リン脂質では，スフィンゴミエリン（SM），ホスファチジルコリン（PC），ホスファチジルエタノールアミン（PE）がそれぞれ約1/4を占め，ついでホスファチジルセリン（PS）が約1/8である．
- 膜外表面側脂質層には主として遊離コレステロール，PC，SMが，内表面側には主としてPE，PSが存在する．
- 本検査では上記リン脂質中の脂肪酸のうち，DHLA（ジホモ-γ-リノレン酸，$C_{20:3}\omega6$），AA（$C_{20:4}\omega6$），EPA（$C_{20:5}\omega3$）およびDHA（$C_{22:6}\omega3$）の4つの高級多価不飽和脂肪酸を分画測定する．

臨床的意義と検査値の読み方
- 赤血球膜脂質は細胞膜の流動性を決定する重要な因子である．膜流動性を低下させる脂質分画は遊離コレステロール，SMであるが，リン脂質の脂肪酸組成も関係があり，飽和脂肪酸の増加や脂肪酸の炭素数の増加などがこれにあたる．
- 膜流動性を増加させるリン脂質分画はPCで，脂肪酸組成では，不飽和脂肪酸の増加や低級脂肪酸の増加がこれにあたる．
- 動脈硬化性疾患の病態分析，血液レオロジーや血小板凝集状態の評価，赤血球膜異常による溶血性貧血が疑われるときなどに検査する．

予想外の値が認められるとき
- 食事や飲酒の影響を受けるので，前処置を厳格に行い，再検査する．
- EPA製剤が投与されていないか，確認する．

(石井周一)

3F035
遊離脂肪酸 保

free fatty acid

略 FFA 別 非エステル型脂肪酸（non-esterified fatty acid：NEFA）

測定法 酵素法
検体 血清
基準値 $0.1 \sim 0.8 \ mEq/l$

異常値を呈する場合
高値 糖尿病（特にコントロール不良時やケトアシドーシス時），急性肝炎，肝硬変，甲状腺機能亢進症，先端肥大症，Cushing症候群，褐色細胞腫，肥満，急性心筋梗塞，von Gierke病，急性膵炎，飢餓，妊娠
低値 甲状腺機能低下症，汎下垂体機能低下症，インスリノーマ，Addison病

次に必要な検査 ▶ 他の血清脂質値の測定，疑われる原疾患のホルモン測定，各種負荷試験（経口グルコース負荷試験など）．

プロフィール
- 血中遊離脂肪酸（FFA）の主なものは，オレイン酸（$C_{18:1}$），パルミチン酸（$C_{16:0}$），ステアリン酸（$C_{18:0}$）およびリノール酸（$C_{18:2}$）などである．血中FFAは総脂肪酸のわずか4〜5％にすぎないが，半減期は1〜2分と非常に速く，末梢組織でのエネルギー源として重要である．血中ではアルブミンと結合して存在している．
- 血中のFFA濃度は消化管からの摂取や肝臓での合成により影響されるほか，主として脂肪組織からの分解・放出により決定される．FFAの放出はホルモン感受性リパーゼによるトリグリセリドの水解によるが，これには各種のホルモンや自律神経が関与している．

臨床的意義と検査値の読み方
- FFAは，食事，運動，精神的ストレス，喫煙，寒冷など，種々の因子の影響を受けるので，通常は早朝空腹時に安静状態で採血を行う．
- FFAは，脂肪組織からの放出や，末梢組織での利用状況を反映しているため，糖・脂質代謝や内分泌機能を評価する検査として利用される．また，各種の負荷試験の際の血中FFAの変動も参考となる．

予想外の値が認められるとき
- 食事や精神的ストレスなどの影響を強く受けるので，前処置を厳格に行い，再検査する．
- 検体の保存に問題はなかったか検討する．4℃では24時間が限度である．

(石井周一)

3F040
脂肪酸4分画 保

fatty acid, 4-fractionation

測定法 GC
検体 ヘパリン加血漿
基準値
- ジホモ-γ-リノレン酸（DHLA）：$12 \sim 49 \ \mu g/ml$
- エイコサペンタエン酸（EPA）：$10 \sim 120 \ \mu g/ml$
- アラキドン酸（AA）：$62 \sim 155 \ \mu g/ml$
- ドコサヘキサエン酸（DHA）：$62 \sim 228 \ \mu g/ml$

異常値を呈する場合
- 動脈硬化性疾患
  高値 AA
  低値 EPA，DHA
- 家族性LCAT（レシチンコレステロールアシルトランスフェラーゼ）欠損症
  高値 EPA，DHA

次に必要な検査 ▶
- 血小板凝集能の評価
- 総コレステロール，HDL-コレステロール，LDL-コレステロール，アポリポ蛋白A-IおよびBの測定

f 脂質および関連物質　227

プロフィール

- 血中には 20 数種の脂肪酸が存在しているが，本検査はこれらのうち，DHLA（$C_{20:3}\omega6$），AA（$C_{20:4}\omega6$），EPA（$C_{20:5}\omega3$）および DHA（$C_{22:6}\omega3$）の 4 つの高級多価不飽和脂肪酸を分画，測定する．
- これらは体内では生合成されない必須脂肪酸であり，動脈硬化性疾患の発症予防の観点から注目されている．

臨床的意義と検査値の読み方

- 疫学的調査で，EPA が多量に含まれる魚肉を多く摂取しているエスキモーに動脈硬化性疾患による死亡率が少ないことが報告されており，これら高級多価不飽和脂肪酸の血中濃度に関心がもたれている．
- AA から血小板ではトロンボキサン A_2（TXA_2）が，血管壁ではプロスタサイクリン（PGI_2）が産生される．TXA_2 は血小板凝集作用と血管収縮作用，PGI_2 は血小板凝集抑制作用と血管拡張作用と，互いに拮抗する作用を有している．
- また，EPA から血小板で産生される TXA_3 は血小板凝集作用，血管収縮作用を示さないのに対し，血管壁で産生される PGI_3 は血小板凝集抑制作用と血管拡張作用を有しており，EPA の増加，AA の低下により抗血栓作用がもたらされると考えられる．
- EPA にはさらに，血清トリグリセリド低下作用や血液粘度の低下や赤血球変形能の上昇など血液レオロジー面での改善効果もあり，動脈硬化性疾患の発症が抑制されると考えられている．

予想外の値が認められるとき

- 食事や飲酒の影響を受けるので，前処置を厳格に行い，再検査する．
- EPA 製剤が投与されていないか，確認する．

（石井周一）

3F050

コレステロール　保

total cholesterol

略 TC，T-ch，T-cho　**別** 総コレステロール，コレステリン

測定法　酵素法（コレステロールオキシダーゼ・DAOS）
検体　血清
基準値　220 mg/d*l* 未満

異常値を呈する場合

高値

- 原発性：家族性高コレステロール血症（Ⅱa 型高脂血症），broad-β病（Ⅲ型高脂血症），LPL（リポプロテインリパーゼ）欠損症
- 続発性：ネフローゼ症候群，妊娠，閉塞性黄疸，糖尿病，甲状腺機能低下症，動脈硬化症，多発性骨髄腫，アルコール性肝障害

次に必要な検査▶

〈原発性高コレステロール血症の場合〉

- 他の血清脂質値の測定，リポ蛋白分画，アポリポ蛋白値の測定，LCAT（レシチンコレステロールアシルトランスフェラーゼ）活性測定，低比重リポ蛋白（LDL）レセプター機能の検査．
- 黄色腫，耐糖能障害，高尿酸血症，冠動脈疾患などの有無と家系調査，アキレス腱計測（X 線撮影）．

低値

- 原発性：Tangier 病，魚眼病，無 β-リポ蛋白血症，低 β-リポ蛋白血症，LCAT 欠損症
- 続発性：甲状腺機能亢進症，重症肝障害，Addison 病，悪液質，下垂体機能低下症

次に必要な検査▶

〈原発性低コレステロール血症の場合〉

- 他の血清脂質値の測定，リポ蛋白分画，アポリポ蛋白値の測定，LCAT 活性測定．

プロフィール

- 生体の主要脂質成分の一つで，生理的には生体細胞膜の構成成分として，また副腎皮質ホルモンや性ホルモンなどの各種ステロイドホルモン，および胆汁酸などの前駆物質として重要である．
- 疫学的には高コレステロール血症と動脈硬化の進展には密接な関連が認められており，虚血性心疾患の危険因子の一つとされている．
- 血中のコレステロールの 70～80％は長鎖脂肪酸でエステル化されたエステル型として，残りの 20～30％は非エステル型（遊離型）として存在している．両者の和が総コレステロールである．
- 測定はコレステロールエステラーゼによりエステル型コレステロールを水解させ，すべてを遊離型とした後にコレステロールオキシダーゼによって酸化し，生成した H_2O_2 をペルオキシダーゼなどと呈色反応に共役させ，比色定量する．

臨床的意義と検査値の読み方

- 高コレステロール血症は虚血性心疾患や脳血管障害などの動脈硬化性疾患の危険因子として重要であるが，最近は（総）コレステロール値よりも LDL-コレステロール値が重視されてきている．
- 高コレステロール血症には原発性高コレステロール血症と，各種内分泌疾患，糖・脂質代謝異常，肝疾患や腎疾患に随伴して認められる続発性高コレステロール血症がある．
- 原発性高コレステロール血症のうち，細胞膜表面に存在する LDL レセプターの欠損による家族性高コレステロール血症は常染色体優性遺伝性疾患で，ホモ接合体では幼少時に心筋梗塞を発症することが多い．ヘテロ接合体も，虚血性心疾患などの発症頻度が高い．

予想外の値が認められるとき

- 溶血血清や高ビリルビン血清で高値となることがある.
- エストロゲン製剤やステロイド製剤投与で高値傾向となることがある.　(石井周一)

3F055
エステル型コレステロール　保

esterified cholesterol

略 EC, Echo, E-cho　別 コレステロールエステル (cholesterol ester)

測定法　酵素法 (コレステロールオキシダーゼ・DAOS)

検　体　血清

基準値　80～170 mg/dl

異常値を呈する場合

高値 家族性高コレステロール血症, broad-β病, ネフローゼ症候群, 妊娠, 閉塞性黄疸, 糖尿病, 甲状腺機能低下症, アルコール性肝障害, 脂肪肝, Wolman病 (エステル型コレステロール蓄積症)

低値 LCAT (レシチンコレステロールアシルトランスフェラーゼ) 欠損症, 高度の肝障害

次に必要な検査➤

- 他の血清脂質値の測定およびリポ蛋白分画.
- アポリポ蛋白値の測定.
- 黄色腫, アキレス腱計測 (X線撮影), 耐糖能障害, 高尿酸血症, 冠動脈疾患などの有無と家系調査.
- LCAT活性の測定や肝機能検査.

プロフィール

- 脂肪酸とエステル結合しているコレステロールのことである.
- 血中のコレステロールの70～80%は長鎖脂肪酸でエステル化されたこのエステル型コレステロールとして存在しており, 非エステル型 (遊離型) は残りの20～30%にすぎない.
- エステル型コレステロールは疎水性のため, 低比重リポ蛋白 (LDL) や高比重リポ蛋白 (HDL) などのリポ蛋白粒子の内部に存在している. 非エステル型コレステロールはLCATの作用を受けて, エステル型コレステロールとなる. 末梢組織や肝細胞内においては, 主にエステル型コレステロールの形で蓄積されている.
- 動脈壁の動脈硬化巣には, LDL由来と考えられるエステル型コレステロールを多量に蓄積した泡沫細胞が存在している. ここで過剰に蓄積されたコレステロールからコレステリン結晶が沈着し, 動脈壁の傷害, 硬化性病変が生じてくると考えられている.

臨床的意義と検査値の読み方

- 高コレステロール血症は, 虚血性心疾患や脳血管障害などの動脈硬化性疾患の危険因子として重要である. 動脈硬化の成因として, マクロファージが変性LDLを取り込んで, エステル型コレステロールを多量に含んで泡沫細胞化していくことが注目され, その意味でも重要である.
- 非エステル型コレステロールのエステル化がLCATにより行われることから, LCAT欠損症においては, エステル型コレステロールが極度に低下している. また, LCATは肝臓で生合成されることから, 高度の肝障害が存在するとその産生が低下し, エステル型コレステロールも低下する.

予想外の値が認められるとき

- 採血後, 検体を室温に放置しておくと, LCATによるエステル化反応が進行するため高値となる.

(石井周一)

3F055
コレステロールエステル比　保

esterified cholesterol ratio, ratio of cholesterol ester to cholesterol

略 E/T　別 コレステロール/コレステロールエステル比

測定法　酵素法 (コレステロールオキシダーゼ・DAOS)

検　体　血清

基準値　65～80%

異常値を呈する場合

低値 肝硬変, 慢性肝炎, 急性肝炎極期, 閉塞性黄疸, LCAT (レシチンコレステロールアシルトランスフェラーゼ) 欠損症, 魚眼病

次に必要な検査➤

- LCAT活性の測定.
- リポ蛋白分画, アポリポ蛋白値測定.
- 肝機能検査.

高値 Wolman病 (エステル型コレステロール蓄積症)

次に必要な検査➤

- 酸性リパーゼ活性の測定.
- 腹部エコーやCTなどによる肝脾腫や副腎石灰化所見の検索.

プロフィール

- 血中のコレステロールは, 長鎖脂肪酸と結合したエステル型と, 遊離した状態の非エステル型 (遊離型) の, いずれかの状態で存在している. 両者を併せて総コレステロールという.
- 通常, エステル型は70～80%, 非エステル型は20～30%の割合で存在している. コレステロールエステル比は, 総コレステロール中に占めるエステル型コレステロールの比率のことである.

臨床的意義と検査値の読み方

- 血中の遊離型コレステロールは主として高比重リポ蛋白 (HDL) 表面において, LCATの作用を受けてエステル化され, エステル型コレステロールに転換

される．HDL に形成されたエステル型コレステロールはコレステロールエステル転送蛋白（CETP）の作用で超低比重リポ蛋白（VLDL）や低比重リポ蛋白（LDL）などに転送される．
- したがって，LCAT の作用が低下すると上記の過程が障害され，結果的にエステル型コレステロールの減少，すなわちコレステロールエステル比の低下がもたらされることになる．LCAT の遺伝的異常や LCAT 合成臓器である肝臓の実質障害の際に低下する．

予想外の値が認められるとき
- 採血後，検体を室温に放置しておくと，LCAT によるエステル化反応が進行するため，コレステロールエステル比は高値となる． （石井周一）

3F065
遊離型コレステロール　保
free cholesterol

略 F-Chol　別 non-esterified cholesterol

測定法 酵素法
検体 血清
基準値 30〜60 mg/dl
異常値を呈する場合
高値 糖尿病，甲状腺機能低下症，ネフローゼ症候群，閉塞性黄疸，LCAT 欠損症，経口避妊薬服用，多発性骨髄腫
低値 肝硬変，甲状腺機能亢進症，消化不良症候群，低リポ蛋白血症，貧血，Addison 病，悪液質，肝細胞障害
次に必要な検査▶ 各種脂質検査，肝機能検査，耐糖能障害，原疾患の検索，冠動脈疾患の有無，家系調査などを行う．

プロフィール
- コレステロール（Chol）は細胞膜の構成素材として細胞の形態，機能維持やステロイドホルモン，胆汁酸の前駆物質としても必須の成分であり，リポ蛋白や胆汁を介して臓器間を転送される．
- 生体内では 8% が血液中に分布し，1 日に 45% を代謝回転させることで体内の Chol プールの恒常性を維持している．健常者では総 Chol（T-Chol）の約 30% は遊離型，約 70% が脂肪酸と結合したエステル型（CE）である．
- 末梢組織や細胞の余剰の Chol は HDL により回収され肝に運搬される．HDL により引き抜かれた Chol は LCAT の作用により CE に変換され HDL の内部に移行する．このとき，HDL 表層では Chol の濃度勾配を低く保つことにより Chol の引き抜き能を維持している．また，LCAT の活性化因子としてアポ A-I が機能している．
- HDL に蓄積した CE の一部は CE 転送蛋白（CETP）

により IDL や LDL に積み替えられる．CE を蓄積し成熟した HDL や細胞に取り込まれなかった LDL は，主に肝に回収され，半分以上が胆汁酸に異化される．

臨床的意義と検査値の読み方
- 本検査は下記の場合に行われる．
  ①肝実質障害や LCAT 異常症が疑われるとき．
  ②Chol の吸収や異化，リポ蛋白代謝の指標として．
- 一般に遊離 Chol（F-Chol）は絶対値よりも T-Chol に対するエステル比× 100(%)〔(T-Chol − F-Chol)/T-Chol〕が利用され，T-Chol とともに測定しエステル比を指標とする．エステル比が異常値（F-Chol 高値）の場合には LCAT 活性の低下が主な原因と考えられ，LCAT 欠損症，アポ A-I 異常，急性肝炎極期，劇症肝炎，肝硬変，閉塞性黄疸などが考えられる．

予想外の値が認められるとき
- 採血後の室温放置により F-Chol は LCAT の作用によりエステル化が進行し，低値となる． （宇治義則）

3F070
HDL-コレステロール　保
high density lipoprotein（HDL）cholesterol

略 HDL-C　別 HDL-chol

測定法 直接法
検体 血清
基準値 男性 40〜86 mg/dl，女性 45〜96 mg/dl
異常値を呈する場合
高値
- 一次性：家族性高 α リポ蛋白血症，CETP 欠損症，HTGL 活性低下
- 二次性：閉塞性肺疾患，原発性胆汁性肝硬変，アルコール飲用，運動

低値
- 一次性：Tangier 病，LCAT 欠損症，LPL 欠損症，アポ A-I 欠損症，アポ A-I 異常症，アポ C-II 欠損症，魚眼病
- 二次性：脳梗塞，冠動脈硬化症，慢性腎不全，肝硬変，糖尿病，肥満，慢性多関節炎，甲状腺機能異常，骨髄腫，喫煙

次に必要な検査▶
- 低 HDL 血症をみた場合，まず二次性（続発性）を考え基礎疾患の検索を行う．二次性が否定された場合には高 TG 血症の可能性を検討する．これらが否定された場合には，家系調査やアポ蛋白，LCAT，LPL 活性の測定を行い，低下をみた場合には遺伝子解析を行う．
- 一次性（原発性）高 HDL 血症の疑いがある場合には CETP の測定や HTGL の測定を行う．特に症状がない場合では高頻度に CETP 欠損症の可能性が高い．

プロフィール

- HDLは小腸，肝臓で合成されるほか，カイロミクロン，VLDLのリポ蛋白リパーゼ（LPL）による分解過程でその表層の脂質，アポ蛋白からも産生される．リポ蛋白の中で最も小さい粒子であり，最も蛋白部分が多い．アポ蛋白A-Ⅰ，A-Ⅱを主成分に末梢細胞から遊離Chol（F-Chol）を引き抜き肝に運搬するCholの逆転送経路の役割を果たしている．
- 分泌直後のHDLは主にアポ蛋白A-Ⅰとリン脂質，F-Cholから構成され，円盤状である．血液中でアポE，A-Ⅱを獲得し，レシチンコレステロールアシルトランスフェラーゼ（LCAT）の作用により球状のHDL$_3$となる．HDL$_3$は末梢組織からF-Cholを取り込み，再びLCATの作用を受けてF-Cholをコレステロールエステル（CE）に変化することを繰り返しHDL$_3$はやや大型のHDL$_2$に変化していく．
- HDL$_2$のCEの一部は直接HDLを認識する受容体やアポE受容体により肝に直接取り込まれるが，大部分はCE転送蛋白（CETP）の作用により，VLDL，IDL，LDLのトリグリセリド（TG）に変換される．HDL$_2$のTGは肝性TGリパーゼ（HTGL）により分解されHDL$_3$になる．VLDL，IDL，LDLに転送されたCEは肝のアポB蛋白受容体に取り込まれ処理される．HDLレベルはHDLの産生と異化のバランスにより変動し，関連するアポ蛋白（A-Ⅰ，A-Ⅱ）および代謝に関連する酵素蛋白（LPL，HTGL，LCAT，CETP）の制御機構が関与する．
- 現在，HDL-Cの測定は界面活性剤や修飾酵素を用いて直接測定するのが主流である．日本人に多くみられるCETP欠損者ではアポE-リッチHDLが増加しており，沈殿法同様，直接法でも測定値に大きな方法間差（メーカー間差）がみられることが知られている．

臨床的意義と検査値の読み方

- 本検査は下記の場合に行われる．
  ①動脈硬化性疾患における危険因子の検索．
  ②一次性・二次性の脂質代謝異常が疑われるとき．
- 低HDL-C血症が冠動脈硬化性疾患の危険因子として，高HDL-C血症が負の危険因子として認識されている．

予想外の値が認められるとき

- 乳糜が高値の場合にはHDL以外のリポ蛋白を含んで測定するため高値となる．
- エストロゲン製剤投与で高値となる． （宇治義則）

3F075

HDL$_{2,3}$-コレステロール

HDL$_{2,3}$-cholesterol

別 HDLコレステロール亜分画

測定法 超遠心法
検体 血清

基準値 （単位：mg/dl）
　　　　HDL$_2$：男性 18.0～60.0，女性 25.0～74.0
　　　　HDL$_3$：男性 15.0～28.0，女性 15.0～26.0

異常値を呈する場合

- HDL$_2$およびHDL$_3$増加：CETP欠損症，肝性HTGL活性低下
- HDL$_2$低下：LPL活性低下，動脈硬化症，急性肝炎，閉塞性黄疸
- HDL$_3$低下：肝硬変，急性肝炎，閉塞性黄疸，脳梗塞
- HDL$_2$/HDL$_3$比増加：甲状腺機能低下症
- HDL$_2$/HDL$_3$比低下：動脈硬化症

次に必要な検査▶

- 脂質検査．
- 必要があればLCAT活性の測定．

プロフィール

- HDL（高比重リポ蛋白）亜分画（HDL$_2$，HDL$_3$）に含まれるコレステロール（Chol）を定量するものである．
- HDLはリポ蛋白の中で最も比重が重く粒子径（7.5～20 nm）が最も小さい．アポ蛋白A-Ⅰ，A-Ⅱを主要蛋白とし，軽く大きいHDL$_2$（$d = 1.063$～1.125，分子量360,000，蛋白含量約35％，脂質含量約65％）と，重く小さいHDL$_3$（$d = 1.125$～1.210，MW 17,500，蛋白含量約60％，脂質含量約40％）の亜分画が存在する．
- HDLはChol代謝の逆転送経路と再利用経路に関与している．HDL$_3$は小腸および肝で直接産生されるほか，カイロミクロン，VLDLのリポ蛋白リパーゼ（LPL）による分解過程で表層の脂質，アポ蛋白からも産生され，末梢細胞から遊離型Chol（F-Chol）を引き抜き，このF-Cholをレシチンコレステロールアシルトランスフェラーゼ（LCAT）の作用によりエステル型コレステロール（CE）に変換すると，HDL$_3$の粒子サイズはしだいに大きくなり大型のHDL$_2$になる．
- HDL$_2$はアポEと結合し，LDL-レセプター，レムナントレセプターなどを介し肝に取り込まれる．この経路がCholの逆転送経路である．また，HDL$_2$のCEはCE転送蛋白（CETP）を介してVLDL，IDL，LDLへ転送され，末梢細胞で再利用または一部はLDLレセプターを介して肝に取り込まれる．このとき，HDL$_2$はVLDL，IDL，LDLからトリグリセリド（TG）を受け取る．CEが少なくなったHDL$_2$を肝性リパーゼ（HTGL）によりTGが分解されると再び小型のHDL$_3$に戻る．これが，Cholの再利用経路である．すなわち，HDL$_{2,3}$-CレベルはHDLの産生と異化のバランスおよびHDL代謝に関与する酵素蛋白の制御機構にも関与する．

臨床的意義と検査値の読み方

- 本検査は，脂質代謝異常，肝疾患，冠状動脈疾患が

f 脂質および関連物質

疑われるときに行われる．
- HDL_2が抗動脈硬化性であることは，疫学的，臨床的に実証されており，冠動脈疾患のより詳細な予防因子の指標となる．
- CETPの作用によりTGを取り込み大きくなったHDL_2は，HTGLが欠損すると，TGに富んだHDL_2とβ-VLDL，IDLが増加し，臨床的には角膜混濁，黄色腫，心筋梗塞，脳梗塞などが報告されている．HTGL欠損症ではHDL_2は増加するが，HDL-Cは必ずしも増加しない．
- アポC-Ⅲ異常症ではアポC-ⅢがLPLの作用を阻止するとともに，アポE含有HDL_2の肝での取り込みを阻止する．

予想外の値が認められるとき
- HDLはリポ蛋白の中でも比較的安定であり，超遠心法では測定において予想外の値はほとんど経験しない．

(宇治義則)

3F077
LDL-コレステロール　保
low density lipoprotein (LDL) cholesterol

略 LDL-C　別 LDL-chol

測定法　直接法（界面活性剤法）
検体　血清
基準値　65〜139 mg/dl

異常値を呈する場合
高値　ネフローゼ症候群，家族性高コレステロール血症（Ⅱa型），家族性混合型高脂血症（Ⅱb型），糖尿病，肥満，閉塞性黄疸
低値　肝硬変，家族性低コレステロール血症，甲状腺機能亢進症，先天性無β-リポ蛋白血症，慢性肝炎

次に必要な検査 ▶ 他の脂質検査，リポ蛋白分画，アポ蛋白検査，LCAT測定，CETP測定を行う．

プロフィール
- LDL（低比重リポ蛋白）に含まれるコレステロール（Chol）を定量することである．
- 肝で合成されたVLDLは循環血液中でリポプロテインリパーゼ（LPL）と肝性リパーゼ（HTGL）の作用を受けIDLからLDLに代謝される．
- LDLは末梢組織へのCholの転送および末梢組織でのCholの代謝の調節に関与している．LDLの主要な構成成分はCholであり，血清Cholの2/3以上が存在している．また，アポB-100が含有アポリポ蛋白の98%を占めており，アポリポ蛋白B-100を認識する末梢組織のLDL受容体により細胞内に取り込まれ，Chol供給源として重要な役割をしている．
- 肝細胞のLDL受容体欠損では血中にLDLがうっ滞し，高LDL血症による動脈硬化の発症，進展，皮膚および腱黄色腫を引き起こす．血中のLDLの2/3はLDL受容体を介した代謝が担っている．残りの1/5はマクロファージなどのスカベンジャー経路に取り込まれる．この経路に取り込まれるLDLは酸化・修飾などの作用を受けたLDLで，マクロファージのスカベンジャーLDL受容体，酸化LDL受容体により，無制限に変性LDLを取り込むことが動脈硬化の進展に大きな役割を果たしている．
- LDL-C値は総Chol（T-Chol），トリグリセリド（TG），HDL-Cの測定値から算定する下記のFriedewaldの式が用いられる．

$$LDL\text{-}C = T\text{-}Chol - \left(\frac{TG}{5} + HDL\text{-}C\right)$$

- この式はT-CholからVLDL-CとHDL-Cを減じた残りがLDL-Cであり，通常VLDL-Cが血清TGの1/5に相当することから成立している．ただし，TGが400 mg/dl以上の場合には空腹時でもカイロミクロン（CM）が存在したりVLDLの脂質組成が変化し，TG/5ではVLDL-Cが過大評価され，正確なLDL-Cの算出はできない．さらにT-Chol，TG，HDL-Cの測定誤差も計算結果に影響を与えるなどの欠点がある．
- 近年，直接LDL-Cを測定できる方法として界面活性剤などを用い，CM，VLDL，HDL-Cを測定不能とし，残ったLDL-Cのみを自動分析装置を用い簡単に測定できる方法が一般化している．超遠心法，Friedewald式の計算結果との相関性，同一性が高く，TGが1,500 mg/dl程度でも測定できる．

臨床的意義と検査値の読み方
- 本検査は下記の場合に行われる．
  ①高Chol血症の鑑別，高・低脂血症の診断治療指標および経過観察．
  ②動脈硬化性疾患の診断・治療指標．
- 最も強力な動脈硬化惹起性を有するリポ蛋白であり，高脂血症や冠動脈硬化性疾患の診断・治療の指標となる．
- 2007年，従来のT-Cholに代わりLDL-Cを診断基準とする新ガイドラインが日本動脈硬化学会から発表された．この新ガイドラインでは，LDL-C 140 mg/dl以上を新たな脂質異常症の診断基準とし，T-Cholはあくまでも参考として用いることとなっている．

予想外の値が認められるとき
- 異常リポ蛋白血症〔高Lp(a)血症，CETP欠損症，LP-X例，高レムナント血症，高CM血症，高VLDL血症など〕の場合，直接法の方法間差や超遠心法，Friedewaldの式との乖離がみられる場合がある．現状のLDL-C測定法は，どんな方法でも，それぞれの特性に起因する課題があるので，予想外の値がみられた場合には他の脂質項目を測定し総合的に判断する．

(宇治義則)

3F078
レムナント様リポ蛋白コレステロール
remnant like particles-cholesterol

略 RLP-C　**別** RLP-コレステロール

測定法　免疫吸着法＋酵素法，直接法
検体　血清
基準値　5 mg/dℓ 以下

異常値を呈する場合

高値

- 動脈硬化性疾患：心筋梗塞，狭心症，脳梗塞
- 原発性高脂血症：Ⅱa型，Ⅱb型，Ⅲ型，Ⅳ型，Ⅴ型
- 続発性高脂血症：糖尿病，甲状腺機能低下症，肥満，慢性腎不全，肝疾患

次に必要な検査▶ 各種脂質検査項目，リポ蛋白分画，アポ蛋白の測定を行う．さらに精査の必要性があれば，アポEフェノタイプ，LCAT，LPL，HTGLなどの測定を行う．

プロフィール

- レムナント（Rem）とは「残りもの」を意味し，トリグリセリド（TG）を多く含むリポ蛋白〔カイロミクロン（CM），VLDL〕が，血中での代謝過程で生じる中間代謝物の総称である．
- Remは酸化・糖化などの変性を帯びなくても，レムナント受容体などによって容易にマクロファージに貪食され，泡沫化，蓄積することから，動脈硬化の発症や進展に深く関与するとされている．したがって，そのRemに含まれるコレステロール濃度〔レムナント様リポ蛋白コレステロール（RLP-C）〕を測定することは，動脈硬化性疾患や，メタボリックシンドロームなどの診断・治療にも有用とされる．
- 通常，健常者ではCMやVLDLがRemになると，アポEを認識する受容体によって速やかに代謝され，血中にはほとんど存在しない．しかし，TG豊富なリポ蛋白の産生亢進や，なんらかの異化障害があると，血中にRemがうっ滞・増加する．その原因として，家族性Ⅲ型高脂血症におけるRem受容体への結合阻害，メタボリックシンドロームにおけるインスリン抵抗性によるリポ蛋白リパーゼ（LPL）活性低下，肝性TGリパーゼ（HTGL）活性低下などが報告されている．
- 現在，一般的に利用されているRLP-Cの測定法は，各リポ蛋白に含まれるアポ蛋白の組成を利用したイムノアフィニティクロマトグラフィを手法とする方法である．本法では，CNBr活性化セファロースに，抗アポA-I抗体と抗アポB-100抗体の2種類を固層化してイムノアフィニティミックスゲルとし，これを試験管内で血清と反応させ，ゲルに吸着されない分画に含まれるリポ蛋白をRLP-Cとして測定する．この測定に用いられる抗アポB-100モノクローナル抗体は，アポB-100蛋白のB51位を認識するため，アポB-48蛋白とは反応しない．したがって，アポA-Iが遊離し，アポB-48のみを有するCM-Remは，ゲルに吸着されることなくRLP-Cとして測定できる．また，アポEが豊富であるVLDL-RemはアポB-100を含んでいるものの，この抗アポB-100抗体には反応しないため，RLP-Cとして測定できる．本法では，この抗アポB-100抗体の特異な反応性を利用することにより，多種類のRemを同時に検出できることから，現在，RLP-C定量法として多用されている．

- この方法は，測定に多くの時間を要し，前処理などの操作が煩雑であることから，その欠点を補うべく，最近，界面活性剤および酵素を用いた液状の直接法測定試薬が開発された．この新法は，前処理が不要であり，汎用自動分析装置に適応可能なため測定時間が大幅に短縮できる．今後，RLP-C測定の臨床的重要性が増すとともに，この簡便な直接法での測定が主流になると考えられる．

臨床的意義と検査値の読み方

- 本検査は，動脈硬化性疾患の臨床指標として測定する．
- Ⅲ型高脂血症の簡易的な検出方法としてRLP-Cと血清TG の比が0.1を超える場合，Ⅲ型高脂血症である確率が90％以上であることが示されている．
- 冠動脈疾患，末梢動脈硬化で，有意な高値が報告されている．冠動脈疾患患者では，Rem貯留のためと考えられる食後高脂血症がみられ，脂肪負荷テストによるRLP-C測定が提案されている．糖尿病患者においても有意な高値が報告され，冠動脈疾患，腎疾患などの合併症やインスリン抵抗性と高い相関が認められ血管内皮細胞障害とも関連する．

予想外の値が認められるとき

- 空腹時と食後の値に大きな差が認められる．
- 現法では，あくまで抗アポA-I抗体，抗アポB-100抗体に認識されないリポ蛋白を測定しているため，その画分には，Rem以外の成分も含まれる可能性がある．
- 高度高TG血症のCMやLP-Xのようにリポ蛋白の表面にほとんどアポ蛋白を持たないリポ蛋白，肝硬変のような場合にみられる異常リポ蛋白，LPL欠損症，LCAT欠損症では異常値を示すことがある．

（扇谷晶子，宇治義則）

3F085
リン脂質分画
phospholipid fractionation

別 PLグラフ

測定法　イヤトロスキャン法（TLC-FID）
検体　血清
基準値

- ホスファチジルコリン（PC）：66.5〜83.1％

f　脂質および関連物質

- スフィンゴミエリン（SM）：10.5〜24.5％
- リゾレシチン（LYSOPC）：3.1〜7.9％

異常値を呈する場合
- 肝硬変：LYSOPC 減少
- 閉塞性黄疸：PC 増加，LYSOPC 減少
- 動脈硬化症：SM 増加，PC 減少
- 高脂血症Ⅱa，Ⅱb型：SM 増加，PC 減少

次に必要な検査▶
- 血清脂質分画
- PC/SM 比，PC/コレステロール比
- 全脂質中脂肪酸分画

プロフィール
- リン脂質（PL）は，細胞膜の構成成分としての役割のほか，生理活性脂質，細胞内情報伝達物質として重要な機能を果たしている．
- アルコールと脂肪酸のほかにリン酸基を含む複合脂質と定義され，さらにアルコール部分がグリセリンである PL はグリセロリン脂質，スフィンゴシンである PL はスフィンゴリン脂質と分類される．生体内の主なグリセロリン脂質は，ホスファチジルコリン（PC），リゾレシチン（LYSOPC），セファリン（PE），ホスファチジルイノシトール（PI），ホスファチジルセリン（PS）であり，スフィンゴリン脂質としてスフィンゴミエリン（SM）がある．
- PL 分画は，薄層クロマトグラフィ法を利用して測定される．本法で評価できる PL 成分は PC，SM，LYSOPC の主要 3 成分であり，その他の微量成分の測定は困難である．PL 分画値の成分比率やその変動などから，疾患に特徴的な傾向を確認できる．

臨床的意義と検査値の読み方
- 本検査は，血清 PL 濃度に異常がある場合およびその病態の評価のために行われる．
- PL 分画の測定は，血清 PL 濃度に異常があった場合，その比率の増減をみることにより，病態把握に有用となる．特に，肝疾患，胆汁うっ滞症，高脂血症，動脈硬化症などに有用である．

予想外の値が認められるとき
- 食事などの影響は少なく，日内変動もほとんどない．検体の保存方法を確認する．冷蔵保存で3日程度は安定であるが，測定まで長期の場合は凍結保存する．

（扇谷晶子，宇治義則）

3F090

レシチン・スフィンゴミエリン比

lecithin/sphingomyelin ratio
別 L/S 比

測定法 イヤトロスキャン法
検体 羊水
基準値 2.1 以上

異常値を呈する場合
低値 未熟児呼吸窮迫症候群（RDS）

次に必要な検査▶
羊水中肺サーファクタントアポ蛋白，ホスファチジルグリセロール（PG）測定，マイクロバブルテスト，泡沫安定性試験（シェイクテスト），胎児超音波診断

プロフィール
- 羊水中のレシチン（lecithin，L）とスフィンゴミエリン（S）の比率（L/S 比）から，胎児の肺の成熟度を診断する検査である．
- 新生児は生まれた直後，空気を吸い込み，初めて気管，気管支，その先にある肺胞が広がり呼吸できるようになる．この際，肺胞の表面に分泌されている表面張力低下性物質（サーファクタント）が働き，肺胞を広がりやすくし，また広がった肺胞が再び縮むのを防ぐことで安定した大きさを維持することができる．その肺サーファクタントは，レシチンとスフィンゴミエリンなどのリン脂質を主な構成成分とし，胎児が成熟するにつれて羊水中に流出する．その羊水中の L/S 比を測定することで，肺成熟度を知ることができる．

臨床的意義と検査値の読み方
- 未熟児呼吸窮迫症候群（RDS）とは，肺の虚脱を防ぐサーファクタントの欠如のために起こる新生児の呼吸障害であり，本検査はこの RDS を発症する可能性の高い妊娠 32 週未満の早産に対し有用となる．
- 肺サーファクタントの主成分であるレシチンは妊娠週数の増加とともに上昇するのに対し，スフィンゴミエリンはほぼ一定であるため，妊娠週数が進むにつれ L/S 比が上昇する．L/S 比が 2.0 以上になると肺は成熟していると判断でき，RDS になる危険性は低い．
- 肺サーファクタントは胎児が成熟するにつれて羊水中に流出するため，羊水を採取することによって，肺サーファクタント中の L/S 比を分析することができる．
- この検査には，一定の羊水量が必要で，しかも混入物のない羊水であることが条件である．また，その測定には煩雑な手技と時間を要するため，臨床の場ではあまり利用されなくなった．胎児超音波診断の進歩や，人工肺サーファクタントの利用，高性能の人工呼吸器の普及により，RDS の予知や発症に十分対応できる環境が整いつつある．

予想外の値が認められるとき
- 羊水に血液などの混入物があるとその検査結果は信頼性が低い．
- 糖尿病合併妊娠では，L/S 比 2.0 以上でも RDS 発症の可能性がある．

（扇谷晶子，宇治義則）

3F095
全脂質構成脂肪酸分画
total fatty acids fractionation

測定法 GC
検体 血清または血漿（ヘパリン）

基準値

	μg/ml	重量%
ラウリン酸（$C_{12:0}$）	8.4 以下	0.38 以下
ミリスチン酸（$C_{14:0}$）	5.8～39.7	0.36～1.42
ミリストレイン酸（$C_{14:1}$）	0.1 以下	0.01 以下
パルミチン酸（$C_{16:0}$）	281.5～789.4	19.91～25.14
パルミトレイン酸（$C_{16:1}$）	15.7～79.0	0.98～2.85
ステアリン酸（$C_{18:0}$）	104.5～253.6	6.63～9.00
オレイン酸（$C_{18:1}$）	194.7～766.2	13.39～25.11
リノール酸（$C_{18:2}$）	399.1～949.8	23.34～36.58
γ-リノレン酸（$C_{18:3}$）	1.8～20.5	0.10～0.81
リノレン酸（$C_{18:3}$）	6.6～36.6	0.42～1.31
アラキジン酸（$C_{20:0}$）	4.4～8.6	0.21～0.41
エイコセン酸（$C_{20:1}$）	1.5～9.5	0.09～0.35
エイコサジエン酸（$C_{20:2}$）	2.4～7.2	0.15～0.27
エイコサトリエン酸（$C_{20:3}$）	3.4 以下	0.14 以下
ジホモ-γ-リノレン酸（$C_{20:3}$）	10.9～43.5	0.60～1.83
アラキドン酸（$C_{20:4}$）	85.1～207.8	4.19～9.51
エイコサペンタエン酸（$C_{20:5}$）	11.6～107.2	0.54～5.20
ベヘニン酸（$C_{22:0}$）	9.7～18.8	0.43～0.96
エルシン酸（$C_{22:1}$）	2.2 以下	0.09 以下
ドコサテトラエン酸（$C_{22:4}$）	2.1～6.7	0.12～0.27
ドコサペンタエン酸（$C_{22:5}$）	6.5～19.5	0.36～0.80
リグノセリン酸（$C_{24:0}$）	10.6～19.5	0.47～1.01
ドコサヘキサエン酸（$C_{22:6}$）	48.6～152.4	2.33～7.34
ネルボン酸（$C_{24:1}$）	21.9～41.5	0.88～2.32
T/T 比（$C_{20:3}/C_{20:4}$）	0.02 以下	
EPA/AA 比（$C_{20:5}/C_{20:4}$）	0.09～0.75	

異常値を呈する場合
[高値] 出血性疾患（EPA/AA），必須脂肪酸欠乏（T/T）
[低値] 血栓性疾患（EPA/AA）

次に必要な検査▶
- 動脈硬化症では血清脂質，アポ蛋白などの脂質項目の検査を行う．
- 血糖，尿糖，ケトン体，インスリンなどの検査から病態を把握する．

プロフィール
- 脂肪酸は脂質の構成成分として量的に最も多く，大部分はコレステロール，トリグリセリド，リン脂質など血清脂質のエステルを構成している．
- 食事により摂取される脂肪酸はリノール酸（$C_{18:2}$）を代表とするω6系と，エイコサペンタエン酸（$C_{20:5}$，EPA）を代表とするω3系に大別され，ω3，ω6系は必須脂肪酸である．リノール酸と同一系のアラキドン酸（$C_{20:4}$，AA）などよりプロスタノイドが生成され，これらは生理活性物質として生体内機能維持に重要である．プロスタノイドの産生には，3ルートが知られており，それぞれのプロスタグランジンが性質を異にして生体の機能調節に関与している．
- エイコサトリエン酸とアラキドン酸のT/T比は必須脂肪酸欠乏の指標となる．

臨床的意義と検査値の読み方
- 本検査は，エネルギー利用時での糖質，脂質代謝のバランスが保たれているかをみるために行われる．
- 必須脂肪酸欠乏状態では，リノール酸（$C_{18:2}$）およびその誘導体のアラキドン酸，その他のω6系が減少し，エイコサトリエン酸（$C_{20:3}$）が増加する．
- 血栓性疾患でω6系，出血性疾患でω3系が高値を示し，アレルギーではω3系が低値を示すのでエイコサペンタエン酸とアラキドン酸（$C_{20:4}$ ω6）のEPA/AA比は血栓症，出血性疾患，動脈硬化症の診断に有用である．
- 癌ではω6系の発癌促進効果，ω3系の抑制効果が注目されている．

予想外の値が認められるとき
- 食事，採血時の動揺などのストレスの影響はあまり受けない．分析法による誤差を考慮する．

（扇谷晶子，宇治義則）

3F100
グリセロール
glycerol

[別] グリセリン（glycerin），遊離グリセロール（free glycerol）

測定法 酵素法
検体 血清
基準値 1.7～4.1 mg/dl

異常値を呈する場合
[高値] 肥満症，糖尿病，脳圧降下剤としてグリセロール使用時，血液透析後

次に必要な検査▶
- 血清脂質項目，特にTGの測定．
- 脳圧降下剤としてのグリセロール投与の確認．
- 血液透析の有無の確認．

プロフィール
- グリセロールはアルコールの一種であり，生体内では主に脂肪合成や糖新生の基質としても重要である．グリセロール1分子に3分子の脂肪酸がエステル結合したものがトリグリセリド（TG：中性脂肪）であり，各脂肪組織で生体エネルギーの貯蔵庫としての役割を果たす．
- 生体内のグリセロールは，主にTGとしてカイロミクロン（CM），VLDLなどのリポ蛋白や，脂肪組織に存在し，そのレベルは生体のエネルギーバランスに応じた脂肪合成と脂肪分解により変動する．

- 過栄養状態では，腸由来のCMと肝臓由来のVLDLがリポ蛋白リパーゼの作用により加水分解され，脂肪酸として脂肪細胞内に取り込まれる．脂肪細胞内では，糖から変換されたグリセロール3リン酸と脂肪酸がエステル化され，再びTGとなり，エネルギー源として蓄えられる．
- 運動や絶食，飢餓状態では，脂肪細胞内のTGが脂肪酸とグリセロールに加水分解され，血中に放出される．この分解により生じたグリセロールは，グリセロキナーゼを欠く脂肪細胞では利用することができないので，グリセロキナーゼを有する肝で糖新生の主な基質として利用される．

臨床的意義と検査値の読み方
- 本検査は，肥満症，糖尿病などの糖質および脂質代謝異常の精査，薬剤投与による血中遊離グリセロール濃度の確認ために行われる．
- 血中グリセロール値は，肥満症，糖尿病と強く相関する．臨床的意義はあまり研究されていない．

予想外の値が認められるとき
- 食事の有無と採血時間の確認を行う．
- 検体採取から長時間経過すると，TGからグリセロールが遊離する可能性があるため，採取後はできるだけ速やかに測定する．
- 血液透析後は高値となる． (扇谷晶子，宇治義則)

3F105
過酸化脂質
lipid peroxide

略 LPO　**別** peroxylipid, MDA, 脂質過酸化物

測定法 チオバルビツール酸法（TBA），ヘモグロビン・メチレンブルー法（Hb-MB）
検体 血清
基準値 TBA：$2〜6$ nmol/ml
　　　　　Hb-MB：1.3 nmol/ml 以下

異常値を呈する場合
高値 糖尿病，動脈硬化症，脳血管障害，心筋梗塞，脂肪肝，急性肝炎，慢性肝炎，劇症肝炎，未熟児網膜症，急性感染症，DICなど
低値 低脂血症，低栄養状態，薬物内服（ビタミンE，ビタミンB$_2$，高脂血症治療薬など）

次に必要な検査▶
- 血清脂質項目の測定．
- その他の酸化ストレスマーカー（イソプラスタン，8-OHdGなど）の測定．
- 抗酸化物質として働くビタミンEの測定．

プロフィール
- 過酸化脂質は不飽和脂肪酸が活性酸素により酸化された生成物の総称である．
- 活性酸素は，本来，菌や異物と結合し破壊することで殺菌作用を有するが，生体内の酸化還元状態を維持する機構が破綻し，活性酸素を処理しきれなくなった酸化ストレス状態では生体内の脂質と結合し，過酸化脂質を生成する．活性酸素は化学構造上どんな物質とも反応しやすい性質であるが，脂質との結合は，二重・三重結合を有する不飽和脂肪酸がその対象となる．不飽和脂肪酸は，活性酸素との反応により，本来の機能や性質を失い，過酸化脂質となって各組織や細胞に種々の障害を与える有害な物質となる．
- 活性酸素による過酸化脂質の生成は，連鎖的に行われると考えられている．生体内の脂質は，ヒドロキシルラジカルにより，水素原子を引き抜かれ，脂質ラジカルとなる．次に，生成された脂質ラジカルは，酸素分子と反応し脂質ペルオキシルラジカルに変化する．脂質ペルオキシルラジカルは，他の脂質から水素を引き抜き，自らは脂質ヒドロペルオキシド（過酸化脂質）となり，その反応は同時に，新たな脂質ラジカルを生成する．この新たな脂質ラジカルは，再び酸素分子と反応して脂質ペルオキシルラジカルとなり，新たな過酸化脂質と脂質ラジカルを生成する．このように連鎖的脂質過酸化反応は，脂質二重層で構成される細胞膜で起こりやすく，動脈硬化を引き起こす原因の一つとされる．
- 過酸化脂質はLDLにも多く存在することが知られており，その酸化されたLDL（酸化LDL）は，動脈硬化と深く関与する．
- LDLは，活性酸素によって表層の脂質が酸化されると，中心部にある脂質やアポ蛋白も連鎖的に酸化・変性を受け，その結果，LDL受容体との結合ができなくなる．酸化LDLは，マクロファージに異物として認識され，スカベンジャー受容体を介して取り込まれる．酸化LDLを取り込んだマクロファージは泡沫細胞化し，動脈硬化巣の形成につながる．

臨床的意義と検査値の読み方
- 本検査は，糖尿病，動脈硬化症，脳血管障害，心筋梗塞，肝疾患，未熟児網膜症，DICなどの疾患が疑われる場合の病態把握として用いられる．
- 過酸化脂質値から疾患を特定することは困難であるが，糖尿病，動脈硬化，肝疾患などの，生体が酸化ストレス状態にある疾患では，障害の程度や活動性，予後の評価の指標になる．
- 加齢，喫煙，飲酒などの因子が，過酸化脂質の増加と関与することも指摘されている．

予想外の値が認められるとき
- 年齢の確認や喫煙，飲酒，食事などの有無を確認する． (扇谷晶子，宇治義則)

3F130
β-リポ蛋白

beta-lipoprotein

略 β-LP

測定法 比濁法
検体 血清
基準値 230～590 mg/dl

異常値を呈する場合

高値 600 mg/dl 以上

- 原発性高脂血症（家族性高コレステロール血症など），糖尿病，ネフローゼ症候群，甲状腺機能低下症

  次に必要な検査 ▶ 総コレステロール，中性脂肪，アポ蛋白，HbA$_{1c}$，75g OGTT，尿検査，甲状腺ホルモン（TSH，FT$_3$，FT$_4$）

低値 200 mg/dl 以下

- 肝硬変，甲状腺機能亢進症，低 β-リポ蛋白血症，無 β-リポ蛋白血症

  次に必要な検査 ▶ 肝機能検査，甲状腺ホルモン（TSH，FT$_3$，FT$_4$），アポ蛋白（特に B）

プロフィール

- β-リポ蛋白は電気泳動によって分けられるリポ蛋白分画の一つで，正常では原点から順次陽極に向かって β-リポ蛋白，pre β-リポ蛋白，α-リポ蛋白の3つに分けられる．
- 元来，リポ蛋白の正確な分画定量として超遠心法による方法が知られているが，高価で特殊な機器が必要なこと，操作が煩雑，時間がかかるなどの問題があり，日常検査には適さない．また電気泳動法も検体処理能力の点で難点がある．そこで簡便な測定として比濁法が用いられている．
- 比濁法では，試薬（ポリアニオンと2価金属イオン）を血清に加えて生じるリポ蛋白も同時に不溶性の複合体を形成するので，β と pre β を合わせた広義の β-リポ蛋白量ということになる．β-リポ蛋白に存在するコレステロールエステル，遊離コレステロール，リン脂質，中性脂肪を合わせた全脂質量をあらわしたものである．β-リポ蛋白の簡易的な測定法による値であり，脂質を正確に定量できなかった時代においては，この β-リポ蛋白の測定はそれなりの意味はあった．

臨床的意義と検査値の読み方

- 高脂血症，低脂血症のいずれの場合も測定意義はある．しかし，最近ではリポ蛋白のより精密な分析が可能となっているので，この方法による β-リポ蛋白を測定することは少なくなってきている．すなわち，コレステロール，中性脂肪および各リポ蛋白定量もが可能となっている現在，あえてこの方法による β-リポ蛋白を測定するメリットはあまりないと考えられる．

- β-リポ蛋白が異常高値であれば，他のリポ蛋白分画との比較をする意味で，アガロース電気泳動によるリポ蛋白分画が必要である．さらにアポ蛋白，特にアポ B，C-II，C-III，E などの測定も必要となる．
- 反対に低値の場合は低脂質血症を疑い，この場合は特にアポ B の測定が重要である．これにより低 β-リポ蛋白血症や，まれではあるが無 β-リポ蛋白血症が見出されることがある．しかし，これらもコレステロール，中性脂肪が低ければそれだけでも疑われる．

予想外の値が認められるとき

- 予想外というのは，他の脂質すなわちコレステロールや中性脂肪の値と乖離がある場合と考えれば，測定上に問題があると考えるべきである．すなわち，比濁法による測定では標準物質（あるいは管理血清）および試薬の劣化，さらに測定機器の問題が考えられる．いずれにしても簡易法であるということを認識してデータを読むべきである． （清島　満）

3F135
リポ蛋白分画

lipoprotein fractionation

測定法 アガロースゲル電気泳動法
検体 血清
基準値 β：32～51％
　　　　 pre β：8～25％
　　　　 α：30～49％

異常値を呈する場合

- 先天性：LPL 欠損症，アポ C-II 欠損症，タンジール病，CETP 欠損症

  次に必要な検査 ▶ LPL，アポ C-II，アポ A-I，CETP など．先天性の場合はこれらの検査が必須である．

- 後天性：糖尿病，ネフローゼ症候群，甲状腺機能低下症，低 β-リポ蛋白血症，無 β-リポ蛋白血症

  次に必要な検査 ▶ HbA$_{1c}$，75g OGTT，尿検査，アルブミン，甲状腺ホルモン，総コレステロール，中性脂肪，アポ B など．種々の基礎疾患の可能性に応じて検査項目を選択する．

プロフィール

- アガロースゲル電気泳動法は，リポ蛋白分析のうち最も汎用されている便利な方法である．これはアガロースを支持体にした電気泳動で，一般的に 30～40分ぐらいの泳動時間で終了する．その後，固定，染色，脱色という過程を経て，原点から β-，pre β-，α-リポ蛋白の染色像をバンドとして可視できる．電気泳動の緩衝液は pH 8.5 ぐらいなので，血清中のリポ蛋白の蛋白（アポ蛋白）はほとんどマイナスに電荷（チャージ）され，陽極に向かって泳動される．その電荷の度合いは蛋白の種類により異なる．すな

わち，それぞれのアミノ酸は固有のpIをもち，そのため蛋白全体としての電荷の度合いは蛋白によって異なり，その結果，泳動距離も異なる．まれに原点が染まっている場合もあるが，これはカイロミクロンである．この粒子はあまりにも大きいため，マイナスの電荷であっても支持体に入らず，原点に留まってしまうためである．

- 染色後，デンシトメーターによって各リポ蛋白の面積を全体に対する相対比（％）として表示する．この方法で特に重要なものはⅢ型高脂血症である．正常な場合，βとpre βの間にはリポ蛋白がほとんど存在しないため明確に分離されて染色されるが，Ⅲ型高脂血症では両リポ蛋白間が濃く染まり，むしろβとpre βのバンドがはっきりと区別できなくなってしまう，いわゆるbroad βという特異な染色パターンが得られる．
- リポ蛋白の分画には超遠心法による方法が最も基本的とされている．つまり，電気泳動法による分画はむしろ簡便法ともいうべきものである．pre βは超遠心法のVLDL，βはLDL，αはHDLに相当するが，分析原理が異なっているので厳密に同一というわけではない．

臨床的意義と検査値の読み方

- リポ蛋白の量的異常がある程度類推できる．また移動度を注意することにより，特にslow αリポ蛋白の存在がわかる．これはアポEを多く含むHDLの一つであるが，CETP欠損症のような高HDL血症の場合に出現する．またbroad βによるⅢ型高脂血症の診断に役立つ．すなわち，血中コレステロール，中性脂肪が高値でⅢ型高脂血症が疑われる場合，broad βの存在が一つの診断根拠となる．
- broad βパターンを示す場合はアポEフェノタイプを調べ，E2ホモ接合体（E2/2）かどうか確認する．Ⅲ型高脂血症はE2/2という遺伝素因に肥満，糖尿病，甲状腺機能低下症などの要因が加わることによって発症すると考えられているためである．E2/2のほか変異アポEの場合もあるが，非常にまれである．

予想外の値が認められるとき

- βとpre βの間に明らかなバンドが認められる場合がある．これはいわゆるミッドバンドといって，レムナント，IDLを反映している場合と，Lp(a)を反映している場合がある．そのいずれであるかは，この泳動像だけからは判別不能である． （清島 満）

3F136
リポ蛋白分画定量 　保
lipoprotein fractionation（turbidimetry）

測定法 　ヘパリン-Ca比濁法
検体 　血清
基準値 　VLDL：230 mg/d*l* 以下
　　　　　LDL：255〜615 mg/d*l*

異常値を呈する場合

高値 　高脂血症
　　次に必要な検査▶総コレステロール，中性脂肪，アポ蛋白，LPLのほか，高脂血症をきたす基礎疾患を判別できる検査

低値 　無β-リポ蛋白血症，低β-リポ蛋白血症，肝硬変，甲状腺機能亢進症，タンジール病，LCAT欠損症
　　次に必要な検査▶上記の検査のほかに肝機能，甲状腺ホルモン（TSH，FT_3，FT_4），LCAT

プロフィール

- 血清中のリポ蛋白はVLDL，LDL，HDLに大別されるが，それぞれ特有のアポ蛋白，脂質組成からなっている．これらリポ蛋白はポリアニオンと2価金属イオンによって不溶性の複合体を生じさせることができ，それらの種類，濃度，pH，イオン強度によって，それぞれのリポ蛋白複合体を分別することができる．このポリアニオンと金属イオンによるリポ蛋白の沈殿分別に関してはBursteinの報告に詳しい．
- ヘパリン-Ca沈殿法を用いたリポ蛋白の定量には2種類あり，1つは生じた不溶性の複合体の濁度からβ-リポ蛋白を算出する方法で，自動化法にも取り入れられている．この場合，VLDLとLDLが両方とも複合体となる条件と，VLDLのみ複合体形成になる条件の2つの条件で測定し，LDLはその差とする．もう1つの方法は上記と同様にして生じた2種類の不溶性の複合体を沈殿分離し，その沈殿中のコレステロールを酵素法にて測定し，その量に2.63（β-リポ蛋白中のコレステロールの占める割合から算出した係数）を乗じてそれぞれのリポ蛋白量を算出し，その差をLDLとする．しかしこの方法では完全な沈殿形成が必要であり，著明な高脂血症では，ときに不十分な場合があるので注意を要する．すなわち，この場合は実際より低値となる．

臨床的意義と検査値の読み方

- VLDL，LDLはいずれも動脈硬化など循環器系疾患の強い危険因子であり，超遠心法によらずに簡便に測定できるという点にメリットがある．
- 本検査は，主として高コレステロールが疑われる場合や，反対に低β-リポ蛋白血症が疑われるような場合で，スクリーニング的に用いられる．
- ただし，元来このポリアニオンと2価金属イオン法によるリポ蛋白の分析は，血清の他の成分や濃度，pH，イオン強度などにより影響を受けるので，今日ではあまり利用されていないのが実情である．

予想外の値が認められるとき

- 測定法に起因することが多い．すなわち，不溶性の複合体の形成が不十分であれば，比濁法では低く算出され，また酵素法では不溶性の複合体の沈殿が不完全であればやはり低値となる．
- このポリアニオンと2価金属イオンによるリポ蛋白

の不溶性の複合体は，血清の条件で異なってくる．すなわち，血清アルブミン，グロブリン濃度により影響を受けるので，予想外の値が得られた場合はこれらの濃度を確認する必要がある． （清島 満）

何mmというような絶対的な数値としての評価はできないが，そのHDLの移動距離に対するLDLの相対的移動度ということで，small, dense LDLの評価が可能となっている．

臨床的意義と検査値の読み方
- リポ蛋白は動脈硬化に対してその量が問題とされてきたが，最近はその質も重要な危険因子として考えられるようになってきた．すなわちsmall, dense LDLは冠動脈疾患の危険因子の一つであることが報告されている．量的には異常がなくとも，このような質的な変化があれば，やはり治療の対象として注意すべきであろう．このような変化は中性脂肪が高い場合に比較的多くみられる．
- また，必ずしも血清コレステロール，中性脂肪など脂質レベルに異常が認められないときでも，動脈硬化性疾患や糖尿病などが疑われる場合，VLDLとLDL間にmidband（IDLなど）が認められたり，small, dense LDLが存在している場合があるので，チェックしておく必要がある．

予想外の値が認められるとき
- リポ蛋白分析すべてにいえることであるが，サンプルの保存条件が悪いとリポ蛋白は凝集したり，変性したりして誤った結果になりやすい．不鮮明なパターンになったり，粒子サイズの大きいものが異常に多くなったりすることがあるので注意する．
- 凍結融解を繰り返すことも，リポ蛋白を破壊することになるので好ましくない． （清島 満）

3F140
リポ蛋白分画精密測定　[保]
accurate lipoprotein fractionation

測定法　ディスク電気泳動法
検体　血清
基準値
　VLDL：5.0〜22.6％
　LDL：41.5〜64.8％
　HDL：21.4〜45.8％

異常値を呈する場合
■ VLDLまたはLDL
　[高値] 高脂血症
　　次に必要な検査▶ 総コレステロール，中性脂肪，アポ蛋白，HbA_{1c}，尿検査，甲状腺ホルモン，LPLなど
　[低値] 無β-リポ蛋白血症，低β-リポ蛋白血症，肝硬変，甲状腺機能亢進症
　　次に必要な検査▶「高値」と同様
■ HDL
　[高値] CETP欠損症
　　次に必要な検査▶ Apo A-I，CETP．CETP欠損症は常染色体優性遺伝なのでホモはヘテロに比し，著しく高値となる．
　[低値] タンジール病，LCAT欠損症
　　次に必要な検査▶「高値」のほかLCAT

プロフィール
- リポ蛋白の分析には種々の方法がある．アガロース電気泳動はリポ蛋白の電荷（チャージ）による分画，クロマトグラフィは粒子サイズによる分画，超遠心法は比重による分画である．粒子サイズによる分画にはカラムクロマトグラフィ，さらにポリアクリルアミドゲルディスク電気泳動によるものがあり，後者の方法によるものをリポ蛋白分画精密測定としている．これは血清にSudan black Bを含むローデングゲル溶液を加えてポリアクリルアミドゲルディスク電気泳動を行うもので，一定時間泳動後にそれぞれの染色バンドをデンシトグラフィにて測定する．
- これらの分析によって，VLDL，LDL，HDLが明瞭なピークとして認められ，その面積比からリポ蛋白全体量に対するそれぞれのリポ蛋白のパーセントが算出される．またVLDLとLDLの間にいわゆるミッドバンドが認められることもある．
- もう一つのメリットは，これらのリポ蛋白が比較的シャープなバンドとして得られるため，その泳動距離から粒子サイズを推測することができる．すなわち，絶対的な泳動距離は泳動時間や泳動条件が毎回まったく同じということはないので，ゲル上部から

3F145
リポ蛋白脂質分画
lipid quantitation in lipoprotein fraction

測定法　超遠心法
検体　血清
基準値　（単位：mg/dl）

	VLDL	LDL	HDL
コレステロール	30以下	62〜159	36〜80
トリグリセリド	6〜127	12〜38	5〜22
リン脂質	35以下	44〜115	66〜151

異常値を呈する場合
■ VLDLまたはLDL
　[高値] 高脂血症
　　次に必要な検査▶ アポ蛋白，LPLのほか，高脂血症をきたす疾患を判別する検査．
　[低値] 無β-リポ蛋白血症，低β-リポ蛋白血症，肝硬変，甲状腺機能亢進症
　　次に必要な検査▶ アポ蛋白，肝機能検査，甲状腺ホルモン．無β-リポ蛋白血症は常染色体劣性遺伝であるのに対し，低β-リポ蛋白血症は常染色体優性遺伝であり，ヘテロはほとんど無症状である．
■ HDL
　[高値] CETP欠損症

f　脂質および関連物質

次に必要な検査▶ CETP
低値 タンジール病，LCAT欠損症
次に必要な検査▶ アポ蛋白（A-I），LCAT

プロフィール
- 元来，リポ蛋白のVLDL，LDL，HDLなどの名称はこの超遠心法によるものであり，超遠心法はリポ蛋白分析のゴールドスタンダードである．それぞれのリポ蛋白固有の比重の差を利用して分離する方法であるが，非常に時間がかかり，大型の超遠心機や専用ローターなど高価な機器が必要である．さらにかなりの血清量（少なくとも2 ml）を必要とする．ただこのリポ蛋白脂質分画だけの目的であれば，卓上型の小型超遠心機（血清量175μl）があり，超遠心時間も2時間30分とかなり短縮可能である．
- 超遠心法によるリポ蛋白は，比重によってVLDL（$d<1.006$），LDL（$1.006<d<1.063$），HDL（$1.063<d<1.21$）〔d：密度（g/ml）〕の3つに分けられ，それぞれの分画に含まれるコレステロール，中性脂肪，リン脂質を酵素法にて測定する．超遠心法は血清を比重液で調整をして，段階的に分離していくため非常に時間がかかり（76時間），ルーチンの検査としてはなじまない．しかし，上述の短時間のものでは，何も加えない血清だけのチューブと，チューブにKBrの結晶に血清を入れたときに比重1.063になるものの2本を同時に遠心する．そして各々の下層の脂質を測定する．前者のチューブの下層はLDL＋HDLであり，後者の下層の値（HDL）を差し引いたものがLDLとなる．VLDLは何も加えない血清だけのチューブの上層である．
- またLDLに関しては狭義と広義があり，前者の場合はIDL（$1.006<d<1.019$）とLDL（$1.019<d<1.063$）に細分画される．広義のLDLはこの2つを合わせてLDL（$1.006<d<1.063$）とする．Lp(a)は$1.050<d<1.100$にあるためHDL分画に存在するので，高いLp(a)の場合はHDLの脂質濃度に影響を与える．また，特殊なものとして胆汁うっ滞のとき出現するLP-Xは$1.006<d<1.063$に存在し，LDL脂質組成に影響を与える．

臨床的意義と検査値の読み方
- 各リポ蛋白量が正確に定量でき，どの分画に異常があるのか把握できる．さらに各分画の脂質成分の増減もわかるので，リポ蛋白代謝の状況が把握できる．

予想外の値が認められるとき
- LP-Xの脂質組成は遊離コレステロールとリン脂質が多いのが特徴であるため，LDLの脂質組成でこのような脂質成分が多いときはLP-Xの存在を疑う必要がある．
- 同様の理由で，HDLのコレステロールが予想より高値の場合，Lp(a)が高値の可能性があるので確認する必要がある．

（清島 満）

3F150
リポ蛋白コレステロール分画 保
cholesterol in lipoprotein fraction

測定法 超遠心法
検 体 血清
基準値 total：130〜220 mg/dl
　　　VLDL：42 mg/dl 以下
　　　LDL：60〜156 mg/dl
　　　HDL：35〜80 mg/dl

異常値を呈する場合
■ VLDLまたはLDL
高値 高脂血症
次に必要な検査▶ HbA$_{1c}$，75g OGTT，尿検査，肝機能（胆汁うっ滞），甲状腺機能など
低値 無β-リポ蛋白血症，低β-リポ蛋白血症，肝硬変，甲状腺機能亢進症
次に必要な検査▶ アポ蛋白（特にB），肝機能，甲状腺ホルモン

■ HDL
高値 CETP欠損症
次に必要な検査▶ CETP．CETPはHDL内のコレステロールエステルをVLDLやLDLに移送し，その交換としてTGをHDLに運ぶ役目をしている．そのためCETP活性が低下すると，HDL内にコレステロールエステルが貯留し，その結果HDLが高値となる．
低値 タンジール病，LCAT欠損症
次に必要な検査▶ 上記のほかにLCAT タンジール病は$ABCA1$の遺伝子変異が原因であり，その結果，低アポA-Iや低HDLとなる．LCATは細胞膜のコレステロールを引き抜く際にエステル化をしてHDLに取り込む作用がある．そのためLCAT活性の低下は低HDLとなる．

プロフィール
- 超遠心法によるリポ蛋白は，比重によってVLDL（$d<1.006$），LDL（$1.006<d<1.063$），HDL（$1.063<d<1.21$）の3つに分けられる．この方法は比重液で調整した血清を，段階的に比重の小さいリポ蛋白から浮上させて順次分離する．そして分離したそれぞれのリポ蛋白は有機溶媒にて脂質を抽出しコレステロールを測定する．しかし，この方法は非常に時間がかかり，ルーチンの検査としてはなじまない．そのため実際には小型の超遠心機が用いられることが多い．そしてこの場合に使用するチューブは血清175 ml用であり，脂質抽出などは困難なので，それぞれの分画を直接酵素法にてコレステロールを測定する．
- LDLに関しては狭い意味と広い意味があり，前者の場合はIDL（$1.006<d<1.019$）とLDL（$1.019<d<1.063$）に細分画される．後者はこの2つを合わ

せてLDL（$1.006 < d < 1.063$）とする．ただし，リポ蛋白の比重には連続性があるため，比重の近接しているリポ蛋白同士は完全に分離して採取することは難しく，そのため隣接する分画とのコンタミネーションはある程度避けられない．特にIDLが増加しているような場合，IDLと狭義のLDLはお互いにかなり混じり合うことになる．

- Lp(a)も一部LDLの領域からHDLにかけて存在しているため，Lp(a)の高い血清では特にHDLコレステロールが高値となる．

臨床的意義と検査値の読み方
- 各リポ蛋白分画におけるコレステロールが定量でき，特にLDL-C，HDL-Cが同時にかつ同一方法によって得られるのでその価値は高い．つまり，動脈硬化促進的な値と防御的に作用する値を直接比較することにより，動脈硬化性疾患に対する影響を評価できる．
- 他の方法でHDL-CとLDL-Cを測定して，総コレステロール値から考えて矛盾する場合には，この超遠心法で確認することが望ましい．すなわち，現在用いられている直接法によるHDL-CとLDL-Cはいわゆる超遠心法によって分画したそれぞれのリポ蛋白を正確に反映していないことがある．つまり，HDL-CにはアポE-rich HDLが含まれていたり，またLp(a)がLDL-Cとして測り込まれていたりしている．いずれにしても超遠心法による測定は，リポ蛋白濃度測定のゴールドスタンダード法とされている．

予想外の値が認められるとき
- この方法で得られた値と他の方法で得られた値が乖離している場合は，Lp(a)のようなリポ蛋白が高濃度に存在している可能性が高い． （清島　満）

3F155
リポ蛋白X定性
lipoprotein-X

略 LP-X　**別** リポプロテインX

測定法　電気泳動法
検　体　血清
基準値　陰性

異常値を呈する場合
陽性　高度な胆汁うっ滞（悪性腫瘍，総胆管結石の嵌頓），原発性胆汁性肝硬変，先天性胆道閉鎖症，LCAT欠損症，リピッドエマルジョンの静注
次に必要な検査▶　総ビリルビン，直接ビリルビン，腹部超音波検査，LCAT

プロフィール
- lipoprotein X（LP-X）は胆汁うっ滞のときに血中に出現する異常リポ蛋白であり，Seidelらにより命名された．

- Bacto-agarを支持体として電気泳動をすると，他のα，pre β，β-リポ蛋白は陽極に泳動されるのに対し，LP-Xは陰極に泳動される．アガロースなどを支持体にするとLP-Xはslow βの位置に泳動されるので判別できない．LP-X粒子の特徴はディスク状で，連銭形成を呈することである．LP-Xの組成はリン脂質66％，遊離コレステロール22％が主体であり，トリグリセリドやコレステロールエステルは非常に少ない．蛋白成分はおよそ6％であり，アルブミンやアポA-Iなどが主体である．
- LP-Xの成因は，少なくとも胆汁うっ滞の場合は胆汁の血中への逆流であるとされている．このことは胆汁を血清とインキュベートすると，陰極に泳動するリポ蛋白が新たに観察されること，また動物において総胆管と下静脈を吻合して胆汁が直接血中に移行するようにすると血中にLP-Xが出現することなどからも証明されている．
- その一方で，LCAT欠損症の場合や脂質エマルジョンを点滴した場合，LP-Xに類似した粒子が血中に出現することが報告されている．これらはいずれも血漿中の脂質組成においてリン脂質と遊離コレステロールが非常に多くなっているという点で共通しており，そのような特異な脂質組成がLP-X様粒子形成の要因となっていることが考えられる．LP-Xは胆汁うっ滞の場合に出現する異常リポ蛋白であるという定義に従えば，それ以外においてはLP-X様リポ蛋白と称すべきであるが，一般的にはこれらもLP-Xと称している．

臨床的意義と検査値の読み方
- LP-Xが強陽性の場合は，それだけ胆汁うっ滞が強度であることを意味する．
- 胆汁うっ滞の原因はさまざまであり，肝外性の場合は悪性腫瘍，胆石による胆道系の閉塞が考えられる．これに対して肝内胆汁うっ滞は薬剤の副作用として認められることがある．
- 一般に悪性腫瘍による閉塞のほうがよりLP-Xが増加するといわれているが，値による悪性か良性かの鑑別は困難である．また閉塞性黄疸で胆管ドレナージした症例ではLP-Xが低下してくるので，減黄効果を追跡するのにも有用である．
- 以前は定量用試薬も出されていたが，最近LP-X自体の利用価値がうすらいできたためか，現在では市販されていないようである．

予想外の値が認められるとき
- 臨床的に他の検査データからも胆汁うっ滞が否定的であるにもかかわらず陽性の場合，脂質エマルジョンの静脈投与がされていないか，あるいはまれではあるがLCAT欠損症を疑ってLCATを測定する．
- 逆に著明な胆汁うっ滞が認められるにもかかわらず，LP-Xの存在がはっきりしないとき，血清の保存条件を確認する必要がある．長時間室温に放置したり，凍結融解を繰り返した血清サンプルでは，LP-Xの

陰極への移動度が抑制されることがある．

（清島　満）

3F156
リポ蛋白(a) 保

lipoprotein(a)

略 Lp(a)

測定法 ELISA
検体 血清
基準値 0〜30 mg/dl

異常値を呈する場合

高値 動脈硬化性疾患（冠動脈疾患，閉塞性動脈硬化症，脳血管障害），家族性高コレステロール血症，糖尿病，腎透析患者

次に必要な検査▶ 頸部動脈エコー，総コレステロール，LDL-コレステロール，HbA₁c，75g OGTT，シスタチンC，クレアチニン．その他，炎症性疾患で一時的に上昇することが知られているので，CRP など．

低値 肝疾患（急性肝炎，肝硬変）

次に必要な検査▶ 肝機能

プロフィール

- Lp(a)は従来より動脈硬化性疾患との関連が深いことが指摘されていたが，そのメカニズムは長い間不明であった．最初に報告したのはBergであり，当時は二重免疫拡散法による定量であった．その後1987年に，McLeanらがLp(a)のアポ蛋白の一つであるアポ(a)がプラスミノゲンとその塩基配列が非常に似ていることを報告し，にわかにLp(a)が注目されるようになった．
- 主に in vitro の成績では，Lp(a)が動脈硬化性に作用するという成績が多い．すなわち，プラスミノゲンが動脈内皮細胞のリジン部位に結合するのを，構造の類似しているLp(a)が競合的に結合するため，プラスミノゲンはプラスミンに変換されず，結果的に線溶が抑制され動脈硬化促進的に作用する．
- また，Lp(a)はTGF-βに対して抑制的に働くことが知られている．プラスミンによって活性化されるTGF-βは内皮下の平滑筋細胞の遊走を抑制するが，Lp(a)によるプラスミン生成低下によりTGF-βも抑制されるため，結果として平滑筋細胞の遊走を促進することになり，やはり動脈硬化的に作用することなどがその機序として考えられている．
- Lp(a)濃度は0.1 mg/dlから100 mg/dlまで個人差が大きいが，同一個人においてはほとんど一定している．Lp(a)濃度の分布は低値に偏った分布を示すのが特徴である．現在のところ30 mg/dlをカットオフ値としていることが多い．

臨床的意義と検査値の読み方

- 虚血性心疾患，脳血管障害，閉塞性動脈硬化症など，動脈硬化性疾患においてLp(a)が高値を示すという臨床データは多い．また，糖尿病や腎疾患において高値を示すということも報告されており，これらの疾患で合併症としての動脈硬化を促進している可能性がある．さらにPTCA（経皮経管的冠動脈形成術）後の再狭窄率がLp(a)高値群で高いという報告もあり，予後判定に用いられる．
- 一方，Lp(a)が実際に動脈硬化を促進させたり，あるいはLp(a)を低下させることによりこれら疾患を予防したということに関しては，一部否定的な報告もある．
- 保険請求は3ヵ月に一度の測定しか認められていない．遺伝的にその濃度は規定されているので，少なくとも頻繁に測定してもあまり意味がないという考えからであるが，炎症性疾患によって上昇したり，肝疾患により低下するので注意を要する．
- Lp(a)の測定は高血圧症，心筋梗塞などによる脳血管障害などの動脈硬化性疾患や糖尿病，腎疾患時に必要である．また，PTCA後の再狭窄に強く関連しているという報告もあるのでチェックしておくことが必要である．

予想外の値が認められるとき

- 前回値に比べて2倍以上に増加している場合では，炎症性疾患が潜んでいる可能性がある．
- 反対に肝炎などでは低下するので注意する．またサンプルの保存が悪い場合には，やはり低値を示すことがある．さらに高脂血症の薬剤であるニコチン製剤はLp(a)を低下させるので，薬剤の服用の有無を確認する必要がある．

（清島　満）

3F157
リポ蛋白(a)表現型

lipoprotein(a) phenotype

別 Lp(a) phenotype

測定法 ウエスタンブロット
検体 血清
基準値 各フェノタイプパターン（シングルバンド，ダブルバンド）

プロフィール

- Lp(a)のアポ蛋白はアポ(a)とアポB-100がS-S結合したものであり，このアポ(a)に多くのイソ型が存在している．アポ(a)はプラスミノゲンと構造的な相同性が高く，プラスミノゲンにある5つのクリングル構造のうち，クリングル4類似構造が繰り返して存在している．アポ(a)遺伝子は進化の過程でプラスミノゲン遺伝子の重複が生じたと考えられ，実際プラスミノゲン遺伝子の近傍にあり，染色体6の長腕に位置している．
- アポ(a)の分子量はクリングル4をいくつ持っているかによって，アポ(a)の分子量が異なり，これがLp

(a)表現型が存在する原因となっている．Utermannらは SDS-PAGE によって Lp(a)を分画した．同一個人では1本か2本のバンドが検出され，分子量の小さい順に F，B，S1，S2，S3，S4 の6種類に分類した．すなわち，B は LDL のアポ B-100 と同じ移動度を持つもので，F はそれより分子量が小さくより早い（fast）移動度のもの，S はアポ B-100 より遅い（slow）移動度のものである．感度以下で検出できないものを 0（null）型とした．現在では30種類以上の表現型も報告されているが，その違いは泳動の支持体を含む分離能の差によるものである．しかし臨床的には Utermann らの分類が最も扱いやすく，現在広く用いられている．

- 表現型は遺伝によって受け継がれ，その頻度分布には人種差がある．またこの表現型と血清濃度との間には相関があることが知られている．すなわち，分子量の小さい F や B は血清濃度が高く，分子量の大きい S3 や S4 では血清濃度が低い．

臨床的意義と検査値の読み方
- Lp(a)の分子量が推定できる．
- Lp(a)を減少させる薬剤としては現在のところニコチン酸であるが，よく反応する場合とそうでない場合がある．このような反応の差は表現型の差に起因している可能性もあり，今後の検討が待たれる．
- Lp(a)の低値は臨床的意義は少ないと考えられるので，高い場合に検査をするのが一般的である．そのほか一部家系調査など遺伝的な解析に利用されることがある．
- また表現型と血清値を比較することにより，おおざっぱな Lp(a)の存在様式（モル数）を類推することができる．つまり同じ 50 mg/dl であっても表現型が F や B であった場合と S2 や S3 であった場合とでは臨床的意義が異なる可能性がある．すなわち，本来低値であるべき後者の表現型でこのように高値であるとすれば，より動脈硬化促進的であるとも考えられるが，アポ(a)遺伝子のプロモーター領域の多型も血清濃度に強く関与しており，この点に関してはさらに検討が必要である．
- Lp(a)およびその表現型を検査する場合は，すでに血清脂質やアポ蛋白は検査してあることがほとんどであろう．表現型そのものは変わらないので一度検査をすれば十分であり，その後は Lp(a)値として経過を観察すればよい．

予想外の値が認められるとき
- Lp(a)の値と表現型に大きな乖離が認められる場合，両者の測定の血清試料の保存に問題があったと考えるべきである．Lp(a)は LDL などより非常に変性しやすく凝集しやすいリポ蛋白であるため，室温にて長時間放置したり，凍結融解を繰り返したりすると正確な値やパターンが得られなくなる可能性が大きい．

（清島 満）

3F160

リポ蛋白リパーゼ 保

lipoprotein lipase

略 LPL

測定法 EIA
検体 血漿
基準値 140〜360 ng/m*l*（ヘパリン 30 単位/kg 体重の静注 10 分後）

異常値を呈する場合
高値 肥満

次に必要な検査 ▶ 空腹時血糖，中性脂肪，HDL-コレステロールなど

低値
- 先天性：LPL 欠損症
- 後天性：糖尿病，下垂体機能低下症，感染症，悪性腫瘍

次に必要な検査 ▶ LPL，HbA$_{1c}$，75g OGTT，ACTH，WBC，CRP，腫瘍マーカーなど

プロフィール
- LPL は 448 個のアミノ酸よりなる分子量約 61,000 の糖蛋白である．脂肪組織，心筋，骨格筋，乳腺組織などに広く分布しており，毛細血管の内皮細胞表面にヘパラン硫酸によって繋留したかたちで存在している．
- 血管内を流れてきたカイロミクロンや VLDL など TG-rich リポ蛋白は，毛細血管の内皮細胞表面で LPL の作用を受け，粒子内の TG が加水分解されて 2-モノアシルグリセロールと脂肪酸を生じて大きさを減じ，レムナントや IDL となる．酵素として活性作用を発揮するには活性化因子のアポ C-II を必要とする．
- LPL は空腹時の血中には，前述したように，内皮細胞表面に繋留されているのでほとんど検出されない．そのためヘパリンを静脈投与して LPL を血中へ遊離させ，10 分後の血清中の活性を測定する．用いるヘパリン量は施設により異なるが，10〜50 単位/kg 体重が一般的である．
- 酵素活性の測定では，トリグリセリドの人工基質に postheparin 血漿を加え，一定時間インキュベートし，その間に加水分解して生じた脂肪酸量から活性を求めるのが一般的な方法である．しかし，この方法では HTGL と分別しなければならず，煩雑であった．そこで最近では抗血清を用いた EIA によるキットが開発されており，酵素蛋白量として測定されている．
- 基本的には活性と蛋白量とは非常に相関が高いのであるが，なかには乖離例が存在する場合もある．すなわち，蛋白としての酵素量は正常であるが，活性としては低い場合が存在するので注意を要する．
- ヘパリンを負荷しない空腹時血清の値でも，かなり

f 脂質および関連物質

病態の判別に有効であるとする最近の報告もある．

臨床的意義と検査値の読み方

- LPLの低下があるとTGが加水分解されないため，血清TG値は高値を示す．高TGの原因がTG水解の異常のみによるのか，肝におけるVLDL増加（TG合成亢進）による産生亢進が合併しているのかの判別が可能である．
- LPL遺伝子異常ヘテロ接合体の頻度は500人に一人とされている．
- LPLは血清TGが高値のときに測定される．特に血清が白濁し，カイロミクロンの存在が疑われるときは必須である．このような場合TG値は1,000 mg/dlを超していることがある．
- 急性膵炎のとき，カイロミクロン血症を呈することがあるので注意を要する．
- LPLに低下が認められる場合には，糖尿病などの疾患の有無を検索する．
- 基礎疾患が考えられない場合，LPL活性の低下が酵素蛋白の減少によるものか，あるいは血漿中に阻害物質がないかを検討する．つまりLPL欠損症を疑って，遺伝子解析あるいは免疫グロブリンにLPLを結合して，活性を阻害している自己免疫性疾患なども疑って検索する．

予想外の値が認められるとき

- カイロミクロン血症のように著しい高中性脂肪値が認められるにもかかわらず，LPL蛋白量に異常がない場合，アポC-Ⅱの測定が必要である．アポC-Ⅱ欠損の場合はLPL蛋白量は正常であるにもかかわらず，活性がほとんどみられない．

（清島 満）

3F165
肝性トリグリセリドリパーゼ
hepatic triglyceride lipase
略 HTGL

測定法 EIA
検体 血清
基準値 550～2,250 ng/ml（ヘパリン30単位/kg体重の静注10分後）

異常値を呈する場合
高値 肥満，過栄養性脂肪肝
次に必要な検査 ▶ 空腹時血糖，中性脂肪，HDL-コレステロール，肝機能，腹部超音波検査．過栄養性脂肪肝ではAST＜ALT，ChEは高値となる．

低値
- 先天性：HTGL欠損症
- 後天性：肝障害（急性肝炎，肝硬変），甲状腺機能低下症，尿毒症，エストロゲン投与

次に必要な検査 ▶ HTGL，肝機能，甲状腺ホルモン，BUN，クレアチニンなど

プロフィール

- 血中のトリグリセリド（TG）を水解する酵素として，主として脂肪細胞で合成されるLPLと肝で合成されるHTGLがあるが，HTGLは相手となるリポ蛋白がLPLと若干異なるとされている．すなわち，LPLはカイロミクロンやVLDLなど大型のTG-richリポ蛋白が作用の相手であるが，HTGLはそれらがある程度作用を受けて小型化したレムナントやIDLが基質となる．またHDL代謝にも関与しており，HDL_2からHDL_3への移行を促進するとされている．
- HTGLは477個のアミノ酸からなる分子量65,000の糖蛋白であり，脂肪組織や肝の血管内皮細胞表面のヘパラン硫酸などの糖鎖に結合している．そのため血中にはごくわずかしか存在しておらず，ここでもヘパリンの静注が必要である．またHTGLはLPLのようにアポC-Ⅱを必要とせず，LPLによって生じたレムナントやIDLからLDLの生成に関与している．
- 一般にTGが150 mg/dl以下の場合は，LPLやHTGLに異常はないと考えられている．HTGL欠損症はLPL欠損症に比べて非常に少ない．HTGL欠損症ではLPL欠損症のように，カイロミクロンの蓄積はなく，レムナントやIDLが多くなるのが特徴である．
- HTGLはHDL-Cと負の相関を示していること，あるいはHTGL欠損マウスにおいて動脈硬化病変が軽度になることなどから，HTGLが動脈硬化促進的に作用しているのではないかと考えられている．しかしその一方，HTGL欠損症で冠動脈疾患が多いということから抗動脈硬化的とも考えられ，現在のところその評価は一定していない．いずれにしてもHTGLの低下は血中TGを上昇させ，大型粒子のHDLを増加させることは間違いない．また，HDL受容体であるSR-B1からのHDLコレステロールエステル細胞内への取り込みはHTGLによって促進されるという．

臨床的意義と検査値の読み方

- HTGLは肝で合成される酵素であるため，肝硬変などの実質障害のときに低下し，肝疾患におけるリポ蛋白異常（肝硬変におけるHDL_2の増加など）の原因とされている．
- HTGLが特に過栄養性脂肪肝において上昇していることは，他の肝疾患との鑑別に役立つ．
- β-VLDLやHDL_2の増加，あるいはIDLやレムナントの蓄積が疑われるときは，低値である可能性が高い．
- HTGL遺伝子は15染色体短腕に位置し，9つのエクソンよりなるが，プロモーター領域の多型がHTGL活性に影響を与えているという報告がある．
- HTGL遺伝子がHDL代謝に関与していることから，コレステロール逆転送に関連している他の酵素，すなわちLCATやCETPを測定することが望ましい．

予想外の値が認められるとき
- 血清TGが高いのにHTGLが正常な場合はLPLが低下していることが多い．いずれにしても，この両者はできればセットで測定すべきである． 〈清島　満〉

3F170
LCAT 保
lecithin cholesterol acyltransferase

[別] レシチンコレステロールアシルトランスフェラーゼ

測定法　自己基質法
検　体　血清
基準値　60〜120 nmol/ml/hr/37℃

異常値を呈する場合

[高値] 原発性高脂血症，ネフローゼ症候群，肥満，糖尿病，妊娠，プレドニゾロン投与

　次に必要な検査▶ 総コレステロール，遊離コレステロール，中性脂肪，アルブミン，尿検査，HbA$_{1c}$，75g OGTTなど．LCATが正常であれば，血漿中コレステロールのエステル型/遊離型比はおよそ3である．

[低値]
- 先天性：LCAT欠損症，タンジール病，無β-リポ蛋白血症，栄養不良症候群
- 後天性：肝硬変，急性肝炎，甲状腺機能低下症，悪性腫瘍

　次に必要な検査▶ LCAT，アポ蛋白，肝機能，甲状腺ホルモン，腫瘍マーカーなど

プロフィール
- LCATはレシチン（ホスファチジルコリン）のβ位のアシル基を遊離型コレステロールの3β-OH位に転移させて，コレステロールエステルとリゾレシチンを生じさせる酵素である．416のアミノ酸よりなり，分子量63,000で第16染色体遺伝子に存在する．
- LCAT活性は単位時間当たりの遊離コレステロールの減少量として表記され，活性化因子としてアポA-Ⅰを必要とする．
- 測定法としては2種類に大別される．一つは基質を過剰に加えて活性を測定し（共通基質法），もう一つは血漿をそのままインキュベートしてコレステロールエステルの増加，あるいは遊離コレステロールの減少から算出する方法である（自己基質法）．自己基質のみを使用しているので反応の初速度が生体のエステル生成率を反映していることになる．
- 一般にキットとして用いられているものは自己基質法で，LCAT反応の直線性を高めるため，レシチンゾルを加えて，遊離コレステロールの減少から活性を算出している．またこの酵素で血中コレステロールエステルのほとんどが形成されるため，本酵素の低下はコレステロールエステルの低下および遊離コレステロールの増加をみる．
- この酵素は肝臓でのみ合成されているため，肝硬変では低値となる．また，その活性は肝の蛋白合成能を反映していることにもなる．
- 血中ではHDLに結合しており，末梢組織の細胞膜からコレステロールを引き抜いてエステル化してHDL内に取り込み，肝へと運ぶいわゆるコレステロールの逆転送系の中心的役割を果たしている．そのため抗動脈硬化的に作用していると考えられている．

臨床的意義と検査値の読み方
- 臨床的な意義を有するのは活性低下の場合で，比較的頻度の高い疾患は肝疾患である．
- まれではあるが，LCAT欠損症の可能性がある．LCAT欠損症は常染色体劣性遺伝であり，リポ蛋白異常を呈する．HDLの低下，コレステロールエステルの低下，LP-X様粒子の出現などが認められる．
- 臨床症状としては，角膜混濁，貧血，蛋白尿などが認められ，診断には家族歴も重要である．また，タンジール病は*ABCA1*の異常によるHDL低下であるが，LCAT活性は著しく低値を示す．
- 肝実質障害の評価には他に多くの項目があるので，このLCATの測定は，臨床的にはLCAT欠損症の診断のためというのが現実的である．つまり，血中コレステロール比が低くHDL-Cも低い場合，LCAT欠損症を疑って測定する．
- LCATの活性化因子としてアポA-Ⅰがあるので，LCAT活性が低い理由がアポA-Ⅰ低値の可能性も考えられ，アポA-Ⅰも測定する必要がある．また，血中の遊離コレステロールとレシチンの増加とコレステロールエステルとリゾレシチンの低下をみる．

予想外の値が認められるとき
- LCAT上昇の理由が見当たらない場合，プレドニゾロンの服用をチェックする必要がある．プレドニゾロンの作用で増加することがある． 〈清島　満〉

3F180, 185, 190, 195
アポリポ蛋白 保
apolipoprotein

測定法　TIA
検　体　血清
基準値　（単位：mg/dl）

	男性	女性
A-Ⅰ	119〜155	126〜165
A-Ⅱ	25.9〜35.7	24.6〜33.3
B	73〜109	66〜101
C-Ⅱ	1.8〜4.6	1.5〜3.8
C-Ⅲ	5.8〜10.0	5.4〜9.0
E	2.7〜4.3	2.8〜4.6

異常値を呈する場合
- 各種の脂質代謝異常症

f　脂質および関連物質

■ 表3-9 アポリポ蛋白の分布と機能

	VLDL	LDL	HDL	機　能
A-Ⅰ			○	L-CAT活性化
A-Ⅱ			○	HTGL活性化
B	○	◎		LDLR結合
C-Ⅱ	◎		○	LPL活性化
C-Ⅲ	◎		○	取込み抑制
E	○		○	レセプター結合

◎：主に分布，○：分布
L-CAT：レシチンコレステロールアシルトランスフェラーゼ，HTGL：肝性トリグリセリドリパーゼ，LDLR：LDLレセプター，LPL：リポ蛋白リパーゼ

■ 表3-10 冠動脈疾患のA-Ⅰ/B比

相対的危険度	男　性	女　性
標準的	1.4	1.6
2　倍	1.1	1.1
3　倍	1.0	1.0

プロフィール

- アポリポ蛋白はリポ蛋白の主要な構成蛋白の総称である．水に難溶の脂質はアポリポ蛋白と結合して安定なリポ蛋白の粒子となり血清中に存在する．
- 血清脂質値が基準値内の健康な人の主要なリポ蛋白は，VLDL（very low density lipoprotein，プレβ-リポ蛋白），LDL（low density lipoprotein：低比重リポ蛋白，β-リポ蛋白），HDL（high density lipoprotein：高比重リポ蛋白，α-リポ蛋白）の3種類である．そのほかに，食後に一過性に血清中に出現するCM（chylomicron：カイロミクロンまたは乳び粒子）やⅢ型高脂血症でみられるIDL（intermediate density lipoprotein：中間型リポ蛋白）などがある．
- アポリポ蛋白のリポ蛋白への分布や機能はそれぞれで異なっている（表3-9）．たとえば，A-Ⅰ，A-ⅡはHDLに多く，末梢から肝臓にコレステロールを転送する．BはLDLに多く含まれ，肝臓，全身のLDLレセプター（LDL-R）と結合するリガンドの役割を果たす．EはLDL，HDLに分布し，LDL-RやVLDLレセプターと結合するリガンドである．C群はVLDLの代謝を調節している．これらA-Ⅰ，A-Ⅱ，B，C-Ⅱ，C-Ⅲ，Eの6種類のアポリポ蛋白が保険診療上で測定される．そのほかにD，G，Hの存在が知られている．

臨床的意義と検査値の読み方

- A-Ⅰ/B比は動脈硬化症（虚血性心疾患，脳虚血性疾患など）の危険を知るために測定される．冠動脈硬化のA-Ⅰ/B比のリスクが報告されている．A-Ⅰ/B比は，動脈硬化に抑制的に働くHDLと動脈硬化を促進するLDLの比率を反映し，低いほど動脈硬化の危険が高い（表3-10）．
- 一般診療でアポリポ蛋白を測定することは，A-Ⅰ/B比をみることを除いて少ない．血清脂質値が極端に異常を呈した場合で，その脂質代謝異常症（高脂血症，低脂血症など）の病態の把握が具体的に必要な場合は，HDLが著明に低下していてA-Ⅰ異常症を

疑う場合，中性脂肪値が異常に高値でC-Ⅱ異常症を疑う場合，Ⅲ型高脂血症を疑う場合（Eが著増：ただしE2を証明する必要がある），などがある．
- アポリポ蛋白は消化器や肝臓から血液中へリポ蛋白が分泌されるために必要である．さらに血中でリポ蛋白の分解，肝臓や全身組織での取り込みの際に機能する．したがって，アポリポ蛋白は脂質代謝異常症の原因を明らかにして，脂質代謝異常をきたす疾患の病態を把握する目的で測定される．まれにみられるアポリポ蛋白欠損症の診断に威力を発揮する．

（久保信彦）

3F206
アポリポ蛋白Eアイソフォーム
apolipoprotein E isoform

測定法	等電点電気泳動法によるイムノブロット法
検体	血清
基準値	E3/E3がおよそ70%を占める

異常値を呈する場合
- 家族性Ⅲ型高脂血症（E2/E2のおよそ1%）
- 晩発型アルツハイマー病（E4）

次に必要な検査▶ アポ遺伝子型を検索する．

プロフィール

- 299個のアミノ酸からなるアポリポ蛋白E（apolipoprotein E）にはアイソフォームが存在する．野生型（E3）の112番目，158番目のアミノ酸はそれぞれシスチン，アルギニンであるが，158番目がシスチンに変異したE2と112番目がアルギニンに変異したE4の変異がある．変異によるアミノ酸置換に伴い側鎖の荷電が変化する．
- 検査では血清を等電点電気泳動して，易動度が異なる変異型を区別した後，抗アポリポ蛋白E抗体を使用したイムノブロット法で同定する．

臨床的意義と検査値の読み方

- 一般診療でアポリポ蛋白Eアイソフォームを測定することはまれかもしれない．血清の中性脂肪，総コレステロールがともに高値で，リポ蛋白分画検査でβ-VLDLが存在しかつEが著明に高値で，家族性Ⅲ型高脂血症を疑うとき，認知症の原因として晩発性アルツハイマー病を疑うとき，などで測定する．
- 日本人のおよそ70%はE3/E3であるといわれている．E3，E2，E4の順に多くみられる．個人の表現

型はこれら3種類の2つの組み合わせ（E3/E3, E3/E4, など）で表現される.
- アポリポ蛋白EはCM（chyromicron：カイロミクロン）, VLDL（very low density lipoprotein, プレβ-リポ蛋白）をはじめとする中性脂肪を運搬するリポ蛋白やHDL（high density lipoprotein：高比重リポ蛋白, α-リポ蛋白）に含まれる. これらのリポ蛋白中のコレステロールや中性脂肪はE2やE4を有する方がE3よりも高い（理由は明らかではない）.
- アポリポ蛋白Eは, CMレムナントやVLDLの肝臓への取り込みに関わり, マクロファージとの親和性が高いことから動脈硬化症との関連が考えられている.
- アポリポ蛋白Eの150番目付近の構造には, リポ蛋白が細胞に取り込まれるレセプターと結合するリガンド機能がある. 変異型の結合能には異常がみられる. たとえば, E2のリガンド機能は野生型のE3と比較してLDLレセプターに対する結合力がおよそ2％程度と低下している.
- E4はまた晩発型アルツハイマー病に関係していると報告されている. アポリポ蛋白Eは脳に沈着するアミロイド蛋白の一つとして知られ, E4はLRPと相互作用をした結果, 脳神経細胞の伸展やmicrotubuleの形成を阻害するともいわれている.

予想外の値が認められるとき
- 保存状態の悪い血清を使用すると, 結果の判定に迷うことがある. 遺伝子型の結果を参考にする.
- まれにみられるE2, E4以外の変異が存在する場合には判定不能となりうる. その場合も遺伝子型の結果を参考にする. 　　　　　　　　　　　（久保信彦）

3F207
アポE遺伝子型
apolipoprotein E genotype

測定法　PCR-RFLP
検 体　血液
基準値　（日本人の遺伝子出現頻度）
　　ε3：71％, ε2：11％, ε4：8％

異常値を呈する場合
- 家族性Ⅲ型高脂血症（ε2/ε2のおよそ1％）
- 晩発型アルツハイマー病（ε4保有者に多い）

次に必要な検査▶アポリポ蛋白Eアイソフォームをみる.

プロフィール
- 299個のアミノ酸からなるアポリポ蛋白E（apolipoprotein E）にはアイソフォームが存在する. 野生型（E3）の112番目, 158番目のアミノ酸はそれぞれシスチン, アルギニンであるが, 158番目がシスチンに変異したE2と112番目がアルギニンに変異したE4がある.
- アポリポ蛋白Eの遺伝子は第19染色体上にあるが, これらの変異多型に対応する遺伝子がそれぞれε2, ε3, ε4である. ε3に対して, ε2, ε4はアミノ酸の変異に対応した1塩基置換がある. これらの遺伝子変異箇所を含んだ遺伝子断片をPCRで増幅して, 適切な制限酵素で切断した断片の長さを比較することにより, 各変異を同定する（restriction fragment length polymorphism：RFLP）.

臨床的意義と検査値の読み方
- 一般診療でアポE遺伝子型を測定することはまれかもしれない. 血清の中性脂肪, 総コレステロールがともに高値, リポ蛋白分画検査でβ-VLDLが存在しかつEが著明に高値で, 家族性Ⅲ型高脂血症を疑うとき, 晩発性アルツハイマー病を評価したいとき, などの場合に本検査は必要になる.
- 個人の表現型は3種類の2つの組み合わせ（ε3/ε3, ε3/ε4など）で表現される.
- アポリポ蛋白EはCM（chyromicron：カイロミクロン）, VLDL（very low density lipoprotein, プレβ-リポ蛋白）をはじめとする中性脂肪を運搬するリポ蛋白やHDL（high density lipoprotein：高比重リポ蛋白, α-リポ蛋白）に含まれる. これらのリポ蛋白中のコレステロールや中性脂肪はE2やE4を有する方がE3よりも高い（理由は明らかではない）.
- アポリポ蛋白Eは, CMレムナントやVLDLの肝臓への取り込みに関わり, マクロファージとの親和性が高いことから動脈硬化症との関連が考えられている.
- アポリポ蛋白Eの150番目付近の構造には, リポ蛋白が細胞に取り込まれるレセプターと結合するリガンド機能がある. 変異型の結合能には異常がみられる. たとえば, E2のリガンド機能は野生型のE3と比較してLDLレセプターに対する結合力がおよそ2％程度と低下している.
- E4はまた, 晩発性アルツハイマー病に関係していると報告されている. アポリポ蛋白Eは脳に沈着するアミロイド蛋白の一つとして知られ, E4はLRPと相互作用をした結果, 脳神経細胞の伸展やmicrotubuleの形成を阻害するともいわれている.

予想外の値が認められるとき
- 判定に迷うことは少ないが, アイソフォーム型の結果を参考にすることも必要である. 血液検体にPCRを阻害する物質（ヘパリンなど）を含まないよう注意する. 使用すると検査不能となることがある.
- まれにみられるε2, ε4以外の変異が存在する場合に, 誤ってε3型と判定される場合がありうる. そのような場合は, アイソフォーム型の結果も参考にするとともに, 過去のまれな報告例の塩基配列を参考にPCR-RFLPを修正するか, 別の遺伝子検査法を選択する必要がある. 　　　　　（久保信彦）

f　脂質および関連物質

3F250
肺サーファクタント・アポ蛋白A　保
pulmonary surfactant apolipoprotein-A

略 SP-A

測定法　EIA
検　体　血清，羊水
基準値　〈血清〉43.8 ng/m*l* 未満
　　　　〈羊水〉1,700 ng/m*l* 以上（新生児呼吸窮迫症候群発症のカットオフ値として）

異常値を呈する場合
高値 〈血清〉
- 各種の間質性肺炎

低値 〈羊水〉
- 新生児呼吸窮迫症候群

プロフィール
- 肺サーファクタント・アポ蛋白A（SP-A）は肺サーファクタントの構成蛋白の一つである．
- 肺サーファクタントはリン脂質・蛋白質（組成比＝9：1）の複合体であり，肺胞内面に分布して表面張力を打ち消すことで肺胞の含気を保つ役割をはたす．ヒトの場合，脂質の主要成分はリン脂質であり，二つの脂肪酸側鎖が飽和脂肪酸であるパルミチン酸よりなる dipalmitoyl phosphatidylcholine（DPPC）が主な成分である．SP-A はカルシウム依存性に DPPC と結合する．肺サーファクタントの欠乏や機能の低下は肺の含気を低下させて呼吸困難を引き起こす．
- 肺サーファクタントはⅡ型肺胞上皮細胞で産生される．およそ65％はリン脂質で，残りの蛋白成分にはSP-Aのほかに，SP-B，SP-C，SP-Dなどがある．最近，血清中のSP-Aを含むマーカー（KL-6, SP-D など）が強皮症による間質性肺炎，特発性間質性肺炎などにおいて，その病勢を反映することが報告された．

臨床的意義と検査値の読み方
- 本検査は下記の場合に必要である．
  ①間質性肺炎の病型を分類し，病勢を判断したいとき．
  ②出生前の胎児肺の成熟度を知りたいとき．
  ③出生前に新生児呼吸窮迫症候群を予測したいとき．
- 妊娠後期の胎児の肺胞は肺液で満たされているが，肺サーファクタントは肺液とともに羊水中に移動して，胎児の肺が成熟するにつれて，その濃度は増加する．新生児呼吸窮迫症候群（respiratory distress syndrome：RDS）は出生直後から呼吸窮迫を主な症状とする疾患で，新生児期脂肪のおよそ30％が本疾患と関係するとみられている．羊水中のSP-Aの濃度測定は胎児の肺成熟度の判定の指標になるため，本症が予測できる．
- 佐藤らによると，妊娠中に疾患のない123例の羊水中のSP-A濃度は妊娠週数とともに上昇し，32〜34週に全例で肺成熟度のカットオフ値と考えられる 1,700 ng/m*l* を超えた，という．1,700 ng/m*l* をカットオフ値としたとき，感度100％（10/10），特異度83％（20/24），正診率88％（30/34）で，RDSの予測率は71％（10/14），非RDS予測率100％（20/20）という（日産婦誌，44：1268, 1992）．
- 従来から知られている CRP，LD といった臨床マーカーに対して，最近，肺障害の血清マーカーが報告されるようになった．これに SP-A が含まれるが，各種の間質性肺炎，肺胞蛋白症で上昇することが知られている（日本呼吸器学会誌，38：157, 2000）．
- 今のところ，肺特異的マーカーが血清中で出現する詳細なメカニズムは明らかではないが，障害を受けた肺胞上皮細胞からの産生亢進や血中へ逸脱する可能性が指摘されており，毛細血管の透過性が亢進する心原性肺水腫では SP-A は増加しないとされている．

予想外の値が認められるとき
- 羊水測定の場合，妊娠週数の確認，羊水採取から検体提出までの時間，保存状況の確認などが必要となる．

（久保信彦）

3F300
コレステリルエステル転送蛋白
cholesteryl ester transfer protein

略 CETP

測定法　ELISA
検　体　血漿
基準値　男性 1.1〜3.0 μg/m*l*
　　　　女性 1.3〜3.3 μg/m*l*

異常値を呈する場合
低値 数値：0
- 家族性高HDLコレステロール血症

次に必要な検査 ▶ CETP活性検査および CETP遺伝子解析（1452G-A，D442G）

プロフィール
- コレステリルエステル転送蛋白（CETP）は HDL_2 と LDL，VLDL 間のコレステリルエステルの転送に関わる蛋白である．
- CETP の遺伝子座は第16染色体長腕に存在し，精製蛋白はアミノ酸476個からなり，分子量はおよそ7万である．
- CETP は CETP 蛋白に対する特異抗体を使用して ELISA により測定される（活性は放射性同位元素標識コレステロールの CETP 存在下のドナー HDL からアクセプターリポ蛋白への移動を測定するが，臨床検査として行われていない）．

臨床的意義と検査値の読み方
- 本検査は次の場合に必要となる．

①HDLコレステロールが130 mg/dl以上に増加してCETPの低下または欠損が疑われるとき．
②家族性HDLコレステロール血症が疑われるとき．
- CETPが欠損したりその活性が低下したりすると，エステル化したコレステロールはVLDLやLDLに転送されることなくHDL粒子に停滞して，HDLは大粒子化し，HDLコレステロールは著明な高値となる．一方でLDLは小粒子化する．
- 末梢組織の遊離コレステロールはLCAT (lecithin-cholesterol acyltransferase) によりエステル化されてコレステリルエステル (CE) になりHDLに取り込まれて運搬される．このCEは，①HDLとともに肝臓にレセプターを介して取り込まれる経路，②肝臓表面でCEのみが吸収される経路，③CETPにより他のリポ蛋白に転送されて肝臓に取り込まれる経路，の3つの経路により処理されると考えられている．CETPの蛋白量を知ることは，この第3の経路を介する活性を知ることに他ならない．
- 高脂血症ではCETPの増加がみられる．Ⅱ型高脂血症で約25％，Ⅲ型で68％，高カイロミクロン血症で約85％の増加がみられる．はたしてCETPが動脈硬化の進展にどのように関わるかは不明な部分が多い．
- CETPの完全欠損は遺伝子異常が原因である．これまでに世界中で10種類以上の遺伝子異常が報告されているが，そのうち日本人には，イントロン14のスプライスドナー部位の点変異 (1452G-A) とエクソン15のミスセンス変異 (D442G) の2つの変異が多いことが示されている．
- 遺伝子異常以外にCETPが低下する理由にアルコール摂取があり，飲酒者でみられるHDL高値はCETP活性が低下するためと考えられている．　（久保信彦）

3F350
LDLレセプター
low density lipoprotein receptor
別 LDL受容体

測定法	フローサイトメトリー
検体	血液
基準値	リンパ球のLDLレセプター活性：健常成人では80％以上，ヘテロ型家族性高コレステロール血症 (FH) で低下，ホモ型FHで著明な低下

異常値を呈する場合
低値
- ホモ型家族性高コレステロール血症
- ヘテロ型家族性高コレステロール血症

次に必要な検査▶ 各種のLDLレセプター遺伝子変異の解析．

プロフィール
- LDLレセプターはリポ蛋白の細胞内取り込みに関わる分子量約16万の膜蛋白である．遺伝子座は第19染色体に存在する．
- 血中のLDLはCaイオン存在下でLDLレセプターと結合して細胞内に取り込まれることで，細胞外コレステロールは利用される．細胞膜上でLDLと結合したLDLレセプターの一部は細胞内に取り込まれた後，再び細胞表面に戻り循環する．細胞にはコレステロールを自己合成する能力があるが，この経路でコレステロールが取り込まれると，コレステロール合成の律速酵素に負のフィードバックがかかり自己合成は抑制される．逆にコレステロールが枯渇すると細胞内でコレステロール合成が進むとともに，細胞表面のLDLレセプターの数が増加する．
- LDLレセプター活性を増加させる因子には，甲状腺ホルモン，インスリン，副腎皮質ホルモン，コレステロール欠乏，コレステロール合成阻害剤の内服などがある．逆に減少させる因子には，コレステロール過剰摂取，細胞内コレステロール過剰などがある．
- 本来のLDLレセプターとLDLの結合を厳密に測定するためには，放射能標識 (^{125}I標識) LDLとLDLレセプターを発現した患者由来の培養線維芽細胞を使用する必要があるが，本法は簡便ではない．そこで，LDL合成を抑制し，かつLDLを枯渇して培養した患者リンパ球を蛍光標識LDLとともに培養して，その取り込みをフローサイトメトリーで評価する．

臨床的意義と検査値の読み方
- 本検査は次の場合に行われる．
①家族性高コレステロール血症 (FH) を疑うとき．
②著明な高LDLコレステロール血症や若年発症の心筋梗塞，狭心症の家族集積などがみられて，ホモ型あるいはヘテロ型FHを疑うとき．
③高コレステロール血症，LDLコレステロールの増加があり，LDLレセプターの機能異常が疑われるとき．
- FHはLDLレセプター遺伝子の欠失や変異といったさまざまな理由でLDLレセプターの機能低下がみられる．ホモ型あるいはヘテロ型FH患者のリンパ球は，内因性コレステロール合成が阻害されて，コレステロールが枯渇した状態に曝されても，有効に機能するLDLレセプターを細胞表面に発現できず，蛍光標識LDLを取り込むことができない．
- 本検査はバイオアッセイであり，予約検査として行われる．抗凝固剤の選択が適切でなかったり，検体の運搬を低温で行ったり，採血からアッセイまで時間がかかり過ぎると，リンパ球の試験管内のviability (活性) が低下するため正しい結果が得られないので注意が必要である．

予想外の値が認められるとき
- 抗凝固剤の選択や検体搬送に誤りがないか注意する．

- 抗癌剤，免疫抑制剤などリンパ球のviabilityに影響のある薬剤の投与がないか確認する．
- 臨床的な背景を参考に，蛋白変異や遺伝子検査の必要性を考慮する．研究目的ではあるが，わが国に頻度の高い6種のLDLレセプター遺伝子変異（C317S, 1847T-C, P664L, K790X, E119K, L547V）の解析が検査会社にて行われていたが，2007年現在は受託を中止している（http://uwb01.bml.co.jp/test/investigation.asp）． （久保信夫）

3F110 総胆汁酸 保

total bile acids

略 TBA **別** F-TBA

測定法 自動分析酵素法
検体 血清
基準値 空腹時TBA（F-TBA）：10μM以下
異常値を呈する場合
高値 急性肝炎，慢性肝疾患（特に慢性肝炎，肝硬変など），胆汁うっ滞（肝内，肝外），腸内細菌過剰増殖，側副血行路の存在
低値 吸収不良

次に必要な検査▶
- 胆汁酸分画を測定する．
- 関連する肝機能検査を施行する．
- 画像検査，腹腔鏡，肝生検など施行する．

プロフィール
- 胆汁酸は肝細胞において特異的にコレステロールより生成され，胆汁中に排泄される．腸管内の胆汁酸は回腸末端を中心とした腸管から効率よく再吸収される．つまり，胆汁酸は閉鎖的腸肝循環（腸−門脈−肝臓−胆汁）を行い，大循環系への漏出は1〜2μg/mlときわめて微量である．したがって末梢の血中総胆汁酸濃度（total bile acid：TBA）はきわめて低い．また末梢血中のTBAを規定する因子は，腸管からの吸収，肝細胞における摂取および肝内・外シャントである．この事象を利用しTBA測定は，肝機能検査や腸の吸収検査に利用可能となる．
- 血中総胆汁酸上昇の機序として次のような病態がある．①肝細胞による胆汁酸摂取障害（肝細胞傷害），②肝細胞内輸送低下（胆汁うっ滞），③門脈大循環系短絡（側副血行路），④門脈内胆汁酸濃度増加（腸管内濃度上昇）．したがってTBA測定は，上記のような病態の把握に有用である．

臨床的意義と検査値の読み方
- F-TBAは肝機能検査の一つとして用いられる．まず，諸種肝機能検査中，血清ビリルビン，ICGと最もよく相関する．肝実質障害および胆汁うっ滞の良好なマーカーであり，これらのスクリーニングと経過観察に有用である．
- F-TBAは肝障害の重症度とともに増加する．急性肝炎（各種ウイルスマーカーにて診断する）に代表されるような急性肝実質障害時には，AST（GOT），ALT（GPT）とともに増加し，相補的である．胆汁うっ滞のとき（肝内外の原因鑑別には，US，ERCP，CTなどの画像で肝内胆管拡張の有無を確認）はビリルビンと同様に上昇するが，ビリルビンよりも鋭敏である．
- 慢性肝疾患（特に慢性肝炎，肝硬変など）においては，無黄疸時やAST，ALTが正常時でもF-TBAが高値をとることがあるのが特徴的である．F-TBAは，ICG 15分値とよく相関することから，有効肝血流量の低下を反映するものと考えられる．したがって潜在性の肝硬変の発見に有効である．慢性肝疾患は，画像や腹腔鏡，肝生検にて確定診断する．側副血行路の存在でもF-TBA高値を示すが，これはUS，CT，血管造影で確定診断できる．
- F-TBAは慢性肝疾患の鑑別診断的意義は少ない．しかしGilbert病においては，血清総ビリルビン（間接型）上昇にもかかわらず，F-TBAは正常値であるので鑑別診断に有用である．
- 黄疸時（肝細胞傷害性，胆汁うっ滞）にはTBAは90％以上異常値を示す．
- 肝細胞傷害，胆汁うっ滞がない場合にTBAが上昇することは，ごくまれな門脈，大循環系短絡か腸内菌過剰増殖がない限りはない．そのため上記疾患のスクリーニングとしての特異度は高い．
- 肝障害の経過観察，シャント治療の経過観察などにも有用である．

予想外の値が認められるとき
- 空腹時の採血であったか？
- 超音波検査などの画像検査を行っているか？
- ビリルビン分画測定を行っているか？
- 腸管に異常はないか調べたか？
- UDCAなどの胆汁酸製剤を服用していないか？

（松﨑靖司）

3F115 グリココール酸 保

glycocholic acid

別 グリシン抱合型コール酸，cholylglycine（CG）

測定法 ラジオイムノアッセイ・ポリエチレングリコール法（RIA-PEG）
検体 早朝空腹時血清
基準値 50μg/dl以下
異常値を呈する場合
高値
- 急性肝炎，肝硬変などの肝実質細胞障害，肝内および肝外胆汁うっ滞．
- 慢性肝炎では，活動型では軽度上昇を認めるが，非活動型では正常範囲にとどまることが多い．

次に必要な検査▶AST，ALT，T-Bil，LD，γ-GT，ALPなどの血液生化学検査データと，超音波，CTなどの画像診断データを組み合わせて，総合的に肝胆道疾患の病態把握を行う．

プロフィール

- 胆汁酸のうちコール酸（CA）とケノデオキシコール酸（CDCA）は肝においてコレステロールから直接合成され，一次胆汁酸と呼ばれる．一次胆汁酸は胆汁を介して腸管内に排泄され，腸内細菌の作用によって脱水酸化を受け，それぞれデオキシコール酸（DCA）とリトコール酸（LCA）という二次胆汁酸になる．またCDCAの一部は腸内細菌の作用により，立体異性体であるウルソデオキシコール酸（UDCA）に変換する．
- これら5種類の胆汁酸側鎖のカルボキシル基は，肝でグリシンまたはタウリンと抱合を受け，さらに一部は腸内細菌によって脱抱合され，遊離型に戻る．したがって血中胆汁酸は，側鎖の抱合型まで考慮すると合計15分画に分けられることになる．コール酸にグリシンが抱合した分画である．グリココール酸はその15分画のうちの1つである．また本測定法ではタウロコール酸との交差反応が20～30％あり，測定値は正確にはグリココール酸＋タウロコール酸の一部をみていることになる．

臨床的意義と検査値の読み方

- 本検査は，肝胆道疾患のスクリーニングとして血清総胆汁酸濃度の代わりに使用しうる．
- 急性肝炎や肝硬変などによって肝実質細胞が傷害されたときには，再吸収された胆汁酸の肝細胞での摂取障害や，門脈大循環系シャントなどによって，血中グリココール酸濃度が上昇する．また肝内および肝外胆汁うっ滞（閉塞性黄疸）時には，腸肝循環が遮断され，肝細胞，毛細胆管から血中へ胆汁酸が逆流し，血中グリココール酸濃度も上昇する．
- 本測定法の開発の後に，より簡便でラジオアイソトープを使用しない酵素法による血清総胆汁酸濃度の測定方法が開発された．血中グリココール酸濃度の測定によって得られる情報は，総胆汁酸濃度から得られる情報と大差ないため，臨床的にも検査の簡便化の点からもグリココール酸濃度測定の意義は低下している．

予想外の値が認められるとき

- 食後は胆嚢収縮により腸肝循環量が一過性に増加し，基準値の数倍程度まで上昇しうる．
- UDCA，CDCAなどの胆汁酸製剤を内服していると，体内のCAプールが減少し，血清グリココール酸濃度も低くなる．

（本多　彰，松﨑靖司）

3F120
血清胆汁酸分画
serum bile acid profile

別 胆汁酸分画

測定法　GC
検　体　早朝空腹時の血清または血漿
基準値
- コール酸（CA）：0.21～1.13 μg/ml
- ケノデオキシコール酸（CDCA）：0.26～1.59 μg/ml
- デオキシコール酸（DCA）：0.08～0.72 μg/ml
- リトコール酸（LCA）：0.17 μg/ml 以下
- ウルソデオキシコール酸（UDCA）：0.24 μg/ml 以下
- CA/CDCA 比：0.61±0.30（mean±SD）

異常値を呈する場合
- 肝実質細胞傷害ではCA/CDCA比が1未満，肝内および肝外胆汁うっ滞時，1以上となることが多い．
- 腸内細菌過剰増殖ではDCA分画の増加を認める．
- 先天性代謝異常の脳腱黄色腫症ではCDCA分画の著減を認める．

次に必要な検査▶
- 肝胆道疾患の病態把握は，AST，ALT，T-Bil，LD，γ-GT，ALP，総胆汁酸などの血液生化学検査データと，超音波，CTなどの画像診断データを組み合わせて，総合的に判断する．
- 腸内細菌過剰増殖の証明には，便培養，腸液培養（特に嫌気性菌）を行う．
- 脳腱黄色腫症の診断には，胆汁中胆汁酸および胆汁アルコールの分析を行う．

プロフィール

- 胆汁酸はコレステロールを基質として肝で合成される界面活性剤である．
- 胆汁酸のうちCAとCDCAは肝においてコレステロールから直接合成され，一次胆汁酸とよばれる．一次胆汁酸は胆汁を介して腸管内に排泄され，腸内細菌の作用によって脱水酸化を受け，それぞれDCAとLCAという二次胆汁酸に代謝される．またCDCAの一部は腸内細菌の作用により，立体異性体であるUDCAに変換する．これら5種類の胆汁酸の一部は便中に排泄されるが，大部分は回腸末端より再吸収され，門脈を経て肝へ戻るという腸肝循環によって再利用されている．
- 胆汁酸代謝と密接に関連している核内レセプターは，farnesoid X receptor（FXR）という．FXRは胆汁酸の中でもCDCAのレセプターであることが判明した．つまり，FXRは一次胆汁酸であるCDCAに強い親和性を持っている．FXRは，肝臓と腸において相反する調節をする，非常に重要な核内レセプターである．FXRに関してはCDCAが最もリガンドとして強く，デオキシコール酸やリトコール酸にも若干親和性がある．

f　脂質および関連物質

臨床的意義と検査値の読み方
- 肝内および肝外胆汁うっ滞（閉塞性黄疸）時には，腸肝循環が遮断され，肝細胞，毛細胆管から血中へ胆汁酸の逆流が起こる．胆汁うっ滞時の肝におけるCA/CDCA生成比の変化を反映して血中CA/CDCA比は上昇し，多くは1以上となる．また，腸肝循環の遮断を反映して，二次胆汁酸の相対的な比率が低下する．
- 腸内細菌過剰増殖時には，一次胆汁酸の脱水酸化が促進され，DCAなど二次胆汁酸分画の増加を認める．
- 脳腱黄色腫症では胆汁酸合成経路上の酵素（CYP27A1）欠損によって，CDCA合成が著しく障害され，末梢血中でもCDCA濃度が著減している．
- 通常の肝胆道疾患のスクリーニングには，最も簡便な酵素法による血清総胆汁酸濃度の測定で十分と考えられる．しかし，より正確な肝胆道疾患の病態把握を要する場合，腸内細菌過剰増殖症の鑑別が必要な場合，脳腱黄色腫症を疑った場合には，胆汁酸分画の測定まで行うことにより有意義な情報が得られる．

予想外の値が認められるとき
- 食後は胆嚢収縮により肝胆循環量が一過性に増加し，基準値の数倍程度まで上昇しうる．
- UDCA，CDCAなどの胆汁酸製剤を内服していると，これらの値が高く出る． (本多 彰，松﨑靖司)

3F125
胆汁酸抱合体分画
conjugated bile acid fraction
別 BAC-F

測定法 HPLC，GC-MS
検 体 血清，胆汁
基準値 HPLCによる分画の基準値を示す．
（参考基準値：単位 μmol/l）
- 遊離ウルソデオキシコール酸（FUDCA）：0.9以下
- 遊離コール酸（FCA）：1.3以下
- 遊離ケノデオキシコール酸（FCDCA）：1.9以下
- 遊離デオキシコール酸（FDCA）：1.2以下
- 遊離リトコール酸（FLCA）：0.1以下
- グリシン抱合ウルソデオキシコール酸（GUDCA）：0.9以下
- グリシン抱合コール酸（GCA）：0.6以下
- グリシン抱合ケノデオキシコール酸（GCDCA）：2.0以下
- グリシン抱合デオキシコール酸（GDCA）：0.8以下
- グリシン抱合リトコール酸（GLCA）：0.1以下
- タウリン抱合ウルソデオキシコール酸（TUDCA）：0.1以下
- タウリン抱合コール酸（TCA）：0.3以下
- タウリン抱合ケノデオキシコール酸（TCDCA）：0.3以下
- タウリン抱合デオキシコール酸（TDCA）：0.5以下
- タウリン抱合リトコール酸（TLCA）：0.1以下

（F：遊離型，G：グリシン抱合型，T：タウリン抱合型）

異常値を呈する場合
- 急性および慢性肝炎，肝硬変と肝障害が進行するに従い，グリシン抱合型（G）とタウリン抱合型（T）の比G/T比は低下する．
- 肝実質障害例ではCA/CDCA比<1.0となる．
- 胆汁うっ滞の場合はCA/CDCA比≧1.0となる．
- 進行した非代償期の肝硬変においては二次胆汁酸であるデオキシコール酸（DCA）の低下が認められる．
- 腸内細菌過剰増殖があると，嫌気性菌により胆汁酸脱抱合，7α-脱水酸化の亢進の結果，遊離型胆汁酸およびDCAの増加が認められることがある．
- 血中の15分画を測定することで，胆汁の腸肝循環の動的病態が推測できる．

次に必要な検査 ▶ 肝機能が異常なく，総胆汁酸が高く，遊離型やDCAが高値のときは，腸内細菌の増殖を考え，腸の検査を施行する．

プロフィール
- 胆汁酸は肝臓にてコレステロールより特異的に合成される．ヒトのコレステロールの恒常性を保つには，肝細胞におけるコレステロールの合成と，コレステロールから胆汁酸へ異化する過程の調節が重要である．これらの反応を制御する律速酵素は，コレステロール合成にHMG-CoA還元酵素，胆汁酸の合成にかかわる7α-hydroxylaseである．
- 肝臓で合成される胆汁酸のうち主要なものは，コール酸（CA）とケノデオキシコール酸（CDCA）の2つの一次胆汁酸である．これらは，腸内嫌気性細菌による7-脱水酸化によりCAはデオキシコール酸（DCA）に，CDCAはリトコール酸（LCA）という二次胆汁酸に変換される．ヒトの胆汁酸は24位のカルボキシル基にグリシン，タウリンの2種のアミノ酸と抱合している分画が多い．さらに一部の抱合型胆汁酸は細菌により脱抱合をうけ遊離型胆汁酸となる．
- 胆汁酸の90〜95%は小腸で再吸収される．ある部分は特に遊離型胆汁酸は，空腸より非イオン性受動輸送で再吸収される．胆汁酸組成の大部分を占める抱合型は，きわめて効率良く回腸末端より能動輸送により再吸収される．残りの5〜10%は，結腸に入り細菌により二次胆汁酸が合成され，DCAは再吸収され，LCAは大部分便中に排泄される．再吸収された胆汁酸は門脈を経て，肝臓に戻り再び胆汁中へ排泄される．

臨床的意義と検査値の読み方
- 本検査は以下の場合に行われる．
  ①胆汁酸の腸肝循環系における動態を知りたいとき．
  ②総胆汁酸が高いとき．
  ③腸疾患を想定するとき．
  ④黄疸が遷延するとき．

〈肝内輸送，胆汁中排泄機構からみた病態生理〉
- 胆汁うっ滞を中心にした疾病機構を知る上で，有機

アニオンの代表的な胆汁酸の肝細胞における取り込み，肝内輸送，胆汁中排泄機構を知ることはきわめて重要なことである．おおまかな流れとしては，肝細胞の類洞側細胞膜（sinusoidal membrane, basolateral membrane）での摂取（uptake），肝細胞内での輸送，毛細胆管膜（bile canalicular membrane）での排泄である．

- 類洞側細胞膜での摂取：疾病や有機陰イオンの取り込みに関して重要なものは，Na^+依存性，ATP依存性の二次性能動輸送による取り込みである．タウロコール酸（TCA）などの抱合型胆汁酸が細胞内へ摂取される．タウロコール酸を代表的な基質とするNa^+依存性の輸送担体として，sodium-dependent taurocholate cotransporting polypeptide（NTCP）が確認されている．Na非依存性の有機陰イオン輸送担体として organic anion transporting peptide（OATP）が胆汁酸輸送にも関与している．類洞側細胞膜傷害で胆汁酸の取り込みは低下する．
- 肝細胞内での輸送：胆汁酸は肝細胞類洞側細胞膜での摂取後，肝サイトゾール結合蛋白と結合する．胆汁酸，ビリルビンなどの有機陰イオンと強い結合能をもつリガンジンは，強い胆汁酸結合能を持つ．肝障害でリガンジンが減少すると肝細胞内を胆汁酸は輸送できなくなる．
- 毛細胆管膜からの胆汁排泄：胆管側膜上には，現在少なくとも3種類の細胞内ATPの加水分解を駆動力とした一次性能動輸送機序があると考えられている．第1は，胆汁酸に対する輸送体 bile salt export pump（BSEP）であり，第2は，各種有機陰イオンに対する輸送体（MRP2）である．これらが障害されると胆汁酸は胆汁中へ排泄できなくなり，血中へ逆流する．

（松崎靖司）

3F126
尿中硫酸抱合型胆汁酸
urinary sulfated bile acids

別 尿中胆汁酸サルフェート

測定法 酵素法
検 体 24時間蓄尿または随時尿
基準値 新生児：7.66 ± 4.20 μmol/g・Cr
満1歳まで：6.57 ± 5.81 μmol/g・Cr
満2歳まで：6.03 ± 5.07 μmol/g・Cr
満3歳まで：8.12 ± 4.38 μmol/g・Cr
満4歳まで：7.41 ± 5.65 μmol/g・Cr
満5歳まで：3.43 ± 3.84 μmol/g・Cr
満6歳まで：4.21 ± 3.21 μmol/g・Cr
満17歳まで：3.21 ± 2.53 μmol/g・Cr
成人：3.13 ± 1.76 μmol/g・Cr

異常値を呈する場合
- 急性肝炎，活動型慢性肝炎，肝硬変などの肝実質細胞傷害や肝内・肝外胆汁うっ滞で高値を示すことが多い．非活動型慢性肝炎や脂肪肝では正常範囲にとどまることが多い．

次に必要な検査 ▶ AST, ALT, T-Bil, LD, γ-GT, ALP などの血液生化学検査データと，超音波，CTなどの画像診断データを組み合わせて，総合的に肝胆道疾患の病態把握を行う．

プロフィール
- ヒトの胆汁酸はコール酸（CA），ケノデオキシコール酸（CDCA），デオキシコール酸（DCA），リトコール酸（LCA），ウルソデオキシコール酸（UDCA）の5種類からなるが，さらに側鎖のカルボキシル基の抱合様式により合計15分画に分けられる．肝実質細胞傷害や胆汁うっ滞が起こると，肝細胞内胆汁酸濃度が異常に上昇し，これら15分画の胆汁酸のC_3位水酸基の硫酸抱合化反応が促進されるようになる．
- 硫酸抱合型胆汁酸は腸管からほとんど再吸収されず，また親水性が高いため硫酸抱合を受けていない胆汁酸に比べて速やかに腎から排泄される．したがって胆汁酸の硫酸抱合化は，生体における胆汁酸蓄積を抑制する解毒機構の一つと考えられる．
- 尿中硫酸抱合型胆汁酸濃度（μmol/l）は，尿の濃縮の程度により影響を受けるため，尿中Cr濃度（mg/dl）で割って100倍したCr補正値（μmol/g・Cr）で評価する．

臨床的意義と検査値の読み方
- 急性肝炎，慢性活動性肝炎，肝硬変などによる肝実質細胞傷害や肝内および肝外胆汁うっ滞（閉塞性黄疸）時には，尿中硫酸抱合型胆汁酸排泄量，血清総胆汁酸濃度はともに増加し，両者の間には高い相関を認める．したがって両者の臨床的な測定意義は同じと考えられる．しかし前者では，食事の影響が少ない点（食後尿での増加は0.5 μmol/g・Cr程度），採血に比べて非侵襲的であるなどの利点がある．
- したがって，非侵襲性を重視した場合（特に新生児胆道閉鎖症のマススクリーニングなど），または食事の影響が懸念される場合に，肝胆道疾患のスクリーニングとして血清総胆汁酸濃度の代わりに利用されている．
- 尿検査による肝胆道系疾患のスクリーニング方法という点からみると，従来のビリルビンやウロビリノゲン定量と比較して，硫酸抱合型胆汁酸定量の方が感度，特異度ともにはるかに優れており，血清総胆汁酸やALTに匹敵する．

予想外の値が認められるとき
- アスコルビン酸100 mg/dl以上で測定値が影響される．

（本多　彰，松崎靖司）

3g ビタミンおよび関連物質

3G010

カロチン
carotene

別 プロビタミンA，カロチノイド

測定法	比色法
検体	血清2.0ml
基準値	50〜400μg/dl

異常値を呈する場合

高値 食事性カロチノイド過剰症（食事性柑皮症），甲状腺機能低下症，肝硬変，閉塞性黄疸

低値 大部分の肺疾患，外傷，感染症，甲状腺機能亢進症，ビタミンA欠乏症，吸収不良症候群

次に必要な検査▶
- 必要に応じ，ビタミンAの値と比較する．
- 摂取不足か吸収障害によるものかの検討．
- 肝疾患の有無のチェック．

プロフィール
- カロチンは，プロビタミンAの代表であるカロチノイドの一つであり，本検査はカロチンとしてのカロチノイド色素を定量するものである．
- 生体内ビタミンAは主として摂取した食物中のレチノール，レチノールエステルに由来するものが1/3，プロビタミンA（β-カロチン）に由来するものが2/3を占めるといわれている．
- 体内に入りビタミンAに転換されるニンジンやカボチャなどに含まれるカロチンのみでなく，トマトやスイカなどの果実に含まれるビタミンAに転換されないカロチノイドであるリコペン，ミカンに含まれるクリプトキサンチンなども含めて測定している．
- カロチノイド色素は，緑色植物とある種のカビ，酵母，キノコ，細菌などに存在し，黄色ないし赤色または紫色（吸収極大400〜550nm）の水不溶のポリエン色素である．

臨床的意義と検査値の読み方
- 本検査は次のような場合に行われる．
  ①栄養評価法の一つとして（血中の総カロチノイド濃度を知ることにより，栄養状態を推測する）．
  ②ビタミンA欠乏あるいは過剰を疑うとき．
  ③吸収不良症候群を疑うとき．
- 生体内のビタミンAの2/3はプロビタミンAからの転換によるとされる．プロビタミンAの中で活性が強いのがβ-カロチンであるが，そのほか，α-，γ-カロチンなどある．
- 近年，カロチノイド，特にβ-カロチンは肺癌や胃癌の予防に役立つ可能性が示唆されており，癌の予防および治療に関連し注目を浴びている．同時に肺癌，胃癌，乳癌などの患者の血清カロチン濃度が低値であることが判明し，個人の栄養学的評価をし，疫学的調査研究の目的で測定されることが多い．

予想外の値が認められるとき
- 原則は空腹時に採血する．採血時刻のチェック．
- 採血後，可及的速やかに血清を分離，−20℃以下に遮光し保存する．血清分離，保存状況のチェック．

（橋詰直孝）

3G011

β-カロチン
beta-carotene

測定法	HPLC
検体	血清0.6ml
基準値	男性 6.6〜47.6μg/dl 女性 20.4〜105.2μg/dl

異常値を呈する場合

高値 食事性柑皮症，肥満の減量療法，神経性食欲不振症，甲状腺機能低下症，閉塞性黄疸，高コレステロール血症

低値 飲酒，高血圧（特に拡張期血圧），心疾患，脳卒中，肝硬変，慢性膵炎，胃切除後，ストレス状態，甲状腺機能亢進症，悪性腫瘍，高トリグリセリド血症

次に必要な検査▶ 甲状腺および悪性腫瘍（特に肺癌，胃癌，膵癌，肝癌，子宮癌）の検査．

プロフィール
- β-カロチンとは，代表的なプロビタミンAで，カロチノイドの一つである．生体内のビタミンAの2/3はプロビタミンAからの転換によるとされ，その中で一番活性が強いのがβ-カロチンである．
- β-カロチンは生体内では合成されず，ホウレン草，トマトになどに多く含まれ，食物から摂取される．
- α-，γ-およびリコペンの同族体があり，β-カロチンは，生体内で分解し2個のビタミンA（レチノール）を生成するが，α-，γ-カロチンは1個，リコペンは生成しない．

臨床的意義と検査値の読み方
- β-カロチンは，トコフェロール（ビタミンE）とともに抗酸化作用をもつ．
- 喫煙に起因する癌の発生は，β-カロチンの摂取により抑制されるとの発表から，予防医学の立場から

注目を浴びていたが，1995年，アメリカNIHによる肺癌との大規模長期調査で有意な結果は得られなかったとの報告がなされた．
- β-カロチンはビタミンAの前駆体であるが，β-カロチンの過剰摂取によるビタミンA過剰症は生じないことが明らかにされている．
- β-カロチン濃度は男性より女性が高いが，喫煙，飲酒により50％以上の低値となり，運動，食生活習慣など，日常生活要因に強く影響され，これらが性差につながると考えられている．

予想外の値が認められるとき
- 食事摂取のチェック． （橋詰直孝）

3G015
ビタミンA
vitamin A

别 レチノール

測定法　HPLC
検体　血清 0.3 m*l*
基準値　431～1,041 ng/m*l*

異常値を呈する場合
高値　ビタミンA過剰症，過栄養性脂肪肝，高脂血症，腎不全，甲状腺機能低下症
低値　ビタミンA欠乏症，吸収不良症候群，肝疾患（過栄養性脂肪肝を除く），閉塞性黄疸，甲状腺機能亢進症，感染症，外傷，亜鉛欠乏症

次に必要な検査▶
- RBP値と比較し，病態を把握する．
- 肝疾患，腎疾患，甲状腺機能異常などの有無

プロフィール
- ビタミンAは脂溶性ビタミンの一つであり，ビタミンA活性を示す化合物の総称であるが，一般的にはレチノールのみをさしている．
- 1910年代に，卵黄やバター中に含まれラットの成長を促進する栄養因子として脂溶性Aとよばれ，1920年代にビタミンAと命名された．
- 動物の成長，視覚に必須の物質で，生殖機能の維持，骨形成，上皮組織を正常に保ち，免疫機構を維持するビタミンである．
- ビタミンAは一般的には動物のみに存在し，植物中には通常存在しないとされる．しかしプロビタミンAの代表とされるβ-カロチンはニンジンやカボチャなどの高等植物から微生物に至るまで広く多量に存在している．
- ヒト組織中では主に眼と肝臓に存在する．
- 食事として体内に入ると，蛋白分解酵素や，エステラーゼなどの作用を受け，小腸粘膜でレチノールとして吸収され，レチニルエステルとしてリンパ系に移行し肝臓に取り込まれ貯蔵される．必要に応じ，肝臓で合成されるレチノール結合蛋白（RBP）と結

合し，血中に放出，輸送される．
- 通常，肝臓にビタミンAが存在する限り，血中ビタミンA量は一定である．

臨床的意義と検査値の読み方
- 本検査は次の場合に行われる．
  ①ビタミンA欠乏症あるいは過剰を疑うとき．
  ②吸収不良症候群を疑うとき．
  ③肝疾患の予備能の指標として．
- 生体内ビタミンAは主として摂取した食物中のレチノール，レチノールエステルに由来するものが1/3，プロビタミンA（β-カロチン）に由来するものが2/3を占めるといわれている．
- 血中のレチノールは肝で生成されるレチノール結合蛋白（RBP）と結合し肝より放出され標的臓器へ運搬されるため，肝障害では肝にビタミンAが存在していても血中レチノールは減少し，ビタミンA欠乏状態となる．
- RBPは腎で分解され，一部が再吸収された後尿中へ排泄されるが，レチノールは排泄されないため過剰症をきたす．
- 肝・胆道疾患における血漿レチノール濃度の変化は鋭敏であるため，疾患の重症度や肝予備能の指標となる．

予想外の値が認められるとき
- 食後やビタミンA剤投与時は高値になる．採血時刻のチェック．
- 紫外線，酸素との接触により分解されるので，遮光し，凍結保存．血清分離，保存状況のチェック．

（橋詰直孝）

3G020
ビタミンAエステル
vitamin A ester

别 ビタミンA分画，レチニルパルミテート

測定法　HPLC
検体　血清 1.0 m*l*
基準値　レチニルパルミテート：5 μg/d*l* 以下

異常値を呈する場合
高値　摂食後，ビタミンA過剰症，重症肝障害（非代償性肝硬変，亜急性肝炎），高脂血症

次に必要な検査▶肝機能，高脂血症の検査．

プロフィール
- 高速液体クロマトグラフィ（HPLC）を利用し，血中のレチノイドからビタミンA（レチノール）とビタミンA誘導体の一つであるビタミンAエステル，特にレチニルパルミテートを分画定量する．
- レチノイドとは，ビタミンA，ビタミンA誘導体およびカロチノイド（カロチンなどのプロビタミンA）を総称して呼ぶ．
- レチノイドが経口摂取されると，小腸で吸収され，

小腸粘膜上皮細胞内でビタミンAエステル（ほとんどがパルミチル酸エステル；レチニルパルミテート，ステアリン酸エステル，リノール酸エステルなど）となり，カイロミクロンのコア（芯）を構成しつつリンパ液中に分泌される．リンパ系から大循環へ移行し，この間リポ蛋白リパーゼの作用を受けカイロミクロンレムナントとなり，肝細胞膜表面のアポB・Eレセプターを介して肝細胞に取り込まれ，肝の脂肪貯蔵細胞に転送・貯蔵される．貯蔵されているレチニルエステルは，末梢での必要に応じて加水分解を受けレチノールとなり，肝細胞で合成されるレチノール結合蛋白（RBP）と結合し肝より分泌される．

臨床的意義と検査値の読み方
- 本検査ではレチニルパルミテート添加脂肪負荷試験を行い，カイロミクロンレムナントの動態を推定する．
- ビタミンA過剰症や一部の高脂血症でビタミンAエステルが著増する．
- レチニルパルミテートは界面活性作用が強く膜を障害し，これがビタミンA中毒の症状の原因と考えられている．
- レチニルパルミテートは，摂食後には生理的に出現するが，健常者の空腹時血中レチニルパルミテート濃度は，通常，感度以下で，検出されない．

予想外の値が認められるとき
- 検体の採血時間や保存（遮光）状況をチェックする．

(橋詰直孝)

3G065
25-ヒドロキシビタミンD₃
25-hydroxy vitamin D₃
別 ビタミンD，25-OH-D₃

測定法	CPBA
検 体	血清 1.1 m*l*
基準値	10～30 ng/m*l*

異常値を呈する場合
高値 ビタミンD過剰症
低値 くる病（小児），骨軟化症（成人），肝硬変，肝癌，ネフローゼ症候群，congenital biliary atresia（先天性胆道閉鎖症，小児），低出生体重児，吸収不良，腸管切除後

次に必要な検査▶必要に応じ，1,25-(OH)₂-ビタミンDを測定する．

プロフィール
- ビタミンDは，脂溶性ビタミンの一つであり，側鎖構造の異なるビタミンD₂～D₇があるが，生物活性が高く，自然界に多く存在するのはD₂とD₃の2種類のみである．
- 5,7-ジエステロール骨格を有するプロビタミンDの

紫外線照射によって生成されるすべての抗くる病因子（anti-rachitic factor）をいう．カルシウム（Ca）やリン（P）の吸収を亢進させることにより，生体の恒常性にきわめて強く関与している．他のビタミンと異なり生体内でも生成され，代謝もカルシウム濃度と甲状腺ホルモンによって調節されている．
- ビタミンD₂（エルゴカルシフェロール）は動物由来であり，皮膚に存在する7-デヒドロコレステロール（7-DHC）の日照によって生成され，内因性である．
- 生体内では，D₂とD₃は同様に代謝され，同様な生理作用を発現するが，D₃が主である．D₃は肝で25位が水酸化され25-OH-D₃となり，腎でさらに各位が水酸化を受け，1,25-(OH)₂-D₃, 24,25-(OH)₂-D₃などが生成される．

臨床的意義と検査値の読み方
- 本検査は，ビタミンDの栄養診断やくる病，骨軟化症を疑ったときに行われる．
- 生体内におけるビタミンDは，内因性ビタミンDであるビタミンD₃が主であり，最初の代謝産物である25-OH-D₃は肝で生成され，代謝調節を受けることが少ないため，栄養診断に適しているとされる．
- 25-OH-D₃は，血中のビタミンD代謝物のなかで，最も高濃度であるが，生理作用は発現しない．
- 肝疾患で低値となるのは，胆汁の分泌低下に伴うビタミンDの吸収不良と肝実質細胞の損傷による水酸化酵素活性の低下によると考えられる．
- ネフローゼ症候群ではビタミンD結合蛋白の尿中排泄により低下するものと考えられている．

予想外の値が認められるとき
- 高値に対しては，日光照射の有無，市販の総合ビタミン剤の大量服用などをまず確認すべきである．
- 低値に対しては，栄養障害をきたす素因の有無を検討する．

(橋詰直孝)

3G070
1,25-ジヒドロキシビタミンD₃　保
1,25-dihydroxy vitamin D₃
別 1α,25-ジヒドロキシビタミンD，活性型ビタミンD

測定法	RIA（二抗体法）
検 体	血清 0.6 m*l*
基準値	成人：20～60 pg/m*l*
	小児：20～70 pg/m*l*

異常値を呈する場合
高値 ビタミンD過剰症，原発性副甲状腺機能亢進症，ビタミンD依存症Ⅱ型，高カルシウム血症を伴うサルコイドーシス，小児特発性高カルシウム血症，粟粒結核
低値 くる病（小児），骨軟化症（成人），骨粗鬆症，副甲状腺機能低下症，ビタミンD依存症Ⅰ型，原発性低リン血症性くる病，低出生体重児性くる病，肝

硬変，肝癌，慢性腎不全

次に必要な検査▶ くる病や骨軟化症では誘因の検索，骨X線像などが重要．またそれぞれの原因疾患に対する検査が必要となる．

プロフィール
- $1,25$-ジヒドロキシビタミンD_3は，ビタミンDの代謝物の一つであり，活性型ビタミンDともよばれる．
- 正常な生理作用においては，血清カルシウム（Ca）濃度が低下すると，副甲状腺に刺激が伝達され副甲状腺ホルモン（parathyroid hormone：PTH）が分泌され，腎臓ミトコンドリアにあるビタミンDの1α-水酸化酵素を活性化し，25-ヒドロキシビタミンDは$1\alpha,25$-ジヒドロキシビタミンDへと代謝される．
- 生成された$1,25$-$(OH)_2$-ビタミンDはビタミンD結合蛋白と結合し血液により標的器官に運ばれ，小腸ではCaの吸収を促進し，骨ではPTHと共同で骨からCaを血中へ溶出させる．
- 腸管や骨からのCa供給によって血清Ca濃度が上昇し，一定レベルに達すると，ビタミン$D\,1\alpha$-水酸化酵素の活性化は止まり，25-ヒドロキシビタミンDは$24,25$-ジヒドロキシビタミンDへと代謝される．
- 本検査は$1\alpha,25$-ジヒドロキシビタミンDとして，$1,25$-$(OH)_2$-D_2および$1,25$-$(OH)_2$-D_3を総量として定量する．

臨床的意義と検査値の読み方
- 本検査はビタミンD効果を知りたいときに行われる．また活性型ビタミンDの薬剤モニタリングとしても用いられる．
- $1,25$-$(OH)_2$-ビタミンDは，ビタミンD代謝物のなかで最も高い生理活性を示し，病態を反映するとされる．
- 25-OH-D_3は，紫外線照射による季節変動を受けるが，$1,25$-$(OH)_2$-D_3はそれに影響されることはない．
- 腎におけるビタミンDの活性化は，血清中のCaやリン濃度，PTHなどにより調節されているため，腎臓や副甲状腺機能障害がある場合，活性化が十分に行われず，骨疾患が発生する．
- ビタミンDの活性化不全が原因となる骨疾患の治療薬として，活性型ビタミンDが認可され用いられている．

予想外の値が認められるとき
- ビタミンDあるいは活性型ビタミンD剤の服用の有無を調べる．

（橋詰直孝）

3G075
$24,25$-ジヒドロキシビタミンD_3

24,25-dihydroxy vitamin D_3

別　$24,25$-$(OH)_2$ビタミンD

測定法　CPBA
検体　血清8.5ml
基準値　$0.40\sim4.70$ng/ml
異常値を呈する場合
高値　原発性副甲状腺機能亢進症
低値　吸収不良症候群，慢性腎不全

次に必要な検査▶ $1\alpha,25$-$(OH)_2$-ビタミンDと同時に測定する．

プロフィール
- $24,25$-ジヒドロキシビタミンD_3は，ビタミンDの代謝物の一つであり，$1\alpha,25$-ジヒドロキシビタミンDと同様に腎で生成されるが，ヒトにおいては十分解明されていない．
- 本検査は$24,25$-ジヒドロキシビタミンDとして，$24,25$-$(OH)_2$-D_2および$24,25$-$(OH)_2$-D_3を総量として定量する．

臨床的意義と検査値の読み方
- $24,25$-$(OH)_2$-ビタミンDは，動物実験では骨形成に関与しているとの報告があるが，ヒトにおいては確立されていない．
- しかし，腎での水酸化により，$1\alpha,25$-$(OH)_2$-ビタミンDとともに生成されることより，同時に測定され，参考とされる場合がある．
- 本検査は，ビタミンD代謝物の研究目的で検査をするが，臨床的意義は確立されていない．

（橋詰直孝）

3G080
ビタミンE

vitamin E

別　トコフェロール（tochopherol），α-トコフェロール

測定法　蛍光法
検体　血清0.5ml
基準値　$0.75\sim1.41$mg/dl
異常値を呈する場合
高値　高脂血症，妊婦
低値　無β-リポ蛋白血症，胆汁うっ滞を伴う脂肪吸収障害症，先天性胆道閉鎖症，低出生体重児・新生児栄養失調症，kwashiorkor

次に必要な検査▶ 赤血球や血小板のビタミンEを測定する．

プロフィール
- ビタミンEは，脂溶性ビタミンの一つであり，緑葉植物，海藻類，甲殻類，魚類，高等動物，ヒトなど

g　ビタミンおよび関連物質

- 自然界に広く分布している．
- 当初，仔を生みやすくする物質という意味で tocopherol と名付けられた．
- 生体膜に対して抗酸化作用をもつビタミンで，特にフリーラジカルの捕捉，過酸化物の分解を通し不飽和脂肪酸の過酸化反応を抑制する作用がある．
- 食事として体内に入ると，胃，十二指腸内で胆汁酸，十二指腸液および膵液と混合されて，他の脂質とともに小腸上部から中部にかけて吸収され，カイロミクロンに取り込まれる．腸管リンパ管を経て静脈に入り，肝臓で超低比重リポ蛋白質（VLDL）から各リポ蛋白生成に伴って，それぞれのリポ蛋白質に受動的に拡散して血中を運搬される．血液から組織細胞内への移行は，LDL 受容体を介して LDL 中のビタミン E が取り込まれる可能性が高いとされる．
- 分布は，組織の脂質量に依存する．代謝物として尿中，糞便中に排泄される．
- 無色〜淡黄色の粘油状の物質で，油脂，アセトン，エタノール，クロロホルムなど脂溶性溶媒に溶けるが，水には不溶で，光，熱，アルカリにより酸化が促進される．
- なお，ビタミン E は同位体が存在する．通常は血漿中ビタミン E の測定という場合は α-トコフェロール測定を意味する．

臨床的意義と検査値の読み方

- 血清中の α-トコフェロール濃度は，血清中の総ビタミン E に非常に近い値を得ることであり，生体内の栄養状態を推測することができる．
- ビタミン E は，食事中の脂肪の不飽和脂肪酸量と直接関係しており，不飽和脂肪酸量が増加すると，血清中のビタミン E は低下する．
- ヒトにおけるビタミン E 欠乏症は，歩行失調，腱反射，振動感消失，眼球運動麻痺，網膜症などを発現する．無 β-リポ蛋白血症や先天性胆道閉鎖症の胆汁うっ滞を伴う脂肪吸収障害症などの患児にみられる．
- フリーラジカル捕捉障害と考えられる溶血性貧血，乳児皮膚硬化症および血小板凝集能の異常などもある．
- ビタミン E の栄養評価は，血清もしくは血漿ビタミン E 値で行われる場合が多いが，血漿中の脂質に影響されやすい．そのため血漿脂質中ビタミン E 濃度（ビタミン E/脂質比）や赤血球ビタミン E 濃度，ビタミン E/コレステロール比などの指標が試みられているが，現在のところ確立されていない．

予想外の値が認められるとき

- 血清中の不飽和脂肪酸あるいは脂質の量を考慮して検討してみる（血清ビタミン E 濃度は，血清脂質との相関があり，高値のものは高く出るため注意を要する）．
- 測定までの検体の保存状況をチェックする．

（橋詰直孝）

3G085
ビタミン E 分画

vitamin E fractionation

別 トコフェロール同族体分画

測定法	HPLC
検 体	血清 0.5 ml
基準値	α-トコフェロール：0.49〜1.09 mg/dl β-トコフェロール：0.02 mg/dl 以下 γ-トコフェロール：0.05〜0.17 mg/dl δ-トコフェロール：0.01 mg/dl 以下

異常値を呈する場合

高値 高脂血症，妊婦

低値 無 β-リポ蛋白血症，胆汁うっ滞を伴う脂肪吸収障害症，先天性胆道閉鎖症，低出生体重児・新生児栄養失調症，kwashiorkor

次に必要な検査▶

- 高値の場合：高脂血症の有無．
- 低値の場合：無 β-リポ蛋白血症や栄養失調の原因精査．

プロフィール

- 脂溶性ビタミンの一つであるビタミン E（トコフェロール）を α-，β-，γ-，δ-トコフェロールとして分画定量するものである．
- 天然に存在するビタミン E は，側鎖の飽和，不飽和によりトコール（Toc）とトコトリエノール（Toc-3）の 2 種類に分類され，さらに基本環であるクロマン環上のメチル基の数と位置により α-，β-，γ-，δ-の 4 種類の Toc と Toc-3 が存在し，計 8 種類の活性型同族体が知られている．
- 血漿中には α-トコフェロール 80〜90％，γ-トコフェロール 10〜20％が含まれるとされる．
- 植物における生合成経路は明らかにされているが，動物における生合成は確認されていない．

臨床的意義と検査値の読み方

- 本検査は，血清中の α-，β-，γ-，δ-トコフェロール量を知ることにより，ビタミン E 栄養状態をより詳細に推測するときに行われる．
- トコフェロールの同族体の活性比は，α-Toc を 100 とした場合，おおよそ β 50，γ 10，δ 3 とされる．
- 天然と合成のトコフェロールの区別は，通常の検査法では不可能である．
- タラ肝油は 26〜36 mg％の Toc を含み，すべて α 型である．トウモロコシ油は 70〜250 mg％で，α，γ 型を含む．

予想外の値が認められるとき

- 血清中の脂質につき検討する．
- 測定までの検体の保存状況をチェックする．

（橋詰直孝）

3G090

ビタミンK分画

vitamin K fractionation

別 ビタミン K₁，フィロキノン（PK），ビタミン K₂，メナキノン（MK）

測定法	HPLC
検体	クエン酸 Na 加血漿 2.5 m*l*
基準値	K₁：0.15〜1.25 ng/m*l* K₂：0.10 ng/m*l* 以下

異常値を呈する場合

高値 ビタミン K 大量投与時
低値 新生児メレナ，乳児ビタミン K 欠乏性出血症，胆道閉鎖，吸収不全症候群，肝硬変症，劇症肝炎，クマリン系経口抗凝固剤

次に必要な検査▶ ビタミン K 欠乏症の診断には，プロトロンビン時間，活性化部分トロンボプラスチン時間，ヘパプラスチン時間，トロンボテスト，特に PIVKA-II などの結果と総合的に判定する．

プロフィール

- 脂溶性ビタミンであるビタミン K 同族体のうち，自然界で産生される K₁（phylloquinone：PK）と腸内細菌により産生される K₂（menaquinone：MK）を分画定量するものである．
- ビタミン K 同族体とは，2-メチル-1,4-ナフトキノン環をもつキノン類のなかで，ビタミン K 欠乏動物に投与されたときに抗出血作用を示す物質の総称である．化学合成された K₃〜K₇の水溶性ビタミン K もある．
- ビタミン K は，1935 年 Dam により血液凝固（Koagulation）にちなんで名付けられた．ビタミン K 依存性蛋白である第 II，VII，IX，X 因子（血液凝固促進因子），プロテイン C，S（血液凝固阻止因子）の因子生産に関与している．その他，ビタミン K 依存性カルシウム蛋白であるオステオカルシン（bone Gla protein：BGP）や MGP（matrix Gla protein）は，骨の石灰化調節因子として機能していることが推測されている．

臨床的意義と検査値の読み方

- 本検査により，ビタミン K₁（主に食事由来のビタミン K）濃度とビタミン K₂（主に腸内細菌による産生）濃度を知ることにより，ビタミン K の体内動態を推測することができる．
- ビタミン K₁ と K₂ は生体内での作用は同じであるため，血中ビタミン K という場合はビタミン［K₁ + K₂］として考える．
- 新生児，乳児のビタミン K 欠乏は，需要の増大，肝機能の未熟，腸内細菌叢の不確立，母乳のビタミン K 含有不足などが考えられる．
- 成人におけるビタミン K 欠乏症は，吸収不全や抗生物質の投与による腸内細菌のビタミン K 合成障害や利

用障害によると考えられていたが，多いのは，著しい胆汁分泌不全の患者と抗生剤（N-metyltetrazolthiol 基をもつ）投与中の患者で，腎不全，悪性腫瘍，手術などの基礎疾患，老齢，男性（男性ホルモンによるビタミン K 阻害作用）などがリスクファクターとなる．

予想外の値が認められるとき

- 光線に分解されやすいため，検体保存状況を調べる．

（橋詰直孝）

3G055

カルニチン分画

carnitine fractionation

別 3-hydroxy,4N-trimethylaminobutyric acid，ビタミン BT

測定法	酵素サイクリング法
検体	血清 0.5 m*l*
基準値	総カルニチン：45〜91 μmol/*l* 遊離カルニチン：36〜74 μmol/*l* アシルカルニチン：6〜23 μmol/*l*

異常値を呈する場合

高値 L-カルニチン投与，慢性腎不全
低値

- 遺伝性疾患：原発性カルニチン欠損症，中鎖アシル CoA デヒドロゲナーゼ欠損症，マルチプルアシル CoA デヒドロゲナーゼ欠損症，メチルマロン酸尿症，プロピオン酸尿症，イソ吉草酸血症
- 二次性疾患：カルニチン摂取の減少，火傷，敗血症，絶食，Fanconi 症候群，血液透析，薬剤（バルプロ酸，アスピリン）

次に必要な検査▶ 尿中カルニチンの量的，質的分析を行う．

プロフィール

- カルニチン分画として，血中の総カルニチンと遊離カルニチンを定量し，その差をアシルカルニチン量として算出し，報告するものである．
- カルニチンとは，ビタミン様作用物質として，ビタミン BT ともよばれる低分子窒素化合物である．1905 年に肉エキスから単離され，1944 年に穀物の成長因子として酵母抽出物中から発見されたビタミン BT と同一物質であることが明らかにされた．
- カルニチンは，脂肪酸酸化機構に関与している．ミトコンドリアの膜を通過できない長鎖脂肪酸をアシルカルニチンとしてミトコンドリア内に搬送し，β 酸化でアセチル CoA を生成し，TCA サイクルに入り，電子伝達系でエネルギーを産生する．赤血球膜でも同様の現象が認められている．
- カルニチンは食物として摂取されるのみではなく，メチオニンやリジンから肝で合成される．血中や組織内では脂肪酸のアシル基と結合したアシルカルニ

g　ビタミンおよび関連物質

チンと遊離のカルニチンで存在し，生体内では分解されず尿中へ排泄される．

臨床的意義と検査値の読み方

- 本検査は，カルニチン欠乏を疑うときに行われる．また，L-カルニチン投与の適応を決めるときなどに意義がある．さらに，脂肪酸酸化の亢進あるいは低下の状態を推測できる．
- 組織内の遊離カルニチンの不足をカルニチン欠乏症という．遺伝的なカルニチン欠乏症は，L-カルニチン経口投与により治療可能な先天性疾患である．
- カルニチンは，長鎖脂肪酸が酸化のため組織細胞中のミトコンドリアマトリックス内に輸送されるのに不可欠である．また，細胞内のアセチルCoAや遊離CoAの濃度調節も行われる．膜輸送が障害されると，脂肪酸酸化障害を生じ，中性脂肪が蓄積し，筋力低下，精神障害など多彩な症状を呈する．高カロリー輸液には，L-カルニチンは含まれていないため，長期の経静脈栄養ではカルニチン欠乏症となる場合がある．普通の輸液製剤にもカルニチンは含まれていない．

予想外の値が認められるとき

- カルニチン結合性薬剤（バルプロ酸，アスピリンなど）により低値となるため，投与の有無のチェックが必要である．

(橘詰直孝)

3G025

ビタミン B_1 保

vitamin B_1

別 チアミン（thiamine），サイアミン

測定法	HPLC
検体	EDTA加全血 0.2 ml
基準値	28〜56 ng/ml（1977年ビタミン標準化検討委員会の参考値）

異常値を呈する場合

高値 ビタミン B_1 剤投与

低値 ビタミン B_1 欠乏症（脚気，Wernicke脳症），特に高カロリー輸液時のビタミン B_1 欠乏による乳酸アシドーシスには注意，ビタミン B_1 依存症（カエデ糖尿病，ピルビン酸脱水素酵素欠損症）

次に必要な検査▶

- B_1 の欠乏の誘因の検索を行う．
- 溶血赤血球トランスケトラーゼ活性の測定やチアミンピロリン酸（TPP）効果をみる．
- B_1 欠乏症状を呈するものの中に，単純な B_1 が欠乏しているものと，B_1 が利用されないものとがある．その際には B_1 負荷試験を行う．さらに，脚気であれば血圧測定，胸部X線写真，心電図，節電図が参考となる．
- ビタミン B_1 依存症を考える場合は，酵素活性の測定を行う．

プロフィール

- ビタミン B_1 は，水溶性ビタミンであるビタミンB複合体の一つであり，生体内や食品中では主としてビタミン B_1（別名チアミン）と3種類のビタミン B_1 リン酸エステルとして存在する．
- ビタミンB類は穀物の胚芽，肝臓，酵母などに水溶性物質として存在している．ヒトが食品として摂取すると，ビタミン B_1 リン酸エステル類は消化管内に存在するホスファターゼの作用によりすべてビタミン B_1 となる．
- 腸管から吸収されたビタミン B_1 は，生体内で再びリン酸化され4つの型に相互に変換される．ビタミン B_1 がチアミンキナーゼによりビタミン B_1-2リン酸エステル（チアミンピロリン酸：TPP）となり，生体内のビタミン B_1 では大部分を占め，活性型ビタミンともよばれ，糖代謝系の補酵素として作用する．利用された後は酵素分解を受け，ほとんどは尿中に，一部は胆汁中に排泄される．
- この検査はビタミン B_1 リン酸エステルを加水分解することにより血中総ビタミン B_1 として定量するものである．

臨床的意義と検査値の読み方

- 本検査は，ビタミン B_1 欠乏状態が考えられるときに行われる．また，高カロリー輸液の際の B_1 モニタリングとしても用いられる．
- ビタミン B_1 欠乏状態の誘因は，摂取量が減少する食事性の問題ばかりでなく，肝硬変症など肝でのリン酸化障害（利用障害），腸での吸収障害，妊娠，糖質過剰摂取，過労，甲状腺機能亢進症，発熱などビタミン B_1 需要量の増大などがある．
- 活性型ビタミン B_1 である TPP は，糖代謝経路のなかのペントース・リン酸サイクルでトランスケトラーゼの，ピルビン酸からアセチル CoA に変換する α-ケト酸脱水素酵素の，クレブス回路の α-ケトグルタル酸脱水素酵素の，それぞれに補酵素として働く．
- ビタミン B_1 は大量投与しても，組織，臓器が必要とする以上の量は尿中に排泄されるため，よほど大量に投与しない限り毒性は少ない．

予想外の値が認められるとき

- ビタミン B_1 剤の服用，ビタミン添加食品の摂取の有無を調べる．
- 全血を使用．血清や血漿では低値になる．
- 室温では低値となるので凍結保存，保存のチェックをする．

(橘詰直孝)

3G030

ビタミン B_2 保

vitamin B_2

別 リボフラビン（ribofravin），ラクトフラビン

測定法	HPLC
検体	EDTA加全血 0.5 ml

基準値　65.1～111.4 ng/m*l*

異常値を呈する場合
[高値]　ビタミンB_2剤投与
[低値]　ビタミンB_2欠乏症（アリボフラビノーシス），先天性代謝異常症

次に必要な検査▶
- ビタミンB_2欠乏となる誘因を調べる（本文「臨床的意義と検査値の読み方」参照）．
- 必要に応じ尿中ビタミンB_2定量，ビタミンB_2負荷試験などを行う．

プロフィール
- ビタミンB_2は，水溶性ビタミンであるビタミンB複合体の一つである．ビタミンB_2複合体ともいわれるように，生体内で酸化還元反応，酸素添加反応にあずかるフラビン（7,8-ジメチル-10-アルキルイソアロキジン）の誘導体の一つである．
- 生体内では，ビタミンB_2（リボフラビン）の遊離型として網膜，皮膚，乳清，尿のみに存在し，ほかは補酵素型のリボフラビン誘導体であるFMN（フラビンモノヌクレオチド）とFAN（フラビンアデニンジヌクレオチド）の形で機能している．
- 食品では，牛乳，卵，肉，緑色野菜に多く含まれるため，ラクトフラビンともよばれる．
- 経口摂取時はフラビンスクレオチドの形であるが，小腸粘膜上皮のアルカリ性・酸性ホスファターゼによりリボフラビンとして吸収された後，補酵素型に再構成される．過剰のビタミンB_2は尿，糞便中にリボフラミン，FMNの型で排泄される．

臨床的意義と検査値の読み方
- 本検査はビタミンB_2欠乏状態が考えられるときに行われる．
- ビタミンB_2の欠乏は，薬剤との複合体形成，摂取不足，腸内細菌系の合成低下，吸収不良，補酵素への合成障害，体内消費増大，アポ酵素生成障害，酵素反応阻害などにより生じ，欠乏症では口内炎，舌炎，咽頭痛，脂漏性皮膚炎，羞明，角膜辺縁血管増生がみられ，小児では肛門周囲，陰部に皮膚炎がみられる．抗生物質，精神安定薬，副腎皮質ホルモンなどの投与時，肝疾患，糖尿病，脳下垂体疾患でも欠乏症がみられる．
- ビタミンB_2の活性化には甲状腺ホルモン，ACTH，アルドステロンが関与しており，これらのホルモンの影響も考慮しなければならない．

予想外の値が認められるとき
- 検体の保存状況をチェックする． （橋詰直孝）

3G110

ナイアシン

niacin

[別]　ニコチン酸（nicotinic acid），抗ペラグラ因子

測定法　バイオアッセイ
検体　ヘパリン加血液 1.5 m*l*
基準値　4.7～7.9 μg/m*l*

異常値を呈する場合
[高値]　ニコチン酸製剤服用時
[低値]　トリプトファン-ニコチン酸代謝経路に異常のある疾患（ペラグラ，膀胱癌，ポルフィリア，Hartnup病，糖尿病，先天性トリプトファン尿症，キサンツレン酸尿症，ビタミンB_6欠乏症など）

次に必要な検査▶　代謝異常を疑うときは，ニコチン酸代謝産物を測定する．

プロフィール
- 水溶性ビタミンであるビタミンB複合体の一つである．ニコチン酸とニコチン酸アミドの両者をナイアシンと称し，また，同じ薬効をもつ化合物を総称することもある．
- ナイアシンは，1863年ニコチンの酸化により合成されたためニコチン酸とよばれた．ナイアシンのアミノ化合物がニコチン酸アミドである．
- ナイアシンの名称は，ニコチンの連想を退けるため，1942年にアメリカの食糧栄養委員会で提唱され，1952年に国際純正化学連合（IUPAC）で承認され，ニコチン酸と同義語として使用されている．
- 酸化還元反応におけるニコチン酸アミドアデニンヌクレオチド（NAD）やニコチン酸アミドアデニンジヌクレオチドリン酸（NADP）の構成成分として，細胞内代謝に重要な働きをしている．
- 生体内では，肝臓，肉，豆類，生野菜などチアミン（ビタミンB_1）を含んだ食物に含まれるほか，必須アミノ酸であるトリプトファンから，キヌレン，キノリン酸を経てニコチン酸，ニコチン酸アミドが合成される．大部分は肝でメチル化されN-メチルニコチン酸アミドなどの代謝物として尿に排泄される．

臨床的意義と検査値の読み方
- 本検査は，ナイアシン欠乏症を疑うときに行われる．また，ニコチン酸製剤のモニタリングとしても用いられる．
- 血中ナイアシン濃度が異常低値を示したらペラグラ（荒れた皮膚の意味のイタリア語）を疑う．皮膚炎，下痢，認知症の症状があれば確診してもよい．
- ナイアシン欠乏症はペラグラの主因である．原発性欠乏症は食事性トリプトファン摂取不足であるが，トリプトファンの不足もペラグラを誘起させる．二次性欠乏症として，下痢症，肝硬変，アルコール症，術後ビタミンを欠いた栄養輸液により起こることがある．イソニアシド（INH）治療，悪性カルチノイ

ド腫瘍でも誘起される．
- トリプトファンのニコチン酸への転換にはビタミンB_6が必要なため，B_6欠乏やB_6代謝異常，B_6拮抗剤投与により，ナイアシンの欠乏を起こす．また，トリプトファン-ニコチン酸経路の酵素活性欠損に基づく先天性トリプトファン尿症，キサンツレン酸尿症，ヒドロキシキヌレン尿症でも血中ニコチン酸濃度は低下する．

予想外の値が認められるとき
- 医薬品由来か食品由来か，および経時変化を調べる．

（橋詰直孝）

3G035
ビタミンB_6
vitamin B_6

[別] ピリドキサールリン酸，PLP

測定法	HPLC
検 体	血清 1.0 ml
基準値	ピリドキサミン：0.6 ng/ml 以下
	ピリドキサール：男性 6.0〜40.0 ng/ml
	女性 4.0〜19.0 ng/ml
	ピリドキシン：3.0 ng/ml 以下

異常値を呈する場合
[高値] ビタミンB_6剤投与
[低値] ビタミンB_6欠乏症

次に必要な検査▶
- ビタミンB_6欠乏症の誘因の有無を検索する．
- 欠乏状態の指標として，赤血球トランスアミナーゼ活性とPLP効果（PLP添加による赤血球トランスアミナーゼ活性の増加率を測定），トリプトファン負荷試験を行う．
- ビタミンB_6依存症を疑ったら酵素（シスタチオニン$β$-シンターゼ，$γ$-シスタチオナーゼ，キヌレニナーゼ，グルタミン酸脱炭酸酵素，アラニン-グリオキシル酸アミノ基転移酵素，オルニチンアミノ基転移酵素，$γ$-アミノレブリン酸合成酵素）を測定する．

プロフィール
- ビタミンB_6は，水溶性ビタミンであるビタミンB複合体の一つであり，1934年，ネズミの抗皮膚炎因子として発見された．
- ラットにおいてピリドキシン（PN）の生物活性を示すすべての3-ヒドロキシ-2-メチルピリジン誘導体の総称とされ，PNのほか，ピリドキサール（PL），ピリドキサミン（PM）の3型があるが，これらは生体内（肝，腎，脳など）で数種の酵素の働きにより相互変換が行われ，さらにリン酸エステル化することにより活性型となる．通常，6つの化合物をビタミンB_6とよぶ．
- ウシ肝，ニワトリ，マグロ，豆類，バナナなどに多

く含まれ，食事として摂取されるほか，腸内細菌により生合成されている．
- 腸管から吸収され，血中に入り，生体内のすべての細胞に取り込まれ，リン酸化された後，酸化されてピリドキサールリン酸（PLP）となり，主としてアミノ酸代謝に関与する多くの酵素（トランスアミナーゼ，デカルボキシラーゼなど）の補酵素として機能を発現する．
- 種々の組織中に存在するビタミンB_6の大部分はピリドキサールリン酸とピリドキサミンリン酸である．
- 本検査は全血液中のピリドキサールリン酸を定量するものである．

臨床的意義と検査値の読み方
- 本検査は，ビタミンB_6欠乏を疑うときに行われる．また，高カロリー輸液の際のB_6のモニタリングとしても用いられる．
- ビタミンB_6欠乏症状は皮膚，中枢神経および血液（赤血球）で多く現れる．鼻，耳，口周辺にみられる脂漏様皮膚炎，特有な痙攣発作，小赤血球性低色素性貧血などである．またビタミンB_6酵素の活性減少として現れることもある．
- PLPと拮抗的に作用する抗生物質，イソニアジド（INH）など抗結核薬や抗うつ薬投与時はビタミンB_6の補強が必要とされる．
- ビタミンB_6の必要量は食事蛋白量に比例する．
- ビタミンB_6の血中，組織中レベルが正常であっても臨床的に欠乏症状を呈するビタミンB_6依存症があるので注意が必要である．先天的にビタミンB_6酵素の障害を有する小児にみられる．

予想外の値が認められるとき
- ビタミンB_6剤服用の有無を調べる．
- 検体保存方法をチェックする．

（橋詰直孝）

3G105
葉酸　[保]
folic acid

[別] プテロイルモノグルタミン酸，ビタミンM，乳酸菌発育因子

測定法	CLIA
検 体	血清 0.5 ml
基準値	3.6〜12.9 ng/ml

異常値を呈する場合
[高値] 葉酸剤投与
[低値] 葉酸欠乏による巨赤芽球性貧血，先天性葉酸吸収不全症，高ホモシステイン血症，葉酸代謝拮抗薬（メトトレキサート，ジフェニルヒダントインなど），アルコール常用，新生児の神経管欠損

次に必要な検査▶ 血清鉄，TIBC値との対応．

プロフィール
- 葉酸は，ビタミンB複合体の一つであり，ホウレン

草から抽出精製され，一般に緑葉野菜中にあるので葉酸と名付けられた．核酸合成において基質となり生命維持に重要なビタミンである．
- 葉酸は肝臓，腎臓，酵母，牛肉，小麦，キノコ，大豆などの中に主として葉酸配合体で存在する．
- 食事として体内に入ると肝臓，腎臓などの体内組織に存在する分解酵素の加水分解を受けて遊離型となる．

臨床的意義と検査値の読み方
- 本検査は葉酸欠乏を疑うときに行われる．
- 葉酸が欠乏すると骨髄に過分節好中球が出現し，次に末梢血中に過分節好中球が出現する．そして骨髄に巨赤芽球が出現し，巨赤芽球性貧血となる．
- 葉酸の欠乏はプリン，ピリミジンの合成に関係するため，血液細胞，腸管粘膜細胞など分裂増殖のさかんな細胞系に多大な影響を及ぼす．また，ホモシステインが動脈硬化症の危険因子であり，ホモシステインと葉酸の関係，新生児神経管欠損と葉酸との関係が明らかとなった．

予想外の値が認められるとき
- 薬剤をチェック（特に葉酸代謝拮抗薬）する．
- 測定機種により基準下限値が異なるので注意する．
- 血清分離剤の影響を考慮する． （橋詰直孝）

3G040
ビタミン B_{12} 〔保〕
vitamin B_{12}

別 コバラミン，シアノコバラミン（cyanocobalamin）

測定法　CLIA
検　体　血清 0.4 ml
基準値　233～914 pg/ml

異常値を呈する場合
高値 慢性骨髄性白血病，急性骨髄性白血病，急性前骨髄性白血病，真性多血症，肝細胞癌，ビタミン B_{12} 剤投与
低値 吸収障害（悪性貧血，胃切除後），薬剤による（PAS，ネオマイシンなど），広節裂頭条虫症，慢性膵炎，Zollinger-Ellison症候群，Crohn病，Imerslund-Gräsbeck症候群（選択的吸収障害 B_{12}），先天性トランスコバラミンⅡ欠損症

次に必要な検査▶
- 悪性貧血による場合は，胃壁細胞抗体，内因子抗体，ビタミン B_{12} 不飽和結合能などを測定する．
- 必要に応じ尿中メチルマロン酸の定量を行う．

プロフィール
- ビタミン B_{12} は，ビタミンB複合体の一つで，シアノコバラミンあるいは単にコバラミンともよばれる抗貧血因子で，DNA合成に関与する物質の補酵素として重要なビタミンである．
- ビタミン B_{12} は肝，卵黄，牛乳，カキなどに多く含まれる．食事として体内に入ると，胃壁から産生される内因子と結合し，小腸末端部でカルシウムの存在のもとで吸収される．
- 血中ではビタミン B_{12} 結合蛋白（トランスコバラミン）と結合している．

臨床的意義と検査値の読み方
- 本検査は，ビタミン B_{12} 欠乏を疑うときに行われる．
- ビタミン B_{12} 欠乏時のDNA合成異常および巨赤芽球性造血は葉酸代謝を介して起こる二次的な障害と考えられている．したがって，巨赤芽球性貧血がビタミン B_{12} と葉酸のいずれの欠乏に基づくか鑑別することは治療法を決定するうえで重要である．
- 慢性骨髄性白血病や真性多血症などの骨髄増殖性疾患では顆粒球の交代率が高まり，血中のトランスコバラミンが著増する結果，ビタミン B_{12} 量が増加すると考えられている．

予想外の値が認められるとき
- ビタミン B_{12} 剤投与の有無を調べる．
- 検体保存のチェック．
- 測定時の内因子のチェック．
- PAS，ネオマイシン服用の有無．
- 測定機種により基準下限値が異なるので注意する．
- 血清分離剤の影響を考慮する． （橋詰直孝）

3G045
不飽和ビタミン B_{12} 結合能 〔保〕
unsaturated vitamin B_{12} binding capacity

別 ビタミン B_{12} UBC

測定法　radio binding assay
検　体　血清 1.0 ml
基準値　650～1,340 pg/ml

異常値を呈する場合
高値 骨髄増殖性疾患，肝癌
低値 トランスコバラミン欠乏症

次に必要な検査▶ 慢性骨髄性白血病（CML）を疑うときは細胞性免疫検査，必要に応じ染色体検査を行う．

プロフィール
- 血液中のビタミン B_{12} 輸送蛋白であるトランスコバラミンのビタミン B_{12} との結合予備能を，^{57}Co標識ビタミン B_{12} を結合させて，定量することである．
- トランスコバラミン（TC）とは血清中に存在するビタミン B_{12} 結合蛋白であり，TCⅠ，Ⅱが知られている．
- TCⅠは幼若化した骨髄細胞由来で，大部分（80～90％）はビタミン B_{12} と結合しており，血清中のビタミン B_{12} の大部分を占め，半減期も9～10日と長く，貯蔵蛋白の役目をしている．また，生体に有害な B_{12} 類縁体を胆汁中へ排泄するなど多数の機能をもっており，TCとは異なるので今日ではハプトコリン（haptocholine）とよばれるようになった．
- TCⅡは主として肝由来で，一部（約20％）がビタ

ミンB$_{12}$と結合しており，小腸末端で吸収されたビタミンB$_{12}$の各組織への輸送を担う蛋白である．
- このビタミンB$_{12}$を結合していないTC量のことを不飽和結合能（ビタミンB$_{12}$UBC）とよぶ．半減期は1.5時間とされる．

臨床的意義と検査値の読み方
- 本検査はビタミンB$_{12}$代謝異常および慢性骨髄増殖性疾患を疑うときに行われる．
- ビタミンB$_{12}$結合蛋白であるトランスコバラミンの定量は，まだ一般的ではなく，一般には，不飽和結合能から便宜的にビタミンB$_{12}$結合物質の増減を論ずることが多い．
- 鉄，葉酸，ビタミンB$_{12}$の吸収障害とその結果起こる体内貯蔵量の減少は，貧血を起こさせる．
- ビタミンB$_{12}$不飽和結合能を測定することにより，ビタミンB$_{12}$の吸収，運搬，貯蔵などに関与するトランスコバラミンの量の増減を推測する．

（橋詰直孝）

3G060

ビタミンC 保
vitamin C

別 アスコルビン酸（L-ascorbic acid：AsA）

測定法　HPLC
検体　血清中除蛋白上清 0.5 m*l*
基準値　0.70～1.38 mg/d*l*（日本ビタミン標準化協議会の参考値）

異常値を呈する場合
高値　ビタミンC剤投与
低値　壊血病，Möller-Barlow病

次に必要な検査▶C欠乏の誘因の検索を行う．骨X線写真が参考になることがある．

プロフィール
- ビタミンCは，水溶性ビタミンの一つである．1920年Drummondにより還元性を有する抗壊血病因子をビタミンの一種として，ビタミンCとよぶことが提案され，1933年にHaworthにより構造式が決定され，化学名が抗壊血病（antiscorbutic）をもとにアスコルビン酸と名付けられた．
- 生体内の種々な酸化還元系に作用し，動物の体蛋白質の30％を占めるコラーゲンの生合成，チロシンの代謝およびカテコールアミンの生合成，コレステロールの7α-コレステロールへの水酸化および脂質代謝との関連，肝臓，食道や腎臓などに癌を発生させるといわれるニトロソアミンの生成抑制，生体異物の解毒のほか，鉄の吸収，チトクロムCの還元，NADHレダクターゼの活性化，免疫増強作用にも関与するとされる．
- 果実と野菜に多く含まれ，特にブロッコリー，ピーマン，オレンジ類，レモン類，イチゴ，トマト，青豆類に多い．食事として体内に入り小腸から吸収され広く組織に分布しているが，正確なメカニズムは不明である．
- 生体内ではアスコルビン酸（AsA），モノデヒドロ-AsA，デヒドロ-AsAの三者からなる酸化-還元系が主として関与している．
- 壊血病とは，歯肉の出血，全身にわたる皮下出血，さらには消化管，骨膜下出血などの起こる病気で，昔は最も恐れられた疾患の一つであった．

臨床的意義と検査値の読み方
- 本検査は，C欠乏状態が考えられるときに行われる．また，高カロリー輸液の際のビタミンCのモニタリングとしても使用される．
- 昔から知られているビタミン欠乏症である壊血病や，人工栄養児にみられたMöller-Barlow病などは現在，日本ではほとんどみられない．
- 体内ビタミンC貯蔵量は1,500mgとされ，90日欠乏食をとれば壊血病になるとされる．また体内貯蔵量を超えると尿中に排泄される．
- 1970年PaulingによりビタミンCの大量投与がかぜに効くという発表があり，ビタミンCの薬理作用の研究が活発になった．現在では癌患者に対する大量，長期間投与も行われているが結論はでていない．
- アスコルビン酸の大量摂取によるシュウ酸の生成は，人間の場合，ある程度限定されているため，腎結石などの原因になりにくいとされる．
- 外科手術後の創傷治療や，伝染性疾患の免疫力を高め，ストレスの副作用を防ぎ，化学物質の解毒にもビタミンCは有効といわれている．
- 1日について小児で40～80 mg，思春期で90 mg，成人で100 mgのアスコルビン酸を必要とするとされる．

予想外の値が認められるとき
- ビタミンC剤の内服の有無を確かめる．
- 低値の場合はストレス，喫煙，運動のチェック．
- 血清ビタミンCはアルカリ性において銅や鉄により酸化される．室温では低値となる．検体保存をチェックする．
- 溶血のチェック．

（橋詰直孝）

3 h 電解質・血液ガス

3H010

ナトリウム 保
sodium

略 Na

測定法 電極法
検体 血清
基準値 135～147 mEq/l

異常値を呈する場合

高値 嘔吐，下痢，発汗（熱中症），尿崩症，高Ca血症，原発性アルドステロン症，Cushing症候群，高張食塩水投与，乳児重症下痢症，口渇中枢障害

低値 急性・慢性腎不全，尿細管性アシドーシス，Addison病，心不全，肝硬変，ネフローゼ症候群，妊娠高血圧症候群（妊娠中毒症），利尿薬・抗生物質投与，偽性低Na血症，ほか

次に必要な検査 ▶ 患者の病歴，臨床所見と併せて体内総Na量の過不足を判断し，必要に応じ尿中Naを測定する．Cl値を対比させ，原因について精査する．

プロフィール

- ナトリウム（Na）は電解質成分の一つであり，細胞外液中の総陽イオンの90％を占める．主にNaCl（食塩）の形で経口摂取され，体内代謝の調節は腎を中心として，浸透圧調節系と容量調節系により濃度と体内量が制御され，水分の変動により濃度も変動することから，体液水分量の平衡状態を知ることができる．
- Naの代謝は副腎皮質ホルモン（鉱質コルチコイド）により調節されている．
- 電解質は生体内の水の中に溶存し，細胞内外に分布し，生体内の恒常性の維持に重要な酸・塩基平衡や浸透圧の調節に大きな役割を果たしている．

臨床的意義と検査値の読み方

- 血清Naの異常は水代謝異常で起こるので，浮腫，嘔吐，下痢，利尿剤投与時，補液中など水代謝異常を疑うときに検査をする．高Naでは高浸透圧血症，低Naでは低浸透圧血症が考えられる．
- 血清中の主要浸透圧物質はNa（mEq/l），グルコース（mg/dl），尿素窒素（mg/dl）であり，各濃度から次式により血清浸透圧（S_{osm}）を概算することができる．

  $S_{osm} = 2 \times Na + グルコース/18 + 尿素窒素/2.8$

- すなわちグルコースと尿素窒素が基準範囲であれば，血清浸透圧はNa濃度のほぼ2倍とみなされ，血清Naの異常は，多くの場合，血清浸透圧の異常を示す

病態と一致する．

- 高血糖や高尿素窒素血症がある場合は，代償性に血中Na濃度が低くなる．また，高脂血症や高蛋白血症では，Na濃度を血清1l当たりで表示することがあるため，脂質や蛋白成分を除いた血清水分中のNa濃度は正常であるにもかかわらず見かけ上低値となる（偽性低Na血症）．
- 血清Naの異常をみた場合，偽性低Na血症の可能性を考慮し，浸透圧の測定と併せて身体全体としての水の過剰か不足，そして細胞外液量の指標としての総Na量が過剰か不足かの評価が大切である．
- 高Na血症は，乳児重症下痢症や口渇中枢障害などに限られ，一般にはまれな病態である．
- 血清Naは衛生検査所で検査される場合の緊急異常値報告項目に含まれている．一般に110 mEq/l以下または170 mEq/l以上を呈したとき緊急報告が義務づけられている．

予想外の値が認められるとき

- 高脂血症，高蛋白症，糖尿病などの有無をチェックする．

（伊藤機一）

3H010

ナトリウム（尿） 保
sodium（urine）

別 Na（尿）

測定法 電極法
検体 蓄尿
基準値 80～250 mEq/day，4～6 g/day

異常値を呈する場合

高値 食塩の過剰摂取以外ではみられない．

低値 欠乏性低Na血症（消化管・腎からの喪失），続発性アルドステロン症（慢性消耗性疾患，重症心不全，非代償性肝硬変，ネフローゼ症候群など），循環血漿量の減少（脱水）．なお，原発性アルドステロン症では近位尿細管でのNa再吸収抑制（エスケープ現象）が起こるため，尿中Naは低値とならない．

次に必要な検査 ▶ 原疾患（腎，内分泌，心，肝）の検査が重要．

プロフィール

- 健康状態におけるナトリウム（Na）の尿中への排泄量はその摂取量にほぼ比例する．食事内容，摂取時間で大きな変化がみられる．1日当たりの健常人の尿中Na排泄量は7g前後で，濃度でみると80～250

mEq/lである．

- 生命維持にNaは不可欠な成分で，その大部分は食塩によるが，理論的には1日当たり2g以下の食塩（超低減塩食）摂取では尿中Naの排泄はみられないとされる．血中Naの大部分が糸球体濾過されたのち再吸収され，1％程度がClとともに尿中に排泄される．
- 尿Na排泄は腎機能および副腎皮質機能，酸・塩基平衡に支配される．Naは高血圧症と密接な関係があり，尿中Na測定から食塩摂取量の推定が行え，予防医学的にも重要視されている．
- 尿中Naは大部分がイオン（Na^+）の形で存在し，一部はNa塩の形で存在する．尿中NaはClとともに（すなわち食塩が）尿比重を決定する最大因子で，これに尿素が次ぐ．
- 健常人の尿Na排泄量をmEq/l以外の表現法でみると，4～6g/day，80～250mmol/l（蓄尿），80～250mmol/l（随時尿）である（河村 博による）．ちなみにNa^+を食塩量に換算するにはNa(g/day)×2.54である．

臨床的意義と検査値の読み方

- 臨床的に脱水症（循環血漿量の減少）がみられるときに検査する．
- 24時間尿中に排泄されたNa量は一般には摂取したNa（主として食塩による）と同量のNaが尿中に排泄され，健常人であれば血中Naの恒常性維持が行われていることによる．
- 尿中Na単独でわかる病態は少なく，血中Na，他の電解質，必要に応じて副腎皮質ホルモンの測定が行われる．ただし，他の検体検査，画像診断が一般化した現在，検査の頻度は減少している．
- 尿中Naは有効循環血漿量が減少しているか否か，生体で水・Naの不均衡が生じていないかどうかの判定に有用である．
- 臨床的には低Na血症が欠乏性か希釈性かの鑑別に用いられ，また急性腎不全が腎前性か腎性かの鑑別に効果的である．
- Na欠乏症によるものであれば尿中Naは15～20mEq/lと減少がみられ，副腎皮質不全，間質性腎炎，利尿剤乱用，Bartter症候群によるものでは15～20mEq/l以上を呈する．
- また急性腎不全が腎前性（脱水，出血などが起因）であればNa再吸収が高まるため尿Naは20mEq/l以下を示し，腎性（急性尿細管壊死などに起因）であればNa再吸収ができないため20mEq/l以上を示す．

予想外の値が認められるとき

- 古くより尿中Na濃度は300mEq/lを超えないといわれる．これを超える高値のとき，測定技術誤差，尿中への消毒剤の混入などが考えられる．
- 異常低値は蓄尿への水道水の混入なども無視できない．

（伊藤機一）

3H015

カリウム

potassium

略 K

測定法　電極法
検　体　血清
基準値　3.6～5.0mEq/l

異常値を呈する場合

高値

- 細胞内からの移動：代謝性アシドーシス，家族性K血症，周期性四肢麻痺，薬物（サクシニルコリン，ジギタリス，β-ブロッカーなどの投与），偽性高K血症（白血球増加症，血小板増加症）
- 腎からの排泄障害：急性腎不全乏尿期，慢性腎不全，Addison病，低アルドステロン症，抗アルドステロン薬投与

低値

- 細胞内への移動：代謝性アルカローシス，周期性四肢麻痺
- 薬物：インスリン投与，高濃度輸液など
- 消化管からの喪失：嘔吐，下痢，吸収不良症候群など
- 腎からの喪失：浸透圧利尿，尿細管性アシドーシス，原発性アルドステロン症，Cushing症候群，悪性高血圧，薬物（サイアザイド系利尿薬，ステロイドホルモン剤の長期投与）

次に必要な検査▶必要に応じ尿中K排泄量を測定する．血清Na，Cl値と対比させ，原因について精査する．心電図検査も不可欠である．

プロフィール

- カリウム（K）は電解質成分の一つである．細胞内液中に存在する陽イオンの大部分を占め，血清中にも一定量が少量含まれ，細胞内・外の移行により相対的に浸透圧，酸・塩基平衡に関与するとともに，細胞の機能や神経，筋肉の興奮性，特に心筋に大きな影響を及ぼす．
- 健常人の体内K総量はおよそ3,000mEqで，そのほとんどが細胞内液中にあり，細胞外液に含まれるKの量は2％前後にすぎない．
- 血清K濃度の増減はある程度の正確さで体内総K量の増減を反映する．通常血清Kが1mEq/l変動すると，体内総Kが100～400mEq変動しているといわれる．
- Kは主に野菜や果物から経口摂取され，腸で吸収されたK量と等量のKが腎から尿中に排泄され，体内に過剰なKが蓄積されることはない．

臨床的意義と検査値の読み方

- 本検査は，水・電解質異常を疑うときや利尿剤使用時，神経，筋症状がみられるときに行われる．
- 血清K濃度の変化は特に神経，筋肉の機能に重要な

影響を与える．細胞内外の分布はインスリン，カテコールアミン，鉱質コルチコイド（アルドステロン），pH，浸透圧などの影響を受け，また排泄は腎の遠位尿細管からの分泌によりなされ，血清中のK濃度は正常域に保たれている．

- 高Kの原因としては，大部分が何らかの腎機能障害を合併していることから起こる．細胞内からの移動によるものは異化亢進状態，アシドーシス，甲状腺ホルモン，アドレナリンなどの分泌異常によるものがある．
- 低Kの原因としては，Kの摂取不足，腎あるいは消化管からの過剰喪失，細胞内へのKの移動，原発性アルドステロン症があげられる．
- Kの増減は生命維持に直接関与し，高K血症では心毒性（心室細動）があり，早期に処置する必要がある．
- 血清Kは衛生検査所での緊急異常値報告項目に含まれている．一般に2.5 mEq/l以下または6.0 mEq/l以上を呈したとき緊急報告が義務づけられている（血液検体のみ，透析前検体の高値は除外）．

予想外の値が認められるとき
- 採血から分離までの時間（ことに低温での保存），溶血の有無をチェックする．
- 検体放置による溶血血清は高値を呈する．

（伊藤機一）

3H015
カリウム（尿） 保
potassium (urine)

別 K（尿）

測定法 電極法
検体 蓄尿
基準値 38〜64 mEq/day，2.0〜2.5 g/day，20〜120 mmol/day

異常値を呈する場合
高値 サイアザイド，フロセミド，エタクリン酸など各種利尿剤投与時，アルドステロン分泌過剰（原発性アルドステロン症），過剰K摂取（輸液，K製剤），蛋白質の異化亢進（飢餓，発熱，慢性消耗性疾患など）
低値 摂取不足（まれ），嘔吐，下痢などによる消化管からの喪失，アルドステロン分泌不全（Addison病，スピロノラクトン投与時など）

次に必要な検査 ▶ 尿Kが高値のとき，過剰投与が否定されたら原発性アルドステロン症を疑い，副腎腫瘍診断のための検査（血中アルドステロン，コルチゾール，11-OHCS測定，腹部超音波エコー，CT，MRI）へと進める．低値のときは消化管の機能を知ることが必要である．

プロフィール
- 24時間尿中に排泄された電解質成分であるカリウム（K）量を測定する検査である．
- 血中のKはその大部分が糸球体濾過を受けるが，その多くは尿細管で再吸収されると同時に一部が尿細管から分泌される．
- 尿中K（実際はK$^+$として存在）は大部分が尿細管からの分泌によるもので，健常人基準値は蓄尿で2.0〜2.5 g/day，20〜120 mmol/dayで，随時尿では40〜60（平均60〜80）mEq/l，同mmol/lである．
- 尿Kの動態は食事に左右されるほか副腎皮質ホルモン（主としてアルドステロン），利尿剤の投与により大きく影響を受ける．どの時間に採尿しても，尿Kは15 mEq/l以下にならないことは銘記すべきである．

臨床的意義と検査値の読み方
- 一般に，低K血症の成因を明らかにするとき（消化管からの喪失か，腎からの喪失か）や，K投与が適切かどうかの判断，原発性アルドステロン症が疑われるときの確定診断の指標として用いる．ただし，他の検体検査，画像診断が進歩した現在，検査の頻度は減少している．
- 消化管からのK欠乏による低K血症では尿中Kは随時尿で10〜20 mEq/l以下となる．また，腎性のK喪失では10〜20 mEq/lとなる．K過剰投与による高K血症では尿中Kは一般に高値を示す．

予想外の値が認められるとき
- 尿Kが15 mEq/lを示したとき，被検尿が何らかの理由で希釈されている可能性がある．
- またイオン選択電極法による検査では，消毒薬（塩化ベンザルコニウム，塩化ベンゼトニウム）の混入により異常高値を示すことがある．

（伊藤機一）

3H020
クロール 保
chloride

略 Cl

測定法 電極法
検体 血清
基準値 98〜108 mEq/l

異常値を呈する場合
高値
- 高Na血症：尿細管性アシドーシス，ネフローゼ，呼吸性アルカローシス（過換気症候群，肺気腫など）

低値
- 低Na血症：Addison病，呼吸性アシドーシス（肺気腫，肺炎など），頻回の嘔吐

次に必要な検査 ▶ Na値と対比させ，同様の変化であれば，Na異常を示す疾患について検索する．

プロフィール
- クロール（Cl）は電解質成分の一つで，主に NaCl（食塩）の形で経口摂取される．
- 電解質は生体内の水の中に溶存し，細胞内外に分布し，生体内の恒常性の維持に重要な酸・塩基平衡や浸透圧の調節に大きな役割を果たしている．
- 生体内においては，Na^+ とともに大部分が細胞外液中に存在し，Na^+：Cl^- = 140：100 の関係がある．
- Cl^- は，重炭酸イオン（HCO_3^-）によって，ある程度機能的に代償される．

臨床的意義と検査値の読み方
- 以下のとき本検査を行う．
  ① 水代謝異常を疑うとき（浮腫，嘔吐，下痢，利尿剤投与時，補液中などのとき）．
  ② 酸・塩基平衡異常を疑うとき．
- 通常，血清 Cl 値は電解質代謝を詳細に知るために，陽イオンである Na^+，K^+ と同時に測定される．
- Cl^- は血清総陰イオンの70％を占め，血清中では Na^+ の量と〔Cl^- + HCO_3^-〕の量がほぼ等しいとされ，Cl の損失の影響は Na の欠乏ほど深刻ではない．
- 酸・塩基平衡異常が考えられるときは，血液ガス分析を行って HCO_3^- を測定し，anion gap（AG）を観察する．
  AG = Na^+ −（Cl^- + HCO_3^-）
- 血清 Cl 濃度は Na 濃度と並行して変化する．しかし，その関係がみられないときには酸・塩基平衡の異常を示唆する．Na と同様の変化であれば，水代謝異常が考えられ，Na に異常がないときや，逆の変化であれば酸・塩基平衡の異常が考えられる．

予想外の値が認められるとき
- 再現性のよい検査であるが，保存剤として窒化ナトリウムあるいは塩酸を添加した検体を用いてイオン選択電極法で測定した場合や，ブロム含有薬物服用例の電量滴定法による測定で異常高値をみることがある．

（伊藤機一）

プロフィール
- 尿中 Cl（実際は Cl^- として存在）は尿中 Na とほぼ並行して動き，臨床的意義もそれに準ずるが，違う点は Cl は消化液中に多量に含まれることで，したがって消化液喪失で低値を示す．
- 健常人基準値は 170〜250 mEq/day であり，超低減塩食など Cl の摂取を著しく抑えることで 50 mEq/l まで低下する．
- 排泄量は尿中 Na の排泄量に比例し，日内変動があり，早朝尿で最低値を示し，昼から午後後半にかけて最高値を示す．したがって24時間蓄尿による検査が必要である．
- 尿 Cl 濃度の表示法は最近，mEq/l，mg/day（正常：10〜15 g/day で尿中に排泄する無機成分では最大量）に代わって mmol/l で示され，この場合の基準値は蓄尿で 170〜250 mmol/l である．測定は血清 Cl 測定と同様イオン選択電極法（ISE）が用いられる．最近は酵素法も用いられる．
- 尿中食塩濃度簡易測定法（試験紙法）は，尿中食塩排泄量が食塩摂取量にほぼ比例することを応用した測定であるが，実際は試験紙に含まれている硝酸銀と Cl^- との反応による呈色をみる方法である．

臨床的意義と検査値の読み方
- 健常成人に対しては食塩摂取量を大まかに知るために測定される．過剰摂取の場合，尿 Cl は増加し，過剰制限の場合，尿 Cl は減少する（尿 Na の変化と並行する）．
- また，代謝性アルカローシスの鑑別に重要で，Cl 反応性代謝性アルカローシス（細胞外液量が減少，生食の投与で改善；尿 Cl 15 mEq/l 以下），Cl 抵抗性代謝性アルカローシス（細胞外液量の減少なし，生食の投与で改善せず；尿 Cl 15 mEq/l 以上）である．
- 他の検体検査，画像診断が進歩した現在，この検査が使用される頻度は減少している．

予想外の値が認められるとき
- 異常高値のときは食塩の過剰投与を，異常低値のときは食塩の過剰制限をまず疑うが，その出現頻度は高くない．Cl が Na とともに異常低値を示すときは，蓄尿時に水を混入させるなど検体として希釈尿が提出された可能性がある．

（伊藤機一）

3H020
クロール（尿）　[保]

chloride (urine)

[別] Cl（尿），塩化物（尿）

測定法 電極法
検体 24時間蓄尿（1日尿量明記）
基準値 170〜250 mEq/day，6〜12 g/day

異常値を呈する場合
[高値] 食塩の過剰投与（まれ）
[低値] 消化液の喪失（嘔吐，胃液の頻回な吸引），Cl 反応性代謝性アルカローシス（尿 Cl が 15 mEq/l 以下に低下，食塩投与で改善）

次に必要な検査▶ 代謝性アルカローシスの原因検索のため，血液ガス分析，呼吸機能の検査が必要である．

3H020
クロール（髄液）

chloride (cerebrospinal fluid)

[別] 塩素（髄液），クロールイオン（髄液），Cl（髄液）

測定法 電極法
検体 髄液
基準値 120〜130 mEq/l

異常値を呈する場合
[低値]
臨床的には低値のみが問題となる．

- 高度減少：結核性髄膜炎（100 mEq/l 以下になることもまれでない）
- 軽度減少：急性細菌性髄膜炎，髄腔内腫瘍，低 Cl 血症のとき（繰り返しの嘔吐，急性腎不全，副腎皮質機能不全など），頭部外傷
- 軽度減少～基準範囲内：無菌性髄膜炎，多発性神経炎

次に必要な検査▶ 髄液 Cl 値に低下をみたとき，髄液蛋白量の増加を確認し，ついで髄液結核菌の証明が要求される．塗抹染色（グラム染色，抗酸菌染色）を行うが，結核性髄膜炎であっても陰性のことがあり（特にフィブリン析出を伴う例ではこれに包蔵され検出しにくい），必ず培養検査を行う．結核菌は最近では DNA プローブ法や PCR による迅速診断も可能である．原発巣（肺結核が多い，再発例を含む）の検索も重要である．

プロフィール

- 髄液中の電解質成分の一つであるクロール（Cl^-）濃度を測定する検査である．
- 髄液中の Cl の基準値は 120～130 mEq/l で，血清（98～108 mEq/l）よりやや高値を示し，その差は髄液と血液との電位差および Donnan（の膜）平衡によるとされる．
- 髄液 Cl は大部分が食塩（NaCl）に由来し，髄液－血液間の移行は容易で，血清 Cl 値の変動とよく並行する．
- 髄液 Cl は臨床的に低値のみが問題となるが，髄液で他に異常所見がない場合は，血清 Cl の減少による二次的現象と考えられる．
- 髄液に細胞数増加と蛋白量増加をみたとき，同時に Cl を測定し，低値を示した場合は髄膜炎（特に結核性）が強く疑われる．結核性髄膜炎での髄液 Cl の低下は，結核症で生じる抗利尿ホルモンの分泌異常による低 Cl 血症が原因とも考えられている．
- 髄液 Cl の定量は血清 Cl 定量とまったく同様に行われ，測定法はイオン選択電極法（ISE）が一般的である．

臨床的意義と検査値の読み方

- 以下のとき本検査を行う．
    ①発熱，頭痛，嘔気・嘔吐，意識障害など髄膜刺激症状を呈した例．
    ②髄液検査で白血球増加や蛋白量増加など髄膜炎の疑いがもたれたとき．
- 結核性髄膜炎の診断にのみ有用といってよい．髄膜炎は緊急治療が要求されるが，起炎菌（ウイルスを含む）の同定には日数を要し，特に結核菌（DNA 検索法も不十分である）は塗抹検査では検出されないことが多く，培養検査も数週間かかるというのが実状で，したがって髄液 Cl 低下（Na も低下）という診断特異性の比較的高いこの検査が重視されている．
- 健常人では髄液 Cl/血清 Cl 比は 1.2 前後で，髄液が 20％ほど高値である．結核性髄膜炎では髄液 Cl が低下するため，この比が 1.0 台（多くて 1.05）にとどまる．すなわち髄液/血清比が鑑別法として意味がある．

予想外の値が認められるとき

- 髄液 Cl が高値を示す例に尿毒症があり，これに結核性髄膜炎を合併すると基準値を呈することになる．
- なお，低値は激しい嘔吐を繰り返した例（胃液中の塩酸の喪失）でもみられるので注意が必要である．

（伊藤機一）

3H025

マグネシウム 保

magnesium

略 Mg

測定法 キシリジルブルー法
検体 血清，尿（蓄尿）
基準値 〈血清〉1.7～2.6 mg/dl
〈尿〉50.0～135.0 mg/day

異常値を呈する場合

高値 腎障害，脱水，ケトアシドーシス，Addison 病，肝炎，甲状腺機能低下症，ミルク・アルカリ症候群，ビタミン D やリチウム投与中など
次に必要な検査▶ 他の電解質検査とともに測定する．

低値 小腸切除術後，慢性下痢，吸収不良症候群，腎不全多尿期，原発性アルドステロン症，甲状腺機能亢進症，副甲状腺機能亢進症，Bartter 症候群，肝硬変，輸液，アルコール依存症，妊娠，授乳，原発性低 Mg 血症，飢餓，高 Ca 血症，各種薬剤（ゲンタマイシン，カルベペニシリン，アンホテリシン B，シスプラチン，シクロスポリン，ほか）
次に必要な検査▶ 他の電解質検査とともに測定する．

プロフィール

- マグネシウム（Mg）は細胞内に多く存在する無機物である．元素としては，アルカリ土類に属する金属で，2 価の陽イオンを形成する．
- ヒト生体内含有量は成人で約 24 g（1 mol）である．Mg の 60～65％が骨に，23％が筋肉に，残りが他の組織に存在する．循環血液中では，血清中に 0.2％，血球中に 0.47％が存在する．血清中では，イオン型が 55％，リン酸・クエン酸との結合型が 25％，蛋白結合型が 20％である．
- Mg は細胞内では酵素反応の活性化因子（特に ATP 産生にかかわる径路の）として働く．またアミノ酸の活性化，蛋白質の合成，リボゾームの保全，RNA や DNA の合成，神経筋における情報伝達，補体の作用などに働く．
- キシリジルブルー法では，エタノール存在下で生成される Mg^{2+} 錯化合物の 510 nm の吸光度を測定することにより Mg 量を求める．本法は簡便ではある

が，Ca^{2+} などの陽イオンの影響を完全には否定できない．原子吸光法は Ca などの影響を受けることなく高感度の測定が可能である．最近，Mg^{2+} 測定用イオン選択電極が開発されて，生理的活性をもつ Mg^{2+} の濃度が測定できるようになっている．

臨床的意義と検査値の読み方
- 本検査は下記の場合に必要となる．
  ① 易興奮性，テタニー，痙攣，心電図の異常，神経筋の異常などにより Mg の欠乏症が疑われた場合（ただし Ca 欠乏症に類似する）．
  ② 小腸切除術後，慢性下痢，アルコール依存症，ジギタリス製剤，利尿剤の投与などで Mg 欠乏状態が疑われる場合．
  ③ 腎障害，徐脈などから Mg 高値が疑われる場合．
- Mg は食事として1日約 300 mg 摂取され，その 40～50％は腸管から吸収される．排泄は，主に腎臓から 1/3，便から 2/3 が行われる．このため，①摂取飲食物中の Mg 不足，②禁食下輸液管理中などの理由による Mg 欠乏，③持続する嘔吐，下痢，消化液喪失による Mg 喪失，などの理由により Mg は欠乏する．一方，腎臓機能の障害では Mg の過剰が起こりやすく，糸球体濾過率（GFR）が 30 ml/min 以下では Mg は上昇するとされる．
- Mg が生体で欠乏しはじめると，血清中の Mg が基準値なりながら，尿中の Mg の排泄がゼロに近くなるほど低下し，血球でも低下する．また慢性の Mg 欠乏でも血清 Mg は必ずしも低下するとは限らない．このため，Mg 欠乏を疑う場合は，血清，血球，尿の Mg を測定する．一方，高 Mg 血症は血清の Mg を測定する．

予想外の値が認められるとき
- EDTA などのキレート剤が検体に混入していないかを確認する．測定法を確認するとともに，採血から血清分離までの時間，保存状態（冷凍，冷所保存で細胞内 Mg が溶出する可能性がある），検体が溶血していなかったか，などを確認する．尿中 Mg 測定には，Mg 複合物の形成を抑制するために塩酸蓄尿する．
- まれな無症候性の内分泌疾患が背景に存在しないかを考慮する．

（久保信彦）

3H025
マグネシウム（尿）　保
magnesium (urine)

別 Mg（尿）

測定法　キシリジルブルー法
検 体　24 時間蓄尿（1日尿量明記）
基準値　50～135 mg/day
異常値を呈する場合
高値　急性腎不全の利尿期，原発性アルドステロン症，副甲状腺機能低下症，高 Ca 血症，糖尿病

低値　急性腎不全，慢性腎不全，脱水症，重症糖尿病ケトアシドーシス，低アルドステロン症（Addison 病），アルコール中毒症

プロフィール
- 24 時間尿中に排泄されるマグネシウム（Mg）を定量する検査である．
- Mg は細胞内に豊富に存在する二価の陽イオンであり，体内において酵素活性やエネルギー代謝過程で重要な働きを行っている．しかし，同じ二価陽イオンの Ca に比べ，単独欠乏症も少なく特有症状に乏しいため，尿 Mg の測定頻度は血清 Mg と同様，高くない．
- 飲食物により摂取され，吸収率は 40～50％で，血中に入ったものは主として腎から排泄され，腸管からの排泄は少ない．腎での Mg の血中排泄閾値濃度は 1.6 mEq/l であり，その排泄量は血中濃度に左右される．
- Mg 欠乏症は摂取飲食物中の Mg の不足，慢性下痢，下剤使用で多量の消化液を失ったときにみられる．尿細管機能が正常の場合には，再吸収が高まって尿中 Mg 排泄は著しく低下する．

臨床的意義と検査値の読み方
- 低 Mg 血症，腎不全の鑑別，診断に用いられるが，測定頻度は高くない．最近では，他の検体検査，画像診断が進歩しているので，検査の頻度は減少している．
- 最近，アルコール中毒症での尿 Mg の低下が報告されている．

予想外の値が認められるとき
- 蓄尿の場合，リン酸塩（リン酸アンモニウムマグネシウム）となって沈殿している場合があり，よく混和しない尿を検体として用いると低値となる．

（伊藤機一）

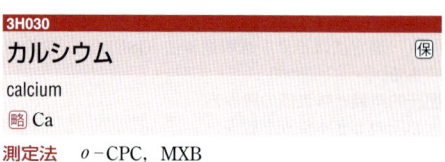

3H030
カルシウム　保
calcium

略 Ca

測定法　o-CPC，MXB
検 体　血清，尿（蓄尿）
基準値　〈血清〉8.2～10.0 mg/dl（o-CPC）
　　　　　　　8.8～10.2 mg/dl（MXB）
　　　　　〈尿〉0.10～0.30 g/day
異常値を呈する場合
Critical/Panic value
【Ca 6 mg/dl 以下】
対応▶低 Ca 血症性テタニー（痙攣）をきたすため主治医にただちに報告する必要がある．
【Ca 12 mg/dl 以上】
対応▶致死性不整脈，筋麻痺，意識障害などで死に

至るため主治医にただちに報告する必要がある．

高値 甲状腺ホルモンまたは類似物質の過剰（原発性副甲状腺機能亢進症，悪性腫瘍など），ビタミンDまたは類似物質の過剰（ビタミンD中毒，サルコイドーシスほか），骨代謝異常（悪性腫瘍の骨転移，多発性骨髄腫など），原因不明のカルシウム排泄障害（腎不全，ミルク・アルカリ症候群など），その他（甲状腺機能亢進，褐色細胞腫，Addison病など）

低値 副甲状腺ホルモンの欠乏または作用不全（副甲状腺機能低下症），ビタミンDおよびその誘導体の欠乏および作用不全（ビタミンD欠乏，アミロイドーシスなど），その他（急性膵炎，敗血症など）

プロフィール

- カルシウム（Ca）は生体中で最も多量に存在する無機物である．約99％以上は骨や歯などに存在し，リン酸とともにハイドロキシアパタイトを形成して骨格を維持する．残りの1％は細胞内に存在し，血清中のCaはわずか0.1％である．血清中では約1/2が遊離したイオン（Ca^{2+}）として，残りの半分はアルブミンと結合している．
- このイオン化Caは機能上重要で，血液凝固，酵素の活性化，筋収縮，神経刺激伝導等に必須である．また，細胞膜や毛細血管の透過性を低下させたり，神経，筋の被刺激性を減少させたりする．このため，Caは最も厳密に恒常性が保たれているとされている．

臨床的意義と検査値の読み方

- 本検査は下記の場合に必要となる．
  ① ビタミンDや副甲状腺の過剰や不足，腎臓疾患，甲状腺疾患，副腎疾患などの内分泌疾患による血清Caの異常を調べるとき．
  ② 骨粗鬆症，骨髄腫，悪性腫瘍の骨転移など，骨代謝障害による血清Caの異常を調べるとき．
  ③ 意識障害，心電図異常，膵炎，敗血症などの徴候・疾患で，これらに関連して血清Caの異常の有無を知りたいとき．
- 血清Ca値の調節は，Ca調節ホルモン（副甲状腺ホルモン）やビタミンDにより影響される．過剰な血清中のCaは腸管に分泌されて，便中に排泄されるため，尿中排泄量は比較的一定であり，ほぼ血清Ca値と平行する．
- 血清Caの高値の大半は副甲状腺機能亢進症か悪性腫瘍に伴うものである．悪性腫瘍に伴うCa高値は腫瘍の産生する液性因子によるものと，腫瘍による転移性骨病変（骨破壊）によるものがある．一方，低Ca血症は，高P血症を伴う場合は副甲状腺機能低下症か腎不全があり，低P血症を伴う場合はビタミンD欠乏を考慮する．
- 細胞機能や骨代謝に役割を果たすのはイオン化Caであり，残りはアルブミンと結合している．低アルブミンの場合は，これを補正して評価する．

補正Ca（mg/dl）
= 血清Ca（mg/dl）− 血清アルブミン（g/dl）+ 4
（補正Ca：8〜10.2 mg/dl）

予想外の値が認められるとき
- EDTAなどのキレート剤が検体に混入していないかを確認する．
- 高齢者ではアルブミン値の低下に伴い若干の低下がみられる．　　　　　　　　　　　　（久保信彦）

3H030

カルシウム（尿）　　　保

calcium (urine)

別 Ca（尿）

測定法　o-CPC（オルトクレゾールフタレインコンプレクソン法）

検体　蓄尿

基準値　0.1〜0.3 g/day

異常値を呈する場合

高値 原発性副甲状腺機能亢進症，甲状腺機能亢進症，悪性腫瘍による高Ca血症，ビタミンD中毒症，サルコイドーシス，アシドーシス，特発性高Ca尿症，先天性高Ca尿症，高蛋白摂取

低値 副甲状腺機能低下症，偽性副甲状腺機能低下症，ビタミンD欠乏症，慢性腎不全，Ca摂取不足，P摂取過剰，サイアザイド利尿剤投与，リチウム長期投与，アルカローシス

次に必要な検査▶ 尿Ca増加の場合，血清Ca，P，ビタミンDの測定値を参照しながら基礎疾患の検索へと進める．特発性高Ca尿症の鑑別には尿細管Ca再吸収能（低下）をみる方法がある．

プロフィール

- 健常人は尿中に少量のカルシウム（Ca）を排泄し，その量は食事によるCaの増減に従って変動する．尿Caは副甲状腺ホルモン（PTH），カルシトニン，ビタミンDによって調整されている．しかし，血清Caのように厳しく調整されておらず，血清Ca量と併せて病態の把握がなされる．
- Caは1日当たり150〜250 mgが腸管から吸収され，その大部分が腎から排泄される．
- 尿中Ca測定は血清Ca測定に比べて臨床的意義に乏しい．しかし，まれに血清Caが正常で尿中Caが増加する特発性高Ca尿症，先天性高Ca尿症があり，尿路結石症，特発性微小血尿をきたし，これらの鑑別に尿Caの測定は不可欠である．
- 基準値は女性の方がやや低く，Ca/クレアチニン比 = 0.05〜0.15，体重1 kg当たり1〜4 mg/dayである．

臨床的意義と検査値の読み方

- 副甲状腺機能亢進症，副甲状腺機能低下症（特発性，偽性），甲状腺機能亢進症の診断に際し測定する．多

---

h 電解質・血液ガス

くは同時に血清Ca，P，尿中cAMPの測定が必要である．また尿路結石症，微小血尿の原因探索に有用なことがある．

- 尿Ca測定のみでは臨床的意義は乏しく，血清Ca，P，腎X線，尿沈渣など基本的検査所見による総合判定が必要である．
- 一般には尿Caと血清Ca量は並行する．例えば副甲状腺機能亢進症は尿Ca増加・血清Ca増加を示し，同低下症は尿Ca減少・血清Ca減少を示す．しかし，尿Ca減少・血清Ca増加の例としてミルクアルカリ症候群，サイアザイド剤投与，家族性低Ca尿性高Ca血症がある．
- 最近，小児科領域で話題性を増している疾患に先天性高Ca尿症がある．学校検尿で「微小血尿」を指摘される例の一部に本症があり，結石症を合併することがある．本症では体重1kg当たりCa量は4mg/day以上またはCa/クレアチニン比0.25以上である．

予想外の値が認められるとき

- 日本人のCa摂取量が少ないことが報告されたことも手伝って，錠剤，機能性食品などで必要以上に摂取している者がみられ，その分だけ尿Caは高くなる．
- 低Ca尿は，蓄尿時にCa塩の沈殿を生じたものを十分に撹拌せずに検査材料としたときにみられる（尿pHを3前後にしておくと防げる）．サイアザイド利尿剤，リチウム投与例も低下する．　　　　（伊藤機一）

3H035
イオン化カルシウム　　保

calcium, ionized

別 Caイオン

測定法	イオン電極法
検体	血清
基準値	2.24〜2.58 mEq/l

異常値を呈する場合

高値 原発性副甲状腺機能亢進症，悪性腫瘍（PTH関連蛋白の分泌，骨転移による骨融解），ビタミンD中毒，ビタミンA中毒，サルコイドーシス，ミルクアルカリ症候群，Addison病，結核，甲状腺機能亢進症

低値 副甲状腺機能低下症，ビタミンD欠乏症，慢性腎不全，悪性腫瘍骨形成性転移，急性膵炎

次に必要な検査▶

- カルシウム異常の原因を検索する．
- 肝機能，腎機能および電解質検査，ビタミンDの定量，副甲状腺機能検査，胸部X線検査，経静脈腎盂造影，骨X線検査．

プロフィール

- イオン化カルシウムは血中に遊離型として存在し，重要な生理的作用を担うカルシウムイオン（Ca^{2+}）のことである．
- カルシウム（Ca）は生体中に最も多量に存在する無機物で，その99％以上は骨や歯などで骨格の維持およびCaの貯蔵庫として働く．血清Caは約50％以上が遊離型，残りは血清蛋白，主としてアルブミンと結合し，一部はカルシウム塩（炭酸塩やクエン酸塩）と結合した型で存在している．
- イオン化カルシウムはカルシウム調節ホルモンである副甲状腺ホルモン（PTH），カルシトニン，活性型ビタミンD_3〔1,25-$(OH)_2$-D_3〕によるフィードバック機構によって，かなり狭い範囲に正確に微調整されている．
- 細胞の浸透圧調整，血中電解質濃度の調節，筋肉や神経の興奮性および血液凝固をはじめ，他の酵素活性の賦活因子として作用する．

臨床的意義と検査値の読み方

- 本検査は，次のようなときに行われる．
  ① 高カルシウム血症または低カルシウム血症を疑うとき．
  ② 副甲状腺ホルモンとビタミンDによるカルシウム調節機構の異常を疑うとき．
  ③ 悪性腫瘍の存在を疑うとき．
- 人間の体では細胞外液にあるイオン濃度を一定の値に保つというホメオスタシスのメカニズムがあり，カルシウムの調節は主としてPTHとビタミンDによって行われている．すなわち，その調節系自身に異常があったり，また調節範囲を超える過剰なカルシウムの流入がある場合に，一定のカルシウム濃度を保つことができず高カルシウム血症または低カルシウム血症になり，全身の細胞の機能が侵されることになる．
- 保険請求では血清カルシウムと血清イオン化カルシウムを同時に依頼すると，どちらか一方のみ算定される．

予想外の値が認められるとき

- 測定器具の汚染の確認．　　　　　　　（浅野　博）

3H040
無機リン　　保

inorganic phosphate

略 IP，P

測定法	リンモリブデン酸法
検体	血清，尿（蓄尿）
基準値	〈血清〉2.5〜4.5 mg/dl（成人） 　　　　4〜7 mg/dl（小児参考値） 〈尿〉359〜1,050 mg/day

異常値を呈する場合

高値 腎不全，各種副甲状腺機能低下症，サルコイドーシス，悪性腫瘍骨転移，ビタミンD過剰，先端巨大（末端肥大）症など

263-00867

272　*3*　生化学的検査

低値 各種副甲状腺機能亢進症，副甲状腺ホルモン産生腫瘍，ビタミンD欠乏症，尿細管性アシドーシスなど

プロフィール

- リン（P）は生体中にカルシウムに次いで多く存在する無機物である．生体中のリン量は体重の約1％（500～800 g）といわれる．その80～90％は骨に，約15％が細胞内液に存在するが，細胞外液には少なく，約0.1％（400～700 mg）といわれている．無機リン酸化合物のうちイオンで存在するHPO_4^{2-}と$H_2PO_4^-$を無機リン（IP）といい，HPO_4^{2-}と$H_2PO_4^-$の存在比は4：1である．
- 本検査はこれらのイオン化したリンを血清や尿中で測定している．IPは内分泌，骨代謝の異常を知るためにカルシウムとともに測定される．IPはカルシウムと異なり，血清レベルと生理作用に関係はなく，血清IP値が著明に変動しても症状として現れることはない．

臨床的意義と検査値の読み方

- 本検査は下記の場合に必要となる．
  ①腎不全，各種副甲状腺機能低下症，サルコイドーシス，悪性腫瘍骨転移，ビタミンD過剰症，先端巨大（末端肥大）症など，IP高値が疑われる場合．
  ②各種副甲状腺機能亢進症，副甲状腺ホルモン産生腫瘍，ビタミンD欠乏症，尿細管性アシドーシスなど，IP低値が疑われる場合．
- 腎機能が正常の場合，3.2 mg/dl以下の血清IPはほとんど尿細管から再吸収される．これ以上の濃度の場合，IPは尿中に排泄されるが，副甲状腺ホルモン（PTH）は尿中へのIP排泄を促し，血中濃度を低下させる．
- 一方，PTHは骨からの移行カルシウムを上昇させるが，このとき［Ca］×［IP］の溶解度積は一定に保たれる．IPの血清濃度は，①消化管からのIPの吸収，②骨からのIPの血清への移行，③IPの異化，④細胞内外の移行，⑤腎よりのIPの排泄に影響をうける．このため，カルシウムや骨代謝マーカーの測定を行い病態を把握する必要がある．
- 血清IPが高値を示す原因には，過剰なPの摂取，腎臓からの排泄の低下，細胞内から細胞外への移行（異化亢進や組織破壊）などがあり，逆に低値を示す原因に，消化管からの吸収低下，尿中への排泄促進，細胞外から細胞内への移行がある．

予想外の値が認められるとき

- 試験管内の溶血，長時間の放置，冷所保存による細胞破壊などでIPは偽りの高値を示す．逆にEDTA，NaFの添加された検体では偽りの低値になる．
- 患者の年齢を確認する．成長期の小児のIP値は成人よりも高い．ほかにも，食後に低値を示すこと，約2 mg/dlの日内変動（早朝低く午後高い）があることが知られている．

（久保信彦）

3H040

無機リン（尿） 保

inorganic phosphate (urine)

別 P（尿），リン（尿），IP（尿）

測定法 モリブデン酸直接法
検体 蓄尿
基準値 0.5～2.0 g/day
異常値を呈する場合

高値 副甲状腺機能低下症，急性骨萎縮，ビタミンD過剰症，サルコイドーシス，先端巨大症，甲状腺機能亢進症，Fanconi症候群

低値 副甲状腺機能亢進症，ビタミンD欠乏症，くる病，骨軟化症，吸収不良症候群

次に必要な検査▶ 内分泌機能検査（副甲状腺，甲状腺）が必要である．

プロフィール

- 24時間尿中に排泄される無機リン（inorganic P：IP）の量を測定する検査である．
- 尿中IP（以下P）は主として食物として摂取されたPの量に比例し，血清Pとの関連をみることで臨床的意義が高まる．
- 尿中へのPの排泄には血中P排泄値が関与し，血中Pが3.2 mg/dl以下ではほとんどが尿細管で再吸収され，尿に出現しにくくなる．Pは腎から約90％が，便から約10％が吸収量に比例して排泄される．
- 尿中Pは食事以外に副甲状腺ホルモン（PTH），ビタミンDによる支配を受ける．

臨床的意義と検査値の読み方

- 尿細管再吸収能をみる目的で検査される．また，副甲状腺機能亢進症および副甲状腺機能低下症の鑑別に血清P，PTH，尿中Ca，cAMPの測定値を参照しながら観察される．ただし，他の検体検査，画像診断が進歩した現在，この検査の頻度は減少している．
- 偽性副甲状腺機能低下症は外因性PTHに対する反応性をみるEllsworth-Howard試験が一般に行われ，尿中cAMPの測定により鑑別が行われる．PTH静注2時間後，負荷前2時間値に比べ35 mg以上排泄増加のものを（＋）とする．
- 尿P測定のみでの臨床的意義は乏しく，血清Pとの関係において，尿細管のP再吸収に関連する尿中P排泄量として観察される．すなわち，尿細管P再吸収係数（TRP，基準値80～94％），尿細管P最大再吸収率（TmP/GFR，基準値22～40 mg/dl），Pクリアランスなどとして計算される．

  TRP = 1 − UP・SC/SP・UC
  　（すなわち TRP = 1 − CP/C$_{cr}$）
  CP = UP・V/SP（ml/min）
  　ただし，UP：尿中P濃度，UC：尿中クレアチニン濃度，SP：血清P濃度，SC：血清クレアチニン濃度（いずれも mg/dl），V：尿量（ml/min）

h 電解質・血液ガス　273

- このうち TRP は内因性 PTH 分泌の多寡を知る簡易試験である．PTH は尿中 P 排泄促進作用があり，蓄尿と採血検体で両者の P，クレアチニン値から TRP が求められ，副甲状腺機能亢進症の約 80% の例で低値を示す．ただし慢性腎不全，尿細管障害，骨軟化症，サルコイドーシス，ビタミン D 中毒でも低値を示すので注意が必要である．
- 最近は正確度の上から TmP/GFR が求められる．午前 8:00 に排尿，午前 9:00 に採血，午前 10:00 に採尿し，尿中 P とクレアチニンを測定し，CP/C$_{cr}$ と血清 P 値から Bijvoet のノモグラムを用いて求められる．

- **予想外の値が認められるとき**
- 異常低値のとき，蓄尿時に生成された塩類が沈殿しているのをよく攪拌せずに検体として提出されている可能性がある．

(伊藤機一)

3H045

浸透圧　保

osmotic pressure

略 Sosm（serum osmolality）

測定法　氷点降下法
検体　血清またはヘパリン血漿
基準値　〈血清〉270〜295 mOsm/l
　　　　　〈血漿〉280〜290 mOsm/l

異常値を呈する場合
高値　糖尿病，尿崩症，口渇中枢障害，発汗，発熱，急性脱水症，意識障害，浸透圧利尿薬の使用時，アルコール中毒，高尿素窒素血症，本態性高 Na 血症
低値　ADH 分泌異常症候群（SIADH），心因性多飲症，嘔吐，下痢，副腎皮質機能低下，利尿薬，うっ血性心不全，肝硬変，ネフローゼ症候群

次に必要な検査 ▶ 血漿浸透圧の異常を認めたとき，表 3-11 のような疾患を考慮し，検査を進める．

プロフィール
- 体液の恒常性を保つために，血漿浸透圧は生理的条件下では 280〜290 mOsm/kgH$_2$O の狭い範囲に厳密に調節されている．
- 調節は口渇および抗利尿ホルモン（ADH）の分泌を介し行われる．血漿浸透圧が変化すると視床下部の浸透圧受容体で感知され，口渇中枢により水分摂取量が調節される．また，ADH 分泌により腎からの自由水の排泄が調節され，その結果浸透圧は一定に保たれる．

臨床的意義と検査値の読み方
- 血漿の浸透圧を測定することにより，体液の濃縮・希釈の状態を知ることができる．体液恒常性維持機構が正常に働いているか，また異常の原因は何かの的確な判断には血清・尿の浸透圧を同時に測定する．

■表3-11 浸透圧が異常値をきたす疾患

高浸透圧血症	低浸透圧血症
高 Na 血症	低 Na 血症
水欠乏	水過剰
脱水	SIADH
中枢性高 Na 血症	重症浮腫
Na 過剰	副腎不全[c]
高張食塩水投与	甲状腺機能低下症
高 Na 血症を伴わぬもの	Na 欠乏
高血糖[a]	利尿薬
高窒素血症	浸透圧利尿
高乳酸血症	Na 摂取不足
体外からの溶質負荷[b]	（＋嘔吐，下痢など）

(清水倉一，他)

[a] 高浸透圧性非ケトン性昏睡では高血糖と高 Na 血症を伴う．
[b] メタノール，エタノール，マニトール，グリセロールなどの溶質負荷．
[c] 下垂体機能低下症，ACTH 単独欠損症，Sheehan 症候群，原発性副腎機能低下症などにおけるグルココルチコイド欠乏．

- 血漿の浸透圧を規定する主なものは，Na などの電解質とブドウ糖，尿素である．
- 血漿浸透圧（Posm）は，
$$\text{Posm (mOsm/kgH}_2\text{O)} = 2 \times \text{Na (mEq/}l) + \frac{\text{ブドウ糖 (mg/d}l)}{18} + \frac{\text{尿素窒素 (mg/d}l)}{2.8}$$
と表され，後 2 者が値としては小さいため Posm ≒ 2 × Na と簡略化され，血漿浸透圧は通常 Na の 2 倍になる．
- 血漿浸透圧が高い場合，Na が高い以外に，ブドウ糖や尿素窒素が高値のときや血漿浸透圧ギャップ（osmolar gap）を認める浸透圧物質エタノール，メタノール，グリセロール，マニトールの存在が考えられる．血漿浸透圧ギャップとは血漿浸透圧の実測値と上記の式より得られた計算値との差であり，電解質異常や意識障害をみたとき，原因検索の手がかりになることがある．
- 血漿浸透圧が正常でも Na が低い場合があり，高蛋白血症（骨髄腫など）や高脂血症のときで，これは偽低 Na 血症のことが多い．

予想外の値が認められるとき
- 測定上の問題や偽低 Na 血症などについて考慮する．

(大井洋之)

3H045

浸透圧（尿）　保

osmotic pressure (urine)

略 Uosm（urine osmolality）

測定法　氷点降下法

検 体　尿
基準値　581 ～ 1,136 mOsm/l
異常値を呈する場合
高値　ADH分泌異常症候群（SIADH），脱水，副腎不全
低値　尿崩症，心因性多飲症，慢性腎不全，間質性腎炎，腎性尿崩症，Sjögren症候群，アミロイドーシス，多発性骨髄腫など，副腎不全，電解質異常（高Ca，低K）

次に必要な検査▶
- 異常を疑ったときには既往歴，投薬の有無，腎障害の有無や程度，尿蛋白，血糖，クレアチニン，BUN，Na，K，Cl，Ca，Pなどの一般検査が必要である．
- そのうえで必要なら水制限，水負荷試験とともに，甲状腺ホルモン，コルチゾール，ADHなどを検索する．水制限や水負荷試験では病態を十分考え危険がないことを確かめ施行することが必要である．

プロフィール
- 尿浸透圧の値は飲水量，食物の摂取量，発汗，発熱，嘔吐，下痢などにより影響される．
- 正常人では尿浸透圧と尿比重はほぼ正の相関関係にある．糖，アルブミン，蛋白などが多量に尿中に存在している場合，尿比重は尿の濃縮力以上に高値を示すため，臨床の場において尿の浸透圧の測定は有用である．
- 測定は浸透圧の変化によって変動する氷点降下，沸点上昇，蒸気圧降下などを応用した測定法があるが，一般に氷点降下法による浸透圧計が多く用いられている．

臨床的意義と検査値の読み方
- 本検査は，症候として多尿，乏尿があるとき，腎機能の悪化が考えられるとき，電解質異常が考えられるとき（血中Na，K，Ca，Clなどの異常），腎の濃縮力の障害の有無を知りたいとき，また血液ガスの異常が存在するときなどの原因検索に有効である．
- 尿の濃縮・希釈は，水分と溶質のバランスとそれを調節するホルモン（抗利尿ホルモン）および腎の機能により決まる．尿の濃縮や希釈により生体は血漿浸透圧を一定に保とうとしている．
- 体液バランスに応じた反応を比重や浸透圧が示さないときに，ADH分泌の異常や腎の異常，視床下部渇中枢の異常を考える．
- 尿浸透圧は尿中の溶質濃度を示している．血漿とは異なり，尿浸透圧を決定する主なものは代謝老廃物（尿素，クレアチニン，尿酸など）とNaである．
  ① 尿浸透圧を上昇させる因子としては，体液の欠乏とSIADHが主である．SIADHは血漿浸透圧に比較し尿浸透圧が不適切に高い．
  ② 尿浸透圧を低下させる因子としては，体液の過剰な状態や尿崩症が考えられる．

予想外の値が認められるとき
- 水制限や水負荷の検査を行うとき，一定時間後検体を採取するが，検査前に完全に排尿することを忘れないように注意する．　　　　　　　　　　（大井洋之）

3H050
動脈血 pH　保

arterial blood pH

別　pH（動脈血）

測定法　ガラス電極法
検　体　ヘパリン加動脈血（保存不可）
基準値　7.35 ～ 7.45
異常値を呈する場合
Critical/Panic value
【7.1未満】【7.6以上】
対応▶他の血液ガス分析項目を参考にして，迅速に対応する．

高値
- 呼吸性アルカローシス（PCO$_2$低下）：特発性過換気症候群，器質的中枢神経疾患，甲状腺機能亢進症，肝性昏睡，肺塞栓症など
- 代謝性アルカローシス（HCO$_3^-$上昇）：嘔吐，Cushing症候群，Bartter症候群，低K血症，ミルクアルカリ症候群など

低値
- 呼吸性アシドーシス（PCO$_2$上昇）：慢性閉塞性肺疾患，肺水腫，肺線維症，肺性心，Pickwickian症候群など
- 代謝性アシドーシス（HCO$_3^-$低下）：糖尿病ケトアシドーシス，尿毒症，乳酸アシドーシス，腎不全，下痢など

次に必要な検査▶
- pH，PCO$_2$，HCO$_3^-$，PO$_2$を同時に測定する．
- 病歴や電解質異常の成因，薬物や毒物の使用をチェックして酸・塩基平衡異常を分析する．

プロフィール
- 動脈血pHは血液ガス分析の一つであり，呼吸機能検査の一つでもある．
- 動脈血液の水素イオン濃度（pH）を測定する．
- 人間の生体において動脈血pHは7.35から7.45の狭い範囲内に維持されている．pH 7.00以下，7.80以上では生命維持が困難である．生体においてpHを一定に保つ調節機構があり，体液の恒常性（homeostasis）を維持するための緩衝系（buffer system）が働いている．
- 動脈血pHは多くの緩衝系の作用，肺からの炭酸ガスの排泄，腎による水素イオンの排泄などの総合的な結果である．
- 通常，血液ガス分析装置によりO$_2$分圧（PO$_2$），CO$_2$分圧（PCO$_2$）と同時に測定される．また，検体の保

存上，検査所での受託検査は不可能である．

臨床的意義と検査値の読み方

- pH の単なる低値を酸血症（pH ＜ 7.35）またはアシデミア（acidemia），高値をアルカリ血症（pH ＞ 7.45）またはアルカレミア（alkalemia）と表現するのが適切である．
- 臨床上アシドーシス（acidosis）もしくはアルカローシス（alkalosis）という言葉は，pH の変化を招くような生理学的な異常を表現しており，慢性呼吸性アシドーシスでは，腎における代償作用により pH は正常かアルカリ血症を示していることがある．
- 動脈血は血行異常がない限り，肺内ガス交換の状況を最もよく反映しており，体内のあらゆる部分で均一である．
- 動脈血測定の温度は 37℃ と決められており，体温が上昇すれば pH は低下する．pH-温度係数は－0.0147 pH/℃ が一般に採用されている．
- 患者の酸・塩基平衡異常に関する全体的評価のためには，動脈血の pH，PCO_2，重炭酸イオンならびに水と電解質異常を総合的に判断する必要がある．

（櫻林郁之介）

3H055
CO_2 分圧
保

arterial blood carbon dioxide partial pressure

略 PCO_2　別 動脈血 CO_2 分圧，$PaCO_2$，炭酸ガス分圧

測定法　ガラス電極法
検体　ヘパリン加動脈血（保存不可）
基準値　35～45 Torr

異常値を呈する場合
Critical/Panic value
【20 Torr 未満】【急性 51 Torr 以上】【慢性 71 Torr 以上】
対応▶ 他の血液ガス分析項目をみながら，迅速に対応する．

高値
- 呼吸性アシドーシス（pH 低値）：慢性閉塞性肺疾患，肺水腫，肺線維症，肺性心，Pickwickian 症候群
- 筋疾患：Guillain-Barré 症候群，多発性硬化症，筋ジストロフィーなど

低値
- 呼吸性アルカローシス（pH 高値）：特発性過換気症候群，脳血管障害，脳炎，髄膜炎，敗血症，肺不全，肺塞栓症
- 代謝性アシドーシス：腎不全

次に必要な検査▶
- pH，HCO_3^-，PO_2 などを同時に測定する．
- データの解釈にあたり，病歴や電解質異常の成因，薬物や毒物の使用をチェックする必要がある．

プロフィール
- CO_2 分圧（PCO_2）は血液ガス分析の一つであり，呼吸機能検査の一つでもある．
- 動脈血液中に溶解した CO_2 の分圧であり，肺におけるガス交換の効率を示す指標である．
- 溶液のガス圧力または分圧を表す単位として Torr（トール）が用いられる．mmHg と同義語である．
- CO_2 分圧は肺胞換気量に逆比例し，換気不足であれば PCO_2 は上昇し，過換気であれば低下する．また pH とともに酸・塩基平衡を反映している．
- 体内に生じた酸の排泄は，腎における水素イオンの排泄，肺における CO_2 の排泄であり，腎不全となれば代謝性アシドーシス，呼吸不全となれば呼吸性アシドーシスとなる．

臨床的意義と検査値の読み方

- CO_2 分圧が上昇すると，呼吸中枢の興奮により換気が増大し CO_2 を排出する．高 CO_2 血症（hypercapnia）は，脳の損傷や呼吸中枢の活動低下，呼吸筋やそれを支配する神経の障害（筋ジストロフィー）などによって起こる．
- 肺気腫など閉塞性障害が進行すると死腔量が増大し，肺胞換気量が減少するため高い CO_2 分圧が持続する．
- 肺炎や肺水腫などの初期には，肺内の換気刺激受容体の興奮により過換気が生じ，CO_2 分圧は低下する傾向がある．まず O_2 分圧低下が生じ，さらにひどくなると CO_2 分圧が上昇する．
- 呼吸不全は，呼吸に関与する器官の障害により，酸素不足，CO_2 過剰が高度となり，生体が正常の機能を営みえない状態をいう．CO_2 分圧 50 Torr 以上，O_2 分圧 60 Torr 以下をいう．その他，本検査は，人工呼吸器の換気条件の設定，評価のために行う．

（櫻林郁之介）

3H060
O_2 分圧
保

arterial blood oxygen partial pressure

略 PO_2　別 動脈血 O_2 分圧，PaO_2，酸素分圧

測定法　ガラス電極法
検体　ヘパリン加動脈血（保存不可）
基準値　臥位：PO_2 ＝ 100.0 － 0.4×年齢（Torr）
　　　　座位：PO_2 ＝ 100.0 － 0.3×年齢（Torr）

異常値を呈する場合
Critical/Panic value
【急性 49 Torr 以下】【慢性 39 Torr 以下】
対応▶ 他の血液ガス分析項目を参考にして，迅速に対応する．

高値　過換気症候群，代謝性アシドーシス，酸素吸入時

低値　低酸素症（肺水腫，肺線維症，神経・筋疾患，代謝性アルカローシス），間質性肺炎，浮腫〔ニューモシスチス（旧：カリニ）肺炎，癌性リンパ管症，ブレオ肺臓炎〕，先天性心疾患（右→左シャント）

次に必要な検査▶pH, HCO_3^-, PCO_2, SO_2 などを同時に測定する.

プロフィール
- O_2 分圧（PO_2）は血液ガス分析の一つであり，呼吸機能検査の一つでもある.
- 動脈血液中に溶解した O_2 の分圧であり，血液中の酸素ガスの利用度を反映している.
- 溶液のガス圧力または分圧を表す単位として Torr（トール）が用いられる．mmHg と同義語である.
- 血中に溶存する酸素濃度は血中の PO_2 に比例する（ヘンリーの法則）ことから，PO_2 を測定することにより，酸素濃度を推測することができる.
- 血中酸素の低下や CO_2 の上昇があれば，換気運動かあるいは肺内ガス交換のいずれかの段階に異常があり，CO_2 の拡散は酸素の拡散の約20倍高く，多くの場合，CO_2 上昇以前に酸素の低下がみられる.
- 体内の酸素予備量はきわめて少なく（1 l 程度），酸素の供給が止まると数分間で死に至る.
- 通常，血液ガス分析装置により pH, CO_2 分圧（PCO_2）と同時に測定される．また，検体の保存上，検査所での受託検査は不可能である.

臨床的意義と検査値の読み方
- 血液による酸素の組織への輸送は，まず酸素が肺胞から肺胞膜を通過し血液中に入ること，次に血流量に対し十分な肺胞換気量があり，さらに肺・心臓その他で静脈血混入がないことにより行われる.
- 血中で供給される総酸素量は O_2 分圧に比例する物理的溶存酸素量とヘモグロビン結合酸素量の和である．物理的溶存酸素量は酸素溶解度と温度によって異なる．血液中には 3 %くらいが溶存している.
- 酸素はヘモグロビンと結合し，オキシヘモグロビンの形で血中を運搬される．酸素とヘモグロビンの結合は血液酸素含量，CO_2 分圧，血流 pH により影響を受ける.
- O_2 分圧は酸素消費量と関連し，酸素吸入などにおいて高熱のときは高めに設定する必要があり，逆に甲状腺機能低下症では O_2 分圧は低下する.
- 全自動血液ガス分析装置による測定では，血液のヘモグロビン含量も測定し，酸素含量，O_2 飽和度なども同時に算出される．その他，本検査は人工呼吸器の換気条件の設定・評価に用いる.

（櫻林郁之介）

3H065
O_2 飽和度
oxygen saturation

略 SO_2　別 SaO_2, O_2 sat, 酸素飽和度
測定法 電極法
検 体 ヘパリン加動脈血（保存不可）
基準値 94～97 %（大気安静呼吸時）

異常値を呈する場合
低値 換気不全（PCO_2 の上昇），肺胞毛細管ブロック症候群，換気血流分布関係の障害

次に必要な検査▶pH, HCO_3^-, PCO_2, PO_2 などを同時に測定する.

プロフィール
- O_2 飽和度（SO_2）は血液ガス分析により算出される一つの指標である.
- 血液の実際のヘモグロビン結合酸素量（Hb 結合 O_2 量）の酸素容量に対する比率を%で表現したものである.
- 血液ガス分析により測定された PO_2, PCO_2, pH などの成績から自動的に算出される.
- 酸素含量を直接測定する Van Slyke-Neill（バンスライク・ネイル）検圧計法が基本的で信頼性が高いとされるが，近年，血液ガス分析器の普及により，自動計算による数値が一般的に使用されるようになった.
- 血液中の酸素は，溶解しているのは少量であり，大部分はヘモグロビンと化学的に結合し，酸化ヘモグロビン（HbO_2）として存在する結合酸素である．Hb 1分子は4分子の O_2 と結合しうる．1 g の Hb は 1.34 ml の O_2 と結合することが可能で，Hb 15 g/dl の血液では，結合 O_2 は最大で約 20 Vol%である.
- 血液を 100 Torr 以上の PO_2 で平衡させると，活性のある Hb はすべて HbO_2 となる（正常血液でも 1～3 %の不活性 Hb をもつ）．活性 Hb がすべて HbO_2 となったとき，その血液のもつ結合酸素を酸素容量（O_2 capacity）とよぶ.

　SO_2 ＝（Hb 結合 O_2 量/O_2 capacity）× 100
　　　＝（HbO_2/活性 Hb 量）× 100

臨床的意義と検査値の読み方
- SO_2 の低下は，体内における酸素不足を示す.
- O_2 飽和度と O_2 分圧（PO_2）との間には，酸素解離曲線と呼ばれる S 字型の曲線で表される関係があり，pH や温度によって異なる．計算式には Kelman と Thomas の式がある.
- 血液ガス分析は，通常 37℃ で行われるため，発熱や低体温手術などの患者体内での値は測定値とは異なる．一般に O_2 や CO_2 のガスは，溶液の温度が高くなるにつれて溶解度が減少し，同じ含量の溶液の分圧は上昇する．温度が上昇すると pH は低下し，pH が変化すると Hb の解離曲線も変化するなど複雑である.
- 正常人の動脈血 SO_2 はほぼ 95 %であり，組織を循環し，混合静脈血となり心臓に戻ってくるときは，PO_2 は 40 Torr, SO_2 はほぼ 75 %となる.

（櫻林郁之介）

h 電解質・血液ガス　277

3H070
血漿HCO₃⁻濃度　保
plasma bicarbonate concentration

別 重炭酸イオン，HCO₃⁻

測定法　Henderson-Hasselbalchの式から計算
検体　ヘパリン加動脈血（保存不可）
基準値　22～26 mmol/l

異常値を呈する場合
Critical/Panic value
【9 mmol/l 以下】【41 mmol/l 以上】
対応▶ 他の血液ガス分析項目を参考にして，迅速に対応する。

高値　代謝性アルカローシス（嘔吐，アルドステロン症，高Ca血症，低K血症，腎不全，ミルクアルカリ症候群）

低値　代謝性アシドーシス
- anion gapが増加：尿毒症，糖尿病ケトアシドーシス，アルコール性ケトアシドーシス，肝不全
- anion gapが正常：重症下痢，低アルドステロン血症，副甲状腺機能亢進症，腎尿細管性アシドーシス

次に必要な検査▶
- pH，HCO₃⁻，P_{CO_2}などを同時に測定する。
- データの解釈にあたり，病歴や電解質異常の成因，薬物や毒物の使用をチェックする必要がある。

プロフィール
- 血液ガス分析値（pHとP_{CO_2}）により算出される体液電解質の一つである。
- pHは，重炭酸イオン濃度とCO₂濃度の比によって決まる（Henderson-Hasselbalchの式）ことより，動脈血の血液ガス分析による37℃におけるpHとP_{CO_2}の値より算出される。
- 酸・塩基平衡における代謝性因子の代表であり，体液中の陰イオンの中で塩素（Cl）イオンに次いで量的に多く，両者で85％を占め，たがいにその増減を補って，体液の酸・塩基平衡の維持にあたっている。重炭酸イオンは塩基と結合して，約90％は重炭酸塩（NaHCO₃）として存在し，体内でCO₂以外の酸の侵入または発生に際して，これに塩基を供給して，酸を中和する作用をもち，血液緩衝系の重要な役割をはたしている。炭酸の生成・分解に関与し，腎からのH⁺排泄と，肺からのCO₂放出と，尿細管からの再吸収とにより調節されている。
- 血中に存在するCO₂のうち5％は溶存CO₂（P_{CO_2}），30％は二酸化炭素ヘモグロビン（HbCO₂）を形成し，65％は重炭酸イオンの形で運ばれる。

臨床的意義と検査値の読み方
- 代謝性アルカローシス・アシドーシスとは，呼吸性の要因によらず，一次的に重炭酸イオンが増加・減少する病態をいう。
- 血液のpHが変化すると，肺や腎の働きにより基準値へ近づけようとする二次的変化（代償）が生じる。呼吸性代償は換気量の増減によって数時間の単位で完了し，代謝性代償は腎により数日を要する。
- 重炭酸イオン濃度は腎尿細管における再吸収量の増減により調節される。代謝性アシドーシスではHCO₃⁻が減少するが，その減少分がCl⁻で補われるか，それ以外の陰イオンで補われるかは疾患，病態により異なり，その判別にアニオンギャップ（anion gap：AG）が用いられる。
- AGは，主な陽イオンの和〔Na⁺＋K⁺〕と主な陰イオンの和〔Cl⁻＋HCO₃⁻〕の差で求められ，Cl⁻，HCO₃⁻以外の陰イオン量を示す。一般に血清K濃度はNaに比べ小さく安定していることから，AG＝Na⁺－〔Cl⁻＋HCO₃⁻〕の式が用いられ，基準値は12 mmol/lである。

（櫻林郁之介）

3H075
base excess　保
略 BE

測定法　電極法
検体　ヘパリン加動脈血（保存不可）
基準値　−2～＋2 mmol/l

異常値を呈する場合
高値
- 代謝性アルカローシス：低K血症，高Ca血症など
- 慢性の呼吸性アシドーシス：肺気腫，気管支拡張症，多発性肺塞栓，肺性心など
- 急性の呼吸性アルカローシス：過換気症候群，肺塞栓

低値
- 代謝性アシドーシス：尿毒症，糖尿病ケトアシドーシス，尿細管性アシドーシスなど
- 慢性の呼吸性アルカローシス：中枢神経の病変，代謝亢進状態など
- 急性の呼吸性アシドーシス：急性肺病変，慢性肺疾患の急性増悪など

次に必要な検査▶pH，HCO₃⁻，P_{CO_2}，P_{O_2}，Hbなどを同時に測定する。

プロフィール
- 血液ガス分析値（pH，P_{CO_2}，Hb）により算出され，酸・塩基平衡異常の代謝性変化を表す指標の一つである。血液1 lを標準状態〔37℃，P_{CO_2} 40 Torr（mmHg），S_{O_2}（O₂飽和度）100％〕に保つとき，pH 7.4に戻すのに必要な酸（＋BE）あるいは塩（−BE）の量をいう。すなわち酸・塩基平衡に関わる因子のうち，呼吸性因子を固定することでそれを除外し，血液のpHに関わる代謝性の因子のみを量的に表現するものである。
- 基準値は−2～＋2 mmol/lで，これより大であれば

代謝性アルカローシス，小であれば代謝性アシドーシスを意味する．

臨床的意義と検査値の読み方

- 血液の酸（主にCO_2）の緩衝作用として重要なのは重炭酸と血中蛋白，特にヘモグロビン（Hb）である．血液中に増加したCO_2の大部分は赤血球中に入り，炭酸脱水酵素により重炭酸塩となり，その解離したH(+)はHbと結合し，残った重炭酸イオンは血漿中のCl(-)と交換に血漿中に入り，血漿中の重炭酸イオンを増加させることでpHの低下を阻止する．
- P_{CO_2}の変化は生理的pHの範囲内においてH(+)と結合しうる（緩衝しうる）塩基総量（buffer base：BB）に変化を及ぼさないことから，採血した血液のP_{CO_2}に関係なくP_{CO_2} = 40 Torrに平衡させることで，直接測定できない血液中の緩衝系における共役塩素の変化量を重炭酸イオンの変化量に置きかえて測定することができる（Siggard-Andersenの式）．
- 血液pHが著しく低下している場合はH(+)を放出する陽イオンが増加しており，それに対応する陰イオンは電解質組成により異なるため，代謝性因子は血液ガス分析値のみでなく，血漿電解質組成，腎機能検査や臨床症状を十分考慮して判断すべきである．

〔櫻林郁之介〕

3 i 生体微量金属

31010 / 31015 / 31020
鉄 / 総鉄結合能 / 不飽和鉄結合能 保
iron / total iron binding capacity / unsaturated iron binding capacity

略 Fe / TIBC / UIBC　別 血清鉄

測定法　〈血清鉄〉バソフェナンスロリン（BPT）法，ニトロソ-PSAP
　　　　〈総鉄結合能，不飽和鉄結合能〉ニトロソ-PSAP，CPBA（RIは実施されていない）

検体　血清

基準値
- 血清鉄　　　　男性 44～192 μg/dl
　　　　　　　　女性 29～164 μg/dl
- 総鉄結合能　　男性 254～400 μg/dl
　　　　　　　　女性 261～404 μg/dl
- 不飽和鉄結合能　男性 110～278 μg/dl
　　　　　　　　　女性 121～290 μg/dl

異常値を呈する場合
■ 血清鉄
- 高値　鉄過剰症（ヘモジデローシス，ヘモクロマトーシス），肝疾患（肝炎，肝硬変），無効造血（鉄芽球性貧血，巨赤芽球性貧血，MDS），再生不良性貧血，溶血性貧血，サラセミア
　次に必要な検査▶ 総鉄結合能，フェリチン，血算など以外に原疾患の診断に必要な検査.
- 低値　鉄欠乏性貧血，潜在性鉄欠乏症，栄養不良，真性多血症，PNHの一部，慢性感染症や膠原病，悪性腫瘍の一部，無トランスフェリン血症など
　次に必要な検査▶ UIBC，フェリチン，血算など鑑別診断に必要な検査に加えて原疾患の診断に必要な検査. 鉄欠乏性貧血が疑われる場合は，便潜血反応など出血源の原因精査に必要な検査.

■ 総鉄結合能
- 高値　鉄欠乏性貧血，潜在性鉄欠乏，真性多血症など（血清鉄は低下，不飽和鉄結合能は増加）
- 低値　ネフローゼ症候群，慢性感染症，膠原病や悪性腫瘍の一部など（血清鉄，総鉄結合能ともに低下）

■ 不飽和鉄結合能
- 高値　鉄欠乏性貧血，潜在性鉄欠乏，真性多血症など（血清鉄は低下）
- 低値
  - 鉄過剰症（ヘモジデローシス，ヘモクロマトーシス），再生不良性貧血，急性肝炎など（血清鉄は高値）
  - ネフローゼ症候群，慢性感染症，膠原病や悪性腫瘍の一部など（血清鉄，総鉄結合能ともに低値）

プロフィール
- 鉄は酸素の運搬，DNA合成，その他の代謝に必須な元素であるが，過剰に存在すると活性酸素を産生し細胞障害を起こす．健常成人の総鉄量は約4gであり，約2/3はヘモグロビンに，1/3弱がフェリチン，ヘモジデリンの形で貯蔵鉄としてプールされている．さらにミオグロビンに含まれるものが3～5％を占める．
- 血漿中の鉄は全体の0.1％前後に過ぎず，β-グロブリン分画に含まれるトランスフェリンの約1/3に結合している．これを血漿鉄あるいは血清鉄とよび，残りの約2/3の鉄が結合しうる部分を不飽和鉄結合能（UIBC）とよぶ．血清鉄（Fe）と不飽和鉄結合能の和を総鉄結合能（TIBC）という．すなわち，血漿中のトランスフェリンの一部に結合している鉄の量と，残りの鉄が結合しうる部分を表す不飽和鉄結合能の総和をさし，TIBC＝UIBC＋Fe（μg/dl）の関係にある．
- 検体の採取・保存，検査にあたり，鉄の汚染を極力避ける．

臨床的意義と検査値の読み方
- 鉄欠乏状態あるいは鉄過剰状態を疑った場合に検査をする．血清トランスフェリン濃度は鉄欠乏状態で増加し，慢性感染症や悪性腫瘍などで低下するので，血清鉄と不飽和鉄結合能を併せて測定することにより，鉄代謝異常をきたす病態の鑑別診断に役立つ．
- 貯蔵鉄プールから動員された鉄は，トランスフェリンに結合し血中を流れ骨髄中の細網細胞を経て，赤芽球系の細胞に摂取されヘモグロビンの合成に利用される．赤血球は平均120日で崩壊し，細網細胞で処理を受け，鉄は再び造血に利用されるか，貯蔵鉄になる．この閉鎖サイクルのどこかに破綻をきたした場合，血清鉄の異常値を示す．
- 近年，hepcidinやferroportin 1といった鉄代謝関連蛋白質が発見されており，今後の研究成果が待たれる．
- 血清鉄と総鉄結合能は，小球性（低色素性）貧血の鑑別診断に用いられることが多い．血清鉄の低下は，①出血などによる鉄の喪失，②妊娠などの鉄の需要の増大，③炎症性疾患などで貯蔵鉄を利用できないときにみられる．食物からの鉄の吸収量は約1 mg/dayであり，ほぼ同量が排泄される．長期にわたり鉄の欠乏した食事を続けると，貯蔵鉄および血清鉄は低下する．性差があり，月経による失血があ

る年代の女性は男性に比し低値を示す．
- 血清鉄が増加する主な原因として，①頻回の輸血や不適当な鉄剤の非経口投与，②貯蔵鉄の放出（急性肝炎など），③原発性ヘモクロマトーシスにおける鉄吸収過剰がある．

予想外の値が認められるとき
- 予想外の異常高値では採血器具，試験管などは鉄の汚染の有無を調査する．
- 日内変動があり最高値と最低値とでは2倍以上の変化があることもあり，施設ごと，検査法別の基準範囲の違いも大きい．一般に朝に高値になるとされているが，例外も多い．
- 電極法による測定では，鉄剤静注後やサラゾピリン使用例の検体では異常高値となる． (熊坂一成)

31025
銅　　　　　　　　　　　　　　　　　　保

copper

略 Cu

測定法　DiBr-PAESA
検　体　血清
基準値　73～149 μg/dl

異常値を呈する場合
高値　感染症，肝疾患，胆道閉鎖症，副腎不全，Basedow病，悪性腫瘍，鉄欠乏性貧血
低値　Wilson病，Menkes症候群，ネフローゼ症候群，Cushing症候群，蛋白漏出性胃腸症，栄養不良，ステロイド使用中，ペニシラミン使用中

次に必要な検査 ▶
- 血清および尿中銅を測定するだけでは，生体全体の銅含有量を反映しているとは限らないので，多くの生体試料中の銅を測定する．
- 血清鉄，セルロプラスミンを測定し病態を把握する．

プロフィール
- 血清銅はある種の金属酵素および蛋白質の構成要素となる必須微量金属の一つである．
- 銅は小腸上部から吸収され，約95％はアポセルロプラスミンと結合しセルロプラスミン（α₂-糖蛋白に属し，Cu 8原子を含む）となり，そのほかはアルブミンやアミノ酸と結合している．銅酵素としてはsuperoxide dismutase, monoamine oxidase, δ-ALA脱水素酵素，DBH（ドパミンβ-水酸化酵素）などがある．
- 銅の生理作用は貯蔵鉄動員作用，血漿鉄交替率の促進，鉄酸化触媒酵素としての作用，酸化酵素の補酵素的に働き，成長促進に関与している．

臨床的意義と検査値の読み方
- 本検査は，下記の場合に行われる．
①先天性の銅代謝異常を疑うとき．
②ネフローゼ症候群や低栄養状態のとき．
③Wilson病，胆道疾患，貧血の経過観察や治療効果判定のとき．
- セルロプラスミンの合成異常，銅の小腸粘膜からの吸収異常のとき，特に血清銅が減少する．
- セルロプラスミンは鉄動員作用，血漿鉄交換率の促進作用があるため，貧血の回復状態などが推測できる．
- セルロプラスミン値と併せて測定することにより，胆道疾患やWilson病（銅蓄積症）の鑑別診断に有用である． (浅野　博)

31025
銅（尿）　　　　　　　　　　　　　　　保

copper（urine）

略 Cu-U

測定法　原子吸光法
検　体　尿
基準値　14～63 μg/l

異常値を呈する場合
高値　感染症，肝疾患，胆道閉鎖症，副腎不全，Basedow病，悪性腫瘍，鉄欠乏性貧血
低値　Wilson病，Menkes症候群，ネフローゼ症候群，Cushing症候群，蛋白漏出性胃腸症，栄養不良，ステロイド使用中，ペニシラミン使用中

次に必要な検査 ▶
- 血清および尿中銅を測定するだけでは，生体全体の銅含有量を反映しているとは限らないので，多くの生体試料中の銅を測定する．
- 血清鉄，セルロプラスミンを測定し病態を把握する．
- 血液化学的検査，肝機能検査．

プロフィール
- 銅（Cu）はある種の金属酵素および蛋白質の構成要素となる必須微量金属の一つである．小腸上部から吸収され，約95％はアポセルロプラスミンと結合し，セルロプラスミン（α₂-蛋白に属し，Cu 8原子を含む）となり，そのほかはアルブミンやアミノ酸と結合している．
- セルロプラスミンと結合した銅は胆汁を通じて便中に排泄され，アルブミンと結合した銅は腎臓より尿中に排泄される．

臨床的意義と検査値の読み方
- 本検査は，下記の場合に行われる．
①先天性の銅代謝異常を疑うとき．
②ネフローゼ症候群や低栄養状態のとき．
③Wilson病，胆道疾患の経過観察や治療効果判定のとき．
- 血清銅，セルロプラスミン値と併せて測定することにより，胆道疾患やWilson病（銅蓄積症）の鑑別診断に有用である． (浅野　博)

i 生体微量金属

31030
亜鉛
zinc 保

略 Zn

測定法 ICP発光分析法
検体 血清
基準値 66〜110 μg/dl

異常値を呈する場合
- **高値** 赤血球増多症，好酸球増多症，溶血性貧血，甲状腺機能亢進症，副腎不全，成長ホルモン欠損
- **低値** 長期の経静脈高カロリー輸液時，腸性肢端皮膚炎，炎症性腸疾患，小児難治性下痢症，糖尿病，肝硬変症

次に必要な検査▶
- 亜鉛欠乏症の診断を確定する．
- 亜鉛投与後に血清亜鉛値を測定して症状改善との関連をみる．
- 血清アルカリホスファターゼ活性の測定．
- 亜鉛負荷試験の実施．

プロフィール
- 亜鉛（Zn）は生体にとって必須微量金属の一つであり，あらゆる組織内に分布している．血清中の亜鉛の約60％はアルブミンと結合している．
- 亜鉛の生理活性は亜鉛含有酵素（アルカリホスファターゼ，乳酸脱水素酵素，炭酸脱水素酵素など多数）の成分であること，核酸代謝に関与していることなど複数が知られている．
- 発育不全，低栄養状態のときなど特に欠乏状態の把握に有用である．

臨床的意義と検査値の読み方
- 本検査は，次の場合に行われる．
  ①長期の経静脈高カロリー輸液実施時の亜鉛欠乏状態の把握．
  ②腸性肢端皮膚炎の診断，治療効果の判定．
  ③亜鉛欠乏症の診断，治療効果の判定．
- 欠乏症が問題となる．欠乏した場合には成長遅延，創傷治癒遅延，性腺機能障害，皮膚病，食欲不振，味覚低下，うつ症状など多彩な病変が出現する．
- 近年は長期間経静脈高カロリー輸液を実施した場合の亜鉛欠乏症が問題となっており，血清亜鉛値は亜鉛欠乏による病変の予防および治療に有用である．
- 腸性肢端皮膚炎は亜鉛吸収障害を起こす常染色体劣性遺伝病で，血清亜鉛値は著明な低値を示し診断に必須である．
- 低亜鉛血症の治療に際しては，血清亜鉛値を測定しモニタリングしていく必要がある．

予想外の値が認められるとき
- 試料，器具の汚染の有無を検討する． （浅野　博）

31030
亜鉛（尿）
zinc（urine） 保

略 Zn-U

測定法 原子吸光法
検体 24時間蓄尿（1日尿量明記）
基準値 132〜1,172 μg/day

異常値を呈する場合
- **高値** 多発性神経炎，スモン病，脊髄腫瘍，周期性四肢麻痺，急性ポルフィリン症，器質性脳障害，統合失調症，糖尿病，肝硬変
- **低値** 多発性筋炎，Parkinson病，重症筋無力症

次に必要な検査▶
- 亜鉛欠乏症の診断を確定する．
- 亜鉛投与後に血清亜鉛値を測定して症状改善との関連をみる．
- 血清アルカリホスファターゼ活性の測定．
- 亜鉛負荷試験の実施．

プロフィール
- 亜鉛（Zn）は生体にとって必須微量金属の一つであり，体内に広く分布している．
- 亜鉛の生理活性は亜鉛含有酵素（アルカリホスファターゼ，乳酸脱水素酵素，炭酸脱水素酵素など多数）の成分であること，核酸代謝に関与していることなど複数知られている．

臨床的意義と検査値の読み方
- 欠乏症が問題となる．欠乏した場合には成長遅延，創傷治癒遅延，性腺機能障害，皮膚病，食欲不振，味覚低下，うつ症状など多彩な病変が出現する．
- 尿中亜鉛を血清亜鉛と同時に測定することにより亜鉛欠乏状態の鑑別ができる．
- 摂取不足の場合には尿中，血清とも低下するが，排泄促進状態では尿中は上昇，血清では低下する．

（浅野　博）

3K035　0446
セレン
selenium

略 Se　別 セレニウム

測定法 蛍光分光法，原子吸光法（AAS），誘導結合プラズマ質量分析法（ICP-MS），誘導結合プラズマ発光分析法（ICP-AES），中性子放射化分析
検体 血液，尿，毛髪
基準値 〈血液〉80〜200 μg/dl
　　　　　〈毛髪〉0.15〜0.8 μg/g

異常値を呈する場合
- 欠乏症としては克山病（Keshan disease），拡張性心筋症，長期間の経管栄養（IVH高カロリー輸液）の

患者に白筋症様筋力の低下がみられる．
- 過剰症（セレン中毒）としては脱毛，爪の異常などが認められ，土壌中セレン高濃度地域での発症例のほか，サプリメントによる発症例がある．

プロフィール
- 克山病は第二次世界大戦中に旧満州の克山市を中心に多発した心筋症で致命率が高い疾患であった．寒い地域で，室内で石炭を焚いて暖房し，炊事をする生活様式であったことから，当時は急性一酸化炭素中毒と考えられていた．その後 1960 年代に中国人グループにより，土壌中にセレン含有量が低い地域で発生する非感染性の風土病であることが明らかにされた．現在では急性患者はまれであるが，慢性克山病患者は雲南省に多い．
- 家畜では，土壌中のセレンから牧草に移行するセレン濃度により白筋症（セレン欠乏）とアルカリ病（セレン中毒，食欲不振，るいそう症状，関節びらんによる歩行障害，蹄の変形・脱落，脱毛）が古くから報告されている．
- ヒトでサプリメントによる中毒例があるが，予想値を超えるセレンが含有されていたことによる．
- セレンは測定の難しい元素である．食品や糞便など繊維，炭水化物の多い試料では，時間はかかるが選択性が高く，感度のよい Watkinson の方法に準じた蛍光法が奨められる．すなわち，硝酸・過塩素酸で分解後，2,3-ジアミノナフタレンと加熱し，形成されたベンゾピアセレノールをシクロヘキサンで抽出し，蛍光分光光度計にかける方法である．水素化物発生・原子吸光，フレームレス原子吸光，ICP-MS，水素化物発生・ICP-AES でも測定できる．濃酸による有機物を分解する前処理が不可欠である．非破壊で中性子放射化分析（^{75}Se）も感度がよい測定法である．
- セレンの 1 日当たりの摂取基準量は，成人男性 30～35 μg，成人女性 25 μg，摂取上限量は 350～450 μg である．

臨床的意義と検査値の読み方
- 必須元素であるが，適量範囲が狭い元素であり，欠乏症と過剰症に注意が必要である．ヒトにおいて欠乏症，過剰症ともに認められている．
- セレンはグルタチオンペルオキシダーゼ（GSH-Px）の構成要素であるほか，多くの酵素の合成，活性発現，免疫能に関与することが最近明らかにされてきている．
- 精液中セレン濃度は血清の約 60％ であるが，精子パラメーターとの相関が高い．精子のセレン蛋白の本体は GSH-Px の一種である phospholipid hyperoxide glutathione peroxidase（PHGPx）であると考えられている．PHGPx は 1 分子中に selenocystein 1 個を含有し，精子のミトコンドリアおよび精子核内に存在する．その生理的機能は抗酸化作用，ミトコ

ンドリア外膜に存在する mitochondrial capsule protein の -S-S- 結合の形成，精細胞の分化に関与しているといわれている．
- また，セレンは水銀，砒素，カドミウム，白金などの金属毒性を緩和する作用がある．有害金属と等モルのセレンを，摂取間隔をあけずに投与するとき最も効果がある．血清中セレン濃度の高い国民ほど，乳癌死亡率が低いという報告から，セレンには制癌作用もあるらしいといわれている．
- セレンは胎盤を通過するが，胎児組織中濃度は母体のそれより常に低い．セレンの主排泄経路は尿（トリメチルセレニウムイオンとして）であり，糞便，呼気，毛髪へも排泄される．呼気中のジメチルセレンはニンニク臭のすることが特徴として知られている．体内では腎皮質が最も高い．^{75}Se を使用した実験で，半減期は 120 日と推定されている．
- 本検査で高値がみられるときはセレン中毒が疑われる．脱毛，爪の変形などがみられるときは飲食物からの過剰摂取の疑い，職業的曝露（産業の場では整流器，光電池，顔料，ガラス着色料，ゴム添加剤などに使われる）の疑いを考える．
- 低値がみられるときはセレン欠乏症が疑われる．心筋症，中心静脈栄養によるセレン欠乏（筋肉の無力化）も考える．

予想外の値が認められるとき
- 測定法のチェックを行う（干渉物質の共存，有機物分解は完全か，化学干渉と分光干渉の両面から検討）．2 種以上の測定法を試みるとよい．
- 患者の栄養条件のチェックも行う（食事由来の過剰症または欠乏症）．外部からの汚染の可能性は高くない．血清中 GSH-Px を測定することにより欠乏状態の把握は可能である．　　　　　　　　　（千葉百子）

31040
生体試料中ヨウ素
iodine in biological materials
別 尿中ヨウ素

測定法	Sandell-Kolthoff 反応による化学的測定
検 体	蓄尿一部，随時尿
基準値	200～1,000 μg/day

異常値を呈する場合
- 50 μg/day 以下はヨード欠乏症
- 10,000 μg/day 以上はヨード過剰症

プロフィール
- ヨウ素は必須微量元素の一つで，元素記号 I，原子番号 53，原子量 126.9045，周期律表ⅦB 族に入るハロゲン元素である．ヒトを含め多くの生物で甲状腺ホルモンの構成物として重要である．
- ヨウ素は多くの食品に含まれるが，昆布（131,000 μg/100g）とわかめ（7,790 μg/100g）など海藻が

他の食品に比べ圧倒的に大量のヨウ素を含有している（五訂日本食品成分表, 2006年).
- 日本では海藻が食品として一般的に利用されているのでヨウ素摂取過剰がむしろ問題となることが多いが, 世界的にみるとヨウ素摂取不足地域の健康管理がWHOの問題となっている. しかし, わが国においても, 最近の一部の人にみられるインスタント食品やファストフードに偏った食生活ではヨウ素摂取不足になっていて, 健康上問題となっている例があると指摘されている.
- 臨床検査では, 血液, 尿, さらに外科手術で得られた甲状腺組織などが試料となるが, 現在のところ健康保険診療点数は認可されていない.
- 血中ヨウ素は, 蛋白結合ヨウ素（PBI：protein bound iodine）を測定することで, 総サイロキシン（TT_4：total thyroxine）測定にとって代わられた. しかし, 甲状腺ホルモン合成異常症の一部では, 両者の結果が矛盾する.
- 最近, マイクロプレートを用いた尿中ヨウ素測定法が開発され, 臨床的に使われはじめている.

臨床的意義と検査値の読み方
- ヨード摂取量の推定（簡易式）
   1日ヨード摂取量＝尿ヨウ素濃度（$\mu g/l$）× 0.0235×体重（kg）
- 蓄尿して求めた尿中ヨウ素排泄量（$\mu g/day$）と随時尿中濃度のクレアチン比（$\mu g/g\cdot$クレアチニン）は比例する.
- Basedow病と無痛性甲状腺炎の鑑別：尿中ヨウ素/FT_4比, 尿中ヨウ素/FT_3比, およびTSH受容体抗体/尿中ヨウ素比の3つのパラメーターを用いると効率よく両者を鑑別できる.

（家入蒼生夫）

3 j 生体色素関連物質

3J010
総ビリルビン 保

total bilirubin

略 T-Bil, TB

測定法 バナジン酸酸化法，酵素法（ともにジアゾ反応を基準とする）

検体 血清

基準値 0.2～1.0 mg/dl

異常値を呈する場合

高値 急性肝炎，慢性肝炎，劇症肝炎，肝硬変，肝癌，アルコール性肝炎，自己免疫性肝炎，薬剤性肝障害，急性妊娠性脂肪肝，急性肝内胆汁うっ滞，良性反復性肝内胆汁うっ滞，肝膿瘍，レプトスピラ症，原発性胆汁性肝硬変，原発性硬化性胆管炎，閉塞性黄疸（良性：胆道系の炎症および結石，悪性：胆道系および膵頭部の腫瘍），Dubin-Johnson症候群，Rotor症候群，ヘモクロマトーシス，Wilson病，Byler病（乳児），Alagille症候群（乳児），先天性胆道閉鎖症（新生児），新生児肝炎，溶血性貧血，新生児黄疸，Gilbert症候群，Crigler-Najjar症候群Ⅱ型，Ⅰ型（新生児～乳児），シャント高ビリルビン血症，肝炎後高ビリルビン血症，Lucy-Driscoll症候群（新生児），心不全

プロフィール

- 総ビリルビン値には，直接ビリルビンと間接ビリルビンが含まれる．
- ビリルビンの生成量は250～400 mg/dayで，70～80％は老廃赤血球のヘモグロビン，20～30％が骨髄での無効造血や肝での代謝回転の速いヘムに由来する．
- 肝以外で生成されたビリルビンは間接（非抱合型）ビリルビンと呼ばれ，主にアルブミンと結合して運搬され，類洞から肝細胞に取り込まれた後，グルクロン酸抱合を受けて水溶性の直接（抱合型）ビリルビンとなり，毛細胆管に排泄される．胆汁中のビリルビンは胆嚢に一時貯留された後，腸管に排泄される．
- 水溶性の直接ビリルビンは腸管から吸収されず，大部分は小腸の細菌により還元されてウロビリノゲンなどとなり，その約80％は糞便中に排泄される．残りは腸肝循環をし，さらに一部は尿中に排泄される．

臨床的意義と検査値の読み方

- 一般に，総ビリルビンが2～3 mg/dl以上に上昇すると眼球結膜の黄染によって黄疸として気づかれるようになる（顕性黄疸）．黄疸を認めるときに，直接ビリルビン（または抱合型ビリルビン）とともに測定することが多い．また，無症状でも一般健診のなかで測定され，体質性黄疸の診断のきっかけになることがある．
- ビリルビンのグルクロン酸抱合以前の代謝過程の異常により発生する黄疸では間接ビリルビンが増加し，それ以降の代謝過程の異常では直接ビリルビンが増加する．したがって，総ビリルビンと直接ビリルビン（間接ビリルビンは両者の差）を測定することにより，ビリルビン代謝過程，関係臓器，病態，経過などを簡便に診断することができる．
- 総ビリルビン値が高いときには，まず，直接ビリルビン優位か，間接ビリルビン優位かを確認することが肝要である．間接ビリルビンが優位な黄疸の場合は，非抱合型ビリルビンの生成からグルクロン酸抱合までの代謝過程のいずれかに原因が存在すると考えられる．直接ビリルビンが優位な黄疸の場合は，グルクロン酸抱合より後の過程，すなわち抱合型ビリルビンの肝細胞内輸送から胆管への排泄，さらに腸管への排泄にいたる過程での原因の存在を示唆する．それぞれの場合についての検査の進め方は各項で後述する．

予想外の値が認められるとき

- ビリルビンは可視光を含めた光にて容易に分解，または光学異性体に変化するので注意する．
- 病態の回復期にもかかわらず総ビリルビン値が持続高値を示す場合は，アルブミンと共有結合したδ-ビリルビンが増えていることがあるので，ビリルビン分画を測定する必要がある．

（小林由直）

3J015
直接ビリルビン 保

direct reacting bilirubin

略 D-Bil, DB　**別** 抱合型ビリルビン

測定法 バナジン酸酸化法，酵素法（ともにジアゾ反応を基準とする）

検体 血清

基準値 0.0～0.3 mg/dl

異常値を呈する場合

高値 急性肝炎，慢性肝炎，劇症肝炎，肝硬変，肝癌，アルコール性肝炎，自己免疫性肝炎，薬剤性肝障害，急性妊娠性脂肪肝，急性肝内胆汁うっ滞，良性反復性肝内胆汁うっ滞，肝膿瘍，レプトスピラ症，原発性胆汁性肝硬変，原発性硬化性胆管炎，閉塞性黄疸

（良性：胆道系の炎症および結石，悪性：胆道系および膵頭部の腫瘍），Dubin-Johnson症候群，Rotor症候群，ヘモクロマトーシス，Wilson病，Byler病（乳児），Alagille症候群（乳児），先天性胆道閉鎖症（新生児），新生児肝炎

次に必要な検査▶

- 直接ビリルビンが優位な黄疸の場合は，肝細胞性黄疸，肝内胆汁うっ滞，体質性黄疸と閉塞性黄疸を鑑別する必要がある．胆汁酸を含む一般肝機能検査，肝炎ウイルス検査，腹部超音波検査を併せて行う．
- 肝内，肝外胆管の拡張があれば閉塞性黄疸と診断し，CT，MRCP，ERCPまたはPTCなどの画像検査をさらに行って原因疾患を検索する．胆管拡張がなければ，肝細胞性黄疸と肝内胆汁うっ滞との鑑別が必要になる．
- 肝細胞性黄疸（ウイルス肝炎，自己免疫性肝炎，薬剤性肝障害，アルコール性肝障害，肝硬変など）ではAST，ALTの上昇が胆道系酵素（ALP，LAP，γ-GT）の上昇より高度になり，肝内胆汁うっ滞（急性肝内胆汁うっ滞，原発性胆汁性肝硬変，原発性硬化性胆管炎）では胆道系酵素上昇がAST，ALT上昇より高度となることが一つのポイントになる．
- これらの異常がなければ体質性黄疸を考え，ICG，BSP，尿中コプロポルフィリン分画などを測定し，診断を進めていく．

プロフィール

- 類洞から肝細胞に取り込まれた疎水性の間接ビリルビンは，小胞体でbilirubin UDP-glucuronosyltransferase（UGT1A1）によりグルクロン酸抱合を受けて水溶性の直接（≒抱合型）ビリルビンに変化した後，胆汁中に排泄される．
- 直接ビリルビンにはbilirubin monoglucuronide（BMG）とbilirubin diglucuronide（BDG）があるが，それ以外にアルブミンが直接ビリルビンと血中で共有結合したδ-ビリルビンも主に直接ビリルビンとして測定されるので注意を要する．
- BMGとBDGは肝胆道疾患時には血中に逆流する．これらは黄疸の改善とともに急速に肝に再摂取されて血中から消失するが，δ-ビリルビンはアルブミンとともに代謝されるため血中に長く留まる．

臨床的意義と検査値の読み方

- 黄疸を認めるときに，その原因がグルクロン酸抱合以前の過程に問題があるのか，抱合後の過程に問題があるのかを評価するために総ビリルビンとともに測定することが多い．近年δ-ビリルビンを除いた抱合型ビリルビンのみの測定法が開発され，普及しつつある．
- 高直接ビリルビン血症（直接ビリルビン≧50％）は，グルクロン酸抱合後の過程における肝・胆道疾患の存在を意味する．すなわち，抱合型ビリルビンの毛細胆管側への肝細胞内輸送障害，毛細胆管への排泄障害，毛細胆管からVater乳頭に至る胆道系の通過障害などが示唆される．
- 肝炎，肝硬変症などの肝細胞障害では，抱合型ビリルビンの胆汁中への排泄障害とともに，摂取，貯蔵，肝細胞内輸送，抱合の諸機能も種々の程度に障害される．肝内胆汁うっ滞では，抱合型ビリルビンおよび胆汁酸の毛細胆管への排泄障害が生じている．
- Dubin-Johnson症候群は，肝細胞の毛細胆管側膜に存在するmultidrug resistance-associated protein 2（MRP2）という輸送蛋白の欠損により，またRotor症候群はビリルビンの肝細胞内輸送に関わるリガンディンという蛋白の欠損により高直接ビリルビン血症をきたす．
- 閉塞性黄疸では，胆道系の炎症や腫瘍により胆汁の小腸への排泄障害が起こり，肝外胆汁うっ滞をきたして高直接ビリルビン血症をきたす．

予想外の値が認められるとき

- 検査前の患者の薬剤服用の有無，採血前の溶血の有無，検体の保存状況（遮光）などを確認する．また，δ-ビリルビンが多いと直接ビリルビンは高値となり，抱合型ビリルビンを正確に反映しないことにも留意する必要がある．

（小林由直）

3J020

間接ビリルビン 保

indirect bilirubin

略 I-Bil　別 非抱合型ビリルビン

測定法　総ビリルビンと直接ビリルビンの差として得られる．

検体　血清

基準値　0.1〜0.8 mg/dl

異常値を呈する場合

高値　溶血性貧血，新生児黄疸，体質性黄疸〔Gilbert症候群：≦6 mg/dl，Crigler-Najjar症候群Ⅱ型：＞6 mg/dl，Ⅰ型（新生児〜乳児）：＞20 mg/dl，ビリルビン値には重なりあり〕，シャント高ビリルビン血症，肝炎後高ビリルビン血症，Lucy-Driscoll症候群（新生児），心不全

次に必要な検査▶

- 主として溶血性貧血と体質性黄疸を鑑別する．前者では血清ビリルビン値は通常6mg/dl以下で，赤血球寿命の短縮，網状赤血球増加，ハプトグロビン低値などを診断の参考にする．シャント高ビリルビン血症は，溶血性貧血に類似した所見を示すが，赤血球寿命は正常であり，標識鉄動態検査において鉄利用障害を呈する．
- ビリルビン以外の一般肝機能検査が正常であれば体質性黄疸を考え，UGT1A1遺伝子の解析を行う．UGT1A1遺伝子に変異がなく，生検肝組織にて肝炎後の変化を認め，UGT1A1活性が正常なら肝炎後高ビリルビン血症と診断する．

プロフィール

- ヘモグロビンに由来するヘムは，脾臓および体内の網内系細胞，肝細胞，腎尿細管上皮細胞の小胞体に存在するヘムオキシゲナーゼによってポルフィリン環のαメテン橋が開裂し，1分子のCOを放出してビリベルジンとなる．さらに細胞質分画に存在するビリベルジンリダクターゼによって還元され，ビリルビンとなる．肝で抱合を受ける以前のビリルビンは非抱合型ビリルビンまたは間接ビリルビンとよばれ，ジアゾ試薬により呈色せず，反応促進剤を必要とする．
- ビリルビンはプロピオン酸を2つ持つが，6個の分子内結合が存在するため疎水性となっている．そのため，血中での輸送にはアルブミンによる結合が必要になり，血液中ではほとんどが主にアルブミンと非共有結合しており，尿中に排泄されない．アルブミンとの結合はビリルビンの細胞障害作用を防止している．

臨床的意義と検査値の読み方

- 黄疸を認めるときに，総ビリルビン，直接ビリルビンとともに測定する．また，無症状でも一般健診のなかで高値を指摘され，体質性黄疸（Gilbert症候群）の診断のきっかけになることも多い．
- 高間接ビリルビン血症（直接ビリルビン$\leq$20％）では，非抱合型ビリルビンの生成から肝細胞内における抱合までの過程に原因が存在する．特に生成過剰および肝の抱合異常があげられる．生成過剰をきたす疾患としては，溶血性疾患，シャント高ビリルビン血症がある．シャントビリルビンの生成源としては骨髄の無効造血によるものと代謝回転の早い肝内ヘムによるものとがあるが，ほとんどの場合は無効造血の亢進に由来する．
- Crigler-Najjar症候群では，bilirubin UDP-glucuronosyltransferase（UGT1A1）活性が欠損もしくは低下しているため，ビリルビンの抱合障害が起こる．Crigler-Najjar症候群Ⅰ型ではUGT1A1は欠損し，Ⅱ型では正常の10％以下に低下している．また，Gilbert症候群では同酵素活性は正常の25〜30％程度に低下している．Crigler-Najjar症候群Ⅰ型，Ⅱ型，Gilbert症候群では，それぞれ多くの*UGT1A1*遺伝子の変異が報告されている．
- 非代償性肝硬変症，劇症肝炎予後不良例などでは直接ビリルビン増加とともに間接ビリルビンの増加もみられる．

予想外の値が認められるとき

- ビリルビンは可視光を含めた光にて容易に分解，または直接ビリルビンの反応をする光学異性体に変化するので注意する．
- 採血時の溶血の有無にも注意する．　　　　（小林由直）

3J025

ビリルビン4分画　保

bilirubin 4-fractions

測定法　HPLC（ほかにドライケミストリー），酵素法〔δ-ビリルビンを除外して抱合型ビリルビン（BMG + BDG）のみを測定する〕

検体　血清

基準値　非抱合型ビリルビン：93.2％
　　　　BMG：6.0％
　　　　BDG：0.8％
　　　　δビリルビン（Bδ）：0.0％
　　　　（HPLC；データは平均値を示す）
　　　　抱合型ビリルビン：0.2 mg/d*l*以下　（酵素法）

異常値を呈する場合

- BMG/Bδ高値または抱合ビリルビン高値：急性肝炎増悪期，非代償性肝硬変，閉塞性黄疸増悪期
- Bδ/（Bδ + BMG + BDG）高値または抱合ビリルビン低値：急性肝炎回復期，代償性肝硬変，閉塞性黄疸回復期

次に必要な検査▶

- BMG/BδまたはBMG + BDG/Bδが高値となる病態としては肝細胞障害が進行していくときがあげられるため，血液生化学検査および凝固マーカー（PT，HPTなど），脳波検査などを行い，肝不全への移行を注意深くモニターするとともに，腹部超音波検査やCTなどの画像検査で肝萎縮の進行や腹水の増加に注意していく．
- Bδが高値，つまりBMG + BDGが低値の場合は，胆汁うっ滞をきたした病態は改善しつつあると考えて，ほかの血液生化学検査および凝固マーカーなどで経過観察を行う．Gilbert症候群やCrigler-Najjar症候群が疑われるときには，UGT1A1遺伝子（*UGT1A1*）の解析およびUGT1A1活性の測定が診断の決め手になる．

プロフィール

- ビリルビンは，肝細胞小胞体でUDP-glucuronosyltransferase（UGT1A1）によりグルクロン酸抱合を受け，抱合型ビリルビンとなる．抱合型ビリルビンには受け取るグルクロン酸の数によりbilirubin monoglucuronide（BMG）とbilirubin diglucuronide（BDG）に分けられる．
- 1966年Kuenzleらは，血清ビリルビンをカラムクロマトグラフィにより4つのピークに分画し，α，β，γ，δと名づけた．αはunconjugated bilirubin，βはBMG，γはBDG，δはδビリルビン（Bδ）に相当する．
- 現在ビリルビンは高速液体クロマトグラフィ（HPLC）にて4分画されるほか，ドライケミストリーによって非抱合ビリルビン，BMG + BDGおよびBδに分ける方法，酵素法によりBMG + BDGを測

定する方法がある．
- Bδは，抱合型ビリルビン（特にBDG）が血中でアルブミンと共有結合したもので，tightly protein-bound bilirubinともよばれる．アルブミンと共有結合しない抱合型ビリルビンは肝機能の改善とともに急速に肝細胞に摂取され，また一部は尿中に排泄されるが，Bδは肝での摂取や尿中への排泄がなく，アルブミンとともに代謝されるため，血中での停滞時間が長い．

臨床的意義と検査値の読み方
- ビリルビン分画の測定は，高直接ビリルビン血症を認めるとき，肝機能障害の増悪期なのか回復期なのかを鑑別するのに役立つ．他の肝機能検査で回復傾向を示すにもかかわらず高ビリルビン血症が持続する場合には，Bδを測定するかBδを除いたBMG＋BDGを測定する必要がある．高間接ビリルビン血症をきたす体質性黄疸においては，抱合能を評価するうえで重要である．
- ビリルビン分画を測定することにより，肝における抱合機能を反映している血中BMGおよびBDG値と，肝機能回復後も速やかに代謝されないために血中に長く停滞するBδが区別され，より鋭敏に肝機能障害の病態を把握することができる．
- BMG/Bδまたは抱合型ビリルビンが高値となる病態としては，急性肝炎増悪期，非代償性肝硬変，閉塞性黄疸増悪期など，肝細胞障害が進行し，黄疸が増強していくときがあげられる．一方，抱合型ビリルビン（BMG＋BDG＋Bδ）に占めるBδの割合（Bδ/BMG＋BDG＋Bδ）が高値を示す（〔BMG＋BDG〕が低値をとる）病態としては，急性肝炎回復期，代償性肝硬変，閉塞性黄疸回復期など，肝機能回復期があげられる．
- Gilbert症候群やCrigler-Najjar症候群では，BMGおよびBDGは著減または欠如する．

予想外の値が認められるとき
- 他のビリルビン関連検査（☞「総ビリルビン」p.285など）と同様である．　　　　　　　　　　（小林由直）

3J035
遊離ヘモグロビン
free hemoglobin

略 Hb　　**別** ヘモグロビン（血漿・血清），血漿ヘモグロビン，血清ヘモグロビン

測定法　比色法
検　体　血漿（ヘパリン加），あるいは血清
基準値　5 mg/dl 以下

異常値を呈する場合
高値
〈先天性〉
- 赤血球膜異常症（遺伝性球状赤血球症，遺伝性楕円赤血球症）

- 赤血球酵素異常症（G-6-PDH欠乏症，ピルビン酸キナーゼ欠乏症，その他の赤血球内酵素異常症）
- ヘモグロビン異常症〔サラセミア，HbS（鎌状赤血球症），その他の異常ヘモグロビン症〕

〈後天性〉
- 赤血球異常（発作性夜間ヘモグロビン尿症）
- 抗体（自己抗体：自己免疫性溶血性貧血，寒冷凝集素症など，同種抗体：新生児溶血性疾患，不規則抗体，異型輸血）
- 感染症（ウェルシュ菌感染症，マラリア）
- 物理化学的（行軍ヘモグロビン尿症，広範囲火傷，ベンゼン誘導体曝露）
- 機械的〔播種性血管内凝固症候群（DIC），溶血性尿毒症症候群（HUS）〕
- 薬剤（G-6-PDH欠乏との相互作用，免疫複合体）

次に必要な検査▶
- 血液検査：血液一般検査，網赤血球数，血液像検査（破砕赤血球の有無，遺伝性の溶血性貧血では赤血球形態の観察）．
- 生化学検査：血清間接ビリルビン（総ビリルビンも同時に測定し，直接ビリルビンとの比率をみることも重要），血清LD（isozyme分析），血清ハプトグロビン，尿ウロビリノゲン．
- その他：赤血球寿命，赤血球内酵素検査，異常ヘモグロビンの検査（検査可能な施設は少ない）など．

プロフィール
- ヘモグロビンは赤血球内に存在し，通常は血漿・血清内には存在しないか，存在してもきわめて微量（5 mg/dl 以下）である．
- 赤血球破壊が網内系でなく血管内で起こると，赤血球から放出されたヘモグロビンは直ちに血漿中のハプトグロビンと結合し網内系へ運搬され，処理される．ところがハプトグロビンの結合能を超えた溶血が血管内で起こると，血漿中の遊離ヘモグロビンが増加する．

臨床的意義と検査値の読み方
- 本検査では溶血性貧血，あるいは血管内溶血を呈する疾患や状態を検索，あるいは血管内溶血の程度を推定する．

予想外の値が認められるとき
- 採血時の溶血の有無の確認を行う．
- 採血後，血漿分離をせずに長期間の保存を行ったかどうかを確認する．　　　　　　　　　　（土屋達行）

3J035
遊離ヘモグロビン（尿）
free hemoglobin

略 Hb　　**別** ヘモグロビン，尿中ヘモグロビン，尿Hb

測定法　比色法
検　体　新鮮尿

基準値　1mg/d*l* 以下
異常値を呈する場合
高値
〈先天性〉
- 赤血球膜異常症（遺伝性球状赤血球症，遺伝性楕円赤血球症）
- 赤血球酵素異常症（G-6-PDH欠乏症，ピルビン酸キナーゼ欠乏症，その他の赤血球内酵素異常症）
- ヘモグロビン異常症〔サラセミア，HbS（鎌状赤血球症），その他の異常ヘモグロビン症〕

〈後天性〉
- 赤血球異常（発作性夜間ヘモグロビン尿症）
- 抗体（自己抗体：自己免疫性溶血性貧血，寒冷凝集素症など，同種抗体：新生児溶血性疾患，不規則抗体，異型輸血）
- 感染症（ウェルシュ菌感染症，マラリア）
- 物理化学的（行軍ヘモグロビン尿症，広範囲火傷，ベンゼン誘導体曝露）
- 機械的〔播種性血管内凝固症候群（DIC），溶血性尿毒症症候群（HUS）〕
- 薬剤（G-6-PDH欠乏との相互作用，免疫複合体）
- 尿路出血（血尿）

次に必要な検査▶
- 尿一般検査：潜血，尿ウロビリノゲン，尿沈渣（赤血球が出現しているときには変形赤血球の出現の有無も検索する）．
- 血液検査：血液一般検査，網赤血球数，血液像検査（破砕赤血球の有無，遺伝性の溶血性貧血では赤血球形態の観察）．
- 生化学検査：血清間接ビリルビン，血清LD（アイソザイム分析），血清ハプトグロビン．
- その他：赤血球寿命，赤血球内酵素検査，異常ヘモグロビンの検査（検査可能な施設は少ない）など．

プロフィール
- 正常状態でもごくわずかの赤血球は血管内溶血をきたしているが，放出されたヘモグロビンは血漿中のハプトグロビンと直ちに結合し，網内系で処理され，間接ビリルビンとなるために尿中にヘモグロビンが出現することはない．ハプトグロビンの結合能を超えるような大量の血管内溶血が起こったときのヘモグロビンは腎の糸球体から濾過される．濾過されたヘモグロビンの大部分は尿細管で再吸収されるが，再吸収されないヘモグロビンが尿中遊離ヘモグロビンとして最終的に尿中に排泄される．
- 腎あるいは下部尿路からの出血でも，溶血が尿中で起こると遊離ヘモグロビンとして検出される．

臨床的意義と検査値の読み方
- 溶血性貧血，あるいは血管内溶血を呈する疾患や状態を検索，診断するが，尿中に出現しているときには，きわめて大量の血管内溶血が発生していることを推定する根拠となる．しかし，腎あるいは下部尿路からの出血後の溶血によって出現しているヘモグロビン尿と鑑別の必要がある．また，ミオグロビン尿との鑑別でも用いる場合がある．

予想外の値が認められるとき
- 血尿，ミオグロビン尿の有無を確認する．

（土屋達行）

ポルフィリン代謝

porphyrin metabolism

別 ヘム合成経路（heme biosynthetic pathway）

測定法　HPLC（蛍光検出器）など
検　体　ヘパリン加血液，尿（随時尿），便（随時便）
基準値（☞ コプロポルフィリン p.290, 291，ウロポルフィリン p.292，プロトポルフィリン p.293）

異常値を呈する場合
高値 ポルフィリン代謝産物については先天性ポルフィリン代謝異常症の各病型，鉛中毒，肝障害，造血障害など多数の疾患が知られている

次に必要な検査▶ポルフィリン代謝産物の異常排泄が認められたら，血液中のポルフィリン代謝関連酵素活性の測定または遺伝子診断によってポルフィリン代謝異常症の鑑別・確定診断を行う．同時に血液，肝機能検査を行う．ポルフィリン症の確定診断がなされたら，家族歴の聴取を行い不顕性遺伝子保有者の早期診断を行う．

低値 ポルフィリン代謝酵素活性については各種ポルフィリン代謝異常症の各病型における責任酵素および各種血液，肝疾患および鉛曝露など多数の疾患が知られている．

プロフィール
- ポルフィリン代謝はヘム合成経路ともよばれ，δ-アミノレブリン酸（ALA）からプロトポルフィリンIXにFe^{2+}がキレートしてヘムが合成されるまでの経路をいう．この代謝には8個の酵素が関与し，その多くがSH酵素であり，各種酵素の遺伝的障害が知られている．
- ヘムはミトコンドリアを有する全組織細胞内で合成されるが，体内の二大ヘム産生臓器は骨髄と肝臓である．ヘムはヘモグロビン，チトクロムP450，チトクロム類，カタラーゼ，ペルオキシダーゼ，NO合成酵素，可溶性グアニル酸シクラーゼ，ミオグロビン，サイロペルオキシダーゼなどの補欠分子族として生命現象の根元反応に関与している．したがって，ヘム合成の異常はポルフィリン代謝関連物質の過剰生産とこれらヘム蛋白のさまざまな機能に重大な影響を与える．
- このヘム合成に関与する酵素活性の異常によって生じるポルフィリン症には先天性と後天の原因によるものがあるが，ヘム合成の調節機序が肝と赤芽球と

j 生体色素関連物質　289

では異なるために，ポルフィリンの代謝異常症は肝性と赤芽球性に分類される．

- 先天性ポルフィリン症はヒポクラテスによって紀元前460年頃に記載されていることが報告されているが，今日的には1876年 J. H. Schultz によるものが最初である．わが国では1920年佐藤らによる初めての報告以来2002年までに約827例の報告をみるにすぎない．しかし，先天性ポルフィリン症の不顕性遺伝子保有者はその数十倍に達するものと思われる．このポルフィリン症は1923年 A. E. Garrod によって inborn errors of metabolism と提唱された代表的な先天性代謝異常症である．
- 検査はポルフィリン代謝産物とその代謝関連酵素活性の測定とで異なる．ポルフィリン代謝産物の検査の前に，スクリーニングとして，多くの先天性ポルフィリン症や鉛中毒などの患者の尿中には過剰のポルフィリンが存在するため，尿自体が暗赤色尿を呈することがある．これに暗室で長波長紫外線を照射すると鮮明な赤色蛍光が見られ，ポルフィリン代謝異常症の判定が容易につく．鑑別診断は，HPLC による分画定量が一般的である．ポルフィリン前駆体（ALA とポルフォビリノゲン）はイオン交換樹脂を用いた方法が多いが，ALA の測定は近年 HPLC によることが多い．ポルフィリン代謝関連酵素活性の測定は多数あり，統一されていない．

臨床的意義と検査値の読み方

- 原因不明の光線過敏症で，皮膚露出部に水疱形成，瘢痕形成，色素沈着，皮膚の脆弱性などをみる場合や原因不明の激しい腹痛，嘔吐，便秘（または下痢）などの症状がみられる場合，さらに両者が混在してみられる場合に検査する．
- ポルフィリン代謝産物：肝性ポルフィリン症の場合は肝ヘム生産量の減少に基づく負のフィードバック解除により ALA 合成酵素活性が上昇し，障害酵素までの各種中間代謝物が，また，赤芽球性ポルフィリン症の場合はおもに障害酵素の基質が過剰蓄積される．また，鉛作業者については，鉛中毒予防規則によってポルフィリン代謝産物の測定が義務づけられている．
- ポルフィリン代謝関連諸酵素活性：先天性ポルフィリン症の場合は当該酵素活性の低下によって，確定診断が行われる．鉛中毒では赤血球 ALA 脱水酵素活性の測定が低濃度鉛曝露の生物学的モニタリングとして利用されている．
- 各々の疾患における異常値発現の機序は，各々の疾患における酵素障害の部位による影響とフィードバック調節によるポルフィリン代謝特有の機序による．

予想外の値が認められるとき

- 尿中のポルフィリンは各種肝障害や精神・神経障害および各種薬物中毒や薬物投与時に増量することがある．
- ポルフィリン症の判定には，尿尿および血液中のポルフィリン分画分析を行うことによって，先天性ポルフィリン代謝異常症か二次性（ポルフィリン尿症）かを判定し，さらに鑑別診断をポルフィリンのパターン分析および各種酵素活性の測定によって行う．
- 遺伝子診断は患者によって遺伝子の異常様式が異なっていることが多いため，生化学的に確定診断されたのちに，早期診断を目的として血縁者に行うのが一般的である．

（近藤雅雄）

3J040

コプロポルフィリン（血液・便） 保

coproporphyrin

略 CP　別 4-carboxylate porphyrin，COPRO

測定法　HPLC（蛍光検出器）
検　体　ヘパリン加血液，便（随時便）
基準値　〈血液〉0.6～3.0 μg/dl RBC
　　　　〈血漿〉0.1±0.09 μg/dl＊
　　　　〈便〉Ⅰ型異性体 1.6～5.4 μg/g 乾燥重量＊
　　　　　　Ⅲ型異性体 1.2～6.0 μg/g 乾燥重量＊
　　　　　　　　　　　　　　（＊筆者による参照値）

異常値を呈する場合

高値　遺伝性コプロポルフィリン症（血液中では軽度上昇），先天性赤芽球性ポルフィリン症，多様性ポルフィリン症（血液中では軽度上昇），鉄欠乏性貧血（血液中で軽度上昇），鉄芽球性貧血（血液中で軽度上昇），鉛中毒（血漿中でⅢ型異性体上昇，砒素中毒（血液は正常，便中で軽度上昇）など

次に必要な検査▶　通常は，血液および便中のポルフィリンスクリーニング検査により陽性が認められた場合，ポルフィリン代謝異常症の鑑別診断を目的として，HPLC によりポルフィリンパターン分析を行う．これでも確定できない場合は血液中コプロポルフィリノゲン（COPROgen）酸化酵素活性の測定または遺伝子診断を行う．

プロフィール

- コプロポルフィリン（COPRO）はポルフィリン代謝の第4番目の反応を触媒するウロポルフィリノゲン脱炭酸酵素によって生産される COPROgen の酸化物である．生体内ではおもに赤血球と肝で生産されるが，ほとんどが COPROgen として存在する．ⅠとⅢ型異性体が存在するが，ミトコンドリア膜に局在する COPROgen 酸化酵素の基質となるのはⅢ型異性体だけである．
- COPROgen は尿や便中に排泄されると自動酸化され COPRO となる．COPRO（$C_{38}H_{38}N_4O_8$）は分子量 654.7，波長 401 nm（0.1 N 塩酸）に Soret 帯（吸収極大）のある赤紫色の生体色素であり，遠紫外線照射により強い赤色蛍光を発する．しかし，生体内 COPROgen は無色で紫外線照射による赤色蛍光はみられない．したがって，COPRO 量の測定には必ず

完全酸化した後，測定する．酸化が不完全だと測定値が変動する．

- 検査には定性と定量がある．血液中のポルフィリン定性としてRimington-Cripps法がある．血液3滴または0.1 ml をエーテル/酢酸（5/1）混液2.5 ml 中に滴下し，ガラス棒にてよく撹拌した後，濾紙にて濾過する．この濾液から3N塩酸0.5 ml で1回抽出し，ポルフィリンが多ければ鮮明な紫紅色を呈する．暗所にて遠紫外線照射し，赤色蛍光を確認すれば陽性である．便ではHolti法がよく用いられるが，原理は前者と同様である．HPLCでは血中のすべてのポルフィリン分画定量測定が可能である．

臨床的意義と検査値の読み方

- 原因不明の光線過敏症で，皮膚露出部に水疱形成，瘢痕形成，色素沈着，皮膚の脆弱性などをみる場合，原因不明の激しい腹痛，嘔吐，便秘（または下痢）などの症状がみられる場合，または両者が混在してみられる場合，特に遺伝性コプロポルフィリン症（HCP：hereditary coproporphyria，常染色体優性遺伝）に関しては便中のCOPRO量の測定は診断上重要な決め手となる．家族歴がある場合は不顕性遺伝子保有者の早期診断に有用である．
- 健常者の便COPROはⅠ型異性体が優勢であるが，HCP，多様性ポルフィリン症（VP：variegate porphyria，常染色体優性遺伝）ではⅢ型異性体（～3.5 mg/g乾燥重量）が，また先天性赤芽球性ポルフィリン症（CEP：congenital erythropoietic porphyria，常染色体劣性遺伝）ではⅠ型異性体（～7 mg/g乾燥重量）が著明に増量する．赤芽球性プロトポルフィリン症（EPP：erythropoietic protoporphyria，常染色体優性遺伝）および砒素中毒では軽度（～0.1 mg/g乾燥重量）上昇する．血液中ではおもに造血障害によって増量するが，HCPおよびCEP以外は診断的根拠があまりない．

予想外の値が認められるとき

- 血液中のCOPRO量の測定意義はあまりない．便中のCOPRO量は腸内細菌の分布，食事内容などで変動を受けやすく，異常値が出現したときは日を変え，再検査することが望ましい．ポルフィリン症では検査値の変動は少なく，再検査によってもほぼ同じ結果が得られる．

（近藤雅雄）

3J040

コプロポルフィリン（尿） 保

coproporphyrin

略 CP 別 4-carboxylate porphyrin，COPRO

測定法　HPLC（蛍光検出器）
検体　尿（随時尿）
基準値
- コプロポルフィリンⅠ異性体 0.5～50 μg/g・Cr
- コプロポルフィリンⅢ異性体 0.6～150 μg/g・Cr

異常値を呈する場合

高値　遺伝性コプロポルフィリン症，先天性赤芽球性ポルフィリン症，多様性ポルフィリン症，急性間歇性ポルフィリン症，δ-アミノレブリン酸脱水酵素欠損性ポルフィリン症，鉛中毒，晩発性皮膚ポルフィリン症，各種肝障害，砒素中毒，赤芽球性プロトポルフィリン症（肝障害合併型）

次に必要な検査　▶ 鑑別診断として，HPLCによりポルフィリンパターン（分画）分析を行う．COPROは鉛などの金属中毒や肝障害で増量するため，先天性ポルフィリン症と鑑別することが重要であるが，この場合は，赤血球または白血球中の各種酵素活性の測定を行う．鉛中毒が疑われる場合は尿中δ-アミノレブリン酸（ALA）や赤血球ALA脱水酵素活性ならびに血清鉛量の測定を行う．

プロフィール

- コプロポルフィリン（COPRO）はウロポルフィリノゲン脱炭酸酵素によって生産されるコプロポルフィリノゲン（COPROgen）の酸化物である．生体内ではおもに赤芽球と肝で生産されるが，ほとんどがCOPROgenとして存在する．Ⅰ型とⅢ型異性体が存在するが，ミトコンドリア膜に局在するCOPROgen酸化酵素の基質となるのはⅢ型異性体だけである．
- COPROgenは尿中に排泄されると自動酸化されCOPROとなる．COPRO（$C_{38}H_{38}N_4O_8$）は分子量654.7，波長401 nm（0.1N塩酸）にSoret帯（吸収極大）がある赤紫色の生体色素であり，遠紫外線照射により強い赤色蛍光を発する．しかし，排尿直後のCOPROgenは無色で赤色蛍光はなく，ほとんどが還元型のポルフィリノゲンである．したがって，尿中のCOPRO量の測定にはヨウ素などで完全に酸化しなければならない．
- 検査はスクリーニング法としては，ポルフィリン特有の吸収波長または蛍光波長を利用し，直接スペクトルをとる方法，レーザーを用いる方法，薄層クロマトグラフィを用いる方法，Dowexイオン交換樹脂を用いたカラムクロマトグラフィ法，マイクロプレート蛍光法などがある．
- 簡便検出法（Brugsch-Fischer法）：尿10 ml に酢酸1～2 ml を加え，さらにエーテル10 ml を加えて激しく振盪，分離する．エーテル層（上層）からCOPROを2N塩酸3 ml で2回抽出，塩酸層を合わせる．ポルフィリンが多ければ鮮明な赤紫色を呈する．また，400 nm付近の長波長紫外線照射で美麗な桃色蛍光を認めれば確実である．
- HPLC：新鮮尿中では90％以上が還元型のポルフィリノゲンであるため，尿に0.08％ヨウ素を含む酢酸液を等量加え，ポルフィリノゲンをポルフィリンに完全酸化させた後，10 μl を逆相カラムに注入し，アセトニトリル・酢酸・酢酸アンモニウム混合液を用いてCOPROⅠとⅢ型異性体の分離・定量を行う．

j　生体色素関連物質

これを蛍光検出器（励起波長Ex＝406 nm，蛍光波長Em＝619 nm）にて測定する．

臨床的意義と検査値の読み方

- 原因不明の光線過敏症で，皮膚露出部に水疱形成，瘢痕形成，色素沈着，皮膚の脆弱性などをみる場合，原因不明の激しい腹痛，嘔吐，便秘（または下痢）などの症状がみられる場合，または両者が混在してみられる場合，先天性ポルフィリン症およびDubin-Johnson症候群ではⅠ型とⅢ型排泄の比率が鑑別診断に重要な情報を与える．家族歴がある場合は不顕性遺伝子保有者の早期診断を行う．
- 一般的に尿中では便と異なりⅠ型よりもⅢ型異性体の出現率が高く，その比率も健常者ではおおよそ一定しているが，先天性赤芽球性ポルフィリン症（CEP：congenital erythropoietic porphyria，常染色体劣性遺伝）やDubin-Johnson症候群（常染色体劣性遺伝）では尿中のⅠ型とⅢ型異性体の比率が完全に逆転し，鑑別診断に重要である．また，Rotor症候群，肝硬変や肝癌などの肝障害および赤芽球性プロトポルフィリン症（EPP：erythropoietic protoporphyria，常染色体優性遺伝）の肝障害タイプではⅠ型異性体が増量してくる．
- 遺伝性コプロポルフィリン症（HCP：hereditary coproporphyria，常染色体優性遺伝）をはじめとして，その他のポルフィリン代謝異常症では通常Ⅲ型異性体が過剰増量する．
- 先天性ポルフィリン症や鉛中毒では健常者の平均値の数十倍〜数百倍の増量が認められる．
- 各々の疾患における異常値発現の機序は，各々の疾患における酵素障害による影響とフィードバック調節によるポルフィリン代謝特有の機序による．

予想外の値が認められるとき

- 尿中のCOPRO量は乳幼児期に高く，また，色素性乾皮症や精神・神経性疾患など多くの疾患，薬剤投与時ならびにホルモンなどの生理的因子などで増量するため，異常値が出現したときは日を変え，再検査することが望ましい．ポルフィリン症の場合は再検査してもほぼ同じ結果が得られる．

（近藤雅雄）

3J050

ウロポルフィリン（尿・血液）　保

uroporphyrin

略 UP　**別** 8-carboxylate porphyrin，URO

測定法　HPLC（蛍光検出器）
検体　尿（随時尿），ヘパリン加血液
基準値　〈尿〉2〜44 μg/g・Cr
　　　　　〈血液〉1 μg/dl RBC 以下

異常値を呈する場合

高値　先天性赤芽球性ポルフィリン症，多様性ポルフィリン症，晩発性皮膚ポルフィリン症，遺伝性コプロポルフィリン症，急性間歇性ポルフィリン症，肝・赤芽球性ポルフィリン症，多ハロゲン芳香族化合物中毒，鉛中毒

次に必要な検査▶ 鑑別診断として，HPLCによるポルフィリン分画分析を行う．ウロポルフィリン（URO）とヘプタカルボキシルポルフィリン（HEPTA）が増量すれば晩発性皮膚ポルフィリン症〔PCT：porphyria curanea tarda，先天性（常染色体優性）と後天性がある〕の可能性が高い．HEPTAの著明な増量が認められないときは，先天性赤芽球性ポルフィリン症（CEP：congenital erythropoietic porphyria，常染色体劣性遺伝）または急性ポルフィリン症を疑い，尿中前駆物質（δ-アミノレブリン酸およびポルフォビリノゲン）の測定およびUROの異性体分析を行う．CEPでは赤色歯牙がみられ，暗所で紫外線を照射すると赤色蛍光を認める．貧血，肝機能検査は必須である．

プロフィール

- UROはポルフィリン代謝の第3番目の反応を触媒するヒドロキシメチルビラン合成酵素〔別名ポルフォビリノゲン（PBG）脱アミノ酵素〕によって生産されるウロポルフィリノゲン（UROgen）の酸化物である．
- 生体内ではおもに赤芽球と肝で生産されるが，ほとんどが還元型のUROgenとして存在する．Ⅰ型とⅢ型異性体が存在するが，細胞質に局在するUROgenⅢ合成酵素の基質となるのはⅢ型異性体だけである．
- UROgenは尿中に排泄されると自動酸化されUROとなる．URO（$C_4H_{38}N_4O_{16}$）は分子量830.8，波長406 nm（0.5 N塩酸）にSoret帯（吸収極大）のある赤紫色の生体色素であり，遠紫外線照射により強い赤色蛍光を呈する．しかし，生体内UROgenは無色で赤色蛍光はなく，排尿直後ではほとんどが還元型のポルフィリノゲンである．したがって，UROの測定には必ずヨウ素などで完全に酸化しないと蛍光物質としての測定が困難となる．
- 検査はHPLCが既に主流となっている．HPLCについては本書の「ポルフィリン分画」（☞ p.294）にも記載したとおり，ポルフィリンの全分画定量が可能である．尿については，尿に0.08%ヨウ素を含む酢酸液を等量混合し（尿中では90%以上が還元型のポルフィリノゲンであるため，これをポルフィリンに完全に酸化させる），10 μlを逆相カラムに注入し，HPLCによって分析する．血液については，ヘパリン加血液0.05 mlにDMF（N',N'-ジメチルホルムアミド）溶液2.5 mlを加え，撹拌した後，遠心上清20 μlを逆相カラムに注入する．移動相は50 mMテトラブチルアンモニウム溶液（pH 7.5）とアセトニトリルの混合液（34：66）を用いて蛍光検出器の励起波長409 nm，蛍光波長597 nmにて測定する．

臨床的意義と検査値の読み方

- 原因不明の光線過敏症で，皮膚露出部に水疱形成，

瘢痕形成，色素沈着，皮膚の脆弱性などをみる場合，原因不明の激しい腹痛，嘔吐，便秘（または下痢）などの症状がみられる場合，または肝機能障害と光線過敏症が合併している場合に検査する．

- UROの増量が診断上重要となるのはPCTである．本疾患は，わが国では遺伝性が認められなく，ポルフィリン症の中では最も頻度が高く（約37％），URO（～13 mg/g・Cr）とヘプタカルボキシルポルフィリン（HEPTA）（～3 mg/g・Cr）が著明に増量する（両者共にⅢ型異性体）．
- PCTは肝障害と皮膚障害を合併し，さらに肝障害においては患者の約8割以上にC型肝炎の合併をみる．PCTの肝障害は重く，肝硬変や肝癌への移行頻度が高い．また，ヘキサクロロベンゼンなどのような多ハロゲン芳香族化合物中毒もPCTと同じ症状およびポルフィリンの代謝異常を起こすので，診断的価値が高い．
- CEPでは尿中UROのⅠ型異性体が過剰排泄（～0.3 g/g・Cr）され，光線過敏症状もポルフィリン症の中で最も重い．
- PCT，CEPの尿は暗赤色であり，紫外線照射により赤色蛍光を発する．

予想外の値が認められるとき
- 尿中のURO量は乳幼児期に高く，また，鉛中毒などの重金属中毒や多ハロゲン芳香族化合物中毒でも高値をみるため，ポルフィリン代謝異常の原因検索ならびにポルフィリン症の鑑別などのために必要な諸検査を行う．

（近藤雅雄）

3J055
プロトポルフィリン（血液・便） 保

protoporphyrin

略 PP　**別 2-carboxy porphyrin，PROTO**
測定法　HPLC（蛍光検出器）
検 体　ヘパリン加血液，便（随時便）
基準値（参照値）
- 赤血球遊離プロトポルフィリン（FP）：
  2～70 μg/dl RBC
- 赤血球亜鉛（Zn）結合プロトポルフィリン（ZP）：
  20～120 μg/dl RBC
- 便プロトポルフィリン：0.4～20 μg/g 乾燥量

異常値を呈する場合
高値 赤芽球性プロトポルフィリン症（赤血球FP，便），多様性ポルフィリン症（便），鉄欠乏性貧血（赤血球ZP），鉛中毒（赤血球ZP），鉄芽球性貧血（赤血球FP），不応性貧血（赤血球FP）

次に必要な検査 ▶
- 赤芽球性プロトポルフィリン症（EPP：erythropoietic protoporphyria，常染色体優性遺伝）の場合は蛍光赤血球が確認される．また，赤血球への光照射によって溶血現象が観察される．さらに，EPPは

プロトポルフィリン（PROTO）の肝沈着による肝障害を伴うことが多く，肝機能検査を必ず行う．
- 肝赤芽球性ポルフィリン症（HEP：hepato-erythropoietic porphyria，常染色体劣性遺伝）が疑われる場合は尿中ウロポルフィリン（URO）およびヘプタカルボキシルポルフィリン（HEPTA）を測定する．
- 便PROTOは多様性ポルフィリン症（VP：variegate porphyria，常染色体優性遺伝），遺伝性コプロポルフィリン症（HCP：hereditary coproporphyria，常染色体優性遺伝）および晩発性皮膚ポルフィリン症（PCT：porphyria cutanea tarda）の鑑別に有用である．
- PROTOの増量する疾患では肝機能，貧血検査は必須である．

プロフィール
- プロトポルフィリンⅨ（PROTO）はポルフィリン代謝の第7番目の反応を触媒するプロトポルフィリノゲンⅨ（PROTOgen）酸化酵素によってPROTOgenⅨから生産されるポルフィリン代謝系の最終産物であり，これにヘム合成の最終酵素であるフェロキラターゼによってFe^{2+}が導入されヘムが生産される．
- PROTOは生体内ではおもに赤芽球と肝で生産される唯一の酸化型のポルフィリンであり，脂溶性であるため尿中には排泄されない．
- 赤血球中のPROTOには2種類があり，遊離型（FP：free protoporphyrin）と亜鉛結合型（ZP：zinc protoporphyrin）が存在し，ZPはヘモグロビンと結合するため赤血球内に存在し，FPは赤血球内から血漿中にも出現する（ヘモグロビン量はZPと逆相関するがFPとは相関がみられない）．
- PROTO（$C_{34}H_{34}N_4O_4$）は分子量562.7，波長409 nm（2.8N塩酸）にSoret帯（吸収極大）のある赤紫色の生体色素であり，遠紫外線照射により強い赤色蛍光を発する．FPとZP（$C_{34}H_{32}N_4O_4Zn$，分子量626.1）の分離はHPLCにおいて可能であり（移動相溶媒pH 5.2でのZPの励起波長414 nm，蛍光波長577 nmに対して，PROTOの励起波長403 nm，蛍光波長619 nmである），その場合，ZPは酸によって容易にZnが外れPROTOとなるため，注意を要する．PROTOは組織沈着性があり，特に肝蓄積性が高い．
- 検査には定性と定量がある．血液中のPROTOの定性としてRimington-Cripps法がある．血液3滴または0.1 mlをエーテル/酢酸（5/1）混液2.5 ml中に滴下し，ガラス棒にてよく撹拌した後，濾紙に濾過する．この濾液から3N塩酸0.5 mlで1回抽出し，ポルフィリンが多ければ鮮明な紫紅色を呈する．暗所にて遠紫外線照射し，赤色蛍光を確認すれば陽性である．便ではHolti法がよく用いられるが，原理は前者と同様である．HPLCではPROTO以外のポルフィリン分画の定量測定が可能である．特に，血

液中のプロトポルフィリンは，FPとZPの増量の違いによって診断が異なることから，HPLCによる検査が重要である．

- 血液については，ヘパリン加血液0.05 mlにDMF（N', N'-ジメチルホルムアミド）溶液2.5 mlを加え，撹拌した後，遠心上清20 μlを逆相カラムに注入する．移動相は50 mMテトラブチルアンモニウム溶液（pH 7.5）とアセトニトリルの混合液（34：66）を用いて蛍光検出器の励起波長420 nm，蛍光波長630 nmにて測定する．

臨床的意義と検査値の読み方

- 原因不明の光線過敏症で，皮膚露出部に水疱形成，瘢痕形成，色素沈着，皮膚の脆弱性などをみる場合，または日光被曝直後の皮膚の激しい痛み，腫脹，発赤がみられる場合，また，通常の光線過敏症や原因不明の激しい腹痛，嘔吐，便秘などの症状が伴う場合に検査を行う．
- 鉛作業者の健康診断（鉛中毒予防規則に基づく）として行う．
- 診断上重要となるのはEPPとHEPである．どちらも血中FPの異常高値（～30 mg/dl RBC）を示し，肝障害の原因となる．また，VPでは血中PROTOは増量せず，便中のPPが増量（0.3 mg/g乾燥重量）する．
- 赤血球PROTOはEPPでFP（～25 mg/dl RBC），鉛中毒や鉄欠乏性貧血ではZPが高値（～1 mg/dl RBC）を示す．溶血性貧血，鉄芽球性貧血などの造血障害でもFPが軽度高値を示す．

予想外の値が認められるとき

- 赤血球PROTOはFPとZPを分画定量することによって，EPP，各種造血性疾患，鉛中毒などの鑑別が可能となる．

（近藤雅雄）

3J060
ポルフィリン分画（尿・便）
porphyrin fractionation

測定法 HPLC（蛍光検出器）
検 体 尿（随時尿），便1 g（随時便）
基準値（参照値；すべて筆者による日本人成人の実測値である）

〈尿〉（単位：μg/g・Cr）
- ウロポルフィリン（URO）：＜44
- ヘプタカルボキシルポルフィリン（HEPTA）：＜15
- ヘキサカルボキシルポルフィリン（HEXA）：＜2
- ペンタカルボキシルポルフィリン（PENTA）：＜15
- コプロポルフィリン（COPRO）Ⅰ：50
- コプロポルフィリン（COPRO）Ⅲ：＜150

〈便〉（単位：μg/g乾燥重量）
- HEXA：＜8
- PENTA：＜28
- COPRO Ⅰ：＜28
- COPRO Ⅲ：＜20
- イソコプロポルフィリン（iso-CP）：0
- プロトポルフィリン（PROTO）：＜50

異常値を呈する場合

高値 ポルフィリン症，鉛中毒，各種肝疾患，各種血液疾患，代謝亢進，ビタミン欠乏症，化学物質曝露（鉛，砒素などの多数の元素，多ハロゲン芳香族化合物，アリル基含有化合物，グリセオフルビン，フェノバルビタール，セドルミッド，カルバマゼピンなど多数）など多数の疾患，中毒などにて変動する．

次に必要な検査▶ 血液中のポルフィリン代謝産物の測定を行う．急性ポルフィリン症が疑われた場合は尿ポルフィリン前駆物質（ALA，PBG）の測定を行う．さらに臨床症状との関連にて確定診断が困難な場合は，血液中の酵素活性の測定あるいは遺伝子診断を行う．

プロフィール

- ポルフィリンは4個のピロールが4個のメチン橋で結合された環状のテトラピロールであり，ヘムの中間体あるいは中間体由来の酸化物である．ヒトではおもに赤血球と肝で生産されるが，それ自体には生理的な作用はない．ポルフィリンの側鎖の種類と配列の違いにより多数のポルフィリン類が検出されるが，その命名はFischer方式が一般的に用いられている．
- 生体に見出されるポルフィリンは，カルボキシル基数の多いURO（8-COOH）では水溶性でおもに尿中に排泄され，カルボキシル基数の少ないPROTO（2-COOH）では脂溶性で胆汁を介して便中に排泄される．健常人ではおもにURO，COPRO，PROTOの3種類が検出されるが，ポルフィリン症では多数のポルフィリンが尿尿中に排泄され，そのパターン（種類と量）が各種疾患に特異的であることを利用してポルフィリン分画測定が行われる．
- ポルフィリン類は紫外～可視領域に強い吸収スペクトルをもち，紫外領域では400 nm付近にきわめて強い吸収帯（分子吸光係数3～6×10^5，Soret帯）と480～650 nmを中心とした可視領域にQ帯（分子吸光係数3～6×10^5）があり，暗所ではウッド灯（紫外線）照射により赤色蛍光を呈する．
- 検査は尿と便では前処理が異なるだけで，HPLC操作はすべて同じである．
- 尿中ポルフィリン分画の測定：尿に0.08％ヨウ素を含む酢酸液を等量混合し（尿中では90％以上が還元型のポルフィリノーゲンであるため，これをポルフィリンに完全に酸化させる），10 μlを逆相カラムに注入し，HPLC分析する．
- 便中ポルフィリン分画の測定：便1 gに対して10倍量の酢酸エチル/酢酸（4/1）混液を加え，ホモジナイズした後，遠心または濾紙にて濾過し，その上清または濾液をN₂ガスにて2倍に濃縮した試料5 μlを

直接逆相カラムに注入し，HPLC分析する．
- HPLC分析にて用いる蛍光検出器は励起波長406 nm，蛍光波長619 nmを用いる．

臨床的意義と検査値の読み方
- 原因不明の光線過敏症で，皮膚露出部に紅斑，水疱形成，瘢痕形成，色素沈着，皮膚の脆弱性などをみる場合，原因不明の激しい腹痛，嘔吐，便秘（または下痢），イレウスなどの症状や多彩な神経症状がみられる場合，または両者が混在する場合に測定する．
- 尿中ポルフィリン分画：尿中ポルフィリンはURO～COPROの各々Ⅰ型とⅢ型異性体が検出され，病型によって異なったパターンを示す．赤芽球性プロトポルフィリン症（EPP）以外のポルフィリン症では尿中に過剰のポルフィリンを排泄するため，尿自体が暗赤色を呈する．
- EPPにおいては肝障害が予後を決定するため（肝障害を合併する場合は尿中のCOPRO Ⅰ型異性体の増量が生じる），早急に対策を講じる．
- 便中ポルフィリン分画：便中にはURO～PROTOのすべてが検出され，その数は実に30種類近くにも及ぶが，臨床的意義をもつのはPENTA～PROTOであり，ポルフィリン症の診断および病態鑑別に重要である．
- EPP，多様性ポルフィリン症（VP），遺伝性コプロポルフィリン症（HCP）および先天性赤芽球ポルフィリン症（CEP）では便に直接紫外線照射することにより，赤色蛍光がみられることが多い．

予想外の値が認められるとき
- 各種薬物や神経障害などでポルフィリン代謝産物が増量することがある．便中ポルフィリンは腸内細菌叢の種類の違いや食事摂取内容の違いによって変動を受ける．このときは尿，便，血液中のすべてのポルフィリン分画測定を同時に行う． （近藤雅雄）

3J065
ポルフォビリノゲン 保
porphobilinogen

🈲 PBG

測定法	イオン交換法（比色法）またはHPLC（UV検出器）
検 体	尿（随時尿）
基準値	2 mg/g・Cr以下

異常値を呈する場合
高値 急性ポルフィリン症〔急性間欠性ポルフィリン症（AIP），遺伝性コプロポルフィリン症（HCP，急性期），多様性ポルフィリン症（VP，急性期）〕

次に必要な検査▶
- 尿中ポルフォビリノゲン（PBG）の高値が確認されたら，δ-アミノレブリン酸（ALA）およびポルフィリン代謝産物の測定および赤血球PBG脱アミノ酵素（PBGD）活性の測定を行う．
- 急性ポルフィリン症が疑われたら，問診により服用薬物の有無，種類，各種生体内外の生理的状態などを聴取し，本症発症の誘因を追求する．次に，急性ポルフィリン症（AIP，VP，HCP）の鑑別診断を行う．鉛中毒時でも同じような症状を起こすため，血液中のポルフィリンおよび血清鉛の測定も同時に行う（鉛中毒では尿中のPBGの増量は認められない）．急性ポルフィリン症では血液中のポルフィリンは増量しない．家族歴を調べ，発症予防の指導を行う．

プロフィール
- PBGは1939年Waldenströmによって命名されたポルフィリンの前駆物質であり，細胞質に局在するδ-アミノレブリン酸（ALA）脱水酵素（ALAD）によって2分子のALAを材料として生産される．PBGの生産は他のポルフィリン代謝産物と同様，おもに赤芽球と肝細胞において行われるが，赤芽球細胞内では過剰生産されることはほとんどなく，急性ポルフィリン症のような肝細胞のポルフィリン代謝異常によって過剰生産され，尿中に出現する．
- PBG（$C_{10}H_{14}N_2O_4$，分子量226.2）はピロール物質であり，エールリッヒ試薬のp-ジメチルアミノベンズアルデヒドと反応すると波長553 nmと525 nmに2つの吸収極大がみられ（吸収極大比525/553 nm = 0.81），ピンク色を呈する．
- 検査は定性と定量があり，定性としてはWatson-Schwarts法が広く用いられる．すなわち，新鮮尿3 mlにエールリッヒ試薬3 ml，飽和酢酸ナトリウム5 mlを加え，よく混和した後，クロロホルム5 mlでPBGを抽出する．ウロビリノゲンはクロロホルム層に，PBGは水層に残る．判定は上層の水槽がPBG・エールリッヒの赤色を呈すれば陽性である．定量はDowex 1陰イオン交換樹脂カラム分析法が信頼でき，よく用いられている．すなわち，尿2 mlをDowex1-X8（10×30 mm，200～400 mesh，酢酸型）カラムに通し，蒸留水でカラムを洗浄した後，1 M酢酸10 mlでPBGを抽出する．発色はエールリッヒ試薬を加え，10分後，分光光度計にて吸光度を測定する．

臨床的意義と検査値の読み方
- 原因不明の激しい腹痛，嘔吐，便秘（または下痢）などの消化器症状がみられる場合，原因不明の光線過敏症で，皮膚露出部に紅斑，水疱形成，瘢痕形成，色素沈着，皮膚の脆弱性などをみる場合，または両者の症状が混在する場合，さらに急性ポルフィリン症は急性期には急性腹症，イレウス，虫垂炎，ヒステリー，急性膵炎，急性胃炎，胃十二指腸潰瘍，妊娠壊疽などと誤認されることが多く，これらの症状がある場合に尿中のPBGを測定する．
- 急性ポルフィリン症ではヘム合成酵素の遺伝的異常に加えて，各種ストレス，薬剤，月経・妊娠・分

j 生体色素関連物質 295

娩・ピル服用, 感染, 飢餓などの誘因が生じた場合に発症する. これはチトクロムP450を誘導する因子や, ヘム分解酵素（ヘムオキシゲナーゼ）の生産を促進する因子などによって肝ヘム生産量が著明に減少し, その結果, ヘム合成調節における抑制解除の機構によりALA合成酵素およびALAD酵素の活性が増加し, これら酵素の生産物質であるALAおよびPBGが過剰生産されるため, 本症の診断および病状経過把握に重要である. これら疾患の急性発症期では著明に増量 ($\sim 0.2\,g/g \cdot Cr$) し, 寛解期で減少する.

- 急性間歇性ポルフィリン症 (AIP：acute intermittent porphyria, 常染色体優性遺伝) では寛解期でも健常者に比べて高く, 診断的意義が高い. PBGが過剰生産されても皮膚の光線過敏症は発症しない.
- AIPの場合, 尿中に出現するポルフィリン代謝産物はポルフィリン前駆体のPBGであり, このPBGは光照射や空気などにより酸化されるとポルフォビリンに変化し, ポルフィリンに変わるため, 新鮮尿を採取したら直ちに凍結するか, 遮光下にて採尿することが望ましい.

予想外の値が認められるとき

- 尿中PBGが予測に反して低値の場合, PBGは無色であるが, 濃縮液中では光や空気酸化によって非酵素的にポルフィリンに変換されるので, 採尿および尿の保存には注意を要する. 測定にはできる限り新鮮尿が望ましい.
- PBGの測定に関しては, Watson-Schwartz反応が簡便で臨床分野で広く用いられているが, 尿中PBGが予測に反して高値の場合は, 多数のエールリッヒ反応陽性物質をイオン交換樹脂などにより分離除去して定量する.

（近藤雅雄）

3J070
ポルフォビリノゲン脱アミノ酵素
porphobilinogen deaminase

略 PBGD　別 ヒドロキシメチルビラン合成酵素 (HMBS：hydroxymethylbilane synthase), ウロポルフィリノゲン I 合成酵素 (UROS：uroporphyrinogen I synthase)

測定法　蛍光法またはHPLC（蛍光検出器）
検体　ヘパリン加血液
基準値（参照値）　29.2 ± 5.4 nmol URO I /ml RBC/hr
（平均値±標準偏差）

異常値を呈する場合

高値　赤芽球性プロトポルフィリン症, 先天性赤芽球性ポルフィリン症, 鉄欠乏性貧血, 鉄芽球性貧血, 溶血性貧血, 不応性貧血, 鉛中毒, 肝硬変
　次に必要な検査▶尿, 血液中のポルフィリン代謝産物の測定.
低値　急性間歇性ポルフィリン症

次に必要な検査▶尿中δ-アミノレブリン酸（ALA）, ポルフォビリノゲン（PBG）およびポルフィリン代謝産物を測定する. ALA, PBGの増量と症状が相関する. 急性間歇性ポルフィリン症 (AIP：acute intermittent porphyria) は発症原因が必ず存在するため, ストレス, 服用薬剤, 女性の場合は月経など生理的因子などについて問診するとともに, 貧血, 肝機能, 内分泌, 神経生理学などの諸検査を行う. AIPは常染色体優性遺伝なので家族のPBGD活性の測定による早期診断を行う.

プロフィール

- PBGDはヘム合成の第3番目の反応を触媒する細胞質酵素であり, 4分子のポルフォビリノゲン（PBG）を脱アミノ縮合させ直鎖状のテトラピロールであるヒドロキシメチルビラン（HMB）の生成を行う. HMBは非酵素的に環状化してウロポルフィリノゲン I（UROgen I）になるか, またはUROgen III合成酵素（URO III S）の存在下でUROgen IIIとなる. したがって, PBGD活性は生成したHMBを光や酸などで酸化し, ウロポルフィリン I（URO I）に変えてから蛍光測定する.
- ヒトのPBGD遺伝子は第11染色体の長腕q24.1-q24.2に位置している. PBGDには赤血球型（PBGD-E）と非赤血球型（PBGD-N）の2つのアイソザイムがある. これらのアイソザイムは同一遺伝子上に2.8kb離れて存在する2個のプロモーター（上流がN型, 酵素の分子量は44,000, 下流がE型, 酵素の分子量が42,000）を利用して転写される.
- PBGD活性は赤血球系細胞に比べて肝細胞で著しく低いため, PBGDの遺伝的異常を有するAIPでは, 肝, 末梢赤血球, リンパ球, 神経細胞などの各組織細胞中のPBGD活性が正常の50％に減少しているにもかかわらず, ポルフィリン代謝の異常は肝細胞にのみ出現する.
- 検査は溶血液にPBG, pH7.8のリン酸ナトリウム緩衝液を添加し, 一定時間, 遮光下にて反応を行った後, ヨウ素を含むトリクロロ酢酸（TCA）液にて反応を停止させ, 生成されたURO量を蛍光分光光度計（励起波長405 nm, 蛍光波長597 nm）にて定量する. 反応停止液としてよく用いられている5％塩酸または酢酸エチル/酢酸（2/1）液はUROの回収率が悪い. また, HPLCも煩雑で, 再現性に乏しいことから蛍光法が一般的である. 反応はN_2ガス相中で行うと, 血液で約10％の高値を得る. 計算は標準UROを用いて行う.

臨床的意義と検査値の読み方

- 原因不明の激しい腹痛, 嘔吐, 便秘あるいは下痢などの消化器症状がある場合や原因不明の神経症状がある場合, さらに尿中のPBGが陽性であったら赤血球PBGD活性を測定する.
- 赤血球PBGD活性の測定はAIPの確定診断として重

要である．すなわち，赤血球PBGD活性が高値を示す疾患は多いが，低値を示す疾患は今のところAIPのみであり，重要な診断的意義を有する．
- AIPは先天性ポルフィリン症の中では最も頻度が高く（23％），女性の妊娠可能な期間にて多く発症する（すなわち，思春期以前または更年期以降での発症はほとんどない）．
- AIPはポルフィリン症の中ではδ-アミノレブリン酸脱水酵素（ALAD）欠損性ポルフィリン症（ADP：ALAD deficiency porphyria，常染色体劣性遺伝）や鉛中毒と同様，皮膚症状を伴わない病型であり，肝PBGD活性の低下によってALAやPBGが過剰生産されるが，これらの増量は皮膚光線過敏症の原因とはならない．

予想外の値が認められるとき

- AIPには赤血球PBGD活性が正常範囲内にある患者（全AIP患者の10～15％に出現）が知られている．したがって，臨床症状からAIPが疑われるにもかかわらず，赤血球PBGD活性が正常範囲内である場合には尿中のALAおよびポルフィリン代謝産物を測定すると同時に，肝PBGD活性を測定するか，または遺伝子診断を行う．
- 赤血球PBGD活性はAIP患者とそのキャリアとの間に相違が認められず，さらに，妊娠やヘマチン治療などによっても影響を受けないが，赤血球PBGD活性の減少はAIPの診断にきわめて重要であるが，発病における直接的な原因とはならない．

（近藤雅雄）

3J075
δ-アミノレブリン酸（尿）　保

δ-aminolevulinic acid

略 ALA　別 5-アミノレブリン酸（5-ALA）

測定法　HPLCまたはイオン交換法（比色法）
検体　尿（随時尿）
基準値　0.7～2.5 mg/g・Cr

異常値を呈する場合

高値　急性ポルフィリン症〔急性間欠性ポルフィリン症，遺伝性コプロポルフィリン症（急性期），多様性ポルフィリン症（急性期），δ-アミノレブリン酸脱水酵素欠損性ポルフィリン症〕，遺伝性チロシン血症，鉛中毒，鉄欠乏性貧血，再生不良性貧血，溶血性貧血，砒素中毒など

次に必要な検査 ▶

- 急性ポルフィリン症の鑑別診断を行う．鑑別診断には血液，尿，便中のポルフィリン代謝関連物質の測定を行う．鉛中毒が疑われる場合は，血清鉛の測定と赤血球ALA脱水酵素活性（ALAD）など鉛予防則に合わせて検討する．その他の場合も，原因究明のために赤血球ALAD脱水酵素活性の測定は必須である．

- ALAD欠損性ポルフィリン症（ADP：ALAD deficiency porphyria，常染色体劣性遺伝，日本では発見されていないごくまれな疾患である）以外の急性ポルフィリン症では発症原因が必ず存在するため，ストレス，服用薬剤，女性の場合は月経など生理的因子などを問診する．貧血，肝機能，内分泌，神経生理学などの諸検査は必ず行う．

プロフィール

- ALAは1953年Sheminらによって発見されたヘム合成鎖の第1番目に位置する重要な中間体であり，ポルフィリンの前駆物質である．
- ヒトではミトコンドリアに局在するALA合成酵素（ALAS）によって生産されるが，植物や細菌ではグルタミン酸から合成されるものが多い．ALA（$H_2NCH_2COCH_2CH_2CO_2$，分子量131.1）は動植物のポルフィリン-ヘム合成の共通基質であり，植物ではクロロフィルの生産にも関与する．
- 尿中ALA量の測定はアミノケトン物質であることを利用してアセチルアセトンやアセト酢酸エチルなどと縮合させ，化学的にピロール化合物（ALAピロール；2-メチル-3-アセチル-4-プロピオン酸ピロール）に変化した後，エールリッヒ試薬で発色させる方法が一般的である．ALAピロール-エールリッヒ反応液は波長553 nmに吸収極大があり，525 nmにショルダーがみられる．この比率（525/553 nm）が0.69であることを確認して，分子吸光係数5.3×10^4を用いて計算する．
- 検査法としては，近年HPLCが多く報告されている．すなわち，尿0.05 mlにアセチルアセトン/エタノール/蒸留水（20：30：40）混液1 mlと1 mMシュウ酸を含むホルムアルデヒド/蒸留水（6.8：93.2）混液1 mlを加え，10分間煮沸した後，流水中で冷やし，これを直接逆相系カラムに注入する．移動相はメタノール/酢酸/蒸留水（450：20：530）混液を用い，カラム温度40℃，流速0.8 ml/min，蛍光検出器の励起波長383 nm，蛍光波長475 nmにて測定すると5分以内にALA蛍光誘導体のピークが出現する．計算は標準ALAを用いて求める．カラム法はDowex 1陰イオン交換樹脂とDowex 50（またはAmberlite IRC50）陽イオン交換樹脂の脱着法を用いてALAピロールを精製・抽出し，測定する．

臨床的意義と検査値の読み方

- 原因不明の腹痛，嘔吐，便秘あるいは下痢などの消化器症状がある場合や原因不明の多彩な神経症状がある場合に急性ポルフィリン症を疑い，尿中ALAを測定することが重要である（急性ポルフィリン症の誤診率が70～80％ときわめて高く，患者のQOL向上の点からも広く測定を勧める）．
- 尿中ALAはPBGと同様，急性ポルフィリン症の診断に重要である．また，治療後の予後観察あるいは誘発因子の判定などに重要である．

- 鉛作業者の場合は労働安全衛生規則による鉛中毒予防規則に従って測定する．
- 急性ポルフィリン症，遺伝性チロシン血症，鉛中毒で著明に増量する．
- その他の高値を示す疾患では軽度上昇するが，臨床的意義は低い．
- ALAの増量する原因として，①ADPを除いた急性ポルフィリン症などのような，ヘム濃度減少に基づくALAD活性上昇（負のフィードバック機序）による増量，②ADPや鉛中毒のようなALAD酵素自体の異常に基づく活性低下による増量がある．
- 尿中のALAが正常化するとともに各種症状も寛解するため，予後判定が可能である．
- 尿中ALAは急性ポルフィリン症のキャリアでもときどき著明な増量を認めるが，赤芽球性ポルフィリン症では増量しない．
- ALAが増量する疾患ではすべて似たような消化器，神経症状を呈するが，いまだに神経症状発症機序解明に関しての証拠はない．ALA自体あるいはALA増量に基づくポルフィリン生産の増加によって，各種の活性酸素が増量・蓄積することによる酸化ストレスであると考えられる．

予想外の値が認められるとき
- 測定方法によっては，ALA類似の夾雑物やピロール陽性物質などを測り込むことが予測されるので，異なった測定機序による測定法を試みる．　　（近藤雅雄）

3J080
δ-アミノレブリン酸脱水酵素
δ-aminolevulinic acid dehydratase

略 ALAD　**別** ポルフォビリノゲン合成酵素（PBGS：porphobilinogen synthase）

測定法　比色法
検　体　ヘパリン加血液（EDTA血は不可）
基準値（参照値）
- −DTT法：0.5〜1.5 μmol PBG/m*l* RBC/hr
- ＋DTT法：1.0〜3.8 μmol PBG/m*l* RBC/hr

異常値を呈する場合
高値　赤芽球性プロトポルフィリン症，溶血性貧血，鉄欠乏性貧血，鉄芽球性貧血
　次に必要な検査▶血液および尿中ポルフィリンの測定を行い，ポルフィリン代謝異常を確認する．
低値　ALAD欠損性ポルフィリン症（健常値の約3％），鉛中毒，先天性チロシン血症，晩発性皮膚ポルフィリン症，糖尿病，アルコール多飲，腎不全，肝硬変，多ハロゲン芳香族化合物曝露，トリクロロエチレン中毒，砒素中毒など
　次に必要な検査▶尿中δ-アミノレブリン酸（ALA）および尿，血液中のポルフィリン測定を行い，ポルフィリン代謝異常を確認する．中毒が疑われる場合は鉛や砒素などの元素測定を行う．

プロフィール
- ALADはヘム合成の第2番目の反応を触媒する細胞質酵素であり，2分子のδ-アミノレブリン酸（ALA）を脱水縮合させて1分子のピロールであるポルフォビリノゲン（PBG）の合成を行う．ヒトのALAD遺伝子は第9染色体の長腕q34に位置している．ALADは同一サブユニットからなる八量体構造をとり，ヒトALADサブユニットは330個のアミノ酸からなる分子量約36 kDaの亜鉛を含有する蛋白質である．
- ALADは赤芽球と肝細胞のヘム合成に重要な臨床的意義をもつが，赤血球中ではヘム合成はみられないため，赤血球で合成されたALADの残渣がそのまま存在する．
- 本酵素は他のヘム合成諸酵素に比べ大量（PBG脱アミノ酵素活性の約90倍の活性を有する）に存在するため，ALAD活性の多少の変動はヘム合成にほとんど影響を及ぼさない．ALADはサブユニット1個当たり8個のSH基が存在するためにその活性は生体内外のさまざまな因子によって影響を受けやすく，特に鉛においては，ごく微量の鉛によって活性障害を受けるため，低濃度鉛曝露の生体影響評価の指標として測定意義が高い．
- 検査はALAD活性の反応生産物であるPBGをエールリッヒ試薬で発色させ，比色定量する．反応溶液はヘパリン加採血した（抗凝固剤としてEDTAを用いた場合はALAD酵素の構成金属である亜鉛がキレートされるので活性は出現しない）血液の溶血液（血液量として10 μ*l*）を用いて，pH 6.0にて測定する．ヨーロッパでは標準測定法が開発されている．

臨床的意義と検査値の読み方
- 原因不明の腹痛，嘔吐，便秘あるいは下痢などの消化器症状や，原因不明の多彩な精神・神経症状がある場合には必ず測定する．
- 異常値を示す多くの疾患が知られているが，臨床的意義が高いのは鉛中毒，先天性チロシン血症およびALADが欠損（正常の約3％）している新しい型のポルフィリン症であるALAD欠損性ポルフィリン症（ADP：ALAD deficiency porphyria，常染色体劣性遺伝）であり，いずれも強いヘム合成障害を引き起こし，確定診断に有用である．
- 鉛中毒では鉛イオンがALAD酵素のSH基に結合し拮抗阻害を起こし著明に活性低下（−DTT法）するが，反応液にZn^{2+}やDTT（dithiothreitol）を添加すると活性が回復（＋DTT法）する．
- 先天性チロシン血症の患者ではチロシンの代謝異常に基づくスクシニルアセトン（4,6-dioxoheptanoic acid）がALADとALAの結合を阻害するため，強い活性阻害がみられるが，酵素蛋白量は減少していない．
- ADPは酵素蛋白絶対量が減少しているためALAの大量蓄積，排泄を伴い，急性間歇性ポルフィリン症

(AIP) と同じく強い精神・神経症状を呈する．
- AIP，ADP および鉛中毒には光過敏性の皮膚症状はない．
- その他の異常値を示す疾患においては，ALAD 活性値の変動が直接的に病態発症との関連性はほとんどみられなく，ポルフィリン代謝異常の病態生化学的意義についてはあまりわかっていない．
- 異常値発現機序として，ALAD 酵素が典型的な SH 酵素であり，Zn 金属酵素であることから，さまざまな元素（重金属など）やアルコール，難分解化学物質（多ハロゲン芳香族化合物）などの化学物質によって影響を受ける．特に鉛による活性阻害が強い．ポルフィリン症では ALAD 遺伝子異常が原因によって活性低下が起こる．

予想外の値が認められるとき

- ALAD は 8 つのヘム合成系酵素の中で最も量が多く，赤血球 ALAD 活性（− DTT または + DTT）が正常の 90％以上減少してもポルフィリンの代謝異常は通常みられない．また，ALAD 活性は各種治療薬や生体内外のさまざまな因子によっても影響を受けるので，これらの因子を除去，または日を変えて再検査することが望ましい．

（近藤雅雄）

3k 毒物・産業医学的代謝物質

3K010, 011, 012, 013
総三塩化物
total trichlorocompounds
略 TTC

測定法 GC-ECD
検体 尿．有機溶剤作業者の健康診断項目として測定する場合，連続した作業日の後半の作業日の作業終了時に採尿する．

基準値
- 有機溶剤中毒予防規則（有機則）に基づく法定健康診断項目として測定する場合は，厚生労働省通達の「分布区分」に従う．対象とする有機溶剤は種類により異なった分布区分が適用される．分布区分以外の基準値として，トリクロロエチレンについては，「生物学的許容値」が日本産業衛生学会により勧告されている．分布区分は曝露（体内への吸収量）の多少を判定するための目安であり，正常・異常の鑑別を目的としたものではない．一方，生物学的許容値は，それ以下の濃度であればほとんどすべての労働者に健康上の悪い影響がみられないと判断される値である．

〈トリクロロエチレン〉
- 分布1：100以下，分布2：100超〜300以下，分布3：300超（単位：mg/*l*）
- 生物学的許容値：150 mg/*l*

〈テトラクロロエチレン〉
- 分布1：3以下，分布2：3超〜10以下，分布3：10超（単位：mg/*l*）

〈1,1,1-トリクロロエタン〉
- 分布1：10以下，分布2：10超〜40以下，分布3：40超（単位：mg/*l*）

異常値を呈する場合
高値
【トリクロロエチレン作業者で300 mg/*l*超，テトラクロロエチレン作業者で10 mg/*l*超，1,1,1-トリクロロエタン作業者で40 mg/*l*超】
- 上記いずれかの有機溶剤を扱う作業者，有機溶剤嗜癖者，または抱水クロラールの投与を受けた者．有機溶剤作業者の場合，健康影響が生じる可能性のある曝露量と考えられるので，使用溶剤名，自他覚症状，健康診断結果とともに作業場の環境，溶剤取り扱いの方法，作業時間，防毒マスクや手袋など保護具の使用状況を確認し，必要な対策を行う．空気中有機溶剤濃度の測定（作業環境測定）が行われている場合は，結果を確認したい．

次に必要な検査▶ 塩素系有機溶剤は肝毒性，腎毒性を有する．法定健康診断項目として総三塩化物と同時に測定される肝機能や尿蛋白の検査結果に異常がみられればさらに精密検査を行う．可能なら個人曝露濃度を測定することが望ましい．

プロフィール
- 通常，総三塩化物とは尿中の三塩化酢酸と三塩化エタノールを合わせたものをさし，それぞれの濃度の合計値として表示される．トリクロロエチレン，テトラクロロエチレン，1,1,1-トリクロロエタン曝露作業者の尿中に排泄される．
- 塩素系有機溶剤は，高い脂溶性と揮発性をもつ不燃性溶剤として古くから多用され，トリクロロエチレン（トリクレン）は金属機械部品の脱脂洗浄，塗料用溶剤，殺虫剤，原毛脱脂洗浄などに，テトラクロロエチレン（パークロロエチレン，パークレン）はドライクリーニングや原毛脱脂洗浄に，1,1,1-トリクロロエタンは，金属の脱脂洗浄やスプレー缶の充填用ガスなどに用いられた．現在ではトリクロロエチレン，テトラクロロエチレンは第1種有機溶剤として規制が強化され，また，1,1,1-トリクロロエタンは地球のオゾン層破壊係数が大きいため，モントリオール議定書に基づきその製造・使用が1996年より中止された．
- 有機則により，上記の溶剤を使用する労働者に尿中総三塩化物の検査を含む健康診断を定期的に実施し，測定実施者数と分布区分別の該当者数を労働基準監督署に提出することが義務づけられている．

臨床的意義と検査値の読み方
- 3つの塩素系溶剤の代謝は異なることに注意したい．吸入されたトリクロロエチレンの9〜16％は呼気中に未変化体として呼出され，33〜45％は三塩化エタノールグルクロン酸抱合体（半減期10〜26時間）として，18〜32％は三塩化酢酸（半減期50〜100時間）として尿中に排泄される．一方，吸入されたテトラクロロエチレンは97〜99％が未変化体として呼出され（半減期72時間），尿中に排泄される代謝物のほとんどが三塩化酢酸である．1,1,1-トリクロロエタンは吸入されたうち約97％が呼出され，2〜5％が三塩化エタノールグルクロン酸抱合体（半減期10〜15時間）として，1〜2％が三塩化酢酸（半減期70〜100時間）として尿中に排泄される．これらの量的関係から明らかなように，トリクロロエチレンと，テトラクロロエチレンまたは1,1,1-トリクロロエタンとに同時に曝露される場合，尿中代

謝物量により後2者の曝露評価を行うことは困難である．
- 基準値は，冒頭に述べたタイミングで採尿された検体以外には適用できない．しかし，総三塩化物が検出されれば塩素系溶剤への曝露の証明になる．溶剤中毒が疑われる場合は測定の意義がある．
- トリクロロエチレンに関して，現在の許容濃度（日本産業衛生学会），管理濃度（厚生労働省）は25 ppmで，各分布の境界値が定められた当時に比べ低く改訂されている．生物学的許容値と許容濃度は対応しているので，生物学的許容値150 mg/lを超えていれば対策をとるべきであろう．

予想外の値が認められるとき
(☞ 次項「三塩化酢酸」)　　　　　　　　　　（上島通浩）

3K015, 016, 017, 018
三塩化酢酸
trichloroacetic acid

略 TCA　　**別** トリクロロ酢酸，トリクロル酢酸

測定法　GC−ECD
検体　尿．有機溶剤作業者の健康診断項目として測定する場合，連続した作業日の後半の作業日の作業終了時に採尿する．

基準値
- 有機溶剤中毒予防規則（有機則）に基づく法定健康診断項目として測定する場合は，厚生労働省通達の「分布区分」に従う．尿中代謝物として三塩化酢酸を生じる有機溶剤は複数あり，その種類により異なった分布区分が適用される．分布区分以外の基準値として，トリクロロエチレンについては，「生物学的許容値」が日本産業衛生学会により勧告されている．分布区分は曝露（体内への吸収量）の多少を判定するための目安であり，正常・異常の鑑別を目的としたものではない．一方，生物学的許容値は，それ以下の濃度であればほとんどすべての労働者に健康上の悪い影響がみられないと判断される値である．

〈トリクロロエチレン〉
- 分布1：30以下，分布2：30超〜100以下，分布3：100超（単位：mg/l）
- 生物学的許容値：50 mg/l

〈テトラクロロエチレン〉
- 分布1：3以下，分布2：3超〜10以下，分布3：10超（単位：mg/l）

〈1,1,1-トリクロロエタン〉
- 分布1：3以下，分布2：3超〜10以下，分布3：10超（単位：mg/l）

異常値を呈する場合
高値
【トリクロロエチレン作業者で100 mg/l超，テトラクロロエチレン・1,1,1-トリクロロエタン作業者で10 mg/l超】

(☞「総三塩化物」p. 300)
次に必要な検査▶ (☞「総三塩化物」p. 300)

プロフィール
- 三塩化酢酸は，塩素系有機溶剤トリクロロエチレン，テトラクロロエチレン，1,1,1-トリクロロエタン曝露作業者の尿中に排泄され，法定の有機溶剤健康診断における生物学的モニタリング指標として用いられる．
- これらの塩素系有機溶剤は，高い脂溶性と揮発性をもつ不燃性溶剤として古くから多用されたが，規制の強化により三塩化酢酸を代謝物とするトリクロロエチレン，テトラクロロエチレン，1,1,1-トリクロロエタンの使用は近年では少なくなっている．ただし，トリクロロエチレンに関しては，オゾン層破壊係数の小さい脱脂洗浄用溶剤として見直す動きが一部にあり，今後測定される場面の増える可能性がある．
- 有機則により，上記の溶剤を使用する労働者に尿中三塩化酢酸の検査を含む健康診断を定期的に実施し，測定実施者数と分布区分別の該当者数を労働基準監督署に提出することが義務づけられている．
- トリクロロエチレンの現在の許容濃度（日本産業衛生学会）および管理濃度（厚生労働省）は25 ppmである．許容濃度と生物学的許容値とは対応するが，分布区分とは対応していない．

臨床的意義と検査値の読み方
(☞「総三塩化物」p. 300 も参照)
- 曝露がないときには検出限界以下である．三塩化酢酸の半減期（50〜100時間）は三塩化エタノールの半減期（12〜26時間）に比べ長く，最終曝露から時間が経過するにつれ，総三塩化物中に占める三塩化酢酸の割合が大きくなる．
- 基準値（分布区分，生物学的許容値）は，冒頭に述べたように正常・異常の鑑別を目的としたものではなく，連続した作業日の後半の作業日（当該勤務週の最終日など）の，作業終了時に採尿が行われる前提で設定されているため，それ以外のタイミングで採尿された検体には適用できない．しかし，三塩化酢酸が検出されれば曝露の証明になるので，塩素系溶剤中毒の疑いのあるときには，曝露後時間が経過してから採取した尿であっても測定する意義がある．なお，トリクロロエチレンに関して職場の基準値と「分布」の区分が対応しないのは，各分布の境界値が定められた当時に比べ基準濃度が下げられた一方で，分布区分の見直しが行われていないことによる．

予想外の値が認められるとき
- 服薬状況のほかに，職場での防毒マスクや手袋など保護具の使用状況，同時に使用している有機溶剤，職場での作業以外に曝露の機会がないかを確認する．手や床についた塗料や油などを有機溶剤で洗ったり，溶剤をしみ込ませた布などで拭いたりすることがあ

ると皮膚からの吸収量も無視できないので，問診においては留意する．
- 可能なら溶剤の成分分析や個人曝露濃度の測定を行うことが望ましい．
- 総三塩化物濃度は，発汗による尿の濃縮または水分摂取による希釈の影響を受けるため，尿比重が極端に大きいか（＞1.030）小さい（＜1.010）場合は，検体を採取し直したほうがよい． （上島通浩）

3K020
三塩化エタノール
trichloroethanol

略 TCE **別** トリクロロエタノール，トリクロルエタノール

測定法 GC−ECD
検体 尿．有機溶剤作業者の健康診断項目として測定する場合，連続した作業日の後半の作業日の作業終了時に採尿する．

基準値
- 有機溶剤中毒予防規則（有機則）に基づく法定健康診断では，三塩化エタノールと三塩化酢酸とを合計した総三塩化物の濃度を用い，厚生労働省通達の「分布区分」を参照して評価する．作業者が扱う溶剤の種類により参照する分布区分は異なる．分布区分以外の基準値として，トリクロロエチレンについては「生物学的許容値」が日本産業衛生学会により勧告されている．分布区分は曝露（体内への吸収量）の多少を判定するための目安であり，正常・異常の鑑別を目的としたものではない．一方，生物学的許容値は，それ以下の濃度であればほとんどすべての労働者に健康上の悪い影響がみられないと判断される値である．

〈トリクロロエチレン〉
- 分布区分については☞「総三塩化物」(p.300)，「三塩化酢酸」(p.301)
- 生物学的許容値：100 mg/l

〈1,1,1−トリクロロエタン〉
- 分布区分については☞「総三塩化物」(p.300)，「三塩化酢酸」(p.301)

※テトラクロロエチレンは，三塩化エタノールとしては尿中にほとんど排泄されない．

異常値を呈する場合
高値
【トリクロロエチレン作業者で200 mg/l（総三塩化物濃度として300 mg/l）超，1,1,1−トリクロロエタン作業者で30 mg/l（総三塩化物濃度として40 mg/l）超】
- 健康影響が生じる可能性のある曝露量と考えられるので，使用溶剤名，自他覚症状，健康診断結果とともに作業場の環境，溶剤取り扱いの方法，作業時間，防毒マスクや手袋など保護具の使用状況を確認し，必要な対策を行う．空気中有機溶剤濃度の測定（作業環境測定）結果が得られる場合は，作業環境が適切な状態にあるかの判断に有用である．テトラクロロエチレン作業者の尿中に三塩化エタノールが検出された場合は，トリクロロエチレンなど他の溶剤に曝露していないか確認する．

次に必要な検査 ▶ ☞「総三塩化物」p.300

プロフィール
- 三塩化エタノールは，トリクロロエチレン，1,1,1−トリクロロエタンの代謝物の一つで，曝露作業者の尿中に排泄される．法定の有機溶剤健康診断における生物学的モニタリング指標として用いられる．
- 有機則により，塩素系有機溶剤であるトリクロロエチレン，テトラクロロエチレン，1,1,1−トリクロロエタンを使用する労働者に尿中の総三塩化物および三塩化酢酸の検査を含む健康診断を定期的に実施し，測定の実施数と分布区分別の該当者数を労働基準監督署に提出することが義務づけられている．
- トリクロロエチレンの許容濃度25 ppm（日本産業衛生学会）と生物学的許容値とは対応するが，分布区分とは対応していない．

臨床的意義と検査値の読み方
(☞「総三塩化物」p.300 も参照)
- 基準値（分布区分，生物学的許容値）は，冒頭に述べたように正常・異常の鑑別を目的としたものではなく，連続した作業日の後半の作業日（当該勤務週の最終日など）の，作業終了時に採尿が行われる前提で設定されているため，それ以外のタイミングで採尿された検体には適用できない．
- かつて比色法（アルカリピリジン発色定量法）を分析に用いていた時代には，三塩化エタノールを直接測定できなかったため，酸化して三塩化酢酸とし，もともと三塩化酢酸として排泄されるものと合わせて測定して得た値を総三塩化物としていた．すなわち，酸化尿から求めた総三塩化物濃度と非酸化尿から求めた三塩化酢酸濃度の差を，三塩化エタノール濃度としていた．分布区分が三塩化エタノールではなく総三塩化物として表示されているのは，この理由による．
- 三塩化酢酸の半減期（50〜100時間）は三塩化エタノールの半減期（12〜26時間）に比べ長く，最終曝露から時間が経過するにつれ，総三塩化物中に占める三塩化酢酸の割合が大きくなる．
- トリクロロエチレンに関して，現在の許容濃度（日本産業衛生学会），管理濃度（厚生労働省）は25 ppmで，各分布の境界値が定められた当時に比べ低く改訂されている．生物学的許容値（日本産業衛生学会）と許容濃度は対応するが，分布区分（厚生労働省）とこれらの濃度は対応していない．有機則上の対応とは別に，現在の許容濃度，管理濃度をふまえ，生物学的許容値である100 mg/lを超えていれば対策をとるべきであろう．

予想外の値が認められるとき
(☞「三塩化酢酸」p.301)　　　　　　（上島通浩）

3K025
馬尿酸
hippuric acid

別 トルエン代謝物

測定法　HPLC
検体　尿．有機溶剤作業者の健康診断項目として測定する場合，連続した作業日の後半の作業日の作業終了時に採尿する．

基準値
- 有機溶剤中毒予防規則（有機則）に基づく法定健康診断として測定する場合は，厚生労働省通達の「分布区分」に従う．この数値は曝露の多少を判定するための目安であり，正常・異常の鑑別を目的としたものではない．
- 分布1：1.0以下，分布2：1.0超〜2.5以下，分布3：2.5超（単位：g/l）

異常値を呈する場合
高値
【2.5 g/l 超】
- 天然由来の安息香酸を含むいちご，すもも，プルーンなどの果実や，保存料として安息香酸を含む飲食物（清涼飲料水，マーガリン，しょうゆなど）の摂取状況が確実である場合，健康影響が生じる可能性のある曝露量と考えられる．健康状態とともに作業場の環境や作業方法が適切か確認し，必要な対策を行う．空気中有機溶剤濃度の測定（作業環境測定）が行われている場合は，結果を確認したい．

次に必要な検査▶ トルエンは尿細管障害をきたすので，β_2-ミクログロブリンなどの尿細管機能検査を行う．また，必要に応じて神経内科学的検査を行う．可能なら個人曝露濃度を測定することが望ましい．

プロフィール
- 馬尿酸は，有機溶剤トルエンの尿中代謝物の一つである．トルエンは塗料やインクの溶剤，シンナー（薄め液）として用いられるだけでなく，染料，合成繊維などの原料および溶剤，医薬品，石油精製など用途が広い．トルエンを使用する作業場では，尿中馬尿酸濃度の検査を含む健康診断を定期的に実施し，測定実施者数と分布区分別の該当者数を労働基準監督署に報告することが，有機則により定められている．
- 結果判定の際には，飲食物中の安息香酸が体内で代謝され，馬尿酸として尿中に排泄されることを念頭におく．

臨床的意義と検査値の読み方
- トルエン 100 ppm の曝露で軽度の中毒症状（粘膜刺激症状，頭痛，記憶力障害など），400 ppm で軽度の眼刺激，600 ppm で疲労，吐き気，軽度の躁状態，800 ppm で眠気，平衡機能の失調，強い刺激，鼻粘膜からの分泌，1,000 ppm を超えると幻覚や麻酔作用，死亡もありうる．
- トルエンは体内に吸収されると 80% は肝臓で代謝され，安息香酸となり，さらにグリシン抱合を受けて馬尿酸として尿中に排泄される．馬尿酸の生物学的半減期は 1.5 時間と短く，曝露後時間が経過すると低値となる．
- 「分布」は冒頭に述べたタイミングで採尿された検体以外には適用できない．
- トルエンの現在の許容濃度（日本産業衛生学会）および管理濃度（厚生労働省）は 50 ppm となっているが，分布の区分はこの濃度に対応していない．各分布の境界値が定められた当時の管理濃度は 100 ppm で，基準濃度を下げた後も分布区分の見直しが行われていないことによる．
- 50 ppm 曝露に相当する尿中馬尿酸量は 1.5 g/l 前後であるが，その 95% 下限値は 1 g/l 程度となり，このレベルは非曝露者の尿中馬尿酸量の上限値に相当する．したがって，基準値（管理濃度）50 ppm 以下に保つことが求められる職場の曝露量管理に尿中馬尿酸値を用いるには，十分な注意が必要である．
- 日本産業衛生学会では，50 ppm 相当のトルエンの生物学的許容値として血中トルエン濃度（0.6 mg/l），尿中トルエン濃度（0.06 mg/l）を提案している．検体採取から測定まで十分管理できれば，気中濃度が低い職場の曝露評価に有用である．
- 検査機関における尿中馬尿酸の測定には通常数日かかるため，救急医療の現場で急性トルエン中毒を疑う場合は，脱力および筋力低下，腹痛，神経学的徴候の有無を明らかにし，血清電解質（カリウム低値およびクロール高値），動脈血液ガス検査（代謝性アシドーシス），腎機能検査，尿中ミオグロビン（横紋筋融解によりミオグロビン尿症をきたす）をもとに診断するのが実際的である．脳MRI上はT2強調像での側脳質周囲白質の高信号領域，プロトン密度強調像での白質・灰白質の境界不鮮明化が特徴的所見である．
- シックハウス症候群予防のために設定されたトルエンの室内濃度指針値は 0.07 ppm であるが，この濃度域の曝露を馬尿酸により評価することはできない．

予想外の値が認められるとき
- 職場の健康診断項目として予想外に高値の結果を得た場合には，まず飲食物による影響を疑い，必要に応じて再検査することが望ましい．また，作業条件の確認を行う．手についた塗料や油などを有機溶剤で洗うようなことがあると皮膚からの吸収量も無視できないので，問診上留意する．
- 馬尿酸濃度は，発汗による尿の濃縮または水分摂取による希釈の影響を受けるため，尿比重が極端に大

きいか（＞1.030）小さい（＜1.010）場合は，検体を採取し直したほうがよい．
（上島通浩）

3K030
メチル馬尿酸
methyl hippuric acid

別 キシレン代謝物

測定法 HPLC
検体 尿．有機溶剤作業者の健康診断項目として測定する場合，連続した作業日の後半の作業日の作業終了時に採尿する．

基準値
- 有機溶剤中毒予防規則（有機則）に基づく法定健康診断項目として測定する場合は，厚生労働省通達の「分布区分」に従う．分布区分以外の基準値として，「生物学的許容値」が日本産業衛生学会により勧告されている．分布区分は曝露（体内への吸収量）の多少を判定するための目安であり，正常・異常の鑑別を目的としたものではない．一方，生物学的許容値は，それ以下の濃度であればほとんどすべての労働者に健康上の悪い影響がみられないと判断される値である．
- 分布1：0.5以下，分布2：0.5超〜1.5以下，分布3：1.5超（単位：g/l）
- 生物学的許容値：800 mg/l（$o-$，$m-$，$p-$の3異性体の総和）

異常値を呈する場合
高値
【1.5 g/l超】
- キシレンに接触する作業者の場合，8時間労働に換算し時間加重平均濃度100 ppmに相当する曝露を受けていると考えられる．この曝露量では健康影響を生じる可能性があるため，健康状態とともに作業場の環境や作業方法が適切か確認し，必要な対策を行う．現在は，日本産業衛生学会の許容濃度も厚生労働省の管理濃度も50 ppmとなっているため，生物学的許容値である800 mg/lを超えていれば対策をとるべきであろう．空気中有機溶剤濃度の測定（作業環境測定）結果が得られる場合は，作業環境が適切な状態にあるかの判断に有用である．

次に必要な検査 ▶ 可能なら個人曝露濃度を測定することが望ましい．

プロフィール
- メチル馬尿酸（MHA）は，有機溶剤キシレンの代謝物である．キシレンは，塗装用塗料などを希釈するシンナー成分として用いられるほか，染料，顔料，合成繊維などの原料および溶剤，医薬品，農薬，アンチノック剤などに幅広く利用されている．$o-$，$m-$，$p-$の3種の異性体があり，それに対応して$o-$，$m-$，$p-$メチル馬尿酸が尿中に排泄される．

- 有機則により，キシレンを使用する労働者に尿中メチル馬尿酸の測定を含む健康診断を定期的に実施し，測定実施者数と分布区分別の該当者数を労働基準監督署に報告することが義務づけられている．
- 馬尿酸と異なり飲食物の影響がないため，10 ppm程度の曝露でも尿中濃度の上昇が観察できる．

臨床的意義と検査値の読み方
- キシレン200 ppmの曝露で眼，鼻，咽頭に刺激がある．400 ppmを超えると眼刺激があり，さらに高濃度では吐き気，眩暈，呼吸障害，中枢神経抑制，肺うっ血，死亡もありうる．刺激性があるために，トルエンのように単独で嗜癖に用いられることはまれである．皮膚接触すると，刺激，脱脂により皮膚炎を起こす．
- キシレンは揮発性，脂溶性に富むため，吸入だけでなく皮膚接触により容易に体内に吸収され，両手を15分間キシレンに浸したときの吸収量は100 ppmの経気道曝露に相当する．体内に吸収されたキシレンの約5％は未変化体として呼気に排泄され，90％以上はメチルベンジルアルコールを経てメチル安息香酸に代謝され，さらにグリシン抱合を受けてメチル馬尿酸となって尿中に排泄される．残りの2％以下は，キシレノールに代謝され，硫酸またはグルクロン酸抱合を受けて尿中に排泄される．メチル馬尿酸の生物学的半減期は3.6時間と短いので，曝露後に時間が経過している場合は尿中代謝物が検出されないこともある．
- 通常3種の異性体の濃度の合計をメチル馬尿酸濃度とし，「分布」に対応させる．この「分布」は，採尿が連続した作業日の後半の作業日（当該勤務週の最終日など）の作業終了時に行われた場合に曝露の多少を判断するための数値であり，それ以外のときに採尿された検体には適用できない．
- キシレンの現在の許容濃度（日本産業衛生学会）および管理濃度（厚生労働省）は50 ppmである．生物学的許容値（日本産業衛生学会）と許容濃度は対応しているが，分布の区分（厚生労働省）はこの濃度に対応していない．各分布の境界値が定められた当時の管理濃度は100 ppmで，基準濃度を下げた後も分布区分の見直しが行われていないことによる．

予想外の値が認められるとき
- 職場の健康診断項目として予想外に高値の結果を得た場合には，作業条件の確認を行う．手についた塗料や油などを有機溶剤で洗うようなことがあると皮膚からの吸収量も無視できないので，問診上留意する．
- 尿中代謝物濃度は尿の濃度により影響され，例えば発汗が多く尿量が極端に少なくなるとそれに対応して代謝物濃度が高くなる．アメリカ労働衛生専門家会議（ACGIH）は，尿が著しく濃い場合（比重＞1.030またはクレアチニン＞3 g/l）や薄い場合（比重＜0.010またはクレアチニン＜0.5 g/l）には試料

3K040
マンデル酸
mandelic acid

別 スチレン代謝物
測定法 HPLC
検体 尿．有機溶剤作業者の健康診断項目として測定する場合，連続した作業日の後半の作業日の作業終了時に採尿する．

基準値
- 労働安全衛生法が規定する有機溶剤中毒予防規則（有機則）による健康診断項目として測定する場合，厚生労働省通達の「分布区分」に従う．この数値は曝露（体内への吸収量）の多少を判定するための目安であり，正常・異常の鑑別を目的としたものではない．
- 分布1：0.3以下，分布2：0.3超～1.0以下，分布3：1.0超（単位：g/l）

異常値を呈する場合
高値
【$1.0 g/l$超】
- スチレンに接触する作業者の場合，8時間労働に換算し時間加重平均濃度 50 ppm に相当する曝露を受けていると考えられる．この曝露量では健康影響を生じる可能性があるため，健康状態とともに作業場の環境や作業方法が適切か確認し，必要な対策を行う．空気中有機溶剤濃度の測定（作業環境測定）が行われている場合は，結果を確認したい．現在は，日本産業衛生学会の許容濃度も厚生労働省の管理濃度もともに 20 ppm となっている．日本産業衛生学会は 2007 年，この曝露濃度に相当する尿中代謝物濃度について，尿中マンデル酸濃度と尿中フェニルグリオキシル酸濃度の合計値 430 mg/l を生物学的許容値（その勧告値の範囲内であれば，ほとんどすべての労働者に健康上の悪い影響がみられないと判断される濃度）の暫定値として提案した．20 ppm 曝露時の尿中フェニルグリオキシル酸（mmol/l）/マンデル酸（mmol/l）濃度比は 0.35～0.79 であることを鑑みれば，マンデル酸濃度単独で測定値が分布2に相当すれば曝露は多いと考えた方がよい．

次に必要な検査 ▶ 可能なら個人曝露濃度を測定することが望ましい．

プロフィール
- マンデル酸は，有機溶剤スチレンの尿中に排泄される代謝物の一つである．スチレンは，ポリスチレン，ABS樹脂，スチレンブタジエンゴムなどの原料として使用される．スチレンを使用する作業場では，尿中マンデル酸濃度の検査を含む健康診断を実施し労働基準監督署に報告しなければならないことが，有機則により定められている．
- キシレンの異性体であるエチルベンゼンの尿中代謝物もマンデル酸であるので，注意が必要である．
- これらの溶剤に曝露しない者の内因性の尿中マンデル酸濃度は 5 mg/l 以下である．

臨床的意義と検査値の読み方
- 25～50 ppm 以上の慢性的なスチレン曝露で数字符号テストや反応時間の遅れなどの神経行動テストバッテリーへの影響，30～50 ppm 程度で後天性の色覚障害，50 ppm 程度またはそれ以上で運動および感覚神経伝導速度の低下，100～200 ppm の曝露で眼と上気道の刺激，頭痛，疲れ，吐き気，めまい，数百 ppm では麻酔作用，嗜眠状態，集中力低下がみられる．また，皮膚に付着すると脱脂作用により刺激性皮膚炎を起こす．
- スチレンの発癌性に関して，国際がん研究機関（IARC）は第2群B（人間に対しておそらく発癌性のあると考えられる物質で，証拠が比較的十分でない物質）に分類している．
- 体内に吸収されたスチレンの1～2%は未変化体として呼気に排泄され，85%はマンデル酸，10%はさらにフェニルグリオキシル酸に代謝され，尿中に排泄される．マンデル酸の尿中排泄は二相性減衰を示し，生物学的半減期はおよそ4時間と25時間である．体脂肪に貯留するため体内に長く残る．呼気への未変化体排泄の半減期は，1～7時間と変動する．スチレンは吸入だけでなく皮膚接触により体内に吸収されるが，繰り返し接触する場合の吸収量は，吸入曝露1～2 ppm 相当量程度と見積もられている．
- 職場の許容濃度・管理濃度と尿中マンデル酸濃度の「分布」区分は対応しない．各分布の境界値が定められた後に許容濃度・管理濃度が下げられた一方で，分布区分の見直しが行われていないことによる．
- 飲酒者がスチレンを吸入すると，マンデル酸の排泄が最大約3時間遅れると同時に，血液中のスチレングリコールの濃度がマンデル酸に比べ相対的に高くなる．
- エチルベンゼンは，溶剤として市販されるキシレンに異性体として含まれる．高濃度曝露で鼻粘膜の炎症，流涙，めまい，中枢神経の抑制を生じる．
- 体内に吸収されたエチルベンゼンの6%は未変化体として呼気に排泄され，残りは側鎖の酸化によりメチルフェニルカルビノールとなる．このうち5%分は尿中にグルクロン酸抱合体として排泄され，64%はマンデル酸を経て，25%はさらにフェニルグリオキシル酸を経て，尿中に排泄される．尿中排泄の半減期は4～7時間である．

予想外の値が認められるとき
- スチレン，エチルベンゼンの同時曝露の有無，経皮吸収の有無，作業以外の曝露機会の有無，飲酒状況を確認する．
- 尿中代謝物濃度は尿量により変動する．アメリカ労

働衛生専門家会議（ACGIH）は，尿が著しく濃い場合（比重＞1.030またはクレアチニン＞3g/l）や薄い場合（比重＜0.010またはクレアチニン＜0.5g/l）には再度試料を採取すべきであるとしている．

（上島通浩）

3K045

N-メチルホルムアミド

N-methylformamide

別 メチルホルムアミド，*N*,*N*-ジメチルホルムアミド代謝物

測定法 GC
検体 尿．有機溶剤作業者の健康診断項目として測定する場合，連続した作業日の後半の作業日の作業終了時に採尿する．

基準値

- 有機溶剤中毒予防規則（有機則）に基づく法定健康診断として測定する場合は，厚生労働省通達の「分布区分」に従う．この数値は曝露の多少を判定するための目安であり，正常・異常の鑑別を目的としたものではない．
- 分布1：10以下，分布2：10超～40以下，分布3：40超（単位：mg/l）

異常値を呈する場合

高値

【40 mg/l 超】

- *N*,*N*-ジメチルホルムアミドに接触する作業者の場合，健康影響を生じる可能性があるため，自他覚症状，健康診断結果とともに作業場の環境，溶剤取り扱いの方法，作業時間，防毒マスクや手袋など保護具の使用状況を確認し，必要な対策を行う．空気中有機溶剤濃度の測定（作業環境測定）結果が得られる場合は，作業環境が適切な状態にあるかの判断に有用である．

次に必要な検査 ▶*N*,*N*-ジメチルホルムアミドは強い肝毒性を有する．法定健康診断項目として*N*-メチルホルムアミドを測定する場合は，肝機能検査が同時に実施されるので，これらの検査結果に異常がみられればさらに精密検査を行う．職場では，可能なら個人曝露濃度を測定して気中曝露の程度を知ることが望ましい．

プロフィール

- *N*-メチルホルムアミドは，有機溶剤*N*,*N*-ジメチルホルムアミドの尿中代謝物である．*N*,*N*-ジメチルホルムアミドは，ポリウレタンやポリアクリルニトリルの繊維，フィルム，表面コーティング剤などの製造などに広く用いられる．強い肝毒性を有することで知られ，これを使用する作業場では，尿中*N*-メチルホルムアミド濃度の測定を含む健康診断を必ず実施しなければならないことが，有機則により定められている．
- *N*,*N*-ジメチルホルムアミドへの曝露を受けていないヒトの尿中には，*N*-メチルホルムアミドは検出されない．

臨床的意義と検査値の読み方

- *N*,*N*-ジメチルホルムアミドの高濃度蒸気は粘膜刺激，悪心，嘔吐などの急性中毒症状を引き起こすとともに，肝障害を示す．低濃度・長期曝露（15～50 ppm）では悪心，胃痛，食欲不振，便秘などの消化器症状を示し，日本産業衛生学会は10 ppmを職場の許容濃度として提案している．厚生労働省による管理濃度も10 ppmである．発癌性については，現在は国際がん研究機関（IARC）により第3群（ヒトに対する発癌性について分類できない）とされている．

- *N*,*N*-ジメチルホルムアミドは，有機溶剤共通の性質である揮発性，脂溶性に富むため，吸入だけでなく皮膚接触により容易に体内に吸収される．吸収されるとごく一部は未変化体として尿中に排出されるほか，肝で酸化を受けて*N*-（ヒドロキシメチル）-*N*-メチルホルムアミド（HMMF）に，次に脱メチル化され*N*-メチルホルムアミドになる．この代謝物はさらにヒドロキシメチルホルムアミド，ホルムアミド，*N*-アセチル-*S*-（*N*-メチルカルバモイル）システイン（AMCC）へと代謝され，尿中に排泄される．主要な代謝物はHMMFとAMCCであり，*N*-メチルホルムアミドは微量であるが，HMMFはGCでの測定時に熱分解して*N*-メチルホルムアミドとして測定される．

- *N*-メチルホルムアミドは曝露作業直後に尿中排泄のピークを示し，その後4時間の半減期で低下して24時間後には元のレベルに戻る．AMCCの尿中排泄のピークは曝露終了後16～40時間にみられ，体内蓄積がある．この代謝経路中に肝毒性物質が生成されるとされている．

- 8時間10 ppm曝露相当の尿中*N*-メチルホルムアミド濃度に関して，アメリカ労働衛生専門家会議（ACGIH）は生物学的曝露指標（BEI，それ以下の濃度であればほとんどすべての作業者に健康上の悪影響を生じないと判断される値）として1998年まで40 mg/g・Crを提案していたが，2001年より15 mg/lに下げた．しかし，その後この値では低すぎると指摘した論文も発表されている．ドイツでは30 mg/lとされているように，採用している基準値は国により異なる．

予想外の値が認められるとき

- 予想以上に高値が得られた場合，皮膚吸収の可能性について検討する．また，作業以外の曝露の機会の有無を確認する．曝露作業の進行に合わせ，代謝物の経時的測定を行うと確実に判定できる．
- 飲酒，服薬の有無も確認する．
- 尿中代謝物濃度は尿の濃度により影響され，例えば

発汗が多く尿量が極端に少なくなるとそれに対応して代謝物濃度が高くなる可能性がある．尿が著しく濃い場合（比重＞1.030またはクレアチニン＞3g/l）や薄い場合（比重＜0.010またはクレアチニン＜0.5g/l）には，生物学的モニタリングの検体として適当ではない．
（上島通浩）

3K050
2,5-ヘキサンジオン
2,5-hexanedione

別 ヘキサンジオン，n-ヘキサン代謝物

測定法 GC
検体 尿．有機溶剤作業者の健康診断項目として測定する場合，連続した作業日の後半の作業日の作業終了時に採尿する．

基準値
- 労働安全衛生法が規定する有機溶剤中毒予防規則（有機則）による健康診断項目として測定する場合，厚生労働省通達の「分布区分」に従う．分布区分以外の基準値として，「生物学的許容値」が日本産業衛生学会により勧告されている．分布区分は曝露（体内への吸収量）の多少を判定するための目安であり，正常・異常の鑑別を目的としたものではない．一方，生物学的許容値は，それ以下の濃度であればほとんどすべての労働者に健康上の悪い影響がみられないと判断される値である．
- 分布1：2以下，分布2：2超〜5以下，分布3：5超（単位：mg/l）
- 生物学的許容値：
  0.3 mg/g・Cr（加水分解なし）
  3 mg/g・Cr（酸加水分解後；pH 1以下での酸加水分解により2,5-ヘキサンジオンに変換する全代謝物の測定値）

異常値を呈する場合
高値
【5 mg/l超または3 mg/g・Cr超】
- n-ヘキサンへの曝露状況（経皮吸収の有無を含む）を問診，職場の巡視，作業環境測定結果の参照などにより確認する．可能であれば，改めて作業中の個人曝露濃度や気中濃度を測定するのが望ましい．作業環境や作業方法に改善すべき点があれば必要な対策を行う．また，神経影響が生じる可能性のある曝露を受けていると考えられるので，多発性神経炎を念頭に神経学的検査を行う．

次に必要な検査 ▶ 神経伝導検査（必要に応じて実施）．

プロフィール
- 2,5-ヘキサンジオン（HD）は，有機溶剤 n-ヘキサン（ノルマルヘキサン）の尿中代謝物である．n-ヘキサンは，接着剤，塗料，インキ，液晶パネル洗浄剤などの各種溶剤，食用油脂抽出溶剤として使用さ

れている．n-ヘキサンを使用する作業場では，尿中HD濃度の測定を含む健康診断を定期的に実施し，測定実施者数と分布区分別の該当者数を労働基準監督署に報告することが，有機則により定められている．また，末梢神経障害患者の初診時に，疾病の原因としてn-ヘキサン中毒を疑った場合に測定する．
- 測定値は加水分解条件により異なるため，通常は強酸性で加水分解し測定する．

臨床的意義と検査値の読み方
- 強い神経毒性を有し，8時間の時間加重平均濃度が120 ppm以上で明らかな多発神経炎が発生し，40〜88（平均58）ppmでも潜在的な末梢神経障害を示す所見が認められる．このため，日本産業衛生学会は職場の許容濃度として40 ppmを提案している．
- n-ヘキサンは体内に吸収されると肝で酸化的に代謝され，ケトン体やアルコール体となる．ヒトでの主代謝物はHDであり，これが神経障害の原因物質として考えられている．加水分解により尿中に検出されるHDの大部分は，4,5-ジヒドロキシ-2-ヘキサノンのグルクロン酸抱合体由来とされ，ヘキサン曝露量とHD濃度との間には高い相関関係がみられる．代謝物はヘキサン曝露後すみやかに尿中に現れ，曝露終了後4〜7時間で最高濃度となり，半減期12〜16時間で減少する．
- 「分布」は，採尿が連続した作業日の後半の作業日（当該勤務週の最終日など）の作業終了時に行われた場合に曝露の多少を判断するための数値である．
- 非曝露者でも尿を強酸性で加水分解したとき，0.5 ± 0.37（平均±SD）mg/lの2,5-ヘキサンジオンが検出される．性差はないが，若年（20歳代）では高い傾向を示す．
- n-ヘキサンの許容濃度（日本産業衛生学会），管理濃度（厚生労働省）はともに現在40 ppmであり，生物学的許容値は，時間加重平均曝露濃度40 ppmに対応するように設定されている．これに対し，分布区分が定められた当時の管理濃度は50 ppmであり，厚生労働省は管理濃度を下げた後も分布区分の見直しを行っていない．数値の利用にあたっては注意が必要である．
- メチルn-ブチルケトン（2-ヘキサノン）も多発神経炎を引き起こす．尿中代謝物としてHDを生じる．
- 尿中HD濃度は尿排泄量に依存し，例えば発汗が多く尿量が少なくなるとそれに対応して代謝物濃度が高くなる．その意味ではクレアチニン補正を行うことが望ましいが，法定健診項目としては補正を行わない値を用いる．なお，アメリカ労働衛生専門家会議（ACGIH）は，尿が著しく濃い場合（比重＞1.030またはクレアチニン＞3g/l）や薄い場合（比重＜0.010またはクレアチニン＜0.5g/l）には再度試料を採取すべきであるとしている．

予想外の値が認められるとき
- n-ヘキサン以外の溶剤の同時使用の有無を確認す

る．トルエンの同時曝露があるとヘキサンの代謝が抑制される．作業以外の曝露機会の有無，溶剤の皮膚吸収の有無，飲酒状況を確認する． （上島通浩）

3K055

パラニトロフェノール

p-nitrophenol

別 パラチオン代謝物，ニトロベンゼン代謝物

測定法	HPLC
検 体	尿
基準値	0.03 mg/*l* 以下

異常値を呈する場合

高値

【パラチオン曝露作業者で 0.5 mg/g・Cr 超または 0.5 mg/*l* 超】

- パラチオンに職業的に繰り返し曝露する作業者に対し，アメリカ労働衛生専門家会議（ACGIH）が設定している生物学的曝露指標値（BEI，これ以下であればほとんどすべての作業者に健康上の悪影響を生じない濃度）を超えている．ただし，パラチオンの農薬登録は 1971 年に失効し，現在は国内で扱うことはほとんどないので，EPN（*O*-ethyl-*O*-*p*-nitrophenyl thionobenzen phosphonate）やニトロベンゼンなど，パラニトロフェノールに代謝される物質への曝露がないか，確認するのが先である．なお，ニトロベンゼンの BEI 相当値は 5 mg/g・Cr である．吸入経路だけでなく皮膚からの吸収もありうるので，適切な保護手袋を用いずに扱ったり，作業衣に付着したりしていないかにも着目する．

次に必要な検査▶

- 血球計数，肝機能検査，腎機能検査，血中コリンエステラーゼ測定を行っていなければ実施する．
- 尿中ジエチルリン酸，ジエチルチオリン酸濃度を測定できれば，パラニトロフェノールがパラチオン由来であるか確認できる．

プロフィール

- 有機リン殺虫剤パラチオン，メチルパラチオン，EPN およびニトロベンゼンに曝露されたときに尿中に排泄される代謝物で，曝露がないときの濃度は検出限界以下である．
- 上記の物質による中毒を証明したい場合に測定する意義があり，また，ニトロベンゼンを使用する作業者の曝露管理に用いることができる．
- パラニトロフェノールの構造類似体である 3-メチル-4-ニトロフェノールは，現在も頻用されている有機リン殺虫剤フェニトロチオンの尿中代謝物であるとともに，ディーゼル排気粒子由来の大気汚染物質でもある．近い将来，分析法の改良により測定感度がさらに上がれば，パラニトロフェノール以上に測定されるようになろう．

臨床的意義と検査値の読み方

- パラチオン，メチルパラチオン，EPN をはじめとする有機リン殺虫剤は，アセチルコリンエステラーゼの阻害作用を有する．その結果，神経終末から放出されるアセチルコリンが蓄積し神経が過剰に興奮し，ニコチン作用およびムスカリン作用により種々の急性中毒症状が出現する．すなわち，軽症では食欲不振，吐き気，嘔吐，倦怠感，頭痛，めまいなどが，中等度では視力減退，縮瞳，顔面蒼白，血圧上昇，興奮症状を呈し，重篤な場合には肺水腫，呼吸困難，全身痙攣，昏睡となる．

- パラチオンは有機リン殺虫剤の中でもアセチルコリンエステラーゼ阻害作用が強く，人体への急性毒性が強い．経口摂取による致死量は 10～100 mg である．日本産業衛生学会により職場の空気中許容濃度は 0.1 mg/m^3 に設定されている．中毒が多発したため国内ではメチルパラチオンとともに既に農薬登録を抹消されて久しく，製造，使用が禁止されている．しかし，農家の古い倉庫などにはまだ残っていて，件数は少なくなっているものの自殺目的での中毒事故が後を絶たない．

- 有機リン殺虫剤には，オキソ型（P=O）化合物とチオノ型（P=S）化合物がある．後者にはほとんどアセチルコリンエステラーゼ阻害活性がなく，体内で酸化的脱イオウ化しオキソ型となって活性化する．解毒の機序としては，エステラーゼにより最も酸性の基とリンとの結合部位が加水分解を受け，多くの有機リンに共通するジアルキルリン酸（ジメチルリン酸またはジエチルリン酸）および特有の官能基がそれぞれ抱合を受けて尿中に排泄される．有機リン殺虫剤の生物学的モニタリング指標として，尿中ジアルキルリン酸を用いると，血中コリンエステラーゼの変動では検出困難な微量の曝露を定量的に評価することができる．

- ニトロベンゼンはアニリンなどの製造原料，染料合成の溶剤などに利用される．経皮吸収されやすく，蒸気吸入の危険もある．急性曝露では，眼などの粘膜刺激，中枢神経系への作用，メトヘモグロビン血症（チアノーゼ）がみられる．慢性中毒では肝，脾の障害，貧血，ハインツ小体がみられ，これらは飲酒により増強される．ニトロベンゼンは細胞内でパラニトロフェノール，パラアミノフェノールに代謝され尿中に排泄されるほか，メトヘモグロビン形成作用があるニトロソベンゼンに代謝される．許容濃度は 1 ppm である．

予想外の値が認められるとき

- 縮瞳，血清コリンエステラーゼ活性値の低下など有機リン殺虫剤中毒を疑って尿中パラニトロフェノール濃度を検査し，数値が予想以上に低かった場合は，パラニトロフェノールを代謝物としない他の有機リン殺虫剤や，カーバメート系殺虫剤による中毒を疑う． （上島通浩）

3K060
フェノール
phenol

[別] 石炭酸，カルボール，ヒドロキシベンゼン，ベンゼン代謝物

測定法 GC，GC-MS，HPLC
検 体 尿
基準値 30 mg/l 以下（フェノール非曝露者）

異常値を呈する場合
高値

【フェノール曝露作業者：250 mg/g・Cr 以上】
- アメリカ労働衛生専門家会議（ACGIH）が設定した，気中許容濃度 5 ppm（時間加重平均濃度）のフェノール吸入曝露に対応する生物学的曝露指標（BEI）値を超えている．BEI は，この濃度以下では繰り返し曝露を受けるほとんどすべての作業者に健康上の悪影響を生じない濃度として定義されている．したがって，フェノールへの曝露状況（経皮吸収の有無を含む）を問診，職場の巡視，作業環境測定結果の参照などにより確認する．可能であれば，改めて作業中の個人曝露濃度や気中濃度を測定するのが望ましい．作業環境や作業方法に改善すべき点があれば必要な対策を行う．

次に必要な検査▶ 血球計数，肝機能検査，腎機能検査を行っていなければ実施する．

プロフィール
- フェノールは，消毒剤，フェノール樹脂，医薬品，染料の原料，化学合成の中間体として使用される．また，白血病の原因物質として知られるベンゼンの尿中代謝物でもある．ベンゼンは合成原料として染料，合成ゴム，合成洗剤，医薬品，合成樹脂，農薬，防虫剤などの製造に使用される．
- 尿中フェノール濃度を，フェノールへの職業曝露時の生物学的モニタリング指標として利用することができる．ベンゼン曝露のモニタリング指標としては，尿中フェノールのバックグラウンド値のため，低濃度曝露の評価には使えない．

臨床的意義と検査値の読み方
- フェノールは，人体においては皮膚，眼および粘膜に対して強い刺激性を有し，重症の炎症・深部に達する壊死を生じる．ヒトの死亡例の最小摂取量は 4.8 g（70 mg/kg）とされる．経口摂取によりチアノーゼ，ショック，疲労，虚脱，痙攣，肝・腎の障害があらわれ，重症例では昏睡をきたし死亡する．消化管，肺はもちろん皮膚からも速やかに吸収され，全身影響として心臓律動不整，代謝性アシドーシス，過呼吸，呼吸困難，腎不全，メトヘモグロビン血症，ショックをきたす．
- 吸入による急性中毒症状として，咳，痰，食欲不振，体重減少，頭痛，眩暈，流涎，暗色尿などが報告されている．吸入曝露の許容濃度は 5 ppm である．発癌性に関しては，実験動物およびヒトでの発癌性については十分な証拠がないため，国際がん研究機関（IARC）は第 3 群（ヒトに対する発癌性については分類不能）に分類している．
- フェノールを経口投与すると肝で代謝され，硫酸抱合体およびグルクロン酸抱合体として，微量の遊離フェノールとともに 24 時間以内に排泄される．半減期は 1～2 時間あるいは 4.5 時間という．抱合物の比率は曝露量によって異なり，高濃度曝露では硫酸抱合体の経路は飽和し，グルクロン酸抱合体の排泄割合が増加する．このため，測定においては抱合体を加水分解し，遊離のフェノールと合わせトータルフェノールとして定量する．抱合体形成以外の代謝としては，チトクロム P450 による水酸化によりヒドロキノンおよびカテコールの形成される経路があり，両者も硫酸またはグルクロン酸抱合体として尿中に排泄される．
- 日本における経験は少ないが，フェノールへの職業曝露の生物学的モニタリング指標として，尿中フェノール濃度を利用することができる．空気中曝露濃度と尿中濃度との関係については，6.3 ppm のフェノール蒸気に曝露すると尿中濃度は 100 mg/l, 5 ppm では 251 mg/g・Cr, 1.1～3.3 ppm では 100～400 mg/l などの結果が報告されている．フェノールの気中許容濃度（5 ppm）に対応する尿中フェノール濃度として，ACGIH は BEI を 250 mg/g・Cr に設定している．フェノールへの接触事故で経皮的に吸収された事例では，30 分後の尿中濃度が 100 mg/l, 化学廃棄物処理作業で 30 ％のフェノールを浴び 30 分後に死亡した男性の事例では，血中濃度が 27 mg/l であったという報告がある．
- ベンゼンは再生不良性貧血や白血病の原因物質として知られ，特定化学物質等障害予防規則で特定第 2 類物質に分類されている．10 ppm のベンゼン曝露での尿中フェノール濃度は 75 mg/l, 25 ppm の曝露での血中濃度は 0.2 mg/l となる．低濃度（1 ppm 以下）のベンゼンの曝露評価時はフェノールのバックグラウンド値が問題となるので，尿中フェノールではなくより特異的な微量代謝物（t-, t-ムコン酸など）を生物学的モニタリング指標として用いる．
- ベンゼンの意図しない発生源としては，石炭や石油の燃焼，特に自動車エンジン（ガソリン中に 1～2 ％含まれることによる）が重要で，ベンゼンは大気中に排出される．また，喫煙による人体への摂取も指摘されている．さらに，清涼飲料水の保存料として使用される安息香酸が，酸化防止剤であるアスコルビン酸と反応し，ベンゼンを生成することが報告されている．
- 尿中フェノールは飲食物中の芳香族アミノ酸の代謝産物でもあり，職業的にフェノールやベンゼンに曝露しない者にも 5～10 mg/l の濃度で検出される．

予想外の値が認められるとき

- 職場の生物学的モニタリング指標として尿中フェノールを測定した結果，予想外に高値だった場合は，皮膚接触の有無を含め作業状況を確認する。

（上島通浩）

3K065

メタノール

methanol

別 メチルアルコール，木精

測定法	GC，GC-MS
検体	尿，血液
基準値	3 mg/l 未満（尿）

異常値を呈する場合

Critical/Panic value

【メタノール中毒時：血中メタノール濃度 400 μg/ml 以上】

対応▶動脈血液ガス検査結果を確認し，蟻酸の蓄積を示す代謝性アシドーシスや anion gap（陰イオン較差）または base excess（塩基過剰）の増大が確認されれば，アシドーシスの補正とともに血液透析やメタノール代謝を阻害するエタノールの投与を早急に行う。

高値

【メタノール曝露作業者：尿中メタノール濃度 15 mg/l 以上（作業終了時）】

- アメリカ労働衛生専門家会議（ACGIH）が設定した生物学的曝露指標（BEI）値を超えるため，生体影響の生じる場合がありうると判断し，曝露（吸入または皮膚吸収）が多い原因を明らかにし，曝露量を下げるように作業方法を改善する。酢酸メチル作業者については定められた値は存在しないが，メタノールに準じて判断してよい。

プロフィール

- メタノールは溶剤，洗浄剤，燃料用アルコール，不凍液成分，ウインドウォッシャー液，ホルムアルデヒドその他の原料などに頻用され，代替エネルギーとしての使用量は今後大きく増大する。事故的な経口摂取や職場での吸入・皮膚吸収による中毒として，代謝物である蟻酸蓄積によるアシドーシス，中枢神経系障害，視力障害が重要である。
- GC または GC-MS を使用し，パックドカラムへの直接注入法またはヘッドスペース法により測定する。
- 食品，ジュース，アルコール飲料中に少量のメタノールを含むことがある。人工甘味料のアスパルテームも体内で分解してメタノールを生じる。このため，明らかなメタノール曝露のないヒトの尿・血液にもメタノールは存在する。

臨床的意義と検査値の読み方

- メタノールの経口摂取による中毒量に関しては，8〜20g 飲むと失明し，30〜100g で死亡するとされるが，個人差が大きく，これ以下の量でも死亡や失明もしくは重篤な転帰をとった症例の報告がある。
- 経気道曝露については，2,600〜10,000 ppm の持続曝露で粘膜の刺激症状，頭痛，胸やけ，振戦，一過性の視力障害などの症状が出現する。職場の許容濃度である 200 ppm では症状や健康障害を生じないが，視神経障害の可能性を念頭に健康管理を行うことは重要である。
- メタノールの体内吸収後の，初期の麻酔作用はエタノールのそれより軽度であり，当初の無症状期のあと症状が現れる。腹部症状，視覚障害，アシドーシスなどの全身所見の発現までに曝露後数時間から 1 日程度かかる。被殻の壊死，出血がメタノール中毒に特徴的な病変として知られ，脳 CT で診断される。
- 体内に吸収されたメタノールの一部は呼気中（10〜20％），尿中（3％）に未変化体として排出され，60〜80％が肝で代謝される。半減期は 2〜24 時間である。肝ではアルコール脱水素酵素によりホルムアルデヒドに酸化され，さらにホルムアルデヒドはアルデヒド脱水素酵素により蟻酸へ，蟻酸は水と二酸化炭素に分解される。ホルムアルデヒドから蟻酸への代謝は早く，毒性の強い蟻酸の分解は遅いために体内に蓄積し，これによりメタノール中毒が起きる。なお，メタノールに代謝される酢酸メチルへの曝露によっても，尿中へのメタノール排泄量が増加する。
- エタノールが共存するとメタノールの酸化は競合的に阻害され，両アルコールが血液中に等モルあるとメタノールの代謝は 90％抑制されるため，メタノール中毒の治療にエタノールの投与が行われる。近年，フランスやアメリカではアルコール脱水素酵素阻害薬の fomepizole がエタノールの代わりに使用される。また，蟻酸の代謝を促進するテトラヒドロ葉酸を補う目的で，葉酸または 5-ホルミルテトラヒドロ葉酸を投与する。
- 職場にあっては体内に蟻酸が蓄積しないような作業環境管理および作業管理，中毒発症者にあってはメタノールおよびその代謝物の除去や代謝の阻害が重要であり，尿・血中のメタノール濃度はそれぞれの目的に応じて測定される。GC による定量検査には時間を要することが多いため，救急現場では，尿中アルコールの定性検査と血液ガス測定を組み合わせて診断し，当面の治療方針を決定することも行われている。
- メタノールの尿中排泄は単純拡散によるため，腎疾患の有無や尿量には影響されず，クレアチニンや比重による補正は行わない。

予想外の値が認められるとき

- 中毒を疑って測定した場合は，飲食物を含め口にしたものを詳細に問診する。職場でのメタノール，酢酸メチルなどへの曝露がないかについて確認する。
- メタノール作業者で尿中濃度が予想以上に高い場合，

飲酒の有無と程度（メタノール代謝が阻害され尿中メタノール排泄が増加する），同時に使用する他の溶剤，皮膚接触の有無を確認する．なお，尿中蟻酸の測定は，許容濃度（200 ppm）程度のメタノール曝露の指標としては役立たない．　　　　　（上島通浩）

3K070
エチレングリコール

ethyleneglycol

別 1,2-エタンジオール

測定法　GC，GC-MS
検体　血清，尿
基準値　検出せず
異常値を呈する場合

Critical/Panic value
【血清中濃度 50 mg/dl 以上】
対応▶ 代謝性アシドーシスの進行と急性腎不全を防ぐ目的で血液透析を行う．

高値
【血清中濃度 20 mg/dl 以上】
- 血液ガス所見に注意しつつエタノールまたは4-メチルピラゾールを投与する．
- 次に必要な検査▶ 急性中毒の場合，中枢神経系の抑制，代謝性アシドーシス，心不全，腎不全を念頭においた検査は必須である．

プロフィール
- エチレングリコールは，エンジンラジエータ用不凍液，溶剤，潤滑油，界面活性剤，保冷剤などに使用される．職業性曝露に関して，アメリカ労働衛生専門家会議（ACGIH）は，エアロゾルの曝露濃度天井値を 100 mg/m³ と勧告している．しかし，蒸気圧が低く気中濃度が高くなりにくいこと，皮膚吸収されにくいことより中毒の原因となることはまれである．職場の許容濃度や生物学的モニタリングを目的とした尿中濃度の基準値は，設定されていない．

臨床的意義と検査値の読み方
- エチレングリコール中毒としては，誤って，あるいは自殺目的で不凍液などを飲むことにより発症する場合が大半である．成人の致死量は約 100 ml とされ，エチレングリコールの中毒症状は3期に分けられる．第1期の症状は，摂取後30分から12時間にみられる吐き気，嘔吐，運動失調，腱反射低下，傾眠，昏睡，痙攣であり，急性エタノール中毒症状に似る．メタノールに比べ代謝が早く，症状の出現も早い．グリコール酸の蓄積により，約4時間後より代謝性アシドーシスが著しくなる．第2期の症状は，摂取後12〜24時間にみられる頻呼吸，チアノーゼ，肺水腫，心不全などの呼吸・循環器症状である．第3期は摂取後24〜72時間で，尿中シュウ酸カルシウム結晶の出現，血尿，蛋白尿，乏尿，BUN上昇が

みられ，急性腎不全状態となる．低カルシウム結晶によるテタニーや心筋障害を伴うこともある．
- 血清エチレングリコール濃度に関して，5年間に中毒例36人をまとめた報告では，血清濃度 0〜851（平均130）mg/dl，尿中濃度 12.4〜930（平均333）mg/dl で，このうち58％に呼吸器障害，44％に急性腎障害がみられ，半数が代謝性アシドーシスを伴う多臓器不全により死亡したとされる．
- エチレングリコールは経口摂取されると速やかに吸収され，血中濃度は約2時間でピークとなる．未変化体の半減期は4.5時間で，24時間以内に22％が尿中に排泄される．体内摂取されたエチレングリコールの大半は，肝でアルコール脱水素酵素によりグリコールアルデヒドに酸化され，さらにアルデヒド脱水素酵素によりグリコール酸とグリオキシル酸に，グリオキシル酸はシュウ酸に代謝される．
- アルコール脱水素酵素は，エタノールに対しエチレングリコールの30〜40倍の親和性を有する．このため，エチレングリコールの代謝を遅らせて未変化体のまま尿中への排泄を促進する目的で，エタノールの投与が行われる．エタノール同様にアルコール脱水素酵素阻害薬である4-メチルピラゾールも，エチレングリコール拮抗薬として用いられる．血液透析も有効である．
- 血清および尿中のエチレングリコール，血清グリコール酸，尿中シュウ酸の測定がエチレングリコール中毒のモニタリングに利用できる．尿中シュウ酸濃度の基準値は 50 mg/g・Cr 以下である．

予想外の値が認められるとき
- 中毒を疑って測定した場合は，飲食物を含め口にしたものを詳細に問診する．エチレングリコール濃度が予想に反して低い場合，メタノール，ジエチレングリコール，プロピレングリコール中毒の可能性も疑う．　　　　　（上島通浩）

3K105
アルミニウム

aluminium

略 Al　別 アルミ

測定法　原子吸光法（AAS），誘導結合プラズマ質量分析法（ICP-MS），誘導結合プラズマ発光分析法（ICP-AES）
検体　血液，血清，尿
基準値　〈血清〉5〜10 µg/dl
　　　　〈尿〉20〜50 µg/day
異常値を呈する場合

高値 腎不全，尿毒症，アルミニウム含有制酸剤の多量投与，アルミニウム・ボーキサイト取り扱い作業者

プロフィール
- 土壌中に8％含まれ，酸素，珪素についで多い元素

であるのでいろいろなものに含まれているが，吸収されにくいので人体には微量（総アルミニウムとして 30〜50 mg）存在するにすぎない．必須性は認められていない．アルミニウムを補助因子とする生化学反応も知られていない．

- 食品を介してのアルミニウムの摂取量は 4〜52 mg/day と変動が大きい．調理に使われるアルミニウム製品からの混入を含む．プロセスチーズやベーキングパウダーに多く含まれている．
- 経口摂取されたアルミニウムの大部分は消化管内で不溶性の複合体を形成し，吸収されずに糞便中へ排泄される．胃では pH が低いので可溶性が増し，吸収される可能性がある．循環血中のアルミニウムは主としてトランスフェリンとアルブミンに結合している．吸収を促進する因子としてはクエン酸，EDTA などのキレート剤，マルトール（食品添加物）など，吸収を阻害する因子としてはリン酸，珪素，フッ素などアルミニウムと不溶性複合体を形成するものがあげられる．
- 経口的に大量に摂取した場合には消化器粘膜を刺激し，リンの吸収阻害を起こし，くる病を惹起する可能性がある．経気道曝露ではアルミニウムを含む粉塵，金属箔の吸入によりアルミニウム肺を発生し，肺線維化が認められる．
- 浄水場で急速濾過法を採用するとき（日本の浄水場はほとんどこの方式である），原水に含まれる夾雑物を沈殿させる目的でアルミニウム化合物を使用するため，水道水にはかなりの濃度のアルミニウムが存在すると考えられがちであるが，実際には微量である（水質基準 0.2 mg/l）．また，予防接種に使用するワクチン（百日咳ワクチン，B 型肝炎ワクチンなど）のアジュバントとしてアルミニウム塩が使われているが，これも使用量はわずかである．
- 測定はフレームレス原子吸光法，ICP-MS，ICP-AES が適する．前処理操作が必要であり，通常，濃硝酸と過酸化水素を加えて加熱し有機物を分解する．マイクロ波オーブンを使用すると効率が良い．測定試料が通過する流路のチューブをテフロン製のものに替えるなど，外部からの汚染に注意が必要である．ガラス器具からもかなりのアルミニウム溶出がある．

臨床的意義と検査値の読み方

- 本検査は，アルミニウム中毒が疑われるときに行われる．また，透析患者の合併症の診断や，腎機能が正常かを確認するためにも用いられる．
- 吸収率は低いが，吸収されたものは腎臓から排泄されるので，腎機能低下の症例では注意が肝要である．腎機能が不完全で，骨形成の盛んな乳児では注意が必要である．母乳中のアルミニウムは微量であるが，大豆製ミルクにはかなりの量が含まれていることがある．
- 1970 年代から腎不全患者に合併症（脳症，骨症，貧血）が報告されるようになった．透析脳症では言語

障害，精神症状，運動障害，意識障害へ移行し，半年くらいで死亡する例が多い．認知症は初発症状ではない．アルミ骨症は骨代謝回転が低下し，アルミニウムによる PTH の阻害，正常なミネラル作用の阻害などが原因と考えられる．ビタミン D には不応性である．
- 貧血は小球性低色素性であり，アルミニウムによる鉄吸収と代謝の阻害と考えられる．原因は高リン血症に対するアルミニウム製剤の投与と，透析液中に存在するアルミニウムであると考えられ，腎不全患者へのアルミニウム製剤の投与禁止，透析液には逆浸透水を使用するなど対策がとられ，患者数は激減した．一時期アルミニウムが Alzheimer 病の原因ではないかと考えられたことがあったが，現在は否定されている．

予想外の値が認められるとき

- 制酸剤，制汗剤の使用の有無とその成分を確認．外部からの汚染を疑う．すべてテフロン製のものを使用することが望ましい．香辛料やハーブにも高濃度のアルミニウムを含むものがあるが使用量が少ないので問題になることはほとんどない．　　　　（千葉百子）

3K110

鉛

lead, plumbum

略 Pb

測定法	原子吸光法（AAS），誘導結合プラズマ質量分析法（ICP-MS），誘導結合プラズマ発光分析法（ICP-AES）
検体	血液，尿
基準値	〈血液〉5 μg/dl 以下

- 鉛作業に従事する場合，厚生労働省通達がある．血中鉛の値により分布区分が決められているが，正常・異常の鑑別を目的とするものではない．分布 1：20 μg/dl 以下，分布 2：20〜40 μg/dl，分布 3：40 μg/dl 超．尿中鉛は 20 μg/l 以下である．

異常値を呈する場合

高値 鉛中毒，鉛作業者

次に必要な検査 ▶ 全血中 δ-アミノレブリン酸脱水酵素活性，尿中 δ-アミノレブリン酸の量の検査．

プロフィール

- 鉛は自然界に広く分布するので，食物，水，大気などから体内に摂取され，年齢が高くなるにつれて体内鉛量は多くなる．加鉛ガソリンが制限され大気中鉛が低下した結果，一般的な日本人の血中鉛は 10〜15 μg/dl から 2〜5 μg/dl に低下した．ガソリンに添加される鉛は四アルキル鉛（四エチル鉛など）であるが，エンジン内で燃焼するため排気ガス中の鉛は酸化鉛である．
- 無機鉛の吸収率は呼吸器から 30〜50 ％，消化管か

ら約10%とされている．吸収された鉛の大部分は骨に，そのほか骨髄，肝，腎などに分布する．鉛は糸球体で濾過され，近位尿細管・ヘンレ係蹄の細胞に取り込まれ，鉛封入体を形成した後，尿中に排泄される．生物学的半減期は硬組織では十数年，軟組織では数日および数ヵ月の二相性と考えられる．

- 厚生労働者の定める「鉛中毒予防規則」により鉛作業従事者は鉛特殊健康診断を受けることが義務づけられている．その中の検査項目に血液中の鉛濃度がある．対象職種は蓄電池，砲金，ベアリング合金，塗料，陶磁器，銃弾など鉛を含む製品の製造，解体作業などである．曝露の停止により血中鉛は徐々に低下する．有機鉛は直接神経系に作用する．
- 鉛作業者の血中鉛（比較的濃度の高い試料）は原子吸光法で血液の希釈のみで測定可能である．低濃度の場合はICP-MSが適するが，前処理操作が必要であり，通常，濃硝酸と過酸化水素を加えて加熱して有機物を分解する．マイクロ波オーブンを使用すると効率がよい．

臨床的意義と検査値の読み方

- 本検査は，鉛中毒が疑われるときに行われる．鉛作業に従事している場合と急性大量曝露による場合がある．後者は調理器具からの溶出，調理材料への汚染が考えられる．血中鉛は現在の鉛被曝を反映し，尿中鉛は過去の鉛曝露も反映すると考えられている．
- 鉛による初期の生体指標は，ヘム合成系の阻害である．血中δ-アミノレブリン酸脱水酵素（ALAD）が鉛により鋭敏に阻害されるため，その基質であるδ-アミノレブリン酸（ALA）が溜り，尿中へ排泄される．尿中ALAは血中鉛とともに鉛負荷の早期指標であり，鉛特殊健康診断の検査項目である．
- ヘム合成酵素がプロトポルフィリンに鉄を導入しヘムを形成するが，基質となる鉄は二価鉄であるため，鉄還元酵素の作用が必須であるが，この酵素も鉛により阻害される，遊離プロトポルフィリン（FEP）が増加する．血中FEPの増加も鉛負荷の指標となっている．鉛中毒では好塩基斑点赤血球の増加も知られているが，ピリミジン-5'-ヌクレオチダーゼの活性阻害の結果である．血中鉛濃度が10μg/dl 程度からALAD活性の阻害が生じ，35μg/dl 程度から尿中ALAの増加と血中FEPの増加が観察されるようになる．50～80μg/dl 以上になると倦怠感，胃腸障害（食欲不振，便秘，下痢など），末梢神経症状が現れる．80μg/dl 以上で貧血がみられるようになる．
- 血中鉛が低濃度でも小児のIQレベルの低下が認められ，母親の喫煙と関係があるとされている．アメリカで小児の鉛脳症がときどき問題となる．家屋のペンキの落屑（含鉛顔料）をお菓子代わりに食べた結果であり，小児の鉛に対する血液脳関門の形成が学童期であることから脳症を誘発する．
- 鉛中毒の治療にはCa-EDTAの点滴静注を行う．

予想外の値が認められるとき

- 職業性の曝露では作業内容，作業様態，作業環境の点検を行う．その他の場合は技術的誤差を検討する．実験器具，特にガラス器具からの汚染，プラスチック製品の可塑剤（ステアリン酸鉛が使われていることあり），分析室内の空気の汚染など． (千葉百子)

3K110

クロム

chromium

略 Cr

測定法 原子吸光法（AAS）フレームレス，誘導結合プラズマ質量分析法（ICP-MS），誘導結合プラズマ発光分析法（ICP-AES）

検体 血液，尿

基準値 〈血液〉2～3μg/dl
〈血清〉0.013～0.016μg/dl
〈尿〉1μg/l 以下

異常値を呈する場合

高値 クロム中毒
低値 糖尿病，中心静脈栄養（IVH 高カロリー輸血）

次に必要な検査▶

- せき，痰，胸痛などの他覚症状または自覚症状の有無の検査．
- 皮膚炎などの皮膚所見の有無の検査．

プロフィール

- 必須元素である．糖代謝に関与する．インスリン濃度は正常であってもクロム欠乏により糖代謝異常（高血糖，耐糖能低下，エネルギー利用障害，呼吸商の低下，血清中遊離脂肪酸の上昇など）を伴う症状が誘導される．他の必須微量元素と同様に種々の酵素を賦活し，その活性を高める．栄養素としては3価クロムであり，食品からの摂取は1日5～120μg程度で，胃腸管からの吸収率は1～25%である．尿が主要排泄経路である．
- 6価クロム（Cr^{6+}）は3価クロム（Cr^{3+}）に比較して吸収されやすい．Cr^{6+}は oxy-anion（CrO_4^{2-}）として非特異的アニオン輸送システムにより容易に細胞内に取り込まれ，Cr^{3+}に還元される．Cr^{3+}は高濃度の場合のみ細胞内に取り込まれる．Cr^{6+}は細胞膜透過性が高い．体内でCr^{3+}に還元されたクロムはトランスフェリンと結合して組織に存在する．急性中毒はCr^{6+}によるものである．
- クロムの胎盤通過性は化学形態に関係なく確認されていない．毛髪中には高濃度で200～2,000 ng/g 存在するという報告がある．生物学的半減期は0.5日，6日，83日の三相性とする報告がある．
- 産業界ではメッキ，クロム酸および顔料の製造，皮なめし，木材防腐剤などに広く使用され，粉塵，ミスト，ヒュームの形で吸入される．

k 毒物・産業医学的代謝物質

- 測定はフレームレス原子吸光法，ICP-MS，ICP-AESが適する．前処理操作が必要であり，通常，濃硝酸と過酸化水素を加えて加熱し有機物を分解する．マイクロ波オーブンを使用すると効率がよい．1970年代からの分析値をみると，最近の分析値は非常に低い（1/100～1/10,000）．近年の分析機器の改善，開発により特異性が高まった結果であると考えられる．

臨床的意義と検査値の読み方

- 本検査は，クロム中毒が疑われるとき，クロム作業に従事しているとき，糖代謝異常があるときに行われる．
- 人工栄養，中心静脈栄養のときに欠乏症が生じることがある．
- 必須元素であるので欠乏に注意する．日本人の栄養摂取基準は1日当たり成人男性は30～40μg，女性は25～30μgである．
- クロム中毒は酸化状態により多彩であるが，①皮膚・粘膜の潰瘍，鼻中隔穿孔，②アレルギー性皮膚炎，③肺癌，④その他の肺疾患など，に大別できる．
- ①はCr^{6+}の一次刺激により瘙痒性のある発赤，丘疹が手背，顔面，足趾などに初発する．湿疹化しやすく，掻傷，擦過傷が加わるとその部分が潰瘍化し"クロム潰瘍"となる．粘膜も皮膚と同様に侵されやすく，鼻粘膜，咽喉頭に炎症，潰瘍を作りやすい．外からの気流が直接当たる鼻中隔前部は障害を受けやすく，鼻出血，痂皮形成を繰り返すと潰瘍になり，深くなると鼻中隔穿孔をきたす．好発部位は鼻中隔軟骨部前縁下端から15mmくらいのところで，米粒大から指頭大で，痛みを伴わない．
- ②は一次刺激による皮膚障害に感作性障害が加わる．感作機序は十分明らかになっていないが，Cr^{3+}が皮膚組織内でハプテン蛋白複合体を形成し抗原となる．Cr^{6+}は皮内でCr^{3+}に還元されるので実際の発生頻度はCr^{6+}によるものが圧倒的に多い．
- ③は，クロム酸製造業者に肺癌が発生することは1930年代から知られている．これまでに報告されているクロムによる職業癌はクロム酸と顔料の製造に限られている．平均潜伏期間は10～20年，鼻中隔穿孔の合併率は30～70%．肺癌が最も多いが，上顎洞，鼻腔，咽頭，喉頭，消化器にも発症する．発生の機序は不明である．
- ④はCr^{6+}化合物の一次刺激により非特異的な呼吸器の炎症（気管支炎，慢性気管支炎など）である．喘息もクロム化合物による感作の結果であることがある．クロム化合物による消化管の障害はchromenteropathieという．金属クロムによる障害はないとされている．

予想外の値が認められるとき

- 高値のときは，職業性の曝露では作業内容，作業様態，作業環境の点検を行う．外部からの汚染はステンレス製注射針などが考えられる．

- 低値のときは，インスリン不応性糖代謝異常や，食事から十分量のクロムが摂取されているか確認する．

（千葉百子）

3K120
カドミウム
cadmium

略 Cd

測定法	原子吸光法（AAS）フレームレス，誘導結合プラズマ質量分析法（ICP-MS），誘導結合プラズマ発光分析法（ICP-AES）
検体	血液，尿
基準値	正常者の血液濃度は3μg/dl以下〈尿〉5μg/l以下．20μg/l以上では何らかの曝露があると考えられる．

異常値を呈する場合

高値 イタイイタイ病，カドミウム汚染地域住民，カドミウム中毒，カドミウム作業者

次に必要な検査▶尿中$β_2$-ミクログロブリン，尿中$α_1$-ミクログロブリンの測定．

プロフィール

- 自然界では亜鉛，銅，鉛などと共存することが多い．自然水中にカドミウムが含まれることはまれであるが，鉱山排水や工業排水から混入することがある．
- イネ，タバコは土壌中のカドミウムを根から吸収し，実は葉に蓄積する．カドミウム汚染地域の米の中のカドミウム濃度が高く，長期間摂食していた住民にイタイイタイ病が発生した．患者は女性，特に経産婦に多い．認定患者数は2006年までに約600名，うち男性21名である．食事由来カドミウムの吸収率は5～10%，1日排泄量を体内負荷量の0.005%と仮定している．
- 日本人の値は諸外国より高めである．加齢とともに体内蓄積量は増加するが，50歳を超えると減少する．喫煙者では血中，尿中，臓器中濃度は非喫煙者より高い．呼吸器からの吸収は20～40%と考えられている．標的臓器は腎臓であるが，肝臓にもカドミウムチオネイン（システインを30%含む低分子蛋白質）として蓄積する．
- 生物学的半減期は8～30年である．カドミウムはほとんど胎盤を通過しない．
- 血中濃度は現在の曝露を反映するので生物学的モニタリングに使われる．過去の報告によると，非曝露者の分析値は血中0.08～0.43μg/dl・尿中0.4～1.8μg/l，汚染地域住民の分析値は血中0.4～1.5μg/dl・尿中9.1～14.6μg/l，イタイイタイ病患者では血中1.7～2.8μg/dl・尿中32.7～127.4μg/l（11.3±6.9μg/l）であった．
- 「特定化学物質等障害予防規則」では，カドミウム作業者の特殊健康診断を義務づけている．医師が必要

と認めるときは尿中カドミウムの測定を行う．対象職種は軸受合金，原子炉材，電池，メッキ，顔料，銀ろうなどカドミウムを含む製品の製造，解体作業などである．

- 測定はフレームレス原子吸光法，ICP-AES，ICP-MSを採用する．前処理操作が必要であり，原子吸光の場合は濃硝酸と過塩素酸，ICP-MSの場合は濃硝酸と過酸化水素，ICP-AESの場合は濃硝酸と過塩素酸または過酸化水素を加えて過熱し，有機物を分解する．マイクロ波オーブンを使用すると効率がよい．

臨床的意義と検査値の読み方

- 本検査は，イタイイタイ病，カドミウム中毒が疑われるときに行われる．血中カドミウムは現在のカドミウム曝露を反映し，尿中カドミウムは過去の鉛曝露も反映すると考えられている
- カドミウムは近位尿細管の再吸収機能に影響を与え，尿細管蛋白尿として知られる低分子量蛋白質（β_2-ミクログロブリン）の尿中排泄量が増加する．より重篤なカドミウム障害は糸球体に関わるもので，イヌリンクリアランスが増加する．その他の起こりうる影響はアミノ酸尿，糖尿，リン酸塩尿がある．
- これまで尿中β_2-ミクログロブリンが指標として使われることが多かったが，最近，α_1-ミクログロブリンの測定法が確立され，キット試薬も市販されているので，今後はα_1-ミクログロブリン測定が普及すると思われる．カドミウムによる生体影響がα_1-ミクログロブリンの方がβ_2-ミクログロブリンより早期に発現するといわれる．
- 職業性曝露の場合は呼吸器からの侵入であり，肺障害である．急性中毒では肺水腫，慢性中毒では肺気腫を起こす．低濃度慢性曝露では慢性鼻炎，嗅覚障害，咳，息切れなどがみられる．慢性経呼吸器吸収でも腎障害は起こる．
- イタイイタイ病患者では，近位尿細管の再吸収低下による低リン酸血症が特徴である．カルシウム再吸収低下による尿中カルシウム排泄増加がみられるにもかかわらず，血清カルシウム濃度はPTH，$1,25(OH)_2D_3$などのカルシウム調節ホルモンの作用により正常に維持されている．血中へのカルシウム，リン酸排泄が慢性的に持続する結果，カルシウムとリンのバランスが負となり，常に骨から血液へカルシウムとリンの移動が起こる．その結果，低リン酸血症性骨軟化症と骨吸収の亢進による骨量の減少（骨粗鬆症）をきたすと考えられている．

予想外の値が認められるとき

- 職業性の曝露では作業内容，作業様態，作業環境の点検を行う．外部からの汚染による技術的誤差は比較的少ない．
- 高齢者ではカドミウムに関係なくβ_2-ミクログロブリンが上昇する．

（千葉百子）

3K125

マンガン

manganese

略 Mn

測定法	原子吸光法（AAS）フレームレス，誘導結合プラズマ質量分析法（ICP-MS），誘導結合プラズマ発光分析法（ICP-AES）
検体	血液，尿
基準値	〈血液〉0.4～2.0 μg/dl
	〈血清〉0.4 μg/dl 以下
	〈尿〉2.0 μg/l 以下

異常値を呈する場合

高値 マンガン中毒，マンガン取り扱い作業者，急性腎不全，透析，肝炎，肝硬変（血清），プロリダーゼ欠損症（血球），炎症性関節炎（血液）

低値 中心静脈栄養（IVH高カロリー輸血），慢性腎不全，筋萎縮性側索硬化症，てんかん

次に必要な検査▶ 発語異常などのParkinson症候群様症状の有無の検査．

プロフィール

- 必須元素である．スーパーオキシドディスムターゼ（SOD），ピルビン酸カルボキシラーゼなどの酵素構成成分であるほか，アルギナーゼ，プロリダーゼなど多くの酵素の活性発現，生化学的反応にコファクターとして関与する．
- 食品からの摂取は1日3～8mgであり，植物性食品が供給源である．腸管からの吸収率は3％以下，尿からの排泄は少量で，大部分が糞便中に排泄される．生物学的半減期は約4日と約40日の二相性であると考えられる．血液中では約70～80％が血球中に存在する．
- 腸管から吸収されたMn^{2+}はMn^{3+}に酸化され，トランスフェリンと結合して循環系に入るとされている．細胞内ではミトコンドリアや核分画に多く，したがってミトコンドリアに富む臓器中にマンガン量は多い．体内マンガンの恒常性維持機能は強く，曝露がなくなると比較的速やかに回復するが，硬組織，脳からの減少は比較的遅い．
- 「特定化学物質等障害予防規則」により，マンガン作業従事者は特殊健康診断を受けることが義務づけられている．その中の検査項目に，医師が必要と認めるとき血液中のマンガン濃度の測定を行うことになっている．対象職種はマンガン鉱山・精錬所，フェロマンガン工場などマンガンを含む粉塵，ヒュームに曝露する機会がある者，溶接棒，乾電池，合金，花火，マッチなどマンガンを含む製品の製造，解体作業などである．マンガン鉱夫では塵肺発生例がある．
- フレームレス原子吸光法，ICP-MS，ICP-AESが適する．前処理操作が必要であり，通常，濃硝酸と

k 毒物・産業医学的代謝物質

過酸化水素を加えて加熱し有機物を分解する．マイクロ波オーブンを使用すると効率がよい．

臨床的意義と検査値の読み方
- 本検査は，マンガン中毒が疑われるとき，マンガン作業に従事しているときに行われる．
- 人工栄養，中心静脈栄養のときに欠乏症が生じやすい．
- 必須元素であるので欠乏に注意する．日本人の栄養摂取基準では1日当たり成人は男性4.0 mg，女性3.5 mg，摂取上限値は男女とも11 mgである．
- 急性冠動脈閉塞で血清中マンガンの増加，リウマチ様関節炎で血球中マンガンの増加がみられるといわれている．中毒の初期段階では血漿中カルシウムの増加，血漿中アデノシンデアミナーゼの増加が知られている．マンガン鉱山周辺住民で血中濃度が通常の2倍くらい高くなっていると報告されている．
- 中毒症状は初期には精神症状がみられ，その後神経症候が増強してくる．神経症候としては錐体外路症候が中心で，それに錐体路症候，小脳症候も加わる．具体的にはParkinson症候群様症状，筋緊張亢進，表情減退，仮面様顔貌，歩行障害，側方突進，後方突進，言語障害，振戦，小字症などである．急性中毒症状は食欲減退，鉄吸収阻害がみられる．呼吸器障害としては肺の炎症性変化，気管支炎，肺炎がある．肺では加齢に伴うマンガン濃度の増加は認められていない．
- 中毒のメカニズムについては十分解明されていないが，症状がParkinson病に似ていることから脳内アミンの異常に関する研究が多い．治療法は曝露の中止後，対症療法のほかにL-DOPA，D,L-5-ヒドロキシトリプトファン，Ca-EDTAの投与が有効である．

予想外の値が認められるとき
- 高値のときは，職業性の曝露では作業内容，作業様態，作業環境の点検を行う．外部からの汚染は比較的少ない．
- 低値のときは，食事から十分量のマンガンが摂取されているか確認する．

（千葉百子）

3K130
ニッケル
nickel
略 Ni

測定法	原子吸光法（AAS）フレームレス，誘導結合プラズマ質量分析法（ICP-MS），誘導結合プラズマ発光分析法（ICP-AES）
検体	血液，血清，尿
基準値	〈血液〉0.2～0.8 μg/dl 〈血清〉0.6 μg/dl 以下 〈尿〉5 μg/l

異常値を呈する場合
高値 ニッケル中毒，ニッケル取り扱い作業者，急性肝炎，心筋梗塞，重篤な心筋虚血

プロフィール
- 必須元素である．ウレアーゼ，ハイドロゲナーゼなどの酵素の活性発現に必須である．一方，毒性としても発癌性，接触皮膚炎などの原因として知られている．ニッケル精錬作業者にみられる鼻腔癌，肺癌の原因としてニッケルカルボニルが重要視されてきたが，ニッケルサブサルファイドとある種の酸化ニッケルも関与していると考えられる．接触皮膚炎はピアスなどの金属アクセサリー，時計のバンドに含まれるニッケルが原因となる．痒み，紅疹，丘疹，小胞性発疹をみる．
- 消化管から摂取したニッケルの90％は吸収されずに糞便中へ排泄される．吸収されたニッケルはアルブミンまたは蛋白により運搬され，主として肺および腎に貯留する．急性心筋梗塞の患者では血中ニッケルが高まる．動物実験ではニッケルの投与により高血糖，肝障害が観察される．肝障害は脂質過酸化の関与があると考えられている．ニッケルカルボニルは油状で毒性が強く，吸入により気管支炎，肺炎，呼吸困難を惹起することがある．生物学的半減期は数日と数ヵ月の二相性と考えられている．
- 「特定化学物質等障害予防規則」では，ニッケルカルボニル取り扱い作業者の特殊健康診断で医師が必要と認めたときは血液中ニッケルの測定を行う．対象職種は精錬，メッキ，ステンレス鋼，耐熱鋼，磁石鋼，耐酸合金，Ni-Cd電池，真空管などのニッケルを含む原材料の取り扱い作業者である．
- 測定はフレームレス原子吸光法，ICP-MS，ICP-AESを使用する．前処理操作が必要であり，濃硝酸と過酸化水素を加えて有機物を分解する．

臨床的意義と検査値の読み方
- 本検査は，ニッケル中毒が疑われるとき，また心筋梗塞，急性肝炎，金属熱が疑われるときに行われる．
- 発癌に関しては，これまで職業性曝露者にのみ観察されている．ニッケルヒュームにより金属熱の原因となることもある．接触性皮膚炎は細胞性のIV型アレルギーである．重金属は一般に腎毒性を持つが，ニッケルの場合も例外でなく，その程度は化学形態と濃度に依存する．
- 動物実験では胎盤を通過することが報告されている．妊娠ラットにニッケルを投与すると着床率の低下，死産の増加がみられている．

予想外の値が認められるとき
- 注射針などステンレス製の医療器具からの溶出が疑われる．

（千葉百子）

3K135
砒素
arsenic

- 略 As
- 別 ヒ素
- 測定法　水素化物発生原子吸光法（AAS）フレームレス，誘導結合プラズマ質量分析法（ICP-MS），誘導結合プラズマ発光分析法（ICP-AES）
- 検　体　血液，尿，毛髪，爪
- 基準値　〈血液〉0.3 μg/dl 未満
  〈尿〉12〜260 μg/l，平均値138 μg/l
  〈毛髪〉1 μg/g 未満

異常値を呈する場合

高値　砒素汚染地域住民，砒素中毒，砒素作業者

プロフィール

- 砒素の毒性はその化学形態によって大きく異なる．砒素元素による急性・慢性中毒例はほとんどない．ヒトにおける急性毒性の強さは，アルシン＞亜砒酸塩＞砒酸塩＞有機砒素の順である．
- 急性中毒症状は，腹痛，嘔吐，下痢，四肢および筋肉痛，発赤を伴う皮膚の脆弱化に始まる．四肢の感覚異常，角化症，手爪の白色線状（ミーズ線）などが1ヵ月後頃に現れる．
- 慢性中毒症状としては，皮膚の異常，末梢神経症，皮膚癌，末梢の循環不全などである．砒素汚染井戸水の摂取による慢性砒素中毒がバングラデシュ，中国，タイ，インドネシア，ブラジル，カナダ，アメリカなどで報告されている．
- さしみ，江戸前すしを食べると尿中砒素濃度はかなり上昇する．食物連鎖により海水から魚介類中に濃縮された砒素化合物が含まれていることによる．魚にはアルセノベタインとして含まれ，尿中にもそのままの形で排泄される．海草にはアルセノシュガー（配糖体）および無機Asの形で含まれ，ヒト体内で酸化を受け，トリメチルアルシンオキサイドとなって尿中に排泄される．そのほかにヒト尿中には3価砒素，5価砒素，モノメチルアルソン酸，ジメチルアルシン酸，テトラメチルアルソニウム，アルセノコリンなども検出されている．
- 肺，消化管から体内に侵入した無機砒素化合物は95〜99％が赤血球中にあり，24時間以内に肝，腎，肺，消化管壁，脾，皮膚に分布する．3価の砒素は体内でメチル化され，メチルアルソン酸，ジメチルアルシン酸となり，大部分は尿中に排泄され，糞便中には摂取量の10％程度が排泄される．5価砒素は体内で3価に還元されてからメチル化され代謝される．メチル化反応にはメチルトランスフェラーゼとS-アデノシルメチオニンが，還元反応にはグルタチオンが関与している．砒素化合物は胎盤を通過すること，発癌性があることが知られている．
- 「特定化学物質等障害予防規則」では，三酸化砒素取り扱い作業者の特殊健康診断で医師が必要と認めたときは毛髪中もしくは尿中砒素の測定を行う．対象職種はセラミックス，染料，半導体材料など砒素を含む製品などの取り扱いである．白蟻駆除剤にも砒素化合物が使われている．
- 測定は，水素化物発生装置を装着したフレームレス原子吸光法，ICP-MSを採用する．前処理操作が必要であり，原子吸光の場合は濃硝酸と過塩素酸，ICP-MSの場合は濃硝酸と過酸化水素を加えて有機物を分解する．

臨床的意義と検査値の読み方

- 本検査は，砒素中毒が疑われるときに行われる．血中砒素は現在の砒素曝露を反映する．毛髪中砒素は頭皮からの長さにより曝露歴を観察できる．ただし，海産物中には多量の砒素を含有するものがあるので，海産物多食者の場合は高値となる．
- 砒素は皮膚障害が特徴的である．色素脱色症と色素沈着症（黒化症）が混在する"雨だれ様色素沈着症"を示す．これが進行すると前癌状態である多発性Bowen病および皮膚癌が認められるようになる．手掌，足蹠の疣贅，角化症なども特徴的である．
- 飲料水由来である場合は，砒素を含まない水に代えると半年くらいで症状の改善がみられる．職業性曝露の場合は呼吸器からの侵入であり，急性・慢性鼻炎，気管支炎が報告されている．鼻中隔穿孔が認められることもある．多発神経炎の原因であることもある．

予想外の値が認められるとき

- 海産物由来であると考えられる場合には化学種分析を行う．アルセノベタインは魚類に，アルセノシュガーは海藻類に多く含まれている．液体クロマト-ICP/MS（IC-ICPMS）による化学種分析法が確立されている．
- 職業が大工であるとき，木材をシロアリなどから保護する目的で砒素，クロム，銅を含む薬剤を散布することがあるので，薬剤の影響がないか確認する．

(千葉百子)

3K140
タリウム
thallium

- 略 Tl
- 測定法　原子吸光法（AAS）フレームレス，誘導結合プラズマ質量分析法（ICP-MS），誘導結合プラズマ発光分析法（ICP-AES）
- 検　体　血液，尿，毛髪，爪
- 基準値　検出せず（血液，尿とも検出限界付近1 μg/l 以下）
  〈毛髪〉検出せず

異常値を呈する場合

高値　タリウム中毒

プロフィール

- タリウムおよびその化合物は毒性が強い．硫酸タリウムが殺鼠剤に使われ，小児が食べて中毒を起こした症例は複数ある．酢酸タリウムは脱毛クリーム，皮膚病，膀胱炎の治療に使われたが，毒性が強いため現在は使われない．^{201}Tlは心筋シンチグラムに使われている．虚血部は欠損像として表される．実験室で組織培養を行う際にマイコプラズマの発育阻止の目的で培養液中に少量の酢酸タリウムを添加使用する．化学工学系では光学レンズ，半導体，低温温度計，模造宝石，染料，花火などにタリウム化合物が使われる．可溶性タリウムは消化管，呼吸器，皮膚から吸収され，脂肪組織を除くすべての臓器に分布する．小腸粘膜細胞から分泌され糞便からも排泄される．尿中排泄より多い．

- ヒトにおける急性毒性症状は，急激な消化器の刺激症状（腹部疝痛，吐気，嘔吐，下痢），急性上向性麻痺，末梢神経炎，中枢神経障害，精神症状を示す．交感神経刺激症状（血圧上昇，頻脈，尿中カテコールアミン増加）がみられる．慢性中毒では多発神経炎がみられる．生物学的半減期は10～30日と考えられる．

- タリウム化合物による自他殺例は国内外にかなりの報告例がある．酢酸タリウムは白色，無味・無臭であることから砂糖などの食品に混入し，他殺目的に使われることがある．自殺例の場合，服毒20～30時間後に本人が救急車を要請し入院し，数日後に死亡した例がわが国にも数例ある．入院時は意識清明，体温正常，脈拍正常，頻呼吸，血圧高め，手足のしびれ，呼吸困難を訴える．応急処置としてプルシアンブルーおよび活性炭，下剤を投与，輸液負荷，塩酸モルヒネ，カテコールアミン，カリウム剤など投与を行う．血漿交換が効果ある場合もある．1週間内外で多臓器不全により死亡する．

- タリウム濃度ははじめ血漿中が高く，次いで血球中で高くなる．尿中排泄のピークは6日後であった．タリウムの特徴とされる脱毛は通常2週間前後にみられるが，摂取量による．手爪の白色線条（ミーズ線）がみられることがある．

- 測定はフレームレス原子吸光法，ICP-MS，ICP-AESを採用する．前処理操作が必要である．濃硝酸と過酸化水素を加えてマイクロ波オーブンで有機物を分解する．原子吸光法採用の場合は前処理に過塩素酸の使用を避けること．負の干渉をまねく．

臨床的意義と検査値の読み方

- 本検査は，タリウム中毒が疑われるときや大量の脱毛があったときに行われる．毛髪中タリウムは頭皮からの長さにより曝露歴を観察できる．

- タリウムはカリウムとほぼ同じ大きさで，化学的性質が似ていることから生体内で類似した挙動を示す．細胞内ではタリウムイオンとカリウムイオンの置換が起こり，膜の脱分極や心筋内での低カリウム状態が生じる．また，タリウムはカリウム依存性の生化学反応において拮抗的阻害を示す．特にNa・K-ATPaseに対するタリウムの親和性はカリウムより10倍強いといわれる．タリウム摂取によりRBC中のCa濃度が上昇するが，Na-Kポンプ機能の低下の結果と考えられる．

- タリウムを大量に服毒した場合，急速に細胞内に取り込まれ，肝，腎などの機能低下を引き起こし，さらに血中の電解質にも多大な影響を及ぼす．成人の致死量は約1gである．

予想外の値が認められるとき

- 環境からの自然の汚染はまれであるので，無症状であっても何らかの理由で体内に摂取したと考えられる．WHOの専門家会議では尿中タリウム濃度が500 μg/l以上で臨床的中毒状態であるとし，5 μg/l以下では健康影響はないとしている．　　　　（千葉百子）

3K150

水銀

mercury

略 Hg

測定法	水素化物発生原子吸光法（AAS），誘導結合プラズマ発光分析法（ICP-AES）
検体	血液，尿，毛髪
基準値	〈血液〉5.0 μg/dl 以下 〈尿〉25 μg/l 以下 〈毛髪〉5 μg/g 以下（有機水銀曝露の場合）

異常値を呈する場合

高値 水銀曝露（環境，食品由来）

プロフィール

- 鉛とともに紀元前から人類に利用されてきた金属である．古くは医薬用として慢性皮膚疾患（塗布），梅毒に，また最近まで利尿薬，下剤，消毒薬，避妊薬として使用されていたが，その毒性が問題となり使用されなくなった．現在では歯科用アマルガムに使用されている．アマゾン川流域（ブラジル）で金採掘に水銀アマルガム法を採用し，水銀蒸気による健康障害が問題となった．

- メチル水銀は胎盤を通過することから，発達中の胎児への影響が懸念され，妊婦が摂取しても胎児に影響を及ぼさない量（耐容摂取量）について国際機関においても検討されてきた経緯があり，日本でも食品安全委員会が「メチル水銀の耐容週間摂取量を2.0 μg/kg体重/週（水銀として）」とした（2006年）．血液中濃度は44 μg/l，排泄係数は0.014（半減期50日），血液量は0.09×体重，吸収率は95％，血液に分布する水銀割合を5％，体重を60 kgとして算出したものである．

- 魚介類中の水銀濃度と，そのうちのメチル水銀（MM）の割合は魚種によって異なる．マグロは食

連鎖により比較的水銀含量が高く，約90％がMMである．セレンが共存し，お互いの毒性を減弱していることが知られている．貝類，甲殻類の総水銀量は低い．魚介類は栄養源として優れたもので生活習慣病を防ぎ，抗酸化作用を有するものを含むので，魚介類の摂取を控えることのないよう啓蒙することは重要である．

臨床的意義と検査値の読み方
- 本検査は，水銀中毒が疑われるときに行われる．特にMMで汚染された魚を長期間多食した場合，そのようなときは環境調査も必要となる．職業的曝露（産業の場では電極，計器，水銀灯，水銀アマルガム，農薬，防腐剤，工業用雷管など）が疑われるときも同様である．
- 非必須元素である．存在状態を金属水銀，無機水銀，有機水銀に区別でき，それぞれ体内挙動，毒性が異なる．消化管からの吸収率は金属水銀が1％以下，無機水銀は10％以下，有機水銀は90％以上である．金属水銀蒸気は呼吸器から吸収され，1回の呼吸で体内に残留する割合は60〜90％であり，症状は濃度と曝露時間に依存するが，高濃度水銀蒸気の場合，気管支炎，細気管支炎，間質性肺炎がみられる．
- 無機水銀の標的臓器は腎臓であり，腎臓障害としては蛋白尿，アミノ酸尿，血尿などの症状を引き起こす．血漿中の無機水銀は主にアルブミンと結合して存在し，わずかに血球中に取り込まれた無機水銀はヘモグロビンとは結合せず，メタロチオネインなどSH基と結合する．水銀イオン（Hg^{2+}）により腎臓内カルシウム濃度の上昇，脂質過酸化の促進が知られている．金属水銀も無機水銀も排泄経路は尿と糞便であるが条件により一定でない．ヒトの生物学的半減期は金属水銀が約60日，Hg^{2+}は約42日と報告されている．
- 有機水銀は全身的な毒性を持ち，曝露量と期間により種々の器官，機能に影響する．標的臓器は神経系である．血液-脳関門，血液-胎盤関門を通過し，中枢神経障害である水俣病，胎児性水俣病を引き起こしたことはよく知られている．症状は感覚鈍麻・麻痺，しびれ感，言語障害，運動失調，歩行異常，視野狭窄，難聴などである．生体内の有機水銀はほとんどがMMである．発生・発育過程の中枢神経系は他の器官・組織に比べてMMに対する障害感受性が高い．MMの主な排泄経路は糞便のほか，尿，毛髪である．MMは体内で徐々に無機化されるが，SH化合物など共存物質の影響を受ける．
- 測定法は還元気化装置を組み入れた原子吸光法が奨められる．水銀はイオン化エネルギーが高いため，誘導結合プラズマ（ICP）によりイオン化する原理を応用したICP-MS分析法では感度が劣る．

予想外の値が認められるとき
- 外部からの汚染により高値となることは少ないので，分析環境のチェックを行う．分析法に干渉がないことを確認する．
- 歯科治療で水銀アマルガムを詰めたことにより，血中・尿中水銀が著高することはない．毛髪中水銀は大部分有機水銀由来である． 　　　　（千葉百子）

3K155

シアン化物

cyanide

別 青酸化合物

測定法　ピリジン・ピラゾロン法（定量試験），シェーンバイン・パーゲンステッヘル法（定性試験），その他
検体　血清，血漿，胃内容物など
基準値　検出せず

異常値を呈する場合
- シアン中毒，シアン化合物取り扱い作業

Critical/Panic value
【血中3μg/m*l*以上】
- 呼吸停止により，死亡する．

【血中0.5μg/m*l*以上】
- シアンによる中毒症状が出現する．

対応　シアン中毒が疑われた時点で，解毒薬である亜硝酸剤（亜硝酸アミル，亜硝酸ナトリウム）とチオ硫酸ナトリウムの投与が行われる．

高値
【血中0.1μg/m*l*以上】
- シアン化合物への曝露やその摂取を調べる．

プロフィール
- シアンイオン（CN^-）は，ミトコンドリアのシトクロムオキシダーゼの3価の鉄イオン（Fe^{3+}）と結合する．その結果，シトクロムオキシダーゼが失活し細胞呼吸が阻害され，それに伴う乳酸アシドーシスが生じ，急激に中毒症状が出現する．
- シアン化合物は，メッキ，冶金，金属製品加工，化学薬品，合成ゴムやプラスチックの製造原料，殺虫剤，薫蒸剤や分析用試薬などに使用される．産業現場でのシアン化水素（青酸ガス，HCN）の吸入曝露事故，自殺や犯罪におけるシアン化カリウム（青酸カリ，KCN）やシアン化ナトリウム（青酸ソーダ，NaCN）などのシアン塩類の経口摂取により，急性中毒が発生する．
- シアン配糖体を含むウメ，アンズやビターアーモンドなどのバラ科の種子を大量に摂取すると，腸内細菌のβ-グルコシダーゼによる加水分解でシアン化水素が発生し，シアン中毒が起こる．
- 喫煙者の血中シアン濃度は，非喫煙者よりも高値であることが知られている．
- 火災時に窒素を含む有機化合物が不完全燃焼された際には，シアン化合物を吸入することがある．
- 血圧降下剤のニトロプルシドナトリウム（ニトプ

k　毒物・産業医学的代謝物質　319

ロ®注）の過量投与によるシアン中毒が報告されている．
- 食事や喫煙に由来する低濃度のシアンは，主に肝臓のロダネーゼ（チオ硫酸スルファートランスフェラーゼ）でチオシアン酸へ無毒化されて，尿中へ排泄される．
- シアン濃度は血清よりも赤血球中で高いため，全血を用いた測定では高値となる．
- 予試験として，ピリジン・ピラゾロン法，シェーンバイン・パーゲンステッヘル法や同法に類似したシアン-テストワコーキット®（和光純薬）を用いたシアンの検出が行われる．救急現場では，北川式検知管やシアンチェック®（アドバンテック東洋）などの試験紙を用いた迅速なシアン検出が行われる．
- シアン検出の確認のためには，比色法のほか，高速液体クロマトグラフ（HPLC）やガスクロマトグラフ・マススペクトロメーター（GC-MS）などの機器分析法を行うことが必要である．
- 胃内容物でのシアン検出には，Lee-Jones 法を用いる．残った毒物や胃内容物を 10 円硬貨に乗せると，シアンの還元作用により錆がとれて硬貨表面は光沢を呈するが，この簡便法のシアン検出感度は低い．
- 検査者は，自身がシアンに曝露されないよう，検体（特に胃内容物）の取り扱いに注意する．

臨床的意義と検査値の読み方

- シアン中毒では，特異的な解毒療法（亜硝酸・チオ硫酸療法）が確立されている．したがって，発症状況（シアン化合物を取り扱うか，入手可能か）および臨床症状（原因不明の突然の意識障害）からシアン中毒が疑われた場合には，直ちに予試験を行い，血液，吐物や胃内容物などからシアンを迅速かつ確実に検出し，シアン中毒と診断したうえで解毒治療を開始することが重要である．
- シアン中毒では，急激に増悪する呼吸器症状（呼吸困難，呼吸抑制，肺水腫など），循環器症状（血圧低下，不整脈，循環不全など）および中枢神経症状（興奮，痙攣，意識障害など）を呈する．後遺症として，Parkinson 症候群がみられることもある．
- 高濃度のシアン化水素を吸入すると，瞬時に意識消失，痙攣，呼吸停止をきたし，死亡する．シアン塩類の経口摂取では，食道や胃粘膜障害のほか，胃液中の酸と反応して発生したシアン化水素が胃粘膜より吸収され，数分以内に症状が出現する．シアン化合物は，皮膚からも吸収される．
- シアン中毒では，血中乳酸値の上昇，アニオンギャップの開大した著明な代謝性アシドーシス，混合静脈血酸素飽和濃度の上昇などが認められる．呼気や嘔吐物に焦げたアーモンド臭がすることもある．
- 亜硝酸・チオ硫酸療法では，まず，酸化剤として亜硝酸アミルや亜硝酸ナトリウムを投与することにより，人為的にヘモグロビンの Fe^{2+} を Fe^{3+}（メトヘモグロビン）に変え，シアンメトヘモグロビンを形成

させることにより，シアンとシトクロムオキシダーゼの Fe^{3+} との結合を解離させる．ついでロダネーゼの基質としてチオ硫酸ナトリウム（デトキソール®）を投与し，メトヘモグロビンと結合したシアンをチオシアン酸に変化させて，尿中へ排泄する．

（松岡雅人）

3K190
パラコート
paraquat

別 メチルビオローゲン，グラモキソン

測定法 　HPLC，GC
検　体 　血清，尿
基準値 　検出せず（検出感度 0.1 μg/ml の場合）

プロフィール

- パラコートはビピリジニウム系に分類される非選択型除草剤の一つで，有機リン系殺虫剤とともに自殺に用いられる代表的な農薬である．毒性がきわめて強く，自殺目的で服用したときの致死率は 8 割以上に達し，有効な治療法がない．
- パラコート中毒患者では，治療開始前の血中濃度は予後を予測する目安となる．尿に排泄されるパラコートも測定される．
- パラコート含有除草剤は，1965 年に発売されて以来わが国で多数の中毒者を出してきた．1986 年まではパラコートジクロリドを 24％ 含む液剤が市販されていたが，毒性を軽減する目的でこの年より 5％ パラコートジクロリドと 7％ ジクワットジブロミドとの混合製剤に切り替えられ，それ以降中毒者数は急激に減少した．しかし，依然として自殺目的で用いられる代表的な農薬の一つであることに変わりはない．

臨床的意義と検査値の読み方

- パラコート中毒者の初期症状・徴候は特徴が乏しく，急性期には嘔吐，呼吸数・脈拍の増加，消化管のびらん，潰瘍，ショック，蛋白尿，乏尿，黄疸である．意識明瞭なことも多いので，パラコート服用の事実を見逃さないよう注意する必要がある．胃洗浄は摂取後 1 時間以内に始めなければ効果を期待できないとされ，血中濃度の分析結果を待っている余裕はない．
- 経口摂取だけでなく，吸入や経皮吸収によっても全身中毒を起こす．死亡例も報告されている．
- 尿中のパラコートが還元を受けると青色に変化する反応を利用するヒドロサルファイト試験は，迅速検査法として利用される．
- パラコートは大量に摂取すると多臓器不全をきたすが，これを乗り越えても遅発症状として肺線維症が起きることで知られる．肝・腎障害に引き続き，摂取後 3，4 日で起き，呼吸不全による死亡の原因となる．予後は血中濃度と摂取後の経過時間とから推定

できることが知られ，Hartの生存曲線として示されている．また，治療開始時の血清濃度（$\mu g/ml$）×治療開始までの時間（時）を中毒重症指数（SIPP）とし，SIPP 10未満は生存可能，10～50では遅延死亡，50以上では急性期死亡という報告もある．この生存曲線やSIPPが考案された背景には，来院前の治療開始前に予後は決まっているため意味のない過剰な集中治療を避ける，という考え方がある．

- 経口摂取の場合，胃では強い酸性のため四級アンモニウム塩となって吸収されないが，腸ではパラコートイオンとして吸収される．吸収量は摂取量の1～5％にすぎず，残りは糞便中に排泄される．吸収されたパラコートの90％以上は，48時間以内に尿中に排泄される．腎機能障害を合併すると排泄が遅れ，血中濃度が維持される．
- パラコートは生体内でNADPHと酸素とともに酸化還元を繰り返し，スーパーオキシド基を生成し，さらに過酸化水素，ヒドロキシルスーパーオキシド遊離基を生成する．すなわち，パラコートの毒性発現には酸素が大きく関わっているため，初期治療においてはどうしても必要な場合を除いて酸素の投与を避けるべきとされる．
- パラコートの慢性職業曝露では，皮膚の発赤，爪の変形，鼻出血などの症状が現れる．使用前の混合・充填時，および散布時に皮膚への接触や吸入による曝露が問題となる．散布中の急性中毒事例も報告され，アメリカ労働衛生専門家会議（ACGIH）は気中許容濃度を$0.1 mg/m^3$と勧告している．
- 職業的な曝露作業者の生物学的モニタリング指標として，尿中パラコート濃度を使用した報告がある．0.25％のパラコートを12週間スプレー作業した場合の尿中濃度は平均$0.04\mu g/ml$，最高$0.32\mu g/ml$であり，自覚症状は生じなかった．許容濃度$0.1 mg/m^3$に対応する尿中濃度は$0.7\mu g/ml$とされる．

予想外の値が認められるとき
- 尿中濃度をクレアチニン補正する場合は，パラコートによりJaffé反応が影響を受けクレアチニン測定が正しく行われない可能性に注意する．　　　（上島通浩）

3K195
臭化物
bromide

別 臭素イオン，臭化物イオン

測定法　HS-GCまたはICP-MS
検　体　血清・血漿または尿（凍結保存）
基準値　〈血清・血漿〉$10\mu g/ml$以下
　　　　〈尿〉$20\mu g/ml$以下

- この数値は曝露（体内への吸収量）の多少を判定するための目安であり，正常・異常の鑑別を目的としたものではない．

異常値を呈する場合
高値
- 臭化物薬剤の服用・中毒，臭化メチル中毒，臭化メチル作業者のいずれかが考えられる．それぞれに応じた適切な対応を行う．臭化メチル中毒の確定診断または臭化メチル取り扱い作業者の健康管理時には，基準値以上の数値を示した場合にさらに詳しく聞き取り調査などを実施するのがよい．

プロフィール
- 血中および尿中の臭化物は，臭素を含む薬剤あるいは化学物質の体内取り込み量を評価する目的で測定する．臭素は海藻類をはじめ食品からも摂取されるため，評価に当たっては一般健常人におけるバックグラウンド値を考慮する必要がある．
- 中毒学的には，臭素および臭素を含む化学物質または代謝産物それぞれの毒性が問題となる．摂取した物質が異なれば，臭化物濃度が同一でも生体影響についての解釈が異なるので注意したい．
- 臭素を含む薬剤としては，薬局で一般向けに市販される鎮静・鎮痙薬にも含まれるブロムワレリル尿素のほか，抗痙攣薬として四級アンモニウム塩合成抗コリン剤（臭化ブチルスコポラミン）がよく使用される．前者は自殺目的で使われることが多いことで知られる．
- 臭素を含む代表的な化学物質である臭化メチルは燻蒸剤として，土壌消毒，穀物や果実などの植物検疫，美術品などの文化財保護などの用途に使用される．モントリオール議定書でオゾン層破壊物質に指定され，2005年から植物検疫処理，出荷前処理や一部の不可欠用途，緊急処理を除く使用が全廃されている．

臨床的意義と検査値の読み方
- 臭素剤服用による鎮静・鎮痙作用を現す血清臭素濃度は$750～1,000\mu g/ml$とされる．中毒症状は血清濃度$1,000～2,000\mu g/ml$で現れることが多く，$3,000\mu g/ml$以上では致死的である．中毒症状は吸収量によるが，頭痛，無気力，記憶減退，目眩，幻覚，錯乱，昏睡などの中枢神経症状が主で，低血圧，呼吸抑制，悪心，嘔吐なども出現する．
- 臭化メチル中毒では血中および尿中臭化物濃度の上昇がみられるが，上記の臭素剤の場合に比べはるかに低い濃度で発症する．しかし，$50\mu g/ml$程度で中毒を発症した症例もある一方で，$100\mu g/ml$を超えても無症状の場合がある．すなわち，血中および尿中臭化物濃度は曝露の目安にはなるが，$50～100\mu g/ml$程度の範囲では，症状と直接の関係はないと考えた方がよい．なお，死亡例では血中臭素濃度が$92～600\mu g/ml$と報告されている．
- 臭化メチルの急性中毒に関しては，動物実験では100％生存濃度域と100％死亡濃度域がきわめて接近している．中毒の機序は，細胞内で発生する反応性代謝物CH_3^+が蛋白質のSH基をメチル化して作用

し，酵素活性などの阻害により毒性を現すことによるもので，臭素自身によるものでない．曝露後発症までに1～24時間の潜伏期間があり，悪心，吐き気，眩暈，酩酊，頭重感，痙攣，意識障害などを主訴とする．上気道刺激症状，肺水腫，腎障害，肝障害もみられる．皮膚・粘膜からも吸収されやすく，接触部皮膚の紅斑，水疱，蕁麻疹様の発疹がみられる．

- 臭化メチルの慢性曝露では，末梢神経障害，神経精神症状，肝障害，腎障害，眼科的障害の有無が問題となる．許容濃度は1ppmである．臭化メチルを製造し，または取り扱う業務に常時従事する労働者に対し，事業者は定期的に医師による健康診断を行わなければならないことが，特定化学物質等障害予防規則により定められている．
- 吸収された臭化メチルの約50％は未変化体として呼気中から排泄され，残りの約40％は加水分解されて尿中に排泄される．なお，代謝により無機化した臭素の血清中半減期は約15日である．非曝露者の血漿中臭化物濃度の平均は$3.7 \pm 1.5 \mu g/ml$，尿中臭化物濃度は$11.1 \pm 3.7 \mu g/ml$である．臭化メチル取扱作業者では，血漿中と尿中の臭化物イオン濃度は有意に相関を示すとともに，それぞれ気中濃度ともよい相関を示すことが確認されている．
- 意識障害患者の臨床検査において，原因として中毒を疑う場合はアルコールとともに臭化物を測定する意義がある．臭化メチル作業者の場合は，通常は同僚などからの申告があるので原因確定上の問題は少ない．一方，薬物中毒が疑われる場合は，さらに血中ブロムワレリル尿素濃度の定量などより特異的な法医学的検査が必要な場合もあるので，検体を廃棄せずに凍結保存する必要がある．なお，臭化メチルそのものには臭いがないので，救急現場では患者の衣服や履き物が汚染されている可能性に注意し，二次災害の発生を防ぐ．
- 近年，オゾン層を破壊するフロンや塩素系有機溶剤の代替品として，1-ブロムプロパンなどの臭化炭化水素が産業現場に導入されている．有機溶剤中毒予防規則上は健康管理の必要な有機溶剤として定義されていないが，神経障害を発症した国内中毒事例の報告もあるので，血中・尿中臭化物の測定に当たっては念頭におきたい．

予想外の値が認められるとき
- 内服薬や仕事で扱う化学物質の有無を確認する．

（上島通浩，山野優子）

3 薬物

血中薬物濃度測定（総論）
therapeutic drug monitoring

- 薬物とその作用との関係は古くは投与量と作用との関係，すなわち用量-反応曲線から検討されていた．その後，放射免疫測定法，酵素免疫測定法，高速液体クロマトグラフィ，ガスクロマトグラフィ，質量分析法などの物質の微量測定法が進歩して，血中薬物濃度の測定が可能になった．
- この結果，従来の用量-反応曲線による薬理作用の解析から，血中濃度-反応曲線への解析へと薬理作用の研究は進歩した．また，同時に薬物体内動態（pharmacokinetics）に関する研究が進歩して，薬物の吸収・分布・代謝・排泄の過程が明らかになってきた．これらの知見から，薬物療法に血中薬物濃度測定を応用するtherapeutic drug monitoring（TDM）が行われるようになった．

血中薬物濃度測定の意義
- 血中薬物濃度-薬効曲線は図3-1のようなsigmoid曲線を呈する．一方，副作用は薬効よりも高い血中薬物濃度になって出現してくる．したがって，臨床用量としては薬効が得られ，かつ副作用のない血中薬物濃度をきたす用量を選択することになる．
- なお，薬物に対する反応性の低いnon-responderが認められることがある．この場合には，臨床用量の範囲内では薬効が得られず，また増量しても薬効は得られず，副作用が強くなることになる．
- また，用量・反応曲線では縦軸は通例，薬効を示すが，図3-1のように薬効および副作用の頻度あるいは出現確率に置き換えても類似の曲線を描く．薬効

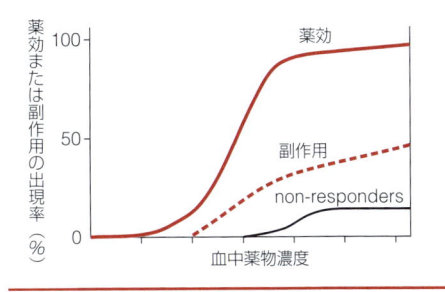

■ 図3-1 血中薬物濃度と薬効・副作用

■ 表3-12 TDMの適応

1. 血中薬物濃度と薬理作用との間に明確な関連がある．
2. 有効血中薬物濃度の範囲が狭い．
3. 薬物動態の個人差が大きい．
4. 血中薬物濃度-作用曲線が急峻に変化する．
5. 体内薬物動態に非線形性がある．
6. 合併症，併用薬により体内薬物動態に変化をきたす．

と副作用の出現はいずれも確率論的現象である．
- そこで，疾患・病態・患者によっては血中薬物濃度のモニタリングが必要になってくる．

血中薬物濃度モニタリング（TDM）
- 薬物の体内動態は吸収・分布・代謝・排泄の各過程の変動により変わってくるが，これには生理的に認められる個体差，疾患による変化，同時に投与した薬物との相互作用があげられる．これらの変動は薬物療法を行うに際して不都合を生じることがある．そこで血中薬物濃度測定を行い，各症例ごとに適切な薬物療法を行う一助とすることがTDMである．
- TDMの適応としては表3-12に掲げた場合があげられるが，TDMを行うには血中薬物濃度と薬理作用との間に明確な関係のある必要がある．
  ① 血中薬物濃度の有効域と中毒域との差，すなわち治療域が狭い場合，TDMにより投与量，投与間隔あるいは投与ルートを適正化する．
  ② 薬物動態の個人差が大きい場合には，いわゆる標準的な投与量は過少のことも過量のこともある．この場合には，薬物投与後の血中濃度測定により投与量を適正化する．肝代謝を受ける薬物が肝障害の際に，腎排泄型の薬物が腎不全時に血中濃度が高くなり，消失が遅延するという病態のみならず，薬物代謝酵素の遺伝的多型性によっても血中濃度は大きく変化する．
  ③ 薬物の投与量と血中濃度との間の関係が線形でなく，ある一定以上の投与量では血中濃度が急峻に増加することがある．肝臓における薬物代謝に飽和が生じたときに認められる．フェニトインがその代表例である．
  ④ 薬物療法の進歩とともに複数の薬物を併用している患者が増えている．薬物相互作用により薬物体内動態が変化することが認められる．　（景山　茂）

3L005 アセトアミノフェン 保

acetaminophen

別 パラセタモール（paracetamol）

薬剤名：ピリナジン®，ナパ®，カロナール®，アンヒバ®，アルピニー® など

測定法	FPIA
採血時間	定常状態における服薬直前または投与後4時間あるいは12時間
検体	血清（血清分離剤使用不可）

有効治療濃度
- 服薬直前：1～10 μg/m*l*
- 投与後4時間：200 μg/m*l* 以下
- 投与後12時間：50 μg/m*l* 以下

適応症
- 頭痛・腰痛・月経痛・歯科領域の疼痛などの鎮痛，急性上気道炎の解熱・鎮痛（内服），小児の解熱（坐剤）

プロフィール
- アセトアミノフェンは，非ピリン系解熱鎮痛薬の一つである．アニリン誘導体のフェナセチンの主要代謝産物でもある．
- 解熱・鎮痛作用を有し，消炎作用は弱い．
- 体内動態としては，アセトアミノフェンとして投与された場合，速やかに消化管から吸収され，主に肝臓で代謝を受け，約3％が未変化体のまま排泄される．生体内消失半減期は2～4時間であるが，肝障害時には延長する．

臨床的意義と検査値の読み方
- アセトアミノフェンの有効血中濃度域は明らかでないが，1～10 μg/m*l* で解熱・鎮痛効果があるとされる．
- 活性代謝物が肝障害などの毒性発現に関与すると推定され，アセトアミノフェンの血中濃度が，過量投与時の肝障害などの中毒発現の指標として重要視される．また消失半減期の延長も肝障害発生の指標となる．そのため，患者のアセトアミノフェンの服薬状況（故意あるいは誤飲による大量服薬）を確認するため，あるいは薬物中毒発現を客観的に評価するため血中濃度の測定を行う．
- アセトアミノフェン服用後の4時間値が200 μg/m*l* 以上，12時間値が50 μg/m*l* 以上の場合には重症の肝障害があると判断される．
- 消失半減期が4～10時間に延長している場合にも，肝障害の発生が疑われる．

副作用
- 過量投与時に肝臓・腎臓・心筋の壊死が起こる．中毒症状としては，食欲不振，嘔気，嘔吐，メトヘモグロビン血症，黄疸，乏尿，痙攣，昏迷などがある．まれに血小板減少，チアノーゼが発現する．
- 長期投与時に間質性腎炎，血色素異常の可能性がある．坐剤は小児の解熱目的に用いられるが，低体温に注意が必要．

予想外の値が認められるとき
- 肝障害の発生が疑われる患者には，肝壊死を防ぐためにアセチルシステインなどを投与する．

（橋本征也）

3M205 サリチル酸 特薬

salicylic acid

別 アスピリン（aspirin），アセチルサリチル酸

薬剤名：バファリン®，バイアスピリン® など

測定法	FPIA
採血時間	定常状態における服薬直前
検体	血清（血清分離剤使用不可）

有効治療濃度
対象疾患によって有効血中濃度域は異なる
- 抗血栓（アスピリン）：1～2 μg/m*l*
- 解熱・鎮痛（サリチル酸）：25～50 μg/m*l*
- 抗炎症（サリチル酸）：150～300 μg/m*l*
- 小児急性抗リウマチ熱では300～400 μg/m*l*（サリチル酸）と成人中毒域濃度（300 μg/m*l* 以上）が必要とされる

適応症
- 頭痛・腰痛・月経痛・歯科領域の疼痛などの鎮痛，急性上気道炎の解熱・鎮痛，関節リウマチ・変形性関節症
- 狭心症・心筋梗塞・虚血性脳血管障害における血栓・塞栓形成の抑制
- 冠動脈バイパス術・経皮経管冠動脈形成術施行後における血栓・塞栓形成の抑制
- 川崎病
- ただし，特定薬剤治療管理料の対象疾患は関節リウマチ関連疾患

プロフィール
- サリチル酸は，非ステロイド性消炎鎮痛薬の一つである．アスピリンの主要代謝産物で，解熱・鎮痛・消炎作用をもつ．
- 体内動態としては，アスピリンは内服後速やかにサリチル酸に代謝されるので，半減期は約15分と短く，血中濃度も低い．サリチル酸は肝臓で代謝されるが，代謝能力には限界があり代謝過程に飽和現象が認められる．そのため投与量が少ない場合の消失半減期は2～4時間であるが，大量を長期間投与された場合には半減期は15～30時間に達する．
- サリチル酸は一部尿中に排泄されるが，その排泄率は尿pHに大きく依存し，尿のアルカリ化によって排泄率は増加する．

臨床的意義と検査値の読み方

- 抗炎症効果は血中濃度に依存し，高濃度では重篤な副作用が高頻度で出現する．そのため，患者の服薬状況を確認するため，さらにサリチル酸の薬効・副作用を客観的に評価するため血中濃度の測定を行う．
- サリチル酸高濃度領域での薬物体内動態は変動が大きく，抗炎症・抗リウマチ作用を期待して投与を行う場合には，血中濃度を指標とした投与量および投与方法の管理が必須である．

副作用

- 中毒症状としては，中枢性過呼吸，呼吸性アルカローシス，代謝性アシドーシス，発熱や昏睡，ショックをきたす．
- まれに白血球減少，再生不良性貧血，出血傾向や食欲不振，胸やけ，胃痛，耳鳴，めまいなどが発現する．
- 長期投与時に肝障害，腎障害，血液異常など．

予想外の値が認められるとき

- 中毒が疑われる場合には，輸液・電解質補給，pH補給（アルカリ化），体表冷却などの措置を行う．

（橋本征也）

3L115

カルバマゼピン　〔特薬〕

carbamazepine

略 CBZ

薬剤名：テグレトール®，テレスミン®，レキシン®

測定法	EMIT（またはFPIA）
採血時間	定常状態における服薬直前
検体	血清（血清分離剤使用不可）
有効治療濃度	抗痙攣作用：8〜12μg/ml 三叉神経痛：6〜8μg/ml

適応症

- てんかん：精神運動発作，痙攣発作
- 躁病，躁うつ病の躁状態，統合失調症の興奮状態
- 三叉神経痛

プロフィール

- 抗てんかん薬カルバマゼピンは，肝臓でチトクロムP450（CYP）3Aにより99％が代謝され，主代謝産物はカルバマゼピン-10,11-エポキシドである．CYP3Aの自己誘導により自身の代謝を促進するため，繰り返し投与により半減期は短くなる．
- 生体内半減期
  - 繰り返し投与時：10〜25時間
  - 単回投与時：30〜40時間
- 定常状態到達時間
  - 2〜4週（初期投与時）
  - 4〜5日（長期投与時）
- 血中濃度を上げる要因：イソニアジド，シメチジン，エリスロマイシンとの併用．
- 血中濃度を下げる要因：フェノバルビタール，フェニトインとの併用．

臨床的意義と検査値の読み方

- 薬理効果は脳内濃度に依存し，その濃度は血中濃度と平衡関係にあるため，血中濃度測定は重要である．
- 一般的に，血中薬物濃度を測定することの臨床的意義は以下のとおりである．
  ① 薬物の効果を直接評価しにくい予防的投与などにおける効果判定が可能になる．
  ② 過量投与や薬物相互作用による中毒・副作用の防止・回避が可能になる．
  ③ 肝臓や腎臓などに障害がある患者の場合，血中薬物濃度を指標に，個々の患者の病態に合わせた至適投与量設定が可能になる．
  ④ 患児や高齢患者で投与量を決めにくい薬物の場合，血中薬物濃度を指標に，個々の患者に合わせた至適投与量設定が可能になる．
  ⑤ 薬物併用による薬物-薬物間相互作用の評価が可能となる．
  ⑥ 患者が服薬指示を守っていない，または誤薬の疑いがあるときのチェックが可能となる．

副作用

〈濃度依存性〉
- ＞8〜12μg/ml：精神神経系（頭痛，反射運動能力などの低下，錯乱，めまい，幻覚，倦怠感），消化器系（ときに食欲不振，悪心，嘔吐，便秘），眼（眼振，複視）．
- ＞20μg/ml：水中毒．

〈濃度非依存性〉
- 黄疸などの肝障害，再生不良性貧血，白血球減少，過敏症（猩紅熱様，麻疹様，中毒疹様発疹など）．

予想外の値が認められるとき

- 高値を示す場合の原因：吸収・分布相における測定，過量投与，薬物相互作用（代謝阻害），生理的変化・病態変化に伴う薬物クリアランスの低下．
- 低値を示す場合の原因：定常状態にまだ到達していない時点での測定，ノンコンプライアンス，薬物相互作用（酵素誘導），生理的変化・病態変化に伴う薬物クリアランスの上昇．

（樋口　駿，廣田　豪）

3L125

クロナゼパム　〔特薬〕

clonazepam

略 CZP

薬剤名：ランドセン®，リボトリール®

測定法	HPLC
採血時間	定常状態における服薬直前（トラフ値）
検体	血清
有効治療濃度	10.0〜70.0ng/ml

適応症

- 小発作（ミオクロヌス発作，失立発作，点頭てんか

ん），精神運動発作，自律神経発作

プロフィール
- クロナゼパムは抗てんかん薬の一つである．抑制性のGABAニューロンのシナプス後膜のベンゾジアゼピンレセプターにアンタゴニストとして高い親和性で結合し，GABA親和性を増大させ，GABAニューロンの作用を特異的に増強して効果を発揮する．肝臓でそのほとんどが代謝され，主代謝物は7-アミノ体，7-アセチルアミノ体である．
- 生体内半減期：30～50時間
- 定常状態到達時間：3～7日
- 血中濃度を上げる要因：他の抗てんかん薬の併用中止や減量．
- 血中濃度を下げる要因：フェニトイン，フェノバルビタール，カルバマゼピンなどとの併用．

臨床的意義と検査値の読み方
- 薬理効果は脳内濃度に依存し，その濃度は血中濃度と平衡関係にあるため，血中濃度測定は重要である．
- 一般的に，血中薬物濃度を測定することの臨床的意義は☞「カルバマゼピン」（p.325）．

副作用
- 急性中毒時には，眠気，嗜眠，昏睡，運動失調など中枢神経系の抑制．
- 遷延昏睡，低血圧，呼吸抑制，低体温．
- 老齢者では深い昏睡が数日間続くこともある．

予想外の値が認められるとき
- 高値を示す場合の原因：吸収・分布相における測定，過量投与，薬物相互作用（代謝阻害），生理的変化・病態変化に伴う薬物クリアランスの低下．
- 低値を示す場合の原因：定常状態にまだ到達していない時点での測定，ノンコンプライアンス，薬物相互作用（酵素誘導），生理的変化・病態変化に伴う薬物クリアランスの上昇． （樋口　駿，廣田　豪）

3L130 ジアゼパム 〔特薬〕
diazepam
略 DPM
薬剤名：ホリゾン®，セルシン®，ソナコン®，ダイアップ®など

測定法	HPLC（またはGC-MS）
採血時間	定常状態における服薬直前
検体	血清
有効治療濃度	600～1,000 ng/m*l*

適応症
- てんかん様重積状態における痙攣の抑制

プロフィール
- ジアゼパムは代表的なマイナートランキライザーであるが，抗痙攣薬としても用いられる．ジアゼパム

は肝臓でチトクロムP450（CYP）2C19，CYP3A，CYP2C9などで代謝され，主代謝物*N*-デスメチルジアゼパムは活性をもち，さらにオキサゼパム，*N*-メチルロラゼパムに代謝されるが，これらも活性をもっている．
- 生体内半減期（加齢に伴い延長）
  小児：10～20時間
  成人：30～50時間
- 定常状態到達時間
  若齢成人：4日
  老齢者：19日
- 血中濃度を上げる要因：イソニアジド，シメチジン，オメプラゾール，ジスルフィラム，バルプロ酸，塩酸マプロチリン，ダントロレンナトリウムとの併用，飲酒．
- 血中濃度を下げる要因：リファンピシンとの併用．

臨床的意義と検査値の読み方
- 薬理効果は脳内濃度に依存し，その濃度は血中濃度と平衡関係にあるため，血中濃度測定は重要である．
- 一般的に，血中薬物濃度を測定することの臨床的意義は☞「カルバマゼピン」（p.325）．

副作用
- 舌根の沈下による上気道閉塞，呼吸抑制，眠気，嗜眠，昏睡，運動失調，低血圧，刺激興奮，錯乱，循環性ショック．
- 大量連用による薬物依存，痙攣発作，譫妄，振戦，不眠，不安，幻覚，妄想などの禁断症状．

予想外の値が認められるとき
- 高値を示す場合の原因：吸収・分布相における測定，過量投与，薬物相互作用（代謝阻害），生理的変化・病態変化に伴う薬物クリアランスの低下．
- 低値を示す場合の原因：定常状態にまだ到達していない時点での測定，ノンコンプライアンス，薬物相互作用（酵素誘導），生理的変化・病態変化に伴う薬物クリアランスの上昇． （樋口　駿，廣田　豪）

3L135 エトスクシミド 〔特薬〕
ethosuximide
略 ESM
薬剤名：ザロンチン®，エピレオプチマル®

測定法	FPIA
採血時間	定常状態における服薬直前
検体	血清（血清分離剤使用不可）
有効治療濃度	40～100 μg/m*l*

適応症
- 定形欠伸発作（小発作），小型（運動）発作（ミオクロニー発作），失立発作，点頭てんかん

プロフィール
- エトスクシミドは抗てんかん薬の一つである．肝臓

で主にCYP3Aにより80％が代謝され，尿中に20％が未変化体で排出される．半減期が長いため，通常の投与間隔では血中濃度の変動は小さい．

- 生体内半減期
  小児：30～50時間
  成人：40～60時間
- 定常状態到達時間：1～2週
- 血中濃度を上げる要因：バルプロ酸との併用，分娩後．
- 血中濃度を下げる要因：カルバマゼピンとの併用．

臨床的意義と検査値の読み方

- 薬理効果は脳内濃度に依存し，その濃度は血中濃度と平衡関係にあるため，血中濃度測定は重要である．
- 一般的に，血中薬物濃度を測定することの臨床的意義は ☞「カルバマゼピン」(p.325)．

副作用

〈濃度依存性〉
- ＞100 μg/ml：精神神経系（めまい，頭痛，運動失調，幻覚，攻撃性，疲労感），消化器系（食欲不振，悪心，嘔吐，腹痛下痢，胃痙攣）．

〈濃度非依存性〉
- 血液（ときに白血球減少，好酸球増多，まれに再生不良性貧血，単球性白血病），過敏症（猩紅熱様，麻疹様，中毒疹発疹などの過敏症状，SLE様症状）．

予想外の値が認められるとき

- 高値を示す場合の原因：吸収・分布相における測定，過量投与，薬物相互作用（代謝阻害，排泄阻害），生理的変化・病態変化に伴う薬物クリアランスの低下．
- 低値を示す場合の原因：定常状態にまだ到達していない時点での測定，ノンコンプライアンス，薬物相互作用（酵素誘導，排泄促進），生理的変化・病態変化に伴う薬物クリアランスの上昇．

（樋口　駿，廣田　豪）

3L165
ニトラゼパム [特薬]

nitrazepam

略 NZP

薬剤名：ベンザリン®，ネルボン® など

測定法	HPLC
採血時間	定常状態における服薬直前（トラフ濃度）および随時
検体	血清
有効治療濃度	20.0～100.0 ng/ml

適応症

- 異型小発作，焦点発作

プロフィール

- ニトラゼパムは催眠鎮静薬であるが，抗てんかん薬としても使用される薬剤である．ニトラゼパムは肝臓で代謝され，13～20％は尿中へ排泄される．

- 生体内半減期
  若年成人：18～31時間
  高齢者：40時間
- 定常状態到達時間
  若年成人：3～4日
  高齢者：7日
- 血中濃度を上げる要因：クロルプロマジン，フェノバルビタール，MAO阻害剤，シメチジンとの併用，飲酒．

臨床的意義と検査値の読み方

- 薬理効果は脳内濃度に依存し，その濃度は血中濃度と平衡関係にあるため，血中濃度測定は重要である．
- 一般的に，血中薬物濃度を測定することの臨床的意義は ☞「カルバマゼピン」(p.325)．

副作用

- ＞200 μg/ml：鎮静，呼吸抑制，CO_2ナルコーシス．
- 大量長期投与：薬物依存，刺激興奮，錯乱．

予想外の値が認められるとき

- 高値を示す場合の原因：吸収・分布相における測定，過量投与，薬物相互作用（代謝阻害），生理的変化・病態変化に伴う薬物クリアランスの低下．
- 低値を示す場合の原因：定常状態にまだ到達していない時点での測定，ノンコンプライアンス，薬物相互作用（酵素誘導），生理的変化・病態変化に伴う薬物クリアランスの上昇．

（樋口　駿，廣田　豪）

3L175
フェノバルビタール [特薬]

phenobarbital

略 PB

薬剤名：ルミナール®，フェノバール®

測定法	EMIT（またはFPIA）
採血時間	定常状態における服薬直前
検体	血清（血清分離剤使用不可）
有効治療濃度	抗痙攣作用：10～25 μg/ml 熱性痙攣：15 μg/ml

適応症

- 不眠症，不安・緊張状態の鎮静，てんかんの痙攣発作（強直間代発作，焦点発作），自律神経発作，精神運動発作

プロフィール

- フェノバルビタールは抗てんかん薬の一つである．肝臓で80％以上が代謝されて，20％が未変化体で尿中に排泄される．半減期が長いため通常の投与間隔では血中濃度の変動幅は小さい．プリミドンの代謝物でもあるので，プリミドン投与時には併せて測定することが望まれる．

- 生体内半減期
  成人：49～120時間

小児：37〜73時間
新生児：〜115時間
- 定常状態到達時間
  成人：10〜25日
  小児・幼児：8〜15日
- 血中濃度を上げる要因：バルプロ酸，フェニトインとの併用，慢性肝疾患．
- 血中濃度を下げる要因：妊娠．

臨床的意義と検査値の読み方
- 薬理効果は脳内濃度に依存し，その濃度は血中濃度と平衡関係にあるため，血中濃度測定は重要である．
- 一般的に，血中薬物濃度を測定することの臨床的意義は☞「カルバマゼピン」(p.325)．

副作用
〈濃度依存性〉
- ＞30μg/ml：頭痛，めまい，運動失調，精神機能低下，過度の鎮静，ときに食欲不振．
- ＞60μg/ml：中毒症状（昏睡，呼吸抑制，血圧低下，体温降下）．

〈濃度非依存性〉
- 血液（ときに巨赤芽球性貧血，低カルシウム血症），過敏症（猩紅熱様，麻疹様，中毒疹様発疹などの過敏症状），その他（連用により蛋白尿，ヘマトポルフィリン尿，ときに発熱，骨軟化症の発現）．

予想外の値が認められるとき
- 高値を示す場合の原因：吸収・分布相における測定，過量投与，薬物相互作用（代謝阻害，排泄阻害），生理的変化・病態変化に伴う薬物クリアランスの低下．
- 低値を示す場合の原因：定常状態にまだ到達していない時点での測定，ノンコンプライアンス，薬物相互作用（酵素誘導，排泄促進），生理的変化・病態変化に伴う薬物クリアランスの上昇．

（樋口　駿，廣田　豪）

3L185
フェニトイン　[特薬]
phenytoin

[略] PHT　[別] ジフェニルヒダントイン
薬剤名：アレビアチン®，ヒダントール®

測定法	EMIT（またはFPIA）
採血時間	経口：定常状態における投与直前
静注：投与後2〜4時間
検体	血清（血清分離剤使用不可）
有効治療濃度	10〜20μg/ml

適応症
- 真性てんかん（全般痙攣発作，特に大発作），てんかんの痙攣発作（強直間代発作，焦点発作），自律神経発作，精神運動発作

プロフィール
- フェニトインは抗てんかん薬の一つである．肝臓で主としてチトクロム P450（CYP）2C9 および一部 CYP2C19 などにより 95％以上代謝される．主代謝産物である 5-HPPH を生成した後，大部分はグルクロン酸抱合され，主に尿中に排出される．投与量の算出には K_m（ミカエリスメンテン定数）と V_{max}（最大代謝速度）が用いられる．
- 生体内半減期：10〜42時間
  （ミカエリスメンテン型の体内動態を示すため，半減期は血中濃度により変化する）
- 定常状態到達時間：1週〜1月
  （半減期が血中濃度により変化するため，定常状態到達時間も変化する）
- 血中濃度を上げる要因：慢性肝疾患，イソニアジド，シメチジン，テガフールとの併用，薬物代謝酵素 CYP2C9 の poor metabolizer．
- 血中濃度を下げる要因：妊娠，リファンピシンとの併用．

臨床的意義と検査値の読み方
- 薬理効果は脳内濃度に依存し，その濃度は血中濃度と平衡関係にあるため，血中濃度測定は重要である．
- 一般的に，血中薬物濃度を測定することの臨床的意義は☞「カルバマゼピン」(p.325)．

副作用
〈濃度依存性〉
- ＞20μg/ml：視覚障害，眼振，複視．頭痛，めまい．まれに悪心，嘔吐，便秘．
- ＞30μg/ml：運動失調，注意力・集中力・反射運動能力などの低下．
- ＞40μg/ml：傾眠，構音障害．
- ＞70μg/ml：昏睡．

〈濃度非依存性〉
- 血小板減少，顆粒球減少，巨赤芽球性貧血，まれに再生不良性貧血．ときに猩紅熱様，麻疹様，中毒疹様発疹などの過敏症状．白内障．

予想外の値が認められるとき
- 高値を示す場合の原因：吸収・分布相における測定，過量投与，薬物相互作用（代謝阻害），生理的変化・病態変化に伴う薬物クリアランスの低下．
- 低値を示す場合の原因：定常状態にまだ到達していない時点での測定，ノンコンプライアンス，薬物相互作用（酵素誘導），生理的変化・病態変化に伴う薬物クリアランスの上昇．

（樋口　駿，廣田　豪）

3L190
プリミドン　[特薬]
primidone

[略] PRM
薬剤名：プリミドン®

測定法	FPIA
採血時間	定常状態における服薬直前
検体	血清（血清分離剤使用不可）

有効治療濃度　5〜12μg/ml
適応症
- てんかんの痙攣発作（強直間代発作，焦点発作），精神運動発作，小型運動発作

プロフィール
- プリミドンは抗てんかん薬の一つである．肝臓で代謝され，活性代謝産物のPEMA（フェニルエチルマロナミド）とフェノバルビタールを生じる．腎臓からも排泄される．特に小児では，40％以下が未変化体で排出される（☞「フェノバルビタール」についてはp.327）．
- 生体内半減期
    プリミドン：6〜8時間
    PEMA：24〜60時間
- 定常状態到達時間
    プリミドン：〜2日
    PEMA：10〜14日
- 血中濃度を上げる要因：イソニアジド，バルプロ酸，クロナゼパムとの併用．
- 血中濃度を下げる要因：フェニトイン，アセタゾールアミドとの併用．

臨床的意義と検査値の読み方
- 薬理効果は脳内濃度に依存し，その濃度は血中濃度と平衡関係にあるため，血中濃度測定は重要である．
- 一般的に，血中薬物濃度を測定することの臨床的意義は☞「カルバマゼピン」(p.325）．
- プリミドンは肝臓で代謝され，フェノバルビタールを生ずるため同時にフェノバルビタールの測定が望ましい．

副作用
〈濃度依存性〉
- ＞12〜15μg/ml：頭痛，ときにめまい，運動失調，錯乱，神経過敏，ときに悪心，嘔吐．
- 50〜80μg/ml：急性中毒症状．

〈濃度非依存性〉
- ときに巨赤芽球性貧血，まれに再生不良性貧血．猩紅熱様，麻疹様，中毒疹様発疹などの過敏症状．血清免疫グロブリンの異常，骨軟化症，連用により蛋白尿，ヘマトポルフィリン尿．

予想外の値が認められるとき
- 高値を示す場合の原因：吸収・分布相における測定，過量投与，薬物相互作用（代謝阻害，排泄阻害），生理的変化・病態変化に伴う薬物クリアランスの低下．
- 低値を示す場合の原因：定常状態にまだ到達していない時点での測定，ノンコンプライアンス，薬物相互作用（酵素誘導，排泄促進），生理的変化・病態変化に伴う薬物クリアランスの上昇．

（樋口　駿，廣田　豪）

3L195
バルプロ酸　〔特薬〕

valproic acid

略　VPA　別　バルプロ酸ナトリウム
薬剤名：デパケン®，デパケンR®，バレリン®，ハイセレニン®，エピレナート®，セレニカR®など

測定法　EMIT（またはFPIA）
採血時間　定常状態における服薬直前
検体　血清（血清分離剤使用不可）
有効治療濃度　50〜100μg/ml
適応症
- 小発作，焦点発作，混合発作，精神運動発作などのてんかん発作

プロフィール
- バルプロ酸は抗てんかん薬の一つである．肝臓で90％が代謝され，5％以下が未変化体で尿中に排出される．蛋白結合率は85〜95％と高いが，高血中濃度域では蛋白結合率が下がる．
- 生体内半減期
    成人：6〜15時間
    小児：6〜15時間
    2ヵ月以下の幼児：〜65時間
- 血中濃度を上げる要因：サリチル酸，アスピリンとの併用．
- 血中濃度を下げる要因：妊娠，フェノバルビタール，フェニトイン，カルバマゼピンとの併用．

臨床的意義と検査値の読み方
- 薬理効果は脳内濃度に依存し，その濃度は血中濃度と平衡関係にあるため，血中濃度測定は重要である．
- 一般的に，血中薬物濃度を測定することの臨床的意義は☞「カルバマゼピン」(p.325）．

副作用
〈濃度依存性〉
- ＞100μg/ml：精神神経系（傾眠，協調運動障害，めまい，ときに頭痛，感覚変化），消化器系（嘔吐，胃痛，食欲不振，胃腸障害），その他（ときに鼻血，夜尿，口渇，不眠，他の抗てんかん薬と併用で言語障害）．
- ＞150μg/ml：高アンモニア血症，過血糖．

〈濃度非依存性〉
- 発疹などの過敏症状．まれに白血球減少症．

予想外の値が認められるとき
- 高値を示す場合の原因：吸収・分布相における測定，過量投与，薬物相互作用（代謝阻害），生理的変化・病態変化に伴う薬物クリアランスの低下．
- 低値を示す場合の原因：定常状態にまだ到達していない時点での測定，ノンコンプライアンス，薬物相互作用（代謝促進），生理的変化・病態変化に伴う薬物クリアランスの上昇．　　（樋口　駿，廣田　豪）

3L200

スルチアム [特薬]

sultiame

略 STM

薬剤名：オスポロット®

測定法	HPLC
採血時間	随時
検体	血清
有効治療濃度	8〜15 μg/ml

適応症

- 精神運動発作

プロフィール

- スルホンアミド系の抗てんかん薬である．詳細な薬物動態は知られていないが，健康成人に1回5mg/kgを経口投与した場合，投与後2〜4時間で3〜8 μg/mlのピークを示す．フェニトインの血中濃度を上昇させることが知られている．

臨床的意義と検査値の読み方

- 薬理効果は脳内濃度に依存し，その濃度は血中濃度と平衡関係にあるため，血中濃度測定は重要である．
- 一般的に，血中薬物濃度を測定することの臨床的意義は☞「カルバマゼピン」(p.325)．

副作用

- 腎不全，白血球減少，眠気，眩暈，知覚異常，多発神経炎．
- 過量投与により嘔吐，頭痛，眩暈，一過性の認知症症状．
- 強いアシドーシスを伴う高カリウム血症．

予想外の値が認められるとき

- 高値を示す場合の原因：吸収・分布相における測定，過量投与，薬物相互作用（代謝阻害，排泄阻害），生理的変化・病態変化に伴う薬物クリアランスの低下．
- 低値を示す場合の原因：定常状態にまだ到達していない時点での測定，ノンコンプライアンス，薬物相互作用（酵素誘導，排泄促進），生理的変化・病態変化に伴う薬物クリアランスの上昇．

（樋口 駿，廣田 豪）

3L205

トリメタジオン [特薬]

trimethadione

略 TMD

薬剤名：ミノ・アレビアチン®

測定法	GC
採血時間	定常状態における服薬直前（トラフ値）
検体	血清（分離剤使用不可）
有効治療濃度	トリメタジオン：10〜30 μg/ml ジメタジオン：700〜1,500 μg/ml

適応症

- 定型欠伸発作（小発作），
- 小型（運動）発作：ミオクロニー発作，失立（無動）発作，点頭てんかん（幼児痙縮発作，BNS痙攣など）

プロフィール

- トリメタジオンは，小発作に有効な抗てんかん薬の一つである．経口投与でよく吸収され，血漿蛋白とはほとんど結合せず，95％以上が脱メチル化され活性代謝物ジメタジオンになり，尿中に排泄される．
- 生体内半減期
    トリメタジオン：12〜24時間
    ジメタジオン：240時間

臨床的意義と検査値の読み方

- 薬理効果は脳内濃度に依存し，その濃度は血中濃度と平衡関係にあるため，血中濃度測定は重要である．
- 一般的に，血中薬物濃度を測定することの臨床的意義は☞「カルバマゼピン」(p.325)．

副作用

- 皮膚粘膜眼症候群，中毒性表皮壊死症，SLE様症状，再生不良性貧血，汎血球減少，筋無力症など．

予想外の値が認められるとき

- 高値を示す場合の原因：吸収・分布相における測定，過量投与，薬物相互作用（代謝阻害），生理的変化・病態変化に伴う薬物クリアランスの低下．
- 低値を示す場合の原因：定常状態にまだ到達していない時点での測定，ノンコンプライアンス，薬物相互作用（酵素誘導，排泄促進），生理的変化・病態変化に伴う薬物クリアランスの上昇．

（樋口 駿，廣田 豪）

3L210

ゾニサミド [特薬]

zonisamide

略 ZNS

薬剤名：エクセグラン®など

測定法	EIA, GC, HPLC
採血時間	定常状態における服薬直前（トラフ値）
検体	血清（分離剤使用不可）
有効治療濃度	10〜30 μg/ml

適応症

- 部分発作：焦点発作，自立神経発作，精神運動発作，二次性全般化強直間代痙攣（強直間代発作）
- 全般発作：強直間代発作（全身痙攣発作，大発作），強直発作（全般痙攣発作），非定型欠伸発作（異型小発作）
- 混合発作

プロフィール

- ゾニサミドは，経口投与時の吸収率はほぼ100％で

あり，ゆっくりと吸収されるので最高濃度到達時間は2～7時間と遅い．主として肝臓でCYP3Aにより代謝され，イソキサゾール環開裂体を生成した後，グルクロン酸抱合体（MⅡ）が生成される．蛋白結合率は血漿中濃度が$50\mu g/ml$までは47～55％である．尿中には投与量の30～50％が未変化体として排泄され，代謝物として13～20％が排泄される．

- 生体内半減期
  健康成人：50～75時間
  てんかん患者：20～40時間
- 定常状態到達時間：14～21日
- 血中濃度を上げる要因：他の抗てんかん薬の併用中止や減量．
- 血中濃度を下げる要因：フェニトイン，カルバマゼピン，バルプロ酸との併用．

臨床的意義と検査値の読み方
- 薬理効果は脳内濃度に依存し，その濃度は血中濃度と平衡関係にあるため，血中濃度測定は重要である．
- 一般的に，血中薬物濃度を測定することの臨床的意義は☞「カルバマゼピン」（p.325）．

副作用
- 皮膚粘膜眼症候群，中毒性表皮壊死症，再生不良性貧血，無顆粒球症，急性腎不全など．
- $>40\mu g/ml$：中毒症状（傾眠，無気力，眼振，複視，振戦，構音障害，運動失調）．

予想外の値が認められるとき
- 高値を示す場合の原因：吸収・分布相における測定，過量投与，薬物相互作用（代謝阻害，排泄阻害），生理的変化・病態変化に伴う薬物クリアランスの低下．
- 低値を示す場合の原因：定常状態にまだ到達していない時点での測定，ノンコンプライアンス，薬物相互作用（酵素誘導，排泄促進），生理的変化・病態変化に伴う薬物クリアランスの上昇．

（樋口　駿，廣田　豪）

3L950
アセタゾールアミド　　　　　　特薬
acetazolamide
- 別 アセタゾラミド
- 薬剤名：ダイアモックス®

測定法　HPLC
採血時間　定常状態における服薬直前（トラフ値）
検　体　血清（血清分離剤使用不可）
有効治療濃度　10～14$\mu g/ml$

適応症
- 小発作，大発作（他の抗てんかん薬で効果不十分の場合に付加）

プロフィール
- アセタゾールアミドは，中枢神経組織内に存在する炭酸脱水酵素を抑制し，脳のCO_2濃度を局所的に増

大させることにより，脳の異常な興奮を抑制して，精神神経系の諸症状を緩解させる．投与後，未変化体のまま，ほぼ24時間以内にそのほとんどが尿中に排泄される．

- 生体内半減期：4～10時間
- 血中濃度を上げる要因：塩化アンモニウムとの併用．

臨床的意義と検査値の読み方
- 薬理効果は脳内濃度に依存し，その濃度は血中濃度と平衡関係にあるため，血中濃度測定は重要である．
- 一般的に，血中薬物濃度を測定することの臨床的意義は☞「カルバマゼピン」（p.325）．

副作用
- しびれ感，多尿・頻尿，消化器症状（食欲不振，下痢など），精神神経系症状（運動失調様症状，眠気，めまいなど）．

予想外の値が認められるとき
- 高値を示す場合の原因：吸収・分布相における測定，過量投与，薬物相互作用（排泄阻害），生理的変化・病態変化に伴う薬物クリアランスの低下．
- 低値を示す場合の原因：定常状態にまだ到達していない時点での測定，ノンコンプライアンス，薬物相互作用（排泄促進），生理的変化・病態変化に伴う薬物クリアランスの上昇．

（樋口　駿，廣田　豪）

3L300
ハロペリドール　　　　　　特薬
haloperidol
薬剤名：セレネース®，リントン®，コスミナール®，スイロリン®，ハロステン®など

測定法　EIA，GC，HPLC，マーキット
採血時間　定常状態における投与直前（トラフ値）
検　体　血清（分離剤使用不可）
有効治療濃度　3～17 ng/ml

適応症
- 統合失調症，躁病

プロフィール
- ハロペリドールは，大部分が肝臓でチトクロムP450（CYP）2D6やCYP3A4で代謝され脱アルキル化された代謝物になる．血清中に代謝物として還元型ハロペリドールが存在し，活性は低い．尿中には主に4-フルオロベンゾイルプロピオン酸および4-フルオロフェニル酢酸のグリシン抱合体などが排泄される．蛋白結合率は92％である．
- 生体内半減期：約18時間（10～39時間）
- 定常状態到達時間：5～7日
- 血中濃度を上げる要因：フルボキサミン，レボメプロマジン，キニジンとの併用．
- 血中濃度を下げる要因：フェニトイン，フェノバルビタール，カルバマゼピン，Al塩およびMg塩を含む制酸剤との併用．

薬物　331

臨床的意義と検査値の読み方

- 薬理効果は脳内濃度に依存し，その濃度は血中濃度と平衡関係にあるため，血中濃度測定は重要である．
- 一般的に，血中薬物濃度を測定することの臨床的意義は☞「カルバマゼピン」(p.325)．

副作用

- 悪性症候群，心室性頻拍，麻痺性イレウス，遅発性ジスキネジア，抗利尿ホルモン不適合分泌症候群など．
- ＞20 ng/ml：中毒発現症状（鎮静，Parkinson症候群，振戦，不眠，痙攣，意識障害など）．

予想外の値が認められるとき

- 高値を示す場合の原因：吸収・分布相における測定，過量投与，薬物相互作用（代謝阻害），生理的変化・病態変化に伴う薬物クリアランスの低下．
- 低値を示す場合の原因：定常状態にまだ到達していない時点での測定，ノンコンプライアンス，薬物相互作用（酵素誘導），生理的変化・病態変化に伴う薬物クリアランスの上昇．　　（樋口　駿，廣田　豪）

3L302
ブロムペリドール　〔特薬〕
bromperidol

薬剤名：インブロメン®，プリペリドール®，プリンドリル®，メルカイック®，ルナプロン®

測定法　EIA
採血時間　定常状態における服薬直前（トラフ値）
検　体　血清（分離剤使用不可）
有効治療濃度　15 ng/ml 以下

適応症

- 統合失調症

プロフィール

- 抗精神病薬の一つである．健康成人に3 mg経口投与後，72時間までの尿中にグルクロン酸抱合体として約18％排泄され，このほとんどが24時間以内に排泄される．
- 生体内半減期：約20時間（2～31時間）
- 定常状態到達時間：7日目以降
- 血中濃度を上げる要因：中枢神経抑制薬（バルビツール酸誘導体など）との併用，アルコールなど．

臨床的意義と検査値の読み方

- 薬理効果は脳内濃度に依存し，その濃度は血中濃度と平衡関係にあるため，血中濃度測定は重要である．
- 一般的に，血中薬物濃度を測定することの臨床的意義は☞「カルバマゼピン」(p.325)．

副作用

- 血圧降下，頻脈，心電図変化，肝障害，syndrome malin，心室頻拍，麻痺性イレウス，遅発性ジスキネジア，抗利尿ホルモン不適合分泌症候群，錐体外路症状など．

予想外の値が認められるとき

- 高値を示す場合の原因：吸収・分布相における測定，過量投与，薬物相互作用（代謝阻害），生理的変化・病態変化に伴う薬物クリアランスの低下．
- 低値を示す場合の原因：定常状態にまだ到達していない時点での測定，ノンコンプライアンス，薬物相互作用（酵素誘導），生理的変化・病態変化に伴う薬物クリアランスの上昇．　　（樋口　駿，廣田　豪）

3L320
リチウム　〔特薬〕
lithium

略　Li　別　Li$_2$CO$_3$，炭酸リチウム
薬剤名：リーマス®，リチオマール®

測定法　炎光光度法（または原子吸光法）
採血時間　定常状態における服薬後12時間または早朝服薬前
検　体　血清（血清分離剤使用不可）
有効治療濃度　躁病治療：0.6～1.2 mEq/l
　　　　　　　躁うつ病予防：0.4～0.8 mEq/l
　　　　　　　急性期治療：1.0～1.5 mEq/l

適応症

- 躁病および躁うつ病の躁状態

プロフィール

- リチウムは，躁病および躁うつ病の躁状態で使用される．セロトニン（5-HT）の遊離抑制作用を有する．体内では遊離型として存在し，糸球体濾過率（GFR）に比例して腎臓より95％以上が尿中に排泄される．汗，唾液，乳汁，糞便にも微量ながら排泄される．リチウムは胎盤を通過するので，胎児に移行する．わが国ではリチウム製剤としては，炭酸塩のみである．
- 生体内半減期：成人8～35時間
- 定常状態到達時間：4～10時間
- 血中濃度を上げる要因：チアジド系利尿薬，NSAIDsとの併用，Na欠乏時，脱水，下痢．
- 血中濃度を下げる要因：テオフィリン，アセタゾールアミド，重曹との併用．

臨床的意義と検査値の読み方

- 薬理効果は脳内濃度に依存し，その濃度は血中濃度と平衡関係にあるため，血中濃度測定は重要である．
- 一般的に，血中薬物濃度を測定することの臨床的意義は☞「カルバマゼピン」(p.325)．
- 腎障害が疑われる場合，リチウムの排泄状況を把握するために，尿中濃度の測定も行われる．

副作用

〈濃度依存性〉

- 1.3～1.5 mEq/l：手指の振戦，口渇，多飲．
- 1.5～2.5 mEq/l：嘔吐，下痢，食欲不振，運動失調，頭痛．

- 2.5～3.5 mEq/l：中毒症状（昏睡，意識障害，譫妄，全身痙攣，乏尿，急性循環不全）．

〈濃度非依存性〉
- 白血球増多症，甲状腺機能低下，その他（多尿，蛋白尿，アレルギー性血管炎，一過性の過血糖）．
- 連用中は，定期的に腎機能，甲状腺機能検査を実施する．

予想外の値が認められるとき
- 高値を示す場合の原因：吸収・分布相における測定，過量投与，薬物相互作用（排泄阻害），生理的変化・病態変化に伴う薬物クリアランスの低下．
- 低値を示す場合の原因：定常状態にまだ到達していない時点での測定，ノンコンプライアンス，薬物相互作用（排泄促進），生理的変化・病態変化に伴う薬物クリアランスの上昇．

（樋口　駿，廣田　豪）

3L760
ジギトキシン　[特薬]
digitoxin

薬剤名：ジギトキシン®

測定法	FPIA
採血時間	最終投与後8時間以降，次回投与直前までの間
検 体	血清（血清分離剤使用不可）
有効治療濃度	10～25 ng/ml

適応症
- うっ血性心不全（先天性疾患，弁膜疾患，高血圧症，虚血性心疾患），肺性心，甲状腺機能亢進症・低下症，心房粗動・細動による頻脈，発作性上室性頻拍など

プロフィール
- ジギトキシンは，*Digitalis lanata* の葉から分離された結晶性の強心配糖体の一つである．
- 体内動態としては，経口の場合ほぼ100％が消化管から吸収され，肝臓で水酸化を受けて10％はジゴキシンに変化する．さらに両者はゲニンを経て epi 誘導体となり抱合される．ジギトキシンは胆汁排泄が多く，その大部分は腸管循環する．尿中排泄率は約30％で，そのうち未変化体の排泄率は約16％である．
- 関与する代謝酵素：チトクロム P450（CYP）3A
- 生体内半減期：96～144時間（成人）
- 定常状態到達時間：半減期の約4倍
- 血漿蛋白結合率：90～97％
- 血中濃度を上げる要因：肝・腎機能障害，過剰投与，カリウム排泄性利尿薬（チアジド系利尿薬，フロセミドなど），カルシウム剤，レセルピン系薬剤，β-遮断薬，交感神経刺激薬，抗甲状腺製剤，キニジンなどとの併用
- 血中濃度を下げる要因：投与不足，服薬不良，水不全，吸収不全，カルバマゼピン，コレスチラミン，硫酸フラジオマイシンなどとの併用

臨床的意義と検査値の読み方
- 作用の発現が緩徐で，排泄にも時間がかかる．半減期が長く作用が持続的なため，特に肝障害例ではジギタリス中毒を起こしやすい．中毒量の50～60％が薬用量であり安全域がきわめて狭く，個体差，年齢などにより有効量が変動するので血中濃度の測定が重要である．
- 心疾患患者であって同剤を投与しているもので，血中濃度を測定し，その結果に基づき当該薬剤の投与量を精密に管理した場合に特定薬剤治療管理料を月1回に限り算定できる．なお，急速飽和を行った場合は，1回に限り急速飽和完了日に加算が算定できる．
- 一般的に，血中薬物濃度測定の目的と意義は次のとおりである．
  ①過剰投与による副作用の防止．
  ②薬物中毒の診断と治療．
  ③薬物相互作用が懸念される状況．
  ④薬物維持量のモニター．
  ⑤患者の服薬状況のチェック．
  ⑥個々の患者の病態に応じた治療計画．

副作用
- 中毒症状を発現する血中濃度は 35 ng/ml 以上であるが，血中濃度の治療域またはそれ以下でも，低カリウム血症などを合併する場合には中毒が生じうる．
- 消化器系：食欲不振，悪心，嘔吐など．
- 循環器系：不整脈，頻脈，高度の徐脈など．
- 眼：視覚異常（黄視など）．
- 精神神経系：めまい，頭痛，失見当識，錯乱など．
- その他：発疹，蕁麻疹，紫斑，浮腫，まれに女性化乳房，筋力低下など．

今後の検査の進め方
- 肝・腎機能障害，電解質異常（特に高カルシウム，低カリウム，低マグネシウム）の有無およびその程度．心電図異常の有無．服薬状況の確認．

（北村正樹，横田邦信，景山　茂）

3L765
ジゴキシン　[特薬]
digoxin

薬剤名：ジゴシン® など

測定法	EIA
採血時間	最終投与後8時間以降，次回投与直前までの間
検 体	血清（血清分離剤使用不可）
有効治療濃度	0.8～2.0 ng/ml

適応症
- うっ血性心不全（先天性疾患，弁膜疾患，高血圧症，虚血性心疾患），肺性心，甲状腺機能亢進症・低下

症，心房粗・細動による頻脈，発作性上室性頻拍など

プロフィール

- ジゴキシンは，*Digitalis lanata* の葉から分離された結晶性の強心配糖体の一つである．
- 体内動態としては，経口投与した場合，消化管からの吸収は良好で15％が肝臓で代謝され，85％が未変化体で尿中に排泄される．
- 単回経口投与（ジゴキシン0.5mg）後，1.6時間で最高血中濃度に達する．生体内半減期は以下のとおりである．
    - 成人：30～40時間
    - 小児：約18時間
    - 幼児：約26時間
    - 新生児：約39時間
    - 低出生体重児：約72時間
- 定常状態到達時間：GFRによって変化する（半減期の約4倍）．
- 関与する代謝酵素：チトクロムP450（CYP）3A
- 血中濃度を上げる要因：肝・腎機能障害，過剰投与，カリウム排泄型利尿薬（チアジド系利尿薬，クロルタリドン，フロセミドなど），カルシウム剤，副腎皮質ステロイド薬，HMG-CoA還元酵素阻害薬，β-遮断薬，交感神経刺激薬，抗甲状腺薬，キニジン，カルシウム拮抗薬，アンジオテンシンⅡ受容体拮抗薬などとの併用．
- 血中濃度を下げる要因：投与不足，服薬不良，心不全，吸収不全，コレスチラミン，カルバマゼピン，硫酸フラジオマイシンなどとの併用．

臨床的意義と検査値の読み方

- ジギトキシンに比べ作用発現は早いが，腎排泄のため腎機能障害例ではジギタリス中毒をきたしやすいので，腎機能の程度に応じた投与が必要である．アルブミン結合は25％であるが，他の組織蛋白，ことに心筋への結合が高い．有効治療濃度が約0.8～2.0 ng/ml と狭く，その吸収・排泄や心筋感受性は個人差も大きいので患者の至適投与量の決定に血中濃度の測定は重要である．
- 心疾患患者であって同剤を投与しているもので，血中濃度を測定し，その結果に基づき当該薬剤の投与量を精密に管理した場合に，特定薬剤治療管理料を月1回に限り算定できる．なお，急速飽和を行った場合は，1回に限り急速飽和完了日に加算が算定できる．
- 一般的な血中薬物濃度測定の目的と意義は ☞「ジギトキシン」（p.333）．

副作用

- 中毒症状は2.6ng/ml 以上では全例に出るといわれている．
- 消化器系：食欲不振，悪心，嘔吐など．
- 循環器系：高度の徐脈，二段脈，多源性心室性期外収縮．
- 眼：視覚異常（黄視など）．
- 精神神経系：めまい，頭痛，失見当識，錯乱など．
- その他：発疹，蕁麻疹，まれに女性化乳房など．

今後の検査の進め方

- 腎機能，肝機能障害の有無．電解質異常（特に高カルシウム，低カリウム，低マグネシウム）の有無およびその程度．心電図異常の有無．服薬状況の確認．

（北村正樹，横田邦信，景山 茂）

3L855

アプリンジン　〔特薬〕

aprindine

別 塩酸アプリンジン

薬剤名：アスペノン®，アプリトーン® など

測定法	FPIA
採血時間	定常状態における服薬直前，中毒症状発現時
検　体	血清（血清分離剤使用不可）
有効治療濃度	0.25～1.25 μg/ml
適応症	

- 頻脈性不整脈（他の抗不整脈薬が使用できないか，または無効の場合）

プロフィール

- アプリンジンは，頻脈性不整脈治療薬の一つである．抗不整脈薬のVaughan Williams らの分類でIa〔Naチャンネル遮断，活動電位持続時間（APD）延長〕とIb（Naチャンネル遮断，APD短縮）の両特性を有する新しいタイプの抗不整脈薬であるが，催不整脈の危険性が高く，心機能抑制作用もあるが，有効投与量の範囲ではジソピラミドより弱い．
- 最小有効血中濃度は，クラスⅠ群の抗不整脈薬の中で最も低値である．
- 体内動態としては，肝代謝型で，主要代謝物はデスエチル体および水酸化体で，未変化体尿中排泄率（96時間）は1％以下である．
- 経口投与後2～4時間で最高血中濃度に達する．生体内半減期は投与量に依存して延長する．
- 定常状態到達時間：7～14日
- 関与する代謝酵素：チトクロムP450（CYP）2D6
- 蛋白結合率：約98％
- 血中濃度を上げる要因：過剰投与，肝機能障害，アミオダロン，ジソピラミド，キニジン，メキシレチン，ジルチアゼムなどとの併用．
- 血中濃度を下げる要因：投与不足，服薬不良，吸収不全．

臨床的意義と検査値の読み方

- アプリンジンの副作用として，振戦などがよくみられ，投与量が多いほど高頻度であるが，血中濃度とは必ずしも一致せず，投与量と血中濃度は非直線関係を示すと報告されている．

- アプリンジンの血中濃度を測定し，その結果に基づき当該薬剤の投与量を精密に管理した場合に特定薬剤治療管理料を月1回に限り算定できる．
- 一般的な血中薬物濃度測定の目的と意義は☞「ジギトキシン」(p.333)．

副作用
- 中毒域は約2.0μg/ml以上とされている．
- 催不整脈作用：まれに心室頻拍（torsades de pointesを含む）．
- 循環器系：ときにPQ・QRS・QT延長，徐脈，胸部不快感，動悸など．
- 精神神経系（精神神経系の副作用は用量依存性に発現しやすい）：振戦，めまい，しびれ感，抑うつ状態，眠気など．
- 視覚器：視力異常，緑視，複視など．
- 消化器：悪心，嘔気，嘔吐，食欲不振，口渇，腹痛など．
- その他：AST（GOT），ALT（GPT），γ-GT，ALP，LDの上昇，発疹，瘙痒感，無顆粒球症など．高齢者では副作用が発現しやすい．

今後の検査の進め方
- 肝機能障害の有無とその程度．頻回の心電図検査．服薬状況の確認． （北村正樹，横田邦信，景山　茂）

3L865

ジソピラミド [特薬]

disopyramide

別 リン酸ジソピラミド

薬剤名：リスモダン®，ノルペース®など

測定法　EIA
採血時間　定常状態における服薬直前
検　体　血清（血清分離剤使用不可）
有効治療濃度　2.0～5.0μg/ml

適応症
（下記の状態で他の抗不整脈薬が使用できないか，または無効の場合）
- 期外収縮，発作性上室性頻脈，心房細動

プロフィール
- ジソピラミドは抗不整脈薬の一つである．Vaughan Williamsらの分類でⅠa群〔Naチャンネル遮断，活動電位持続時間（APD）延長〕に属する．
- 心筋細胞に直接作用してその電気生理学的特性に変化を与える膜安定化作用により，不整脈治療とコントロールに幅広く効果を有する．
- 体内動態としては，肝臓で脱アルキル化反応によりジソピラミドの25％の活性をもつN-モノ脱アルキル代謝物が生成される．36～60％が未変化体で尿中へ排泄される．
- 単回経口投与後2～5時間で最高血中濃度に達する．生体内半減期は以下のとおりである．

成人：4.5～9時間
成人（腎機能障害例）：8～43時間
- 定常状態到達時間：半減期の約4倍
- 関与する代謝酵素：チトクロムP450（CYP）3A4
- 血中濃度を上げる要因：過剰投与，肝・腎機能障害，エリスロマイシン，β-遮断薬（アテノロール）などとの併用．
- 血中濃度を下げる要因：投与不足，服薬不良，リファンピシン，フェニトインなどとの併用．

臨床的意義と検査値の読み方
- ジソピラミドの代謝は個体差が大きく，基礎疾患として心不全，薬剤過敏性，洞性徐脈や刺激伝導障害などを有する場合は注意を要し，さらに肝・腎機能低下がある場合は薬物代謝や排泄が遅延し薬物の蓄積が生じる可能性がある．
- ジソピラミドの血中濃度を測定し，その結果に基づき当該薬剤の投与量を精密に管理した場合に特定薬剤治療管理料を月1回に限り算定できる．
- 一般的な血中薬物濃度測定の目的と意義は☞「ジギトキシン」(p.333)．

副作用
- 5.5μg/ml以上で中毒症状が発現し，7μg/ml以上ではQT延長などを引き起こす可能性があるといわれている．高齢者では特に抗コリン作用による副作用が現れやすい．
- 消化器系：口渇（抗コリン作用による），便秘，食欲不振，悪心，嘔吐など．
- 循環器系：QT延長，心室粗・細動，心室頻拍（torsades de pointesを含む），房室ブロック，洞停止，失神．
- 泌尿器系：排尿障害（抗コリン作用による）．
- 視覚器：調節障害（抗コリン作用による），霧視．
- 精神神経系：めまい，頭痛，全身倦怠感など．
- その他：発疹，低血糖．

今後の検査の進め方
- 腎機能，肝機能障害の有無およびその程度．頻回の心電図検査．服薬状況の確認．

（北村正樹，横田邦信，景山　茂）

3L875

リドカイン [特薬]

lidocaine

別 塩酸リドカイン

薬剤名：キシロカイン®，オリベス®，ペンレス®など

測定法　FPIA
採血時間　半減期を加味して規定される（随時）
検　体　血清（血清分離剤使用不可）
有効治療濃度　1.2～5.0μg/ml

適応症
- 硬膜外麻酔，伝達麻酔，浸潤麻酔，表面麻酔などの麻酔薬

- 期外収縮（心室性，上室性），発作性頻拍（心室性，上室性），急性心筋梗塞時および手術に伴う心室性不整脈の予防

プロフィール
- リドカインは，局所麻酔薬，抗不整脈薬の一つである．Vaughan Williams らの分類でIb群〔Naチャネル遮断，活動電位持続時間（APD）短縮〕に属する．
- 体内動態としては，主として肝臓で活性代謝産物であるモノエチルグリシンキシリダイドとグリシンダイドに代謝される．尿中には10％以下が排泄される．肝臓での代謝が早いので，本剤の静脈内注射の効果は10〜20分で消失する．
- 関与する代謝酵素：チトクロムP450（CYP）1A2および3A4
- 蛋白結合率：60〜70％（濃度依存性）
- 生体内半減期
  - 成人：約1〜3.5時間
  - 成人（心不全）：約3.5〜7時間
  - 成人（肝硬変）：〜約5時間
- 定常状態到達時間：半減期の約4倍
- 血中濃度を上げる要因：過剰投与，肝機能障害，心不全，併用薬剤（アミオダロンなど）．
- 血中濃度を下げる要因：投与不足．

臨床的意義と検査値の読み方
- リドカインは，局所麻酔薬として開発されたが，抗不整脈薬としても広く使用されている．有効治療血中濃度の範囲が狭く，コントロールに注意を要する．
- リドカインの血中濃度を測定し，その結果に基づき当該薬剤の投与量を精密に管理した場合に，特定薬剤治療管理料を月1回に限り算定できる．
- 一般的な血中薬物濃度測定の目的と意義は☞「ジギトキシン」（p.333）．

副作用
- 5μg/ml以上で中毒症状の発現の可能性がある．特に，中枢神経系および心血管系症状が発現しやすい．
- 心血管系：ときにPQ間隔の延長あるいはQRS幅の増大など刺激伝導系の抑制あるいは血圧降下，ショック，脈拍異常，呼吸抑制，まれに心停止など．
- 中枢神経系：振戦，痙攣，眠気，不安，興奮，悪心，嘔吐．
- 悪性高熱：急激な体温上昇，原因不明の頻脈・不整脈・血圧変動，過呼吸，発汗，筋強直などの症状．
- その他：蕁麻疹，浮腫など．

今後の検査の進め方
- 肝機能障害の有無とその程度，心電図の連続的監視と頻回の血圧測定． （北村正樹，横田邦信，景山　茂）

3L880
メキシレチン 特薬
mexiletine

[別] 塩酸メキシレチン
薬剤名：メキシチール®，メキシレート®，メレート®など
測定法　HPLC
採血時間　定常状態における服薬直前（次回投与直前）
検　体　血清（血清分離剤使用不可）
有効治療濃度　0.5〜2.0μg/ml
適応症
- 頻脈不整脈（心室性），糖尿病神経障害に伴う自覚症状（自発痛，しびれ感）の改善

プロフィール
- メキシレチンは，リドカイン類似の抗不整脈薬で，局所麻酔作用も有する．Vaughan Williams らの分類でIb群〔Naチャネル遮断，活動電位持続時間（APD）短縮〕に属する．
- 体内動態としては，肝代謝型で，単回経口投与時の未変化体排泄率（24時間）は約5〜6％である．
- 健康成人および不整脈患者に経口投与した場合，消化管から100％吸収され，肝初回通過効果をほとんど受けずに約3〜4時間で最高血中濃度に達する．
- 関与する代謝酵素：チトクロムP450（CYP）2D6および1A2
- 生体内半減期：約10時間．
- 定常状態到達時間：半減期の約4倍
- 血中濃度を上げる要因：過剰投与，肝機能障害，肝機能を抑制する薬剤との併用．シメチジン，リドカイン，プロカインアミド，キニジン，Ca拮抗薬，β一受容体遮断薬は作用を増強することがある．
- 血中濃度を下げる要因：投与不足，服薬不良，モルヒネなどの胃排泄の遅延をきたす薬剤との併用，リファンピシン，フェニトインなどとの併用．

臨床的意義と検査値の読み方
- メキシレチンは，心室性不整脈に対し有効性が高く，経口投与可能で，その効果はリドカインと同等もしくはそれ以上に優れた抗不整脈作用を有し，副作用もない．
- メキシレチンの血中濃度を測定し，その結果に基づき当該薬剤の投与量を精密に管理した場合に，特定薬剤治療管理料を月1回に限り算定できる．
- 一般的な血中薬物濃度測定の目的と意義は☞「ジギトキシン」（p.333）．

副作用
- 2.0μg/ml以上で中毒症状の発現が増加する．重大なものとして中毒性表皮壊死症（Lyell症候群），皮膚粘膜眼症候群（Stevens-Johnson症候群），紅皮症，幻覚などがある．
- 循環器系：まれに心室頻拍，徐脈，起立時めまい，

QRS延長，血圧上昇，動悸．
- 消化器系：ときに悪心，嘔吐，食欲不振，胸やけ，胃・腹部不快感など．
- 精神神経系：ときに振戦，めまい，しびれ感，眠気，頭痛，味覚異常など．
- 泌尿器系：まれに排尿困難・尿閉．
- その他：黄疸，AST（GOT），ALT（GPT），γ-GTの上昇，まれに白血球減少，血小板減少，ときに脱力感など．

今後の検査の進め方
- 肝機能障害の有無とその程度．定期的な心電図検査．服薬状況の確認． （北村正樹，横田邦信，景山 茂）

3L885
N-アセチルプロカインアミド [特薬]
N-acetylprocainamide

[略] NAPA

測定法　FPIA
採血時間　定常状態における服薬直前
検 体　血清（血清分離剤使用不可）
有効治療濃度　10～30 μg/ml（N-アセチルプロカインアミド＋プロカインアミドとの合計）

プロフィール
- N-アセチルプロカインアミドは抗不整脈薬のプロカインアミドの活性代謝産物であり，プロカインアミドとほぼ同等な抗不整脈作用を有する．
- 体内動態としては，プロカインアミド同様，主に尿中に排泄される．
- 生体内半減期
　　腎機能正常（成人）：6～10時間
　　腎機能障害者（成人）：10～40時間
- 定常状態到達時間：半減期の4倍
- 血中濃度を上げる要因：プロカインアミドの過剰投与，腎機能障害．
- 血中濃度を下げる要因：プロカインアミドの投与不足あるいは服薬不良，スルホンアミド剤との併用．

臨床的意義と検査値の読み方
- プロカインアミドとほぼ同等な抗不整脈作用を有するが，代謝は個体差が大きく，血中からの消失半減期はプロカインアミドの約2倍で体内蓄積の傾向がある．
- 血中NAPA濃度を知ることによりプロカインアミドの薬物動態の評価ができる．なお，NAPAの血中濃度を測定し，その結果に基づき当該薬剤の投与量を精密に管理した場合に，特定薬剤治療管理料を月1回に限り算定できる．
- 本検査はプロカインアミド投与時に行われる．そのほか一般的な血中薬物濃度測定の目的と意義は☞「ジギトキシン」（p.333）．

副作用
- NAPAは40 μg/ml以上で中毒症状が発現するといわれ，プロカインアミドとの総和では30 μg/ml以上になると中毒症状の可能性がある．
- 循環器系：心室頻拍，心室粗動，心室細動，心不全．
- SLE様症状（発熱，紅斑，関節炎，筋肉痛，多発性関節痛など）．
- 消化器系：悪心，嘔吐，食欲不振，下痢など．
- 精神神経系：頭痛，不眠，幻視，幻聴など．
- 血液：無顆粒球症，血小板減少，貧血，好酸球増加など．
- その他：発疹，発熱，悪寒．

今後の検査の進め方
- 肝・腎機能障害の有無とその程度．頻回の心電図検査．プロカインアミドの服薬状況の確認．
（北村正樹，横田邦信，景山 茂）

3L890
プロカインアミド [特薬]
procainamide

[別] 塩酸プロカインアミド
薬剤名：アミサリン®

測定法　FPIA
採血時間　定常状態における服薬直前（次回投与直前）
検 体　血清（血清分離剤使用不可）
有効治療濃度　4～10 μg/ml

適応症
- 期外収縮（上室性，心室性），発作性頻拍（上室性，心室性）の治療および予防．
- 新鮮および陳旧性心房細動，発作性心房細動の予防．
- 急性心筋梗塞における心室性不整脈の予防．
- 手術および麻酔に伴う不整脈の予防．
- 電気ショック療法との併用およびその後の洞調律の維持．

プロフィール
- プロカインアミドは，抗不整脈薬の一つである．Vaughan Williamsらの分類ではIa群〔Naチャンネル遮断，活動電位持続時間（APD）延長〕に属する．
- 体内動態としては，消化管からの吸収は良好で，肝臓で一部が活性代謝物N-アセチルプロカインアミド（NAPA）となる．この代謝速度は肝N-アセチルトランスフェレースの活性型（fast or slow acetylator）により個人差がある．未変化体およびNAPAのいずれも主として尿中へ排泄される．
- 生体内半減期
　　腎機能正常（成人）：3～5時間
　　腎機能障害者（成人）：6～13時間
　　心機能低下例でも半減期が延長する．
- 定常状態到達時間：半減期の約4倍
- 血中濃度を上げる要因：過剰投与，肝・腎機能障害

- など．
- 血中濃度を下げる要因：投与不足，服薬不良，吸収不全など．

臨床的意義と検査値の読み方
- プロカインアミドは，不整脈薬でありながら中毒症状として不整脈が発現し，血中濃度により判定される．
- プロカインアミドの有効治療血中濃度は，活性代謝産物のNAPA濃度を加味して決定されており，両濃度を測定しモニタリングを実施するのが望ましい．
- プロカインアミドの血中濃度を測定し，その結果に基づき当該薬剤の投与量を精密に管理した場合に，特定薬剤治療管理料を月1回に限り算定できる．
- 一般的な血中薬物濃度測定の目的と意義は☞「ジギトキシン」（p.333）．

副作用
- $8 \sim 16\mu g/ml$ では重度の中毒症状の発現は少ないが，$16\mu g/ml$ 以上ではその発現率が高くなる．
- 循環器系：心室頻拍，心室粗・細動，心不全，心収縮力低下，血圧下降．
- SLE様症状（発熱，紅斑，関節炎，筋肉痛，多発性関節痛など）．
- 消化器系：悪心，嘔吐，食欲不振，下痢など．
- 精神神経系：頭痛，不眠，幻視，幻聴など．
- 血液：無顆粒球症，血小板減少，好酸球増加など．
- その他：発疹，悪寒，発熱など．

今後の検査の進め方
- 肝・腎機能障害の有無とその程度．頻回の心電図検査．服薬状況の確認．

（北村正樹，横田邦信，景山　茂）

3L896 ピルジカイニド 〔特薬〕
pilsicainide

別 塩酸ピルジカイニド
薬剤名：サンリズム®など

測定法	HPLC
採血時間	定常状態における投与後1〜2時間後
検体	血清（血清分離剤使用不可）
有効治療濃度	$0.2 \sim 0.9\mu g/ml$（ピーク値）

適応症
- 頻脈性不整脈（他の抗不整脈薬が使用できないか，または無効の場合）

プロフィール
- ピルジカイニドは，頻脈性不整脈治療薬の一つである．Vaughan Williamsらの分類でIc群〔Naチャンネル遮断，活動電位持続時間（APD）不変〕に属する抗不整脈薬であるが，心機能抑制作用，催不整脈作用もある．
- 体内動態としては，代謝されにくく，腎排泄型で，

単回経口投与時24時間以内に未変化体75〜86％．代謝物は2-ヒドロキシメチル体4.5〜6.5％で尿中排泄される．
- 消化管からの吸収は良好で，単回経口投与後1〜2時間で最高血中濃度に達する．
- 生体内半減期：4〜5時間
- 定常状態到達時間：半減期の約4倍
- 血中濃度を上げる要因：過剰投与，腎機能障害，カルシウム拮抗薬（ベラパミル），β-遮断薬（プロプラノロール），ジギタリス製剤（ジゴキシン），硝酸・亜硝酸エステル系薬剤（ニトログリセリン）などとの併用．
- 血中濃度を下げる要因：投与不足，服薬不良，吸収不全，併用薬剤（リファンピシン）．

臨床的意義と検査値の読み方
- ピルジカイニドは，高齢者，透析を必要とする腎不全患者では副作用が出現しやすい．
- 外国において催不整脈作用による死亡率が高いとの報告がある．他の不整脈薬との併用については有効性・安全性ともに確立していない．
- ピルジカイニドの血中濃度を測定し，その結果に基づき当該薬剤の投与量を精密に管理した場合に，特定薬剤治療管理料を月1回に限り算定できる．
- 一般的な血中薬物濃度測定の目的と意義は☞「ジギトキシン」（p.333）．

副作用
- 催不整脈作用：心室細動，心室頻拍．
- 循環器系：ときに心房細動，期外収縮増多，QRS幅の増大，QT延長，房室ブロック，洞房ブロック，徐脈，洞停止，動悸，胸部不快感など．
- 消化器系：ときに胃痛，腹部不快感，食欲不振，悪心，嘔吐，下痢，口渇など．
- 精神神経系：ときにめまい，頭痛，眠気，不眠，振戦，しびれ感など．
- その他：AST（GOT），ALT（GPT），LDの上昇，発疹，瘙痒感，リンパ球の減少，好酸球増多などの白血球分画異常．

今後の検査の進め方
- 腎機能障害の有無とその程度．頻回の心電図検査．服薬状況の確認．　　　（北村正樹，横田邦信，景山　茂）

3L897 プロパフェノン 〔特薬〕
propafenone

別 塩酸プロパフェノン
薬剤名：プロノン®，ソビラール®，ロバフール®

測定法	HPLC
採血時間	定常状態における服薬直前
検体	血清（血清分離剤使用不可）
有効治療濃度	$0.05 \sim 2\mu g/ml$

適応症
- 頻脈性不整脈（他の抗不整脈薬が使用できないか、または無効の場合）

プロフィール
- プロパフェノンは、頻脈性不整脈治療薬の一つである。Vaughan Williamsらの分類でIa群〔Naチャネル遮断、活動電位持続時間（APD）延長〕に属する抗不整脈薬である。弱いβ-受容体遮断作用およびCa拮抗作用を有する。心抑制作用が弱く、抗コリン作用および中枢作用をもたない。
- 体内動態としては、代謝は肝代謝型で、単回投与後48時間の尿中に、未変化体が投与量の0.06％、代謝物が22.5％排泄される。尿中主代謝物は、中央のベンゼン環の5位の水酸化の抱合体である。
- 経口投与後1～2時間で最高血中濃度に達し、投与量による半減期の変化は認めない。
- 関与する代謝酵素：チトクロムP450（CYP）2D6、3A4および1A2
- 生体内半減期：2～3時間
- 定常状態到達時間：半減期の約4倍
- 血中濃度を上げる要因：過剰投与、肝機能障害、心機能低下、併用薬（ベラパミル）。
- 血中濃度を下げる要因：投与量不足、服薬不良など。

臨床的意義と検査値の読み方
- プロパフェノンは、肝代謝型薬物であるため、肝機能障害、腎機能障害や心機能低下のある患者や高齢者には投与量に十分注意する必要がある。
- 血中未変化体濃度は、非線形な薬物動態を示し、肝の代謝能には飽和現象が認められると報告されている。
- プロパフェノンの血中濃度を測定し、その結果に基づき当該薬剤の投与量を精密に管理した場合に、特定薬剤治療管理料を月1回に限り算定できる。
- 一般的な血中薬物濃度測定の目的と意義は☞「ジギトキシン」（p.333）。

副作用
- 高齢者では副作用が出現しやすい。
- 催不整脈作用：心室頻拍（torsades de pointesを含む）、心室細動、洞停止、洞房ブロック、房室ブロック、徐脈、失神。
- 循環器系：ときに脚ブロック、動悸。
- 精神神経系：ときにめまい・ふらつき、頭痛・頭重。
- 消化器系：ときに悪心・嘔吐、食欲不振、軟便・下痢、便秘、胃痛など。
- その他：黄疸、ALT（GPT）、AST（GOT）、ALP、γ-GTの上昇、好酸球増多、発疹など。

今後の検査の進め方
- 肝・腎機能障害の有無とその程度、頻回の心電図検査、服薬状況の確認。

(北村正樹、横田邦信、景山 茂)

3L898
コハク酸シベンゾリン 〔特薬〕
cibenzoline succinate

〔別〕シベンゾリン
薬剤名：シベノール®

測定法	HPLC
採血時間	定常状態における服薬直前（次回投与時直前）
検体	血漿（血清分離剤使用不可）
有効治療濃度	70～250 ng/ml

適応症
- 頻脈性不整脈（他の抗不整脈薬が使用できないか、または無効の場合）

プロフィール
- シベンゾリンは、イミダゾリン誘導体で頻脈性不整脈治療薬の一つである。Vaughan Williamsらの分類でIa群〔Naチャネル遮断、活動電位持続時間（APD）延長〕に属する。
- 体内動態としては、経口投与の場合、消化管からの吸収は良好で肝臓でほとんど代謝されず、主に未変化体で尿中に排泄（投与後4～8時間までに55～62％）される。
- 経口投与後1.3～1.5時間後に最高血中濃度に達する。
- 関与する代謝酵素：チトクロムP450（CYP）2D6および3A4
- 生体内半減期：5～6時間
- 定常状態到達時間：半減期の約4倍
- 血中濃度を上げる要因：過剰投与、腎機能障害、β-受容体遮断薬などとの併用。
- 血中濃度を下げる要因：投与不足、服薬不良など。

臨床的意義と検査値の読み方
- シベンゾリンは、ジソピラミドと同等ないしやや強い抗不整脈作用を示すが、心抑制作用はジソピラミドよりも弱い。
- 臨床的には心室性および上室性の頻脈性不整脈に安定した効果を示す。特に、心室性期外収縮の出現様式が連発やRonTである場合でも改善効果を発揮する。
- 外国において催不整脈作用による死亡率が高いとの報告がある。他の不整脈薬との併用については有効性・安全性ともに確立していない。
- シベンゾリンの血中濃度を測定し、その結果に基づき当該薬剤の投与量を精密に管理した場合に、特定薬剤治療管理料を月1回に限り算定できる。
- 一般的な血中薬物濃度測定の目的と意義は☞「ジギトキシン」（p.333）。

副作用
- 高齢者では副作用が出現しやすい。また透析ではほとんど除去されないため、透析患者には使用できない。

| 薬物

- 催不整脈作用：まれに心室頻拍（torsades de pointes を含む），心室細動，上室性不整脈．
- 循環器系：ときに PQ・QRS・QT 延長，房室ブロック，脚ブロック，徐脈，血圧低下，洞結節機能低下，動悸，まれに心不全など．
- 泌尿器系：ときに尿閉，排尿困難．
- 視覚器：霧視，光視症など．
- 精神神経系：ときに頭痛・頭重，めまい・ふらつき，立ちくらみ，眠気，振戦，幻覚など．
- 消化器系：ときに口渇，食欲不振，便秘，悪心，嘔吐，腹痛・腹部不快感，口内炎など．
- その他：AST（GOT），ALT（GPT），ALP などの上昇，紅斑，発疹，瘙痒感，白血球減少，ときに低血糖など．

今後の検査の進め方
- 腎機能障害の有無とその程度．頻回の心電図検査．服薬状況の確認． （北村正樹，横田邦信，景山 茂）

3L900
キニジン　特薬
quinidine
別 硫酸キニジン

測定法	FPIA
採血時間	効果確認のためには服薬直前，また副作用確認のためには投与後 1〜2 時間
検　体	血清（血清分離剤使用不可）
有効治療濃度	2.3〜5.0 μg/ml

適応症
- 期外収縮（上室性，心室性），発作性頻拍（上室性，心室性），新鮮心房細動，陳旧性心房細動，発作性心房細動の予防
- 心房粗動，電気ショック療法との併用およびその後の洞調律の維持
- 急性心筋梗塞時における心室性不整脈の予防

プロフィール
- キニジンは，植物から得られるアルカロイドで抗不整脈薬の一つである．Vaughan Williams らの分類で Ia 群〔Na チャンネル遮断，活動電位持続時間（APD）延長〕に属する．
- 体内動態としては，消化管より吸収され経口投与後 1〜1.5 時間で最高血中濃度に到達する．60〜80％が肝臓で代謝され，6〜36％が未変化体のまま尿中に排泄される．代謝物には活性はない．
- 関与する代謝酵素：チトクロム P450（CYP）3A4
- 生体内半減期
  - 成人：6〜7 時間
  - 成人（肝硬変）：〜9 時間
  - 小児：〜6 時間
- 定常状態到達時間：半減期の約 4 倍
- 血中濃度を上げる要因：過剰投与，肝・腎機能障害，

心不全，ジギタリス製剤，アミオダロン，ベラパミル，尿アルカリ化剤などとの併用．
- 血中濃度を下げる要因：投与不足，服薬不良など．

臨床的意義と検査値の読み方
- キニジンの投与法は心房細動の除細動目的を標準とするが，著明な副作用を有する．
- ジギタリスとの併用では両者の副作用が増大する．またジゴキシンと本剤との間には競合排泄現象が認められる．
- キニジンの血中濃度を測定し，その結果に基づき当該薬剤の投与量を精密に管理した場合には，特定薬剤治療管理料を月 1 回に限り算定できる．
- 一般的な血中薬物濃度測定の目的と意義は☞「ジギトキシン」(p.333)．

副作用
- 副作用発現濃度は，6 μg/ml 以下で 0.1％未満，6〜8 μg/ml で 12％，8〜12 μg/ml で 30％，14 μg/ml 以上では 45％以上．高齢者では副作用がでやすい．
- 循環器系：高度伝導障害，心停止，心室細動，心不全，血圧低下など．
- SLE 様症状，無顆粒球症，貧血，血小板減少性紫斑病など．
- 精神神経系：めまい，頭痛，耳鳴，難聴，視力障害，複視，羞明，色神異常など．
- 消化器系：悪心，嘔吐，食欲不振，腹痛，下痢など．
- その他：発疹，発熱，脈管性浮腫，光線過敏症など．

今後の検査の進め方
- 肝・腎機能障害の有無とその程度．頻回の心電図検査．服薬状況の確認． （北村正樹，横田邦信，景山 茂）

3L905
フレカイニド　特薬
flecainide
別 酢酸フレカイニド
薬剤名：タンボコール®

測定法	HPLC
採血時間	定常状態における服薬直前，随時
検　体	血清（血清分離剤使用不可）
有効治療濃度	200〜1,000 ng/ml

適応症
- 頻脈性不整脈（心室性）の状態で他の抗不整脈薬が使用できないか，または無効の場合

プロフィール
- フレカイニドは，頻脈性不整脈治療薬の一つである．Vaughan Williams らの分類で Ic 群〔Na チャンネル遮断，活動電位持続時間（APD）不変〕に属する．
- 体内動態としては，血中濃度に非依存的に一定の蛋白結合率（50％）を有する．投与量の 70％が肝臓で未変化体の約 1/5 の活性を示す dealkylate 体，作

用をもたない lactam 体に代謝され，約 30％が未変化体で尿中に排泄される．

- 経口投与後 2〜3 時間で最高血中濃度に達し，投与量に依存し推移する．
- 関与する代謝酵素：チトクロム P450（CYP）2D6
- 生体内半減期：約 11 時間（投与量に影響されずほぼ一定）
- 定常状態到達時間：半減期の約 4 倍
- 血中濃度を上げる要因：過剰投与，腎機能障害，プロプラノロール，シメチジンなどとの併用．
- 血中濃度を下げる要因：投与不足，服薬不良，吸収不全など．

臨床的意義と検査値の読み方

- フレカイニドは，最強の抗不整脈薬であるが，催不整脈作用の危険性が高く，心収縮力も低下させる．
- 外国において催不整脈作用による死亡率が高いとの報告がある．他の不整脈薬との併用については有効性・安全性ともに確立していない．
- フレカイニドの血中濃度を測定し，その結果に基づき当該薬剤の投与量を精密に管理した場合に，特定薬剤治療管理料を月 1 回に限り算定できる．
- 一般的な血中薬物濃度測定の目的と意義は ☞「ジギトキシン」（p.333）．

副作用

- 高齢者では副作用が出現しやすい．
- 循環器系：ときに PQ・QRS・QT 延長，房室ブロック，徐脈，胸部不快感，血圧低下．
- 精神神経系：めまい，ふらつき，頭痛，手足のしびれ，眠気，耳鳴．
- 消化器系：悪心，嘔吐，腹痛，腹部膨満感，食欲不振，口渇，下痢，便秘，口内炎など．
- 視覚器：羞明，複視，霧視，視力異常など．
- その他：AST（GOT），ALT（GPT），BUN の上昇，発疹，瘙痒感．

今後の検査の進め方

- 肝・腎機能障害の有無．定期的な心電図検査．服薬状況の確認． （北村正樹，横田邦信，景山　茂）

3L899

ピルメノール

特薬

pirmenol

別 塩酸ピルメノール
薬剤名：ピメノール®

測定法	HPLC
採血時間	定常状態到達後（健常成人では 3 日）に随時採血する．中毒時には，最高血中濃度の測定を実施する．
検体	ヘパリン血漿（血清でも構わないが，血清分離剤入りの採血容器は避ける）

有効血中濃度

- 0.4〜2.0 μg/mL（推奨血中濃度：1.0 μg/mL 付近）

適応症

- （心室性）頻脈性不整脈（他の抗不整脈薬が使用できないか，または無効の場合）

プロフィール

- ピルメノールは，Vaughan Williams 分類のクラス Ia の抗不整脈薬であり，Na イオンチャネルの活性型 slow kinetic drug である．また，ピルメノールのバイオアベイラビリティは高く，吸収に及ぼす食事の影響も認められていない．ピルメノールの薬効における特徴については，心機能抑制作用や抗コリン作用が弱い．
- 心室性期外収縮患者におけるピルメノールの血中消失半減期は，約 9.8〜11.6 時間である（健常成人では約 9 時間）．ピルメノールは，主として尿中に排泄される．投与後 48 時間の尿中には，投与量の 17〜25％が未変化体として排泄される．主代謝物は，ピペリジン環脱水素体である．
- ピルメノールの血中消失半減期は，比較的長い（約 10 時間）．代謝物を含め投与量の約 70％が腎臓より排泄される．そのため，腎機能低下患者にピルメノールを投与した場合に，血中消失半減期が延長することや血中濃度が上昇することがある．
- そのほかの血中濃度に影響を及ぼす要因として，薬物間相互作用がある．リファンピシンの併用時には，薬物代謝酵素が誘導されるため，ピルメノールの血中濃度が低下することがある．

臨床的意義と検査値の読み方

- 腎機能低下患者には，投薬に際して患者ごとの血中濃度モニタリングが必要になる．特に，高齢者では腎機能が低下していることが多く，副作用を発現しやすい．また，服薬コンプライアンスの判断の推定において，血中濃度測定は有用である．
- ピルメノールについては，有効血中濃度域が狭いために，無効の場合や過量投与により，QT 延長，心室細動，心室頻拍（torsades de pointes を含む），徐脈，失神，痙攣および血圧低下などを引き起こす可能性がある．
- 下記の基準が腎機能低下患者における用量設定の目安となる．
  ① 軽度〜中等度腎機能障害（30 mL/min ≦ クレアチニンクリアランス＜ 70 mL/min）：血中消失半減期と血中濃度曲線下面積は，腎機能正常患者に比べて，それぞれ約 1.5 倍と約 2 倍に延長・増大する．
  ② 高度腎機能障害（クレアチニンクリアランス＜ 30 mL/min）：血中消失半減期と血中濃度曲線下面積は，腎機能正常患者に比べて，それぞれ約 1.5 倍と約 3 倍に延長・増大する．

副作用

- 主な副作用として，便秘，胃部不快感，尿閉や排尿障害などの泌尿器系症状，頭痛，不眠，口中苦味，悪心および口渇がある．

- 重篤な副作用として，心不全，心室細動，心室頻拍（torsades de pointesを含む），房室ブロック，洞停止および失神があげられる．そのほかにピルメノールに特徴的な副作用として，低血糖がある．

予想外の値が認められるとき
- 対象患者の腎機能を考慮して，ピルメノールの用法用量が適正か否かについて判断する．それらに問題がなければ，対象患者の服薬コンプライアンスを確認し，用量調節を行う． (内藤隆文，川上純一)

3L800
アミオダロン 〔特薬〕
amiodarone
別　塩酸アミオダロン
薬剤名：アンカロン®

測定法	HPLC
採血時間	定常状態到達後に随時採血する．しかし，アミオダロンからの消失はきわめて緩やかであり，さらに活性代謝物である N-デスエチル体の血中濃度も緩やかに上昇するため，副作用モニタリングの観点から，定期的に両者の血中濃度を確認する必要がある．投与中止後の血中からのアミオダロンの消失は緩慢であり，中止後にも血中濃度をモニタリングする必要がある．
検体	ヘパリン血漿（血清でも構わないが，血清分離剤入りの採血容器は避ける）

有効血中濃度
- アミオダロンの血中濃度と有効性の関係については，相関性に乏しく，有効血中濃度は明確になっていない．目安として，アミオダロンの有効患者における定常状態の血中濃度は，0.6〜2.8 μg/mlである．また，活性代謝物であるN-デスエチル体の血中濃度は，アミオダロンの血中濃度の約80％である．

適応症
- 生命に危険のある心室細動，心室頻拍および肥大型心筋症に伴う心房細動の再発性不整脈（他の抗不整脈薬が無効か，または使用できない場合）．

プロフィール
- アミオダロンは，心筋細胞において活動電位持続時間と有効不応期を延長させるVaughan Williams分類のクラスⅢaに属する抗不整脈薬である．
- アミオダロンの薬理作用には急性作用と慢性作用がある．急性作用ではNaイオンチャネル，CaイオンチャネルおよびKイオンチャネル，慢性作用ではKイオンチャネル，α受容体およびβ受容体が主な標的分子である．アミオダロンの薬効における特徴については，心機能抑制作用が少ないために，急性心筋梗塞後や拡張型心筋症などを合併した心室性不整脈患者に対する使用頻度が高い．

- アミオダロンの血中消失半減期は，19〜53日（外国人）ときわめて長い．これは脂肪からのアミオダロンの緩慢な消失による．活性代謝物であるN-デスエチル体の血中消失半減期は約46日（日本人患者）である．投与中止後の血中からのアミオダロンの消失も緩慢であり，血中消失半減期は約31日（日本人患者）である．
- アミオダロンは，5つの代謝経路，脱ヨウ素化，O-脱アルキル化，N-脱アルキル化，水酸化およびグルクロン酸抱合により代謝を受けることが推定されている．主排泄経路は，胆汁を介した糞排泄と考えられている．
- アミオダロンの血中濃度に影響を及ぼす要因については，主に薬物間相互作用がある．チトクロムP450（CYP）3A4に対する阻害薬（リトナビル，サキナビル，メシル酸サキナビル，硫酸インジナビルエタノール付加物，メシル酸ネルフィナビル）の併用により，アミオダロンの血中濃度が大幅に上昇する．また，セイヨウオトギリソウ（セント・ジョーンズ・ワート）含有食品の併用により，アミオダロンの血中濃度は低下する．

臨床的意義と検査値の読み方
- アミオダロンについては，血中濃度の上昇が緩慢であり，投薬に際して患者ごとの血中濃度モニタリングが必要になる．さらに，血中濃度の定常状態への到達の有無の確認や服薬コンプライアンスの判断の推定において，血中濃度測定は有用である．
- アミオダロンの血中濃度と副作用などの安全性との関係については，一定の見解が得られていない．アミオダロン血中濃度については，1.0 μg/ml以下では再発し，2.5 μg/ml以上では副作用が発現しやすいとの報告がある．定常状態への到達の有無を確認しながら，用量調節を行う必要がある．

副作用
- アミオダロンを服用している患者の約45％において，副作用が出現する．主な副作用は，肺機能障害，角膜色素沈着，甲状腺機能障害および甲状腺刺激ホルモンの上昇である．
- 重大な副作用には，間質性肺炎，肺線維症，肺臓炎，既存の不整脈の悪化，torsades de pointes，心不全，徐脈，心停止，完全房室ブロック，血圧低下，劇症肝炎，肝硬変，肝障害，甲状腺機能亢進症，甲状腺炎，甲状腺機能低下症および抗利尿ホルモン不適合分泌症候群がある．
- 肺線維症の早期発見には，DLcoやKL-6の測定が有効である．
- 高齢者では呼吸機能，肝機能および腎機能が低下していることが多く，また体重も少ない傾向にあるなど，副作用が発現しやすい．

予想外の値が認められるとき
- 対象患者のアミオダロンの用量や併用薬との薬物間相互作用を確認する．それらに問題がなければ，対

象患者の服薬コンプライアンスを確認し，用量調節を行う． 　　　　　　　　　　　　（内藤隆文，川上純一）

3M070

テオフィリン　　　　　　　　　　　　　　特薬

theophylline

薬剤名：テオロング®，テオドール®，スロービッド® など

測定法	EIA
採血時間	定常状態における服薬直前
検　体	血清（血清分離剤使用不可）
有効治療濃度	8〜20μg/ml

適応症
- 気管支喘息，喘息性（様）気管支炎，慢性気管支炎および肺気腫

プロフィール

- テオフィリンは，キサンチン系誘導体の気管支拡張薬の一つである．
- 作用機序は，①PDE阻害作用によってcAMP濃度を高める，②アデノシン受容体に対する拮抗作用，③細胞内カルシウムイオン分布調節作用，などがあるが十分には解明されていない．
- 体内動態としては，肝臓で90％以上が代謝される．未変化体として10％以下で尿中に排泄される．なお新生児ではカフェインに代謝される．
- 単回投与後約5時間で最高血中濃度に達する．
- 関与する代謝酵素：チトクロムP450（CYP）1A2
- 生体内半減期
    - 非喫煙健常者：3〜12時間
    - 喫煙健常者：4時間
    - 成人（肝硬変）：〜30時間
    - 小児：2〜10時間
    - 幼児：3〜14時間
    - 新生児：24時間
- 定常状態到達時間：半減期の約4倍
- 血中濃度を上げる要因：過剰投与，肝機能障害，高齢者，心不全例，エリスロマイシン，クラリスロマイシン，シプロフロキサシン，ノルフロキサシン，シメチジン，塩酸チクロピジン，塩酸ベラパミル，塩酸ジルチアゼム，塩酸メキシレチン，塩酸アミオダロン，インターフェロン，シクロスポリン，アロプリノール，イプリフラボン，ハロタンなどの薬物との併用．
- 血中濃度を下げる要因：投与不足，服薬不良，喫煙者，フェノバルビタール，リファンピシン，ランソプラゾールなどの薬物との併用．

臨床的意義と検査値の読み方

- テオフィリンは種々の要因で変動し，個人差が大きいことから，適切な投与量の決定は重要である．
- テオフィリンは気管支喘息，喘息性（様）気管支炎，

慢性気管支炎または肺気腫の患者で同剤が投与されている場合は，特定薬剤治療管理料を月1回に限り算定できる．
- 一般的な血中薬物濃度測定の目的と意義は☞「ジギトキシン」（p.333）．

副作用

- 副作用発現濃度は，20μg/ml以上になると発現率が高くなる．
- 精神神経系：痙攣，意識障害，興奮，不安，頭痛，不眠，めまい，振戦，耳鳴など．
- 循環器系：動悸，顔面紅潮，ときに頻脈，顔面蒼白，不整脈など．
- 消化器系：悪心，嘔吐，食欲不振など．
- その他：UA，AST（GOT），ALT（GPT），ALPの上昇，横紋筋融解症，ショック，発疹，瘙痒感など．

今後の検査の進め方

- 肝機能障害の有無とその程度，喫煙の有無，服薬状況の確認．定期的な薬物濃度測定．

　　　　　　　　　　　　（北村正樹，横田邦信，景山　茂）

3M415

ヘパリン　　　　　　　　　　　　　　　　保

heparin

別 RH（regular heparin）

測定法	発色性合成基質法
検　体	血漿0.3ml（3.8％クエン酸Na入り採血管に採取して遠心分離後，凍結保存）
基準値	異常値を呈する疾患という概念は成立せず，基準値もない（測定感度0.1 IU/ml未満）

異常値を呈する場合

高値 ヘパリン療法時（例：0.2〜1.2 IU/ml）

次に必要な検査 ▶DICや血栓性疾患の治療として，ヘパリン療法中は臨床症状とAPTT，アンチトロンビン活性，トロンビン・アンチトロンビン複合体（TAT）など，その他の凝固・線溶検査を十分に参考にしなければならない．

プロフィール

- 生理的凝固阻止因子としてのアンチトロンビンやヘパリンコファクターⅡは，血管内皮細胞で産生されるグリコサミノグリカン（ムコ多糖）と結合してその生理活性を発揮する．ヘパリンはこの生体内細胞間マトリックス成分として重要なグリコサミノグリカンの一つであり，血管壁の肥満細胞でプロテオグリカンとして生合成される．その後エンド-β-グルクロニダーゼによって分子量5,000〜30,000の断片に切断される．硫酸化されたD-グルコサミン，D-グルクロン酸およびL-イズロンからなり，分子量の多様性からその機能も異なる．
- 測定方法は被検体に過剰のアンチトロンビンを加え，アンチトロンビン・ヘパリン複合体を形成させ，さ

Ⅰ　薬物　　343

らに一定量の活性化第X因子（F.Xa）もしくはトロンビンを加え残存 F.Xa もしくはトロンビンを測定する発色性合成基質法である．

臨床的意義と検査値の読み方

- ヘパリン療法を行う際，その効果には個人差が目立つ．過少投与による治療効果不足や過剰投与による出血の副作用を防ぐために，モニターとして本検査を行う．
- APTT の場合，試薬によりヘパリンに対する反応性に差があるため，APTT による治療域の設定を決めるために適宜行う．
- また妊娠時や肺塞栓症急性期など，多量のヘパリンを投与しても APTT の延長が不十分な場合，ヘパリン抵抗性を考慮して測定する．
- ヘパリンがアンチトロンビン分子中のリジン残基と結合し，アンチトロンビンの構造を変化させる．その結果，アルギニン反応基が露出して F.IIa，IXa，Xa，XIa，XIIa の活性中心であるセリン残基と不可逆的結合をし，アンチトロンビンの抗凝固作用が著明に促進される．
- ヘパリンはアンチトロンビン以外に，ヘパリンコファクターIIのトロンビン失活作用も促進する．また直接 F.Xa による F.II 活性化の阻害作用も存在する．これらの抗凝固作用を利用して，精製されたヘパリンは DIC や各種の血栓性疾患の治療，予防に用いられている．

予想外の値が認められるとき

- ヘパリン療法の静注と皮下投与法における血中濃度の立ち上がりと持続効果の違いを確認する．またヘパリン療法開始後，数日すると蓄積効果がみられることもある．
- 肝臓や腎臓の機能障害が認められるときは，血中ヘパリンの半減期は延長することを考慮する．また採血後検体を長時間放置すると，濃度が低下するので注意が必要である．
- 低分子ヘパリン治療のモニターとして測定する場合は，測定時の検量線として低分子ヘパリンを用いて，抗 F.Xa 活性を測定しなければならない．

（腰原公人）

3M601

アミカシン [特薬]

amikacin

略 AMK　**別** 硫酸アミカシン

薬剤名：ビクリン®，アミカマイシン®，カシミー®，ロミカシン®，プルテツシン®，プレカシン® など

測定法	FPIA
採血時間	点滴静注後 30 分または筋注 1 時間後（peak 時）および次回投与直前（trough 時）
検体	血清（血清分離剤使用不可，採血は点滴部位と反対側から行う）

有効治療濃度	peak 時：$20 \sim 25\,\mu g/ml$ trough 時：$10\,\mu g/ml$ 以下

適応症

- ゲンタマイシン耐性の緑膿菌，変形菌，セラチア，大腸菌，クレブシエラ，エンテロバクター，シトロバクターのうちアミカシン感受性菌による敗血症，気管支拡張症の感染時，肺炎などの治療

次に必要な検査▶腎機能を観察する．

プロフィール

- アミカシンは，アミノ配糖体系抗生物質の一つである．わが国で 1972 年に kanamycin A より半合成された．ゲンタマイシン耐性菌にも有効である．濃度依存性の殺菌作用を示すことが特徴である．腎毒性，聴器毒性などが発現しやすいので注意が必要である．
- 体内動態としては，他のアミノ配糖体系抗生物質と同様に 90％以上が未変化体として腎糸球体より排泄され，数％が尿細管より再吸収される．
- 血中濃度半減期は 1.5〜3 時間である．
- 経口投与では消化管からの吸収はきわめてわずかであるが，腎機能低下患者では蓄積する可能性があり，注意が必要である．
- 血中濃度を下げる要因：アミノ配糖体とアンピシリン，カルベニシリン，スルベニシリンなどが並存するとアミノ配糖体が不活化され濃度が低下するが，アミカシンは比較的安定である．長時間並存する可能性がある腎機能障害時には注意が必要である．また，採血後すぐに測定できない場合は血清を凍結しておく．

臨床的意義と検査値の読み方

- 血中薬物濃度測定の目的としては，投与計画の調節，安全性・有効性の確保などがあげられる．
- 本検査は，①アミカシン治療開始時，②効果が不十分な場合，③副作用がみられた場合，などに行われる．
- 投与量の過少，または投与間隔の長短が判断でき，適正な投与量，投与間隔の設定が可能となる．
- 従来，中毒の有無を調べるときにはピーク（peak）値が，底（trough）値は治療濃度が保たれているかを示すとされてきたが，最近治療効果はピーク/最小発育阻止濃度（MIC）比または血中薬物濃度時間曲線下面積（AUC）/MIC 比と関係し，底値の上昇は毒性発現と関係すると考えられてきた．経過における底値の上昇は腎クリアランスの減少であり，投与設計の変更が必要である．

副作用

- 腎機能障害
- 前庭障害
- 聴力障害
- 神経筋ブロック
- 過敏症状

予想外の値が認められるとき
- 腎機能の再評価を行い，必要により再検査を実施する．
(戸塚恭一)

3M602
トブラマイシン 〔特薬〕
tobramycin
略 TOB
薬剤名：トブラシン®

測定法	FPIA
採血時間	点滴静注後30分または筋注1時間後（peak時）および次回投与直前（trough時）
検体	血清（血清分離剤使用不可，採血は点滴部位と反対側から行う）
有効治療濃度	peak時：5〜10μg/ml trough時：2μg/ml以下

適応症
- 緑膿菌などのグラム陰性桿菌感染症

次に必要な検査▶腎機能を観察する．

プロフィール
- トブラマイシンは，カナマイシン系のアミノ配糖体系抗生物質であり，グラム陽性菌，グラム陰性菌に抗菌力を示すが，ゲンタマイシンと同等かそれ以上に抗緑膿菌作用が強い．濃度依存性の殺菌作用を示すことが特徴である．腎毒性，聴器毒性などが発現しやすいので注意が必要である．
- 体内動態としては，他のアミノ配糖体系抗生物質と同様に90％以上が未変化体として腎糸球体より排泄され，数％が尿細管より再吸収される．
- 血中濃度半減期は1.5〜3時間である．
- 経口投与では消化管からの吸収はきわめてわずかであるが，腎機能低下患者では蓄積する可能性があり，注意が必要である．
- 血中濃度を下げる要因：アミノ配糖体とアンピシリン，カルベニシリン，スルベニシリンなどが並存するとアミノ配糖体が不活化され，濃度が低下する．トブラマイシンは最も影響を受けやすい．長時間並存する可能性がある腎機能障害時には注意が必要である．また，採血後すぐに測定できない場合は血漿を凍結しておく．

臨床的意義と検査値の読み方
- 血中薬物濃度測定の目的としては，投与計画の調節，安全性・有効性の確保などがあげられる．
- 本検査は，①トブラマイシン治療開始後，②効果が不十分な場合，③副作用がみられた場合などに行われる．
- 投与量の過少，または投与間隔の長短が判断でき，適正な投与量，投与間隔の設定が可能となる．
- 従来，中毒の有無を調べるときにはピーク（peak）値が，底（trough）値は治療濃度が保たれているかを示すとされてきたが，最近，治療効果はピーク/MIC比またはAUC/MIC比と関係し，底値の上昇は毒性発現をきたすと考えられてきた．

副作用
- 腎機能障害
- 前庭障害
- 聴力障害
- 神経筋ブロック
- 過敏症状

予想外の値が認められるとき
- 腎機能の再評価を行い，必要により再検査を実施する．
(戸塚恭一)

3M606
ゲンタマイシン 〔特薬〕
gentamicin
略 GM 別 硫酸ゲンタマイシン
薬剤名：ゲンタシン®，エルタシン®，ルイネシン®

測定法	FPIA
採血時間	点滴静注後30分または筋注1時間後（peak時）および次回投与直前（trough時）
検体	血清（血清分離剤使用不可，採血は点滴部位と反対側から行う）
有効治療濃度	peak時：5〜10μg/ml trough時：2μg/ml以下

適応症
- 主に緑膿菌をはじめとしたグラム陰性桿菌感染症に使用する．グラム陰性菌感染症に対してセフェム薬やペニシリン薬と併用で使われることが多いが，グラム陽性菌の連鎖球菌や腸球菌による感染性心内膜炎にはペニシリンGやアンピシリンとの併用で使用される．

次に必要な検査▶腎機能を観察する．

プロフィール
- ゲンタマイシンは，1963年に発見され，抗緑膿菌作用を示す最初のアミノ配糖体系抗生物質として開発された．グラム陽性菌，グラム陰性桿菌のいずれにも抗菌力を示すが，グラム陰性桿菌感染症に使用される．濃度依存性の殺菌作用を示すことが特徴である．腎毒性，聴器毒性などが発現しやすいので注意が必要である．
- 体内動態としては，他のアミノ配糖体系抗生物質と同様に90％以上が未変化体として腎糸球体より排泄され，数％が尿細管より再吸収される．
- 血中濃度半減期は1.5〜3時間である．
- 経口投与では消化管からの吸収はきわめてわずかであるが，炎症性腸疾患や腎機能低下患者では蓄積する可能性がある．
- 血中濃度を下げる要因：アミノ配糖体とアンピシリン，カルベニシリン，スルベニシリンなどが並存す

るとアミノ配糖体が不活化され，濃度が低下するので，長時間並存する可能性がある腎機能障害時には注意が必要である．また，採血後すぐに測定するか，測定ができない場合には血漿を凍結しておく．

臨床的意義と検査値の読み方

- 血中薬物濃度測定の目的としては，投与計画の調節，安全性・有効性の確保などがあげられる．
- 本検査は，①ゲンタマイシン治療開始後，②効果が不十分な場合，③副作用がみられた場合などに行われる．
- 投与量の過少，または投与間隔の長短が判断でき，適正な投与量，投与間隔の設定が可能となる．
- 従来，中毒の有無を調べるときにはピーク（peak）値が，底（trough）値は治療濃度が保たれているかを示すとされてきたが，最近，治療効果はピーク/MIC 比または AUC/MIC 比とに関係し，底値の上昇は毒性発現をきたすと考えられてきた．

副作用

- 腎機能障害
- 前庭障害
- 聴力障害
- 神経筋ブロック
- 過敏症状

予想外の値が認められるとき

- 腎機能の再評価を行い，必要により再検査を実施する．　　　　　　　　　　　　　　　（戸塚恭一）

3M609

ネチルマイシン　　［特薬］

netilmicin

略 NTL　　**別** 硫酸ネチルマイシン
薬剤名：ネチリン®，ベクタシン®

測定法	FPIA
採血時間	点滴静注後30分または筋注1時間後（peak時）および次回投与直前（trough時）
検体	血清（血清分離剤使用不可，採血は点滴部位と反対側から行う）
有効治療濃度	peak時：5～10 μg/ml trough時：2 μg/ml 以下

適応症

- 敗血症をはじめとしたグラム陽・陰性菌感染症

次に必要な検査 ▶ 腎機能を観察する．

プロフィール

- ネチルマイシンは，ゲンタマイシン系のアミノ配糖体系抗生物質であり，シソマイシンの誘導体である．抗緑膿菌作用を示す．ゲンタマイシン耐性菌にも抗菌力を示す．濃度依存性の殺菌作用を示すことが特徴である．腎毒性，聴器毒性などが発現しやすいので注意が必要である．
- 体内動態としては，他のアミノ配糖体系抗生物質と同様に90％以上が未変化体として腎糸球体より排泄され，数％が尿細管より再吸収される．
- 血中濃度半減期は1.5～3時間である．
- 経口投与では消化管からの吸収はきわめてわずかであるが，腎機能低下患者では蓄積する可能性があり，注意が必要である．
- 血中濃度を下げる要因：アミノ配糖体とアンピシリン，カルベニシリン，スルベニシリンなどが並存するとアミノ配糖体が不活化され，濃度が低下する．長時間並存する可能性がある腎機能障害時には注意が必要である．また，採血後すぐに測定ができない場合には血漿を凍結しておく．

臨床的意義と検査値の読み方

- 血中薬物濃度測定の目的としては，投与計画の調節，安全性・有効性の確保などがあげられる．
- 本検査は，①ネチルマイシン治療開始後，②効果が不十分な場合，③副作用がみられた場合などに行われる．
- 投与量の過少，または投与間隔の長短が判断でき，適正な投与量，投与間隔の設定が可能となる．
- 従来，中毒の有無を調べるときにはピーク（peak）値が，底（trough）値は治療濃度が保たれているかを示すとされてきたが，最近，治療効果はピーク/MIC 比または AUC/MIC 比と関係し，底値の上昇は毒性発現をきたすと考えられてきた．

副作用

- 腎機能障害
- 前庭障害
- 聴力障害
- 神経筋ブロック
- 過敏症状

予想外の値が認められるとき

- 腎機能の再評価を行い，必要により再検査を実施する．　　　　　　　　　　　　　　　（戸塚恭一）

3M530

バンコマイシン　　［特薬］

vancomycin

略 VCM　　**別** 塩酸バンコマイシン

測定法	FPIA
採血時間	定常状態になる投与4～6回目の投与直前（最低血中濃度）と点滴終了1～2時間後の2点
検体	血清，血漿

有効血中濃度

- 最低血中濃度 10～15 μg/ml
  点滴終了1～2時間後血中濃度 25～40 μg/ml を目安とする

適応症

- メチシリン，セフェム耐性の黄色ブドウ球菌のうちバンコマイシン感受性菌による感染症

プロフィール

- バンコマイシンを点滴静注する場合，有効性の確保と急性腎不全などの副作用の回避のために，血中濃度モニタリングが必要である．グリコペプチド系抗菌薬のバンコマイシンは，時間依存的な殺菌作用を示す．したがって，投与設定する際は，特に最低血中濃度が有効血中濃度を維持できるように投与量と投与間隔を設定する．点滴は通常60分以上かけて行うが，小児などRedneck症候群を起こしやすいとされている患者では90〜120分に延長する．
- 投与設定の解析は，定常状態になる投与4〜6回目の最低血中濃度と点滴終了1〜2時間後の2点の血中濃度から，バンコマイシンの母集団パラメータを用いて行う．なお，バンコマイシンは腎排泄であることから，よりよい投与設定をするために，正確な腎機能（クレアチニンクリアランス）を評価する必要がある．クレアチニンクリアランスは，血清クレアチニン値のみからでも計算できるが，高齢者などでは24時間蓄尿により得られる実測値と乖離がみられて過大評価してしまう場合があるので注意しなければならない．また，24時間蓄尿により得られる実測のクレアチニンクリアランスを用いる場合も，体格差を考慮し，体表面積で補正した方がよい．
- 半減期は腎機能によって異なってくるが，健康成人に1gを60分で点滴した場合5.23時間である．消失経路は，肝臓での代謝はなく，主に腎排泄である．血中濃度に影響を及ぼす要因としては，腎機能，体重（肥満，低体重），年齢，血液浄化療法，熱傷などの強い炎症症状，脱水などがある．
- バンコマイシンは，MRSAが保菌状態で，活動性感染症の原因になっていない患者に対しては原則的に使用すべきでない抗菌薬であることから，血中濃度モニタリングにより安全かつ有効な使用をはかると同時に，抗菌薬そのものの適正使用がなされていることも肝要である．

臨床的意義と検査値の読み方

- バンコマイシンの点滴静注による治療を新たに開始したとき，腎機能に変化がみられたとき，投与が長期化するときに血中濃度モニタリングを実施する．経口投与の場合，消化管からの吸収はほとんどないとされている．偽膜性大腸炎などで経口投与された場合，病変部から吸収され血中から検出されることもあるが，血中濃度モニタリングは不要である．
- 感染症，検出菌，検出部位，臨床所見を考慮し，安全かつ有効な投与法（投与量，投与間隔，点滴速度）を患者ごとに設定するため，バンコマイシンの点滴静注による治療中には適切な血中濃度モニタリングを実施することが望ましい．バンコマイシンの血中濃度と母集団パラメータを基に解析して得られた投与設定を参考にして，患者ごとの最適な投与法で治療することが重要である．
- 腎機能の変化によって血中濃度推移も変化するため，

細菌検査を含めた感染症の経過を把握するための検査とともに，腎機能に関する検査を実施する．腎機能が変化した場合には，再度，血中濃度モニタリングを実施して投与法を再設定する．

副作用

- 重大な副作用として，ショック，アナフィラキシー様症状，急性腎不全，間質性腎炎，汎血球減少，無顆粒球症，血小板減少，皮膚粘膜眼症候群（Stevens-Johnson症候群），中毒性表皮壊死症（Lyell症候群），剥脱性皮膚炎，第8脳神経障害（眩暈，耳鳴，耳閉感，難聴），偽膜性大腸炎，肝機能障害，黄疸などが知られている．

予想外の値が認められるとき

- 検査そのもの，腎機能の評価，投与法，採血方法などに問題がないか確認し，問題がなければ投与法を調整する．調整後，再検査を実施する．

(村松英彰，川上純一)

3M613

アルベカシン 〔特薬〕

arbekacin

略 ABK

薬剤名：ハベカシン®

測定法 FPIA

採血時間 投与2または3回目の投与直前（最低血中濃度）と点滴終了直後*（最高血中濃度）の2点
*点滴の反対側の腕か脚から採血する．

検体 血清，血漿

有効血中濃度

- 最低血中濃度2μg/ml以下，最高血中濃度7〜12μg/mlを目安とする

適応症

- メチシリン，セフェム耐性の黄色ブドウ球菌のうちアルベカシン感受性菌による敗血症と肺炎

プロフィール

- アルベカシンを点滴静注する場合，有効性の確保と急性腎不全などの副作用の回避のために，血中濃度モニタリングが必要である．アミノグリコシド系抗菌薬のアルベカシンは，濃度依存的な殺菌作用を示す．したがって，投与設定する際は，最低血中濃度を2μg/ml以下（できれば1μg/ml以下）まで下げ，最高血中濃度が有効血中濃度（できるだけ高値）に到達できるよう投与量，点滴速度および投与間隔を設定する．点滴は通常30〜120分かけて行う．通常，投与は点滴静注するが，筋肉内注射を行った場合は，筋肉内注射後30〜50分後の血中濃度を最高血中濃度とする．添付文書では1日150〜200mg（力価）を2回に分けて筋肉内注射または点滴静注するとされているが，近年，1日150〜200mg（力価）を1回で点滴静注することが推奨されている．

- 投与設定の解析は，投与2または3回目の最低血中濃度と最高血中濃度の2点の血中濃度から，アルベカシンの母集団パラメータを用いて行う．なお，アルベカシンは腎排泄であることから，よりよい投与設定をするために，正確な腎機能（クレアチニンクリアランス）を評価する必要がある．クレアチニンクリアランスは，血清クレアチニン値のみからでも計算できるが，高齢者などでは24時間蓄尿により得られる実測値と乖離がみられて過大評価してしまう場合があるので注意しなければならない．また，24時間蓄尿により得られる実測のクレアチニンクリアランスを用いる場合も，体格差を考慮し，体表面積で補正した方がよい．
- 半減期は腎機能によって異なってくるが，健康成人に100 mgを60分で点滴した場合2.1時間である．消失経路は，肝臓での代謝はなく，主に腎排泄である．血中濃度に影響を及ぼす要因としては，腎機能，体重（肥満，低体重），年齢，血液浄化療法，熱傷などの強い炎症症状，脱水などがある．
- アルベカシンは，MRSAが保菌状態で，活動性感染症の原因になっていない患者に対しては原則的に使用すべきでない抗菌薬であることから，血中濃度モニタリングにより安全かつ有効な使用をはかると同時に，抗菌薬そのものの適正使用がなされていることも肝要である．

臨床的意義と検査値の読み方
- アルベカシンの点滴静注による治療を新たに開始したとき，腎機能に変化がみられたとき，投与が長期化するときに血中濃度モニタリングを実施する．
- 感染症，検出菌，検出部位，臨床所見を考慮し，安全かつ有効な投与法（投与量，投与間隔，点滴速度）を患者ごとに設定するため，アルベカシンの点滴静注による治療時には適切な血中濃度モニタリングを実施することが望ましい．アルベカシンの血中濃度と母集団パラメータを基に解析して得られた投与設定を参考にして，患者ごとの最適な投与法で治療することが重要である．
- 腎機能の変化によって血中濃度推移も変化するため，細菌検査を含めた感染症の経過を把握するための検査とともに，腎機能に関する検査を実施する．腎機能が変化した場合には，再度，血中濃度モニタリングを実施して投与法を再設定する．

副作用
- 重大な副作用として，ショック，痙攣，第8脳神経障害（眩暈，耳鳴，耳閉感，難聴），急性腎不全，汎血球減少などが知られている．

予想外の値が認められるとき
- 検査そのもの，腎機能の評価，投与法，採血方法などに問題がないか確認し，問題がなければ投与法を調整する．調整後，再検査を実施する．

（村松英彰，川上純一）

3M532
テイコプラニン
teicoplanin
略 TEIC
薬剤名：タゴシッド®

測定法	FPIA
採血時間	投与4日目の投与直前（最低血中濃度）と点滴終了1〜2時間後の2点
検体	血清，血漿

有効血中濃度
- 最低血中濃度を10〜20 μg/mlに維持する

適応症
- メチシリン，セフェム耐性の黄色ブドウ球菌のうちテイコプラニン感受性菌による感染症

プロフィール
- テイコプラニンを点滴静注する場合，有効性の確保と急性腎不全などの副作用の回避のために，血中濃度モニタリングが必要である．グリコペプチド系抗菌薬のテイコプラニンは，時間依存的な殺菌作用を示す．したがって，投与設定する際は，最低血中濃度が有効血中濃度を維持できるように投与量と投与間隔を設定する．半減期が長いことから，有効血中濃度に早く到達させるため，投与初日にローディングドーズとして400 mg（力価）または800 mg（力価）を2回に分け，以後1日1回200 mg（力価）または400 mg（力価）を投与する．腎機能障害患者に対しても，初期投与（3日目まで）は腎機能正常者と等しい投与量とし，4日目以降は投与間隔を適宜延長して投与する．点滴は通常30分以上かけて行う．
- 投与設定の解析は，投与4日目の最低血中濃度と点滴終了1〜2時間後の2点の血中濃度から，テイコプラニンの母集団パラメータを用いて行う．なお，テイコプラニンは腎排泄であることから，よりよい投与設定をするために，正確な腎機能（クレアチニンクリアランス）を評価する必要がある．クレアチニンクリアランスは，血清クレアチニン値のみからでも計算できるが，高齢者などでは24時間蓄尿により得られる実測値と乖離がみられて過大評価してしまう場合があるので注意しなければならない．また，24時間蓄尿により得られる実測のクレアチニンクリアランスを用いる場合も，体格差を考慮し，体表面積で補正した方がよい．
- 半減期は腎機能によって異なってくるが，健康成人男子に2，4および8 mg/kgを30分で点滴した場合の終末半減期は46〜56時間である．消失経路は肝臓での代謝はなく，主に腎排泄である．ヒト血清蛋白質への結合率は約90%である．血中濃度に影響を及ぼす要因としては，腎機能，体重（肥満，低体重），年齢，熱傷などの強い炎症症状，脱水などがある．
- テイコプラニンは，MRSAが保菌状態で，活動性感

染症の原因になっていない患者に対しては原則的に使用すべきでない抗菌薬であることから，血中濃度モニタリングにより安全かつ有効な使用をはかると同時に，抗菌薬そのものの適正使用がなされていることも肝要である．

臨床的意義と検査値の読み方
- テイコプラニンの点滴静注による治療を新たに開始したとき，腎機能に変化がみられたとき，投与が長期化するときに血中濃度モニタリングを実施する．
- 感染症，検出菌，検出部位，臨床所見を考慮し，安全かつ有効な投与法（投与量，投与間隔，点滴速度）を患者ごとに設定するため，テイコプラニンの点滴静注による治療時には適切な血中濃度モニタリングを実施することが望ましい．テイコプラニンの血中濃度と母集団パラメータを基に解析して得られた投与設定を参考にして，患者ごとの最適な投与法で治療することが重要である．
- 腎機能の変化によって血中濃度推移も変化するため，細菌検査を含めた感染症の経過を把握するための検査とともに，腎機能に関する検査を実施する．腎機能が変化した場合には，再度，血中濃度モニタリングを実施して投与法を再設定する．

副作用
- 重大な副作用として，ショック，アナフィラキシー様症状，第8脳神経障害（眩暈，耳鳴，耳閉感，難聴），皮膚粘膜眼症候群（Stevens−Johnson症候群），中毒性表皮壊死症（Lyell症候群），紅皮症（剥脱性皮膚炎），無顆粒球症，白血球減少，血小板減少，急性腎不全，肝機能障害，黄疸などが知られている．

予想外の値が認められるとき
- 検査そのもの，腎機能の評価，投与法，採血方法などに問題がないか確認し，問題がなければ投与法を調整する．調整後，再検査を実施する．

（村松英彰，川上純一）

3M952

リバビリン
ribavirin

薬剤名：レベトールカプセル®

測定法 HPLC
採血時間 定常状態到達後（約4週間）に採血する．
検　体 血清
有効治療濃度 なし

- 定常状態の血中濃度が高い（2.5〜3.0 μg/ml）ほど有効とされるが，溶血性貧血などの副作用も発現しやすくなる．

適応症
- インターフェロンアルファ−2b（遺伝子組換え），またはペグインターフェロンアルファ−2b（遺伝子組換え）との併用による血中HCV RNA量が高値の患者あるいはインターフェロン製剤単独療法で無効の患者またはインターフェロン製剤単独療法後再燃した患者のC型慢性肝炎におけるウイルス血症の改善

プロフィール
- リバビリンとインターフェロンアルファ−2bまたはペグインターフェロンアルファ−2bとの併用により，抗ウイルス作用が増強する．リバビリンの詳細な作用機序は明らかでないが，HCV由来RNA依存性RNAポリメラーゼによるグアノシン三リン酸のRNAへの取込みを抑制する一方で，HCVのRNAに取り込まれることにより，抗HCV作用を示すと考えられる．

臨床的意義と検査値の読み方
- リバビリンは，インターフェロンアルファ−2b（遺伝子組換え），またはペグインターフェロンアルファ−2b（遺伝子組換え）と併用しなければならない．C型慢性肝炎に対する本剤の単独療法は無効．
- C型慢性肝炎に対する併用にあたっては，HCV RNAが陽性であること，自己免疫性肝炎，アルコール性肝炎などその他の慢性肝疾患でないこと，肝硬変を伴う慢性肝炎でないことおよび肝不全を伴わないことを確認する必要がある．
- なお，血中HCV RNA量が高値のC型慢性肝炎にリバビリンを用いる場合，血中HCV RNA量がRT−PCRで10^5 IU/ml以上，またはb−DNAで1 Meq/ml以上であることを確認する．また，組織像または肝予備能，血小板数などにより慢性肝炎であることを確認する．
- 投与開始前のヘモグロビン濃度が14 g/dl未満，好中球数がインターフェロンアルファ−2b（遺伝子組換え）併用時では2,500/mm³未満，ペグインターフェロンアルファ−2b（遺伝子組換え）併用時では2,000/mm³未満あるいは血小板数120,000/mm³未満の患者および女性では，減量を要する頻度が高くなる．
- 本検査は下記の場合に行われる．
  ①リバビリンとインターフェロンアルファ−2b製剤の併用療法を実施しているC型肝炎患者で，定常状態の血中濃度を測定することにより，治療効果の予測などに有用とされる．
  ②ペグインターフェロンアルファ−2b（遺伝子組換え）との併用の場合には，ヘモグロビン濃度，白血球数，好中球数および血小板数の検査は，投与前および投与開始8週間は毎週，その後は4週間に一度実施する．また，生化学的検査は4週間に一度実施する．
  ③インターフェロンアルファ−2b（遺伝子組換え）との併用の場合には，ヘモグロビン濃度，白血球数，好中球数および血小板数の検査は，投与前および投与開始4週間は毎週，その後は4週間に一度実施する．リバビリンの投与にあたっては，甲状腺機能検査は12週間に一度実施すること．

副作用

- 貧血〔赤血球減少(250万/mm³未満)，ヘモグロビン減少〕，無顆粒球症，白血球減少(2,000/mm³未満)，顆粒球減少(1,000/mm³未満)，血小板減少(50,000/mm³未満)，再生不良性貧血，汎血球減少，抑うつ，自殺企図，昏迷，難聴，意識障害，痙攣，見当識障害，せん妄，幻覚，失神，躁状態，妄想，錯乱，攻撃的行動，統合失調症様症状，痴呆様症状(特に高齢者)，興奮，重篤な肝機能障害，ショック，消化管出血(下血，血便など)，消化性潰瘍，小腸潰瘍，虚血性大腸炎，呼吸困難，喀痰増加，脳出血，脳梗塞，間質性肺炎，肺線維症，肺水腫，糖尿病，急性腎不全などの重篤な腎障害，心筋症，心不全，心筋梗塞，狭心症，不整脈，敗血症，網膜症，自己免疫現象，溶血性尿毒症症候群(HUS)，血栓性血小板減少性紫斑病(TTP)，皮膚粘膜眼症候群(Stevens-Johnson症候群)，中毒性表皮壊死症(Lyell症候群)，横紋筋融解症

今後の検査の進め方

- C型慢性肝炎におけるウイルス血症の改善へのリバビリンの投与期間は，臨床効果 (HCV RNA, ALTなど) および副作用の程度を考慮しながら慎重に決定する．特に好中球数，血小板数，ヘモグロビン濃度の推移に注意し，リバビリンの減量あるいは中止基準に従う．
- 国内臨床試験において，リバビリンとして体重当たり1日13 mg/kgを超える量を投与した場合，貧血の発現頻度が増加している．リバビリンの使用にあたっては，ヘモグロビン濃度が12 g/dl以上であることを確認する．

予想外の値が認められるとき

- 腎機能障害の重症度に依存してリバビリンの血中濃度が上昇することが報告されている．　　（加藤裕久）

3M725

メトトレキサート 〔特薬〕

methotrexate

略 MTX

薬剤名：メソトレキセート®

測定法	FPIA
採血時間	投与開始後24，48，72時間．ただし，72時間後もMTXの血中濃度が1×10^{-7}モル濃度以上の場合には，血中濃度が1×10^{-7}モル濃度未満になるまで測定を継続する．
検体	血清

中毒血中濃度域

- メトトレキサート (MTX) 投与開始後24時間のMTXの血中濃度が1×10^{-5} (10 μ) モル濃度，48時間の濃度が1×10^{-6} (1 μ) モル濃度，72時間の濃度が1×10^{-7} (0.1 μ) モル濃度以上のとき，重篤な副作用が発現する危険性が高い．
- MTX投与48時間後の血中濃度値は副作用モニターの観点から重要な指標となるので，48時間後の血中濃度の測定は必ず実施する．

適応症

- 急性白血病，慢性リンパ性白血病，慢性骨髄性白血病・絨毛性疾患，肉腫，悪性リンパ腫，胃癌，乳癌 (CMF療法)，尿路上皮癌 (M-VAC療法)

プロフィール

- MTXは，葉酸を核酸合成に必要な活性型葉酸に還元させる酵素 dihydrofolate reductase (DHFR) の働きを阻止し，チミジル酸合成およびプリン合成系を阻害して，細胞増殖を抑制する．
- 薬物動態パラメータ

全身クリアランス	2.43 ml/min/kg
消失半減期	(α相) 0.45〜2.0 hr
	(β相) 5.5 hr
	(γ相) 11〜20 hr
分布容積	0.5〜1.0 l/kg
蛋白結合率	45〜51%
未変化体尿中排泄率	44〜100%

臨床的意義と検査値の読み方

- MTX・ロイコボリン救援療法のように大量のMTX (100〜300 mg/kg) を投与すると，MTXの血中濃度の変化が副作用の発現に大きく影響する．MTXの血中濃度を測定する目的は，MTXの体外排泄状況の把握とMTXによる副作用発生の予測である．
- MTX・ロイコボリン救援療法を実施する場合は，MTXによる中毒を発現させないため，必ず24，48，72時間の血中MTX濃度を測定する．72時間後もMTXの血中濃度が1×10^{-7}モル濃度以上の場合には，血中濃度が1×10^{-7}モル濃度未満になるまで十分な水分の補給，尿のアルカリ化およびロイコボリンの増量投与・ロイコボリン救援投与の延長などの処置を行う．
- MTXの高い血中濃度持続による重篤な骨髄抑制，肝・腎機能の著しい低下，持続する口内潰瘍，下痢，下血などの副作用があらわれた場合には，ロイコボリン救援療法の強化 (1回投与量の増量，投与間隔の短縮など) を行う．MTX投与後4日目に臨床検査 (血液検査，肝・腎機能検査，尿検査など) を実施する．なお，臨床検査は必要に応じ継続的に実施する．

副作用

- ショック，アナフィラキシー様症状，骨髄抑制，感染症，重篤な肝障害，重篤な腎障害，間質性肺炎，肺線維症，重篤な皮膚障害，重篤な腸炎，膵炎，骨粗鬆症，痙攣，片麻痺，失語，脳症，痴呆，麻痺，Guillain-Barré症候群，昏睡
- MTX・ロイコボリン救援療法において，MTXの高い血中濃度持続による重篤な骨髄抑制，肝・腎機能の著しい低下，持続する口内潰瘍，下痢，下血などの副作用があらわれた場合には大量のロイコボリン救援投与を実施する．

今後の検査の進め方

- MTX・ロイコボリン救援療法では，実施前日よりロイコボリン投与終了まで，100～150 ml/m²/hr の水分補給を行う必要がある．MTX の排泄を促進するため，尿量を増加させ，MTX の溶解度を高めるためである．また，MTX の大量投与によって破壊，死滅した癌細胞より血液中に放出された多量の尿酸塩を迅速に体外へ排出するためにも，大量の水分補給は重要となる．
- MTX の高い溶解度を保つためには，尿の pH を常に 7.0 以上に維持しなければならない．

予想外の値が認められるとき

- MTX と多くの薬剤との併用による相互作用が報告されている．
- サリチル酸などの非ステロイド性抗炎症薬と併用すると，非ステロイド性抗炎症薬の腎におけるプロスタグランジン合成阻害作用による腎血流量の低下およびナトリウム，水分貯留傾向のため MTX の排泄が遅延し，MTX の副作用（骨髄抑制，肝・腎・消化管障害，血液障害など）が増強されることがある．
- スルホンアミド系薬剤，テトラサイクリン，クロラムフェニコール，フェニトイン，バルビツール酸誘導体と併用すると，併用薬剤が血漿蛋白と結合しているMTXを競合的に置換遊離し，MTXの濃度を上昇させ，その毒性を増強させるため，MTXの副作用が増強されることがある．
- スルファメトキサゾール・トリメトプリムと併用すると，両薬剤の葉酸代謝阻害作用が協力的に作用するため，MTXの副作用が増強されることがある．
- ペニシリン（ピペラシリンナトリウムなど）と併用すると，ペニシリンがMTXの腎排泄を競合的に阻害するため，MTXの副作用が増強されることがある．
- プロベネシドと併用すると，プロベネシドがMTXの腎排泄を競合的に阻害するため，MTXの副作用が増強されることがある．

（加藤裕久）

3M805

シクロスポリン　〔特薬〕

ciclosporin

略 CYA

薬剤名：サンディミュン®，ネオーラル®

- **測定法**　FPIA, RIA, HPLC
- **採血時間**　過量投与による副作用の発現および低用量投与による拒絶反応の発現などを防ぐため，血中トラフ値（trough level）の測定を頻回に行い，投与量を調節する．
- **検　体**　全血（EDTA-2Na 入り採血管に採取）
  - 必ず抗凝固剤として EDTA-2Na を用いる．ヘパリンを用いると，微小凝血塊ができ測定値のばらつきが大きくなる．
  - CYA は吸収された後，濃度依存的に血液中の血球および血漿に分布する．全血中濃度が 25～500 ng/ml のとき，血中の CYA は，赤血球，血漿，白血球中にそれぞれ 40～60％，約 35％，10～20％分布する．また，ヘマトクリット値やリポ蛋白濃度の影響を受ける．したがって，CYA の血中濃度を測定する場合は，通常，血清を用いずに全血を使用する．
  - 血中濃度測定のための血液採取は末梢血を用いる．骨髄移植で中心静脈カテーテルによるルート採血を行った場合，その全血中 CYA 濃度は，末梢血中の濃度に比べて高いとの報告がある．

有効血中濃度域

- 一般的に CYA の有効血中濃度域は，50～200 ng/ml（FPIA）とされるが，移植や他の免疫抑制剤の併用の有無により異なる．また，測定法によっても異なり，RIA では 100～400 ng/ml，HPLC では 100～450 ng/ml とされる．
- CYA は製剤によっても有効血中濃度域が異なり，ネオーラル® を投与した場合，その治療域は 0.8～2.0 μg/ml とされる．
- CYA の中毒域は 300 ng/ml（FPIA）以上で，血清クレアチニン濃度の上昇を伴う場合とされる．そのときの中毒症状は，**腎障害，高血圧，高脂血症**である．

適応症

[注射] 腎移植，肝移植，心移植，肺移植，膵移植における拒絶反応の抑制，骨髄移植における拒絶反応および移植片対宿主病の抑制

[内服] 上記以外に Behçet 病（眼症状のある場合），尋常性乾癬（皮疹が全身の 30％以上に及ぶものあるいは難治性の場合），膿疱性乾癬，乾癬性紅皮症，関節症性乾癬，再生不良性貧血（重症），赤芽球癆，ネフローゼ症候群（頻回再発型あるいはステロイドに抵抗性を示す場合）

プロフィール

- CYA の作用機序は直接的な細胞障害性によるものではなく，リンパ球に対し特異的かつ可逆的に作用し，強力な免疫抑制作用を示すことによる．CYA は主にヘルパー T 細胞の活性化を抑制するが，サプレッサー T 細胞の活性化は阻害しない．
- CYA は T 細胞においてシクロフィリンと複合体を形成し，T 細胞活性化のシグナル伝達において重要な役割を果たしているカルシニューリンに結合し，カルシニューリンの活性化を阻害する．これによって脱リン酸化による転写因子 NFAT の細胞質成分の核内移行が阻止され，インターロイキン-2 に代表されるサイトカインの産生が抑制されることになる．

● 薬物速度論パラメータ（シクロスポリン注射液）

全身クリアランス	317 ml/min
消失速度定数	6.1 hr⁻¹
分布容積	76 l
蛋白結合率	90％以上
未変化体尿中排泄率	0.12％

臨床的意義と検査値の読み方

- 腎移植，骨髄移植，心移植，肺移植，膵移植の場合は，通常，移植1日前からCYA注射液として1日量3〜5mg/kgを投与する．内服可能となった後はできるだけ速やかに経口投与に切り換える．
- 肝移植の場合は，通常，移植1日前からCYA注射液として1日量4〜6mg/kgを投与する．内服可能となった後はできるだけ速やかに経口投与に切り換える．
- 経口投与されたCYAは，主に小腸で吸収されるが，その吸収率は患者間で大きなばらつきが認められる．この吸収のばらつきを改善した製剤として，従来の製剤（サンディミュン®）に加えてマイクロエマルジョン製剤（ネオーラル®）が使用されるようになった．しかし，サンディミュン®はネオーラル®と生物学的に同等ではなく，ネオーラル®はバイオアベイラビリティが向上しているので，サンディミュン®からネオーラル®に切り換える際には，CYAの血中濃度（AUC, C_{max}）の上昇による副作用の発現に注意する．特に，高用量での切り換え時には，サンディミュン®の投与量を上回らないようにする．
- 一方，ネオーラル®から本剤への切り換えについては，CYAの血中濃度が低下することがあるので，原則として切り換えは行わない．特に移植患者では，用量不足によって拒絶反応が発現するおそれがある．
- 臓器移植において，3剤あるいは4剤の免疫抑制剤を組み合わせた多剤免疫抑制療法を行う場合には，CYA注射液の初期投与量を低く設定することが可能な場合もあるが，移植患者の状態および併用される他の免疫抑制剤の種類や投与量などを考慮して投与量を調節する．
- 臓器移植患者に投与する際には，過量投与による副作用の発現および低用量投与による拒絶反応の発現などを防ぐため，血中濃度の測定を移植直後は頻回に行い，その後は1ヵ月に1回を目安に測定し，投与量を調節する．
- Behçet病，乾癬，再生不良性貧血，ネフローゼ症候群患者に投与する際には，副作用の発現を防ぐため，1ヵ月に1回を目安に血中濃度を測定し，投与量を調節する．

副作用
- ショック，腎障害，肝障害，中枢神経系障害，感染症，急性膵炎，血栓性微小血管障害，溶血性貧血，血小板減少，横紋筋融解症，悪性リンパ腫，リンパ増殖性疾患，悪性腫瘍（特に皮膚），神経Behçet病症状［内服］

今後の検査の進め方
- 腎・肝・膵機能障害などの副作用が起こることがあるので，頻回に臨床検査［血球数，クレアチニン，BUN，ビリルビン，AST（GOT），ALT（GPT），アミラーゼ，尿検査など］を行うなど，患者の状態を十分に観察する．異常が認められた場合には減量・休薬などの適切な処置を行う．
- 全身痙攣，意識障害，失見当識，錯乱，運動麻痺，小脳性運動失調，視覚障害，視神経乳頭浮腫，不眠などの脳症の徴候を呈することがあるので，このような場合には，CT，MRIによる画像診断を行うとともに，減量または中止するなど適切な処置を行う．
- なお，低マグネシウム血症による神経学的症状の発現が知られているので，特に移植直後は血清マグネシウム値に注意し，マグネシウム低下がみられた場合にはマグネシウムを補給するなど，適切な処置を行う．
- CYA注射液の添加剤であるポリオキシエチレンヒマシ油を含有する医薬品でショックの発現が報告されているので，注意する．また，ポリオキシエチレンヒマシ油を含有する他の製剤で高脂血症がみられたとの報告がある．

予想外の値が認められるとき
- CYA注射液を過量投与し，悪心・嘔吐，傾眠，頭痛，頻脈，血圧上昇，腎機能低下などの徴候や症状が発現した場合，CYAの血中濃度と症状の程度に相関性がみられるので，血中濃度をモニターし，必要により対症療法を行う．CYAは透析によりほとんど除去されない．
- サンディミュン®を過量投与し，CYA注射液と同様の徴候や症状が発現した場合，服用後短時間であれば催吐，活性炭投与，胃洗浄が有効である．
- CYA注射液は多くの薬剤との相互作用が報告されているが，可能性のあるすべての組み合わせについて検討されているわけではないので，他剤と併用したり，CYA注射液または併用薬を休薬する場合には注意する．特に，CYAは主に代謝酵素チトクロムP450 3A（CYP3A）系で代謝されるので，CYP3Aの活性に影響する医薬品・食品と併用する場合には，可能な限り血中薬物濃度を測定するなど用量に留意して慎重に投与する．
- CYA注射液との相互作用（併用禁忌）が報告されている医薬品の作用機序と影響は表3-13のとおりである．

（加藤裕久）

3M810
タクロリムス水和物　特薬

tacrolimus hydrate

薬剤名：プログラフ®

測定法　ELISA, MEIA
- MEIAは迅速検査（約1時間）が可能だが，感度はELISAに比較して劣る．ELISAとMEIAの測定感度は，それぞれ0.5 ng/mlと1.5 ng/mlである．

採血時間　定常状態に達した時点での次回投与直前
検体　全血

- タクロリムス水和物は，シクロスポリンと同様に血液中では血球分画に高濃度に分布するため，通常，

■ 表3-13　CYA注射液との相互作用（併用禁忌）のある薬品

併用薬品名	作用機序・危険因子	臨床症状・措置方法
生ワクチン （乾燥弱毒生麻疹ワクチン，乾燥弱毒生風疹ワクチン，経口生ポリオワクチン，乾燥BCGなど）	免疫抑制下で生ワクチンを接種すると増殖し，病原性をあらわす可能性がある．	免疫抑制下で生ワクチンを接種すると発症するおそれがあるので併用しない．
タクロリムス（外用剤を除く） （プログラフ®）	CYAの代謝が阻害されることおよび副作用が相互に増強されると考えられる．	CYAの血中濃度が上昇することがある．また，腎障害などの副作用があらわれやすくなるので併用しない．
ピタバスタチン（リバロ®） ロスバスタチン（クレストール®）	CYAにより，これらの薬剤の血漿中の濃度が上昇（ピタバスタチン：C_{max} 6.6倍，AUC 4.6倍，ロスバスタチン：C_{max} 10.6倍，AUC 7.1倍）する．	これらの薬剤の血中濃度が上昇し，副作用の発現頻度が増加するおそれがある．また，横紋筋融解症などの重篤な副作用が発現するおそれがある．
ボセンタン（トラクリア®）	CYAが，ボセンタンのCYP3A4による代謝を阻害することおよび輸送蛋白質を阻害し肝細胞への取り込みを阻害することにより，ボセンタンの血中濃度が上昇すると考えられる．また，ボセンタンはCYP3A4を誘導するため，CYAの代謝が促進され，血中濃度が低下すると考えられる．	ボセンタンの血中濃度が急激に上昇したとの報告があり，副作用が発現するおそれがある．また，CYAの血中濃度が約50%低下したとの報告がある．

全血を検体としている．

血中濃度域　5〜20 ng/ml
- 移植する臓器にかかわらず，高い血中濃度が持続する場合に腎障害が認められているので，血中濃度をできるだけ20 ng/ml以下に維持する．
- ただし，骨髄移植では血中濃度が低い場合に移植片対宿主病（GVHD）が認められているので，GVHD好発時期には血中濃度をできるだけ10〜20 ng/mlとする．

適応症
- 腎，肝，心，肺，膵移植における拒絶反応の抑制および骨髄移植における拒絶反応およびGVHDの抑制，全身型重症筋無力症（胸腺摘出後の治療において，ステロイド剤の投与が効果不十分，または副作用により困難な場合）［カプセル・顆粒］，関節リウマチ（既存治療で効果不十分な場合に限る），ループス腎炎（ステロイド剤の投与が効果不十分，または副作用により困難な場合）［カプセル］

プロフィール
- 1984年，シクロスポリンより約1,000倍強い活性を示すタクロリムス水和物が放線菌 *Streptomyces tsukubaensis* の代謝産物として発見された．タクロリムス水和物はインターロイキン-2ならびにインターフェロン-γなどのT細胞由来のサイトカイン産生を抑制し，さらに，炎症性サイトカインである腫瘍壊死因子（TNF）-α，インターロイキン-1βならびにインターロイキン-6の産生も抑制する．
- タクロリムス水和物は主として薬物代謝酵素チトクロムP450（CYP）3A4で代謝されるため，CYP3A4で代謝される他の薬物との併用により本剤の血中濃度が上昇する可能性がある．また，CYP3A4を誘導する薬物との併用により本剤の血中濃度が低下する可能性がある．一方，タクロリムス水和物がCYP3A4での代謝を阻害することにより，CYP3A4で代謝される他の薬物の血中濃度を上昇させる可能性がある．
- タクロリムス水和物の蛋白結合率は98.8%以上と高いので，血漿蛋白との親和性が強い薬剤との相互作用の可能性がある．

● **薬物動態パラメータ**

全身クリアランス	0.12 l/hr/kg
消失半減期	7.9 hr
分布容積	1.010 l/kg
蛋白結合率	98.8%以上
未変化体尿中排泄率	1%以下

臨床的意義と検査値の読み方
- タクロリムス水和物の血中濃度は患者により個人差があるので，血中濃度の高い場合の副作用ならびに血中濃度が低い場合の拒絶反応およびGVHDの発現を防ぐため，患者の状況に応じて血中濃度を測定し，投与量を調節する必要がある．
- 骨髄移植時のGrade 2以上の急性GVHD発症例はいずれも発現時の血中trough濃度が10 ng/ml以下である．一方，腎障害発現例は発現前に20 ng/mlを超える血中濃度が多く認められる．これらのことから，GVHDの好発時期での血中濃度は10〜20 ng/mlを維持する．
- 移植直後あるいは投与開始直後には頻回に血中濃度測定を行う．また，肝障害あるいは腎障害のある患者では，副作用の発現を防ぐため，定期的に血中濃度を測定し，投与量を調節する．

■ 表3-14 タクロリムス水和物注射液との相互作用（併用禁忌）のある薬品

併用薬品名	作用機序・危険因子	臨床症状・措置方法
生ワクチン （乾燥弱毒生麻疹ワクチン，乾燥弱毒生風疹ワクチン，経口生ポリオワクチンなど）	免疫抑制作用により発症の可能性が増加する．	類薬による免疫抑制下で，生ワクチン接種により発症したとの報告がある．
シクロスポリン （サンディミュン®，ネオーラル®）	タクロリムス水和物とシクロスポリンは薬物代謝酵素 CYP3A4 で代謝されるため，併用した場合，競合的に拮抗しシクロスポリンの代謝が阻害される．	シクロスポリンの血中濃度が上昇し，副作用が増強されたとの報告がある．なお，シクロスポリンより本剤に切り換える場合はシクロスポリンの最終投与から24時間以上経過後にタクロリムス水和物の投与を開始することが望ましい．
ボセンタン （トラクリア®）	タクロリムス水和物とボセンタンは薬物代謝酵素 CYP3A4 で代謝されるため，併用によりボセンタンの血中濃度が上昇する可能性がある．また，ボセンタンは CYP3A4 で代謝されるとともに CYP3A4 誘導作用も有するため，併用によりタクロリムス水和物の血中濃度が変動する可能性がある．	ボセンタンの血中濃度が上昇し，ボセンタンの副作用が発現する可能性がある．また，タクロリムス水和物の血中濃度が変動する可能性がある．
カリウム保持性利尿剤 スピロノラクトン（アルダクトンA®，アルマトール®など） トリアムテレン（マスハルミン®，トリテレン®など）	タクロリムス水和物と併用薬の副作用が相互に増強される．	高カリウム血症が発現することがある．

副作用

- ショック，急性腎不全，ネフローゼ症候群，心不全，不整脈，心筋梗塞，狭心症，心膜液貯留，心筋障害，中枢神経系障害，脳血管障害，血栓性微小血管障害，汎血球減少症，血小板減少性紫斑病，イレウス，皮膚粘膜眼症候群（Stevens-Johnson症候群），呼吸困難，感染症，リンパ腫などの悪性腫瘍，膵炎，糖尿病，高血糖

今後の検査の進め方

- 測定して得られた血中濃度の実測値だけで解析するのではなく，患者の病態や年齢に応じた薬物の母集団パラメータを考慮して解析する方法にベイズ理論がある．1点の採血データだけであっても，薬物動態パラメータを算出することが可能である．そして，同じような背景をもつ患者群を集団としてとらえ，その患者母集団における個体差および個体内変動を定量的に評価し，これらの集団の背景データを利用して，ベイズ理論を用い，1回の採血で得られた血中濃度から患者固有の薬物動態パラメータを予測することが可能である．タクロリムス水和物は，このような母集団解析の対象薬物として注目されている．
- タクロリムス水和物の体内動態は人種差に起因する相違が認められているが，近年，CYP3A5 の遺伝子構造の差異によることが判明しつつある．今後，日本人においても CYP3A5 の一塩基多型（*CYP3A5*3*）の有無を調べることによって，投与計画を立案することが考えられている．

予想外の値が認められるとき

- 骨髄移植でクレアチニン値が投与前の25％以上上昇した場合には，タクロリムス水和物の25％以上の減量または休薬などの適切な処置を考慮する．
- 腎障害の発現頻度が高いので，頻回に臨床検査（クレアチニン，BUN，クレアチニンクリアランス，尿中 NAG，尿中 β_2-ミクログロブリンなど）を行う．特に投与初期にはその発現に十分注意する．
- 高カリウム血症が発現することがあるので，頻回に血清カリウムの測定を行う．
- 高血糖，尿糖などの膵機能障害の発現頻度が高いので，頻回に臨床検査（血液検査，空腹時血糖，アミラーゼ，尿糖など）を行う．特に投与初期にはその発現に十分注意すること．
- タクロリムス水和物の投与中に心不全，不整脈，心筋梗塞，狭心症，心筋障害（心機能低下，壁肥厚を含む）などが認められているので，使用に際しては心電図，心エコー，胸部Ｘ線検査を行うなど患者の状態をよく観察する．
- タクロリムス水和物注射薬による過量投与では，BUN 上昇，クレアチニン上昇，悪心，手振戦，肝酵素上昇などの症状の発現が報告されている．処置としては，脂溶性が高く蛋白結合も高いため，血液透析は有用ではない．必要に応じて支持・対症療法を行う．
- タクロリムス水和物注射液との相互作用（併用禁忌）が報告されている医薬品の作用機序と影響は表3-14のとおりである．

（加藤裕久）

m 生化学的検査その他

3Z020
アデノシントリホスフェート
adenosine 5´-triphosphate

略 ATP　**別** アデノシン三リン酸

測定法 ルシフェリン-ルシフェラーゼ法
検体 EDTA入り試験管で採血した血漿または通常採尿した新尿．ATP値は検体採取後保存条件により変動しやすいため，採取後なるべく早期に測定を行う．
基準値 〈血漿〉400～1,500 nM
〈尿〉1.77～7.70 nM

異常値を呈する場合

高値
- 〈血漿〉虚血，低酸素血症，運動，細胞破壊などで高値を示すが，臨床的意義は確立されていない．
  次に必要な検査 ▶ 血液ガス分析，乳酸，LDなど
- 〈尿〉尿路感染症
  次に必要な検査 ▶ BUN, Cr, C$_{Cr}$，尿沈渣，尿培養など

低値
- 〈血漿〉遺伝性溶血性貧血（ヘキソキナーゼ，ホスホフルクトキナーゼ，ピルビン酸キナーゼなどの解糖系酵素異常，アデノシンデアミナーゼの過剰），腎障害（特に尿細管障害）

プロフィール
- アデノシントリホスフェート（ATP）は，プリン塩基であるアデニンにリボースが結合したアデノシンを基本構造として，リボースにリン酸基が結合し，さらにリン酸がもう2分子連続して結合した構造をもつ，分子量507.81の物質である．
- 酸化的リン酸化において高エネルギーリン酸源として重要で，生物体で用いられるエネルギー保存および利用に関与し，すべての真核生物がこれを直接利用する．このリン酸基の加水分解によりエネルギーが放出され，そのエネルギーは10～11 kcal/molにも達する．
- また，ATPは他のヌクレオチドとともに，ときに神経伝達物質として対応する受容体を介して生理反応を引き起こす．その受容体はあまねく多様な組織細胞に発現しており，各組織で実に多様な反応を引き起こす．
- さらに，近年では末梢組織血流の調節，痛覚伝達物質，男性性機能への関与なども報告され，臨床においても尿中ATPが腎障害，特に尿細管障害の指標や尿路感染症の診断に応用されつつある．

- ATPの測定法としては，ATP，酵素，Mgの存在下において，ルシフェリンがルシフェラーゼによって発光する反応を利用しATP量を定量できる．

臨床的意義と検査値の読み方
- 本検査は以下の場合に必要となる．
  ① 血漿：虚血，低酸素血症，血小板凝集，赤血球酵素異常による溶血が疑われるとき．
  ② 尿：尿細管障害，尿路感染症が疑われるとき．
- ヒト成熟赤血球ではエネルギーの産生は解糖系に依存し，その酵素異常によりATPが低下する．ヒト赤血球においてグルコースの90％以上は解糖系で乳酸にまで代謝され，その律速酵素であるヘキソキナーゼ，ホスホフルクトキナーゼ，ピルビン酸キナーゼの活性低下や赤血球アデノシンデアミナーゼ1の活性亢進によりATPが減少する．
- また，腎臓内に存在するATP量が薬剤性腎障害により著明に減少することから，尿中遊離ATP測定の有用性が腎障害患者の尿で検討され，これまでに抗癌薬による腎障害や仮死新生児の尿細管障害の指標としての有用性が報告されている．さらに，尿中に存在する体細胞由来ATPと遊離ATPを除去した後，尿中に残存する細菌中のATPを測定することで細菌の存在が確認できることから，尿路感染の早期診断に利用される．

予想外の値が認められるとき
- 技術的誤差として，低値を示す場合はATPaseによる分解を検討する．高値を示す場合は溶血の可能性を考え，検体の保存状態を確認する．
- 生理的誤差として，高値を示す場合は，運動による虚血や低酸素血症の可能性を検討する． （一城貴政）

3Z024
ネオプテリン
neopterin

測定法 HPLC
検体 血清
基準値 2～8 pmol/l

異常値を呈する場合

高値 悪性腫瘍（特に慢性白血病，悪性リンパ腫，肝胆道系の癌，卵巣癌），感染症（ウイルス，原虫，細菌の細胞内感染），自己免疫疾患，急性拒絶反応，GVHD

次に必要な検査 ▶ 悪性腫瘍，感染症，自己免疫疾患の鑑別．

プロフィール
- 主にTリンパ球由来のγ-インターフェロンにより活性化された単球・マクロファージにより放出され，細胞性免疫の活性度を反映する．
- 他のサイトカインに比べて分子量が小さく，生物学的に安定で長時間体内に存在する．また容易に全身に拡散するので測定しやすい．
- 血液，尿，胆汁などのほか，髄液など各種体腔液にも広く分布する．

臨床的意義と検査値の読み方
- 本検査は，次の場合に行われる．
  ①悪性腫瘍の診断と経過観察．
  ②感染症，自己免疫疾患の経過観察．
  ③免疫調節薬（ペニシラミン，金製剤など）投与中の効果判定．
  ④臓器移植後の急性拒絶反応，GVHD（graft versus host disease）の指標．
  ⑤インターフェロン投与時の副作用の指標．
  ⑥輸血用血液におけるウイルス感染症のスクリーニング．
- 内因性および外因性のインターフェロンの体内での働きを反映する．
- 細胞性免疫の活性と良好な相関を示すため，悪性腫瘍，ウイルスなどによる感染症，自己免疫疾患，臓器移植後などで上昇する場合がある．
- インターフェロン投与中の患者での副作用をモニターすることができる．

予想外の値が認められるとき
- 検査材料の確認．
- 保存状態の確認．
- まれなウイルス感染．
- 他の生体試料中のネオプテリン値． （浅野 博）

3Z025
硫酸塩（尿）
sulfate（urine）

測定法 ロジゾン酸塩法
検体 尿
基準値 施設により異なり確立された値はない
異常値を呈する場合
[高値] ムコ多糖症，Werner症候群
[低値] 低栄養状態，腎不全

プロフィール
- 尿中に排泄される総硫酸塩を測定する検査である．
- 生体内で，活性な物質（アミノ酸，ステロイド，フェノール，インドキシル，チロシンおよび芳香族アミン）の水酸基またはアミノ基に硫酸基が付加し不活性体とする抱合解毒反応がある．これらは主に解毒または排泄の目的で結合したもので，無機硫酸も存在している．またコンドロイチン硫酸，ヘパラン硫酸など多糖類硫酸エステルの一群のものも存在し，その他エステルの生合成に使われる活性硫酸として，3-ホスホアデノシン-5'-ホスホ硫酸というようなものもある．
- 生体内では解毒作用のほかに，軟骨その他の組織（特に結合織）および脳の構築に必須の成分である．
- 主に腎臓から排泄される．

臨床的意義と検査値の読み方
- 本検査は次の場合に行われる．
  ①低栄養時，慢性腎不全時．
  ②ムコ多糖症，Werner症候群など結合織疾患の診断．
  ③原因不明の high anion gap acidosis の場合．
- 蛋白摂取，すなわち，栄養状態の目安となる．
- 低栄養時には血中および尿中の濃度が低下し，蛋白補給（治療）のモニターとなる．この際，総硫酸以外に無機と結合型に分けて測定すると有用である．無機のものは蛋白摂取に反応して速やかに回復するが，結合型は体内の蛋白量が十分回復しないと基準値に回復しない．
- 尿中の特定の硫酸塩（ヘパラン硫酸，デルマタン硫酸，ケラタン硫酸など）の測定（コンドロイチン硫酸分画；☞「酸性ムコ多糖分画」p.215）はムコ多糖症の診断に有用である．

予想外の値が認められるとき
- 異常高値の場合，使用する試薬，ガラス器具，ピペット類の硫酸による汚染，混入がないかどうかを考える．また，再検査を行う． （浅野 博）

3Z040
エタノール 保
ethanol

[別] エチルアルコール，酒精，アルコール，メチルカルビノール

測定法 GC
検体 ヘパリン加血液，尿
基準値 0.1 mg/m*l* 未満（検出限界未満：血液・尿）
（参考：道路交通法上の「酒気帯び」判定基準は，血中0.3 mg/m*l* 以上または呼気中0.15 mg/*l* 以上）
異常値を呈する場合
Critical/Panic value
【血中濃度3 mg/m*l* 以上】
対応▶ 急性エタノール中毒では呼吸麻痺により死亡するため，気道確保，呼吸の補助，血圧の維持に留意する．きわめて重症の場合や，肝障害がある場合には血液透析が考慮される．なお，中毒症状には個人差が大きいので，これ以下の濃度の場合にも全身状態に注意する．

プロフィール
- 血中や尿中エタノール濃度が測定されるのは，急性

アルコール中毒の場合，小児において香水などエタノールを含有する液体の誤飲の確認が必要な場合，飲酒による酩酊度を客観的に判断する場合である．
- エタノールはアルコール性飲料に含有されるほか，有機溶剤製品，エーテル，エステル，セルロイド，アルカロイド抽出剤，製薬原料，ワニス，インキ，化粧水，整髪料，エッセンス，アセトアルデヒドの製造に用いられる．また，消毒・洗浄剤，生物標本保存処理剤，燃料などとしての用途がある．
- 呼気中のエタノール濃度は，赤外線または半導体素子を利用した分析装置や検知管により簡便に測定できる．ただし，これらの測定法はエタノールに対する選択性が問題となり，例えば重クロム酸塩の還元反応を用いた検知管では，脂肪族炭化水素や芳香族炭化水素，他のアルコール，エステル，ケトンが共存すると指示値が高くなる．すなわち，有機溶剤使用作業者の体内エタノール量を呼気検査で評価する場合は，注意が必要である．
- なお，保険適応があるのは血液検査のみである．

臨床的意義と検査値の読み方
- エタノールは，中枢神経，特に大脳や毛様体賦活系に対する強い抑制作用を持ち，体温調節中枢，血管運動中枢，抗利尿ホルモン分泌を抑制するほか，肝，胃，膵などの消化器系，呼吸循環器系への障害を起こす作用がある．多量のエタノール摂取により生命に危険を生じる急性アルコール中毒，アルコール依存症，薬物を用いた治療においては薬物代謝酵素の誘導・阻害による予期しない生体反応の出現が問題となる．
- エタノールは経口，吸入，経皮の3経路で体内に摂取される．血中エタノール濃度0.2〜0.5 mg/mlでほろ酔い，爽快感，軽度判断力低下がみられ，0.5〜1.5 mg/mlで多幸症または不快気分，多弁，注意力減退などが，0.5〜2.5 mg/mlで不明瞭言語および失調性歩行，感覚鈍麻，頻脈，傾眠状態，感情不安定，3 mg/mlで昏迷，深呼吸，嘔吐，失禁，4 mg/mlで昏睡がみられる．3〜4 mg/mlで呼吸麻痺が起きるとされる．
- 急性アルコール中毒の重症度は，ピークとなる血中濃度，その濃度までに達する時間，その濃度の持続時間などによって決まる．胃に食物があるとピーク時血中濃度が空腹時の70％に低下する．
- 吸入曝露では，運動負荷のない状態では7,500〜8,000 ppm，3時間曝露で血中濃度は0.1 mg/ml以下であるが，運動負荷があると0.45 mg/mlになるという．職場の許容濃度は日本では未設定で，アメリカでは1,000 ppmである．
- 経口摂取されたエタノールは胃からも吸収されるが，吸収量が多いのは十二指腸と空腸上部である．吸収量の95％は肝で代謝され，残りは未変化体として呼気，尿，汗などに排出される．肝での代謝の70〜80％はアルコール脱水素酵素により，残りはミクロソーム・エタノール酸化系（MEOS）によりアセトアルデヒドに酸化され，さらにアルデヒド脱水素酵素（ALDH）により酢酸へと酸化される．エタノール常用者ではMEOS活性が誘導されるために，酒に強くなる．特にチトクロムP4502E1アイソザイムの誘導は，同時に摂取された薬物や毒物の代謝活性化または不活性化の観点から重要である．
- エタノールに対する感受性（酒に強いか弱いか）の個体差は大きいが，これは日本人の約半数がALDH活性のきわめて低い変異型アイソザイムを有するためである．活性が低いとアセトアルデヒドが蓄積しやすく，頭痛，吐き気，皮膚の紅潮，動悸，発汗などの不快な症状が早く出現する．
- 飲酒行動以外での曝露は見落とされやすいが，産業現場における吸入による曝露が問題になることがあるので，問診においては留意する．
- 有機溶剤の代謝は飲酒により影響を受けるので，尿中代謝物の測定（生物学的モニタリング）の際に尿中エタノールも同時に測定しておくと，結果の評価に利用できる．
- 検体が高温で保存され，腐敗やアルコール発酵が起こると測定値は高くなり，遠心分離などにより揮発が促進されると低くなる．また，アセトアルデヒド還元酵素の働きによりアセトアルデヒドが体内に蓄積するとエタノールに変換されて測定値が高くなる．

予想外の値が認められるとき
- 日常生活，作業の中でのアルコールへの接触の有無を調べる．
（上島通浩）

3Z045
ニコチン
nicotine

測定法 GC，GC-MS，LC-MS，HPLC
検　体 血漿，尿

プロフィール
- ニコチンは強毒性のアルカロイドで，タバコに0.5〜8％（重量），1本当たり15〜24 mg含まれる．タバコ以外の曝露源として，果樹アブラムシのような吸汁昆虫や軟体幼虫の殺虫剤として用いられる硫酸ニコチンがある．
- 体内へのニコチン吸収量が問題となるのは，喫煙の客観的な評価が必要な場合と，急性ニコチン中毒時である．
- 急性ニコチン中毒が発生するのは，農薬として硫酸ニコチンを散布中や散布後に作業者が曝露される場合や，自殺企図者が摂取する場合である．また，乳幼児のたばこ誤飲も中毒原因として重要である．
- 毒性原因物質の定量という観点では，血中のニコチン濃度が直接的な指標である．一方，タバコ煙への曝露評価指標としては，後述するようにニコチンの

主要代謝物であるコチニンの血漿中または尿中濃度が優れている.

臨床的意義と検査値の読み方

- ニコチンは，ニコチン性アセチルコリンレセプターのα-ブンガロトキシン結合部位に高い親和性で結合し，中枢神経や自律神経節，神経筋接合部に作用する．いずれの場合も少量では刺激され，大量では麻痺が起きる．つまり，少量による中毒症状は，吐き気，嘔吐，めまい，頻脈，血圧上昇，発汗，流涙である．致死量（大人40〜60 mg）では衰弱，痙攣，呼吸不全により数分から1時間で死亡する．乳幼児の致死量は10〜20 mgといわれ，たばこ1本分のニコチン摂取はきわめて危険である．
- 急性中毒者の血中ニコチン濃度に関して，20〜25 gの硫酸ニコチン溶液を飲み1時間以内に死亡した5人の濃度は11〜63（平均29）μg/mlという．自殺を含む他の死亡例では，血中濃度が5〜5,800 μg/ml，尿中濃度が17〜58 μg/mlという報告がある．救急の現場では，血中ニコチン濃度の機器分析結果を待っている余裕が一般にはないので，急性中毒の治療は摂取量や全身状態の評価をもとに行われる．
- ニコチンは，皮膚，粘膜，肺，胃から吸収される．喫煙では鼻粘膜および口腔粘膜が主な吸収経路で，気管へはニコチン含有率1.5％の紙巻きタバコを吸った場合に0.2〜2.4 mg入り，そのうち10〜50％が吸収される．深呼吸での吸収率は80〜100％に達する．吸収されたニコチンはその後，血液を介してほとんどすべての臓器や組織に分布する．喫煙由来のニコチンは，血液中で速やかに代謝され約80％はコチニンとなり解毒され，尿中に排泄される．なお，尿中代謝物のほとんどがコチニンであるが，約5％は未変化体として，コチニンの約30％が3-ヒドロキシコチニンとして排泄される．腎からの排泄はpH依存性で，尿のpHが低いほど排泄が多い．
- 喫煙の有無と血漿中ニコチン濃度の関連に関して，都市在住の非喫煙者39人の約半数の血漿にニコチンが検出され，最高6 ng/mlという．6時間半の自由喫煙で7.8〜33 mgのニコチンを摂取した30分後の血漿中濃度は，12〜44 ng/mlの範囲になったと報告されている．1時間に1本の割合で7本の紙巻きタバコを吸い，血漿中ニコチン濃度を継続測定した実験では，吸入直後に濃度がピーク（35〜54 ng/ml）となるが，すぐに減衰して7時間の蓄積は少なかった．血漿中ニコチンの半減期は40分（24〜84分）である．パイプ喫煙による血漿中濃度は4 ng/ml程度である．ちなみにニコチン製剤に関しては，ニコチンガム（2または4 mg）を食べると12または23 ng/mlとなり，経皮吸収製剤（ニコチンを35 mg含有するニコチンパッチ）を喫煙者の皮膚に貼付したときには貼付9時間後に17〜22 ng/mlとなる．小児では，非喫煙家族の血漿濃度は1 ng/ml以下であるが，喫煙家族では受動喫煙があると考えられ血漿濃度も4 ng/mlと高めの値を示す．
- 喫煙によりニコチンを摂取した場合の尿中コチニン濃度の生物学的半減期は二相性で，α相は2.4時間，β相は31時間である．半減期がニコチンの半減期に比べ長いこと，尿の採取に生体侵襲を伴わないことから，尿中コチニンは喫煙の客観的指標として測定されることが多い．尿中コチニン濃度は，非喫煙者でほぼ5 ng/mg・Cr以下で，非喫煙の受動喫煙者で12.3±9.6（3.4〜41.8）ng/mg・Cr，喫煙者（44±21.8本/day）で1982.1±930.3（651.1〜4087.9）ng/mg・Crという報告がある．
- コチニン測定法に関して，最近は尿中濃度測定用の試験紙や血清での濃度測定用のELISAキットが発売されているが，定量性，特異性という点ではGC-MSやHPLCを用いた測定法が優れている．

予想外の値が認められるとき

- 尿中ニコチンの濃度は血漿中より高いがpHにより変動しやすいこと，血漿中濃度は半減期が短いことに注意する．必要に応じて尿中コチニンの測定も行う．

（上島通浩，山野優子）

3Z060

キサンチン/ヒポキサンチン

xanthine/hypoxanthine

略 X／HX　**別** オキシプリン

測定法　逆相高速液体クロマトグラフィ（HPLC）
検体　血漿，血清，尿
基準値

- キサンチン　〈血漿〉0.5±0.1〜2.7±0.4 μmol/l
  〈尿〉54.5±24.0 μmol/l
- ヒポキサンチン〈血漿〉0.9±0.3〜10.8±3.1 μmol/l
  〈尿〉53.0±15.6 μmol/l

異常値を呈する場合

高値　高尿酸血症（産生過剰型，排泄低下型），核酸分解亢進（白血病，多血症など），遺伝性キサンチン尿症，アロプリノール投与時，組織ヒポキシア（循環障害など），筋原性高尿酸血症症候群（グリコーゲン病III型，V型，VII型，ミトコンドリアミオパチーなど），グリコーゲン病I型，遺伝性フルクトース不耐容症

低値　プリンヌクレオチドホスホリラーゼ欠損症

次に必要な検査▶家族歴があれば，遺伝子検査の必要性について専門の研究機関に相談する．

プロフィール

- ヒトでは，DNA，RNAの構成単位であるヌクレオチド，補酵素NAD$^+$（nicotinamide adenine dinucleotide），高エネルギー化合物ATP（adenosine triphosphate）などの骨格であるプリン体や食事中のプリン体が代謝されると，結局はイノシン酸を経由してヒポキサンチン（hypoxanthine）になる．ヒポ

キサンチンの一部はサルベージ回路でイノシン酸となり再び生体物質として利用されるか，尿中に排泄されるか，キサンチンオキシダーゼによって水酸基が付加されてキサンチン（xanthine）に変換される．
- キサンチンは尿中に排泄されるか，キサンチンオキシダーゼによってさらに水酸基が付加されて尿酸に変換されて尿や糞便に排泄される．
- キサンチン，ヒポキサンチンを合わせてオキシプリン（oxypurine）と総称される．
- 種々のプリン体，オキシプリンはHPLCによって分離して測定することができる．最近は大きな臨床検査会社でも測定を行わなくなり，大学などの研究室に依頼せざるをえなくなった．

臨床的意義と検査値の読み方
- 低尿酸血症の多くは腎性低尿酸血症であるが，鑑別診断として遺伝性キサンチン尿症が重要で，その診断のためにオキシプリンの測定が必要になる．キサンチン尿症ではキサンチンオキシダーゼが欠損しているために，体内にオキシプリンが蓄積して尿中オキシプリンが増加し，オキシプリンからなる尿路結石ができる．確定診断のためには肝あるいは小腸粘膜組織でキサンチンオキシダーゼ活性を測定する．キサンチンはヒポキサンチンから変換されなくてもグアニンからも生成するので，尿中キサンチンのほうが尿中ヒポキサンチンよりも高値になる．
- 産生過剰型高尿酸血症ではプリン体の分解が亢進しており，オキシプリンは尿酸と同様に血漿中，尿中ともに増加している．排泄低下型高尿酸血症では尿酸と同様にオキシプリンの排泄も低下するために結果的に血漿中で増加し，尿中で低下する．
- 筋原性高尿酸血症症候群の研究ではオキシプリンの測定が重要である．筋ATPの産生不全のためにプリン体の分解亢進が進み血漿オキシプリンが増加するが，ヒポキサンチンのほうが高値である．
- グリコーゲン病Ⅰ型，遺伝性フルクトース不耐容症では，無酸素運動のような激しい運動時と同じくATPが消費され分解が亢進するために，尿酸と同様にオキシプリンが血中，尿中ともに増加する．

予想外の値が認められるとき
- 成熟赤血球はアデニンやグアニンといったプリン体を取り込んでサルベージ回路によってプリンヌクレオチドを合成するので，ヒポキサンチンが増加する．そのため血清を分離するために血液を放置しておくと溶血などでヒポキサンチンが増加するので，ヘパリン採血後すみやかに血漿を分離するべきである．
- 激しい運動，飲酒，高地への移動などによって血漿オキシプリンは増加することがある．
- 血漿オキシプリンは薬剤投与によっても影響される．尿酸産生抑制薬であるアロプリノールはキサンチンオキシダーゼ阻害薬なのでオキシプリンは増加する．

尿酸排泄促進薬であるプロベネシドはオキシプリンの腎排泄を促進するので血漿オキシプリンは低下する．逆に抗結核薬ピラジナミドはオキシプリンの腎排泄を低下させるので血漿オキシプリンが増加する．

（日高雄二）

3Z065

結石分析 保

calculus

別 結石成分比率

測定法 赤外吸収スペクトル法
検体 結石
基準値 結石症はその存在自体がすべて異常である

次に必要な検査▶ 分析結果と同様の結石が再発しやすいので，症状（疼痛，血尿など）を的確に把握し，X線検査，超音波検査，内視鏡検査などを定期的に実施する．腎，尿路結石症では尿定性検査，尿沈渣鏡検は不可欠である．

プロフィール
- 赤外線吸収スペクトルをとることにより結石の成分比率を求める検査である．
- 結石は剥離した上皮細胞，細菌，炎症の産物，分泌物などが固まった物質（原基という）に，過飽和の状態で存在する晶質（石灰塩など）が浸み込み，成長して凝集し，石のように硬くなった成分である．
- 一般には結石の生じた臓器，成分名に石をつけて呼んでいる．胆石（胆嚢結石，胆内結石，胆管結石），尿路結石（腎結石，尿管結石，膀胱結石，尿道結石）などがあり，その成分は無機質と脂質に大別される．
- 結石症の発症率は高く，一生のうちに胆石は10人に1人，尿路結石は20人に1人体験するといわれている．
- 結石の成因は人種，食事，薬物などさまざまな影響が考えられている．

臨床的意義と検査値の読み方
- 結石の成分比率を明らかにすることは，結石症の病因を解明し，治療法の決定，効果，再発防止の指導のために重要である．
- 胆石症は胆石の成分により臨床症状や経過などが異なり，コレステロール結石とビリルビン結石があるが，後者は再発しやすく難治性の傾向が強い．
- ある種の尿路結石は特定の条件のもとに形成されやすいことが明らかとなっている．リン酸塩結石はアルカリ性尿，尿酸塩結石は酸性尿にみられる．シスチン結石，キサンチン結石，ジヒドロキシアデニン（DHA）結石はそれぞれシスチン尿症，キサンチン尿症，DHA尿症で形成される．

（伊藤機一）

3 n 負荷試験・機能検査

8A010, 015
ICG, BSP　　　　　　　　保(ICG)
indocyanine green test, bromsulphalein test

別 インドシアニングリーン試験, ブロムスルファレイン試験

測定法　比色法
検体　血清
基準値　ICG 15分停滞率（R_{15}）：10％以下
　　　　　BSP 45分停滞率（R_{45}）：5％以下

異常値を呈する場合

|ICG停滞率の増加|　肝炎，肝硬変症，Rotor症候群，先天性ICG排泄異常症

|BSP停滞率の増加|　肝炎，肝硬変症，Dubin-Johnson症候群（R_{45}はほぼ正常だが再上昇現象あり），Rotor症候群（再上昇現象なし）

次に必要な検査 ▶ ICG R_{15}高度停滞（通常20％以上）を示す症例の大部分では肝硬変が疑われるため，肝機能障害の進行度評価およびその原因検索に努めることが必要である．Dubin-Johnson症候群が疑われる場合は，腹腔鏡検査を行い黒色肝や肝細胞内粗大褐色顆粒を認めることは診断に役立つ．また最近では，multidrug resistance-associated protein 2（*MRP2*）の遺伝子の解析も可能である．Rotor症候群では腹腔鏡検査にて肝は正常色を示す．

プロフィール

- 注入されたICGとBSPは血液中で主としてアルブミンとリポ蛋白に結合する．ほとんどの色素は肝類洞（Disse腔）から肝細胞に取り込まれ胆汁中に排泄される．色素の肝細胞への摂取速度が血中停滞率に影響を及ぼす．
- ICGは摂取速度が速く，抱合されずに胆汁へ排泄されるため，有効肝血流量をよく反映している．ICG最大除去率（R_{max}）は肝予備能を表している．これに対してBSPは負荷量が多く，肝細胞内でグルタチオン抱合されるため，有効肝血流量のみならず肝細胞機能をも反映していると考えられている．

臨床的意義と検査値の読み方

- 臨床的には，肝疾患が疑われるときにICG R_{15}の測定を行うだけで十分である．肝予備能を反映するICG R_{max}は肝疾患患者の手術適応を決定したり予後を評価するために用いられる．黄疸患者ではICGやBSPはビリルビンと競合するため通常検査の対象とはならない．しかし体質性黄疸（Gilbert症候群，Crigler-Najjar症候群Ⅰ型，Ⅱ型，Dubin-Johnson症候群，Rotor症候群）および体質性ICG排泄異常症が疑われる症例においてはICGおよびBSP負荷試験が鑑別診断および病態把握に有用である．
- 進行した肝硬変症ではICG停滞率が上昇する．肝硬変の進展に伴い，有効肝血流量が減少することが色素の取り込み能力を減少させ，ICG停滞率の増加につながると考えられる．BSPは血管炎やショックが報告されて以来，ルーチンには施行できなくなってしまったが，先天性ICG排泄異常症，Dubin-Johnson症候群，Rotor症候群の診断などには診断的意義を有する．
- 一般肝機能検査が正常であるにもかかわらずICG R_{15}が異常高値を呈する場合には，体質性ICG排泄異常症とRotor症候群を念頭におく必要がある．前者では黄疸を認めないことが多くBSP停滞率は正常であるのに対し，後者では高直接ビリルビン血症とBSPの高度停滞（BSP R_{45}は約40％）を示す．一方，Dubin-Johnson症候群ではBSPの再上昇現象が特異的であり，ICG検査は正常例が多い．
- ICG，BSPとも基本的には早朝空腹時に行う．ICG負荷試験の場合は，一方の肘静脈より前採血を行った後，溶解液に溶かしたICG試薬を0.5 mg/kg体重投与する．次いで対側の肘静脈より血中停滞率を測定するときは15分後に採血を行い，血中消失率を算出するときには5，10，15分後など数ポイントで採血を行う．最大除去率（R_{max}）を計算したい場合は，別の日にICG 2.0 mg/kg体重を肘静脈より注入し，5，10，15分後など数ポイントで採血を行う．BSP負荷試験の場合は，ICGと同様に前採血を行った後，BSP 5 mg/kgBWを肘静脈より注入し，45分後に反対側の肘静脈より採血する．再上昇現象の有無を観察するときは通常60，90，120分後を含む前後数ポイントで採血する．

予想外の値が認められるとき

- 高脂血症（中性脂肪による血清の混濁）の有無を調べる．
- ICG注入量と採血時間に間違いはなかったかどうか調べ，再検する．
- 心不全や出血で肝血流量の減少がないか，色素運搬障害の原因となる高ビリルビン血症（黄疸），胆嚢造影剤などの使用がなかったか調べる．　　　　（小林由直）

8A020
クレアチニンクリアランス
creatinine clearance

略 C_{cr}　**別** 糸球体濾過量（GFR）

測定法　酵素法，Jaffé 法
検 体　血清，尿
基準値　70〜130 m*l*/min

異常値を呈する場合
Critical/Panic value
【10 m*l*/min 以下】末期腎不全
対応▶ 体重変動，尿量測定，胸部写真，血清 K 値，血液ガス分析などを行い尿毒症の症状を確認し，透析治療の必要性を検討する．急性な腎機能の悪化であれば，検尿，生化学・免疫学的検査，腎尿路の画像診断を行い，基礎疾患を診断し，必要な薬物療法を開始する．

高値
- 140 m*l*/min 以上：糖尿病腎症の前期・早期の糸球体過剰濾過，塩分・蛋白摂取過剰での糸球体過剰濾過．
次に必要な検査▶ 血糖，HbA_{1c}，尿中 Na，尿素窒素の 1 日排泄量を測定し，食事での塩分・蛋白摂取量を推算する．

低値
- 50 m*l*/min 以下：腎血流低下時（例：心不全，脱水，高齢者），腎実質性障害（腎炎，糖尿病腎症，腎硬化症，自己免疫疾患，尿細管障害），尿路閉塞．
次に必要な検査▶ まず，クレアチニン（Cr）値，検尿結果の過去からの変動を調査する．また，検尿，尿蛋白・電解質定量，尿中 $β_2$-ミクログロブリン，$α_1$-ミクログロブリン，尿中 NAG，血糖，生化学・免疫学的検査，腎尿路の画像診断を行い，経過（急性あるいは慢性）と原疾患を鑑別する．急性で腎実質性障害の場合は，腎生検も検討する．

プロフィール
- 血漿中に存在する溶質 S のクリアランス（C_s）とは，血液がある臓器を流れる間に，溶質 S が完全に除去される単位時間当たりの血漿量のこと（流量：m*l*/min）である．腎臓では，溶質 S の血中から尿中への単位時間当たりの総排泄量が血漿何 m*l* に相当するのかを表すもので，これは溶質 S が完全に除去された血漿量を意味している．通常，尿中濃度（U_s）と単位時間の尿量（V）の積（一定時間内の尿中排泄総量）を血漿中濃度（P_s）で除して求められる．

$$C_s\ (\text{m}l/\text{min}) = \frac{U_s\ (\text{mg}/\text{d}l) \times V\ (\text{m}l/\text{min})}{P_s\ (\text{mg}/\text{d}l)}$$

- したがって，腎糸球体でほぼ制限なく濾過され，尿細管で吸収も分泌も受けない物質であれば，そのクリアランスは糸球体濾過量（glomerular filtration rate：GFR，1 分間に糸球体から濾過される血漿量）と等しくなる．ただし，GFR を表す物質は，血中で

も尿中でも安定であり，日内変動の少ないものでなければならない．
- 以上のような条件を備えた内因性物質はクレアチニン（Cr）である．Cr は，筋肉に含まれるクレアチンからほぼ一定の割合で産生され（約 20 mg/kg 体重/day），尿中に排泄される．Cr は小分子量物質で糸球体基底膜から容易に濾過され，尿細管からの分泌が少ないため，C_{cr} は GFR の近似指標として臨床上で広く使われている．

臨床的意義と検査値の読み方
- 腎糸球体や尿細管の障害により，同部からの Cr 排出が低下するために，C_{cr} が低下する．血清 Cr 値の増加があり，腎機能低下を疑ったときや，前期・早期糖尿病腎症で糸球体過剰濾過を疑ったときに C_{cr} を測定する．
- C_{cr} は，軽度の腎機能低下と糖尿病腎症早期の糸球体過剰濾過を簡便に検出することができ，腎障害早期からの積極的な治療を可能にする．
- また，C_{cr} は腎機能低下の細分類にも使用される．C_{cr} が 30〜70 m*l*/min を腎機能不全，30 m*l*/min 以下を腎不全，10 m*l*/min 以下を末期腎不全と分類している．しかし，Cr は尿細管からの分泌を受けるため，イヌリンのような完全な GFR 物質ではない．C_{cr} は，真の GFR に比して高値をとる傾向があり，腎不全では約 2 倍に達する点に留意すべきである．

予想外の値が認められるとき
- 不正確な採尿が誤差の原因となる．C_{cr} が予想より低値の場合は，不完全な採尿が最も考えられる．尿の採取忘れ，採尿器（ユリンメイト®）の操作ミスが多い．
- 高齢男性での前立腺肥大や糖尿病による神経因性膀胱による残尿でも，C_{cr} が低値となる．
- 食肉摂取後の血清 Cr 値の上昇，Jaffé 法でのクロモゲン（糖，蛋白，アスコルビン酸）による血清 Cr 値の上昇も C_{cr} の低値につながる．

（木村秀樹）

8A025
24 時間クレアチニンクリアランス
24-hour creatinine clearance

別 24 時間 C_{cr}，内因性クレアチニンクリアランス

測定法　Cr 定量，酵素法と Jaffé 法
検 体　空腹時血清，24 時間蓄尿 1.0 m*l*
基準値　70〜130 m*l*/min

異常値を呈する場合
Critical/Panic value
【10 m*l*/min 以下】末期腎不全
対応▶ ☞「クレアチニンクリアランス」（前項）

高値
- 140 m*l*/min 以上：糖尿病腎症の前期・早期の糸球体過剰濾過，塩分・蛋白摂取過剰での糸球体過剰濾過．
次に必要な検査▶ 血糖，HbA_{1c}，24 時間 C_{cr} の測定時

に，同時に尿中 Na，尿素窒素の 1 日排泄量を測定し，食事での塩分・蛋白摂取量を推算し，過剰であれば栄養指導を実施する．

低値

- 50 m*l*/min 以下：腎血流低下時（例：心不全，脱水，高齢者），腎実質障害（腎炎，糖尿病腎症，腎硬化症，自己免疫疾患，尿細管障害），尿路閉塞．
  次に必要な検査▶ まず，Cr 値，検尿結果の過去からの変動を調査する．また，検尿，検血・電解質定量，尿中 β_2-ミクログロブリン，α_1-ミクログロブリン，尿中 NAG，血糖，生化学・免疫学的検査，腎尿路の画像診断を行い，経過（慢性あるいは急性）と原疾患を鑑別する．急性であれば，腎前性（腎虚血性），腎実質性，腎後性（尿路障害）の鑑別を進める．慢性の腎障害では，24 時間 C_{cr} の測定時に尿中 Na，尿素窒素の 1 日排泄量を測定し，食事での塩分・蛋白摂取量を推算し，食事制限（塩分，蛋白制限）指導に活用する．

プロフィール

- C_{cr} 測定には，2 時間法と 24 時間法の 2 つが知られている．2 時間法では，短時間で 500 m*l* の飲水負荷を行い，60 分後に完全排尿させ，60 分間蓄尿して，その中間で採血する．
- 24 時間法では，短時間の水分負荷は不要であり，通常の食生活下に 24 時間の蓄尿を行う．前日の一定時刻に完全排尿し，破棄後，その後の尿を蓄尿器に溜め続ける．当日の同時刻の完全排尿を最後の尿として溜め，同日に採血を受ける．入院患者では 24 時間蓄尿が容易であるため，GFR の評価法として一般的に行われている．比較的正確な C_{cr} を得るために，3 回連続測定した値を平均して用いることが望ましい（特に入院患者では）．

臨床的意義と検査値の読み方

- 慢性腎疾患（慢性腎炎，糖尿病腎症，腎硬化症など）の腎機能の評価，特に，蛋白尿，血清 Cr 値が急に増悪した場合．また，糖尿病腎症では糸球体過剰濾過の評価にも使用される．
- 浮腫を伴う腎障害やネフローゼ症候群，心不全などの患者では，短時間の水分負荷は危険を伴い，高齢者の 1 回採尿では正確な尿量が測定し難いため，2 時間 C_{cr} の施行は制限される．一方，24 時間 C_{cr} では，水分負荷が不要で，ほぼ正確な尿量が測定可能であり，安全に容易に検査を施行できる利点がある．また，24 時間の蓄尿を利用して，C_{cr} 以外に，1 日尿蛋白排泄量，1 日 Na，K，尿素窒素，尿酸排泄量が同時に測定できる．これを基に，食事中の塩分，蛋白摂取量（Maroni の式で算出）を推定し，患者の食事指導が可能となる．
- 24 時間 C_{cr} は 2 時間 C_{cr} よりも真の GFR（イヌリンクリアランス：C_{in}）に近似するとされる．これは，後者での水分負荷が C_{cr} を増加させるためと考えら

れている．しかし，Cr は生理的に尿細管からも排泄され，腎機能が低下するにつれ尿細管分泌量が多くなるため，C_{cr}/C_{in} は，GFR が 80 m*l*/min 以上で 1.16，40〜80 m*l*/min で 1.57，40 m*l*/min 以下で 1.92 と高値となる．したがって，高度腎機能低下例の C_{cr} は，真の GFR を過大評価していることに注意すべきである．さらに，Cr 測定法が酵素法の場合，Jaffé 法より 0.2 mg/d*l* 程度の低値をとるため C_{cr}/C_{in} はさらに大きくなる．

予想外の値が認められるとき

- 不正確な蓄尿が主因である．蓄尿器は，尿量の 1/50 を保存するユリンメイト®，自動採尿器，蓄尿バッグなどが主体である．前 2 者は最大誤差 ± 5 ％程度であるのに対して，後者には 10〜15 ％程度の正誤差が存在するため，蓄尿バッグ使用ではメスシリンダーでの再測定が必要である．その他は ☞「クレアチニンクリアランス」(p.361)．

（木村秀樹）

3Z050

イヌリンクリアランス 保

inulin clearance

略 C_{in} 別 糸球体濾過量（GFR）

測定法 アンスロン法，酵素法
検体 血清，尿
基準値 80〜120 m*l*/min
異常値を呈する場合

Critical/Panic value

【10 m*l*/min 以下】末期腎不全
対応▶ ☞「クレアチニンクリアランス」(p.361)

高値

- 140 m*l*/min 以上：糖尿病腎症の前期・早期の糸球体過剰濾過．塩分・蛋白摂取過剰での糸球体過剰濾過．アンスロン法での測定では，血糖コントロールが不良のときに，偽性高値となる．
  次に必要な検査▶ ☞「クレアチニンクリアランス」(p.361)

低値

- 50 m*l*/min 以下：腎血流低下時（例：心不全，脱水，高齢者，腎硬化症），腎実質性障害（腎炎，糖尿病腎症，自己免疫疾患，尿細管障害），尿路閉塞．
  次に必要な検査▶ ☞「クレアチニンクリアランス」(p.361)

プロフィール

- イヌリンは，果糖からなる分子量約 5,000 の多糖類の一種で，生体内には存在しない．同物質は，体内では代謝を受けず生物活性を有しない安定な物質で，水と同様に糸球体で容易に濾過され，尿細管から分泌も再吸収もされないのが特徴である．したがって，イヌリンは糸球体濾過量（glomerular filtration rate：GFR）測定の理想的な物質と考えられ，イヌ

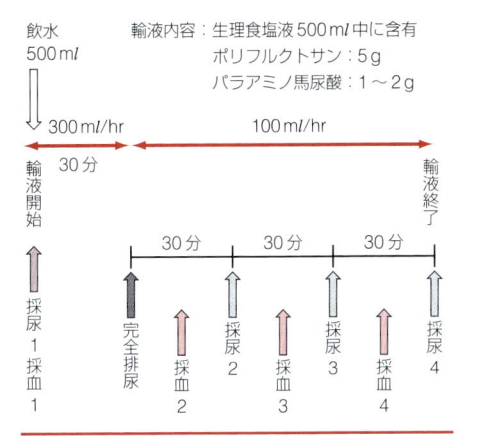

■ 図3-2 イヌリンクリアランスの施行方法

イヌリンクリアランス（C_{in}）はGFR測定法の世界的な標準とされている．わが国では，2006年に保険収載された．

- イヌリン試薬は，溶解が容易で常温保存可能なpolyfructosan（ポリフルクトサン）を使用するのが一般的であり，定量輸液ポンプで点滴静注する（図3-2）．静注開始30分後に完全排尿し，その後30分間隔で3回採尿，各採尿の中間で採血を施行する（図3-2）．測定法には，イヌリンのフルフラール誘導体をアンスロンと反応させて発色させるアンスロン法と，果糖を特異的に測定する酵素法がある．

臨床的意義と検査値の読み方
- GFRの厳密な測定値を必要とする場合，すなわち糸球体過剰濾過の判定，腎機能の予後の評価，治療効果の判定などでC_{in}を測定する意義は大きい．
- 腎機能低下とともにC_{cr}はGFRよりも相対的に高値となり，40 ml/min以下では真のGFRの2倍以上となる．中等度以下の腎機能の正確な評価が必要な場合は，C_{in}測定が望ましい．筋肉量の減少した症例では，腎機能が正常でもC_{cr}とGFRが大きく乖離するため，GFR評価にはC_{in}を用いる．また，糖尿病腎症の早期にみられる糸球体過剰濾過の検出にも厳密にはC_{in}が適している．
- アンスロン法によるイヌリン測定では，検体中のブドウ糖（200 mg/dl以上）も発色の原因となるため，C_{in}が偽性高値となる．コントロール不良の糖尿病では，酵素法での測定が望ましい．
- GFRは体表面積に比例するとされ，臨床で体格の異なる個人や集団でGFRの変化を比較する場合は体表面積補正が必要である．わが国では1.48 m²あるいは1.73 m²で補正されている．

予想外の値が認められるとき
- 糖尿病患者で尿糖濃度が高い場合に，アンスロン法では尿中イヌリン濃度が実際より高値として測定され，C_{in}が過大評価される場合がある．
- 採尿と採尿時間の誤差が測定値に大きく影響する．採尿が不完全の場合（前立腺肥大症や神経因性膀胱での残尿）にC_{in}が過小評価される． （木村秀樹）

8A050
パラアミノ馬尿酸クリアランス 保
para-aminohippuric acid clearance

略 C_{PAH}　別 腎血漿流量（RPF），有効腎血漿流量

測定法 酵素法
検体 血清，尿
基準値 350〜650 ml/min

異常値を呈する場合

高値
- 700 ml/min以上：糖尿病腎症の前期・早期の糸球体過剰濾過に伴う変化．妊娠中期・後期．
  次に必要な検査▶血糖，HbA_{1c}，尿中Na，尿素窒素の1日排泄量を測定し，食事での塩分・蛋白摂取量を推算する．

低値
- 250 ml/min以下：腎血流低下時（例：心不全，脱水，高齢者），腎実質性障害（腎炎，糖尿病腎症，腎硬化症，自己免疫疾患，尿細管障害），尿路閉塞，採尿不完全．
  次に必要な検査▶☞「クレアチニンクリアランス」（p.361）．ただし，画像診断で腎サイズに左右差がある例では，分腎機能（腎血流エコー，血管造影，腎血流シンチ）を調べる．

プロフィール
- パラアミノ馬尿酸（PAH）は，糸球体から濾過されるだけでなく尿細管から分泌され，1回の腎循環でほぼ完全に血中から除去される物質である．したがって，単位時間当たりにPAHが完全に除去される血漿量，つまりPAHクリアランス（C_{PAH}）は，腎血漿流量（renal plasma flow：RPF）を表すと考えられている（クリアランスの概念については☞「クレアチニンクリアランス」p.361）．ただし，腎血流のうち，糸球体や尿細管を環流するのは約90％であり，残りの10％は排泄組織と無関係の経路を通るため，C_{PAH}は必然的に実際のRPFより10％程度低値を示す．そのため，C_{PAH}は，有効腎血漿流量（溶質除去に有効の意）とも表現される．
- C_{PAH}は，PAHの静注後，血中・尿中PAHを測定して算出する（検査法は☞「チオ硫酸ナトリウムクリアランス」p.364）．PAHの至適濃度は2 mg/dl（1〜5 mg/dl）であり，血中濃度がこの範囲をはずれた場合は正確なRPFを表さない．特に，腎機能低下例ではPAH濃度が過度に高くなる可能性があり，10％PAH溶液量を半分にする必要がある．チオ硫

n 負荷試験・機能検査

酸Na（thio）も同時に負荷して，C_{thio}も測定するのが一般的である．また，検査時にヘマトクリット値（Ht）を測定すれば，腎血流量（RBF）を算出できる．

$$RBF (ml/min) = RPF \times 100/(100 - Ht)$$

臨床的意義と検査値の読み方
- 腎血行動態を主体として腎機能を評価する場合，また，糸球体内の血行動態を表す濾過率（後述）の測定が診断に有用な糖尿病腎症の糸球体過剰濾過，増殖性腎炎を疑う場合に検査される．腎生検を必要とする例で，精密検査として施行されることも多い．
- C_{thio}とC_{PAH}の比は，濾過率（filtration fraction：FF = GFR/RPF）とよばれ，糸球体を流れる血漿流量の何%が濾過されるのかを示している（基準値：0.18～0.22）．FFは，糸球体に出入りする細動脈の緊張の程度に左右される．輸出細動脈の緊張が高まる高血圧，腎硬化症，心不全，また，輸入細動脈の緊張が低下する糖尿病前期・早期では，FFは増加する．一方，急性腎炎などでは，糸球体内細胞増加により濾過面が減少し，FFが低下することが多い．
- C_{PAH}は，PAHの排出機構から考えてRPF，糸球体濾過量（GFR），尿細管分泌能のすべてを反映している．C_{PAH}の低下は，これらの排泄経路の異常を表していると考えられる．

予想外の値が認められるとき
- スルホンアミド剤などはPAH同様に呈色するため，C_{PAH}に影響する．また，PAH濃度が至適域をはずれた場合も正確な値が得られない．
- 採尿と採尿時間の誤差が測定値に大きく影響する．採尿が不完全の場合（前立腺肥大症や神経因性膀胱での残尿）にC_{PAH}が過小評価される．　　（木村秀樹）

8A055
チオ硫酸ナトリウムクリアランス
sodium thiosulfate clearance

略 C_{thio}　　**別** 糸球体濾過量（GFR）

測定法 比色法
検 体 血清，尿
基準値 70～130 ml/min

異常値を呈する場合
Critical/Panic value
【10 ml/min以下】末期腎不全
対応 ▶ ☞「クレアチニンクリアランス」（p.361）

高値
- 140 ml/min以上：糖尿病腎症の前期・早期の糸球体過剰濾過．塩分・蛋白摂取過剰での糸球体過剰濾過．
次に必要な検査 ▶ ☞「クレアチニンクリアランス」（p.361）．

低値
- 50 ml/min以下：腎血流低下時（例：心不全，脱水，高齢者），腎実質性障害（腎炎，糖尿病腎症，腎硬

化症，自己免疫疾患，尿細管障害），尿路閉塞．
次に必要な検査 ▶ ☞「クレアチニンクリアランス」（p.361）．

プロフィール
- チオ硫酸Na（thio）は，体内では硫酸塩に代謝されるが，血中蛋白と結合せず，糸球体のみで濾過・排泄され，尿細管で分泌も再吸収もされない物質である．したがって，血中濃度が8 mg/dl以上での同物質のクリアランス（C_{thio}）は真の糸球体過剰濾過量（glomerular filtration rate：GFR）に近似する．クレアチニンクリアランス（C_{cr}）は腎機能低下とともにC_{cr}/イヌリンクリアランス（C_{in}）が1.1から2.0～2.5へ増加するのに対して，C_{thio}/C_{in}は腎機能の広い範囲で0.90～1.10（相関係数：0.986）である．
- 検査としては，通常は500 mlの飲水後thioの1回静注法をパラアミノ馬尿酸（PAH）の静注と同時に行う方法がとられ，C_{thio}とC_{PAH}の同時測定が一般的である（図3-3）．10分間で緩徐に静注し，35分後，45分後に採血し，静注後25分で完全排尿し，その30分後に採尿する．測定法は除蛋白後ヨード滴定を用いるので習練を要し，オートアナライザーに組み込めない欠点がある．

臨床的意義と検査値の読み方
- 検査法，測定法が煩雑な点が欠点であり，C_{cr}ほど汎用はされていないが，C_{in}測定と同じ目的で利用される．
- わが国では，C_{thio}は歴史的にC_{cr}が普及する前から真のGFRを評価する代表的な検査法として使用されていた．2006年にC_{in}が保険収載されたため，今後の使用頻度は低下すると推測されるが，以前のC_{thio}値との比較をする場合やC_{in}との相関性を検討する場合に利用されると思われる．
- PAHも同時に負荷することによりC_{PAH}（腎血漿流

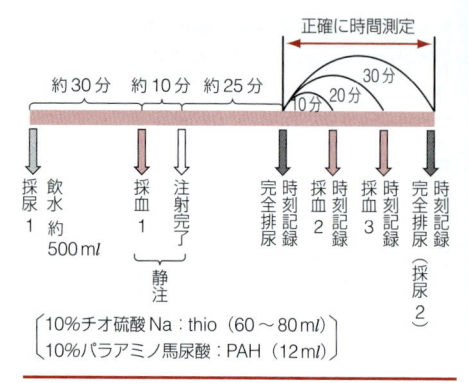

図3-3　Thio，PAHクリアランスの施行方法

［10%チオ硫酸Na：thio（60～80 ml）
　10%パラアミノ馬尿酸：PAH（12 ml）］

量：RPF）の測定が可能となり，腎血行動態と糸球体機能を全体的に評価することができる．また，C_{thio}（GFR）とC_{PAH}（RPF）の比（濾過率）は，糸球体内の細胞・基質増加（増殖性腎炎）で低下する．また，濾過率は心不全，本態性高血圧，腎硬化症，糖尿病腎症前期・早期などでは上昇する．ただし，短時間での水分負荷が必要なため，浮腫や心不全などがある例では実施を控える方がよい．

予想外の値が認められるとき

- 還元作用をもつ薬剤などが多量に共存すると誤差の原因となる．また，thioの血中濃度が8〜50 mg/dlの範囲にないとC_{thio}は正確にGFRを表さない．
- 採尿と採尿時間の誤差が測定値に大きく影響する．採尿が不完全の場合（前立腺肥大症や神経因性膀胱での残尿）にC_{thio}が過小評価される．　　（木村秀樹）

8A070
フェノールスルホンフタレイン試験　保

phenolsulfonphthalein test

別 PSP 試験

測定法　酵素法
検 体　静注後15分毎の尿
基準値　15分値：25〜50％
　　　　　120分値：55〜85％

異常値を呈する場合

高値

- 15分値50％以上：妊娠，低蛋白血症，肝障害
  次に必要な検査 ▶ 低蛋白血症の精査のため血清総蛋白，アルブミン，尿中蛋白尿の測定と肝機能検査行う．

低値

- 15分値20％未満：腎血流低下時（例：心不全，脱水，高齢者），腎実質性障害（腎炎，糖尿病腎症，腎硬化症，自己免疫疾患，尿細管障害），尿路閉塞．
  次に必要な検査 ▶ 糸球体濾過量（GFR）と腎血漿流量（RPF）を検査する．近位尿細管障害の指標としては，$β_2$-ミクログロブリン，$α_1$-ミクログロブリン，NAGを測定し，障害の有無を検討する（GFR，RPFが低下している例については☞「クレアチンクリアランス」p.361）．

プロフィール

- フェノールスルホンフタレイン（PSP）は体内で代謝されず，約80％がアルブミンと結合し，残りの約20％が遊離型で存在する．静注量の6％が糸球体から濾過され，94％が近位尿細管から排泄される．近位尿細管のPSP排泄極量は1.0 mg/dl程度で，静注時のPSP血中濃度の0.2 mg/dlを凌駕しているため，PSPの尿中排泄量は尿細管周囲血管へのPSP到達量に規定されることになり，RPFを反映すると考えられる．
- PSP試験では，検査30分前に水300〜500 mlを飲用させ，PSP試薬6 mgを正確に静注し，その後15分，30分，60分，120分に全排尿量を採取する．各尿中のPSP排泄総量の負荷量全体（6 mg）に対する割合（％）を算出し，検査結果とする．

臨床的意義と検査値の読み方

- PSP 15分値は，RPFや近位尿細管機能の簡便なスクリーニング検査として有用である．
- PSP 15分値は，RPFと近位尿細管の分泌機能の良い指標となる．また，15分，30分，60分，120分の分画排泄量曲線からは，尿路の通過障害（尿管結石症，水腎症，膀胱機能障害による残尿）が推定できる．障害が存在すれば30分値が最大で，PSP 15分値は低下することが多い．
- PSP 15分値が25％以上あれば，明らかな腎機能障害はないと考えられ，以後の分画は省略可能である．また，ある程度以上の腎障害では5％程度に固定して正確な評価はできなくなるため，腎不全例などでは施行する意味は少ない．また，短時間に水分負荷をかけるため，浮腫，心不全の例では施行を避けるべきである．
- ネフローゼ症候群，肝硬変などで低蛋白血症があるときは，蛋白との結合量が減少し遊離型が増えるため，PSPの腎クリアランスが増強しPSP 15分値が高値となる．

予想外の値が認められるとき

- アルカリ処理で紅色に発色する薬剤（スルホンアミド剤），545 nmに吸収をもつ薬剤，PSPの近位尿細管排泄に拮抗する薬剤（アスピリン，ペニシリン）などは，PSP測定値に影響し，測定値が高値となる．
- PSPの静注量，排尿時刻，採尿が正確でなければ，予想外の測定値を生じることがある．　　（木村秀樹）

8A080
フィッシュバーグ濃縮試験　保

Fishberg concentration test

別 尿濃縮試験，水制限試験

測定法　尿比重は屈折計法，尿浸透圧は氷点降下法
検 体　各時間尿
基準値　尿比重：1.025以上
　　　　　尿浸透圧：850 mOsm/kg・H_2O以上

異常値を呈する場合

低値

- 尿比重1.020以下：尿細管や腎髄質浸透圧勾配の障害やADH受容体，水チャンネルの異常による尿濃縮障害（間質性腎炎，慢性腎盂腎炎，腎硬化症，嚢胞腎，閉塞性尿路障害，腎性尿崩症，Fanconi症候群，低K血症，低Ca血症など）
  次に必要な検査 ▶ 腎間質障害をさらに検索するため，電解質異常（低K血症，低Ca血症）の再検討，尿細管性アシドーシスの精査（尿pH，血液ガス分析），腎エコー，CTなどで嚢胞腎や閉塞性腎障害の検査

を行う．近位尿細管障害の合併を検索するため，尿中 β_2-ミクログロブリン，α_1-ミクログロブリン，NAG の測定も考慮する（合併する GFR の低下については☞「クレアチンクリアランス」p.361）．

プロフィール

- フィッシュバーグ濃縮試験は，水分制限を行い抗利尿ホルモン（ADH）の分泌が正常に促されたと仮定した上で，腎髄質の尿濃縮機能を評価する検査である．
- 試験前日午後 6 時までに乾燥食（蛋白質に富んだ水分の少ない食事）を摂取し，以後は試験終了まで飲水，飲食を禁とする．就寝前，夜間の排尿は破棄する．翌朝，覚醒とともに第 1 尿を採尿（午前 6 時），臥床 1 時間後に第 2 尿を採尿（午前 7 時），その後は通常生活をし，さらに 1 時間後第 3 尿を採尿（午前 8 時）して試験を終了．各尿につき，尿比重，尿浸透圧を測定する．ただし，尿糖，尿蛋白が高度の例では，尿比重を補正する必要がある．尿中濃度で 1 g/dl 当たり，尿糖は 0.004，尿蛋白は 0.003 を測定比重より減ずる．

臨床的意義と検査値の読み方

- 糸球体濾過量（GFR）が正常あるいは軽度低下にもかかわらず，尿細管障害が疑われる例や急性腎不全からの回復後に，尿細管機能の改善度を精査する例で実施する．また，正常腎機能から中等度の腎機能低下例（GFR＞30 ml/min）で実施することが原則であり，腎不全例（C_{cr}＜30 ml/min）では GFR 低下を増悪させることになり，同試験は禁忌と考えた方がよい．
- 正常な尿濃縮には，①血清浸透圧の上昇，②視床下部-下垂体後葉からの ADH 分泌の亢進，③集合管の ADH 受容体後の水チャンネルの正常な反応が必要となる．尿濃縮試験では，上記①，②が存在すると仮定して，腎髄質集合管の増加 ADH への反応性を評価していることになるため，①，②，③のいずれかの異常で測定値は低下する．
- 一般成人の 1 日食事中の溶質量は約 500～600 mOsm であり，正常腎の最大尿濃縮能は 1,200～1,300 mOsm/kg・H_2O であるため，腎機能が正常であれば，尿量が最低 400～500 ml/day で食事中の全溶質を排泄することができる．尿濃縮力低下では，同じ溶質を排泄するために多くの尿量を必要とし，逆に，水分摂取量が低下すれば，容易に脱水や溶質の蓄積につながることになる．ゆえに，尿濃縮能を評価することは腎臓患者の水分管理をする上で重要なことである．

予想外の値が認められるとき

- 被検者の絶食，絶水が守られず，血清浸透圧が上昇するのに十分な水分制限ができない場合は低値となる．
- 尿比重が尿糖，尿蛋白，造影剤の混入により高く出ることに注意する．

- 寒冷では ADH が低下するため，被検者の保温に注意する．
- 喫煙は利尿を抑制するため，検査当日は禁煙とする．

（木村秀樹）

8A090
PFD テスト　保

pancreatic functional diagnostant test

別 bentiromide 試験，BT-PABA（N-benzoyl-L-tyrosyl-p-aminobenzoic acid）試験

測定法　diazocoupling 法，DACA
検　体　前尿・6 時間蓄尿，尿量測定も併せて行う
基準値　尿中 PABA（パラアミノ安息香酸）6 時間の回収率 70～100 ％

異常値を呈する場合

高値

- 疾患特異性より検査施行上の問題が多い〔薬剤*の影響，食物**の影響，採尿・尿量測定の誤り，その他（投薬の誤り，PABA 測定法の誤り，検体ブランクの扱い方など）〕
  - *芳香族アミルを含む薬剤（サルファ剤，サイアザイド系利尿薬，スルフォニル尿素薬など），消化酵素剤（キモトリプシンを含む）は検査 3 日前より休薬する必要がある．
  - **プルーン，クランベリーの摂取も薬剤同様に検査 3 日前より休止する必要がある．
- 検査施行上の問題点の有無につき再確認を要する．

低値　慢性膵炎，その他の膵疾患（膵癌，急性膵炎，膵切除術後など），小腸吸収障害（高度の下痢，広範囲小腸切除術後，Crohn 病など），肝機能障害（ICG 試験 15 分値 20 ％以上），腎機能障害（PSP 試験 15 分値 10 ％以下，血清クレアチニン値 2.0 mg/dl 以上），高齢者（70 歳以上），その他（投薬の誤り，PABA 測定法の誤り，検体ブランクの扱い方など）

- 病歴の確認，血液検査値・尿量の確認，各種画像診断（腹部超音波検査，CT 検査，超音波内視鏡検査など）．

プロフィール

- BT-PABA（N-benzoyl-L-tyrosyl-p-aminobenzoic acid）は，1971 年に Imondi らにより開発された分子量 404.42 の合成トリペプチドで，膵酵素の一つであるキモトリプシンにより十二指腸および上部小腸内で加水分解され，BT（N-benzoyl-L-tyrosine）と PABA（p-aminobenzoic acid）に遊離する．PABA は小腸で吸収され，肝臓から抱合を受けたのち，腎臓から尿中排泄される．
- 本検査は早朝空腹時排尿後に PFD 試薬（BT-PABA 500 mg）を水 200 ml とともに経口投与し，PFD 服用後 6 時間蓄尿して尿量を確認した後，尿中 PABA 排泄量を定量し，尿中 PABA 排泄率（％）を算出す

る．これにより膵キモトリプシン活性を間接的に知ることができる．
- 本検査は原則として絶食で施行するが，試験開始4時間以降であれば食事摂取は結果に影響しない．

臨床的意義と検査値の読み方
- 膵外分泌機能高度障害例のスクリーニングや膵疾患の消化吸収機能の経過観察に有用である．
- 本検査は低侵襲で反復して施行することが可能であるが，軽度～中等度の膵外分泌機能障害では陽性とならず，高度障害（80％以上の障害）で陽性となる．
- 感度は40～85％，特異度71～90％と報告されている．
- 膵外分泌機能検査として広く臨床応用されている一方で，吸収，代謝，排泄の影響を受けるため注意を要する．
- 本試験のみで疾患の本態を知ることには限界がある．また，偽陽性率も30％程度あり，再現性も低い．

予想外の値が認められるとき
- 投薬の誤り，PABA測定法，検体ブランクの扱い方などを確認する．
- 薬剤の影響や尿量，残尿の有無を確認する．
- 小腸吸収障害においても低値を呈するため，D-キシロース試験にて小腸吸収障害の有無につき確認する．
- 測定法，測定キットによる差は報告されていない．

（河上　洋）

8A115
D-キシロース吸収試験　保
D-xylose absorption test

別 キシローゼ試験

測定法　Roe & Rice 法の Kerstell 変法（比色定量）
検体　前尿・5時間蓄尿，尿量測定も併せて行う
基準値
- 25 g 負荷：尿中5時間排泄量5～8 g（尿排泄率20～32％）
- 5 g 負荷：尿中5時間排泄量1.5 g 以上（尿排泄率30％以上）

異常値を呈する場合
低値　吸収不良症候群〔原発性：セリアックスプルー，先天性β-リポ蛋白欠損症，症候性：広範囲小腸切除術後，Crohn病，アミロイドーシス，虚血性腸炎，小腸原虫症，盲管蹄症候群・感染性腸炎（空腸の細菌異常増殖）など〕，腎機能障害（PSP試験15分値10％以下，血清クレアチニン値2.0 mg/dl 以上，高齢者（70歳以上），薬剤*の影響など．
*硫酸ナオマイシン，アスピリン，インドメタシンなどは D-キシロースの尿排泄を阻害する．
- 各種画像診断による小腸の形態学的検索を必要とする．小腸X線造影検査や小腸内視鏡検査による小腸組織生検診断による確定診断を必要とする．

プロフィール
- D-キシロースは，1937年にHelmerとFoutsら，1948年にFourmanにより記載された試験である．
- D-キシロースは分子量150の五炭糖で，単糖であるため経口投与された量の60～70％が近位空腸（一部，十二指腸）から六炭糖と類似の吸収機構で吸収され，しかも体内で代謝（異化）されることなく，吸収されたキシロースの40～50％が腎臓から尿中排泄される．
- 尿中排泄率は糖質の吸収能を把握でき，小腸の吸収能を反映する．
- 早朝空腹時排尿後にD-キシロースを水250 mlとともに経口投与し，D-キシロース服用後5時間蓄尿して尿量を確認した後，尿中D-キシロース排泄量を定量し，尿中D-キシロース排泄率（％）を算出する．これにより近位小腸の吸収能を間接的に知ることができる．
- 本試験は原則として検査終了後まで絶食で施行する．ただし，糖質を含まない水分摂取は制限しない．

臨床的意義と検査値の読み方
- 本試験は近位空腸機能の検査法として有用である．
- その最大の利点は，低値を示す近位空腸の吸収障害と正常値を示す膵疾患による吸収不良との鑑別診断に有用であることである．
- 通常25 g法が行われるが，悪心・嘔吐や浸透圧性下痢がみられるときは5 g法で実施する．ただし，5 g法は25 g法と比較して若干感度が劣る．
- 蓄尿が困難である小児の場合などでは血中D-キシロース濃度*の測定を行う場合があるが，D-キシロースの経口投与用量が0.5 g/kgでない限りは正常域と異常域の重複がかなりあり，信頼性が低くなるため注意を要する．
    * D-キシロース負荷前と比較して5 g法では20 mg/dl 以上，25 g法では25 mg/dl 以上の上昇が正常とされる．

予想外の値が認められるとき
- 吸収は正常であるが，尿への排泄が減少している場合（腎不全，高度浮腫，粘液水腫，胃排泄遅延，嘔吐，脱水など）．
- 腹水の有無を確認する必要がある（尿での値は低い）．
- 絶食状態の確認をする．
- 薬剤の影響を確認する．

（河上　洋）

4 内分泌学的検査

4 a 視床下部・下垂体ホルモン

4A010
GH
growth hormone
別 成長ホルモン

測定法 〈血清〉IRMA, IEMA, 〈尿〉CLEIA
検体 〈血清〉0.5 m*l*（4℃冷蔵または凍結保存）
〈尿〉早朝一番尿 5.0 m*l*（凍結保存）または 24 時間蓄尿
基準値 男性 0.42 ng/m*l* 以下（中央値 0.13）
女性 0.66 ～ 3.68 ng/m*l*（中央値 2.20）
（2005 年から標準品を共通のリコンビナント GH とすることにより従来値より低くなっている）

異常値を呈する場合
高値 巨人症，先端巨大症，GH 不応症（Laron 型低身長症），異所性 GH 産生腫瘍，神経性食欲不振症，低栄養患者
低値 下垂体前葉機能低下症，GH 分泌不全性低身長症，成人 GH 分泌不全症，GH 単独欠損症，性腺機能低下症

次に必要な検査▶
- 低身長（平均身長の − 2 SD 以下）や成長率の低下（年間成長率が 2 年以上にわたって標準の − 1.5 SD 以下）に加えて，GH および IGF − 1（ソマトメジン C）値の低下を認める場合は GH 分泌不全を考える．
- 先端巨大症もしくは，巨人症に伴う臨床所見に加え，血中・尿中 GH，IGF − 1 値の異常高値をみた場合は GH 産生下垂体腺腫と考え，下垂体部の MRI 検査を行う．臨床所見があっても GH，IGF − 1 値が正常範囲もしくは軽度上昇にとどまる場合は薬物負荷試験を行う．すなわちブドウ糖負荷試験，TRH テストや LH − RH テストに奇異反応を示す．

プロフィール
- 成長ホルモン（GH）は，下垂体前葉から分泌されるペプチドホルモンである．他のホルモンと同じくまず前駆体ホルモンとして合成され（pre−hGH），蛋白分解酵素によりペプチド結合が切断され，"big−big", "big", little hGH（これが hGH である），20 K などとして血中に分泌される．GH の分泌は，成長ホルモン分泌促進因子（GRF）と成長ホルモン分泌抑制因子（GIF，ソマトスタチン）によって二元的に調節されている．
- GH の作用としては，GH が標的組織に運ばれて直接的に，または肝臓から産生される IGF−1 を介して間接的に成長促進作用，糖質・脂質代謝作用を発揮する．これら GH の作用のなかで主要な骨増生作用，蛋白合成促進作用の一部については，GH が肝に働き，IGF−1 とよばれるペプチドの合成・分泌を介して間接的に行われるものとされている．以上から GH は trophic hormone（somatomedin trophic hormone：STH）といえる．
- GH 測定には IRMA，IEMA，CLEIA などが用いられる．現在の測定法ではリコンビナント成長ホルモンに準拠した標準品を用いている．

臨床的意義と検査値の読み方
- 先端巨大症，巨人症などの GH 産生腫瘍では，特徴的な臨床所見に加え，血中 GH，IGF−1 値の高値がみられる．この場合基礎値が高値のみでなく，異常な GH の自律性分泌を確認する必要がある．すなわち，75 g ブドウ糖負荷試験を行い，正常人と異なり本症では GH が 1 ng/m*l* 以下に抑制されないことをみる．
- GH は律動的に分泌されるため，正常人でも GH 基礎値が感度以下の低値となることがある．したがって，GH 分泌不全性低身長症，成人 GH 分泌不全症の診断には GH 分泌刺激試験が必須となる．インスリン負荷，アルギニン負荷などがある．GH 分泌不全性低身長症では GH 分泌刺激試験の頂値が 6 ng/m*l* 以下である（従来は 10 ng/m*l* で，リコンビナント GH 標準品を用いると 6 ng/m*l*）．成人 GH 分泌不全症では頂値 3 ng/m*l* 以下（従来 5 ng/m*l*）である．

予想外の値が認められるとき
- GH は律動的に分泌されるため，ピークで採血すれば 10 ng/m*l* 以上の血中濃度となる（特に夜間）．
- 正常人でも各種のストレス，運動，一部の薬剤（β 遮断薬，ドパミン作動薬など）服用により GH 高値となるので，これらについてチェックする．

（中井利昭）

4A015
ソマトメジン C
somatomedin−C
別 インスリン様成長因子−1（IGF−1）

測定法 IRMA, RIA
検体 血清 0.3 m*l*（凍結保存）
基準値 （表 4−1 参照）

異常値を呈する場合
高値 巨人症，先端巨大症，腎不全
低値 下垂体前葉機能低下症，GH 分泌不全性低身長

■ 表4-1 ソマトメジンCの年齢別・性別基準値

(単位：ng/m*l*)

年齢（歳）	男性	女性
0	18～150	12～174
1～3 未満	11～172	37～229
3～5 未満	29～173	35～238
5～7 未満	64～203	74～230
7～9 未満	50～356	95～437
9～11 未満	87～405	60～514
11～13 未満	115～545	206～731
13～15 未満	178～686	216～798
15～17 未満	287～555	262～510
17～20 未満	219～509	264～542
20～30 未満	85～369	119～389
30～40 未満	67～318	73～311
40～50 未満	41～272	46～282
50～60 未満	59～215	37～266
60～70 未満	42～250	37～150
70以上	75～218	38～207

症，GH不応症（Laron型低身長症），神経性食欲不振症，肝硬変，慢性肝炎，甲状腺機能低下症

次に必要な検査▶
- 低身長（平均身長の−2 SD以下）や成長率の低下（年間成長率が2年以上にわたって標準の−1.5 SD以下）に加えて，GHおよびIGF−1値の低下を認める場合はGH分泌不全を考える．
- 先端巨大症もしくは巨人症に伴う臨床所見に加え，血中・尿中GH，IGF−1値の異常高値をみた場合はGH産生下垂体腺腫と考え，下垂体部のMRI検査を行う．臨床所見があってもGH，IGF−1値が正常範囲もしくは軽度上昇にとどまる場合は薬物負荷試験を行う．すなわちブドウ糖負荷試験，TRHテストやLH−RHテストに奇異反応を示す．

プロフィール
- ソマトメジンC（IGF−1）は主に肝臓でGH依存性に産生されるペプチドである（肝臓以外の種々の組織でもその産生が報告されている）．成長促進作用，インスリン様作用，細胞の増殖・分化の促進など多彩な作用を有する．

臨床的意義と検査値の読み方
- IGF−1の検査は，GHとともに，GH分泌過剰の疾患（巨人症や先端巨大症など）およびGH分泌低下の疾患（GH分泌不全性低身長症，下垂体機能低下症など）の診断に用いられる．くわしくは，GH測定は下垂体の分泌機能を，一方IGF−1は肝臓などの末梢組織でのGHに対する反応性を調べる検査である．
- GHは律動的に分泌され，またその半減期が約10分であるのに対してIGF−1は日内変動も少なくかつ半

減期も3～4時間と長いので，IGF−1の方が1回の測定でGH分泌能を評価しうる．

予想外の値が認められるとき
- GH異常値の疾患でIGF−1値はパラレルに増減するが，そのほかにも長時間の低栄養や飢餓状態でIGF−1値は低下するので注意を要する．

(中井利昭)

4A017

IGF結合蛋白-3   保

insulin-like growth factor-binding protein-3

略 IGFBP-3   別 インスリン様成長因子（IGF）結合蛋白-3型

測定法　RIA，IRMA
検　体　血清 0.2 m*l*（凍結保存）
基準値　（表4-2 参照）
異常値を呈する場合
高値　先端巨大症，巨人症
低値　GH分泌不全症，GH不応症（Laron型低身長症），肝硬変，甲状腺機能低下症

次に必要な検査▶低身長（平均身長の−2 SD以下）や成長率の低下（年間成長率が2年以上にわたって標準の−1.5 SD以下）に加えて，GHおよびIGF−1およびIGFBP−3の低下を認める場合はGH分泌不全を考える．最終的にはGH分泌不全症の診断の手引きにあるようにGH分泌刺激試験（インスリン負荷，アルギニン負荷など）を行ってGH分泌低下を証明する．

プロフィール
- IGF結合蛋白-3（IGFBP-3）は，IGF−1と特異的に結合している結合蛋白（IGFBP）の一種である．IGFBPとしてヒトでは6種類がクローニングされ，

■ 表4-2　IGFBP-3参考基準値　（単位：μg/m*l*）

年齢（歳）	例数	基準値（参考値）
1未満	56	1.45～2.61
1～3 未満	44	1.64～3.22
3～5 未満	30	1.74～3.73
5～7 未満	38	1.76～4.03
7～9 未満	36	1.78～4.43
9～11 未満	38	2.33～4.91
11～13 未満	33	2.75～5.15
13～15 未満	35	2.99～5.00
15～17 未満	18	2.43～5.70
17～35 未満	124	2.29～4.17
35～70 未満	53	2.17～4.05

（栄研化学（株）資料より）

＊栄研はIRMAによる，一方RIA（コスミック）では若干異なり，たとえばRIAでは20歳以上男性 1.90～3.89 μg/m*l*，女性 1.99～3.20 μg/m*l* である．

アミノ酸配列が決定されている．血中ではIGFBP-3がIGFBPのなかで最も多く存在している．さらに詳しくはIGF-1とIGFBP-3により形成された複合体にさらにα-サブユニットが結合して大きな複合体として血中に存在する．この複合体はかつてGH依存性結合蛋白とよばれたように，血中IGFBP-3は主としてGH-IGF-1系によって調節されている．このことより，血中IGFBP-3濃度がGH分泌状態を反映するものとしてその測定が有用となるわけである．
- 測定はRIAやIRMAにより行われ，両法で若干基準値が異なる．

臨床的意義と検査値の読み方
- 血中IGFBP-3は内因性のGH分泌動態を反映し，またGHより半減期が長く安定なことからGHの間接的な指標として有用である．特にGH分泌不全症（成長ホルモン分泌不全性低身長症）の診断にその臨床的意義がある．
- IGF-1は肝細胞で，IGFBP-3はクッパー細胞で主に産生されるとされ，またIGFBP-3値はIGF-1と同様に加齢とともに増加するが，IGF-1のピーク値より遅れることから両者は異なった調節機構が存在すると推定される．GH分泌不全症の診断としてはIGF-1もIGFBP-3も感度，特異性とも約90％と高いが，IGFBP-3の方が低値領域における変動幅が大きいため低値を示す小児の判別には有用であると考えられる．

予想外の値が認められるとき
- IGFBP-3は肝臓で産生されるので肝硬変では低値を示し，また低栄養状態でもIGF-1で同じく低値を呈する．

(中井利昭)

4A020
プロラクチン　保

prolactin

略 PRL　別 乳汁分泌ホルモン

測定法　CLIA，IRMA
検　体　血清 0.3 ml（凍結保存）
基準値
〈IRMAによる基準値〉
　男性 1.5 ～ 9.7 ng/ml，女性 1.4 ～ 14.6 ng/ml
〈CLIAによる基準値〉
　男性 3.6 ～ 12.8 ng/ml，女性 6.1 ～ 30.6 ng/ml

異常値を呈する場合
高値　下垂体腺腫（プロラクチノーマ），松果体腫，頭蓋咽頭腫，先端巨大症，empty sella症候群，薬剤性高プロラクチン血症，原発性甲状腺機能低下症，前胸部の疾患（乳癌など），Cushing病，腎不全，神経性食欲不振症，特発性乳汁漏出症
低値　下垂体前葉機能低下症，プロラクチン単独欠損症

次に必要な検査▶
- 高PRL血症が見つかったら，まず病歴から薬剤性高PRL血症を除外する必要がある．向精神薬，降圧薬，胃腸薬，ホルモン剤などの服用の有無をチェックする必要がある．
- 薬剤性高PRL血症を否定できたら，プロラクチノーマと視床下部腫瘍を見逃さないことである．下垂体およびその周辺の画像診断（下垂体部CTスキャン，MRI，トルコ鞍撮影）が必要である．ただしPRL値300 ng/mlを超えた場合は確実にプロラクチノーマであるといってよい．低PRL血症のときは，PRL以外の下垂体前葉ホルモンの分泌機能検査と下垂体画像診断が必要である．

プロフィール
- プロラクチン（PRL）は下垂体前葉から分泌されるアミノ酸数199の単鎖ポリペプチドである．
- ヒトにおける作用で明らかなのは，産褥期婦人における乳汁分泌の促進である．そのほか成長ホルモンに似た物質代謝への作用，腎尿細管における電解質・水の再吸収促進作用，精巣や卵巣での作用などがあるとされている．

臨床的意義と検査値の読み方
- 妊娠，産褥期には血中PRL値は高値をとるが，これらの時期以外に高値をとる場合異常である．さまざまな疾患で高PRL血症が起こるが，頻度が高いのは下垂体腺腫，薬剤性高PRL血症，原発性甲状腺機能低下症，腎不全である．治療の重要性からみると，下垂体腺腫（プロラクチノーマ）が重要で，そのほか頻度は多くないが松果体腫，頭蓋咽頭腫などの視床下部腫瘍も重要である．プロラクチン値300 ng/ml以上の異常高値を示す場合は，ほぼプロラクチノーマであると考えてよい．
- 一方，下垂体機能低下症やPRL単独欠損症では，PRL値低下を示す．
- PRL測定は，プロラクチノーマを疑った場合，月経異常や男性性機能異常（プロラクチン分泌が過剰になると無月経，男性性機能異常が高率に生じる）を認めた場合，必須の検査である．

予想外の値が認められるとき
- PRLは日内変動を示し，特に明け方の起床前に頂値を示すので，基礎値は早朝というより起床後2～3時間の午前10～11時が採血条件として良い．この採血条件のチェックが必要である．いろいろな薬剤がPRL分泌に影響を与えるので服薬のチェックが必要である．
- PRL高値をきたす薬剤
  - ・向精神薬：ハロペリドール，イミプラミンなど
  - ・エストロゲン製剤：経口避妊薬など
  - ・降圧剤：レセルピンなど
  - ・抗潰瘍剤・制吐剤：メトクロプラミド，ドンペリドンなど

(中井利昭)

---

a　視床下部・下垂体ホルモン

4A025
ACTH 保

adrenocorticotropic hormone

別 副腎皮質刺激ホルモン，コルチコトロピン

測定法 IRMA
検体 EDTA血漿0.5m*l*（凍結保存）
基準値 7〜56pg/m*l*

異常値を呈する場合

高値
- コルチゾール低値：Addison病，先天性副腎皮質過形成，Nelson症候群，ACTH不応症
- コルチゾール高値：Cushing病，異所性ACTH産生腫瘍，異所性CRH産生腫瘍，グルココルチコイド不応症

低値
- コルチゾール高値：副腎腫瘍によるCushing症候群，原発性副腎皮質結節性過形成
- コルチゾール低値：視床下部性下垂体前葉機能低下症，下垂体性下垂体機能低下症，ACTH単独欠損症，デキサメサゾン内服

次に必要な検査▶
- 血中ACTH濃度が異常値の場合には，血中コルチゾール測定が必須である．そのほかDOC（11-デオキシコルチコステロン），DHEA（デヒドロエピアンドロステロン），アルドステロン，エストロゲン，テストステロンなど各種ステロイドの測定も必要となる．
- ACTHとコルチゾールがともに高値の場合には，デキサメサゾン抑制試験を行いCushing症候群の鑑別診断を行う．単純性肥満との鑑別には1mgデキサメサゾン抑制試験が簡便である．
- ACTHが高値でもコルチゾールが低値の場合にはACTH負荷試験を行う．
- ACTHが低値でコルチゾールが高値の場合には，副腎からの自律的コルチゾール産生が疑われるため，各種画像検査とともに前述のデキサメサゾン抑制試験を行う．
- ACTHとコルチゾールがともに低値の場合には，CRH試験，インスリン低血糖試験，リジン・バソプレシン試験などのACTH分泌刺激試験を行い，下垂体のACTH分泌能を評価する．また，ACTH負荷試験を行って副腎皮質の反応を調べ，二次性副腎皮質機能低下症の鑑別を行う．

プロフィール
- 副腎皮質刺激ホルモン（ACTH）は，39個のアミノ酸からなるポリペプチドで，下垂体前葉から分泌され，副腎皮質からのステロイド分泌（主としてコルチゾール分泌）を調節している．
- ACTHはパルス状に下垂体より分泌され，これに反応してコルチゾールもパルス状に血中へ分泌される．ACTHの分泌は，主として視床下部からのCRHに

よる刺激と，副腎からのコルチゾールによるネガティブフィードバックによる抑制によって調節されている．

臨床的意義と検査値の読み方
- ACTHは視床下部-下垂体-副腎皮質系の疾患の診断と病態の解明に不可欠な検査である．
- 副腎皮質機能低下症の原因検索や，ステロイド長期間服用患者の副腎皮質の萎縮状態を推定するのに有用である．また，下垂体前葉機能低下症やCushing症候群の診断にも必須の検査である．しかし，血中ACTH値は前述したように，コルチゾールによってネガティブフィードバックを受けているので，常にコルチゾール値と対照して異常を考える必要がある．

予想外の値が認められるとき
- ACTH値は，日内リズムやストレスなどで影響を受けやすいので，これらの影響による予想外の値でないか，チェックする必要がある．このため通常は，早朝・空腹時・30分以上の安静臥位後の採血によるACTH値を基礎値とする．
- また，ACTHは蛋白分解酵素の作用を受けやすく不安定であるので，EDTA-2Na入りのスピッツに採った検体は直ちに氷水中で冷却し，遠心分離し，血漿は−20℃以下で凍結保存する．
- 測定系でIRMAはRIAに比べて感度，特異性が高いので，big ACTHという生物活性の低いACTHも測定してしまう可能性がある．予想しないACTHの著明な高値を示した場合は，このbig ACTHの存在を考慮する必要がある．

(中井利昭)

4A030 / 4A035
LH/FSH 保

luteinizing hormone / follicle-stimulating hormone

別 黄体形成ホルモン/卵胞刺激ホルモン

測定法 CLIA
検体 ともに血清0.5m*l*（凍結保存）
基準値
■LH基準値（単位：mIU/m*l*）
- 女性：卵胞期1.8〜10.2
  排卵期2.2〜88.3
  黄体期1.1〜14.2
  閉経後5.7〜64.3
- 男性：0.8〜5.7

■FSH基準値（単位：mIU/m*l*）
- 女性：卵胞期3.0〜14.7
  排卵期3.2〜16.7
  黄体期1.5〜8.5
  閉経後157.8以下
- 男性：2.0〜8.3

異常値を呈する場合

高値 精巣機能低下症，卵巣性無月経，多嚢胞卵巣症候群（LHは持続的高値，FSHは正常レベル），

374　4 内分泌学的検査

Turner症候群，Klinefelter症候群

|低値| 下垂体性精management機能低下症，視床下部性精巣機能低下症，視床下部性無月経，下垂体機能低下症，Kallman症候群，神経性食欲不振症

次に必要な検査 ▶

〈女性〉
- LH，FSHともに低値：下垂体障害あるいは視床下部障害で，LH-RH負荷試験の反応性が前者では低下し，後者では存続している．下垂体障害が疑われたときは，他の下垂体ホルモン（TSH，ACTH，GH）の測定のほかX線CT，MRIなどの画像診断により原因検索を行う．視床下部障害のときは画像診断に加えて摂食異常などアナムネーゼをよく聴取する．
- LHが高値，FSHが正常：多嚢胞性卵巣症候群で，超音波検査，腹腔鏡検査が必要となる．
- LH，FSHともに高値：性腺障害で，性ステロイドの低値を確認し，腹腔鏡検査も適応となる．

〈男性〉
- LH，FSHともに低値：続発性精巣機能不全で，画像診断など精査が必要となる．
- LH，FSHともに高値：原発性精巣機能不全で，テストステロン測定，精液検査，精巣生検などを行う．

プロフィール
- 黄体形成ホルモン（LH），卵胞刺激ホルモン（FSH）はともに下垂体前葉から分泌される性腺刺激ホルモン（ゴナドトロピン）であり，男性においては精巣に働きテストステロンとインヒビンの分泌を，女性においては卵巣に働きエストロゲンとプロゲステロンを分泌させる．
- これらの性腺ホルモンの血中濃度は，視床下部-下垂体-性腺系に存在するフィードバック調節を受ける．LH，FSHの検査により視床下部-下垂体-性腺系の障害部位を明確にできる（通常はLH，FSHが単独で測定されることはまれで，テストステロンやエストロゲンなどと併せて検査される）．

臨床的意義と検査値の読み方
- LH，FSHは，男女性機能の中心をなす精巣および卵巣を調節する下垂体ホルモンである．したがって，男性では精巣機能障害の診断に，女性では排卵障害の診断に用いられる．
- LH，FSHの測定意義は，下垂体のこれらゴナドトロピンの産生分泌能を知るのみならず，視床下部LH-RHの分泌能，さらに卵巣・精巣の機能をも知ることにある．
- なお通常は，テストステロン，エストロゲンなどの性ステロイドや負荷テストGn-RHテストなどと組み合わせて測定される．

予想外の値が認められるとき
- 基準値の項には成人値のみを示したが，年齢により異なるので，小児の場合は小児の基準値をみる必要がある．

- 女性では月経周期による変動がみられるので，どの期に採血したかチェックすることも大切である．
- まれではあるが，患者の臨床データとLH値が乖離するときは，LHのβ-サブユニットの変異を考える必要がある．

（中井利昭）

4A050

ソマトスタチン　　　　　　　　　　　　　　保

somatostatin

別 somatotropin-release inhibiting factor（SRIF）

測定法　RIA
検体　血漿〔EDTA，トラジロール（アプロチニン）入りの試験管に採取して血漿を遠心分離後，凍結保存〕
基準値　1.2～12 pg/ml
異常値を呈する場合

|高値| 甲状腺髄様癌，膵内分泌腫瘍，十二指腸・空腸のカルチノイド，褐色細胞腫，肺癌（小細胞未分化癌，腺癌）などのソマトスタチン産生腫瘍

次に必要な検査 ▶
腫瘍の部位診断のためにCT，MRI，血管造影法などの画像検査を要する．また，小さな腫瘍の部位診断には，カテーテル採血による血中濃度の測定が有用である．

プロフィール
- ソマトスタチンは下垂体からの成長ホルモン（GH）の分泌を抑制する因子として，1973年視床下部から単離された14個のアミノ酸からなるポリペプチドである．その後の研究により，ソマトスタチンは視床下部以外にも中枢神経系，網膜，末梢神経系，甲状腺，唾液腺，消化管上皮，膵ラ氏島，副腎髄質，卵巣など広く生体内に分布することが明らかになった．
- 生物学的作用としては，GH以外に，TSH，インスリン，グルカゴン，ガストリン，セクレチン，モチリン，CCK，VIPなどの分泌を抑制するほか，胃酸分泌，膵外分泌，胆嚢収縮，胃内容の排出，小腸からの食物の吸収などに対して抑制効果がみられる．
- ソマトスタチンの作用様式としては，神経分泌，神経内分泌，傍分泌など多様である．したがって，ソマトスタチンは古典的なホルモンの概念とは異なり，ある限られた範囲内で多種の作用を発揮する局所活性物質としての生理的意義を有すると思われる．

臨床的意義と検査値の読み方
- 上述のように，ソマトスタチンは生体の各部位で産生され，局所で作用している．そのため希釈を大きく受ける末梢循環血中の濃度測定の臨床的有用性は以下の場合に限定される．ソマトスタチンが持続的に過剰に分泌されるソマトスタチン産生腫瘍の症例では血中レベルが著しく高い．
- 糖尿病・耐糖能異常，胆石症，胆嚢腫大，脂肪便，慢性下痢症，胃酸分泌低下などの症候がみられる場

a 視床下部・下垂体ホルモン

合や，胆石症の患者で開腹時に膵腫瘍が認められた場合など，ソマトスタチン産生腫瘍の疑われる症例において血中濃度測定は診断に有益である．
- ソマトスタチン産生腫瘍の症例ではアルギニン点滴静注により過剰分泌反応がみられる．また，血中動態は臨床経過とよく相関して変動するので治療効果の判定にも役立つ．したがって，ソマトスタチンは腫瘍マーカーとして重要な意義をもつ．

予想外の値が認められるとき
- ソマトスタチンは血中の蛋白分解酵素により分解を受けやすい．予想外に低値の場合は検体取り扱い方法についての検討を要する．　　　　　（佐々木憲夫）

4A070
アルギニンバソプレシン　保
arginine vasopressin

別 抗利尿ホルモン（ADH），バソプレシン

測定法	RIA（二抗体法）
検　体	EDTA血漿 2.5 ml（凍結保存）
基準値	0.3～3.5 pg/ml（自由飲水時）

異常値を呈する場合
高値 ADH不適合分泌症候群（SIADH；血漿浸透圧は低値），腎性尿崩症（血漿浸透圧は高値）
低値 中枢性尿崩症（血漿浸透圧は高値），心因性多飲症（血漿浸透圧は低値）

次に必要な検査▶
- ADHが低値の場合は，血清電解質，腎機能検査を同時施行し，さらに内分泌学的負荷試験（水制限テスト－バソプレシンテスト，高張食塩水負荷テストなど）も行う．これにより中枢性尿崩症か心因性多飲症かを鑑別できる．中枢性尿崩症の中で，続発性の疑いのものは頭部CTやMRIなど画像診断を進めていく．
- ADHが高値の場合はSIADHを考慮し，SIADHの診断がついたら，その原疾患（肺癌か膵癌かなど）の検索を進める．

プロフィール
- アルギニンバソプレシン（ADH）は下垂体後葉から放出されるが，その生合成は下垂体でなく視床下部において行われる．すなわち，ADHはまず視床下部の室傍核や視索上核に存在する神経分泌細胞の細胞体で，担体蛋白であるノイロフィジンとともに産生される（propressophysinとよばれ，プロホルモンである）．次いでその細胞内の軸索流によって運ばれ（この過程で小分子のADHに変換される），下垂体後葉にある神経終末に貯えられ，必要に応じて血中に分泌される．
- ADHは腎集合管のV$_2$受容体に作用し抗利尿作用を発揮し，体液量と血漿浸透圧の調節を行っている．

臨床的意義と検査値の読み方
- ADH濃度と血漿浸透圧の間には正の相関関係が存在し，わずか1～2 mOsm/kgH$_2$Oの血漿浸透圧の変動で下垂体後葉からのADH分泌が鋭敏に調節されている．したがって，血漿ADH濃度は常に血漿浸透圧と同時に測定して評価する必要がある．
- 血中ADHは口渇，多飲，多尿の臨床症状のみられるとき鑑別診断の目的で測定される．浸透圧利尿をきたす糖尿病や腎のADH反応性低下を伴う高Ca血症など脱水を伴う多尿の症例では血漿ADH濃度は高値を示す．
- しかしながら，血漿ADH濃度測定が特に有用な指標となるのはこれらの特異的検査所見を欠き，1日尿量が5lを超える高度の多尿で，中枢性尿崩症，心因性多飲症あるいは腎性尿崩症が鑑別の対象となる場合である．自由飲水下で任意に採血した検体のADH測定では，腎性尿崩症では多尿にもかかわらず2 pg/mlを超える高値を示すことが多い．一方，中枢性尿崩症や心因性多飲症では1 pg/mlを下回る低値を示すことが多い．ただし，健常者のADH値の基準範囲の下限域は，中枢性尿崩症患者のそれとしばしば重なるため注意が必要である．したがって，中枢性尿崩症の確認には，水制限テストや高張食塩水テストなどの内分泌学的負荷試験を実施する必要がある．
- 血漿浸透圧が低値でADH高値の場合は，SIADHを考慮し，SIADHの診断がついたら，その原疾患（肺癌か膵癌かなど）の検索を進める．

予想外の値が認められるとき
- ADH分泌は飲水条件，体位などさまざまな要因で変動する．一般に基礎値は自由飲水下に30分の安静臥床の後に行うのを原則とし，血漿浸透圧も同時測定し比較することが重要である．たとえば272 mOsm/kgH$_2$O未満の低浸透圧血症にもかかわらず，ADHが検出される場合は，基準値内であってもADHは高値といえる．　　　　（中井利昭）

4A018
腟分泌液中インスリン様成長因子結合蛋白1型
insulin-like growth factor binding protein 1 in vaginal fluid

略 IGFBP-1

測定法	総IGFBP-1：免疫クロマト法 リン酸化IGFBP-1：ELISA
検　体	子宮頸管粘液
基準値	総IGFBP-1：25 ng/ml 未満 リン酸化IGFBP-1：10 ng/ml 未満

異常値を呈する場合
高値 前期破水，早産

次に必要な検査▶
内診，腟鏡診，腟分泌物中の癌胎児性フィブロネクチン，α-フェトプロテインの測定，経腟超音波検査，胎児心拍数陣痛図など．

プロフィール

- IGFBP（insulin-like growth factor binding protein，インスリン様成長因子結合蛋白）はIGFと特異的に結合して，IGFの多様な作用（成長促進作用，細胞の分化・増殖促進作用，細胞機能調節作用，インスリン様代謝作用など）を調節している．ヒトでは6種のIGFBPが確認されている．血中ではIGFBP-1，2，3，4の4種が同定されているが，その主な産生部位は肝臓である．
- 妊娠中の母体血中ではIGFBP-1が著明に増加しているが，母体の脱落膜での産生による．羊水中のIGFBP-1は母体血清の100倍以上の高濃度である．脱落膜で産生されたものの移行に加え，胎児肝で多量に産生されるためと思われる．このような妊娠期のIGFBP-1の著明な増加の生理的意義は不明であるが，胎児の成長への関与が想定される．
- IGFBP-1には，リン酸化の程度により5種の異性体が存在する．羊水中のIGFBP-1は非リン酸化および軽度にリン酸化されたものが大部分であり，脱落膜由来のIGFBP-1は高度にリン酸化されたものが主である．

臨床的意義と検査値の読み方

- 早産の要因として喫煙，やせ，早産の既往，細菌性腟症などがある．特に腟内細菌の上行性感染による絨毛膜羊膜炎は，前期破水や早産と密接な関連がある．したがって，上記の早産のハイリスク群や絨毛膜羊膜炎が疑われる症例において，前期破水と早産の生化学的マーカーとして測定されている．
- 腟分泌液中の総IGFBP-1の測定は，前期破水の診断において，感度，特異度も高く有用である．尿や精液中にはほとんど存在しないため，これらの影響を受けない利点がある．
- 脱落膜のIGFBP-1は子宮頸管の開大が起これば，破水がなくとも子宮頸管粘液中に漏出する．このためリン酸化IGFBP-1の測定が早産の予知に応用されている．現在までの成績は，感度，特異度が高く，有効性が示されている．

予想外の値が認められるとき

- 母体血中でIGFBP-1は著増を示すため，大量出血がみられる場合は偽陽性となることがある．また，腟内の蛋白分解酵素により分解されたり，感染により産生が低下するため偽陰性となることもある．臨床症状や他の検査所見を参考にして，総合的に判断すべきである．

（佐々木憲夫）

4b 甲状腺関連検査

4A055
甲状腺刺激ホルモン 保
thyroid stimulating hormone
略 TSH 別 thyrotropin（thyrotropic hormone）

測定法 CLIA
検体 血清
基準値 0.45〜4.50 μIU/ml

異常値を呈する場合
高値 10.0 μIU/ml 以上
- 原発性甲状腺機能低下症：橋本病，遮断型TSH受容体抗体（TSBAb），甲状腺手術後，アイソトープ治療後，薬剤性（抗甲状腺薬，無機ヨード，リチウム他），亜急性甲状腺炎（機能低下期），先天性（クレチン症），地方病性（ヨード欠乏）など
- TSH不適切分泌症候群（SITSH）：TSH産生腫瘍（下垂体性・異所性），甲状腺ホルモン不応症（全身型・下垂体型）
  次に必要な検査 ▶ FT_4, FT_3, 甲状腺自己抗体（TgAb, TPOAb, TRAb），サイログロブリン

低値 0.10 μIU/ml 以下
- 原発性甲状腺機能亢進症：Basedow病，亜急性甲状腺炎（急性期），無痛性甲状腺炎（急性期），Plummer病（過機能性甲状腺腫・腺腫様甲状腺腫の一部）
- 甲状腺ホルモンの過剰摂取
- 破壊性胞状奇胎
- 卵巣甲状腺腫
- 中枢性甲状腺機能低下症：汎下垂体機能低下症（下垂体腫瘍，Sheehan症候群，特発性），TSH単独欠損症，視床下部性甲状腺機能低下症
- 非甲状腺疾患（NTI）：Cushing症候群・妊娠・ネフローゼ症候群などの一部
  次に必要な検査 ▶ FT_4, FT_3, 甲状腺自己抗体（TgAb, TPOAb, TRAb/TSAb），サイログロブリン

プロフィール
- 甲状腺刺激ホルモン（TSH）は，下垂体前葉のTSH産生細胞（thyrotroph）から分泌される分子量約28 kDaの糖蛋白で，LH, FSH, hCGと共通のα鎖と，TSH固有のβ鎖とが共有結合したヘテロダイマー構造を有する．その分泌は視床下部由来のTRHによって刺激され，甲状腺ホルモン（T_4, T_3）によって抑制を受ける．
- 甲状腺機能の恒常性は，TSHの甲状腺刺激作用とT_4・T_3による視床下部と下垂体へのnegative feedbackとのバランスによって維持されている．

- TSH測定には，α鎖とβ鎖に対する2種の抗体を固相化と化学発光標識に用いたサンドイッチ法を原理として0.01〜0.001 μIU/ml オーダーの感度を有し，正常と異常低値を明確に区別しうる高感度法が用いられる．

臨床的意義と検査値の読み方
- 本検査は甲状腺機能の異常が疑われるあらゆる場合に甲状腺ホルモン検査（FT_4, FT_3）と組み合わせて測定する．
- 検査の進め方としては，FT_4, FT_3値との組み合わせで甲状腺機能異常を診断し，病歴，臨床症状，甲状腺自己抗体検査，画像検査などによって病因の診断を進める．
- 臨床上，対象疾患の大部分を占める原発性甲状腺機能異常において，TSHはFT_4, FT_3が基準値内に留まるような甲状腺機能のわずかな亢進/低下にも鋭敏に反応して減少/増加するため，その測定は甲状腺機能を正確に評価する上で重要で不可欠なものである．
- 血中TSHは，上記のとおり常に一定に調整されており，基準値をはずれた場合（0.45以下あるいは4.50以上）には何らかの異常を想定してよい．ただ，上記の高値あるいは低値の判定にいたらない境界域（0.10〜0.45あるいは4.50〜10.0）の場合は，治療を要さない潜在性機能異常以外に中枢性機能異常，SITSH, NTIなどを考え慎重に判断する．

予想外の値が認められるとき
- TSH高値（ときに正常）で甲状腺ホルモン高値（SITSH）：抗マウスグロブリン抗体（異好抗体HAMA）や抗ヒトTSH自己抗体の存在，TSH産生下垂体腫瘍，甲状腺ホルモン不応症などを考慮する．生物学的活性の低いTSHによる中枢性機能低下症の可能性もありTRH試験を行う．
- TSH低値（ときに正常）で甲状腺ホルモン低値：中枢性甲状腺機能低下症を考えて下垂体視床下部の検索とともにTRH試験を行う．非甲状腺疾患（NTI）による異常値の可能性も考慮する．また，原発性甲状腺機能低下症においても機能の変化が急激な場合は，TSH増加が遅れることもあるので念頭におく必要がある．

（久保田　憲）

4B035

遊離サイロキシン 保

free thyroxine

略 FT_4　**別** 遊離T_4，フリーT_4，遊離チロキシン

測定法　CLIAなどnon-RIAのイムノアッセイ
検体　血清（7日以内の測定：冷蔵，これ以上の保存は凍結）

基準値　0.7～1.5 ng/d*l*

異常値を呈する場合

高値

- 甲状腺機能亢進症：Basedow病（Graves' disease），Plummer病，TSH産生腫瘍（下垂体性，異所性）
- 破壊性甲状腺炎：亜急性甲状腺炎，無痛性甲状腺炎，出産後一過性甲状腺中毒症，急性化膿性甲状腺炎
- 甲状腺ホルモン不応症（Refetoff症候群）
- T_4製剤過剰服用
- 異常結合蛋白（異常アルブミン，抗T_4自己抗体）

低値

- 甲状腺機能低下症：橋本病，特発性粘液水腫，続発性（下垂体，視床下部性）甲状腺機能低下症
- T_3製剤過剰服用
- 低アルブミン血症（ネフローゼ症候群，肝硬変）
- アンドロゲン剤服用
- 蛋白同化ホルモン剤服用

次に必要な検査▶

- 遊離T_3濃度およびTSH濃度などと総合的に判断する．
- TBGの測定も一度は必要である．
- 抗TSH受容体抗体（TRAb），抗サイログロブリン抗体（TgAb），抗ペルオキシダーゼ抗体（TPOAb，抗マイクロゾーム抗体）などの検査は，自己免疫異常の関与の有無を診断するのに有用である．
- 放射性ヨード摂取率の検査は，Basedow病と破壊性甲状腺炎の鑑別に有用である（実施はやや煩雑である）．

プロフィール

- 遊離サイロキシン（FT_4）は，T_4のうち甲状腺ホルモン結合蛋白〔サイロキシン結合グロブリン（TBG），サイロキシン結合プレアルブミン，アルブミン〕などに結合せず血中に遊離型として存在するもので，総T_4量の約0.03％である．
- 遊離T_4が末梢組織で脱ヨード酵素の作用でヨードが1つはずされT_3に変換され，甲状腺ホルモンとしての生物学的作用を発揮するようになる．
- 血中の遊離T_4量は，サイロキシン結合蛋白の濃度変化に依存せず，甲状腺機能が正常なら，通常一定に保たれる．すなわち，視床下部ホルモンであるTRH（thyrotropin releasing hormone）により調節される下垂体ホルモンTSH（thyrotropin，甲状腺刺激ホルモン）によって一定濃度を保つように調節される

（negative feedback regulation）．

臨床的意義と検査値の読み方

- 血中遊離T_4濃度は，甲状腺機能状態を直接的に示す指標で，甲状腺機能異常の重症度判定の重要な情報である．
- 血中甲状腺ホルモン結合蛋白濃度は，種々の病態で変動し，総T_4濃度に影響を与えるので，甲状腺機能の的確な評価には遊離T_4の測定が不可欠である．
- また，甲状腺機能異常を疑うとき，総T_4と総T_3の値の間に矛盾のあるときに本検査を行う．

予想外の値が認められるとき

- 異常な甲状腺ホルモン結合蛋白（抗T_4自己抗体，異常アルブミンなど）が存在するとき．
- 血中遊離脂肪酸が高値の場合，キットによっては異常高値を示す．
- 甲状腺ホルモン不応症（Refetoff症候群）では，末梢甲状腺ホルモン濃度と甲状腺機能は相関しない．
- T_3過剰服用による甲状腺中毒症の場合低値であり，低アルブミン血症や妊娠後期でも低値を示すことがある．
- 薬物の服用（ジフェニルヒダントイン，サリチル酸剤）．

（家入蒼生夫）

4B015

遊離トリヨードサイロニン 保

free triiodothyronine

略 FT_3　**別** フリーT_3，遊離T_3，遊離トリヨードチロニン

測定法　CLIAなどnon-RIAのイムノアッセイ
検体　血清（7日以内の測定：冷蔵，これ以上の保存は凍結）

基準値　1.7～4.0 pg/m*l*

異常値を呈する場合

高値

- 甲状腺機能亢進症：Basedow病（Graves' disease），Plummer病，TSH産生腫瘍（下垂体性，異所性）
- 破壊性甲状腺炎：亜急性甲状腺炎，無痛性甲状腺炎，出産後一過性甲状腺中毒症，急性化膿性甲状腺炎
- 甲状腺ホルモン不応症（Refetoff症候群）
- T_3製剤過剰服用

低値

- 甲状腺機能低下症：橋本病，特発性粘液水腫，続発性（下垂体，視床下部性）甲状腺機能低下症
- T_4からT_3への転換の障害：低T_3症候群，栄養不良，重症消耗性疾患，神経性食欲不振症

次に必要な検査▶

- 甲状腺機能の把握に有力な検査であるが，他の検査，特にTSH，FT_4と合わせ総合的に甲状腺機能状態を判定する必要がある（一般にTSHの方が甲状腺機能状態に鋭敏に反応する．FT_3が基準範囲の値を示しても，TSHが上昇していれば，機能低下状態と判断

b 甲状腺関連検査

できる）．
- 検査法の改良でTBGやT$_3$自己抗体の影響を受けにくいように工夫されているが，このため逆にTBG異常や自己抗体の存在が見逃される可能性がある．
- FT$_3$測定の特性を理解したうえで日常診療にあたり，必要に応じ総T$_4$，総T$_3$，TBG測定結果と合わせて判断する必要がある．

プロフィール
- 遊離トリヨードサイロニン（FT$_3$）は甲状腺ホルモン作用を発揮する活性型ホルモンで，総T$_3$の約0.3％の量である．
- 標的細胞内核のT$_3$受容体に結合して作用する．
- 血中T$_3$の約80％はT$_4$の脱ヨード反応により生成するので，甲状腺機能のみならず末梢T$_4$代謝の指標となる．
- FT$_3$自身も末梢T$_4$→T$_3$転換反応に影響を与えるので，甲状腺以外の因子により変動する．

臨床的意義と検査値の読み方
- 本検査は次の場合に行われる．
  ①甲状腺機能異常〔原発性，続発性（下垂体性，視床下部性）〕を疑うとき．
  ②甲状腺機能亢進症（Basedow病）の再発を疑うとき．再発時には，FT$_3$，総T$_3$の上昇が先行することが多い．
  ③甲状腺疾患の治療経過の指標とするとき．
- 甲状腺機能亢進症，破壊性甲状腺炎の診断の指標である．
- 甲状腺機能低下症では低値を示すが，低下症が軽度の場合，FT$_3$は基準範囲内の値を示すことがあり，FT$_4$やTSHの値と併せ総合的に判断する必要がある．
- 非甲状腺疾患（全身性消耗性疾患，飢餓，絶食，神経性食欲不振症など）ではFT$_3$が低値を示すことがある．低T$_3$症候群（low T$_3$ syndrome），non-thyroidal illness（NTI），euthyroid sick syndromeなどと称されるが同じ病態である．
- FT$_3$測定はTBG濃度の影響を受けないので，TBG異常値や妊娠・エストロゲン製剤によるTBGの変動を伴った状態での甲状腺機能の把握に有用である．

予想外の値が認められるとき
- 薬物の服用（甲状腺ホルモン剤，ヨード剤など），抗T$_3$自己抗体，低アルブミン血症，抗マウス抗体（HAMA）などの検索を行う．　　　　（家入蒼生夫）

4B030
総サイロキシン　保
total thyroxine

略 TT$_4$　**別** T$_4$，総T$_4$，サイロキシン，チロキシン
測定法 RIA（CLIAなどnon-RIAのイムノアッセイ）
検体 血清（7日以内の測定：冷蔵，それ以上の保存は凍結）
基準値 5.0〜12.0μg/dl

異常値を呈する場合
高値
- 甲状腺機能亢進症：Basedow病（Graves' disease），Plummer病，TSH産生腫瘍（下垂体性，異所性）
- 破壊性甲状腺炎：亜急性甲状腺炎，無痛性甲状腺炎，出産後一過性甲状腺中毒症，急性化膿性甲状腺炎
- 甲状腺ホルモン結合蛋白の異常：TBG増加症，妊娠，エストロゲン剤（経口避妊薬など）服用，抗T$_4$自己抗体（測定法による），家族性異常アルブミン血症
- 甲状腺ホルモン不応症（Refetoff症候群）
- T$_4$製剤過剰服用

低値
- 甲状腺機能低下症：橋本病，特発性粘液水腫，続発性（下垂体，視床下部性）甲状腺機能低下症
- 結合蛋白の異常：TBG減少（欠損）症，抗T$_4$自己抗体（測定法による），ネフローゼ症候群，肝硬変，アンドロゲン剤服用，蛋白同化ホルモン剤服用

次に必要な検査▶
- Basedow病と無痛性甲状腺炎との鑑別は通常，^{123}I摂取率により行うが，施行不可能の場合，TSH受容体抗体陽性やT$_3$/T$_4$＞20などの所見があればBasedow病と診断してよい．
- 甲状腺機能低下症では，甲状腺ホルモン濃度よりTSH濃度の方が鋭敏に機能状態を反映する（特にT$_3$は基準範囲内の値を示す場合がみられる）．
- FT$_3$，総T$_3$，TSH，抗Tg抗体，抗TPO抗体，TBG，サイログロブリンなど他の甲状腺関連項目の結果と合わせ鑑別する．

プロフィール
- サイロキシン（T$_4$）は甲状腺で合成され，コロイドとして貯蔵される．必要に応じ加水分解され血中に分泌される．分泌されたT$_4$（1日分泌量約80μg）の大部分（99.97％）は甲状腺ホルモン結合蛋白（TBP）に結合しており，約0.03％が遊離T$_4$として存在する．
- TBPには，T$_4$結合グロブリン（TBG），トランスサイレチン（プレアルブミン），アルブミンがあり，生理的条件下ではそれぞれ，約70％，10〜15％，15〜20％が結合している．
- 血中T$_4$の85％は末梢組織で脱ヨード反応で代謝され，T$_3$およびrT$_3$が形成される．

臨床的意義と検査値の読み方
- 本検査は甲状腺機能異常を疑うとき，また甲状腺疾患の治療経過の追跡目的で行われる．
- T$_4$血中濃度から甲状腺機能状態を知ることができる．甲状腺ホルモン結合蛋白の量または結合能が増加しているとき（妊娠，経口避妊薬などエストロゲン剤服用時，先天性TBG増加症など），また逆に減

少しているとき〔ネフローゼ症候群，重症肝疾患，先天性TBG欠損（減少）症など〕は増加する．
- 甲状腺機能を反映するのは遊離T_4であるが，アルブミンの影響を受けることがあり，一般臨床上，総T_4測定で不十分な症例は少ない．濃度の高低がいかなる機序（産生，分泌の増加，代謝の低下，甲状腺の破壊の機序）によって生じているかを判断する必要がある．

予想外の値が認められるとき
- Basedow病でT_3のみ増加し，T_4が基準範囲内の値を示すことがある（特に初期，T_3-toxicosis）．
- 薬物（ヨード造影剤，抗てんかん薬，甲状腺ホルモン製剤など）の服用．
- 抗T_4自己抗体，抗マウス抗体（HAMA）．
- 慢性消耗性疾患で，T_3やFT_3のようには低下しない．もし低下していたら，予後不良である病態を示唆している．
(家入蒼生夫)

4B010
総トリヨードサイロニン 保

total triiodothyronine

略 TT_3 **別** T_3，総T_3，total T_3，トリヨードサイロニン，トリヨードチロニン

測定法 CLIAなどnon-RIAのイムノアッセイ
検体 血清（7日以内の測定：冷蔵，これ以上の保存は凍結）
基準値 0.6〜1.6 ng/ml

異常値を呈する場合
高値
- 甲状腺機能亢進症：Basedow病（Graves' disease），Plummer病，TSH産生腫瘍（下垂体性，異所性）
- 破壊性甲状腺炎：亜急性甲状腺炎，無痛性甲状腺炎，出産後一過性甲状腺中毒症，急性化膿性甲状腺炎
- 甲状腺ホルモン結合蛋白の異常：TBG増加症，妊娠，エストロゲン剤（経口避妊薬など）服用，抗T_3自己抗体（測定法による），家族性異常アルブミン血症
- 甲状腺ホルモン不応症（Refetoff症候群）
- T_3製剤過剰服用

低値
- 甲状腺機能低下症：橋本病，特発性粘液水腫，続発性（下垂体，視床下部性）甲状腺機能低下症
- 甲状腺ホルモン結合蛋白の異常：TBG減少（欠損）症，抗T_3自己抗体（測定法による），ネフローゼ症候群，肝硬変，アンドロゲン服用，蛋白同化ホルモン剤服用
- T_4からT_3への転換の障害：低T_3症候群，栄養不良，重症消耗性疾患

次に必要な検査 ▶
- T_4と対応させて診断することに加え，必要に応じTSH，TBG，FT_3，FT_4，TSHレセプター抗体，サイロイドテスト，マイクロゾームテスト，その他コレステロール，LD，CKなどの値を参考にする．

プロフィール
- 活性型甲状腺ホルモン（真の活性型は遊離T_3）で，標的細胞核内T_3受容体に結合して作用を発揮する（サイロキシンT_4の4〜5倍の生物学的活性を有する）．
- 甲状腺から分泌される部分は約20％のみで，残りの約80％は肝臓，腎臓などの末梢組織におけるT_4からT_3への脱ヨード反応で生成する（1日産生量25〜35μg）ので，T_3は甲状腺機能の指標であるのみならず，T_4の末梢代謝状態を反映する指標でもある．
- 血中T_3の99.7％はTBG（thyroid hormone binding globulin）などの甲状腺ホルモン結合蛋白（TBP）に結合しており，遊離T_3は0.3％にすぎない．

臨床的意義と検査値の読み方
- 本検査は，甲状腺機能異常〔原発性，続発性（下垂体性，視床下部性）〕を疑うとき，甲状腺機能亢進症の治療経過を判定するとき，また甲状腺機能亢進症の再発を疑うとき（Basedow病の再発時には，T_3や遊離T_3の上昇が先立つことが多い）に行われる．
- 血中の総T_3濃度（4/5がT_4の脱ヨード，1/5が甲状腺から分泌）を知ることができ，甲状腺機能亢進症の診断に有用である．
- 甲状腺機能低下症では，基準範囲内の値を示す．
- 血中T_3濃度は，TBPの影響を受けるので，T_4，FT_4，TSH，TBGなどと組み合わせることにより，総合的に病態の診断，治療の指標とする必要がある．

予想外の値が認められるとき
- 薬物の服用（甲状腺ホルモン剤，ヨード剤，抗てんかん薬）．
- 抗T_3自己抗体．
- 抗マウス抗体（HAMA）．
(家入蒼生夫)

4B020
リバースT_3

reverse triiodothyronine

略 rT_3 **別** 3,3',5'-triiodothyronine

測定法 RIA（PEG）：測定キット製造中止
検体 血清
基準値 15〜55 ng/dl

異常値を呈する場合
高値 低T_3症候群を呈する非甲状腺疾患（non-thyroidal illness：NTI），甲状腺機能亢進症，TBG増多症（先天性，妊娠，エストロゲン投与，急性肝炎など）

低値 甲状腺機能低下症，TBG減少（欠損）症（先天性，肝硬変など）

プロフィール
- サイロキシンT_4の2つのベンゼン環のうち，外側環の脱ヨードにより甲状腺ホルモンT_3が作られるのに対し，内側環の脱ヨードによって作られるホルモン活性のない代謝産物がリバースT_3である．
- 甲状腺機能異常やTBG異常症ではT_3と並行して増減するが，低栄養状態など種々の非甲状腺疾患(NTI)時にみられる低T_3症候群においては逆に増加することがある．
- 測定キットの製造が中止され，臨床的には測定されなくなった． （久保田 憲）

4B025
T_3摂取率　　　保

triiodothyronine uptake

別 トリヨードサイロニン摂取率，RT$_3$U，トリオソルブテスト

測定法　RA固相法（Mitchell）
検 体　血清
基準値　22.0〜35.0％

異常値を呈する場合
高値
- 血中甲状腺ホルモンの増加するとき：甲状腺機能亢進症（Basedow病，Plummer病，TSH産生腫瘍など），破壊性甲状腺炎（亜急性甲状腺炎，無痛性甲状腺炎，橋本病など）
- 血中TBGの減少するとき：アンドロゲン治療，ネフローゼ症候群，重症肝疾患，重症消耗性疾患，遺伝性TBG減少（欠損）症
- 甲状腺ホルモンのTBGへの結合が阻害されるとき：サリチル酸，ジフェニルヒダントインなどの服用

低値
- 血中甲状腺ホルモンの減少するとき：甲状腺機能低下症〔橋本病，抗甲状腺剤過剰投与，甲状腺摘出術後，放射性ヨード療法後，二次性（下垂体性，視床下部性）甲状腺機能低下症〕
- 血中TBGの増加するとき：妊娠，エストロゲン剤投与，遺伝性TBG増加症

次に必要な検査 ▶ 必要に応じ，TBG，総T_4，遊離T_4を測定する．

プロフィール
- 血清に一定量の^{125}I-T_3を加え，甲状腺ホルモン結合蛋白（TBP，主にTBG）と，同時に加えた吸着剤（レジンなど）との間の^{125}I-T_3の分配の程度からTBPのT_4不飽和度，つまりT_4量を間接的に知るものである．

　　遊離T_4 index ＝ 総T_4 × T_3摂取率

- TBGのT_4結合能の不飽和な部分の相対的な量を知ることができ，TBGの異常の存在を推定できるが，現在わが国では，TBGやT_4を直接測定することが一般的である．

臨床的意義と検査値の読み方
- 本検査は，甲状腺機能異常を疑うとき，また甲状腺ホルモン結合蛋白の量的または質的異常が疑われるときに行われる．
- 甲状腺ホルモン濃度と結合蛋白の量および結合能という2つの因子の変化を同時に表現する検査法である．
- TBG異常症のスクリーニングに有用である．

予想外の値が認められるとき
- 抗T_4抗体の存在を確認する．
- TBGの増減をきたす病態や薬物使用の影響を確認する（ネフローゼ症候群）．
- 重症肝疾患，慢性消耗性疾患および男性および女性ホルモン剤，抗てんかん薬など． （家入蒼生夫）

4B050
サイロキシン結合能　　　保

thyroxine-binding capacity

略 TBC　別 T_4結合能

測定法　ECLIA
検 体　血清
基準値　0.80〜1.30

異常値を呈する場合
高値 甲状腺機能低下症（原発性，中枢性），TBG増多症（妊娠，エストロゲン投与，先天性，急性肝炎など），TBG結合能の低下（ジフェニルヒダントイン，サリチル酸などの投与），TBPAの増加（アンドロゲン投与，先端巨大症など）

低値 甲状腺機能亢進症（原発性，外因性，SITSHほか），TBG減少症（先天性，肝硬変など），TBPAの減少（低栄養状態，ネフローゼ症候群，外科手術後など）

プロフィール
- サイロキシン結合能（TBC）とは，標識T_4を用いて甲状腺ホルモン結合蛋白（TBP）のT_4結合予備能を測定し，健常人の標準を1として比で表す甲状腺機能検査である．
- 標識T_3を用いるT_3摂取率がTBPのうちのTBGの異常のみを反映するのに対して，TBCはTBPAの異常をも反映する．
- 多くの検査センターで受注を取りやめており，いまだに保険収載項目であるが，日常臨床において測定されることはなくなっている． （久保田 憲）

4B045
サイロキシン結合グロブリン　保

thyroxine-binding globulin

略 TBG　**別** チロキシン結合グロブリン

測定法　RIA（PEG）
検　体　血清
基準値　12～30 μg/ml

異常値を呈する場合

高値 遺伝性TBG増加症，甲状腺機能低下症，妊娠，胞状奇胎，急性肝炎，新生児，薬剤（エストロゲン，ペルフェナジン，5-FU）

低値 遺伝性TBG欠損（減少）症，甲状腺機能亢進症，肝硬変，ネフローゼ症候群，栄養失調・カロリー制限，薬剤（アンドロゲン，蛋白同化ホルモン，L-アスパラギナーゼ）

次に必要な検査 ▶
- 甲状腺機能検査を詳細に行う．
- TBGの増減をきたす原疾患の鑑別を行う．
- 遺伝性TBG異常症が疑われるなら，遺伝子解析を試みる．

プロフィール
- サイロキシン結合グロブリン（TBG）は肝臓で合成・分泌される分子量5.4万の糖蛋白質で，最も重要な甲状腺ホルモン結合蛋白質（TBP）である．血中甲状腺ホルモン（T_4, T_3）の約70％が結合している．
- TBG以外の結合蛋白質には，トランスサイレチン（プレアルブミン，TBPA）とアルブミンなどがあり，生理的条件下でそれぞれ，10～15％，15～20％の甲状腺ホルモンが結合している．
- TBGはTBP中，量的には最も少ないが，甲状腺ホルモンとの親和性は最も高く，甲状腺ホルモンのextra-thyroidalな貯蔵部位として末梢組織へのホルモン供給のバッファー機能を果たしている．ホルモン作用の面からみると，TBGより親和性の低いTBPAへの結合ホルモンの方が組織への移行は早い．髄液中では，TBPAが主たるTBPである．
- TBGはX染色体，TBPAは第18染色体に遺伝子がコードされ，肝で合成される．TBPはすべて肝で合成されるので，肝疾患の有無がTBPの血中濃度に影響を与える．TBGの濃度が大きく変化しても，例外的な場合を除けば，甲状腺機能への影響はない（遊離甲状腺ホルモン濃度の変化が小さい）．

臨床的意義と検査値の読み方
- 本検査は，甲状腺ホルモン結合蛋白の異常が疑われるとき，甲状腺ホルモン測定値と臨床症状が矛盾するときに行われる．
- 遺伝性TBG異常症はX伴性優性遺伝形式をとる．そのうち増加症はまれである．減少（欠損）症の発症頻度はそれぞれ，0.02（0.01）％である．
- 甲状腺機能亢進症で低下，甲状腺機能低下症で上昇する．甲状腺ホルモンにはTBG合成を抑制する作用がある．
- 妊娠やエストロゲン製剤服用によってTBGは増加する．これはエストロゲンがTBGのシアル酸含量を増加させ，このためTBGの血中半減期の延長することが原因である．

予想外の値が認められるとき
- 妊娠の有無を確認する．
- 薬物の影響を調べる．

（家入蒼生夫）

4B040
サイログロブリン　保

thyroglobulin

略 Tg　**別** THG, ThG, TGB, チログロブリン

測定法　IRMA, non-RIAのイムノアッセイ
検　体　血清
基準値　5.0～30.0 ng/ml

異常値を呈する場合

高値 甲状腺分化癌（乳頭状癌，濾胞状癌およびこれらの術後再発や転移），甲状腺腫瘍および腺腫様甲状腺腫，Basedow病，破壊的機序による上昇（亜急性甲状腺炎，無痛性甲状腺炎，急性甲状腺炎），慢性甲状腺炎，臍帯血，新生児，妊婦

基準範囲内の値を示す甲状腺疾患
- 未分化癌，髄様癌

低値を示すと思われる病態
- 現在の測定感度では基準範囲と明確に区別できない（甲状腺全摘術後，甲状腺ホルモン剤服用，無甲状腺症，サイログロブリン合成障害）．

次に必要な検査 ▶
- 腫瘍性疾患の場合は，経皮吸引細胞診，針生検さらにCT，MR，シンチグラム（[123]I, ^{99m}Tc, [201]Tl）などが有効である．
- 甲状腺機能異常を伴うときは，遊離T_4およびT_3，TSH，必要に応じTBGなどを測定し，総合的に診断する．
- Tg自己抗体の影響は常に考慮する．

プロフィール
- サイログロブリン（Tg）は分子量約66万の二量体の形をとる糖蛋白で，0.5～1％のヨードと8～10％の糖成分を含んでいる．
- Tg分子内のチロシン残基がヨウ素化され，カップリング反応の結果甲状腺ホルモン合成が行われる．生成した甲状腺ホルモンは，貯蔵型として甲状腺濾胞内にコロイドとして貯えられる．
- Tg合成は甲状腺濾胞細胞でのみ行われるので，検査の臓器特異性は高い．

臨床的意義と検査値の読み方
- 甲状腺分化癌の経過観察，原発巣摘出術の評価，術

後再発や転移の有無のマーカーとなる．
- Basedow 病では，治療により血中 Tg は低下し，その活動性や寛解の指標として有用である．
- 亜急性甲状腺炎や無痛性甲状腺炎などの病態と並行して増減する．
- 先天性甲状腺機能低下症の病型（異所性，低形成，甲状腺腫性，無甲状腺性など）の分類が可能である．Tg の血中濃度から Tg の上昇する機構（産生増加，分泌刺激，甲状腺の破壊など）を病態から考察し，経過観察に用いると有用な情報となる．
- 臓器特異性は高いが，疾患特異性は低い．また甲状腺腫瘍の良性・悪性の鑑別も不可能である．
- 本検査は，甲状腺疾患（甲状腺分化癌，Basedow 病，亜急性甲状腺炎，無痛性甲状腺炎）の経過観察の必要のあるとき，また先天性甲状腺機能低下症の病型を分類するときに用いられる．

予想外の値が認められるとき
- 高力価の Tg 自己抗体の存在．
- 現在の Tg 測定キットは自己抗体の影響をかなり回避できるよう工夫されているが，それでも影響はみられる．

(家入蒼生夫)

4C035
カルシトニン 保

calcitonin

略 CT

測定法	RIA（二抗体法）
検体	血清
基準値	15 〜 86 pg/ml 以下（三菱化学メディエンス社キット）

異常値を呈する場合
- 高値　甲状腺髄様癌，各種悪性腫瘍
- 低値　甲状腺全摘後

プロフィール
- カルシトニンは，甲状腺 C 細胞から分泌され 32 個のアミノ酸からなるペプチドホルモンである．C 細胞からのカルシトニン分泌は高カルシウム血症により促進され，カルシトニンは破骨細胞活性の抑制などにより血中カルシウム濃度を低下させる．しかし甲状腺全摘後の患者にも明らかなカルシウム代謝異常は認められないことから，少なくとも成人のカルシウム代謝におけるカルシトニンの生理作用は明らかではない．
- 血中には，カルシトニンモノマーに加え，前駆体と考えられる大分子，重合体，フラグメントも存在しており，これらの一部も RIA によって検出される．血中のカルシトニン値は，若年者で高く，加齢とともに低下していく．また女性のカルシトニン値は，男性より低い傾向がある．摂食はカルシトニン分泌刺激となることから，早朝空腹時の検体を用いてカルシトニンを測定する必要がある．

臨床的意義と検査値の読み方
- カルシトニン測定の臨床的意義は，C 細胞由来の悪性腫瘍である甲状腺髄様癌の診断，経過観察，あるいは家族性の甲状腺髄様癌のスクリーニングに限られる．
- 甲状腺髄様癌には家族性に認められるものと散発性のものが存在する．さらに家族性のものには，多発性内分泌腺腫症（multiple endocrine neoplasia：MEN）2 型や 3 型の一病変として副腎褐色細胞腫などとともに認められる場合と，他の内分泌腺の異常を伴わず，家族性の髄様癌のみが認められる場合がある．この家族性の髄様癌は，MEN の一病変である場合も MEN に合併しない場合でも，RET 遺伝子胚細胞性変異が原因となることが知られている．また散発性髄様癌でも，RET 遺伝子体細胞性変異が認められる場合がある．
- 散発性の甲状腺髄様癌は，甲状腺の腫瘍により気づかれることが最も多い．したがって甲状腺に結節性病変を有する患者では，一度は血中カルシトニンを評価する必要がある．MEN あるいは家族性髄様癌のスクリーニングには，従来定期的なカルシトニンの評価や，カルシウムあるいはペンタガストリン負荷によるカルシトニン分泌刺激試験が行われてきた．最近ではこれに代わり，一部の施設では RET 遺伝子検索による遺伝子診断が可能となっている．
- 一方カルシトニンは，肺小細胞癌や肝・胆道系癌，カルチノイド腫瘍など，多くの悪性腫瘍において異所性に産生されることがあり，このような場合，腫瘍マーカーとして使用できる可能性がある．しかしカルシトニンを産生する悪性腫瘍の頻度は，髄様癌以外では高くなく，また各組織の悪性腫瘍には特異的腫瘍マーカーが開発されていることから，現実的には髄様癌以外の悪性腫瘍でカルシトニンを測定する臨床的意義はない．

予想外の値が認められるとき
- 慢性腎不全では，カルシトニンは高値を示す．

(福本誠二)

4 C 副甲状腺ホルモン

4C010
副甲状腺ホルモン C 末端 保

parathyroid hormone C-terminal

略 PTH-C

測定法 RIA（二抗体法）
検体 血清
基準値 0.6 ng/m*l* 以下（栄研化学社キット）

異常値を呈する場合

高値 原発性副甲状腺機能亢進症，二次性副甲状腺機能亢進症（以下の病態に伴う低カルシウム血症：慢性腎不全，ビタミンD欠乏，ビタミンD依存症，hungry bone 症候群，骨形成性骨転移，急性膵炎，ビスホスホネート使用時など），家族性低カルシウム尿性高カルシウム血症，異所性 PTH 産生腫瘍，偽性副甲状腺機能低下症

プロフィール

- 副甲状腺ホルモン（PTH）は，血中カルシウム濃度維持に必須のホルモンである．血中カルシウム濃度と副甲状腺からの PTH 分泌の間には，厳密なネガティブフィードバック機構が存在する．すなわち血中カルシウム濃度の低下は PTH 分泌を促進し，PTH の骨や腎，および 1,25-水酸化ビタミン D 産生促進を介した腸管への作用により，カルシウム濃度が回復する．逆にカルシウム濃度の上昇は，PTH 分泌を抑制する．
- PTH は 84 個のアミノ酸からなるペプチドホルモンで，副甲状腺から分泌された後，肝臓や腎臓で速やかに代謝される．血中には生物活性を有し 84 個のアミノ酸からなる全長 PTH に加え，N 端，C 端，中央部など，種々の PTH フラグメントが存在する．このうち全長 PTH の半減期は 2～4 分とされているのに対し，中央部，C 端フラグメントは安定である．
- PTH-C は，PTH の C 端に対する抗体を用いた測定法で，全長 PTH と PTH の C 端を含むフラグメントを測定する．本法には，①大部分は生物活性を有さない分子が測定される，②中央部や C 端フラグメントは腎臓から排泄されるため腎機能不全時には副甲状腺からの PTH 分泌を反映せずに測定値が高値となる，③感度に問題があり健常者と PTH 分泌不全患者を鑑別できない，という問題点が存在する．

臨床的意義と検査値の読み方

- PTH の測定は，血清カルシウム濃度に異常が存在する場合に，その原因疾患の鑑別のために測定する．したがって PTH 値の評価にあたっても，常に血清カルシウム濃度とともに検討する必要がある．
- 高カルシウム血症と高 PTH 血症が認められる場合には，高 PTH 血症が高カルシウム血症の原因と考えられ，原発性副甲状腺機能亢進症や，異所性 PTH 産生腫瘍などが原因として考えられる．逆に低カルシウム血症と高 PTH 血症が認められる場合には，低カルシウム血症により二次的に副甲状腺からの PTH 分泌が亢進した状態と考えられる．

予想外の値が認められるとき

- 腎機能不全時には，PTH-C の測定値は PTH 分泌を反映せずに高値を示す． （福本誠二）

4C015
副甲状腺ホルモン中央部 保

parathyroid hormone mid-molecule

略 PTH-M

測定法 IRMA（ビーズ固相法）
検体 EDTA 血漿（血清でも測定可能）
基準値 90～270 pg/m*l*（三菱化学ヤトロン社キット）

異常値を呈する場合

高値 原発性副甲状腺機能亢進症，二次性副甲状腺機能亢進症（以下の病態に伴う低カルシウム血症：慢性腎不全，ビタミンD欠乏，ビタミンD依存症，hungry bone 症候群，骨形成性骨転移，急性膵炎，ビスホスホネート使用時など），家族性低カルシウム尿性高カルシウム血症，異所性 PTH 産生腫瘍，偽性副甲状腺機能低下症

プロフィール

- 副甲状腺ホルモン（PTH）の一般的プロフィールについては ☞「副甲状腺ホルモン C 末端」（前項）．
- PTH-M は，PTH の中央部に対する抗体を用いた測定法で，全長 PTH と PTH の中央部を含むフラグメントを測定する．PTH-M には，①大部分は生物活性を有さない分子を測定している，②中央部や C 端フラグメントは腎臓から排泄されるため腎機能不全時には副甲状腺からの PTH 分泌を反映せずに測定値は高値を示す，という問題が残されている．また PTH の低値の評価には，PTH-intact や PTH-W が適している．

臨床的意義と検査値の読み方

- PTH の測定は，血清カルシウム濃度に異常が存在する場合に，その原因疾患の鑑別のために測定する．したがって PTH 値の評価にあたっても，常に血清カ

ルシウム濃度とともに検討する必要がある．
- 高カルシウム血症と高 PTH 血症が認められる場合には，高カルシウム血症が高カルシウム血症の原因と考えられ，原発性副甲状腺機能亢進症や，異所性 PTH 産生腫瘍などが原因として考えられる．逆に低カルシウム血症と高 PTH 血症が認められる場合には，低カルシウム血症により二次的に副甲状腺からの PTH 分泌が亢進した状態と考えられる．

予想外の値が認められるとき
- 腎機能不全時には，PTH-M の測定値は PTH 分泌を反映せずに高値を示す． (福本誠二)

4C025
副甲状腺ホルモンインタクト 保
parathyroid hormone intact
別 PTH-intact

測定法	ECLIA
検体	EDTA 血漿（血清でも測定可能）
基準値	10〜65 pg/m*l*（メジフィジックス社キット）

異常値を呈する場合

高値　原発性副甲状腺機能亢進症，二次性副甲状腺機能亢進症（以下の病態に伴う低カルシウム血症：慢性腎不全，ビタミン D 欠乏，ビタミン D 依存症，hungry bone 症候群，骨形成性骨転移，急性膵炎，ビスホスホネート使用時など），家族性低カルシウム尿性高カルシウム血症，異所性 PTH 産生腫瘍，偽性副甲状腺機能低下症

低値
- PTH 分泌低下型副甲状腺機能低下症：術後性などの二次性副甲状腺機能低下症，低マグネシウム血症，特発性副甲状腺機能低下症，常染色体優性低カルシウム血症，22q11.2 欠失症候群などの副甲状腺発生障害，自己免疫性多内分泌不全症 I 型など
- 以下の病態に伴う高カルシウム血症：悪性腫瘍に伴う高カルシウム血症，サルコイドーシス，不動性，活性型ビタミン D_3 製剤の過剰投与など

プロフィール
- 副甲状腺ホルモン（PTH）の一般的プロフィールについては ☞「副甲状腺ホルモン C 末端」(p.385)．
- PTH-intact は，2 種類の抗体を用いほぼ全長の PTH のみを測定する．ただし PTH-W とは異なり，本法で測定される PTH には，84 個のアミノ酸からなる全長分子に加え，N 端数個のアミノ酸を欠き，生物活性を有さないものも含まれていることが指摘されている．このため PTH-intact の測定値は，PTH-W の場合より高値となる．特に慢性腎不全では，C 端フラグメントの半減期が延長するため，PTH-W と PTH-intact の測定値の乖離が拡大することが指摘されている．ただし，カルシウム代謝異常症の診断にあたり，PTH-intact と PTH-W のいずれが

優れているのかは確立されていない．全長の PTH は不安定であり，血漿での測定が望ましい．また古い血清では，測定値が低値を示す可能性がある．

臨床的意義と検査値の読み方
- PTH の測定は，血清カルシウム濃度に異常が存在する場合に，その原因疾患の鑑別のために測定する．したがって PTH 値の評価にあたっても，常に血清カルシウム濃度とともに検討する必要がある．
- 高カルシウム・高 PTH 血症：高カルシウム血症にもかかわらず PTH 分泌が抑制されていないことは，副甲状腺での PTH 分泌調節に異常が存在し，高 PTH 血症が高カルシウム血症の原因であることを示している．該当する疾患は，副甲状腺腺腫，過形成，あるいは癌による原発性副甲状腺機能亢進症，カルシウム感知受容体不活性型変異などによる家族性低カルシウム尿性高カルシウム血症，まれではあるが異所性 PTH 産生腫瘍である．
- 低カルシウム・高 PTH 血症：低カルシウム血症により二次的に副甲状腺からの PTH 分泌が亢進した状態である．各種の原因による二次性副甲状腺機能亢進症と PTH 反応性の低下から低カルシウム血症をきたす偽性副甲状腺機能低下症が該当する．
- 低カルシウム・低 PTH 血症：低カルシウム血症にもかかわらず PTH 分泌が亢進していないことは，PTH 分泌障害が存在し，低 PTH 血症が低カルシウム血症の原因であることを示している．
- 高カルシウム・低 PTH 血症：高カルシウム血症による二次的な PTH 分泌抑制状態を示している．悪性腫瘍に伴う高カルシウム血症やサルコイドーシス，不動性，活性型ビタミン D_3 製剤の過剰投与などが相当する． (福本誠二)

4C031
副甲状腺ホルモン関連蛋白-C 末端 保
parathyroid hormone-related protein C-terminal
略 PTHrP-C

プロフィール
- 副甲状腺ホルモン関連蛋白（PTH-related protein：PTHrP）は，悪性腫瘍に伴う高カルシウム血症のうちの，humoral hypercalcemia of malignancy（HHM）の惹起因子として同定された液性因子である．PTHrP 蛋白は，翻訳された後にも種々の部位でプロセッシングを受ける．PTHrP-C は，HHM を惹起する PTHrP 蛋白とともに，プロセッシングを受けた後の C 端フラグメントも測り込む測定法である．測定キット供給の停止により，本法は臨床的には使用できなくなっている． (福本誠二)

4C034

副甲状腺ホルモン関連蛋白インタクト 保

parathyroid hormone-related protein intact

略 PTHrP-intact

測定法 IRMA（ビーズ固相法）
検 体 血漿（EDTA，アプロチニン入り専用容器に採血）
基準値 1.1 pmol/*l* 未満（三菱化学メディエンス社キット）

異常値を呈する場合

高値 humoral hypercalcemia of malignancy，褐色細胞腫，授乳中

プロフィール

- 悪性腫瘍に伴う高カルシウム血症は，最も頻度の高い腫瘍随伴症候群の一つである．本症は，腫瘍細胞によって産生される液性因子が骨や腎に作用することによって惹起される humoral hypercalcemia of malignancy（HHM）と，骨に存在する腫瘍細胞が骨吸収を促進することによって起こる local osteolytic hypercalcemia（LOH）に大別される．
- 副甲状腺ホルモン関連蛋白（PTH-related protein：PTHrP）は，この HHM の惹起因子として同定された液性因子である．その後 PTHrP は，生理的には軟骨細胞や乳腺の分化制御など，特に発生期に重要な作用を発揮するサイトカインであることが明らかにされた．
- PTHrP 遺伝子からの選択的スプライシングにより，ヒトでは 139，141 および 173 個のアミノ酸からなり，C 端の異なる PTHrP 蛋白が産生される．また PTHrP 蛋白は，翻訳された後にも種々の部位でプロセッシングを受けることが明らかにされている．PTHrP の N 端は，PTH と同一の 1 型 PTH 受容体に結合し，PTH と同様の生物効果を発揮する．このため，HHM では高カルシウム血症とともに低リン血症が認められ，PTH 過剰状態である原発性副甲状腺機能亢進症類似の病態を呈する．
- 血中での PTHrP の存在様式については不明な点が残されているが，N 端 80 数個のアミノ酸からなるペプチドや C 端フラグメントが存在するものと考えられている．このうち，HHM を惹起する生物活性を示す PTHrP 分子は，N 端 80 数個のアミノ酸からなるペプチドと推定されている．
- PTHrP-intact では，2 種類の抗体を用い HHM を惹起する生物作用を示す PTHrP 分子のみを測定する．本法での健常人血中の PTHrP 濃度は，大部分が検出感度以下であり，基準値下限は設定できない．また本法による PTHrP の測定には，EDTA と蛋白分解酵素阻害剤入りの専用容器に採血した血漿を用いる必要がある．一方，PTHrP の C 端側に対する抗体を用いた PTHrP-C 末端では，PTHrP の C 端フラグメントも測り込まれる．腎不全時にはこの C 端フラグメントの半減期が延長することから，PTHrP-C 末端による測定値は高値となる．

臨床的意義と検査値の読み方

- PTHrP の測定は，高カルシウム血症が認められる場合に，その原因疾患の鑑別のために行われる．
- 一般に PTHrP の高値は，HHM の存在を示している．HHM は悪性腫瘍の末期に合併することが多く，高カルシウム血症が発見された時点では，腫瘍の存在が明らかな場合が大部分である．したがって PTHrP の測定は，悪性腫瘍患者に高カルシウム血症が合併した際に，HHM の確定診断や治療経過観察のために行われる場合が最も多い．しかし，悪性腫瘍の存在が知られていない場合にも HHM は発症しうることから，高カルシウム血症が存在する場合には，その原因疾患の鑑別のために PTHrP の測定を考慮する必要がある．
- 腎不全時には，血中 PTHrP 濃度の評価には，PTHrP-C ではなく PTHrP-intact を用いる必要がある．
- まれに良性腫瘍でも，褐色細胞腫などから PTHrP が産生，分泌されることがある．
- 授乳中には，乳腺からの PTHrP 分泌が亢進し，血中 PTHrP 濃度が上昇することがある． (福本誠二)

4C026

副甲状腺ホルモン（whole PTH） 保

parathyroid hormone（whole）

略 PTH-W

測定法 IRMA
検 体 EDTA 血漿（血清でも測定可能）
基準値 9～39 pg/m*l*

異常値を呈する場合

高値 原発性副甲状腺機能亢進症，二次性副甲状腺機能亢進症（以下の病態に伴う低カルシウム血症：慢性腎不全，ビタミン D 欠乏，ビタミン D 依存症，hungry bone 症候群，骨形成性骨転移，急性膵炎，ビスホスホネート使用時など），家族性低カルシウム尿性高カルシウム血症，異所性 PTH 産生腫瘍，偽性副甲状腺機能低下症

低値

- PTH 分泌低下型副甲状腺機能低下症：術後性などの二次性副甲状腺機能低下症，低マグネシウム血症，特発性副甲状腺機能低下症，常染色体優性低カルシウム血症，22q11.2 欠失症候群などの副甲状腺発生障害，自己免疫性多内分泌不全症 I 型など
- 以下の病態に伴う高カルシウム血症：悪性腫瘍に伴う高カルシウム血症，サルコイドーシス，不動性，活性型ビタミン D_3 製剤の過剰投与など

プロフィール

- 副甲状腺ホルモン（PTH）の一般的プロフィールに

ついては ☞「副甲状腺ホルモン C 末端」（p.385）．
- 従来頻用されてきた PTH-intact 測定では，84 個の アミノ酸からなる全長 PTH 分子に加え，N 端数個の アミノ酸を欠き，生物活性を有さないフラグメント も測り込まれることが明らかにされた．一方，PTH -W は，IRMA により全長 PTH のみを検出する測定 法である．このため PTH-W の測定値は，PTH-intact の場合より低値となる．特に慢性腎不全では，C 端フラグメントの半減期が延長するため，PTH-W と PTH-intact の測定値の乖離が拡大することが指 摘されている．ただし，カルシウム代謝異常症の診 断にあたり，PTH-intact と PTH-W のいずれがよ り優れているのかは確立されていない．全長の PTH は不安定であり，PTH-W は血漿での測定が望まし い．また古い血清では，測定値が低値を示す可能性 がある．

臨床的意義と検査値の読み方
- PTH の測定は，血清カルシウム濃度に異常が存在す る場合に，その原因疾患の鑑別のために測定する． したがって PTH 値の評価にあたっても，常に血清カ ルシウム濃度とともに検討する必要がある．
- 高カルシウム・高 PTH 血症：高カルシウム血症にも かかわらず PTH 分泌が抑制されていないことは，副 甲状腺での PTH 分泌調節に異常が存在し，高 PTH 血症が高カルシウム血症の原因であることを示して いる．該当する疾患は，副甲状腺腺腫，過形成，あ るいは癌による原発性副甲状腺機能亢進症，カルシ ウム感知受容体不活性型変異などによる家族性低カ ルシウム尿性高カルシウム血症，まれではあるが異 所性 PTH 産生腫瘍である．
- 低カルシウム・高 PTH 血症：低カルシウム血症によ り二次的に副甲状腺からの PTH 分泌が亢進した状態 である．各種の原因による二次性副甲状腺機能亢進 症と PTH 反応性の低下から低カルシウム血症をきた す偽性副甲状腺機能低下症が該当する．
- 低カルシウム・低 PTH 血症：低カルシウム血症にも かかわらず PTH 分泌が亢進していないことは，PTH 分泌障害が存在し，低 PTH 血症が低カルシウム血症 の原因であることを示している．
- 高カルシウム・低 PTH 血症：高カルシウム血症によ る二次的な PTH 分泌抑制状態を示している．悪性腫 瘍に伴う高カルシウム血症やサルコイドーシス，不 動性，活性型ビタミン D_3 製剤の過剰投与などが相 当する．

（福本誠二）

4 d 副腎皮質ホルモンおよび結合蛋白

4D010
17-KS 保
17-ketosteroids

別 17-ケトステロイド

測定法 比色法（酵素水解法）
検体 24時間蓄尿
基準値 男性 4.6～18.0 mg/day
女性 2.4～11.0 mg/day

異常値を呈する場合

高値 Cushing病，異所性ACTH産生腫瘍，副腎癌，副腎アンドロゲン産生腫瘍，21-OH lase 欠損症，11β-OH lase 欠損症，3β-HSD 欠損症，テストステロン産生睾丸腫瘍，多嚢胞性卵巣症候群，アンドロゲン産生卵巣腫瘍

低値 視床下部下垂体機能低下症，性腺機能低下症，Addison病，副腎腺腫によるCushing症候群，17α-OH lase 欠損症

プロフィール

- 17-ketosteroids（17-KS）とはステロイド骨格の17位の炭素がCO基になっているステロイドホルモンを総称するが，17-KSは m-dinitrobenzene と強アルカリ中で反応させると発色する（Zimmermann反応）。この呈色反応を520 nmで吸光度を測定する。
- 尿中KSは 11-oxy-17-KS と 11-deoxy-17-KS の総和として測定される。尿中17-KSは男性では2/3が副腎由来，1/3が睾丸由来と考えられている。女性や小児ではほとんどが副腎由来である。

臨床的意義と検査値の読み方

- 副腎由来の17-KSはACTHの支配を受ける。そのためCushing症候群のうちCushing病と異所性ACTH産生腫瘍では17-KSは増加する。しかし，副腎腺腫によるCushing症候群ではACTHは抑制されているので17-KSは増加しない。
- 副腎癌や副腎アンドロゲン産生腫瘍では副腎アンドロゲンの産生が高まっているので17-KSは増加する。また，先天性副腎皮質過形成のなかで 21-OH lase 欠損症や 11β-OH lase 欠損症ではステロイド代謝が副腎アンドロゲン産生の方にシフトするので17-KSは増加する。
- 男性ではテストステロン産生睾丸腫瘍，女性では多毛や無月経をきたす多嚢胞性卵巣症候群やアンドロゲン産生卵巣腫瘍でも17-KSは増加する。
- 17-KSが減少する病態として，視床下部下垂体性機能低下症，男性性腺機能低下症，Addison病や先天性副腎皮質過形成のなかで 17α-OH lase 欠損症などがあげられる。

予想外の値が認められるとき

- 薬剤の干渉を受ける。測定値が高値に出るものとしてはスピロノラクトン，ナリジクス酸，エチナメイト，メプロバメイト，ペニシリンG，オキサシリン，メチシリン，セファロリジン，エリスロマイシン，キタサマイシン，カルベニシリン，男性ホルモンなどがあげられる。
- 低値に出るものとしてはジゴキシン，キニジン，レセルピン，メプロバメイト，ジフェニルヒダントインなどがあげられる。
- 女性ホルモンは男性ホルモンの拮抗ホルモンとして，糖質コルチコイドはACTH抑制を介して17-KSを低下させる。

（小田桐恵美）

4D015
17-KS 2 分画 保
17-ketosteroids 2 fractions

別 17-ケトステロイド2分画

測定法 HPLC
検体 24時間蓄尿
基準値
■ 11-oxy-17-KS
男性 0.52～1.72 mg/day
女性 0.51～2.19 mg/day
■ 11-deoxy-17-KS
男性 3.54～10.90 mg/day
女性 2.51～9.03 mg/day

異常値を呈する場合

高値

- 11-oxy-17-KS：Cushing病，異所性ACTH産生腫瘍，副腎癌
- 11-deoxy-17-KS：先天性副腎皮質過形成（21-OH lase 欠損症，11β-OH lase 欠損症），多嚢胞性卵巣症候群，テストステロン産生睾丸腫瘍，男性化副腎腫瘍

低値

- 11-oxy-17-KS：Addison病，視床下部下垂体副腎機能低下症
- 11-deoxy-17-KS：視床下部下垂体性性腺機能低下症，原発性性腺機能低下症

プロフィール

- 尿中17-KSは 11-oxy-17-KS と 11-deoxy-17-

d 副腎皮質ホルモンおよび結合蛋白 389

KSに分けられる。
- 11-oxy-17-KSは副腎糖質コルチコイドが肝臓で代謝されてつくられる11-OH androsterone, 11-ketoandrosterone, 11-OH etiocholanolone, 11-ketoetiocholanoloneが含まれる。
- 11-deoxy-17-KSは副腎および睾丸由来の性ステロイドの代謝産物であるアンドロステロン, エチオコラノロン, デヒドロエピアンドロステロン（DHEA）を含む。
- 11-oxy-17-KSと11-deoxy-17-KSの2つをHPLCで分画して測定すると, 11-oxy-17-KSはコルチゾール由来であるが量的に少ない。11-deoxy-17-KSは副腎由来と性腺由来のアンドロゲンの分泌状態を反映している。

臨床的意義と検査値の読み方
- 11-oxy-17-KSはコルチゾール由来であるため, コルチゾールが上昇する病態では増加する。
- 副腎アンドロゲンは一部ACTHの支配をうける。そのためにCushing症候群の中でもCushing病, 異所性ACTH産生腫瘍では11-oxy-17-KS, 11-deoxy-17-KSともに上昇するが, 副腎性Cushing症候群では11-deoxy-17-KSは増加しない。
- 先天性副腎皮質過形成（21-OH lase欠損症, 11β-OH lase欠損症）, 男性化副腎腫瘍では副腎由来のアンドロゲンが上昇し, テストステロン産生睾丸腫瘍や多嚢胞性卵巣症候群では性腺系のアンドロゲンの産生が亢進している。
- また, 視床下部-下垂体-副腎系, 視床下部-下垂体-性腺系のいずれの部位の障害による機能低下症の場合には, これらのホルモンは低下する。

（小田桐恵美）

4D016
17-KS 3分画 〔保〕
17-ketosteroids 3 fractions
〔別〕17-ケトステロイド3分画

測定法 GC-MS
検体 24時間蓄尿
基準値
- アンドロステロン
  男性 0.20～3.0 mg/day
  女性 0.08～2.60 mg/day
- エチオコラノロン
  男性 0.04～2.80 mg/day
  女性 0.04～1.10 mg/day
- デヒドロエピアンドロステロン（DHEA）
  男性 0.04～1.60 mg/day
  女性 0.02～1.00 mg/day

異常値を呈する場合
〔高値〕
- アンドロステロン：先天性副腎皮質過形成（21-OH

lase欠損症, 11β-OH lase欠損症）, 多嚢胞性卵巣症候群, 甲状腺機能亢進症
- エチオコラノロン：Cushing病, 異所性ACTH産生腫瘍, 副腎癌
- デヒドロエピアンドロステロン（DHEA）：Cushing病, 異所性ACTH産生腫瘍, 副腎癌, 先天性副腎皮質過形成（21-OH lase欠損症, 11β-OH lase欠損症）, 多嚢胞性卵巣症候群

〔低値〕
- アンドロステロン：視床下部下垂体性性腺機能低下症, 原発性性腺機能低下症
- エチオコラノロン：視床下部下垂体性性腺機能低下症, 原発性性腺機能低下症
- デヒドロエピアンドロステロン（DHEA）：視床下部下垂体副腎機能低下症

プロフィール
- 17-KSのうち11-deoxy-17-KS分画を構成するアンドロステロン, エチオコラノロン, デヒドロエピアンドロステロン（DHEA）を分離して測定する。アンドロステロン, エチオコラノロンは性腺のテストステロン由来であるが, DHEAは副腎由来である。
- DHEAは4Δ-androstenedioneに変換されてアンドロステロン, エチオコラノロンに代謝される。

臨床的意義と検査値の読み方
- 男性化徴候, 多毛症, 副腎性器症候群など男性ホルモン過剰症があるときに, アンドロゲンの由来が性腺系か副腎由来なのかを鑑別する目的で分画測定を行う。

（小田桐恵美）

4D018
17-KS 7分画 〔保〕
17-ketosteroids 7 fractions
〔別〕17-ケトステロイド7分画

測定法 GC-MS（酵素水解法）
検体 24時間蓄尿
基準値 （単位：mg/day）

	男性	女性
アンドロステロン	1.10～4.2	0.40～3.00
エチオコラノロン	0.55～2.60	0.30～2.50
デヒドロエピアンドロステロン（DHEA）	0.12～5.20	0.04～2.60
11-ketoandrosterone	0.12以下	0.07以下
11-ketoetiocholanolone	0.04～0.65	0.03～0.50
11-OH androsterone	0.40～2.30	0.22～1.60
11-OH etiocholanolone	0.03～0.65	0.02～0.65

異常値を呈する場合
〔高値〕
- アンドロステロン：多嚢胞性卵巣症候群, 先天性副腎皮質過形成（21-OH lase欠損症, 11β-OH lase欠損症）

- DHEA：Cushing病，異所性ACTH産生腫瘍，副腎癌，先天性副腎皮質過形成（21-OH lase 欠損症，11β-OH lase 欠損症），多嚢胞性卵巣症候群

低値
- アンドロステロン：視床下部下垂体性性腺機能低下症，原発性性腺機能低下症
- DHEA：視床下部下垂体副腎機能低下症

プロフィール
- 17-KSを構成する7つの分画をさらに詳細に検討するために，GC-MSにて分離測定したものである．
- 17-KSは11-oxy-17-KSと11-deoxy-17-KSに分かれるが，11-oxy-17-KSに入る分画として11-ketoandrosterone, 11-ketoetiocholanolone, 11-OH androsterone, 11-OH etiocholanolone が含まれ，コルチゾール由来である．11-deoxy-17-KS 分画としてアンドロステロン，エチオコラノロン，デヒドロエピアンドロステロン（DHEA）があり，性腺と副腎由来である．

臨床的意義と検査値の読み方
- アンドロゲンとしての生物活性はアンドロステロン，DHEAがあるので，これらの過剰状態がある場合，特に女性では男性化，無月経，多毛などが起きる．
- 女性や小児ではほとんどが副腎由来なので，副腎アンドロゲンの分泌と代謝状態の把握が可能となる．
- 男性では2/3が副腎由来，1/3が睾丸由来と考えられているので，副腎と性腺のアンドロゲンの分泌と代謝状態の把握が可能となる．　　　（小田桐恵美）

4D020
17-KGS　保

17-ketogenic steroids

別 17-ケトジェニックステロイド

測定法　比色法
検　体　24時間蓄尿
基準値　男性 6.0～18.4 mg/day
　　　　女性 3.55～11.2 mg/day

異常値を呈する場合
高値 Cushing症候群（Cushing病，副腎性Cushing症候群，異所性ACTH産生腫瘍），21-OH lase 欠損症
低値 視床下部下垂体機能低下症，Sheehan病，ACTH単独欠損症，Addison病

プロフィール
- 17-KGSは 17α-OH-C21 ステロイドの総称である．
- 17-KGSは尿中17-OHCSに含まれる分画にコートール，コートロン，プレグナントリオールが加わったものである．通常状態では17-KGSの大部分をコルチゾールおよびその代謝物が占めるので，17-

OHCSと同様，副腎皮質からのコルチゾールの分泌状態を反映する．

臨床的意義と検査値の読み方
- コルチゾールの副腎からの分泌が視床下部（CRF）-下垂体（ACTH）の支配のもとフィードバック機構が成立しているので，この系のどこに異常があっても17-KGSは変化する．
- ACTH，コルチゾールは日内変動を示すので，17-KGSは朝高く夕に低下する日内変動を示す．
- いずれの原因のCushing症候群でも17-KGSは上昇するが，Cushing病，異所性ACTH産生腫瘍ではACTHは上昇しているが，副腎性Cushing症候群ではACTHは抑制されている．
- 鑑別診断の一つとして行うメトピロン試験では，17-KGSはCushing病では上昇し副腎性Cushing症候群では低下するが，異所性ACTH産生腫瘍では変化しない．
- 先天性副腎皮質過形成のうち21-OH lase 欠損症，11β-OH lase 欠損症ではプレグナントリオールが上昇するので17-KGSは上昇する．
- 視床下部，下垂体，副腎機能低下症では，どの部位の病変でも17-KGSは低下する．

予想外の値が認められるとき
- 治療で服用している糖質コルチコイドやヨード含有物が測定値に影響する．　　　　　（小田桐恵美）

4D025
17-KGS 2分画　保

17-ketogenic steroids 2 fractions

別 17-ケトジェニックステロイド2分画

測定法　比色法
検　体　24時間蓄尿
基準値
■ 11-deoxy-17-KGS
　男性 1.54～3.91 mg/day
　女性 0.84～2.77 mg/day
■ 11-oxy-17-KGS
　男性 3.86～13.8 mg/day
　女性 3.25～8.10 mg/day

異常値を呈する場合
- 11-deoxy-17-KGSと11-oxy-17-KGSの比により副腎酵素欠損症の診断に利用する．

プロフィール
- 17-KGSをアルミカラムにて分画すると11-deoxy-17-KGSと11-oxy-17-KGSの2つに分画される．11-deoxy-17-KGSは主にコルチゾールの前駆体を，11-oxy-17-KGSはコルチゾールの代謝産物を反映している．

臨床的意義と検査値の読み方
- 先天性副腎皮質過形成の中で21-OH lase 欠損症，

d　副腎皮質ホルモンおよび結合蛋白

11β-OH lase 欠損症では 17α-OH progesterone が上昇し，その代謝産物であるプレグナントリオールが上昇するので，17-KGS のうち 11-deoxy-17-KGS が上昇する．
- 健常人では 11-deoxy-17-KGS：11-oxy-17-KGS は 1：2〜5 であるが，21-OH lase 欠損症，11β-OH lase 欠損症では両者の比が上昇する．
- 検査に使用するメトピロンは 11β-OH lase 阻害を起こすので，17-KGS の分画のうち 11-deoxy-17-KGS が上昇する．
- コルチゾールが上昇する病態では 17-KGS の分画のうち 11-oxy-17-KGS が上昇する． （小田桐恵美）

4D030
17-OHCS　保
17-hydroxycorticosteroids
別 17-ヒドロキシコルチコステロイド

測定法　比色法（酵素水解法）
検　体　24 時間蓄尿
基準値　男性 3.4〜12.0 mg/day
　　　　　女性 2.2〜7.3 mg/day

異常値を呈する場合
高値　Cushing 症候群，Cushing 病，異所性 ACTH 産生腫瘍，先天性副腎皮質過形成（11β-OH lase 欠損症），副腎癌，ヒドロコルチゾン投与
　次に必要な検査▶コルチゾール，ACTH を検索する．
低値　視床下部下垂体機能低下症，Sheehan 病，ACTH 単独欠損症，Addison 病，先天性副腎皮質過形成（21-OH lase 欠損症，17α-OH lase 欠損症）
　次に必要な検査▶コルチゾール，ACTH を検索する．

プロフィール
- 17-OHCS はステロイド骨格の 17 位と 21 位の炭素に OH 基，20 位の炭素に CO 基がついている構造のステロイドホルモンの総称である．これらの構造を持つステロイドはフェニルヒドラジンと反応させると発色する（Porter-Silber 反応）．
- 17-OHCS はコルチゾール（F）や 11-deoxycortisol（S），コルチゾン（E）およびそれらの肝臓での代謝産物（おもにテトラヒドロキシ型，THF，THE，THS，alloTHF）を含む．そのため副腎皮質からの糖質コルチコイドの 1 日の産生状態を反映する．

臨床的意義と検査値の読み方
- コルチゾールの副腎からの分泌が視床下部（CRF）-下垂体（ACTH）の支配のもとフィードバック機構が成立しているので，この系のどこに異常があっても 17-OHCS は変化する．ACTH，コルチゾールは日内変動を示すので，17-OHCS は朝高く，夕に低下する日内変動を示す．
- 17-OHCS が高値の場合には，副腎に病変があるのか（副腎性 Cushing 症候群），下垂体に病変があるのか（Cushing 病），異所性に ACTH 過剰があるのか（異所性 ACTH 産生腫瘍）の鑑別が必要となる．鑑別診断には血中コルチゾール，ACTH の測定が必要となる．
- 17-OHCS が低値の場合には，副腎に病変があるのか〔Addison 病，先天性副腎皮質過形成（21-OH lase 欠損症，17α-OH lase 欠損症）〕，視床下部下垂体に病変があるのか（視床下部下垂体機能低下症，Sheehan 病，ACTH 単独欠損症）の鑑別が必要となる．治療に用いる糖質コルチコイドのうち，17-OHCS として反応する骨格を持つもの（ヒドロコルチゾンなど）は服用中 17-OHCS は上昇するが，デキサメサゾンなどでは 17-OHCS は低下する．

予想外の値が認められるとき
- さまざまの薬剤の影響を受ける．測定値が高値に出るものとしてはスピロノラクトン，チアジド（サイアザイド），リファンピシン，フロセミド，ジゴキシン，クロルプロマジン，フェニトイン，コルヒチンなどがあげられる．低値に出るものとしてはエリスロマイシン，プロベネシド，レセルピン，ジフェニルヒダントイン，フェノバルビタールなどがあげられる．
- 糖質コルチコイドは，構造式により 17-OHCS を上昇させるものと低下させるものがある． （小田桐恵美）

4D035
11-OHCS　保
11-hydroxycorticosteroids
別 11-ヒドロキシコルチコステロイド

測定法　蛍光法（De Moor 変法）
検　体　血清
基準値　7.0〜23.0 μg/dl（午前 8〜10 時採血）

異常値を呈する場合
高値　Cushing 症候群，Cushing 病，異所性 ACTH 産生腫瘍，副腎癌
　次に必要な検査▶コルチゾール，ACTH を検索する．
低値　視床下部下垂体機能低下症，Sheehan 病，ACTH 単独欠損症，Addison 病，先天性副腎皮質過形成
　次に必要な検査▶コルチゾール，ACTH を検索する．

プロフィール
- 11-OHCS はステロイド骨格の C11 位に OH 基を持つステロイドの総称であり，強酸により蛍光を発するために蛍光法で測定する．
- 11-OHCS の大部分はコルチゾールであり，そのほかにコルチコステロン，20β-OH-cortisol，21-deoxycortisol などが含まれる．
- コルチゾールは代表的な副腎糖質ステロイドであり，視床下部の CRH および下垂体の ACTH の支配を受

けフィードバック機構が成立している．
- 現在コルチゾールが RIA や non-RIA で簡便に測定されるので，11-OHCS の測定意義は乏しくなった．

臨床的意義と検査値の読み方
- 視床下部下垂体機能低下症のときは，ACTH の低下とともに 11-OHCS も低下する．また副腎性 Cushing 症候群のようにコルチゾール過剰分泌のときは，11-OHCS は上昇し ACTH は抑制される．Cushing 病，異所性 ACTH 産生腫瘍では ACTH は上昇し 11-OHCS も上昇する．Cushing 症候群では 11-OHCS の日内変動は消失する．
- 鑑別診断にはデキサメタゾン抑制試験，CRH 試験，DDAVP 試験などが必要になることがある．

予想外の値が認められるとき
- コルチゾールは corticosteroid binding globulin (CBG) と結合して血中に存在する．そのため CBG が増加するような妊娠時，エストロゲン服用時には 11-OHCS は高値となる．
- 日内変動があるために採血時間に注意する．

（小田桐恵美）

4D040

コルチゾール 保

cortisol

別 Kendall's compound F

測定法 RIA（チューブ固相法）
検体 血清（血漿でも測定可能）
基準値 5.0～17.9 μg/dl（早朝空腹時）

異常値を呈する場合

高値 Cushing 病，異所性 ACTH 産生腫瘍，CRH 産生腫瘍，グルココルチコイド不応症，アルコール多飲，うつ病，神経性食欲不振症，副腎腺腫による Cushing 症候群，副腎癌，ヒドロコルチゾン投与，妊娠後期

　次に必要な検査▶ 採血時のストレスに注意し，血中 ACTH を同時測定し，下垂体-副腎系のどこに障害があるか判定する．コルチゾール高値で ACTH が 10 pg/ml 以上では ACTH 依存性 Cushing 症候群を，10 pg/ml 未満では ACTH 非依存性 Cushing 症候群を疑う．

低値 原発性副腎皮質機能低下症（Addison 病），すべての先天性副腎皮質過形成，薬剤（メチラポン，トリロスタン，ミトタン）の投与，先天性副腎皮質低形成，視床下部性下垂体機能低下症（脳腫瘍，サルコイドーシス），下垂体性下垂体機能低下症（下垂体腫瘍，Sheehan 症候群，ACTH 単独欠損症，リンパ球性下垂体炎），デキサメタゾン投与

　次に必要な検査▶ 服薬歴を聴取し，血中 ACTH を同時測定して検討する．コルチゾール低値で ACTH が 10 pg/ml 以上なら原発性副腎不全を，10 pg/ml 未満なら続発性副腎不全を疑う．

プロフィール
- コルチゾールは副腎皮質の束状層から分泌される糖質コルチコイド（GC）のうち，分泌量，活性ともに最大のものである．糖代謝（血糖上昇，糖新生作用），蛋白質代謝（蛋白質異化作用），脂質代謝（血中遊離脂肪酸増加）に関連し，抗炎症，免疫抑制作用も持つ．血中 LDL-コレステロールが副腎皮質内でプレグネノロンに変換され，その後 3β-水酸化ステロイド脱水素酵素，17α-水酸化酵素，21-水酸化酵素，最後に 11β-水酸化酵素の作用をうけコルチゾールとなる．この過程は ACTH により促進され，逆にコルチゾールは CRH-ACTH 分泌を抑制しフィードバック調節している．
- コルチゾールの分泌は下垂体から分泌される ACTH に同調して日内変動を示し，血中濃度は早朝空腹時に比し午後 6 時では約 1/2，午後 10 時では約 1/4 になる．さらに ACTH 分泌はストレスにより上昇するので，コルチゾールの測定のための採血は安静度や採血時刻を一定にして比較する必要があり，通常午前 8 時～9 時に 30 分程度の安静後に行う．
- 血中では 95％ がコルチコステロイド結合蛋白（CBG）と結合し，残りの 5％ が生理学的活性をもつ遊離型として存在する．コルチゾールの測定は結合型と遊離型の両方を測定している．RIA による測定方法が主流であるが，デキサメサゾン以外のステロイドを投与中の患者には投与ステロイドが交叉反応するので注意が必要である．
- 分泌されたコルチゾールは標的組織に GC 受容体を介してその作用を発揮する．また鉱質コルチコイド（MC）受容体にも同程度の親和性で結合しうるが，MC の標的臓器である腎臓では 11β-水酸化ステロイド脱水素酵素（11βHSD）type II により不活型のコルチゾンに代謝され，コルチゾールの作用が発揮されない．11βHSD type II 遺伝子異常により起こる apparent mineralocorticoid excess 症候群では，コルチゾールの不活化障害のためにコルチゾールが MC 受容体に結合し，低レニン性高血圧の病態を認める．

臨床的意義と検査値の読み方
- コルチゾール分泌増加の徴候（中心性肥満，月経異常，伸展性皮膚線条，多毛症，痤瘡，筋力低下，骨粗鬆症，精神障害や成長遅延など）や一般検査所見（低 K 血症，耐糖能異常，好中球増多），逆に分泌低下の徴候（全身倦怠感，悪心，嘔吐，低血糖，精神症状）や一般検査所見（低 Na 血症，高 K 血症，好酸球増多）があるとき，および副腎偶発腫がある場合にも測定する．
- 高値の疾患は血中 ACTH の高低により分類する．Cushing 病や ACTH 産生腫瘍では ACTH の過剰分泌によりコルチゾール合成分泌が亢進する．また原発性コルチゾール不応症ではフィードバック調節がかからず，ACTH の分泌亢進を介して高コルチゾール血症となる．アルコール多飲，うつ病，神経性食欲

---

d　副腎皮質ホルモンおよび結合蛋白

不振症では高コルチゾール血症とともに日内リズム消失やデキサメサゾン抑制試験陽性などCushing病と同様の所見を示す（pseudo Cushing症候群）．一方，Cushing症候群では腫瘍からのコルチゾールの自律的分泌がありACTH分泌は抑制される．そのほかに妊娠後期などCBGが増加する病態がある．

- 低値の疾患も血中ACTHの高低により分類する．Addison病では副腎皮質の破壊により，先天性副腎皮質過形成や薬剤（メチラポンなど）投与中では副腎皮質ステロイドの合成障害により低コルチゾール血症となるが，いずれも高ACTH血症を伴う．続発性副腎皮質機能低下症やデキサメサゾン投与ではACTHの低下により低コルチゾール血症を呈する．

予想外の値が認められるとき

- 高値の場合：ストレス下での採血，CBG増加による見かけのコルチゾール高値を除外する．
- 低値の場合：合成ステロイドの投与を除外する．

(伊藤　聡)

4D045

遊離コルチゾール　保

free cortisol

別 非抱合型コルチゾール

測定法	RIA（チューブ固相法）
検 体	24時間蓄尿（1日尿量明記）
基準値	11.2〜80.3 μg/day

異常値を呈する場合

(☞「コルチゾール」p.393)

- ただしコルチゾールと違い，妊娠後期やエストロゲン療法中（経口避妊薬内服など）の患者などコルチコステロイド結合蛋白（CBG）が増加する病態でも異常値は示さない．

プロフィール

- 副腎皮質束状層で合成されたコルチゾールは血中では90％以上が蛋白との結合型として存在し，残りの5〜10％が遊離型として存在する．結合型コルチゾールは標的細胞内に入ることができず生理活性はなく，遊離コルチゾールのみ生理活性があるが，通常は血中では両者を併せた総コルチゾールを測定している．
- コルチゾールは安静時で1日平均15〜25 mg分泌され，強力なストレス下では100〜300 mg程度に分泌増加するが，このうち尿中に排泄され尿中遊離コルチゾールとして測定されるのが1/200程度である．この尿中遊離コルチゾールは血中の遊離コルチゾールと連動しているので，実際のホルモン活性を反映している．残りのコルチゾールの大部分は肝臓で還元されテトラヒドロ型となり，次いでグルクロン酸抱合を受け水溶性となり，尿中に排泄され，大部分は17-hydroxy-corticosteroids（17-OHCS）とし

て，ごく一部は17-ketosteroids（17-KS）として測定される．17-OHCSと17-KSの測定は呈色反応で，遊離コルチゾールの測定はRIAで行う．

臨床的意義と検査値の読み方

- 遊離コルチゾールのもつ臨床的意義はコルチゾールとほとんど同じ（☞「コルチゾール」p.393）．
- 血中コルチゾール測定と尿中遊離コルチゾール測定の相違を理解して検査法を選択する．尿中遊離コルチゾールは血中コルチゾールに比して，①律動的なコルチゾール分泌の影響を避けて1日の総分泌量を評価できる，②副腎不全の際の副腎皮質ホルモンの補充量の決定の指標となる，③血中コルチゾールはCBGなどの結合蛋白が増加した場合，見かけ上高値を示すが，尿中遊離コルチゾールは結合蛋白の影響を受けない，という違いがある．
- 尿中遊離コルチゾールと17-OHCSの値は通常平行した変動を示すが，17-OHCSは肝臓での代謝の影響を受けるので，抗結核薬や抗痙攣薬の投与あるいは甲状腺機能亢進症により肝臓でのステロイド代謝が亢進すると下垂体副腎系に異常がなくても高値となるが，尿中遊離コルチゾールはこうした肝臓でのステロイド代謝の影響をほとんど受けないという利点がある．また先天性副腎皮質過形成のうち11β-水酸化酵素欠損症やメチラポン投与時のようにコルチゾール分泌は低下しているが，その前駆体である11-deoxycortisolが増加している場合には，尿中遊離コルチゾールは低値で尿中17-OHCSが高値となる．
- 測定においてはコルチゾールと同様に，投与中のステロイドが交叉反応するので，副腎皮質予備能をみる場合には測定系に交叉反応しないデキサメサゾンに切り替えてから検査する．
- 尿中遊離コルチゾールは副腎不全の際のヒドロコーチゾン投与量の決定の際に指標となる．すなわち，ヒドロコーチゾンを2.5 mg/day程度の少量から投与開始し，2週間ずつ5 mg/day，7.5 mg/day，10 mg/dayと徐々に増量するが，この際に1日完全蓄尿による尿中遊離コルチゾールを測定し，最終的に基準値になるようにヒドロコーチゾンの投与量を検討する．
- 高値の場合は抑制試験（デキサメサゾン抑制試験など）を，低値の場合は刺激試験（ACTH負荷試験など）を行うのが通例である．

予想外の値が認められるとき

(☞「コルチゾール」p.393)

- 蓄尿検体で測定するのできちんと蓄尿ができているか，同時に尿中クレアチニンを測定して確認する．

(伊藤　聡)

4D050
11-デオキシコルチゾール
11-deoxycortisol

別 Kendall's compound S, 11-DOF, cortodoxone

測定法 RIA（硫安法）
検 体 血清
基準値 男性 0.04～1.16 ng/m*l*
　　　　 女性 0.110～0.600 ng/m*l*

異常値を呈する場合
高値 先天性副腎皮質過形成の一部（11β-水酸化酵素欠損症），Cushing症候群，メチラポン投与
低値 先天性副腎皮質過形成の一部（21-水酸化酵素欠損症），Addison病，続発性副腎不全（ACTH単独欠損症，下垂体前葉機能低下症）

次に必要な検査▶ 異常値の場合，その調節因子であるACTH，および副腎皮質からのコルチゾール，アルドステロンおよびその中間代謝産物を測定する．

プロフィール
- 11-デオキシコルチゾールは17-ヒドロキシプロゲステロンから21-水酸化酵素により生合成される糖質コルチコイドである．さらに11β-水酸化酵素によりC11位が水酸化されてコルチゾールへ代謝される．また11-デオキシコルチゾールは肝臓でテトラヒドロ体に還元されて尿中に排泄され17-OHCSとして測定される．
- 11-デオキシコルチゾールはコルチゾールと同じく分泌調節はACTHに依存する．コルチゾールと同様に糖質コルチコイド作用を示すが，生理活性ははるかに低く，コルチゾールと違って下垂体からのACTH分泌作用を抑制する作用はみられない．この11-デオキシコルチゾールとコルチゾールの性質の差異を利用したのがメチラポン試験である．
- ACTH依存性に分泌されるため，ストレスと日内変動の影響を受けるので，安静度と採血時間を一定にすること．

臨床的意義と検査値の読み方
- 副腎皮質ホルモンの産生異常（亢進症，低下症）を疑う場合に測定を考慮する．難治性の高血圧や糖尿病，電解質異常，Cushing徴候がある場合には原発性アルドステロン症やCushing症候群を疑う必要があるが，検査成績がこれらの疾患に合致しない場合に，副腎皮質ステロイド中間代謝産物の異常を疑い11-デオキシコルチゾールを測定する．この場合，他のステロイド合成の中間代謝産物も同時に測定すると，ステロイドホルモン合成のどの過程に異常をきたした病態であるかを評価しやすい．
- 先天性副腎皮質過形成のうち11β-水酸化酵素欠損症は，欠損酵素より上位のステロイドである11-デオキシコルチコステロンと11-デオキシコルチゾールの血中濃度が増加する．ACTH負荷後のこれらのステロイドの上昇は患児では正常児の3倍以上に反応する．治療にはACTH過剰分泌抑制のために糖質コルチコイド補充療法を行うが，その際の至適量の決定に11-デオキシコルチゾールを測定する．
- 先天性副腎皮質過形成の90%以上を占める21-水酸化酵素欠損症は，17-ヒドロキシプロゲステロンから11-デオキシコルチゾールへの変換がなされないために11-デオキシコルチゾールの血中濃度が低下する．スクリーニングで血中17-ヒドロキシプロゲステロンが1,000 ng/d*l*以上だと同疾患の可能性が強い．しかし，11β-水酸化酵素欠損症でも増加する場合があり，鑑別診断のためにACTH負荷前後で11-デオキシコルチゾールを測定する．21-水酸化酵素欠損症では低値のまま，11β-水酸化酵素欠損症では上昇する．
- Cushing症候群の鑑別のためのメチラポン試験の判定に際して測定する．この試験はメチラポンの11β-水酸化酵素阻害作用によってコルチゾールの合成が阻害され，ACTH分泌が亢進し，結果としてコルチゾール濃度は低下するものの，その前駆物質である11-デオキシコルチゾールが10～20倍に増加することで尿中17-OHCSが増加することを利用した試験である．
- 健常者とCushing病ではメチラポン投与後に11-デオキシコルチゾールと尿中17-OHCSが増加する．副腎腺腫などによるCushing症候群では，副腎からのコルチゾールの自律的分泌によりACTHは慢性的に抑制されており，メチラポン投与によってもACTH分泌は亢進しない．したがって11-デオキシコルチゾールと尿中17-OHCSの値は無反応である．現在ではメチラポン投与後の一連の反応を直接にコルチゾール，11-デオキシコルチゾール，ACTHを測定することで，より正確に評価可能である．本試験は副腎不全を疑う患者では症状をさらに悪化させるので行わない．
- 11-デオキシコルチゾールは，コルチゾール同様ACTH依存性に産生されるホルモンであるために，Cushing病や異所性ACTH産生腫瘍では高値となり，汎下垂体機能低下症やACTH単独欠損症においては低値となる．

予想外の値が認められるとき
- 高値：ストレス下での採血を除外する．
- 低値：副腎皮質におけるホルモンの合成を阻害する薬剤（アミノグルテチミド，ミトタン，トリロスタン）の投与を考える．

（伊藤　聡）

4D055
21-デオキシコルチゾール
21-deoxycortisol

別 21-DOF

測定法 RIA（硫安法）

検体	血清
基準値	0.03～0.04 ng/m*l*

異常値を呈する場合

高値 先天性副腎皮質過形成の一部（21-水酸化酵素欠損症），Cushing症候群

低値 先天性副腎皮質過形成の一部（11β-水酸化酵素欠損症），Addison病，ACTH単独欠損症，下垂体前葉機能低下症

次に必要な検査 ▶ 異常値の場合，その調節因子であるACTH，および副腎皮質からのコルチゾール，アルドステロンおよびその中間代謝産物を測定する．

プロフィール

- 21-デオキシコルチゾールは17-ヒドロキシプロゲステロンから11β-水酸化酵素により生合成される糖質コルチコイドである．さらにC21位が水酸化されてコルチゾールへ代謝される．また21-デオキシコルチゾールはそれ自身がプレグナントリオールに代謝され尿中に排泄される．
- コルチゾール生合成系は，17-ヒドロキシプロゲステロン→11-デオキシコルチゾール→コルチゾールと，17-ヒドロキシプロゲステロン→21-デオキシコルチゾール→コルチゾールの2系統があるが，尿中プレグナントリオールはごく微量であり，前者の系が主要な合成系となっている．
- 分泌調節はACTHに依存しストレスと日内変動の影響を受けるので，安静度と採血時間を一定にすること．

臨床的意義と検査値の読み方

- 21-デオキシコルチゾールの測定意義は，先天性副腎皮質過形成の中で最も頻度の高い21-水酸化酵素欠損症の診断にある．同疾患ではステロイド生合成経路のうちプロゲステロン→デオキシコルチコステロンの反応と17-ヒドロキシプロゲステロン→11-デオキシコルチゾールの反応が起こらず，血中17-ヒドロキシプロゲステロンおよび21-デオキシコルチゾールが高値となる．
- 1989年以降，厚生労働省母子衛生事業として血中17-ヒドロキシプロゲステロン高値を陽性とする21-水酸化酵素欠損症の新生児マススクリーニングが導入された．その際には17-ヒドロキシプロゲステロンを測定するのが一般的であるが，血中21-デオキシコルチゾールの高値は同疾患の参考所見であり，測定することでより検出感度が高くなる．これらのステロイドの高値は糖質コルチコイドの補充で正常化するので，治療の指標となる．
- 21-水酸化酵素欠損症には塩類喪失型，単純男性化型，遅発型があり，前二者は新生児マススクリーニングにてほぼ発見されて治療が開始されるのに対し，遅発型では小児期に発見されず，思春期以降に性腺機能異常を呈する例も少なくない．原因不明の性腺機能異常（不妊，月経）を認めた場合には21-水

酸化酵素欠損症も考慮する必要があり，診断のために血中17-ヒドロキシプロゲステロン，血中21-デオキシコルチゾール，尿中プレグナントリオール，尿中プレグナントリオロン，血中アンドロステンジオン，血漿ACTH，デヒドロエピアンドロステロンサルフェートを測定する．またCTにて両側副腎の腫大を認める．また21-水酸化酵素欠損症の90％以上の症例でP450c21をコードしている *CYP21B* 遺伝子の異常を認めるので，遺伝子検索も考慮する．

- 21-水酸化酵素欠損症の無症候性キャリアの診断の際に，ACTH負荷後の血中17-ヒドロキシプロゲステロン高値，21-デオキシコルチゾール高値が参考となる．

予想外の値が認められるとき

- 高値：ストレス下での採血を除外する．また妊娠，エストロゲン製剤の投与でコルチコステロイド結合蛋白が増加し，見かけ上，高値を示す．
- 低値：副腎皮質におけるホルモンの合成を阻害する薬剤（アミノグルテチミド，ミトタン，トリロスタン）の投与を考える．

〔伊藤 聡〕

4D065

コルチコステロン

corticosterone

別 Kendall's compound B

測定法	RIA（硫安法）
検体	血清
基準値	男性 0.380～8.420 ng/m*l* 女性 0.210～8.480 ng/m*l*

異常値を呈する場合

高値 ACTH過剰を呈する疾患（汎下垂体機能低下症，ACTH単独欠損症），コルチコステロン産生副腎皮質腫瘍，先天性副腎皮質過形成の一部（17α-水酸化酵素欠損症とアルドステロン合成酵素欠損症）

低値 汎下垂体機能低下症，ACTH単独欠損症，Addison病，先天性副腎皮質過形成の一部（3β-水酸化ステロイド脱水素酵素欠損症，11β-水酸化酵素欠損症，21-水酸化酵素欠損症，Prader症候群）

次に必要な検査 ▶ 異常値の場合，その調節因子であるACTH，および副腎皮質からのコルチゾール，アルドステロンとその中間代謝産物を測定する．また性ステロイド（DHEA-S，テストステロン）を測定する．

プロフィール

- コルチコステロンは副腎皮質で，11-デオキシコルチコステロンから合成されるステロイドホルモンである．この反応は束状層では11β-水酸化酵素により行われ，球状層ではアルドステロン合成酵素によって行われる．コルチコステロンはさらに18-ヒドロキシコルチコステロンに変換され，最終的にアル

ドステロンが合成される．すなわち，コルチコステロンはアルドステロン合成における中間代謝物として存在している．
- コルチコステロンの分泌調節は，他の副腎皮質ステロイド同様にACTHによる．アンジオテンシンⅡによりコルチコステロンから18-ヒドロキシコルチコステロン，アルドステロンへの変換が亢進することが示されているが，コルチコステロン自体はレニン-アンジオテンシン系の影響をほとんど受けないと考えられている．
- 血中では大部分がコルチコステロイド結合蛋白に結合している．1日分泌量は1～4 mgである．コルチコステロンはコルチゾールの20%の糖質コルチコイド活性，アルドステロンの0.5%の鉱質コルチコイド活性を持つに過ぎず，生理的役割は少ない．しかし，コルチコステロン産生腫瘍の場合，腫瘍摘出後に血圧や低カリウム血症が正常化することから，コルチコステロン過剰状態では，鉱質コルチコイド作用の発現が問題となる．なお，ラットやマウスなどの齧歯類ではコルチゾールは産生されず，コルチコステロンが主要な糖質コルチコイドである．
- コルチゾール同様，ACTH依存性に分泌されるのでACTH，コルチゾールなどと同様の日内変動を示し，早朝に血中濃度がピークに達し深夜に低値となる．したがって，他のステロイドホルモンと同様に早朝に安静条件下で採血を行うことが再現性の良い値を得るために重要となる．
- ストレスはACTHの分泌刺激となり，コルチコステロンも高値となるので，採血の際は患者に不安を与えぬようにすることが大切である．

臨床的意義と検査値の読み方
- 先天性副腎皮質過形成のうちコルチコステロンが増加するのはアルドステロン合成酵素欠損症，17α-水酸化酵素欠損症である．これらの疾患では血中コルチゾールが低下し，ACTHが増加し，結果として血中コルチコステロンが高値を示す．17α-水酸化酵素欠損症は思春期以降に症状が出ることが多く，低カリウム血症，高血圧，二次性徴がない，などで発見される．このような症状がある場合，17α-水酸化酵素欠損症を疑いコルチコステロンを測定する．アルドステロン合成酵素欠損症では出生時に脱水，塩類喪失症状があることで気づかれる．
- 副腎腫瘍があり，高血圧や電解質異常を呈していないながら，Cushing症候群，原発性アルドステロン症の所見に合致しない場合に副腎皮質ステロイド中間代謝産物の産生異常を疑い，コルチコステロンを測定する．この場合，ステロイド合成の代謝マップ上に存在する他の中間代謝産物を同時に測定しておくと，ステロイドホルモン合成のどの過程に異常をきたした腫瘍であるかを評価しやすい．頻度はまれであるがコルチコステロン産生腫瘍の報告例もある．
- 先天性副腎皮質過形成のうちコルチコステロンが低

下するのは3β-水酸化ステロイド脱水素酵素欠損症，11β-水酸化酵素欠損症，Prader症候群である．
- コルチコステロンはコルチゾール同様ACTH依存性に産生されるホルモンであるために，Cushing病や異所性ACTH産生腫瘍では高値となり，汎下垂体機能低下症やACTH単独欠損においては低値となる．ただしこれらの値は，副腎皮質ホルモン全体に生じる変化であり，臨床的意義は薄い．Addison病などの原発性副腎不全でもコルチゾールと同様に低値になる．

予想外の値が認められるとき
- 高値：ストレス下での採血を除外する．
- 低値：デキサメタゾンなどの強力な合成ステロイドの投与時は，ACTHが抑制されるので低値となる．また副腎皮質ホルモン合成阻害薬（アミノグルテチミド，ミトタン，トリロスタン）投与時および11β-水酸化酵素阻害薬であるメチラポン投与時にも低値になる．

（伊藤 聡）

4D070
11-デオキシコルチコステロン
11-deoxycorticosterone
別 DOC

測定法 RIA（硫安法）
検体 血清
基準値 男性 0.080～0.280 ng/ml
　　　　女性 0.030～0.330 ng/ml

異常値を呈する場合
高値 ACTH過剰を呈する疾患，11-デオキシコルチコステロン産生副腎皮質腫瘍，先天性副腎皮質過形成の一部（17α-水酸化酵素欠損症と11β-水酸化酵素欠損症）
低値 汎下垂体機能低下症，ACTH単独欠損症，Addison病，先天性副腎皮質過形成の一部（3β-水酸化ステロイド脱水素酵素欠損症，21-水酸化酵素欠損症，Prader症候群）

次に必要な検査▶ 異常値の場合，その調節因子であるACTHおよびコルチゾール，アルドステロン，性ステロイド（デヒドロエピアンドロステロン，テストステロン）およびその代謝産物を測定する．そのほかにDOC高値では鉱質コルチコイド過剰を反映し血漿レニン活性は低値となる．

プロフィール
- 11-デオキシコルチコステロン（DOC）は副腎皮質でプロゲステロンから21-水酸化酵素により合成され，さらに11β-水酸化酵素あるいはアルドステロン合成酵素によりコルチコステロンに変換される．一部はC18-水酸化酵素により18-ヒドロキシ-11-デオキシコルチコステロンに変換される．DOCは肝臓で代謝され，グルクロン酸抱合，一部硫酸抱合を

受けて排泄される．分泌調節は他の副腎皮質ステロイド同様にACTHに依存し，レニン-アンジオテンシン系の影響はほとんど受けない．

- DOCは糖質コルチコイド活性はほとんどないが，アルドステロンの5％程度の鉱質コルチコイド活性を持つ．アルドステロンの中間代謝産物として存在していることから，生理的な状態ではDOCが血圧や電解質バランスの調節に及ぼす影響は小さいと考えられている．一部の先天性副腎皮質過形成やDOC産生腫瘍など大量に分泌された場合にのみ，その鉱質コルチコイド作用の発現（高血圧，低K血症）が問題となる．また，その代謝産物である18-ヒドロキシ-11-デオキシコルチコステロンもDOCの約1/2の鉱質コルチコイド作用を持つ．
- ACTH依存性に分泌されるためにACTH，コルチゾールと同様の日内変動を示すので，早朝に安静条件下で採血を行う．

臨床的意義と検査値の読み方

- 先天性副腎皮質過形成のうち17α-水酸化酵素欠損症と11β-水酸化酵素欠損症では，コルチゾールが低値のためにACTH分泌が増加し，中間代謝ステロイドであるDOCが高値を示す．11β-水酸化酵素を阻害するメチラポン投与時はDOCからコルチコステロンへの変換が阻害され，DOCは高値となる．
- 先天性副腎皮質過形成のうち，3β-水酸化ステロイド脱水素酵素欠損症，21-水酸化酵素欠損症，Prader症候群ではDOCは低値となる．
- DOCの分泌調節は主にACTHにより行われているので，ACTH分泌が低下する病態（汎下垂体機能低下症，ACTH単独欠損症）では低値を示し，Cushing病や異所性ACTH産生腫瘍では高値となる．ただし，この変化は副腎皮質ホルモン全般に生じる変化なので臨床的意義は薄い．副腎腺腫によるCushing症候群では下垂体からのACTH分泌が抑制されるためにDOCは低値となるが，癌や複数のホルモン産生能を有する腺腫では高値となる可能性もあり，個々の症例により検査所見は異なる．
- 副腎腫瘍や両側副腎腫大があり高血圧や電解質異常を呈している場合，まずレニン活性，アルドステロン濃度を測定し，原発性アルドステロン症の有無を評価する．そしてアルドステロンの過剰分泌がない場合，DOCをはじめ副腎皮質ステロイド中間代謝産物の産生異常を疑って測定する．DOC産生腫瘍はステロイド中間代謝物産生腫瘍の中では比較的高頻度に認める．
- 副腎皮質球状層におけるアルドステロン生合成の最終過程は，P450c18/P450aldによる18位の水酸化とメチル化，酸化であるが，アルドステロン産生腺腫などP450c18/P450aldが病的に亢進した状態ではDOCの段階から18位が直接水酸化を受け，18-ヒドロキシ-11-デオキシコルチコステロンが合成されやすくなる．これを利用して18-ヒドロキシ-11-デオキシコルチコステロンが，アルドステロン産生腺腫による原発性アルドステロン症と両側副腎皮質球状層の過形成によって生じる特発性アルドステロン症の鑑別に有用であると考えられた時期もあった．しかし，現在では副腎静脈採血法の確立によって両者を鑑別することは可能であり，18-ヒドロキシ-11-デオキシコルチコステロンを測定する意義は薄れてきている．

予想外の値が認められるとき

- 高値：ストレス下での採血を除外する．またプロゲステロンが増加している妊娠，黄体期には高値を示すので，月経，妊娠の有無を確認する．
- 低値：副腎皮質ホルモン合成阻害薬（アミノグルテチミド，ミトタン，トリロスタン）投与時に低値になる．

（伊藤 聡）

4D080
アンドロステロン
androsterone

別 AN

測定法	RIA（硫安法）
検体	血清
基準値	男性 0.180～0.910 ng/m*l*
	女性 0.140～1.030 ng/m*l*

異常値を呈する場合

高値 先天性副腎皮質過形成の一部（21-水酸化酵素欠損症と11β-水酸化酵素欠損症），多嚢胞性卵巣，甲状腺機能亢進症，男性化副腎腫瘍，甲状腺機能亢進症

次に必要な検査▶コルチゾール，アルドステロン，性ステロイドおよびその中間代謝産物を測定する．21-水酸化酵素欠損症では17α-ヒドロキシプロゲステロンが増加し，11β-水酸化酵素欠損症では11-デオキシコルチコステロンと11-デオキシコルチゾールが増加する．多嚢胞性卵巣を疑う場合にはLH，FSHの測定と画像検査にて卵巣の多発嚢胞の有無を調べる．

低値 先天性副腎皮質過形成の一部（17α-水酸化酵素欠損症，Prader症候群），甲状腺機能低下症．

次に必要な検査▶コルチゾール，アルドステロン，性ステロイドおよびその中間代謝産物を測定する．17α-水酸化酵素欠損症では11-デオキシコルチコステロンとコルチコステロンが増加する．

プロフィール

- アンドロステロンは男性ホルモンの代謝産物であるが，男性ホルモン活性はテストステロンの1/10程度である．精巣から分泌されるテストステロンと副腎から分泌されるデヒドロエピアンドロステロンがアンドロステンジオンに変換され，さらにアンドロステンジオンが肝臓で5α-還元酵素，末梢で3α-水酸化ステロイド脱水素酵素の作用を受けアンドロステ

ロンになる．血中では遊離のものよりもグルクロン酸，硫酸抱合体の方が多く存在するが，わが国で測定されているのは遊離のアンドロステロンのみである．
- アンドロステロンはさらに17β-水酸化ステロイド脱水素酵素により5α-アンドロステンジオールになる．尿中ではエチオコラノロン，デヒドロエピアンドロステロンなどと同様に17-KSとして測定される．
- 男児では12歳までは低値を示し，12～13歳の間で血中テストステロン値の上昇に伴い急速に上昇する．女児では10歳までは低値を示し，それ以降は緩徐に上昇し血中DHEA濃度に関係する傾向を認める．

臨床的意義と検査値の読み方
- 視床下部-下垂体-副腎皮質系，生殖器系（精巣，卵巣）という男性ホルモンの代謝経路のいずれかの異常を疑うときに測定する．
- 男性ホルモン異常を疑う場合に，まずスクリーニングとして男性ホルモンの分泌動態を反映する尿中17-KSを測定し，異常値のときにアンドロステロンを測定する．その際にテストステロンやアンドロステンジオンなどと同時に測定し，視床下部-下垂体-副腎皮質，性腺のどこに異常があるかを明らかにする．
- 先天性副腎皮質過形成のうち21-水酸化酵素欠損症と11β-水酸化酵素欠損症では両者とも副腎由来の男性ホルモンが増加し，その代謝産物であるアンドロステロンが高値となる．逆に17α-水酸化酵素欠損症とPrader症候群ではアンドロステロンが低値となる．両者とも副腎由来の男性ホルモンの合成障害がある．
- 多嚢胞性卵巣ではLH，FSHの過剰分泌があり，副腎由来の男性ホルモンが増加しアンドロステロン高値の場合もあるが，わが国では頻度は少ない．
- 甲状腺機能とも関係があり，甲状腺機能亢進症では男性ホルモン代謝が亢進しアンドロステロンは高値を示す．逆に甲状腺機能低下症のときには，男性ホルモン代謝が遅延しアンドロステロンは低値を示す．

予想外の値が認められるとき
- 強力な合成ステロイドホルモンの投与時には低値を示す．尿中17-KSを測定し，乖離がみられたときには再検する．

(伊藤 聡)

4D082
エチオコラノロン
ethiocholanolone

別 3α-hydroxy-5β-androstan-17-one，5β-androstan-3α-ol-17-one

測定法 RIA
検 体 血漿
基準値 男性 0.015～0.221 ng/ml
女性 0.070～0.440 ng/ml

異常値を呈する場合
- **高値** 先天性副腎皮質過形成の一部（21-水酸化酵素欠損症および11β-水酸化酵素欠損症），多嚢胞性卵巣，甲状腺機能低下症，男性化副腎腫瘍
- **低値** 先天性副腎皮質過形成の一部（17α-水酸化酵素欠損症，Prader症候群），甲状腺機能亢進症

次に必要な検査▶ 異常値の場合，その調節因子であるACTHおよびコルチゾール，アルドステロン，性ステロイド（デヒドロエピアンドロステロン，テストステロン）およびその中間代謝産物を測定する．高値，低値のいずれの場合でも甲状腺機能検査も評価する必要がある．

プロフィール
- エチオコラノロンは男性ホルモンの代謝産物であるが，男性ホルモン活性はアンドロステロンよりもさらに弱い．精巣から分泌されるテストステロンと副腎から分泌されるデヒドロエピアンドロステロンがアンドロステンジオンに変換され，さらにアンドロステンジオンが肝臓で5β-還元酵素，末梢で3α-水酸化ステロイド脱水素酵素の作用を受けエチオコラノロンになる．エチオコラノロンはさらに17β-水酸化ステロイド脱水素酵素により5β-アンドロステンジオールになる．エチオコラノロンは肝臓で硫酸とグルクロン酸の抱合体となり尿中に排泄される．尿中ではアンドロステロン，デヒドロエピアンドロステロンなどと同様に17-ketosteroids（17-KS）としても測定される．
- 血中濃度は男女ともに小児期に比べ思春期が高値を示し，さらに成人期に最高値を示した後，40歳以降に減少する．男女差については思春期前期以降は男性が女性を上回る．またデヒドロエピアンドロステロンやアンドロステロンと同様に，日中に高値を示し夜間に低値となる日内変動を示す．

臨床的意義と検査値の読み方
- 視床下部-下垂体-副腎皮質系，生殖器系（精巣，卵巣），男性ホルモンの代謝経路のいずれかの異常を疑うときにまず，スクリーニングとして尿中17-KSを測定する．
- 17-KSに含まれるステロイド分画は，11-oxy-17-KSと11-deoxy-17-KSとの2つの分画群に大別され，17-KS 2分画とよばれる．11-oxy-17-KSは主として副腎由来のコルチゾールが11-hydroxy型，あるいは11-keto型のアンドロステロン（An）やエチオコラノロン（Et）に代謝されたもので，全17-KSの20％を占める．実際には11-hydroxy-An，11-hydroxy-Et，11-keto-An，11-keto-Etの4分画が含まれる．一方11-deoxy-17-KSは17-KSの80％を占め，主として副腎由来のデヒドロエピアンドロステロン（DHEA）やデヒドロエピアンドロステロンサルフェートと，副腎と性腺由来のΔ4-アンドロステンジオンや性腺由来のテストステロンが

d 副腎皮質ホルモンおよび結合蛋白

肝臓でアンドロステロンやエチオコラノロンに代謝されたものを含み，これらDHEA，アンドロステロン，エチオコラノロンの17-KS 3分画より構成され，以上を合わせて17-KS 7分画とよぶ．17-KSの異常値をみた場合，どの分画に異常があるかを判定するためにエチオコラノロンを測定することが多い．

- また，同じ17-KS分画のアンドロステロンに比してエチオコラノロンは男性ホルモン活性が弱いことを利用して，エチオコラノロン／アンドロステロンの比率（E/A比）は男性ホルモン作用の指標として有用となる．甲状腺機能低下症，副腎癌ではE/A比は大きくなり，甲状腺機能亢進症では小さくなる．
- 先天性副腎皮質過形成のうち，21-水酸化酵素欠損症と11β-水酸化酵素欠損症では両者とも副腎由来の男性ホルモンが増加し，結果的にその代謝産物であるエチオコラノロンが高値となる．また多嚢胞性卵巣ではLH，FSHの過剰分泌があり，副腎由来の男性ホルモンが増加する場合があるが，わが国では増加を認めないことの方が多い．甲状腺機能低下症のとき，また肝疾患ではエチオコラノロンは高値となる．
- 先天性副腎皮質過形成のうち17α-水酸化酵素欠損症，Prader症候群では両者とも副腎由来の男性ホルモンの合成障害があり，エチオコラノロンは低値を示す．また，甲状腺機能亢進症のときにはエチオコラノロンは低値を示す．

予想外の値が認められるとき
- 強力な合成ステロイドホルモンの投与時には低値を示す．尿中17-KSを測定し，乖離がみられたときには再検する．

（伊藤 聡）

4D085
デヒドロエピアンドロステロン
dehydroepiandrosterone
略 DHEA

測定法 RIA（DCC）
検体 血清
基準値（単位：ng/ml）
- 20～29歳：男性 2.03～9.15，女性 2.02～8.03
- 30～39歳：男性 2.03～6.68，女性 2.13～5.99
- 40～49歳：男性 1.51～5.78，女性 1.52～4.72
- 50～59歳：男性 0.72～5.44，女性 0.84～3.87

異常値を呈する場合
高値 Cushing症候群の一部（Cushing病，異所性ACTH産生腫瘍），先天性副腎皮質過形成の一部（21-水酸化酵素欠損症，11β-水酸化酵素欠損症，3β-水酸化ステロイド脱水素酵素欠損症），多嚢胞性卵巣症候群，副腎癌，テストステロン産生卵巣腫瘍，高プロラクチン血症

低値 Cushing症候群の一部（副腎腺腫，副腎結節性過形成），preclinical Cushing症候群，Addison病，続発性副腎不全（Sheehan症候群，ACTH単独欠損症），先天性副腎皮質過形成の一部（17α-水酸化酵素欠損症，Prader症候群），Turner症候群，Klinefelter症候群，神経性食欲不振症

次に必要な検査▶ 異常値の場合，コルチゾール，アルドステロン，デヒドロエピアンドロステロンサルフェート（DHEA-S）を含めた性ステロイドおよびその中間代謝産物を同時に測定し，下垂体-副腎皮質系のどこに異常があるか調べる．

プロフィール
- アンドロゲンはC19ステロイドの総称であり，テストステロン，ジヒドロテストステロン，デヒドロエピアンドロステロン（DHEA），DHEA-S，Δ4-アンドロステンジオンなどがアンドロゲンに含まれる．
- これらのうちDHEAとDHEA-Sはそれぞれ90％，99％が副腎由来であり，副腎アンドロゲンとよばれている．アンドロゲン活性はテストステロンの約5％と弱い．しかしDHEAは免疫活性化作用，抗動脈硬化，抗糖尿病，抗癌作用，中枢神経系への関与など多彩な生理作用を有する可能性もあり，老化の生化学的指標として注目されている．
- 17α-ヒドロキシプレグネノロンに17,20-リアーゼが作用してDHEAに変換され，さらに3β-水酸化ステロイド脱水素酵素によりアンドロステンジオンへと代謝される．副腎皮質ではDHEAはsulfotransferaseによりDHEA-Sに変換され血中に分泌され，末梢においてはsulfataseの作用によりDHEAへと変換される．DHEAの血中濃度はDHEA-Sの0.1～1％ときわめて微量である．
- 血中濃度は出生直後は高値であるが，生後1年以内に低下する．その後，思春期に急増して20歳前後に頂値に達した後，加齢に伴い直線的に減少し，60歳以上では20歳代の5～10％に低下する．これは生命維持に必須である糖質コルチコイドや鉱質コルチコイドの分泌が，加齢によりほとんど変化を受けないのと対照的である．
- DHEAはコルチゾールと同様に，ACTHにより分泌刺激を受け夜間低値となる日内変動があり，血中半減期は25分と短く変動が激しい．コルチゾールの分泌動態と異なる点は，視床下部，下垂体に対するフィードバック機構が存在しない点である．

臨床的意義と検査値の読み方
- ACTH低下あるいは増加に対してDHEAは敏感に反応するので，Cushing症候群の病型を鑑別するときに測定する．すなわちACTH依存性である下垂体性Cushing病では高値となり，対照的にACTH非依存性副腎性Cushing症候群やpreclinical Cushing症候群では低値となる．
- 副腎癌では糖質コルチコイド，鉱質コルチコイド，副腎アンドロゲンの3系統すべてのステロイドホル

モンが著増することが多く，腺腫によるCushing症候群でDHEAが低値になるのとは対照的にDHEAが高値となる．
- 高プロラクチン血症では副腎アンドロゲン産生刺激により高値を示す．
- 21-，ないしは11β-水酸化酵素欠損症，3β-水酸化ステロイド脱水素酵素欠損症では糖質コルチコイド，鉱質コルチコイド合成が障害され，ステロイド合成が17α-水酸化酵素を介してDHEAの方へ流れるため，高値となる．対照的に17α-水酸化酵素欠損症では低値となる．
- 多嚢胞性卵巣症候群では17α-水酸化酵素活性が増強し，3β-水酸化ステロイド脱水素酵素活性が減弱するためΔ4-アンドロステンジオンとともにDHEAも上昇する．
- 副腎皮質3層がすべて障害される原発性副腎不全，ならびにACTH分泌不全に伴う続発性副腎不全でも低値を示す．
- 外傷などの急激なストレス状況下におけるACTH分泌の突然の増加に対する反応として，コルチゾール，DHEAはともに増加するが，コルチゾールが高値を維持するのとは対照的にDHEAは時間とともに減少していく．神経性食欲不振症や，慢性的なストレス存在下においては血中コルチゾールが高値をとるにもかかわらず，血中DHEAは低値となる．

予想外の値が認められるとき
- 抗ドパミン薬の投与などで高プロラクチン血症があるときは高値を示し，副腎皮質ホルモン剤や経口避妊薬の投与で低値を示す．　　　　　　　　（伊藤　聡）

4D090
デヒドロエピアンドロステロンサルフェート　保
dehydroepiandrosterone sulfate
略 DHEA-S

測定法　RIA（チューブ固相法）
検　体　血清
基準値　（単位：ng/ml）
- 20～29歳：男性1,600～5,650，女性680～3,000
- 30～39歳：男性1,150～4,600，女性500～1,710
- 40～49歳：男性660～3,240，女性210～2,120
- 50～59歳：男性480～2,860，女性60～1,230
- 60～69歳：男性150～2,400，女性40～1,040

異常値を呈する場合
- 高値，低値とも「デヒドロエピアンドロステロン」と同じ（☞ p.400）．

プロフィール
- デヒドロエピアンドロステロンサルフェート（DHEA-S）は，デヒドロエピアンドロステロン（DHEA）にsulfotransferaseが作用し3β-水酸基に硫酸が抱合したステロイドホルモンで，ヒトでは副腎皮質で生成

されるアンドロゲンのうち最も主要なものである．
- 分泌はACTHに依存するが，DHEAの生物学的半減期が25分と短いのと比較して，DHEA-Sは6～8時間と長く，しかもACTHの律動的分泌の影響を受けにくく，きわめて安定した血中動態を示す．短時間のストレスは影響せず，日内変動もわずかなので，血液の採取にあたり特別な注意を必要としない．このようにDHEA-SはDHEAに比較して測定結果が安定しているので診断に用いやすい．
- 血中濃度は性差があり，男性で高く，年齢的には思春期に急増して，加齢とともに漸減する．血中DHEAはDHEA-Sの0.1～1％ときわめて微量であり，血中アンドロゲンの大部分はDHEA-Sである．それゆえDHEA-SはDHEAのreservoir（貯蔵庫）として機能していると考えられており，その代謝物が尿中17-ケトステロイドの大部分を占める．
- 胎児で大量に分泌され，妊婦尿中エストリオールの主要な前駆体となる．
- 副腎癌と先天性副腎過形成の一部できわめて大量に分泌されることが多く，副腎性器症候群の一因となる．

臨床的意義と検査値の読み方
- DHEA-Sは副腎皮質に特有なことから，その測定は副腎アンドロゲンの分泌能の診断とともに，副腎機能低下の診断に用いられる．原発性，続発性副腎皮質機能低下のどちらの場合でも低値を示す．副腎皮質機能低下症のスクリーニングには迅速ACTH負荷試験が用いられているが，DHEA-Sの方が感度，特異度ともに高いことが示されている．
- 間接的にACTHの分泌動態を判定することが可能であるので，これを利用してCushing症候群の病型鑑別が可能である．すなわち，下垂体からのACTH過剰分泌によるCushing病ではDHEA-Sの血中レベルは正常～高値である．異所性ACTH産生腫瘍では多量のACTHが腫瘍から分泌されるので，さらに高値を示すことが多い．これに対して，副腎腺腫によるCushing症候群ではACTHの分泌が抑制されているので，DHEA-Sは例外なく低値である．同様にpreclinical Cushing症候群でも低値となる．
- 副腎癌（全体の約70％），男性ホルモン産生副腎腫瘍は副腎性アンドロゲンを多量に生成，分泌する．DHEA-Sの血中濃度が異常に高い場合には，これらの疾患を疑わなければならない．また副腎癌の経過を観察する上でDHEA-Sは優れたマーカーになる．
- 思春期遅発症とゴナドトロピン単独欠損症との鑑別診断に用いる．思春期に近づくとDHEA-Sの分泌は増加するが，この現象をadrenarcheとよび，下垂体-性腺系の成熟（gonadarche）とは別の機序でもたらされる．思春期遅発症ではadrenarcheとgonadarcheがともに出現が遅れるのでDHEA-Sは低値である．それに対してゴナドトロピン単独欠損症においてはgonadarcheは起こらないが，adrenar-

che は正常に発来するので DHEA-S の血中レベルは正常である．
- 先天性副腎皮質過形成では，欠損する酵素の種類によって副腎性男性ホルモンの分泌が過剰になったり，あるいは逆に低下する．血中のほかのステロイドとともに DHEA-S を測定することは，本症の病型を決定するうえで役に立つ．

予想外の値が認められるとき
- 血中コルチゾールが正常だが，DHEA-S が低値を示す場合がある．このような乖離現象は，加齢，神経性食欲不振症，ストレス，ステロイドホルモン連用中止後，副腎腺腫摘出後などでみられる．

（伊藤 聡）

4D095
アンドロステンジオン
androstenedione

別 andro-4-ene-3,17-dione，4-androstene-3,17-dione，A-dione

測定法 RIA（硫安法）
検体 血清
基準値（単位：ng/ml）
- 20～29歳：男性 0.48～1.82，女性 0.64～2.34
- 30～39歳：男性 0.42～1.52，女性 0.57～2.24
- 40～49歳：男性 0.46～1.67，女性 0.28～1.35
- 50～59歳：男性 0.41～1.57，女性 0.25～1.21

異常値を呈する場合
高値 Cushing 症候群の一部（Cushing 病，異所性 ACTH 産生腫瘍），先天性副腎皮質過形成の一部（21-水酸化酵素欠損症，11β-水酸化酵素欠損症），多囊胞性卵巣症候群，副腎癌，高プロラクチン血症，17β-水酸化ステロイド脱水素酵素欠損症．
低値 Cushing 症候群の一部（副腎腺腫），Addison 病，続発性副腎不全（Sheehan 症候群，ACTH 単独欠損症），先天性副腎皮質過形成の一部（17α-水酸化酵素欠損症，Prader 症候群，3β-水酸化ステロイド脱水素酵素欠損症），Turner 症候群，Klinefelter 症候群

次に必要な検査 ▶ 異常値の場合，アンドロステンジオンの合成と代謝に関連している ACTH，ゴナドトロピン，テストステロン，コルチゾール，およびその中間代謝産物を測定する．

プロフィール
- アンドロステンジオンは副腎，精巣・卵巣，末梢で生成・分泌されるステロイドホルモンである．合成，分泌の調節は，性腺ではゴナドトロピン，副腎では ACTH の支配下にある．
- デヒドロエピアンドロステロン（DHEA）が 3β-水酸化ステロイド脱水素酵素の作用を受けて，あるいは 17α-ヒドロキシプロゲステロンが 20, 21-リアーゼの作用によりアンドロステンジオンに変換される．

産生部位は副腎由来が 45％，精巣または卵巣由来が 45％で，残り 10％が末梢での転換による．
- アンドロステンジオンは女性ホルモンと男性ホルモンの前駆体であり，精巣で 17β-水酸化ステロイド脱水素酵素の作用を受けてテストステロンに，また精巣，卵巣，末梢組織（脂肪組織，肝臓，腎臓）でアロマターゼの作用を受けてエストロンに代謝される．肥満者では脂肪組織でアンドロステンジオンより変換されるエストロンが増加することが月経異常の一因と考えられている．また閉経後は卵巣に代わるエストロゲンの供給源として重要である．
- アンドロゲン作用はテストステロンの約 1/5～1/10 であり，それ自体の生理的意義は少なく，性ホルモンの前駆体として重要である．成人女性では血中テストステロンの約 1/2 がアンドロステンジオンの卵巣，肝臓，末梢での変換により生成される．
- 内因性の ACTH と同調して日内変動を示すので，早朝，安静時の採血が望ましい．

臨床的意義と検査値の読み方
- 先天性副腎皮質過形成のうち，21-水酸化酵素欠損症と 11β-水酸化酵素欠損症では，17α-ヒドロキシプロゲステロンとともにアンドロステンジオンが高値となる．Prader 症候群，17α-水酸化酵素または 3β-水酸化ステロイド脱水素酵素の欠損ではアンドロステンジオンが低値となる．また尿中 17-KS やプレグナントリオール測定と同様，補充療法中の効果判定の指標として有用である．
- 多囊胞性卵巣症候群では，卵巣の theca cell の機能亢進によりアンドロステンジオンが高値となる．
- Cushing 症候群では，血中の主要な副腎アンドロゲンである DHEA-S と同様に ACTH の値に連動して上下し，Cushing 病と副腎腺腫による Cushing 症候群との鑑別診断の一助となる．Cushing 病や異所性 ACTH 産生腫瘍のときには高値，副腎腺腫のときには低値となる．副腎癌でも DHEA-S 同様に高値となる．
- 特発性多毛症，副腎，卵巣の男性化腫瘍では高値になる．11β-ヒドロキシアンドロステンジオンは副腎のみにある 11β-水酸化酵素によりアンドロステンジオンより生成されるため，アンドロステンジオン/11β-ヒドロキシアンドロステンジオン比が低くなれば副腎に由来する男性化を疑う．また続発性，卵巣性の男性化症では，正常女性に比べテストステロン/アンドロステンジオン比が高くなる．

予想外の値が認められるとき
- 肝機能や腎機能が低下している場合，アンドロステンジオンの代謝が遅延して高値を示すことがある．
- 女性では排卵前後に卵巣由来のアンドロステンジオンが上昇する．ACTH や黄体ホルモン，hCG（ヒト絨毛性ゴナドトロピン）投与時は測定値が上昇し，合成副腎皮質ステロイド薬投与時は測定値が減少する．

（伊藤 聡）

4D100

プレグネノロン

pregnenolone

別 P5

測定法 RIA（硫安法）
検 体 血清
基準値 男性 0.1～1.0 ng/m*l*，女性 0.2～1.5 ng/m*l*

異常値を呈する場合

[高値] Cushing症候群の一部（Cushing病，異所性ACTH産生腫瘍），先天性副腎皮質過形成の一部（21-水酸化酵素欠損症，3β-水酸化酵素欠損症），副腎癌，妊娠時

[低値] 先天性副腎皮質過形成の一部（Prader症候群），下垂体機能低下症，Addison病

次に必要な検査▶ 異常値の場合，ACTH，ゴナドトロピン，コルチゾール，性ステロイドおよびそれらの中間代謝物と同時に測定し，下垂体-性腺，あるいは下垂体-副腎系のどこに異常があるのかを鑑別する．

プロフィール

- プレグネノロンは生体内のステロイド生合成においてコレステロールより最初に生成されるステロイドである．この生成過程は，①コレステロールエステルの分解，②StaR（steroidogenic acute regulatory protein）によるミトコンドリア内への転送，③コレステロール側鎖切断酵素（P450SCC）によるC20-C22側鎖の切断，④生じたプレグネノロンを細胞質内へ転送，の4段階に分けられる．

- コレステロール→プレグネノロンの反応はステロイド生合成の律速段階であり，下垂体ホルモンのACTHやLHはこの反応を促進させ，副腎皮質や卵巣でのステロイド合成を促進する．ステロイドホルモン産生臓器におけるホルモン生合成に最も重要な因子の一つはプレグネノロンの補給であり，ACTHやゴナドトロピンの作用は適切なプレグネノロンの産生にあるともいえる．

- プレグネノロンはステロイドとしての活性はほとんどなく，プロゲステロンや17-ヒドロキシプレグネノロンへと転換されていくので，その血中濃度は少量である．コルチゾールと同じく日内変動を呈し，早朝高く夕方低値となる．妊娠時には増加し妊娠末期には非妊娠時の約4倍となる．

- プレグネノロンの硫酸抱合型であるプレグネノロンサルフェート（pregnenolone sulfate）は，成長発育により血中濃度が大きく変化するといわれている．また妊娠中の母体-胎盤-胎児系をめぐる内分泌環境においては，胎盤性プロゲステロンの前駆物質として大きな影響を及ぼしている．

臨床的意義と検査値の読み方

- 先天性副腎皮質過形成のうち21-水酸化酵素欠損症，3β-水酸化酵素欠損症で高値を示す．またCushing症候群のうちACTH過剰となる病態（Cushing病，異所性ACTH産生腫瘍）では，コレステロール→プレグネノロンの経路が促進されることからプレグネノロンは上昇する．そのほかに機能性副腎皮質癌では高値を示す．

- 先天性副腎皮質過形成の一つであるPrader症候群では低値を示す．本症ではコレステロール→プレグネノロンの反応においてコレステロール側鎖切断酵素またはStARに異常があるために，副腎と性腺においてすべてのステロイドホルモンの生合成ができない．46XYの男性では胎生期の精巣での男性ホルモン産生障害のため，性表現型が女性である女性半陰陽となる．また，すべての症例で思春期以降の二次性徴の不全を生じると考えられる．さらにコレステロールから先の酵素反応が進まないため副腎皮質に脂質が沈着し，本症の名前（リポイド過形成）の由来となる．本症例は東洋人に多く，わが国でも先天性副腎皮質過形成のうち21-水酸化酵素欠損症に次ぐ頻度となっている．

予想外の値が認められるとき

- デキサメサゾンなどの強力なステロイドホルモンの投与によりACTH分泌が低下し，プレグネノロンは低値を示す．
- 女性の場合，妊娠週齢が進むにつれて高値となる．

（伊藤　聡）

4D105

17α-ヒドロキシプレグネノロン

17α-hydroxypregnenolone

別 17P5

測定法 RIA（硫安法）
検 体 血清
基準値 0.1～4.0 ng/m*l*

異常値を呈する場合

[高値] 先天性副腎皮質過形成の一部（3β-水酸化ステロイド脱水素酵素欠損症），副腎癌

次に必要な検査▶ 17α-ヒドロキシプレグネノロンは産生源が卵巣，精巣，副腎と多岐にわたるために単独で血中濃度を測定しただけでの診断は難しい．そのためゴナドトロピン，ACTH，テストステロンやエストロゲンなどの性腺ステロイドホルモン，副腎性ステロイドホルモンを同時に測定し，また画像検査も行い，下垂体-性腺-副腎系を総合的に判断する必要がある．

プロフィール

- 17α-ヒドロキシプレグネノロンは精巣，卵巣，副腎皮質においてプレグネノロンを前駆物質として17α-水酸化酵素により合成される．さらにヒトでは17α-水酸化酵素は17,20 lyase活性も持っているので，17α-ヒドロキシプレグネノロンから男性ホル

ンであるデヒドロエピアンドロステロンへの反応も引き続き触媒する．また，17α-ヒドロキシプレグネノロンは3β-水酸化ステロイド脱水素酵素の作用を受けて17α-ヒドロキシプロゲステロンに変換され，コルチゾール生合成系へも利用される．
- このように，17α-ヒドロキシプレグネノロンは各内分泌臓器においてエストロゲンやプロゲステロンなどの性ステロイドやコルチゾールなどのコルチコイド生成過程における中間代謝産物であり，血中にはごくわずかしか存在しておらず，ステロイドホルモンとしての作用はよくわかっていない．
- 成人女性では，排卵周期の中でLHサージの前から上昇し，卵胞の成熟とともに変動するため，排卵前より上昇する17-ヒドロキシプロゲステロンやエストラジオールなどの前駆物質としての役割を果たしている可能性が大きい．
- 第二度無月経患者におけるhMG（ヒト閉経期尿性性腺刺激ホルモン）投与の卵巣刺激により，エストラジオールの高値とともに17α-hydroxy lyase活性が亢進し，血中17α-ヒドロキシプレグネノロンが増加することから，エストラジオールだけでなく17α-ヒドロキシプレグネノロンも増加することが，排卵にいたる卵巣での必要な過程であることを示唆する報告もある．
- 妊娠経過中は，妊婦血中の17α-ヒドロキシプレグネノロン値はほぼ一定で有意な増加傾向を示さない．胎盤には17α-水酸化酵素活性がないので，母体血中の17α-ヒドロキシプレグネノロンの大部分は副腎由来であると考えられる．
- 成人男性のLeydig cellにおいては，コレステロールからプレグネノロンを経てテストステロンが生成されるが，中間代謝物質として17α-ヒドロキシプレグネノロンは存在する．精巣摘除，テストステロン投与によって減少し，hCG投与によりテストステロンおよび17α-ヒドロキシプレグネノロンは2つのピークを示す．投与後2〜6時間出現する第1のピークは，Leydig cellのテストステロン生成に関与する酵素がhCGによって活性化されるためと考えられているのに対し，投与後72時間で出現する第2ピークは，hCGによって未熟なLeydig cellの成熟分化が誘導され，テストステロン生成に関与するためと考えられている．

臨床的意義と検査値の読み方
- 副腎腫瘍があり，17α-ヒドロキシプレグネノロンがデヒドロエピアンドロステロンサルフェートとともに高値を示した場合は，男性化徴候をきたす副腎癌の可能性がある．Cushing症候群をきたす副腎腺腫の場合でもごくわずかに17α-ヒドロキシプレグネノロンの上昇がみられる場合もあるが，腺腫のコルチゾール産生能が高いほど17α-ヒドロキシプレグネノロンの上昇は軽度となる．これは，副腎癌と副腎腺腫ではコレステロールからコルチゾールへの変換効率が腺腫の方が良いためである．
- 21-水酸化酵素欠損症では血中17α-ヒドロキシプロゲステロンが高値となるが，17α-ヒドロキシプレグネノロンの高値も参考所見の一つである．3β-水酸化ステロイド脱水素酵素欠損症においても，17α-ヒドロキシプレグネノロン→17α-ヒドロキシプロゲステロンの反応が阻害されるために17α-ヒドロキシプレグネノロンが高値となる．
- 卵巣摘出後婦人，無排卵婦人（多嚢胞性卵巣を含む）にACTHを負荷すると，正常排卵周期婦人に比して17α-ヒドロキシプレグネノロン/17-ヒドロキシプロゲステロン比は有意に上昇する．一部の多嚢胞性卵巣では3β-水酸化ステロイド脱水素酵素欠損症が欠乏しているとの報告があり，ACTHに対する17α-ヒドロキシプレグネノロン/17-ヒドロキシプロゲステロン比の反応性が指標になりうる．

予想外の値が認められるとき
- 測定系と交叉反応する合成ステロイドの投与を考える．デキサメサゾンなどの強力なステロイドホルモンの投与によりACTH分泌が低下し低値を示す．

（伊藤 聡）

4D110
コルチゾン
cortisone

別 Kendall's compound E

測定法 RIA（硫安法）
検体 血清
基準値 男性 14.3〜35.1 ng/ml
女性 10.4〜35.0 ng/ml（午前9〜12時採血）

異常値を呈する場合
高値 コルチゾールが高値となる疾患と同じ（☞「コルチゾール」p.393）
低値 コルチゾールが低値となる疾患，apparent mineralcorticoid excess症候群，偽性アルドステロン症

プロフィール
- コルチゾンは，コルチゾールが肝臓や腎臓で11β-水酸化ステロイド脱水素酵素（11β-hydroxy steroid dehydrogenase：11β-HSD）により生理的に不活化されたステロイドホルモンである．コルチゾンは11β位に水酸基を持たないため，糖質コルチコイドとしての生理活性をもたない．コルチゾンはさらにテトラヒドロ型となり，グルクロン酸抱合され水溶性となり尿中に排泄される．尿中では17-OHCSとして測定される．
- コルチゾールからコルチゾンへの反応を触媒する11β-HSDはtype 1とtype 2のアイソザイムがある．type 1は肝臓，肺，精巣に発現し，type 2は腎臓，大腸，胎盤に発現している．11β-HSD type 1は双方向性でコルチゾール⇔コルチゾンと反応するが，

生体内では還元酵素（コルチゾール←コルチゾン）として働くことが多く，糖質コルチコイド作用を増強する酵素である．

- 11β-HSD type 2によるコルチゾールの不活化は，鉱質コルチコイド受容体へのアルドステロンの特異的結合に対して重要な役割がある．すなわち，鉱質コルチコイド受容体は in vitro ではコルチゾール，アルドステロンに対して同等の親和性をもつが，生体内では 11β-HSD type 2 が鉱質コルチコイド受容体前の段階でコルチゾールをコルチゾンに転換し，不活性型として鉱質コルチコイド受容体を防御するgatekeeper（門番）として働く．このためコルチゾールの血中濃度はアルドステロンの1,000倍であるが，アルドステロンの鉱質コルチコイド受容体への特異的結合は保たれる．

- 11β-HSD type 2が欠損し，すべての鉱質コルチコイドが抑制されているにもかかわらず幼少時より低レニン性高血圧など鉱質コルチコイド過剰の兆候を呈する疾患がapparent mineralcorticoid excess症候群である．本症候群では尿中コルチゾール/コルチゾン代謝産物比が著明に増加している．同様にグリチルリチンや甘草の投与による偽性アルドステロン症においても，11β-HSD type 2の活性は低下しコルチゾールの鉱質コルチコイド作用が増加している．

臨床的意義と検査値の読み方

- コルチゾンは前駆物質であるコルチゾール値以外に，肝臓，腎臓をはじめ種々の組織の 11β-HSD 活性の影響を受けるので単独測定することは少ない．重篤な肝機能障害や腎機能障害でコルチゾールの代謝異常を疑うときやapparent mineralcorticoid excess症候群，偽性アルドステロン症を疑うときにコルチゾールと同時測定し，副腎皮質ホルモンの産生，代謝異常の病態把握のために測定することが多い．

- コルチゾンの異常高値があるときには，その前駆物質であるコルチゾールの高値があることが多く，Cushing症候群などを原因として考える．コルチゾンが低値を示す場合には，コルチゾールの低値の場合以外に，11β-HSD活性の異常や肝機能異常，腎機能異常などが原因として考えられる．

- 近年，尿中遊離コルチゾール/コルチゾン比の測定が腎 11β-HSD type 2活性をある程度反映するとの報告があり，ELISAによる健常男性（n = 187，平均年齢48歳）の尿中遊離コルチゾール/コルチゾン比は 1.28 ± 0.46 とされている．

- 高値の場合，コルチゾールも高値でCushing症候群を疑う場合には内分泌負荷試験，画像検査を行い鑑別診断する．低値の場合には血中コルチゾールも同時に低値であれば，副腎不全を考えて鑑別診断を行う．コルチゾンが低値でコルチゾールが高値である場合には，肝機能・腎機能低下，偽性アルドステロン症，apparent mineralcorticoid excess症候群を念頭におき検索する．

予想外の値が認められるとき

- 測定系と交叉反応する合成ステロイドの投与を考える．

(伊藤 聡)

4D115

アルドステロン 保

aldosterone

別 血漿アルドステロン濃度（PAC）

測定法 RIA（チューブ固相法）

検体 EDTA血漿または血清，蓄尿（24時間尿量明記）

基準値 血漿（血清）随時：36〜240 pg/m*l*
　　　　　　　　　臥位：30〜159 pg/m*l*
　　　　　　　　　立位：39〜307 pg/m*l*
　　　　尿：7.5 μg/day 以下

異常値を呈する場合

高値 原発性アルドステロン症，特発性アルドステロン症，糖質コルチコイド反応性アルドステロン症，腎血管性高血圧症，悪性高血圧症，腎実質性高血圧症，褐色細胞腫，レニン産生腫瘍，Bartter症候群，Gitelman症候群，脱水，低食塩食，利尿薬，肝硬変，ネフローゼ症候群，慢性心不全，妊娠，経口避妊薬など

低値 低レニン性選択的低アルドステロン症（糖尿病腎症，間質性腎炎，腎盂腎炎など），原発性選択的低アルドステロン症，高食塩食，アンジオテンシン変換酵素阻害薬，アンジオテンシン受容体拮抗薬，Liddle症候群，Addison病，偽性アルドステロン症（甘草を成分とする漢方薬，グリチルリチン製剤など），AME症候群，DOC産生腫瘍，先天性副腎酵素欠損症（11β-水酸化酵素欠損症，17α-水酸化酵素欠損症）など

次に必要な検査 ▶ 血漿レニン活性（PRA）の測定を行い，PAC/PRA比を評価する．さらにカプトプリル負荷試験を行い，PRAも同時に測定する．

プロフィール

- アルドステロンは副腎皮質球状層で産生，分泌される強力な鉱質コルチコイドである．アルドステロンの主要な分泌調節因子はレニン・アンジオテンシン系やACTH，K濃度などである．レニン・アンジオテンシン系活性の中心であるアンジオテンシンⅡ（AⅡ）がアルドステロンの強力な分泌刺激因子である．ACTHや高K血症もアルドステロン分泌を刺激する．

- アルドステロンの主な標的器官は腎の遠位尿細管で，Na^+とOH^-の再吸収とK^+とH^+の排泄に働き，体液の恒常性維持に重要な役割を果たしている．近年になって，アルドステロンの心血管系に対する直接的作用が明らかにされ，その機序として酸化ストレスによる促進作用が注目されている．このほか腸

管，汗腺，唾液腺，脳などにも作用する．
- アルドステロンの一部（約0.1％）は直接尿中に排泄されるが，大部分は肝臓でグルクロン酸抱合されて，尿中へ排泄される．アルドステロンの代謝型の約60％がテトラハイドロ型で，グルクロン酸と抱合して尿中に排泄される．尿中アルドステロンはグルクロン酸抱合体を加水分解した後に測定される．
- アルドステロンの測定は，特異性の高い抗体を用いて抽出や純化操作なしに，直接RIAによって行われる．

臨床的意義と検査値の読み方
- PACは新生時期に最も高値を示し，加齢とともに低下する．60歳以上の男性や閉経後の女性では有意に低値を示す．また，ACTHの分泌調節を受けるために，早朝に高く，深夜に低いという日内変動を示す．一方，レニン・アンジオテンシン系の分泌調節を受けるために立位で高値，高食塩食摂取下では低値を示す．さらに黄体期や妊娠中には卵胞期の2〜4倍に増加し，性周期の影響も受ける．
- アルドステロンの分泌過剰により，細胞外液中のK^+の低下，HCO_3^-の増加と軽度のNa^+の増加がみられ，高血圧，低K血症および代謝性アルカローシスなどの特徴的な病態を示す．一方，アルドステロンの分泌低下は低血圧，高K血症，代謝性アシドーシスとなる．したがって，血圧や水・電解質，酸塩基平衡などの異常やそれらに伴う臨床徴候を示した場合のスクリーニング検査として有用である．特に血漿レニン活性と同時に測定することにより診断的意義が高まる．
- 本検査は，高血圧，低K血症，高K血症，アシドーシス，アルカローシスなどをきたす病態や疾患におけるレニン・アンジオテンシン系の活性を評価する目的で行われる．原発性アルドステロン症や腎血管性高血圧症などの二次性高血圧の診断に必須である．血漿レニン活性と同時に測定し，評価することが臨床的意義をさらに高める．特に原発性アルドステロン症では両者の比率（血漿アルドステロン濃度／血漿レニン活性比）がスクリーニング検査としての感度を高める．さらに各種浮腫性疾患や水・電解質，

酸塩基平衡異常の鑑別診断や病態の把握を目的に検査が行われる．
- 二次性高血圧として頻度の高い腎血管性高血圧症や原発性アルドステロン症のスクリーニングには基礎値を測定するだけでなく，レニン分泌刺激試験後の測定値が有用である．レニン分泌刺激試験として，従来はループ利尿薬フロセミドと立位負荷を組み合わせたものが用いられていたが，侵襲が大きいために，推奨されなくなっている．現在は侵襲の少ないアンジオテンシン変換酵素阻害薬であるカプトプリルを用いた負荷試験が行われている．
- AⅡはレニン分泌を抑制し（negative short feedback），さらに輸出細動脈を収縮させる．カプトプリルはAⅡ濃度を減少させることによりレニン分泌の抑制を解除する．同時に腎の糸球体濾過量が低下するために，密集斑を介してのレニン分泌が亢進する．原発性アルドステロン症では，分泌刺激試験後も低値を示す．PACも変化しない．原発性アルドステロン症のうち，片側副腎からアルドステロン過剰分泌を示す腺腫，過形成そして多発微小結節は片側副腎摘除で治癒が期待できることから，局在診断が重要である．
- 通常はCT，MRI，副腎シンチグラムによる検出が可能であるが，検出できない病変に対してACTH負荷副腎静脈採血によるPACの測定が有用である．

予想外の値が認められるとき
- 食塩摂取量，交感神経活性，薬剤などにより，その測定値は影響を受けるので，それらの点を考慮して，評価することが必要である．
- 一定の食塩摂取量のもとで，早朝安静臥位後の採血と，利尿薬，β遮断薬，レニン・アンジオテンシン系阻害薬（アンジオテンシン変換酵素阻害薬，AⅡ受容体拮抗薬など）を休薬して検査をするのが原則である．しかしながら，日常診療では困難であり，それぞれの薬剤の特性を考慮してその測定値を評価するのが現実的である．
- アルドステロン分泌に比較的影響の少ないカルシウム拮抗薬を用いて，測定する場合もある．

（保嶋　実）

4e 副腎髄質ホルモン

4E016
カテコールアミン3分画　保
catecholamines 3-fractionation

測定法　HPLC
検　体　血漿
　　　　EDTA-2NaまたはEGTA+還元型グルタチオン入りの採血管に採取して、直ちに冷却遠心を行い血漿分離する。血漿は測定まで凍結保存しておく。
基準値　（血中カテコールアミン）
　　　　アドレナリン：120 pg/m*l* 以下
　　　　ノルアドレナリン：60～500 pg/m*l*
　　　　ドパミン：30 pg/m*l* 以下

異常値を呈する場合
Critical/Panic value
- 数百倍のカテコールアミン急増によりクリーゼを起こす可能性がある．
　対応▶即効性の降圧剤を投与し血圧管理を行う．
高値　褐色細胞腫，神経芽腫，本態性高血圧
　次に必要な検査▶カテコールアミンの異常高値が確認できれば，次はCT，副腎シンチグラフィ（[131]I-MIBG）などの画像診断を施行して局在診断を行う．

プロフィール
- カテコールアミンはカテコール骨格を有するアミン系のホルモンであり，アミノ酸のチロシンより生体内で合成される．
- カテコールアミンには，アドレナリン，ノルアドレナリン，ドパミンの3種類があり，交感神経および副腎髄質より分泌される．交感神経からはノルアドレナリンが，副腎髄質からはアドレナリンが主に放出される．カテコールアミンの分泌は，低血糖，出血，酸素欠乏その他さまざまなストレスによって引き起こされる．
- 作用としては，α受容体刺激では血管収縮，腸管抑制などを起こし，β1受容体刺激では心拍数増加，脂肪分解，β2刺激では気管支拡張，血管拡張，筋グリコーゲン分解を起こす．アドレナリンはα，β受容体に強く作用するので心臓賦活作用，糖や脂質に及ぼす作用が強く，ノルアドレナリンはβ受容体に強く作用するので，血圧上昇作用が著明である．血中カテコールアミンの70％はメトキシ化され，24％は脱アミノ化されるなどして代謝される．
- ドパミンは脳内には多量に存在するが，末梢では交感神経や副腎髄質にノルアドレナリン，アドレナリンの前駆物質として存在し，またドパミン作動神経にも存在している．ドパミンは腎臓，消化管，肝臓，肺でも産生される．

臨床的意義と検査値の読み方
- 検査として有用なのは，カテコールアミンが過剰に産生・分泌される疾患である褐色細胞腫および交感神経芽細胞腫を疑った場合である．褐色細胞腫の臨床症状は多彩であり，顔面蒼白，動悸，頻脈，発汗，高血圧などの典型的な症状以外にも悪心，嘔吐，腹痛などを主訴とすることもある．最近の画像診断の進歩により，無症状でも他の疾患のための画像診断により偶発的に見つかる場合も多い．
- 左右副腎静脈など局在静脈をカテーテル採血し，カテコールアミン濃度を比較して，腫瘍の局在診断を行うこともある．
- 本態性高血圧，腎性高血圧，悪性高血圧，うっ血性心不全，ストレス時でも異常高値を示すことがあるが，診断には用いられない．
- 低下するものとして，家族性自律神経失調症，特発性起立性低血圧症があるが，本検査のみで診断することはできない．

予想外の値が認められるとき
- 褐色細胞腫組織からのカテコールアミン分泌は持続的とは限らないので，必ずしも異常高値とはならない．
- 血中カテコールアミンは速やかに再吸収や代謝，硫酸抱合などを受けてしまうので，24時間蓄尿を行い尿中カテコールアミンを測定する．血中メタネフリンなどの測定を行う．

（磯部和正）

4E016
カテコールアミン3分画（尿）　保
catecholamines 3-fractionation（urine）

測定法　HPLC
検　体　6N塩酸20m*l* 入りの蓄尿瓶に蓄尿する
基準値　（尿中カテコールアミン）
　　　　アドレナリン：15 μg/day 以下
　　　　ノルアドレナリン：120 μg/day 以下
　　　　ドパミン：700 μg/day 以下

異常値を呈する場合
高値　褐色細胞腫，神経芽細胞腫
　次に必要な検査▶カテコールアミンの異常高値が確認できれば，次はCT，副腎シンチグラフィ（[131]I-MIBG）などの画像診断を施行して局在診断を行う．

e　副腎髄質ホルモン　407

プロフィール
- 血中のカテコールアミンは，腎臓を経て尿中に放出される．尿中カテコールアミンの3〜5割が遊離型であり，残りが硫酸抱合やグルクロン酸抱合などを受けたいわゆる抱合型カテコールアミンである．
- 尿中アドレナリン，ノルアドレナリンは血中カテコールアミンの異常高値を反映するので，24時間蓄尿し，酸加水分解したもの（遊離型＋抱合型）を測定する．尿中ドパミンの場合，遊離型のほとんどは腎臓で産生されたものである．
- 褐色細胞腫組織からのカテコールアミンの分泌は持続的とは限らないので，血中カテコールアミンよりも尿中カテコールアミン測定の方が感度は高いといえる．

臨床的意義と検査値の読み方
- 検査として有用なのは，カテコールアミンが過剰に産生・分泌される疾患である褐色細胞腫および交感神経芽細胞腫を疑った場合である．
- 褐色細胞腫が疑われたとき，褐色細胞腫の臨床症状は多彩であり，顔面蒼白，動悸，頻脈，発汗，高血圧などの典型的な症状以外にも悪心，嘔吐，腹痛などを主訴とすることもある．最近の画像診断の進歩により，無症状で他の疾患のための画像診断により偶発的に見つかる場合も多い．
- 本態性高血圧，腎性高血圧，悪性高血圧，うっ血性心不全，ストレス時でも異常高値を示すことがあるが，診断には用いられない．
- 低下するものとして，家族性自律神経失調症，特発性起立性低血圧症があるが，本検査のみで診断することはできない．

予想外の値が認められるとき
- 1日だけの蓄尿では異常高値を呈さないこともあるので，数日間続けて蓄尿を行う．また尿中メタネフリンなどを一緒に測定することで，より感度が上昇する．
- 酸性蓄尿が守られていないと，カテコールアミンが分解してしまい低い値となることがあるので，尿のpHを確認する必要がある．

（磯部和正）

4E016
カテコールアミン3分画（髄液）　保

catecholamines, 3-fractionation (cerebrospinal fluid)

略 CA-3F（CSF）

測定法　HPLC
検体　髄液
基準値　施設により異なり，確立された値はない
〈測定感度〉AD・NAD：0.01 ng/ml
　　　　　　　DA：0.02 ng/ml

異常値を呈する場合
高値
- ドパミン（DA）：L-Dopa投与時
- ノルアドレナリン（NAD）：統合失調症
- アドレナリン（AD）：Parkinson病

次に必要な検査▶ 異常値が出た場合，髄液中のカテコールアミン代謝産物濃度の測定，すなわちジヒドロキシフェニル酢酸（DOPAC），ホモバニリン酸（HVA），3-メトキシ-4-ヒドロキシフェニルグリコール（MHPG），バニールマンデル酸（VMA）などの定量，その他の神経伝達物質，γ-アミノ酪酸，セロトニンとその代謝産物の定量などが行われる．

プロフィール
- カテコールアミンはカテコール核をもつ生理活性アミンの総称である．このうち3分画とはドパミン（DA），ノルアドレナリン（NAD，別名ノルエピネフリン：NE），アドレナリン（AD，別名エピネフリン：E）をさし，中枢神経系における神経伝達物質の中で主要な位置を占めるものである．
- DA，NAD（NE），AD（E）はいずれもチロシンより，ドーパ→ドパミン→ノルアドレナリン→アドレナリンという経路に沿って生合成される．このうちDA合成にはチロシンヒドロキシラーゼおよびドーパデカルボキシラーゼの2種の酵素が関与し，NAD合成にはこの2種に加えてドパミン-β-ヒドロキシラーゼが，AD合成にはさらにフェニルエタノールアミン-N-メチルトランスフェラーゼが関与する．一方，カテコールアミンはいずれもモノアミンオキシダーゼおよびカテコール-O-メチルトランスフェラーゼの2酵素による代謝を受け分解される．
- これらのカテコールアミン性ニューロンはそれぞれ脳内の特定の位置に細胞体の集団が存在し，そこから脳内の広い範囲に神経突起が投射されている．
- 髄液中のカテコールアミン3分画の濃度はいずれもHPLCにより測定される．

臨床的意義と検査値の読み方
- DA，NAD，ADは中枢神経系における主要な神経伝達物質であり，さまざまな神経，精神活動の成立に関与している．脳と隣接する髄液内のカテコールアミン（およびその代謝産物）の測定は脳内におけるカテコールアミンの生合成，ニューロンからのカテコールアミンの放出，代謝分解などの過程を反映すると考えられ，DA，NAD，ADの関与が想定される神経症状，精神症状などの出現した場合に測定する．
- カテコールアミンそのものの測定に関しては現在までのところ代謝産物の測定に比して報告も少なく，その臨床的意義については今後の検討に負うところが大きいと考えられる．
- DAについては，髄液腔内濃度に頭尾勾配の存在（脳室内で高値）が知られているため，腰椎穿刺によって検体採取を行った場合には採取分画を考慮に入れた測定値の評価が必要である．
- NADについては日内変動の報告がある．

（渡邊　卓）

4E021
遊離カテコールアミン3分画（尿） 保

free catecholamines 3-fractionation

測定法 HPLC
検体 6N塩酸20m*l*入りの蓄尿瓶に蓄尿する
基準値 アドレナリン：1～14μg/day
ノルアドレナリン：10～41μg/day
ドパミン：120～310μg/day

異常値を呈する場合
高値 褐色細胞腫，神経芽細胞腫
次に必要な検査▶ カテコールアミンの異常高値が確認できれば，次はCT，副腎シンチグラフィ（^{131}I-MIBG）などの画像診断を施行して局在診断を行う．

プロフィール
- カテコールアミンはバナナなどの食品中に大量に含まれていて，これらを摂取することにより偽高値を示すことがある．しかしながら，食品に含まれるカテコールアミンはすべて抱合型であるので，増加するのは抱合型カテコールアミンのみである．すなわち遊離型の尿中カテコールアミンを測定することで，食品中のカテコールアミンの影響を回避することができる．
- 血中の遊離アドレナリン，ノルアドレナリンの比率〔遊離/(遊離＋抱合型)〕は約30％，ドパミンは1％以下である．尿中の遊離カテコールアミンの比率は30～50％と大きく，個人差がみられるが，尿中遊離型ドパミン値はほぼ一定の値をとる．

臨床的意義と検査値の読み方
- 腎由来のドパミンは遊離型であるので，腎機能を判定するときには尿中遊離型カテコールアミンを測定するとよい．

予想外の値が認められるとき
- 1日だけの蓄尿では異常高値を呈さないこともあるので，数日間続けて蓄尿を行う．また尿中メタネフリンなどを一緒に測定することで，より感度が上昇する．
- 酸性蓄尿が守られていないと，カテコールアミンが分解してしまい低い値となることがあるので，尿のpHを確認する必要がある． （磯部和正）

4E040
メタネフリン2分画

metanephrine, 2-fractionation

別 メタアドレナリン2分画，MN，NMN

測定法 HPLC
検体 24時間酸性蓄尿5.0m*l*（凍結保存，1日尿量明記）
基準値
- メタネフリン（MN）：0.04～0.20 mg/day
- ノルメタネフリン（NMN）：0.09～0.28 mg/day

異常値を呈する場合
高値 神経芽細胞腫，褐色細胞腫
次に必要な検査▶ 臨床症状，尿中カテコールアミン，メタネフリン2分画測定で褐色細胞腫診断がほぼ確定したら，次は局在診断としてCTが最も有用である．なお最近は上述した症状や検査の異常でなく，たまたまドックにきたり，ほかの疾患で腹部CTを行って偶然に褐色細胞腫が発見される（偶発腫瘍 incidentaloma）例も増えてきている．局在診断のもう一つは副腎シンチグラフィである．^{131}I-MIBGを用いたシンチグラフィで，従来の^{131}I-adosterolと異なり，腫瘍を陽性像としてとらえるために，異所性の褐色細胞腫でも描写可能である．

プロフィール
- メタネフリン2分画，すなわちメタネフリン（MN），ノルメタネフリン（NMN）は，それぞれアドレナリン（AD），ノルアドレナリン（NAD）の中間代謝産物である．MNとNMNを合わせて総メタネフリンという．
- 低血糖，出血そのほかさまざまのストレスに対応して副腎髄質から分泌されたカテコールアミン（AD，NAD）は，血管系，肝臓などに多く存在するCOMT（カテコール-O-メチル転移酵素）によりメチル化を受け，中間代謝産物のMN，NMNとなる．血中に放出されたカテコールアミンの約1/2はMN，NMNとして尿中に排泄される．残りはさらにMAO（モノアミン酸化酵素）により酸化を受け，VMA（バニールマンデル酸）やMOPEG（MHPG：3-methoxy-4-hydroxy-phenylethylene glycol）となる．

臨床的意義と検査値の読み方
- 尿中メタネフリン2分画は，AD，NADの中間代謝産物であるので，カテコールアミンと同じく，カテコールアミン産生腫瘍である神経芽細胞腫や褐色細胞腫を疑った場合，測定依頼されることが多い．24時間尿中に排泄されたメタネフリン量は，1日単位のカテコールアミン分泌状態の間接的指標となる．

予想外の値が認められるとき
- 尿中カテコールアミンと同じく冷暗所で，酸性蓄尿しないと，分解して偽陰性となるので蓄尿条件のチェックが必要である． （中井利昭）

4E045
ドーパ

3,4-dihydroxyphenylalanine

略 DOPA 別 ジヒドロキシフェニルアラニン

測定法 HPLC
検体 24時間酸性蓄尿5.0m*l*（凍結保存，1日尿量明記）
基準値 30～340μg/day

異常値を呈する場合

高値 神経芽細胞腫，悪性黒色腫，褐色細胞腫
低値 Parkinson症候群
次に必要な検査▶ 褐色細胞腫，神経芽細胞腫を疑ったときは，それぞれ☞「メタネフリン２分画」(p.409)，「バニールマンデル酸」(p.411) を参照．

プロフィール

- ドーパ（3,4-ジヒドロキシフェニルアラニン）は，カテコールアミンおよびメラニン生合成の前駆体である．カテコールアミン産生細胞ではチロシンヒドロキシラーゼにより，メラニン産生細胞ではチロシナーゼにより，いずれもチロシンを基質として産生される．
- 交感神経終末や副腎髄質で産生されるドーパの一部は，カテコールアミンとともに放出され，血中には一定の濃度で循環している．循環血中のドーパはドーパ脱炭酸酵素を含む非神経細胞（腎尿細管上皮細胞など）に取り込まれ，ドパミンに変換される．

臨床的意義と検査値の読み方

- 尿中ドーパの定量は，カテコールアミン過剰産生を伴う褐色細胞腫や神経芽細胞腫の診断，なかでも神経芽細胞腫の診断に有用である．そのほかメラニン産生悪性黒色腫でも高値を呈する．
- 血中ドーパの定量はParkinson症候群の治療薬であるL-ドーパのモニタリングに有用である．また髄液中のドーパの測定は中枢ドパミン作動神経の活動を知る指標ともなる．

予想外の値が認められるとき

- ドーパはカテコール核を有するので酸化されやすい．カテコールアミンと同じく，尿については冷暗所，酸性蓄尿が必要である．

(中井利昭)

4E055
ホモバニリン酸 保

homovanillic acid

略 HVA **別** 3-methoxy-4-hydroxyphenyl acetic acid

測定法 HPLC
検 体 血漿1.5 ml（凍結保存），髄液1.5 ml（凍結保存），24時間酸性蓄尿1.5 ml（凍結保存，1日尿量明記）
基準値 〈血漿〉4～15 ng/ml
〈髄液〉1～73 ng/ml
〈尿〉1.6～6.3 mg/day

異常値を呈する場合

高値 神経芽細胞腫（尿），褐色細胞腫（尿），悪性黒色腫（尿），統合失調症の一部
低値 Parkinson症候群（尿），Alzheimer病（尿，血漿，髄液），脳梗塞

次に必要な検査▶

- 神経芽細胞腫を疑ってHVAおよびVMA定量で異常値が得られたら，次はCT，超音波などによる局在診断を行う．そのほか骨髄穿刺による骨髄内の腫瘍細胞の存在，X線写真による石灰化の存在，骨への転移巣なども併せて確かめておくことが必要である．
- 確認には腫瘍またはリンパ節の生検により，組織学的検索が行われる．最近，本症に特異性の高い腫瘍マーカーとして神経特異エノラーゼ（NSE）の測定が診断のみならず予後マーカーとしても用いられてきている．NSEは進行度と関連があり，病気の進んだ症例ほど高値を示す．

プロフィール

- ホモバニリン酸（HVA）はドーパおよびドパミンの最終代謝産物である．ドーパはカテコールアミンおよびメラニンの前駆物質であり，一方，ドパミンはカテコールアミンの一種である．
- ドーパ，ドパミンは3,4-ヒドロキシフェニルピルビン酸，メトキシチラミン，バニルピルビン酸，ホモバニリン，3,4-ジヒドロキシフェニル酢酸（DOPAC）などの中間代謝物質を経て，最終代謝物であるHVA，ホモバニロール（MOPET），3,4-ジヒドロキシフェニルエタノール（DOPET）となる．
- 血中，尿中あるいは髄液中のHVAを測定することにより，ドパミンニューロンの活性を推測することができる．

臨床的意義と検査値の読み方

- カテコールアミン産生腫瘍である神経芽細胞腫や褐色細胞腫，またメラニンを産生する悪性黒色腫ではHVAが過剰に産生されるので，腫瘍の診断および治療効果の判定に血中や尿中HVAの測定が有用である．

予想外の値が認められるとき

- 尿中カテコールアミンと同じく冷暗所，酸性蓄尿が必要で，これら蓄尿条件をチェックする．
- また，バナナなどの食品摂取がないかチェックする．

(中井利昭)

4E055
ホモバニリン酸（髄液） 保

homovanillic acid（cerebrospinal fluid）

略 HVA（CSF） **別** 3-methoxy-4-hydroxyphenyl acetic acid

測定法 HPLC
検 体 髄液
基準値 施設により異なり，確立された値はない
（参考：1～73 ng/ml）

異常値を呈する場合

高値 薬剤投与（L-Dopa，クロルプロマジン，フルフ

ェナジン，プロベネシドなど）

低値 Parkinson 病，Alzheimer 型認知症，Huntington 病，統合失調症（特に脳室拡大例），薬剤投与（ブロモクリプチンなど），加齢

次に必要な検査▶ 必要に応じて髄液中ドパミン，ノルアドレナリンなどのカテコールアミン，もしくはその代謝産物（バニールマンデル酸，3-メトキシ-4-ヒドロキシフェニルグリコールなど）の測定などを行う．

プロフィール

- 髄液中のホモバニリン酸（HVA）濃度の定量検査である．HVA はカテコールアミン類に属する神経伝達物質，ドパミンの最終代謝産物であり，ドパミンよりモノアミンオキシダーゼ，アルデヒドデヒドロゲナーゼ，カテコール-O-メチルトランスフェラーゼの関与を経て産生される．
- 末梢組織内で産生された HVA は脳-血液関門を通過しないため，髄液中の HVA は主として脳由来であると考えられている．なかでも線状体尾状核部に存在するドパミン作動性ニューロンの寄与が大きいとされる．ただしドパミンはノルアドレナリン（ノルエピネフリン）の前駆物質でもあることから，ノルアドレナリン作動性ニューロンから HVA が産生される可能性も指摘されている．
- 髄液中の HVA 濃度は HPLC により測定される．

臨床的意義と検査値の読み方

- 中枢神経系におけるドパミン作動性ニューロンの活動の状況，特にドパミンの生合成，代謝の過程を反映すると考えられることから，ドパミン作動性ニューロンが関与すると考えられる中枢神経疾患，精神神経疾患の診断，治療効果の判定などに用いられる．
- ドパミンおよびその中間代謝産物である 3,4-ジヒドロキシフェニル酢酸（DOPAC）濃度とともに中枢神経系ドパミン作動性ニューロンの活動度の指標として用いられるが，これらの中では最も広く検討されている検査である．
- 髄液腔内において HVA 濃度の頭尾勾配の存在（脳室内で高値）が知られているため，腰椎穿刺による検体採取時には採取分画を考慮に入れた測定値の評価が必要である．通常，髄液中の HVA は大部分脳由来であることから，脊髄クモ膜下腔の閉塞のある症例では，腰椎穿刺によって採取した髄液中の HVA が異常低値を示す可能性がある．
- 年齢による変化の報告も複数みられるが，傾向は一定していない．比較対照群の設定には注意を要する．

(渡邊　卓)

4E060
バニールマンデル酸　保

vanillylmandelic acid

略 VMA　**別** 4-hydroxy-3-methoxymandelic acid

測定法 HPLC

検　体 血漿 1.5 ml（凍結保存），24 時間酸性蓄尿 1.5 ml（凍結保存，1 日尿量明記）

基準値 〈血漿〉3〜9 ng/ml
　　　　〈尿〉1〜5 mg/day

異常値を呈する場合

高値 神経芽細胞腫，褐色細胞腫

次に必要な検査▶

- 神経芽細胞腫を疑って VMA および HVA 定量で異常値が得られたら，次は CT，超音波などによる局在診断である．そのほか骨髄穿刺による骨髄内の腫瘍細胞の存在，X 線写真による石灰化の存在，骨への転移巣なども併せて確かめておくことが必要である．
- 確認には腫瘍またはリンパ節の生検により，組織学的検索が行われる．最近，本症に特異性の高い腫瘍マーカーとして神経特異エノラーゼ（NSE）の測定が診断のみならず予後マーカーとしても用いられてきている．

プロフィール

- バニールマンデル酸（VMA）はカテコールアミンの代謝産物の一つである．交感神経終末端から分泌されたノルアドレナリンは，大部分が再び交感神経終末端に再摂取されるが，一部は循環血中に入る．
- また，副腎髄質より分泌されたアドレナリン，ノルアドレナリンは循環血中に入る．これら再摂取されたカテコールアミンや循環血中のカテコールアミンはカテコール-O-メチル転移酵素（COMT）やモノアミンオキシダーゼ（MAO）の作用で代謝されメタネフリン，ノルメタネフリン，VMA，MHPG（3-methoxy-4-hydroxyphenylethylene glycol），DOPEG（3,4-dihydroxyphenylethylene glycol），DOMA（3,4-dihydroxymandelic acid）などとなり排泄される．
- これら代謝産物の中で，尿中 VMA の測定は神経芽細胞腫の診断上最も有用な検査である．

臨床的意義と検査値の読み方

- VMA はカテコールアミンの代謝産物の一つで，その測定は小児期では神経芽細胞腫，青年期以降では褐色細胞腫の診断に用いられるが，特に神経芽細胞腫の診断に有用である．ただし，VMA のあまり増加しない型の神経芽細胞腫もあり，この場合 VMA 以外のカテコールアミンの代謝産物や前駆物質の測定が必要である．
- 神経芽細胞腫に対する診断的感度は，VMA 単独で約 85％と高く，VMA とホモバニリン酸（HVA）両者を合わせると約 95％とさらに高くなる．

e 副腎髄質ホルモン　411

- なお以前は，6ヵ月乳児に濾紙にしみ込ませた尿VMAをHVAとともにHPLCを用いて測定するマススクリーニングが広く行われていた．しかしスクリーニングで発見された乳児の神経芽細胞腫は予後が良好で，自然退縮率が高いことから，2003年の厚生労働省の中止勧告以来，マススクリーニングは休止された．

予想外の値が認められるとき
- 尿中カテコールアミンと同じく冷暗所，酸性蓄尿が必要で，これら蓄尿条件をチェックする．
- また，バナナなどの食品摂取がないかチェックする．

(中井利昭)

4E060
バニールマンデル酸（髄液） 保

vanillylmandelic acid（cerebrospinal fluid）

略 VMA（CSF）　別 3-methoxy-4-hydroxymandelic acid

測定法　HPLC
検　体　髄液
基準値　施設により異なり，確立された値はない
　　　　（測定感度：1.0 ng/m*l*）

異常値を呈する場合
低値 うつ病

次に必要な検査▶ 必要に応じて髄液中ノルアドレナリン，アドレナリンなどのカテコールアミン量，およびその代謝産物の定量などを行う．

プロフィール
- ノルアドレナリン（ノルエピネフリン），アドレナリン（エピネフリン）の最終代謝産物である．これらカテコールアミンの代謝経路には，モノアミンオキシダーゼおよびカテコール-*O*-メチルトランスフェラーゼの2酵素が関与し，最終的にバニールマンデル酸（VMA）と，3-メトキシ-4-ヒドロキシフェニルグリコール（MHPG）の2種の最終代謝産物が産生されるが，中枢神経系においてはMHPGが優位である．
- 髄液中のVMA濃度はHPLCにより測定される．

臨床的意義と検査値の読み方
- 髄液中のVMA濃度は基本的には中枢神経系カテコールアミン（ノルアドレナリン，アドレナリン）作動性ニューロンによるカテコールアミンの産生，放出，分解などの過程を反映すると考えられ，その活動の指標として用いられる．したがってカテコールアミンの関与の考えられる中枢神経系神経疾患，精神疾患の診断，病態生理の把握などを目的として測定される．
- 髄液中のVMA測定の報告例はきわめて限られており，その臨床的意義については今後の検討を待つ必要があると思われる．ノルアドレナリン，アドレナ

リンそのものの定量とともに，これらカテコールアミンのもう一つの代謝産物であるMHPGの測定などの結果を総合することにより，脳内におけるカテコールアミン作動性ニューロンの活動の状況をより詳細に推定できる可能性がある．
- VMAは脳のみならず脊髄においても産生される可能性があり，MHPGと同様，特に腰椎穿刺によって髄液採取を行う場合には，この点を考慮する必要がある．

(渡邊　卓)

4E065
セロトニン

serotonin

別 5-ヒドロキシトリプタミン（5-HT）

測定法　HPLC
検　体　血漿 1.5 m*l*（凍結保存），EDTA-2Na加血液 1.0 m*l*（凍結保存）
基準値　〈血液〉60～230 ng/m*l*
　　　　〈血漿〉40～350 ng/m*l*

異常値を呈する場合
高値 カルチノイド，片頭痛（発作直前），脳性麻痺，ダンピング症候群
低値 フェニルケトン尿症，精神発達遅滞

次に必要な検査▶ 特有な臨床的症状・所見よりカルチノイドを疑った場合，確定的診断としては血中セロトニン測定より5-HIAAの方が重要であるので5-HIAAを測定する．

プロフィール
- セロトニンの生体内分布は，約90％が消化管に存在し，残りが血小板と脳に分布し，他の組織にはきわめてわずかである．
- セロトニンの作用としては，①血管や気管支などの平滑筋収縮，②消化管の分泌，運動の調節，③血小板凝集促進，④知覚，睡眠，神経行動，性行動への関与（この作用は中枢神経系セロトニン・ニューロンを介して）など，多彩な作用が知られている．
- セロトニンの生合成については，トリプトファンよりトリプトファンヒドロキシラーゼにより 5-ヒドロキシトリプトファン（5-HTP）となり，芳香族 L-アミノ酸脱炭酸酵素によりセロトニン（5-ヒドロキシトリプタミン：5-HT）となる．
- セロトニンの代謝については，モノアミンオキシダーゼ（MAO）によって脱アミノされ，5-ヒドロキシインドールアルデヒドを生成する．5-ヒドロキシインドールアルデヒドはNAD$^+$を補酵素とするアルデヒドデヒドロゲナーゼにより酸化され 5-ヒドロキシインドール酢酸（5-HIAA）となるが，一部はNADHを補酵素とするアルコールデヒドロゲナーゼの働きによって 5-ヒドロキシトリプトホールへ代謝されていく．5-HIAAと5-ヒドロキシトリプトホー

ルの尿中排泄は前者が90％を占め，後者はわずか2〜3％に過ぎない．

臨床的意義と検査値の読み方
- 循環血中セロトニンはほとんど尿中5-HIAAとして排泄されるので，血中セロトニン測定に際しては5-HIAAの測定も同時に行うと有用である．
- 血中セロトニン値の異常高値の疾患としては，カルチノイド，片頭痛（発作直前），脳性麻痺，ダンピング症候群などがある．逆に異常低値をとる疾患としてフェニルケトン尿症，精神発達遅滞などがある．しかし，上記の中で実際の診療上血中セロトニン測定が診断に役立つのはカルチノイドである．

予想外の値が認められるとき
- セロトニンはヘモグロビンにより分解されるので，溶血を防ぐためEDTA-2Na入り試験管に採血し，また採血後なるべく早く4℃で冷却遠心分離して測定まで凍結保存して，セロトニンの分解を防ぐ注意も必要である． （中井利昭）

4E070
5-ヒドロキシインドール酢酸 [保]
5-hydroxyindole acetic acid

略 5-HIAA

測定法 HPLC
検体 血漿1.5ml（凍結保存），24時間酸性蓄尿1.0ml（凍結保存，1日尿量明記），髄液1.5ml（凍結保存）
基準値 〈血漿〉1.8〜6.1 ng/ml
〈尿〉1.0〜6.0 mg/day
〈髄液〉2〜70 ng/ml

異常値を呈する場合
高値 カルチノイド，ダンピング症候群，脳性麻痺，片頭痛
低値 フェニルケトン尿症，Parkinson症候群，舞踏病，Wilson病，うつ病，Alzheimer型認知症

プロフィール
- 5-ヒドロキシインドール酢酸（5-HIAA）はセロトニンの主要代謝産物である．セロトニンの生合成・代謝経路はまずトリプトファンからトリプトファン水酸化酵素の触媒により5-ヒドロキシトリプトファンが生成され，次いで芳香族L-アミノ酸脱炭酸酵素の触媒により5-ヒドロキシトリプタミンすなわちセロトニンが生成される．
- セロトニンの主代謝経路としては，モノアミンオキシダーゼ（MAO）によって脱アミノ化され，5-ヒドロキシインドールアセトアルデヒドとなり，さらにアルデヒド脱水素酵素によって5-hydroxyindole acetic acidすなわち5-HIAAとなる過程である．
- そのほかセロトニンより5-ヒドロキシトリプトホールへと代謝されている過程もあるが，この副経路が

前述の主経路が約90％を占めるのに対し，わずか2〜3％にすぎない．一般的にはほとんどすべての循環血中セロトニンは尿中5-HIAAとして排泄されると考えてよい．

臨床的意義と検査値の読み方
- 尿中5-HIAA定量が明らかに異常高値を呈するのはカルチノイドであり，診断的意義を有するのはこの疾患に限るといってよい．
- 同じカルチノイドの患者でもカルチノイド症候群の症状（皮膚紅潮発作，気管支喘息様発作，下痢・腹痛など）を呈さないものは尿中5-HIAAが正常値であることが報告されている．カルチノイド症候群の臨床的症状が揃っていて，尿中5-HIAA排泄値異常高値（25 mg以上）のときは，まずカルチノイドと診断してよい．
- 髄液の5-HIAA濃度は中枢神経系セロトニンニューロンの活動を反映しているといわれ，最近は5-HIAAの微量定量も可能となったので，中枢神経系疾患についていくつかの成績が報告されている．異常低値を呈する疾患としてParkinson病，舞踏病，Wilson病などがあり，逆に異常高値を呈するものに点頭てんかんなどがある．

予想外の値が認められるとき
- 酸性蓄尿されたかをチェックする必要がある．また，すみやかに凍結保存しないと壊れて活性値が低くなる． （中井利昭）

4E070
5-ヒドロキシインドール酢酸（髄液） [保]
5-hydroxyindole acetic acid（cerebrospinal fluid）

略 5-HIAA（CSF） **別** 5-ハイドロキシインドール酢酸（髄液）

測定法 HPLC
検体 髄液
基準値 施設により異なり，確立された値はない
（参考：一般に20〜30 ng/ml）

異常値を呈する場合
高値 睡眠時無呼吸，薬剤投与（プロベネシドなど），高トリプトファン食，クモ膜下出血
低値 Alzheimer型認知症，うつ病〔特に自殺（企図）例など〕，点頭てんかん（高値をとるとの報告もあり），Parkinson病，統合失調症（脳室拡大例），薬剤投与（クロルイミプラミン，アミトリプチリンなど），脊髄損傷

次に必要な検査 ▶ 必要に応じて髄液中セロトニン濃度の測定，他の神経伝達物質の髄液中濃度の定量などを行う．

プロフィール
- セロトニンの主要代謝産物である5-ヒドロキシインドール酢酸（5-HIAA）の髄液中濃度の定量検査で

e 副腎髄質ホルモン 413

ある．
- 脳内に存在するセロトニンは，主として抑制性神経伝達物質としての作用を有する．セロトニン作動性ニューロンの細胞体は脳幹吻側の正中-傍正中部に存在し，その神経線維は前脳，脊髄を中心として中枢神経系全体に投射される．セロトニンはメラトニンの前駆物質でもあることから，松果体にも存在する．
- セロトニンはトリプトファンからトリプトファンヒドロキシラーゼおよびL-芳香族アミノ酸デカルボキシラーゼの酵素作用により合成される．一方，神経終末部より遊離されたセロトニンの大部分は神経終末に再吸収され，モノアミンオキシダーゼ（MAO）およびアルデヒドデヒドロゲナーゼの作用により，5-HIAAへと代謝される．
- 髄液中の5-HIAA濃度はHPLCにより測定される．

臨床的意義と検査値の読み方
- 髄液中5-HIAA濃度は，中枢神経系（脳および脊髄）におけるセロトニン作動性ニューロンの活動の指標となるため，セロトニン作動性ニューロンの関与の想定される神経学的症状，精神症状の出現した場合などに測定される．
- 髄腔内での5-HIAA濃度の頭尾濃度勾配の存在（脳室内で高値）が知られているため，腰椎穿刺による検体採取時には，採取分画を考慮に入れて測定値を評価する必要がある．
- 食事による摂取トリプトファン量，検査前における体動の有無の影響，年齢による変動，日内変動などの報告もあるので，比較対照の設定を含めて注意を要する．

（渡邊 卓）

4E080

3-メトキシ-4-ヒドロキシフェニルグリコール

3-methoxy-4-hydroxyphenyl glycol

[略] MHPG　[別] MOPEG

測定法　HPLC
検体　〈血漿〉1.5 ml（凍結保存），〈髄液〉1.5 ml（凍結保存），〈24時間酸性蓄尿〉2.0 ml（凍結保存，1日尿量明記）
基準値　〈血漿〉3〜6 ng/ml
　　　　〈髄液〉8〜43 ng/ml
　　　　〈尿〉0.2〜1.8 mg/day

異常値を呈する場合
[高値] 躁うつ病の躁状態，統合失調症，Huntington症候群，神経性食欲不振症
[低値] 躁うつ病のうつ状態，Alzheimer病，慢性疲労症候群

プロフィール
- 3-メトキシ-4-ヒドロキシフェニルグリコール（MHPG）はアドレナリン，ノルアドレナリンの代謝産物の一つである．アドレナリン，ノルアドレナリンは末梢交感神経や副腎髄質では最終代謝産物のバニールマンデル酸（VMA）に代謝されていくが，中枢神経系では別の経路でMHPGへ代謝されていく．すなわちモノアミンオキシダーゼ（MAO）によって，3,4-dihydroxymandelic acid（DOMA）を経て，3,4-dihydroxyphenylethylene glycol（DOPEG）に変換されてのち，カテコール-O-メチル転移酵素（COMT）によってMHPGとなる．
- そのほかメタネフリン，ノルメタネフリンより3-methoxy-4-hydroxymandelic aldehydeを経てMHPGへ至る経路もある．

臨床的意義と検査値の読み方
- 血漿MHPGのおよそ60%は中枢神経に由来するので，MHPG値は中枢神経系の活動を反映している．すなわち，中枢神経におけるノルアドレナリン作動神経活動異常を伴う精神神経疾患の診断と治療効果の判定に有用である．
- たとえば，未治療の統合失調症の血漿MHPGは高値であり，治療により症状が改善すると低下する．躁うつ病の躁状態，Huntington症候群，神経性食欲不振症などでは髄液や血漿中MHPGが増加する．逆に，未治療のうつ病やAlzheimer病，慢性疲労症候群では低値となる．
- ただし，褐色細胞腫や神経芽細胞腫などのカテコールアミン産生腫瘍でもMHPGが増加するので，中枢ノルアドレナリン作動神経活動を評価するにはこれらの腫瘍がないか確認しておく必要がある．

予想外の値が認められるとき
- MHPGは比較的安定であるが，カテコールアミンと同じく，EDTA-2Na添加試験管での採血が必要である．これらの採血条件についてチェックする．

（中井利昭）

4E080

3-メトキシ-4-ヒドロキシフェニルグリコール [保]（髄液）

3-methoxy-4-hydroxyphenyl glycol (cerebrospinal fluid)

[略] MHPG（CSF）

測定法　HPLC
検体　髄液
基準値　施設により異なり，確立された値はない
　　　　（測定感度：0.1 ng/ml）

異常値を呈する場合
[高値] 躁病
[低値] 神経性食欲不振症，薬剤投与（クロルプロマジン，クロルイミプラミンなど）

次に必要な検査▶ 必要に応じて髄液中アドレナリン，ノルアドレナリン測定，ノルアドレナリン系の活動の指標として髄液中ドパミン-β-ヒドロキシラーゼ（DBH）活性の測定などを行う．

プロフィール

- 3-メトキシ-4-ヒドロキシフェニルグリコール（MHPG）は，ノルアドレナリンおよびアドレナリンの代謝産物の一つであるが，中枢神経系におけるノルアドレナリンの主要最終代謝産物であることから，脳内におけるノルアドレナリン作動性ニューロンの活動状況を知るための数少ない指標の一つとなっている．ノルアドレナリンからMHPGが産生される代謝経路には，モノアミンオキシダーゼ，アルデヒドリダクターゼおよびカテコール-O-メチルトランスフェラーゼが関与する．
- MHPGは脳のみならず，脊髄においても産生され，また血漿中のMHPGは脳-血液関門を自由に通過しうることから，髄液中のMHPG濃度は中枢神経系ばかりではなく，末梢交感神経終末などを含めた末梢組織におけるカテコールアミン代謝とも密接に関連する可能性がある．
- 髄液中のMHPG濃度はHPLCにより測定される．

臨床的意義と検査値の読み方

- 中枢神経系におけるノルアドレナリン作動性ニューロンの活動度を反映する指標としての有用性に関する検討が行われつつあるが，末梢由来のMHPGの影響も考慮される必要がある．カテコールアミン，特にノルアドレナリン系の関与の考えられる中枢神経系神経疾患，精神疾患の診断，治療効果の判定などに用いられる．
- 血漿中のMHPGは脳-血液関門を自由に通過するため，血漿中のMHPG値を同時に測定，髄液値と併せ評価する必要が生じる場合が考えられる．日内変動，検査前の身体活動度による影響の報告もあり注意を要する．

（渡邊 卓）

4E085

3,4-ジヒドロキシフェニル酢酸

3,4-dihydroxyphenyl acetic acid

略 DOPAC 別 ジヒドロキシフェニル酢酸

測定法 HPLC
検 体 24時間酸性蓄尿5.0 ml（凍結保存，1日尿量明記），〈髄液〉1.0 ml（凍結保存）
基準値 〈尿〉0.1～2.4 mg/day

異常値を呈する場合

高値 神経芽細胞腫，褐色細胞腫，慢性腎不全，L-Dopa投与
低値 Parkinson症候群，Alzheimer病，Down症候群

プロフィール

- 3,4-ジヒドロキシフェニル酢酸（DOPAC）は，ドパミンの中間代謝産物の一つである．ドパミンが細胞内のミトコンドリア内のMAOの作用を受け，DOPACに変換される．このDOPACの血漿や尿中濃度は中枢におけるドパミンの産生量を反映して増減する．
- DOPACのこの後の代謝については，循環血中に移行し，肝などに存在するカテコール-O-メチル転移酵素（COMT）により最終代謝産物であるホモバニリン酸（HVA）となる．

臨床的意義と検査値の読み方

- 尿中DOPAC濃度は中枢のドパミン作動神経の活動を反映する．すなわち，主に精神神経疾患の診断や治療効果の判定に有用である．なかでもParkinson症候群，Alzheimer病などで低値を示す．
- しかし，最近は末梢性ドパミン作動神経の存在や腎でのドパミン産生が証明されるようになり，ドパミンが血圧やナトリウム代謝にも関与していることが明らかになった．したがって今後，高血圧や電解質の異常をきたす疾患でその測定意義が生ずると思われる．
- なお，中枢ドパミン作動神経活動を正確に知るには，髄液中濃度を測定した方がよい．

予想外の値が認められるとき

- DOPACは比較的安定であるが，採尿については冷暗所，酸性蓄尿が必要であり，これらについてチェックする．

（中井利昭）

4E085

3,4-ジヒドロキシフェニル酢酸（髄液）保

3,4-dihydroxyphenyl acetic acid（cerebrospinal fluid）

略 DOPAC（CSF）

測定法 HPLC
検 体 髄液
基準値 施設により異なり，確立された値はない
（測定感度：1.0 ng/ml）

異常値を呈する場合

高値 片頭痛，L-Dopa投与
低値 Alzheimer型認知症，統合失調症（特に脳室拡大例），Parkinson病（変化なしとの報告もあり）

次に必要な検査▶ 必要に応じて髄液中ドパミン，ノルアドレナリンなどのカテコールアミンもしくはその代謝産物，すなわちホモバニリン酸，バニールマンデル酸，3-メトキシ-4-ヒドロキシフェニルグリコールの測定などを行う．

プロフィール

- 髄液中の3,4-ジヒドロキシフェニル酢酸（3,4-dihydroxyphenyl acetic acid：DOPAC）濃度の定量検査である．カテコールアミン類に属する神経伝達物質であるドパミンの中間代謝産物の一つであるDOPACは，モノアミンオキシダーゼ，アルデヒドデヒドロゲナーゼの作用によってドパミンから産生される．DOPACはフェニルスルホトランスフェラーゼにより硫酸抱合を受けることが知られており，髄液中においても抱合型が優位である．

e　副腎髄質ホルモン　415

- DOPACは末梢組織においても産生されるが，脳-血液関門を通過しないため，髄液中のDOPAC濃度は主として中枢神経系のドパミン作動性ニューロンの活動の指標と考えられている．ただし，ドパミンはノルアドレナリンの前駆物質でもあることから，ノルアドレナリン作動性ニューロン中に存在するドパミンからDOPACが産生される可能性も指摘されている．
- 髄液中のDOPAC濃度はHPLCにより測定される．

臨床的意義と検査値の読み方
- 中枢神経系におけるドパミン作動性ニューロンの活動の状況，特にドパミンの生合成，代謝などの過程を反映することから，ドパミンの最終代謝産物であるホモバニリン酸（HVA）とともに，ドパミン作動性ニューロンの関連の考えられる中枢神経疾患，精神神経疾患の診断，治療効果の判定などに用いられる．しかしながら実際の臨床例での報告はあまり多くなく，その有用性，意義に関してはさらなる検討が必要である．
- 髄液腔内におけるDOPAC濃度の頭尾勾配の存在（脳室内で高値）が知られているため，腰椎穿刺による検体採取時には採取分画を考慮に入れて測定値を評価する必要がある．
- 食事中のドパミン摂取量の影響を受ける可能性があるので注意を要する．

〔渡邊　卓〕

4 f 性腺関連検査

4F010
総エストロゲン（非妊婦）
total estrogen

略 E（U）　**別** エストロジェン，卵胞ホルモン

測定法 RIA（硫安法）
検体 蓄尿し24時間尿量明記
基準値 （参考基準値，単位：μg/day）
- 男性：2〜20
- 女性：卵胞期 3〜20
　　　　排卵期 10〜60
　　　　黄体期 8〜50
　　　　閉経後 10以下

異常値を呈する場合

高値 肥満，先天性副腎皮質過形成，肝疾患（男性），多嚢胞性卵巣症候群（PCOS），エストロゲン産生卵巣腫瘍，卵巣過剰刺激症候群（OHSS），思春期早発症

低値 卵巣機能不全，卵巣低形成（Turner症候群など），早発卵巣不全（POF），視床下部・下垂体機能不全（Sheehan症候群，Simmonds症候群，神経性食欲不振症など）

次に必要な検査▶ いずれも血中エストラジオール測定が望ましい．

プロフィール
- エストロゲンは女性ホルモン作用をもつ性ステロイドホルモンの総称である．各種エストロゲンは，アンドロゲン（男性ホルモン）がアロマターゼにより芳香化されることで産生され，アロマターゼ活性の存在する卵巣，胎盤，副腎，精巣などが，主な産生臓器である．
- 月経周期を有する女性においては，生物活性の最も高いエストラジオール（E_2）が主たるエストロゲンであるが，閉経後は副腎などでも産生されるエストロン（E_1）が最も多くなる．エストリオール（E_3）は，妊婦の胎盤により主に産生され，非妊娠時における産生はわずかである．
- エストロゲンは肝臓で代謝され，最終的にはグルクロン酸あるいは硫酸抱合体として，尿中に排泄される．

臨床的意義と検査値の読み方
- 蓄尿により，生体内における単位時間（たとえば1日）におけるエストロゲン産生総量を知ることができる．しかし，それぞれのエストロゲンを個別に正確に測定できる現在，総エストロゲン測定の意義は小さくなった．
- 血中エストロゲンの測定値は，一般に，ステロイドホルモン結合蛋白に結合したものをも含んでおり，生物活性は性ホルモン結合グロブリンの濃度に左右される．しかし，尿中エストロゲンの測定では，この要因を除外できる．
- 総エストロゲン測定の意義は，現在，ホルモン産生腫瘍や，副腎皮質機能亢進における補助診断に限られる．

予想外の値が認められるとき
- 腎障害，肝障害の可能性を否定する．
- エストラジオールなど個別のエストロゲンを測定する．

（石原　理）

4F010
総エストロゲン（妊婦）　保
total estrogen

略 E　**別** エストロゲン（妊婦），エストロジェン

測定法 LPIA
検体 蓄尿し24時間尿量明記
基準値 （参考基準値，単位：mg/day）
- 妊娠：32〜36週 15以上
　　　　37〜38週 20以上
　　　　39〜42週 25以上
- 正常妊娠末期の下限位：
　　　　危険値 10〜15
　　　　要注意値 20〜30
- 分娩予定日超過時の下限位：
　　　　待機可能値 25〜30
　　　　警戒値 15〜20

異常値を呈する場合

高値 多胎妊娠，巨大児

低値 子宮内胎児死亡，無脳児，先天性胎児副腎形成不全，胎盤性サルファターゼ欠損症，母体へのグルココルチコイド投与

次に必要な検査▶ いずれにせよ超音波など画像診断が必要となる．

プロフィール
- 妊婦においては，胎盤がエストロゲンの主要な産生部位であり，きわめて大量のエストラジオール（E_2）およびエストリオール（E_3）が産生される．エストロゲン分泌量は妊娠週数とともに増加し，ことに妊娠10ヵ月には，非妊娠時の数百倍から数千倍に至る．また，妊婦尿中には，E_1，E_2，E_3の抱合体が大

量に排泄される．
- 現在，それぞれのエストロゲン，特に胎児胎盤機能を反映すると考えられるエストリオールを特異的に測定することが可能であるため，尿中総エストロゲンを測定する意義は小さい．

臨床的意義と検査値の読み方
- 胎児胎盤系の機能異常が考えられるとき測定する．
- 蓄尿により，胎児胎盤系における単位時間（たとえば1日）におけるエストロゲン産生総量を知ることができる．しかし，それぞれのエストロゲンを個別に正確に測定できる現在，総エストロゲン測定の意義は小さくなった．むしろ，血中 E_3，尿中 E_3 など，各エストロゲンを測定することを考慮した方がよい．

予想外の値が認められるとき
- 子宮内胎児死亡，無脳児などの異常妊娠，胎盤サルファターゼ欠損症などが考えられる． （石原　理）

4F020
エストロン
estrone
略 E_1

測定法 〈血清〉RIA（DCC），〈尿〉RIA（硫安法）
検　体 血清，尿（蓄尿し24時間尿量明記）
基準値
〈血中 E_1〉（参考基準値，単位：pg/ml）
- 男性：10〜90
- 女性（非妊婦）：卵胞期 15〜130
　　　　　　　　排卵期 60〜310
　　　　　　　　黄体期 25〜210
- 女性（妊婦）：前期 50〜500
　　　　　　　　中期 800〜10,000
　　　　　　　　後期 10,000〜40,000

〈尿中 E_1〉（参考基準値，単位：μg/day）
- 男性：0.3〜10
- 女性（非妊婦）：卵胞期 1〜8
　　　　　　　　排卵期 2〜20
　　　　　　　　黄体期 5〜20
- 女性（妊婦）：21〜24週 410〜2,630
　　　　　　　25〜28週 465〜3,140
　　　　　　　29〜32週 379〜3,360
　　　　　　　33〜36週 445〜3,960
　　　　　　　37〜40週 465〜5,490

異常値を呈する場合
[高値] 肥満，多嚢胞性卵巣症候群（PCOS），エストロゲン産生腫瘍
[低値] やせ
次に必要な検査▶ エストラジオールなど他の性ステロイドホルモンを測定する．

プロフィール
- 生体内で産生される女性ホルモン（エストロゲン）の一つで，水酸基を1個もつ．
- 正常月経周期をもつ女性では，エストラジオールの平衡代謝産物として，約50％は卵巣により産生されるが，残りは副腎などにより産生されるアンドロステンジオンから，脂肪組織など卵巣以外の臓器組織においてアロマターゼにより転換されたものと考えられる．したがって，卵巣機能が低下した閉経以後の女性においては，エストロンが主要なエストロゲンであるが，その女性ホルモンとしての生物活性は，エストラジオールの数十分の一と考えられる．
- 男性におけるエストロン産生は微量であるが，精巣において直接産生されるほか，同様に副腎などから産生されるアンドロステンジオンから転換されて産生される．
- エストロンは，肝臓で代謝され，グルクロン酸や硫酸の抱合体として腎臓から尿中に排泄される．胆汁へ排泄されたものも，再吸収され腸肝循環により，最終的には腎臓から排泄されると考えられる．

臨床的意義と検査値の読み方
- 正常月経周期をもつ女性では，エストラジオール測定の意義が優る場合が多い．しかし，閉経後，PCOSなどエストロン測定の意義が十分考えられる．
- 生物活性が低いため，その生理的意義は不明であり，したがってエストロン測定の臨床的意義も不明な点が多い．しかし，特に，閉経後女性における女性ホルモンとしての意義，子宮体癌発生との関係，多嚢胞性卵巣症候群（PCOS）における意義，ホルモン産生腫瘍における産生など，今後の検討が必要である．
- 年齢など他の要因を勘案して異常値と考えられる場合，エストラジオール，テストステロン，アンドロステンジオンなど他のステロイドホルモンを測定する．また，LHとFSHの同時測定が意味をもつ場合がある．エストロン測定単独で判断することは困難であり，他のホルモン測定値とともに，総合的に判断する．

予想外の値が認められるとき
- 結合型エストロゲンの使用により，異常高値を示すことがある．他の関連ホルモン測定値を参照し判断する． （石原　理）

4F025
エストラジオール（尿）
estradiol（urine）
略 E_2（U）

測定法 RIA（硫安法）
検　体 蓄尿し24時間尿量明記
基準値 （参考基準値，単位：μg/day）
- 男性：0.2〜2.1
- 女性（非妊婦）：卵胞期前期 3.6〜11.0
　　　　　　　　卵胞期後期 3.5〜19.0

　　　　　　　　排卵期 11.0 ～ 29.0
　　　　　　　　黄体期 7.0 ～ 26.0
- 女性（妊婦）： 21 ～ 24 週 369 ～ 1,270
　　　　　　　　25 ～ 28 週 368 ～ 1,500
　　　　　　　　29 ～ 32 週 582 ～ 1,500
　　　　　　　　33 ～ 36 週 561 ～ 2,530
　　　　　　　　37 ～ 40 週 683 ～ 3,130

異常値を呈する場合
高値 エストロゲン産生腫瘍，卵巣過剰刺激症候群（OHSS），妊娠
低値 卵巣機能不全，卵巣低形成（無形成），早発卵巣不全（POF）

プロフィール
- エストラジオールは卵巣から分泌される最も生物活性の高い女性ホルモン（エストロゲン）である．肝臓などで代謝されグルクロン酸や硫酸の抱合体となり，腎臓から尿中へ排出される．したがって，尿中エストラジオールの測定は，卵巣の産生量と肝機能・腎機能などを反映する．

臨床的意義と検査値の読み方
- エストラジオールのピークは，LHサージに先行することから，以前には，不妊症の治療において，排卵のタイミングを知るための補助診断として用いられたことがある．しかし，超音波断層法で卵胞発育をリアルタイムに観察することが可能で，さらに血中エストラジオール測定の信頼性が向上し，簡便に短時間で可能となった現在，尿中エストラジオールを測定する臨床的意義は小さい．
- 卵巣などが産生するエストラジオールの1日量を評価したいときには測定意義がある．

予想外の値が認められるとき
- 異常高値：排卵誘発・卵巣刺激時，特に卵巣過剰刺激症候群（OHSS）のとき異常高値となる．閉経後ではエストロゲン産生腫瘍を考える．
- 異常低値：他の要因があるため，評価することは困難である． 　　　　　　　　　　　　　　（石原　理）

4F025

エストラジオール　　　　　　　　　　　保
estradiol

略 E₂

測定法 ECLIA，RIA（チューブ固相法）など多数の測定系が入手可能
検　体 血清
基準値 （ECLIAによる参考基準値，単位：pg/m*l*）
- 男性：15 ～ 35
- 女性（非妊婦）： 卵胞期前期 25 ～ 85
　　　　　　　　　卵胞期後期 25 ～ 350
　　　　　　　　　排卵期 50 ～ 550
　　　　　　　　　黄体期 45 ～ 300

　　　　　　　　　閉経後 21 以下
- 女性（妊婦）： 10 週未満 600 ～ 3,600
　　　　　　　　10 ～ 15 週 800 ～ 5,500
　　　　　　　　16 ～ 20 週 3,200 ～ 20,000
　　　　　　　　21 ～ 25 週 8,900 ～ 27,000
　　　　　　　　26 ～ 30 週 7,900 ～ 35,000
　　　　　　　　31 週以上 11,000 ～ 49,000

異常値を呈する場合
高値 エストロゲン産生腫瘍，卵巣過剰刺激症候群（OHSS），先天性副腎皮質過形成，多胎妊娠，肝疾患（男性）
低値 卵巣機能不全，卵巣低形成（無形成），早発卵巣不全（POF），閉経，低ゴナドトロピン症（Sheehan症候群，Simmonds症候群），Chiari－Frommel症候群，神経性食欲不振症，胎盤サルファターゼ欠損症，胎盤機能不全

プロフィール
- エストラジオールは（E₂）は，生体内で産生される女性ホルモン（エストロゲン）のうち最も生理活性の高い物質で，その構造に水酸基を2個有することから名付けられた．血中濃度は，性差，個人差，年齢別変動，月経周期の時期による変動が著しい．例えば卵胞期初期には数十 pg/m*l* であるが，排卵直前には数百 pg/m*l* まで上昇する．また，不妊症治療などのため，排卵誘発・卵巣刺激を行っている場合，著しい高値を示すことがある．
- 正常月経周期を有する女性では，下垂体から分泌されるFSHおよびLHの作用により卵胞が発育し，顆粒膜細胞の産生するE₂は排卵前にピークを示す．また E₂ 値は，排卵後低下し，黄体期に再度やや上昇する二相性の変化を示す．閉経後は通常，測定感度以下となる．代謝・排泄は☞「エストラジオール（尿）」（p.418）．

臨床的意義と検査値の読み方
- まれなホルモン産生腫瘍のある場合を除き，E₂は基本的に卵巣により産生されると考えてよいため，卵胞発育と顆粒膜細胞のステロイド産生能，すなわち無月経・無排卵症例を含む各症例における卵巣機能を直接反映する指標となる．
- ゴナドトロピンテストでは，卵巣の反応性評価のために，E₂を測定する．また，不妊治療，特に体外受精などのためFSHやhMGを排卵誘発剤として投与するときは，超音波断層法とともに，E₂の迅速な測定法を用いることにより卵胞発育を評価しhCG投与時期を判断する指標となる．
- 閉経から更年期以後においては，特にRIAによる高感度測定法を用いると残存する卵巣機能を推定するためにFSHとともに有用である．また，ホルモン補充療法としてE₂貼付剤を使用中には，その吸収と効果を直接評価することが可能である．
- なお，排卵の有無など卵巣機能の評価のためには，

f 性腺関連検査

併せて血中プロゲステロン測定が必要である．無月経などの原因究明には，GnRHテスト，加えて，染色体検査，腹腔鏡検査などを必要とすることもある．エストロゲン産生腫瘍では血中FSH測定も有用である．

予想外の値が認められるとき
- 異常高値：排卵誘発・卵巣刺激時，特に卵巣過剰刺激症候群（OHSS）のとき異常高値となる．閉経後ではエストロゲン産生腫瘍を考える．
- 異常低値：さまざまな原因による卵巣機能不全．視床下部性など頻度の高いものだけでなく，続発性無月経では，特に早発卵巣不全（POF），原発性無月経では，染色体異常などに伴う卵巣低形成（無形成）なども考える．

（石原　理）

4F030
エストリオール（尿） 保
estriol (urine)
略 E_3 (U)

測定法　RIA（硫安法）
検体　蓄尿し24時間尿量明記
基準値（参考基準値，単位：$\mu g/day$）
- 男性：1.8～11.0
- 女性（非妊婦）：卵胞期前期 3.0～25.0
　　　　　　　　卵胞期後期 3.7～41.0
　　　　　　　　排卵期 5.6～74.0
　　　　　　　　黄体期 7.8～57.0
- 女性（妊婦）：21～24週 6,700～23,700
　　　　　　　25～28週 8,250～31,500
　　　　　　　29～32週 9,450～33,400
　　　　　　　33～36週 11,500～74,200
　　　　　　　37～40週 17,400～87,300

異常値を呈する場合
高値　双胎，巨大児
低値
- 子宮内胎児死亡，無脳児，子宮内胎児発育遅延
- 肝機能障害，腎機能障害，副腎皮質ホルモン投与
- 重症妊娠中毒症，胎盤サルファターゼ欠損症

次に必要な検査▶ 超音波など画像診断を必要とする．

プロフィール
- エストリオールは，妊娠女性の尿中に大量に排泄されるエストロゲンの主要な物質で，ほとんどグルクロン酸および硫酸の抱合体である．胎盤で大量に産生されるプレグネノロンが胎児副腎でDHEA-Sに転換され，16α-水酸化酵素で代謝後，再度胎盤に至り，胎盤で芳香化されてE_3が産生されることから，胎児胎盤機能を総合的に評価する指標の一つとなる．
- 尿中E_3は，妊娠32週以後，その濃度が上昇し，特に36週以後著しく上昇する．また，簡便な半定量キットが測定に頻用される．しかし，尿中排泄量は日内変動が大きく，1日排泄量とは必ずしも並行しないため，随時尿による半定量法による測定値については，その評価を慎重に行う必要がある．

臨床的意義と検査値の読み方
- 胎児発育と胎盤機能を総合的に把握するために一定の意義がある．しかし，胎児のwell-beingの評価や，分娩方針・分娩時期の決定を行うには単独では不十分で，他の生化学的検査，NSTや超音波断層法など生理学的手法とともに用いて，総合的判断を行わねばならない．
- エストリオール測定の臨床的意義は，現在きわめて小さくなったが，胎盤サルファターゼ欠損症を疑う妊娠例では診断上有用である．

予想外の値が認められるとき
- （副腎皮質ステロイドホルモンなど）特定の薬剤の服用など，測定結果に影響を与える要因がないか，再検討する．
- 異常低値の場合は，他の検査の結果と併せて，分娩方針を決定する．

（石原　理）

4F030
エストリオール 保
estriol
略 E_3

測定法　FPIA
検体　血清
基準値（参考基準値，単位：ng/ml）
- 男性：10未満
- 女性（非妊婦）：10未満
- 女性（妊婦）：23～24週 29～161
　　　　　　　25～26週 27～151
　　　　　　　27～28週 32～168
　　　　　　　29～30週 49～174
　　　　　　　31～32週 52～203
　　　　　　　33～34週 70～299
　　　　　　　35～36週 80～354
　　　　　　　37～38週 98～423
　　　　　　　39～40週 108～465
　　　　　　　41～42週 121～351

異常値を呈する場合
高値　双胎，巨大児
低値　子宮内胎児死亡，無脳児，子宮内胎児発育遅延，重症妊娠中毒症，胎盤サルファターゼ欠損症

次に必要な検査▶ 超音波など画像診断を必要とする．

プロフィール
- エストリオール（E_3）は，主に妊娠女性（特に妊娠中期から後期にかけて）の血中に大量にある女性ホルモンで，その構造に水酸基を3つもつことから名付けられた．構造上，エストロンの水酸化物として産生されうるが，非妊娠時にはその産生はきわめて

微量である．また，女性ホルモンとしての生物学的活性はエストラジオールの数分の一以下で，特に妊婦血中では約90％が抱合型である．
- 妊娠中は胎児副腎において大量に産生されるDHEA-Sが，胎児肝臓や副腎で水酸化され16α-hydroxy-DHEA-Sとなり，胎盤へ移行して芳香化されてE_3となる．DHEA-S産生基質であるプレグネノロンは胎盤で大量に産生されるが，胎盤には16α-水酸化酵素がないため，E_3が産生されるこの代謝経路には胎児と胎盤双方の機能が必要である．

臨床的意義と検査値の読み方
- 胎児発育と胎盤機能を総合的に反映するため，胎児胎盤機能を推定することができる．しかし，その感度と特異性は低いため，臨床的意義には限界がある．胎児胎盤機能不全が疑われるときは，他の生化学的検査，超音波断層法，NSTなど胎児生理機能の評価を行い，これらの結果を総合して判断する．
- 胎盤サルファターゼ欠損症を疑う場合以外，血中エストリオールが研究的目的以外で測定されることはなくなった．民間検査期間における検査受託も中止されている

予想外の値が認められるとき
- 異常高値：多胎妊娠，巨大児などを考える．
- 異常低値：きわめて低値であれば，まれであるがサルファターゼ欠損症を考える． （石原　理）

4F040
性ホルモン結合グロブリン

sex hormone binding globulin

略 SHBG

測定法　IRMA
検体　血清
基準値　男性 10～55 nmol/l（成人）
　　　　　女性 20～100 nmol/l（成人）

異常値を呈する場合
高値　性腺機能低下症，精巣性女性化症候群，絨毛性疾患，肝硬変，甲状腺機能亢進症，妊娠，神経性食欲不振症

低値　多毛症，急性間欠性ポルフィリン症，粘液水腫，先端巨大症，Cushing症候群，肥満症，ネフローゼ症候群，家族性低SHBG症候群，多嚢胞性卵巣症候群（PCOS）

プロフィール
- 性ホルモン結合グロブリン（SHBG）は，エストラジオール，テストステロンなどの性ホルモンと結合する糖蛋白である．性ステロイドホルモンの大部分は，血中でSHBGと結合した状態で存在する．一方，細胞内に取り込まれて受容体と結合して作用する性ステロイドホルモンは，遊離ホルモンに限られる．したがって，SHBGが性ステロイドホルモンの

機能的調節に関与することが考えられる．さらに，通常のエストラジオールやテストステロンなどのホルモン測定においては，結合型を含んで測定されるため，その値の生物学的意義に関する解釈には注意を要する．
- SHBGは肝臓で合成され，β-グロブリン分画に属する分子量93,400の糖蛋白である．2つのサブユニットから構成されるダイマー構造をとっている．また，エストロゲンによりその産生が増大することが知られ，妊娠中は高値となる．

臨床的意義と検査値の読み方
- 性ステロイドホルモンの生物学的作用を評価するために，総ホルモン値とともに測定することが有用な場合がある．たとえば，多毛症の一部症例では，SHBGが低いため，遊離テストステロンが増加することがその病態と考えられ，抗アンドロゲン作用を有するゲスタゲンとエストロゲンの合剤の投与がSHBG産生増大を介して有効に作用する．

予想外の値が認められるとき
- 妊娠の可能性，エストロゲン製剤使用の可能性などを否定する． （石原　理）

4F045
プロゲステロン

progesterone

略 P_4　別 プロジェステロン

測定法　ECLIA
検体　血清
基準値　（単位：ng/ml）
- 男性：0.88 以下
- 女性（非妊婦）：卵胞期 0.92 以下
　　　　　　　　 排卵期 2.36 以下
　　　　　　　　 黄体期 1.28～29.6
　　　　　　　　 閉経後 0.44 以下
- 女性（妊婦）：妊娠20週以下 13.8～51.1
　　　　　　　 21～30週 42.2～128
　　　　　　　 妊娠31週以後 65.2～221

異常値を呈する場合
高値　先天性副腎過形成（21-水酸化酵素欠損症，17α-水酸化酵素欠損症，11β-水酸化酵素欠損症），Cushing症候群

低値　Addison病，間脳・下垂体機能不全，卵巣機能不全，無月経，無排卵

プロフィール
- プロゲステロンは，主に卵巣の黄体および胎盤より産生されるステロイドホルモンである．プレグネノロンを基質として，3β-HSDにより生成される．血中では，その90％が蛋白結合型で存在している．
- 月経周期を有する女性では，卵胞期の血中値は低く，排卵後黄体の形成とともに急上昇する．妊娠が成立

しない周期では，黄体の退縮に伴って血中値は低下し月経となる．一方，妊娠が成立すると黄体は妊娠黄体となり，プロゲステロン産生は維持されるため，血中値は高値のまま維持され，やがて妊娠10週前後において，その主要な産生部位は胎盤へ移行する．
- 男性では，プロゲステロンは精巣や副腎皮質でわずかに産生されるが，血中値に周期的な変動は認められない．

臨床的意義と検査値の読み方
- 卵巣機能不全や不妊症において，黄体中期における血中プロゲステロンの測定は，黄体機能の評価に有用である．また，排卵誘発時には，黄体化，排卵の有無を知るために用いられるが，超音波断層法による卵胞発育や黄体の確認のような即時性はない．
- 妊娠初期に流産・子宮外妊娠を疑う例において，プロゲステロンの低値がその予後不良を示唆するが，同様に超音波断層法による胎嚢確認に診断的価値を譲る．妊娠中期以後の胎児胎盤機能検査としては，臨床的意義はない．
- 21-水酸化酵素欠損症など先天性副腎過形成の診断をするためにも有用である．

予想外の値が認められるとき
- 妊娠の可能性（異常高値），ピルなど外因性ステロイドホルモン使用（異常低値）の有無などを考慮する．

（石原　理）

4F050
17α-ヒドロキシプロゲステロン　保
17-alpha-hydroxyprogesterone

略 17-OHP　別 17P$_4$，17α-ハイドロキシプロゲステロン

測定法　RIA（固相法）
検体　血清
基準値　成人 0.2～4.5 ng/ml
　　　　小児 0.6 ng/ml 以下

異常値を呈する場合
高値　先天性副腎皮質過形成（21-水酸化酵素欠損症）
低値　17α-水酸化酵素欠損症，3β-ヒドロキシステロイド脱水素酵素欠損症，間脳・下垂体機能不全，卵巣機能不全，性腺形成不全

プロフィール
- 17α-ヒドロキシプロゲステロン（17-OHP）は，コルチゾールなど副腎皮質ステロイドホルモンおよびアンドロゲン（男性ホルモン）の産生基質で，プレグネノロンから17α-水酸化酵素および3β-HSDにより酵素的に生合成される中間代謝産物である．したがって，血中17-OHPは，この2つの酵素（17α-水酸化酵素および3β-HSD）のいずれかに異常があれば低値となり，一方，21-水酸化酵素の異常により蓄積されて高値をとる．

- 21-水酸化酵素異常の表現型（ヘテロ保因者と非典型と古典型 21-水酸化酵素欠損症）は，酵素活性の程度を反映するため，17-OHPの血中濃度に反映することが知られる．

臨床的意義と検査値の読み方
- 21-水酸化酵素の異常に伴う副腎皮質過形成（CAH）と続発する副腎性器症候群の診断に欠くことのできない検査である．生後早期の診断を目的とするマススクリーニングに用いられるが，それ以外に，特に診断のついていない思春期以後の女性例において有用である．
- 副腎皮質ステロイドホルモン補充療法で低下するため，治療効果の判定にも用いられる．

予想外の値が認められるとき
- 副腎系のホルモンに共通する日内変動や採血時の条件に注意する必要がある．

（石原　理）

4F055
プレグナンジオール　保
pregnanediol

略 P$_2$　別 P-diol

測定法　GC-MS（酵素水解法）
検体　蓄尿し24時間尿量明記
基準値　（単位：mg/day）
- 男性：0.16～0.79
- 女性（非妊婦）：卵胞期 0.28～1.42
　　　　　　　　黄体期 0.79～6.83
- 女性（妊婦）：妊娠前期 1.29～6.08
　　　　　　　　妊娠中期 3.05～24.22
　　　　　　　　妊娠後期 9.10～60.51

異常値を呈する場合
高値　先天性副腎皮質過形成（21-水酸化酵素欠損症，11β-水酸化酵素欠損症），副腎男性化腫瘍，Cushing症候群，妊娠，胞状奇胎
低値　間脳・下垂体機能不全，副腎性腺機能低下症，絨毛性腫瘍

プロフィール
- プレグナンジオールは，卵巣の黄体や胎盤，精巣，副腎において産生されたプロゲステロン（黄体ホルモン）の尿中代謝産物の一つである．グルクロン酸などの抱合体として存在し，生物学的活性はほとんどない．

臨床的意義と検査値の読み方
- 蓄尿により生体内で産生される黄体ホルモンの1日量を推定できる．しかし，尿量の変動などの影響があり，プロゲステロンなど血中ホルモンが簡便に測定できる現在，その意義は相対的に小さくなった．卵巣機能や胎盤機能検査としては，もはや用いられない．
- 先天性副腎皮質過形成，副腎男性化腫瘍，Cushing

4F065
プレグナントリオール
pregnanetriol

略 P₃ 別 P−triol

測定法 GC−MS（酵素水解法）
検　体 蓄尿し24時間尿量明記
基準値 （単位：mg/day）
- 男性：0.13～1.60
- 女性：卵胞期 0.13～1.30
　　　黄体期 0.13～1.90
　　　閉経期 0.02～0.83

異常値を呈する場合
[高値] 先天性副腎皮質過形成（21-水酸化酵素欠損症，11β-水酸化酵素欠損症），副腎男性化腫瘍，Cushing症候群，多囊胞性卵巣症候群（PCOS），妊娠
[低値] 下垂体機能不全，副腎性腺機能低下症

プロフィール
- プレグナントリオールは，副腎，卵巣，精巣などで産生される17α―ヒドロキシプロゲステロン（17-OHP）の尿中代謝産物である．グルクロン酸などの抱合体として存在し，生物学的活性はほとんどない．

臨床的意義と検査値の読み方
- 蓄尿により，17-OHPの1日産生量を推定できる．
- 先天性副腎皮質過形成，特に血中17-OHPが上昇する21-水酸化酵素欠損症において増加する．また，Cushing症候群においても増加する．しかし，血中ホルモン測定を優先するべきである．
- また，血中17-OHP，プロゲステロン，尿中17-KS，17-OHCSの測定を併用する．必要によりデキサメサゾン抑制試験を行う．

予想外の値が認められるとき
- 単独での診断は困難なため，他の検査の結果を参照し，総合的に判断する． （石原　理）

4F065
テストステロン
testosterone

別 総テストステロン

測定法 ECLIA
検　体 血清
基準値 男性 284～799 ng/d*l*
　　　　女性 6～82 ng/d*l*

症候群などを疑ったときに測定する．しかし，血中ホルモンの測定を優先するべきである．また，尿中17-KS，17-OHCS測定を併用する．

予想外の値が認められるとき
- 変動が大きいため，再検査し，血中ホルモン値を参照する． （石原　理）

異常値を呈する場合
[高値] 男性ホルモン産生腫瘍（副腎，性腺）多囊胞性卵巣症候群，先天性副腎皮質過形成
　次に必要な検査▶LH，FSHを検索する．
[低値] 視床下部下垂体機能低下症（Kallmann症候群，ゴナドトロピン単独欠損症，Prader-Willi症候群，Laurence-Moon-Biedl症候群，プロラクチノーマ，その他の下垂体腫瘍），原発性性腺機能低下症（Klinefelter症候群，Reifenstein症候群，del Costillo症候群，睾丸無形成症，Turner症候群），思春期遅延，肝硬変，腎不全
　次に必要な検査▶LH，FSHを検索する．

プロフィール
- テストステロンは男性ホルモン作用の最も強力なアンドロゲンである．男性のテストステロンの大部分が精巣のLeydig細胞から産生される．女性のテストステロンは60％が副腎から分泌される4Δ-androstenedioneが末梢で転換して生ずるもので，残りは卵巣から分泌される．
- テストステロンは血中では大部分がsex hormone binding globulin（SHBG）と結合しているが，1～3％が生物活性をもつ遊離テストステロンとして存し細胞内に入る．細胞に入ったテストステロンは速やかに5α-reductaseにより5α-dihydrotestosterone（DHT）に変換され，受容体と結合して転写活性が促進されアンドロゲン作用を発現する．
- テストステロンの作用としては，男性性器発育と機能維持，蛋白同化作用，脂肪異化作用，体毛発育などを起こす．女性でテストステロン過剰の場合には，無月経，男性化徴候としての多毛（ひげ，毛脛）などが起こる．副腎性器症候群のように胎児期に女児がテストステロン過剰にさらされたときには，外性器は男性型となる．

臨床的意義と検査値の読み方
- 睾丸からのテストステロンの分泌調節は視床下部-下垂体の支配のもとにあり，フィードバック機構が成立している．
- 視床下部のLH-RH，下垂体のLHの合成分泌が低下する病変がある場合には，テストステロンの分泌は低下する．視床下部のLH-RHのみが低下するidiopathic hypogonadotropic hypogonadismでは，LH-RHを数日間点滴した後LH-RH試験を行うとテストステロンの分泌は上昇してくる．
- 下垂体腫瘍のうち最も多いプロラクチノーマでは，プロラクチン（PRL）が睾丸，卵巣でのテストステロンの分泌を低下させる．
- 睾丸での病変が先行した場合には，テストステロンは低下しLHは上昇する．
- テストステロン産生腫瘍は，女性では無月経や男性化徴候が出現しLHは抑制されるが，男性では無症状のことが多い．

予想外の値が認められるとき
- テストステロンは年齢による差が大きいので，年齢ごとの基準値を確認して判定する必要がある．
- 視床下部性と下垂体性の性腺機能低下症の鑑別にはLH-RH試験（連続投与も含む）を行う必要がある．

（小田桐恵美）

4F070
遊離テストステロン　保
free testosterone

別 フリーテストステロン

測定法　RIA（固相法）
検体　血清
基準値

年齢（歳）	男性 (pg/ml)	女性 (pg/ml)
20～29	8.5～27.9	2.7以下
30～39	7.6～23.1	1.9以下
40～49	7.7～21.6	1.1以下
50～59	6.9～18.4	1.0以下
60～69	5.4～16.7	—
70～79	4.5～13.8	—

異常値を呈する場合
[高値] 多囊胞性卵巣症候群，男性ホルモン産生腫瘍（副腎，性腺），先天性副腎皮質過形成
　次に必要な検査▶LH，FSHを検索する．
[低値] 視床下部下垂体機能低下症（Kallmann症候群，ゴナドトロピン単独欠損症，Prader-Willi症候群，Laurence-Moon-Biedl症候群，間脳，プロラクチノーマ，その他の下垂体腫瘍），原発性性腺機能低下症（Klinefelter症候群，Reifenstein症候群，del Castillo症候群，睾丸無形成症，Turner症候群），春期遅延，肝硬変，腎不全
　次に必要な検査▶LH，FSHを検索する．

プロフィール
- 血中テストステロンの60％は結合蛋白であるsex hormone binding globulin（SHBG）と結合しているが，一部はアルブミンとも結合する．1～3％が生物活性を示す遊離テストステロンとして存在する．
- SHBGと結合したテストステロンは分子量が大きいため細胞に進入できないが，遊離テストステロンは標的器官の細胞にsimple diffusionで入り，5α-dihydrotestosterone（DHT）に変換され，核内の受容体と結合してアンドロゲン活性を示す．血中総テストステロンは結合蛋白の影響を受けるが遊離テストステロンは影響を受けないと考えられ，活性型テストステロンを表すとされる．

臨床的意義と検査値の読み方
- 健常成人男性ではテストステロンと遊離テストステロンは平行するので，テストステロンのみの測定でほぼ判定はできる．

- 遊離テストステロンは加齢により減少するとされており，高齢者では徐々に低下する．
- 乳幼児では遊離テストステロンは1％と低値であるが，小児期，思春期と遊離テストステロンは徐々に上昇する．

（小田桐恵美）

4F075
5α-ジヒドロテストステロン
5α-dihydrotestosterone

略 5α-DHT

測定法　RIA（硫安塩析法）
検体　血清
基準値　男性 0.2～1.0 ng/ml
　　　　　女性 0.05～0.3 ng/ml

異常値を呈する場合
[低値] 男性ホルモン不応症（特に5α-reductase欠損症）

プロフィール
- テストステロンは大部分がsex hormone binding globulin（SHBG）と結合して血中に存在する．テストステロンは血中に1～3％ある遊離テストステロンが細胞質に入り，5α-reductaseによりより活性の強いアンドロゲンである5α-dihydrotestosterone（DHT）に転換されてはじめてアンドロゲン受容体と結合してアンドロゲン活性を発揮する．
- 5α-reductaseおよびアンドロゲン受容体は，男性では陰嚢，精巣上体，精管，精囊，前立腺，陰茎などに高濃度に存在し，これらの器官の発育に関与する．また，恥毛や腋毛発毛は男女両性にあるアンドロゲン受容体の働きによる．
- これら局所でのDHTは代謝されるので血中のDHTに反映されない．血中のDHTは主に肝臓のような非標的器官においてテストステロンから転換されてきたものである．DHTは血中に放出されるとSHBGとの親和性はテストステロンより強力なので大半がSHBGと結合して存在し，アンドロゲン活性を発揮できないためアンドロゲン活性の指標とはならない．

臨床的意義と検査値の読み方
- 5α-reductase欠損症による男性仮性半陰陽が疑われるときに測定する．
- 5α-reductase欠損ではテストステロンがDHTに変換されないので，DHTの低下，DHT/T比が低下する．

（小田桐恵美）

4F080
ヒト絨毛性ゴナドトロピン　保
human chorionic gonadotropin

略 hCG

測定法　EIA

検体　血清
基準値（単位：mIU/m*l*）
- 男性，非妊婦：0.7以下
- 妊婦　妊娠3週：0～50
　　　　妊娠4週：20～500
　　　　妊娠5週：500～5,000
　　　　妊娠6週：3,000～19,000
　　　　妊娠8週：14,000～169,000
　　　　妊娠12週：16,000～160,000
　　　　妊娠24週：2,500～82,000
　　　　妊娠36週：2,400～50,000

異常値を呈する場合
高値　妊娠，絨毛性疾患（胞状奇胎，絨毛癌など），多胎妊娠，異所性hCG産生腫瘍
低値　流産，子宮外妊娠

次に必要な検査▶
- hCG測定により妊娠を診断し，超音波断層法を用いて胎嚢の有無や児心拍を確認し，妊娠経過を観察する．性器出血，下腹痛，腹腔内出血や貧血などの臨床症状がある場合や超音波断層検査に異常がある場合は，流産，子宮外妊娠などの異常妊娠を疑い，超音波断層検査やhCG値をフォローする．妊娠週数によりhCG値が異なり，個体差も多いので経過を観察する場合，その推移が大切である．
- また，測定値が上昇しているにもかかわらず，胎嚢が認められない場合には，子宮外妊娠を念頭に注意深く経過を観察する．血中hCG 1,000 IU/*l*を超えた時点で経腟超音波断層装置で胎嚢が確認されない場合，子宮外妊娠を疑い注意する．
- 絨毛性疾患が疑われた場合，超音波断層法を含む画像診断，hCG β-サブユニットやhCG-CTPの測定などの精査を必要とする．胞状奇胎の場合には，子宮が妊娠週数に比し大きく，hCG値も高く，流産徴候を伴っていることが多い．絨毛性疾患の治療効果および寛解判定などの指標にも有用である．

プロフィール
- ヒト絨毛性ゴナドトロピンは，受精卵が着床し発育すると，その絨毛組織から大量に分泌され，妊娠初期の卵巣黄体を刺激してプロゲステロン産生を高め，妊娠維持に重要なホルモンである．FSH，LH，TSHと同一グループの糖蛋白ホルモンに属し，いずれも α，β-サブユニットからなるが，α-サブユニットはすべて共通である．
- 母体の血中および尿中で検出されるが，その分子構造が明らかになるにつれ，より簡便で特異性の高い測定方法が開発されている．分子量は約37,900で，糖を約30％含み特にシアル酸が多い．これは血中での代謝時間を延長させ，血中半減期は約5～6時間と長い．
- それぞれ別の遺伝子より生成された92個のアミノ酸よりなる分子量14,900の α-サブユニットと，145個のアミノ酸よりなる分子量23,000の β-サブユニットの非共有結合より構成されており，β-サブユニットはhCG特異性が示される．α，β-サブユニットを解離すると生理活性は消失するが，再結合すると約80％以上の活性が回復する．
- 代謝は母体の肝臓および腎臓であり，母体の血中，尿中，羊水中および胎児のhCG濃度，胎盤のhCG含量は妊娠中ほぼ同じ推移を示す．

臨床的意義と検査値の読み方
- 本検査は，妊娠の診断とその経過観察，流産や子宮外妊娠の補助診断，絨毛性疾患やhCG産生腫瘍の術後管理などに用いられる．
- 正常妊娠では，排卵後10～14日目で母体血中および尿中に検出され，以降急激に上昇して妊娠9～13週で1～10万mIU/m*l*に達し，その後，漸減していく．妊娠経過を評価するうえで重要な超音波画像診断の補助診断として用いられる．

予想外の値が認められるとき
- 非妊娠時に高値が認められた場合，異所性hCG産生腫瘍の可能性がある．卵巣，子宮，乳腺，肺，膀胱，消化器，色素細胞（メラノーマ）などの悪性腫瘍の報告がある．

（竹田　省，金田容秀）

4F080

ヒト絨毛性ゴナドトロピン（尿）　保

human chorionic gonadotropin

略 hCG　　**別** U-hCG

測定法　HAIR，LAR，SPIA，ICGA，LM，EIA，ECLIA
検体　尿
基準値　正常月経周期婦人（28日型）の場合，妊娠4週0日における血中hCG 50 mIU/m*l*，4週2日では200 mIU/m*l*．妊娠9～13週で100,000～500,000 mIU/m*l*．妊娠15～20週にかけてやや下降し，妊娠20～40週の間にほぼ5,000～80,000 mIU/m*l*のレベルを維持する

異常値を呈する場合
高値　妊娠，絨毛性疾患（胞状奇胎，絨毛癌など），多胎妊娠，異所性hCG産生腫瘍
低値　流産，子宮外妊娠

次に必要な検査▶
- 妊娠を診断した後，超音波断層法を用いて胎嚢の有無や児心拍の確認，妊娠経過を観察する．特に，妊娠週数相当の尿中hCG値が上昇しているにもかかわらず，超音波断層法にて胎嚢が認められない場合には，性器出血，下腹痛，腹腔内出血などの臨床症状を併せて評価し，流産や子宮外妊娠を鑑別する．
- hCGの異常高値のため絨毛性疾患が疑われた場合，また，絨毛性疾患の治療後速やかにhCGの低下が認められない場合や再上昇が確認された場合，超音波

断層法を含む画像診断などを併用し，診断や病態を評価する必要がある．

プロフィール
（☞「ヒト絨毛性ゴナドトロピン」p.424）

臨床的意義と検査値の読み方
- 本検査は，妊娠の診断とその経過観察，流産や子宮外妊娠の補助診断，絨毛性疾患の診断や術後管理などに用いられる．
- 妊娠の初期診断：25～50 mIU/m*l* という高感度のキットが使用されることにより，妊娠4週（予定月経時）の早期に妊娠診断が可能となった．また，検査後数分以内で判定可能であることから，外来診療に有用である．超音波断層法により，さらに的確な診断が可能である．
- 異常妊娠の補助診断：最終月経から算出した妊娠週数に比して，尿中hCGが低値の場合は流産や子宮外妊娠の可能性，高値の場合は胞状奇胎や多胎妊娠の可能性があげられる．
- 絨毛性疾患の診断：尿中hCGが50万mIU/m*l* 以上であれば，胞状奇胎であることか疑わしく，100万mIU/m*l* 以上なら強く疑われる．
- 絨毛性疾患の病状判定：胞状奇胎などの絨毛性疾患における治療後の判定に使用されることがある．尿中hCGは腫瘍マーカーとしても有用であるが，希釈の影響を受けるため，より正確な評価が必要な場合には，血中hCGを測定する．

予想外の値が認められるとき
- 非妊娠時に高値の場合，卵巣，子宮，乳腺，肺，膀胱，消化器，色素細胞（メラノーマ）などの悪性腫瘍などの報告がある．
- 多尿や希釈尿により低値を示すこと，血尿・蛋白尿の場合は免疫反応に影響がみられること，胞状奇胎などの絨毛疾患における100万mIU/m*l* 以上の異常高値で，ラテックス凝集法を用いた場合，hCGが尿中に極度に含まれ，抗原担体のラテックス粒子がhCGで取り囲まれることにより凝集が阻害されるプロゾン現象で，反応が偽陰性になることがある．
- 分娩後，流産後，人工妊娠中絶後，hCG投与後にも尿中hCGが認められる場合がある．

（竹田 省，金田容秀）

4F080
妊娠反応 保
pregnancy test

測定法	HAIR, LAR, SPIA, ICGA, LM, EIA
検体	尿
基準値	正常月経周期婦人（28日型）の場合，妊娠4週0日における尿中hCG感度25 mIU/m*l* および50 mIU/m*l* の診断試薬で陽性，その数日後に感度200 mIU/m*l* の診断試薬で陽性

異常値を呈する場合
- 検査陽性後に陰性を呈する場合：流産，子宮外妊娠
- 非妊娠時に陽性を呈する場合：hCG産生腫瘍，分娩後，流産後，人工妊娠中絶後，hCG投与後
- 偽陰性を呈する場合：胞状奇胎などの絨毛性疾患やhCG産生腫瘍などで，hCG分泌が異常に高値を示すとき

次に必要な検査▶ 妊娠反応が陽性であっても流産や子宮外妊娠の可能性もあることから，超音波断層法による画像診断が必須である．

プロフィール
（ヒト絨毛性ゴナドトロピンについては ☞ p.424）
- 抗体はhCGに対するポリクローナル抗体かβ-サブユニットに対するモノクローナル抗体を使用しているため，LHとの交差反応はほとんどない．

臨床的意義と検査値の読み方
- 本検査は，妊娠が疑われた場合や，流産後，妊娠中絶後に妊卵が完全に排泄され，正常化したことを確認するために使用される．絨毛性疾患の治療後の経過観察に使用される場合もあるが，血中hCG測定がより鋭敏である．
- 妊娠判定では，侵襲が少なく，簡便な尿中hCGを測定する．高感度キットを使用すれば，妊娠4週0日（月経予定日）には，妊娠判定が可能である．正常妊娠では，尿中hCG感度25 mIU/m*l* および50 mIU/m*l* のキットで陽性を示す．
- 検査陽性後に陰性を呈する場合や非妊娠時に陽性を呈する場合は，超音波断層法および血液検査による精査が必要である．

予想外の値が認められるとき
- 上記に示すとおり，非妊娠時に妊娠反応陽性となる場合に留意する．また，多尿や希釈尿にて偽陰性となること，血尿，蛋白尿の場合は免疫反応に影響がみられることがある．
- 絨毛疾患におけるLAR測定系で100万mIU/m*l* 以上の異常高値を示す場合には，尿中に極度のhCGが含まれ，抗原担体のラテックス粒子がhCGで取り囲まれることにより凝集が阻害されるプロゾン現象で，反応が偽陰性になることがある．分娩後，流産後，人工妊娠中絶後，hCG投与後にも陽性となることがある．

（竹田 省，金田容秀）

4F085
ヒト絨毛性ゴナドトロピンα-サブユニット
human chorionic gonadotropin α-subunit
別 hCG α-subunit

測定法	IRMA
検体	血清
基準値	男性 0.16～0.36 ng/m*l* 女性 0.04～0.66 ng/m*l*

異常値を呈する場合

[高値] カルチノイド，胃癌，肺癌，膵癌など

次に必要な検査▶ 画像検査および，他の腫瘍マーカーを用いて原発巣の検索に努める．

プロフィール

- ヒト絨毛性ゴナドトロピン（hCG）は，α-サブユニットとβ-サブユニットの非共有結合より構成されている．α-サブユニットは，下垂体前葉より分泌されるLH，FSH，TSHのα-サブユニットと免疫学的同一であり構造的にも類似している．分子量は14,900で92個のアミノ酸からなり，その遺伝子サイズは9.4 kbである．hCGのみN末端部分が3個多いが，すべて共通しており，単一遺伝子に支配されている．
- 胎盤および妊婦血中にはβ-サブユニット単独のみでは少量しか存在していないが，α-サブユニットは単独でも多くみられる．α-サブユニット量は妊娠中漸増し，中期・後期にはhCGよりもむしろ多く検出される．逆にβ-サブユニット産生量は，中期以降に減少し，hCGと同様の産生パターンを示すことから，hCG産生量はhCGβ産生量により規定されている．

臨床的意義と検査値の読み方

- hCGβ-サブユニットと同様に精巣腫瘍，卵巣癌，膵癌，胃癌，肝癌，膀胱癌などの悪性腫瘍で検出されるが，どちらか一方のみが上昇する症例も存在する．
- 上述のとおり，悪性腫瘍で上昇する症例もあるが一般的に行われる検査ではなく，臨床的意義は少ない．

予想外の値が認められるとき

- 悪性腫瘍や異所性hCG産生腫瘍の存在を検索する．

(竹田　省，金田容秀)

4F090

ヒト絨毛性ゴナドトロピンβ-サブユニット [保]

human chorionic gonadotropin β-subunit

[別] hCGβ-subunit

測定法　RIA（固相法）
検体　血清
基準値　0.1 ng/ml以下

異常値を呈する場合

[高値] 妊娠，絨毛性疾患（胞状奇胎，絨毛癌など），卵巣，子宮，乳腺，膀胱，消化器，色素細胞（メラノーマ）などの悪性腫瘍，肝硬変，消化性潰瘍，潰瘍性大腸炎などの良性腫瘍

次に必要な検査▶

- 絨毛性疾患が疑われた場合，超音波断層法を含む画像診断や問診により，病態を把握し診断する．また，治療後順調に低下しない場合，再上昇を認めた場合にも，超音波断層法を含む画像診断を速やかに施行し，病巣発見に努める．病巣が見つからない場合で

も化学療法を施行する場合もある．寛解のフォローでは高感度測定系検査を用いる．
- 他の悪性腫瘍が疑われた場合，画像診断や他の腫瘍マーカーによる原発巣の検索が必要である．

プロフィール

- ヒト絨毛性ゴナドトロピン（hCG）は，α-サブユニットとβ-サブユニットの非共有結合より構成されている．hCGβ-サブユニットは特異的であり，分子量23,000で145個のアミノ酸からなる．LH-βとhCGβのアミノ酸配列には82％の相同性があり，遺伝子サイズはともに1.45 kbで，制限酵素地図上はきわめて強い類似性を示している．
- 正常胎盤，胞状奇胎，絨毛癌などの絨毛細胞が，hCGとともに遊離型のα-とβ-サブユニットをも分泌している．これらの組織や血漿中には，多量の遊離型α-サブユニットが含まれているが，遊離型β-サブユニットは血漿中に微量に含まれているにすぎない．
- RIA固相法では，固相化された抗β-hCG・モノクローナル抗体とユウロピウムキレート標識抗α-サブユニット・モノクローナル抗体の使用により，α-β-二量体のnegative hCGを特異的に測定することができることにより，hCGβ-サブユニットを測定している．
- hCGβ-サブユニット末端112～145のアミノ酸はcarboxyl peptide（CTP）とよばれ，hCGに最も特異的な抗原決定基である．従来のポリクローナル抗体によるhCGの免疫学的測定法においてはLHの交差の問題を克服することが困難であったが，最近になって，LH-βには存在しないhCGβ-CTPに対する特異的な抗体を用いた酵素免疫測定法（EIA）が開発され，LHの干渉を受けないhCG微量測定が可能となった．hCGβ-CTP測定は，絨毛性疾患においてhCG免疫活性物質の主体であるnegative hCGとfree hCGβ-サブユニットの両方を認識する最も鋭敏な測定系であり，絨毛性疾患の管理に汎用されている．

臨床的意義と検査値の読み方

- 流産，子宮外妊娠の経過観察の指標として有用である．
- また，絨毛性疾患の寛解判定基準ならびに治療の終了時期の判定に重要である．胞状奇胎の妊娠後，血中hCG値がカットオフ値（hCGβ測定系では1.0 mIU/ml，hCGβ-CTP測定系では0.5 mIU/ml）以下になることを確認し，臨床的に病巣の存在など認めない場合を寛解状態という．
- 絨毛癌では，血中hCG値が4週間以上続けてカットオフ値以下になり，細胞効果を認めず，病巣がみられないことが寛解判定の必須条件である．

予想外の値が認められるとき

- Down症候群では，母体血中にfree hCGβ-サブユ

4F090
ヒト絨毛性ゴナドトロピンβ-サブユニット（尿）
urinary human chorionic gonadotropin β-subunit
別 尿中hCGβ-subunit

測定法 RIA（固相法）
検体 尿
基準値 0.1 ng/ml以下

異常値を呈する場合
高値 妊娠，絨毛性疾患（胞状奇胎，絨毛癌など），卵巣，子宮，乳腺，肺，膀胱，消化器，色素細胞（メラノーマ）などの悪性腫瘍，肝硬変，消化性潰瘍，潰瘍性大腸炎などの良性腫瘍

次に必要な検査▶ 絨毛性疾患が疑われた場合，超音波断層法を含む画像診断や問診により，病態を把握し診断する．治療後順調に低下しない場合，再上昇を認めた場合にも，超音波断層法を含む画像診断を速やかに施行する．

プロフィール
（☞「ヒト絨毛性ゴナドトロピンβ-サブユニット」p.427）

臨床的意義と検査値の読み方
- 妊娠の早期確認，流産，子宮外妊娠および絨毛性疾患の診断，治療効果および寛解の判定などの指標として有用である．
- 絨毛性疾患のフォローでは，尿中hCGβは尿希釈，濃縮などの影響を受けるため，あまり用いられず，血中hCGβが使われる．

予想外の値が認められるとき
- 多尿や希釈尿により低値を示すこと，血尿・蛋白尿の場合は免疫反応に影響がみられることがある．
- 分娩後，流産後，人工妊娠中絶後，hCG投与後にも尿中hCGが認められる場合がある．

（竹田　省，金田容秀）

4F091
ヒト絨毛性ゴナドトロピンβ-コア・フラグメント
human chorionic gonadotropin β-core fragment
略 hCGβ-CF

測定法 EIA
検体 尿
基準値 0.2 ng/ml以下

異常値を呈する場合
高値 妊娠，絨毛性疾患（胞状奇胎，絨毛癌など），卵巣，子宮，乳腺，肺，膀胱，消化器，色素細胞（メラノーマ）などの悪性腫瘍

次に必要な検査▶
- 絨毛性疾患が疑われた場合：超音波断層法などの画像診断を施行して病状を把握し，治療を開始する．治療後のhCGの低下をフォローアップすることが，きわめて重要である．
- 絨毛性疾患以外の悪性腫瘍を認めた場合：画像診断および他の腫瘍マーカーの測定を行い，原発巣を検索する．

プロフィール
- ヒト絨毛性ゴナドトロピン（hCG）のβ-サブユニット末端112～145のアミノ酸はcarboxyl peptide（CTP），β-サブユニットの低分子型はβ-core fragmentとよばれる．
- hCGβ-CFは，1972年に作製された抗hCGβ特異抗体であるSB6により尿中に見出された生物活性のない低分子物質で，hCGβの内部構造coreを認識する抗体で検出され，さらに1988年にBirkenらによりhCGβ-アミノ酸系6～40と55～92がジスルフィド結合した糖蛋白質で，分子量は約14,000であることが明らかにされた．母体尿中で免疫学的に検出されるhCGの70～80％を占めるといわれている．
- しかし，尿中にみられるhCGβ-CFの由来はいまだ明らかでなく，これを細胞から直接分泌されたものとみなす見解と，whole hCGやfree hCG α-subunitを前駆体とし腎臓で尿中への代謝産物となり，CTP部分が欠如した物質とみる見解とがある．また，血漿中では蛋白質と結合して免疫測定を不可能にしているが，尿中では容易に検出が可能であるとの見解もある．

臨床的意義と検査値の読み方
- 本検査は，絨毛性疾患（胞状奇胎，絨毛癌など），その他悪性腫瘍（子宮頸癌，子宮内膜癌，卵巣癌など）が疑われたときに行われる．
- 絨毛性疾患や非絨毛性腫瘍の血中や尿中に検出される場合がある．
- 絨毛性疾患に対する腫瘍マーカーとして特異性が高く，その診断，治療とフォローアップに不可欠であるが，フォローアップには，より微量定量可能なhCGβ-CTP測定の方が有用である．
- 絨毛性疾患以外の悪性腫瘍においては，微量ながら高頻度に検出され，組織特異性をもたないことから，他の比較的高い組織特異性をもった血中腫瘍マーカーとともに測定することにより，悪性腫瘍の診断に役立つ．非絨毛性腫瘍では，術後の再発のマーカーとして使用する．特に子宮内膜癌では特異的マーカーが少ないので検査する．

予想外の値が認められるとき
- 悪性腫瘍の検索に努める．

（竹田　省，金田容秀）

4F095

ヒト胎盤ラクトジェン　保

human placental lactogen

略 hPL

測定法 LAR
検　体 血清
基準値 母体血中で測定される（単位：mg/ml）
　妊娠　5〜8週：0.07以下
　　　　9〜12週：1.1以下
　　　　13〜16週：0.3〜2.1
　　　　17〜20週：0.7〜3.6
　　　　21〜24週：1.3〜5.6
　　　　25〜28週：2.2〜8.0
　　　　29〜40週：3.0〜9.9

異常値を呈する場合
高値 多胎妊娠，LFD，糖尿病，Rh血液型不適合妊娠，高度の肝機能障害，腎疾患合併妊娠，妊娠長期にわたる飢餓
低値 hPL欠損妊娠
　妊娠前期：切迫流産，子宮外妊娠，胞状奇胎など
　妊娠後期：胎盤機能不全，子宮内胎児発育遅延，妊娠高血圧症候群（妊娠中毒症），切迫早産，甲状腺機能異常合併妊娠，SLE合併妊娠，心血管系異常症妊娠，予定日超過妊娠など

次に必要な検査▶ hPLは，胎盤の重量，胎児体重にある程度相関する指標ではあるが，あくまで間接的な指標である．直接児の状態を評価するには，超音波断層法，超音波ドプラ法および児心拍モニタリング（NST）などがより有用である．

プロフィール

- 胎盤はさまざまな蛋白質ホルモンとステロイドホルモンを同時に産生・分泌する複雑な機能を有した臓器であり，絨毛性ゴナドトロピン（hCG）と胎盤性ゴナドトロピン（hPL）の2つのゴナドトロピンを分泌する．胎児–胎盤系で特異的に産生され，臨床的に応用されているものは，ヒト胎盤ラクトジェン（hPL）とエストリオール（E₃）の2種類がある．
- hPLは，syncytial trophoblastで産生され，胎盤で合成されるポリペプチドホルモン中の産生率は最高であり，胎盤で合成される総蛋白の7〜10％を占めている．191個のアミノ酸とS-S結合で構成される分子量22,279の単純ポリペプチドホルモンであり，インスリン拮抗ホルモンである．ヒトプロラクチン（PRL）と67％相同したアミノ酸配列をもち乳汁分泌作用を示すほかに，ヒト成長ホルモン（GH）に至っては96％の相同性をもっている．
- hPLは母体血中の脂質・糖代謝を調節し，母体の脂質分解を特異的に高めて母体血中の遊離脂肪酸や糖質を増やし，母体のエネルギー源となる．
- hPL自体は直接胎児に移行することはほとんどなく，グリセロール，遊離脂肪酸（FFA）が胎児に移行し間接的に胎児に影響を及ぼしている．また，生物学的半減期が短く（約30分），胎盤での産生分泌の低下が血中濃度の低下として反映されるため，母体血中hPLの測定が胎盤機能の推定に使用される．

臨床的意義と検査値の読み方

- 本検査は，胎盤機能低下が予測される場合の胎盤機能評価に使用されてきた．妊娠30週以降，正常妊娠の場合，95％でhPLが4μg/ml以上であるのに対して，死亡する児の50％が4μg/ml以下であったという報告や，妊娠後期の最後の5週間で，母体血中hPL値が1回測定で4μg/ml以下であると，胎児仮死または新生児仮死は30％の危険性があり，2回測定では50％の危険性があり，3回測定では71％の危険性があるとの報告もある．しかし，リアルタイムの児の評価にはならず，現在はあまり用いられない．

予想外の値が認められるとき

- 異常低値が認められた場合，子宮内胎児死亡との相関性があるという報告もあり，さらなる胎児胎盤機能の評価が必要である．ただし，陽性的中率，陰性的中率が低く，糖尿病，Rh陰性感作で使用できないことに留意する．
- hPL欠損妊娠は1/12,000の確率で生じるが，妊娠の進行に異常をきたさない．　　　　（竹田　省，金田容秀）

4F081

低単位ヒト絨毛性ゴナドトロピン　保

human chorionic gonadotropin quantitative

別 低単位hCG

測定法 LA
検　体 尿
基準値 正常月経周期婦人（28日型）の場合，妊娠4週0日における尿中hCG感度25 mIU/mlおよび50 mIU/mlの診断試薬で陰性，その数日後に感度200 mIU/mlの診断試薬で陽性
（測定範囲：2〜1,024 mIU/ml）

異常値を呈する場合
高値 妊娠，絨毛性疾患（胞状奇胎，絨毛癌など），多胎妊娠，異所性hCG産生腫瘍
低値 流産，子宮外妊娠

次に必要な検査▶

- 低単位で極初期の妊娠を診断した場合，超音波断層法を用いても胎嚢の有無が確認できないことがある．経過観察は尿中hCG値の上昇と併せて超音波断層法にて胎嚢の確認を行う．
- 絨毛性疾患の治療後速やかにhCGの低下が認められない場合や再上昇が確認された場合，超音波断層法やMRI検査，CT検査などの画像診断を併用し，転移部位や病巣部位を検索する．

f　性腺関連検査

プロフィール

（ヒト絨毛性ゴナドトロピンについては ☞ p.424）

臨床的意義と検査値の読み方

- 正常妊娠において，排卵，着床後3～4週間経過すると尿中 hCG は 1,000～3,000 mIU/ml となり，妊娠反応陽性となる．本法は最低感度が 2 mIU/ml と低く，極初期の妊娠，流産，子宮外妊娠の診断や絨毛性疾患の経過観察に利用される．
- 妊娠の初期診断：高感度キットと併せて早期に妊娠診断が可能となった．超音波断層法により，さらに的確な診断が可能である．
- 異常妊娠の補助診断：最終月経から算出した妊娠週数に比して，尿中 hCG が低値の場合は流産や子宮外妊娠の可能性，高値の場合は胞状奇胎や多胎妊娠の可能性があげられる．
- 絨毛性疾患の診断：尿中 hCG が 50 万 mIU/ml 以上であれば，胞状奇胎であることが疑わしく，100 万 mIU/ml 以上なら強く疑われる．
- 絨毛性疾患の病状判定：胞状奇胎などの絨毛性疾患における治療後の判定に使用されることがある．尿中 hCG は腫瘍マーカーとしても有用であるが，希釈の影響を受けるため，より正確な評価が必要な場合には，血中 hCG を測定する．

予想外の値が認められるとき

- 頻度は低いが非妊娠時に高値の場合，卵巣，子宮，乳腺，肺，膀胱，消化器，色素細胞（メラノーマ）などの悪性腫瘍などの報告がある．
- 多尿や希釈尿により低値を示すこと，血尿・蛋白尿の場合は免疫反応に影響がみられること，胞状奇胎などの絨毛性疾患における 100 万 mIU/ml 以上の異常高値で，ラテックス凝集法を用いた場合，hCG が尿中に極度に含まれ，抗原担体のラテックス粒子が hCG で取り囲まれることにより凝集が阻害されるプロゾン現象で，反応が偽陰性になることがある．
- 分娩後，流産後，人工妊娠中絶後，hCG 投与後にも尿中 hCG が認められる場合がある．

（竹田　省，金田容秀）

4g 膵・消化管ホルモン

4G010

インスリン 保

insulin

別 IRI（immunoreactive insulin）

測定法 EIA, IRMA, RIA
検体 血清, 血漿
基準値 $5 \sim 11\,\mu U/l$

異常値を呈する場合

高値 肥満型糖尿病，インスリノーマ，インスリン自己免疫症候群，インスリン抗体（外因性インスリン注射による），インスリン抵抗性因子（Cushing症候群，成長ホルモン過剰），インスリン受容体異常症，肝硬変，腎不全

低値 インスリン依存型糖尿病（IDDM），重症型糖尿病，膵摘術後，飢餓状態

プロフィール

- インスリンは，膵のβ細胞から分泌されるアミノ酸51個，分子量6,000のペプチドホルモンである．
- インスリンは，肝臓ではブドウ糖からグリコーゲン合成を促進し，筋肉，脂肪組織ではブドウ糖の取り込みを促進する．その結果，血糖を低下させる重要なホルモンである．相対的欠乏により耐糖能異常をきたし，糖尿病を引き起こす．
- ブドウ糖の刺激で分泌が促進される．

臨床的意義と検査値の読み方

- 75gブドウ糖負荷試験の血糖値によって糖尿病の診断はつく．その際，インスリン分泌反応を調べることにより，インスリン分泌の低下したインスリン依存型糖尿病（IDDM）か，インスリン分泌が保たれたインスリン非依存型糖尿病（NIDDM）かの区別も可能である．
- 食後30分後の血糖，インスリン増加量はインスリン依存性，非依存性の鑑別に役立つ．

$$I\,I\,(\text{insulin index}) = \frac{\Delta\,\text{IRI}\,(\mu U/ml)}{\Delta\,\text{PG}\,(mg/dl)}$$

0.5以下なら，インスリン低分泌と判定される．
- インスリン低値で血糖高値：1型糖尿病，進行した2型糖尿病．
- インスリン低値で血糖低値：低栄養，飢餓，インスリン抵抗性ホルモン（GH，ACTH）の低下．
- インスリン高値で血糖低値：インスリノーマ，抗インスリン抗体によるインスリン測定値への影響．IRIはインスリノーマの診断に重要で，空腹時の血糖値に比べて比較的高値であるのが特徴．

- インスリン高値で血糖高値：肥満，2型糖尿病，インスリン抵抗性増加（Cushing症候群，成長ホルモン過剰）．
- 2型糖尿病の一部は，インスリン抵抗性がある．その判定にはHOMA指数（homeostasis model assessment-insulin resistance）が用いられる．

$$\text{HOMA}-\text{IR} = \text{IRI}\,(\mu U/ml) \times \text{FPG}\,(mg/dl)/405$$

3以上でインスリン抵抗性の疑い，5以上でインスリン抵抗性と診断できる．
- IRIは，食事によって影響を受けるので，必ず食後何時間であるか，入院患者であればブドウ糖点滴の有無をチェックする．
- インスリン注射を受けている患者では，IRIによって，内因性のインスリン分泌は正確に測定できない．

予想外の値が認められるとき

- 注射によるインスリン抗体の影響で，インスリンの測定値が高く出る可能性がある．
- IRI高値の場合，インスリン抗体の存在が測定に影響する原因には，外因性インスリン注射のほかに，インスリン自己免疫症候群がある．

（池田 斉）

4G015

プロインスリン

proinsulin

測定法 RIA, ELISA, CLIA
検体 血清
基準値 $5 \sim 10\,pmol/l$（参考値）

異常値を呈する場合

高値 インスリノーマ，2型糖尿病，肥満，家族性高プロインスリン血症

プロフィール

- ヒトのインスリン遺伝子は第11染色体にある．
- 110個のアミノ酸からなるプレプロインスリンから86個のプロインスリンが作られる．プロインスリンからインスリンとC-ペプチドに分かれて血中に分泌される．健常者でも血中に少量のプロインスリンが認められるが，インスリン分泌の負荷が増加するとプロインスリンは血中に増加する．

臨床的意義と検査値の読み方

- プロインスリンはインスリン分泌が異常に増加する状態で，血中に増加する．インスリノーマ，2型糖尿病，肥満などである．
- インスリノーマでは，P/I比（プロインスリン/インスリン比）の増加が認められる（正常では0.1～

- まれな疾患だが，家族性高プロインスリン血症の診断に，プロインスリン測定は必須である．
- 家族性高プロインスリン血症では，血中IRIとして測定される90％以上がプロインスリンである．
- 家族性高プロインスリン血症の原因は，インスリンA鎖とCPRの結合部分のアミノ酸異常のために，不完全なプロセッシングを受けることや，その他のプロインスリンのアミノ酸異常のために，インスリンへの正常なプロセッシングが行われないことである．
- プロインスリン自体にも，弱いインスリン作用がある．

予想外の値が認められるとき
- 測定に用いる抗体によっては，インタクトのプロインスリンだけでなく，代謝過程の物質を測りこむ可能性がある．
- インスリン注射を受けている患者では，抗インスリン抗体の影響で異常な測定値を呈することがある．

(池田 斉)

4G020
C-ペプチド 保
C-peptide

別 血中CPR，尿中CPR

測定法　EIA, CLIA, RIA
検　体　尿中CPR測定では24時間の蓄尿を用いるが，4℃で蓄尿し0.05〜0.1％のアジ化ナトリウムNaN₃を加える．
基準値　〈血液〉0.5〜2.0 ng/ml（空腹時）
　　　　〈尿〉50〜100 μg/day

異常値を呈する場合
高値 インスリノーマ，インスリン抵抗性因子（2型糖尿病の一部，先端巨大症，Cushing症候群），インスリン自己免疫症候群，肥満症，甲状腺機能亢進症，腎不全

低値 1型糖尿病，2型糖尿病の一部，膵疾患

プロフィール
- CPRとはconnecting peptide immunoreactivityの略である．その理由は，インスリンの前駆体のプロインスリンの一部を形成し，インスリンのA鎖とB鎖を結合しているためである．
- 膵のβ細胞で，インスリンの前駆体であるプロインスリンは分泌直前にインスリンとC-ペプチド1分子ずつに分解される．C-ペプチドとインスリンとは等モルで血中に分泌されることになる．したがって，C-ペプチドを測定することによって，インスリン分泌能を推測することができる．

臨床的意義と検査値の読み方
- CPRは食事により増加する．
- IRIの測定が内因性のインスリン分泌を正しく反映

しない病態（インスリン抗体のある場合，外因性のインスリンを投与されている場合）には，CPRは内因性インスリン分泌を知るうえで有用である．
- 糖尿病の場合，CPRによって，インスリン依存性か非依存性かの鑑別に役立つ．
- 尿中CPR排泄量は，1日のCPR分泌量を反映するので，血中CPRの代わりに測定されることもある．
- CPRが低値の場合，インスリン依存性糖尿病（IDDM）の可能性があるが，特に24時間尿中CPRが30 μg/day以下の場合はその疑いが強い．
- 空腹時，血中CPRが0.3以下では，インスリン依存性糖尿病と考えられる．

予想外の値が認められるとき
- 腎機能障害があるときは，血中CPRは高値に傾き，尿中CPRは低値に傾く．

(池田 斉)

4G030
グルカゴン 保
glucagon

別 膵グルカゴン（pancreatic glucagon），IRG（immunoreactive glucagon）

測定法　RIA
検　体　トラジロール加EDTA血漿
基準値　40〜140 pg/ml

異常値を呈する場合
高値 グルカゴノーマ，家族性高グルカゴン血症，糖尿病，先端巨大症，Cushing症候群，ストレス状態

低値 慢性膵炎，副腎不全，下垂体機能低下症

プロフィール
- グルカゴンは膵ランゲルハンス島α細胞から分泌されるペプチドホルモンで，29個のアミノ酸からなり，分子量は3,483である．
- 血糖上昇作用が知られているが，肝臓のホスホリラーゼを活性化させてブドウ糖を放出させる．
- 膵グルカゴンのほかに，下部消化管粘膜から分泌されるエンテログルカゴン*があり，膵グルカゴンのN端抗体で認識されるが，作用は異なる．

臨床的意義と検査値の読み方
- 異常高値を呈したときは，グルカゴノーマを疑う．グルカゴノーマは，高血糖，特異な皮疹が特徴的である．
- グルカゴンの分泌刺激因子としては，アミノ酸（アルギニン，アラニン），低血糖，交感神経α受容体刺激などがある．
- グルカゴンの分泌抑制因子としては，高血糖，遊離脂肪酸，交感神経α遮断薬などがある．

予想外の値が認められるとき
- グルカゴンは不安定なので，トラジロール入りEDTA採血管で採取しなければ，正しい値が出ない．
- 腎機能低下では高値になることがある．

*注：エンテログルカゴン
- エンテログルカゴンは，膵グルカゴンと同じく，プログルカゴンから産生される．
- エンテログルカゴンには，膵グルカゴンとIP-1からなるオキシントモジュリンと，膵グルカゴンとIP-1，GRPPからなるグリセンチンの2つがある．
- エンテログルカゴンは，下部消化管粘膜のL細胞から分泌される．
- 作用は膵グルカゴンとは異なり，胃酸分泌抑制作用と消化管運動の調節である．
- 測定は，膵グルカゴンのN端抗体で認識され，C端抗体では認識されない免疫活性で表される．
- 臨床的な意義については不明な部分が多い．

(池田　斉)

4G040
ガストリン　　　保

gastrin

測定法　RIA
検　体　血清，血漿 0.5 ml（凍結保存）
基準値　30〜150 pg/ml（空腹時）
異常値を呈する場合
Critical/Panic value
【500 pg/ml 以上（空腹時）】
- ガストリン産生腫瘍（Zollinger-Ellison 症候群）
  対応▶原因となる腫瘍（膵など）の局在診断のため，画像検査（CTなど）を行う．
高値　Zollinger-Ellison 症候群，萎縮性胃炎，悪性貧血，胃酸分泌抑制剤服用，ヘリコバクター・ピロリ感染，腎不全，高カルシウム血症
低値　胃切除後

プロフィール
- ガストリンは，アミノ酸17個，分子量2,096のペプチドホルモンで，胃幽門部や十二指腸粘膜のG細胞から分泌される消化管ホルモンである．
- 胃壁細胞に働いて，胃酸分泌を促進する．

臨床的意義と検査値の読み方
- 胃酸が低下すると，フィードバックによりガストリンの分泌が増加する．したがって，血中ガストリンの上昇は，胃酸低下をきたす病態を反映するよい指標となる．
- ガストリン増加の原因は主として2つに分けられる．①多くの場合，胃酸低下（萎縮性胃炎，悪性貧血，胃潰瘍，胃癌）による反応性増加で，②まれにガストリン産生腫瘍（膵腫瘍が多い，Zollinger-Ellison 症候群）もある．
- Zollinger-Ellison 症候群とは，過剰の胃酸分泌が持続するため，難治性の胃・十二指腸潰瘍を形成する疾患である．
- ガストリンはヘリコバクターピロリの感染で増加し，除菌で正常化する．

- 食事の影響で空腹時の2〜3倍に増加するので，早朝空腹時に採血する．
予想外の値が認められるとき
- 腎機能障害では高値を呈する．

(池田　斉)

4G045
VIP

vasoactive intestinal polypeptide
別 バゾアクティブ腸管ペプチド

測定法　RIA
検　体　トラジロール加 EDTA血漿
基準値　100 pg/ml 以下
異常値を呈する場合
Critical/Panic value
【500 pg/ml 以上】
- VIP産生腫瘍によるWDHA症候群
  対応▶原因となる腫瘍（膵など）の局在診断のため，画像検査（CTなど）を行う．
高値　WDHA症候群，神経芽細胞腫，褐色細胞腫

プロフィール
- VIPはアミノ酸28個，分子量3,381のペプチドホルモンで，最初は胃，腸，膵などで発見されたため消化管ホルモンとされたが，その後ニューロンでも見つけられた．
- VIPの作用は，血管拡張，血圧低下，心拍出量増加，小腸からの水，電解質分泌亢進である．

臨床的意義と検査値の読み方
- WDHA症候群〔水様性下痢（watery diarrhea），低カリウム血症（hypokalemia），無酸症（achlorhydria）〕の原因として重要で，原因腫瘍は膵ラ島が80%である．
- WDHA症候群では，1日数リットル以上の大量の下痢を主症状とする．
- VIP産生腫瘍の場合，VIP以外にもグルカゴン，膵臓ポリペプチド，5-HIAAなども同時に増加することがある．

予想外の値が認められるとき
- VIPは分解されやすいので，トラジロールなど蛋白分解酵素阻害薬が十分働かないと，見かけ上，低下することがある．

(池田　斉)

4G055
セクレチン　　　保

secretin

測定法　RIA，EIA
検　体　トラジロール加血漿
基準値　5±2 pg/ml（空腹時）
異常値を呈する場合
高値　胃・十二指腸潰瘍，Zollinger-Ellison 症候群，

g 膵・消化管ホルモン　433

腎不全，肝不全
低値 膵癌，胃酸分泌低下

プロフィール
- セクレチンはアミノ酸27個からなるペプチドホルモンで，十二指腸，胃前庭部のS細胞から分泌される消化管ホルモンである．
- 膵外分泌細胞に働いて水，重炭酸塩分泌を促進する．
- 胃のG細胞に働いてガストリン分泌を抑制する．

臨床的意義と検査値の読み方
- 胃酸が十二指腸に達すると，pH低下によりセクレチンが分泌される．
- 胃・十二指腸潰瘍やZollinger-Ellison症候群では，胃酸分泌増加があるため，pHが低下し，セクレチンは増加する．
- 肝障害や腎障害では，セクレチンの非活性化低下のため増加する．
- 食事により高値になる．標準的な朝食後，セクレチンは2倍に増加する．したがって，検体採取は空腹時に行う．

予想外の値が認められるとき
- 正しい採取条件で採取しないと，分解されて，見かけ上，低値となる． （池田 斉）

4G065
コレシストキニン
cholecystokinin

略 CCK
別 コレシストキニン・パンクレオザイミン（CCK-PZ）
測定法 RIA
検体 トラジロール加EDTA血漿
基準値 12.9±5.9 pg/m*l*（空腹時）

異常値を呈する場合
高値 急性膵炎，閉塞性黄疸，肝硬変

プロフィール
- コレシストキニンは，小腸上部と脳に分布し，33個のアミノ酸からなるペプチドホルモンだが，ほかにも，アミノ酸39個，58個など数種のアイソフォームがある．
- 食後，血中に増加するのは，アミノ酸58個のコレシストキニンである．
- コレシストキニンは胆嚢収縮作用，胆汁の十二指腸への排出促進，膵外分泌刺激作用をもつ消化管ホルモンであるが，脳にも存在するので，脳・腸ペプチドともいわれる．
- かつてパンクレオザイミンとよばれていた物質と同一のため，CCK-PZともよばれる．

臨床的意義と検査値の読み方
- 高値の場合は上記疾患を疑う．食事（アミノ酸，脂肪酸）摂取により増加する．
- コレシストキニンそのものには，特定の疾患と結びつくような臨床的意義はない．

予想外の値が認められるとき
- 検体の採取条件が正しくないと，分解されて，見かけ上，低値になることがある． （池田 斉）

4G070
膵臓ポリペプチド
pancreatic polypeptide

略 PP **別** hPP（human pancreatic polypeptide）
測定法 RIA
検体 トラジロール加EDTA血漿
基準値 250 pg/m*l* 以下

異常値を呈する場合
高値 糖尿病，神経性食思不振症，急性膵炎，多発性内分泌腺腫症1型（MEN1型），消化管ホルモン産生腫瘍，カルチノイド
低値 膵全摘後，慢性膵炎

プロフィール
- 膵臓ポリペプチドは，アミノ酸36個，分子量4,180のペプチドホルモンで，膵ランゲルハンス島および膵外分泌細胞のF細胞から分泌される．
- 作用は胆嚢弛緩，総胆管内圧上昇，膵外分泌抑制作用などである．

臨床的意義と検査値の読み方
- 食後や，蛋白質，ブドウ糖負荷で上昇する．
- 測定により，確定診断につながる疾患は知られていないため，臨床的意義は多くない．

予想外の値が認められるとき
- 腎障害があるときは上昇する．
- 検体採取，保存が正しく行われないと，分解されて，見かけ上，低値になることがある． （池田 斉）

4 h ホルモン受容体

4H010
エストロゲンレセプター 保
estrogen receptor

略 ER

測定法 免疫組織化学法
検体 組織（パラフィン標本）
基準値 10％以上の核が染色された場合を陽性とする
異常値を呈する場合
陽性 乳癌

次に必要な検査 ▶ プロゲステロンレセプターの測定とともに HER2/neu 遺伝子の発現の検討．

プロフィール
- エストロゲンの作用は，標的細胞の核内に存在するエストロゲン受容体（estrogen receptor：ER）に結合することから開始する．1985 年に ER が核内受容体スーパーファミリーの一つとして同定された（ERα）．ついで 1996 年に新たな ER である ERβ が発見された．
- ER はリガンド非依存性の転写活性部位，リガンド依存性の転写活性部位と DNA 結合部位などからなる．ERβ のリガンド結合部位は ERα と 60％の相同性を持つが，ERα に比し転写活性化作用が低い．ERβ の生理的意義は十分解明されていないが，ERα の作用を調節していると思われる．
- ER は乳腺，子宮内膜のほか，中枢神経系，血管平滑筋などに広く分布している．

臨床的意義と検査値の読み方
- ERα は子宮体癌，甲状腺癌，髄膜腫などに局在することが示されているが，ERα の有無が治療に直結した検査として有用と考えられるのは現時点では乳癌に限られている．
- ERα 陽性乳癌では 40〜60％の内分泌療法有効率を示し，ERα 陰性例では約 5〜10％の有効率にとどまる．したがって ERα の有無が内分泌療法に対する反応性を予測するうえで重要な指標と考えられる．また乳癌の進行につれて，ERα 陽性細胞の比率は少なくなっていく．
- ERβ も乳癌組織において発現しているが，予後や悪性度との相関は明確ではない．
- 以上のように，ERα の測定は内分泌療法の適応決定，効果判定に有益である．

予想外の値が認められるとき
- 検体採取や検体保存の条件について吟味を要する．

(佐々木憲夫)

4H015
プロゲステロンレセプター 保
progesterone receptor

略 PgR

測定法 免疫組織化学法
検体 組織（パラフィン標本）
基準値 10％以上の核が染色された場合を陽性とする
異常値を呈する場合
陽性 乳癌

次に必要な検査 ▶ エストロゲンレセプターの測定とともに HER2/neu 遺伝子の発現の検討．

プロフィール
- プロゲステロンレセプター（progesterone receptor：PgR）は核内受容体スーパーファミリーの一つである．PgR はホルモンと結合しない状態では heat shock protein と結合し不活化されているが，エストロゲンにより合成が促進される．すなわち，PgR は代表的な ERα の下流遺伝子であるが，その発現は ERα，ERβ の両者から制御を受けている．また，PgR 系と ER 系の情報伝達系ではクロストークが存在する．
- PgR は子宮，乳腺，視床下部に分布しており，また乳癌，子宮内膜癌や髄膜腫にも存在する．

臨床的意義と検査値の読み方
- 上述のように，PgR は ERα の標的遺伝子であるため，乳癌組織中の ERα および PgR の測定は，その乳癌がホルモン依存性癌であるかを予測する上できわめて重要である．
- 乳癌は ERα，PgR の発現の有無により，①ERα 陽性，PgR 陽性，②ERα 陽性，PgR 陰性，③ERα 陰性，PgR 陽性，④ERα 陰性，PgR 陰性の 4 つのサブタイプに分類される．その頻度は，①45〜60％，②20％，③5〜10％，④20〜30％程度である．各群での内分泌療法の有効率は，①70〜80％，②30〜40％，③40〜50％，④10％程度である．④群以外は内分泌療法の対象となる．
- また，乳癌の悪性化に従って，PgR 陽性細胞の比率の減少が認められる．
- 以上のように，内分泌療法の適応決定や予後判定のために PgR の発現状態の検索は不可欠である．

予想外の値が認められるとき
- 検体採取や検体保存の条件について検討を要する．

(佐々木憲夫)

4H020
アンドロゲンレセプター
androgen receptor

略 AR

測定法	発現の分析：RRA，免疫組織染色法 構造の分析：直接塩基配列決定法，PCRなど
検体	組織
基準値	ARの発現については測定条件により成績が異なる可能性があるため，基準値は設定されていない

異常値を呈する場合

陽性 前立腺癌
　次に必要な検査▶前立腺腫瘍マーカーの測定．

陰性 アンドロゲン不応症：完全型精巣性女性化症，不完全型精巣性女性化症，Reifenstein症候群，男性不妊症，球脊髄性萎縮症（Kennedy-Alter-Sung症候群）
　次に必要な検査▶染色体分析，血中のLH，テストステロン，ジヒドロテストステロンの測定．

プロフィール

- アンドロゲン（A）は男性の場合，ほとんど精巣で産生されたテストステロン（T）であり，血中では約1〜3％が遊離型として存在する．遊離型Tは拡散により標的細胞内に移行する．5α還元酵素を持つ組織では，Tの多くはジヒドロテストステロン（DHT）に変換される．TおよびDHTはアンドロゲンレセプター（AR）に結合し，A-AR複合体を形成して核内に移行する．二量体となり標的遺伝子の上流に結合した複合体は，共役因子とよばれる核蛋白の存在下で，遺伝子の転写を活性化し，蛋白合成を介してアンドロゲン作用を発現する．
- ARは核内受容体スーパーファミリーの一つであり，N末端から転写調節に関与するN末端領域，DNA結合領域，C末端アンドロゲン結合領域よりなる．
- ARは精巣，前立腺，外陰部，卵巣，汗腺，毛乳頭，心筋，血管などに広く分布している．
- アンドロゲンは胎児期には未分化の内外性器を男性型に誘導し，思春期以後では男性二次性徴の発現および精子形成を促進する．また，前立腺癌の発生・増殖にも深く関与していることが知られている．

臨床的意義と検査値の読み方

- ARの分析が臨床上問題となるのは，アンドロゲン依存性の疾患である前立腺癌とアンドロゲン不応症が疑われる場合である．
- 前立腺癌では正常前立腺よりARの発現が著しく多い．また，前立腺癌のARの量と内分泌療法に対する反応性の間には相関関係がある．したがって，採取組織のARの測定は前立腺癌の治療方針の決定の指標や治療効果の予想においてたいへん重要である．
- アンドロゲン不応症とは，染色体核型が46,XYと男性型で，精巣よりテストステロンが分泌されているにもかかわらず，アンドロゲンの作用が発現せず，種々の男性化障害をきたす病態である．ARの遺伝子異常あるいはARの共役因子の異常が関与していると思われる．球脊髄性萎縮症においては，ARのN末端領域のCAG繰り返し配列数の増加が認められる．

予想外の値が認められるとき

- アンドロゲン不応症が強く疑われるにもかかわらずARの発現やAR遺伝子の異常が認められない場合には共役因子の異常が考えられ，その分析が必要となる．

（佐々木憲夫）

4 i 内分泌学的検査その他

4Z010/4Z015/4Z020
血漿レニン活性 / 総レニン / 活性型レニン 保
plasma renin activity / total renin concentration / active renin concentration

略 PRA/TRC/ARC

測定法 〈PRA〉RIA（ビーズ固相法）
〈TRC〉現在測定されていない
〈ARC〉IRMA（ビーズ固相法）

検 体 EDTA血漿

基準値 〈PRA〉臥位：0.2～2.7 ng/ml/hr
立位：0.2～3.9 ng/ml/hr
〈ARC〉臥位：2.5～21.4 pg/ml
立位：3.6～63.7 pg/ml

異常値を呈する場合

高値 高レニン性本態性高血圧症，腎血管性高血圧症，悪性高血圧症，腎実質性高血圧症，褐色細胞腫，レニン産生腫瘍，Bartter症候群，Gitelman症候群，脱水，低食塩食，利尿薬，アンジオテンシン変換酵素阻害薬，肝硬変，ネフローゼ症候群，慢性心不全，Addison病，原発性選択性低アルドステロン血症など

低値 低レニン性本態性高血圧症，原発性アルドステロン症，特発性アルドステロン症，糖質コルチコイド反応性アルドステロン症，低レニン性選択的低アルドステロン症（糖尿病腎症，間質性腎炎，腎盂腎炎など），高食塩食，β遮断薬，Liddle症候群，偽性アルドステロン症（甘草を成分とする漢方薬，グリチルリチン製剤など），AME症候群，DOC産生腫瘍，先天性副腎酵素欠損症（11β-水酸化酵素欠損症，17α-水酸化酵素欠損症など）など

次に必要な検査 血漿アルドステロン濃度（PAC）の測定を行い，PAC/PRA比を評価する．さらにカプトプリル負荷試験を行い，PACも同時に測定する．

プロフィール

- レニンは腎糸球体輸入細動脈壁に存在する傍糸球体細胞で産生，分泌される分子量37,000の糖蛋白質で，アスパラギン酸プロテアーゼに属する酵素である．最初にプレプロレニン（分子量45,000）が産生され，細胞内でプロレニン（不活性型レニン），そして340個のアミノ酸からなるレニン（活性型レニン）に変換される．
- レニンは顆粒中に蓄積された後に，腎灌流圧（圧受容体）の変化やマクラ・デンサ（密集斑）へのNa負荷，交感神経β受容体活性，循環血中アンジオテンシンⅡ（AⅡ）濃度などを介する刺激により，血中に分泌される．また，一部不活性型のプロレニンのまま，血中に分泌されている．
- レニンはレニン基質（アンジオテンシノーゲン；血漿中$α_2$-グロブリン分画に存在）に作用し，10個のアミノ酸からなるアンジオテンシンⅠ（AⅠ）を産生する．AⅠに，血液中や血管内皮細胞膜に存在するアンジオテンシン変換酵素や臓器組織内に存在するキマーゼが作用し，カルボキシル基末端の2個のアミノ酸が離断され，8個のアミノ酸からなる活性型のAⅡに変換される．AⅡは血管平滑筋の収縮による昇圧と副腎からのアルドステロン分泌を促し，血圧・体液調節に重要な役割を果たしている．
- レニンの産生そして分泌から，AⅡに至る経路はレニン・アンジオテンシン系と呼称されており，レニンがこの系の律速酵素である．したがって，病態や疾患におけるレニン・アンジオテンシン系の役割を検討する上で，レニン分泌の状態を評価することがきわめて重要となる．
- PRA，ARCおよびTRCは，いずれもレニン分泌の指標として用いられている．PRAは血漿検体のアンジオテンシン変換酵素とアンジオテンシン分解酵素（アンジオテンシナーゼ）を阻害した条件下で，レニンが内因性レニン基質（アンジオテンシノーゲン）に作用し，産生されるAⅠをRIAにより測定するものである．PRAはアンジオテンシノーゲン濃度とレニン濃度の影響を受ける．アンジオテンシノーゲン濃度はほぼ一定に保たれているので，PRAはレニン濃度と相関する．一方，ARCは，活性型レニンを特異的に認識するモノクローナル抗体を用いて，直接IRMAにより測定される．また，TRCは，血中に存在するプロレニン（不活性型レニン）を酸やトリプシンで処理して，活性化した後にARCと同様に測定したものである．

臨床的意義と検査値の読み方

- PRA，TRCおよびARCは循環系レニン・アンジオテンシン系の活性評価に用いる．特にPRAが広く用いられている．TRCは方法が煩雑で，臨床的意義も乏しく現在では測定されることはまれである．高血圧，水・電解質代謝異常をきたす病態や疾患で異常値を示す．また，食塩摂取量，交感神経活性，薬剤などにより，その測定値は影響を受けるので，それらの点を考慮して，評価することが必要である．
- 特殊な病態を除いては，ARCはPRAと同様の変動を示す．PRAは加齢とともに低下し，高齢者では低値を示す．一方，新生児では高値を示し，12歳頃ま

でに成人値となる．また，男性で高値と性差を示し，レニン分泌は交感神経系の調節を受けるために，夜間睡眠時に比して，早朝から昼間に高値を示す日内変動がある．

- 本検査は，原発性アルドステロン症や腎血管性高血圧症などの二次性高血圧の診断に必須である．血漿アルドステロン濃度と同時に測定し，評価することが臨床的意義をさらに高める．特に原発性アルドステロン症では両者の比率（血漿アルドステロン濃度/血漿レニン活性比）がスクリーニング検査としての感度を高める．
- また，腎血管性高血圧症や原発性アルドステロン症のスクリーニングには基礎値を測定するだけでなくレニン分泌刺激試験後の測定値が有用である．レニン分泌刺激試験として，従来はループ利尿薬フロセミドと立位負荷を組み合わせたものが用いられていたが，侵襲が大きいために，推奨されなくなっている．現在は侵襲の少ないアンジオテンシン変換酵素阻害薬であるカプトプリル負荷試験が行われている．
- AⅡはレニン分泌を抑制し（negative short feedback）さらに輸出細動脈を収縮させる．アンジオテンシン変換酵素阻害薬はAⅡ濃度を減少させることによりレニン分泌の抑制を解除する．同時に腎の糸球体濾過量が低下するために，密集斑を介してのレニン分泌が亢進する．
- 腎血管性高血圧症では分泌刺激試験後には過大に反応する．正食塩食（常食），無投薬下カプトプリル50mg内服60分後のPRAが12ng/m*l*/hr以上，あるいはPRA増加が10ng/m*l*/hr以上または増加率150％以上を陽性としている．また，PRAが負荷前3ng/m*l*/hrの場合は400％以上の増加を陽性としている．一方，原発性アルドステロン症では，分泌刺激試験後も低値を示す．

予想外の値が認められるとき

- 食塩摂取量，交感神経活性，薬剤などにより，その測定値は影響を受けるので，それらの点を考慮して，評価することが必要である．
- 一定の食塩摂取量のもとで，早朝安静臥位後の採血と，利尿薬，β遮断薬，レニン・アンジオテンシン系阻害薬（アンジオテンシン変換酵素阻害薬，AⅡ受容体拮抗薬など）を休薬して検査をするのが原則である．しかしながら，日常診療では困難であり，それぞれの薬剤の特性を考慮してその測定値を評価するのが現実的である．
- レニン分泌に比較的影響の少ないカルシウム拮抗薬を用いて，測定する場合もある． （保嶋　実）

4Z025
アンジオテンシンⅠ
angiotensin Ⅰ

略 AⅠ

測定法　RIA（二抗体法，ビーズ固相法）
検　体　EDTA血漿
基準値　110pg/m*l*以下（二抗体法）
　　　　500pg/m*l*以下（ビーズ固相法）

異常値を呈する場合

高値　高レニン性本態性高血圧症，腎血管性高血圧症，悪性高血圧症，腎実質性高血圧症，褐色細胞腫，レニン産生腫瘍，Bartter症候群，Gitelman症候群，脱水，低食塩食，利尿薬，アンジオテンシン変換酵素阻害薬，肝硬変，ネフローゼ症候群，慢性心不全，Addison病，原発性選択的低アルドステロン症など

低値　低レニン性本態性高血圧症，原発性アルドステロン症，特発性アルドステロン症，糖質コルチコイド反応性アルドステロン症，低レニン性選択的低アルドステロン症（糖尿病腎症，間質性腎炎，腎盂腎炎など），高食塩食，β遮断薬，Liddle症候群，偽性アルドステロン症（甘草を成分とする漢方薬，グリチルリチン製剤など），AME症候群，DOC産生腫瘍，先天性副腎酵素欠損症（11β-水酸化酵素欠損症，17α-水酸化酵素欠損症など）など

次に必要な検査▶ 血漿レニン活性（PRA），血漿アルドステロン濃度（PAC）などの測定を行う．

プロフィール

- 肝臓で産生されるレニン基質（アンジオテンシノゲン；血漿中α_2-グロブリン分画に存在）に腎傍糸球体装置から分泌されるレニンが作用し産生されるAⅠは，10個のアミノ酸からなるペプチドである．AⅠ自体の生理活性は少なく，活性型AⅡの前駆物質として位置づけられている．
- AⅠは血漿中や血管内皮細胞膜に存在するアンジオテンシン変換酵素や臓器組織内に存在するキマーゼにより，カルボキシル基末端の2個のアミノ酸が離断され，8個のアミノ酸からなる活性型AⅡに変換され，初めて生体内で生理作用を発揮する．
- AⅠの測定は，特異性の高い抗体を用いてRIAによって行われる．

臨床的意義と検査値の読み方

- AⅠはレニンが酵素作用を発揮して，直接産生される物質であるために，PRA測定のためにRIAにて測定されるようになった．しかしながら，AⅠ自体の生理活性は少なく，また体内で速やかにアンジオテンシンⅡ（AⅡ）に変換されるために，血漿AⅠ濃度測定の臨床的意義は少ないと考えられている．すなわち，特殊な病態を除いては，PRAや血漿AⅡ濃度などのレニン・アンジオテンシン系活性の指標と同様な変動を示すとされている．したがって，近年

汎用されているレニン・アンジオテンシン系阻害薬服用などを含めて，通常は本系の活性発揮にあたって律速段階とならないレニン基質，変換酵素，代謝酵素などに変化があった病態あるいは疾患の評価に必要となる場合がある．
- PRA，レニン濃度，アンジオテンシン変換酵素，PAC，さらに必要があれば血漿AⅡ濃度の測定を同時に実施し，本系の病態や疾患に果たす役割を評価する．

予想外の値が認められるとき

- 食塩摂取量，交感神経活性，薬剤などにより，その測定値は影響を受けるので，それらの点を考慮して，評価することが必要である．一定の食塩摂取量のもとで，早朝安静臥位後の採血と，利尿薬，β遮断薬，レニン・アンジオテンシン系阻害薬（アンジオテンシン変換酵素阻害薬，AⅡ受容体拮抗薬など）を休薬して検査をするのが原則である．しかしながら，日常診療では困難であり，それぞれの薬剤の特性を考慮してその測定値を評価するのが現実的である．
- 検体の処理中にAⅠが代謝されると低値となる．また血漿中にはAⅡやその代謝産物（アンジオテンシンⅢやⅣなど）が存在するために，用いる抗体の特異性によって，交差反応が測定結果に影響することがある．

（保嶋　実）

4Z030

アンジオテンシンⅡ
angiotensin Ⅱ

略 AⅡ

測定法　RIA（二抗体法）
検体　EDTA血漿
基準値　9～47 pg/m*l*

異常値を呈する場合

高値　高レニン性本態性高血圧症，腎血管性高血圧症，悪性高血圧症，腎実質性高血圧症，褐色細胞腫，レニン産生腫瘍，Bartter症候群，Gitelman症候群，脱水，低食塩食，利尿薬，肝硬変，ネフローゼ症候群，慢性心不全，Addison病，原発性選択的低アルドステロン症など

低値　低レニン性本態性高血圧症，原発性アルドステロン症，特発性アルドステロン症，糖質コルチコイド反応性アルドステロン症，低レニン性選択的低アルドステロン症（糖尿病腎症，間質性腎炎，腎盂腎炎など），高食塩食，アンジオテンシン変換酵素阻害薬，β遮断薬，Liddle症候群，偽性アルドステロン症（甘草を成分とする漢方薬，グリチルリチン製剤など），AME症候群，DOC産生腫瘍，先天性副腎酵素欠損症（11β-水酸化酵素欠損症，17α-水酸化酵素欠損症など）など

次に必要な検査 ▶ 血漿レニン活性（PRA），血漿アルドステロン濃度（PAC）などの測定を行う．

プロフィール

- レニン基質（アンジオテンシノゲン；血漿中α₂-グロブリン分画に存在）にレニンが作用し，10個のアミノ酸からなるアンジオテンシンⅠ（AⅠ）が産生される．AⅠに，血漿中や血管内皮細胞膜に存在するアンジオテンシン変換酵素や臓器組織内に存在するキマーゼが作用し，カルボキシル基末端の2個のアミノ酸が離断され，8個のアミノ酸からなる活性型のAⅡに変換される．
- AⅡは血管平滑筋の収縮による昇圧と副腎からのアルドステロン分泌を促し，血圧・体液調節に関与する．AⅡは標的臓器・器官の細胞膜に存在する特異的受容体に結合して，その作用を発現する．AⅡの受容体は多様で，タイプ1（AT₁），タイプ2（AT₂），タイプ4（AT₄）などの存在が明らかにされており，さらに新たな受容体についても検索が進められている．AⅡの主な生理作用はAT₁を介して発現している．
- AⅡはアミノペプチダーゼAさらにアミノペプチダーゼNにより，順次速やかに分解され，アンジオテンシンⅢ（AⅢ）そしてアンジオテンシンⅣ（AⅣ）に変化し，最終産物である非活性のフラグメントとなる．AⅢやAⅣも生理活性を有するが，きわめて弱い．近年の研究により，従来の血圧・体液調節系における循環ホルモンとしてのAⅡの重要な役割とともに，組織で産生される局所AⅡは，心肥大，動脈硬化などの心血管リモデリングに重要な役割を果たしていることが明らかにされている．脳や心臓，血管，腎臓などで産生されるAⅡは，循環ホルモンとしてのAⅡとは独立した調節を受けていることも明らかにされている．
- AⅡの測定は，血漿中の濃度がきわめて低値であること，血漿中の非特異的阻害物質の存在さらに抗体の特異性に関する問題などのため，血漿から抽出した後にRIAで行われる．

臨床的意義と検査値の読み方

- 循環系レニン・アンジオテンシン系の活性評価に用いる．高血圧，水・電解質代謝異常をきたす病態や疾患で異常値を示す．また，食塩摂取量，交感神経活性，薬剤などにより，その測定値は影響を受けるので，それらの点を考慮して評価することが必要である．
- 特殊な病態を除いては，PRAと同様な変動を示す．したがって，近年汎用されているレニン・アンジオテンシン系阻害薬服用などを含めて，通常は本系の活性発揮にあたって律速段階とならないレニン基質，変換酵素，代謝酵素などに変化があった病態あるいは疾患の評価に，AⅠと同様に必要となる場合がある．
- PRA，レニン濃度，PAC，さらに必要があれば血漿AⅠ濃度の測定を実施し，本系の病態や疾患に果たす役割を評価する．

i 内分泌学的検査その他

予想外の値が認められるとき

- 食塩摂取量，交感神経活性，薬剤などにより，その測定値は影響を受けるので，それらの点を考慮して，評価することが必要である．一定の食塩摂取量のもとで，早朝安静臥位後の採血と，利尿薬，β遮断薬，レニン・アンジオテンシン系阻害薬（アンジオテンシン変換酵素阻害薬，AⅡ受容体拮抗薬など）を休薬して検査をするのが原則である．しかしながら，日常診療では困難であり，それぞれの薬剤の特性を考慮してその測定値を評価するのが現実的である．
- 血漿中には前駆物質であるAIや代謝産物であるアンジオテンシンⅢやⅣなども存在するために，用いる抗体の特異性によって，交差反応が測定結果に影響することがある．

(保嶋 実)

4Z270
心房性Na利尿ペプチド　[保]
atrial natriuretic peptide

[略] ANP

測定法　IRMA（ビーズ固相法），RIA
検 体　EDTA・アプロチニン血漿
基準値　43.0 pg/m*l* 以下

異常値を呈する場合

[高値] 慢性心不全，慢性腎不全，本態性高血圧症，急性冠症候群，心房性不整脈（発作性上室性頻拍，心房細動，心房ペーシング），ネフローゼ症候群，肝硬変，妊娠高血圧症候群（妊娠中毒症），甲状腺機能亢進症，原発性アルドステロン症，Cushing症候群，SIADH，体液量増加，輸液過剰など

[低値] 体液量減少（脱水，利尿薬，出血など），甲状腺機能低下症，副腎不全，尿崩症，褐色細胞腫など

次に必要な検査▶ 脳性Na利尿ペプチド（BNP）あるいはその前駆体N端フラグメント（NT-proBNP）測定，心エコー検査，運動負荷検査，腎機能検査，各種ホルモン測定などを行う．

プロフィール

- ANPは主として心房から分泌されるアミノ酸28個の循環ホルモンである．強力な水・ナトリウム（Na）利尿作用と血管弛緩作用を有する．
- ANPは心房筋の伸展刺激により産生，分泌されるために，その血中濃度は心房圧の上昇や体液量の増加をきたす疾患や病態で異常高値を示す．また，心房性不整脈（発作性上室性頻拍，心房細動，心房ペーシングなど），高血圧でも上昇する．さらに心肥大に伴い，心室でもANPの合成が高まり血中濃度が上昇する．
- ANPの測定は，ANPに対しエピトープの異なる複数のモノクローナル抗体を用いた高感度で特異的なIRMAで，血漿から抽出することなく行われる．

臨床的意義と検査値の読み方

- 心房圧や体液量を反映する指標として重要であり，それらのバランスに異常をきたす疾患や病態で上昇する．心不全，腎不全，高血圧などに関連する疾患や病態がその主なもので，特に心不全では重症度に比例して血中ANP濃度は上昇する．したがって，心不全の重症度診断，経過の把握，治療効果の判定などのマーカーとしてきわめて有用である．
- 腎不全では血液透析中における体液管理の指標となる．高血圧においては，体液量の指標となり，治療方法（薬剤選択）の指針となる．また，内分泌疾患においては，体液量の増減を伴う疾患のスクリーニングに有用である．さらにANPを治療薬として静脈内投与をした場合の血中ANP濃度モニターに有用である．
- ANPとともに胸部X線（心胸郭比），心電図，心エコー，糸球体濾過量（クレアチニンクリアランスなど），血清クレアチニン，血液尿素窒素など心機能，腎機能を中心に体液量を規定する因子の検査を行い，総合的に評価する．さらに高血圧や心拍異常の有無についても検査を進める．また，下垂体・副腎系や甲状腺ホルモンなどの内分泌因子についても検査することが必要である．

予想外の値が認められるとき

- 体液量に影響を及ぼす薬剤（利尿薬など），食塩摂取量などの影響を考慮して評価する．また，心拍数や血圧，体位などもANP分泌に影響するので安静臥位での検体採取が望まれる．

(保嶋 実)

4Z271
脳性Na利尿ペプチド　[保]
brain natriuretic peptide

[略] BNP

測定法　CLEIA，FEIA
検 体　EDTA血漿
基準値　18.4 pg/m*l* 以下

異常値を呈する場合

[高値] 慢性心不全，慢性腎不全，本態性高血圧症，心筋症，心肥大，急性心筋梗塞

次に必要な検査▶ 心エコー検査，運動負荷検査，腎機能検査などを行う．

プロフィール

- BNPは主として心室から分泌されるアミノ酸32個の循環ホルモンである．強力な水・ナトリウム（Na）利尿作用と血管弛緩作用を有する．また，交感神経系やレニン・アンジオテンシン系を抑制し，心不全などの病態ではこれらに拮抗して病態を改善させる方向に作用する．
- 健常者のBNPの血中濃度はきわめて低値であるが，心室負荷や心筋肥大，心筋虚血などにより産生，分

泌されるために血中濃度は高値となる．BNPはその遺伝子の翻訳，転写レベルで調節されるために，心房性Na利尿ペプチド（ANP）に比べて反応は遅れるが，変化率が大であるのが特徴である．また，ANPに比べて，循環血液中からのクリアランスが遅いとされている．
- BNPの測定は，当初RIAやIRMAなどで行われ時間を要したが，現在は主としてCLEIAで行われ，20分程度で結果が得られる．

臨床的意義と検査値の読み方
- 心室の負荷を反映する指標として重要であり，心室負荷をきたす疾患や病態で上昇する．健常者での血漿BNP濃度は血漿ANP濃度の約1/3程度であるが，心不全，腎不全，高血圧などでは血漿ANP濃度とほぼ同レベルまで上昇する．さらに重症心不全では血漿ANP濃度をはるかに超えて上昇する．したがって，心不全の指標としてはANPよりも優れている．一方，急性心筋梗塞では血漿ANP濃度の変化は著明ではないにもかかわらず，血漿BNP濃度は発症直後から上昇し，ほぼ24時間でピークに達する．心筋障害（壊死）あるいは局所的な心筋負荷に反応するものとされ，心筋梗塞の病勢診断に有用とされている．
- 血漿BNP濃度の測定は心室機能の評価に有用であり，心不全特に慢性心不全の重症度およびその経過を客観的に把握する指標として用いられている．さらに心不全や心肥大に対する薬剤による治療効果の確認，判定にも有用である．一方，急性心筋梗塞後の左室リモデリングの指標としての有用性も明らかにされている．近年では健康診断における心疾患のスクリーニング検査としての有用性が示されている．
- BNPとともに胸部X線（心胸郭比），心電図，心エコー，糸球体濾過量（クレアチニンクリアランスなど），血清クレアチニン，血液尿素窒素など心機能，腎機能を中心に体液量および心室負荷をきたす因子の検査を実施し，総合的に評価を行う．

予想外の値が認められるとき
- ANPと同様に，体液量に影響を及ぼす薬剤（利尿薬など），食塩摂取量などの影響を考慮して評価する．

(保嶋　実)

4Z271

脳性Na利尿ペプチド前駆体N端フラグメント 保
N-terminal pro-brain natriuretic peptide
略 NT-proBNP

測定法	ECLIA
検体	血清，ヘパリンおよびEDTA血漿
基準値	125 pg/ml 以下

異常値を呈する場合
高値 慢性心不全，急性心不全，心筋症，心肥大
次に必要な検査 ▶ 心エコー検査，運動負荷検査，腎機能検査などを行う．

プロフィール
- NT-proBNPは，強力な水・ナトリウム（Na）利尿作用と血管弛緩作用を有するBNPの高分子量前駆体proBNP（1-108）のN末端フラグメント（1-76）である．心筋細胞に対する負荷の増加により，proBNP（1-108）の産生は促進し，蛋白分解酵素（furin）の作用を受けて，BNP（77-108）と生理活性のないNT-proBNP（1-76）とに解離し，循環血中に分泌される．
- NT-proBNPは分子量8,460で，主として腎臓でクリアランスされる．血中半減期は約120分で，BNPの約20分に比して長い．また，血液中における安定性がBNPに比して良好である．NT-proBNPはBNPと同様に健常者では低値であるが，左室拡張期圧上昇，左室拡張期容積増大，左室肥大，壁運動異常，心筋虚血などの病態で高値を示す．
- NT-proBNPの測定はECLIAで行われ，18分程度で結果が得られる．また，血清検体でも測定が可能であり，採血による患者負担の軽減や検査業務の効率化が図られる．さらに検体中の安定性がBNPに比して良好であることから，測定値の精度が高く，保存検体による再検査も可能である．

臨床的意義と検査値の読み方
- BNPと同様に心室の負荷を反映する指標として重要であり，心室負荷をきたす疾患や病態で上昇する．BNPとの相関性は良好で，心機能障害の指標として有用である．さらに慢性および急性心不全では重症度に応じて変動することから，心不全の病態把握にきわめて有用である．すでに欧米の心不全診断ガイドラインにおいても有用な指標として評価され，わが国におけるガイドラインにおいても心不全の治療効果判定および予後評価の指標として評価されている．
- BNPに比して血中半減期が長いことから，NT-proBNPは血中濃度の上昇の程度が著明であり，心不全の早期診断や慢性心不全の重症度およびその経過を客観的に把握する指標として有用である．さらに心不全や心肥大に対する薬剤による治療効果の確認，判定にも有用である．また，健康診断における心疾患のスクリーニング検査としての有用性が期待されている．
- NT-proBNPとともに胸部X線（心胸郭比），心電図，心エコー，糸球体濾過量（クレアチニンクリアランスなど），血清クレアチニン，血液尿素窒素など心機能，腎機能を中心に体液量および心室負荷をきたす因子の検査を実施し，総合的に評価を行う．

予想外の値が認められるとき
- BNPと同様に，体液量に影響を及ぼす薬剤（利尿薬など），食塩摂取量などの影響を考慮して評価する．

(保嶋　実)

4Z110
プロスタグランジンD_2

prostaglandin D_2

略 PGD_2

測定法 RIA
検体 血漿（EDTA-2Na＋インドメタシン入り採血管に採取して遠心分離後，凍結保存）
基準値 測定法，施設により異なる（単位：pg/ml）

異常値を呈する場合
高値 肥満細胞症，アレルギー疾患（アレルギー性皮膚炎など）
次に必要な検査 ▶ より特異的なアレルゲンの検索を進める．

プロフィール
- プロスタグランジンD_2（PGD_2）は，PGH_2のエンドペルオキシドの酸素の間の結合がPGD_2合成酵素により切断され，9位に水酸基が，11位に二重結合の酸素が結合したものである．全身の組織で産生され，脳や脊髄，脾臓，腎臓，肥満細胞などで多い．
- PGD_2合成酵素には脳型と脾臓型があり，脳型は脳の神経細胞に多く分布しており，PGD_2は脳内では，特に松果体，下垂体，視束前野，視床下部に多い．中枢神経系に存在するリポカリン型PGD_2合成酵素は，きわめて早期の腎障害の指標になることが報告され，糖尿病や高血圧症で増加していることが報告されている．PGD_2は速やかに代謝を受け，PGJ_2や$PGF_{2\alpha}$となる．PGJ_2は核内受容体であるPPARのリガンドとなり，糖・脂質代謝に関わるさまざまな生理活性を示す．
- PGD_2は強力な血小板凝集抑制作用と末梢血管拡張作用，気管支攣縮作用があり，抗腫瘍効果が報告されている．このほか体温調節，睡眠，神経伝達物質，ホルモンの分泌調節などにも関わっている．脳内に投与すると，体温の下降や睡眠が誘発される．PGD_2のこれらの作用はアミノ酸359個よりなるG蛋白と共役したプロスタノイド（DP）受容体を介して発揮される．DPのノックアウトマウスは，アレルゲン刺激に際しての肺でのサイトカインやリンパ球浸潤が少ないことが報告されている．

臨床的意義と検査値の読み方
- 本検査は，肥満細胞症が疑われるとき，アレルギーへのPGD_2の関与が疑われるときに行われる．アレルゲンでの刺激前後で鼻汁や気管支洗浄液などの含量を測定すればより特異的となる．
- 肥満細胞症では，肥満細胞（mast cell）がヒスタミンやPGD_2を産生し，色素性蕁麻疹，ときに激しい潮紅・血圧低下・頻脈などの発作性の全身症状を伴う．発作後，強い傾眠傾向を示し，PGD_2の中枢性作用が関与するかもしれない．
- その他，種々のアレルギー性疾患，特にアレルギー性皮膚炎，気管支喘息やアレルギー性鼻炎などの疾患で病態生理学的意義を有する．実際，アレルギー性鼻炎予防薬であるトラニラストはPGD合成酵素の阻害薬である．
- 実験的には，脳虚血やピロカルピンで誘発した痙攣時などに脳内のPGD_2が増加することが報告されている．

予想外の値が認められるとき
- 化粧品に含まれるbenzoic acidやsorbic acidによるアレルギー性皮膚炎では，静脈血中のPGD_2が数百倍に達することが報告されている．　　　　（片山茂裕）

4Z117
プロスタグランジンE_1

prostaglandin E_1

略 PGE_1

測定法 RIA（二抗体法）
検体 血漿または尿
基準値 〈血中〉285 pg/ml以下
　　　　〈尿〉男性 90～375 ng/day
　　　　　　女性 35～210 ng/day

異常値を呈する場合
高値 PGE_1製剤の投与時
次に必要な検査 ▶ PGE_1製剤の投与時には，得られる薬効，例えば，血小板凝集能，血圧低下，血流量の増加，サーモグラフィなどによる皮膚温の上昇などを確かめる．

プロフィール
- プロスタグランジン（PG）の前駆物質であり，不飽和脂肪酸の一つである二重結合を3個有するエイコサトリエン酸（ビス・ホモ・γ-リノレイン酸）から合成される二重結合を1個しか含まないPGである．
- 生体内のPGは，二重結合を4個有するエイコサテトラエン酸（アラキドン酸）から合成される二重結合を2個含むPGがほとんどであり，PG_1系列のPGはほとんど存在しないといわれている．
- 本測定法は中性脂肪を石油エーテルで除去後，ベンゼン/酢酸エチル/メタノール系溶媒とケイ酸カラムを用いてPGEを抽出，分離した後アルカリ処理によりPGEをPGBに変換させ，抗PGB_1ウサギ血清を用いるRIAの二抗体法で定量する．この抗体の交差反応はPGB_1を100％とすると，PGB_2に対して31.6％である．PGE分画にはE_1およびE_2が含まれ，アルカリ処理によりE_1はB_1に，E_2はB_2に変換されるため，PGE_1のみでなくPGE_2も含んで測定していることになる．

臨床的意義と検査値の読み方
- 本検査は，PGE_1投与時の血中・尿中濃度を知りたいときに行われる．

- より特異的な血中・尿中PGE$_2$の測定が可能なので，血中・尿中PGE$_1$の測定の意義は大きくない．PGE$_1$は，PGE$_2$とほとんど同程度の薬理作用，すなわち血小板凝集抑制作用や血管拡張作用を有するので，その薬物濃度などの検討には有用である．
- 最近臨床に応用されている治療薬として，閉塞性動脈硬化症に対してPGE$_1$自体かあるいはリポゾーム化したPGE$_1$が，また抗潰瘍薬（胃粘膜保護作用）としてPGE$_1$の誘導体（17,20-dimethyl-6-oxo-PGE$_1$ methylester）が使用されている．
- 血中や尿中のPGE$_1$濃度を知ることにより，薬剤血中濃度と病態との関連を推測できる．
- 通常生体内においてPGは肺で代謝をうけ，1回の肺の循環において90％以上が代謝，分解されるが，ヒトの肺では，薬剤としてのPGE$_1$は完全には不活性化されることなく，その代謝率は，PGE$_1$の血中濃度によって異なる．PGEあるいはPGFを注射した際に，尿中への回収は5時間以内に60％に達する．

（片山茂裕）

4Z120
プロスタグランジンE$_2$

prostaglandin E$_2$

略 PGE$_2$

測定法 RIA（二抗体法）
検体 血漿（EDTA-2Na＋インドメタシン入り採血管に採取して遠心分離後，凍結保存）
基準値 26 pg/m*l* 以下
異常値を呈する場合
高値 分娩（血中・羊水中），腎血管性高血圧などの高レニン血症（腎静脈）
低値 （測定感度10 pg/m*l* 未満）
- 胃潰瘍患者の一部（胃液），アスピリンや非ステロイド系酸性抗炎症薬の服用中

次に必要な検査 ▶ 血圧，水・電解質代謝の異常，腎機能の程度を腎血流量や糸球体濾過量を測定して評価する．併せて，血漿レニン活性，アンジオテンシンII，抗利尿ホルモンなどを測定する．

プロフィール
- プロスタグランジンE$_2$（PGE$_2$）はアラキドン酸カスケードに属するプロスタグランジン（PG）の一つである．生体内の多くの組織で産生される．循環血中のPGE$_2$は，肺でそのほとんどが15-keto-PGE$_2$に，肝で13,14-dihydro-15-keto-PGE$_2$に代謝される．このため半減期はきわめて短く，血中濃度も低い．細胞外に放出されたPGE$_2$は，局所での産生細胞自身あるいはその周辺細胞に作用し，機能調節を行うものと考えられ，分娩誘発剤として実用化されている．
- プロスタグランジンとは，広い意味で使われるときは狭義のプロスタグランジン（PG），トロンボキサン（TX）およびロイコトリエン（LT）の3つを含み，それぞれ単一物質ではない．狭義のPGは細胞膜の構成成分であるリン脂質に含まれるエイコサポリエン酸から動物組織で合成される一群の生理活性物質である．5員環に2本の側鎖を持つ炭素数20の不飽和脂肪酸で，5員環に導入される置換基の種類や位置の違いにより，A〜Iの9群に分けられる．各群は側鎖の二重結合の数により1〜3群に分けられている．
- 前駆物質であるエイコサポリエン酸には，二重結合を3個持つエイコサトリエン酸（ビス・ホモ・γ-リノレイン酸）から1群，4個持つエイコサテトラエン酸（アラキドン酸）から2群，5個持つエイコサペンタエン酸から3群のPGが生成される．
- エイコサポリエン酸を前駆物質としてプロスタグランジン類を生合成する一連の酵素反応は，アラキドン酸からシクロオキシゲナーゼの作用でつくられるPG$_2$，TX$_2$，あるいはリポキシゲナーゼの作用によるLT$_4$の群が最も多い．その作用も重要と考えられ，アラキドン酸を中心に述べられることが多く，一般にアラキドン酸カスケードとよばれている．

臨床的意義と検査値の読み方
- 本検査は，尿量の異常，血圧の異常，腎機能の異常（特に腎血流量の低下が予想されるとき），レニン・アンジオテンシン系や抗利尿ホルモンの異常がみられるときに行われる．
- PGE$_2$は，強力な血管拡張作用，レニン分泌刺激作用，ナトリウム利尿作用，抗利尿ホルモンに対する拮抗作用を有する．したがって，生体の水・電解質代謝や血圧調節に重要な役割を果たしている．また，血小板凝集抑制作用をも有する．その他，気道の拡張作用，胃酸分泌抑制作用，胃粘膜保護作用，妊娠時の子宮収縮作用，骨吸収作用，細胞増殖や免疫系の抑制作用などがある．
- 血漿中のPGE$_2$濃度の測定は，由来臓器を特定できないとか，抽出法，測定系などの問題もあり，解釈に慎重を要する．むしろ，種々の体液中や局所を灌流する血液中のPGE$_2$濃度を測定する方が望ましい．

（片山茂裕）

4Z120
プロスタグランジンE$_2$（尿）

prostaglandin E$_2$ (urine)

略 PGE$_2$

測定法 RIA（二抗体法）
検体 24時間尿（凍結保存，1日尿量明記）
基準値 男性 913±153 ng/day
　　　　 女性 416±58 ng/day（参考値）
異常値を呈する場合
高値 利尿薬，特にループ系利尿薬投与時，水利尿

i 内分泌学的検査その他

（多尿）時，抗利尿ホルモンの過剰時，高レニン血症（含む Bartter 症候群），食塩制限時，アンジオテンシン変換酵素阻害薬（SH 基を有するもの）投与時

|低値| 尿崩症，食塩負荷時，慢性腎不全，本態性高血圧症の一部

次に必要な検査▶ 血圧，水・電解質代謝の異常，腎機能の程度を腎血流量や糸球体濾過量を測定して評価する．併せて，血漿レニン活性，アンジオテンシンⅡ，抗利尿ホルモンなどを測定する．

プロフィール

- 尿中に排泄される PGE_2 はほとんどが腎臓で産生された PGE_2 に由来すると考えられている．しかしながら，他の臓器や白血球で産生された循環血中の PGE_2 も多少は存在する．
- 腎臓での産生部位は，糸球体，集合管，髄質のヘンレ係蹄上行脚，髄質間質細胞などである．これらの部位で産生された PGE_2 は，一部は PGE_2 として排泄されるが，さらに代謝を受けて，15-keto-PGE_2 あるいは 13,14-dihydro-15-keto-PGE_2 となり排泄される．

臨床的意義と検査値の読み方

- 本検査は，尿量の異常，血圧の異常，腎機能の異常（特に腎血流量の低下が予想されるとき），レニン・アンジオテンシン系や抗利尿ホルモンの異常がみられるときに行われる．
- PGE_2 は，強力な血管拡張作用，レニン分泌刺激作用，ナトリウム利尿作用，抗利尿ホルモンに対する拮抗作用を有する．したがって，生体の水・電解質代謝や血圧調節に重要な役割を果たしている．また，血小板凝集抑制作用をも有する．
- 腎臓での PGE_2 産生は，多くのホルモンにより，例えばレニン・アンジオテンシン系，抗利尿ホルモン，キニンなどにより刺激を受ける．アンジオテンシンⅡや抗利尿ホルモンは強力な血管収縮作用を有し，腎血流量を減少させる．また，ナトリウム再吸収や水分の保持により，血圧を上昇させる．腎で産生される PGE_2 は，これらの作用に拮抗し，生体のホメオスターシスを維持するものと考えられる．
- 24 時間尿中に排泄された PGE_2 量を知ることにより，腎における PGE_2 産生能がわかる．水・電解質代謝，血圧調節に関わるレニン・アンジオテンシン系や抗利尿ホルモンを同時に測定することにより，腎機能や腎血流量などを推定できる．

予想外の値が認められるとき

- 異常高値の場合，男性では，精液中の PGE_2 が混入していないかどうかを確かめる．
- 異常低値の場合，アスピリンや非ステロイド系酸性抗炎症薬を服用していないかどうか確かめる．
- 著しい多尿の場合，washout 現象により，腎臓での PGE_2 産生量が亢進していないのに，尿中排泄量が

増加することもあり，注意が必要である．

（片山茂裕）

4Z130

プロスタグランジン $F_{2\alpha}$

prostaglandin F_2 alpha

|略| $PGF_{2\alpha}$ |別| PGF

|測定法| RIA（二抗体法）
|検体| 血漿または尿
|基準値| 〈血中〉65〜180 pg/ml
　　　〈尿〉男性 325〜1,000 ng/day
　　　　　女性 175〜860 ng/day

異常値を呈する場合

|高値| 卵胞期婦人（差がないとする報告もある），妊娠時，分娩時，月経開始直後の月経血，月経困難症の月経血

プロフィール

- アラキドン酸カスケードに属するプロスタグランジンの一つである．9 位と 11 位に水酸基を有し，子宮，胎盤，腎臓などで産生される．肺において 15-keto-$PGF_{2\alpha}$ に代謝され，ついで肝において 13,14-dihydro-15-keto-$PGF_{2\alpha}$ となる．血管や気道の収縮，小腸蠕動運動の亢進，子宮収縮作用を有する．
- 本測定法は中性脂肪を石油エーテルで除去後，ベンゼン/酢酸エチル/メタノール系溶媒とケイ酸カラムを用いて，PGF を抽出，分離した後，抗 $PGF_{2\alpha}$ ウサギ血清を用いる RIA の二抗体法で定量する．この抗体の交差反応は $PGF_{2\alpha}$ を 100% とすると，$PGF_{1\alpha}$ が 28.2% の，肝での代謝物に 1.2% の交差性を示す．

臨床的意義と検査値の読み方

- 本検査は，血中・尿中の $PGF_{2\alpha}$ 濃度を知りたいときに行われる．
- 循環血中の $PGF_{2\alpha}$ 濃度の測定の意義は，必ずしも明らかでない．ただ，非妊娠子宮・妊娠子宮において，$PGF_{2\alpha}$ の収縮作用は，月経や分娩の発来に生理的意義を有しており，婦人科領域での報告が若干ある．
- 尿中に排泄される $PGF_{2\alpha}$ のほとんどが腎臓で産生された $PGF_{2\alpha}$ に由来すると考えられている．しかし，腎皮質には PG 分解酵素も存在し，さらに PGE を PGF に変換する酵素も存在する．尿中排泄量は男性が女性より多量であるが，その解釈は困難である．
- 妊娠，出産で血中，尿中の $PGF_{2\alpha}$ は上昇するとされる．血中 $PGF_{2\alpha}$ と異なり，尿中 $PGF_{2\alpha}$ 排泄量は月経周期であまり差が認められていない．
- 最近では，$PGF_{2\alpha}$ そのものより，その代謝産物である尿中の 8-iso-$PGF_{2\alpha}$（iPGF$_{2\alpha}$-Ⅲ）を測定することが，酸化ストレスのマーカーとして注目を集めている．

（片山茂裕）

4Z135

6-ケトプロスタグランジン F₁α

6-keto-prostaglandin F₁ alpha

別 6ケトPG-F$_{1\alpha}$，PGI$_2$，プロスタサイクリン

測定法 RIA（PEG）
検 体 血漿（EDTA-2Na＋インドメタシン入り採血管に採取して遠心分離後，凍結保存）
基準値 29 pg/m*l* 以下
異常値を呈する場合
高値 アンジオテンシンⅡやブラジキニンなどで局所のPGI$_2$産生が刺激されたとき
低値（測定感度 10 pg/m*l* 未満）
- 心筋梗塞を含む狭心症，妊娠高血圧症候群（妊娠中毒症），アスピリンや非ステロイド系酸性抗炎症薬の服用時

次に必要な検査▶ トロンボキサンB$_2$の測定も必要となる場合がある．

プロフィール
- プロスタグランジンI$_2$（PGI$_2$）の安定な中間代謝物である．生理活性を持たず，PGI$_2$より非酵素的に産生されるため，PGI$_2$産生の指標として測定される．しかし，6-keto-PGF$_{1\alpha}$は最終産物ではなく，PGI$_2$には酵素的に代謝される経路もあり，正確にPGI$_2$活性を反映しているかどうかは問題であるとされる．6-keto-PGF$_{1\alpha}$は，さらに，2,3-dinor-6-keto-PGF$_{1\alpha}$に代謝される．
- PGI$_2$はアラキドン酸カスケードに属するプロスタグランジンの一つである．別名プロスタサイクリンともよばれる．強力な血小板凝集抑制作用と血管拡張作用を有し，主に血管内皮細胞で産生される．きわめて不安定であり（半減期は約3分），安定な代謝産物である6-keto-PGF$_{1\alpha}$に非酵素的に変換される．
- 血小板で生合成されるトロンボキサンA$_2$（TXA$_2$）は，PGI$_2$とは拮抗する作用を持ち，血管が正常に働くためにはTXA$_2$とPGI$_2$のバランスが重要とされる．
- 化学的あるいは製剤的に安定なPGI$_2$が，経口薬として閉塞性動脈硬化症（ASO）の末梢血流改善のために臨床応用されている．また，原発性肺高血圧症に持続点滴する注射薬としても実用化されている．

臨床的意義と検査値の読み方
- 本検査は，血小板凝集の異常が存在する場合，血管攣縮の予想される場合などに行われる．
- 6-keto-PGF$_{1\alpha}$はPGI$_2$より産生されるため，PGI$_2$産生の指標となる．血管内皮細胞でPGH$_2$から産生されるPGI$_2$は，強力な血小板凝集抑制作用と血管拡張作用を有する．アスピリンなどのシクロオキシゲナーゼ阻害薬を投与してPG産生を抑えても，血圧の上昇は認められないことより，全身の血圧調節における意義は少ないと思われる．

- 血栓予防，動脈硬化の予防に有益なPGと考えられている．魚を大量に摂取するエスキモーで虚血性心疾患の発生率が少ないことは，よく知られている．魚油に含まれるエイコサペンタエン酸からは，不飽和結合を3個もつPGI$_3$あるいはトロンボキサンA$_3$が生じる．PGI$_3$の血小板凝集抑制作用は減弱しないが，トロンボキサンA$_3$の血小板凝集作用や血管収縮作用が弱まるためと考えられている．
- 6-keto-PGF$_{1\alpha}$の血中濃度のみならず，同時に測定したトロンボキサンB$_2$濃度とのバランスで，血小板凝集が惹起されやすい状態か，逆に起こりにくい状態かを判定できる．PGI$_2$の血中濃度は，数pg/m*l* ときわめて低く，6-keto-PGF$_{1\alpha}$の血中濃度の測定にあたっても，抽出法・測定法に留意する必要がある．

（片山茂裕）

4Z135

6-ケトプロスタグランジン F₁α（尿）

6-keto-prostaglandin F₁ alpha（urine）

別 6ケトPG-F$_{1\alpha}$，PGI$_2$尿

測定法 RIA（PEG）
検 体 尿（凍結保存）
基準値 18.6±83 pg/m*l*（参考値）
異常値を呈する場合
高値 妊娠（Ⅱ期・Ⅲ期），分娩時，新生児，ナトリウム利尿時
低値 アスピリンや非ステロイド系酸性抗炎症薬の服用時，妊娠高血圧症候群（妊娠中毒症），腎疾患

プロフィール
- 尿中に排泄される6-keto-PGF$_{1\alpha}$を定量することである．
- 尿中の6-keto-PGF$_{1\alpha}$は主に血管内皮細胞で産生されるPGI$_2$（プロスタサイクリン）量を反映する．しかしながら，腎輸入細動脈や髄質集合管でも産生され，一部は腎由来と考えられる．

臨床的意義と検査値の読み方
- 本検査は，1日のPGI$_2$産生量を知りたいときに行われる．
- 主に血管内皮細胞で産生されるPGI$_2$量を反映する．しかしながら，腎輸入細動脈や髄質集合管でも産生され，一部は腎由来と考えられる．
- 現時点では，PGI$_2$産生の指標として測定されるが，真にPGI$_2$活性を反映しているかどうかの確証はないとされる．
- 尿中6-keto-PGF$_{1\alpha}$排泄量は，食塩負荷時などに循環血漿量が増加しナトリウム利尿になっているときに増加していることや，妊娠高血圧症候群や糸球体腎炎などで逆に低下していることが報告されている．

（片山茂裕）

4Z140
トロンボキサンB₂
thromboxane B₂
略 TXB₂

測定法 RIA（PEG）
検体 血漿（EDTA-2Na＋インドメタシン入り採血管に採取して遠心分離後，凍結保存）
基準値 15 pg/m*l* 以下
異常値を呈する場合
高値 肺血栓症，動脈硬化症，心筋梗塞直後，狭心症（特に冠血管攣縮；局所を灌流する血液の測定が望ましい），糖尿病，慢性糸球体腎炎，水腎症，腎血管性高血圧，妊娠時〔特に妊娠高血圧症候群（妊娠中毒症）〕，分娩時，新生児
低値（測定感度10 pg/m*l* 未満）
- 血小板の量的・質的異常（特にシクロオキシゲナーゼ欠損症やトロンボキサンA₂欠損症に伴う血小板顆粒の放出異常），アスピリンや非ステロイド系酸性抗炎症薬服用時

次に必要な検査▶ アデノシンニリン酸（ADP）やコラーゲンに対する血小板凝集，できればアラキドン酸に対する血小板凝集も調べる．糖尿病では網膜症と腎症の程度の評価，糸球体腎炎は腎機能の程度をチェックする．

プロフィール
- トロンボキサンB₂（TXB₂）は，トロンボキサンA₂（TXA₂）の安定な中間代謝物である．TXA₂活性の指標として測定される．
- TXA₂はアラキドン酸カスケードに属する広義のプロスタグランジンの一つである．主に血小板で産生され，種々の凝集刺激が加わると血小板より放出される．放出されたTXA₂は，さらに血小板凝集を促進し二次凝集を引き起こす．また強力な血管収縮作用や気管支収縮作用を有する．血小板以外にも，腎臓などでも産生される．
- TXA₂はきわめて不安定であり（半減期は約30秒），安定な代謝産物であるTXB₂（半減期は20～30分）に変換され，さらに2,3-dinor-TXB₂あるいは11-dehydro-TXB₂へと代謝される．血管内皮細胞で生合成されるPGI₂（プロスタサイクリン）はTXA₂とは拮抗する作用を持ち，血管が正常に働くためにはTXA₂とPGI₂とのバランスが重要とされる．
- TXA₂合成阻害薬に加えて，TXA₂受容体拮抗薬が気管支喘息やアレルギー性鼻炎の治療薬として臨床応用されている．

臨床的意義と検査値の読み方
- 本検査は，血小板凝集の亢進や動脈硬化症，狭心症，糖尿病，高脂血症など血栓症を合併しやすい疾患，血管や血圧の異常が疑われる場合に行われる．また，喘息発作時にも行われる．

- 魚を大量に摂取するエスキモーで虚血性心疾患の発生率が少ないことは，よく知られている．魚油に含まれるエイコサペンタエン酸からは，不飽和結合を3個もつPGI₃あるいはTXA₃が生じる．PGI₃の血小板凝集抑制作用は減弱しないが，TXA₃の血小板凝集作用や血管収縮作用が弱まるためと考えられている．
- 血小板でPGH₂から産生されるTXA₂は，ただちにTXB₂に変換される．血中TXB₂を測定することは，主として血小板凝集能をみることとなる．しかしながら，循環血中のTXB₂濃度は，ガスクロマトグラフィによる測定では2 pg/m*l* である．通常の採血条件では血小板凝集によるTXA₂の産生を含めて測定することとなる．
- 正確に血小板のTXA₂の産生能をみるためには，血小板浮遊液を作製し，種々の凝集刺激の前後で測定することが好ましい．

予想外の値が認められるとき
- 血小板に影響を及ぼすような薬剤や，アスピリンや非ステロイド系酸性抗炎症薬を服用していないか確認する．

（片山茂裕）

4Z140
トロンボキサンB₂（尿）
thromboxane B₂（urine）
略 TXB₂

測定法 RIA（PEG）
検体 尿（凍結保存）
基準値 測定法，施設により異なる（測定感度10 pg/m*l*）
異常値を呈する場合
高値 糖尿病，慢性糸球体腎炎，心筋梗塞直後，妊娠時，分娩時，新生児
低値 血小板の量的・質的異常（特にシクロオキシゲナーゼ欠損症やトロンボキサンA₂欠損症に伴う血小板顆粒の放出異常），アスピリンや非ステロイド系酸性抗炎症薬服用時

次に必要な検査▶
- ADPやコラーゲンに対する血小板凝集を調べる．できればアラキドン酸に対する血小板凝集も調べる．
- 糖尿病では，合併症，特に網膜症と腎症の程度を評価することが重要．
- 糸球体腎炎では，腎機能の程度をチェックする．

プロフィール
- 尿中に排泄されるトロンボキサンB₂（TXB₂）を定量することである．われわれの検討では，アスピリンを服用させて血小板でのTXA₂の産生を完全に抑制しても，尿中TXB₂の排泄量は前値の40％くらいまでにしか低下しない．したがって，TXA₂は主に血小板で産生されるが，腎での産生もかなりの部分

を占めるといえる.
- TXB_2 はさらに代謝されて，2,3-dinor-TXB_2 あるいは 11-dehydro-TXB_2 となる．これらは TXB_2 より半減期が長く，量的には TXB_2 のそれぞれ約7倍，10倍である．

臨床的意義と検査値の読み方
- 本検査は次の場合に行われる．
  ① 血小板の凝固能の亢進あるいは低下が予想されるとき．
  ② 腎臓，特に糸球体の炎症・損傷の程度などを知りたいとき．
- 血小板の凝固能が亢進している状態では，尿中トロンボキサン B_2 排泄量が増加する．あるいは，腎臓の炎症などで血流量の減少があったり，血小板の凝固が刺激される場合にも増加する．
- したがって，尿中に排泄された TXB_2 の量を知ることにより，血小板の凝固能が亢進しているかどうか，あるいは，腎臓，特に糸球体の炎症・損傷の程度を推測できる．また，喫煙者では非喫煙者よりも高いと報告されているので注意を要する．

予想外の値が認められるとき
- 血小板に影響を及ぼすような薬剤や，アスピリンや非ステロイド系酸性抗炎症薬を服用していないか確認する．

(片山茂裕)

4Z145
11-デヒドロトロンボキサンB_2
11-dehydrothromboxane B_2

略 11-$DTXB_2$

測定法 RIA（PEG）
検 体 血漿（EDTA-2Na ＋インドメタシン入り採血管に採取して遠心分離後，凍結保存）
基準値 11 pg/ml 以下
異常値を呈する場合
高値 動脈硬化症や肺塞栓，糖尿病や高脂血症，魚油や多価不飽和脂肪酸の大量摂取時，糸球体腎炎
低値 （測定感度 3.0 pg/ml 未満）
- アスピリンやインドメタシンなどの服用時

次に必要な検査▶
- 血小板凝集能の亢進がないかどうかを確認する必要がある．また，全身的な動脈硬化症の程度を血管エコーなどで検索する．
- 腎機能のチェックをする．

プロフィール
- トロンボキサン A_2（TXA_2）は主として血小板で生産され，すぐに分解されて，その安定水和化合物の TXB_2 に変わる．TXA_2 の体内での生成をみるための指標として，従来はこの TXB_2 が測定の対象とされていたが，Granström ら（1986）は TXB_2 の代謝をヒトおよびウサギについて調べ，TXB_2 の11位がケト基となった 11-dehydro-TXB_2 が，血中および尿中の主要代謝物であり，その代謝半減期が45～65分と，TXB_2 の7分に比べ長いことを見出した．
- 尿中では 11-dehydro-TXB_2 に加えて，2,3-dinor-TXB_2 も主な代謝物である．TXB_2 の尿中代謝物として，2,3-dinor-TXB_2 がその主要なものとされてきたが，これと 11-dehydro-TXB_2 のいずれが，代謝指標としてより適当であるかについては，多くの検討がある．尿中 11-dehydro 体が dinor 体の約 2.5～8倍（Catella ら，Schweer ら）多いという報告もあるが，標識した TXB_2 を静注して調べた結果では，11-dehydro-TXB_2 が 29.3％，dinor 体が 28.3％とほぼ等量であるという（Robert ら）．11-dehydro-TXB_2：dinor 体 TXB_2：TXB_2 が 10：7：1 とする報告もある（片山茂裕）．なお，健常人の 11-dehydro-TXB_2 については，尿中濃度は 1 ng/ml 以上であるが，血中では極微量（1～5 pg/ml）である．

臨床的意義と検査値の読み方
- 通常の状態では，尿中 TXB_2 の約50％が腎由来であるのに対して，尿中 dinor-TXB_2 や 11-dehydro-TXB_2 は，腎臓よりはより血小板やその他全身に由来するものであることが，アスピリンを使った実験で確かめられている．アスピリン 1 g/day を投与すると，尿中 TXB_2 や dinor-TXB_2 排泄量は前値の24％，38％に低下するが，11-dehydro-TXB_2 は前値の80％程度に低下するのみである（片山茂裕ら）．この化合物は，TXB_2 と異なり，血液採取時の血小板凝集による生体外生産がないため値の変動がなく，最も信頼できる重要な指標である．
- Fitzgerald らにより，動脈硬化症や肺塞栓における血中のこの化合物の著しい上昇が報告されている．これら病態のほか，糖尿病，高脂血症や糸球体腎炎などでも高値が報告されている．また，魚油などの多価不飽和脂肪酸を多く含む食事の摂取によっても高値となる．

予想外の値が認められるとき
- 異常低値の場合には，アスピリンやインドメタシンなどのプロスタグランジンの合成を阻害する薬剤を服用していないかどうか，チェックする．

(片山茂裕)

4Z205
ロイコトリエンB_4
leukotriene B_4

略 LTB_4

測定法 EIA
検 体 ヘパリン加血液エタノール抽出液（凍結保存）
基準値 20.0～236 pg/ml blood
異常値を呈する場合
高値 脳血管障害（特に脳出血），特に喘息や慢性肺疾患での気管支肺胞洗浄液

i 内分泌学的検査その他 447

プロフィール

- ロイコトリエン（LT）B_4 は，ヒドロラーゼの作用により LTA_4 から産生される．好酸球・貪食細胞・単球などの多核白血球の chemotaxis（化学走化作用）に重要な役割を果たすばかりでなく，そのリソソームに含まれる酵素の放出に関わる．また，毛細血管での多核白血球の内皮細胞への接着や，白血球の凝集に働く．
- ロイコトリエンはアラキドン酸カスケードに属する広義のプロスタグランジンの一つである．5-lipoxygenase 経路により産生される．現在 LTA_4，B_4，C_4，D_4，E_4，F_4 の6種が存在する．
- アラキドン酸は，主に白血球により，5-lipoxygenase を介して 5-HPETE（hydroperoxyeicosatetraenoic acid）に代謝される．
- 5-HPETE から LTA_4 が産生される．LTA_4 は半減期が約1分で不安定であり，明らかな生物活性は認められていない．LTA_4 に 5-hydrase が作用すると LTB_4 となる．LTA_4 に glutathione-S-transferase が作用すると LTC_4 となる．LTC_4 は酵素的に LTD_4 および E_4 と代謝されていく．

臨床的意義と検査値の読み方

- LTB_4 は，炎症反応の強力なメディエーターであり，多核白血球の chemotaxis を惹起し，また，毛細血管の細静脈側において，血管透過性を亢進させる．また，最近では，Tリンパ球の機能を抑制することが示唆されている．
- 脳血管障害や喘息などで高値と報告されている．また，潰瘍性大腸炎や掌蹠膿疱症などでも高値との報告がある．さらに，Sjögren 症候群でも尿中 LTA_4 の排泄量が増加しているとの報告がある．（片山茂裕）

4Z210

ロイコトリエン C_4

leukotriene C_4

略 LTC_4

測定法	RIA（DCC）
検 体	ヘパリン加血液エタノール抽出液（凍結保存）
基準値	測定感度（10 pg/ml blood）以下

異常値を呈する場合

高値　喘息やアレルギー，肺高血圧症，新生児の低酸素血症，囊胞性線維症，肺炎，乾癬，冠不全や狭心症，脳血管障害（特に脳梗塞）

低値　LTC_4 合成欠損症，重症敗血症患者

プロフィール

- ロイコトリエン（LT）C_4 は，glutathione-S-transferase の作用により，LTA_4 から産生される．SRSA（slow reacting substance of anaphylaxis）の構成成分であり，好酸球・貪食細胞・単球などの多核白血球や平滑筋や肺に存在することが証明されている．

- SRSA は喘息の際の平滑筋の収縮に主要な役割を有する物質として知られていたが，ロイコトリエンの研究によって，LTC_4，LTD_4，LTE_4 がその構成成分であることが明らかとなった．また，LTC_4・D_4・E_4 は，その分子中にシステインを持つことから，cysteinyl-LT と総称される．
- ロイコトリエンはアラキドン酸カスケードに属する広義のプロスタグランジンの一つである．5-リポキシゲナーゼ経路により産生される．現在 LTA_4・B_4・C_4・D_4・E_4・F_4 の6種が存在する．
- アラキドン酸は，主に白血球により，5-リポキシゲナーゼを介して，5-HPETE（hydroperoxyeicosatetraenoic acid）に代謝される．
- 5-HPETE から LTA_4 が産生される．LTA_4 は半減期が約1分で不安定であり，明らかな生物活性は認められていない．
- LTA_4 に glutathione-S-transferase が作用すると LTC_4 となる．LTC_4 は酵素的に LTD_4 および E_4 と代謝されていく．

臨床的意義と検査値の読み方

- LTC_4 は，アレルギー反応や炎症反応の強力なメディエーターであり，末梢気道の収縮を惹起し，粘液の分泌を促進し，毛細血管の細静脈側において，血管透過性を亢進させる．したがって，喘息やアレルギー，肺高血圧症，新生児の低酸素血症，囊胞性線維症，肺炎，乾癬などの発症に関わる．また，最近では，その一過性の血管収縮作用が，冠不全や狭心症あるいは脳血管障害にも関与することが示唆されている．通常，健常人では感度以下とされている．
- LT の受容体には，$CysLT_1$ と $CysLT_2$ の2種類が存在することが明らかにされている．$CysLT_1$ 拮抗薬が喘息の治療薬として臨床応用されている．
- 最近，LTC_4 合成欠損症（筋緊張低下，弛緩性麻痺，精神運動発達遅滞を示す）が発見され，脳脊髄液中の LTC_4，LTD_4，LTE_4 は測定感度以下であり，LTB_4 が正常か増加していることが診断に有用である．

（片山茂裕）

4Z217

ロイコトリエン E_4

leukotriene E_4

略 LTE_4

測定法	HPLC-EIA
検 体	尿（凍結保存）
基準値	39.1〜206 pg/ml・Cr

異常値を呈する場合

高値　喘息（特にアスピリン感受性喘息），アレルギー性鼻炎，アナフィラキシー，アトピー性皮膚炎，低酸素血症時や高山病，未熟児，肝硬変症，胆汁うっ滞，閉塞性黄疸，Dubin-Johnson 症候群，川崎病，冠動脈疾患，ノルアドレナリンやドパミン投与時，

発熱時，アルコール飲用後

低値 glutathione synthetase 欠損症，鎌状赤血球貧血（sickle cell disease），β_2-agonist 投与時，5-lipoxygenase 阻害薬投与時，魚油やビタミンEの過剰摂取時

次に必要な検査▶ より特異的なアレルゲンの検索を進める．

プロフィール

- ロイコトリエン（LT）は，アラキドン酸から5-lipoxygenase により産生される．LTA_4 に glutathione-S-transferase が働いて LTC_4 が生じ，さらに glutamyl transpeptidase によりグルタミン基が除去され LTD_4 となる．ついで，dipeptidase の作用によりグリシンが除去され LTE_4 が産生される．$LTC_4 \cdot D_4 \cdot E_4$ は，その分子中にシステインを持つことから，cysteinyl-LT と総称される．
- 本測定では，尿中 LT を抽出後，HPLC により LTE_4 分画を採取し，enzymeimmunoassay にて測定する．通常は，尿中クレアチニン排泄量で補正する．

臨床的意義と検査値の読み方

- 本検査は，アレルギーへの LTE_4 の関与が疑われるときに行われる．アレルゲンでの刺激前後での尿中含量の変化を測定すれば，より特異的となる．
- LTC_4，LTD_4，LTE_4 は SRS-A（slow reacting substance of anaphylaxis）とよばれたように，強い気管支の収縮作用を有する．また，気道粘液の分泌を促進し，線毛運動を抑制して，粘液のクリアランスを抑制する．LT の受容体には，$CysLT_1$ と $CysLT_2$ の 2 種類が存在することが明らかにされている．$CysLT_1$ 拮抗薬が喘息の治療薬として臨床応用されている．
- LTE_4 は，通常，腎から尿中へ排泄されるが，一部胆汁へも排泄される．そのため，肝実質の減少するような肝硬変症や，胆汁の排泄が障害される胆汁うっ滞や閉塞性黄疸などでも増加する．
- なお，アルコールの大量摂取後には，LTE_4 の異化が抑制され高値になることに注意しておく必要がある．

予想外の値が認められるとき

- 肝機能のチェックをする．
- 薬剤や食事のチェックをする． （片山茂裕）

4Z220
上皮細胞増殖因子
epidermal growth factor

略 EGF　**別** 上皮細胞成長因子

測定法 ELISA
検体 血清，尿，細胞培養上清
基準値 〈血漿 EGF〉100〜200 pg/ml
　　　　〈尿中 EGF〉5〜30 μg/g・Cr

異常値を呈する場合

高値 （尿中で）甲状腺機能亢進症，Cushing 症候群，悪性腫瘍

低値 （尿中で）慢性腎不全，肝硬変

プロフィール

- 成長因子の一つで，細胞特異性がなく，種特異性も示さない細胞増殖因子である．1962 年，唾液腺から発見され，マウスの新生児に投与すると成長を促進することがわかり，上皮細胞のみに作用すると考えられEGFと名付けられた．すべての体液中に検出され，特に尿中に多く含まれている．
- 分子量約6,000，53 個のアミノ酸からなり，細胞膜上のEGF受容体と結合し，細胞の成長と増殖の調節に重要な役割をする．
- EGF受容体に結合すると，受容体に備わるチロシンキナーゼ活性を刺激し，それがシグナル伝達系を動かし，DNA合成と細胞増殖が起きる．

臨床的意義と検査値の読み方

- EGFと腫瘍の関連を検索するときに本検査を行う．
- ヒトの胃癌，特に高分化型腺癌にEGFが免疫染色されることから，腫瘍細胞がEGFを産生している可能性があり，EGFの細胞増殖促進作用が癌化に重要な役割を果たしている可能性も推測されている．
- ヘリコバクター・ピロリとの関連性も注目されており，胃粘膜の傷害により胃粘膜中のEGFの増加が認められ，潰瘍の治癒機転との関連性が考えられている．消化性潰瘍の男性患者の尿中EGFが低値を示したという報告もある．
- 尿中EGFが膀胱癌の再発患者では低下する傾向にあり，再発の検出に役立つという報告もある．
- EGF受容体は癌遺伝子v-*erbB*の産物と類似することが発見され，細胞増殖調節や発癌機構の解明の上からも注目されている． （前川真人）

4Z225
上皮細胞増殖因子レセプター
epidermal growth factor receptor

略 EGFR　**別** 上皮細胞成長因子レセプター，EGFレセプター，EGF受容体，HER1，ErbB1

測定法 〈蛋白として〉RRA，ELISA
　　　　〈遺伝子変異の検出法〉PCR-invader 法，PNA-LNA PCR clamp 法，PCR-直接塩基配列決定法など
検体 組織，細胞，血清，血漿（凍結）
　　　〈遺伝子変異の解析〉組織（凍結），胸水などの体液（冷蔵），パラフィン標本（室温）

基準値

- 蛋白レベル：測定法によって異なるため，測定法の説明書を参照

（参考）血清レベル：45〜78 ng/ml（シーメンス社のELISAキット）

異常値を呈する場合
〈蛋白レベル〉

 高値 食道癌，肺癌，乳癌，胃癌，脳腫瘍（グリオーマ），膀胱癌

〈遺伝子変異の有無〉
- ゲフィチニブに対する感受性を測る．

プロフィール
- 1975年，線維芽細胞表面上にEGF特異的受容体の存在が報告され，その後ヒト癌細胞株において170 kDaの蛋白として同定された．チロシンキナーゼ型受容体で，細胞膜を貫通して存在する糖蛋白であり，v-*erb*B レトロウイルスによってコードされる腫瘍原性蛋白と考えられる．3つのドメイン（シグナル伝達に関わる細胞内のチロシンキナーゼ活性を有するドメイン；短い膜貫通ドメイン；細胞外でEGFなどの成長因子と結合し細胞表面からはがれるドメイン）からなる．
- EGFRの発現は上皮系，間葉系，神経系起源の多様な細胞でみられる．細胞膜上にあるこの受容体に上皮成長因子（EGF）が結合すると，受容体は活性化し，細胞を分化，増殖させる．正常組織においては細胞の分化，発達，増殖，維持の調節に重要な役割を演じているが，遺伝子増幅や遺伝子変異，構造変化が起きると，発癌や癌の増殖・浸潤・転移に関与するようになる．それは，細胞表面のEGFRがEGFなどのリガンドの結合によりリン酸化され，引き続きMAPK経路，JAK-STAT経路，PI3K-AKT経路などの細胞内経路が活性化して核内にシグナルを伝達するが，その活性化のスイッチが入りっぱなしになるからで，その結果，細胞増殖，アポトーシス抑制，血管新生，浸潤・転移などが起こると考えられる．
- ゲフィチニブ（イレッサ®），エルロチニブは，EGFRのチロシンキナーゼを特異的に阻害する分子標的療法薬である．腫瘍縮小効果はEGFR細胞内領域の変異と関連があり，主に非小細胞肺癌の治療に使用される．しかし，重篤な間質性肺炎を副作用として起こすことが知られている．そこで，投薬前にゲフィチニブが有効かどうか，肺癌組織における*EGFR*遺伝子に耐性変異，感受性変異が存在するかを調べる検査が保険適用された（2,000点）．*EGFR*遺伝子変異の大部分を占めるE746-A750欠失や，L858R点変異，およびT790M耐性変異を含むエクソン18, 19, 20, 21を主に調べる．いわゆる遺伝子を調べることで治療法を決定するテーラーメイド医療（個別化医療）である．
- 最近の報告では，グリオブラストーマ（神経膠芽腫）にも有効な症例がみられ，変異型受容体と癌抑制酵素の2つを持っているかどうかで効き目に大きな差がつくことが明らかになった．

臨床的意義と検査値の読み方
- 次のような場合に本検査を実施する．
  ① EGFRと腫瘍の関連を検索するとき．
  ② 腫瘍中のEGFR遺伝子に変異があるかどうかを判定することにより，ゲフィチニブなどの抗癌薬の有効性を予測する．
- EGFRはさまざまな悪性腫瘍で過剰発現がみられる．腎癌の50～90%，非小細胞肺癌の40～80%，前立腺癌の40～80%，頭頸部癌の35～100%，卵巣癌の35～70%，胃癌の30～75%，大腸癌の25～75%，乳癌の15～90%などで過剰発現がみられる．癌のEGFR過剰発現は予後不良因子である．
- 乳癌では，エストロゲンレセプターが陰性の症例でEGFR陽性率が高く，EGF陽性症例は全例EGFR陽性であり，かつEGFR陽性例は高い悪性度を有する．
- 胃癌では，EGF，EGFRが同時に検出されると，より未分化で浸潤性が強く悪性度が高い．
- *EGFR*の細胞外ドメインは可溶性で，イムノアッセイ系が作成され市販されている．癌患者の血清などの体液中のレベルは増加，減少いずれもある．例えば，アスベスト症に起因した肺癌患者の血清中で上昇，頭頸部および肺の扁平上皮癌患者の尿中での上昇が報告されている．しかし一方では，卵巣癌患者では減少しているという報告，病期によって変動するという報告など，まだはっきりしないことも多い．2002年のアメリリカ癌学会の報告では，血清中の可溶性EGFRは癌患者で減少していたという．特に肺癌，末期の前立腺癌，卵巣癌，大腸癌，3期の乳癌，転移性乳癌の30～50%では低下していた．同じく2002年のアメリカ臨床腫瘍学会では，治療前の転移性乳癌では減少しており，減少していない患者群に比べ，進行度，生命予後が悪い結果であった．
- 非小細胞性肺癌における*EGFR*の遺伝子変異については，耐性変異があれば，抗体医薬が効きづらいと予測できる．逆に感受性変異があれば，EGFRの分子標的療法薬が有効と判断される．耐性変異としては，エクソン20，コドン790におけるACGからATGへの変異（T790M）がある．一方，感受性変異としては，エクソン18のG719C, G719S, エクソン19のE746-A750del（nt 2235-2249del），E746-A750del（nt 2236-2250del），L747-A750del T751S, L747-S752del P753S, L747-E749del A750P, L747-S752del E746V, S752-I759del, エクソン21のL858R, L861Qなどがある．

（前川真人）

4Z235

カリクレイン（尿）
kallikrein

測定法 RIA，蛍光法
検体 尿
基準値 0.3～7.9 U/*l*

異常値を呈する場合
高値 原発性アルドステロン症
低値 本態性高血圧

プロフィール
- カリクレインは，キニノゲンを基質としてキニン（☞次項）を産生するプロテアーゼである．カリクレインは，その起源より腺性カリクレインと血漿カリクレインに分けられる．腺性カリクレインは，膵臓，腎臓，小腸など種々の臓器に存在している．尿中に存在するのは主に腎由来の腺性カリクレインである．
- カリクレインの前駆体の血漿プレカリクレインはFletcher因子と呼ばれ，活性化されるとキニン産生のみならず，第Ⅻ因子，Hageman因子，プラスミノゲン，補体C3などの活性化作用ももつ．
- 腎カリクレイン・キニン系は血圧降下作用を担っている．
- 各組織におけるカリクレイン・キニン系の臓器保護因子としての役割が注目されている．

臨床的意義と検査値の読み方
- 尿中カリクレインは，腎血行動態，水・電解質代謝，高血圧の成因・病態研究に有用である．
- 尿中カリクレインは，原発性アルドステロン症やBartter症候群で高値を示すことより，アルドステロンがカリクレイン産生に作用すると推定される．
- 本態性高血圧，特に低レニン性高血圧では異常低値を示すものが多い．慢性糸球体腎炎では腎機能障害の強い例で低値を示す．悪性高血圧や腎移植例ではほぼ全例で異常低値を示す．
- カリクレイン・キニン系の異常を鑑別する検査には，ほかに血漿プレカリクレイン，血漿キニノゲン，血中キニン測定がある． （磯部和正）

4Z245
キニン（尿）
kinin

測定法 RIA
検体 EDTA加24時間蓄尿（1日尿量明記）
基準値 $24.6 \pm 1.0\,\mu g/day$

異常値を呈する場合
低値 本態性高血圧

プロフィール
- キニンは，カリクレインの作用で産生される生理活性物質である．キニンにはカリジンとブラジキニンがあり，それぞれ10個，9個のアミノ酸よりなるペプチドである．腎カリクレインはカリジンを産生し，カリジンはさらにアミノペプチダーゼによってブラジキニンになる．
- これらのキニンは血管平滑筋弛緩作用によって血圧を降下させ，同時に腎の水・Na排泄促進に作用する．発痛作用，血管透過性亢進作用もある．
- キニンの血管拡張作用は，キニンB_2受容体を介する内皮由来NOの産生，ホスホリパーゼA_2活性化によるプロスタサイクリンの産生によると考えられている．
- 産生されたブラジキニンは，キニナーゼによって分解され失活する．キニナーゼⅡはアンギオテンシン変換酵素と同一であり，カリクレイン−キニン系はレニン−アンギオテンシン系と相互作用がある．

臨床的意義と検査値の読み方
- 尿中キニンは，腎におけるキニン産生を反映し，腎血行動態，水・電解質代謝，高血圧の成因・病態研究に有用である．本態性高血圧では低値を示す．
- 原発性アルドステロン症ではカリクレインは高値となるもののキニン正常範囲内である．これはキニナーゼ活性が亢進しキニンが分解されてしまうためである．
- カリクレイン・キニン系の異常を鑑別する検査にはほかに，血漿プレカリクレイン，血漿キニノゲン，血中キニン測定がある． （磯部和正）

4Z255
サイクリックAMP
cyclic AMP（cyclic adenosine monophosphate）
略 cAMP **別** Camp

測定法 RIA
検体 血漿
EDTA（5 mM以上）採血後，直ちに血清分離し−20℃以下で保存する．冷凍保存でも，1ヵ月で約5％が分解されるため，長期保存が必要な場合には除蛋白後に凍結乾燥し凍結保存する．
基準値 $9.8 \sim 2.2\,pmol/ml$
サクシニル化法（サクシニル化したcAMPを測定）により高感度となり，測定感度は0.01〜1 pmol（キットにより異なる）である．

異常値を呈する場合
高値 副甲状腺機能亢進症，ビタミンD抵抗性くる病，悪性腫瘍に伴う高Ca血症，甲状腺機能亢進症，心疾患（心筋梗塞，心不全），肝疾患（肝硬変，閉塞性黄疸），腎不全，躁うつ病
低値 副甲状腺機能低下症，甲状腺機能低下症，低Mg血症

次に必要な検査▶ 副甲状腺機能異常の鑑別に用いるため，血清Ca，P，尿中cAMP，尿中Ca排泄量のほか，PTHrP，intact PTH，ビタミンDなどの血中カルシウム調節因子，血清ALP，Mgも診断確定に重要である．

i 内分泌学的検査その他

プロフィール

- cAMPは、ホルモンや神経伝達物質の second messengerである．細胞の分化・増殖，免疫応答，ホルモン分泌に必須であり，広汎な生命現象に必要な細胞内情報伝達系の中心的役割を担っている．
- 体内すべての細胞から，ATPを基質としてアデニレートシクラーゼによって産生され，ホスホジエステラーゼにより分解されるが，一部が血中に放出される．血液中のcAMPは約20％が尿中に排出され，残りは肝臓・腎臓に取り込まれる．血中cAMPの半減期は約30分である．
- 副甲状腺機能低下症あるいは副甲状腺機能亢進症において保険適用が認められている．

臨床的意義と検査値の読み方

- 低カルシウム血症あるいは高カルシウム血症の鑑別診断において，副甲状腺機能異常が疑われる場合に測定する．
- 腎原性cAMPを算出する際，Ellsworth－Howard試験の際に測定する．腎原性cAMPは，同時に採取した尿中cAMP濃度と組み合わせて算出し診断に有用である．

  腎原性cAMP (nmol/dl) ＝尿cAMP×sCr/uCr－血漿cAMP（正常値は 0.8～2.8nmol/dl GF）

- 原発性副甲状腺機能亢進症やPTHrPによる高カルシウム血症で増加する．
- グルカゴン負荷による血漿濃度上昇を肝予備能の判定として，肝炎，肝硬変における肝機能検査として用いることが検討されている．
- 血漿cAMP濃度は，ホルモンやサイトカイン，自律神経性刺激による細胞内産生の変動に伴い変化する．通常の血漿濃度が低いため，わずかな上昇をとらえやすい利点がある．しかし，疾患に対する特異性が少ないため，負荷試験以外では，臨床的意義は少ないとされている．
- cAMP産生を促進する代表的因子はカテコラミンβ，PTH，ACTH，ADH，グルカゴン，プロスタグランジン I$_2$，ヒスタミン，セロトニンである．
- cAMP産生を抑制する代表的因子はカテコラミンα，ソマトスタチン，プロスタグランジンE$_2$，アセチルコリン，オピオイドである．

予想外の値が認められるとき

- カルシウムやリンの摂取量により変動するため，検査1週間前からカルシウム・リンの摂取を一定にすることが望ましい（入院時にはカルシウム・リン一定食：カルシウム500 mg/day，リン1,000 mg/day）．カルシウム製剤，リン製剤のほか，ビタミンD製剤，カルシトニン製剤，ステロイド剤，プロスタグランジン製剤，非ステロイド性抗炎症薬の投与により測定値が影響されるので，服薬の有無を確認する．
- 年齢差はないが，運動により増加する．また妊娠中は正常の約2～3倍に増加する．

（川上　康）

4Z255
サイクリックAMP（尿） 保

urinary cyclic AMP (urinary cyclic adenosine monophosphate)

略 UcAMP

測定法 RIA

検体 蓄尿

血漿cAMP濃度と比較して尿中濃度は高いので，50～200倍に希釈して測定する．蓄尿は4℃で保存，さらにトルエンあるいは塩酸（0.1 N）を加えてcAMPの分解を防ぐ．細菌感染尿では，ホスホジエステラーゼにより分解されるため，EDTA（5 mM 以上）添加が望ましい．蓄尿終了後速やかに凍結保存する．保存は，酸性下で－20℃以下であれば年単位で安定である．

基準値 2～7μmol/day

異常値を呈する場合

高値 副甲状腺機能亢進症，偽性副甲状腺機能低下症2型，ビタミンD抵抗性くる病，ビタミンD摂取不足，甲状腺機能亢進症，心疾患（心筋梗塞，心不全），肝疾患（肝硬変，閉塞性黄疸），腎不全，躁うつ病

低値 術後性副甲状腺機能低下症，特発性副甲状腺機能低下症，偽性副甲状腺機能低下症1型，低Mg血症，甲状腺機能低下症，ビタミンD依存症

次に必要な検査▶

- Ellsworth－Howard試験は外因性にPTHを負荷し，尿中cAMPおよび尿中Pの反応性により副甲状腺機能低下症のタイプを鑑別する検査である．PTH負荷1時間後の尿中cAMP排泄量が負荷前と比較して，10倍以上かつ1μmol/hr以上増加すれば正常反応である．副甲状腺機能低下症では，偽性Ⅰ型のみが無反応，特発性，偽性Ⅱ型，偽性特発性，術後性では正常反応である．
- 副甲状腺機能異常の鑑別に用いるため，血清Ca，P，血漿cAMP，尿中Ca排泄量のほか，PTHrP，intact PTH，ビタミンDなどの血中カルシウム調節因子，血清ALP，Mgも診断確定に重要である．

プロフィール

- cAMPは，ホルモンや神経伝達物質のsecond messengerである．細胞の分化・増殖，免疫応答，ホルモン分泌に必須であり，広汎な生命現象に必要な細胞内情報伝達系の中心的役割を担っている．
- 体内すべての細胞から産生され，一部が血中に放出され，血液中cAMPの約20％が尿中に排出される．尿中cAMPの約60％が血漿由来，約40％が腎臓由来（尿細管上皮細胞内で産生され直接尿中に排泄）とされている．
- 副甲状腺機能低下症あるいは副甲状腺機能亢進症に

おいて保険適用が認められている．

臨床的意義と検査値の読み方
- 低カルシウム血症あるいは，高カルシウム血症の鑑別診断において，副甲状腺機能異常が疑われる場合に測定する．Ellsworth-Howard試験は副甲状腺機能低下症が確認された場合に限り，鑑別診断の目的で行う．
- 腎原性cAMPを算出する際，Ellsworth-Howard試験の際に測定する．腎性尿崩症において，ADH投与によって尿中cAMPが増加するⅡ型，増加しないⅠ型の病型診断に用いることがある．
- 尿中cAMPは腎尿細管由来のcAMPを多く含むことから，副甲状腺疾患の診断に有用である．
- PTHは腎尿細管に存在するPTH受容体に結合して，細胞内cAMP産生を促進する．細胞内cAMPの一部が尿細管腔に排泄され尿中cAMPとして測定される．したがって，PTHが欠乏する術後性副甲状腺機能低下症，特発性副甲状腺機能低下症，PTH受容体からアデニル酸シクラーゼまでの伝達系に障害のある偽性副甲状腺機能低下症1型では尿中cAMPは低下する．原発性副甲状腺機能亢進症，PTHrPによる悪性腫瘍由来の高カルシウム血症では尿中cAMPは増加する．
- 尿中cAMPは腎機能の影響を受けやすく，GFR 40 ml/min以下の場合には副甲状腺機能の指標としての信頼性は低くなる．血漿cAMP濃度に影響する薬物（☞「サイクリックAMP」p.451）服用時には影響を受ける．

（川上　康）

4Z260
サイクリックGMP
cyclic GMP（cyclic guanosine 3′, 5′-monophosphate）

[略] cGMP

測定法 RIA
検体 血漿
基準値 1.8〜4.8 pmol/m*l*

異常値を呈する場合
[高値] 重症の心不全，急性心筋梗塞，アルドステロン過剰による高血圧，腎不全，肝疾患（慢性肝炎，肝硬変），気管支喘息，腎不全，悪性腫瘍
[低値] 異型狭心症
次に必要な検査▶ANP，BNP，CNPといったナトリウム利尿ペプチドファミリーの血漿濃度，血漿NO濃度と併せて心不全の指標を判定する．

プロフィール
- 細胞内で，GTPを基質としてグアニル酸シクラーゼによって産生され，ホスホジエステラーゼによって5′-GMPとなり失活する．
- ナトリウム利尿ペプチドファミリーの細胞内セカンドメッセンジャーであるほか，平滑筋弛緩，血小板凝集抑制，網膜光受容に重要であることが知られているが，多くの組織での作用は未だ不明である．
- cGMP産生量の増加にしたがい，細胞からの放出量も増加し，血漿中濃度が増加する．血中半減期は約30分である．

臨床的意義と検査値の読み方
- 心房・心室負荷が生じるような血行動態の変化をきたす疾患において，心不全の重症度，および心不全の治療薬であるANPあるいは亜硝酸薬の効果の指標として用いることができる．しかし，NOやナトリウム利尿ペプチドファミリーのうち，ANP，BNP，CNPは測定可能であることから，これらの因子に対する細胞反応性の低下が示唆される場合など，cGMP測定は適応を考えて行う必要がある．
- グアニル酸シクラーゼは，ナトリウム利尿ペプチドやNOにより活性化されるため，血漿cGMP濃度は，心筋梗塞，体液貯留型の高血圧で増加し，重症例ほど高値を示す．
- 異型狭心症で低下する機序として，NO，C型ナトリウム利尿ペプチドの産生低下あるいは血管平滑筋の反応性低下によるとされている．

予想外の値が認められるとき
- ANP製剤，亜硝酸製剤，ホスホジエステラーゼ製剤使用時には血漿cGMP濃度は上昇する．
- 運動により増加する．また妊娠中は増加する．

（川上　康）

4Z260
サイクリックGMP（尿）
urinary cyclic GMP（urinary cyclic guanosine 3′, 5′-monophosphate）

[略] UcGMP

測定法 RIA
検体 蓄尿
基準値 0.4〜1.7 μmol/day（参考値）

異常値を呈する場合
[高値] 重症の心不全，急性心筋梗塞，アルドステロン過剰による高血圧，腎不全，肝疾患（慢性肝炎，肝硬変），気管支喘息，悪性腫瘍，副甲状腺機能亢進症
次に必要な検査▶ANP，BNP，CNPといったナトリウム利尿ペプチドファミリーの血漿濃度，血漿NO濃度と併せて心不全の指標を判定する．

プロフィール
- 細胞内で，GTPを基質としてグアニル酸シクラーゼによって産生され，ホスホジエステラーゼによって5′-GMPとなり失活する．
- ナトリウム利尿ペプチドファミリーの細胞内セカンドメッセンジャーであるほか，平滑筋弛緩，血小板凝集抑制，網膜光受容に重要であることが知られて

i　内分泌学的検査その他

いるが，多くの組織での作用は未だ不明である．
- cGMP産生量の増加にしたがい，細胞からの放出量も増加し，血漿中濃度が増加する．血中cAMPの13％が尿中に排泄される．尿中cGMPは，cAMPと異なりすべて血漿からの濾過由来である．尿細管由来のものは存在しない．

臨床的意義と検査値の読み方
- 血漿cGMP濃度が上昇する病態において，尿中濃度も上昇する．高カルシウム血症を伴う副甲状腺機能亢進症では増加するが，正常カルシウム値を示す副甲状腺機能亢進症では増加しない．
- 尿中cGMPはすべて血漿由来であり，血漿cGMP濃度に対応して尿中濃度が変動することから，血漿cGMP以上に検査の適応は限定される．

予想外の値が認められるとき
- ANP製剤，亜硝酸製剤，ホスホジエステラーゼ製剤使用時には血漿cGMP濃度は上昇し，尿中濃度も上昇する．
- 加齢により低下傾向となる．

（川上　康）

4Z265
ヒスタミン
histamine

測定法	HPLC
検体	EDTA血漿
基準値	0.11～0.50 ng/m*l*

異常値を呈する場合
高値　気管支喘息，蕁麻疹，アナフィラキシー反応，多血症，肥満細胞症，慢性骨髄性白血病

次に必要な検査▶
- アレルギー疾患の診断のためには，原因抗原と，この抗原に対応する抗体あるいは細胞を証明するか，問題となる抗原が臨床症状とかなり密接な関係があることを示す必要がある．
- アレルギーの諸検査には次のようなものがある．
  ①皮膚反応（プリック法，PK反応，皮内試験）．
  ②誘発試験RAST，ヒスタミン遊離試験，リンパ球刺激試験（LST）．

プロフィール
- ヒスタミンは，ヒスチジンより芳香族L-アミノ酸デカルボキシラーゼによって脱炭酸反応し生成される活性アミンである．腸管，気管，鼻などの粘膜型肥満細胞と皮膚，腹膜組織の漿膜側の結合型肥満細胞に含まれ，胃粘膜による胃酸の生成，あるいは特定の血管の拡張と収縮などさまざまな機能の生理的調節に関与する．
- 肥満細胞や好塩基球の細胞表面上の受容体に結合したIgEと抗原（アレルゲン）との抗原抗体反応によって放出されるケミカルメディエーター（化学伝達物質）の一つであり，血管透過性亢進，平滑筋収縮，腺分泌亢進の機能をもち，アレルギー現象を引き起こす．

臨床的意義と検査値の読み方
- 本検査は，次の場合に行われる．
  ①アレルギー疾患を疑うとき．
  ②immunotherapy reactionの経過観察．
  ③肥満細胞症の診断，経過観察．
- 肥満細胞や好塩基球の細胞表面上の受容体に結合したIgEと抗原抗体反応によってヒスタミンは放出され，血管透過性亢進を引き起こしアレルギー症状を惹起する．
- 血漿中のヒスタミン濃度を知ることにより抗原（アレルゲン）の再曝露を受け，肥満細胞よりヒスタミンが放出されて起こるアレルギー症状の程度が推定できる．

予想外の値が認められるとき
- 高値：採血，血漿分離中に人為的に遊離が起きなかったか確認する．
- 低値：ガラス器具の使用の有無を調べる．局所性の蕁麻疹では誘発部位の血管より採血すると上昇が観察される．

（浅野　博）

4Z265
ヒスタミン（尿）
histamine (urine)

測定法	HPLC
検体	24時間酸性蓄尿
基準値	5～50 μg/day

異常値を呈する場合
高値　気管支喘息，蕁麻疹，アナフィラキシー反応，真性多血症，肥満細胞症，慢性骨髄性白血病

次に必要な検査▶
- アレルギー疾患の診断のためには，原因抗原と，この抗原に対応する抗体あるいは細胞を証明するか，問題となる抗原が臨床症状とかなり密接な関係があることを示す必要がある．
- アレルギーの諸検査には次のようなものがある．
  ①皮膚反応（プリック法，PK反応，皮内試験）．
  ②誘発試験RAST，ヒスタミン遊離試験，リンパ球刺激試験（LST）．

プロフィール
- 尿中に排泄されたヒスタミンを定量する検査である．
- 血中に放出されたヒスタミンは速やかに代謝され，その半減期は1～2分以内と非常に短い．
- 尿中には*N*-メチルイミダゾール酢酸として約50％，*N*-メチルヒスタミンとして5～8％，イミダゾール酢酸として約10％，イミダゾール酢酸リボシドとして約20％，およびヒスタミンのまま2～3％排泄される．
- 尿中のヒスタミンは遊離型と結合型があり，結合型

は腸内細菌によるヒスタミンアセチラーゼによって N-アセチルヒスタミンが生成される．測定されるのは遊離型である．

臨床的意義と検査値の読み方
- 本検査は，次の場合に行われる．
  ①アレルギー疾患を疑うとき．
  ②immunotherapy reaction の経過観察．
  ③肥満細胞症の診断，経過観察．
- 尿中ヒスタミンの測定意義は血漿中と同様であるが，ヒスタミンの血中半減期が短いため，排泄されたヒスタミンを1日量として測定する方が有効である．
- 24時間蓄尿中のヒスタミン量を知ることにより，アレルギー症状の程度を推測する．

予想外の値が認められるとき
- 高値：食後1～3時間では4倍ほど上昇する（食後，胃粘膜が刺激されてヒスタミンが遊離し血中へ吸収されるため）．
- 低値：ガラス器具の使用の有無を調べる．

(浅野 博)

4Z275
エリスロポエチン 保
erythropoietin
略 EPO

測定法　RIA（二抗体法）
検 体　血清
基準値　7.4～29.8 mIU/m*l*（ヘモグロビン濃度との相関で判断する．本文参照）

異常値を呈する場合
高値 再生不良性貧血，骨髄異形成症候群，鉄欠乏性貧血，慢性疾患に伴う貧血の一部，偽性多血症，二次性赤血球増加症（組織の低酸素状態，EPO産生増加状態）

低値 慢性腎不全に伴う腎性貧血，真性多血症，多発性骨髄腫，慢性炎症性疾患（慢性感染症，膠原病など）に伴う貧血の一部

プロフィール
- エリスロポエチン（EPO）は主に腎臓で産生され赤血球系造血にあずかる分化増殖因子である．分子量約34,000の酸性糖蛋白質で，糖鎖が全体の約40%を占めており，糖鎖を取り除くと生理活性は失われる．現在では遺伝子組み換えによりヒト型EPO（一般名エポエチンepoetin）が大量に得られる．エポエチンα（エスポー®）とエポエチンβ（エポジン®）があるが，生物活性・臨床効果は同等である．2007年7月には，より半減期の長い第2世代EPO製剤ダルベポエチンα（ネスプ®）が発売となっている．
- EPOは骨髄中の赤芽球前駆細胞であるBFU-E，CFU-Eに作用して網状赤血球にまで分化させる．EPO感受性はCFU-Eが最も高く，以降分化にするにつれて減少し網状赤血球のレベルで消失する．また赤血球系のみでなくCFU-mix，血小板系にも作用し巨核球の大きさと数を増大させる．EPOの造血外作用として，神経細胞や心血管に対する臓器保護作用なども報告されている．EPOはこれらの細胞膜表面に存在するEPO受容体（サイトカイン受容体スーパーファミリーに属する）に結合，JAK2-STAT経路，PI3K-AKT経路など複雑なネットワークを形成しながら増殖分化シグナルを伝達すると考えられている．
- 腎臓におけるEPO産生細胞は腎皮質の尿細管間質細胞（peritubular capillary endothelial cell）である．腎臓が正常な場合，動脈血の酸素低供給状態（貧血・心不全・肺疾患・高地生活など）は間質細胞を刺激してEPO産生を亢進させ，骨髄赤芽球系前駆細胞の分化増殖→赤血球産生を促進する．また，EPOは約10%が腎臓以外でも産生され，その主体は肝臓であるが，脾，肺，睾丸，子宮，脳でもEPOmRNA発現が認められている．血中EPO濃度には日内変動があり，午後に増加する．

臨床的意義と検査値の読み方
- 本検査は，腎性貧血を診断したいときに行われる．また，原因不明の貧血の造血動態を推測するときや赤血球増加症の鑑別診断にも適応される．
- EPOの最大の臨床的意義は，慢性腎不全に伴う貧血（腎性貧血）において腎間質細胞によるEPO産生低下が主病態であることで，診断にも治療にも活用されている．
- 一方，腎以外の原因で貧血になると，血中EPO濃度は上述した機序により上昇する．再生不良性貧血ではきわめて高い値を示し，鉄欠乏性貧血でも血中ヘモグロビン（Hb）濃度とEPO値は逆相関する．
- また，慢性炎症，慢性感染症，膠原病などに伴う二次性貧血においても，腎性貧血と同様にEPO低値を示すことが多く，炎症性サイトカインとの関連が示唆されている．
- EPO濃度を貧血の鑑別に用いるには，鉄欠乏性貧血で知られる $\log(\text{EPO}) = 3.436 - 0.1675 \times \text{Hb}$ の相関を基準とするとよい．実測EPO値（O-EPO）が予測EPO値（P-EPO）より低ければ，腎性貧血〔$\log(\text{O-EPO})/\log(\text{P-EPO}) \fallingdotseq 0.626$ の関係が示されている〕や炎症性疾患に伴う貧血が考えられる．
- EPOは多血症の鑑別診断にも用いられる．真性多血症では低値であり，EPO産生腫瘍や高地生活，ドーピングなどでは高くなる．なお90年代には遺伝子組み換えEPOと内因性EPOの差異は検出困難であったが，糖鎖構造・電化の違いを利用した等電点電気泳動により分離できるようになり，2002年のソルトレーク市五輪から尿EPO検査が実用化されている．

予想外の値が認められるとき
- 内分泌疾患に続発する貧血が異常値をとる可能性がある．

(濱田耕司，田中祐司)

i 内分泌学的検査その他　　455

4Z280
オステオカルシン　保
osteocalcin
別 BGP

測定法　IRMA（ビーズ固相法）
検体　血清
基準値　3.1〜12.7 ng/m*l* 以下（三菱化学メディエンス社キット）

異常値を呈する場合
高値　副甲状腺機能亢進症，甲状腺機能亢進症，骨折，Paget病，高回転型骨粗鬆症，悪性腫瘍の骨転移，成長期
低値　副甲状腺機能低下症，甲状腺機能低下症，Cushing症候群，低回転型骨粗鬆症

プロフィール

- オステオカルシンは，49個のアミノ酸からなり，骨芽細胞により産生される非コラーゲン骨基質蛋白である．骨基質蛋白の約95％はコラーゲンであるが，オステオカルシンは非コラーゲン基質蛋白の約20％を占めるとされている．ヒトのオステオカルシンは，17，21および24番目のグルタミン酸が，ビタミンK依存性にγ-カルボキシル化を受けることから，bone Gla protein（BGP）ともよばれている．
- オステオカルシンはヒドロキシアパタイトに対する親和性が高く，骨基質の石灰化に関与する可能性が考えられているが，オステオカルシンの生理的役割については，不明な点が残されている．
- 血中のオステオカルシンは，骨芽細胞によって産生，分泌されたものの一部で，骨基質中に埋没しなかった部分である．一方，骨基質中のオステオカルシンは，骨吸収に伴って再度血中に放出されるが，その際には切断され，フラグメントとなったオステオカルシンが放出されるものと考えられている．本IRMAによる測定法は，切断を受けていないオステオカルシンをより特異的に測定している．
- 血中オステオカルシン濃度は，夜間に高値となる日内変動を示す．したがって，原則として早朝空腹時の検体で評価する必要がある．またオステオカルシンは腎臓から排泄されるため，腎機能障害時には血中濃度が上昇する．

臨床的意義と検査値の読み方

- 骨は破骨細胞による骨吸収と，骨芽細胞による骨形成とを常に繰り返す動的組織である．従来骨代謝回転の評価には，侵襲的で時間もかかる骨生検と骨形態計測が必要であった．一方最近では，オステオカルシンなどの骨代謝マーカーが利用可能となったことから，簡便，かつ迅速に骨代謝の評価が可能となった．
- 骨代謝マーカーには，破骨細胞機能を反映する骨吸収マーカーと，骨芽細胞機能を表す骨形成マーカーが存在する．オステオカルシンの高値は，骨代謝回転の亢進，特に骨芽細胞機能の亢進を，逆に低値は骨代謝回転の低下を示している．骨形成マーカーとしてはオステオカルシンに加え，骨型アルカリホスファターゼやI型コラーゲンC端プロペプチドなどが存在する．骨芽細胞は，前骨芽細胞から分化し，石灰化能を有する細胞へと成熟していく．オステオカルシンは，これらの骨形成マーカーのうち，骨芽細胞分化の最も後期のマーカーと考えられている．
- オステオカルシン測定の保険適用は，二次性副甲状腺機能亢進症の手術適応の決定や原発性または二次性副甲状腺機能亢進症の手術後の治療効果判定に限定されている．また副甲状腺機能亢進症手術後の治療効果判定には，骨吸収マーカーであるI型コラーゲン架橋N-テロペプチドや尿中デオキシピリジノリンも保険適応となっているが，これらとオステオカルシンを同時に測定した場合にも，1種類しか請求できない．

予想外の値が認められるとき

- 活性型ビタミンD_3製剤や甲状腺ホルモン製剤などはオステオカルシンを上昇させる．逆にグルココルチコイドやビスホスホネート，エストロゲンなどは骨代謝回転を抑制し，オステオカルシン濃度を低下させる．

（福本誠二）

4Z300, 301
エンドセリン
endothelin
略 ET

測定法　RIA（二抗体法）
検体　EDTA・アプロチニン血漿
基準値　血中ET-1：2.30 pg/m*l* 以下

異常値を呈する場合
高値　本態性高血圧症，肺高血圧症，閉塞性動脈硬化症，Buerger病，心不全，子癇前症，慢性腎不全，急性腎不全，急性冠症候群，クモ膜下出血，外科手術ストレス，エンドトキシンショック

次に必要な検査▶血管エコー検査，血管造影検査，血管内皮機能検査などを行う．

プロフィール

- エンドセリンは，血管内皮細胞から単離，同定された21個のアミノ酸からなる強力な血管収縮作用を有するペプチドである．血管内皮細胞由来ということから，エンドセリンと命名された．ヒトにおいては，3種類のアイソフォーム（ET-1，ET-2，ET-3）が存在する．血管内皮細胞のみならず，脳や循環系を含めて多くの組織において産生され，ET_A，ET_Bの両受容体を介して，血管収縮作用，昇圧作用のほかにも多彩な作用を発揮している．
- 摘出血管では動脈とともに静脈も収縮させる．血管

縮作用はアンジオテンシンIIなどの既知の血管収縮物質よりも強力である．心筋においては陽性変時・変力作用を示す．また，血管系以外の平滑筋（気管支，子宮，膀胱，消化管など）も収縮させる．一方，中枢神経や末梢神経系への作用もある．さらに細胞増殖作用が明らかにされ，各種病態における役割が注目されている．

- 内因性ET-1の生理的役割は，エンドセリン受容体拮抗薬を用いた研究により，最近になって血圧や血流の調節に関与していることが明らかにされた．また遺伝子操作動物を用いた研究により，ET-1欠損やET$_A$受容体欠損マウスでは，顎骨や心臓の発達異常があり，出生直後に呼吸麻痺で死亡することから，ET-1・ETA受容体系は顎骨や心臓の発達に必須のものであることが明らかになっている．
- エンドセリン（ET-1）の測定は，血漿中の濃度がきわめて低値であることや抗体の特異性に関する問題などのため，血漿から抽出した後にRIAで行われる．研究のレベルでは，EIAでも測定されている．

臨床的意義と検査値の読み方

- 血管内皮細胞からET-1が産生され，血液中にも分泌されており，動脈硬化を含めた血管障害（血管内皮の異常や機能障害など）で異常値を示すことから，これらの病態のマーカーとしての応用が期待される．
- 高血圧，糖尿病，高脂血症（脂質異常症）などの血管障害や末梢性動脈疾患（Buerger病，閉塞性動脈硬化症など）の重症度のマーカーとしての応用も期待される．本態性高血圧症で高値を示すが，その濃度は平均血圧と相関を示さず，高血圧臓器障害の程度と相関する．慢性腎不全では基準値から高値と幅広い分布を示すが，高血圧を合併すると高値を示す．腎障害の程度とET-1濃度は相関せず，透析前後にも一定の傾向を示さない．また，肺高血圧症と肺組織におけるET-1産生亢進が密接に関連していることが明らかにされており，ヒト肺高血圧症で高値を示す．本態性高血圧症や肺高血圧症以外にも動脈硬化性血管疾患，慢性心不全，血管リモデリングなどの病態にETが関与していることが明らかにされ，ET-1濃度が増加する．
- 一方，ヒト尿中にもET-1が排泄されており，その由来は尿細管とされている．腎障害で糸球体濾過量が低下しているにもかかわらず，その排泄量が減少しないことから，その由来は尿細管からの分泌と考えられている．薬剤による尿細管障害時にβ_2-ミクログロブリンやN-アセチルグルコサミニダーゼの排泄量の増加と一致してその排泄量は増加する．したがって，その排泄量の変化は尿細管障害の反映と評価されている．
- 微量アルブミン尿などの血管内皮障害マーカー，高感度CRPなど炎症マーカー，頸動脈エコーや血管造影などの形態学的検査および上腕動脈を用いた血流依存性血管拡張などの内皮機能検査などと総合して評価を行う．

予想外の値が認められるとき

- 急性冠症候群や急性腎不全，クモ膜下出血などの急性疾患，外科手術によるストレス，エンドトキシンショックなどで一過性に著明な増加を示す．
- 血漿中にはET-1のほかに少量のET-3，さらに前駆体のbigET-1などET関連ペプチドが存在する．用いる抗体の特異性によって，交差反応が測定結果に影響することがある．

(保嶋　実)

4Z310

血小板由来成長因子

platelet-derived growth factor

略 PDGF　**別** 血小板由来増殖因子

測定法　EIA
検体　乏血小板血漿（platelet poor plasma）
基準値　〈乏血小板血漿〉0.9〜7.4 ng/m*l*

異常値を呈する場合

高値 骨髄増殖性疾患（骨髄線維症，本態性血小板血症），動脈硬化性疾患（高血圧），フィブラート系薬物（シプロフィブラート）服用，悪性腫瘍（乳癌，軟部肉腫，頭頸部癌など），強皮症

低値 ジピリダモール服用（血清），心筋梗塞急性期

次に必要な検査 ▶動脈硬化，悪性腫瘍や膠原病など背景にある疾患に関連する検査を実施する．

プロフィール

- 血小板由来成長因子（PDGF）は血小板活性化に伴って放出され，間葉型細胞の増殖・遊走などを刺激する作用をもつ物質として同定されたが，血小板以外の細胞からも分泌されている．構造的にはA鎖あるいはB鎖と呼ばれるペプチドがジスルフィド結合しているダイマーであり，その組み合わせによってAA，AB，BBの3種類のアイソフォームが存在する．最近C鎖およびD鎖も発見されているが，これらについてはCC，DDのホモダイマーのみが確認されている．血漿中では蛋白と結合して存在する．受容体にはαおよびβの2種があり，受容体にPDGFが結合すると細胞質内のチロシンキナーゼが活性化する．
- PDGFは肺，腎，血管，精巣，神経系など多くの臓器形成に関与していると考えられ，また，創傷治癒にも関係するなど生理的に非常に重要な役割を果たしていると考えられる．臨床的には，動脈硬化に関与するマクロファージ，血小板，血管内皮，平滑筋などから分泌され，平滑筋の増殖，遊走，収縮などを引き起こすなど動脈硬化の進展や線維化をきたす疾患に重要な役割をもっている．また，癌遺伝子v-sis産物とPDGF-B鎖は非常に相同性が高く，種々の悪性腫瘍の進展に関与すると考えられる．
- PDGFをEIAで測定する方法については，現在商業

的に検査受託を行っている施設はなく研究室レベルの検査となっている．そのため，測定方法，検体の必要量，採血および保存方法，基準範囲などは測定施設によって異なることに注意が必要である．

臨床的意義と検査値の読み方

- 骨髄増殖性疾患においては，骨髄線維症，本態性血小板血症では血漿 PDGF が増加しており，真性多血症では血漿では増加しないが，尿中で増加している．その背景として骨髄巨核球あるいは血小板からの放出が推定されている．なお，慢性骨髄性白血病では増加しない．
- 動脈硬化においては，プロフィールで述べたように，PDGF が進展に関与していると考えられているが，未治療の軽症高血圧で血漿 PDGF が増加していると報告されている．また，フィブラート系薬物であるシプロフィブラート服用によって，血漿 PDGF が増加する．
- 虚血性疾患においては，急性心筋梗塞の急性期で血漿 PDGF が減少しており，慢性期では急性期に比べて増加していると報告されている．また，血小板凝集抑制薬のジピリダモールによって血清 PDGF が減少し，これは血液凝固の際，血小板からの PDGF 放出を抑制することによるとされている．
- 「異常値を呈する場合」の項で示した種々の悪性腫瘍で血漿 PDGF 値が高値となることが報告されており，特に乳癌では進行度・進展速度との関連があるとされている．
- 強皮症では血漿 PDGF 濃度が増加しており，強皮症における全身での線維増生への関与が考えられている．

予想外の値が認められるとき

- 採血・保存条件について再検討する．
- 血小板からの放出の確認としては β-トロンボグロブリンを同時に測定してみる．

（菊池春人）

4Z315

肝細胞増殖因子 [保]

hepatocyte growth factor

[略] HGF　[別] scatter factor（SF）

測定法	ELISA
検体	血清
基準値	0.39 ng/m*l* 以下

異常値を呈する場合

[高値] 種々の肝疾患，特に劇症肝炎（死亡例＞生存例），腎移植後拒絶反応，腎不全，肺炎，膵炎，悪性腫瘍（消化管，肺，乳腺など），動脈硬化（高血圧），急性心筋梗塞，血管炎，妊娠高血圧症候群（妊娠中毒症）

次に必要な検査 ▶

- 肝疾患については他の肝機能の指標を評価する．
- 他の臓器疾患，悪性腫瘍では，それぞれの臓器機能検査，腫瘍マーカーなどを測定する．
- 関連するサイトカインである TGF-β や IL-6 などを検査する．

プロフィール

- 肝細胞増殖因子（HGF）は肝細胞再生の背景にある細胞増殖因子として単離された．活性型の構造はクリングルドメインをもつ α 鎖（69 kDa）と，セリンプロテアーゼ様構造をもつ β 鎖（34 kDa）がジスルフィド結合をしたヘテロダイマーである．
- 産生細胞は主に間葉系の細胞であり，肝臓以外に腎臓，脾臓，肺など多くの臓器で産生されている．HGF 受容体はプロトオンコジーン c-met 産物で，細胞内にチロシンキナーゼ活性をもつ．主に上皮系の細胞に発現している．
- HGF の生物活性としては，肝細胞の最も強力な増殖因子であることがよく知られているが，腎臓・肺など他の臓器でも器官再生促進作用を有している．また，細胞の遊走促進，分化誘導および器官形成への関与，腫瘍細胞の増殖抑制，抗アポトーシス作用など多彩な機能ももっている．このような作用から，HGF を劇症肝炎，肝硬変などの肝障害，閉塞性血管障害およびその他の難治性臓器障害に対して治療的に投与することが試みられている．
- 現在，劇症肝炎の予知および経過観察のために HGF の血清濃度を ELISA で測定した場合には保険適用がある．

臨床的意義と検査値の読み方

- 血清 HGF は急性肝炎，慢性肝炎，肝硬変など種々の肝疾患で高値となるが，特に劇症肝炎では著明に高く鑑別に有用であるとされる．また，劇症肝炎の死亡例では生存例に対して血清 HGF 濃度が高く，また増加傾向をとる．なお，肝切除後の機能評価として，経過中に高値を呈する症例では肝不全の合併が高率である．また肝移植後生着しなかった例では HGF が高値であり，移植片の早期機能診断によい指標となる．
- 肝疾患以外の種々の疾患でも血清 HGF の異常がみられる．腎疾患においては，慢性腎不全（透析および非透析）で高値であり，また，腎移植後の急性拒絶反応時に早期の段階より高値となるので，よいマーカーとなる．肺炎（細菌性および間質性），急性膵炎で血清 HGF が高値となり，重症度の評価に有用である．さらに食道癌，胃癌，大腸癌，乳癌，肝細胞癌，肝芽腫，血液系腫瘍（白血病，リンパ腫，骨髄腫）など多くの悪性腫瘍でも高値となることが知られている．
- HGF は血管病変，特に動脈硬化性疾患との関連も指摘されている．血清 HGF 値は動脈硬化性疾患で高値となり，収縮期血圧および拡張期血圧，細動脈硬化の進行度，高血圧性臓器合併症とそれぞれ相関する．また降圧薬治療によって HGF の高値が改善す

ることも示されている．また，急性心筋梗塞の早期に血清HGFは高値を示し，しだいに減少するので，心筋梗塞のマーカーとなりうる．全身性の血管炎であるHenoch-Schönlein紫斑病の急性期にも高値となる．

予想外の値が認められるとき
- 他の関連検査とともに再度評価する．　　　（菊池春人）

4Z401

アディポネクチン

adiponectin

測定法	ELISAあるいはRIA
検体	血清あるいは血漿
基準値	$2 \sim 20 \mu g/ml$
	（男性平均$6\mu g/ml$，女性平均$9\mu g/ml$）

異常値を呈する場合
高値 腎機能障害，糖尿病でピオグリタゾン服用中
低値 糖尿病，高血圧，肥満，メタボリックシンドローム，冠動脈疾患，喫煙者

次に必要な検査 ▶ 高分子アディポネクチンの測定．

プロフィール
- アディポネクチンは約10年前に脂肪細胞に特異的に発現している新規の遺伝子として，大阪大学の松澤らを含む4つのグループがほぼ同時期に同定した．244アミノ酸からなる分子量約30 kDaの血漿蛋白であり，補体C1qと相同性を持ち，N末端側にコラーゲン様ドメイン，C末端側にglobularドメインを有する分泌蛋白である．アディポネクチン遺伝子は染色体3q27に存在し，同部位は2型糖尿病やメタボリックシンドロームと関連することが明らかにされている．
- 血液中では三量体，六量体，十二量体から十八量体で形成される．アディポネクチン受容体はAdipoR$_1$とAdipoR$_2$の2種類があることが明らかにされたが，AdipoR$_1$は骨格筋をはじめ多くの組織に存在し，AdipoR$_2$は肝臓に発現している．全長アディポネクチンとglobularアディポネクチンはAdipoR$_1$に結合し，AMPキナーゼ（AMPK）を活性化する．肝臓では糖の新生を抑制して脂肪を燃焼させ，骨格筋では糖を取り込んで脂肪を燃焼させる．AdipoR$_2$はPPARαを活性化する．
- 脂肪に特異的に発現しているアディポネクチンであるが，肥満者では血中濃度が低下し，BMIと逆相関し，とりわけ内臓脂肪量とよく逆相関する．アディポネクチンは，インスリン抵抗性を改善し，血糖値や中性脂肪濃度を低下させるのみでなく，抗動脈硬化作用を有し，血管を拡張し血圧の低下にも働く．
- 肥満によって後天的にアディポネクチンの発現が低下するだけではなく，遺伝子多型によって先天的にアディポネクチンの分泌が一部規定されている．164番目のアミノ酸がイソロイシンからスレオニンに変異するI164T多型では，TC遺伝子型を有する者はTT型の者に比して血清アディポネクチン濃度は約50％である．アディポネクチンの血中レベルと関連するSNPとして，intron 2のSNP276が同定されている．G/GはT/T型に比べてアディポネクチンの血中レベルが2/3に低下し，インスリン抵抗性と糖尿病のリスクが亢進することが示されている．日本人の40％はこのG/G型を持っており，このアディポネクチン遺伝子多型で日本人の2型糖尿病の遺伝子素因の約15％が説明されるという．

臨床的意義と検査値の読み方
- 糖尿病，高血圧，肥満などの生活習慣病や，それらの集積したメタボリックシンドロームで低アディポネクチン血症がみられる．この結果，血管内皮細胞傷害や血管平滑筋の遊走・増殖の亢進により，動脈硬化病変が形成される．実際，冠動脈疾患のあるような患者でも，低アディポネクチン血症がみられる．喫煙者では非喫煙者より30％ほど低値となる．
- また，低アディポネクチン血症は糖尿病の発症予測因子となることが，Atherosclerosis Risk Communities Studyで報告されている．アディポネクチン濃度で4分位に分けると，第2・3・4分位のグループの糖尿病発症率は第1分位のグループに比べて0.57・0.39・0.18倍であったという（*Diabetes*, 53：2472-2478, 2004）．先に述べたI164T多型のうち，TC遺伝子型を有する者の多くが高血圧であることも報告されている．
- 逆に，高アディポネクチン血症がみられるのは，糖尿病腎症などの腎機能障害があるときである．その一因は，腎機能の低下によりアディポネクチンのクリアランスが低下するためであるが，アディポネクチンの産生も亢進するといわれている．
- 治療との関連では，インスリン抵抗性改善薬であるピオグリタゾンなどのPPARγのリガンドであるチアゾリジン誘導体の投与は，アディポネクチンのプロモーター活性を上昇させて転写を増加させ，血中アディポネクチン濃度を$20\mu g/ml$程度まで増加させる．降圧薬であるACE阻害薬やアンジオテンシンII受容体拮抗薬（ARB）が血中アディポネクチン濃度を20〜30％程度増加させる．ARBのうち，テルミサルタンはPPARγのpartial agonistであり，血中アディポネクチン濃度をさらに上昇させる．

予想外の値が認められるとき
- クエン酸の入った血漿では，血中アディポネクチン濃度が低めに出ることがある．　　　（片山茂裕）

4Z402
高分子アディポネクチン
high-molecular form adiponectin
別 HMWアディポネクチン

測定法 ELISA
検 体 血清あるいは血漿
基準値
- 男性平均1.54 ± 0.50(SD) μg/ml, 女性平均1.68 ± 0.46 μg/ml（Hara, K., et al. : *Clin. Chim. Acta*, **372**：47-53, 2006の報告による）
- 男性平均6.2 ± 3.6(SD) μg/ml, 女性平均8.4 ± 5.5 μg/ml（Nakano, Y., et al. : *J. Lipid Res.*, **47**：1572-1582, 2006の報告による）

異常値を呈する場合
低値 糖尿病, 肥満, メタボリックシンドローム, 冠動脈疾患, アディポネクチン遺伝子の突然変異（Gly90Ser）

プロフィール
- 血中アディポネクチンの存在様式は三量体の低分子量（LMW）, 六量体の中分子量（MMW）, 十二量体から十八量体の高分子量（HMW）に大別される. 最近の解析では, 血中アディポネクチンの総量よりも, 高分子型アディポネクチンの総量に占める割合がインスリン抵抗性指標として, より有用と考えられるようになっている.
- Haraらが開発した多量体アディポネクチン分別測定系（第一化学薬品）は, 蛋白質分解酵素を用いて採取した血液を37℃で30分間インキュベーションすると, プロテアーゼⅠによりLMWが, プロテアーゼⅡによりLMWとMMWが特異的に分解されることから, 総アディポネクチン値から差し引くことにより, HMWの血中濃度を求める. 最近では, HMWのアディポネクチンを認識する抗体も作成され, ELISAで直接測定できるシステム（富士レビオ）も開発された.

臨床的意義と検査値の読み方
- Haraらの糖尿病あるいは冠動脈造影検査のために入院した298名での検討（*Diabetes Care*, **29**：1357-1362, 2006）によると, 総アディポネクチン濃度・HMWのアディポネクチン濃度・HMW比（HMWのアディポネクチン/総アディポネクチン比）を比較すると, いずれもBMIと相関するが, ROC解析ではインスリン抵抗性の指標であるHOMA-IRとはHMW比が最も有意な相関関係を示した. メタボリックシンドロームの診断についてもROC解析を行うと, HMW比のほうが総アディポネクチン濃度より優れていた. 本検討でのHMW比は, 男性で35.9 ± 1.1％, 女性で29.9 ± 0.8％であった. ちなみに, Nakanoらの報告では, 男性で62 ± 18％, 女性で76 ± 15％であった. これら測定系による差異については, 今後

さらに検討する必要がある.
- HMWが低下あるいは欠損している遺伝子変異が見つかっている. 90番目のグリシンがセリンに変異しており, この遺伝子変異保持者は全例が2型糖尿病を発症していた.
- このように, HMWのアディポネクチン濃度の測定は, 糖尿病, 高血圧, 肥満などの生活習慣病や, それらの集積したメタボリックシンドロームのよりよいバイオマーカーになる可能性がある.　　（片山茂裕）

4Z400
レプチン
leptin

測定法 RIA（二抗体法）
検 体 血清
基準値 男性2.5～4.2 ng/ml, 女性6.3～10.0 ng/ml
異常値を呈する場合
高値 肥満・レプチン受容体異常症, 妊娠女性, 妊娠高血圧症候群（妊娠中毒症）, 絨毛性疾患（胞状奇胎, 絨毛癌など）, 乳癌
低値 肥満（レプチン遺伝子異常症）, 脂肪萎縮性糖尿病, 神経性食欲不振症, るいそう, 飢餓, 絶食

プロフィール
- レプチン（leptin）は, 1994年Friedmanらにより遺伝性肥満ob/obマウスより同定された146アミノ酸からなる脂肪細胞由来ホルモン（アディポサイトカイン）である. 主に視床下部弓状核の受容体に作用して強力な摂食抑制とエネルギー消費亢進をもたらし, 肥満の抑制に関与する. しかし, 多くの肥満患者は血中レプチン濃度が高値にもかかわらず肥満は持続しておりレプチン抵抗性の状態にある.
- レプチンは受容体が末梢組織にも広範に分布することから, エネルギー代謝調節作用以外にもインスリン感受性亢進, 神経内分泌調節, 血管新生促進, 免疫機能調節などの作用も有することが明らかになってきており, エネルギー代謝調節と多彩な生態現象をリンクするメディエーターと位置づけられつつある.
- 現在, ほかにも摂食調節因子が報告されている. レプチン同様に抗糖尿病作用などを有するアディポサイトカインのアディポネクチンは, レプチンと反対に体格指数（BMI）に関しては逆相関し抗動脈硬化作用をもつ. レジスチンは, 同じアディポサイトカインであってもレプチンとは反対にインスリン抵抗性を惹起する. 一方, エネルギー代謝調節においてレプチンとまったく逆の働きをするグレリンは, 内因性成長ホルモン（GH）分泌促進ペプチドであり, 強力な食欲促進作用や脂肪蓄積効果をもつ. いずれも糖や脂肪酸の取り込みに働くAMPキナーゼとの関連が報告され, 現在最も注目されている分野の一

つである.

臨床的意義と検査値の読み方

- 肥満症では一般に血中レプチン濃度は高値（大半は100 ng/m*l* 以下）であるが，受容体異常症の場合，異常高値（300～700 ng/m*l*）をとると報告されている．また幼少時発症の高度肥満症例の中にレプチン遺伝子異常症（レプチンは低値）が含まれている可能性がある．
- 脂肪萎縮性糖尿病は，レプチン遺伝子は正常でありながら全身の脂肪組織の欠如によって低レプチン血症と高血糖，高度のインスリン抵抗性をきたす疾患で，レプチン投与により高血糖・インスリン抵抗性の改善を認める．
- 神経性食欲不振症に関しては，血中濃度が低下するレプチンの変動は病態の原因ではなく結果と考えられる．
- レプチンは，脂肪組織以外では胎盤から分泌されており，胞状奇胎・絨毛癌などの絨毛性疾患で増加を認め，妊娠（3～4倍の血中濃度上昇）でも増加する．
- さらに，レプチンは交感神経活動を亢進させ高血圧をきたし，炎症性アディポサイトカインとして動脈硬化に関与し，非アルコール性脂肪肝炎（NASH）や脂肪肝などの慢性肝障害における肝線維化への関与，さらには，交感神経系を介した骨代謝への関与も報告されている．
- 治療薬としても，脂肪萎縮性糖尿病などの低レプチン血症や，高度のインスリン抵抗性糖尿病に対してのレプチンの効果が報告されている．レプチン遺伝子や受容体異常症も含め，"レプチン抵抗性"肥満のメカニズムのさらなる解明とメタボリックシンドロームへの臨床応用が期待される．
- 本検査は特に，高度肥満症，インスリン抵抗性糖尿病の病態把握に用いられるが，保険適応外である．

予想外の値が認められるとき

- 異常高値：受容体異常症，もしくは，女性の場合，絨毛性疾患も考慮する．
- 低値：肥満症で低値が出た場合，レプチン遺伝子異常を考慮する．

（川本博嗣，日向　崇）

4Z410

メラトニン

melatonin

測定法	RIA
検体	血清
基準値	昼間値 13.9 ± 3.5 pg/m*l* 夜間値 66.1 ± 37.5 pg/m*l*

異常値を呈する場合

高値 松果体腫瘍，低ゴナドトロピン状態，肝障害，メラトニン摂取時．

低値 一部の睡眠障害の患者，重症妊娠中毒症，うつ病

次に必要な検査▶ それぞれの疾患に特異的な身体症状，所見などをもとに検査，診断を進めていく．

プロフィール

- メラトニンは松果体から分泌され，概日リズム（サーカディアンリズム）形成や生殖機能調節に関与するホルモンである．前駆体L-トリプトファンがセロトニン，さらにセロトニン-*N*-アセチル転移酵素（NAT）によりアセチルセロトニンに変換された後，ヒドロキシインドール *O*-メチル転移酵素（HIOMT）によりメラトニンへと生合成される．
- ヒトではメラトニンの分泌は著明な日内リズムを示し，午後7～8時より血中濃度が上昇し始め夜間最高値を示し，午前5～8時から下降し日中に最低値となる．血中半減期は30分以内であり，肝と脳で代謝される．
- 血中濃度は10～20歳代にピークを認め，その後加齢とともに漸減するため，これまでメラトニン分泌の減少は加齢に伴う生理的，非可逆的な老化現象と考えられてきたが，高齢者の光環境の劣化により二次的に生じている可能性も示唆されている．
- メラトニンの分泌は光刺激によって制御されている．網膜への光刺激は，網膜視床下部路を経由していったん下行した後，上部胸髄の中間質外側核，上頸部交感神経節の節前線維，および交感神経節後線維を経て，β受容体を介して松果体に抑制的に作用している．
- メラトニン受容体は，現在ヒトでは7回膜貫通型のG蛋白質に共役したMT1（Mel 1a）とMT2（Mel 1b）が知られている．メラトニン結合物質のMT3の存在も知られているが，ヒトではいまだ明確ではない．メラトニン受容体は特に視交叉上核と下垂体隆起部に高濃度に発現しており，これらがサーカディアンリズムや生殖機能調節に関与していると考えられる．
- メラトニンの作用は下記のように多岐に及んでいる．
  ①睡眠および生体リズムにおける作用：ヒトの睡眠覚醒リズムのベースとなるサーカディアンリズムを調節する液性因子として知られる．末梢血管を拡張し，熱放散を介して深部体温を下げる働きをする．
  ②生殖内分泌における作用：思春期発来，性周期，妊娠などへの影響が示唆されている．
  ③免疫における作用：レセプターを介さない強力な抗酸化作用や免疫賦活作用などがある．
  ④腫瘍における作用：メラトニン投与により腫瘍増殖が抑えられるという報告がある．
  ⑤その他：精神疾患に対する作用や骨形成促進作用などが報告されている．
- 欧米では1970年代から「若返りのホルモン」として脚光を浴び，国内でもサプリメントとして摂取されている．ただし，その効果に関しては一定した見解が得られておらず，睡眠障害に対する効果なしとい

i 内分泌学的検査その他

うメタアナリシスも報告されている一方で，高血圧や糖尿病などの疾患に対する効果も期待されている．
- 近年欧米ではメラトニン受容体作動薬である agomelatine と ramelteon が発売され，前者は睡眠障害に，後者はうつ病に適応があるが，いずれも国内では未承認である．

臨床的意義と検査値の読み方
- 本検査は，検査特異性が低いため，単独で測定されることは少ないが，下記の場合に適応となる．
  ①生体リズムの脱同調による睡眠障害を疑う場合．
  ②内分泌異常の患者において（他のホルモンと同時に）．
  ③松果体腫瘍患者のフォローアップ．

〈測定値の上昇，低下がみられる場合〉
- **睡眠異常**：睡眠障害患者と健常人の間にメラトニン血中濃度に差は認められない．サーカディアンリズムと睡眠リズムの乖離から身体的症状を示す，いわゆる脱同調症候群（時差ぼけやシフトの多い仕事における）の患者では，メラトニン分泌の周期が異常を示していると推察されている．
- **内分泌の異常**：神経性食欲不振症，機能性無月経，視床下部性性腺機能低下症，Kallmann 症候群など低ゴナドトロピン時にメラトニンが上昇しているという報告がある．妊娠時（特に重症妊娠中毒症時），月経時，閉経以降はメラトニンは低値を示す．
- **腫瘍**：一部の松果体腫瘍では血中メラトニンが上昇する．腫瘍マーカーとしての意義は薄いものの，術後再発のフォローなどには有用である．
- **精神疾患**：うつ病患者では血中濃度の減少および日内リズムの消失がみられているとの報告がある．
- **その他**：メラトニン内服時に上昇．肝障害時に代謝の遅延による上昇．

予想外の値が認められるとき
- 国内でも内服している例がみられるため，健常人で血中メラトニンの異常高値をみた場合は，サプリメントや睡眠導入薬として摂取していないかを訊いておく必要がある．

（内田香介，小寺　力）

5 免疫学的検査

5a 免疫グロブリン

5A010
免疫グロブリンG 保
immunoglobulin G

略 IgG

測定法 TIA
検体 血清
基準値 870〜1,700 mg/d*l*

異常値を呈する場合

高値
- 多クローン性：膠原病, 慢性活動性肝疾患, 急性感染症 (後期), 慢性感染症, 悪性腫瘍, 自己免疫疾患
- 単クローン性：IgG型多発性骨髄腫, 形質細胞性白血病, MGUS（monoclonal gammopathy of undetermined significance：無症候性M蛋白血症；IgG型), H鎖病（γ鎖病）

低値 Bruton型無γ-グロブリン血症, 低γ-グロブリン血症, 重症免疫不全症, IgG型以外の多発性骨髄腫, ネフローゼ症候群, 蛋白漏出性胃腸症

次に必要な検査▶IgA, IgMを同時に測定する. またM蛋白を疑う場合は免疫電気泳動を依頼する.

プロフィール

- 免疫グロブリンG（IgG）は, 血中に存在する免疫グロブリンの中で最も多く, 血清蛋白分画では陰性側γ位の大部分を占めるため, γ-グロブリンをIgGと同じ意味で用いることもある. IgGは各種の免疫抗体, 感染性を失わせる中和抗体として, 細菌を捕捉して細胞内に取り込むのを助けるオプソニン抗体として, 補体活性化因子として, さらに白血球遊走促進因子としても作用している.
- IgGは, リンパ節, 脾臓, 胸腺, その他小腸粘膜, 気道粘膜中の活性化Bリンパ球から分化した形質細胞より産生される. 分子量約15万, 重鎖（heavy chain：H鎖またはγ鎖）が2本とκ型またはλ型のどちらかの軽鎖（light chain：L鎖）2本が結合した基本構造をなし, 4種類（IgG$_1$〜IgG$_4$）のサブクラスが存在する.
- 胎盤通過性をもち, 胎児の感染防御を司り, 半減期（25日）が長く, 自己産生は他の免疫グロブリンより遅れる. 生後2〜4ヵ月で最低値を示し徐々に増加し, 5〜10歳で成人レベルとなる.
- 微生物から身体を守る働きをもつ免疫グロブリンは, 抗体活性をもつ蛋白群（γ-グロブリン）および構造上免疫グロブリンと類似する蛋白群の総称である. IgG, IgA, IgM, IgD, IgEの5種類の免疫グロブ

リンクラスが存在する.

臨床的意義と検査値の読み方

- IgGの異常低値には, 幼少時より易感染を繰り返す先天的な免疫グロブリン産生不全と, 他疾患に続発するもの, 放射線や薬剤によるもの, あるいは体外への喪失によるものもある.
- 免疫グロブリン産生細胞の腫瘍性増殖は単クローン性であり, 多発性骨髄腫においては, M蛋白以外の免疫グロブリンは産生が抑制され低値を示す.
- IgGの増加は抗原刺激の持続（慢性感染）, 免疫システムの異常活性化や低栄養を代償することなどによる.
- 各種免疫不全症, 感染症, 腫瘍, 自己免疫疾患などのモニタリングとして, 通常IgG, IgA, IgMの三者を同時に測定することが多い.
- また本検査は, 蛋白分画でM蛋白が疑われるとき, 血漿蛋白濃度が低値のとき, IgG型多発性骨髄腫などの経過観察に用いられる.

予想外の値が認められるとき
- クリオグロブリン, パイログロブリンの検索.
- 免疫抑制剤投与, ステロイド薬投与時は低値を示す.

（櫻林郁之介）

5A015
免疫グロブリンA 保
immunoglobulin A

略 IgA

測定法 TIA
検体 血清
基準値 110〜410 mg/d*l*

異常値を呈する場合

高値
- 多クローン性：慢性肝炎, 膠原病, IgA腎症, Wiskott-Aldrich症候群, 慢性感染症, 悪性腫瘍など
- 単クローン性：IgA型多発性骨髄腫, 形質細胞性白血病, MGUS（monoclonal gammopathy of undetermined significance：無症候性M蛋白血症；IgA型), H鎖病（α鎖病）

低値 Bruton型無γ-グロブリン血症, 選択的IgA欠損症, IgA型以外の多発性骨髄腫, 悪性リンパ腫, サルコイドーシス, 毛細血管拡張型運動失調症（ataxia telangiectasia), 分類不能型免疫不全症（common variable immunodeficiency：CVID), ネフローゼ症候群, ステロイド剤連用

次に必要な検査▶IgG, IgMを同時に測定し, M蛋白が

疑われる場合は免疫電気泳動を依頼する．

プロフィール

- 免疫グロブリンA（IgA）は，成人では血中に存在する全免疫グロブリンの約10％を占め，ほとんど単量体であるが，分泌型IgAとしても存在する．
- IgAは分子量約17万の糖蛋白で，2種類（a_1，a_2）のH鎖（heavy chain）により2つのサブクラスを持つが，IgA_2には$A_2m(1)$と$A_2m(2)$のアロタイプが存在し，$A_2m(1)$は白人で98％，日本人では50％とされる．半減期は約6日，胎盤は通過せず，補体結合性もない．出生直後は欠損しており，思春期頃に成人レベルに達する．
- IgAは，局所免疫の中心であり，唾液，涙液，鼻汁，気道，消化管分泌液，乳汁などの分泌液中に高濃度含まれており，感染防御や食物アレルギーの予防にも役立っている．粘膜下のリンパ組織中の抗体産生細胞によって造られるIgAは，上皮細胞の産生する分子量約5万の分泌成分（secretory component：SC）とともに二量体となり，酸や蛋白分解酵素に抵抗性の分泌型IgAが分泌される．

臨床的意義と検査値の読み方

- IgA腎症では50％の症例で血清IgAが高値を示し，循環血中にIgG，IgAの免疫複合体が認められる．
- IgA骨髄腫は多発性骨髄腫全体の25％程度である．
- 慢性肝炎の半数にIgAの増加がみられ，IgGの増加を伴うことが多い．
- 選択的IgA欠損症は成人でもみられ，本来，無症状とされるが，輸血により感作された後，IgAを含むグロブリン製剤や輸血を受けたとき，アナフィラキシーショックを起こすことが報告されている．
- 各種免疫不全，感染症，腫瘍，自己免疫疾患などのモニタリングとして，通常IgG，IgA，IgMの三者を同時に測定することが多い．
- また本検査は，蛋白分画でM蛋白が疑われるとき，血漿蛋白が低値のとき，IgA腎症やIgA型多発性骨髄腫などの経過観察として用いられる．
- 低下の場合，小児の場合は原発性免疫不全を疑い，疾患をもつ場合は続発性の免疫不全を考える．

予想外の値が認められるとき

- クリオグロブリン，パイログロブリンの検索．
- ステロイド薬連用で低値を示す． （櫻林郁介）

5A020

免疫グロブリンM 保

immunoglobulin M

略 IgM 別 マクログロブリン

測定法 TIA
検体 血清
基準値 35～220 mg/d*l*

異常値を呈する場合

高値
- 多クローン性：肝疾患，感染症初期，膠原病，高IgM症候群，B細胞性白血病
- 単クローン性：原発性マクログロブリン血症，μ鎖病，Schnitzler症候群，MGUS（monoclonal gammopathy of undetermined significance：無症候性M蛋白血症；IgM型

低値 Bruton型無γ-グロブリン血症，原発性免疫不全症候群，選択的IgM欠損症，Wiskott-Aldrich症候群，慢性感染症，自己免疫疾患，蛋白漏出性胃腸症

次に必要な検査▶IgG，IgAを同時に測定し，M蛋白を疑う場合，免疫電気泳動などを依頼する．

プロフィール

- 免疫グロブリンM（IgM）は，成人では全免疫グロブリンの5～10％を占める．基本構造のヒンジ領域を欠いた5個のサブユニットからなる分子量90万の巨大分子で，マクログロブリンともよばれる．H鎖（μ鎖）はμ_1，μ_2の2つのサブタイプが存在する．
- IgMは，B細胞の分化に伴い細胞表面に発現し，細胞外刺激を伝達するレセプターとして，細胞分化や抗体産生に関与している．
- 半減期は5日，補体活性化能が強く，細菌や血球の凝集能力も強い．
- 同種赤血球凝集素，寒冷凝集素，異好抗体，グラム陰性O抗原に対する抗体などが，IgM抗体に属している．
- 免疫グロブリン（Ig）の基本分子は，抗原と結合するFab（antigen binding fragment）部分である重鎖（heavy chain：H鎖）と軽鎖（light chain：L鎖）が対になっている鎖2本〔F(ab')$_2$〕が，Fc（crystal fragment）部分であるH鎖のみで対をなす鎖1本に結合し，結合部はヒンジ（hinge；蝶番）とよばれるY字型をしている．抗原と結合すると，Fc部分の構造が変化し，白血球が強く結合可能となる．この部分を認識する白血球の部位をFcレセプターとよぶ．

臨床的意義と検査値の読み方

- 抗原刺激により最初に産生されるIgで，感染が成立するとB細胞表面Igを介して伝達され，まずIgMが産生される．慢性化するにつれてIgG，IgAが増加し，IgMは数週間で消失する．
- 高IgM症候群は，CD40リガンドの点突然変異によることが明らかにされている．B細胞上のCD40にヘルパーT細胞上のCD40リガンドが結合すると，B細胞の増殖とIgの産生が誘導される．Igのクラススイッチングにも重要である．
- 本検査は，各種免疫不全症，感染症，腫瘍，自己免疫疾患などのモニタリングとして，通常IgG，IgA，IgMの三者を同時に測定することが多い．また，蛋

白分画でM蛋白が疑われるとき，血漿蛋白濃度が低値のとき，IgM型骨髄腫などの経過観察として用いられる．
- 低下の場合，小児の場合は原発性免疫不全を疑うが，疾患をもつ場合は続発性の免疫不全を考える．

予想外の値が認められるとき
- クリオグロブリン，パイログロブリンの検索．

(櫻林郁之介)

5A025
免疫グロブリンD　保

immunoglobulin D

略 IgD

測定法　免疫比朧法（ネフェロメトリー）
検　体　血清
基準値　13.0 mg/d*l* 以下

異常値を呈する場合

高値
- 多クローン性：高 IgD 血症
- 単クローン性：IgD 型多発性骨髄腫

低値　IgD 型以外の多発性骨髄腫

次に必要な検査▶
- M蛋白が疑われる場合，免疫電気泳動などを依頼する．
- 増加の場合，単クローン性を疑うときは抗δ鎖抗体を用いる免疫電気泳動で確認し，多クローン性を疑うときは原疾患を検索・精査する．小児の場合は，年齢や家族歴も考慮して総合的に判断する．
- 低下の場合，小児の場合は原発性免疫不全を疑うが，疾患をもつ場合は続発性の免疫不全を考える．IgD は微量のため，判定には注意を要する．

プロフィール
- 免疫グロブリンD（IgD）は，血漿蛋白の一つである．多発性骨髄腫患者血清から特異微量蛋白として発見された免疫グロブリンの一つである．
- 細胞表面にIgMをもつ未熟B細胞にIgDが表出すると正常ナイーブBあるいは成熟B細胞ともよばれ，初回の刺激段階ではこの成熟B細胞が抗原に対するIgM抗体を産生することが明らかにされているが，IgD の役割は不明である．
- IgD は，分子量約18万，重鎖（heavy chain：H鎖）であるδ鎖2本とκ型またはλ型のどちらかの軽鎖（light chain：L鎖）2本が結合しIgDを構成している．胎盤通過性はなく，半減期は3日と短い．

臨床的意義と検査値の読み方
- IgD は，他の免疫グロブリンに比べ不明な点が多く，IgD 単独欠損では易感染傾向はみられないと報告されている．
- IgD 高値は，通常，IgD 型骨髄腫のほか，原因不明の周期的発熱を伴う高 IgD 血症のみである．

- Hansen病，皮膚感染症，大動脈炎症候群，肝硬変，毛細血管拡張型運動失調症（ataxia telangiectasia），小児期などに上昇するとの報告はあるが，それらを目的として測定することはない．
- 免疫グロブリン産生細胞の腫瘍性増殖は単クローン性であり，多発性骨髄腫においては，M蛋白以外の免疫グロブリンは産生が抑制され低値を示す．
- IgD の増加は，微量のため血清蛋白分画に影響を及ぼすことは少ない．

予想外の値が認められるとき
- クリオグロブリン，パイログロブリンの検索．

(櫻林郁之介)

5A050
IgG サブクラス

IgG subclasses

測定法　酵素免疫測定法（ELISA）または免疫比朧法（ネフェロメトリー）
検　体　血清
基準値　IgG_1：416〜1,084 mg/d*l*
　　　　IgG_2：175〜351 mg/d*l*
　　　　IgG_3：15〜47 mg/d*l*
　　　　IgG_4：2〜20 mg/d*l*

異常値を呈する場合

高値
- IgG 型多発性骨髄腫（いずれか1つのサブクラスが高値）
- SLE（IgG_1，IgG_2，IgG_3 が高値）
- 関節リウマチ（IgG_2，IgG_3 が高値）
- アレルギー疾患（IgG_4 が高値）
- AIDS（IgG_1，IgG_3 が高値）
- 自己免疫性膵炎（IgG_4 が高値）

次に必要な検査▶
- Bence Jones 蛋白の有無を検索する．
- パイログロブリン，クリオグロブリンの有無を検索する．
- IgE の定量を行う．

低値
- IgG サブクラス欠損症（単独あるいは複数のサブクラスの欠損）
- ataxia telangiectasia：小脳性運動失調症（IgG_2，IgG_4 が低値）

次に必要な検査▶
- 先天性欠損症の場合は家系調査を行う．
- 感染症の有無とその種類を確認する．

プロフィール
- IgG は血清免疫グロブリンの主要成分で全体の75％以上を占め，血管内外に平均して分布しており，二次免疫応答の主要な抗体で，唯一の抗毒素活性をもっている．

- IgGのH鎖（γ鎖）のFc部分には相互に共通の構造が多いが，一部異なった構造をもつことが知られており，これによりIgG$_1$（γ$_1$），IgG$_2$（γ$_2$），IgG$_3$（γ$_3$），IgG$_4$（γ$_4$）の4つのサブクラスに分かれる．正常ヒト血清中ではそれぞれ66％，23％，7％，4％の割合で含まれている．
- これらのサブクラスではS-S結合の数や位置が異なるばかりでなく，種々の異なった性格をもつ．すなわち，IgGは細菌，ウイルス，自己抗原に対する抗体として働くが，補体結合性，胎盤通過性，リウマチ因子との反応性，マクロファージ，リンパ球，好中球などとの結合性など機能的に差が認められる．
- 詳細は不明であるが，抗体としての特異性についてIgG$_1$とIgG$_3$は，蛋白抗原に対する抗体活性を有するのに対し，IgG$_2$は糖鎖抗原に対する抗体価を有する．一方，IgG$_4$はIgEと同様にアレルギー抗原に対する抗体価を有する．
- IgGサブクラスは生化学的な活性や生体内での役割に違いがあり，これらのアンバランスや欠乏状態が単独，あるいは他の免疫不全状態に伴って存在し易感染状態を引き起こす病態として注目されている．

臨床的意義と検査値の読み方
- 本検査は次の場合に行われる．
  ①IgG型多発性骨髄腫のサブクラスを知りたいとき．
  ②IgG濃度の増加あるいは減少が認められたとき．
  ③IgG濃度は正常範囲であるが，反復性の感染が認められるとき．
- IgG型多発性骨髄腫において，サブクラスを知りたいときに測定される．また，IgGの1つのサブクラスが欠損しても感染の頻度が増すといわれている．
- SLEの抗核抗体の主成分がIgG$_3$やIgG$_1$のような補体結合性の強いときは，腎炎発症の頻度も高く重症であることが多い．糸球体毛細血管係蹄を蛍光抗体法で検索して沈着物がIgG$_2$かIgG$_4$のときは腎炎は軽いが，IgG$_3$のときは補体の沈着を伴い，腎炎は重症である．小児において，ataxia telangiectasiaが疑われた場合も測定する価値がある．
- IgG$_4$はアレルギー性疾患で高値を示すことが多い．
- IgG$_1$サブクラス濃度は（IgG濃度同様）強く年齢に依存している．一般に，2歳以降でIgG$_1$濃度が250 mg/dl未満，IgG$_2$濃度が50 mg/dl未満，IgG$_3$濃度が10 mg/dl未満，あるいはIgG$_4$濃度が検出感度以下と出ることが，IgGサブクラス欠損の診断に必要である．

予想外の値が認められるとき
- 技術的な原因で誤差が生じるときは他の測定法（あるいは異なるメーカーの抗血清を使用）で行う．

（藤田清貴）

5A058
IgG$_4$
immunoglobulin G$_4$

別 総IgG$_4$

測定法	酵素免疫測定法（ELISA）
検体	血清
基準値	2〜20 mg/dl

異常値を呈する場合

[高値] IgG$_4$型多発性骨髄腫，自己免疫性膵炎（硬化性膵炎），アトピー性皮膚炎，cystic fibrosis（囊胞性線維症），その他のアレルギー疾患

次に必要な検査▶
- IgEの定量を行う．
- Bence Jones蛋白の有無を検索する．
- パイログロブリン，クリオグロブリンの有無を検索する．

[低値] 先天性IgG$_4$欠損症

次に必要な検査▶
- 先天性欠損症の場合は家系調査を行う．
- 感染症の有無とその種類を確認する．
- IgGサブクラスの定量を行う．

プロフィール
- IgGサブクラスの1つであるIgG$_4$を定量するものである．血清中の遊離IgG$_4$のみでなく抗原と結合しているIgG$_4$をも含めて測定する．
- IgGは血清免疫グロブリンの主要成分で全体の75％以上を占め，IgG$_1$（γ$_1$），IgG$_2$（γ$_2$），IgG$_3$（γ$_3$），IgG$_4$（γ$_4$）の4つのサブクラスに分かれる．IgG$_4$はそのサブクラスの中では最も少量で，IgG全体の約4％を占めるに過ぎない．
- IgG$_4$は補体結合性（C1経路）と単核球との結合性を共に検出できないほどに著しく低い点が他のサブクラスと異なる．臨床的に重要な生物学的特徴は，ヒトおよびサルの肥満細胞や好塩基球に固着する能力をもっている点である．

臨床的意義と検査値の読み方
- 本検査は次の場合に行われる．
  ①アレルギー症状が認められるとき：ヒトおよびサルの肥満細胞や好塩基球に固着する能力をもっており，IgEと同様アレルギー症状を惹起するといわれている．しかし，アレルゲンと反応してアレルギー症状を発現するより，むしろ防御する作用をもつという考え方もある．
  ②IgG濃度の増加あるいは減少が認められたとき：自己免疫性膵炎患者ではIgG$_4$の比率が高くなり，全IgGの40％を占めるまで上昇することもある．
  ③IgG濃度は正常範囲であるが，反復性の感染が認められるとき．
- 自己免疫性膵炎（硬化性膵炎）の患者は血清IgG$_4$濃度が高値であるので，この血清IgG$_4$濃度測定が，硬

化性膵炎を他の膵臓または胆道系の疾患と鑑別する有用な方法になる．硬化性膵炎では，組織中にIgG₄陽性形質細胞の浸潤が多数見られることが明らかとなり，IgG₄に関連した免疫応答が病態形成に関与していると考えられている．
- 自己免疫性膵炎では高率に胆管炎を合併することが知られており，胆管にも膵と同様の密なリンパ球・形質細胞浸潤，線維化，閉塞性静脈炎がみられる．また，IgG₄陽性細胞の多数の浸潤がみられることもわかっている．膵炎を合併して発症する症例が多いが，膵炎消退後に異時性に発症する症例や，膵炎の合併がなく，胆管炎のみで発症する症例もあり，そのような症例では原発性硬化性胆管炎との鑑別が困難となる．

予想外の値が認められるとき
- 技術的な原因で誤差が生じるときには他の測定法（あるいは異なるメーカーの抗血清を使用）で確認する．

(藤田清貴)

5A010
IgG定量（髄液） 保
IgG, quantitative (cerebrospinal fluid)

略 CSF IgG　別 髄液IgG

測定法　ネフェロメトリー法
検体　髄液
基準値　IgG定量 0.5～4.0 mg/d*l*

異常値を呈する場合
増加　各種髄膜炎，脳炎，神経梅毒，多発性硬化症，亜急性硬化性全脳炎，神経Behçet病，Guillain-Barré症候群，全身性エリテマトーデス，高γ-グロブリン血症をきたす病態（骨髄腫，慢性肝疾患など）

次に必要な検査▶ 多発性硬化症：髄液オリゴクローナルバンド，myelin basic protein（MBP）．

プロフィール
- 髄液中には5種類の免疫グロブリンすべてが見出されているが，正常では最も多いIgGでも4 mg/d*l*以下ときわめて微量である．
- 髄液中のIgGは，血漿から血液脳関門を越えて由来したものと，中枢神経系内で産生されたものとがあり，特に後者は中枢神経系の病態を反映する指標として重要である．

臨床的意義と検査値の読み方
- 髄液中IgGは，上記のように多様な疾患で増加するが，その機序からは，①血中IgGの増加，②血液脳関門の破綻，③中枢神経内でのIgG産生増加，の3つに分類できる．このうち中枢神経系内でのIgG産生増加をきたす病態として臨床的に最も注目されるのが多発性硬化症である．多発性硬化症では脱髄巣における局所的なIgG産生が存在するとされ，髄液総蛋白に対するIgG比率（IgG%）が増加するのが

特徴である．
- 中枢神経内でのIgG産生を証明する指標として，次のIgG indexが用いられる．

$$\text{IgG index} = \frac{\text{CSF IgG/CSF albumin}}{\text{serum IgG/serum albumin}}$$

- 多発性硬化症では70～80%の例でIgG indexの増加を認める．そのほか，多くの中枢神経系感染症においてもIgG indexの増加が報告されており，中枢神経系内でのIgG産生が示唆されるが，疾患特異性には乏しい．

予想外の値が認められるとき
- 単純にIgG量で判断せず，髄液総蛋白（あるいはアルブミン）に対するIgG比率やIgG indexで評価する．前述のように，IgG indexでも感度は70～80%であり，陰性であっても多発性硬化症は否定できない．非特異的陽性が多い点にも注意すべきである．

(三宅一徳)

5A120
IgG合成比
IgG index

別 IgG-アルブミンindex

測定法　免疫比朧法（ネフェロメトリー）
検体　血清および髄液（ペアで提出）
基準値　＜0.60

異常値を呈する場合
高値　多発性硬化症，中枢神経系の感染症，中枢神経症状を伴った全身性エリテマトーデス（SLE）

次に必要な検査▶
- オリゴクローナルIgGバンドの検索．
- 髄液中の免疫グロブリンのκ/λ比およびIgGサブクラスの測定．
- IgA，IgM indexの測定．

プロフィール
- 中枢神経系組織内でのIgG合成能を知るための検査である．
- 多発性硬化症やその他の炎症性神経疾患では，中枢神経系組織内でIgGの合成が起こっていることが知られている．中枢神経系でのIgGの合成を知るため，髄液中のIgG値を総蛋白濃度との比で示した値（IgG%）が用いられており，その増加は主にIgGの中枢神経系での合成によるものと考えられている．しかし，IgG%が正常でも合成の存在を否定できないこと，IgA%，IgM%は脳血液関門の障害が高度となれば合成がなくとも上昇しうることなど，この指標の限界もある．
- アルブミンは肝でのみ合成され，その髄液中の存在はすべて血清よりの漏出によると考えられるため，脳血液関門の透過性の一つの指標となる．これに血清中のIgGとアルブミンの濃度も考慮に入れて，中

a　免疫グロブリン　469

枢神経系でのIgG合成を知るために，IgG合成比（IgG index）がよく用いられるようになった．
- IgG indexは髄液と血清中のIgGおよびアルブミンの量によって求められる．

IgG index ＝（髄液IgG×血清アルブミン）÷（血清IgG×髄液アルブミン）

臨床的意義と検査値の読み方
- 本検査は，多発性硬化症やその他の炎症性神経疾患が疑われるとき，または多発性硬化症，髄膜炎，SLEなどの治療効果をみるときに用いられる．
- 髄液中の免疫グロブリンの質的異常として，オリゴクローナルバンド（oligoclonal band）の出現が知られている．オリゴクローナルとは，ある抗原に対して反応するリンパ球（B細胞またはT細胞）のクローンの数が限定されている場合（2，3あるいは4，5クローンなど）をいう．すなわち，オリゴクローナルバンドが認められるということは，中枢神経系内である抗原刺激に対して免疫反応が起こり，特定のクローンが増殖して，その抗原を認識する免疫グロブリンが産生されていることを意味している．オリゴクローナルバンドは，電気泳動によってγ分画にM蛋白（monoclonal protein）様の数本のバンドとして観察される．多発性硬化症では，オリゴクローナルバンド（特にIgG）の陽性率が高く診断基準の中に取り入れられている．免疫抑制剤の治療ではIgG indexは低下するものの，オリゴクローナルバンドには変化はみられないとの報告がある．
- IgG indexの増加は，中枢神経系でのIgG合成を示唆しており，多発性硬化症やその他の炎症性神経疾患および感染症の補助的診断，経過観察などに重要な意義をもつ．脳出血，糖尿病ニューロパチー，圧迫性脊髄症などの循環障害がある場合にもIgGは増加するが，IgG indexは基準範囲内のことが多い．
- 多発性硬化症では，IgG indexの増加に加え，多くの例で単核球を主体とする細胞増多，総蛋白量の軽度上昇，IgGの増加などが観察される．そのIgGサブクラスは，ほとんどがIgG$_1$に属するという．さらにIgGはL鎖のkappa（κ）とlambda（λ）型の比（κ/λ）の増加が顕著になる．すなわち，髄液中ではκ鎖を多く含むIgGが，刺激されたB細胞や形質細胞から合成，放出されることを意味している．しかし，神経疾患では常にIgGのみが動くとは限らない．ときには異なったクラスの免疫グロブリンの上昇が指摘されている．①IgG増加が主で，IgA，IgMの増加は軽度か，またはないもの（多発性硬化症，脳炎），②IgA＞IgG，IgMの増加（種々の髄膜炎），③IgM＞IgG，IgAの増加（神経梅毒，ライム病），④IgG＞IgA，IgMの増加（ヘルペス脳炎）などである．
- ウイルス性髄膜炎と多発性硬化症でのIgG indexを比較すると，ウイルス性髄膜炎では正常であるのに対し，多発性硬化症の活動期には著明な高値を示す．ウイルス性髄膜炎では血液-脳関門の破壊により血液中の蛋白成分が移行したことが原因であり，多発性硬化症では中枢神経組織内でのIgG産生の亢進が原因である．

予想外の値が認められるとき
- 技術的な原因で誤差が生じるときは他の測定法（あるいは異なるメーカーの抗血清を使用）で確認する．

（藤田清貴）

5A090

免疫グロブリンE 保

immunoglobulin E

略 IgE　別 非特異的IgE，レアギン抗体

測定法	FEIA
検体	血清

基準値	1歳未満	1.36～19.32	（IU/m*l*）
	1～3歳	5.24～29.99	
	4～6歳	5.19～111.94	
	7～9歳	13.12～141.91	
	10～12歳	11.09～171.79	
	13～18歳	24.72～126.77	
	19歳以上	27.54～138.84	

異常値を呈する場合

高値 アレルギー疾患（気管支喘息，アトピー性皮膚炎，アレルギー性鼻炎など），寄生虫疾患，肝疾患（急性肝炎，慢性肝炎，肝硬変，原発性肝癌など），膠原病，IgE骨髄腫，気管支肺アスペルギルス症，高IgE症候群，ネフローゼ症候群，Hodgkin病，Behçet病，Wiskott-Aldrich症候群，DiGeorge症候群など

次に必要な検査 ▶ アレルギー疾患では特異IgEなどを検査する．特異IgEはその抗原によって通年性，季節性，吸入系，食餌系などさまざまであり，一般的に陽性率が高いものを機械的に選択するのではなく，患者の生活環境，職業やアレルギー症状と疑わしい抗原への曝露歴などについての詳細な問診が必要である．特異IgE抗体のほか，皮膚プリックテスト，ヒスタミン遊離テストなどを必要に応じて施行する．抗原チャレンジテストは症状発現の原因抗原を確定するために有用であるが，アナフィラキシー反応などに対する万全の備えが必要である．寄生虫疾患では糞便検査，その他は疑われる疾患によって適宜検索を進める．

低値 骨髄腫（IgE以外），慢性リンパ性白血病，H鎖病，サルコイドーシス，原発性および続発性免疫不全症

プロフィール
- IgEは免疫グロブリンの一種で，分子量は約20万である．
- 主に肥満細胞や好塩基球に発現する高親和性IgEレ

セプター（FcεRI）に結合する．抗原と細胞表面のIgEの結合が起きると架橋されたFcεRIのシグナルによってさまざまなケミカルメディエーターが放出され，I型アレルギー反応が惹起される．ヒスタミンは肥満細胞の顆粒中にあり，刺激で時間を待たずに放出され血管透過性亢進などを引き起こす．強い平滑筋収縮作用を有するロイコトリエンは抗原刺激によって合成されて放出される．
- ほかにも血小板活性化因子，トロンボキサンA_2，プロスタグランジンD_2, IL-4, IL-5, IL-13, IL-8, MIP-1α, RANTESなどが放出され，ヒスタミンによる即時相の反応に始まり，好酸球が主体となる数時間後の遅発相反応まで一連のアレルギー性炎症が引き起こされる．
- 血清IgE濃度は低く，他の免疫グロブリンがmg/dlで表記されるのに比べてIgEはng/dlのオーダーとなる．通常IgEはIU/mlで表され，1 IUはおよそ2.4 ngに相当する．補体活性化能を有する．
- IgEは，56℃，30分で不可逆的構造変化をきたす．半減期は約3日で，免疫グロブリン中，最も短い．胎盤は通過しないが臍帯血にも低濃度含まれる．

臨床的意義と検査値の読み方

- アレルギー疾患や寄生虫疾患で高値を示す．寄生虫疾患の減少とアレルギー疾患の増加に伴い，日常臨床ではアトピー素因を背景にした気管支喘息やアトピー性皮膚炎，食物アレルギー，アレルギー性鼻炎などの入り口の検査として末梢血好酸球数などと併せて用いられることが多い．
- IgEはアレルギーと密接に関係してはいるものの，不特定多数の患者間比較では総IgE値がアレルギー症状の強さを必ずしも反映しない．これは，IgE以外にアレルギー症状発現を調整するメカニズムが働いていることを示している．一般に花粉などの季節性アレルゲンがIgE上昇の主因である場合にはシーズン後に高く，その後低下し，ダニなどの通年性アレルゲンでは年間を通じて高値の場合が多い．
- アレルギー，寄生虫疾患以外では，SLE，関節リウマチなどの膠原病，肝疾患で高値となる場合がある．気管支肺アスペルギルス症はアスペルギルスに対するI，Ⅲ，Ⅳ型が関与するアレルギー性炎症であり，気管支喘息症状の増悪，茶色の膿栓を含む喀痰，IgE上昇，末梢血好酸球増加，喀痰中の好酸球，真菌，肺浸潤影，中心性気管支拡張などを特徴とする．ステロイドにて治療されることが多い．
- 疾患の頻度は高くないが高IgE症候群，Wiskott-Aldrich症候群，DiGeorge症候群などでもIgEの上昇をみる．高IgE症候群はJob-Buckley症候群とも呼ばれ，アトピー様皮膚炎，ブドウ球菌による皮膚化膿症，肺炎を繰り返し，白血球遊走能低下をみる場合が多い．乳歯が抜けにくい，脊椎側彎症，易骨折性などをみる場合がある．IgEは数千IU/mlに上昇し，末梢血中好酸球も90％の症例で上昇する．ブドウ球菌感染に長期抗生剤治療を要する．
- 一般臨床で遭遇するIgE高値では，圧倒的にアレルギー疾患が背景になっていることが多いが，自己免疫疾患，免疫系の異常，腫瘍性病変などの可能性も忘れてはならない．
- 異常低値はIgE以外の骨髄腫やB細胞系腫瘍性疾患のほかサルコイドーシスなどでみられることがある．

（萱場広之）

5A100
アレルゲン特異IgE 保

allergen-specific IgE antibody

別 特異的IgE

測定法　FEIA, CLEIA, EIA, CLIA
検　体　血清
基準値　陰性

異常値を呈する場合

陽性　アレルギー疾患（気管支喘息，アトピー性皮膚炎，アレルギー性鼻炎，アレルギー性結膜炎，蕁麻疹，アレルギー性胃腸炎，気管支肺アスペルギルス症，アナフィラキシーショック），寄生虫疾患など

次に必要な検査▶皮膚反応テスト，ヒスタミン遊離試験などを必要に応じて施行する．抗原チャレンジテストではアナフィラキシー反応などに対する万全の備えが必要である．アレルゲン特異IgE陽性は当該抗原への感作を示すが，臨床症状を惹起している真のアレルゲンとは断言できない．未調査のアレルゲンが重要な役割を演じている可能性もある．また，ラテックスとトロピカルフルーツなどのように交叉抗原性のあるものも少なくない．

陰性
- 詳細な問診で原因アレルゲンと思われるにもかかわらず陰性の場合は，検体保存などの測定上の問題も否定できないが，真のアレルゲンが隠されている場合もある．例えば，青身魚で蕁麻疹が出る患者で青身魚の特異IgEが陰性の場合は，しばしば寄生するアニサキスに陽性反応を示す．また，ほうれん草，トマト，タケノコ，チーズ，エビなどはIgEを介さずにアレルギー様症状を起こすことが知られている．真の責任アレルゲンが測定項目に含まれていない場合もある．

プロフィール

- 特異IgE抗体の存在は，対応抗原による感作を示し，アレルギー疾患の原因アレルゲン検索に用いられる．in vivoで行われる皮膚テストや誘発試験は，手間やまれに起こるアナフィラキシーなどの副反応，さらに患者が使用中の薬剤の影響などの問題があるが，特異IgE抗体はin vitroで安全に行えるため，アレルゲン検索の方法として広く行われている．
- 測定は固相化したアレルゲンに患者血清を反応させ，

■表5-1 CAP-RASTのスコア別判定

クラス	UA/ml	判定
0	0.34以下	陰性
1	0.35〜0.69	偽陽性
2	0.70〜3.49	陽性
3	3.5〜17.49	陽性
4	17.5〜49.9	陽性
5	50.0〜99.0	陽性
6	100以上	陽性

結合したIgEを標識した抗ヒトIgE抗体を用いて定量化する．放射性同位元素標識を利用したRAST（radioallergosorbent test）に代わって酵素抗体法を用いた種々の測定試薬が現在利用できる．

臨床的意義と検査値の読み方

- 結果はスコア化して報告される．ちなみにCAP-RASTでは0〜6までの7段階にクラス分けし，2以上を陽性とする（表5-1）．陽性であれば感作されていることを示すが，原因アレルゲンとして単純に確定できない．患者の症状やアレルギー反応が出る状況なども十分に吟味が必要である．スコアが高いほど対応抗原への感作が強いと考えられるが，スコアと臨床的重症度は必ずしもイコールではない．

（萱場広之）

5A100

アレルゲン特異IgE-MAST　保

allergen-specific IgE multiple antigen simultaneous test

別 MAST26

測定法 CLEIA
検体 血清
基準値 陰性

異常値を呈する場合

陽性 アレルギー疾患（気管支喘息，アトピー性皮膚炎，アレルギー性鼻炎，アレルギー性結膜炎，蕁麻疹，アレルギー性胃腸炎，アナフィラキシーショック）

次に必要な検査▶皮膚反応テスト，ヒスタミン遊離試験などを必要に応じて施行する．抗原チャレンジテストは原因抗原確定に有用であるが，アナフィラキシー反応などに対する万全の備えが必要である．

プロフィール

- MASTは当初，吸入系と食餌系に分けて16種類の項目を同時に測定するようになっていたが，現在は吸入系と食餌系を同時に26種類検査するものになっている．
- 測定原理は，26種類のアレルゲン結合セルロース糸にIgEを反応させ，ペルオキシダーゼ標識抗IgE抗体で特異IgEを検出する．測定にはルミノールの化学発光を用いるいわゆるCLEIA（chemiluminescent enzyme immunoassay）である．
- 項目は，吸入系はハウスダスト2，コナヒョウヒダニ，ブタクサ，ヨモギ，オオアワガエリ，ハルガヤ，スギ，ペニシリウム，クラドスポリウム，カンジダ，アルテルナリア，アスペルギルス，ネコ上皮，イヌ上皮の14項目，食餌系は卵白，大豆，小麦，米，マグロ，サケ，エビ，カニ，チェダーチーズ，ミルク，牛肉，鶏肉の12項目である．他の検査では特異IgE抗体1種類あたり約50 μlが必要なところ，上記26項目を200 μlという微量検体で検査できる．
- 上記項目は特異IgEのなかでも，一般的に陽性率の高い項目が選択されており，アレルゲンが推定できない場合に本法が選択される．多項目にわたって一度に検査されるため，保険点数（2006年改定）は1,430点（14,300円）となる．日常的外来血液検査としては安価な検査ではないので，検査の意義に加えておおよその費用についても説明しておいたほうがよい．

臨床的意義と検査値の読み方

- 結果はスコア化して報告される．判定はクラス0は陰性，1/0偽陽性，1〜3は陽性で，クラスが高いほど特異的IgE濃度が高いことを示す．
- 陽性であれば感作されていることを示すが，原因アレルゲンとして単純には確定できない．患者の症状やアレルギー反応が出る状況なども十分に吟味が必要である．スコアが高いほど対応抗原への感作が強いと考えられるが，スコアと臨床的重症度は必ずしもイコールではない．真のアレルゲンが検査項目以外に隠されている場合もある．

（萱場広之）

5A100

CAPファディアトープ　保

CAP Phadiatop

別 アトピー鑑別試験，ファディアトープ，12種吸入アレルゲン

測定法 FEIA
検体 血清
基準値 陰性

異常値を呈する場合

- 気管支喘息，アレルギー性鼻炎，アレルギー性結膜炎，アトピー性皮膚炎

次に必要な検査▶陽性の場合は，ファディアトープに含まれる12種類の抗原のいずれかに反応する特異IgE抗体を有していることを意味するので，特異IgEや皮膚反応テストで確定する．

プロフィール

- アレルギーのスクリーニング的検査の一つである．

CAP とは capsulated hydrophilic carrier polymer の略で，従来使用していたペーパーディスクの代わりに結合抗原量の多いセルローススポンジを用いることで検出感度を向上させたものである．

- アレルギー性鼻炎や気管支喘息で陽性率の高い吸入アレルゲン12種類を同時に検査する．本検査に混合して含まれるアレルゲンは花粉類では，スギ，シラカンバ（属），カモガヤ，ブタクサ，ヨモギ，ダニ類ではヤケヒョウヒダニ，コナヒョウヒダニ，カビ類ではカンジダ，アルテルナリア，動物上皮ではネコ上皮，イヌ上皮である．陽性の場合はこれらのうちどれかが陽性であることがわかるが，どの抗原なのかは特定できない．
- 日常臨床において症状や経過からアレルギー疾患が疑われるが，原因アレルゲンの推定が難しい場合などに行われる．花粉類では季節性から，カビ類では生活環境から，さらには動物ではペットの有無から推定が可能と思われがちだが，患者自身が気がつかずに抗原に曝露されている場合も多く，代表的アレルゲンについて大まかに陽性，陰性を判断できる本検査をアレルゲン検索の入り口として利用することもできる．
- 特異IgE検査は保険点数が1項目ごとに110点（実施料のみ）であるので，12項目すべて個別に調べると1,320点になるが，本検査は200点で実施できる．

臨床的意義と検査値の読み方

- 陰性の場合は上記12種類にIgEが関与して出現する症状ではないと判断できる．他のアレルゲンが関与する可能性は残るが，その推定には詳細な問診と観察が必要である．
- 陽性の場合は，12種のうちどのアレルゲンが陽性なのか確定するには特異IgEの検査が必要になる．

（萱場広之）

5A100
CAP マルチアレルゲン〈イネ科〉 保
CAP RAST mixed allergen test–grass pollen

別 マルチアレルゲン検査-イネ科

測定法 FEIA
検 体 血清
基準値 陰性（0.34 UA/ml 以下，クラス0）

異常値を呈する場合
- 気管支喘息，アレルギー性鼻炎，アレルギー性結膜炎，アトピー性皮膚炎

次に必要な検査 ▶ 陽性の場合は本検査に含まれる抗原（ハルガヤ，ギョウギシバ，カモガヤ，オオアワガエリ，アシ）のいずれかに感作されていることを示す．特異IgEや皮膚反応テストで確定する．

プロフィール
- CAP とは capsulated hydrophilic carrier polymer の略で，従来使用していたペーパーディスクの代わりに結合抗原量の多いセルローススポンジを用いることで検出感度の向上がはかられている．
- CAPマルチアレルゲンには，①イネ科（ハルガヤ，ギョウギシバ，カモガヤ，オオアワガエリ，アシ），②雑草（ブタクサ，ヨモギ，フランスギク，タンポポ，アキノキリンソウ），③食物（卵白，ミルク，小麦，ピーナッツ，大豆），④穀物（コムギ，トウモロコシ，コメ，ゴマ，ソバ），⑤動物上皮（ネコ皮屑，イヌ皮屑，モルモット上皮，ラット，マウス），⑥カビ（ペニシリウム，クラドスポリウム，アスペルギルス，カンジダ，アルテルナリア，ヘルミントスポリウム）の6種類のグループがある．
- 各々のグループに含まれる抗原を同時に検査する．陽性の場合はグループ内のいずれかの抗原に感作されていることがわかるが，どの抗原なのかは特定できない．各グループは複数のアレルゲンを含んでいるが，保険点数は1アレルゲンの特異IgE抗体測定と同じ110点で施行できる．例えば喘息とアレルギー性鼻炎を合併する患者に対して，特異IgEとしてダニ，ハウスダストの特異IgE抗体と，マルチアレルゲンのイネ科（5アレルゲン），雑草（5アレルゲン），カビ（6アレルゲン），動物上皮（5アレルゲン）の計23アレルゲンを検査した場合でも保険点数は6項目分の660点となる．
- マルチアレルゲン検査-イネ科ではハルガヤ，ギョウギシバ，カモガヤ，オオアワガエリ，アシが含まれる．空き地や公園は無論のこと，道路わきのごくわずかの土にも密生して生育するため，曝露の機会は少なくない．カモガヤが最も陽性率が高いが，イネ科植物は交叉反応性が高い．イネ科の多くは初夏に花を咲かせるが，一部は秋口に花をつけるため，アレルギー症状は1シーズンのみではなく，複数のシーズンにわたることがある．

臨床的意義と検査値の読み方

- 陰性の場合は，上記5種類にIgEが関与して出現する症状ではないと判断できる
- 陽性の場合は，5種のうちどのアレルゲンが陽性なのか確定するには特異IgEの検査が必要になる．

（萱場広之）

5A100
CAP マルチアレルゲン〈雑草〉 保
CAP RAST mixed allergen test–weed pollen

別 マルチアレルゲン検査-雑草

測定法 FEIA
検 体 血清
基準値 陰性（0.34 UA/ml 以下，クラス0）

異常値を呈する場合
- 気管支喘息，アレルギー性鼻炎，アレルギー性結膜炎，アトピー性皮膚炎

a 免疫グロブリン

次に必要な検査▶陽性の場合は本検査に含まれる抗原，ブタクサ，ヨモギ，フランスギク，タンポポ，アキノキリンソウのいずれかに感作されていることを示す．特異IgEや皮膚反応テストで確定する．

プロフィール

(☞「CAPマルチアレルゲン〈イネ科〉」のプロフィール，p.473)

- マルチアレルゲン検査–雑草ではブタクサ，ヨモギ，フランスギク，タンポポ，アキノキリンソウが含まれる．タンポポは春，フランスギクは春〜初夏，ブタクサ，ヨモギは晩夏から初秋，セイタカアワダチソウと抗原性を共有するアキノキリンソウは秋の花である．いずれも道端，空き地にあるありふれた草花であり，ブタクサはスギ花粉症が急増する前は花粉症の主因であった．ブタクサ，ヨモギ，アキノキリンソウ，キクは共通抗原性が高い．キク自体は虫媒花であり，花粉の飛散は少ない．

臨床的意義と検査値の読み方

- 陰性の場合は，上記5種類にIgEが関与して出現する症状ではないと判断できる．
- 陽性の場合は，5種のうちどのアレルゲンが陽性なのか確定するには特異IgEの検査が必要であるが，交叉反応も多い．

(萱場広之)

5A100
CAP マルチアレルゲン〈食物〉 保

CAP RAST mixed allergen test–food

別 マルチアレルゲン検査–食物

測定法	FEIA
検 体	血清
基準値	陰性（0.34UA/m*l*以下，クラス0）

異常値を呈する場合

- 蕁麻疹，アトピー性皮膚炎，気管支喘息，アナフィラキシーショック

次に必要な検査▶陽性の場合は本検査に含まれる抗原，卵白，ミルク，小麦，ピーナッツ，大豆のいずれかに感作されていることを示す．特異IgEやヒスタミン遊離試験などで確定する．

プロフィール

(☞「CAPマルチアレルゲン〈イネ科〉」のプロフィール，p.473)

- マルチアレルゲン検査–食物では卵白，ミルク，小麦，ピーナッツ，大豆が含まれる．いずれも小児アレルギー疾患の重要なアレルゲンである．卵白には熱にも強いオボムコイド，ミルクにはαs-1カゼイン，β-ラクトグロブリン，小麦にはω-5グリアジンなどのアレルゲンが含まれる．ピーナッツにはアレルゲンとしてArah1があり，煎ることで抗原性が高まる．

臨床的意義と検査値の読み方

- 陰性の場合は，上記5種類にIgEが関与して出現する症状ではないと判断できる．
- 陽性の場合は，5種のうちどのアレルゲンが陽性なのか確定するには特異IgEの検査が必要である．さらにはヒスタミン遊離試験，除去食による反応を参考に原因アレルゲンを絞り込むことが多い．乳幼児の食物アレルギーは成長とともに軽快することが多い．しばしば多くの食物に対して陽性反応を示す場合があるが，十分な栄養と健やかな成長を維持できるよう，アレルギー疾患の重症度によって慎重な対応が望まれる．

(萱場広之)

5A100
CAP マルチアレルゲン〈穀物〉 保

CAP RAST mixed allergen test–cereals

別 マルチアレルゲン検査–穀物

測定法	FEIA
検 体	血清
基準値	陰性（0.34UA/m*l*以下，クラス0）

異常値を呈する場合

- 蕁麻疹，アトピー性皮膚炎，気管支喘息，アナフィラキシーショック，アレルギー性結膜炎，アトピー性皮膚炎，職業アレルギー

次に必要な検査▶陽性の場合は本検査に含まれる抗原，コムギ，トウモロコシ，コメ，ゴマ，ソバのいずれかに感作されていることを示す．特異IgEやヒスタミン遊離試験などで確定する．

プロフィール

(☞「CAPマルチアレルゲン〈イネ科〉」のプロフィール，p.473)

- コムギはパン職人の職業アレルギーとしてゴマとともに注目されている．小麦粉中のω-5グリアジンのみならず，ダニアレルゲンやカビが混入した場合も原因としてあげられている．
- コムギはエビ，カニとならんで運動誘発アナフィラキシーを起こす場合がある．パンなどを食べた後の激しい運動で誘発される気分不快，呼吸困難を繰り返す場合には食物依存性運動誘発アナフィラキシーも考慮する必要がある．
- ソバアレルギーはアナフィラキシーなどの重篤な症状を呈することで有名である．ソバ成分をごく少量含んだ食物でも誘発されることがある．

臨床的意義と検査値の読み方

- 陰性の場合は，上記5種類にIgEが関与して出現する症状ではないと判断できる．
- 陽性の場合は，5種のうちどのアレルゲンが陽性なのか確定するには特異IgEの検査やヒスタミン遊離試験が必要である．小児のミルクや卵アレルギーは成長とともに軽快することが多いが，ソバ，ピーナ

ッツ，魚介類のアレルギーは生涯症状が持続するものが多い．

(萱場広之)

5A100
CAP マルチアレルゲン〈動物上皮〉　保
CAP RAST mixed allergen test-animal epithelium
別 マルチアレルゲン検査-動物上皮

測定法　FEIA
検　体　血清
基準値　陰性（0.34 UA/ml以下，クラス0）

異常値を呈する場合
- 蕁麻疹，アレルギー性鼻炎，アレルギー性結膜炎，アトピー性皮膚炎，気管支喘息．

次に必要な検査 ▶ 陽性の場合は本検査に含まれる抗原，ネコ皮屑，イヌ皮屑，モルモット上皮，ラット，マウスのいずれかに感作されていることを示す．特異IgEやヒスタミン遊離試験などで確定する．

プロフィール
(☞「CAPマルチアレルゲン〈イネ科〉」のプロフィール，p.473)
- マルチアレルゲン検査-動物上皮ではネコ皮屑，イヌ皮屑，モルモット上皮，ラット，マウスが含まれる．これらはペットによるアレルギーとの関連が強い．なかでもネコの毛嚢や皮脂腺に含まれる精製アレルゲン Fel d1 はきわめて抗原性が高く，ペットとして飼っていない場合でも感作されている場合が少なくない．飼育年数が長い場合には感作率も高くなると言われている．イヌ上皮精製アレルゲンはCan f1である．モルモット，ラット，マウスはペットとして飼われる場合も多いが，実験動物として繁殖されている．

臨床的意義と検査値の読み方
- 陰性の場合は，上記5種類にIgEが関与して出現する症状ではないと判断できる．
- 陽性の場合は，5種のうちどのアレルゲンが陽性なのか確定するには特異IgEの検査が必要である．アレルギー疾患の管理上はこれらの抗原に陽性反応がみられた場合，ペット飼育をあきらめてもらうのが好ましいが，長年飼育したペットを手放せないケースが多い．

(萱場広之)

5A100
CAP マルチアレルゲン〈カビ〉　保
CAP RAST mixed allergen test-moulds
別 マルチアレルゲン検査-カビ

測定法　FEIA
検　体　血清
基準値　陰性（0.34 UA/ml以下，クラス0）

異常値を呈する場合
- 気管支喘息，アレルギー性鼻炎，アレルギー性結膜炎，アトピー性皮膚炎，気管支肺アスペルギルス症．

次に必要な検査 ▶ 陽性の場合は本検査に含まれる抗原，ペニシリウム，クラドスポリウム，アスペルギルス，カンジダ，アルテルナリア，ヘルミントスポリウムのいずれかに感作されていることを示す．特異IgEやヒスタミン遊離試験などで確定する．

プロフィール
(☞「CAPマルチアレルゲン〈イネ科〉」のプロフィール，p.473)
- マルチアレルゲン検査-カビではペニシリウム，クラドスポリウム，アスペルギルス，カンジダ，アルテルナリア，ヘルミントスポリウムが含まれる．
- ペニシリウム（青かび）は食品や押入れ，畳などに発生する．
- クラドスポリウム（黒カビ）は風呂場やエアコン，結露を起こした壁などに発生し，空中浮遊し，気管支喘息などの原因真菌として重要である．
- アスペルギルス（コウジカビ）は食品や穀類，穀粉，土壌など広く分布する．アレルギー性気管支肺アスペルギルス症の原因抗原である．
- カンジダはヒトの口腔内や腸管に常在している．気管支喘息やアトピー性皮膚炎患者で陽性となることがある．
- アルテルナリア（ススカビ）は植物，土壌や家庭内ではシャワーカーテンやホースなどに発生し，空中飛散胞子によりアレルギー性鼻炎などを起こす．
- ヘルミントスポリウムは穀物，牧草，芝，サトウキビなどに発生し，暑く乾燥した日に胞子が放出される．米国の小児アレルギー性鼻炎もしくは喘息の患者の2～3割が陽性反応を示したという報告がある．

臨床的意義と検査値の読み方
- 陰性の場合は，上記6種類にIgEが関与して出現する症状ではないと判断できる．
- 陽性の場合は，6種のうちどのアレルゲンが陽性なのか確定するには特異IgEの検査が必要である．特定されれば，それぞれのカビの発生場所の傾向を説明し，居住環境の整備を行うことも重要である．

(萱場広之)

5A114
アレルゲン特異的IgG₄抗体
allergen-specific IgG₄ antibodies
別 アレルゲン特異的IgG

測定法　ELISA
検　体　血清
基準値　各抗原により異なり検査施設で参考値を設けている

a　免疫グロブリン

異常値を呈する場合
- アトピー性皮膚炎，気管支喘息，アレルギー性鼻炎，アレルギー性結膜炎，寄生虫疾患など

プロフィール
- IgG$_4$ は IgG の4つのサブクラス（IgG$_1$，IgG$_2$，IgG$_3$，IgG$_4$）の一つである．IgG$_1$ が全体の約60％を占めるが，IgG$_4$ はその15分の1程度で IgG 中最も少ない．半減期は21日である．他のサブクラスと異なり補体活性化能はない．レセプターは高親和性 IgG レセプター（FcγRⅠ：CD64）であり，FcγRⅡ（CD32），FcγRⅢ（CD16）へは結合しない．
- IgG$_4$ の働きに関してはいまだ議論が多い．IgE を介さず，IgG（主に IgG$_4$）を介する過敏反応を起こすとする説や，逆にアレルギー反応を抑制するという意見もある．前者の根拠として，肥満細胞上の FcγRⅠ クロスリンクがヒスタミンなどのケミカルメディエーターの放出を誘発することや，食物アレルギーにおいて除去食有効群の IgG$_4$ 抗体価が無効群に比して高値で，除去食により早期に低下することなどがあげられている．後者の根拠として，アトピー性皮膚炎や減感作療法を行ったあとの気管支喘息やアレルギー性鼻炎患者ではアレルゲン特異的 IgG$_4$ の上昇と臨床症状の改善があげられている．
- 減感作療法が効果をもたらすメカニズムとして，アレルゲン特異的 IgG$_4$ が IgE と高親和性 IgE レセプター（FcεRI）の結合を妨げる遮断抗体として働くことがあげられている．さらに肥満細胞にも発現する FcγRⅠ に結合した IgG$_4$ が，抗原を介して IgE−FcεRI に作用し，FcεRI のシグナルを抑制する機序も推定されている．
- 現在，測定はアレルゲンをコートしたプレートに血清を反応させ，さらに標識した抗ヒト IgG$_4$ モノクローナル抗体で IgG$_4$ を検出する ELISA で行われる．ダニ，ハウスダスト，カンジダ，卵白，牛乳，大豆，米，コムギなどが測定可能である．

臨床的意義と検査値の読み方
- 減感作療法中はアレルゲン特異的 IgG$_4$ 抗体の上昇に伴って IgE の減少と臨床症状の改善を呈するとされ，治療効果の目安として利用される．一般にアレルゲンへの頻繁な曝露によって，特異的 IgE の上昇に遅れて上昇するとされる．
- 食物アレルギー症状を呈する患者で IgE 抗体が陰性のときに測定される場合もある．

（萱場広之）

5A125
分泌型 IgA
secretory IgA
略 S-IgA

測定法　酵素免疫測定法（ELISA）
検　体　唾液

基準値　男性 323±95 μg/ml，女性 199±59 μg/ml

異常値を呈する場合
高値 慢性肝疾患，Aldrich 症候群，SLE，RA，ループス腎炎，アトピー性皮膚炎
　次に必要な検査▶ 自己免疫性疾患の合併の有無を確認する．

低値 選択的 IgA 欠損症，ataxia telangiectasia，感染症，橋本病，ネフローゼ
　次に必要な検査▶
- 先天性欠損症の場合は家系調査を行う．
- 感染症の有無とその種類を調べる．

プロフィール
- 唾液中の分泌型 IgA を定量することである．
- 分泌型 IgA は粘液，涙，唾液，母乳などの分泌液中では最も多い免疫グロブリンである．生体外から細菌などが侵入しやすい部分，すなわち口腔，咽頭，気管支，消化管などの粘膜に分泌型 IgA が存在し，細菌などの微生物と結合して体内への侵入を防ぐ．このような局所での防御機構は局所免疫とよばれており，IgA は局所免疫の中心的役割を果たしている．
- IgA 抗体は血清中にも存在し，その多くが分子量約17万の単量体であるが，粘膜面に存在する分泌型 IgA は，J 鎖（joining chain）によって結びつけられた二量体の IgA に polymeric Ig receptor（Poly-IgR）の分泌成分（secretory component：SC）が付いたものである（分子量38万〜39万）．
- ヒトの IgA 抗体には IgA$_1$ 型と IgA$_2$ 型の2つのサブクラスがあり，血清中の90％以上は IgA$_1$ 型であるのに対し，粘膜上ではおよそ半分は IgA$_2$ 型である．IgA$_2$ 型はある種の病原性細菌の産生するプロテアーゼによっても分解されない耐性をもち，IgA$_1$ 型と合わせてさまざまな病原体に対する防御機構を備えている．
- これらの IgA は粘膜下の粘膜固有層に存在する多数の形質細胞から分泌され，粘膜上皮細胞の基底膜側の細胞膜上に発現する Poly-IgR に J 鎖で結合し，そのまま Poly-IgR とともに上皮細胞内に取り込まれ，細胞内を横断し（トランスサイトーシス），Poly-IgR の一部（SC）を結合したまま残して切断され，粘膜面に放出されている．血清中の分泌型 IgA は，IgA に比べ，無視できるほど微量である．

臨床的意義と検査値の読み方
- 本検査は次のように行われる．
  ① IgA 濃度は正常範囲であるが，反復性の感染が認められるとき．
  ② 副鼻咽腔・気道の感染，および胃腸の障害を起こしやすいとき：分泌型 IgA 欠損症では気道，胃腸の侵される場合が多い．分泌型 IgA は細菌を凝集して細菌の粘膜面への付着，増生を抑制したり，非生物抗原と粘膜面で結合して粘膜からの吸収を抑制して体外にとどめる．ほかにはリゾチームと

共同して溶菌作用を示したり，ラクトフェリンの静菌作用を補助する．
- 分泌型IgAには抗細菌抗体，抗毒素抗体，ウイルス中和抗体，同種血球凝集素，アレルゲンに対する阻止抗体，自己抗体（抗内因子抗体，抗精子抗体）などが証明されている．

予想外の値が認められるとき
- 技術的な原因で誤差が生じるときは他の測定法（あるいは異なるメーカーの抗血清を使用）で確認する．

（藤田清貴）

5A135
免疫電気泳動（抗ヒト全血清使用） 保

immunoelectrophoresis (polyvalent antisera)

別 IEP（抗ヒト全血清），免疫電気泳動スクリーニング

測定法 免疫電気泳動法
検 体 血清，尿，髄液，その他
基準値 正常血清を対照にした免疫電気泳動パターンを基準として判断する．M蛋白は存在しない．

異常値を呈する場合
- 急性炎症型，慢性炎症型，慢性肝障害（肝硬変）型，ネフローゼ型，蛋白不足型，低（無）γ-グロブリン血症型，M蛋白血症型などいくつかの型に類型化される．
- M蛋白血症には，MGUS〔monoclonal gammopathy of undetermined significance；以前，良性M蛋白血症（benign monoclonal gammopathy：BMG）とよばれていた病態であり，リンパ系腫瘍やアミロイドーシスなどの基礎疾患を認めないもの〕，多発性骨髄腫，アミロイドーシス，慢性リンパ性白血病，B細胞性リンパ腫，マクログロブリン血症などが含まれる．

次に必要な検査▶
- 原疾患の診断に必要な検査．M蛋白血症やその他の免疫グロブリンの構造異常などが疑われた場合は，特異抗血清を用いた免疫電気泳動法によりM蛋白および異常免疫グロブリンの同定をする．
- 骨髄腫の可能性がある場合は，骨髄穿刺，各免疫グロブリン定量，尿中Bence Jones蛋白，骨のX-Pなどを測定する．
- 特殊な蛋白欠損症などの病態が示唆された場合は，その目的とする蛋白を別個に定量する．しかし病歴，臨床所見，他の基本的臨床検査からこのような特殊な病態が疑われる場合は免疫電気泳動法を省略し，個々の蛋白を定量することが費用対効果上からも推奨される．

プロフィール
- 血清蛋白は，セルロースアセテート膜を用いた電気泳動法により5つの分画に分離される（☞「蛋白分画」p.142）．免疫電気泳動法は，この各分画に含まれる蛋白の，より詳細な分析を目的として考案された．すなわち，寒天ゲル電気泳動法と平板内二重拡散法（Ouchterlony法）を組み合わせた，蛋白の半定量的分析法である．まず，寒天ゲルの試料孔に抗原（血清，尿，髄液など）を入れ，電気泳動を行い5つに分画する．その後，溝に抗血清を流し込み，抗原抗体反応を行う．この際に抗原としてヒト血清，抗体として抗ヒト全血清を使用すると，20種類以上もの沈降線が観察できる．

臨床的意義と検査値の読み方
- セルロースアセテート膜電気泳動法では解析が困難である個々の蛋白の異常が観察できる．すなわち，血清中のアルブミンや各グロブリン分画に存在するいくつかの代表的な蛋白の増減が半定量的に判定できる．その主なものは，トランスサイレチン（プレアルブミン），アルブミン，α_1-アンチトリプシン，α_2-マクログロブリン，トランスフェリン，IgG，IgA，IgMなどである．
- 最近は，個々の蛋白の半定量検査としての意義は薄れ，IgG，IgAおよびIgMの3種類のM蛋白（単クローン性免疫グロブリン血症）のスクリーニングとして使用されることが多い．使用する抗血清の特性によるが，IgDとIgEのM蛋白の検出は無理なことが一般的である．
- また，糸球体基底膜の分子ふるい効果の判定の一助にするために，尿蛋白の分析に使用することもある．日常初期診療で使用する検査ではなく，あくまでも精密検査として選択する検査である．なお，一般の医師によるセルロースアセテート膜電気泳動パターンの解釈がもっと確実になされるようになれば，現在実施されている免疫電気泳動のかなりの部分は不要となるであろう．

予想外の値が認められるとき
- わが国では，免疫電気泳動の判定は日本臨床検査医学会の臨床検査専門医などが行い，異常値を呈する代表的疾患に関するコメントが報告書に記されたうえで依頼した医師に検査成績が戻ることが一般的である．報告書の内容に問題，疑義がある場合は個々の報告書の判定医に問い合わせてほしい．

（熊坂一成）

5A135
免疫電気泳動（特異抗血清使用） 保

immunoelectrophoresis (specific antisera)

別 IEP（特異抗血清）

測定法 免疫電気泳動法
検 体 血清，尿，髄液，その他
基準値 正常血清を対照にした免疫電気泳動パターンを基準として判断する．M蛋白は存在しない．

異常値を呈する場合

(☞「免疫電気泳動（抗ヒト全血清使用）」p.477に記載)

プロフィール

- 抗ヒト全血清を使用した免疫電気泳動法では，20種類以上もの血清蛋白の沈降線が観察されるが，そのすべてが確実に同定できるわけではない．（☞「免疫電気泳動（抗ヒト全血清使用）」p.477）．これに対して，個々の蛋白に対する特異抗血清を用いた免疫電気泳動では，より確実に個々の蛋白の同定・解析が可能である．
- ごく微量なM蛋白血症（単クローン性免疫グロブリン：monoclonal protein）に関しては，免疫電気泳動法よりも電気泳動免疫固定法（immunofixation electrophoresis）のほうが，一般的に検出感度は高い．

臨床的意義と検査値の読み方

- 一般的にはM蛋白の重鎖クラス（IgG, IgA, IgM, IgD, IgE）およびL鎖の型（κ, λ）の同定に用いられる．
- 実際の免疫電気泳動の判定は日本臨床検査医学会の臨床検査専門医などの専門家がすることが多い．特定の蛋白欠損（低下）の検出にも役立つが，特異抗血清を用いた免疫電気泳動法よりも，現在では個別に定量することが勧められる．

予想外の値が認められるとき

(☞「免疫電気泳動（抗ヒト全血清使用）」p.477に記載)

(熊坂一成)

5A140

免疫グロブリンL鎖またはκ/λ比

immunoglobulin free light chain, κ/λ ratio

略 FLC，κ/λ　**別** 免疫グロブリン遊離L鎖，Bence Jones蛋白（目的として同義）

測定法	ラテックス凝集ネフェロメトリー（または比濁法）
検体	血清または尿
基準値	〈血清〉κ鎖：3.3～19.4 mg/l
	λ鎖：5.7～20.3 mg/l
	κ/λ比：0.26～1.65
	〈尿〉κ鎖：20 mg/l以下
	λ鎖：17 mg/l以下
	κ/λ比：0.16～4

異常値を呈する場合

- κ/λ比の異常を示す場合：多発性骨髄腫，原発性マクログロブリン血症，原発性ALアミロイドーシス，悪性リンパ腫，L鎖病などの免疫グロブリン異常を示す腫瘍

  次に必要な検査▶ 蛋白分画，免疫電気泳動（または固定法），骨髄像，生検（アミロイドーシスを疑う場合）．

- κ/λ比の異常を示さない場合
  高値 自己免疫疾患，慢性肝障害，感染症など免疫グロブリン濃度が増加する病態

プロフィール

- 正常な形質細胞は免疫グロブリン分子のうちH鎖とL鎖をバランスよく合成し，完全分子型の免疫グロブリンとして分泌するが，腫瘍化した細胞においてはL鎖を過剰合成し，免疫グロブリン分子に組み込まれなかったものは遊離L鎖として尿中へ漏出する（Bence Jones蛋白）．
- The Binding Site社によって開発された本検査は非結合型（遊離）のκ鎖とλ鎖を特異的に測定し，定量値ならびにどちらか一方への偏倚（κ/λ比の異常）をもってL鎖のモノクローナルな増加を判定し，形質細胞の腫瘍性疾患を診断するものである．感度，特異性とも高いため，これまで電気泳動法をベースにした方法で検出できなかった血中のモノクローナル遊離L鎖の検出を可能としている．
- なお以前行われていた，遊離L鎖に限定せずκ鎖，λ鎖を定量し，その比を指標とした検査は，上記の方法の出現によって意義は低下するものと思われる．

臨床的意義と検査値の読み方

- 電気泳動でのアプローチによりM蛋白の存在がわかっているが，多発性骨髄腫などの悪性のものか否か判定したい場合に威力を発揮する．悪性疾患では，それがbiclonalな状態でない限り，κ/λ鎖が偏倚してどちらかのL鎖が増加するはずである．遊離L鎖は尿へ漏出しやすいので尿での検出が有利と考えられてきたが，この高感度な方法により血中での検出も可能になっている．もちろん，モノクローナリティを直接みているわけではないので，適宜，電気泳動で主たるM蛋白を確認する．自己免疫疾患などポリクローナルな免疫グロブリン増加症でも異常値を呈するが，κ/λ比が大きく偏倚しないこと，他検査の状況から判断する．
- 原発性アミロイドーシスにおいては生検組織の免疫染色がうまくいかないことがあり，本検査の補助診断的重要性は高い．
- 尿でも測定可能である．

予想外の値が認められるとき

- M蛋白は抗体への反応性が一様ではないため，定量絶対値が正しいとは限らない．特に尿においては考え難い値となることもあるため，電気泳動のピークなどを適宜参照する．

(山田俊幸)

5A145

ベンスジョーンズ蛋白同定 保

Bence Jones protein identification

別 BJP同定，B-J蛋白同定

測定法 免疫電気泳動法

検　体 尿，血清

基準値 陰性

異常値を呈する場合

(☞「ベンスジョーンズ蛋白定性」p. 12に記載)

プロフィール

- ベンスジョーンズ蛋白（Bence Jones protein：BJP）は，単クローン性に産生された免疫グロブリンのL鎖（κ型ないしはλ型）であり，分子量が小さいために尿中に排泄される．腎障害が進行すると血中でもBJPが検出される．
- BJPの同定は，免疫電気泳動で，いずれの抗重鎖特異抗血清と反応せず，抗κ型，抗λ型特異抗血清のいずれか一つのみ反応するM-bow（単クローン性の沈降線）の形成を確認することによる（☞「ベンスジョーンズ蛋白定性」p. 12）．

臨床的意義と検査値の読み方

- BJPの存在が診断に有力な根拠となる場合に検査する．骨髄腫や原発性マクログロブリン血症，原発性アミロイドーシス，MGUSの鑑別診断に使用する（☞「ベンスジョーンズ蛋白定性」p. 12，「免疫電気泳動（特異抗血清使用）」p. 477）．

予想外の値が認められるとき

- わが国では免疫電気泳動によるBJP同定結果の報告書は，一般的に日本臨床検査医学会認定の臨床検査専門医などの専門家が作成する．報告書の内容に問題，疑義がある場合は個々の報告書の判定医に問い合わせてほしい．（熊坂一成）

5A150

オリゴクローナルバンド

oligoclonal bands

別 Oligo，オリゴ

測定法 アガロースゲル電気泳動法

検　体 髄液

基準値 陰性

異常値を呈する場合

陽性 多発性硬化症，亜急性硬化性全脳炎，単純ヘルペス脳炎，その他の神経疾患（神経梅毒，Guillain-Barré症候群，細菌性・真菌性髄膜脳炎）

次に必要な検査➤ 血清蛋白分画．

プロフィール

- 髄液蛋白の電気泳動でモノクローナル（M）な免疫グロブリン（通常はIgG）による複数の鋭い染色バンドを認めたとき，オリゴクローナルバンドとよぶ．多発性硬化症（multiple sclerosis：MS）に認められることでよく知られる現象である．疾患に免疫学的機序が関連していることの現れとして，限られたポピュレーションのリンパ球が活性化され，複数のM蛋白がみられると説明されている．

臨床的意義と検査値の読み方

- わが国のMS患者の約半数はオリゴクローナルバンド陽性といわれるほど頻度が高く，MSの診断に有用な検査として使われている．しかし，オリゴクローナルバンドはMSに特異的なものではなく，ウイルス感染症を含む各種中枢神経系炎症，変性疾患でも陽性となる可能性があることに留意する．
- その確定には血清の電気泳動も実施し，髄液のM蛋白が血中の，つまり全身性の要因で産生されたM蛋白でないことを確認する必要がある．

予想外の値が認められるとき

- わが国ではアガロース電気泳動し，高感度な銀染色で検出するのが一般的であるが，等電点分画やイムノブロッティングの導入は検出感度を高めるとされている．方法については検査部門に確認する．

（山田俊幸）

5A155

パイログロブリン

pyroglobulin

別 Pyro，パイロ

測定法 加熱法

検　体 血清

基準値 陰性

異常値を呈する場合

陽性 リンパ球・形質細胞の腫瘍性疾患（多発性骨髄腫，原発性マクログロブリン血症，慢性リンパ性白血病，悪性リンパ腫），自己免疫性疾患（SLEなど）

次に必要な検査➤ 蛋白分画，免疫電気泳動

プロフィール

- 血清を56℃，30分間加熱したさい白濁を生ずる現象をパイログロブリンとよぶ．白濁は不可逆性である．特殊な免疫グロブリンが起こす反応であるが，ほとんどがモノクローナルに増加した免疫グロブリンによるため，Bリンパ-形質細胞系の腫瘍性疾患が背景にある．
- 問題となる免疫グロブリンが56℃で構造変化を起こし，溶解性が減少することによるが，その詳細な機序は不明である．検査前処理として血清を56℃で非働化したときに偶発的に見出されるが，昨今非働化を要する検査はほとんどないため，まれなものとなっている．

臨床的意義と検査値の読み方

- 多発性骨髄腫をはじめとするBリンパ-形質細胞系

の腫瘍性疾患でみられ，正確な頻度は定かではないが，まれな現象と考えられる．
- パイログロブリンの存在そのものが臨床症状や多発性骨髄腫の予後などと関連しているという明確な証拠はないが，M蛋白の量が多い場合にみられやすい現象でもあるので，過粘稠度症候群の症状を呈する可能性もある．

予想外の値が認められるとき
- パイログロブリンをはじめ異常現象を起こす蛋白はM成分であることが多いので，蛋白分画，免疫電気泳動で確認する． （山田俊幸）

5A160
クリオグロブリン
cryoglobulin
別 Cryo，クリオ

測定法	寒冷（遠心）沈殿法
検体	血清（血清分離までなるべく37℃で扱う）
基準値	陰性

異常値を呈する場合
陽性 C型肝炎，リンパ球・形質細胞の腫瘍性疾患（多発性骨髄腫，原発性マクログロブリン血症，慢性リンパ性白血病，悪性リンパ腫），自己免疫性疾患（SLE，Sjögren症候群，関節リウマチなど），感染症，その他基礎疾患不明のもの

次に必要な検査▶免疫電気泳動でクリオの構成成分を同定する．クリオの量（％）を測定する．ウイルス肝炎の精査など．

プロフィール
- 血清を4℃に放置すると白色沈殿を生じたり，ゲル化するなど異様なサンプル外観を呈し，37℃にすると，これらの異常沈殿が再溶解する現象（物質）をクリオグロブリン（Cryo）とよぶ．これは免疫グロブリンのある分子種が温度変化により，立体構造が変化し溶解性を減ずるためといわれている．
- 沈殿物を構成する免疫グロブリンがモノクローナル成分による場合をタイプ1，モノクローナル成分とポリクローナル成分の混合からなるものをタイプ2，ポリクローナル成分からなるものをタイプ3とよぶ．タイプ1はモノクローナル蛋白（M蛋白）を産生する基礎疾患が背景にあり，タイプ2，3はポリクローナルにBリンパ球が活性化される病態が基礎にあることが多い．タイプ2，3はリウマトイド因子活性を有する免疫グロブリンが含まれることもある．
- クリオがみられる状態をクリオグロブリン血症とよぶが，無症状のものと，寒冷環境で実際に生体内でクリオが生成され，レイノー症状などの末梢循環障害を示すものがある．

臨床的意義と検査値の読み方
- タイプ1はリンパ・形質細胞系の腫瘍性疾患，すなわち多発性骨髄腫，原発性マクログロブリン血症，慢性リンパ性白血病，悪性リンパ腫などでみられる．ある程度の量のM蛋白が必要であるため，クリオが発見の端緒となるというより，基礎疾患の観察中に遭遇する可能性が高い．
- タイプ2，3はC型肝炎，自己免疫性疾患（SLE，Sjögren症候群，関節リウマチなど），感染症でみられ，クリオの発見が端緒となることもありうる．
- 頻度的に重要なのはC型肝炎で，報告によっては8〜9割の患者にみられる．

予想外の値が認められるとき
- クリオグロブリン以外のもの（クリオフィブリノゲン，フィブリン析出など）かどうか確認する．
- クリオの検出法は試験管内沈殿（と再溶解）をみるスタンダードな方法があるが，感度の高いアガロースゲル沈降法も一部の検査機関で採用されている．方法については検査部門に確認する．
- クリオの存在により試験管内で補体が活性化し，説明のつかない低血清補体価がみられることがある（補体のcold activation）． （山田俊幸）

5 b 補体および関連物質

5B010
CH50　保

50% hemolytic unit of complement
別 補体価

測定法　リポゾーム免疫測定法
検　体　血清
基準値　30～46 U/ml（参照値）

異常値を呈する場合

高値　リウマチ熱，関節リウマチ，血管炎症候群，感染症などの炎症性疾患，悪性腫瘍など．

　次に必要な検査▶臨床所見，CRP，SAAなどの血液検査を参考に次の検索を進める．臨床的意義は少ない．

低値

- 主として補体古典経路の活性化による場合：全身性エリテマトーデス（SLE），悪性関節リウマチ，混合性結合組織病などの結合組織病，自己免疫性溶血性貧血（AIH），遺伝性血管神経性浮腫（HANE），血清病，クリオグロブリン血症など
- 主として補体第2経路の活性化による場合：急性糸球体腎炎，膜性増殖性腎炎，エンドトキシンショック，クリオグロブリン血症など．まれではあるが，補体第2経路由来のC3転換酵素C3bBbの制御因子であるI因子欠損症．
- 補体成分の産生低下による場合：肝硬変，劇症肝炎，補体成分欠損症
- 採血後の補体活性化：補体cold activation（血清血漿補体価解離現象ともよばれる），クリオグロブリン血症

　次に必要な検査▶C3，C4などの補体成分の測定を行う．SLEなどの免疫複合体疾患が疑われる場合には免疫複合体を測定する．経過を追ってCH50，C3，C4を測定する．補体cold activationではEDTA血漿による再検．

プロフィール

- 補体価（CH50）は古典経路を介した総合的な補体活性を表す．ヒツジ感作赤血球は，補体第1成分C1を活性化し，その後補体成分C4，C2，C3を次々と活性化し，最終的にC8あるいはC9まで反応が進むと溶血する．
- 原法では至適濃度の溶血素で感作されたヒツジ赤血球（EA）5×10^{8}個を，7.5mlの反応液中で，37℃，60分反応させたとき，50％の溶血を生じる補体の量を1CH50と定義している．補体価は血清1mlに含まれる補体の量を表す．例えば30CH50/mlであれば，上記の反応条件において30倍希釈血清を1ml加えると50％の溶血を生じることになる．
- 補体系はC1からC9までの成分，ならびにB，D因子の補体成分とC1インヒビター，I因子（C3b inactivator），S-proteinなどの補体系の制御因子から成り立つ．C1から始まる活性化経路が古典経路であり，D，B，C3を経由する経路が第2経路である．C1を介さずに活性化が生じるマンノース結合蛋白（MBP）が関与するのがレクチン経路である．IgG，IgMが関与する免疫複合体では古典経路を，IgAの場合には第2経路を活性化する．第2経路はLPS，zymosan，感作されていないウサギ赤血球でも活性化される．

臨床的意義と検査値の読み方

- CH50は病態への補体系の関与を推測するスクリーニング検査として重要である．高補体価より低補体価が臨床的には重要であり，免疫複合体疾患，慢性肝疾患，補体成分欠損症などで低下する．
- 補体価の低下は，①血中免疫複合体による補体系の活性化，②補体蛋白成分の産生低下，③異化の亢進，④先天的補体欠損，異常症などによるが，臨床的に重要なのは補体系の活性化と補体欠損症である．
- 補体古典経路の活性化ではCH50とともにC4，C3の両成分が低下する．一方，補体第2経路の活性化では，C3低下が優位でC4は正常のことが多い．
- 著しい肝機能障害では肝臓における補体産生が障害されC3，C4ともに低下する．慢性肝炎，肝硬変で高頻度に認められる補体cold activationは採血後，保存中にクリオグロブリンなどにより補体が活性化される現象であり，CH50は低下するがC3，C4は正常値を示す．
- 補体成分欠損症ではC9欠損症を除き著しい低CH50を示す．C9欠損症ではCH50は10～15U/mlを示すことが多いが，炎症性疾患の合併時には逆に高値を示すことがある．

予想外の値が認められるとき

- 補体の低下が採血後の低下でないことを確認する．
- 慢性肝疾患（特にC型肝炎）の血清は低温保存により補体価が低下する頻度が高い．これは血清・血漿補体価解離現象，あるいは補体cold activationとよばれる現象である．EDTA血漿を用いて補体価を再検する．

（竹村周平）

5B023
C3
保

C3

別 補体第3成分，$\beta_1 C/\beta_1 A$ グロブリン

測定法　TIA
検　体　血清
基準値　86〜160 mg/dl（参照値）

異常値を呈する場合

高値　感染症，炎症，悪性腫瘍で上昇する．臨床的な意義は少ない．

低値　全身性エリテマトーデス（SLE），悪性関節リウマチ，混合性結合組織病，血清病，膜性増殖性糸球体腎炎，急性糸球体腎炎，慢性肝炎，肝硬変，C3欠損症，I（C3b inactivator）欠損症など

次に必要な検査▶CH50，C4を同時に測定し，①補体系の活性化による低下か，もしそうなら古典経路，第2経路のいずれの活性化による低下か，②補体成分の産生低下によるか，あるいは，③ in vitro における低下か，を推測する．免疫複合体疾患を疑えば流血中免疫複合体の測定，抗核抗体をはじめとする自己抗体の測定を行う．

プロフィール
- 補体第3成分（C3）は血漿蛋白の一つである．
- C3は血中に最も多く存在する補体成分の一つで，電気泳動上 $\beta_1 C$ の位置にあるが，活性化を受けると $\beta_1 A$ に移動するためC3としては $\beta_1 C/\beta_1 A$ グロブリンともよばれる．分子量19万，2本のポリペプチド鎖からなる糖蛋白である．
- 肝細胞で産生され，細菌などの感染防御に重要な働きをもつ．
- C3活性とC3蛋白量とは多くの場合相関しているので，簡便である蛋白量測定を用いている．

臨床的意義と検査値の読み方
- 補体成分C3，C4は，CH50と併せて測定し，SLE，悪性関節リウマチなどの診断，活動性の指標，治療の指標として用いる．
- C3は古典経路（免疫複合体などにより活性化），第2経路（菌体成分などで活性化）ならびにレクチン経路の合流点にあたり，いずれの補体経路にも関与している．
- C3，C4，CH50を同時に測定することにより，補体活性化経路の推測に役立つ．すなわち，CH50低下，C4低下は古典経路の活性化を，CH50低下，C4正常，C3低下では第2経路の活性化を推測する．
- まれではあるがC3欠損症が存在する．この場合にはCH50は著しい低値となり，易感染性を示す．

（竹村周平）

5B024
C4
保

C4

別 補体第4成分，$\beta_1 E$ グロブリン

測定法　TIA
検　体　血清
基準値　17〜45 mg/dl（参照値）

異常値を呈する場合

高値　急性期反応蛋白として上昇するが，臨床的意義は少ない．

低値　全身性エリテマトーデス（SLE），悪性関節リウマチ，混合性結合組織病，血清病，播種性血管内凝固症候群（DIC），多臓器不全，血管神経性浮腫（遺伝性，後天性），慢性肝炎，劇症肝炎，クリオグロブリン血症，C4欠損症など

次に必要な検査▶CH50，C3を同時に測定するのが望ましい．CH50，C3，C4の低下のパターンと病態から低下の機序を推測する．すなわち，①補体系の活性化による低下か，もしそうなら古典経路，第2経路のいずれの活性化による低下か，②補体成分の産生低下によるか，あるいは，③ in vitro における低下か，を推測する．免疫複合体疾患を疑えば流血中免疫複合体，抗核抗体をはじめとする自己抗体などの測定．

プロフィール
- 補体第4成分（C4）は血漿蛋白の一つである．
- C4は電気泳動上 β_1 分画にあり $\beta_1 E$ グロブリンともよばれ，分子量19.8万の糖蛋白で，α，β，γ の3本のポリペプチド鎖からなる．マクロファージ，単球，肝細胞で産生される．
- C4活性とその蛋白量は多くの場合相関しているので，簡便な蛋白量の測定を行う．

臨床的意義と検査値の読み方
- 補体成分は補体価（CH50），C3，C4と併せて測定し，免疫系が関与する疾患の診断や治療効果の判定，経過観察に用いる．なかでもSLE，悪性関節リウマチ，混合性結合組織病などの結合組織病では有用な指標である．
- C4は古典経路（免疫複合体などにより活性化）の2番目に働く成分で，その低下は古典経路の活性化による．一方，C4正常でC3低下の場合は第2経路（菌体成分LPSなどで活性化）の活性化による．
- SLEではC4低下はCH50とともに疾患活動性のよい指標となる．まれではあるが，SLEにおいてC4欠損症を合併する．SLE活動性が低いのに著しい低C4がある場合，またC4が異常低値で治療による改善が認められない場合には疑ってみる．

予想外の値が認められるとき
- 蛋白定量のため特に問題はない．ただC3，C4ともに正常範囲内でCH50が低値の場合は，補体cold ac-

tivationによる採血後のCH50低下を疑い，EDTA血漿でCH50を再検する．特に慢性肝疾患，クリオグロブリン血症で頻度が高い．
（竹村周平）

5B040
C1q

C1q

測定法 免疫比濁法（ネフェロメトリー）
検体 血清
基準値 8.8～15.3 mg/dl（参照値）

異常値を呈する場合
高値 関節リウマチ（RA），進行性全身性硬化症（PSS），アナフィラキシー性紫斑病
次に必要な検査▶臨床的意義は少ない．各疾患に応じた検査
低値 全身性エリテマトーデス（SLE），混合性結合組織病（MCTD），悪性関節リウマチ（MRA）などの結合組織病，後天的血管神経性浮腫（C1インヒビター欠損）
次に必要な検査▶
- 結合組織病ではCH50，C3，C4を測定するのが一般で，C1q測定の臨床的意義は少ない．
- 血管神経性浮腫が疑われる場合には，C1インヒビターの活性測定．

プロフィール
- C1qは補体第1成分（C1）の亜成分の一つであり，補体活性化経路である古典経路の最初の反応成分である．1分子のC1qが各々2分子のC1r，C1sとともにCa^{2+}の存在下でC1を形成している．抗原抗体複合物の認識上重要な成分であり，抗原抗体複合物のIgGやIgMのFc部分にC1qが結合する．
- 一般に炎症に際して上昇を示すことから，C5，C9あるいはCRPなどと同様に急性期反応蛋白の一種と考えられる．
- コラーゲン様部分と球状蛋白からなる独特の構造を示す．細菌のリピッドAや腫瘍ウイルス，DNA，尿酸結晶，カルジオリピンなどとも反応する．
- 分子量は約40万，3本のポリペプチド鎖からなる糖蛋白で，電気泳動上γ$_2$分画に位置する．産生は腸管円柱上皮，膀胱の移行上皮細胞，線維芽細胞，単球，マクロファージなどである．

臨床的意義と検査値の読み方
- 補体系の関与する疾患，すなわち結合組織病をはじめとする自己免疫疾患などでは，血中補体量は免疫複合体などに吸着され低値を示すとされるが，C1qは異常高値を示す場合が多い．
- 急性期反応蛋白の一つともいわれるように，補体の関与する疾患において，診断，治療効果の判定，経過観察の上で有用である．古典経路の最初の反応成分ではあるが，C4あるいはC2蛋白量の方が活性化

の程度を鋭敏に反映する．
- 血管神経性浮腫はC1 INH異常が一因となる．C1 INH異常は蛋白欠損と機能欠損があり，遺伝性と獲得性がある．先天性のC1 INH欠損症（遺伝性血管神経性浮腫：HANE）ではC1qは基準値を示すのに対し，リンパ系増殖性疾患や自己免疫系疾患に合併して生じることのある後天的な獲得性血管神経性浮腫（ANE）ではC1qは低値を示すため，両者の鑑別に有用である．
（竹村周平）

5B045
C1インアクチベーター 保

C1 inactivator

略 C1 INA **別** C1エステラーゼインヒビター，C1インヒビター，C1INH，C1エステラーゼ制御因子

測定法 発色性合成基質法
検体 クエン酸血漿
基準値 80～125％（参照値）

異常値を呈する場合
低値 遺伝性血管神経性浮腫（HANE），後天性血管神経性浮腫，肝疾患（肝硬変，劇症肝炎）
次に必要な検査▶CH50，C3，C4の補体一般検査．C1q蛋白定量など．

プロフィール
- C1インアクチベーター（C1 INA）活性は，一定量の活性化C1sに対し，被検血漿中のC1 INAを反応させ，残存するC1s活性を合成基質加水分解による発色の程度を調べ求める．標準血漿に対する％で活性を表す．
- C1 INAはC1エステラーゼ（活性型C1s）活性に対する阻止因子として発見され，活性化補体第1成分阻止因子と名付けられた．主に肝で産生され分子量10万，ノイラミノグリコプロテインともいわれるシアル酸含有が多い糖蛋白である．易熱性で電気泳動上α$_2$に位置する．
- 補体第1成分（C1）は1つのC1qにC1rとC1sの各2分子が会合した巨大分子で，補体系古典経路活性化の始動に必須の成分である．血清中では未活性化のC1rとゆるく結合した不活性型で，C1qが免疫複合体などと結合すると，C1qの高次構造が変化しC1 INAが外され，C1rが活性化され，次いでC1sが活性化される．C1sはC2，C4を活性化し，この活性化に伴いC1 INAはC1r，C1sに1：1で非共有結合することで失活させ，C1のサブユニットは解離する．
- C1 INAは補体系（C1）のみでなく，線溶系（プラスミン），凝固系（XIIa，XIa）やキニン系（カリクレイン）に関与するセリンプロテアーゼをも阻害する．

臨床的意義と検査値の読み方

- C1 INAの先天性欠損症として遺伝性血管神経性浮腫（hereditary angioneurotic edema：HANE）が起こる．C1 INA活性の著明な低下と臨床症状ならびにCH50，C4蛋白量の低値が浮腫の出現時に認められる．C1 INA欠損は，C1 INA蛋白欠損（Ⅰ型）と，蛋白は存在するが活性のない機能不全（Ⅱ型）に大別される．Ⅰ型は正常の蛋白量の30％以下であるが，Ⅱ型は100～200％の高値を示す．一般的には，蛋白量と活性値は相関している．
- 白血病や自己免疫性疾患で後天的にC1 INAの消費が起こると，HANEと同様の症状を示す例が知られている．先天的HANEであるC1 INA欠損症ではC1qは基準値を示すのに対し，後天的血管神経性浮腫では低値を示すので，C1qの測定は鑑別に有用である．
- C1 INA欠損症は一過性の無痛性，限局性の皮膚，粘膜（気道，腸管）浮腫が認められ，発作時期の補体検査で補体価（CH50），C4が低値の場合に強く疑う．HANE患者に対し，HANE発作時にはC1 INA濃縮製剤が治療に用いられる．
- 糖尿病患者においては，血管病変の進行に伴い増加すると報告されている．妊娠後期には減少する．

予想外の値が認められるとき

- 保存条件を見直す（cold activationの影響を受ける）．

（竹村周平）

5B050

B因子　保

factor B

別 C3プロアクチベーター，ファクターB

測定法	免疫比濁法（ネフェロメトリー）
検体	血清
基準値	18.9～38.3 mg/dl（参照値）

異常値を呈する場合

低値 膜性増殖性糸球体腎炎，急性糸球体腎炎，全身性エリテマトーデス（SLE），播種性血管内凝固症候群（DIC），多臓器不全，Ⅰ因子欠損症，H因子欠損症，など

次に必要な検査▶

- CH50，C3，C4の測定．
- C3bBbに対する自己抗体C3NeFの検索．
- 必要に応じ他の補体成分，補体分解産物の測定．

プロフィール

- 補体活性化の第2経路（alternative pathway）に関与する因子である．C3の活性化に関与することからC3プロアクチベーターともよばれている．
- B因子は第2経路においてD因子により活性化されBaとBbに分解される．C3活性化により生じたC3bと反応してできたC3bBb複合体はC3転換酵素として働き，C3をC3aとC3bに分解する．さらにC3bがC3bBbと反応した(C3b)nBbはC5転換酵素として作用する．第2経路の増幅機構によりC3の分解が促進される．
- 主に肝臓，単球，マクロファージで産生され，分子量約7.1万の単一鎖の糖蛋白で，電気泳動上β分画に位置する．
- 遺伝子はC2，C4に対するのと同じくヒト第6染色体のMHC領域にある．

臨床的意義と検査値の読み方

- 自己免疫疾患や結合組織病，腎疾患をはじめとし，そのほか多数の疾患で補体系が関与する．補体の関与を疑えばまずCH50，C3，C4を測定する．CH50が低値でC4正常，C3低下があれば補体第2経路の活性化を推測する．その場合にはB因子を測定する．
- 補体第2経路の関与する疾患の中で膜性増殖性糸球体腎炎の血清中にはC3bBb複合体に対する自己抗体（C3 NeF：C3 nephritic factor）が出現する．C3 NeFは結果的に補体Ⅰ因子の作用を阻害するため，第2経路の活性化が持続的に起こりC3の低下とともにB因子も減少する．
- B因子の完全欠損症はまだ報告されていないが，低下をみた場合，Ⅰ因子欠損による第2経路の活性化の亢進による二次的低下も考慮する．

（竹村周平）

5B022, 025, 026, 027, 028, 029

補体その他（C2, C5, C6, C7, C8, C9）

C2, C5～C9

別 補体第2成分，補体第5～第9成分

測定法	SRID
検体	EDTA血漿
基準値	C2：1.6～3.6 mg/dl
	C5：8～15 mg/dl
	C6：2.5～4.5 mg/dl
	C7：2.4～4.6 mg/dl
	C8：5.5～8.9 mg/dl
	C9：2.7～7.3 mg/dl（すべて参照値）

異常値を呈する場合

高値 炎症性疾患，悪性疾患などで上昇するが臨床的意義は低い．

低値 全身性エリテマトーデス（SLE），悪性関節リウマチ，播種性血管内凝固症候群（DIC），多臓器不全症，血清病，自己免疫性溶血性貧血，急性糸球体腎炎，ループス腎炎，膜性増殖性糸球体腎炎，遺伝性血管神経性浮腫（C1 INH欠損症），それぞれの補体成分欠損症，その他

次に必要な検査▶ 補体成分欠損症を疑えば各補体成分活性の測定を行う．

プロフィール

〈C2〉
- 補体系活性経路である古典経路（classical pathway）の初期反応成分である．
- C2は血中では活性のない前駆体として存在するが，補体系が活性化されると，C4とともにC3を活性化する．
- 分子量約11.7万の1本鎖の糖蛋白であり，β_1の易動度を示す．
- 肝細胞，単球，マクロファージで産生される．C2遺伝子座はC4や補体B因子と同じくヒト第6染色体上のHLA領域にある．
- C2の活性化（古典経路の中での反応）
  ①抗原抗体複合体にC1qを介してC1が結合．
  ②C1が活性化されてエステラーゼ活性をもつ．
  ③活性化型C1によりC4がC4aとC4bに分解．
  ④C4bは抗原と結合し抗原抗体複合体上に残り，活性のないC2前駆体と結合（C4bC2の形成）．
  ⑤活性型C1がC2からC2bを切り離す（C4bC2aの形成）．
  ⑥C4bC2aはC3転換酵素として働く．
- なお，血中のマンノース結合蛋白（MBP）が細菌や真菌表面のマンノースやN-アセチルグルコサミンに結合すると，C4，C2が活性化される．レクチン経路という．

〈C5～C9〉
- C5は古典経路（classical pathway），第2経路（alternative pathway）あるいはレクチン経路のいずれの経路からも産生されるC5転換酵素〔C4b2a3bあるいは(C3b)nBb〕により活性化される．C6，C7，C8，C9とともに膜侵襲複合体（MAC：membrane attack complex）を形成し，溶血や溶菌作用を発揮する．補体系の活性化機構のなかで後期反応成分とよばれている．
- C5は分子量18万，α，β2本のポリペプチドからなる糖蛋白であり，電気泳動上β_1分画にあり，β_1Fグロブリンともいわれる．C5の分解産物であるC5aはアナフィラトキシンとしての強力な作用を示す．
- C5は肝臓，脾臓，肺，骨髄などで産生されるが，主としてマクロファージと考えられている．
- C6は主に肝臓で産生され，分子量12.8万の単一鎖の糖蛋白で，電気泳動上β_2分画に位置する．
- C7は分子量約11万の単一鎖の糖蛋白で，電気泳動上β_2分画に位置する．
- C8は分子量約16.3万の糖蛋白である．3本のポリペプチド鎖からなり，α鎖とγ鎖がジスルフィド結合で，β鎖はこれらに非共有結合しており，電気泳動上γ_1分画に位置する．
- C9は分子量7.1万の単鎖の糖蛋白で，電気泳動上α分画に位置する．補体成分のなかでは，C5とともに炎症に際し上昇し，急性期反応蛋白の一種と考えられている．

臨床的意義と検査値の読み方

- C2は補体の初期反応成分であり，古典経路を介して活性化され低下する．C4と類似の変動を示すため，古典経路の活性化の指標としては，血中量も多いC4が測定されることが多い．
- 慢性肝疾患などでは，産生細胞の機能低下によりC2は低値を示す．また採血後の試験管内において，血清を低温に保存するとC2，C4の蛋白量は変化しないが，活性が低下する補体cold activationがC型肝炎で高頻度に認められる．まれにC2欠損症が認められる．人種差があり，白人に高頻度に認められ，東洋人，黒人には少ない遺伝的疾患である．
- C5の活性化は補体の古典経路，第2経路，レクチン経路のいずれの活性化経路を経ても起こるため，C3と類似の動態を示す．しかし，C5転換酵素は抑制因子Ⅰに不活化されるため，C5はC3よりも低下を示す頻度は少ない．逆に高値は炎症の際に認められる．
- C5欠損症は，蛋白欠損例と，蛋白は存在するが機能的に異常なC5機能不全症が知られている．後者ではC5の溶血活性や蛋白量は正常であるが，貪食作用が欠損している．反復する感染症（易感染性）を示すことが多い．
- C6欠損症では，易感染性（淋菌感染症，髄膜炎などグラム陰性球菌による感染症）やレイノー症状が認められる．
- C7欠損症では，レイノー症状や易感染性（淋菌感染症，髄膜炎などグラム陰性球菌による感染症）が認められる．
- C8欠損症では後期補体成分欠損と同じく，易感染性（淋菌感染症，髄膜炎などグラム陰性球菌による感染症）が認められる．
- C9欠損症においても，易感染性（淋菌感染症，髄膜炎などグラム陰性球菌による感染症）が認められることが多い．日本人における補体成分欠損症のなかで，最も高頻度（1,000人に1人）に認められる．
- C9欠損症におけるCH50は正常人の約1/3を示すことが多いが，C9は急性期反応蛋白であるため，C9欠損症であっても，炎症性疾患合併の場合にはCH50は基準値～高値を示すこともある．

（竹村周平）

5B060, 061, 062

補体フラグメントC3a, C4a, C5a

anaphylatoxin C3a, C4a, C5a

別 補体分解産物 C3a, C4a, C5a，アナフィラトキシン

測定法 RIA（二抗体法）
検　体 プロテアーゼ阻害剤加EDTA
基準値 C3a：50～200 ng/ml
　　　　　 C4a：50～250 ng/ml
　　　　　 C5a：20 ng/ml以下　（参照値）

異常値を呈する場合
高値 膜性増殖性糸球体腎炎，全身性エリテマトーデス，混合性結合組織病，悪性関節リウマチ，播種性血管内凝固症候群（DIC），血清病，アナフィラキシーショック，C1インヒビター欠損症，カルボキシペプチダーゼB欠損症，その他

低値 先天性補体成分欠損症（C3，C4，C5）

プロフィール

- アナフィラトキシンとはC3a，C4a，C5aの総称で，動物に注射するとアナフィラキシー様の症状を引き起こすことから名付けられた．生理活性で重要なのは平滑筋収縮作用，好中球に対するライソゾーム酵素の放出，好塩基球，肥満細胞に対するヒスタミン遊離，好酸球からの脱顆粒，マクロファージからのトロンボキサンA_2遊離などである．

- C3aは補体第3成分（C3）の活性化に伴い生じる分解産物で，古典経路（classical pathway），第2経路（alternative pathway），レクチン経路のいずれの活性化でも産生される．アナフィラトキシンの中ではC3aはC5aに次いで強い比活性（単位重量当たりの活性）を示すが，C3aの血中濃度がC5aより高いことを考慮に入れるとC5aと同様に生体内では重要である．血中のカルボキシペプチダーゼBにより不活化されるとC3a des Argとなる．分子量は約9,000．

- C4aは補体第4成分（C4）の活性化に伴い生じる分解産物の一つである．C4aは補体の古典経路（classical pathway）あるいはレクチン経路の初期反応成分であるC4が活性化されるときに生じることから，両経路の初期反応の活性化の程度を反映する．アナフィラトキシンのなかでは最も活性が弱い．血中のカルボキシペプチダーゼBにより不活化されるとC4a des Argとなる．分子量は8,700．

- C5aは補体第5成分（C5）の活性化に伴うC5の分解産物である．アナフィラトキシンのなかでは最も強い比活性を示す．平滑筋収縮作用で比較するとC3aの約20倍，C4aの約300倍の作用をもつとされている．血中のカルボキシペプチダーゼBにより不活化されるとアナフィラトキシン活性のないC5a des Argとなるが，走化因子としての活性は保っている．分子量は約11,000である．

- 凝固線溶系因子の中でC5分解作用をもっている蛋白には，プラスミン，トロンビン，カリクレイン，トリプシンなどがある．

臨床的意義と検査値の読み方

- CH50の低値やC3，C4の蛋白量が低値を示したとき，補体系の分解産物の測定により補体系の活性化の程度が推測できる．また組み合わせにより，補体の活性化経路の鑑別も可能である．しかし臨床的に測定する必要性はまれである．

- 古典的経路の活性化の関与する病態ではC4の低値とC4aの著明な高値が認められ，第2経路，レクチン経路の活性化ではC4正常，C3の低値と同時にC3a，C5aの高値が認められる．

- 以前は，透析膜の生体適合性の研究に補体活性化の指標として用いられた．

予想外の値が認められるとき

- 採血，分離条件，保存条件のチェック．悪条件下では異常高値を呈する．

（竹村周平）

5C 血漿蛋白

5C010
トランスサイレチン

transthyretin

略 TTR　**別** プレアルブミン

測定法　免疫比濁法（またはネフェロメトリー）
検体　血清
基準値　22〜40 mg/dl

異常値を呈する場合

低値　低栄養状態（外科手術後，栄養摂取不足，腸管吸収不良），肝機能障害（急性または慢性活動性肝炎，肝硬変），炎症性疾患，ATTR型アミロイドーシス（家族性アミロイドポリニューロパチー）

次に必要な検査▶アルブミンその他の栄養指標，アミロイドーシスが疑われる場合はTTR遺伝子検査またはTTR蛋白の質量分析．

高値　腎不全，甲状腺機能亢進症，急性肝炎回復期，高カロリー輸液，妊娠後期

プロフィール

- 正式名称はトランスサイレチン（TTR）であるが，わが国では電気泳動でアルブミンより陽極側に泳動されることから命名されたプレアルブミンという呼称を使うこともある．
- TTRは肝細胞で合成される分子量5.5万の四量体蛋白で，血中の半減期は1.9日である．サイロキシン（T$_4$）とレチノールを輸送するという意味でTTRと命名された．血中のT$_4$の10〜15％がTTRと結合している．TTRにはレチノール結合蛋白（RBP）が結合し，この複合体にレチノール（ビタミンA）が結合している．

臨床的意義と検査値の読み方

- TTRは半減期が短い（rapid turnover protein：RTPとよばれる）ことから，栄養状態の変動が速やかに反映される．すなわち，外科手術後の患者，乳幼児の栄養管理の指標として有用である．保険診療上は，手術前後の中心静脈栄養の適応の判定や，その効能判定の検討に際して実施した場合に算定できる．
- 肝の蛋白合成能の指標であることから，急性肝炎初期や慢性活動性肝炎，肝硬変では低値となり，肝炎の回復期には一過性に高めになることがある．この点ではアルブミンやコリンエステラーゼ活性とよく平行する．
- TTRは炎症時に合成が低下するので，アルブミンとともに低値を示す．またアルブミンよりは低分子であり，腎からの排泄もあるので，腎不全では高値傾向となる．したがって本来の目的である栄養状態を評価するとき，炎症や腎機能を考慮すべきである．
- ATTRアミロイドーシスは，臨床的には家族性アミロイドポリニューロパチーとよばれるもので，TTR遺伝子の点変異による単因子遺伝病である．アミノ酸置換による異型TTRが神経組織を主に全身に沈着する．わが国で最も多い型は30位にメチオニンをもつ変異であるが，TTRの他の部分にも異常をもつ型も多く報告されている．

予想外の値が認められるとき

- アルブミンや他のRTP（RBP，トランスフェリンなど）の測定値を参照する．
- 変異TTRは血中濃度が低めになる傾向がある．

（山田俊幸）

5C015
α$_1$-ミクログロブリン

alpha 1-microglobulin

略 α$_1$-m　**別** α$_1$-マイクログロブリン，α$_1$-MG，AMG

測定法　ラテックス凝集比濁法（またはネフェロメトリー）
検体　血清，尿
基準値　〈血清〉9.0〜19.0 mg/l，〈尿〉8.0 mg/l以下

異常値を呈する場合

高値
〈血清〉腎機能不全（GFRが低下する状態），IgA型多発性骨髄腫，感染症などIgAが増加する状態
次に必要な検査▶腎機能に関する検査（クレアチニン，シスタチンC，各種腎クリアランス）．
〈尿〉腎尿細管障害（重金属中毒，薬剤副作用，急性尿細管壊死，Fanconi症候群ほか腎疾患）
次に必要な検査▶腎の画像検査．

低値
〈血清〉肝機能障害

プロフィール

- α$_1$-ミクログロブリン（α$_1$-m）は分子量が約3万の低分子蛋白である．肝臓で産生され，腎糸球体を通過し，近位尿細管で再吸収されて分解される．したがって血中濃度は腎血流量に左右され，β$_2$-ミクログロブリンほかの低分子（LMW）蛋白と同様の挙動を示す．
- α$_1$-mの一部（多くて50％ほど）は血中でIgAと結合しており，血中IgA濃度の増加に伴いα$_1$-m濃

度が増加することがある．

臨床的意義と検査値の読み方
- 血中濃度は GFR の影響を受けるため，クレアチニン，β_2-ミクログロブリンやシスタチン C などの他の LMW 蛋白と同様の意義をもつ．複数のマーカーの中では比較的鋭敏に GFR を反映するとの報告もあるが，この目的では近年はシスタチン C の評価が高い．
- 血中濃度は肝細胞の蛋白合成能の影響を受け，この点ではアルブミンなど他の血漿蛋白と同じく低下する．上記のような存在形式の関係で IgA の増加する多発性骨髄腫や炎症性疾患，自己免疫疾患で濃度が高めとなることがある．
- 尿中濃度は尿細管再吸収能を鋭敏に反映し，他の LMV と同意義であるが，β_2-ミクログロブリンが酸性尿で不安定であるのに対し，α_1-m は安定であるという利点を有する．

予想外の値が認められるとき
- 他の GFR マーカー，腎尿細管マーカー，血中 IgA 濃度，肝機能検査値を参照する． （山田俊幸）

5C020
α_1-アンチトリプシン 保
alpha 1-antitrypsin

略 α_1-AT 別 A_1AT

測定法　免疫比濁法（またはネフェロメトリー）
検　体　血清
基準値　90〜150 mg/dl
異常値を呈する場合
高値　感染症，悪性腫瘍，自己免疫疾患，組織壊死（心筋梗塞など）ほか炎症性疾患
　　次に必要な検査▶CRP ほかの急性期蛋白．
低値　α_1-アンチトリプシン欠損症，肺気腫，ネフローゼ症候群，新生児呼吸促迫症候群，肝機能障害
　　次に必要な検査▶CRP ほかの急性期蛋白，胸部 X 線撮影，家系調査．

プロフィール
- α_1-アンチトリプシン（α_1-AT）は，血清蛋白分画での α_1 分画の主成分であり，膵酵素であるトリプシンを阻害する物質として見出された．分子量 5.2 万，糖含有量 12％，半減期は 5〜7 日とされる．
- α_1-AT は急性期蛋白（APP：acute phase protein）としての性質を示す．すなわち病原体の侵入や組織壊死により活性化されたマクロファージから産生される腫瘍壊死因子（TNF），インターロイキン-1，インターロイキン-6 などの炎症性サイトカインの作用で，主に肝臓で産生される．

臨床的意義と検査値の読み方
- 血中濃度は，APP として感染症，悪性腫瘍，自己免疫疾患，組織壊死（心筋梗塞など）といった炎症性疾患で増加し，その活動性の指標となる．しかし鋭敏度では CRP に劣るため単独で測定されることは少ない．
- α_1-AT 欠損症では若年性肺気腫の原因となることがある．α_1-AT にはいくつかの表現型があり，日本人の 99.6％は主たる表現型 MM を示す．それ以外の型では血中 α_1-AT 濃度が低めになることがある．

予想外の値が認められるとき
- 妊娠の有無，薬剤（エストロゲン，経口避妊薬で高値となる）の影響を調べる． （山田俊幸）

5C022
α_1-アンチキモトリプシン
alpha 1-antichymotrypsin

略 α_1-ACT

測定法　免疫比濁法（またはネフェロメトリー）
検　体　血清
基準値　21〜38 mg/dl
異常値を呈する場合
高値　感染症，悪性腫瘍，自己免疫疾患，組織壊死（心筋梗塞など）ほか炎症性疾患，Alzheimer 病
　　次に必要な検査▶CRP などほかの急性期蛋白．
低値　肝機能障害，遺伝性欠乏症

プロフィール
- α_1-アンチキモトリプシン（α_1-ACT）は，血清蛋白分画の α_1 分画に属する分子量 6.5 万，糖含有量 25％の糖蛋白である．キモトリプシン，カテプシンなどの蛋白分解酵素を阻害する．
- α_1-ACT は急性期蛋白（APP：acute phase protein）としての性質を示す．すなわち病原体の侵入や組織壊死により活性化されたマクロファージから産生される腫瘍壊死因子（TNF），インターロイキン-1，インターロイキン-6 などの炎症性サイトカインの作用で，主に肝臓で産生される．

臨床的意義と検査値の読み方
- 血中 α_1-ACT 濃度は，炎症性疾患で増加し，その活動性の指標となるが，この目的では CRP のほうがより鋭敏であるため単独で測定されることは少ない．
- Alzheimer 病では，血清，髄液の α_1-ACT 濃度が増加するとの報告がある．老人斑では本蛋白の存在が認められており，その抗プロテアーゼ作用がアミロイド β 蛋白の異化障害に関連していると推測されている．髄液濃度基準値は 0.35 mg/dl 以下である．

予想外の値が認められるとき
- 妊娠の有無，薬剤の影響を調べる． （山田俊幸）

5C025

α_1-酸性糖蛋白

alpha 1-acid glycoprotein

略 α_1-AGP **別** オロソムコイド，α_1-AG，A1AG

測定法 免疫比濁法（またはネフェロメトリー）
検体 血清
基準値 42～93 mg/dl

異常値を呈する場合

高値 感染症，悪性腫瘍，自己免疫疾患，組織壊死（心筋梗塞など）ほか炎症性疾患
　次に必要な検査 ▶CRPほかの急性期蛋白．

低値 肝機能障害，低栄養，ネフローゼ症候群

プロフィール

- α_1-酸性糖蛋白（α_1-AGP）は，血清蛋白分画でα_1-グロブリン分画に属する分子量約5万，糖含有量45%，半減期5.2日の糖蛋白である．糖含有量が高く，必然的に糖鎖末端のシアル酸含有量も高い．シアル酸の定量値には本蛋白の影響が大である．
- α_1-AGPは炎症で増加する急性期蛋白（APP：acute phase protein）としての性質を示すが，その機能はほとんどわかっていない．
- なお，腫瘍マーカーとして測定されてきたIAP（免疫抑制酸性蛋白）は本蛋白と抗原性を共通にすることから，本蛋白の修飾体と考えられている．

臨床的意義と検査値の読み方

- 血中α_1-AGP濃度は，APPとして感染症，悪性腫瘍，自己免疫疾患，組織壊死（心筋梗塞など）といった炎症性疾患で増加し，その活動性の指標となる．しかし，CRPに比べると，鋭敏度で劣るため，単独で測定されることはほとんどない．

予想外の値が認められるとき

- 妊娠の有無，薬剤（エストロゲン，経口避妊薬で高値となる）の影響を調べる． （山田俊幸）

5C030

レチノール結合蛋白

retinol binding protein

略 RBP

測定法 免疫比濁法（またはネフェロメトリー）
検体 血清
基準値 2.2～7.4 mg/dl

異常値を呈する場合

低値 ビタミンA欠乏症，低栄養状態（外科手術後，栄養摂取不足，腸管吸収不良），肝機能障害（急性または慢性活動性肝炎，肝硬変）
　次に必要な検査 ▶ビタミンAの測定，TTRなどほかの短半減期蛋白．

高値 腎不全，脂肪肝

プロフィール

- レチノール結合蛋白（RBP）は，肝で合成される分子量2.2万，半減期16時間の糖蛋白で，レチノール（ビタミンA）を結合し運搬する機能を持つ．
- 血中ではレチノールとトランスサイレチン（TTR）と安定した会合体を形成する．末梢組織にレチノールを供給すると，TTRより解離し，低分子のため腎糸球体を通過し，腎尿細管で再吸収，分解される．

臨床的意義と検査値の読み方

- RBPは肝で合成され，半減期も短いので，TTRと同じくrapid turnover proteinとして，栄養状態や肝の蛋白合成能が速やかに反映される．栄養過多や脂肪肝では高めとなることがある．低栄養状態，外科手術後，肝疾患では低値となる．この点ではアルブミンやコリンエステラーゼ活性とよく平行する．
- ビタミンA欠乏状態では，RBPが分泌されず，血中濃度は低下する．
- 低分子蛋白として腎が主な異化経路であるため，GFRが低下するような状態で血中濃度は増加する．尿細管障害で尿中濃度は上昇するが，この目的で測定されることはほとんどない．

予想外の値が認められるとき

- アルブミンやTTRの測定値を参照する．
- 腎機能を確認する． （山田俊幸）

5C035

α_2-マクログロブリン

alpha 2-macroglobulin

略 α_2-M **別** α_2-MG，A2MG

測定法 免疫比濁法（またはネフェロメトリー）
検体 血清
基準値 男性 100～200 mg/dl
　　　　女性 130～250 mg/dl

異常値を呈する場合

高値 ネフローゼ症候群，高エストロゲン血症，慢性炎症性疾患
　次に必要な検査 ▶BUN，クレアチニンなど腎機能関連検査，尿蛋白．

低値 線溶亢進（DIC，線溶療法時），急性膵炎，前立腺癌（骨転移のある例），肝機能障害
　次に必要な検査 ▶FDPなどDIC関連検査，PSAなど前立腺癌の検査．

プロフィール

- α_2-マクログロブリン（α_2-M）は，血清蛋白分画のα_2分画に属する分子量72.5万，糖含有量9.4%，半減期約10日の糖蛋白である．この巨大分子であるという性質のため，蛋白尿を示す疾患でも腎から排泄されにくく，濃度が上昇する．
- α_2-Mは，トロンビン，プラスミン，プラスミノゲンアクチベータ，カリクレインなど主に凝固線溶に

c 血漿蛋白

かかわる蛋白分解酵素に結合し，その活性を阻害する．抗トロンビン作用としては，アンチトロンビン（ATⅢ）のほうが強く，DIC における変動も $α_2$-M は軽度である．
- 炎症でその濃度が増加する急性期蛋白とされてきたが，実際の濃度増減は明らかではない．

臨床的意義と検査値の読み方
- ネフローゼ症候群では，蛋白を喪失する一方で，肝での蛋白合成が高まる．多くの蛋白は腎排泄のほうが上回り，血中濃度は低下してしまうが，$α_2$-M のような巨大分子は排泄されにくいため血中濃度が増加する．ネフローゼ症候群での $α_2$-M の増加と他蛋白の減少は，血清蛋白分画で $α_2$ 分画の突出という特異なパターンで認識できる．
- 前立腺癌の骨転移がある状態では，癌細胞関連のプロテアーゼと結合するため $α_2$-M が消費され，極端な低値を示すことがある．蛋白分画検査や免疫電気泳動検査で $α_2$-M 減少が疑われるとき念頭におくべきことである．
- 肝障害が強くなると産生低下により $α_2$-M が減少する．エストロゲンは $α_2$-M 産生を増加させるが，肝はこのホルモンの異化に関係するため評価は困難である．いずれにしても肝やエストロゲン代謝の評価を目的に $α_2$-M が測定されることはない．

予想外の値が認められるとき
- 前立腺癌，肝疾患，DIC 状態の有無を確認する．

(山田俊幸)

5C040
ハプトグロビン
haptoglobin

略 Hp

測定法	免疫比濁法（またはネフェロメトリー）
検体	血清
基準値	全体として 19〜170 mg/dl
	表現型別では 1-1 型：43〜180 mg/dl
	2-1 型：39〜179 mg/dl
	2-2 型：15〜116 mg/dl

異常値を呈する場合
高値 感染症，悪性腫瘍，自己免疫疾患，組織壊死（心筋梗塞など）ほか炎症性疾患，ネフローゼ症候群
　次に必要な検査 ▶ CRP ほかの急性期蛋白．

低値 各種溶血性貧血，肝機能障害
　次に必要な検査 ▶ 末梢血液検査，間接ビリルビン，LD，肝機能検査．

プロフィール
- ハプトグロビン（Hp）は分子量約 3 万のサブユニット（β鎖）と免疫グロブリン L 鎖と相同性のある α 鎖（$α_1$ は分子量 9 千，$α_2$ は 1.5 万）が，$(αβ)_2$ の形式で重合して存在する．α 鎖の多型により 3 種の表現型に分類される．表現型は免疫電気泳動で判別することができ，陽極側に沈降線がみられる 1-1 型から順に 2-1 型，2-2 型とよばれる．わが国における出現頻度は各 58％，35％，7％である．同じモル数でも重量が違うことから，各表現型によって基準値が異なることに注意する．
- Hp は赤血球が崩壊して遊離したヘモグロビンと結合し，網内系へ運びこれを処理する．これはヘム鉄の体外への喪失と，遊離ヘモグロビンによる組織傷害を防ぐ意味と考えられている．しかし，溶血の程度が激しいとその分 Hp が動員され，ヘモグロビンとともに網内系で処理されるため，血中濃度は減少する．
- Hp は急性期蛋白（APP：acute phase protein）としての性質を示す．
- 蛋白分画の $α_2$ 分画の多くを占め，この蛋白の変化が分画の増減に影響する．

臨床的意義と検査値の読み方
- Hp の特徴はヘモグロビンと結合することであり，臨床的意義の主たるものは溶血の程度を知るということである．溶血が持続的となると，Hp の産生が追いつかず，血中 Hp 量は著減または欠損状態となる．
- Hp は APP として感染症，悪性腫瘍，自己免疫疾患，組織壊死（心筋梗塞など）といった炎症性疾患で増加し，その活動性の指標となる．しかし鋭敏度においては CRP が優れているため，この目的で Hp を単独に測定することは少ない．
- Hp は肝で産生される半減期が短い（3〜5 日）蛋白で，重症肝障害の場合，その血中濃度は著減する．

予想外の値が認められるとき
- 血中濃度は表現型，溶血，炎症，肝合成能，蛋白尿と多くの因子の影響を受けるため，それらを総合した評価が必要となる．

(山田俊幸)

5C045
セルロプラスミン 保
ceruloplasmin

略 Cp　別 フェロオキシダーゼ

測定法	免疫比濁法（またはネフェロメトリー）
検体	血清
基準値	21〜37 mg/dl

異常値を呈する場合
高値 感染症，悪性腫瘍，自己免疫疾患，組織壊死（心筋梗塞など），ほか炎症性疾患
　次に必要な検査 ▶ CRP ほかの急性期蛋白．

低値 肝機能障害，吸収不良症候群，Wilson 病，Menkes 病，セルロプラスミン欠損症
　次に必要な検査 ▶ 血清銅，肝機能検査，神経学的検索，家系調査．

プロフィール
- セルロプラスミン（Cp）は，$α_2$-グロブリン分画に属する分子量13.2万，半減期4〜7日の糖蛋白である．血漿中銅の約95％がCpと結合しており，Cpは銅のキャリア蛋白とされる．
- 鉄を2価から3価に酸化する反応の触媒活性を有するため，フェロオキシダーゼ（EC1.16.3.1）ともよばれる．またCpはスーパーオキサイド作用をもち，余分な過酸化反応を抑制する働きをもつ．
- Cpは急性期蛋白（APP：acute phase protein）としての性質を示す．

臨床的意義と検査値の読み方
- Wilson病では先天的な銅代謝異常があり，血中Cpは著減し，診断に有用な所見となる．Menkes病では小腸粘膜の銅移送障害のため血中Cpは減少する．
- 血中Cp濃度は炎症性疾患で増加し，その活動性の指標となるが，CRPなどに鋭敏度で劣るため単独で測定されることは少ない．

予想外の値が認められるとき
- 血清銅，他のAPPを参照する． （山田俊幸）

5C055
ヘモペキシン 保

hemopexin

[略] Hx　[別] Hpx

測定法　免疫比濁法（またはネフェロメトリー）
検　体　血清
基準値　63〜109 mg/dl

異常値を呈する場合

[高値] 感染症，悪性腫瘍，自己免疫疾患，組織壊死（心筋梗塞など）ほか炎症性疾患
　次に必要な検査▶CRPほかの急性期蛋白．

[低値] 各種溶血性貧血，肝機能障害，ネフローゼ症候群
　次に必要な検査▶末梢血液検査，間接ビリルビン，LD，ハプトグロビン．

プロフィール
- ヘモペキシン（Hx）はβ分画に属する分子量約7万の糖蛋白である．赤血球崩壊後に遊離するヘモグロビンのうち，ヘムのポルフィリン核と結合する．ヘム自体はアルブミンとも結合するが，Hxのほうに強く結合する．Hx-ヘム結合体は網内系で処理される．よって，溶血の程度が激しく，遊離ヘム量が多いとHxの血中濃度が低下する．
- Hxは急性期蛋白（APP：acute phase protein）としての性質を示す．

臨床的意義と検査値の読み方
- 臨床的意義の主たるものは溶血の程度を知るということである．溶血ヘモグロビンにはまずハプトグロビン（Hp）が結合するが，Hpでの処理が追いつかない場合にHxによるヘムの結合が起こるとされている．したがってHxの減少は常にHpの減少を伴っている．
- 炎症性疾患で増加するが，この目的で測定されることは少ない．
- Hxは肝で産生される蛋白で，重症肝障害の場合，その血中濃度は減少する．

予想外の値が認められるとき
- ハプトグロビン値を参照する．
- 溶血程度を知りたいとき炎症でマスクされていないか考慮する． （山田俊幸）

5C060
トランスフェリン 保

transferrin

[略] Tf　[別] TF

測定法　免疫比濁法（またはネフェロメトリー）
検　体　血清
基準値　190〜320 mg/dl

異常値を呈する場合

[高値] 鉄欠乏性貧血，真性赤血球増多症
　次に必要な検査▶血清鉄，総鉄結合能，フェリチン，末梢血液検査．

[低値] 肝機能障害，感染症，組織壊死（心筋梗塞など）ほか炎症性疾患，ネフローゼ症候群，蛋白漏出性胃腸症，遺伝性無トランスフェリン血症
　次に必要な検査▶肝機能検査，腎機能検査．

プロフィール
- トランスフェリン（Tf）は，分子量約8万の糖蛋白で，血清蛋白電気泳動のβ分画の主要成分である．
- 腸管から吸収された鉄ならびに組織から放出された鉄を結合（Tf 1分子あたり鉄2原子）して運搬し，Tf受容体を介して造血細胞に鉄を引き渡す．参考までにこのTf受容体もその遊離体が血中で測定できるようになり，赤血球系造血の指標となっている．
- 通常Tfの1/3が鉄を結合しているとされ，さらに鉄を結合できるTfは不飽和鉄結合能（UIBC）として表される．鉄量とUIBCの和が総鉄結合能（TIBC）である．つまり，TIBCはTf総量を鉄量に換算した指標と考えてよい．
- Tfの複数の糖鎖末端シアル酸は，アルコール多飲者で付加されないことがあり，アシアロTfとして検出する報告が欧米にあるが，わが国では一般的でない．

臨床的意義と検査値の読み方
- 鉄代謝との関連では，鉄欠乏状態でTf濃度が高値となることがあげられる．同様な状態になる妊娠や，真性多血症でも増加することがある．
- Tf自体は肝で産生される血漿蛋白で，減少という点ではアルブミンとほぼ同じ挙動を示す．すなわち肝機能障害で産生が低下し，負の急性期蛋白（APP：

c 血漿蛋白

acute phase proteins）として炎症性疾患で産生の低下をみる．蛋白の喪失のため，ネフローゼ症候群や蛋白漏出性胃腸症で低値を示す．
- 無トランスフェリン血症では著明な貧血となる．

予想外の値が認められるとき
- 肝機能低下，炎症状態の有無を確認する．

(山田俊幸)

5C060

トランスフェリン（尿） 保

urinary transferrin

略 Tf　別 尿中トランスフェリン

測定法　ラテックス凝集比濁法（またはネフェロメトリー）

検体　尿

基準値　1 mg/g・Cr 以下

異常値を呈する場合

高値　糖尿病腎症，慢性腎不全，ネフローゼ症候群
次に必要な検査▶尿中アルブミン，腎機能検査．

プロフィール
- トランスフェリン（Tf）は分子量約8万の糖蛋白で，血清蛋白電気泳動のβ分画の主要成分で，血中において鉄を運搬し，造血細胞に供給する機能をもつ．
- Tfは通常，糸球体を通過しないが，通過したものでもほとんどが尿細管で再吸収される．Tfの分子量はアルブミンより若干大であるが，尿中への出現はほぼアルブミンと同意義となる．

臨床的意義と検査値の読み方
- 尿中Tf測定は，糖尿病腎症の早期発見のために認められた検査である．同じ意義に尿中微量アルブミン測定の検査がある．2種の同様な意義の検査が存在するのは，必ずしも両蛋白の挙動が一致せず，どちらか一方が有用である症例が存在することによる．
- 糖尿病腎症のほかには，蛋白尿をきたす疾患（各種腎炎，腎症）で，より高分子の蛋白（IgGなど）と組み合わせて評価することにより，糸球体のふるい効果（selectivity），すなわち糸球体病変の重症度を把握するために応用される．

予想外の値が認められるとき
- 尿の保存状態の確認，他の尿中蛋白定量値を参照する．

(山田俊幸)

5C065

β_2-ミクログロブリン 保

β_2-microglobulin

略 β_2m　別 β_2-マイクログロブリン，β_2-MG，BMG

測定法　ラテックス凝集比濁法（またはネフェロメトリー）

検体　血清，尿

基準値　〈血清〉0.8〜1.8 mg/l
〈尿〉約200 μg/l 以下

異常値を呈する場合

高値
〈血清〉
- 10 mg/l 以上：血液透析
- 2〜10 mg/l：腎機能不全，悪性腫瘍（特に多発性骨髄腫，リンパ系腫瘍），自己免疫疾患，炎症性疾患
次に必要な検査▶腎機能に関する検査（クレアチニン，シスタチンC，各種腎クリアランス），悪性腫瘍に関する検査，骨髄像など．

〈尿〉
- 腎尿細管障害（重金属中毒，薬剤副作用，急性尿細管壊死，Fanconi症候群ほか腎疾患），炎症性疾患
次に必要な検査▶腎の画像検査．

プロフィール
- β_2-ミクログロブリン（β_2-m）は分子量1.2万の低分子蛋白である．β_2-mは主要組織適合抗原クラスIのL鎖として，すべての有核細胞の細胞膜に表現されている．細胞から遊離した血中β_2-mは腎糸球体を通過し，近位尿細管で再吸収されて分解される．血中半減期は2時間と短い．
- 腎からの排泄がこの蛋白の異化経路の大部分を占めるため，腎機能低下状態での血中濃度の増加は他の低分子蛋白と比べ，はるかに顕著である．人工透析では血中濃度が高値を示し，アミロイド線維化し，骨関節組織（まれに実質臓器）に沈着する例がある．透析アミロイドーシス，Aβ_2-m型アミロイドーシスとよばれ，多くは手根管症候群を呈する．

臨床的意義と検査値の読み方
- 血中濃度を評価するとき，産生側の要因と異化（腎機能，GFRの影響）の要因を総合的に評価しなければならない．産生の増加とは基本的に腫瘍や炎症性疾患でβ_2-mを表現している細胞が増加する，もしくは細胞あたりのβ_2-m表現が増加する場合である．実際に観察されるのは，多発性骨髄腫やリンパ性白血病，リンパ腫というリンパ球・形質細胞系の疾患が多い．自己免疫疾患や炎症性疾患でも増加するのはこの理由による．この中で疾患の病勢との関連が最も明確なのは多発性骨髄腫で，診断時の血中β_2-m濃度が6 mg/l以上を示す例では予後不良とされている．
- 血中濃度はGFRとよく相関するため，GFRの代用としても用いられる．血液透析患者ではアミロイドーシスの予防のためβ_2-m濃度を低下させる工夫もなされており，その評価として測定されることもある．
- 尿中β_2-m濃度の評価は，血中β_2-m濃度の増加の有無と，尿細管再吸収能を総合的に評価しなければ

ならない．上記血中β_2-m濃度を増加させる病態で，一時的にせよ尿細管再吸収能を上回る量が糸球体を通過すれば，原則的には尿中β_2-m濃度は増加する．感冒などでも増加することがある．つまり半減期が短いため血中の変化では捉えきれないことが尿で観察されやすい．この点では血液採取の難しい小児などで測定してみてもよい．腎尿細管障害としては重金属中毒，薬剤副作用，急性尿細管壊死，Fanconi症候群，糖尿病腎症など他の腎疾患で増加する．

予想外の値が認められるとき
- 血中β_2-m濃度：GFRの影響を受けるため，クレアチニンほかの腎機能マーカーを参照する．
- 尿中β_2-m濃度：β_2-mは酸性尿で不安定で，pH 5以下の尿では室温でも数時間単位で分解が進む．尿中の酸性プロテアーゼによる作用で，この変化は膀胱内でも起こっていると認識すべきである．α_1-ミクログロブリン，NAGなどを参照する．（山田俊幸）

5C070
C反応性蛋白 保

C-reactive protein

略 CRP

測定法 ラテックス凝集比濁法（またはネフェロメトリー），毛細管法（ほとんど実施されていない）
検体 血清
基準値 0.2 mg/d*l* 以下，毛細管法（−）

異常値を呈する場合
Critical/Panic value
【10 mg/d*l* 以上】
対応▶ 感染症をはじめとする治療を要する炎症の存在は確実．炎症部位不明の場合はその特定に努める．感染症の場合は起炎菌の特定と抗菌薬の投与を行う．

高値
- 2 mg/d*l* 以上，炎症の活動性，病巣の大きさによって30 mg/d*l* 程度まで上昇：細菌感染症，ウイルス感染症（上昇は軽度），悪性腫瘍，自己免疫疾患，組織壊死（心筋梗塞など），ほか炎症性疾患
  次に必要な検査▶ 末梢血液検査，特に白血球数とその分画，感染症の場合は細菌培養，各種ウイルス抗体価など．
- 0.1〜0.5 mg/d*l* 程度のlow grade inflammation：動脈硬化症・糖尿病・肥満・喫煙・高血圧などの血管障害のリスクのある状態，活動性の低いまたは病巣が限局性の炎症性疾患
  次に必要な検査▶ 糖・脂質代謝関連検査，頸動脈エコーなど動脈硬化症関連検査．

プロフィール
- C反応性蛋白（CRP）は，分子量2.1万のサブユニットの五量体であり，この五量体が2つ向かい合って結合した状態で血中に存在する．CRPはカルシウムイオンの存在下，肺炎球菌のC多糖体と沈降することから命名されたが，後に炎症患者の血漿中で濃度の急増する蛋白であることが見出され，広く臨床検査に使われるようになった．
- CRPは急性期蛋白（APP：acute phase protein）としての性質を示す．すなわち病原体の侵入や，組織壊死により活性化されたマクロファージから産生される腫瘍壊死因子（TNF），インターロイキン-1，インターロイキン-6などの炎症性サイトカインの作用で，主に肝臓で産生される．

臨床的意義と検査値の読み方
- 血中CRP濃度は，APPとして感染症，悪性腫瘍，自己免疫疾患，組織壊死（心筋梗塞など）といった炎症性疾患で増加し，その活動性の指標となる．炎症以外で増加することはなく，CRPの増加は必ず炎症の存在を示唆する．ただし炎症刺激が起こってから血中濃度の上昇が明確になるのに半日を要するため，この間は白血球数やIL-6などの炎症性サイトカインが参考となる．感染症のうち細菌性，一部の真菌性のものではよく反応するが，ウイルス性のものは上昇程度が低い．また炎症の組織では，尿路感染や，脳梗塞といった局所性のものでは上昇程度は低い．
- 上記，low grade inflammationでのCRPの測定を高感度CRPとして別に考える傾向があったが，最近の測定試薬では高感度化が進み区別化が不要な場合も多い．血管障害のリスク状態で，血清脂質などとは独立した危険因子との評価が定着しており，健康指導，特に生活習慣の改善指標として応用できる可能性があるが，現時点では医療施策上一般化したものにはなっていない．

予想外の値が認められるとき
- 末梢血液検査，SAAなど他の炎症指標を参照する．
（山田俊幸）

5C075
APRスコア 保

acute phase reactants score

略 APRS **別** 新生児感染症スクリーニング

測定法 ラテックス凝集反応スライド法
検体 血清
基準値 陰性（0スコア）

異常値を呈する場合
高値 新生児（細菌）感染症
次に必要な検査▶ CRP定量，細菌培養．

プロフィール
- 本検査は，3種の急性期蛋白（APP：acute phase protein），C反応性蛋白（CRP），α_1-酸性糖蛋白（α_1-AG），ハプトグロビン（HP）につき，ラテックス凝集反応による定性検査を行い，結果をスコア

c 血漿蛋白

化して炎症の有無を判定する簡易検査である．

- 3種のうちCRPが最も鋭敏なAPPで，他2者より炎症刺激への反応は半日程度早い．その分，正常化も早く，すなわち本検査は時間的な挙動に差のあるAPPを組み合わせて，総合的に炎症の有無を判定するものである．

臨床的意義と検査値の読み方

- 新生児感染症の診断は，患者自身からの情報がとりにくいためしばしば困難を極める．特に致死的になりかねない中枢神経系感染症は，細菌性のものか非細菌性のものかを見極め，前者ならば培養検査の結果を待たずに，抗生物質療法が施される場合が多い．本検査は，新生児細菌感染症を疑う補助的なベッドサイド検査として開発された．
- それぞれの蛋白はウイルス性感染では増加率は低いこと，新生児の時期に組織壊死など他のAPPを増加される要因は考えにくいことから，本検査で高いスコアが示されたら，細菌感染症の可能性は高い．
- しかし，本検査はあくまで定性検査であるため，より緻密な病態把握のためには炎症性サイトカインやCRPの定量などが望まれる．その場合，分娩ストレスのみでCRPなどは上昇してしまうため，経時的な観察，複数項目の組み合わせなどを工夫する．

予想外の値が認められるとき

- 本検査が陰性でも細菌感染症が否定されるわけではない．

（山田俊幸）

5C080

血清アミロイドA蛋白 保

serum amyloid A protein

略 SAA　別 アポSAA，アミロイドA蛋白（血清）

測定法 ラテックス凝集比濁法（またはネフェロメトリー）

検　体 血清

基準値 10 μg/ml 以下

異常値を呈する場合

高値

- 50 μg/ml 以上，炎症の活動性，病巣の大きさによって1,000 μg/ml 程度まで上昇：細菌感染症，ウイルス感染症（上昇は軽度），悪性腫瘍，自己免疫疾患，組織壊死（心筋梗塞など）ほか炎症性疾患

  次に必要な検査➤ 末梢血液検査，特に白血球数とその分画，感染症の場合は細菌培養，各種ウイルス抗体価など．

- 10～50 μg/ml 程度のlow grade inflammation：動脈硬化症・糖尿病・肥満・喫煙・高血圧などの血管障害のリスクのある状態，活動性の低いまたは病巣が限局性の炎症性疾患

  次に必要な検査➤ 糖・脂質代謝関連検査，頸動脈エコーなど動脈硬化症関連検査．

プロフィール

- 血清アミロイドA蛋白（SAA）は，炎症性疾患に続発するタイプのアミロイドーシスで，組織に沈着する線維蛋白AAの血中前駆体である．沈着蛋白AAはSAAのN末端側2/3部分に相当する．
- SAAは分子量11.5万，糖を含まない蛋白で，血中では高密度リポ蛋白（HDL）中に存在する．炎症活動性の程度によっては，HDLの主要アポ蛋白であるアポA-Ⅰに匹敵する割合を占める．
- SAAには複雑な多型が存在するが，臨床検査の対象となっているのは急性期型アイソタイプであるSAA 1とSAA 2で，両者の総和が定量されている．なお主要アイソタイプであるSAA 1には対立遺伝子多型が存在し，わが国の50％がホモ型，またはヘテロ型である．SAA 1.5（SAA 1β）アリル保有者ではSAA濃度が若干高めとなる．
- SAAは急性期蛋白（APP：acute phase protein）としての性質を示す．すなわち病原体の侵入や組織壊死により活性化されたマクロファージから産生される腫瘍壊死因子（TNF），インターロイキン-1，インターロイキン-6などの炎症性サイトカインの作用で，主に肝臓で産生される．APPの中では，その鋭敏度，増幅の程度からCRPと並ぶ第一級のAPPとして的確に炎症活動性を反映する．

臨床的意義と検査値の読み方

- SAAは鋭敏なAPPであり，その臨床的意義のほとんどはCRPのそれにオーバーラップする．事実，両蛋白の測定値は高い相関を示す．しかしSAAは，一般的傾向として，CRPよりは種々の疾患で感度が高い．CRPの上昇程度が低いウイルス感染症，SLE，グルココルチコイド治療時にはSAAが良好な反応を示す．したがって炎症活動性を把握するうえで，場合によってはCRPと同時に測定することが望まれるが，現在の保険診療ではどちらか一方が算定されない．
- AAアミロイドーシスの原因蛋白ではあるが，血中SAA定量値はその時点での炎症活動性を表現しているだけで，アミロイド沈着の有無の指標にはならない．しかし，いったんアミロイドーシスが診断されたら，SAA値を低下させることが疾患の進展を抑止する唯一の手段であることから，AAアミロイドーシス患者またはそのリスクの高い関節リウマチ患者ではSAAによる炎症活動性評価が望まれる．

予想外の値が認められるとき

- CRPと乖離する場合，グルココルチコイド治療の有無を考慮する．

（山田俊幸）

5C215

プロカルシトニン 保

procalcitonin

略 PCT

測定法 CLIA, イムノクロマトグラフィ法
検 体 血清
基準値 0.3 ng/m*l* 以下
異常値を呈する場合

Critical/Panic value
【2.0 ng/m*l* 以上】

対応▶ 細菌性敗血症が示唆されるため, まず原疾患や病態から感受性の高いと思われる抗菌薬を投与し, 次に血液培養を行い, 原因菌を特定する. また, 感染巣があればドレナージを行い, 細菌の進入経路として疑わしいドレーンや管は抜去するか交換する. 敗血症は敗血症ショックのほかにも DIC や多臓器不全などを引き起こす重篤な疾患であり, 呼吸循環の管理や輸液・栄養管理を行い, DIC や多臓器不全の発症に対応した処置をとる.

高値

- 0.5〜2.0 ng/m*l* : 重症細菌感染症 (敗血症, 重症肺炎, 髄膜炎など), 多臓器不全, 全身性真菌感染症 (カンジダ, アスペルギルスなど), 寄生虫感染症 (マラリアなど), 膵炎

次に必要な検査▶ 体温, 心拍数, 呼吸数, 白血球数, 炎症マーカー (CRP, SAA, IL-6 など) などの測定や画像診断 (胸部 X 線, CT-scan) を行う. また, 感染症が疑われる場合は病原体の検査を進める.

プロフィール

- プロカルシトニンは 116 個のアミノ酸からなる分子量 13 kDa のポリペプチドで, カルシトニンの前駆蛋白として甲状腺の C 細胞で産生されるが, 甲状腺全摘患者でも重症細菌感染症では血中濃度が上昇する. 細菌感染症で誘導されるプロカルシトニンの甲状腺以外の産生部位およびその機序は明らかにされていない.
- プロカルシトニンはエンドトキシンや IL-6, CRP などの血中マーカーよりも細菌感染症に特異的であり, 細菌による炎症, 敗血症や多臓器不全などで選択的に誘導されるが, ウイルス感染, 慢性炎症性疾患, 自己免疫疾患, アレルギー疾患, 腫瘍, 手術による外傷などではほとんど産生されない新しいタイプの炎症マーカーである.
- 従来, 血中プロカルシトニンは化学発光免疫測定法で定量しているが, この定量にはルミノメータが必要であり, 少数の検体の測定には不向きである. 最近, 患者の血漿をウェルに 6 滴 (約 200μ*l*) 滴下し室温下に 30 分放置して, 生じたバンドの赤色の強さを肉眼的に判定するイムノクロマトグラフィ法による半定量法が開発された.

臨床的意義と検査値の読み方

- 細菌感染症の鑑別診断には主として培養検査が行われているが, この検査は結果報告までに時間がかかり感染症に対する治療が遅れる. そこで, 感染症の疑いのある患者に対して迅速に細菌感染症と非細菌感染症を鑑別診断するのに有用である.
- 細菌感染の重症度評価や全身性炎症反応症候群 (systemic inflammatory response syndrome ; SIRS) の監視, 敗血症や多臓器不全における治療効果および予後を判定するときに用いる.
- 大手術, 臓器移植, 多発外傷, 化学療法, 重篤な膵炎や胆管炎など, 全身性細菌および真菌感染症のリスクの高い患者を経過観察するときや市中感染肺炎 (community-acquired pneumonia) に対して抗菌薬療法を実施するときのパラメーターとなる.
- CRP とプロカルシトニンには相関関係は認められない. CRP 低値症例ではプロカルシトニン濃度も基準範囲内であるが, CRP 高値症例では重症細菌感染症 (敗血症および重症肺炎) のみプロカルシトニン濃度が有意な上昇を呈し, プロカルシトニンと CRP の挙動は異なる.

予想外の値が認められるとき

- 再検を依頼する. 次に関連データの吟味と臨床経過観察から, 適切な処置を施す. 〆谷直人）

5C090

ミオグロビン 保

myoglobin

略 Mb

測定法 LA, TIA, イムノクロマトグラフィ法
検 体 血清
基準値 70〜100 ng/m*l* (上限値)
異常値を呈する場合

高値

- 心筋傷害 (心筋梗塞, 心臓手術後, 心筋炎)
- 骨格筋疾患 (筋ジストロフィー症, 皮膚筋炎, 多発性筋炎)
- 筋肉運動, 甲状腺機能低下症, 悪性高熱症, 腎不全

次に必要な検査▶ 心筋梗塞では心電図, 酵素 (AST, CK, LD) とそのアイソザイム, トロポニン, 脂肪酸結合蛋白, 白血球数などを測定し, 骨格筋疾患では酵素 (AST や LD, CK), 筋電図などを測定する.

低値

- ≦10 ng/m*l* : 長期臥床, 筋ジストロフィー症 (晩期)

次に必要な検査▶ 筋ジストロフィー症では血清 CK 活性, CK-MB を測定する.

プロフィール

- 筋肉中に存在し, 組織への酸素供給に関与している

ヘム蛋白である．
- 酸素親和性がヘモグロビンより大きいため，好気的解糖系でのエネルギー供給が必要な筋肉，特に心筋にはミオグロビンが多量に存在している．
- 分子量が17,500と小さく，筋肉損傷後数時間で迅速に血中に逸脱するため，筋肉損傷の早期診断指標として有用である．急性心筋梗塞では，発症後0.5～3時間で上昇し始め，6～10時間でピークに達する．

臨床的意義と検査値の読み方
- 心筋梗塞が疑われる場合に検査する．急性心筋梗塞では極早期（0.5～3時間で上昇）の指標として有用であり，発症後数時間で基準値上限の数倍～数十倍に上昇する．
- 骨格筋疾患が疑われる場合に検査する．筋ジストロフィー症や多発性筋炎などの骨格筋疾患や筋変性を生ずる甲状腺機能低下症で損傷筋肉量に比例して高値となる．筋ジストロフィー症では病初期では異常高値となるが，進行すると筋組織が荒廃するために低値となる．

予想外の値が認められるとき
- 激しい筋肉運動では筋肉中のミオグロビンが細胞膜の透過性の亢進のために逸脱するため高値となる．高値の度合いには個人差があり，普段運動をしていない人では著明に上昇することがある．
- クロフィブラートやグリチルリチンなどは横紋筋融解症を引き起こすことがあり，これらでは筋肉が損傷されて著明に上昇する．

(高木 康)

5C092
ミオシン軽鎖Ⅰ 保

myosin light chain Ⅰ

略 MLCⅠ

測定法	ELISA
検体	血清
基準値	2.5 ng/ml 以下

異常値を呈する場合
高値 心筋梗塞，心筋炎

次に必要な検査▶ 心筋損傷が考えられるので，まず心電図を検査する．非貫通性の梗塞の場合には心電図に変化をきたさないこともあるので，心筋損傷を反映するCK-MB，LD$_1$，トロポニン，ミオグロビンなどを測定する．また，超音波検査や核医学検査，あるいは冠動脈造影などが行われる．

プロフィール
- ミオシン軽鎖Ⅰ（MLCⅠ）は，筋原線維を構成する収縮蛋白のうちの太いフィラメントを構成する分子量が2～3万の軽鎖である．重鎖は分子量が約20万である．
- 心筋MLCⅠは分子量が小さいため，心筋が損傷した場合には，迅速に血中に逸脱して，心筋損傷の指標

となる．血中のMLCの半減期は4.5時間である．
- 現在用いられているミオシン軽鎖Ⅰキットは心筋ミオシン軽鎖Ⅰに対するモノクローナル抗体を用いているが，心筋特異性はトロポニンや脂肪酸結合蛋白と比較して高くはない（交差免疫性は12％程度）．

臨床的意義と検査値の読み方
- 心筋梗塞が疑われる場合に検査する．心筋ミオシン軽鎖Ⅰは分子量が2万と小さいため，心筋損傷後4～12時間で血中に上昇し，損傷心筋から持続的に血中に逸脱して7～14日間異常値を持続する．このため，心筋梗塞発作直後の診断には有用ではないが，かなり経過した梗塞でも検出可能である．
- 狭心症の予後推定のために検査される．心筋ミオシン軽鎖Ⅰが検出される狭心症では，心筋傷害があるため予後不良であり，心事故を発生しやすい．

予想外の値が認められるとき
- 筋肉が変性すると測定系に用いている抗体と反応して偽高値となる．このため，骨格筋疾患や甲状腺機能低下症など骨格筋変性を生じる病態の有無を検索する．
- 保存が悪いと偽高値となるため，検体のチェックを行う．

(高木 康)

5C093
心筋トロポニンT，Ⅰ 保

cardiac troponin T, I

略 cTnT，cTnI　別 トロポニンT，TnT，トロポニンI，TnI

測定法	EIA（1ステップサンドイッチ法），化学発光免疫測定法（CLIA，CLEIA）
検体	血清
基準値	cTnT：0.10 ng/ml 以下 cTnI：キットにより異なる

異常値を呈する場合
高値 急性心筋梗塞（早期ばかりでなく，従来の酵素やミオグロビンでは検出不可能であった発症10～14日後でも高値を持続する．また微小梗塞の診断にも有用）
- 心筋炎，心臓手術に伴う心筋壊死
- 狭心症（高値の場合には高率に心筋梗塞へ移行する）

次に必要な検査▶ 心筋損傷が疑われるため，心電図，早期診断指標（発症後数時間）としてのミオグロビン，CK-MMアイソフォーム，CK-MB，LD$_1$，ミオシン軽鎖Ⅰを検査する．また，超音波検査や核医学検査，あるいは冠動脈造影などを行う．

プロフィール
- トロポニンはトロポミオシンとともに心筋（筋原線維）を構成する細いフィラメントを形成し，トロポニンT（TnT），トロポニンI（TnI）とトロポニンC（TnC）からなる．TnTはトロポミオシンと結合して

いる部分であり，TnIは太いフィラメントのミオシンアクチンの相互作用を抑制している．
- 心筋トロポニンT（cTnT）は成人の骨格筋のトロポニンTとはアミノ酸配列が異なるアイソフォームであり，分子量は約3.7万である．胎児にはcTnTが骨格筋に発現し，Duchenne型筋ジストロフィー症などの慢性障害の骨格筋にも発現するため，これら病態では偽陽性となる．
- 心筋トロポニンI（cTnI）は骨格筋TnIとアミノ酸配列が異なり，分子量は約2.3万である．
- cTnIはTnCと結合して血中に存在し，遊離型は全体の1/5～1/10である．測定系のモノクローナル抗体の検出エピトープ，標準物質が一定でないため，キットによる測定値が大きく異なる．
- cTnTとcTnIの診断有用性についてはほぼ同じと考えてよい．

臨床的意義と検査値の読み方
- 心筋構成成分であるため，血中でcTnT，cTnIが検出・増加する場合は心筋が何らかの傷害を受けていることを意味している．
- 心筋梗塞が疑われる場合に検査する．急性心筋梗塞の初期では細胞質中に遊離型で存在するcTnT，cTnIが血中に出現し，心筋が傷害されると筋原線維を構成しているcTnTが血中に出現・増加する．梗塞発症後数時間から十数日間異常値となるので，診断的有用性が長時間であることが特徴である．
- 心筋梗塞後の冠動脈再灌流の有無を推定する場合に検査する．早期に閉塞冠状動脈が再灌流すると，遊離型のcTnTがまず血中に増加した後減少し，しばらくして傷害筋原線維のcTnTが血中に出現・増加という2峰性のピークとなる．

予想外の値が認められるとき
- cTnTは筋ジストロフィー症，皮膚筋炎，あるいは甲状腺機能低下症などで筋肉が変性すると偽高値となる．このため，骨格筋疾患や甲状腺機能低下症の有無をチェックする．
- 長期間保存では検体中の骨格筋由来TnTが変性するために，cTnTが変動することがある．適切な検体保存であるかをチェックする．　　　　　（高木　康）

5C091
ヒト心臓型脂肪酸結合蛋白　保
human heart fatty acid binding protein
略 H-FABP

測定法 EIA，イムノクロマトグラフィ法
検体 血清
基準値 6.2 ng/mℓ 未満

異常値を呈する場合
高値 急性心筋梗塞，心筋傷害

次に必要な検査▶ 心筋損傷が疑われるため，心電図，早期診断指標（発症後数時間）としてのミオグロビン，CK-MMアイソフォーム，CK-MB，LD₁，ミオシン軽鎖Iを検査する．また，超音波検査や核医学検査，あるいは冠動脈造影などが行われる．

プロフィール
- ヒト心臓型脂肪酸結合蛋白（H-FABP）は心筋内の遊離脂肪酸の細胞内輸送に関与する分子量約1.5万の低分子可溶性蛋白である．
- H-FABPは分子量が小さいことから，ミオグロビンと同じく心筋傷害後0.5～3時間で血中に上昇し始め，5～10時間でピークに達する．
- イムノクロマトグラフィ法を利用した迅速簡易測定キットが開発されている．

臨床的意義と検査値の読み方
- 急性心筋梗塞が疑われる場合に検査する．分子量が小さいため，心筋傷害後数時間以内の超急性期に血中で上昇し，しかも特異性が高いことから，H-FABPが血中に上昇した場合には，急性心筋梗塞である可能性がきわめて高い．血中濃度と梗塞量が相関することから梗塞量の推定，再灌流によるwash-out現象による急激な上昇・低下による再灌流療法の成否の判定指標としても検査される．
- 狭心症の予後予測の指標として検査する．安定労作狭心症では健常人とほぼ同値であるが，不安定狭心症では有意に高値となる．高値の場合には予後不良であり，近い将来に心事故を発症する確率が高い．

予想外の値が認められるとき
- 自己抗体（たとえばリウマチ因子）陽性検体では偽高値となることがあるので，このチェックを行う．
- 抗平滑筋自己抗体陽性検体では偽陰性となることがある．
- 血中での陽性期間が短いため，心筋傷害が生じて数日を経過した場合には陰性となる．
　　　　　　　　　　　　　　　　　　　（高木　康）

5C095
フェリチン　保
ferritin
別 FRTN，ft

測定法 LTIA，RPHA，EIA，RIA
検体 血清（長期の場合凍結保存）
基準値 測定方法および男女間で異なるが，男性20～250 ng/mℓ，女性10～80 ng/mℓ．ただし閉経後の女性では男性の基準値に近くなる．

異常値を呈する場合
低値 鉄欠乏性貧血，潜在性鉄欠乏，発作性夜間ヘモグロビン尿症（PNH），反復瀉血後の真性多血症

　次に必要な検査▶ 血球計数（血算）から小球性低色素性貧血が同時に認められた場合は大部分が鉄欠乏性貧血と診断し，その原因となる慢性消化管出血，月経過多，子宮筋腫，痔疾，妊娠などの存在について検索する．

> 高値

- 男性250～1,000 ng/m*l*，女性80～1,000 ng/m*l*：貯蔵鉄増加（ヘモクロマトーシス，ヘモジデローシス，再生不良性貧血，鉄芽球性貧血，赤芽球癆，溶血性貧血，無トランスフェリン血症），悪性腫瘍（急性白血病，慢性骨髄性白血病，悪性リンパ腫，癌），慢性炎症性疾患（急性肝炎，肝硬変，膵炎など），糖尿病，膠原病（関節リウマチ，SLEなど）

> 異常高値

- 1,000 ng/m*l* 以上：劇症肝炎，ヘモクロマトーシス，血球貪食症候群，成人Still病
  - 次に必要な検査▶血球貪食症候群を強く疑う場合は骨髄穿刺（場合によっては骨髄生検）を積極的に行い，血球貪食像の質的・量的異常を確認する．

> プロフィール

- フェリチンは24個のサブユニットが集合した球状蛋白で，内部に3,000原子以下の第2鉄（Fe^{3+}）が貯蔵されている．フェリチンの大部分は細胞内に存在する（細胞内フェリチン）．一方，フェリチンは血清や他の体液中にも微量であるが存在する（細胞外フェリチン）．
- ヒトでは分子量21 kDaのHサブユニットと19 kDaのLサブユニットから構成され，この2つの割合は各種臓器ごとに異なっている．肝臓や脾臓ではLサブユニットが，心臓はHサブユニットの割合が高い．
- 血清フェリチンの特徴は，大部分がLサブユニットで構成され，その他Gサブユニット（23 kDa）がみられることである．GサブユニットはLサブユニットにN-結合型糖鎖が結合したサブユニットであると考えられ，健常者でのGサブユニットの割合は全血清フェリチンの50％以上である．
- フェリチンは鉄代謝に重要であるが，トランスフェリンによって運ばれてくる鉄を細胞内に貯蔵し，鉄が必要な場合は速やかに利用できるように調節され，機能している．

> 臨床的意義と検査値の読み方

- 血清フェリチンの1 ng/m*l* は貯蔵鉄8～10 mgに相当するので，貯蔵鉄量の低下した鉄欠乏性貧血では小球性低色素性貧血，血清鉄低下，総鉄結合能増加に加え，血清フェリチン低下を特徴とする．潜在性鉄欠乏とは血清フェリチンのみが低下した状態で，貧血は呈しておらず鉄欠乏性貧血の前段階である．
- 血清フェリチンの上昇が認められたときは鉄が過剰に体内に蓄積された状態を最初に考慮すべきである．遺伝性疾患であるヘモクロマトーシス以外に頻回の輸血を繰り返している患者，骨髄造血能の低下する血液疾患や溶血性疾患で高値となる．
- 溶血性疾患の中でPNHは尿中への鉄喪失のため血清フェリチンは低値となるので注意する．
- 悪性腫瘍では血清フェリチン上昇がしばしばみられるが，腫瘍細胞の産生によるというより組織崩壊による機序が考えられている．
- 成人Still病や血球貪食症候群で血清フェリチンが異常高値（基準値上限の50倍以上）を呈し，診断や病態把握に役立つ．この場合の異常高値はこれらの疾患時に認められる活性化マクロファージなどから分泌された炎症性サイトカインによるフェリチン産生の亢進によると考えられている．

> 予想外の値が認められるとき

- 鉄欠乏状態の患者でも慢性感染症がある場合は，血清フェリチンの低下を認めないことがあるので注意を要する．

（大田俊行）

5C110

フィブロネクチン

fibronectin

略 FN

測定法	ELISA，RIA
検体	EDTA処理血漿，新鮮血漿または4℃保存にて3日以内に測定．−20℃で半年，−80℃ではそれ以上の保存が可能．
基準値	250～460 μg/m*l*（血漿）

> 異常値を呈する場合

高値 血管炎症候群，急性肝炎，脂肪肝，原発性胆汁性肝硬変，閉塞性黄疸，ネフローゼ症候群，糖尿病腎症，糖尿病，甲状腺機能亢進症，肥満，高脂血症，転移癌，正常妊娠，子癇，子癇前症，外科手術後，もやもや病，全身性エリテマトーデス（SLE），川崎病（回復期）

- 次に必要な検査▶血漿FN高値の場合，原疾患に関連した検査を行う．例えばSLEの場合，疾患活動性をみるため，抗ds-DNA抗体，補体（C3，C4，CH50）などの検査を進める．

低値 甲状腺機能低下症，低栄養，細菌感染症，敗血症，川崎病（急性期），DIC，再生不良性貧血，肝硬変，劇症肝炎，肝癌，急性糸球体腎炎，腎不全，火傷

- 次に必要な検査▶血漿FN低値の場合も疾患に関連した検査を行うと同時に，その原因が産生低下か消費によるものかを総合的に検討する．

> プロフィール

- フィブロネクチン（FN）は細胞外基質（extracellular matrix：ECM）の主要な構成成分の一つであり，不溶性の線維として存在する．一方，血漿中にも古くから寒冷不溶性グロブリンとしてその存在が知られており，健常者では約300 μg/m*l* の濃度で可溶性糖蛋白として存在する．さらに，尿をはじめほとんどの体液に検出される．
- FN分子はほぼ相同な2つのサブユニットがC末端近くでS-S結合した分子量約44 kDaの二量体であ

り，ECM 中では高分子会合体として他の ECM 成分や細胞と結合し存在する．FN は 7 つの機能的領域（functional domain）と柔軟なポリペプチド鎖が交互に繰り返す構造を示す．これらの機能的領域にはヘパリン，フィブリン，コラーゲン，DNA および細胞表面への結合が含まれる．このうち細胞表面への結合は細胞表面のインテグリンファミリーを介するが，FN 機能領域の Arg-Gly-Asp（RGD）配列を通じて行われている．
- FN と細胞の接着により機能的シグナルが発生し，細胞移動，成長，形態変化，オプソニン効果，フィブリン形成，創傷治癒などが起こると考えられている．
- 主な FN 産生細胞は肝細胞，線維芽細胞，血管内皮細胞，腎メサンギウム細胞であり，血漿 FN が高値の場合にはこれらの細胞からの産生亢進または放出が考えられる．一方，低値の場合は産生低下，凝固の異常亢進やオプソニン効果による網内系機能亢進による消費亢進を考える必要がある．

臨床的意義と検査値の読み方
- 一般に血漿 FN を測定する意義は高くないが，血漿 FN 測定は炎症時に増加する急性期反応物質としての意味がある．さらに低栄養状態の有用性は血漿アルブミン，血漿トランスフェリンより高いとの報告がある．一方，血管内皮細胞の活性化マーカーとして von Willebrand 因子とともに子癇前症の予測に検査されるが，鋭敏ではないとされる．
- このように血漿 FN は種々の要素を反映することによる変動があり，疾患の診断に用いられることはほとんどない．種々の病態の推移や重症度の把握には有用であると考えられているが，病院検査室で測定することはなく，また衛生検査所での血漿 FN 検査も現在受注されていない．

予想外の値が認められるとき
- 低値の場合が問題となる．
  ① フィブリン形成で FN が消費されるため，血清では血漿より低値となる．
  ② FN はヘパリン結合領域をもつためヘパリン血では FN が凝集し低値となる．
  ③ FN は寒冷不溶性糖蛋白であり，低温で保存すると析出するため低値となる．

（大田俊行）

5C111
癌胎児性フィブロネクチン　　保

oncofetal fibronectin

略 OFFN

測定法　ELISA，金コロイド着色法（ロムチェック），dipstick immunoassay（DI-3204）

検体　腟・頸管分泌液（凍結保存），専用容器に採取する．ロムチェックおよび DI-3204 は POCT としてその場で検査する．

基準値　ELISA：50 ng/m*l* 以下
　　　　　金コロイド法：陰性（250 ng/m*l* 以下）

異常値を呈する場合
高値　破水，早産，切迫早産

プロフィール
- 癌胎児性フィブロネクチン（OFFN）はフィブロネクチン（FN）のイソ型の一つである．OFFN は FN の C 末端にあるヘパリン機能的領域とフィブリン機能的領域の間に癌胎児領域（oncofetal domain）が存在するため命名された．分子量は FN 単量体（220 kDa）より大きく 320 kDa である．
- OFFN は羊水，胎盤・脱落膜組織，悪性腫瘍に多く含まれるが，子宮頸管粘液や腟分泌中には通常認められない．

臨床的意義と検査値の読み方
- 新生児死亡の原因として早産は最も頻度が高い．早産は全出生の 5〜10% に起こり，かつ早産の約 3 割に前期破水が合併するとされる．従来，破水の診断や早産の予知が困難とされていたが，腟・頸管分泌液中の OFFN 測定により可能となっている．
- 妊娠 13〜35 週の正常妊婦の腟・頸管分泌液中の OFFN はほとんどが 50 ng/m*l* 以下であること，および切迫流産・切迫早産徴候を有する例の中で結果的に流産・早産に至った例の OFFN は高値であることより，流・早産の予知マーカーとしての臨床的意義がある．
- 妊娠経過中に OFFN が 50 ng/m*l* 以上になると 1〜2 週間以内に早産になる例が多いことも判明している．このように妊娠中期以降において定期的に OFFN を定量すれば早産の予知が可能となり，これらの患者に対して適切な処置を行うことができるとされる．
- 正常妊娠例でも 36 週以降の OFFN は漸増するとされ，OFFN が高値になれば 12 時間以内に分娩が開始するとの報告がある．一方，39 週以降で OFFN が低値である場合の多くは 41 週以降の分娩に至るとの報告もある．この場合胎児・胎盤機能は妊娠 41 週以降急速に低下するため適切な処置が必要となり，これらのスクリーニングとしての有用性も指摘されている．
- 保険算定（2007 年度：210 点）は破水診断のため妊娠満 22 週以上満 37 週未満の妊婦，または切迫早産の診断のために妊娠 22 週以上満 33 週未満の妊婦のみが対象となる．

予想外の値が認められるとき
- 正常妊娠で切迫早産の徴候がない妊婦に異常値がみられたときは，① 腟・頸管分泌液採取時に出血させていないか，② 採取前に性交がなかったか，を確認しておく．

（大田俊行）

5C134
IV型コラーゲン定量　保
type 4 collagen

測定法　EIA
検体　尿（早朝1番尿を採取）
基準値　30〜39歳：4.0 μg/g・Cr 以下
　　　　40歳以上：4.9 μg/g・Cr 以下

異常値を呈する場合
高値　糖尿病腎症が近い将来に顕性化する危険が高い．

プロフィール
- IV型コラーゲンは基底膜緻密層の主要構成成分である．メサンギウムによって産生されるIV型コラーゲンは，$α_3$鎖，$α_4$鎖，$α_5$鎖の3本からなる三重らせん構造をとり，これにラミニンやフィブロネクチン，プロテオグリカンなどが加わることによって糸球体基底膜が形成される．
- 血清IV型コラーゲンは組織破壊やその後の修復に伴う基底膜の分解，再生，または病的刺激による基底膜物質の組織過剰沈着などにより変動すると考えられているが，その尿中排泄量は糸球体基底膜代謝の状況を特異的に反映する．実際に糖尿病腎症にみられる糸球体基底膜肥厚，メサンギウム拡大，尿細管基底膜肥厚などの病理学的特徴は，すべて高血糖によるIV型コラーゲン産生増加に関連するものと考えられている．これらの病理学的変化は微小アルブミン尿の出現に先立って現れることが知られている．

臨床的意義と検査値の読み方
- 尿中IV型コラーゲン量は糖尿病腎症におけるメサンギウム領域拡大の程度および尿細管障害を，微小アルブミン尿が指摘できないほどの早期から反映しうることが示されている．しかし，尿中濃度を測定するため，その値を水の再吸収で補正する必要があり，この目的で測定値をクレアチニン補正して評価する．この補正法は原尿中のクレアチニン濃度が一定であることを前提としており，腎機能障害者には適応できない．一般に糖尿病腎症患者では尿蛋白の出現が血清クレアチニン値の上昇に先行するため問題にはならないが，ごくまれには例外も存在するため注意を要する．
- 本検査は，糖尿病（試験紙法によって尿蛋白陽性となる前の早期糖尿病腎症）に適応となる．

予想外の値が認められるとき
- 腎機能に留意する．血中クレアチニン値が正常域を超えた場合，尿中排泄量のクレアチニン補正は無意味になる．
- 老人，るいそう者，スポーツマンなど尿中クレアチニン排泄量が正常域を逸脱する可能性がある場合にも解釈は慎重を要する． （風間順一郎）

5C123
I型コラーゲン架橋N末端テロペプチド　保
type I collagen cross-linked N-terminal telopeptide
略　NTx

測定法　ELISA
検体　尿（早朝第2尿を採取）
基準値　男性 13.0〜73.0 nmol BCE/nmol・Cr
　　　　閉経前女性 8.3〜69.9 nmol BCE/nmol・Cr
　　　　閉経後女性 14.0〜99.5 nmol BCE/nmol・Cr

異常値を呈する場合
高値　骨粗鬆症，原発性副甲状腺機能亢進症，多発性骨髄腫，転移性骨腫瘍．
次に必要な検査▶転移性骨腫瘍の初診時には，他の骨代謝マーカーや画像診断の結果をふまえ，総合的に骨代謝状態を評価する．骨粗鬆症診断の基本は骨量測定と骨X線画像である．骨代謝マーカーはあくまでも病勢を知るための補助診断であって，病状の進行度を知るものではない．

プロフィール
- I型コラーゲンは骨，皮膚，腱，靱帯などの構成成分であり，特に骨基質においてはその90％以上を占めている．I型コラーゲン分子は2本の$α_1$鎖と1本の$α_2$鎖によって織りなされる三重らせん構造をとっているが，N端とC端ではそれぞれそのらせん構造がばらけた領域，すなわちテロペプチドが存在する．テロペプチド領域には他のコラーゲン分子や自らの分子との結合を介在するピリジノリンやデオキシピリジノリンなどの架橋構造が存在し，これによってコラーゲン線維の強度やI型コラーゲン分子の三次元構造が保たれている．
- I型コラーゲン架橋NテロペプチドNTxは，N端テロペプチドと架橋構造をなすピリジノリン・デオキシピリジノリン分子の複合体を標的としたアッセイ系であり，比較的選択的な骨吸収マーカーであると認識されている．この標的分子は肝臓による代謝を受けないが，容易に糸球体から濾過される．しかも，ICTPとは異なり，尿細管において再吸収されない．したがって，尿中排泄量を測定することで骨吸収の活性を推測することができる．
- なお，尿中濃度を測定するため，その値を水の再吸収で補正する必要があり，この目的で測定値をクレアチニン補正して評価する．この補正法は原尿中のクレアチニン濃度が一定であることを前提としており，したがって腎機能障害者には適応できない．また，血清サンプルでも測定は可能であるが，通常その濃度は尿よりも低い．

臨床的意義と検査値の読み方
- 主に高回転性骨減少症の病勢診断に用いられる．標的分子が安定であるためアッセイ値は再現性に優れており，しかもピリジノリン・デオキシピリジノリ

ンの測定値よりも鋭敏に骨吸収活性を反映するとされる．
- 主に骨粗鬆症の診断，治療効果判定に用いられる．また，転移性骨腫瘍や原発性副甲状腺機能亢進症の病勢診断にも有用である．いずれにせよ，NTxが高値を示す場合は，積極的に破骨細胞性骨吸収阻害薬を使用する理論的根拠となりうる．
- 近年は強力な破骨細胞性骨吸収阻害薬であるビスホスホネート製剤が骨粗鬆症治療薬として本格的に使用されるようになったので，NTxの利用価値は増大しつつある．
- 本検査は次の場合に適応となる：原発性副甲状腺機能亢進症，骨Paget症，転移性骨腫瘍．
- なお，血中レベルも尿中レベルに準じた臨床的意義があると考えられているが，保険適応はない．

予想外の値が認められるとき
- 腎機能に留意する．血中クレアチニン値が正常域を超えた場合，尿中排泄量のクレアチニン補正は無意味になる．また，老人，るいそう者，スポーツマンなど尿中クレアチニン排泄量が正常域を逸脱する可能性がある場合にも解釈は慎重を要する．
- 他の骨代謝マーカー値との整合性を確認する．

(風間順一郎)

5C124
Ⅰ型コラーゲンC末端テロペプチド 保

type Ⅰ collagen C-terminal telopeptide

略 ICTP

測定法 RIA（二抗体法）
検体 血清．本来は早朝空腹時採血が好ましいが，必ずしも厳密に遵守される必要はない．
基準値 4.5 ng/m*l* 未満
　　　　ただし慢性腎不全患者の場合12〜120 ng/m*l*

異常値を呈する場合
高値 多発性骨髄腫，転移性骨腫瘍，関節リウマチ，強皮症，腎不全，肝硬変．

次に必要な検査▶ 転移性骨腫瘍の初診時には，他の骨代謝マーカーや画像診断の結果をふまえ，総合的に骨代謝状態を評価する．既知の腫瘍の経過観察時を除けば，ICTP単独で骨代謝を評価すべきではない．

プロフィール
- Ⅰ型コラーゲンは骨，皮膚，腱，靱帯などの構成成分であり，特に骨基質においてはその90％以上を占めている．Ⅰ型コラーゲン分子は2本のα_1鎖と1本のα_2鎖によって織りなされる三重らせん構造をとっているが，N端とC端ではそれぞれそのらせん構造がばらけた領域，すなわちテロペプチドが存在する．テロペプチド領域には他のコラーゲン分子や自らの分子との結合を介在するピリジノリンやデオキシピリジノリンなどの架橋構造が存在し，これによって

コラーゲン線維の強度やⅠ型コラーゲン分子の三次元構造が保たれている．
- Ⅰ型コラーゲンC末端テロペプチド（ICTP）のエピトープは，C端α_1鎖テロペプチドが他のC端α_1鎖テロペプチドや三重らせん構造と結びついている架橋構造の周辺ややN端寄りに存在する．1本鎖のテロペプチドのみでは抗原性を持たない．このため，ICTP測定系では形成途中のコラーゲン線維から漏れ出したⅠ型コラーゲン分子は拾わず，一度できあがったコラーゲン線維構造が破壊されて血中に漏出したテロペプチド＋架橋構造からなる複合体のみを選択的に感知する．したがって，比較的選択的な骨吸収マーカーであると認識されている．しかし，破骨細胞性骨吸収に主要な役割を果たすカテプシンKはICTP構造を破壊するため，ときに，特に疾患によっては，必ずしも骨吸収状態を鋭敏に反映しない．

臨床的意義と検査値の読み方
- 一般に骨吸収マーカーとして認識されている．ICTPに対するホルモン療法の直接的な影響は軽微であるため，乳癌や前立腺癌には特に好んで使用される．この目的におけるICTPによる骨シンチグラムの代行は，医療経済的にも好ましい．また，多発性骨髄腫の骨破壊性病巣の病勢評価にも有用である．
- 一方，骨粗鬆症を含む原発性骨代謝障害に対しては，必ずしも鋭敏に骨吸収状態を反映させることができない．
- ICTPは腎代謝性物質であり，腎不全患者では異常高値を示す．腎不全患者においてもICTP値は骨吸収のマーカーになるが，その基準値は腎機能正常者と大きく異なることに留意すべきである
- 本検査は次の場合に適応となる：悪性腫瘍における骨転移，悪性腫瘍に伴う高カルシウム血症，骨Paget病，慢性腎不全による副甲状腺機能亢進症．

予想外の値が認められるとき
- 腎機能に留意する．ICTPは腎代謝性物質であり，腎不全患者では異常高値を示す．
- 肝機能に留意する．ICTPはときに肝臓の線維化に伴って異常高値を示すことがある．
- 他の骨代謝マーカー値との整合性を確認する．

(風間順一郎)

5C125
Ⅰ型プロコラーゲンC末端プロペプチド 保

type Ⅰ procollagen C-terminal propeptide

略 PICP

測定法 RIA（二抗体法，固相法）
検体 血清．早朝空腹時採血が好ましい．
基準値 30〜182 ng/m*l*

異常値を呈する場合
高値 腫瘍随伴体液性高カルシウム血症（HHM），転移性骨腫瘍（特に前立腺癌），腎不全，甲状腺機能

亢進症，Paget病．
次に必要な検査▶ 転移性骨腫瘍の初診時には，他の骨代謝マーカー（特にICTP）や画像診断の結果をふまえ，総合的に骨代謝状態を評価する．既知の腫瘍の経過観察時を除けば，PICP単独で骨代謝を評価すべきではない．

プロフィール
- Ⅰ型コラーゲンは骨，皮膚，腱，靱帯などの構成成分であり，特に骨基質においてはその90％以上を占めている．Ⅰ型コラーゲン分子はまず骨芽細胞からⅠ型プロコラーゲン分子として産生され，細胞外でC端とN端のペプチダーゼの影響で切断されて，その内側が3本重合することによってコラーゲン線維が形成される．このとき切断されたC端，N端のフラグメントは，いずれも局所では代謝を受けずにそのままの形で循環に放出される．
- Ⅰ型プロコラーゲンC末端プロペプチド（PICP）は，切断されたⅠ型プロコラーゲン分子のC端フラグメントである．循環中に放出されたPICPは糸球体濾過を受けるほか，マンノース受容体を介してマクロファージなどにも取り込まれる．
- PICPはⅠ型プロコラーゲン分子が成熟して三重らせん構造を取る前に血中に放出されるので，その血中濃度はコラーゲン線維生成速度を反映し，骨形成の指標となると考えられる．実際，骨形態計測値の石灰化速度や骨形成速度との有意な相関が示されている．

臨床的意義と検査値の読み方
- 本検査は，前立腺癌に伴う転移性骨腫瘍の診断および経過観察に用いる．
- 骨粗鬆症に対しては必ずしも一定の傾向を示すとはいえない．しかし，確立した骨粗鬆症集団においてPICPの低下は将来の骨折の危険性を高めるという指摘がある．この目的での保険適応はない．

予想外の値が認められるとき
- 腎機能に留意する．
- 他の骨代謝マーカー値との整合性を確認する．

（風間順一郎）

5C126
コンドロカルシン
chondrocalcin
別 プロコラーゲンⅡ様物質

測定法	EIA
検体	関節液
基準値	1.1 ng/m*l* 以下

異常値を呈する場合
- **高値** 変形性関節症，関節リウマチ，外傷性関節水腫．

次に必要な検査▶ 理学検査，画像検査によって疾患の鑑別および進行度判定をする．

プロフィール
- コンドロカルシンはⅡ型プロコラーゲンのC末端プロペプチドの別名である．Ⅱ型コラーゲンは硝子軟骨乾燥重量の50％以上を占める代表的な軟骨特異性基質蛋白であり，特に変性軟骨修復部位ではその合成が促進される．コンドロカルシンはⅡ型プロコラーゲンがⅡ型コラーゲンへと変換される際に細胞外液スペースに放出されるため，その濃度はⅡ型コラーゲン産生量を反映し，軟骨生成の指標となる．

臨床的意義と検査値の読み方
- 変形性関節症，関節リウマチなど，大関節の傷害には軟骨修復を伴うので，関節液のコンドロカルシン濃度は，これらの疾患の活動性の指標となる．しかし，疾患特異性は低く，関節痛の原因疾患の鑑別には用いられない．
- 本疾患は関節炎で適応となる．

予想外の値が認められるとき
- 理学検査，画像検査との整合性を確認する．

（風間順一郎）

5C130 / 5C135
プロコラーゲンⅢペプチド／Ⅳ型コラーゲン・7S
procollagen-3-peptide/type 4 collagen S domain
略 P-Ⅲ-P

測定法	プロコラーゲンⅢペプチド：IRMA Ⅳ型コラーゲン・7S：RIA（二抗体法），EIA
検体	血清
基準値	プロコラーゲンⅢペプチド：0.3〜0.8 U/m*l* Ⅳ型コラーゲン・7S：6.0 ng/m*l* 以下

異常値を呈する場合
- ■ プロコラーゲンⅢペプチド
  - **高値** ウイルス性肝炎，急性肝炎，慢性活動性肝炎，アルコール性肝障害，肝硬変，慢性膵炎，放射性肺臓炎，肺線維症，間質性肺炎，サルコイドーシス，肺結核，心筋梗塞，糖尿病性細小血管症，糸球体腎炎，腎不全，骨髄線維症，悪性腫瘍．
- ■ Ⅳ型コラーゲン・7S
  - **高値** アルコール性肝障害，急性肝炎，慢性活動性肝炎，糖尿病，甲状腺機能亢進症，間質性肺炎，心筋症，転移性癌．

次に必要な検査▶ 血液検査や画像診断を参照し，必要に応じて生検にて確認する．

プロフィール
- プロコラーゲンⅢペプチド（P-Ⅲ-P）は，Ⅲ型コラーゲンの前駆物質であるⅢ型プロコラーゲンが細胞外でN末端付近にある非らせん領域が切り離されることによって形成されたペプチドである．Ⅲ型プロコラーゲンの産生・分泌が亢進した病態ではP-Ⅲ-Pの産生も増加し，その一部が循環中に漏出する．

Ⅲ型コラーゲンの産生は炎症反応一般に付随して亢進するが，各疾患の中で細胞外基質が最も多く産生されるものは肝疾患である．実際に肝硬変の組織中に観察される線維性隔壁にはⅠ型，Ⅲ型コラーゲンが大量にみられる．

- 一方，Ⅳ型コラーゲン分子は，7S，NC2，TH2，NC1の4つのdomainからなる膜型コラーゲンである．N末端の7Sで4分子が重合し，C末端のNC1で2分子が重合することによって網目状のネットワークを形成し，基底膜の主要構成成分となっている．正常な肝臓では，類洞中には基底膜は存在しないが，肝線維化が起こると伊東細胞や肝細胞などからⅣ型コラーゲンなどの基底膜構成成分が分泌されてDisse腔に沈着するが，その一部は循環中に漏出する．

臨床的意義と検査値の読み方

- 全身の線維化が疑われる場合に，その病勢を非観血的に評価することに最大の意義がある．特に肝における線維化の指標として，慢性肝疾患の病勢や予後の判定に有用であるとされる．P-Ⅲ-Pは門脈域の炎症のためにⅠ型・Ⅲ型コラーゲンが中心となった線維化が進むウイルス性肝炎に，Ⅳ型コラーゲン・7Sは小葉内の線維化を主とするアルコール性肝障害時にそれぞれ上昇しやすい．
- 本検査は慢性肝炎で適応となる．
- ただしプロコラーゲンⅢペプチドとⅣ型コラーゲン・7Sを同時に測定した場合は，保険点数はどちらか一つしか算定されない

予想外の値が認められるとき

- 腎機能に留意する．Ⅳ型コラーゲン・7Sは腎代謝性物質であり，腎不全患者では異常高値を示す．

(風間順一郎)

5C145

ピリジノリン

pyridinoline

[略] PYD，Pyr

測定法 HPLC，ELISA
検体 尿（1日蓄尿，ないしは早朝第2尿を採取）．ピリジノリンの血中濃度には無視できない日内変動があるため，可能ならば蓄尿検体を，それが無理ならば早朝第2尿を用いる．
基準値 成人 12.5～41.9 nmol/mmol・Cr（ELISA）
異常値を呈する場合
[高値] 小児，Paget病，骨粗鬆症，甲状腺機能亢進症，転移性骨腫瘍，ステロイド薬使用者．
次に必要な検査 ▶ 他の骨代謝マーカーや画像診断の結果をふまえ，総合的に骨代謝状態を評価する．
[低値] 成人においては基準値を下回る場合に病的意義は乏しいが，小児の場合は下垂体性小人症を疑う根拠の一つとなる．

プロフィール

- 骨の重要な構成成分であるⅠ型コラーゲン分子は三重らせん構造をとっているが，このそれぞれの分子間に架橋が介在することによって構造が維持され，物理・化学的に強固なコラーゲン組織が形成される．ピリジノリンはこれらの架橋がリジル酸化酵素や非酵素反応によって分子修飾を受けた構造の一つである．このような成熟架橋は，骨が形成される段階においては存在しないが，一度形成されると化学構造はきわめて安定である．ピリジノリンはⅠ型コラーゲン分子のC末端テロペプチド領域とらせん部の2カ所に架橋を形成しうる．
- なお，デオキシピリジノリンとは化学構造が近縁であるが，必ずしもピリジノリンが還元されてデオキシピリジノリンが形成されるわけではない．むしろピリジノリン型の架橋構造はsodium borohydrideによって還元されにくい特徴を持っているため，非還元型架橋とよばれている．
- 骨組織の吸収・破壊によって，遊離したピリジノリンが循環中に放出され，そのうちの約40％が遊離体のまま糸球体を濾過され，尿中に放出される．したがって尿中のピリジノリンは骨吸収マーカーとして利用されている．尿中濃度を測定するため，その値を水の再吸収で補正する必要があり，この目的で測定値をクレアチニン補正して評価する．この補正法は原尿中のクレアチニン濃度が一定であることを前提としており，したがって腎機能障害者には適応できない．保存検体中でも一昼夜くらいなら十分に安定であるため，本来は蓄尿中の1日排泄量を体格補正して評価すべきである．なお，血清もELISAによって測定は可能であるが，一般的には検査対象となっていない．
- ピリジノリンは骨，軟骨，歯をはじめ身体のほとんどの組織に分布する．したがって，尿中排泄量のすべてが骨由来であるとはいえない．しかし，骨吸収によって大量に循環中に放出されるため，その排泄量が骨吸収と相関することは骨形態計測によって確認されている．

臨床的意義と検査値の読み方

- 骨吸収性疾患一般の病勢評価，経過観察に有用である．特に甲状腺機能亢進症においては著しい高値を示すことが知られている．しかし，より優れた骨吸収マーカーが開発されたことから，その臨床的重要性は乏しくなった．

予想外の値が認められるとき

- 腎機能に留意する．血中クレアチニン値が正常域を超えた場合，尿中排泄量のクレアチニン補正は無意味になる．
- 老人，るいそう者，スポーツマンなど尿中クレアチニン排泄量が正常域を逸脱する可能性がある場合にも解釈は慎重を要する．
- 日内変動が存在する．ピリジノリン排泄は夜間から

早朝にピークをとるサーカディアンリズムを示す．連続して測定する場合，採尿時間は一定にすべきである．
- 測定法に注意する．HPLCではEIAの数倍の値を示す．
(風間順一郎)

5C146
デオキシピリジノリン 保
deoxypyridinoline
略 DPD，Dpd

測定法 HPLC，ELISA
検体 尿（1日蓄尿，ないしは早朝第2尿を採取）．デオキシピリジノリンの血中濃度には無視できない日内変動があるため，可能ならば蓄尿検体を，それが無理ならば早朝第2尿を用いる．
基準値 成人 2.8～7.6 nmol/mmol・Cr（ELISA）
一般に女性は背景疾患がなくてもやや高値を示す．

異常値を呈する場合
高値 小児，Paget病，骨粗鬆症，甲状腺機能亢進症，転移性骨腫瘍，ステロイド薬使用者
次に必要な検査▶ 他の骨代謝マーカーや画像診断の結果をふまえ，総合的に骨代謝状態を評価する．
低値 成人においては基準値を下回る場合に病的意義は乏しいが，小児の場合は下垂体性小人症を疑う根拠の一つとなる．

プロフィール
- 骨の重要な構成成分であるⅠ型コラーゲン分子は三重らせん構造をとっているが，このそれぞれの分子間に架橋が介在することによって構造が維持され，物理・化学的に強固なコラーゲン組織が形成される．デオキシピリジノリンはこれらのうち，いわゆる成熟架橋とよばれる構造の一つである．デオキシピリジノリンはⅠ型コラーゲン分子のC末端テロペプチド領域とらせん部の2カ所に架橋を形成しうる．それ自体が化学的に安定であるためにコラーゲン代謝状況のマーカーとして利用されている．
- なお，デオキシピリジノリンはピリジノリンよりも水酸基が1つ少ないだけで化学構造が近縁であるが，必ずしもピリジノリンが還元されてデオキシピリジノリンが形成されるわけではない．むしろこれら2者はアナログであると考えるべきである．
- 骨組織の吸収・破壊によって，遊離したデオキシピリジノリンが循環中に放出され，そのうちの約40％が遊離体のまま糸球体を濾過され，尿中に放出される．したがって尿中のデオキシピリジノリンは骨吸収マーカーとして利用されている．
- 尿中濃度を測定するため，その値を水の再吸収で補正する必要があり，この目的で測定値をクレアチニン補正して評価する．この補正法は原尿中のクレアチニン濃度が一定であることを前提としており，したがって腎機能障害者には適応できない．保存検体中でも一昼夜くらいなら十分に安定であるため，本来は蓄尿中の1日排泄量を本格補正して評価すべきである．
- なお，デオキシピリジノリンはピリジノリンよりも骨組織特異性が高く，その尿中排泄分画は事実上すべて骨由来と考えてよい．しかし，絶対量がピリジノリンの数分の一にとどまるため，測定値が測定感度未満になることもある．

臨床的意義と検査値の読み方
- 骨吸収性疾患一般の病勢評価，経過観察に有用である．特に甲状腺機能亢進症においては著しい高値を示すことが知られている．しかし，近年ではより優れた骨吸収マーカーが開発されたことから，その臨床的重要性は低下している．
- 本検査は次の場合に適応となる．
① 肺癌，乳癌，前立腺癌の骨転移の検索および骨転移に対する治療の評価．
② 原発性甲状腺機能亢進症における手術適応の決定および副甲状腺切除術後の評価．

予想外の値が認められるとき
- 腎機能に留意する．血中クレアチニン値が正常域を超えた場合，尿中排泄量のクレアチニン補正は無意味になる．
- 老人，るいそう者，スポーツマンなど尿中クレアチニン排泄量が正常域を逸脱する可能性がある場合にも解釈は慎重を要する．
- 日内変動が存在する．デオキシピリジノリン排泄は夜間から早朝にピークをとるサーカディアンリズムを示す．連続して測定する場合，採尿時間は一定にすべきである．
- 測定法に注意する．HPLCではEIAの数倍の値を示す．
(風間順一郎)

5C122
βクロスラプス 保
β-crosslaps
略 β-CTx

測定法 ELISA
検体 尿（早朝2番尿）
基準値 若年成人 119～450 μg/mmol・Cr
50歳以上の成人 150～700 μg/mmol・Cr

異常値を呈する場合
高値
- 高回転性骨減少症を疑われる．
- 301.4 μg/mmol・Cr以上は骨量低下のリスクが上昇するとされる．しかし一般的には，その絶対値よりも前値に対する変動率が評価対象とされ，治療前に比較してβ-CTx値が33％以上減少した場合にその

薬物治療は有効と判定する．
次に必要な検査▶ β-CTxはあくまでも薬効を評価するためのマーカーであり，患者のアウトカムを知るためのマーカーではない．他の検査値や理学的所見などを参考にして総合的な診療を進めるべきである．

プロフィール
- I型コラーゲンは骨，皮膚，腱，靱帯などの構成成分であり，特に骨基質においてはその90%以上を占めている．I型コラーゲン分子は2本の$α_1$鎖と1本の$α_2$鎖によって織りなされる三重らせん構造をとっているが，N端とC端には他のコラーゲン分子や自らの分子との結合を介在する架橋構造が存在し，これによってコラーゲン線維の強度や三次元構造が保たれている．
- 骨吸収に伴ってI型コラーゲン分子は破壊/切断され，その一部は循環中に流出する．CTxは，このうちC端側の架橋構造を含んだ骨吸収産物である．CTxはさらに急激な骨吸収によって放出されるαタイプと，緩徐な骨吸収によって放出されるβタイプに大別され，このうちβタイプが骨粗鬆症に対して行われる骨吸収抑制治療のモニターとして利用されている．

臨床的意義と検査値の読み方
- 本検査は，骨粗鬆症に対してホルモン補充療法やビスホスホネート治療などの骨吸収抑制治療を行う際の薬剤効果判定に用いる．前提として治療前の骨代謝回転が亢進している必要があり，閉経後骨粗鬆症の治療判定に適している．変動率が大きいため，他の骨代謝マーカーや骨塩定量法などに比較して治療マーカーとしての適性が高いとされる．

予想外の値が認められるとき
- 腎機能に留意する．
- 他の骨代謝マーカー値との整合性を確認する．

(風間順一郎)

5C180
好酸球塩基性蛋白
eosinophil cationic protein
別 好酸球顆粒蛋白，ECP，好酸球陽イオン蛋白，好酸球陽性荷電蛋白

測定法 FEIA
検体 血清

- 凝固促進剤と血清分離剤の入った専用試験管（バキュテイナ®採血管SSTチューブなど）に採血し，転倒混和後24～28℃で1～2時間静置し，その後10分遠心する．静置時の温度変化で測定値が変動する場合がある．好酸球顆粒蛋白はガラス壁面に付着しやすく，検体の保存にはポリスチレンやポリプロピレン製のチューブを用いる．

基準値 成人 14.7 μg/l以下

異常値を呈する場合
- 気管支喘息，アトピー性皮膚炎，アレルギー性鼻炎，アレルギー性結膜炎，寄生虫疾患など，好酸球の活性化が病態に関与する疾患

プロフィール
- 血中好酸球はアレルギー疾患や寄生虫疾患で増加することが知られ，アレルギー性炎症においては，その病勢把握の大まかな目安として用いられる．
- アレルギー反応では，組織中の肥満細胞が抗原刺激によってヒスタミンやロイコトリエンなどのケミカルメディエーターを放出して即時型のアレルギー反応が開始される．一方，好酸球はRANTESやeotaxinなどのケモカインによって，抗原曝露後数時間で局所に集簇する．好酸球が炎症局所で脱顆粒すると組織に傷害的に作用し，アレルギー性炎症における重要な病態を形成する．
- 好酸球はメイ・ギムザ染色にてエオジン好性に赤く染まる顆粒を豊富にもっている．好酸球顆粒に含まれる蛋白には major basic protein（MBP），eosinophil-derived neurotoxin（EDN，あるいは別名eosinophil protein X：EPX），eosinophil cationic protein（ECP：好酸球陽イオン蛋白），eosinophil peroxidase（EPO）の4種が知られている．これらの顆粒蛋白のなかでもMBPとECPは塩基性が強く，細胞毒性を発揮する．現在，好酸球性塩基性蛋白として一般的に計測されているのはECPである．
- 顆粒は，電子顕微鏡ではcrystalloid coreと周囲のmatrixを区別でき，MBPはcrystalloid coreに，EDN，ECP，EPOはmatrixに存在する．
- 好酸球顆粒の生物学的活性は寄生虫殺傷，組織細胞障害，ヒスタミン遊離，気管支収縮，気道過敏性亢進など，リンパ球増殖抑制，神経毒，腫瘍細胞殺傷などが報告されている．

臨床的意義と検査値の読み方
- 別項で記述したIgE（☞ p.470）は，患者の感作の有無を判断することができるが，必ずしもアレルギー性炎症の程度を反映するものではない．好酸球顆粒蛋白はアレルギー性炎症の場において好酸球が集簇し，脱顆粒するメカニズムが働いていることを意味し，実際に起こっているアレルギー性炎症の程度を反映すると考えられる．
- これまでに気管支喘息などの患者において血清，誘発痰，気管支肺胞洗浄液，尿においてECP濃度とアレルギー性炎症との関係が検討され，健常人に比べ，喘息患者では血中ECPが有意に上昇しており，気道過敏性や呼吸機能と有意な相関があるとの報告がある．
- 末梢血好酸球の中の分泌型ECPを染色し，フローサイトメーターで分析すると気管支喘息患者で有意に上昇がみられ，特に発作時に上昇の程度が大きいことも報告されている．好酸球はアレルギー性炎症局

所で脱顆粒するので，気管支喘息などでみられる血清中のECPの上昇は，好酸球がすでに血中にある段階で脱顆粒を起こしやすく活性化された状態にあるためと考えられている．

- 気管支喘息を例にとれば，ECPを用いてアレルギー性炎症の病勢評価を行うことで，吸入ステロイドの減量（あるいは増量）などを判断したり，患者の服薬コンプライアンスの目安などの，治療の指標に使用することが期待されている．

（萱場広之）

5C200
タウ蛋白
tau protein
別 tau

測定法	EIA
検 体	脳脊髄液
基準値	166 ± 104 pg/ml
	（岡山大学大学院医歯学総合研究所神経病態内科学在籍時での値）

異常値を呈する場合
高値
- Alzheimer病（482 ± 271 pg/ml；総tau測定値）
〈高値を呈しうる認知症患者〉
- Alzheimer病に進行する軽度認知障害（MCI）
- タウオパチー群：大脳皮質基底核変性症，前頭側頭型認知症，diffuse neurofibrillary tangles and calcification（DNTC）
- 非タウオパチー群：認知症を伴う筋萎縮性側索硬化症，Lewy小体型認知症，正常圧水頭症，Creutzfeldt-Jakob病，AIDS，認知症

プロフィール
- タウは分子量約5万の微小管付随蛋白で，チューブリンに結合しその重合を促進し微小管を形成するため，脳での発現が最も多い．このタウ蛋白には多くのリン酸化を受ける部位が存在している．正常でも部分的にはリン酸化しているが，過剰なリン酸化を受けるとチューブリン結合能と重合能が低下する．この過剰なリン酸化を受けたタウ蛋白はAlzheimer病脳の細胞内に沈着する神経原線維変化（paired helical filaments：PHFの集合体）の主要構成成分である．
- タウ遺伝子は第17染色体の長腕17q21-22に位置し，その1つの遺伝子からmRNAの3つのエクソン挿入有無の組み合わせによる選択的スプライシングという現象により，6種類のアイソフォームが形成される．チューブリンに結合し微小管の重合と安定化に寄与する機能ドメインはカルボキシル末端側半分にある31-32アミノ酸の繰り返し配列で，exon 10はその第2リピートに相当する．exon 10の挿入の有無で4リピートタウ，3リピートタウとよばれている．発達段階では最も短い3リピートタウであるものが，成長すると6種類が発現されるようになり，4リピートタウと3リピートタウの発現比率は約2：3に制御されている．
- 神経細胞内やグリア細胞内にタウの異常蓄積病変がみられる神経変性疾患はタウオパチーと総称される．3リピートタウが神経細胞に蓄積する代表的な疾患はPick病であり，主に4リピートタウの蓄積が神経細胞とグリア細胞に認められるのが，大脳皮質基底核変性症と進行性核上麻痺である．
- 一方，両アイソフォームが神経細胞内に異常リン酸化して蓄積する疾患は，Alzheimer病，Down症候群であり，そのほかC型Niemann-Pick病，ALS-PDC（Parkinson dementia complex），Hallervorden-Spatz病でもこのタイプをとる．FTDP-17（Frontotemporal dementia with Parkinsonism linked to chromosome 17）の場合は，変異の種類によっていずれのアイソフォームもとりうる．

臨床的意義と検査値の読み方
- 本検査は下記の場合に行われる．
  ① 認知症患者の診断目的に測定する．
  ② Alzheimer病と他の認知症との鑑別．
  ③ Alzheimer病に進行する軽度認知障害（MCI）の診断．
  ④ Alzheimer病の早期診断目的．
- FTDP-17のタウ遺伝子変異の発見でタウオパチーがprimaryに起こることが証明され，神経変性への密接な関与に注目が集まっている．これまでAlzheimer病における生物学的診断マーカーとして脳脊髄液中総タウやリン酸化タウの定量がなされてきた．
- AD index（tau × Aβ40/Aβ42）が感度69％，特異性88％とAlzheimer病鑑別診断に有用である．
- リン酸化タウを測定するとAlzheimer病への疾患特異性が上昇する．

予想外の値が認められるとき
- 患者さんの症状経過，画像所見を含めた臨床データとの比較が重要である．

（松原悦朗）

アミロイドβ蛋白
amyloid β protein
別 Aβ

測定法	EIA
検 体	脳脊髄液
基準値	Aβ40：1,651 ± 1,014 fmol/ml
	Aβ42：312 ± 221 fmol/ml（mean ± SD）
	（岡山大学大学院医歯学総合研究所神経病態内科学在籍時での値）

異常値を呈する場合
- Aβ42の選択的低値：Alzheimer病，Lewy小体型認

知症，Alzheimer病に進行する軽度認知障害（MCI）
- Aβ42の低値をとりうる疾患：血管性認知症，前頭側頭型認知症，大脳皮質基底核変性症，Creutzfeldt-Jakob病，筋萎縮性側索硬化症

プロフィール
- Alzheimer病の早期病理病変が大脳皮質細胞外に沈着するものに老人斑アミロイドがある．この主要構成成分がアミロイドβ蛋白（Aβ）である．AβにはC末端の長さが異なる2種類の分子種が存在する（Aβ40，Aβ42）．Aβ自身非常に凝集性が高いが，特にAβ42はAβ40に比較してアミロイド線維形成能や神経毒性が高いことが in vitro で示されている．しかしながらこのAβは水溶性の蛋白で，生理的には血液，脳脊髄液や脳実質中に存在する．
- 脳が健常な状態ではAβ産生，分解，除去，排出の恒常的なバランスが維持されるが，Alzheimer病脳ではこのAβ代謝に支障をきたしていると考えられる．その結果，Alzheimer病患者脳では何らかの機序でβシート構造に富む二次構造変化を獲得したAβがアミロイドになり，細胞間に沈着し老人斑形成にいたると考えられる．
- 脳脊髄液中ではAβはHDL様リポ蛋白結合型と非結合型として存在している．正常状態ではAβ40が主分子種である．さらに脳脊髄液中Aβ濃度には加齢変動が認められる．生後から30歳までは加齢に伴い減少傾向にあり，30〜60歳代ではほぼ安定し，以後また80歳までは軽度上昇傾向に転じ，再び80歳以降減少傾向をとる．ところがAβ40とAβ42の存在比率は加齢に関係なく一定（約7：1）に保たれており，脳内でのAβ産生，分解，除去，排出の恒常的バランス維持が反映された結果と考えられる．
- 一方，血液中では，Aβの前駆体であるAPPが存在する血小板α顆粒よりAβは産生分泌される．血液中に存在するAβは主にHDLリポ蛋白結合型とリポ蛋白非結合型で，存在比率が9：1に制御されている．尿中への排泄はわずかで，ほとんどがリポ蛋白代謝と連動し肝臓で代謝されると考えられている．

臨床的意義と検査値の読み方
- 本検査は下記の場合に行われる．
  ① Alzheimer病患者と他の認知症との鑑別診断目的．
  ② Alzheimer病に進行する軽度認知障害の診断．
  ③ Alzheimer病の早期診断目的．
- Aβ蓄積は，最も早期病変で，Alzheimer病に対する疾患特異性がきわめて高い．常染色体優性遺伝を呈する家族性Alzheimer病の原因遺伝子であるAPPやプレセニリン1，2の変異のいずれもが，Aβ42産生促進効果や，なかにはAβ凝集促進効果をもつことが報告されている．いずれもAβアミロイド沈着がAlzheimer病の primary 病変であることの証であり，これまでAlzheimer病における生物学的診断マーカーとして脳脊髄液中Aβ40とAβ42の選択的分別定

量がなされてきた．Alzheimer病では脳病理変化を反映し髄液中Aβ42の選択的減少が起こる．
- AD index（tau × Aβ40/Aβ42）が感度69％，特異性88％とAlzheimer病鑑別診断に有用である．
- 血液中リポ蛋白非結合型Aβ42もAlzheimer病患者で増加しており，より非侵襲的な生物学的診断マーカーとしての応用を模索中である．

予想外の値が認められるとき
- 検体中に非特異的反応を示す物質が存在するかを検討するため，希釈試験など再検が必要である．また非特異的反応を抑制する工夫を要する．
- 凍結融解など繰り返しを避ける．
- 血液中Aβは血漿と血清では濃度が異なるので注意が必要．血漿での測定が望ましい． 　（松原悦朗）

5C083
膵炎関連蛋白
pancreatitis associated protein

略 PAP　　**別** HIP，peptide 23

測定法　ELISA
検体　血清
基準値（参考値）　55.0 ng/ml未満（カットオフ値）
異常値を呈する場合
高値 急性膵炎，膵癌，肝細胞癌，胃癌，大腸癌，胆道癌，肝不全，腎不全
次に必要な検査
- 急性膵炎の場合：アミラーゼなどの各種膵酵素，CRPなどの炎症マーカーとは推移が異なることがわかっているため比較する．膵炎の重症度やCT gradeとは有意な関連があることも報告されており，重症度スコアやCT所見との比較も重要である．
- 悪性疾患を疑う場合は各種画像診断などによる精査を進める．

プロフィール
- 膵炎関連蛋白（PAP）は正常膵にはほとんど発現しないが，急性膵炎時に膵腺房細胞に発現する膵ストレス蛋白の一種である．本体はC-type lectin類似の構造を有する約16 kDaの非消化性分泌蛋白だが，いまだlectin関連の機能は報告されていない．その発現は外傷あるいは炎症により活性化されると考えられている．
- PAPの発現は，いくつかの炎症誘発性あるいは抗炎症性サイトカインあるいはPAP自身により，クラスⅠサイトカイン受容体ファミリー同様JAK/STAT3依存性のシグナル伝達経路により誘導され，PAPも同経路を介して抗炎症因子SOCS3の発現を活性化することができる．このJAK/STAT3/SOCS3の経路がPAPと他のいくつかのサイトカインを結ぶ主たる経路であり，こうした意味でPAPは新たな抗炎症性サイトカインの一つと考えられているが，実際に抗

アポトーシス作用，抗炎症作用，細菌凝集作用などの生体防御的作用を有していることが*in vitro*でも*in vivo*でも明らかとなっている．
- PAP は Keim らが急性膵炎ラットの膵液中の蛋白として報告したのが最初で，急性膵炎との関連から PAP と命名された．ほぼ同時期に Tachibana らは，成長ホルモン放出因子（GHRF）により合成が促進され，ソマトスタチンにより抑制されるラット下垂体の分泌蛋白を peptide 23 として報告したが，後にこれは PAP と同一であることが証明された．また，Lasserre らによる HIP も肝細胞癌に発現した PAP mRNA によりエンコードされた蛋白であり PAP と同一のものである．
- 検査は抗ヒト PAP ポリクローナル抗体を用いた ELISA のサンドイッチ法にて行う．測定キットも市販されている．

臨床的意義と検査値の読み方
- PAP は正常膵においてはランゲルハンス島の α 細胞に恒常的に発現しているが，外分泌細胞では急性膵炎などにより腺房細胞が傷害された場合にのみ発現する．膵炎モデルマウスを用いた PAP の遺伝子および蛋白レベルの解析では，これらが各種サイトカイン，ケモカイン，細胞増殖因子などの生理活性物質と連動して発現することが明らかとなっている．
- 膵炎発症直後に上昇した膵酵素，他の炎症マーカーが速やかに低下するのに対し，PAP の上昇は発症3～7日目にピークを示し下降が遅延するのが特徴であり，その上昇，下降は炎症の程度あるいは治癒の程度と関連すると考えられている．こうした特徴から，本蛋白には急性膵炎の病態を反映するマーカーとしての役割が期待されている．すなわち入院時の膵炎の重症度予測には必ずしも向かないが，その後の経過中の重症度，治癒の評価には有用であり，予後の予測にも応用が可能と考えられる．
- 膵癌の多くは導管細胞由来の導管細胞癌だが，これらの癌細胞にも異所性に膵炎関連蛋白が発現することが知られている．PAP mRNA の異所性発現はまた膵導管細胞癌の 80％，粘液性嚢胞腺腫の 30％にもみられる．この発現のレベルは癌の浸潤，転移，生命予後と関連する．また，PAP は膵以外の各種消化器癌，肝細胞癌，胃癌，大腸癌などでも発現し，血清中でも上昇することが明らかになっている．こうした場合の上昇は，代表的な消化器腫瘍マーカーである CEA，CA19-9 とは独立した因子と考えられており，PAP にはまた腫瘍マーカーとしての役割も期待されている．
- 本蛋白は膵以外にも，炎症性腸疾患の腸管やアルツハイマー病の脳，子宮内膜上皮，外傷後の感覚および運動神経などいくつかの臓器にも発現することが知られている．また，血清 PAP は肝不全，腎不全でも高値を呈することが知られているため，評価の際には注意を要する．

（紺野 啓）

5d 腫瘍関連抗原

5D010

癌胎児性抗原　[保]

carcinoembryonic antigen

略 CEA

測定法　EIA, CLIA, CLEIA, ラテックス凝集法, RIA
検体　血清 0.3 ml
基準値　2.5 ng/ml 以下

異常値を呈する場合

高値

- 10 ng/ml 以上：結腸癌，直腸癌，転移性肝癌，膵癌，胆道癌，肺癌，胃癌，食道癌，乳癌，子宮癌，卵巣癌，泌尿器癌，甲状腺髄様癌，腹膜偽粘液腫
  次に必要な検査▶消化器癌や転移性肝癌，次に胆，膵，肺，乳腺および甲状腺癌の順に精密検査をする．癌が発見できないときは，1～2ヵ月後に再検査を行い，測定値の上昇の有無と程度を調べる．また，他の腫瘍マーカーを同時に測定すると，原発臓器を見極めるうえで参考となる．

- 2.5～10 ng/ml：結腸癌，直腸癌，転移性肝癌，膵癌，胆道癌，肺癌，胃癌，食道癌，乳癌，子宮癌，卵巣癌，泌尿器癌，甲状腺髄様癌，腹膜偽粘液腫，肝硬変，肝炎，閉塞性黄疸，膵炎，潰瘍性大腸炎，胃潰瘍，糖尿病，膠原病，慢性肺疾患，甲状腺機能低下症，腎不全，加齢，喫煙
  次に必要な検査▶高値のときと同様に，癌の精査と良性疾患の除外を行う．

プロフィール

- CEA は，Gold らが 1965 年に大腸癌から分離した分子量 18～20 万の糖蛋白で，胎児消化管粘膜と共通抗原性を有する．668 個のアミノ酸よりなる蛋白部分は，3 つの繰り返し構造と C 末端の CEA 固有部分とから構成されている．この蛋白部分には 28 個の糖鎖結合部位があり，分子量の 50～60％が糖鎖で占められている．
- CEA は免疫グロブリンスーパー遺伝子ファミリーに属しており，微量ながら種々の正常組織にも発現している．さらに，免疫学的に交叉反応性を示す関連抗原として normal fecal antigen (NFA)-1，-2，normal fecal cross-reacting antigen (NFCA), non-specific cross-reacting antigen (NCA) や NCA-2 がある．
- CEA は，細胞間接着分子として癌細胞同士の接着に関与すると考えられている．

臨床的意義と検査値の読み方

- 正常組織（皮膚，食道，胃，大腸，胆嚢，胆管，膵，乳腺，肺胞，気管支，甲状腺および尿管）でも CEA を発現しているが，血中や体液中に移行する量はきわめて少ない．しかし，癌細胞では CEA の産生が高まり，血清 CEA 値も病期を反映して上昇する．また，炎症や再生部位からも血中に放出されるため，癌の脈管浸潤や肝転移がある場合には著増する．ただし，リンパ管侵襲の場合は CEA の陽性率に影響しないと考えられている．

- CEA は，健常者や良性疾患患者でも陽性となる場合があるため，スクリーニング検査には必ずしも適していない．そのため，ハイリスク患者における癌の早期発見，進展度の判定，治療（手術や化学療法）効果のモニタリングや，再発の予知に利用されることが多い．

予想外の値が認められるとき

- CEA 測定キット間で使用する抗体が異なり，CEA 関連抗原に対する交叉反応性の違いから，測定値が異なる場合がある．
- 閉塞性黄疸による血中への逸脱，肝機能障害による CEA 代謝の低下，炎症性疾患の程度や喫煙の有無を検討する．

〔渡邊直樹〕

5D010

乳頭分泌液中 CEA　[保]

carcinoembryonic antigen in nipple discharge

測定法　EIA
検体　乳頭分泌液 1～10 μl
基準値　200 ng/ml 以下

異常値を呈する場合

高値

- 400 ng/ml 以上：乳癌
  次に必要な検査▶乳癌を疑い，分泌液の細胞診を行う．細胞診が陽性の場合は，乳腺腺葉区分切除（microdochectomy）による組織診断を実施する（図 5-1）．
- 200～400 ng/ml：乳癌，乳管内乳頭腫，乳腺症
  次に必要な検査▶分泌液の細胞診を行う．細胞診陰性のときは，乳腺腺葉区分切除や乳管内視鏡などによる生検を考慮しつつ，慎重な対処が必要となる（図 5-1）．

プロフィール

- 乳癌，乳管内乳頭腫，乳腺症，乳管内感染症や高プ

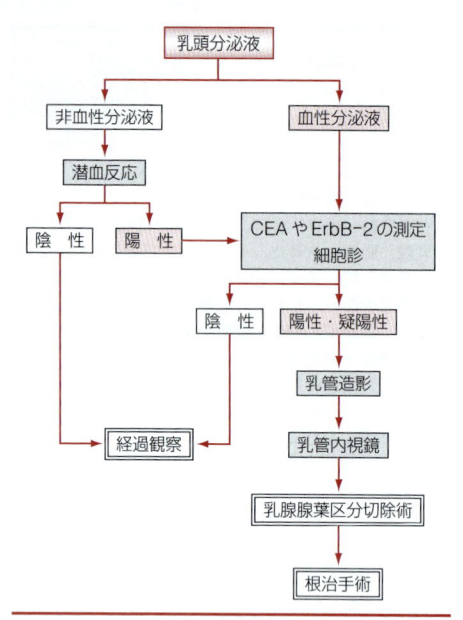

```
乳頭分泌液
  ├─ 非血性分泌液 ─ 潜血反応
  │                    ├─ 陰性 → 経過観察
  │                    └─ 陽性 ┐
  └─ 血性分泌液 ─────────────→ CEAやErbB-2の測定
                                 細胞診
                                   ├─ 陰性 → 経過観察
                                   └─ 陽性・疑陽性
                                         └─ 乳管造影
                                              └─ 乳管内視鏡
                                                   └─ 乳腺腺葉区分切除術
                                                        └─ 根治手術
```

■ 図5-1　乳頭分泌液の解析からみた乳癌診断の進め方

ロラクチン血症などが原因となり，妊娠中や授乳期以外に乳頭からの分泌がみられた場合を乳頭異常分泌という．乳癌細胞由来CEAは大部分が乳管内に放出されるため，乳頭分泌液中の陽性率が高い．

臨床的意義と検査値の読み方

- 乳頭異常分泌症の頻度は，全乳腺疾患の5〜10％である．乳頭異常分泌を伴う乳癌のスクリーニング検査法として有用である．すなわち，無腫瘤性（T_0）乳癌では，カットオフ値を400 ng/mlとした場合，感度と特異性は70〜80％程度と高率を示す．ただし，境界病変やごく少数の乳腺症および乳管内乳頭腫でも，陽性となることがあるので注意を要する．
- 乳頭異常分泌症のうち，腫瘤を伴っている場合には他の方法でも診断が可能である．そのため，乳頭分泌液中の腫瘍マーカー測定は腫瘤が特定できないときに有効な手段となる．乳頭分泌液の潜血反応が陰性の場合は乳癌である可能性はほとんどないので，血性のときが対象となる．
- 乳頭分泌液中CEA測定専用試薬であるマンモテック®（持田製薬）を用いない場合は，乳頭分泌液10 μlを3 mlに希釈し，3 mlとして血清CEAと同様の方法で測定する．

予想外の値が認められるとき

- 乳頭分泌液中のCEAが偽陽性となるのは，検体が膿性であったり粘稠度が高い場合であり，非特異的吸着に起因している．一方，乳汁の場合はCEA関連抗原との交叉反応である．乳頭分泌液が乳汁様で乳癌

のことはほとんどないので，高プロラクチン血症などを疑うべきである．
- CEA非産生乳癌の場合は当然検出できないので，他の腫瘍マーカー（ErbB-2）の測定や細胞診を行う必要がある．

（渡邉直樹）

5D015
α-フェトプロテイン　保

α-fetoprotein

略　AFP　別　α-FP

測定法　CLIA，ELISA
検体　血清
基準値　10 ng/ml 以下
異常値を呈する場合

高値
- 成人の肝疾患：肝細胞癌，慢性肝炎，肝硬変，急性肝炎，劇症肝炎の回復期
- 小児肝胆道系疾患：肝芽腫，乳児肝炎，先天性胆道閉鎖症
- 胚細胞腫瘍：卵黄嚢腫瘍，胎児性癌，充実性奇形腫
- 転移性肝癌：胃癌，膵臓癌，胆道癌，大腸癌，肺癌，腎癌
- 先天性代謝異常：チロシン血症，ataxia telangiectasia，水頭症，ヘモクロマトーシス
- その他：妊娠（3ヵ月以後），乳児（生後250〜300日まで）

次に必要な検査▶　レンズマメ・レクチン（LCA）に対する親和性試験やPIVKA-Ⅱの測定を行う．

プロフィール

- α-fetoprotein（AFP）は590個のアミノ酸からなり，1分子当たり1本の糖鎖を有する分子量約68,000の糖蛋白である．電気泳動上α-globulin領域に位置し，胎児性（feto）の蛋白であるためAFPと命名された．遺伝子は第4染色体（4q11-4q13）に存在し，15個のexonと14個のintronからなる．胎生期には，主に卵黄嚢と肝臓で産生され，胎生6週頃から血中に出現し始める．13週頃に最高値（3 mg/ml前後）に達し，その後漸減するが，出生時でも14〜30 μg/mlと高値である．出生後は産生が速やかに低下し，250〜300日で成人値（10 ng/ml以下）となる．
- AFPの生理的意義や胎生の一時期にのみなぜ出現するのかについては，未だ不明な点が少なくない．しかし，種々の物質（estrogen，脂肪酸，色素や銅など）と結合するため，母体と胎児間の物質移送にキャリア蛋白として働いている可能性がある．また，免疫抑制作用を有するとの報告もみられるが，これに対しては異論も多く，一定の見解が得られていない．
- この胎児期に存在する蛋白が，腫瘍マーカーとして

注目されるようになったのは，1963年Abelevらが，翌1964年にはTatarinovらが，それぞれマウスおよびヒトの肝細胞癌で血中に出現することを見出したためである．当初，AFPは肝細胞癌に特異的とされていたが，肝芽腫，転移性肝癌および卵黄囊腫瘍（yolk sac tumor）でも高値を示すことが明らかになっている．

- 検査室では自動分析測定装置を用い，血清AFPを測定する．

臨床的意義と検査値の読み方

- 肝細胞癌，肝芽腫，転移性肝癌や卵黄囊腫瘍患者の血清中で増加するため，主にこれらの疾患の診断や治療効果のモニタリングおよび再発の指標に用いる．
- 高値を示した場合，慢性肝炎や肝硬変と肝細胞癌との鑑別が問題になる．近年，各種画像診断法の進歩とhigh risk groupにおける定期検査の普及で早期発見率が高まっている．その結果，肝細胞癌と診断された症例の約70％がAFP値200 ng/ml以下といわれている．特に腫瘍径が2 cm以下の早期肝細胞癌では，半数以上が100 ng/ml未満である．慢性肝炎や肝硬変症例でAFP値が上昇する場合，約80％が400 ng/ml以下，約60％が200 ng/ml以下であるため，肝細胞癌との鑑別に苦慮することが少なくない．したがってhigh risk groupでは定期検査における測定値の推移や各種画像診断法の結果に基づき，総合的に判断する必要がある．
- 肝細胞癌の前癌病変である慢性肝炎の約20％，肝硬変の約50％でAFP値の上昇がみられる．これらの症例では，非上昇例に比べ肝細胞癌の発生率が高いことから，high risk groupにおける発癌の早期診断にも有用である．
- AFPは1分子当たり1本の糖鎖を有しているが，構造の違いで亜分画が存在する．この糖鎖の差異は，レンズマメ・レクチン（LCA）に対する親和性の違いで判別できる．慢性肝炎や肝硬変と肝細胞癌とではAFPのレクチン親和性が異なるので，鑑別に有用である．

予想外の値が認められるとき

- 成人でAFP値が1,000 ng/ml以上の場合，肝細胞癌である確率が高い．ただし，悪性腫瘍以外でも，慢性肝炎の8％，肝硬変の5％および重症型急性肝炎ならびに劇症肝炎の30％で1,000 ng/ml以上の高値を示す．後二者に関しては，臨床症状や生化学パラメーターの変化から，診断は容易である．

（辻　直樹，渡邉直樹）

5D017

AFP分画（ConA）

ConA affinity fraction of α-fetoprotein

別 コンカナバリン親和性AFP分画

測定法　アフィニティ・クロマトグラフィ，ELISA

検体　血清
異常値を呈する場合
- ConA結合性分画が大半を占める場合：肝細胞癌，肝芽腫，慢性肝炎，肝硬変，乳児肝炎，先天性胆道閉鎖症
- ConA結合性分画と非結合性分画がそれぞれ50％前後ずつを占める場合：卵黄囊腫瘍，転移性肝癌

プロフィール

- AFPは1分子あたり1本の糖鎖を有する糖蛋白であり，糖鎖構造の違いで亜分画が存在する．
- 1978年，Ruoslahtiらは，胎児肝に由来するAFPがタチナタマメ・レクチン（ConA）結合性であるのに対し，卵黄囊の場合はConA結合性と非結合性が半々なことを報告した．その後，肝細胞癌で産生されるAFPは胎児肝と，また卵黄囊腫瘍や転移性肝癌のそれは卵黄囊と，それぞれ同じパターンを示すことが明らかになり，鑑別診断に用いられてきた．
- しかし，慢性肝炎や肝硬変で増加するAFPも胎児肝パターンであり，肝細胞癌との鑑別ができないため，現在は，両者の鑑別に有用なレンズマメ・レクチン（LCA）に対する結合性の解析が汎用されており，保険収載からは削除されている．（辻　直樹，渡邉直樹）

5D017

血清AFP-L$_3$分画比

LCA affinity fraction of α-fetoprotein

別 LCA親和性AFP分画

測定法　レクチン親和電気泳動法，抗体親和転写法
検体　血清
基準値　10.0％未満
異常値を呈する場合
高値　肝細胞癌

次に必要な検査▶超音波検査，CT，MRIなどの画像診断．

プロフィール

- 1981年，宮崎らおよびBreborowiczらは，AFPのレンズマメ・レクチン（LCA）に対する親和性が疾患ごとに異なることを見出した．すなわち，AFPはLCA非結合性分画（L$_1$），弱結合性分画（L$_2$）および強結合性分画（L$_3$）の3者に分かれ，慢性肝炎や肝硬変では主としてL$_1$分画が，肝細胞癌の場合はL$_3$分画が増加する．
- LCAに対する親和性は，蛋白部分に最も近い場所に位置するN-アセチルグルコサミン（N-acetylglucosamine）にフコース（fucose）が結合すること（フコシル化；fucosylation）で高まる．肝細胞癌では，このフコシル化したAFPが増加するため，LCAと親和性の高いL$_3$分画の占める割合が増加する．

臨床的意義と検査値の読み方

- 肝細胞癌と慢性肝炎，肝硬変との鑑別や，肝細胞癌の治療効果の判定および予後の指標に利用される．
- 近年，各種画像診断法の進歩や high risk group における定期検査の普及に伴い，早期肝細胞癌が発見されるようになった．その結果，肝細胞癌の約70％がAFP値 200 ng/ml 以下で診断されている．慢性肝炎や肝硬変の一部でもAFP値の上昇がみられるが，約80％が 400 ng/ml 以下，約60％が 200 ng/ml 以下であるため，肝細胞癌との鑑別が問題になる．AFPの糖鎖は癌化に伴って変化し L$_3$ 分画が増加するので，LCA結合性の解析で肝細胞癌診断の特異性を高めることが可能である．10％（良性肝疾患の L$_3$ 分画比の平均値＋2SD）をカットオフ値とすると，感度は約40％，特異度は約90％である．
- L$_3$ 分画比が高い肝細胞癌は低値のそれに比べ，悪性度の高い低〜中分化型が多く，治療抵抗性のものも少なくない．そのため，治療効果の判定のみならず予後の指標としても有用である．

予想外の値が認められるとき

- 良性肝疾患でも，重症急性肝炎や慢性肝炎の急性増悪時には，L$_3$ 分画比が20％以上を示すことがある．しかし，この際には，ASTやALTなど他の生化学的パラメーターで鑑別可能である．（辻　直樹，渡邉直樹）

5D015

腟分泌液中α-フェトプロテイン　保

α-fetoprotein in vaginal fluid

測定法	CDI（color development immunoassay）
検体	腟分泌液（必要な場合は凍結保存だが，原則として採取直後に測定する）
基準値	陰性（125 ng/ml 未満）

異常値を呈する場合

高値　妊娠中における破水

次に必要な検査▶インスリン様成長因子結合蛋白1型（insulin-like growth factor binding protein-1：IGFBP-1）の測定

プロフィール

- 破水は，陣痛が開始し子宮口が全開大した時点で，卵膜が破綻し羊水が腟から流出する現象である（適時破水）．一方，陣痛開始前の破水を前期破水とよぶ．前期破水は全妊娠の5〜10％に起こり，最も頻度の高い妊娠合併症の一つである．特に妊娠36週目までの前期破水は，未熟児出産の主たる原因になるのみならず，子宮内感染や胎内感染を引き起こすことがあり，母児の予後を左右する．
- 適時破水の場合，腟鏡診で子宮頸管からの羊水の流出を容易に確認できるが，前期破水では流出量が少ないことが多く，診断が困難である．このようなとき，腟分泌液を調べ流出の有無を判定することが，破水の確定診断上必須である．しかし，これまでの方法には，偽陽性率や侵襲性の面で問題があった．
- そこで，羊水中には尿，腟分泌液や精液には存在しないAFPが高濃度にあることを利用した診断法が開発された．山田らは，CDIによるAFP検出キット（アムテック®；持田製薬）を開発した．本法は希釈検体中 3 ng/ml（腟分泌液中に換算すると 125 ng/ml）以上で陽性を示し，診断効率は99％と高い．

臨床的意義と検査値の読み方

- 妊婦が水様性帯下や尿が漏れるといった症状を訴え，破水が疑われる際に検査する．
- 早産は全出生の5〜10％に起こり，新生児死亡の第一原因となっている．前期破水は早産の原因の約30％を占めており，救命するためには迅速な診断が必須である．ただし，前期破水では，子宮収縮抑制薬や抗菌薬の投与などで長期間の入院が必要となる場合も少なくない．患者に無用な精神的ならびに経済的な負担をかけないためにも，偽陽性率の低さが特に要求される．
- アムテック®に関しては，特別な装置が不要な上に反応時間は約2分と短い．また，有病正診率が91.4％と高く，偽陽性率は0.4％と低いことから，臨床的有用性に優れている．また，妊娠中期にみられる偽羊水破水（絨毛膜のみの破綻で偽羊水の流出をみる場合）では，偽羊水中にAFPはほとんど存在しないため，鑑別が可能である．
- アムテック®の診断効率は99.0％と非常に高いいた，陽性のときは，破水を強く疑う．しかし，検体に多量の血液（20％以上）が混入した場合，母体血中AFPの影響で誤判定を招く恐れがある．その際は，インスリン様成長因子結合蛋白1型（IGFBP-1）の測定を行う．IGFBP-1は子宮基底脱落膜で産生される蛋白で，AFPと同様に羊水中に高濃度に存在する．ベッドサイドでIGFBP-1が測定できるキットも市販されており（チェックPROM®；アルフレッサファーマ），母体血液の影響をほとんど受けない．ただし，破水後12時間以上経過すると，IGFBP-1がプロテアーゼにより分解され偽陰性が生じることがある．
- 検体の粘度が高く，試薬との反応時間が2分以上かかると偽陽性になるので注意を要する．

（辻　直樹，渡邉直樹）

5D520

PIVKA-Ⅱ　保

protein induced by vitamin K absence-2

別　Des-γ-carboxy prothrombin（DCP）

測定法	IRMA，ECLIA，CLEIA
検体	血清
基準値	40 mAU/ml 未満（腫瘍マーカーとしてのカットオフ値）

異常値を呈する場合

陽性 肝細胞癌（50〜60％）

偽陽性 肝硬変（数％），肝外性閉塞性黄疸（25％），肝内胆汁うっ滞（35％）

次に必要な検査 ▶
- 慢性肝疾患や肝硬変ではAFPと併用．AFP-L₃分画も有用．ただし，これら肝細胞癌の腫瘍マーカー3項目は，保険診療上の制約から同一月には1項目しか算定できない．
- 超音波検査，CT，MRIなどの画像検査も必要．

プロフィール
- PIVKAは，ビタミンK欠乏またはビタミンK拮抗薬の投与によって生じる異常な血液凝固因子の総称である．そのビタミンK依存凝固因子，II，VII，IX，XのうちのII因子（プロトロンビン）をPIVKA-IIとよぶ．
- 構造からDes-γ-carboxy prothrombin（DCP）ともよばれる．すなわち，プロトロンビンの10個のグルタミン酸（Glu）が，γ-グルタミルカルボキシラーゼによってγ-カルボキシグルタミン酸（Gla）に変換するところ，ビタミンKが減少すると，その反応が阻害されγ-カルボキシル化されないGluのままをPIVKA-IIとよぶ．これら凝固因子の凝固活性は低下する．

臨床的意義と検査値の読み方
- 次のような場合に本検査を行う．
  ① 肝細胞癌を疑うとき．
  ② HCV，HBV陽性の肝硬変や慢性肝疾患患者（肝細胞癌ハイリスクグループ）．
- PIVKA-IIは肝細胞癌で上昇する．その感度は50％強とそれほど高くはないが，特異度が94％と非常に高いのが特徴である．すなわち，AFPは肝硬変でもそこそこ高値を示すが，PIVKA-IIでは数％で陽性を示すに過ぎない．
- 他の肝細胞癌の腫瘍マーカーであるAFPとは必ずしも相関しないため，お互いに補完する腫瘍マーカーとして測定される．
- 門脈浸潤例では高値を示すため，その予測因子となる．

予想外の値が認められるとき
- ワルファリン，セフェム系抗生物質，抗結核薬は，ビタミンKに拮抗したりビタミンKサイクルを阻害するため，PIVKA-IIが上昇する．
- 肝外性閉塞性黄疸，肝内胆汁うっ滞など，ビリルビン排泄障害時に高値を示すことがある．これは，胆汁うっ滞によってビタミンKの吸収が低下するためである．
- アルコール性肝障害でも上昇する．ヘパトーマ様の病理所見を示した胃癌例での上昇も報告されている．

（前川真人）

5D025

塩基性胎児蛋白 保

basic fetoprotein

略 BFP　**別** 塩基性フェトプロテイン

測定法 EIA（ビーズ固相法）
検体 血清
基準値 75 ng/m*l* 以下（腫瘍マーカーとしてのカットオフ値）

異常値を呈する場合

高値
- 原発性肝癌，胆嚢・胆管癌，膵癌，腎癌，睾丸癌，前立腺癌，卵巣癌，子宮体癌，肺癌
- 良性疾患では，肝炎，子宮疾患，肝硬変，胆石症，前立腺疾患

次に必要な検査 ▶ 血清BFPが陽性の場合には原発性肝癌，胆道系癌，膵癌の消化器癌，泌尿・生殖器癌および肺癌を疑い，これらの癌の有無を精査し，X線検査，内視鏡検査，病理学的検査で確認する．尿中BFPが陽性の場合には膀胱癌，尿管癌を疑う．

プロフィール
- 塩基性胎児蛋白（BFP）は，ヒト胎児の血清，腸および脳組織抽出液中に発見された胎児性蛋白（分子量は55,000）である．
- γ-グロブリン分画に電気泳動され，等電点が8.5，8.7，8.9，9.15の4分画に分離される塩基性蛋白である．正常肝，脳でも産生されるが，胃癌，結腸癌，肝癌，肺癌，乳癌，腎癌，膀胱癌，睾丸癌，子宮癌，卵巣癌，白血病細胞など，きわめて広範囲の悪性腫瘍に存在することから，癌胎児性蛋白と考えられている．細胞内局在については，主に原形質に局在することが明らかにされている．

臨床的意義と検査値の読み方
- 血清BFPは，消化器癌（原発性肝癌，胆道系癌，膵癌），泌尿・生殖器癌，および肺癌を疑うときに検査される．尿中BFPは，膀胱癌，尿管癌を疑うときに検査される．
- BFPはCEAと同様に，臓器特異性の低い腫瘍マーカーである．原発性肝癌，膵癌および胆嚢・胆管癌などの消化器癌，腎癌，睾丸癌，前立腺癌，卵巣癌および子宮癌などの泌尿・生殖器および肺小細胞癌など広範囲悪性腫瘍に対するスペクトラムの広い腫瘍マーカーとして有用である．
- 悪性腫瘍での陽性率は，原発性肝癌，胆嚢・胆管癌，膵癌，腎癌，睾丸癌，前立腺癌，卵巣癌では50〜60％，子宮体癌，肺癌では40％台の陽性率が報告されている．良性疾患では，肝炎（40％），子宮疾患（25％），肝硬変，胆石症，前立腺疾患（16〜20％）の偽陽性率が報告されている．
- 通常，尿中にはほとんど検出されないが，膀胱癌，尿管癌では20 ng/m*l* 以上のBFPが検出される症例

もあり，尿路系の腫瘍マーカーとしても注目される．カットオフ値を10ng/m*l*とした際の尿中BFPの陽性率は，健常人2.4％，初発膀胱癌57.9％，再発膀胱癌31％，加療中膀胱癌60％，腎盂尿管癌40％，腎癌33％，前立腺癌28％，その他泌尿器癌25％と報告され，尿中細胞診との併用により，早期膀胱癌の診断効率が上昇する．また，尿中BFPの測定は，膀胱癌患者の経過観察においても有用である．

予想外の値が認められるとき
- 採血後3時間以内に血清分離を行わないと高値を示す可能性があるので，再度採血する．また，血清分離剤入り採血管の使用で高値を示すことがある．

（神奈木玲児）

5D100
CA125 保

carbohydrate antigen 125

測定法	ECLIA，CLIA，CLEIA，EIA，IRMA
検体	血清
基準値	35U/m*l* 以下（腫瘍マーカーとしてのカットオフ値） 男性および閉経後女性は25U/m*l* 以下

異常値を呈する場合
- **陽性** 卵巣癌（特に漿液性嚢胞腺癌では高頻度，高濃度，97％），膵癌（50％），子宮頸癌（21％）
- **偽陽性** 子宮内膜症（80％），良性卵巣腫瘍（23％），他に腹膜炎，胸膜炎など

次に必要な検査▶
- 他の腫瘍マーカー（SLX，CA72-4，SCC）測定．
- 超音波検査，CT，MRIなどの画像検査．組織診断．

プロフィール
- CA125はヒト卵巣漿液性嚢胞腺癌の培養細胞を免疫原として得られたモノクローナル抗体（OC125）が認識する抗原である．
- CA125の本態は，細胞膜貫通型糖蛋白質で，分子量約10万～40万である．CA125は胎児の体腔上皮やそれから発生する腹膜，胸膜，心嚢膜，子宮・卵管内膜などの発達と深い関係があり，それらから発生する癌，もしくは良性の異常に伴いCA125の発現が亢進し，血中濃度の上昇となる．特に卵巣癌患者血中に高濃度，高頻度に存在することから，卵巣癌の血清腫瘍マーカーとして使用される．

臨床的意義と検査値の読み方
- 次のような場合に本検査を行う．
  ①卵巣癌を疑うとき．
  ②卵巣癌の再発予知および経過観察．
  ③子宮内膜症の診断や治療．
- ヒト卵巣癌関連抗原であることから，卵巣癌で約80％，特に漿液性嚢胞腺癌では100％に近い陽性率を示し，しかも高濃度である．

- 膵癌でも50％で陽性を示し，良性の内膜症，嚢腫でも50％の陽性を示すが，いずれも濃度は低い．
- CA125産生はエストロゲンによって亢進するため，性周期によって変動する（月経時に上昇）．妊娠（特に初期）で上昇する一方，閉経後は低下する．したがって，閉経後や卵巣摘除後の女性ではカットオフ値は低い．

予想外の値が認められるとき
- 性周期，妊娠，年齢の影響を受けることを考慮する．
- 腹膜，胸膜の非特異的刺激でも増加するため，肝硬変や各種腹膜炎による腹水貯留，胸膜炎で高頻度に上昇する．
- イムノアッセイの共通の干渉物質として異好抗体があり，疑陽性を示すことがある．

（前川真人）

5D103
CA602 保

carbohydrate antigen 602

測定法	EIA
検体	血清
基準値	63U/m*l* 以下（腫瘍マーカーとしてのカットオフ値）

異常値を呈する場合
- **陽性** 卵巣癌（80％，特に漿液性嚢胞腺癌で92％，他に類内膜癌で80％）
- **偽陽性** 卵巣良性腫瘍（28％），卵巣類内膜嚢腫（72％）

次に必要な検査▶
- 他の腫瘍マーカー（SLX，CA72-4，SCC，CA54/61）測定．
- 超音波検査，CT，MRIなどの画像検査．組織診断．

プロフィール
- CA602は，ヒト卵巣明細胞腺（類中腎）癌由来細胞株RMG Ⅱ を免疫原として得られた2種類のモノクローナル抗体（F602-1, F602-6）により認識されるコア蛋白関連抗原である．CA125とはそれぞれ抗原認識部位が異なるが，きわめて類似している．

臨床的意義と検査値の読み方
- 次の場合に本検査を実施する．
  ①卵巣癌を疑うとき．
  ②卵巣癌の再発予知および経過観察．
- CA602は卵巣漿液性嚢胞腺癌，類内膜癌で高い陽性率を示し，特に前者では陽性率90％以上，後者でも80％の陽性率を示した．しかし，粘液性嚢胞腺癌では感度は40％弱と低い．
- コンビネーションアッセイとして，CA54/61と組み合わせることによって，卵巣漿液性嚢胞腺癌の診断感度を向上させることができる．

予想外の値が認められるとき
- 年齢，妊娠（初期に高値），性周期（卵胞期前半，月

経時に高値）を考慮する．子宮内膜症も偽陽性を示しうる．
(前川真人)

5D105
CA130

carbohydrate antigen 130

- **測定法** IRMA
- **検体** 血清
- **基準値** 35 U/m*l* 以下（腫瘍マーカーとしてのカットオフ値）

異常値を呈する場合

陽性 卵巣癌（95％，特に漿液性嚢胞腺癌で100％近い），卵管癌，肝細胞癌（77％），膵癌（70％）

偽陽性 子宮筋腫，子宮内膜症，卵巣嚢腫，漿膜炎

次に必要な検査▶

- 良性卵巣疾患，子宮内膜症をはじめ，胸水，腹水の有無を確認．
- 他の腫瘍マーカー（CA125，NCC-ST-439，SLXなど）測定．
- 超音波検査，CT，MRIなどの画像検査．

プロフィール

- CA130はヒト肺腺癌細胞株を免疫原として作製した2種類のモノクローナル抗体（130-22，145-9）により認識される糖蛋白であり，肺腺癌由来抗原ともよばれる．
- 卵巣漿液性嚢胞腺癌由来細胞株から作製されたモノクローナル抗体OC125の認識する抗原であるCA125と同一糖蛋白上にあるが，その抗原決定基の存在部位がCA125とは異なる．
- CA125およびCA130は卵巣癌組織のみでなく，卵管，子宮内膜，子宮頸管上皮などのミュラー管と同じ発生学的起源をもつ胸膜，腹膜にも存在する．また，CA602とともに同一分子上に存在することが明らかにされている．

臨床的意義と検査値の読み方

- 次の場合に本検査を実施する．
  ①卵巣癌の早期診断の腫瘍マーカーとして．
  ②卵巣癌の手術後の経過・治療効果の判定，再発の予測のため．
- CA130はCA125と同一糖蛋白上にエピトープがあるため，CA125値とよく相関し，ほぼ同じ意義を有すると考えられる．すなわち，卵巣腫瘍の腫瘍マーカーとして使用されるが，一方，子宮筋腫や子宮内膜症，腹水貯留時などにも上昇することも共通している．すなわち，いずれかを測定すれば事足りると考えられ，実際の臨床検査ではCA125の試薬が多く開発され，CA130はほとんど測定されていない．

予想外の値が認められるとき

- CA125，CA602と同様に，妊娠や性周期の影響を受けるため，それらを考慮する．
(前川真人)

5D120
CA15-3

carbohydrate antigen 15-3

- **測定法** ECLIA，CLIA，CLEIA，EIA，IRMA
- **検体** 血清
- **基準値** 30 U/m*l* 以下（腫瘍マーカーとしてのカットオフ値）

異常値を呈する場合

陽性 進行乳癌（Ⅲ期20％，Ⅳ期40％），再発乳癌（54％）

次に必要な検査▶

- 画像検査，病理診断，HER2測定．
- 他の腫瘍マーカー（CEA，NCC-ST-439）測定．

プロフィール

- CA15-3は，ヒト乳脂肪球膜抗原に対するモノクローナル抗体115-D8と，肝転移した乳癌の細胞膜から作製したモノクローナル抗体DF-3の双方の抗体に反応するムチン抗原のことである．これらの抗体により決定されるCA15-3は，乳癌，ことに再発乳癌の診断とモニタリングのマーカーとして使用される．

臨床的意義と検査値の読み方

- CA15-3は原発性乳癌よりも転移性乳癌での陽性率が高く，進行性乳癌でも陽性率が高く，かつ高値例も多い．再発部位別にみると，遠隔転移，特に肝転移では陽性率もCA15-3濃度も高い．それに対し，局所の再発およびリンパ節転移では陽性率は低い．したがって，再発例でCA15-3が高値を示した場合，肝や骨などへの遠隔転移を疑うべきである．
- このように，CA15-3は乳癌のスクリーニングではなく，再発の予知や治療効果の判定におけるモニタリングマーカーとしての臨床的評価が高い．すなわち，臨床的に再発が認められなくても，乳癌の術後患者のCA15-3が徐々に増加してくる場合は，潜在性の再発を疑う．
- 乳癌以外の悪性腫瘍の陽性率は，肺癌，膵癌，胃癌，腎癌，子宮癌などで20％前後，卵巣癌で40％前後である．また，乳腺の良性疾患でもまれに陽性となり，他に子宮筋腫，子宮内膜症，卵巣嚢腫などの婦人科疾患，肝機能障害で陽性となる場合がある．

予想外の値が認められるとき

- 乳癌以外にも陽性を示す疾患は先述したので，それらを考慮する．また，イムノアッセイの特徴である異好抗体などによる疑陽性，疑陰性も忘れない．
(前川真人)

5D125
BCA225 保
breast carcinoma associated antigen 225

測定法 EIA
検体 血清
基準値 160 U/m*l* 以下（腫瘍マーカーとしてのカットオフ値）

異常値を呈する場合
陽性 再発・転移性乳癌（73％）

次に必要な検査▶
- 画像検査，病理診断，HER2測定．
- 他の腫瘍マーカー（CA15-3，CEA，NCC-ST-439）測定．

プロフィール
- BCA225はヒト乳癌細胞株T47Dの培養上清中に存在する糖蛋白質である．1983年にBCA225に対する2種のモノクローナル抗体CU18とCU46が作製され，免疫組織化学的に乳癌に特異性があることが認められた．

臨床的意義と検査値の読み方
- 乳癌の再発の診断，治療効果のモニタリングとして本検査を実施する．
- 血清中のBCA225は，原発進行性乳癌患者および再発・転移性乳癌患者で高頻度に高値を示すが，健常人，良性乳腺疾患患者，乳癌術後再発患者では高値を示す例が少ない．したがって，乳癌患者の治療の経過観察に有効である．
- また，CA15-3と同様，遠隔転移が存在すると高値を示す傾向があるため，遠隔転移の早期発見にも有用である．CEA，CA15-3，NCC-ST-439とのコンビネーションによって原発・再発乳癌の陽性率が向上する．
- 乳腺の良性疾患ではほとんど陽性にはならない（数％程度）．乳癌以外の悪性腫瘍での陽性率は，肺癌で10％，胃癌6％，大腸癌7％，肝細胞癌26％，卵巣癌10％くらいである．このように，かなり乳癌に特異性が高いといえる．
- 最近は，乳癌の腫瘍マーカーとして，CEA，CA15-3，NCC-ST-439の3つが使用され，BCA225はほとんど使用されていない．

（前川真人）

5D130
CA19-9 保
carbohydrate antigen 19-9

測定法 ECLIA，CLIA，CLEIA，EIA，IRMA
検体 血清
基準値 37 U/m*l* 以下（腫瘍マーカーとしてのカットオフ値）

異常値を呈する場合
陽性 膵癌（80％），胆道癌（70％），大腸癌（40％），その他（胃癌，大腸癌，肺癌など）
偽陽性 良性疾患（膵炎などの膵疾患，胆道結石，肝炎などの肝疾患，その他）

次に必要な検査▶
- 画像検査，病理診断．
- 他の腫瘍マーカー（CEA，SLX，PSTI，POA，CA50）との対応．
- 膵胆道系の病変を疑うとき，血清酵素（アミラーゼ，エラスターゼ1など）測定．
- 肝胆膵に異常がない場合，大腸，胃，肺，婦人科患などを検査．
- 気管支嚢胞や卵巣嚢腫など貯留嚢胞も鑑別診断に入れる．

プロフィール
- CA19-9は大腸癌培養細胞（SW1116）を免疫原として作製したモノクローナル抗体NS-19-9により認識される糖鎖抗原である．糖鎖は基幹構造からⅠ型糖鎖とⅡ型糖鎖に分類されるが，CA19-9は代表的なⅠ型糖鎖であり，抗原決定部位はシアリルラクト-N-フコペンタオースⅡで，ルイス式血液型のルイスA（Le[a]）のシアル化されたシアリルルイスA抗原である．
- シアリルルイスA抗原は特異な糖転移酵素によって生成されるため，その酵素の欠損者では生成されない．すなわち，日本人の約10％に存在するルイス抗原陰性者ではCA19-9は癌化によっても上昇しない偽陰性を示す．

臨床的意義と検査値の読み方
- 次の場合に本検査を実施する．
  ①消化器系腫瘍のスクリーニング．
  ②膵癌の治療効果の判定，再発の早期発見のため．
- CA19-9は，正常胎児では唾液腺，膵管，胆管，胆嚢上皮細胞で多量に作られ，正常成人でも微量に検出される．特に膵管，胆管，胆嚢，胃，唾液腺，気管支腺，前立腺，結腸などの上皮細胞にも検出されるため，それらの癌化によって大量に産生され，血中レベルを引き上げる．
- 特に，CA19-9は膵癌のマーカーとして有用であるが，残念ながら早期の膵癌の発見は困難である．しかしながら，現在なお膵癌の最も高率に陽性になる腫瘍マーカーとして使用されている．ただし，膵癌に限定して考えすぎないこと．他にも他種類の腫瘍で陽性となるし，良性疾患の中にも陽性を示すものは多い．
- カットオフ値は37であるが，次のカットオフ値を100とすると，それ以上は良性疾患の可能性はずいぶん低くなる．正常でも存在する故に，それらの代謝が妨げられる場合，または分泌液が閉塞などにより停滞した場合には，良性疾患でも血中レベルの上

昇が認められる．すなわち，偽陽性の原因となる．良性疾患でも千，万の位の数値を示すものもあるので，臨床所見などもふまえて総合的に判定する．
- 2種類の糖転移酵素，Le酵素とSe酵素の遺伝性多型によってCA19-9の基準範囲は異なるため，カットオフ値も変えて判読するのが望ましい．

予想外の値が認められるとき
- 異常高値を示す場合，膵癌など悪性腫瘍が否定された場合，胆道閉塞や貯留嚢胞の存在も疑うべきである．
- 低値の場合，ルイス式血液型を調べる．
- イムノアッセイの特徴である異好抗体などによる疑陽性，疑陰性も忘れない．
- 唾液にも多いため，検査者の唾液の血清検体への混入に留意する．

（前川真人）

5D135
CA50　保
carbohydrate antigen 50

測定法	TR-FIA
検 体	血清
基準値	35 U/m*l* 以下（腫瘍マーカーとしてのカットオフ値）

異常値を呈する場合
陽性　膵・胆道・肝細胞癌の陽性率は78％
偽陽性　膵・胆道・肝の良性疾患での陽性率は23％

次に必要な検査▶
- 画像検査，病理診断．
- 他の腫瘍マーカー（CA19-9，SLX，DU-PAN-2など）との対応．
- 膵胆道系の病変を疑うとき，血清酵素（アミラーゼ，エラスターゼ1など）測定．
- 肝胆膵に異常がない場合，大腸，胃，肺，婦人科疾患などを検査．

プロフィール
- CA50は結腸直腸癌由来培養細胞を免疫原として作製したモノクローナル抗体C-50が認識するI型の糖鎖抗原である．その抗原決定基はsialosyl-lactotetraose，およびsialosyl-Lewis[a]（CA19-9抗原）の両方である．これら2種類の糖鎖構造を含むことから，CA19-9よりも広範囲な癌を捉えうると考えられていたが，むしろシアリルルイスAと強く反応することがわかり，CA19-9とほぼ同じ意義を有することがわかってきた．したがって，現在はほとんど測定されなくなってきた．

臨床的意義と検査値の読み方
- 膵，胆道，肝の腫瘍を疑うときに本検査を実施する．
- 構造上の共通性から，CA50はCA19-9と類似した腫瘍特異性を示す．主に，膵，胆道系および肝臓の癌の陽性率が高い．

予想外の値が認められるとき
- 異常高値を示す場合，膵癌など悪性腫瘍が否定された場合，胆道閉塞や貯留嚢胞の存在も疑うべきである．
- 唾液にも多く含まれるため，検査者の唾液の血清検体への混入に留意する．

（前川真人）

5D150
CA72-4　保
carbohydrate antigen 72-4

測定法	IRMA，ECLIA
検 体	血清
基準値	4.0 U/m*l* 以下（腫瘍マーカーとしてのカットオフ値）

異常値を呈する場合
陽性　卵巣癌（50〜70％），乳癌（40％），胃癌（40％），結腸直腸癌（45％），膵癌（40％）

次に必要な検査▶
- 画像検査，病理診断．
- 他の腫瘍マーカーとの対応（卵巣癌ではCA125，乳癌ではCA15-3，消化器癌ではCA19-9，DU-PAN-2など）．

プロフィール
- CA72-4はB72.3およびCC49という2種類のモノクローナル抗体により認識されるTAG72（tumor-associated glycoprotein 72）抗原を測定するものである．乳癌の肝転移細胞の膜成分に富んだ分画を免疫原としてマウスによるモノクローナル抗体B72.3を作製し，この抗体により認識される抗原をTAG72と命名した．さらに，TAG72を免疫原としたマウスモノクローナル抗体CC49を作製した．
- 血液型糖鎖抗原ファミリーは3群に大別され，CA19-9やCA50のI型糖鎖，シアリルSSEA-1などのII型糖鎖，そして母核成分にセリン・スレオニンなどを含むムチン型糖鎖にTn，T，シアリルTn抗原がある．Tn抗原は血液型糖鎖の未熟な前駆体と考えられており，それにシアル酸が付いたものがCA72-4である．I型，II型と連動することが多いが，単独で高値を示すこともあるため，それらとの併用が有効とされる．

臨床的意義と検査値の読み方
- 次の場合に本検査を実施する．
  ①卵巣癌，乳癌，消化器癌を疑うとき．
  ②上記癌の治療効果の判定（経過観察），再発の早期発見のため．
- 卵巣癌に特異性が高く，また乳癌にも有用である．CA125が偽陰性を示しやすい粘液性嚢胞腺癌で高い陽性率を示す．また，CA125が偽陽性を示しやすい良性卵巣腫瘍においては，偽陽性率が非常に低く，妊娠や性周期の影響も少ないが，妊娠中期から後期

d　腫瘍関連抗原　517

にやや高い傾向がある．よって，CA125との組み合わせとして有効である．
- 胃癌，結腸直腸癌，膵癌などの消化器癌の検出にも有効である．胃癌においてはCEAと同様，また大腸癌ではCEA以上の陽性率を示す．特にスキルス胃癌や腹膜播腫例で有効とされている．ただし，早期癌では検出率が低いため，スクリーニングには適さない．
- 健常者，良性疾患における偽陽性率が低く，特に他の腫瘍マーカーが偽陽性を示しやすい良性の肝疾患や腎疾患での偽陽性率が低い（5～10％）．

予想外の値が認められるとき
- 腫瘍特異性が比較的高いため，良性疾患での予想外の値はあまりない．

（前川真人）

5D153
シアリルTn抗原　保
sialyl Tn antigen

略 STN

測定法　IRMA
検体　血清
基準値　45 U/ml 以下（腫瘍マーカーとしてのカットオフ値）

異常値を呈する場合
陽性　卵巣癌（43％），子宮頸癌（38％），大腸癌（26％），膵癌（27％），胆道系癌（29％），再発胃癌（67％）
偽陽性　卵巣嚢胞，胆石，呼吸器系疾患

次に必要な検査▶
- 画像検査，病理診断．
- 他の腫瘍マーカーとして，CA125とのコンビネーションで卵巣癌の診断に役立つ．

プロフィール
- STNは，精製したヒツジ顎下腺ムチンを免疫原として得られたマウスモノクローナル抗体TKH-2により認識される糖鎖抗原である．ムチンの母核構造 o-linked sialyl 2-6-α-N-acetylgalactosaminyl epitope（sialyl Tn：STN）であり，ムチン型糖鎖合成の初期段階での合成不全および異常なシアル化によって生じる．CA72-4，CA54/61とともに母核糖鎖関連マーカーで，これらの相関は大きい．
- ヒトの正常組織では，睾丸のLeydig細胞や結腸のGoblet細胞，胃のParietal細胞のほか，毛細血管内皮に存在する．
- 卵巣癌患者の血清中に高頻度に出現し，対応する産婦人科系の良性疾患での偽陽性率が低く，癌特異性が高い．

臨床的意義と検査値の読み方
- 次の場合に本検査を実施する．
 ①卵巣癌をはじめとする各種腺癌を疑うとき，

 ②胃癌の術後経過観察や卵巣癌の予後因子．
- 卵巣癌で40％強と最も高い陽性率を示し，それ以外に子宮癌，大腸癌，膵癌，胆道系癌で20～30％の陽性率を示す．また，再発胃癌では67％の陽性率であったとされている．
- 良性疾患での偽陽性率はきわめて低く，10％を超えるのは卵巣嚢胞，胆石および呼吸器系疾患のみである．癌に対する感度はそれほど高くはないが，特異性が高いため，単独でのスクリーニングには十分とはいえないが，特に卵巣癌ではCA125との組み合わせで診断効率が高まる．術後速やかに低下するが，再発例では上昇する．また術前のSTN陽性例は予後不良因子である．
- 基準範囲は男性で高値を示し，年齢では50～60歳代にピークがある．女性では，妊娠や性周期での大きな変動はない．血液型によっても若干ではあるが影響され，AB型，B型でやや高い．

予想外の値が認められるとき
- 婦人科良性疾患や肝硬変などでの偽陽性率は低いが，卵巣嚢腫，胆石，呼吸器疾患においてカットオフ値の2倍から5倍くらいの高値を示すことがある．

（前川真人）

5D155
CA54/61　保
carbohydrate antigen 54/61

別 CA546，carbohydrate antigen 546

測定法　EIA
検体　血清
基準値　12 U/ml 以下（腫瘍マーカーとしてのカットオフ値）

異常値を呈する場合
陽性　卵巣癌（粘液性嚢胞腺癌で70％，漿液性嚢胞腺癌で60％，類内膜癌で40％）
偽陽性　良性卵巣腫瘍（粘液性嚢胞腺腫で9％）

次に必要な検査▶
- CA125とのコンビネーションアッセイにより，卵巣癌の陽性率向上．
- 超音波検査などの画像検査．組織診断．

プロフィール
- CA54/61はヒト肺大細胞癌培養細胞株C-1509の培養上清抽出物を免疫原として野澤らにより開発された2種類のモノクローナル抗体MA54，MA61により認識される抗原で，MA54は末端にシアル酸を含むムチン型糖鎖を認識し，MA61はシアル酸を含まないムチン型糖鎖を認識する．
- 本抗原は，CA72-4の測定系で用いられる抗体と競合阻害を起こすことから，ムチン型糖蛋白のシアリルTnを含む母核糖鎖と考えられる．

臨床的意義と検査値の読み方

- 次の場合に本検査を実施する．
  ①卵巣癌を疑うとき．
  ②卵巣癌の悪性度，予後推定．
- 年齢，性周期，妊娠などの諸因子に影響されず，良性卵巣腫瘍や子宮内膜症でも偽陽性が低いなど，癌特異性が高い．一方，卵巣癌（特に粘液性嚢胞腺癌）ではⅠ期から高い陽性率を示す．他のマーカーが漿液性嚢胞腺癌で感度が高いのに対し，粘液性腺癌で高い陽性率を示すのが特徴である．
- CA125との相関が低いため，2者のコンビネーションアッセイで卵巣癌の85％が陽性となる．CA72-4，STNとは類似のシアリルTn糖鎖を認識している同じグループに属するため，いずれか一つを選んで測定する．

予想外の値が認められるとき

- 性周期，妊娠，年齢の影響を受けることを考慮する．
- 腹膜，胸膜の非特異的刺激でも増加するため，肝硬変や各種腹膜炎による腹水貯留，胸膜炎で高頻度に上昇する．
- イムノアッセイの共通の干渉物質として異好抗体があり，疑陽性を示すことがある．

（前川真人）

5D160
KMO-1

KMO-1

測定法 EIA，RPHA
検 体 血清
基準値 EIA：530 U/m*l* 未満（腫瘍マーカーとしてのカットオフ値）
RPHA：8倍未満

異常値を呈する場合
陽性
- 膵癌，胆嚢・胆管癌，肝癌，食道癌，胃癌，大腸癌，肺癌など
- 良性疾患では，慢性膵炎，胆管炎，急性肝炎，肝硬変など

偽陰性 ルイス式血液型がLe^{a-b-}の患者

次に必要な検査▶ KMO-1が陽性の場合には，膵癌，胆嚢・胆管癌，肝癌，胃癌，大腸癌，肺癌を疑い，これらの癌の有無を精査する．X線など画像診断検査，内視鏡検査，病理学的検査などで確認する．

プロフィール
- KMO-1は糖鎖性の腫瘍マーカーの一つである．ヒト大腸癌細胞株Colo201を免疫原として作製されたマウスモノクローナル抗体が認識する癌関連性の糖鎖抗原である．検出に用いられる抗体も同じ名称でKMO-1抗体とよばれる．本抗原の本体はCA19-9，CA50，SPan-1と類似しており，Ⅰ型基幹糖鎖に属する．現在，試薬・測定キットの製造は休止されており，上記の類似腫瘍マーカーで代替されている．
- 本抗原も，膵癌・胆道系の癌で最も高頻度に高値となり，その他の消化器癌がこれに続くというⅠ型基幹糖鎖を臨床応用した際に共通する癌の臓器スペクトラムをもっている．
- KMO-1抗原は薄層クロマトグラフィ免疫染色法によって，シアル酸が2→3結合で修飾したルイスA抗原（シアリルLe^a）であることが判明しており，抗原の合成は患者のルイス式血液型の影響を受ける．この事情はCA19-9と同じである．ただし，KMO-1抗体と反応する糖鎖には，CA19-9と異なる糖鎖も含まれるとされる．大部分の検出抗原がCA19-9と重複していることは確実であり，腫瘍マーカーとして癌の血清診断に応用した際にはCA19-9と高い相関を示す．検出されている抗原は，血清中のものは高分子のムチン様蛋白質と考えられており，癌細胞表面では糖脂質および糖蛋白の両方の形で存在していると考えられている．

臨床的意義と検査値の読み方

- 本検査は，膵癌，胆道系の癌を疑うとき，また，その他の消化器癌を疑うときに行われる．
- KMO-1測定により，膵癌，胆道系癌をはじめとする消化器癌の存在を推定することができる．
- 膵癌，胆嚢・胆管癌においては，KMO-1とCA19-9はほぼ同等の陽性率（70％）であるが，肝癌においてはKMO-1（60％）の方がCA19-9より陽性率が高い．ただし，良性肝疾患での偽陽性率もやや高くなる．また，他の腫瘍マーカーとの組み合わせにより，診断率が向上することが知られる．
- 最近，CA19-9，CA50，SPan-1，KMO-1などの腫瘍マーカーで主に検出されているシアリルLe^{a}糖鎖が，細胞接着分子であるE-セレクチンと結合するリガンド糖鎖であることが判明した．E-セレクチンは，血管内皮細胞に発現することから，癌細胞のシアリルLe^{a}糖鎖と，血管内皮細胞のE-セレクチンが結合することにより，癌の血行性転移が促進されると考えられるようになった．このため，癌細胞におけるシアリルLe^{a}抗原の発現は，癌転移の危険因子であるとみなされるようになってきている．

（神奈木玲児）

5D170
DU-PAN-2 ㊞

pancreatic cancer associated antigen-2

測定法 EIA，IRMA
検 体 血清
基準値
- 150 U/m*l* 以下（スクリーニングとしてのカットオフ値）
- 400 U/m*l* 以下（血清診断としてのカットオフ値）

異常値を呈する場合

陽性　膵癌（75％，57％），胆道癌（70％，40％），肝細胞癌（73％，55％）

偽陽性　肝硬変（74％，44％），肝炎（35％，19％）

※（　）それぞれ，150，400 U/mlをカットオフとしたときの陽性率

次に必要な検査▶

- 画像検査，病理診断．
- 他の腫瘍マーカー（CA19-9，CEA，SLX）との対応．

プロフィール

- DU-PAN-2は，1982年，Duke大学のMetzgarらによってヒト膵癌細胞株（HPAF-1）を免疫原として作製されたDU-PAN-2モノクローナル抗体によって認識される膵癌関連糖蛋白抗原である．
- 正常組織では，主に胃・大腸・膵管・胆管・尿細管・気管などの上皮に微量存在する．癌組織では，各種の腺癌に発現し，膵・胆道系癌を筆頭に，肝細胞癌，胃癌・大腸癌，肺癌，卵巣癌でも陽性となる．
- 本態は，シアリルルイスC糖鎖抗原であり，消化器癌，特に膵胆道系癌で陽性率が高い腫瘍マーカーである．

臨床的意義と検査値の読み方

- 次の場合に本検査を実施する．
  ①膵癌・胆道系癌のスクリーニング．
  ②膵癌・胆道系癌の治療効果の判定，再発の早期発見のため．
- 膵癌，胆道系癌に対して疾患特異性が高く，腫瘍径の小さい膵癌の検出にも有効とされる．単独での確定診断は困難であるが，SLX，CA19-9，CEAとのコンビネーションで膵癌の診断率が向上する．
- 膵癌マーカーとしてのCA19-9は，Lewis a⁻ b⁻例ではフコース転移酵素の欠損により産生されないが，シアリルルイスCは産生されるので，CA19-9と補完的に使用することができる．
- CA19-9と同様，2種類の糖転移酵素，Le酵素とSe酵素の遺伝性多型によって基準範囲が異なるため，厳密にはカットオフ値も変えて判読するのが望ましい．

予想外の値が認められるとき

- 膵癌や胆道系癌のほかにも肝細胞癌や消化器癌でも陽性を示す．
- 良性疾患では，肝疾患，特に急性肝炎，慢性活動性肝炎，肝硬変などや胆道閉塞，慢性腎不全に注意する．
- 異常高値を示す場合，膵癌など悪性腫瘍が否定された場合，胆道閉塞や貯留嚢胞の存在も疑うべきである．胎児性癌の上昇例も報告されている．

（前川真人）

5D175

シアリル SSEA-1 抗原　保

sialyl SSEA-1 antigen

別　シアリルLe^x-i抗原，SLX，FH-6

測定法　IRMA
検　体　血清
基準値　38.0 U/ml以下（腫瘍マーカーとしてのカットオフ値）

異常値を呈する場合

陽性　肺腺癌，卵巣癌，膵癌，胆道癌，乳癌

偽陽性　良性疾患では，びまん性汎細気管支炎（DPB），肺線維症，気管支拡張症，重症肺結核など

次に必要な検査▶

- 本抗原陽性の癌患者は血行性転移の危険度が高いと考えられ，陽性の場合は原発巣の大きさにとらわれずに遠隔転移の有無を精査する必要がある．
- 画像診断や病理診断などで確認する．

プロフィール

- シアリルSSEA-1抗原は，胎児性の糖鎖抗原として知られるSSEA-1抗原の類縁抗原の一つであり，その名称の示すごとく，シアル酸によって修飾されたSSEA-1抗原である．
- SSEA-1抗原は，はじめマウスの着床前の初期胚に発見され，胚発生の一定の時期に特異的に出現するため，stage-specific embryonic antigen-1（発育時期に特異的な胎児性抗原の第1号）と名付けられた．SSEA-1抗原の本体は，Le^{x}ハプテンがi抗原に結合したLe^x-i抗原であり，シアリルSSEA-1ではこれがさらにシアル酸で修飾されているため，シアリルLe^x-i抗原ともよばれる．SLXは，本抗原の測定用に市販されている試薬キットの商品名である．
- また，本抗原は，癌細胞と血管内皮細胞との細胞接着を媒介する機能をもつ．すなわち，シアリルSSEA-1抗原を含め，シアリルLe^{x}系統の糖鎖は，血管内皮細胞に発現する細胞接着分子E-セレクチンとの結合性を有し，血行性転移において癌細胞と血管内皮細胞との接着を促進すると考えられている．この点，やはりE-セレクチンと結合能を有するシアリルLe^a（CA19-9など）と事情が似ている．

臨床的意義と検査値の読み方

- シアリルSSEA-1抗原は，各種の癌，特に腺癌の患者血清で高値となる．本抗原の検出により，肺腺癌，膵癌，卵巣癌の診断，経過観察，治療効果のモニタリングを行う．
- 肺癌に加え，膵癌をはじめとする消化器癌，および卵巣癌患者血清で40〜60％の症例で上昇する．胆道系の癌，肝癌，大腸癌では20〜40％の陽性率が報告されている．肺癌では，本抗原は肺腺癌での陽性率が高く，ついで肺扁平上皮癌，大細胞癌の順となり，小細胞癌での陽性率は低い．肺腺癌における

陽性例はゲフィチニブ（イレッサ®）の適応と重なる．卵巣癌においては，漿液性嚢胞腺癌および粘液性嚢胞腺癌で高値となる．
- 膵癌をはじめとする消化器癌においては，シアリルSSEA-1抗原の陽性率はCA19-9には及ばない．しかし，本抗原はⅡ型基幹糖鎖のグループに属しており，CA19-9はⅠ型基幹糖鎖に属する．このため両抗原の測定値の間には相関がみられず，両者の並行測定により診断率が向上する．
- 膵癌，胆道系の癌，大腸癌などの血管内皮への接着では，シアリルLe^{a}が主要な役割を演じるが，肺癌，乳癌，卵巣癌，肝癌などの血管内皮への接着では本抗原をはじめとするシアリルLe^{x}系の糖鎖が主役を演じる．また，これらの癌では，臨床的な統計上も，本抗原陽性の癌細胞を持つ患者の術後生存率は有意に悪い．
- 本抗原は，消化器系の良性疾患での偽陽性はきわめて少ない．ただし重症の慢性肺疾患，特にびまん性汎細気管支炎（DPB）で高値をみる．（神奈木玲児）

5D200
NCC-ST-439 保

NCC-ST-439

測定法	EIA
検 体	血清
基準値	男性と50歳以上の女性：4.5 U/ml 49歳以下の女性：7.0 U/ml （腫瘍マーカーとしてのカットオフ値）

異常値を呈する場合
陽性 膵癌，胆道癌，乳癌，大腸癌，肝癌などの悪性腫瘍

偽陽性 良性疾患では，慢性膵炎，肝硬変，慢性肝炎など

次に必要な検査 ▶
- 高値の場合は，消化器系の悪性腫瘍および乳癌を疑い，これらの癌の有無を精査する．
- X線検査，内視鏡検査，病理学的検査などで確認する．

プロフィール
- NCC-ST-439は糖鎖性の腫瘍マーカーの一つである．ヌードマウス可移植性ヒト胃腺癌細胞株St-4を免疫原として作製したマウスモノクローナル抗体が認識する糖鎖抗原である．
- 認識抗原はシアリダーゼ感受性を示すことから，シアル酸を結合した糖鎖抗原と考えられているが，その糖鎖構造はなお不明のままである．血清中の抗原は分子量100万以上の高分子糖蛋白であることが知られている．検出に用いられる特異抗体も同じ名称でNCC-ST-439抗体とよばれる．
- 最近，本抗体の認識抗原が，特殊なムチン型母核に担われたシアリルLe^{x}であることが判明した．これによりNCC-ST-439抗原は，シアリルSSEA-1などと類縁のⅡ型基幹糖鎖抗原であることが明らかとなった．本抗体は非ムチン性のシアリルLe^{x}との反応性は低く，これにより特徴ある抗原分布を示すと考えられる．

臨床的意義と検査値の読み方
- NCC-ST-439抗原を測定することによって，膵癌・胆道系の癌をはじめ消化器癌の存在，また乳癌の存在を推測することができる．
- モノクローナル抗体NCC-ST-439は当初，胃癌を免疫原として作製されたため，胃癌のスクリーニング検査としての有用性が期待されたが，実際には，膵癌（60％），胆道癌（50％），乳癌（40％〜），大腸癌（30〜40％），肝癌（30％），胃癌（20％）など，消化器系を主とする各種の腺癌で陽性となり，臓器特異性は乏しいと考えられている．CA19-9および類似のⅠ型基幹糖鎖抗原（CA50，KMO-1，SPan-1など）とは相関しない点と，良性疾患での偽陽性率が低い点が特徴とされる．閉経前女性症例で後期分泌期および増殖期にときに異常高値を示すことがある．良性疾患では，膵疾患，胆道疾患，肝疾患で10％程度の偽陽性を示す．癌スペクトラムはシアリルSSEA-1（シアリルLe^{x-i}）などのⅡ型基幹糖鎖抗原に類似する．
- 臨床的には，乳癌の診療における有用性が強調されている．転移再発に際して高値となり，乳癌の術後モニタリングに有用である．特に軟部組織，骨再発で高頻度に高値をみる．また，乳癌では，癌遺伝子c-*erbB2*の産物c-erbB2蛋白質とNCC-ST-439とは逆相関することが知られている．また，本抗原が*BCL2*と相関するという統計もみられる．

（神奈木玲児）

5D220
SPan-1 保

SPan-1 antigen

測定法	IRMA
検 体	血清
基準値	30.0 U/ml以下（腫瘍マーカーとしてのカットオフ値）

異常値を呈する場合
陽性
- 膵癌，胆道癌，肝癌，胃癌，大腸癌など
- 良性疾患では，急性膵炎，慢性膵炎，慢性肝炎，肝硬変など

偽陰性 ルイス式血液型がLe^{a-b-}の患者

次に必要な検査 ▶
SPan-1が陽性の場合には，膵癌，胆嚢・胆管癌，胃癌，大腸癌，肺癌および肝癌を疑い，これらの癌の有無をX線などで画像診断，内視鏡，病理学的検査などで精査する．

プロフィール
- SPan-1は糖鎖性の腫瘍マーカーの一つである．ヒト膵癌細胞株SW1990を免疫原として作製されたマウスモノクローナル抗体SPan-1が認識する癌関連性の糖鎖抗原である．免疫に用いられた細胞株のSW1990のSとpancreasのPanよりSPanと名付けられた．
- この抗体で検出される抗原の本体はCA19-9, CA50, KMO-1と類似しており，Ｉ型糖鎖に属する．SPan-1抗原は薄層クロマトグラフィ免疫染色法によって，シアル酸が2→3結合で付加したルイスA抗原（シアリルLe^a）であることが判明しており，抗原の合成は患者のルイス式血液型の影響を受ける．この点ではCA19-9と同じである．微量成分の陽性バンドのパターンに，CA19-9と微妙に異なる点がある．大部分の検出抗原がCA19-9と重複していることは確実であり，腫瘍マーカーとして癌の血清診断に応用した際にはCA19-9と高い相関を示す．検出されている抗原は，血清中のものは主として高分子のムチン様蛋白質である．

臨床的意義と検査値の読み方
- 本検査は下記の場合に行われる．
  ①膵癌，胆道系の癌をはじめとする消化器系の悪性腫瘍の存在を疑うとき．
  ②良性膵疾患と膵癌の鑑別をするとき．
  ③膵癌の治療効果の判定や経過のモニターとして．
- 膵癌で最も陽性率が高い．他の消化器癌においても陽性を示す．膵癌（約80％），胆道癌（約70％），肝癌（50〜60％），胃癌・大腸癌（10〜30％）などの陽性率が報告されている．膵癌・胆道系の癌における治療効果の判定や経過のモニタリングに有用である．
- 良性疾患における偽陽性率は全体で約2割に認められるが，100U/m*l*以下の低陽性例が多い．良性膵疾患（11〜17％），肝疾患（30〜45％），胆嚢胆管疾患（5％）などの偽陽性率が知られている．
- 最近，CA19-9, CA50, SPan-1, KMO-1などの腫瘍マーカーで主に検出されているシアリルLe^{a}糖鎖が，細胞接着分子であるE-セレクチンと結合するリガンド糖鎖であることが判明した．E-セレクチンは，血管内皮細胞に発現することから，癌細胞のシアリルLe^{a}糖鎖と，血管内皮細胞のE-セレクチンが結合することにより，癌の血行性転移が促進されると考えられるようになった．このため，癌細胞におけるシアリルLe^{a}抗原の発現は，癌転移の危険因子であるとみなされるようになってきている．

（神奈木玲児）

5D300
SCC抗原 保

squamous cell carcinoma-related antigen

別 扁平上皮癌関連抗原，TA-4

測定法　CLIA, IRMA
検　体　血清
基準値　1.5 ng/m*l*以下（腫瘍マーカーとしてのカットオフ値）

異常値を呈する場合
陽性 子宮頸部癌（陽性率：51％），肺癌（62％），頭頸部癌（34％），食道癌（30％），皮膚癌（80％）

偽陽性
〈良性疾患における陽性率と他のマーカーとの組み合わせ〉
- 婦人科領域：10％（CA125, SLX, CA72-4, BFPなど）
- 呼吸器領域：12％（CEA, TPA, IAP, NSE, SLXなど）
- 頭頸部領域：15％（TPAなど）
- 消化器領域：3％（CEA, フェリチン，β_2-MG, TPA, POA, SLXなど）

次に必要な検査▶
- 画像検査，病理組織診などで診断する．肺癌の診断にはスパイラルCTが導入され，血清マーカーとの組み合わせで有効な診断論理が考えられる．
- 他の腫瘍マーカーとの組み合わせについては上述した．同じく扁平上皮癌のマーカーとして，シフラ21-1（サイトケラチン19フラグメント）がある．

プロフィール
- 当初，子宮頸部扁平上皮癌患者組織より，精製してTA-4抗原が作られた．その後，子宮頸部扁平上皮癌の肝転移巣より分離，精製された抗原が，TA-4の亜分画であることがわかり，扁平上皮癌関連抗原（SCC抗原）と名付けられた．
- 等電点電気泳動を行うと，SCC抗原はいくつもの分画に分けることができ，多様性に富んでいる．プロテアーゼ阻害作用を示し，18番染色体に存在する2種類の遺伝子によってコードされており，スプライシングバリアント，翻訳後修飾により多様性が生じると考えられている．

臨床的意義と検査値の読み方
- 扁平上皮癌を疑うときに本検査を実施する．
- SCC抗原は，正常者の血中にもわずか存在するが，正常扁平上皮組織と扁平上皮癌組織のSCC抗原産生能に明らかな相違がみられる．子宮頸部，肺，頭頸部，食道などの扁平上皮癌患者血清中に高濃度に存在している．
- 子宮頸癌扁平上皮癌のマーカーとして，SCC抗原は子宮頸癌扁平上皮癌で高い陽性率を示し，子宮頸部の腺癌・未分化癌，子宮体癌，卵巣癌などで陽性率はきわめて低い．子宮頸癌扁平上皮癌では，病期の

進行とリンパ節転移で高値の傾向を示すので，進行癌のモニターに利用される．
- 肺扁平上皮癌のマーカーとして，肺癌においては扁平上皮癌で早い病期のⅠ・Ⅱ期から高い陽性率を示し，腺癌などでも30％くらい陽性を示す．
- 頭頸部扁平上皮癌や食道扁平上皮癌のマーカーとして，病期のⅠ・Ⅱ期の陽性率はあまり高くないものの，この領域では有効なマーカーがなかったため，これらの分野における進行癌治療モニターとしての有用性は認められる．
- シフラ21-1とともに進行癌のモニターマーカーとして使用される．

予想外の値が認められるとき
- 正常扁平上皮，唾液中にも存在するため，唾液，フケ，皮膚組織，毛髪，爪などの混入に注意する必要がある．
- 皮膚の炎症性疾患（天疱瘡や乾癬など），呼吸器の炎症性疾患（サルコイドーシス，気管支炎など）でも高値を示すことがある．

(前川真人)

5D305
前立腺特異抗原 保
prostate-specific antigen

略 PSA **別** human kallikrein 3

測定法 RIA，EIA
検 体 血清
基準値 Tandem-R換算で4.0 ng/ml以下
異常値を呈する場合
高値 前立腺癌，前立腺肥大症，前立腺炎

プロフィール
- 前立腺特異抗原（PSA）はWangら（1979）によって前立腺肥大症（BPH）の組織から分離・精製された分子量33,000〜34,000，等電点6.9の糖蛋白で，human tissue kallikrein familyに属するserine proteaseのhuman kallikrein 3（hK3）である．原ら（1966）が精嚢より抽出したγ-セミノプロテイン（γ-Sm）はPSAと同一の物質であることが確認されている．
- human tissue kallikrein familyは第19番染色体長腕に局在している．human glandular kallikrein 2（hK2）は前立腺でproPSAを活性型PSAに変換する活性化機構に関与しているといわれ，PSAとの相同性は80％である．PSAはヒト前立腺組織の腺・導管の内腔上皮，前立腺分泌物に局在し，前立腺腺窩内に血液の百万倍の濃度で存在する．射精時に前立腺部尿道に分泌され，精子の運動性を高める作用がある．
- PSAは少なくとも5か所のエピトープ（epitope）が存在し，血液中ではprotease inhibitorと結合し，complexed PSAとして存在するが，一部はprotease活性を持たず，非結合のfree PSAとして存在する．free PSAはBPHと関連の強いBPSAとPSA前駆体のproPSAなどからなり，proPSAはnative proPSAと前立腺癌と関連が強いtruncated proPSAからなるが，個々のfree PSAの臨床的評価は定まっていない．complexed PSAはprotease inhibitorであるα_1-antichymotripsin（ACT）（ACT complexed PSA，PSA-ACT）やα_2-macroglobulin，α_1-protease inhibitorなどと結合している．α_2-macroglobulinとの複合体は，PSAのエピトープを完全に被覆した構造により免疫学的に検出困難であることから，従来測定されてきたPSAはPSA-ACTとfree PSAの総和を意味すると考えられている．
- 現在一般に測定されるPSAはtotal PSA，PSA-ACT，free PSAで，その6〜9割がPSA-ACT，残り（5〜40％程度）がfree PSAの形で存在している．最近，抗ACT抗体を用いないcomplexed PSA測定系も開発されており，その有用性が検討されている．
- PSAは，前立腺癌のスクリーニング，診断ならびに経過観察の最も優れた血清学的指標として汎用されているが，BPHでも軽度上昇を示すことが知られている．基準値4.0 ng/mlは健常男性群の95％信頼区間の上限値を意味する．高齢男性で血中PSAを測定するとBPHでも高率に陽性となるため，基準値を超えても直ちに癌と即断すべきではない．total PSA 4.1〜10.0 ng/mlは診断的グレーゾーン（diagnostic gray zone；軽度癌疑い）とよばれ，早期前立腺癌とBPHが重複する領域とし，10.0 ng/ml以上を「高度癌疑い」とする臨床判定基準が提唱されている．このため，癌・非癌の鑑別のための新たな指標が求められている．
- 前立腺癌患者ではPSA-ACTがBPH患者より増加を示すことが知られている．前立腺癌患者でfree PSAの比率が低く，非癌患者でfree PSAの比率が高い理由として，PSAは局所でprotease分解処理を受けるため不活性型PSAが非癌患者に多いこと，ACTの産生が癌に多いこと，PSA-ACTの代謝時間がfree PSAに比較して長いことなどが関連すると考えられているが，詳細は不明である．これを応用してPSAグレーゾーン（4.1〜10 ng/ml）の患者群におけるPSA-ACTの選択的測定やfree PSA/total PSA比の算出が，前立腺癌とBPHの鑑別指標として注目されるようになった．理論的にはtotal PSA = complexed PSA + free PSAとなるはずであるが，標準化が行われていないため，キット間の差などにより個々の値や診断精度に差が出る．
- PSAは多種類の免疫学的定量法が確立され，検査キットとして市販されているが，使用するキットによって測定値が異なるという問題点が存在する．これは，PSAの血中存在様式とそれらに対する抗体の特異性の違いに基づくものである．したがって，異な

る測定系を用いる場合は抗体の特異性をよく確認する必要がある．日本泌尿器科学会PSA ad hoc委員会の検討により，total PSA測定キットはfree PSAとPSA-ACTの反応性が等モル反応性を示し，ファクター換算によりTandem-R PSAのデータへの収束が可能であるキットを用いることにより，同一のtotal PSA値として論じることができる．

- 前立腺癌の早期診断におけるPSAの利用拡大は，T1cという新たな臨床病期を生み出した．このT1cとは，直腸診や経直腸超音波検査は正常であるが，PSAが高値のために行った生検で発見された癌をさす．臨床病態や病理所見の検討によるとT1c癌の11～26％は臨床的に意味のない癌であるが，18～49％は局所浸潤癌であるという．
- 年齢階層別PSA：高齢になるにしたがい，健常男性のPSA値は上昇する．基準値は50～64歳3.0 ng/m*l*，65～69歳3.5 ng/m*l*，70歳以上4.0 ng/m*l* と設定し，また，臨床的に意味のない癌（insignificant cancer）の発見を避けるために，80歳以上の基準値を7.0 ng/m*l* と別に設定することを提唱している報告もある．
- PSA isoformsを用いたマーカー：PSA-ACT（☞ p.525）やfree PSA/total PSA比（☞ p.525）などの，PSAの血液中の存在様式の相違を利用したPSAの有用性向上の試みが行われている．
- PSA density（PSAD）：PSAを前立腺体積で除した値で，PSADやPSAD-TZ（PSAをtransition zone体積で除した値）は前立腺癌診断時の特異度の改善には有用であるが，臨床上まだ一様には評価されていない．
- PSA velocity（PSAV）：1年あたりのPSAの上昇の程度を表す．前立腺癌スクリーニングのPSAVの基準値は0.75 ng/m*l*/yearとされ，根治療法（前立腺全摘除術，放射線療法）後の再発で追加治療が必要であるかどうかを判断する指標として，PSAV＞2 ng/m*l*/yearが最も良い指標になりうるとされる．
- PSA doubling time（PSADT）：PSA濃度が2倍になるのに必要な時間を表す．前立腺癌スクリーニングのPSADTはまだ一定の見解を得ていないが，若い患者の根治的前立腺全摘除術後のPSA再発では，PSADTが15ヵ月未満の患者の全死亡の約90％は前立腺癌死であったと報告され，良い指標になると考えられる．
- 高感度PSA：検出感度が0.003 ng/m*l* のものもあり，前立腺全摘除術後再発の診断に用いられる．前立腺全摘除術後の非常に早期の再発（biochemical recurrence）を感知できるが，その臨床的意義に関しては議論のあるところである．

臨床的意義と検査値の読み方

- 血液中PSA値は前立腺癌患者で上昇し，また病勢をよく反映して変動することから，その診断，予後判定および経過観察の指標となる．

- 前立腺癌スクリーニング，前立腺癌診断：全国的に前立腺癌検診が導入されてきており，50歳以上の男性では一度はPSA検査を勧める．検診時PSA値が0.9 ng/m*l* 以下の場合は3年間隔，1.0～4.0 ng/m*l* の場合は毎年の検診を勧める．特に2.0～4.0 ng/m*l* の場合は将来前立腺癌になる危険群と考え，毎年の検診を強く勧める．PSA値が4.0 ng/m*l* より高値の場合，二次検診としてPSA再検，経直腸前立腺触診，経直腸超音波検査，free PSA/total PSA比，PSAD，PSAD-TZ検査などを行う．
- 前立腺癌が疑われる場合は，経直腸超音波ガイド下，多数箇所前立腺生検を行い，確定診断を行う．また，定期的にPSA値を測定し，PSAV，PSADTを求める．前立腺癌の生検陽性率はPSAが4～10 ng/m*l* で25～30％，10 ng/m*l* 以上で50～80％と上昇する．total PSAの4.1～10.0 ng/m*l*（グレーゾーン）の癌診断精度の向上を目指して，年齢階層別PSA，PSA-ACT，free PSA/total PSA比，PSAD，PSAD-TZ，PSAV，PSADTなどが試みられている．
- 一般的に正常範囲内であると考えられているPSA値4.0 ng/m*l* 以下の男性でも，生検で検出される前立腺癌は，悪性度の高い癌も含めて，まれではないと報告されている．PSAの基準値を低く設定することの注意すべき点は，臨床的に意味のない癌の発見をいかにして避けるかということである．現時点では，触知不能だが臨床的に意味のある前立腺癌を見つけるのに最適なPSAの値を推奨できるような長期成績はまだ得られていない．
- 直系家族（父または兄弟）に前立腺癌患者が1人以上存在する場合には，家族性前立腺癌の可能性もあり，40歳代でPSA検査を受けることにより早期に前立腺癌を検出できる可能性が高まる．
- nomogram：PSA値と前立腺癌病期の間には高い相関が認められている．PSA値，病理Gleason scoreと臨床病期からpathological stage，予後診断を行うためのnomogram作成が試みられている（例：Partin nomogram，Kattan nomogram，日本版ノモグラム）．
- 前立腺癌治療の経過観察：PSAは根治的前立腺全摘除術後，根治的放射線照射後の経過観察やホルモン療法中の経過観察を行ううえでも非常に有用である．根治的前立腺全摘除術後，測定感度以下に低下したPSA値が再上昇することにより，より早期に再発を感知できる．
- 根治的放射線療法後に，再発を疑わせるような一過性にPSA値が上昇するPSA bounceという現象が認められることがある．そのメカニズムは不明であるが，その後のPSA値の推移を観察することが重要で，必要なら再発の有無を生検などで精査する必要がある．
- ホルモン療法に伴うPSAの推移は治療効果をよく反映し，PSAの最低値はホルモン療法の反応性に対す

る重要な指標である．ホルモン療法に不応になったとき，内服ホルモン剤を中止すると，ときに観察されるいわゆるアンチアンドロゲン除去症候群の観察にも有用である．
- 悪性度が低い前立腺癌に対して無治療経過観察（待機療法）をすることがあるが，その経過観察中のPSAの推移の観察は非常に重要である．

予想外の値が認められるとき
- PSAは組織特異抗原であり，癌特異抗原ではないため，ときに癌以外の要因で高値を示すことがある．たとえば，BPH，急性前立腺炎や前立腺生検後には上昇する．また，尿閉時にも高値を示す．これらの場合，時期をおいてPSAを再検し，推移を見極める．
- アンチアンドロゲン剤（chlormadinone acetate, allylestrenol），finasterideなどの薬物療法を行っていると血液中PSA値は低下する．これらの薬物療法中は前立腺癌がマスクされることがあることを常に念頭におき，PSA velocityなどにより前立腺癌を疑う場合は，PSA値が基準値以下でも経直腸超音波ガイド下多数箇所前立腺生検を積極的に行い，確定診断を行う．
- 直腸内指診（DRE）直後には一過性にPSA高値を示す場合があるため，PSA検査のための採血はDRE前に行う． (西山 勉)

5D306
前立腺特異抗原・α₁-アンチキモトリプシン複合体 保

α₁-antichymotrypsin complexed prostate-specific antigen

略 PSA-ACT

測定法 EIA
検体 血清
基準値 3.75 ng/m*l*
異常値を呈する場合
高値 前立腺癌，前立腺肥大症，急性前立腺炎

プロフィール
(☞「前立腺特異抗原」p.523)

臨床的意義と検査値の読み方
- 前立腺癌患者では前立腺肥大症患者に比較して血液中PSA-ACTの比率が高く，病期が進むにしたがい高値を示すことが知られている．total PSA 4.1〜10.0 ng/m*l*（グレーゾーン）の前立腺癌診断において，特異度の向上が得られるとされる．血液中PSA-ACTは治療後の病勢をよく反映するとされる．total PSA値の基準値4.0 ng/m*l*に相当するPSA-ACTの基準値は3.75 ng/m*l*とされる．
- total PSA値が4.0 ng/m*l*より高値の場合，二次検診としてPSA再検，経直腸前立腺触診，経直腸超音波検査，free PSA/total PSA，PSA density，PSA adjusted for the transition zone volume 検査などとともにPSA-ACT検査も考慮される．PSA-ACTは二次検査の精査としての活用が考えられるが，その意義はまだ確立していない．前立腺癌の治療経過の指標としての意義も検討されている．

予想外の値が認められるとき
- PSA-ACT検査を単独で行う利点は確立されておらず，他のPSA関連マーカー（年齢階層別PSA，PSA density，PSA adjusted for the transition zone volume，PSA velocity，free PSA/total PSA）検査の一環として行われる．
- PSA-ACTのみの異常値の場合は，total PSA検査を行うか，他のPSA関連マーカーを考慮して判断する（☞「前立腺特異抗原」p.523）． (西山 勉)

5D308
フリーPSA/トータルPSA比 保

PSA free to total ratio

別 PSA F/T比，％ free PSA

測定法 RIA，EIA
検体 血清
基準値 0.25
異常値を呈する場合
低値 前立腺癌
高値 前立腺肥大症

プロフィール
(☞「前立腺特異抗原」p.523)

臨床的意義と検査値の読み方
- 近年，PSAの血中存在様式の研究から，total PSAに対するfree（蛋白非結合型）PSAの割合（F/T比）が前立腺癌患者と非癌患者とで異なることが明らかになった．すなわち，前立腺癌患者のF/T比は非癌患者に比べて有意に低値であり，total PSA 4.1〜10.0 ng/m*l*のグレーゾーンにおけるF/T比の測定は前立腺癌の診断精度向上に貢献すると考えられる．
- 前立腺癌患者では，α₁-antichymotripsin（ACT）と結合したPSA（PSA-ACT）が，前立腺肥大症患者の血中より増加している．このため，F/T比の低下とPSA-ACTの増加が前立腺癌診断の指標となる．total PSA 4.1〜10.0 ng/m*l*のグレーゾーンの前立腺癌診断において，特異度が改善し，グレーゾーン以下の症例で感度が上昇するとされる．
- total PSA値が4.0 ng/m*l*より高値の場合，二次検診としてPSA再検，経直腸前立腺触診，経直腸超音波検査，PSA density，PSA adjusted for the transition zone volume検査などの精査の一環としてPSA F/T比検査を行う．PSA F/T比は二次検診の精査として癌・非癌を比較的効率よく鑑別できるとされる．
- 二次検査で前立腺癌が疑われる場合は，経直腸超音波ガイド下多数箇所前立腺生検を行い，確定診断を

d 腫瘍関連抗原

行う．初回前立腺生検で癌陰性症例において，再生検の決定や要注意観察症例の鑑別に PSA velocity とともに有用である．再生検を勧める PSA F/T比のカットオフ値は 0.25 とされる．

予想外の値が認められるとき

- PSA F/T比においても，PSA と同様に，ときに癌以外の要因で変動することがある．前立腺炎や尿閉，内視鏡操作，アンチアンドロゲン剤（chlormadinone acetate, allylestrenol），finasteride などの薬物療法などで，PSA F/T比は変動するものと思われる．
- complexed PSA と free PSA では代謝に差があり，free PSA は腎から排泄されるため，高度の腎機能障害の人では異常 PSA F/T比となる可能性がある．
- in vitro では free PSA が complexed PSA に比較して不安定であるため，検体の保管などの問題で異常値を示す可能性がある．（☞「前立腺特異抗原」p.523）．

（西山 勉）

5D310

γ-セミノプロテイン　保

γ-seminoprotein

略 γ-Sm

測定法 EIA
検　体 血清
基準値 4.0 ng/m*l* 以下

異常値を呈する場合

高値 前立腺癌，前立腺肥大症，前立腺炎

プロフィール

- γ-セミノプロテイン（γ-Sm）は，原ら（1966）が精漿より抽出した分子量 28,000～29,000 の糖蛋白で，電気泳動的に γ-グロブリン領域に泳動される．前立腺分泌液および前立腺上皮細胞の細胞質に局在する前立腺特異抗原である．
- γ-Sm は粗面小胞体で蛋白合成され，ゴルジ装置にて糖が付加され，濃縮・貯蔵，分泌顆粒に梱包され腺腔内に放出される．前立腺癌患者の血液中で進行度（ステージ）に比例して増加する．
- γ-Sm と Wang らの「前立腺特異抗原（PSA）」はまったく独立に報告された前立腺由来の糖蛋白であるが，そのアミノ酸一次構造決定によって両者は同一の物質であることが確認されている．ただし，γ-Sm の測定系は，血中の free PSA とのみ反応し，血漿蛋白と結合した complexed PSA とは反応しないことから，異なる他のキットとのデータ相関は必ずしも高くはない（☞「前立腺特異抗原」p.523）．

臨床的意義と検査値の読み方

- 精漿特異的抗原として原らにより発見された γ-Sm は，PSA であることが示されたことから，PSA と同等の意義があると考えられる．しかし，前立腺を

疑う場合，前立腺癌のスクリーニングや経過観察を行うときには，通常は PSA キットを用いる．

予想外の値が認められるとき

- 前立腺肥大症や前立腺炎，前立腺マッサージや生検後は高値となる可能性がある．
- 前立腺癌を疑う場合は通常の PSA キットで PSA を測定する（☞「前立腺特異抗原」p.523）．

（西山 勉）

5D320

組織ポリペプチド抗原　保

tissue polypeptide antigen

略 TPA

測定法 IRMA
検　体 血清
基準値 70 U/*l* 以下

異常値を呈する場合

陽性 悪性疾患（食道癌，胃癌，直腸結腸癌，乳癌，肝細胞癌，胆道癌，膵癌，肺癌，子宮癌）
偽陽性 良性疾患（肝硬変，急性肝炎，炎症性疾患や感染症などでも一過性の上昇を示す）

次に必要な検査▶ 悪性腫瘍の診断には，臓器特異的腫瘍マーカーや画像診断を併せ総合的に診断する．

プロフィール

- 組織ポリペプチド抗原（TPA）は非特異的腫瘍マーカーの一つである．サイトケラチン 8/18，8/19 および 19 の各々を認識する 3 種類のモノクローナル抗体を用いた IRMA にて，腫瘍の産生する多様なサイトケラチン（cytokeratin：CK）フラグメントを検出する．
- 1957 年，すべての腫瘍に対する共通抗原を検出する目的で，多種類のヒト悪性腫瘍の不溶性分画から見出され，サイトケラチンの類似物質であることが確認され組織ポリペプチド抗原と名付けられた．その後の研究により，血中 TPA は組織中のサイトケラチンの蛋白分解フラグメントにより構成されていることが明らかとされ，その構造も解明されている．
- サイトケラチンとは，細胞質の構成要素である細胞骨格（cytoskeleton），すなわち細胞の線維性の骨格を形成する蛋白群の一つで，上皮細胞の分化に特異的な蛋白である．等電点の違いにより酸性蛋白であるタイプ 1（CK9～19）と，中～塩基性のタイプ 2（CK1～8）の 19 個のサブユニットに分類されている．
- 血中においてはタイプ 1 とタイプ 2 が 1：1 のヘテロポリマーを形成し，腫瘍によりこれらの産生に変化があると考えられている．また，サイトケラチン 19 フラグメントは肺扁平上皮癌の早期マーカーとして臨床応用されている．

臨床的意義と検査値の読み方

- 次の場合に本検査を実施する．
  ①悪性腫瘍を疑うとき（特に乳腺，呼吸器，消化器，泌尿器腫瘍分野で）．
  ②治療のモニタリング．
- 血清中のTPAはヒトの悪性腫瘍例で高値を示し，悪性腫瘍の増殖を反映する．TPA濃度の上昇は悪性腫瘍の進行と密接に関係している．
- TPAは臓器特異性に乏しく，良性疾患でも陽性を示すため早期診断法としての有用性は少ないが，腫瘍の量や病勢，病気と関連して増減するため，経時的な推移を観察することで，癌の転移や再発の予測，治療効果の判定の指標として有用である．また，胃癌，大腸癌，乳癌症例において，CEA, AFP, CA19-9, IAPとの相関性はないとされている．
- 良性疾患においても上昇するため，腫瘍マーカーとしての境界閾値の判定には注意を要する．

予想外の値が認められるとき

- 生理的上昇（創傷治癒期や炎症時，妊娠や多量の飲酒）の原因の有無のチェック．ただし，これらによる上昇は基準値上限の2倍を超えることはまれ．

(前川真人)

5D325

サイトケラチン19フラグメント 保

cytokeratin 19 fragment

略 CYFRA **別** シフラ，シフラ21-1

測定法 ECLIA, IRMA, ELISA
検 体 血清
基準値 3.5 ng/m*l* 以下（ECLIA, ELISA）
　　　　2.0 ng/m*l* 以下（IRMA）
　　　　（腫瘍マーカーとしてのカットオフ値）

異常値を呈する場合

陽性
- 肺非小細胞癌
  扁平上皮癌：80％（Ⅰ期64％，Ⅱ期69％，Ⅲ期88％，Ⅳ期91％）
- 腺癌：50％
- 大細胞癌：30％
- 小細胞癌：20％

偽陽性
- 肺良性疾患：20％弱
- 子宮頸癌：30％
- 食道癌：50％

次に必要な検査 ▶ 画像検査，病理組織診などで診断する．肺癌の診断にはスパイラルCTが導入され，SCCとともに血清マーカーとの組み合わせで有効な診断論理が考えられる．

プロフィール

- シフラ21-1は，分子量4,000，等電点5.2のサイトケラチン19が可溶性の断片となって組織中から溶出したもので，2つのモノクローナル抗体KS19.1とBM19.21により特異的に認識される．それらの抗体は乳癌培養細胞株MCF-7を免疫原として作製したマウスモノクローナル抗体である．
- シフラ21-1は，肺非小細胞癌に特異的に検出され，特に扁平上皮癌においてSCCよりも高い陽性率を示すマーカーとして注目されている．

臨床的意義と検査値の読み方

- 本検査は，肺非小細胞癌，特に肺扁平上皮癌の診断，治療効果のモニタリングの場合に実施される．
- 肺非小細胞癌の診断とモニタリング：肺癌の85～90％を占める肺非小細胞癌で高い陽性率を示す．腺癌でCEAと同程度，SCCよりも高い陽性率を示し，また，扁平上皮癌では他のマーカーより高い陽性率を示す．化学療法および術後の臨床経過に伴い，病態を的確に反映しており，治療効果のモニターとして有効なマーカーである．なぜなら，シフラは細胞の破壊による逸脱ではなく，腫瘍細胞内のプロテアーゼ亢進に起因するサイトケラチンフラグメントの分解によるものであるので，手術や化学療法，放射線療法自体による細胞傷害の影響を受けないからと考えられる．
- 肺扁平上皮癌の早期診断：肺扁平上皮癌において病期Ⅰ・Ⅱの早期癌でも60％以上の陽性率を示し，早期診断にも非常に有効なマーカーとして期待される．

予想外の値が認められるとき

- 肺扁平上皮癌のマーカーとして使用されるが，腺癌，大細胞癌，小細胞癌でも陽性を示すことがある．また，頻度が少なく，上昇レベルもそれほどではないが，間質性肺炎や結核などの肺の良性疾患でも上昇することはある．

(前川真人)

5D330

免疫抑制酸性蛋白 保

immunosuppressive acidic protein

略 IAP

測定法 TIA
検 体 血清
基準値 500 μg/m*l* 以下

異常値を呈する場合

高値 悪性腫瘍，炎症性疾患，SLE，関節リウマチ
次に必要な検査 ▶ 腫瘍マーカー（CEA, TPA, SLXなど）や血液学的検査，細胞性免疫検査などと併せて病態を観察する．

プロフィール

- 肝細胞とマクロファージにより産生される α_1-酸性糖蛋白の一つで，シアル酸含量が多い血漿蛋白である．免疫抑制作用をもち，癌に伴う免疫能低下の原因物質の一つである．

d 腫瘍関連抗原

- 正常血清中にも存在するが（500μg/m*l* 以下），免疫機能の低下する病態，すなわち各種の癌や慢性炎症（SLEやRAを含む）などで上昇し，経時的測定においても治療経過，再発・予後の判定の一つの指標となる．
- 悪性腫瘍では臓器特異性を示さないが，胆嚢癌，神経芽細胞腫，白血病，上顎癌，食道癌，膵癌，卵巣癌，肺癌などで特に高くなり，異常率も80％以上と高頻度である．
- ただし，どのような癌であるかという臓器特異性には乏しく，かつ炎症性疾患でも増加するため，癌マーカーとしての意義は少ない．

（前川真人）

5D405
前立腺性酸性ホスファターゼ 保
prostatic acid phosphatase
略 PAP

測定法　RIA，EIA
検　体　血清
基準値　3.0 ng/m*l*
異常値を呈する場合
高値　前立腺癌，前立腺肥大症，前立腺炎

プロフィール
- 前立腺性酸性ホスファターゼ（PAP）は骨転移を有する前立腺癌の，血清酸性ホスファターゼが異常高値を示したことから，前立腺癌の腫瘍マーカーとして長年使用されてきた．PAPはL-酒石酸によって活性が強く阻害される特徴があり，阻害活性を利用しPAP活性を測定した時期があったが，RIA，EIAの開発でPAP蛋白を直接測定する方法により前立腺癌マーカーとして利用されてきた．しかし，前立腺癌に対する特異性，感度とも前立腺特異抗原（PSA）に劣り，前立腺腫瘍マーカーとしての役割は終了した．

臨床的意義と検査値の読み方
- PAPはPSAに比較して高い特異性を有しているものの感度が低く，前立腺癌のマーカーとしてはPSAに取って代わられた．前立腺癌のスクリーニングや経過観察にはPSAが非常に有用で，すでに前立腺検診，前立腺癌の経過観察に頻用されている．
- PAPは精液中に存在し，女性には存在しないことから，外国ではレイプなどの婦女暴行時の検査としての有用性が見出されている．

予想外の値が認められるとき
- PSAと同様に，癌特異抗原ではないため，癌以外の要因で高値を示すことがある．前立腺が破壊されると上昇する．たとえば，急性前立腺炎や前立腺生検後には上昇する．
- 異常高値を認めたときは，前立腺癌を疑い，まずPSAを測定する（☞「前立腺特異抗原」p.523）．

（西山　勉）

5D410
神経特異エノラーゼ 保
neuron-specific enolase
略 NSE

測定法　CLEIA，EIA，IRMA，RIA
検　体　血清
基準値　12 ng/m*l* 以下（腫瘍マーカーとしてのカットオフ値）
異常値を呈する場合
陽性　肺小細胞癌（65％），神経芽細胞腫（70％）などの神経内分泌腫瘍

次に必要な検査▶
- 画像検査，組織病理学的検査．
- 他の腫瘍マーカー測定（肺小細胞癌の検査としてProGRP，神経内分泌腫瘍では下垂体ホルモン，インスリン，グルカゴン，セロトニン，カテコラミン，カルシトニンなどのホルモン）．

プロフィール
- 神経組織および神経内分泌細胞に特異的に存在するエノラーゼのことであり，γ-サブユニットをもつものをいう．
- エノラーゼ（EC4.2.1.11）は解糖系酵素の一つである．α，β，γの3種のサブユニットからなる二量体酵素で，細胞質に存在する分子量約9万の可溶性蛋白である．αはすべての組織，βは横紋筋と心筋，γは神経組織に特異的に認められる．5種のアイソザイムαα，αβ，αγ，ββ，γγをもち，γ-サブユニットを有するγγ，αγが神経組織に特異的に存在するため，NSEとよばれる．
- 正常組織では中枢および末梢の神経組織に多量に存在し，組織特異性を示す一方，下垂体，甲状腺，副腎髄質，膵，肺，腸管などに分布する神経内分泌細胞にも存在する．よって，それらの組織から発生した癌で血清NSEが高くなる．
- 赤血球，血小板，血清中などにも微量に分布している．

臨床的意義と検査値の読み方
- 本検査は，肺癌，神経系腫瘍の補助診断，治療経過の観察のときに実施される．
- NSEは，神経細胞および神経内分泌系細胞の腫瘍化に伴い血中に逸脱する量が増加する．肺小細胞癌，神経芽細胞腫の病期を反映して上昇するとともに，その経過観察でも臨床症状の推移とよく相関することが示され，これらの腫瘍の血清腫瘍マーカー，特に経過観察のマーカーとして注目されている．
- たとえば，肺小細胞癌で60〜80％，小児の神経芽細胞腫でも70〜80％，脳腫瘍，インスリノーマ，褐色細胞腫，カルチノイドなどの神経内分泌腫瘍でも10〜50％の陽性率を示す．

予想外の値が認められるとき
- 溶血に注意（赤血球中のNSEの影響を受けるため）．
- 腎障害患者では透析後に上昇する傾向がある．

（前川真人）

5D450

テロメラーゼ活性

telomerase activity

[別] テロメラーゼ逆転写酵素（telomerase reverse transcriptase：TERT）

測定法　TRAP
検　体　組織
基準値　陰性

異常値を呈する場合
[陽性] 胃癌，大腸癌，乳癌，腎癌，前立腺癌，肺癌，神経芽細胞腫，急性白血病

次に必要な検査▶ 癌の病勢，予後の推定は，形態学的検査，遺伝子検査などを併せて総合的に行う．

プロフィール
- テロメアは真核細胞の染色体末端にみられる特殊な構造で，ヒトでは6塩基（TTAGGG）の配列が数千回反復している．テロメアは染色体末端を安定化させ，これが欠乏した染色体は融合，転座を生じる．体細胞の細胞分裂において，DNA複製時にDNAの5′末端部分はDNAポリメラーゼで複製できないため，テロメアの長さは細胞分裂ごとに短縮する．テロメアの長さが一定以下に短縮すると細胞は分裂できず老化する．
- テロメラーゼはリボ蛋白質で，構成要素のRNAを鋳型としてテロメアの反復配列を合成し3′末端側に付加する酵素である．TRAP（telomeric repeat amplification protocol）法によるテロメラーゼ活性の測定は，検体中のテロメラーゼが基質オリゴヌクレオチドの3′末端側にテロメアの反復配列（GGTTAG）を付加し伸長した反応物について，基質オリゴヌクレオチド側と逆向きのプライマーにて挟むようPCRを増幅すると，電気泳動分画によって6塩基ずつ伸長した産物のラダーを生じる．

臨床的意義と検査値の読み方
- テロメラーゼは，癌細胞，生殖原細胞（精母細胞，卵母細胞），胎児組織，腸管粘膜，CD34$^+$CD38$^+$の血液幹細胞，活性化した末梢T・B細胞で発現し，これら細胞ではテロメアの長さが短縮しないよう調整している．分裂の激しい癌細胞のテロメア長は，一般に短縮しているため，テロメラーゼが発現してテロメアの消耗を補う．
- テロメラーゼの発現は，染色体の不安定性を伴い，癌細胞の悪性化の指標となる．前癌病変でも陽性を示す．癌が進行するほど上昇し，また転移巣は原発巣に比べ高い．神経芽細胞腫では自然退縮を含む予後良好群より集学的治療に抵抗し，進行の速い予後不良群で活性が上昇している．
- テロメラーゼは癌だけでなく，免疫・老化の病態形成にも深く関与する可能性が指摘されている．
- 核酸類似化合物である抗AIDSウイルス薬のアジドチミジン（AZT）や抗腫瘍薬の5-フルオロウラシル（5-FU）では，テロメラーゼ活性を抑制することが明らかにされている．

予想外の値が認められるとき
- 皮膚表皮，腸管粘膜，血液細胞に低い活性が認められるため，癌や前癌病変での活性の評価は発生母地との比較が大切である．被検組織中における末梢リンパ球の浸潤の有無，腸上皮の腺管などの混入の有無を確認する．

（宮地勇人）

5D500, 505

妊娠特異性β_1糖蛋白/α_2糖蛋白　[保]

pregnancy-specific beta 1-glycoprotein/pregnancy-associated alpha 2-glycoprotein

[別] SP1/SP3，妊娠関連α_2糖蛋白，P2P，PAα_2-G，α_2-PAG（α_2-妊娠関連糖蛋白）

測定法　β_1：RIA（二抗体法），α_2：SRID
検　体　血清
基準値　β_1：7.0 ng/m*l*以下
　　　　　α_2：1.5 mg/d*l*以下

異常値を呈する場合
[高値]
- β_1：胞状奇胎，絨毛癌
- α_2：肺癌，悪性黒色腫

次に必要な検査▶ 絨毛性疾患か非絨毛性疾患かの鑑別が必要であり，さらにhCG，hCG-βなどの測定を行う．超音波検査などの画像診断も重要である．

[低値]
- β_1：切迫流産，子宮内胎児発育遅延，妊娠高血圧症候群（妊娠中毒症）
- α_2：切迫流産

次に必要な検査▶ 血清SP1濃度が妊娠の経過とともに低下する場合は超音波検査やCTGを実施し，妊娠管理を行う．併せてhCG，hCG-βなどの測定値との比較を行う．また，他の胎児胎盤機能検査であるヒト胎盤性ラクトーゲン（hPL），エストリオールを測定する．

プロフィール
- 妊娠特異性β_1糖蛋白はSP1（Schwangerschafts protein 1）ともよばれ，分子量42,300の糖蛋白であり，そのうち32.6％を糖鎖部分で構成している．
- 1971年，BohnらはA胎盤抽出液で免疫したウサギ抗血清と妊婦患者血清を反応させ，SP1，SP2，SP3，hPLの4つの妊娠性蛋白を発見し，報告した．
- 妊娠特異性α_2糖蛋白はSP3ともよばれ，妊娠関連

蛋白の一つである．肝臓で産生される分子量360,000の糖蛋白であり，半減期は5〜7日と比較的長い．
- 妊娠特異性β_1糖蛋白は保険収載されているが，α_2は保険収載されていない．

臨床的意義と検査値の読み方
- 本検査は，異常妊娠の診断ならびに鑑別に必要である．特に，絨毛性疾患（胞状奇胎，絨毛癌，侵入奇胎，絨毛存続症）では血清SP1測定は重要である．
- SP1の産生は，受精後10日目には妊婦の血中で検出可能となり，妊娠期間を通じて増加する．妊娠末期には血清SP1濃度は著増し，100,000〜290,000 ng/mlにも達する．高値をとる原因としては，そのクリアランスが遅く，半減期は30〜40時間であるからである．血清SP1濃度は，胎盤機能をよく反映し，妊娠維持に大切な役割を果たすと考えられるが，その生理的意義は未だ明確ではない．また，最近の研究でSP1遺伝子は，CEA遺伝子と高い類似性があり，CEAファミリーに属すると考えられている．
- SP1は絨毛性疾患である胞状奇胎では患者血清中にほぼ100％検出され，絨毛癌では約70％の頻度で検出される．胞状奇胎では高値を示し，絨毛癌の患者血清中の血清SP1とhCGの測定値は相関し，治療後の測定値は平行して変動する．絨毛癌と侵入奇胎の鑑別にSP1/hCG-β比が有用であるという報告がみられる．また，胞状奇胎では，血清SP1の測定レベルが高いほど続発性変化への可能性が高くなるとの報告がある．
- 乳癌や結腸癌などの非絨毛性腫瘍によってもSP1は産生され，腫瘍との関連も注目されている．近年，SP1は腫瘍マーカーとしても評価されつつある．
- 低値をとる疾患としては，切迫流産，子宮内胎児発達遅延，妊娠高血圧症候群である．切迫流産では，基準値より低値を示すが，切迫早産でも血清SP1は低くなる．子宮内胎児発達遅延では明らかに低値傾向を示す．
- 血清SP3は，肺癌や悪性黒色腫での腫瘍マーカーとして報告され，乳癌の再発の早期発見，治療効果の判定に有用であるとの報告がある．また，SP1と同様に切迫流産では低値をとる． （大谷慎ー）

5C210
シアル化糖鎖抗原 KL-6 保

sialylated carbohydrate antigen KL-6

略 KL-6

測定法　ECLIA
検体　血清
基準値　500 U/ml以下

異常値を呈する場合
高値　特発性間質性肺炎，膠原病に関連した間質性肺炎，過敏性肺炎，放射線肺臓炎

次に必要な検査 ▶ KL-6の増加が認められた場合は，胸部X線検査（単純撮影やCT），呼吸機能検査，動脈血液ガス分析，気管支鏡検査，病理組織学的検索（VATSや開胸肺生検）などを行い，間質性肺炎の診断を確定する．その後は，KL-6やSP-A・SP-Dなどの肺特異的マーカーを指標として経過を観察する．

プロフィール
- KL-6は1985年に河野らによって発見された糖蛋白抗原である．彼らが作製したモノクローナル抗体が認識するKL-6は分子量100万以上の巨大分子であり，肺細胞抗原クラスター分類で，クラスター9に分類されているMCU-1に属するムチンである．
- KL-6は，肺外臓器の良性疾患では血清値でほとんど上昇せず，当初肺癌の腫瘍マーカーとして研究されていた（KLはドイツ語のKrebs der Lungeに由来し肺癌を意味する）．しかし，肺胞II型上皮細胞，呼吸細気管支上皮細胞，気管支腺漿液細胞などに発現しており，特に間質性肺炎では増生した肺胞II型上皮細胞に強く発現し，さらに血中でも高値を示すことが報告され，現在では，間質性肺炎の診断マーカー，活動性の指標として注目されるようになった．

臨床的意義と検査値の読み方
- 本検査は，肺野にびまん性の線維化陰影が認められたとき，肺損傷の程度のスクリーニングとして測定する．また治療薬（ステロイドや免疫抑制剤など）中止の判断根拠にもなり臨床経過のよい指標となる．
- 特発性間質性肺炎の厚生労働省診断基準第4次改定では，血液・免疫学的所見に，LD，KL-6，SP-A，SP-Dのうちいずれか1項目以上陽性であること，という項目が盛り込まれた．KL-6，SP-A，SP-Dのうちいずれか複数を実施した場合は，主たるもののみ算定されるので注意が必要である．
- 従来の肺損傷の血清マーカーには，赤沈，白血球数，CRP，LD（LD$_3$，LD$_4$），腫瘍マーカー，免疫複合体，補体，抗核抗体などがあるが，いずれも肺特異的とはいえず，肺組織特異性の高いKL-6の登場によって，難病である間質性肺炎の診断や治療経過観察が飛躍的に進歩を遂げた．
- 肺損傷は肺胞上皮細胞（I型とII型）を中心とした広範囲な傷害を受ける．KL-6はこれらの細胞に強く発現しているため，細胞傷害時に血中に増加する．
- 特発性間質性肺炎（IIP），過敏性肺炎，膠原病に関連した間質性肺炎でKL-6は高値を示す．臨床的に悪化した間質性肺炎症例ではKL-6が経時的に上昇すること，逆に改善した症例では低下することが報告されている．
- IIP患者を活動性と非活動性の2群に分けると，KL-6は活動性群で有意に高値を示し，血清KL-6のカットオフを1,500 U/mlに設定すると，活動性IIPの診断は感度81.8％，特異度94.4％で，同時に施行した胸部[67]Gaシンチ検査の成績とほぼ同等であった．以上より血清KL-6値はIIPの活動性の指標に

有用であり，急性増悪期の副腎皮質ホルモンの大量療法（ステロイドパルス療法）の前後の治療効果の判定や，安定慢性期患者の病勢評価にも用いられる．

予想外の値が認められるとき
- 1,000 U/m*l* 以上の高値では，特に自覚症状がなくても予後不良といわれており，急性増悪をいち早く診断するために注意深く経過を観察する．
- 特に，副作用として間質性肺炎を引き起こす可能性のある薬剤（塩酸アミオダロンなど）を使用中の患者では，胸部X線写真，呼吸機能検査などの所見とも併せて，早期に薬剤投与中止などを考慮する必要がある．
- 技術的変動や生理的変動についてはまだ詳しく解明されていない．
(諏訪部　章)

3F250
サーファクタントプロテインA　 保

surfactant protein A

略 SP-A

測定法　EIA
検　体　血清
基準値　43.8 ng/m*l* 以下
異常値を呈する場合
高値　特発性間質性肺炎，膠原病に関連した間質性肺炎，過敏性肺炎，放射線肺臓炎

次に必要な検査➤ ☞「シアル化糖鎖抗原KL-6」(p.530) と同様．

プロフィール
- 肺サーファクタントは肺胞II型上皮細胞により産生・分泌される肺特異的な表面活性物質である．
- サーファクタント特異的蛋白にはA，B，C，Dの4つが同定されているが，SP-BとSP-Cは疎水性の強い蛋白で，表面活性中心であるリン脂質に強固に結合している．一方，SP-AとSP-Dは比較的親水性の蛋白であり，SP-Dは親水性が強く約70％が肺胞被覆層の可溶性分画に存在しているのに対し，SP-Aはリン脂質に比較的緩く結合している．Kurokiらが，特発性肺線維症や肺蛋白症患者の血清中にSP-Aが検出できることを発見してから，急速にその臨床的解析が進んだ．

臨床的意義と検査値の読み方
- 本検査は，肺野にびまん性の線維化陰影が認められたとき，肺損傷の程度のスクリーニングとして測定する．また治療薬（ステロイドや免疫抑制剤など）中止の判断根拠にもなり臨床経過のよい指標となる．
- 特発性間質性肺炎（IIP）の厚生労働省診断基準第4次改定では，血液・免疫学的所見に，LD，KL-6，SP-A，SP-Dのうちいずれか1項目以上陽性であること，という項目が盛り込まれた．なお，KL-6，SP-A，SP-Dのうちいずれか複数を実施した場合は，主たるもののみ算定されるので注意が必要である．
- 肺胞上皮細胞以外の細胞にもKL-6の発現が認められるが，SP-AやSP-Dはより肺胞II型上皮細胞に特異的と考えられる．
- 肺損傷は肺胞上皮細胞（I型とII型）を中心とした広範囲の傷害を受ける．SP-Aはこれらの細胞に強く発現しているため，細胞傷害時に血中に増加する．
- 血清SP-Aは各種びまん性疾患にて増加する．SP-A 43.8 ng/m*l* をカットオフとしたとき，間質性肺炎の疾患群によりSP-Aの陽性率に差が認められる．特に，膠原病に関連した間質性肺炎ではSP-Aの陽性率は低く，放射線肺炎ではSP-Aの陽性率が高い傾向がある．また，SP-AはIIPのステロイド有効例では低下，急性増悪例では上昇し，IIPの病勢を反映する．
- 特にSP-AはKL-6やSP-Dと比較して，より早期に上昇することが知られている．特に放射線肺臓炎において，胸部単純X線写真では異常陰影がはっきりしない軽症例でもきわめて早期に血清SP-Aが上昇し，診断が可能である．

予想外の値が認められるとき
- 基準値を超える値が得られたときは，自覚症状がなくても注意深く経過観察し，臨床症状の悪化時にはステロイドパルス療法などを考慮する．
- Takahashiらは，49名のIIP患者を3年間観察し，死亡した9名の臨床データを検討した．この死亡例の観察開始時点でのSP-Aは，全例がカットオフ値を超えており，平均119.7 ng/m*l* と非常に高かった．生存例では平均値が66.7 ng/m*l* と低く，陽性率も72％にとどまった．SP-Aがカットオフ値を超えない症例では3年以内の生存がある程度保証されるが，SP-Aが著しい高値を示す例では，特に自覚症状がなくても予後不良なので急性増悪の出現に注意を払うべきである．
- 特に，副作用として間質性肺炎を引き起こす可能性のある薬剤（塩酸アミオダロンなど）を使用中の患者では，胸部X線写真，呼吸機能検査などの所見とも併せて，早期に薬剤投与中止などを考慮する必要がある．
- 技術的変動や生理的変動についてはまだ詳しく解明されていない．
(諏訪部　章)

3F253
サーファクタントプロテインD　 保

surfactant protein D

略 SP-D

測定法　ELISA
検　体　血清
基準値　110 ng/m*l* 以下
異常値を呈する場合
高値　特発性間質性肺炎，膠原病に関連した間質性肺

炎，過敏性肺炎，放射線肺臓炎
次に必要な検査▶ ☞「シアル化糖鎖抗原 KL-6」（p.530）と同様．

プロフィール
- 肺サーファクタントは肺胞Ⅱ型細胞により産生・分泌される肺特異的な表面活性物質である．
- サーファクタント特異的蛋白にはA，B，C，Dの4つが同定されているが，SP-BとSP-Cは疎水性の強い蛋白で，表面活性中心であるリン脂質に強固に結合している．一方，SP-AとSP-Dは比較的親水性の蛋白であり，SP-Aはリン脂質に比較的緩く結合しているのに対し，SP-Dはさらに親水性が強く約70％が肺胞被覆層の可溶性分画に存在している．

臨床的意義と検査値の読み方
- 本検査は，肺野にびまん性の線維化陰影が認められたとき，肺損傷の程度のスクリーニングとして測定する．また治療薬（ステロイドや免疫抑制剤など）中止の判断根拠にもなり臨床経過のよい指標となる．
- 特発性間質性肺炎（IIP）の厚生労働省診断基準第4次改定では，血液・免疫学的所見に，LD，KL-6，SP-A，SP-Dのうちいずれか1項目以上陽性であること，という項目が盛り込まれた．なお，KL-6，SP-A，SP-Dのうちいずれか複数を実施した場合は，主たるもののみ算定されるので注意が必要である．
- 肺胞上皮以外の細胞でもKL-6の発現が認められるが，SP-AやSP-Dはより肺胞Ⅱ型上皮細胞に特異的と考えられる．
- 肺損傷は肺胞上皮細胞（Ⅰ型およびⅡ型）を中心とした広範囲な傷害を受ける．SP-Dはこれらの細胞に強く発現しているため，細胞傷害時に血中に増加する．
- 血清SP-Dは各種びまん性肺疾患にて増加する．SP-D 110 ng/mlをカットオフとしたとき間質性肺炎の疾患群によりSP-Dの陽性率に差が認められる．IIP，膠原病に関連した間質性肺炎，過敏性肺臓炎ではSP-Dの陽性率が高く，放射線肺臓炎ではSP-Dの陽性率が低い傾向がある．また，SP-DはIIPのステロイド有効例では低下，急性増悪例では上昇し，IIPの病勢を反映する．

予想外の値が認められるとき
- 基準値を超える値が得られたときは，自覚症状がなくても注意深く経過観察し，臨床症状の悪化時にはステロイドパルス療法などを考慮する．
- Takahashiらは，49名のIIP患者を3年間観察し，死亡した9名の臨床データを検討した．この死亡例の観察開始時点でのSP-Dは，全例がカットオフ値を超えており，平均450.2 ng/mlと非常に高かった．生存例では平均値が244.2 ng/mlと低く，陽性率も86％にとどまった．以上から，SP-Dがカットオフ値を超えない症例では3年以内の生存がある程度保証されるが，SP-Dが著しい高値を示す例では，特に自覚症状がなくても予後不良なので急性増悪の出現に注意を払うべきである．
- 特に，副作用として間質性肺炎を引き起こす可能性のある薬剤（塩酸アミオダロンなど）を使用中の患者では，胸部X線写真，呼吸機能検査などの所見とも併せて，早期に薬剤投与中止などを考慮する必要がある．
- 間質性肺炎で臨床経過の増悪の割にSP-Dがさほど上昇しない一因として，SP-Dに対する自己抗体が存在する症例が報告されている．このような場合は，血中抗SP-D自己抗体の存在も念頭におく必要がある．
- 技術的変動や生理的変動についてはまだ詳しく解明されていない．

（諏訪部 章）

5D570
NMP22 保

nuclear matrix protein 22
別 核マトリックスプロテイン22

測定法 EIA（マイクロプレートELISA）
検体 自然排尿（安定化剤入り専用採尿管に分注し測定まで冷蔵）
基準値 カットオフ値：12.0 U/ml
異常値を呈する場合
陽性 尿路上皮癌（膀胱癌，腎盂・尿管癌）
非特異的陽性 血尿を認める腎・尿路系疾患，膀胱炎
次に必要な検査▶ 尿細胞診，膀胱鏡，生検，腎・尿路系画像診断．

プロフィール
- NMP22は核マトリックス蛋白質を免疫原として作製された2種類のモノクローナル抗体302-22と302-18によって認識される核蛋白質であり，その本体は核内のNuMA蛋白（nuclear mitotic apparatus protein）である．
- NuMA蛋白は細胞分裂の制御に関与するとされ，各種癌細胞では正常細胞に比して発現量が増加することが知られている．尿路上皮癌では，細胞死に伴って核内のマトリックス蛋白が可溶型となり尿中に放出されるため，尿中NMP22を尿路上皮癌に対する腫瘍マーカーとして用いる．

臨床的意義と検査値の読み方
- 尿路上皮癌の診断には膀胱鏡が不可欠である．しかし，尿路上皮癌の代表的な初発症状である血尿をきたす例のうち，顕微鏡的血尿にとどまる例では尿路上皮癌の有病率が低く，全例に侵襲が大きい膀胱鏡を実施するのは非効率的である．このため二次スクリーニングとして尿細胞診を行う場合が多いが，細胞診は特異度が高いものの感度が50％以下と低く見逃しが多い．
- 尿中NMP22は，カットオフ値12 U/mlでの膀胱癌に対する感度が61.1％と尿細胞診に比して高いた

め，顕微鏡的血尿例における尿路上皮癌の補助診断法として有用である．
- 本検査は尿沈渣鏡検により赤血球を認め，尿路上皮癌が強く疑われる場合に限り1回のみ保険適応が可能である．他の腫瘍マーカーと異なり治療経過モニタリングへの保険適応は認められていない．
- 健康人に対する特異度は90％程度とされ，下記のように偽陽性要因も多い．特に尿沈渣赤血球数50個/毎視野以上の血尿では偽陽性が高率であるので，適応例の慎重な選択が必要である．

予想外の値が認められるとき
- NMP22の感度は陰性で尿路上皮癌を否定できるほど高くないので，尿路上皮癌の検査前確率が高い場合には測定値の如何によらず精査を進める必要がある．
- NMP22は，以下のような状態では腫瘍の有無にかかわらず高値を呈するので注意する．
  ①著明な血尿を呈する場合（肉眼的血尿および概ね50個/毎視野以上の顕微鏡的血尿）．
  ②経尿道的腫瘍切除術後約1ヵ月．
  ③膀胱鏡，尿道カテーテル施行後5日以内，およびカテーテル採尿の場合．
  ④膀胱全摘出後，尿路変向術後．
  ⑤各種膀胱炎の存在（白血球の存在が偽陽性要因となる）．
  (三宅一徳)

5D580
BTA 保

bladder tumor antigen

別 膀胱腫瘍抗原，Bird BTA®

測定法 ラテックス凝集法（簡易試験紙法）
検体 尿
基準値 陰性（カットオフ値：Ⅳ型ヒトコラーゲン濃度に換算して20μg/ml濃度以上を陽性）

異常値を呈する場合
陽性 膀胱癌（その他の尿路上皮癌：腎盂・尿管癌）
非特異的陽性 尿路感染症（膀胱炎）
次に必要な検査▶ 尿細胞診，膀胱鏡，生検，腎・尿路系画像診断．

プロフィール
- 膀胱癌は移行上皮より発生し，膀胱基底膜に浸潤する悪性腫瘍である．膀胱癌細胞から分泌される酵素である組織プロテアーゼ（Ⅳ型コラゲナーゼ，プラスミン，エラスターゼなど）は膀胱上皮の基底膜を破壊し，基底膜に含まれるヒトⅣ型コラーゲン，フィブロネクチン，ラミニン，プロテオグリカンなどの成分を断片に分解する．こうして尿中に放出された基底膜断片は結合し，尿中に特異的な蛋白質断片複合体（protein fragment complex）を形成する．この断片複合体により構成されたBTA（bladder tumor antigen：膀胱腫瘍抗原）は，分子量16～165 kDaの特異的ポリペプチドとして，膀胱癌患者尿中に検出される．本検査はこの抗原を迅速定性する検査である．
- なお，BTAという同一名称で尿中ヒト補体H因子関連蛋白を免疫クロマトグラフィ法/ELISAで検出する検査試薬（BTA stat®/BTA TRAK®）も発売されているが，本項目の検査とは対象物が異なる．

臨床的意義と検査値の読み方
- 膀胱癌は治療後の再発が高率であり，再発の早期発見と治療が臨床上重要である．再発の検出には膀胱鏡と細胞診が併用されるが，細胞診は再発膀胱癌に対する感度が低い．本法は再発膀胱癌に対する感度（57.6％）が細胞診（37.9％）より高く，測定時間も5～10分と短いため，外来で膀胱鏡施行が必要な患者を選択する補助診断法として特に有効とされる（特異度は90％程度とされる）．
- 陽性の場合は膀胱鏡，再発検索のための画像診断を積極的に進める．一方，陰性の場合には検査前確率をほとんど変化させないので，再発の否定には有効でない．

予想外の値が認められるとき
- 尿中BTAは早期膀胱癌でも尿細胞診に比べ陽性率が高いが，膀胱炎における陽性率も60～80％と高いので注意が必要である．
  (三宅一徳)

5D550
ガストリン放出ペプチド前駆体 保

pro-gastrin releasing peptide

略 ProGRP

測定法 EIA，RIA
検体 血清
基準値 46.0 pg/ml未満（腫瘍マーカーとしてのカットオフ値）

異常値を呈する場合
陽性
- 肺小細胞癌（63％）（Ⅰ期35％，Ⅱ期50％，ⅢA期58％，ⅢB期67％，Ⅳ期74％）
- 肺大細胞癌（22％）
- 肺扁平上皮癌（7％）
- 肺腺癌（6％）

次に必要な検査▶
- 画像検査，組織病理学的検査．
- 他の腫瘍マーカー測定（他の組織型の肺癌との鑑別のために，CEA，CYFRA，NSEなど）．

プロフィール
- ガストリン放出ペプチド前駆体（ProGRP）は，肺小細胞癌の生物学的特性の研究から，日本の国立がんセンターが中心となり開発された肺小細胞癌に特異的な腫瘍マーカーである．

- ProGRPはGRPの前駆体を意味し、GRPはガストリン分泌促進作用を有する27個のアミノ酸よりなる脳腸ペプチドである。肺小細胞癌細胞内で生物活性をもつGRP（1-27）と活性のないC端側フラグメントであるProGRP（31-125, 31-118, 31-115）とに切断され、細胞外に等モルで放出される。活性を有するGRPは血中ですみやかに分解されるが、非活性部分は安定であり、この安定な3種の分子種に共通した構造であるProGRP（31-98）を遺伝子組み換え技術で作製し、これを抗原とした測定法が確立された。
- 当初、ヒト胎児肺に存在する神経内分泌細胞が肺小細胞癌の発生母地として注目されていた。この細胞にボンベシン（bombesin：カエルの皮膚に存在する平滑筋収縮機能を有するアミノ酸14個からなるペプチド）免疫活性が証明され注目を集めたが、近年の研究によりボンベシンとは異なるGRPであることが明らかにされた。
- GRP遺伝子は、ヒト染色体上、第18染色体長腕にコードされており、GRPレセプターもすでにクローニングされている。

臨床的意義と検査値の読み方
- 本検査は、肺小細胞癌の診断補助、治療効果の判定のために実施される。
- 肺癌の約20％を占める肺小細胞癌の腫瘍マーカーとして開発された。小細胞癌は、肺門部に病変が出現するため胸部X線撮影のみでは検出しにくく、また早期からリンパ節あるいは遠隔転移を起こす傾向にある。
- 肺小細胞癌細胞が産生するホルモン放出ペプチドとして、癌細胞の破壊により血中に逸脱するNSEよりも、病期の早い時期に血中に放出される。
- 基準範囲の上限は31.0 pg/ml（健常者245例）であるが、腫瘍マーカーとしてのカットオフ値を46 pg/mlとすると、特異度96％、感度65％、肺小細胞癌における平均値はカットオフ値の34倍を示し、進行病期に従い高値を示す。

予想外の値が認められるとき
- クレアチニン値を考慮し、腎疾患の有無を検索する。血清クレアチニン値が1.6 mg/dl以上の腎不全患者例では腎クリアランスの低下により高ProGRP血症を示し、カットオフ値以上を示すものが71％みられると報告されている。
- 胸膜炎、間質性肺炎でカットオフ値を上回る例があったと報告されている。
- 4歳未満の小児では100 pg/ml未満の高値が認められる。
- 採血後、血清の室温放置により急速に失活するため、速やかに血清分離し、-20℃で凍結保存しなければならない。保存条件が悪ければ、本来高値でも低値と測定されてしまう。

（前川真人）

5D177
CSLEX 保

cytotoxic sialosylated Lewis^x antigen

別 シアリル Le^x 抗原, syalyl Lewis^x antigen

測定法　EIA
検　体　血清
基準値　8.0 U/ml 未満

異常値を呈する場合
高値 乳癌, 肺腺癌, 膵癌, 大腸癌, 肝硬変, 慢性・急性呼吸器感染症（間質性肺炎, 肺結核, 気管支拡張症, 肺炎）

次に必要な検査▶
- 未知の悪性腫瘍を検索しようとするときは、本当に上昇傾向にあるのかを確認するため、状況が許せばまず再検するのが望ましい。この場合、併用により検出率の向上が期待される他の腫瘍マーカー1～2種と組み合わせて検査をすることが推奨される。これと併行して各種画像診断〔CT, MRI, 超音波検査, マンモグラフィ（乳癌の場合）〕などにて実際の腫瘍を検索する。
- 既知の悪性腫瘍が存在する場合は、各種画像診断にて転移を含めた腫瘍の新規出現、サイズの変化を確認する。

プロフィール
- 胃癌細胞を免疫原として作製されたマウスモノクローナル抗体CSLEX-1により認識される糖鎖性抗原の一つである。本体はLewis血液型を決定する糖鎖であるLe^{a}の異性体であるLe^{x}の末端にシアル酸が結合したシアリルLe^{x}である。
- 糖鎖性抗原はその構造により1型、2型、母核型、その他の4型に分類されるが、CSLEXは2型に属する。Lewis血液型の遺伝子に支配され、血液型によって陽性率に影響が出るⅠ型糖鎖抗原とは違い、Lewis血液型に影響を受けない。
- 腎の近位尿細管や食道粘膜など、正常組織にも存在することが明らかとなっているほか、肺癌（特に腺癌）、大腸癌、乳癌など、各種の癌、特に腺癌組織中に高率に出現することが知られている。
- 検査はEIAの2ステップサンドイッチ法にて行う。測定キットも市販されている。

臨床的意義と検査値の読み方
- 本検査は次の場合に適応となる．
①乳癌，肺癌(腺癌)，膵癌，大腸癌が疑われる場合．
②乳癌患者の術後のモニタリング．
③乳癌の化学療法などにおける治療効果の判定．
- 一般に2型糖鎖性抗原は感度はやや劣るものの癌特異性は高いという特徴があるが、本抗原は乳癌、特に進行乳癌や再発乳癌では高い陽性率を示し、良性乳腺疾患での偽陽性がきわめて少ないことから、乳癌の診断補助に特に有用と考えられている。また、

乳癌では化学療法などによる治療効果と関連して変動することも報告されており，治療効果の判定にも有用である．
- 糖鎖性抗原では，一般に同一の型に属する抗原同士の臓器スペクトラムは互いに類似し，患者における検出率にもよい相関があることが多いが，異なる型同士では臓器スペクトラムが異なり，検出にも相関がみられないことが多い．乳癌における本抗原のCEAや他の型の糖鎖性抗原腫瘍マーカーとの相関性はきわめて低いことが報告されており，これらとの組み合わせによるcombination assayにより検出率の向上が期待される．

予想外の値が認められるとき
- 肝硬変，慢性・急性呼吸器感染症（間質性肺炎，肺結核，気管支拡張症，肺炎）などでも陽性となるため，悪性疾患を疑って予想に反した値が出た場合や，術後のモニタリングや治療効果の判定に際して予想外の上昇を示した場合には，これらの存在を否定する必要がある．
- 治療効果の判定に用いる場合には，治療により腫瘍が大量の壊死，崩壊に陥る際に生じるスパイク現象の存在を念頭におく必要がある．　　　　　　(紺野　啓)

5D590

HER2蛋白　保

human epidermal growth factor receptor 2

別　neu，ErbB2

測定法　〈組織〉酵素抗体染色法，免疫組織化学染色法（IHC）
　　　　　〈血清〉EIA，CLIA，ELISA
検　体　組織（パラフィンブロック），血清
基準値
〈組織〉　陰性（HER2蛋白の過剰発現なし）
〈血清〉　EIA：6.5 ng/m*l* 未満
　　　　CLIA：15.2 ng/m*l* 未満
　　　　ELISA：15.0 ng/m*l* 未満
　　　　（いずれもカットオフ値）

異常値を呈する場合
[高値] 乳癌，肝細胞癌，胃癌，膵癌，肺癌

次に必要な検査 ▶ 未知の癌の存在や，既知の癌の再発，転移にもよい相関，あるいは治療中の既知の癌の増大あるいは縮小が疑われる場合は，各種画像診断などによる評価が必要である．

プロフィール
- HER2蛋白は，癌遺伝子 *HER2/neu*（または*c-ErbB2*）の遺伝子産物であり，上皮成長因子受容体（epidermal growth factor receptor：EGFR）ファミリーに属する蛋白質である．本蛋白は 185 kDaの，細胞膜を貫通して存在する受容体蛋白で，細胞の増殖と分化に関わるシグナル伝達系の一部を担っている．このため癌におけるHER2の過剰発現は一般に予後不良を示唆する場合が多い．
- HER2の名称は，本蛋白がヒト上皮成長因子受容体1（human epidermal growth factor receptor 1：HER1）に類似した構造をもつことによる．一方，癌遺伝子 *neu* は発癌物質で処理したラットより発生した schwannoma（神経鞘腫）より同定されたことから，また，ErbB2（c-ErbB2）はトリに赤芽球症を起こす癌遺伝子 *ErbB*（avian erythroblastosis oncogene B）との相同性からそれぞれ独立に命名されたが，上記三者は後にクローニングにより同一のものであることが判明している．
- 組織におけるHER2蛋白の測定は，酵素抗体染色法，免疫組織化学染色法などにより，HER2蛋白の発現を直接光学顕微鏡で観察して行う．染色パターンによりスコア（0，1+，2+，3+）を求めるのが一般的である．

臨床的意義と検査値の読み方
- *HER2/neu* 遺伝子は種々の腺癌，特に乳癌や胃癌などで高頻度に遺伝子増殖や過剰発現が認められる．特に乳癌においては20〜30％程度に本遺伝子の過剰発現がみられるが，これは細胞膜表面に大量のHER2蛋白が存在することを意味する．上述したように，これらは細胞の増殖と分化に関わるシグナル伝達系の一部を担っており，臨床的に再発，癌死と関連する予後規定因子と考えられている．また，*HER2/neu* 遺伝子発現は内分泌療法に対する抵抗性や，化学療法の効果を規定する因子であることも明らかとなっている．
- 原発性乳癌の治療は手術療法が基本だが，ホルモン療法や化学療法が比較的奏効するため，再発，転移予防を目的とした術後治療に大きな意義がある．2005年 St Gallen コンセンサス会議による推奨治療法では，患者は *HER2/neu* 遺伝子を含む複数の危険因子から低リスク，中リスク，高リスクの各群に分類され，それぞれに異なる術後療法が推奨されている．進行・再発乳癌では上記のリスクによる分類に加えて，*HER2/neu* 遺伝子発現の有無によっても推奨される治療法が異なっている．また，現在ではHER2蛋白を標的とするモノクローナル抗体（トラスツズマブ）による乳癌標的療法も確立されており，特に転移例で有効とされている．
- 現在，*HER2/neu* 遺伝子発現を遺伝子レベル，蛋白レベルで測定する方法としては，①組織HER2蛋白測定，②組織 *HER2/neu* 遺伝子測定，③血清HER2蛋白測定の3種が実用化されているが，前二者が癌組織標本を検体とするのに対し，血清HER2蛋白測定は血液を検体とするため，術後の経過観察あるいは手術適応外の患者のモニタリングやマネージメントにも用いることができる．
- 発現頻度の高さ，予後規定因子としての意義の大きさ，保険適用のある標的療法の存在など，HER2蛋

白およびHER2/neu遺伝子測定のもつ意義は乳癌においては他の癌とは比較にならないほど大きい．したがって，実際の臨床においてはHER2蛋白およびHER2/neu遺伝子の測定は主として乳癌患者に限定して行われているのが現状である．①原発性乳癌の術後治療方針決定，②進行・再発乳癌の治療方針決定（トラスツズマブによる乳癌標的療法の適応の決定を含む），③術後のモニタリング，④再発の診断補助，⑤トラスツズマブによる乳癌標的療法のモニタリング，などに有用と考えられる． 〔紺野　啓〕

5e 感染症関連

5E010, 011
ポール・バンネル反応/ダビッドソン吸収試験
Paul-Bunnell reaction/Davidsohn absorption test

別 異好抗体試験/異好抗体鑑別

測定法 HA
検 体 血清
基準値 陰性（224倍未満）

異常値を呈する場合
陽性 伝染性単核症，血清病，白血病，ウイルス性疾患（ウイルス性肝炎，ヘルペスウイルス感染症，サイトメガロウイルス感染症など），関節リウマチ，溶血性貧血，マラリア

次に必要な検査▶ 伝染性単核症の診断にあたっては，抗Epstein-Barr（EB）ウイルス抗体（VCA-IgM, EA-DR-IgG, EBNA-IgG, VCA-IgG など）の測定を行う．伝染性単核症以外が疑われるときは，各種血液検査や関連検査（画像診断など）を行う．

プロフィール
- Paul-Bunnell 反応は，伝染性単核症（infectious mononucleosis：IM）の診断に以前より用いられてきた非特異的血清反応の一つである．1932 年，Paul と Bunnell らは，56℃ 30分間の加温により不活化した IM 患者血清がヒツジ赤血球を高度に凝集させることを報告した．
- Paul-Bunnell 反応は IM の診断確定の一助として行われていたが，患者血清中の抗 EB ウイルス IgM 抗体価の上昇を証明すればよいので，本検査法はあまり行なわれなくなり保険収載から削除された．
- Davidsohn（ダビッドソン）吸収試験は，Paul-Bunnell 反応において，陽性を示す異好抗体を鑑別するための検査である．

臨床的意義と検査値の読み方
- 伝染性単核症や異種血清注射後に起こる血清病の患者血清中には，Paul-Bunnell（P-B；ポール・バンネル）抗体，Hanganutziu-Deicher（H-D；ハンガナチウ・ダイヘル）抗体および自然抗体である Forssman（F；フォルスマン）抗体の3種類の異好抗体があり，いずれも対応する抗原がヒツジ赤血球膜上に存在する．したがって，伝染性単核症に疾患特異的である P-B 抗体の存在を証明するには，各抗原分布による吸収試験を実施する必要がある．
- 伝染性単核症は，1964 年に Epstein と Barr により発見されたヘルペスウイルス科に属する EB ウイルスの初期感染により発症する一過性の感染症であること

が現在明らかにされている．学童期から青年期に現れ，高熱，全身リンパ節腫脹，単核球（白血球），異型リンパ球増多を特徴とする．
- P-B 抗体は，発症第 2 週目頃から検出される伝染性単核症に特異的な異好抗体で，主に IgM 抗体である．急速に第 3 週目頃にピークに達し，第 5 週目には急に低下あるいは消失するとされる．少数の例外を除けば白人の IM の診断には不可欠で，Paul-Bunnell 反応の陽性率は 80 ％以上とされているが，日本人の IM 様患者血清では，陽性率は 50 〜 80 ％と低く，通常 P-B 抗体を含まず，H-D 抗体と F 抗体を含んでいる．
- Paul-Bunnell 反応陽性は，異好抗体の存在を示し，Davidsohn 吸収試験は，Paul-Bunnell 反応陽性により検出された異好抗体を 3 種類（P-B 抗体，H-D 抗体，F 抗体）に鑑別することが可能である．
- Davidsohn 吸収試験では，通常 P-B 抗体は煮沸処理されたウシ赤血球で吸収され（日本人を含め東洋人では吸収されないことも多い），F 抗体は煮沸処理されたモルモット腎（あるいはパパイン処理ヒツジ赤血球）で吸収され，H-D 抗体は両者で吸収される特徴がある．各抗原は，いずれも 100℃の煮沸に耐える糖鎖抗原であるため，吸収には煮沸処理した血球基質や組織沈渣を用いる．煮沸処理により組織中の酵素活性が不活化されるため，酵素による非特異的な影響を除外できる利点がある．　　　（大谷慎一）

5E035
ASO 保

antistreptolysin-O

別 抗ストレプトリジン O 価, ASLO

測定法 ラテックス比濁法
検 体 血清
基準値 成人：160 IU/m*l* 以下
　　　　　小児：250 IU/m*l* 以下

異常値を呈する場合
高値 A 群溶連菌感染症（猩紅熱，丹毒，急性扁桃腺炎，血管性紫斑病など），急性糸球体腎炎，リウマチ熱

次に必要な検査▶
- 細菌培養検査による菌の検出．
- 他の溶連菌菌体外毒素抗体（ASK，抗 DNase-B など）の測定．
- 急性相反応蛋白（CRP など）などにより現状の炎症の把握．

■ 表 5-2 主な溶連菌感染症における溶連菌抗体価陽性率

主な溶連菌感染症	陽性率（%）				
	ASO	ASK	ANDaseB	ASP	左記に加え AH（抗ヒアルロニダーゼ）を含めいずれか1つ以上が陽性
リウマチ熱	70[1]〜90[2]	57[3]〜80[1]	71[3]〜85[1,2]	50[1]	95[2]〜100[1]
急性糸球体腎炎	50[2]〜71[3]	53[3]〜63[1]	72[2]〜88[3]	60[1]	87[1]〜94[3]
溶連菌感染症	44[3]〜76[4]	38[3]〜76[4]	50[3]〜77[1]	57	80[3]〜83[1]

1) 宮崎　博：リウマチ熱および小児A群レンサ球菌関連疾患の各種A群レンサ球菌抗体に関する研究. 医学研究, **55**：200, 1985.
2) Bisno, A.C., Ofec, I.：Serologic diagnosis of streptococcal infection. *Am. J. Dis. Child.*, **127**：676, 1974.
3) 藤川　敏：Anti-deoxyribonuclease B（ADNase B）測定の臨床的意義と他のA群レンサ球菌抗体との相関について. リウマチ, **20**：11, 1980.
4) 奥山道子, 他：血清のAHD値およびANAD値の検討. 感染症学雑誌, **57**：1095, 1983.

プロフィール

- ASOは溶連菌の血清学的検査の一つで, 溶連菌が産生するストレプトリジンO（SLO）に対する毒素中和抗体の力価のことである. 溶連菌感染症のスクリーニング検査として補助診断に用いられる.
- SLOはA群β溶血性連鎖球菌（A群溶連菌）が産生する外毒素（β型溶血毒素）の一つである. A群のみでなくC群, G群の溶連菌も産生し, 赤血球を溶血させる. ヒト連鎖球菌感染症の90%がA群β型連鎖球菌によるといわれている.
- SLOが酸素に対して不安定（oxygen-labile）であることからストレプトリジンOと名付けられた.
- 外毒素とは, 細菌が培地内で増殖しながら菌体外に分泌する毒素のことである. 菌体内で産生されるので, 抗毒素抗体が産生されやすい.
- 原法はRantz-Randall法に基づく毒素中和反応であり, 赤血球の溶血反応をみるものであるが, 赤血球を用いないストレプトリジンO感作ラテックスを用いる抗原抗体反応による濁度を自動分析装置で測定する定量法が一般的となっている.

臨床的意義と検査値の読み方

- 溶連菌感染症のスクリーニング検査として広く用いられている（急性糸球体腎炎, リウマチ熱などの診断根拠の一つとして先行する溶連菌感染症を診断したいとき）.
- ASO価より, 溶連菌の感染を推測する. 急性期と回復期のペア血清で2管以上の抗体価の上昇があれば, 溶連菌感染症を示唆する.
- 毒素中和反応によるASOはIgG抗体であるから, 通常, 溶連菌感染後2週目頃より上昇し, 4〜5週でピークとなり, その後しだいに減少すると考えられる. したがって, 測定にあたっては感染の時期を考慮し, ペア血清をとることが重要であり, 不適当な時期の1回だけの抗体価では判定は困難である.
- ペア血清による有意の上昇がみられれば信頼は高い. しかし, A群以外の溶連菌でも産生されることがあり（C, G群）, かつA群でも菌型によっても菌体外毒素の産生には差が存在する. したがって上昇していなくても溶連菌の感染症がないとはいいきれない. 溶連菌感染症で陽性率は50〜85%程度といわれる.

予想外の値が認められるとき

- 他の溶連菌関連毒素のチェック.
- 数日から数週間あけての再検査.
- 血清の汚染, 多発性骨髄腫, 肝炎, ネフローゼ, 高コレステロール血症, 大葉性肺炎などの疾患が非特異的反応を呈するとされているため, それらの疾患の有無のチェック.

（西田　陽）

5E036

ASK

antistreptokinase

別 抗ストレプトキナーゼ

測定法 ゼラチン粒子凝集反応
検体 血清
基準値 1,280倍未満
異常値を呈する場合

陽性 溶血性連鎖球菌感染症（急性咽頭炎, 扁桃腺炎, 副鼻腔炎, 中耳炎, 猩紅熱など）, その他（リウマチ熱, 急性糸球体腎炎, 血管性紫斑病など）

次に必要な検査▶

- 咽頭培養など細菌培養を行い菌を検出する.
- 他の検査項目（血算, 赤沈, CRP, 検尿, ASO, 抗DNase-B抗体など）との関連をみる.

プロフィール

- ASKはストレプトキナーゼに対する抗体価を間接凝集反応で測定する.
- ストレプトキナーゼは溶血性連鎖球菌（溶連菌）A群, C群が主に産生する菌体外物質の一つであり, 抗原性をもつ酵素である.
- 溶連菌A群, C群に感染すると, ストレプトキナー

ゼに対する抗体（抗ストレプトキナーゼ）が産生される.

臨床的意義と検査値の読み方
- 本検査は下記の場合に行われる.
  ①溶連菌感染の疑い.
  ②溶連菌感染症の経過観察や治療経過の判定.
  ③溶連菌感染が引き金となって発症する過敏反応や免疫複合体疾患（血管性紫斑病），膠原病などの診断の補助として.
- 溶連菌のヒト感染症の90%以上はA群β溶血性連鎖球菌によるものである．ASO，ASPなどと同様の評価を行う.
- 参考までに，主な溶連菌感染症における溶連菌抗体価陽性率を表5-2に示す.

（西田　陽）

5E038
抗DNase-B抗体　　　　　　　保

antideoxyribonuclease-B

別 抗デオキシリボヌクレアーゼB抗体

測定法　酵素阻止法
検　体　血清
　　　　※1997年12月より試薬製造中止
基準値　320倍以下
異常値を呈する場合
高値 A群溶連菌感染症（猩紅熱，丹毒，急性扁桃腺炎，血管性紫斑病など），急性糸球体腎炎，リウマチ熱

次に必要な検査▶
- 細菌培養検査による菌の検出.
- ASO，ASK，急性相反応蛋白（CRPなど）などにより現状の炎症の把握.

プロフィール
- 抗DNase-B抗体（ADNase-B）は，A群溶連菌の血清学的検査の一つである.
- A群溶連菌が産生するデオキシリボヌクレアーゼB（DNase-B）に対する抗体で，A群溶連菌感染の補助診断に用いられる.
- DNase-Bはstreptolysin Oと同様，連鎖球菌のもつ菌体外毒素の一つである．A群溶連菌のほとんどの菌株が産生し，C群，G群はごく一部しか産生しない．このため，ADNase-BはASOに比べA群溶連菌感染症には特異性が高く，一度上昇した抗体価は高値を持続するといわれている.
- DNaseはDNA分解酵素の一つであり，連鎖球菌の産生するDNaseは，BとともにA，C，Dの4種類が知られている.
- 外毒素とは，細菌が培地内で増殖しながら菌体外に分泌する毒素のことである．毒素性が強く，易熱性（60℃，30分で失活）である．菌体内で産生されるので，抗毒素抗体が産生されやすい.

臨床的意義と検査値の読み方
- ADNase-BはASOと同様，溶連菌の産生する外毒素抗体検査である．一般的にASOはスクリーニング的に用いられ，ADNase-Bは，より積極的にA群溶連菌感染の根拠を必要とするときに検査される.
  ①A群溶連菌感染症.
  ②急性糸球体腎炎，リウマチ熱などの診断の根拠の一つとして先行する溶連菌感染症を診断したいとき.
  ③強くA群溶連菌の感染症を疑い，ASO陰性のとき.
  ④ASO偽陽性を考えたとき.
- ADNase-BはASOと同様，溶連菌の産生する外毒素抗体検査であるが，ASOより，より積極的にA群溶連菌感染の根拠を必要とするときに検査される.
- 抗体価による溶連菌感染症診断には，急性期と回復期の血清が必要である．しかし，治療という観点からは数週間待つわけにはいかないことも多い．そこで複数の抗体を測定し，各々の症例や抗体価の上昇に要する時間のずれから1つでも高値を示せばそれだけでA群溶連菌の感染の存在を示唆することが可能となる．ADNase-BはASOより特異性が高く，一度上昇した抗体価は高値を持続するといわれている.

予想外の値が認められるとき
- ASO，ASKなどの他の溶連菌関連毒素などのチェック.
- 数日から数週間あけての再チェック.
- 溶連菌感染を示唆した症状，条件の再検討.

（西田　陽）

5E039
ASP　　　　　　　　　　　　保

antistreptococcal polysaccharide

別 抗連鎖球菌多糖体抗体

測定法　PHA
検　体　血清
基準値　成人：16倍未満
　　　　　小児：32倍未満
異常値を呈する場合
陽性 A群溶連菌感染症（猩紅熱，丹毒，急性扁桃腺炎，血管性紫斑病など），急性糸球体腎炎，リウマチ熱

次に必要な検査▶
- 細菌培養検査による菌の検出あるいは菌体抗原の検出.
- 他の溶連菌菌体外毒素抗体（ASO，ASK，抗DNase-Bなど）の測定.
- 急性相反応蛋白（CRPなど）などにより現状の炎症の把握.

プロフィール
- ASPとは，A群溶連菌の菌体成分である多糖体（streptococcal polysaccharide：SP）に対する血清中の抗体（anti-SP：ASP）の力価を受身赤血球凝集反応によりマイクロタイター法で測定するものである．
- 同一意義検査としてASO，ASK，抗DNase-B，A群β溶連菌迅速試験がある．

臨床的意義と検査値の読み方
- ASPはA群β溶連菌感染症のスクリーニング検査として，ASO，ASKなどと同様に用い評価する．
- 溶連菌のヒト感染症の90％以上はA群β溶血性連鎖球菌によるものである．A群連鎖球菌の菌体抗原には，多糖体のほかにも数種の細胞膜構成蛋白が存在するが，測定可能なのは多糖体抗体（ASP）のみである．
- 溶連菌感染は，扁桃腺炎，上気道炎，中耳炎，産褥熱などであるが，ASPは心弁膜の糖蛋白と交差反応性をもつことが明らかにされており，リウマチ熱やA群連鎖球菌感染後急性糸球体腎炎などの病因となるとも考えられている．

予想外の値が認められるとき
- 他の溶連菌関連毒素のチェック．
- 数日から数週あけての再検査．
- 血清の汚染，多発性骨髄腫，肝炎，ネフローゼ，高コレステロール血症，大葉性肺炎などの疾患が非特異的反応を呈するとされているため，それらの疾患の有無のチェック．

（西田　陽）

5E050
ヴィダール反応 保
Widal reaction

測定法　細菌凝集反応
検　体　血清
基準値　Vi抗原：20倍未満
　　　　　TO抗原：160倍未満
　　　　　PA抗原：80倍未満
　　　　　PB抗原：160倍未満

異常値を呈する場合
陽性　腸チフス，パラチフス

プロフィール
- ヴィダール反応は，腸チフス，パラチフスの血清学的検査である．腸内細菌感染症の診断に用いられる細菌体凝集反応であり，主にサルモネラ感染症に用いられ，腸チフス，パラチフスA，B菌に対する凝集素価を測定する．
- 腸内細菌はサルモネラ属に限らず菌体抗原としてO，K抗原，鞭毛抗原としてH抗原をもっており，感染により，各々に対する抗体の産生が起こる．
- O抗原は耐熱性の多糖体-蛋白複合体で，血清学的に比較的特異性が高い．
- K抗原は莢膜の抗原であり，この中の一つにVi抗原がある．Vi抗原はチフス菌，パラチフスC菌，サイトロバクター，大腸菌の一部にもみられる．
- H抗原は鞭毛を構成する易熱性蛋白抗原である．
- ヴィダール反応検査ではチフス菌のO抗原とVi抗原，パラチフスA菌，パラチフスB菌のO抗原をセットで検索する．歴史的血清反応であり，腸内細菌の同定法とともに細菌学・血清学的理解を助ける検査である．

（西田　陽）

5E105
寒冷凝集反応 保
cold agglutination

別 CA，CHA，寒冷血球凝集反応

測定法　HA
検　体　血清（採血後遠心までは37℃で行う）
基準値　陰性（256倍未満）

異常値を呈する場合
陽性　マイコプラズマ肺炎，伝染性単核症，サイトメガロウイルス感染症，マクログロブリン血症，寒冷凝集素症（寒冷型自己免疫性溶血性貧血），悪性リンパ腫，慢性リンパ性白血病など

次に必要な検査▶マイコプラズマ肺炎を診断するためには，血中のマイコプラズマ抗体価や培養同定を行う．マイコプラズマが否定された場合は，EBウイルスやサイトメガロウイルスなどを検査する．

プロフィール
- 寒冷凝集反応は，被検血清中から冷式の赤血球自己抗体である寒冷凝集素（CA）を検出し，凝集素価を測定する検査である．
- 低温域で自己赤血球またはO型ヒト赤血球と寒冷凝集素が結合し，凝集を起こす．再び37℃に温めると，寒冷凝集素は赤血球から遊離し，凝集は崩壊する．
- なお，寒冷凝集素は，成人赤血球の血液型I抗原，または胎児赤血球のi抗原に対する抗体であって，主にIgMに属する．マイコプラズマ肺炎などのCADではI抗原またはi抗原に特異性のポリクローナルIgM抗体が出現する．特発性CADの大部分は，I抗原に対するモノクローナルIgM-κ型抗体である．

臨床的意義と検査値の読み方
- 基本的にはマイコプラズマあるいは他のウイルス性疾患の鑑別ならびに自己免疫性溶血性貧血（特に寒冷凝集素症）の鑑別に利用される．
- マイコプラズマに感染すると，寒冷凝集素反応の出現は早く，病初期より陽性となり，発病第3週頃に最高となり，その後急速に陰転化する．したがって，病初期と回復期（発病後第2週目～6週目）に採取

したペア血清で通常4倍以上（2管以上）の抗体価上昇を陽性とし，診断の確定や臨床経過の観察に利用する．また，自己免疫性溶血性貧血の診断に重要である．

- 健常人では寒冷凝集素価は低値であるが，一部の疾患で上昇することから，生体内の免疫異常をみる補助診断の一助となることも多い．
- マイコプラズマに特異的な反応ではなく，他のウイルス性疾患でも上昇することがあり，補助検査には有用である．非特異的反応であり，結果の解釈には注意を要する．
- 自己免疫性溶血性貧血の一つである寒冷凝集素症（cold agglutinin disease：CAD）は，その機序として，10～20℃以下の寒冷にさらされると，体内において赤血球と寒冷凝集素が凝集を起こし補体のC1～C3までが結合する．再び保温されると，寒冷凝集素は赤血球から遊離する．その際，補体系（C5～C9）が活性化され，溶血を起こすことがある．
- CADによる溶血は，温式赤血球自己抗体と同様に血管外溶血のことが多いが，顕著な血管内溶血を伴うこともある．このように溶血を起こす寒冷凝集素は，通常健常人が持っている寒冷凝集素とは異なり，赤血球と結合する寒冷凝集素のもつ抗原結合部位（イディオタイプ）において差異があるわけである．
- 寒冷凝集素である自己抗体はIgMグロブリンに属するため，免疫電気泳動検査により多クローン性IgMか単クローン性IgMかを判別する必要がある．

予想外の値が認められるとき
- 寒冷凝集素は32℃未満から0℃までの低温域では赤血球との反応性が進行するため，採血時の室温や注射器の温度，採血から血清分離までの温度が37℃に保たれていたのかの保存状態を確認する．
- 妊娠により陽性となることがある．　　（大谷慎一）

5E120
ワイル・フェリックス反応　㊎
Weil-Felix reaction

略 WFR　別 W-F

測定法　細菌凝集反応
検　体　血清
基準値　OX19：80倍未満
　　　　　OXK：80倍未満
　　　　　OX2：80倍未満

異常値を呈する場合
リケッチア症とプロテウス抗原との関連性
- 発疹チフス（R. prowazekii）：OX19（3+），OX2（+），OXK（-）
- 発疹熱（R. typhi）：OX19（3+），OX2（+），OXK（-）
- ツツガムシ病（R. orientalis）：OX19（-），OX2（-），OXK（3+）
- ロッキー山紅斑熱（R. rickettsii）：
  ① OX19（+），OX2（3+），OXK（-）
  ② OX19（3+），OX2（+），OXK（-）

プロフィール
- ワイル・フェリックス反応（WFR）は，リケッチア症の血清学的検査の一つである．リケッチア症の患者血清とプロテウス菌との凝集反応で，病原リケッチアの種類によって凝集するプロテウス菌が異なり，リケッチア症の診断補助に用いる．
- WFRはリケッチア症の患者血清が，非特異的に腸内細菌であるプロテウス菌のO変異株を凝集することを反応に利用している．O変異株として，*Proteus vulgaris* OX19・OX2，*Proteus mirabilis* OXKの3種が用いられている．歴史的血清凝集反応であり，血清診断の理解にも役立つ．ロッキー山紅斑熱（*R. rickettsii*）は北米では一般的な感染症であり，Q熱とともに知識として残していただきたい．

（西田　陽）

5 f 自己免疫関連検査

5G010

抗核抗体 [保]

anti-nuclear antibody

[略] ANA　[別] fluorescent ANA（FANA）

測定法　IFA
検　体　血清
基準値　陰性（80倍未満）

異常値を呈する場合

[陽性] 全身性エリテマトーデス（SLE），全身性硬化症，混合性結合組織病，重複（オーバーラップ）症候群，Sjögren症候群，CREST症候群，原発性胆汁性肝硬変症，多発性筋炎/皮膚筋炎，薬剤誘発性ループス，自己免疫性肝炎

▶次に必要な検査

- 疾患標識抗体を同定（Ouchterlony法），定量測定（ELISA法など）する．
- 免疫複合体，補体活性（CH50），補体蛋白（C3，C4）などの検査を行う．

プロフィール

- SLEなどの膠原病およびその類縁疾患などで検出される細胞核成分と反応する代表的自己抗体で，種々の抗体が含まれる．間接蛍光抗体法で検出され，その蛍光パターンから5型に分類される．
  ① homogeneous（均一）型（HO）：diffuse（びまん）型ともいわれる．抗DNP，ヒストン抗体．
  ② peripheral（辺縁）型（PE）：shaggy（シャギー）型ともいわれる．抗DNA抗体．
  ③ speckled（斑紋）型（SP）：抗ENA抗体（種々の抗体が含まれている）．
  ④ nucleolar（核小体）型（NU）：抗RNA，リボゾーム抗体．
  ⑤ discrete speckled（centromere）（散在斑紋，セントロメア）型（CE）：抗セントロメア抗体．
- パターン表示は頭文字2つで行い，混在時はプラス記号で示す（例：HO＋SP）．コメント表示は同時に検出される上記以外の抗体を示す．
  ・CP＋＝抗cytoplasma（細胞質）抗体陽性
  ・PCNA＋＝抗proliferating cell nuclear antigen（増殖期細胞核）抗体陽性

臨床的意義と検査値の読み方

- 膠原病やその類縁疾患が疑われた場合や，これら疾患の経過観察時に検査される．
- 蛍光抗体法による抗核抗体検査はスクリーニング法であり，陽性時は疾患特異的な抗核抗体を定量測定する．非膠原病や健常人でも陽性となることがあり，他の検査所見や臨床所見を総合して診断する．
- PE，NU，CE型染色パターンでは疾患の推定が可能である．基準値は従来20～40倍としていた施設が多いが，HEp2細胞を核材とした場合は80（～160）倍とすべきである．

予想外の値が認められるとき

- 測定系の問題：市販されているHEp2細胞の管理は良好で問題は少なくなっているが，蛍光顕微鏡については機能低下がみられることもあることから定期的なチェックが必要である．
- 検体について：健常人や非膠原病と考えられる例で認められる異常高値例については，定期的な経過観察が必要となる．軽～中等度の値の場合は他の検査情報をも参考にして判断する．

（吉田　浩）

5G015

LE細胞 [保]

lupus erythematosus cell

[別] LE現象

測定法　Zimmer-Hargraves法
検　体　血液
基準値　陰性

異常値を呈する場合

[陽性] 全身性エリテマトーデス（SLE），Sjögren症候群，混合性結合組織病（MCTD），自己免疫性肝炎

プロフィール

- HargravesらはSLE患者骨髄塗抹標本中に均一無構造な紫紅色物質（ヘマトキシリン体）を細胞質内に保有する好中球を見出し，これをLE細胞と名付けた．
- LE細胞は血清中のLE因子が変性細胞核成分と反応し，それに補体が結合したものを好中球が貪食したもので，in vitroの産物である．LE因子はDNP（DNA・ヒストン複合体）に対するIgG型抗体である．
- SLEなどの膠原病や自己免疫性肝炎が疑われたときに検査される．検査手技が複雑で，判定にも経験を要することから，近年，本検査の利用は減っている．

（吉田　浩）

5G045

抗DNA抗体 保

anti-DNA antibody

別 DNA抗体，抗ss-DNA抗体，抗ds-DNA抗体

測定法 PHA，RIA（RIA硫安塩析法），ELISA
検　体 血清
基準値 陰性

〈PHA〉	抗DNA抗体（DNAテスト）：80倍未満
〈RIA〉	抗DNA抗体：6.0 IU/m*l* 以下
〈ELISA〉	IgG ss-DNA抗体：10 U/m*l* 以下
	IgM ss-DNA抗体：15 U/m*l* 以下
	IgG ds-DNA抗体：10 U/m*l* 以下
	IgM ds-DNA抗体：15 U/m*l* 以下

異常値を呈する場合

陽性 全身性エリテマトーデス（SLE）の急性活動期，特に，活動性ループス腎炎で95％以上，SLE非活動期のほか，強皮症など他の膠原病，慢性肝炎，伝染性単核症などの感染症でも検出されることがある．

次に必要な検査▶SLEの活動性を臨床的に評価する．特に腎病変について検索する．

プロフィール

- 抗DNA抗体には，1本鎖（single stranded：ss）DNAに対する抗体と2本鎖（double stranded：ds）DNA（native DNA）に対する抗体が含まれる．抗ss-DNA抗体は，プリン・ピリミジン基のポリマーに反応し，抗ds-DNA抗体は，二重らせん構造をもつDNAのリン酸骨格に反応する．
- 抗ss-DNA抗体は，SLEの活動期，非活動期にかかわらず，約70％で陽性になるが，SLE以外，強皮症など他の膠原病，慢性肝炎，伝染性単核症などの感染症でも認められることがある．
- 抗ds-DNA抗体は，アメリカリウマチ協会の改訂SLE分類基準の一項目に取り上げられている．特に，抗ds-DNA抗体は，SLEの急性活動期に検出され，その抗体価が上昇する．すなわち，抗ds-DNA抗体は，SLEの臨床的疾患活動性に関連する．

臨床的意義と検査値の読み方

- 抗ss-DNA抗体を免疫グロブリン別に測定すると，抗ss-DNA-IgG抗体は，活動期SLEで，ときに抗ds-DNA抗体が陰性である時期にも陽性になることがある．さらに，SLE以外，強皮症など他の膠原病，慢性肝炎，伝染性単核症などの感染症では，抗ss-DNA-IgM抗体が検出される．
- 抗ds-DNA抗体はSLEの診断に有用であり，SLEの疾患標識抗体と考えられる．抗ds-DNA抗体は，活動期SLEで95％以上に陽性となり，非活動期SLEでも約40〜60％に検出される．免疫グロブリンクラスでは，特に抗ds-DNA-IgG抗体価が，SLEの急性活動期に上昇する．抗ds-DNA-IgG抗体が高値陽性のSLEで，低補体症，流血中免疫複合体陽性を

伴う場合，臨床的に腎障害が出現し進行することが考えられる．
- 経時的に抗ds-DNA-IgG抗体を測定することは，治療効果を把握するために役立つことがある．ただし，ネフローゼ症候群などで低蛋白血症を呈したSLEでは，IgG抗体も尿中に排泄されるため，本抗体価が活動期でも低値を示すことがある．

予想外の値が認められるとき

- SLEの急性活動期の初期では，抗DNA抗体，特に抗ds-DNA-IgG抗体が免疫複合体形成のため消費されるので，本抗体が陰性ないし低値陽性となることが報告されている．このため本抗体を経時的に測定する．臨床的にSLEが疑われるにもかかわらず抗DNA抗体が陰性である場合，SLE以外，強皮症など他の膠原病，慢性肝炎，伝染性単核症などの感染症についても考慮する． (鏑木淳一)

5G045

抗ds-DNA補体結合性抗体

anti-double stranded DNA antibody, complement fixing

別 ds-DNA補体結合性抗体，補体結合性抗ds-DNA抗体

測定法 IFA
検　体 血清
基準値 陰性

異常値を呈する場合

陽性 活動性ループス腎炎

次に必要な検査▶SLEの活動性を臨床的に把握する．また，腎病変について検索するため，検尿，血清クレアチニン，BUN値測定，腎機能検査，ときに腎生検を行う．

プロフィール

- 抗DNA抗体の中で，抗ds-DNA抗体を，FITC標識抗ヒトC3抗体を用いる間接蛍光抗体法により検出する．すなわち補体結合性の強い抗ds-DNA抗体のみを検出する．
- 抗ds-DNA補体結合性抗体は全身性エリテマトーデス（SLE）の腎障害出現と関連し，活動性ループス腎炎患者で高値を示す．
- 抗ds-DNA抗体は，SLEの疾患標識抗体と考えられ，アメリカリウマチ協会の改訂SLE分類基準の一項目として記載されている．SLEの急性活動期に陽性頻度が高く，抗体価も上昇する．しかし，抗ds-DNA抗体価が，臨床的に活動性が認められる以前にすでに高く，発熱など活動性が出現するときに低下した症例が報告されている．このことは，免疫複合体形成による抗体の消費のためと説明されている．
- SLEにおける腎障害の機序として，①ds-DNA-抗ds-DNA抗体の免疫複合体が糸球体基底膜に沈着し炎症を生じること，②ds-DNAあるいはヌクレオソ

f 自己免疫関連検査 543

ームが糸球体基底膜に結合した後，抗ds-DNA抗体がこれらに in situ で結合すること，③抗ds-DNA抗体の一部サブセットが内在する糸球体基底膜上の抗原に交叉反応すること，が考えられている．特に①のとき免疫複合体による補体の活性化が生じる．このため，抗ds-DNA補体結合性抗体はSLEの腎障害出現と関連し，臨床的な意義が高い．
- 通常，本検査の目的のために，抗ds-DNA-IgG抗体と免疫複合体および補体系検査が同時に測定される．

臨床的意義と検査値の読み方
- 抗ds-DNA補体結合性抗体は，SLEに疾患特異性が高い．特に抗ds-DNA補体結合性抗体の抗体価は，活動性ループス腎炎患者で高値を示す．

予想外の値が認められるとき
- 補体結合反応では，急性活動期のSLE患者血清では，ときに抗補体性を示し，判定不能となることがある．判定不能例および本抗体陰性例では，ラジオイムノアッセイ法（硫安沈殿法，ミリポアフィルター法），酵素免疫測定法（ELISA），間接蛍光抗体法（Crithidia法）など他の測定方法により抗ds-DNA補体結合性抗体を調べる．

（鏑木淳一）

5G060
抗ENA抗体
anti-extractable nuclear antigen antibody

別 ENA抗体

測定法	PA
検 体	血清
基準値	陰性
	RNase 感受性：80倍未満
	RNase 抵抗性：80倍未満

異常値を呈する場合
陽性 混合性結合組織病（MCTD）で全例，このほか，全身性エリテマトーデス（SLE），強皮症，多発性筋炎（PM）/皮膚筋炎（DM），膠原病重複症候群で陽性となる．

次に必要な検査▶
- 抗ENA抗体が検出された場合，抗体の特異性を二重免疫拡散法などで確認する．
- 臨床症状，検査成績から，MCTD，SLE，強皮症，PM/DMなど診断の検討を行う．

プロフィール
- 可溶性核抗原（ENA）に対する自己抗体検査の一つである．
- 受身赤血球凝集（passive hemagglutination：PHA）反応により検出された抗ENA抗体は，混合性結合組織病（mixed connective tissue disease：MCTD）という疾患概念の端緒になった．ENA感作血球をRNase（RNA分解酵素）で処理した後にPHA反応を行うと，反応する血清と反応しない血清がみられ，

各々RNase抵抗性抗ENA抗体，RNase感受性ENA抗体とよばれる．MCTD患者血清中には高力価のRNase感受性ENA抗体が認められる．
- アガロースゲル二重免疫拡散法で検出される抗体として，抗U1-RNP抗体がRNase感受性ENA抗体，抗Sm抗体がRNase抵抗性ENA抗体に相当することが明らかとなった．
- MCTDとはRNaseで失活する抗原と反応する自己抗体（RNase感受性ENA抗体：抗U1-RNP抗体）が高力価で，全身性エリテマトーデス（SLE），強皮症（scleroderma），多発性筋炎（PM）/皮膚筋炎（DM）などの膠原病の症状を重複してもち，しかも重篤な腎や中枢神経障害がなく，少量のステロイド剤が有効な疾患である．

臨床的意義と検査値の読み方
- 抗ENA抗体は，MCTD以外，SLE，強皮症，PM/DMなどでも検出される．しかし，RNase感受性抗ENA抗体が単独陽性であることは，MCTDの診断に重要である．
- RNase感受性抗ENA抗体は，通常RNase処理ENA感作血球に対する抗体価がENA感作血球に対する抗体価と比較して有意に（すなわち2管以上）低下した場合に陽性と判定される．すなわち，RNase感受性抗ENA抗体（＋），RNase抵抗性抗ENA抗体（－）の場合，抗RNP抗体（＋），抗Sm抗体（－）であることが考えられる．
- ともに（＋）の場合，①RNase抵抗性抗ENA抗体が2管以上低下しているならば，抗RNP抗体・抗Sm抗体（＋）であることが示唆される．②RNase抵抗性抗ENA抗体が有意の低下を示さないならば，抗Sm抗体（＋）が示唆される．しかし，低力価の抗RNP抗体が存在するか否かを二重免疫拡散法などで確認する必要がある．
- SLE，強皮症，PM/DM，MCTDが考えられる場合に本検査を行うが，現在，保険の適応外である．

予想外の値が認められるとき
- PHA反応で血球凝集価が低値あるいは陰性である場合でも，二重免疫拡散法で抗Sm抗体，抗RNP抗体を測定すると，抗体の特異性が明らかにされることがある．

（鏑木淳一）

5G065
抗Sm抗体
anti-Sm antibody

別 SM抗体，SM-AB

測定法	DID，ELISA
検 体	血清
基準値	陰性
	DID：陰性，ELISA：10.0 U/ml 以下

異常値を呈する場合
陽性 全身性エリテマトーデス（SLE）で約15～30%

の陽性率．このほかSLEとの膠原病重複症候群でも陽性となる．膠原病の他疾患では検出されることはまれである．
次に必要な検査▶ 陽性の場合，SLEの確定診断を行う．

プロフィール
- 抗Sm抗体は，臨床的にはSLEの疾患標識抗体とされ，アメリカリウマチ協会の改訂SLE分類基準の一項目として記載されている．
- この抗体の対応抗原は，uridineを多く含む低分子の核内RNAであるU1, U2, U5, U4/U6−snRNAの蛋白質成分である．特にU1−snRNPはU1−snRNA分子に結合した蛋白質成分として，U1−70K（70 kDa），A（33 kDa），B′/B（29/28 kDa），C（23 kDa），D1/2/3（16 kDa），E（12 kDa），F（11 kDa），G（10 kDa）から構成される．B′/B, C, D, E, F, Gの蛋白質成分は抗Sm抗体が反応する抗原決定基（Sm core particle）であり，抗U1−RNP抗体は反応しない．U1−snRNA以外のsnRNAにも，このSm core particleが存在する．すなわち，抗U1−RNP抗体はU1−RNAとのみ反応するが，抗Sm抗体はU1−RNA以外，U2, U4, U5, U6−RNAとも反応する．このためアガロースゲル内二重免疫拡散法で，抗Sm抗体単独陽性例が認められることは非常にまれである．
- Sm抗原は，真核細胞でDNAからmRNAが形成される過程（スプライシング）に関与していると考えられている．

臨床的意義と検査値の読み方
- 抗Sm抗体は，SLEに特異的な抗体と考えられている．
- アガロースゲル内二重免疫拡散法による抗Sm抗体陽性率は，SLEで約15〜30％にすぎないが，膠原病の他の疾患では約5％以下である．
- アメリカリウマチ協会の改訂SLE分類基準作成における検討では，抗Sm抗体のSLEにおける陽性率（すなわち感度）は31％で，本抗体のSLE以外の他疾患における陰性率（すなわち特異性）は95％であった．
- 抗Sm抗体陽性SLEの臨床的特徴として，遅発腎症が指摘されている．すなわち，初診時に尿蛋白陰性で抗Sm抗体陽性SLEでは，本抗体陰性例に比べ，経過中，持続性蛋白尿の出現頻度が有意に高率である．また，抗Sm抗体の抗体価は，ネフローゼ症候群の低蛋白血症などによる抗体価低下を除き，SLEの疾患活動性に相関する．

予想外の値が認められるとき
- SLEが疑われ，抗Sm抗体が検出されない場合，他の自己抗体（抗ds-DNA抗体など）の検査を行う．
- 臨床的に，SLEは考えにくい症例で，抗Sm抗体が陽性となる場合，その後の経過で，SLEと診断できるか，特に尿所見など腎症の発症に注意する．

（鏑木淳一）

5G066

抗U1-RNP抗体
anti-U1-ribonucleoprotein antibody

別 抗RNP抗体，U1-RNP抗体，MO抗体

測定法 DID，ELISA
検体 血清
基準値 陰性
　　　　DID：陰性，ELISA：10.0 U/m*l* 以下

異常値を呈する場合
陽性
- 混合性結合組織病（MCTD）で全例，重複症候群で約60〜80％の陽性率．
- このほか全身性エリテマトーデス（SLE）の約30〜50％，強皮症（scleroderma）の約5〜30％，多発性筋炎（PM）/皮膚筋炎（DM）の約10％，Sjögren症候群の約20〜30％で陽性となる．

次に必要な検査▶ 膠原病各疾患の臨床所見が同時に認められるか否か，すなわち重複症状の有無について検討する．診断として，MCTD, SLE, 強皮症などが考慮される．

プロフィール
- 抗U1-RNP抗体は，混合性結合組織病（mixed connective tissue disease：MCTD）の標識抗体である．受身凝集反応によるRNase感受性抗ENA抗体と同一であり，間接蛍光抗体法では斑紋状の核染色（speckled pattern）を示す．近年，U1-RNPを構成するリコンビナント蛋白質（70K蛋白質＋A蛋白質）を抗原とするELISAキットが広く用いられている．
- SLE患者血清中より，仔ウシ胸腺等張抽出液を抗原としたアガロースゲル内二重免疫拡散法で1つの沈降抗体が同定され，患者名より抗Mo抗体と名付けられた．その後，この抗体の対応抗原は，核内のRNA-蛋白質複合体（nuclear ribonucleoprotein）であることが明らかにされ，抗RNP抗体とよばれた．その対応抗原はuridineを多く含むためU-RNAとよばれる低分子U1-RNAと蛋白質の複合体であり，抗U1-RNP抗体とよばれるようになった．
- U1-RNAは，真核細胞でDNAからmRNAが形成される過程（スプライシング）での酵素の一つであり，対応抗原はU1-RNPの70K蛋白質，A蛋白質，C蛋白質であることが明らかとなっている．

臨床的意義と検査値の読み方
- 抗U1-RNP抗体は膠原病各疾患で検出される．本抗体陽性（特に単独で高値陽性）はSLE, 強皮症，PM/DMの臨床所見が重複して認められるMCTDの血清学的特徴であり，その診断の根拠となる．
- 本抗体陽性のSLEでは，レイノー（Raynaud）現象，手指硬化症，食道蠕動運動低下，皮膚血管炎，高γ-グロブリン血症の頻度が陰性例に比べ有意に高率にみられるが，腎障害の頻度は少なく，予後が比較的

f 自己免疫関連検査

良好である．これらの臨床所見は，Sharpにより提唱されたMCTDの臨床像と類似し，MCTDは，抗U1-RNP抗体に関連して出現する特異症群として把握される．
- 本抗体陽性の全身性強皮症では，皮膚硬化範囲が手指硬化症のみと軽度で，乾燥症状，胸膜炎，肺高血圧症，高γ-グロブリン血症，筋炎などがみられる．これらの臨床所見は，膠原病の重複症候群としても把握される．

予想外の値が認められるとき
- 膠原病各疾患の重複症状がみられ，抗U1-RNP抗体が検出されない場合，他の自己抗体（抗Ku抗体，抗PM-1抗体，抗Jo-1抗体，抗Ki抗体，抗DNAトポイソメラーゼI抗体など）の検査を行う．

（鏑木淳一）

5G076
抗SS-A/Ro抗体　保

anti-Sjögren syndrome-A/Ro antibody

別 抗SS-A抗体，抗Ro抗体，SS-A/Ro抗体

測定法 DID，ELISA
検体 血清
基準値 陰性
　　　　 DID：陰性，ELISA：10.0 U/m*l* 以下

異常値を呈する場合
陽性
〈アガロースゲル内二重免疫拡散法によるおよその陽性率〉
- Sjögren症候群（SjS）：50～70％，全身性エリテマトーデス（SLE）：40～60％，重複症候群：40～60％，強皮症：10～30％，多発性筋炎/皮膚炎：10～20％，関節リウマチ：20～30％

次に必要な検査▶ 乾燥症状の有無を検索する．

プロフィール
- 抗SS-A/Ro抗体は，間接蛍光抗体法では陰性となることが多く，通常アガロースゲル内二重免疫拡散法（double immunodiffusion：DID）で検出されるが，近年，リコンビナント抗原を利用したELISAキットが実用化されている．
- 本抗体はSLE患者血清中より，ヒト脾臓等張抽出液を抗原とした定量補体結合反応，DID法で発見され，患者名より抗Ro抗体と名付けられていた．一方，SjS患者血清中より，培養ヒトBリンパ球株細胞Wil 2の等張抽出液を抗原としたDID法により3本の異なる沈降線，SS-A，SS-B，SS-Cが発見され，その後の研究により，SS-A沈降線すなわち抗SS-A抗体と抗Ro抗体は同一の抗原特異性を示すことが明らかにされ，抗SS-A/Ro抗体とよばれるようになった．
- SS-A/Ro抗原は，核と細胞質に分布し，その抗原決定基は，分子量60 kDa（Ro60）と分子量52 kDa（Ro52）の蛋白質である．Ro60は，hY1，hY3，hY4，hY5というsmall RNAに結合しているが，その生物学的機能は不明である．

臨床的意義と検査値の読み方
- 抗SS-A/Ro抗体は，臨床的に乾燥症状（sicca），Sjögren症候群と関連する症状特異的自己抗体である．
- 初診時に本抗体陽性のSLEの中で，経過中，乾燥症状が出現した症例が経験されている．
- 本抗体陽性例で，自覚的，身体的に乾燥症状の所見がみられないが，唾液腺シンチ，口唇生検などの検査所見に異常が認められる症例は，sub-clinical SjSとして把握される．また，本抗体陽性SLEでは臨床的に浸出傾向の強い定型的な紅斑を示し，補体欠損症（homozygous C2，C4欠損症）が見出されることがある．
- 亜急性皮膚ループス（subacute cutaneous lupus erythematosus：SCLE）では，本抗体陽性例で特徴的な乾癬様あるいは環状の皮疹がみられ，腎障害，中枢神経障害の頻度は少ないが，HLA-DR3抗原の陽性頻度が高い．
- 新生児ループス（neonatal lupus）は，本抗体陽性の母親より出産された新生児にみられることがある．臨床的にSCLEに類似した皮疹，心伝導障害を特徴とする．

予想外の値が認められるとき
- 抗SS-A/Ro抗体が検出されない場合でも，SjSと診断される症例はみられるので，臨床的にSjSが疑われる症例では確定診断のための検査を行う．

（鏑木淳一）

5G077
抗SS-B/La抗体　保

anti-Sjögren syndrome-B/La antibody

別 抗SS-B抗体，抗La抗体，SS-B/La抗体

測定法 DID，ELISA
検体 血清
基準値 陰性
　　　　 DID：陰性，ELISA：10.0 U/m*l* 以下

異常値を呈する場合
陽性
〈アガロースゲル内二重免疫拡散法によるおよその陽性率〉
- Sjögren症候群（SjS）：30～40％，全身性エリテマトーデス（SLE）：10～20％，重複症候群：10～15％
- そのほか強皮症，多発性筋炎/皮膚炎，関節リウマチ，結節性動脈周囲炎では5％以下

次に必要な検査▶ 乾燥症状の有無を検索する．自覚症状として眼の乾燥感，口腔の乾燥感について問診する．シルマー試験などにより乾燥性角結膜炎を調べる．ガムテスト，サクソンテスト，唾液腺シンチ，口唇

生検などを行う.

プロフィール

- 抗SS-B/La抗体は，間接蛍光抗体法では斑紋状の核染色（speckled pattern）を呈し，その同定には通常，アガロースゲル内二重免疫拡散法（DID）が用いられるが，近年，リコンビナント抗原を利用したELISAキットが実用化されている.
- 本抗体はSLE患者血清中より，仔ウシ胸腺等張抽出液やヒト脾臓等張抽出液を抗原としたDIDにより同定され，患者名より抗La抗体と名付けられた．一方，SjS患者血清中より，培養ヒトBリンパ球株細胞Wil2の等張抽出液を抗原としたDIDにより3本の異なる沈降線，SS-A，SS-B，SS-Cが発見され，その後の研究により，抗SS-B抗体と抗La抗体は同一の抗原特異性を示すことが明らかにされ，抗SS-B/La抗体とよばれるようになった.
- SS-B/La抗原は主に核内に存在し，Y1~Y5 RNA，tRNA，5S-リボソームRNAの前駆体，7S-RNAなどに結合する分子量47 kDaの蛋白質である．本抗原はRNAポリメラーゼⅢ転写終結因子である.
- 通常，抗SS-B/La抗体は抗SS-A/Ro抗体と併存して検出され，抗SS-B/La抗体のみが認められることは非常にまれである.

臨床的意義と検査値の読み方

- 抗SS-B/La抗体は抗SS-A/Ro抗体に比べ低頻度であるが，膠原病各疾患で認められる．特に抗SS-B/La抗体は臨床的に乾燥症状（sicca），SjSと関連するが，抗SS-A/Ro抗体に比べSjSとの関連が強いとされる.
- また，本抗体陽性例では高γ-グロブリン血症，リウマチ因子陽性，皮疹（丘疹）なども高率に認められる．抗SS-A/Ro抗体陽性例に特徴的な亜急性皮膚ループス（subacute cutaneous lupus erythematosus：SCLE），新生児ループス（neonatal lupus）においても抗SS-B/La抗体が検出される．特に日本人を対象とした場合，抗SS-B/La抗体はSCLEと関連することが報告されている.

予想外の値が認められるとき

- 抗SS-B/La抗体が陰性でも，SjSと診断される症例はみられるので，臨床的にSjSが疑われる症例では確定診断のための検査を行う．また，SLEなど基礎疾患が明らかな症例では他の自己抗体（抗U1-RNP抗体など）の検査も行う.

（鏑木淳一）

5G080
RAP
rheumatoid arthritis precipitin

別 抗SS-C抗体，抗RANA抗体，RANA抗体

測定法 DID
検　体 血清

基準値 検出せず
異常値を呈する場合
陽性

- EBV感染症，関節リウマチ（RA），Sjögren症候群（SjS）—特にSjSを合併したRA
- このほか全身性エリテマトーデス（SLE），強皮症（scleroderma），混合性結合組織病（MCTD）などで陽性

プロフィール

- RAPは，Sjögren症候群患者血清から，培養ヒトBリンパ球株細胞Wil2の等張抽出液を抗原としたアガロースゲル内二重免疫拡散法により，抗SS-A抗体，抗SS-B抗体に加え，抗SS-C抗体として同定された．本抗体は，Sjögren症候群を合併した関節リウマチ（RA）の約62~65％，リウマチ因子陽性RAの約67％に陽性となることが報告されたが，健常人にも検出された.
- その後，EBV（Epstein-Barr virus）感染を受けた培養Bリンパ球株細胞に対して認められた抗EBNA（Epstein-Barr nuclear antigen）抗体と関連することが明らかにされた．このため，本抗体は，EBV感染由来の抗核抗体として，抗RANA抗体とされ，さらに，臨床的にRAP（rheumatoid arthritis precipitin）とよばれるに至った.
- 健常人におけるRAPの頻度は，欧米人では約6~25％であるが，日本人では約91％と高率である．この相違は，人種によりEBVの感染様式が異なるためと考えられている.

（鏑木淳一）

5G085
抗Scl-70抗体　保

anti-Scl-70 antibody

別 抗DNAトポイソメラーゼⅠ抗体，DNA topo Ⅰ antibody，Scl-70抗体

測定法 DID，ELISA
検　体 血清
基準値 陰性
　　　　DID：陰性，ELISA：10.0 U/m/以下

異常値を呈する場合
陽性 強皮症の約15~30％，強皮症-重複症候群の約20％で陽性

次に必要な検査▶ 強皮症の臨床所見について検討する．すなわち皮膚硬化範囲の判定，皮膚生検，指尖瘢痕（digital pitting scar）・手指屈曲拘縮・レイノー現象・皮膚潰瘍などの有無，肺病変（肺線維症），消化管病変（食道蠕動運動低下），心病変（不整脈）などについて検索を行う.

プロフィール

- 抗Scl-70抗体は，強皮症の標識抗体と考えられて

いる．間接蛍光抗体法では，散在性微小斑紋型（diffuse fine speckled pattern）を示す．

- 本抗体は強皮症（scleroderma）患者血清より分離同定された．Tanらにより抗Scl-1抗体，高野，東條らにより抗Og抗体として報告され，その後，対応抗原はヒストンH1に関連した70kDaクロマチン結合蛋白と推定されたことから，抗Scl-70抗体と名付けられた．その後の研究で，クロマチンに結合したDNA topoisomeraseⅠという酵素であることが明らかにされ，現在，抗DNAトポイソメラーゼⅠ抗体ともよばれている．
- DNA topoisomeraseⅠは真核細胞の核内に存在するDNA切断酵素の一つで，1本鎖DNAを一時的に切断後，その断端にDNA鎖を通し再結合させることにより，DNA鎖の超らせん構造を変える作用を行う．DNAの立体構造を変え，DNAの転写，複製に重要な役割を果たすと考えられる．

臨床的意義と検査値の読み方
- 抗Scl-70抗体は強皮症の約15〜30％，強皮症－重複症候群の約20％に認められるが，他疾患では検出されない．特に，皮膚硬化範囲が体幹に及ぶdiffuse sclerodermaでは約75％と高率に認められる．アガロースゲル内二重免疫拡散法（double immunodiffusion：DID）における本抗体の沈降抗体価は，大きな変動を示さないことが多く，病勢との相関は明らかでない．
- 本抗体陽性例は，強皮症の中でも線維化病変が強く認められている一つの病型を形成することが示唆される．すなわち，本抗体陽性例では，陰性例に比べ，手指屈曲拘縮，体幹にまで及ぶ広範な皮膚硬化，肺線維症の進行例が有意に高率に見出される．
- 手指硬化症のみの診断未確定例で本抗体陽性の場合，経過により，皮膚硬化症範囲の進行，肺線維症，手指屈曲拘縮の合併などがみられることがあり，強皮症の早期診断にも有用であることが考えられる．

予想外の値が認められるとき
- 強皮症が疑われ，抗Scl-70抗体が検出されない場合，他の抗核抗体の検査を行う．間接蛍光抗体法で抗セントロメア抗体，DIDで抗U1-RNP抗体，[32]P-HeLa細胞核抽出物を用いた免疫沈降法で抗U3-RNP抗体，抗Th/To（7-2RNP）抗体などを調べる．

（鏑木淳一）

5G090

抗セントロメア抗体 保

anti-centromere antibody

略 ACA　別 セントロメア抗体

測定法　ELISA, FA
検　体　血清
基準値　陰性

- ELISA：10.0 index 未満（10.0〜15.9 index は判定保留，16.0 index 以上は陽性）
- FA：20倍未満

異常値を呈する場合
陽性
- 重複症状のない強皮症（scleroderma）で約10〜30％，古典的なCREST症候群で約70〜80％の陽性率
- そのほかレイノー病，分類不能膠原病でも陽性となる

次に必要な検査▶
- 皮膚硬化範囲，レイノー現象，毛細血管拡張症などの有無を調べる．
- 四肢の単純X線写真により皮下の石灰沈着，食道造影検査・食道内圧測定により食道蠕動運動を検索する．

プロフィール
- 抗セントロメア抗体は，染色体中央部に存在するセントロメア部分のみと特異的に反応する．
- 培養細胞（ヒト喉頭癌細胞由来のHEp-2細胞など）を基質とした間接蛍光抗体法では，斑点状染色型（discrete speckled）を示す．休止細胞では，核内にほぼ均等に分布する斑点状染色であるが，分裂細胞ではほぼ円形の染色像を示す．染色される細胞核内の数は基質として使用される細胞の染色体数に一致することが多い．
- 反応抗原は，セントロメア部分のDNAに結合した蛋白質で，その分子量は17 kDa，80 kDa，140 kDaとされ，それぞれCENP（centromere protein）-A，B，Cと命名された．近年，リコンビナントCENP-Bを抗原とするEIAキットが実用化されている．
- 本抗体はCREST症候群に特異的な抗核抗体として報告された．CREST症候群とは強皮症の一病型として把握されている．calcinosis（皮下の石灰沈着），Raynaud（レイノー）現象，esophageal dysmotility（食道蠕動運動低下），sclerodactyly（手指硬化症），telangiectasia（毛細血管拡張症）を主徴とする疾患である．

臨床的意義と検査値の読み方
- 抗セントロメア抗体は，CREST症候群に，最近では皮膚硬化が肘より遠位に限局するlimited sclerodermaに特異的な抗核抗体とされる．レイノー病の約25％に検出されるが，本抗体陽性のレイノー病の症例が，経過中強皮症と診断されることがある．強皮症の約10〜30％に検出される．
- 本抗体陽性の強皮症では，肺高血圧症の合併がない場合は予後は良好であり，皮膚硬化が手指にのみ限局する場合は毛細血管拡張，皮下の石灰沈着が高率に認められる．すなわち，抗セントロメア抗体の測定により，強皮症の病型分類が可能となる．
- 膠原病が臨床的に疑われるが，いずれの診断基準にも合致しない分類不能膠原病で抗セントロメア抗体

が検出される場合，強皮症への移行について，経過を注意深く観察する必要がある．

予想外の値が認められるとき
- 強皮症が疑われ抗セントロメア抗体が検出されない場合，他の抗核抗体の検査を行う．アガロースゲル内二重免疫拡散法で抗Scl-70抗体，抗U1-RNP抗体，^{32}P-HeLa細胞核抽出物を用いた免疫沈降法で抗U3-RNP抗体，抗Th/To（7-2RNP）抗体などを調べる．

（鏑木淳一）

5G096
抗ヒストンダイマーDNA抗体
anti-histone dimer DNA antibody

別 ヒストンダイマー抗体，抗ヒストン（H2A-H2B）DNA複合体抗体

測定法 ELISA
検 体 血清
基準値 陰性（0.8未満）

異常値を呈する場合
陽性
- 薬剤誘発性ループス（DLE）で約80～100％，全身性エリテマトーデス（SLE）で約30～80％の陽性率
- そのほか関節リウマチ（RA）の約5～20％，強皮症の約10～15％，混合性結合組織病の約20～40％でも陽性となる

次に必要な検査▶
- 薬剤服用歴（ヒドララジン，プロカインアミドなど）を調べる．
- SLEに伴う臨床症状（蝶形紅斑，ディスコイド疹，多関節炎など），検査成績（抗核抗体，抗ds-DNA-IgG抗体，抗Sm抗体など）について検索する．

プロフィール
- 抗ヒストンダイマーDNA抗体は，ヒストンに対する自己抗体である．ヒストン（H2A-H2B）DNA複合体に対するIgG抗体をELISAにて検出する．
- 抗核抗体の一つであり，細胞核の等張緩衝液で抽出される分画に含まれる物質（広義の抗ENA抗体：非ヒストン核蛋白抗体）に対して抽出されず，等張緩衝液に不溶性の抗原に対する抗体の一つである．
- SLE患者血清中より見出され，その後，ヒドララジン，プロカインアミドなどによる薬剤誘発性ループス（drug-induced lupus erythematosus：DLE）で高率に検出されることが明らかにされた．
- ヒストンはすべての有核細胞に存在し，クロマチンの最小基本単位であるヌクレオソームを構成する蛋白質成分である．5種類のサブユニット，すなわち，H1，H2A，H2B，H3，H4から構成される．これらの中でH2AとH2B，H3とH4が各々2分子ずつ結合し，その周囲にDNAが結合することによりヌクレオソームとなる．特に，H2A-H2BとDNA複合体に対するIgG抗体が検出される．なお，H1はヌクレオソームの間の結合と高次のクロマチン構造の保持に関与すると考えられている．

臨床的意義と検査値の読み方
- DLEは，欧米ではSLEの約10％を占めているが，日本では少ない疾患である．
- 抗ヒストン抗体において，ヒストンの各々のサブユニットに対する反応性の成績は，報告者・測定方法により異なるが，SLEではヒストンのすべてのサブユニットに対する抗体が検出されると考えられている．
- DLEでは，原因となる薬剤がDNA，ヒストンと結合することによりヌクレオソームの構造が変化し，自己抗原性が生じると考えられる．また，肝臓の薬物代謝酵素であるアセチルトランスフェラーゼ活性が遺伝的に低い症例で，DLEの発症が高率であることが報告されている．このため，欧米と日本におけるDLEの頻度の相違は，このアセチルトランスフェラーゼ活性によることが示唆されている．
- なお，DLEでは，抗ds-DNA-IgG抗体および非ヒストン蛋白に対する抗体（抗U1-RNP抗体，抗Sm抗体など）が検出されず，LE細胞陽性率が高い．

予想外の値が認められるとき
- SLEが疑われ，抗ヒストン抗体が検出されない場合，他の自己抗体（抗Sm抗体，抗ds-DNA-IgG抗体など）の検査を行う．

（鏑木淳一）

5G110
抗Ki抗体
anti-Ki antibody

別 Ki抗体

測定法 DID
検 体 血清
基準値 陰性

異常値を呈する場合
陽性 全身性エリテマトーデス（SLE）の約10～20％，重複症候群の約10％

次に必要な検査▶
SLEあるいは多発性筋炎，強皮症に関する臨床所見〔蝶形紅斑，関節炎，漿膜炎，腎障害，筋痛・筋力低下，血清中筋原性酵素（CKなど）の測定，筋電図，皮膚硬化範囲，肺線維症など〕について検索を行う．

プロフィール
- 抗Ki抗体は，東條らにより，SLE患者血清よりアガロースゲル内二重免疫拡散法（double immunodiffusion：DID）で同定された沈降抗体である．
- 間接蛍光抗体法では，微細な斑紋状核染色（speckled pattern）を示す．しかし，このような染色性を示す自己抗体は多種類あるので，抗Ki抗体の同定に

f 自己免疫関連検査 549

- はDIDを必要とする．
- Ki抗原は，254のアミノ酸からなる分子量29 kDaの核蛋白，あるいは分子量32 kDaないし35 kDaの核蛋白として記載されているが，生物学的機能は不明である．
- 抗Ki抗体は，欧米で報告された抗SL抗体と同一の特異性を有することが確認されている．

臨床的意義と検査値の読み方

- 抗Ki抗体は，SLEの約10〜20％，膠原病各疾患による重複症候群（オーバーラップ症候群）の約10％に検出される．しかし，その陽性率は，膠原病の他疾患（強皮症，多発性筋炎/皮膚筋炎，関節リウマチなど）では5％以下である．
- 抗Ki抗体陽性SLEでは，血清学的に抗Sm抗体，LE細胞陽性が同時に認められることが多い．また，抗Ki抗体陽性SLEの臨床的特徴として，心外膜炎，肺高血圧症，持続性関節炎，円板状ループスなどが報告されている．
- 抗Ki抗体陽性SLEで，経過中に筋炎の存在が明らかになる症例が経験されること，SLEの臨床所見を欠く重複症候群（強皮症-多発性筋炎重複症候群）でも本抗体が検出されることから，抗Ki抗体と筋炎との関連が示唆されている．

予想外の値が認められるとき

- 抗Ki抗体が検出されない場合，他の自己抗体である抗Sm抗体，抗U1-RNP抗体，抗ds-DNA抗体，抗Ku抗体，抗Jo-1抗体，抗PM/Scl抗体，抗Scl-70抗体（抗DNAトポイソメラーゼⅠ抗体）などの検査を行う．

(鏑木淳一)

5G115

抗Ku抗体

anti-Ku antibody

別 Ku抗体

測定法	DID
検 体	血清
基準値	陰性

異常値を呈する場合

陽性
- 日本人では，重複症候群〔特に強皮症-多発性筋炎重複症候群〕の約25〜30％で陽性
- 全身性エリテマトーデス（SLE），強皮症，多発性筋炎（PM）ではまれ（約2％以下）
- 欧米人では，SLEの約40％に陽性となるほか，強皮症，混合性結合組織病でもみられる

次に必要な検査 ▶ 強皮症，多発性筋炎の臨床所見について検査する．例えば，皮膚硬化範囲の判定，皮膚生検，指尖瘢痕（digital pitting scar）の有無，胸部単純X線写真などによる肺線維症の有無などの検討，血清中筋原性酵素（CKなど）の測定，筋電図，筋生検などによる筋炎の有無の検討である．

プロフィール

- 抗Ku抗体は，三森らにより，アガロースゲル内二重免疫拡散法（double immunodiffusion：DID）で同定された沈降抗体である．Ku抗原には種特異性が認められている．間接蛍光抗体法では，ラット肝を基質とした場合は陰性と判定され，ヒト肝，HEp-2細胞などヒト由来培養細胞株を基質とした場合は微細斑紋状の核染色（speckled pattern）を示す．
- 日本人を対象とした成績では，抗Ku抗体は，臨床的に重複症候群（オーバーラップ症候群），特に強皮症-多発性筋炎（PM）重複症候群に疾患特異性が高い．Ku抗原は，ds-DNA存在下で複製・転写因子をリン酸化するDNA依存性プロテインキナーゼの調節因子である．
- 三森らの発表の後，欧米において，抗p70/p80抗体および抗p66/p88抗体が報告された．これらの抗体は，研究者間における血清の相互交換などにより，同一の特異性を有することが明らかにされている．

臨床的意義と検査値の読み方

- 日本人を対象としたDID法による成績では，抗Ku抗体は膠原病各疾患の中でも2疾患以上を重複する症例，すなわち重複症候群で認められることが多い．特に本抗体は強皮症-PM重複症候群の約25〜30％に検出される．
- 抗Ku抗体陽性例では，レイノー現象，皮膚硬化，筋炎が高率に（90％以上）認められるが，発熱・関節炎など筋外の炎症症状は比較的少ない．また，皮膚硬化は四肢に限局し，筋炎は中等量以上の副腎皮質ステロイド薬に良好に反応する．
- 一方，アメリカでは，抗Ku抗体と同一の特異性を有する抗p70/p80抗体は，酵素免疫測定法（ELISA）でSLEの約40％に検出される．この異なる成績は，測定方法，人種間の遺伝的素因・環境要因によると考えられている．

予想外の値が認められるとき

- 重複症候群が疑われ，抗Ku抗体が検出されない場合，他の自己抗体である抗Scl-70抗体（抗DNAトポイソメラーゼⅠ抗体），抗セントロメア抗体，抗Jo-1抗体，抗PM/Scl抗体，抗Ki抗体などの検査を行う．

(鏑木淳一)

5G120

抗Jo-1抗体 保

anti-Jo-1 antibody

別 Jo-1抗体

測定法	DID，ELISA
検 体	血清
基準値	陰性
	DID：陰性，ELISA：10.0 U/m*l*以下

異常値を呈する場合
陽性
- 多発性筋炎（PM）/皮膚筋炎（DM）の約20〜30％で陽性
- そのほか，PM−強皮症重複症候群でも陽性を示す

次に必要な検査▶
- PMあるいはDMの確定診断を行う．
- 徒手筋力テスト，生化学的検査（血清中CK，アルドラーゼなど筋原性酵素の測定など），筋電図，筋生検などを行う．
- 肺線維症，悪性腫瘍の合併についても検索する．

プロフィール
- 抗Jo−1抗体は，間接蛍光抗体法では一定の型には対応せず，通常，アガロースゲル内二重免疫拡散法（double immunodiffusion：DID），あるいは^{32}P標識HeLa細胞抽出物を用いたRNA免疫沈降法で検出される．また近年，リコンビナントJo−1蛋白を抗原とするELISAキットが用いられている．
- 抗Jo−1抗体は，1980年西海らにより，PMの疾患標識抗体として報告された．その後の研究で，Jo−1抗原は分子量50kDaのhistidyl−tRNA合成酵素であることが明らかにされた．この酵素は，アミノアシルtRNA合成酵素の一つで，アミノ酸（ヒスチジン）と特異的に結合し，これに対応するtRNAに結合させる働きをもつ．抗Jo−1抗体以外のアミノアシルtRNA合成酵素に対する抗体が，PM/DMの血清中に認められている．スレオニンtRNA合成酵素に対する抗PL−7抗体は約4％，アラニンtRNA合成酵素に対する抗PL−12抗体は約3％に見出されている．
- アミノアシルtRNA合成酵素に対する抗体が筋炎発症に関連する機序は不明であるが，ウイルスのこれらの酵素に対する交差反応性，あるいはウイルスのRNAがヒトのこれらの酵素と結合することによりtRNA合成酵素の構造に変化があり，抗原性が生じることなどが考えられている．

臨床的意義と検査値の読み方
- 抗Jo−1抗体は，DIDでPM/DMの約20〜30％に検出される．さらに，PM−強皮症重複症候群でもまれに認められるが，他の膠原病系疾患では見出されない．このため，抗Jo−1抗体はPM/DM，特にPMの疾患標識抗体と考えられている．すなわち，本抗体の測定は，成人発症型の筋ジストロフィー症との鑑別にも有用である．
- 抗Jo−1抗体陽性PM/DMでは，ほぼ全例に肺線維症が認められる．抗Jo−1抗体は，肺線維症の出現に先行して陽性となることがある．そのほか本抗体陽性例では，陰性例に比べ，低補体血症，リウマチ因子陽性の頻度が多く，皮疹の頻度は少ないと報告されている．
- 四肢近位筋などの筋力低下，筋痛が認められ，臨床的に筋炎が考えられる場合，他の生化学的検査（血清中筋原性酵素，ウイルス抗体価などの測定）とともに本検査を行う．

予想外の値が認められるとき
- PMあるいはDM，PM−強皮症重複症候群が診断され，抗Jo−1抗体が検出されない場合，他の自己抗体（抗Ku抗体，抗PM−1抗体など）の検査を行う．

（鏑木淳一）

5G135
抗PM−Scl抗体
anti-polymyositis-Scl antibody

別 PM−Scl抗体，抗PM−1抗体，PM−1抗体

測定法 DID
検体 血清
基準値 陰性

異常値を呈する場合
陽性
- 欧米人対象では多発性筋炎（PM）−強皮症（scleroderma）重複症候群の約10％で陽性
- 日本人対象では検出されることは非常にまれ

次に必要な検査▶ 強皮症，多発性筋炎の臨床所見について検討する．例えば，皮膚硬化範囲の判定，皮膚生検，指尖瘢痕（digital pitting scar）の有無，胸部単純X線写真などによる肺線維症の有無などの検討，血清中筋原性酵素（CKなど）の測定，筋電図，筋生検などによる筋炎の有無の検討である．

プロフィール
- 抗PM−Scl抗体は，HEp−2細胞を基質とした間接蛍光抗体法で，斑紋型（speckled）で核小体型（nucleolar）の染色を呈する．
- 抗PM−1抗体は仔ウシ胸腺核抽出物を抗原としたアガロースゲル内二重免疫拡散法で同定された沈降抗体としてアメリカで報告された．PM 14例中9例（64％），PM−強皮症重複症候群8例中7例（88％）に検出されたので，かかる疾患に特異性が高いと考えられた．その後，この抗体は，数種類の特異性が異なる抗体に分類された．この中でも，1つの抗体がPM−強皮症重複症候群で特異的に検出されることから，抗PM−Scl抗体と名付けられた．
- PM−Scl抗原は，リボソームRNA合成を抑制する薬剤により，核小体に含まれる抗原量が著しく減少することから，核小体でプレリボソームの構成に関与する因子と考えられている．

臨床的意義と検査値の読み方
- 抗PM−Scl抗体は，アメリカにおいてPM−強皮症重複症候群で特異的に検出され，その疾患標識抗体として考えられている．本抗体は，このほかPM/皮膚筋炎（DM），強皮症でも認められるが，全身性エリテマトーデス，関節リウマチなどでは見出されない．

- 抗PM-Scl抗体陽性例の臨床特徴として，レイノー現象，手指硬化症，肺線維症，多関節炎などが記載されている．
- 日本人を対象とした場合，抗PM-Scl抗体が検出されることはきわめてまれである．このことは，人種間の遺伝的要因のためと考えられている．

予想外の値が認められるとき
- 重複症候群が疑われ，抗PM-Scl抗体が検出されない場合，他の自己抗体である抗Ku抗体，抗Jo-1抗体，抗DNAトポイソメラーゼⅠ抗体（抗Scl-70抗体），抗U1-RNP抗体，抗Ki抗体などの検査を行う．

（鏑木淳一）

5G160
リウマチ因子スクリーニング 保
rheumatoid factor screening

別 RAテスト，リウマトイド因子定性反応

測定法 ラテックス凝集法
検体 血清
基準値 陰性

異常値を呈する場合
陽性
- 高値：関節リウマチ（RA），全身性エリテマトーデス（SLE），混合性結合組織病，重複症候群，Sjögren症候群
- 低値：老齢者，非膠原病疾患（慢性肝疾患，亜急性心内膜炎，慢性感染症）

次に必要な検査 ▶RAテスト陽性の場合，RF定量値を測定する．また，ウサギIgGに対するRFをRAPA法にて測定する．RF値にかかわらず，RAが疑われたら，抗CCP抗体を検査する．さらに，IgGクラスRF，CA-RF，CH50，免疫複合体（mRF法）も検査する．関節滑膜の増殖度はMMP-3により知る．炎症マーカーとして赤沈，CRPを併せ検査する．

プロフィール
- IgGのFcに対する自己抗体はリウマトイド因子（RF）とよばれ，リウマチ因子の用語も用いられている．未変化IgGとは反応せず，抗原と結合したIgG（免疫複合体）または加熱などにより変性したIgGのFcと反応する．
- 測定法には定性法，半定量法および定量法があり，定量法が増加している．定性法はラテックスを担体とし，それにヒト変性IgGを付着させた方法がRAテストとして繁用された．今日ではラテックス以外の担体も用いられている．
- 保険診療上，リウマチ因子スクリーニング検査とは，RAテストおよびベントナイト凝集反応をいうが，後者は今日，用いられていない．

臨床的意義と検査値の読み方
- RFは自己抗体の中で，膠原病では最も高頻度に検出

されることから，免疫異常をチェックするスクリーニング検査法としても利用される．
- 関節リウマチでは約80％に陽性となる．RAテスト陰性のRAはseronegative RAとよばれてきた．陰性と陽性例での臨床像の違いは明らかでない．
- RF高値例ではRA活動性の高い例が多い．RA以外の疾患ではSLE，Sjögren症候群などの膠原病類縁疾患，細菌性心内膜炎，慢性肝疾患などでも陽性となる．老齢者でも陽性率は上昇する．以上のようにRAテストの特異性は高くない．
- 本検査は簡便であり，関節症状（関節痛，腫脹など）がみられた場合にRFスクリーニングとして行われる．変形性関節症や乾癬性関節炎（これらはRF陰性）との鑑別にも用いる．

予想外の値が認められるとき
- RAではRF陰性例が15～20％にみられる．陽性例でも種々のレベルの抗体価を示すものある．非RAでRF高値（強陽性）がみられたら，Sjögren症候群や，慢性肝疾患などの存在の有無をチェックする．RF高値例では，現在，RAと診断されなくても，将来，RAとなる可能性を考え，経過観察する．

（吉田　浩）

5G160
リウマチ因子測定 保
rheumatoid factor measurement

別 RAゼラチン（血球）凝集試験（RAPA），機器を用いるRF測定

測定法 PA（ゼラチン粒子凝集反応），自動機器によるimmunoassay
検体 血清
基準値 陰性（RAPA：40倍未満，自動機器：15単位以下）

異常値を呈する場合
陽性
- 高値：関節リウマチ（RA），Sjögren症候群，全身性エリテマトーデス（SLE），重複症候群
- 低値：慢性肝疾患，全身性硬化症（SSc），多発性筋炎/皮膚筋炎，慢性感染症

次に必要な検査 ▶陽性時，IgGクラスRF，抗ガラクトース欠損IgG抗体（CA-RF）や免疫複合体も参考にする．RAが疑われたら抗CCP抗体を測定する．

プロフィール
- リウマトイド因子（RF）はヒトのみならず他の哺乳動物IgGと反応する自己抗体で，測定の先駆けとなったワーラー・ローズ（Waaler-Rose）反応（☞p.556）はヒツジ赤血球に結合したウサギIgG（ウサギ抗ヒツジ赤血球抗体）に対するRFの反応を半定量的に測定する間接（受身）赤血球凝集法である．

その後，抗ヒツジ赤血球抗体に代わり，加熱変性ウサギγ-グロブリン（IgG）が抗原として用いられ，これが rheumatoid arthritis hemagglutination（RAHA）とよばれたものである．
- 赤血球に代わりゼラチン粒子を用いる方法がわが国で開発され，これは RA particle agglutination（RAPA）とよばれ，今日，RAHA に代わって用いられている．これらは半定量法で，血清は加熱不活化（非働化）して検査される．
- 保険診療では，リウマチ因子測定には RAPA のほかに自動機器などによる RF 定量測定も含まれる．

臨床的意義と検査値の読み方
- RF にはヒト IgG と反応するものやウサギ IgG と反応するものなどがある．前者は RA テストや定量法で検出されるが，RA での特異性は高くない．それに対し，RAPA で検出されるウサギ IgG に対する RF は，RA に対し検出感度はより低いが，特異性はより高い．
- 自動機器を用いて免疫比濁法，比朧法やラテックス凝集法にて検出され，RF はヒト IgG に反応する自己抗体である．これらの測定法は今日の主体をなすものだが，基準値は施設により違いがみられており，注意を要する．

予想外の値が認められるとき
- RA でも RAPA で RF 陰性が 20〜30％に認められる．非 RA での異常高値例では，将来，RA の病像が出現する可能性を考え観察する．
- また，RA 以外の疾患では Sjögren 症候群や慢性肝疾患の合併も考え検索する．
- RAPA では，試薬や判定者に原因があり，抗体価に差をみることもある．半定量測定においては，メーカーにより決められた試薬を用いないと低値をとることがある．
（吉田 浩）

5G161
IgG 型リウマチ因子 保

rheumatoid factor-IgG

略 IgG-RF 別 IgG リウマチ因子，RA-IgG

測定法 ELISA
検 体 血清
基準値 陰性（index 2.0 未満）
異常値を呈する場合
陽性
〈IgG-RF の陽性率〉
- RA テスト陽性関節リウマチ：95％
- RA テスト陰性関節リウマチ：75％
- 全身性エリテマトーデス（SLE）：20％

次に必要な検査 ▶臨床的に，関節炎の分布・程度，皮下結節（リウマチ結節）の有無を調べる．また，手指・手関節などの単純 X 線撮影，赤沈・CRP など急性相反応の測定などを行う．関節外症状についても

検索する．

プロフィール
- IgG クラスのリウマチ因子（IgG-RF）を検出する．
- 関節リウマチ（RA）では IgM-RF が優位であり，RA テスト，RAHA テストといった通常の RF 検査法では IgM-RF が検出される．
- 酵素免疫測定法（ELISA）を利用して，免疫グロブリンクラス別の IgG-RF が測定される．
- IgG-RF は，RA の疾患活動性に相関することが報告されている．

臨床的意義と検査値の読み方
- IgG-RF は，血清中で相互に結合することにより免疫複合体を形成し，補体と結合する．このため血清補体値は低くなる．
- 臨床的に IgG-RF は，関節外症状の強い RA で認められることが多く，IgG-RF による免疫複合体は，関節炎よりも血管炎に関連していることが示唆されている．すなわち，IgG-RF の測定は，RA テスト陰性の関節リウマチの診断，関節外症状（血管炎）出現の予知などに有用である．
- IgG-RF が，RA の疾患活動性に相関することも報告されている．
- RF は血清中以外に関節液中にも検出される．すなわち，RF は RA の滑膜組織に浸潤したリンパ球からも産生される．この場合，IgG-RF が IgM-RF に比べ多く産生される．

予想外の値が認められるとき
- IgG-RF が検出されない場合，すでに治療を受けている RA，あるいは RA 以外の疾患（変形性関節症，乾癬性関節炎，アミロイドーシス，他の膠原病各疾患など）が考えられる．この場合，抗シトルリン化ペプチド（CCP）抗体が陽性である症例は，RA と考えられる．
（鏑木淳一）

5G166
抗ガラクトース欠損 IgG 抗体 保

anti-agalactosyl IgG antibody

別 CARF，ガラクトース欠損 IgG 抗体

測定法 レクチン酵素免疫測定法，レクチン免疫フィルター法（定性）
検 体 血清
基準値 6.0 AU/m*l* 未満（レクチン酵素免疫測定法）
異常値を呈する場合
高値 関節リウマチ（発症早期を含む），Sjögren 症候群，強皮症，全身性エリテマトーデス，混合性結合組織病

次に必要な検査 ▶RA に感度・特異性の高い抗 CCP 抗体や，CRP，SAA，赤沈などの炎症反応を検査する．ただし，PIP や MTP の末梢小関節のみの関節炎の場合，炎症反応は正常もしくは軽度のみ上昇の場合が

あり，理学所見を重視する．マトリックスメタロプロテイナーゼ-3（MMP-3）も早期の活動性RAで上昇していることが多く，関節病変の予後との関連も指摘されており，検討すべき検査である．X線では，軟部組織腫脹，関節近傍骨粗鬆症，関節裂隙狭小化，骨びらんをチェックする．

プロフィール

- 現在，リウマトイド因子（RF）は，RAテスト，RAPA，TIA，LN-RFなどが日常診療で用いられている．これらRFのRAの診断マーカーとして留意すべき点として，RA患者での陽性率は70〜80％であり，発症6ヵ月以内の早期のRAでは陽性率は30〜50％にすぎない点，また，慢性肝疾患や他の膠原病，健常人でも陽性が出る点などを理解しておくことが重要である．
- 近年，糖鎖構造解析の研究により，RA患者血清中に存在するIgG糖鎖のガラクトースが顕著に減少していることが明らかとなっている．この糖鎖の異常をもつIgGはRAの病因との関連において注目されており，IgGに対する自己抗体であるRFの産生や免疫複合体形成に関与していることが示唆されている．ガラクトース欠損IgGと特異的に反応するRFが抗ガラクトース欠損IgG抗体（CARF）である．
- 山田らはRFの糖鎖に注目し，ガラクトース欠損IgGと特異的に反応するRFの糖鎖をレクチンにより検出するという，これまでのRF測定法とまったく異なる定量法を考案した（ED055）．この新しい原理に基づく測定法は，免疫グロブリンに存在する共通の糖鎖を検出するため，クラスの区別なく自己抗体を検出することが可能である．

臨床的意義と検査値の読み方

- 早期RA患者の診断の補助として用いる．
- セロネガティブRAにおけるRF陽性の有無の確認に用いる．
- 発症早期のRA患者において，従来のRF測定法に比較して陽性率が高い．発症早期でも80〜90％が陽性となる．
- 従来のRF測定法で陰性のセロネガティブRA患者でも陽性率が高い．従来法のセロネガティブRAの約半数で陽性となる．
- 早期のRA患者では活動性の改善，悪化に伴い従来法に比べて測定値が有意に変動すると報告されている．

予想外の値が認められるとき

- CARFのRAにおける陽性率は80〜90％であり，やはり他のRFと同様にセロネガティブRAが存在する．逆に，RF陽性を示す疾患，病態としてSLEなど他の膠原病，伝染性単核球症などの急性ウイルス感染症，寄生虫感染症，慢性肝炎や結核などの慢性炎症性疾患，肺線維症，高齢者などがあり，注意すべき点である．

（奥田恭章）

3B503

マトリックスメタロプロテイナーゼ-3 [保]

matrix metalloproteinase-3

[略] MMP-3

測定法 EIA
検 体 血清
基準値 男性 36.9〜121 ng/m*l*
女性 17.3〜59.7 ng/m*l*

異常値を呈する場合

[高値] 関節リウマチ（発症早期を含む），乾癬性関節炎，リウマチ性多発筋痛症，全身性エリテマトーデス，強皮症，糸球体腎炎

次に必要な検査▶RAなど炎症性の関節炎ではCRP，SAA，赤沈などの炎症マーカーを測定する．MMP-3や炎症マーカーが高値を示す場合は，軟骨・骨破壊をできるだけ抑制するように治療を強化し，経時的にMMP-3，炎症マーカーをモニタリングしていく．

プロフィール

- 成人関節軟骨は軟骨細胞と軟骨細胞から分泌された細胞外マトリックスから構成され，細胞外マトリックスのコラーゲン，プロテオグリカン，ラミニンなどが三次元的に結合し，関節軟骨の粘弾性を維持している．関節リウマチ（RA）では滑膜表層細胞，線維芽細胞，浸潤好中球から不活性型の潜在酵素（proMMP）としてMMP-1，2，3，8，9などが関節液中に分泌され，膜型MMP（MMP-14，15，16）やセリンプロテアーゼなどの作用により活性化された後，関節軟骨破壊に関与する．
- このうち，MMP-3（ストロムライシン-1）は，proMMP 57,000，59,000，active MMP 45,000，28,000の分子量を示し，プロテオグリカン，II，III，IV，VII，IX型コラーゲン，ラミニン，フィブロネクチンおよびゼラチンを基質としており，軟骨マトリックスの重要な分子構造の分解能を有し，さらにほかのMMPsの活性化にも関与することから，軟骨破壊のkey enzymeと考えられている．RA滑膜組織のMMP-3 mRNA発現が滑膜表層細胞の過形成と相関するという報告や軟骨組織MMP-3免疫組織染色において，その染色性がマトリックス分解と正の相関を示すなどと報告されており，血清中MMP-3測定はRAにおける滑膜増殖の程度を反映していると考えられている．
- 測定キットは，MMP-3分子上の異なる部位を認識する2種類のモノクローナル抗体を用いた1ステップサンドイッチEIAである．

臨床的意義と検査値の読み方

- RAにおいては腫脹関節および疼痛関節の数や程度と炎症マーカー（CRP，SAAなど）にて活動性の評価を行うが，その補助として滑膜増殖，関節破壊の予後予測のマーカーとして検査を行う．

乾癬性関節炎などの慢性の炎症性関節炎においても同様の意義があると考えられる．
- 血清中MMP-3値上昇は，RAにおいては早期から進行期にいたるまで80～90％に認められる．RAにおける血清中MMP-3測定は滑膜増殖の程度を反映し，特に早期RAにおいては持続性のMMP-3の高度上昇は，関節破壊進行の予後予測指標として用いうる可能性が報告されている．
- 生物学的製剤の治療反応性との相関も報告されている．

予想外の値が認められるとき
- 血清MMP-3が高値持続するも，関節破壊が進行しない場合の考え方として，血清MMP-3は，pro-MMP-3，active MMP-3，MMP-3-inhibitor complexの総MMP-3濃度を検出しているため，free TIMP-1が高値ならばマトリックス破壊活性は低い可能性がある．
- RA以外の疾患では，SLEでは50～70％に陽性例を認め，特にループス腎炎例，腎機能低下例で陽性例が多いとの報告がある．IgA腎症など糸球体腎炎でも高値を示すことがあり，腎糸球体細胞外マトリックス破壊の病態に関与している可能性がある．
- 一方，腎症には関係なく，ステロイド使用例で陽性例が多いという報告もある．他の膠原病や肝疾患でも20～50％の陽性例が存在するが，高値となる例は少ない．

（奥田恭章）

5G167
抗CCP抗体 保

anti-cyclic citrullinated peptide antibody

別 抗環状シトルリン化ペプチド抗体，CCP抗体

測定法 ELISA
検体 血清
基準値 Diastat®（Axis-Shield社，MBL）では＞5 U/mlを陽性としている

異常値を呈する場合
陽性 関節リウマチ，関節リウマチを重複した膠原病疾患（Sjögren症候群，全身性エリテマトーデスなど）

次に必要な検査▶
- 関節リウマチではCRP，赤血球沈降速度，MMP-3にて滑膜炎の活動性，広がりを把握する．また，間質性肺炎の併発や治療上感染症（特に結核）の有無を確認する必要があり，KL-6またはSP-Dおよび胸部X線検査を行う．
- 画像検査として関節X線検査を手関節，手指関節，足趾関節などの小関節，さらに必要であれば膝関節などの大関節で施行する．早期例は関節X線検査で病像がつかめないことが多いので関節MRI検査，関節エコー検査を施行し，骨びらん，滑膜炎，血管増生などの情報を得ることによって活動性や関節予後判定を行う．

- 膠原病疾患では抗核抗体や疾患特異的自己抗体検査，補体（C3，C4，CH50）などによって診断および活動性の把握を行う．

プロフィール
- 抗CCP抗体は関節リウマチに特異的な自己抗体であるが，この抗体が認識するエピトープはフィラグリンのアミノ酸配列を基に作製された合成ペプチドであり，アルギニンを非天然アミノ酸であるシトルリンに置換し，さらに両端をシステインとすることによって環状とした結果，抗体陽性率が上昇した．
- 細胞内蛋白（フィラグリン，ビメンチンなど），血漿蛋白（フィブリノゲン），関節構成蛋白（I型コラーゲン，II型コラーゲンなど）も生体内で酵素（peptidylarginine deiminase：PAD）とカルシウムによってアルギニン残基がシトルリン残基に変換され，抗CCP抗体と反応することが確認されている．したがって，最近はこのような自己抗体を総称して抗シトルリン化蛋白抗体とよぶことがある．

臨床的意義と検査値の読み方
- 発病して数年経過した関節リウマチでは70～85％の陽性率であり，他の関節疾患での陽性率は10％以下であるので高い陽性尤度比を示し，RAの診断には有用である．しかし，未だRAの診断はアメリカリウマチ学会の分類基準に従ってなされており，この基準にはリウマトイド因子のみが自己抗体検査として採用されているので，持続する多関節炎患者では最初にリウマトイド因子を測定し，陰性であった場合に抗CCP抗体を測定するように心がける．
- RA医療において早期診断と早期からの適切な，そして効果の高い（ただし，副作用の危険性は多少ある）抗リウマチ薬投与がその後の関節破壊抑制や生命予後の改善をもたらすことが確認されてきており，もし発症早期の関節炎患者に抗CCP抗体陽性を認めればRAの可能性が高いと考え，上記の治療を開始する根拠になると思われる．
- 抗CCP抗体の特徴として関節破壊予測因子の一つと考えられており，さらに抗体力価が高いほど関節破壊が強いという報告もあるので，その点も考慮して治療法を考える．

予想外の値が認められるとき
- 抗CCP抗体陰性のRA患者も15～30％存在するが，関節破壊の進行は緩徐であることが多い．
- 発症3ヵ月未満の超早期RAでの陽性率は50％未満とされており，本抗体が陰性であってもRAを否定することはできない．この場合を含め発病早期の関節炎患者はできるだけ早く診断および治療についてリウマチ専門医に相談することが大切である．

（大田俊行）

5G170

ワーラー・ローズ反応 保

Waaler-Rose reaction

別 ワーラーローズテスト，ローズ反応（Rose reaction）

測定法 感作赤血球凝集反応法

検 体 血清

基準値 陰性（8倍未満）

異常値を呈する場合

陽性

- 高値：関節リウマチ（RA），Sjögren症候群，全身性エリテマトーデス（SLE），重複症候群
- 低値：慢性肝疾患，全身性硬化症（SSc），多発性筋炎/皮膚筋炎，慢性感染症

プロフィール

- Waalerは1940年，関節リウマチ患者血清中にウサギ抗体溶血素（抗ヒツジ赤血球抗体）を結合（感作）させたヒツジ赤血球を凝集させる因子を見出した．Roseが1948年，分別凝集比法を確立し，以後，広く用いられ，両名の名を冠しワーラー・ローズ反応とよばれてきた．凝集惹起因子はリウマトイド因子（RF）であり，IgMクラスに属する抗体で，抗原はウサギIgGである．
- ヒツジ赤血球表面膜に存在する種々の抗原と反応するヒト血清中の抗体（異好抗体）とヒツジ赤血球との反応でも凝集がみられ，RFによる凝集と鑑別する必要がある．そこで感作赤血球の凝集価（S）と未感作ヒツジ赤血球の凝集価（N）との比を求め（S/N：分別凝集比），これが16以上が陽性で，4以下は陰性とする．血清中の抗ヒツジ赤血球抗体を前もってヒツジ赤血球で吸収し，それのRF価を求める方法はヘラー変法とよばれる．これらの歴史的方法は今日，わが国で利用は激減している．
- RAでは，陽性が約50％で，RA以外の疾患では非RA膠原病（SLE，PSSなど），Sjögren症候群，慢性肝炎などでも陽性の頻度は低い．RAテストなどと比べ，RAでの感度は低いが，特異度はより高く，本法陽性例はRAの可能性が高い．（吉田 浩）

5G600

免疫複合体 保

immune complex, circulating immune-complex

略 IC

測定法 EIA

検 体 血清

基準値 mRF結合免疫複合体：4.2 μg/ml以下
C1q結合免疫複合体：3.0 μg/ml以下
C3d結合免疫複合体：13 μg/ml以下

異常値を呈する場合

高値

- 膠原病ならびに類縁疾患：全身性エリテマトーデス（SLE），悪性関節リウマチ（MRA），混合性結合組織病，Behçet病，Sjögren症候群など
- 自己免疫疾患：慢性甲状腺炎，Crohn病，潰瘍性大腸炎，クリオグロブリン血症など
- 悪性腫瘍，腎疾患，慢性肝疾患，感染症など

次に必要な検査➤CH50，C3，C4など補体の測定，抗核抗体，抗DNA抗体などの疾患に関連した自己抗体の測定など

プロフィール

- 免疫複合体（IC）は，腎や皮膚組織に沈着したり，流血中に存在する．ICの補体結合能は免疫グロブリンクラス，サブクラスにより，またICを構成する抗原，抗体比により異なる．抗体としてIgG，IgMが関与するICは補体古典経路，すなわちC1qを結合する．それに対し抗体としてIgAの関与するICは第2経路を活性化する
- 局所に沈着したICは蛍光抗体法や酵素抗体法により，免疫グロブリンと補体成分の沈着を証明することにより検出する．
- 流血中ICの測定はここにあげる方法を用いる．mRF結合免疫複合体法は変性IgG（ここでは抗原抗体複合物を形成しているIgG）がリウマチ因子と反応することを利用している．したがって，免疫グロブリンクラスがIgGのICを検出することになる．患者血清中のRFや補体の影響を受けず，補体結合性のないICも検出する．
- C1q結合免疫複合体測定法，C3d結合免疫複合体測定法はともに補体活性化を示すICを検出する．
- 抗原抗体複合物に対するC1qの結合能は免疫グロブリンクラス，サブクラスにより，また抗原抗体複合物の大きさにより異なる（heterogeneity：非均質性）．抗体としてIgG，IgMが関与するICはC1qを結合する．IgGサブクラスでは$IgG_1 > IgG_3 > IgG_2$の順に補体結合能が強く，IgG_4には認められない．
- C3d結合免疫複合体測定法は，免疫複合体（IC）上に結合している補体第3成分の分解産物の一つであるC3dを介した血中IC測定法である．C3dは補体系の古典経路，第2経路のいずれの活性化経路を通しても生じることから，理論的には補体系を活性化するICをすべて検出することになる．

臨床的意義と検査値の読み方

- 血管炎，腎炎，関節炎などの症状が認められ，免疫複合体疾患が疑われるときに測定する．
- 血中の免疫複合体は多数の疾患で認められるが，疾患の病因として存在する場合や，疾患の結果として存在する場合がある．しかし，免疫複合体疾患と総称されるSLE，MRAなどでは，診断，治療効果の判定，経過観察に有意義である．

263-00867

- なお IC の検出は一法だけでなく，複数の方法で測定することが望ましい．陽性の結果が得られれば，少なくとも同一の検査法で経過をみる．自己抗体（抗核抗体，抗 DNA 抗体，抗 RNP 抗体，リウマチ因子など），補体価（CH50），C3，C4 などの値を総合的に判断し疾患の病態，病勢を判断する．　（竹村周平）

5G175
抗ミトコンドリア抗体　　保

anti-mitochondrial antibody

略 AMA　　**別** ミトコンドリア抗体

測定法　IFA，ELISA
検体　血清
基準値　陰性（20倍未満），ELISA：7.0
異常値を呈する場合
陽性
- 高値：原発性胆汁性肝硬変症（PBC），CREST 症候群（PBC と合併）
- 低値：自己免疫性肝炎，慢性肝炎，アルコール性肝障害，心筋症，膠原病

次に必要な検査▶
- 肝の画像検査と組織学的の検査を行い確認する．
- 肝機能検査，特に胆道系酵素（ALP，γ-GT，LAP）とビリルビン値を定期的にチェックする．

プロフィール
- 抗ミトコンドリア抗体（AMA）はミトコンドリア内抗原に反応する自己抗体で，原発性胆汁性肝硬変症（PBC）に特異的である．ラットの腎組織を抗原材料とする蛍光抗体法にて検出される．近年，非特異性が少なく，細胞が大きく見やすい培養細胞（HEp2）が用いられ，その細胞質内顆粒の染色像からも判定される．
- ミトコンドリア抗原は，その内膜および外膜に存在し，種々の抗原があり，それらと反応する抗体は Berg らにより 9 種類の亜型（M1〜M9）に分類された．通常，PBC での AMA はピルビン酸脱水素酵素複合体-E2 と反応する抗 M2 抗体で，ELISA にて測定される．改良され，PBC での陽性率は約 90％である．

臨床的意義と検査値の読み方
- PBC は肝内胆汁うっ滞が長期間続き，血中胆道系酵素やビリルビン値が上昇する自己免疫性肝疾患の一つである．AMA は IFA または ELISA にて PBC のほとんどの例（90〜95％）で陽性となり，特異性の高い自己抗体である．蛍光抗体法で 40 倍以上を示すのは PBC と考えられる．
- PBC 以外では自己免疫性肝炎，慢性肝炎，肝硬変症，アルコール性肝障害，心筋症，膠原病〜自己免疫疾患，梅毒などでもまれながら陽性となることがあるが，抗体価はいずれも低い．

- 慢性肝内胆汁うっ滞症を引き起こす疾患に，PBC 以外では，薬剤性や自己免疫性胆管炎があり，これらでは AMA は陰性であることから PBC と鑑別される．

予想外の値が認められるとき
- 臨床症状，臨床検査所見，肝組織像から PBC と診断されても AMA 陰性が少数例にみられる．抗ミトコンドリア M2 抗体についても IgG クラス，また状況によっては IgM クラスについて測定する．
- AMA 陽性でも胆道系酵素値上昇がみられなければ，検体取り違い，血清検体取り扱いか測定系などに問題があり，検索を進める．　（吉田　浩）

5G180
抗平滑筋抗体

anti-smooth muscle antibody

略 ASMA　　**別** 平滑筋抗体

測定法　IFA
検体　血清
基準値　陰性（20倍未満）
異常値を呈する場合
陽性
- 高値：自己免疫性肝炎，自己免疫性胆管炎
- 低値：原発性胆汁性肝硬変，肝硬変症，アルコール性肝障害，ウイルス性疾患など

次に必要な検査▶ 抗核抗体，抗 DNA 抗体，抗肝腎マイクロゾーム（LKM）抗体，リウマトイド因子などの自己抗体検査，CH50，肝組織像検査による確診，肝機能の定期的測定．

プロフィール
- 抗平滑筋抗体とは，筋蛋白成分の一つであるアクチンに対する自己抗体である．本抗体に対する抗原には，臓器特異性，種属特異性はない．
- 当初，ラット胃壁平滑筋を基質とする間接蛍光抗体法で自己免疫性肝炎に特異的な自己抗体として報告されたが，その後，主要対応抗原はアクチンであることが明らかにされた．アクチンは筋組織以外にも広く存在し，抗原の多様性が示されている．
- Botazzo らにより，ラット胃切片を用いた染色パターンから，SMA-T（tubular：尿細管），SMA-G（glomerular：腎糸球体），SMA-V（vessels：血管壁）の 3 つに分類され，SMA-V および SMA-T パターンが自己免疫性肝炎や慢性活動性肝炎に特徴的であると報告された．また，精製アクチンを抗原とする酵素抗体法での IgG 抗体測定の報告もなされているが，一般化には至っていない．
- 通常，ラットの胃壁と腎の 2 種類の切片を基質として用い，胃粘膜筋板および腎血管壁に特異蛍光を認めるものを陽性として判定する．同時に，特異蛍光の違いにより，抗ミトコンドリア抗体，胃壁細胞抗

体も検出され，また，抗LKM抗体の存在も推測可能である．

臨床的意義と検査値の読み方
- 自己免疫機序の関与が推測される肝疾患（特に自己免疫性肝炎，自己免疫性胆管炎）に，本抗体は高率に40倍以上の高値陽性となる．その他の肝硬変，ウイルス性肝炎，まれに悪性腫瘍，関節リウマチでも検出されるが，抗体価は低く一過性の場合も多い．
- 抗平滑筋抗体は自己免疫疾患である全身性エリテマトーデス（SLE）では陰性であるため，自己免疫性肝炎とSLEでの肝障害の鑑別にも用いられる．

予想外の値が認められるとき
- 抗核抗体（ANA；均質型，まれに斑紋型）やリウマトイド因子（RF）などの検査とともに，総合的に判定する．
- 血清検体や蛍光抗体法検査法（核材，蛍光顕微鏡）について検索する．

（吉田　浩）

5G185
抗胃壁細胞抗体
anti-parietal cell antibody

略 PCA　**別** 胃壁細胞抗体，抗壁細胞抗体，壁細胞抗体（parietal cell antibody：PCA），抗胃壁

測定法　IFA
検体　血清（長期保存する場合，凍結保存する）
基準値　陰性（10倍未満）

異常値を呈する場合
陽性　悪性貧血，鉄欠乏性貧血，萎縮性胃炎，甲状腺疾患（機能亢進症，低下症），他の胃疾患（胃潰瘍，胃癌），肝疾患，糖尿病，SLE，Sjögren症候群

次に必要な検査▶
- 他に確認すべき検査は，①末梢血の血球算定/血液像で大球性高色素性貧血と好中球過分葉（hyper-segmentation），②骨髄塗抹標本での巨赤芽球性変化，③血中ビタミンB$_{12}$（V.B$_{12}$），葉酸の測定，④抗内因子抗体，⑤胃内視鏡による萎縮性胃炎と無酸症，⑥L-バリン負荷による尿中メチルマロン酸高値，⑦シリング（Schilling）試験である．
- Shilling試験は^{58}Co-V.B$_{12}$の経口投与によるV.B$_{12}$吸収試験であり，尿中排泄量により判断する．内因子欠乏型と吸収障害型を区別しうる．
- 悪性貧血においては他の臓器特異的自己免疫疾患である慢性甲状腺炎（橋本病），Addison病，1型糖尿病などを合併することがあるため，それらの検索も必要である．

プロフィール
- 胃壁細胞（parietal cell）は，胃底部，胃体部に存在する細胞の一種であり，最大多数を占める主細胞（chief cell，ペプシノゲン産生）に次いで2番目に多い細胞である．胃壁細胞は刺激因子（ガストリン，ヒスタミン，アセチルコリン）による刺激を受けて，プロトンポンプ（proton pump，H$^+$, K$^+$-ATPase）の作用により，胃内腔へ酸分泌を行う．
- 抗胃壁細胞抗体は，この胃壁細胞に対する自己抗体であり，悪性貧血（pernicious anemia）と慢性萎縮性胃炎に出現する抗体として報告された．特に胃壁細胞に存在するプロトンポンプが主たる対応抗原である．抗胃壁細胞抗体は，血清中で検出されるのは主としてIgG型（分子量約150 kDa，血中半減期20日），胃液中で検出されるのは主としてIgA型（分泌型として分子量約400 kDa）である．形質細胞にて産生される．
- 自己抗体の産生機序は未だ不明であるが，健常者においても何らかの形で刺激を受けた形質細胞により一過性に産生されうるが，産生が持続される場合が特に問題となる．

臨床的意義と検査値の読み方
- 本検査は，慢性萎縮性胃炎（自己免疫性胃炎）および悪性貧血が疑われるときに行われる．
- 悪性貧血で陽性率が高い（75〜100％）．悪性貧血はV.B$_{12}$欠乏による巨赤芽球性貧血の代表的疾患である．悪性貧血では，V.B$_{12}$の吸収に必要な内因子（intrinsic factor）に対する自己抗体が産生され，回腸でのV.B$_{12}$の吸収ができないためV.B$_{12}$不足となり，赤芽球を含む全身の細胞の核酸合成が障害され，末梢血で大球性貧血，骨髄で巨赤芽球性変化を呈する疾患である．なお，V.B$_{12}$が全く吸収されなくなっても体内のV.B$_{12}$は5年程度はもつと考えられる．悪性貧血の患者では，このような抗内因子抗体と同時に抗胃壁細胞抗体が産生されることが多い．
- 悪性貧血の内視鏡所見として慢性萎縮性胃炎が特徴である．胃粘膜萎縮の進行とともに抗胃壁細胞抗体陽性率は増加するが，抗体価とは必ずしも相関しない．
- 抗胃壁細胞抗体は悪性貧血以外の疾患においても出現頻度が高く，悪性貧血を伴わない萎縮性胃炎（20〜60％），鉄欠乏性貧血（20〜50％），甲状腺疾患（30〜60％），糖尿病（18〜30％），肝疾患（20％）など種々の疾患で陽性となる．
- 健常者でも10％以下の陽性率がみられるが，高齢者になると10〜15％程度と陽性率が増加する．
- 抗胃壁細胞抗体が陰性かつ血清ペプシノゲン値が低値の人で，胃癌のリスクが高いという報告がある．

予想外の値が認められるとき
- 健常者でも陽性になることがあるので，他の検査結果と併せて総合的判断が必要である．また悪性貧血でも10〜20％程度は陰性である．

（今福裕司）

5G190
抗内因子抗体
anti-intrinsic factor antibody

略 IF-AB　**別** 内因子抗体, 抗胃抗体

測定法　CPBA
検体　血清（長期保存する場合, 凍結保存する）
基準値　陰性
異常値を呈する場合
陽性 悪性貧血（70～80％）, Addison病（30％）, 萎縮性胃炎（10％）, 胃癌, 甲状腺疾患, 糖尿病, 鉄欠乏性貧血ほか

次に必要な検査▶
- 他に確認すべき検査は, ①末梢血の血球算定/血液像で大球性高色素性貧血と好中球過分葉（hypersegmentation）, ②骨髄塗抹標本での巨赤芽球性変化, ③血中ビタミンB_{12}（V.B_{12}）, 葉酸の測定, ④抗胃壁細胞抗体, ⑤胃内視鏡による萎縮性胃炎と無酸症, ⑥L-バリン負荷による尿中メチルマロン酸高値, ⑦シリング（Schilling）試験である.
- Shilling試験は, ^{58}Co-V.B_{12}の経口投与によるV.B_{12}吸収試験であり, 尿中排泄量により判断する. 内因子欠乏型と吸収障害型を区別しうる.
- 悪性貧血においては他の臓器特異的自己免疫疾患である慢性甲状腺炎（橋本病）, Addison病, 1型糖尿病などを合併することがあるため, それらの検索も必要である.

プロフィール
- 内因子（intrinsic factor：IF）は, 胃壁細胞から分泌されるV.B_{12}の吸収に必須の物質である（分子量60 kDa）. 食事中のV.B_{12}は蛋白と結合しているが, ペプシンで分解され, 遊離V.B_{12}となる. 遊離V.B_{12}は胃内でR蛋白と結合する. R蛋白は十二指腸で膵由来の蛋白分解酵素により分解され, 再び遊離したV.B_{12}は内因子と結合する. この複合体は回腸の内因子受容体を介して吸収される, という経路でV.B_{12}が吸収されている.
- 抗内因子抗体は, この内因子に対する自己抗体で, その内因子との結合部位によりⅠ型抗体（V.B_{12}阻止抗体）と, Ⅱ型抗体（V.B_{12}結合抗体）に分類される. Ⅰ型抗体は内因子とV.B_{12}の結合部位付近に結合し, 両者の結合を阻害するのに対して, Ⅱ型抗体は内因子と回腸の内因子受容体との結合部近傍に結合し, 両者の結合を阻害する. 通常は血清添加による内因子とV.B_{12}の結合阻害の程度を測定してⅠ型抗体を検出する.
- 血清中ではIgG型（分子量約150 kDa, 血中半減期約20日）が主体で, 胃液中ではIgG型とIgA型（分泌型として分子量約400 kDa）が主体である. 形質細胞にて産生される.

臨床的意義と検査値の読み方
- 本検査は悪性貧血の診断に重要である. 抗胃壁細胞抗体（PCA）よりも悪性貧血に特異性が高い, すなわち他の胃疾患で陽性となることが少ない. 悪性貧血患者でのⅠ型抗体陽性率は70％程度である. 一方, Ⅱ型抗体陽性率は40％程度と低く, またそのほとんどがⅠ型抗体も陽性である. 悪性貧血でも30％程度は抗内因子抗体が陰性である.
- 慢性甲状腺炎（橋本病）, 1型糖尿病, Addison病などの臓器特異的自己免疫疾患でも検出されることがあるが, これらの患者は後に悪性貧血を発症する可能性がある.

予想外の値が認められるとき
- 健常者でもまれに陽性を呈することがある.
- ステロイド治療による病態の改善によって抗内因子抗体の抗体価は低下しうる.

（今福裕司）

5G195
抗横紋筋抗体
anti-skeletal muscle antibody

略 AMF　**別** 横紋筋抗体, 抗骨格筋抗体, automuscle antibody factor（AMF）

測定法　IFA
検体　血清（長期保存する場合, 凍結保存する）
基準値　陰性（20倍未満）
異常値を呈する場合
高値 重症筋無力症, 多発性筋炎, 筋ジストロフィー, 他の膠原病, 悪性貧血, Addison病, Sjögren症候群

次に必要な検査▶ 抗アセチルコリン受容体抗体は, 重症筋無力症の病態である筋脱力現象を直接的に発生させる抗体であり, 阻害型抗体と非阻害型抗体に分類されるが, 本症の診断, 経過観察に必須の抗体である. 重症筋無力症の所見として, 筋電図での漸減現象（waning phenomenon）を確認する. 胸腺腫の合併は胸部CT検査などで確認する.

プロフィール
- 抗横紋筋抗体は骨格筋（横紋筋）構成成分に対する自己抗体の一種である.
- 横紋筋（striated muscle）は骨格筋（skeletal muscle）の別名であり, また随意筋（voluntary muscle）とも呼称する. 心筋のことを不随意横紋筋と称する場合もあるが, 抗横紋筋抗体という場合は抗骨格筋抗体のことを示す. 横紋は顕微鏡的に縦走する筋線維にみられる縞状構造のことであるが, 骨格筋にも心筋にもみられる.
- 骨格筋は, その微細構造として筋線維（muscle fiber）あるいはその中の筋細線維（myofibril）から構成されており, その構成成分はミオシン（myosin）, アクチン（actin）, トロポミオシン（tropomyosin）, トロポニン（troponin）I, T, Cなどが直接的に収

f　自己免疫関連検査　559

縮に関与している．そのほかに motor neuron からの刺激を受けるアセチルコリン受容体（acetylcholine receptor：AChR）など各種受容体を含む筋細胞膜（sarcolemma），筋小胞体（sarcoplasmic reticulum），ミトコンドリアなど幾多の構造を含んでいる．ATP エネルギーを消費して actin filament と myosin filament が滑走することで筋収縮が発生する現象が説明されている．これら種々構成成分が抗横紋筋抗体の対応抗原となりうる．

- 動物骨格筋組織切片を用いた間接蛍光抗体法により横紋に沿った蛍光を観察した場合，陽性と判定される．免疫グロブリンクラスは IgG 型（分子量約 150 kDa，血中半減期約 20 日）が多く，IgM 型（分子量約 900 kDa，血中半減期約 5 日）もある．形質細胞にて産生される．

臨床的意義と検査値の読み方

- 本検査は，重症筋無力症が疑われるとき，特に胸腺腫合併の有無を検索するときに行われる．
- 重症筋無力症（myasthenia gravis）は，臓器特異的自己免疫疾患の一つで，外眼筋，球筋，四肢筋などの易疲労感，筋力低下を主訴とする疾患である．その原因として，何らかの機序で抗アセチルコリン受容体抗体（anti-AChR antibody）が持続的に産生され，motor neuron からアセチルコリンを介した骨格筋への刺激伝達が障害される機序により病態が形成されることが明らかにされている．
- 抗横紋筋抗体の測定では，抗アセチルコリン受容体抗体以外にも骨格筋構成成分全体に対する抗体を検出することができる．しかし抗アセチルコリン受容体抗体よりも感度が低く，重症筋無力症においては 30 ％程度の陽性率である．一方，胸腺腫（thymoma）を合併する重症筋無力症患者では 90 ％以上の高い陽性率となることが報告されている．すなわち，この抗体が陽性であれば胸腺腫の合併を考慮して検索する必要がある．またこの自己抗体の抗体価は病勢を反映するとされている．重症筋無力症を合併しない胸腺腫の場合だと 20 ％程度に陽性がみられる．

予想外の値が認められるとき

- 健常者においても検出されることがある．

（今福裕司）

5G200

抗心筋抗体

anti-myocardium antibody

略 AMA **別** 心筋抗体，antimyocardial antibody, cardiac antibody

測定法 IFA
検体 血清（長期保存する場合，凍結保存する）
基準値 陰性（20 倍未満）

異常値を呈する場合

高値 自己免疫性心筋炎，特発性心筋症，リウマチ熱，心臓手術後，心筋梗塞，RA，SLE，PSS，PN，アミロイドーシス

次に必要な検査▶ 各種検査（胸部 X 線検査，心電図，心臓超音波検査，心臓カテーテル検査，心内膜心筋生検など）により原疾患の検索を進める．リウマチ熱であれば A 群溶連菌による感染を確認する．

プロフィール

- 抗心筋抗体は，種々の心筋構成成分に対する自己抗体の総称である．
- 心筋細胞は骨格筋細胞に類する横紋（striated）構造を有しているが，細胞は分枝し，細胞間結合である介在板（intercalated disk）を介して三次元ネットワークを形成している．構成成分として骨格筋同様に，ミオシン（myosin，サブユニットとして軽鎖 light chain と重鎖 heavy chain がある），アクチン（actin），トロポミオシン（tropomyosin），トロポニン（troponin）I，T，C などが直接的に収縮に関与している．その他に各種受容体を含む筋細胞膜（sarcolemma），筋小胞体（sarcoplasmic reticulum），ミトコンドリアなど幾多の構造を含んでいる．ATP エネルギーを消費して actin filament と myosin filament が滑走することで筋収縮が発生する現象が説明されている．
- 抗心筋抗体の存在を検索するため，動物心切片を用いて血清，FITC 標識二次抗体と反応後，蛍光顕微鏡で観察する方法が用いられる．陽性像として，筋細胞周囲が染まる heterophile（HE）型，心筋線維が染まる細胞内型，介在板が染まる介在板型，そして細胞核が染まる核型などに分類されてきた．
- 蛍光抗体法による抗心筋抗体の測定は心筋と反応するあらゆる抗体を検出するものであるが，一方個々の抗原に対する自己抗体の検索は精力的になされており，例えば心筋炎（myocarditis）における心筋特異的 α-myosin やミトコンドリア酵素群，筋細胞膜の β_1-receptor などに対する抗体の測定が試みられている．
- IgG（分子量約 150 kDa，血中半減期約 20 日），IgA（単量体として分子量約 160 kDa，血中半減期約 6 日），IgM 型（分子量約 900 kDa，血中半減期約 5 日）の抗体が検出される．形質細胞にて産生される．

臨床的意義と検査値の読み方

- 本検査は，特発性心筋症で自己免疫機序の関与が推定される場合，リウマチ熱において活動性の把握する場合，あるいは膠原病で心合併症を疑うときなどにおいて行われる．
- 心筋疾患で陽性となる．特に心筋炎，心筋症（cardiomyopathy）の一部において自己免疫性の病因的関与も想定されている．報告されている陽性率は心筋炎（25 ％），特発性心筋症（9 〜 60 ％），心筋梗塞（13 〜 40 ％），狭心症（16 〜 27 ％），弁膜疾患（8 〜 23 ％）などである．心筋の組織破壊により二次的に

抗体産生が起こる場合と，病態形成に直接的に関与する場合があると考えられ，心疾患への免疫機序の関与の可能性の有無を知ることができる．
- リウマチ熱患者においては，疾患活動性の指標として使用することができる．

予想外の値が認められるとき
- 健常者でも陽性の場合がある（8～20％）．健常者で陽性となる抗体はIgM型で，心筋と骨格筋の両方に反応する一方，心筋疾患に関連する抗体はIgG型で骨格筋とは反応しないとの報告もあり，その場合，同時に抗骨格筋抗体検査も施行すると理解に役立つと思われる．

（今福裕司）

5G205
抗副腎皮質抗体
anti-adrenal cortex antibody

略 AACA **別** 副腎皮質抗体

測定法 IFA
検　体 血清（長期保存する場合，凍結保存する）
基準値 陰性（20倍未満）
異常値を呈する場合
高値 Addison病，1型糖尿病
次に必要な検査▶
- Addison病として確認すべき検査項目は，血液中のコルチゾール，アルドステロン，デヒドロエピアンドロステロン濃度，ACTH，尿中17-OHCS，17-KS，血清Na，K濃度と心電図所見などである．また結核性の否定のため結核の検索（胸部X線検査，喀痰塗抹培養，ツベルクリン反応），CTなど画像検査による副腎の把握，下垂体肥大（二次的過形成）の確認を行う．
- 他の臓器特異的自己免疫疾患を伴うことがあるため検索が必要である．すなわち，悪性貧血や多腺性自己免疫症候群（Ⅰ型：副甲状腺，副腎皮質，Ⅱ型：副腎皮質，甲状腺，1型糖尿病）の場合があるので，他の内分泌腺に対する自己抗体を検索する．

プロフィール
- 副腎皮質は副腎皮質ホルモン（steroid hormoneの一種）合成の場であるが，この組織に対する自己抗体が抗副腎皮質抗体である．
- 1957年にAndersonらがはじめて副腎皮質機能低下症を呈する特発性Addison病の患者血清中に抗副腎皮質抗体の存在を報告した．抗副腎皮質抗体は，副腎皮質細胞の細胞質ミクロソーム画分に対する抗体であるが，近年の研究により，その対応抗原としてステロイド合成に関与する一連のP-450酵素の中でP-450c21（21-hydroxylase, 521アミノ酸；Aa），P-450c17（17a-hydroxylase, 508Aa），あるいはP-450scc（コレステロール側鎖切断酵素，230Aa）などが証明されている．

- 抗副腎皮質抗体は通常，副腎切片に血清を反応させた後，蛍光物質標識二次抗体を反応させて蛍光顕微鏡で観察するという間接蛍光抗体法にて検出される．副腎の種々抗原に対する抗体を包括的に検出することが可能であるが，個々の対応抗原を同定するのは研究室レベルである．
- 抗副腎皮質抗体はIgG型（分子量約150kDa，半減期約20日）を主体とする．形質細胞にて合成される．

臨床的意義と検査値の読み方
- 本検査は，Addison病を疑うとき，他の自己免疫性内分泌疾患を有する患者におけるAddison病のスクリーニングにおいて行われる．
- Addison病は副腎原発性の慢性副腎皮質機能低下症である．すなわち，副腎皮質から分泌される糖質コルチコイド（glucocorticoid, cortisol），鉱質コルチコイド（mineral corticoid, aldosterone），副腎アンドロゲン（adrenal androgen, dehydroepiandrosterone；DHEA）の欠乏症状が発生する．通常，副腎皮質の90％以上が破壊されないと症状は現れないといわれる．
- かつて結核性が多かったが，近年特発性も多くなっている．特発性Addison病で40～70％の患者に本抗体が陽性となる．結核性Addison病でも若干ながら陽性になることがある．本抗体が副腎皮質に直接障害を与えるのか，あるいは別機序による副腎皮質破壊の結果抗体が産生されるのかは定かでないが，いずれにしても本抗体は特発性Addison病と密接な関連がある．
- Addison病以外の自己免疫性内分泌疾患，例えば甲状腺，副甲状腺，1型糖尿病患者などで抗副腎皮質抗体が陽性の場合，潜在性Addison病を併発しているかあるいは今後発症してくる可能性を示唆する重要な所見である．

予想外の値が認められるとき
- 健常者でも陽性のことがある（1％程度）．

（今福裕司）

5G225
抗IgA抗体
anti-IgA antibody

別 IgA抗体，IgG抗IgA抗体

測定法 IRMA
検　体 血清
基準値 陰性（0～150％）
異常値を呈する場合
陽性 輸血に伴いアナフィラキシー反応，非溶血性輸血副作用をきたした症例（正常の献血者で約0.5％），選択的IgA欠損症（炎症性疾患を合併した症例で約65％），妊娠・分娩歴のある婦人（正常の妊婦で約2.5％）

f　自己免疫関連検査

次に必要な検査▶抗IgA抗体が検出される場合，IgA$_1$，IgA$_2$m$_1$，IgA$_2$m$_2$のいずれかに対する抗体の特異性を調べるために，血球凝集阻止試験が行われる．

プロフィール
- 抗IgA抗体は，免疫グロブリンAに対するIgG抗体である．通常IgGクラスに属し，IgG$_1$が優位であるが，IgG$_3$クラスやIgEクラスの報告もある．
- 抗IgA抗体の産生機序は明らかではないが，次の点が考えられている．
  ①再発性の上気道感染症患者の約19〜30％に検出されるほか，全身性エリテマトーデス，若年性関節リウマチなどの自己免疫疾患で約77〜100％に認められ，IgAと交差反応性を有する非自己抗原の感作あるいはIgAに対する自己寛容性（self-tolerance）の破綻のため産生される．
  ②recipient（受給者）に存在しないIgAのallotypeを含む血液の輸血を受けることにより，本抗体が産生される．
  ③妊娠・出産時に母親が胎児のIgAにより感作されることにより，本抗体が産生される．

臨床的意義と検査値の読み方
- 選択的IgA欠損症で，class specific抗IgA抗体が検出される．IgAを含む輸血，免疫グロブリン製剤の輸注により，重篤なアナフィラキシー反応がみられる．臨床的には悪寒，発熱，呼吸困難，ショックなどがみられる．また，血清IgA値が正常あるいは下限の症例でも，limited specific抗IgA抗体が検出されることがあり，IgAを含む輸血，免疫グロブリン製剤の輸注により非溶血性輸血副作用がみられる．このため原因不明の非溶血性輸血副作用をきたした症例では，血清IgA値および抗IgA抗体の測定が臨床的に重要である．すなわち，抗IgA抗体陽性例ではIgAを含む輸血，免疫グロブリン製剤の輸注を避けなければならない．
- まれに，妊娠中の母親のIgG抗IgA抗体が胎盤を通過し，胎児にIgA欠損症をきたすことがある．
- IgA腎症では，抗IgA抗体による免疫複合体形成が考えられている．
- IgA完全欠損症患者の頻度は，日本人で約10,000人に1人であり，欧米人の約800人に1人に比べ低い．
- 再発性の上気道感染症や自己免疫疾患で高率に陽性となる．

予想外の値が認められるとき
- 選択的IgA欠損症で，抗IgA抗体が検出されない場合，遺伝的要因（家族性），染色体異常（18番染色体の異常），環境要因（抗てんかん薬などの薬剤，EBウイルスなどの感染），リンパ系腫瘍などについて検索する．

（鏑木淳一）

5G290
抗サイログロブリン抗体 保

anti-thyroglobulin antibody

略 TgAb　別 サイログロブリン抗体，サイロイドテスト

測定法　RIA，EIA，CLIA，PA（サイロイドテスト）
検　体　血清
基準値　RIA：0.3U/m*l*未満
　　　　EIA：0.3U/m*l*未満
　　　　CLIA：34IU/m*l*以下
　　　　PA：100倍未満

異常値を呈する場合
陽性　橋本病，Basedow病，特発性甲状腺機能低下症，無痛性甲状腺炎，甲状腺原発悪性リンパ腫

次に必要な検査▶甲状腺機能検査．

プロフィール
- サイログロブリンは甲状腺濾胞コロイドの主要構成蛋白であり，甲状腺ホルモンはサイログロブリン分子上で甲状腺ペルオキシダーゼ（TPO）の作用により生成される．
- 抗TPO抗体とは異なり，抗サイログロブリン抗体には補体結合性がなく，甲状腺細胞に対する傷害性も証明されておらず，甲状腺組織破壊にはほとんど関与しないと考えられている．また，抗サイログロブリン抗体価と甲状腺機能・橋本病の疾患活動性とは相関せず，治療による有意な変動もみられない．
- 標識サイログロブリンを用いる高感度測定法（RIA，EIA，CLIA）は，従来の間接凝集法（サイロイドテスト；PA）と良好な相関を示すが，より特異性，感度，再現性が高い．

臨床的意義と検査値の読み方
- 橋本病，Basedow病などの自己免疫性甲状腺疾患の診断に有用である．
- 自己免疫性甲状腺疾患での抗サイログロブリン抗体陽性率は，橋本病では75〜90％，Basedow病では60〜80％である．陽性率は抗TPO抗体に劣るが，抗TPO抗体陰性例での陽性例も認められるので自己免疫性甲状腺疾患の除外には両抗体の測定が望ましい．橋本病，Basedow病ともに高率に陽性となるため，測定値にかかわらず両者の鑑別に用いることはできない．
- 一般成人での陽性率は約5〜10％であり，加齢とともに20％以上に上昇するため，本抗体陽性のみでは自己免疫性甲状腺疾患とは診断できないが，抗体陽性かつ甲状腺腫または甲状腺機能異常が存在する場合には診断できる．
- 抗TPO抗体と同様，本抗体が陽性の場合には，①妊婦では2/3に出産後甲状腺機能異常を生じる，②インターフェロン治療後の甲状腺機能異常発生率が高い，③潜在性甲状腺機能低下症では自己抗体陰性者

よりも約2倍高率に顕性低下症に移行する，などの報告がある．したがって，陽性者に対しては甲状腺機能の経過観察が必要である．
- 甲状腺原発悪性リンパ腫は橋本病患者では70倍以上のリスク上昇が報告されており，急速に増大する甲状腺腫で本検査が陽性の場合は本症についての検討が必要である．
- 抗サイログロブリン抗体はサイログロブリンの測定に干渉するため，甲状腺分化癌の経過観察にサイログロブリンを用いる場合には本抗体が陰性であることを確認しておく必要がある．
- 保険上，高感度測定法（RIA，EIA，CLIA）とサイロイドテスト（PA）による測定を同時に行った場合は主たるもののみの算定となる．

(三橋知明)

5G285
抗甲状腺ペルオキシダーゼ抗体
（抗マイクロゾーム抗体） 保

anti-thyroid peroxidase antibody (anti-microsome antiboby)

略 TPOAb　**別** 甲状腺ペルオキシダーゼ抗体，抗TPO抗体，マイクロゾームテスト

測定法 RIA，EIA，CLIA，PA（マイクロゾームテスト）

検体 血清

基準値 RIA：0.3 U/m*l* 未満
EIA：0.3 U/m*l* 未満
CLIA：4.3 IU/m*l* 以下
PA：100倍未満

異常値を呈する場合

陽性 橋本病，Basedow病，特発性甲状腺機能低下症，無痛性甲状腺炎，甲状腺原発悪性リンパ腫

次に必要な検査 ▶ 甲状腺機能検査．

プロフィール
- 甲状腺ペルオキシダーゼ（thyroid peroxidase：TPO）は甲状腺ホルモン合成に中心的な役割を果たしている酵素であり，また，従来より測定されていた抗甲状腺マイクロゾーム抗体（マイクロゾームテスト）の主要対応抗原である．
- 抗TPO抗体は補体結合性があり，甲状腺細胞傷害性も認められ，抗体依存性細胞傷害への関与も示唆されている．また，甲状腺内リンパ球浸潤との相関も認められることから，自己免疫性甲状腺疾患の病態に関与する可能性が高い．しかし抗TPO抗体価の高い母親から生まれた児で永続性甲状腺機能低下を起こすことはなく，実験動物への抗体投与で甲状腺障害を生じないことなどから，直接の病因とは考えられていない．TPOに対する阻害効果は *in vitro* では報告されているが，*in vivo* での効果は明らかではなく，抗TPO抗体価と甲状腺機能との相関はみられない．

- 標識TPOを用いる測定法（抗甲状腺ペルオキシダーゼ抗体；RIA，EIA，CLIA）は，従来の甲状腺マイクロゾーム分画を抗原とする間接凝集法（マイクロゾームテスト；PA）と良好な相関を示すが，より特異性・感度・再現性が高い．

臨床的意義と検査値の読み方
- 橋本病・Basedow病などの自己免疫性甲状腺疾患の診断・病態把握に有用である．
- 自己免疫性甲状腺疾患での陽性率は，橋本病では90～100％，Basedow病では75～90％と報告されており，他の甲状腺自己抗体より高い．橋本病，Basedow病ともに高率に陽性となるため，測定値にかかわらず両者の鑑別に用いることはできない．
- 一般成人での陽性率は約10％であり，加齢とともに30％近くに上昇するため，本抗体陽性のみでは自己免疫性甲状腺疾患とは診断できないが，抗体陽性かつ甲状腺腫または甲状腺機能異常が存在する場合には診断できる．
- 抗TPO抗体に限らず何らかの抗甲状腺自己抗体が陽性の場合には，①妊婦では2/3に出産後甲状腺機能異常を生じる，②インターフェロン治療後の甲状腺機能異常発生率が高い，③潜在性甲状腺機能低下症では自己抗体陰性者よりも約2倍高率に顕性低下症に移行する，などの報告がある．したがって，抗甲状腺自己抗体が陽性の場合は甲状腺機能の経過観察が必要である．
- Basedow病の抗甲状腺薬治療時にTSHレセプター抗体とともに変動すること，橋本病の疾患活動性と相関すること，無痛性甲状腺炎の経過中に変動することなどから，自己免疫性甲状腺疾患の疾患活動性の評価にもある程度有用である．そのほか，橋本病に対する甲状腺ホルモン補充治療により低下すること，妊娠中に低下し産後上昇すること，Basedow病アイソトープ治療後に一過性に上昇することなどが知られている．甲状腺癌患者の15％で弱陽性となるが，組織破壊によるものと考えられる．
- 甲状腺原発悪性リンパ腫は橋本病患者では70倍以上のリスク上昇が報告されており，急速に増大する甲状腺腫で本検査が陽性の場合は本症についての検討が必要である．
- 保険上，抗TPO抗体（RIA，EIA，CLIA）とマイクロテスト（PA）を同時に測定した場合は，主たるもののみの算定となる．

(三橋知明)

5G280, 260
抗T₄抗体，抗T₃抗体

anti-thyroxine antibody, anti-triiodothyronine antibody

略 T₄Ab，T₃Ab　**別** T₄（サイロキシン）抗体，T₃（トリヨードサイロニン）抗体

測定法 RA（固相法）

検体 血清

基準値 陰性（結合率5.0/6.5％以下）
異常値を呈する場合
陽性 自己免疫性甲状腺疾患（橋本病, Basedow病），^{131}I治療後甲状腺癌患者，甲状腺ホルモン剤服用者，非甲状腺疾患患者（まれ）

プロフィール
- 自己免疫性甲状腺疾患症例の血清中には甲状腺ホルモン T_4 あるいは T_3 に対する自己抗体の存在することがあり，標識 T_4・T_3 に対する結合活性として測定される．
- 以前は FT_4・FT_3 や T_4・T_3 の測定に影響を与えることが問題となった．しかし，現在の甲状腺ホルモン測定キットは T_4・T_3 自己抗体の影響を受けないように改良されており，これらの抗体が臨床的に問題となることはほとんどなくなった． （久保田 憲）

5G310
TSHレセプター抗体
TSH receptor antibody

略 TRAb **同** TSH-binding inhibitory immunoglobulin（TBII），抗TSH受容体抗体

測定法 レセプター結合アッセイ
検体 血清
基準値 第1世代法：10％未満
第2世代法：15％未満，または1.0 IU/*l* 未満
異常値を呈する場合
陽性 Basedow病，特発性甲状腺機能低下症，甲状腺眼症・皮膚症，橋本病

次に必要な検査 ▶Basedow病が疑われるが本検査が陰性の場合は，TSAbを測定．放射性ヨード（またはテクネチウム）甲状腺摂取率も有用．

プロフィール
- TSHレセプターに対する自己抗体は多クローン性であり，甲状腺を刺激する抗体（☞「TSH刺激性レセプター抗体」p.565），TSH作用を阻害する抗体（☞「TSH作用阻害抗体」p.565）など作用も多様である．「TSHレセプター抗体（TRAb）」はレセプター結合阻害活性により測定されるものをさす歴史的名称であり，TSAb・TSBAbと区別するため，TBIIと呼称することが望ましい．
- 測定法はレセプター結合アッセイである．第1世代法では可溶化ブタ甲状腺膜，放射標識ウシTSHを用いた1ステップアッセイで，患者血清による結合阻害率を％表示するが，患者血中抗ウシTSH抗体による低値が問題であった．第2世代法はヒトリコンビナントTSHレセプター，非放射標識TSHなども用いられている2ステップアッセイで，患者TSH，抗ウシTSH抗体などの影響を排除して高感度化され，従来の表示に加えて国際単位の抗体濃度表示（IU/*l*）も行われている．さらに，Basedow病患者由来TSHレセプターモノクローナル抗体を用いた第3世代法も開発されている．

臨床的意義と検査値の読み方
- Basedow病の診断・寛解判定，特発性甲状腺機能低下症の診断，胎児・新生児甲状腺機能亢進症の診断・発症予測，甲状腺眼症・皮膚症の診断に有用である．Basedow病で陽性となり，橋本病，無痛性甲状腺炎，亜急性甲状腺炎，甲状腺癌などの一部で弱陽性を示す．また，特発性甲状腺機能低下症，甲状腺眼症，甲状腺皮膚症で陽性となる．
- 未治療Basedow病での陽性率は，第1世代法では90～95％，第2世代法では95～100％と報告されている．遊離甲状腺ホルモンの上昇を認める患者で本検査が陽性であればBasedow病とほぼ診断できるが，陰性でもBasedow病は否定できない．Basedow病が疑われるにもかかわらず本検査が陰性の場合は，TSAb，放射性ヨード（またはテクネチウム）甲状腺摂取率などが鑑別に有用である．また，弱陽性は無痛性甲状腺炎などの一部でもみられるため，患者の状態に応じて上記検査による鑑別を行う．
- 本検査値はBasedow病の疾患活動性と相関を示し，また，治療経過中に変動するのでBasedow病の寛解判定指標の一つとして有用であり，陰性化例では陽性持続例に比較して明らかに抗甲状腺薬中止後の再発が少ない．しかし，陰性化例での再発，陽性例での寛解なども多く，また，寛解持続期間の予測は困難であるなど，その予後予測上の有用性は限定的である．
- 本検査法では，甲状腺刺激抗体（TSAb）とTSH作用阻害抗体（TSBAb）を区別できないため，阻害抗体による特発性甲状腺機能低下症においても陽性となる．同一患者においてもTSAbとTSBAbは混在し，どちらの活性が優位になるかにより甲状腺機能は亢進または低下と変化する．甲状腺機能低下症においてTBII陽性の場合はTSH作用阻害抗体の存在が疑われる．
- TSHレセプター抗体はIgGが主体であるため胎盤通過性であり，TSAbと併せて胎児・新生児甲状腺機能亢進症の診断・発症予測に有用である．検査法の世代間の比較は困難だが，第1世代法で50％以上の場合は胎児・新生児への影響を考慮する．
- 特有の眼症状を有する患者で，画像診断により眼窩腫瘍が否定され本検査が陽性であれば，甲状腺機能にかかわらず甲状腺眼症と診断できる．
- 国際単位表示で1.0～1.5 U/*l* は疑陽性として扱い，患者の状態に応じて経過観察または他の検査により鑑別を行う． （三橋知明）

5G300
TSH刺激性レセプター抗体 保

thyroid stimulating antibody

略 TSAb　**別** 甲状腺刺激抗体，刺激型TSHレセプター抗体

測定法　バイオアッセイ＋RIA
検体　血清
基準値　陰性（180％未満）
異常値を呈する場合
陽性 Basedow病，甲状腺眼症，橋本病
次に必要な検査▶Basedow病が疑われるが本検査が陰性の場合は，TBIIを測定．放射性ヨード（またはテクネチウム）甲状腺摂取率も有用．

プロフィール
- Basedowの病因である甲状腺刺激活性を有する自己抗体を測定するバイオアッセイである．「TSH刺激性レセプター抗体」は保険上の名称であり，「甲状腺刺激抗体」または「刺激型TSHレセプター抗体」がより的確である．
- 本検査法は培養ブタ甲状腺細胞と患者血清IgG分画を用いたバイオアッセイであり，TSHレセプター刺激により産生されたcAMPをRIAにより測定し，標準血清に対して比較定量する．本検査法ではTSHレセプター結合に引き続いて起こるAキナーゼ活性化を測定するため，理論的にはレセプター結合アッセイ（TRAb＝TBII）よりもBasedow病の病態をよく反映する．しかし，バイオアッセイであるため，データの再現性ではTBIIより多少不安定である．

臨床的意義と検査値の読み方
- Basedow病の診断・寛解判定，甲状腺眼症の経過観察，胎児・新生児甲状腺機能亢進症の診断・発症予測に有用である．Basedow病で陽性となるほか，橋本病，無痛性甲状腺炎，亜急性甲状腺炎，甲状腺癌などの一部で弱陽性を示す．
- 未治療Basedow病での陽性率は90〜95％と報告されている．遊離甲状腺ホルモンの上昇を認める患者で本検査が陽性であればBasedow病とほぼ診断できるが，陰性であっても否定はできない．TBII活性とは相関はあるが乖離例も多い．したがって，Basedow病が疑われる症例で本検査が陰性の場合にTBIIを測定する，あるいはTBIIが陰性の場合に本検査を行うことは診断上有意義である．ただし，TSAbとTBIIの同時測定は保険請求上認められない．両検査法とも陰性の場合は放射性ヨード（またはテクネチウム）甲状腺摂取率が鑑別に有用である．
- Basedow病の疾患活動性をある程度反映するため，TBIIと同様，寛解の判定に有用であるが，治療中止後の長期予後予測は困難である．
- 甲状腺眼症の活動性と相関することが報告されており，経過観察に有用である．

- 本抗体は主にIgGであり，胎盤通過性があるため，母体のTSAbが高値を示す場合は胎児・新生児甲状腺機能亢進症をきたす可能性がある．以前の測定法では500％が目安であったが，測定法の改良による感度の上昇に対応した新しい目安は定まっていない．
- TBIIと異なり，甲状腺機能低下症ではTSAbを測定する意義はない．

（三橋知明）

5G305
TSH作用阻害抗体

thyroid stimulation blocking antibody

略 TSBAb　**別** ブロッキング抗体，甲状腺刺激阻害抗体

測定法　バイオアッセイ＋RIA
検体　血清
基準値　陰性（50％以下）
異常値を呈する場合
陽性 特発性甲状腺機能低下症

プロフィール
- 甲状腺機能低下症の一部の患者でTSHレセプター抗体（TBII）が強陽性を示したことから見出されたTSH作用を阻害する抗体．TSHとTSHレセプターとの結合を阻害し，また，抗体自体にTSHレセプター刺激活性がないため，TSHのシグナル伝達を遮断し甲状腺機能を低下させる．
- 甲状腺萎縮が特徴である特発性甲状腺機能低下症の原因物質である．同一患者で刺激型抗体と阻害型抗体が混在し，阻害型抗体優位時には機能低下，刺激型抗体優位時には機能亢進＝Basedow病，と抗体の消長により病型が変化することがある．
- 測定法はTSAbと同様，培養甲状腺細胞を用いたバイオアッセイであり，基準量のTSHによるcAMP産生増加に対する抑制率で表す．
  計算式は〔1−(c−d)/(a−b)〕×100（％）
  　a：コントロールIgGとTSH存在下におけるcAMP
  　b：コントロールIgG存在下におけるcAMP
  　c：患者IgGとTSH存在下におけるcAMP
  　d：患者IgG存在下におけるcAMP
- 血清中のTSHが100 mU/l以上の高値，あるいはTSAbが強陽性の場合はTSBAbの値は不正確となり，評価できない．

（三橋知明）

5G240
抗TSH抗体

anti-thyroid stimulating hormone antibody

略 TSH Ab　**別** TSH抗体

測定法　RIA（PEG）
検体　血清
基準値　陰性（結合率6.5％以下）

異常値を呈する場合
陽性 自己免疫性甲状腺疾患（Basedow病，橋本病），健常者（まれ）

プロフィール
- 自己免疫性甲状腺疾患症例の血清中には，ウシTSHに親和性の高い抗体が存在することがある．患者血清の標識ウシTSHに対する結合活性として測定される．
- 以前はTSHレセプター抗体検査の異常値（負の結合抑制）をもたらすことで問題となったが，現在のTSHレセプター抗体検査は2ステップ法を用いており，患者血清と標識ウシTSHを混合することがなくなったため，抗TSH抗体の存在を疑ってこれを測定することがなくなった．

（久保田　憲）

5G335

抗膵島細胞質抗体
anti-islet cell antibody

略 ICA　**別** ラ島細胞質抗体，膵島細胞質抗体
測定法 IFA
検　体 血清1mL（凍結保存）
基準値 陰性

異常値を呈する場合
陽性 自己免疫性1型糖尿病，slowly progressive IDDM，autoimmune polyglandular syndrome，自己免疫性1型糖尿病患者の一親等近親者

次に必要な検査▶ 自己免疫性1型糖尿病の診断には，他の膵島関連自己抗体，HLA-DR血清型タイピング検査やDR，DQ，DPのDNAタイピング検査などを行う．1型糖尿病患者の近親者で陽性の場合やslowly progressive IDDMと考えられた場合，内因性インスリン分泌能を調べる．

プロフィール
- 1974年，Botazzoらは間接蛍光抗体法を用い，1型糖尿病と診断された患者血清中に膵β細胞の細胞質内成分に対する抗体が存在すると報告し，初めて1型糖尿病に自己免疫機序が関与することを示した．現在では多くの1型糖尿病は，①膵島炎が認められる，②臓器特異性自己免疫疾患を合併しやすい，③HLA class II遺伝子との関係がみられる，④膵島抗原に対する自己抗体が検出される，⑤種々の細胞性免疫異常が存在することなどから自己免疫疾患と考えられている．
- しかし，1型糖尿病の一部には自己免疫の存在を証明できない例もあり，1999年の日本糖尿病学会による糖尿病の成因分類でも，1型糖尿病は自己免疫性（A型）と自己免疫機序の証明できない特発性（B型）に分けられている．日本で最初に報告された劇症1型糖尿病という病型は，ウイルスなどが原因で

1(B)型か，もしくは急速に完全に膵島炎による破壊が起こるために抗原が枯渇して自己抗体が出現しない1(A)型の可能性が考えられている．ICAや抗GAD抗体，IAA，さらに抗IA-2抗体などの膵島関連自己抗体は，自己免疫性の糖尿病の診断マーカーや予知マーカーおよびslowly progressive IDDMの診断マーカーとして重要である．
- ICAの測定は血液型O型の若年者の膵無固定切片を用いる．膵切片に無希釈の患者血清を反応させた後，二次抗体（FITC標識抗ヒトIgG）を反応させ，蛍光顕微鏡により血清中の自己抗体が膵島の細胞質と反応して蛍光を発するかどうかを調べる．血清を希釈して蛍光が認められなくなる希釈倍率を抗体価とする．測定は標準血清により国際的に標準化されており，抗体価はJDF（Juvenile Diabetes Foundation）単位で表される．
- ICAは対応抗原が複数で膵島細胞質に対する自己抗体の総称である．ICAには膵島細胞との反応性から少なくとも2種類のサブタイプがある．β細胞以外のα細胞やδ細胞とも反応する"whole"または"non-restricted type"は染色性が均一で，1型糖尿病発症直後に高頻度（89％）である．slowly progressive IDDMでもみられる．もう一つはβ細胞特異的に細顆粒状の染色性を示す"restricted type"で，非糖尿病のautoimmune polyglandular syndromeで高い陽性率を示す．

臨床的意義と検査値の読み方
- 本検査は以下の場合に行われる．
  ①自己免疫性1型糖尿病が疑われるとき，診断確定のマーカーとして，GAD抗体，IAA，IA-2抗体とともに測定する．
  ②1型糖尿病患者の近親者で将来の1型糖尿病発症予知に用いる（日本では現在まであまり行われていない）．
  ③slowly progressive IDDMのIDDMへの進展予知に用いる．
- ICAは測定法が繁雑で技術を要すること，標準化が容易でないことなどから，RIAでキット化されている抗GAD抗体，抗IA-2抗体，IAA（インスリン自己抗体）の測定がまず行われることが多い．しかし，1型糖尿病の発症マーカーとして特異性が高く，今日でもそのgold standardとされている．発症直後には約60～80％で検出されるが，経過とともに陽性率，抗体価は低下する．
- 1型糖尿病患者の近親者でICA陽性（特に20JDF単位以上）の場合，将来高率に1型糖尿病を発症する．さらにインスリン非依存状態の糖尿病患者でICA陽性の場合，高率にインスリン依存状態へ移行するので，slowly progressive IDDMのIDDMへの進行予知にはGAD抗体とともにICAを測定することが望まれる．

予想外の値が認められるとき

- 予想外に陽性のとき：slowly progressive IDDM の可能性を念頭におく（2型糖尿病と診断していた場合）
- 予想外に陰性のとき：他の膵島特異的自己抗体の測定や HLA タイピングを行う（自己免疫性1型糖尿病の診断確定のために測定した場合）．また，特発性1型糖尿病の可能性を考える．

（葛谷信明）

5G340

抗 GAD 抗体　保

anti-glutamic acid decarboxylase antibody

別　抗グルタミン酸脱炭酸酵素抗体，GAD 抗体

測定法　RIA，ELISA，免疫沈降法，ヒト由来 recombinant GAD65 を用いた RIA（コスミック社）が広く使われている

検体　血清

基準値　1.5 U/ml 未満（ヒト由来 recombinant GAD65 を使用した場合）

異常値を呈する場合

高値　自己免疫性1型糖尿病，slowly progressive IDDM，stiff-man 症候群，autoimmune polyglandular syndrome，自己免疫性1型糖尿病患者の第一度近親者

次に必要な検査▶1型糖尿病では他の膵島関連自己抗体や HLA のタイピング．1型糖尿病患者の近親者や slowly progressive IDDM では内因性インスリン分泌能の検査．

プロフィール

- GAD はグルタミン酸から神経伝達物質である γ-aminobutyric acid（GABA）を合成する反応の律速酵素である．筋硬直と有痛性筋スパスムを特徴とするまれな神経疾患である stiff-man 症候群は，GABA 作動性ニューロンの障害が原因と推定されているが，自己免疫性1型糖尿病や内分泌臓器に対する自己免疫疾患の合併が少なくない．
- 1988年に stiff-man 症候群の脳脊髄液や血清中で GAD に対する抗体の存在が報告された．1982年，Baekkeskov らは1型糖尿病患者血清中に膵島 64 kDa 蛋白に対する抗体が 80～90％の高率に存在することを報告していた．GAD の分子量が 64 kDa に近いことに注目し，1990年に Baekkeskov らは発症直後の自己免疫性1型糖尿病患者の多くの血清中の抗 64 kDa 抗体が，GAD65 に対する自己抗体であることを証明した．
- GAD には584アミノ酸からなる分子量65kのGAD65と，594アミノ酸で作られる分子量67kのGAD67の2種類のアイソフォームがあり，65％のアミノ酸配列は相同である．GAD65 は染色体 10p11.23 に遺伝子があり，GAD67 は 2q31 に遺伝子がコードされている．中枢神経系の GABA 作動性ニューロンや膵 β 細胞，甲状腺，副腎皮質，精巣，卵管，胃壁などでの発現が認められている．
- ヒトの膵 β 細胞には主に GAD65 がみられ，中枢神経系には GAD65 と GAD67 が存在する．膵 β 細胞には GABA も存在し，α 細胞や δ 細胞には GABA 受容体が認められる．膵では，GAD により合成された GABA は paracrine 的な成長因子としての作用が推定されている．

臨床的意義と検査値の読み方

- 抗 GAD 抗体は，①自己免疫性1型糖尿病の診断のマーカーとして，②自己免疫性1型糖尿病の発症予知の指標として，③インスリン非依存状態として発症している slowly progressive IDDM 患者を早期に発見する診断マーカーとして，④stiff-man 症候群や autoimmune polyglandular syndrome で1型糖尿病を発症しない例の診断の指標として，測定される．
- 発症直後の患者や1型糖尿病患者近親者で ICA 陽性の者に GAD65 に反応する末梢血単核球細胞（PBMC）が検出されること，GAD65 のエピトープが抗原提示細胞の HLA-DR に提示され T 細胞に認識されることから，GAD65 は自己免疫性1型糖尿病の ICA 標的抗原の一つである．1型糖尿病を自然発症する NOD マウスにおいて，GAD を膵島特異的に発現させたトランスジェニックマウスと，GAD が発現しないように antisense GAD を膵島特異的に移入したトランスジェニックマウスの比較により，GAD が β 細胞において発現することが NOD マウスの自己免疫性1型糖尿病の発症に不可欠で，β 細胞特異的な自己免疫反応の成立過程の初期に GAD は病因的意義を有すると考えられている．
- 抗 GAD 抗体は1型糖尿病の発症直後には約 60～80％で検出される．自己免疫疾患を合併した1型糖尿病では抗 GAD 抗体価は特に高値をとり，持続陽性となる．また1型糖尿病患者の第一度近親者は1型糖尿病発症頻度が高いが，発症の数年から10年ほど前から抗 GAD 抗体は血清中に高率に検出され，ICA や IAA よりも早期に出現することから発症予知の指標ともされる．さらに，slowly progressive IDDM 患者でも IDDM の状態の発症早期には 70～80％の頻度で認められ，さらに ICA も陽性であると早期に IDDM になると報告されている．
- 発症から6ヶ月たってもインスリンを必要としない一見2型糖尿病と考えられる糖尿病患者における GAD65 抗体の陽性率は 3～5％とされており，これらの大部分は slowly progressive IDDM で1型糖尿病と考えられる．
- 抗 GAD 抗体は発症後経過とともに抗体価が低下し，発症5年を過ぎると陽性率は 50％以下になるが，10年を超えても 20％前後の陽性率である．5歳未満の患者では陽性率は低いが，5歳を超えると成人と同じ陽性率である．

- 抗GAD抗体は，成人における1型糖尿病の診断，発症予知には感度，特異性の両面で最も優れている．一般集団のスクリーニングでも，抗GAD抗体，ICA，IAAのいずれもが陽性の者と，これらのうちどれかの抗体が1つまたは2つ陽性の者を比べると，すべてが陽性の者の1型糖尿病発症率はきわめて高頻度であると報告されている．

予想外の値が認められるとき
- 2型糖尿病と考えて治療している患者でも，一度は抗GAD抗体を測定する意義がある．予想外に陽性であった場合，slowly progressive IDDMを念頭におく．しかし，抗体価が10 U/ml以下の場合はインスリン治療が必要にならないことも多く，"1型疑い"として経過観察することが勧められている．
- 抗GAD抗体価が著明高値の場合や，インスリン分泌が枯渇していながら抗体価が下がらない場合には，自己免疫性甲状腺疾患や膵以外の他臓器の自己免疫疾患の合併を調べる必要がある．

（葛谷信明）

5G342
抗IA-2抗体　保

anti-insulinoma-associated protein-2 antibody

別　チロシンホスファターゼ（ICA512/IA-2）抗体，IA-2抗体

測定法　RIA
検体　血清（血清の頻回な凍結，溶解は抗体価を低下させるので，小分けして−20℃で保存する）
基準値　0.4 U/ml未満

異常値を呈する場合
高値　自己免疫性1型糖尿病または膵ラ島炎の存在
次に必要な検査▶抗GAD抗体，ICA，IAAなど膵島関連自己抗体の測定．

プロフィール
- IA-2は1型糖尿病の主な自己抗原の一つである．神経内分泌細胞と膵β細胞の分泌顆粒の膜に含まれる膜蛋白で，アミノ酸979で構成されるチロシンホスファターゼ類似蛋白である．アミノ酸置換のために酵素活性は失われているものと考えられている．
- ICA512はIA-2のアミノ酸389-938番に相当し，ICA512とIA-2は同義語として使われている．遺伝子は第2染色体長腕（2q35）に位置し，27個のエクソンにコードされている．分子量は106 kDaであるが，細胞内ではアミノ酸447，448番で切断され分子量約70 kDaの蛋白として存在する．IA-2分子は細胞内ドメイン，膜貫通部分，細胞外ドメインに分けられるが，自己抗原性は細胞内ドメイン部分にある．
- IA-2βも，IA-2と73％相同の376アミノ酸残基からなる細胞内ドメインをもつチロシンホスファターゼ類似蛋白で，46％の1型糖尿病患者血清はIA-2βとも反応する．1型糖尿病患者の抗IA-2抗体の

うち約95％はIA-2分子のC端（細胞内部分）を認識し，さらに約40％は細胞内ドメインのN端（膜近傍部位）も認識する．
- 検査は，^{125}Iでラベルした IA-2蛋白と血清を混和/反応させた後，自己抗体をprotein Aを用いた沈降試薬で沈殿させるRIAである．

臨床的意義と検査値の読み方
- 本検査は，自己免疫性1型糖尿病の診断および発症予知に用いられる．
- 抗IA-2抗体は，ICAの中に含まれる他の膵島関連自己抗体とは異なる特異的な自己抗体として見出され，対応抗原が明らかになっている molecular defined antibody の一つである．その抗体価はGAD抗体やIAAの抗体価とは相関しない．
- 抗IA-2抗体は若年者の自己免疫性1型糖尿病の新規発症時に50〜75％の症例で見出される．糖尿病家族歴のない一般被験者における陽性率は2〜3％である．また，一般被験者における抗体価は低い．抗IA-2抗体の頻度は年齢とHLA遺伝子型により左右される．10歳以下の若年発症者や1型糖尿病の第一度近親者で頻度が高く，年齢とともに陽性率は低下する．また，HLA型がDR4を有する者あるいはHLAハプロタイプがDQA1*0301-DQB1*0302の者で高頻度である．
- 1型糖尿病の発症予知については，第一度近親者における検討で，糖尿病発症以前の耐糖能正常の時期からどの膵島関連抗体も単独または一緒に血中に検出されることが少なくないことが知られている．一般に，ICA，GAD抗体，IAA，IA-2抗体の4種の膵島関連自己抗体の単独の出現は発症予知能力は低い．しかし，これらの自己抗体の検出される出現数が多いほど，将来の糖尿病発症のリスク（positive predictive value）は明らかに高くなる（Finlandにおける研究では単独出現：10％，複数出現：61％）．抗IA-2抗体は他の膵島関連抗体よりも陽性率は低い．しかし，若年者では有意に陽性率が高く，また1型糖尿病の発症予知能力は最も高い（抗IA-2抗体：55％，ICA：43％，抗GAD抗体：42％，IAA：29％）．
- 発症前の自然経過においては，抗IA-2抗体の出現は他の膵島関連自己抗体の出現より遅いか，または遅めである．そのためか抗IA-2抗体陽性者は自己免疫性1型糖尿病への急速な増悪を認める者に検出されやすいといわれている．一方，ドイツにおける家族調査では，IA-2抗体陽性近親者の5年以内の1型糖尿病発症へのpositive predictive valueは64％（陰性者では13％）であった．
- 日本人1型糖尿病患者においては，発症2週間以内では59％に抗IA-2抗体が検出され，特に10歳以下の若年発症者では約80％と高率である．一方で，slowly progressive IDDM患者においては抗IA-2抗体は21％のみで陽性で，急性発症例の71％に比較

して低率である．
- 膵島関連抗体の中で，GAD抗体と抗IA-2抗体は市販のキットにより測定可能であり，保険収載もされているため測定しやすい．抗GAD抗体とIA-2抗体の両者を測定することにより，陽性率が上昇し診断確定に役立つとともに速やかに1型糖尿病を診断することが可能になる．
- 保険請求上は，1型糖尿病が疑われる30歳未満の患者で抗GAD抗体が陰性の場合に，IA-2抗体測定により診断の確定を行うこととされている．30歳以上の患者の場合には，測定の理由および医学的根拠を記載することが必要である．

(葛谷信明)

5G351

抗下垂体細胞質抗体

anti-anterior pituitary cell antibody

別 下垂体細胞質抗体，抗下垂体抗体-1

測定法 IFA
検体 血清
基準値 陰性

異常値を呈する場合

陽性 自己免疫性（リンパ球性）下垂体炎，ACTH欠損症，1型糖尿病，橋本病，バセドウ病など

次に必要な検査▶

- 下垂体前葉機能検査すなわち前葉ホルモン（ACTH，GH，TSHなど）の基礎値の確認．必要であれば，CRHやTRHなどの負荷試験を行う．
- 甲状腺機能（TSH，FT$_3$，FT$_4$など），副腎皮質機能（コルチゾールなど），糖代謝に関する検査を行う．
- 甲状腺や他の内分泌器の自己抗体を検索する．
- CTやMRIなどによって下垂体およびその周辺の画像診断を行う．

プロフィール

- 下垂体に対する自己免疫と関連すると考えられている抗体である．
- 下垂体前葉細胞に対する抗体の検出方法にはいくつかの方法があるが，現在最も一般的に行われているのが，ラット下垂体の凍結切片を用い，この細胞質に対して結合した患者血清中の抗体を間接蛍光抗体法で検出するものである．そのほか下垂体抗体として，細胞膜に対する抗体をマウスACTH産生細胞（AtT20）やラットGH産生細胞（GH3）を用いて間接蛍光抗体法によって検出する方法もある．
- 以前，細胞質に対する抗体を抗下垂体抗体-1，細胞膜に対する抗体を抗下垂体抗体-2として検査受託が行われていたが，現在は抗下垂体抗体-2の受託は中止されている．さらに，ヒトあるいはラット下垂体前葉組織のホモジネイトを抗原としてウエスタンブロットを行う方法，ELISAによるスクリーニング法などがあり，それぞれ測定方法によって結果が異

なるので注意したい．

臨床的意義と検査値の読み方

- 本抗体は，自己免疫性下垂体炎（リンパ球性下垂体炎）で検出され，その発症機序に関与していると考えられている．また，その他の疾患では，1型糖尿病やACTH欠損症で20～50％に認められるとされている．そのほか，測定法によっては自己免疫性甲状腺疾患やempty sella症候群などで陽性になると報告されている．

予想外の値が認められるとき

- ラット細胞を用いているので，異好抗体による偽陽性の可能性を含め，他の抗体測定方法も実施してみる．

(菊池春人)

5G360

抗インスリン抗体　保

anti-insulin antibody

別 インスリン抗体（insulin antibody），インスリン自己抗体（insulin autoantibody：IAA）

測定法 RIA，ELISA
インスリン自己抗体を検出するには鋭敏な測定法である必要があり，RIA（抗IgG抗体法），RIA（PEG），ELISAが用いられる．
検体 血清
基準値 インスリン抗体の基準値は^{125}I-インスリン結合率7.0％以下
IAAの基準値は測定施設によって個々に決められている

異常値を呈する場合

高値
- インスリン抗体：インスリン治療中の糖尿病患者の一部，インスリンアレルギーの一部（IgEインスリン抗体の存在）
- インスリン自己抗体：発症早期1型糖尿病，自己免疫性1型糖尿病患者の第一度近親者，インスリン自己免疫症候群

次に必要な検査▶

^{125}I-インスリン結合率のみでなく，遊離インスリン濃度および総インスリン濃度を測定する．血清中の抗体と^{125}I-インスリン結合のkineticsをScatchard plotで調べると，一般にインスリン抗体ではhigh affinity-low capacityであり，インスリン自己免疫症候群の場合はlow affinity-high capacityである．

プロフィール

- 抗インスリン抗体は大きく2つに分類される．一方はインスリン抗体ともよばれ，インスリン使用糖尿病患者血中に検出されることのある動物インスリンまたはヒトインスリンに対する結合抗体である．他方はインスリン自己抗体（IAA）ともよばれ，外来性インスリンに洗礼を受けていない人の血中に存在

するヒトインスリンと結合する抗体である．後者（IAA）はさらに，1型糖尿病患者血中にその臨床症状発現以前から認められ，自己免疫性1型糖尿病の発症予知マーカーや診断マーカーとなるIAAと，1970年に平田らによりインスリン自己免疫症候群と名付けられた病態において見出されるヒトインスリンに対する自己抗体の場合とがあり，ともにインスリン自己抗体とよんでいる．

- インスリン自己免疫候群は，インスリン注射歴のないヒトの血中にヒトインスリンに対する自己抗体が作られて低血糖発作の原因となる病態である．インスリン抗体とインスリン自己抗体とを分離することは現在まで不可能である．

臨床的意義と検査値の読み方

- ウシ，ブタなど異種動物由来の純度の低いインスリン製剤が使用されていた時代には，ほとんどのインスリン治療患者にインスリン抗体が見出された．近年，ヒトインスリンまたはそのアナログに製剤が替わり，製剤純化の技術が進んでインスリン抗体の頻度は低下している．しかし，現在使われているヒトインスリンの投与に対してもインスリン抗体は微量だが産生される．
- インスリン治療中の患者血清中に見出されるインスリン抗体は，IgG，M，D，A，Eとすべてのクラスの抗体が見出されている．ほとんどがIgGクラスであるが，インスリンへのアレルギーを示す場合，IgEクラスのインスリン抗体が存在する．一般にpHが低いインスリンは中性インスリンよりも，結晶性インスリンは可溶型インスリンよりも，また結晶サイズが大きいインスリンは小さいサイズのインスリンよりも抗原性が強い．
- インスリン抗体が作られてもインスリン作用に影響を与えることはほとんどない．しかし，まれにインスリン結合能の大きなインスリン抗体が産生され，その場合インスリン必要量が増加してインスリン抵抗性を生じたり，インスリン皮下注射後の遊離インスリン濃度の上昇が遅れ食後血糖上昇が強くなったり，食後の高インスリン血症が延長するため食後後期に低血糖になることがある．血糖コントロールは悪化し不安定になりやすい．過去にインスリン治療の中断を繰り返した患者や間歇的に注射を行った患者で，高いインスリン抗体がもたらされやすい．
- インスリン治療中の患者で血糖コントロールに大量のインスリンが必要な場合，血糖コントロールが不安定になり低血糖発作を思いがけない時間に起こすとき，および空腹時血中インスリン濃度が$20\mu U/ml$以上と異常高値のときなどには測定を考える．
- IAAは，1型糖尿病の臨床症状が出現する数年前より単独で，または他の膵島関連自己抗体（ICA，抗GAD抗体や抗IA-2抗体）とともに検出され，小児発症1型糖尿病では発症早期に70～90％の患者で陽性である．IAAは他の膵島関連自己抗体と異なり，

膵β細胞だけに特異な自己抗体である．抗体価と陽性率は発症年齢と逆相関し，発症年齢が若いほど抗体価は高く，5歳以下では陽性率は90％以上に達する．成人では陽性率は30％前後である．インスリン治療開始前または開始直後に測定する必要がある点に注意する．slowly progressive IDDMではIAAの陽性頻度はきわめて低い．自己免疫性1型糖尿病患者の第一度近親者の発症予知にも有用である．

- 一方，インスリン自己免疫症候群では，Graves' diseaseの治療薬のメチマゾール，慢性肝炎などの治療薬のチオプロニン，蕁麻疹に使用されるグルタチオンなど，その構造にSH基を含む薬剤が関与し，服用開始後2～6週で最初の低血糖発作が起こる．中止後も低血糖が継続したり，再投与により発作が再発することもある．他にトルブタミド，金製剤などの投与中に発症した報告がある．日本の集計ではメチマゾール，チオプロニン，グルタチオンのいずれかを使用中の発症が42％，その他の薬剤使用中が16.5％，薬剤使用中でない者が41.5％であった．
- 耐糖能異常を示すこともある．本症候群患者の96％にHLA-DR4がみられる．HLA-DR4は一般日本人でも40～50％にみられるが，本症候群においてHLA-DR4を有している患者はDRB1*0406の頻度が84％（一般日本人では8％）と有意に高率である．白人ではDRB1*0406は0～0.6％と低率のため本症候群は東洋人からの報告が多い．HLA-DRB1*0406を有する抗原提示細胞は，インスリン分子のT細胞への抗原提示に関与していることが示されている．本症候群では高インスリン血症（空腹時インスリン濃度が$100\mu U/ml$以上）を呈する．酸性エタノールで抽出した総インスリン濃度も高く，抽出インスリン量と低血糖出現とが相関する．本症候群の自己抗体は親和性が低く結合能が高いため大量のインスリンを結合するとともに，そのインスリンを遊離しやすく低血糖をもたらす．約80％の患者は1～3ヵ月で自然に寛解して低血糖発作がなくなる．

(葛谷信明)

5G380
抗インスリン受容体抗体
anti-insulin receptor antibody

別 抗インスリンレセプター抗体，インスリン受容体抗体，インスリンレセプター抗体

測定法 RRA
検体 血清2.5ml（凍結保存）
基準値 陰性

異常値を呈する場合
高値

- 健常者単球の結合率と比較して患者単球への^{125}I-インスリンの結合が低い：インスリン受容体異常症B型

次に必要な検査▶glucose oxidationや2-deoxyglucose取り込みやglycerol放出の抑制などを指標とするインスリン様作用の検討．

プロフィール

- インスリン受容体に対する自己抗体である．抗インスリン受容体抗体の作用は，①インスリン受容体へのインスリンと競合する結合，②インスリン受容体への結合を介して抗体の生物学的作用としてのインスリン様作用，③インスリン受容体へ結合することによるインスリン受容体のdown-regulationの亢進，④インスリン受容体以降の経路での脱感作（de-sensitization）に分けられる．①，③，④はインスリン作用を障害し，②は空腹時低血糖の原因となる．抗インスリン受容体抗体は通常polyclonalで，複数の異なる①〜④の活性をもった抗体が混合している．これらの抗体の量や活性は経過とともに変化するので，患者の示す症状の程度は増悪や寛解を示す．
- 測定法は，^{125}I-インスリンとインスリン受容体との結合を患者IgGが阻害する活性で測定する．インスリン受容体の供給源としては，健常者あるいは患者の末梢血単球や赤血球，IM-9 cell（transformed B-lymphocyte），インスリン受容体を過剰発現させた線維芽細胞やCHO（Chinese Hamster Ovary）細胞が用いられる．ほかに可溶化したインスリン受容体と^{125}I-インスリンの結合複合体に患者IgGを加えて免疫沈降する量を測定する免疫沈降法もある．

臨床的意義と検査値の読み方

- インスリン受容体異常症は著しいインスリン抵抗性を特徴とする糖尿病で，Kahnらにより，①妖精症（leprechaunism）やRabson-Mendenhall症候群などの先天性症候群に伴うもの，②インスリン受容体自体の異常によりインスリン抵抗性が引き起こされるA型，③インスリン受容体以後のインスリンシグナル伝達ステップに先天的な異常がありインスリン抵抗性が引き起こされるC型（またはA型亜型），および，④インスリン受容体に対する自己抗体が後天的に作られ，その抗体によりインスリン作用が抑制または促進されるB型，の4型に分けられた．
- インスリン受容体異常症B型は自己免疫疾患の一つと考えられ，女性に多く（男女比1：2）中年以降の発症が多い．①高血糖に伴う口渇，多飲，多尿，易疲労感，②低血糖を呈しそれに伴う空腹感，冷汗，手足のふるえ，頭痛など，③他の自己免疫疾患（Sjögren症候群，PSS，SLEなど）を合併した場合の，皮疹，関節痛，口腔内乾燥感などの，自覚症状を呈する．
- 理学所見では，①黒色表皮腫，多毛，稀発月経，男性ホルモン過剰症などA型と共通の症状を呈する．これらは標的臓器のインスリン抵抗性や高インスリン血症に起因すると考えられる．②皮膚の変化，レイノー現象，関節痛などの膠原病に伴う所見，がみ

られる．
- 検査では，①多くは高血糖を呈するが，空腹時低血糖を認めることもあり，また高血糖の時期のあとに，低血糖の進展を示す例もある．②赤沈亢進，γ-グロブリン増加，各種自己抗体陽性など，自己免疫疾患に伴う所見を呈する．さらに，③血中にインスリン受容体に対する抗体を検出し，その抗体価はインスリン抵抗性の程度と相関する．④耐糖能の悪化と血中インスリン濃度の上昇を認め，高インスリン血症を呈するのみの者から多量のインスリン注射でも血糖コントロール不能の者まで重症度はさまざまである．⑤インスリンに対する血糖反応は低下しており，インスリン抵抗性を示す．
- 著しい高インスリン血症（空腹時インスリン濃度が$50\mu U/ml$以上）およびインスリン抵抗性を示す場合に測定を考える．高インスリン血症を呈する異常インスリン血症および家族性高プロインスリン血症ではインスリンに対する血糖低下反応がよいので鑑別できる．他の高インスリン血症およびインスリン抵抗性を示す疾患（インスリン受容体異常症A型，妖精症，Rabson-Mendenhall症候群など）やインスリノーマ，インスリン自己免疫症候群など空腹時低血糖を示す疾患とは，インスリン受容体に対する自己抗体が血中に検出されることで鑑別する．
- 治療は，症例によって抗体価や抗体の作用が異なるためそれに応じた治療が必要である．2〜3年の経過で抗体価が低下し自然寛解することが多い．血糖コントロール困難例では，血漿交換やステロイド投与，シクロホスファミド投与，IGF-1投与などが試みられる．

（葛谷信明）

5G385

抗アセチルコリンレセプター結合型抗体 保

anti-acetylcholine receptor antibody

略 AChR Ab　**別** 抗アセチルコリン受容体結合型抗体，AChR-非阻害型抗体，アセチルコリンレセプター抗体

測定法 RIA（抗ヒトIgG法）
検　体 血清
基準値 陰性（0.2 nmol/l以下）
異常値を呈する場合

陽性 重症筋無力症（myasthenia gravis：MG）（眼筋型の半数および全身型症状を示すタイプの80%が本抗体陽性，胸腺腫合併重症筋無力症では95%が陽性，重症筋無力症非発症胸腺腫のごく一部（後に重症筋無力症を発病する例がまれにある）．

偽陽性 胸腺腫（非MG）で弱陽性を示す例がある．
次に必要な検査 ▶
- 血中抗体陽性例では抗体価のフォローが必要である．
- 陰性例は抗アセチルコリンレセプター阻害型抗体（☞ p.572）を測定するとともに，抗MuSK*抗体を

測定する．全身型 MG で抗 AChR 抗体陰性群の30％弱に抗 MuSK 抗体が検出される．
* MuSK (muscle-specific tyrosine kinase) は神経筋接合部の後シナプス膜に局在する AChR の近傍に存在し，AChR 分子の凝集 (clustering) を引き起こす役割をする膜貫通型蛋白であり，最近 MuSK に対する新規自己抗体が全身型 MG の抗 AChR 抗体陰性群で検出できる．

プロフィール

- 抗 AChR 抗体は重症筋無力症患者血清中に特異的に検出される，きわめて臓器特異性の高い自己抗体である．
- 抗 AChR 抗体は，ヒト横紋筋肉腫由来培養細胞 (TE671) 上の AChR とヘビ神経毒 (α-bungarotoxin) の複合体に結合しうるタイプ（結合型）の抗体をいう．MG と診断された患者の80％以上においてこのタイプの抗体が血中に検出され，抗 AChR 結合型抗体ともよばれる．
- AChR は，骨格筋の神経筋接合部のシナプス後膜に膜貫通蛋白として存在し，アセチルコリン（ACh）がリガンドとして作用するイオンチャンネル蛋白である．抗 AChR 抗体がシナプス後膜に存在する AChR に結合することにより，ACh の結合を阻害したり，AChR の代謝速度を変えたり，補体関与のシナプス後膜破壊などが起こり，その結果 MG 特有の臨床症状（筋力低下，四肢脱力，易疲労性など）が出現する．
- ヘビ神経毒として，台湾コブラ毒液中に含まれるクラーレ様の薬理作用を示す α-bungarotoxin が用いられる．ニコチン性 AChR と非常に高い親和性を示すことから，放射ラベル（^{125}I）化することにより，AChR のすぐれた標識リガンドとして活用されている．

臨床的意義と検査値の読み方

- 以下のとき本検査を行う．
  ① 臨床的に MG を疑うとき．抗 AChR 結合型抗体の検出は，MG の確定診断の決め手となる．
  ② 胸腺腫 (thymoma) を疑うとき（臨床的に MG を合併しない胸腺腫でも30％程度に低力価の本抗体が出現する）．なお，MG 合併胸腺腫のマーカー検査として抗 Titin 抗体検査があり，90％が陽性を示す．
  ③ 薬物療法や，外科手術〔胸腺（腫）摘出〕，血漿交換療法のモニタリングとして活用する．
- 臨床的に眼症状（眼瞼下垂，複視など）のみを示す小児型や I 型（眼筋型）MG で胸腺腫を合併していない症例では抗体陰性例がかなり多くみられる．MG 患者の中には抗 AChR 阻害型抗体（☞次項）のみが検出される症例もあり，抗 AChR 結合型抗体とともに抗 AChR 阻害型抗体も同様に測定することが望ましい．

- 抗体価と臨床像は症例間では相関しないが，症例ごとに経時測定すれば明らかな相関がみられることが多い．
- ステロイド治療や胸腺（腫）摘出術を行うと AChR 抗体価の減少に伴って臨床像の改善がみられる．同時に血漿交換療法などでも，抗体価の減少傾向によって治療効果が推定できる．

予想外の値が認められるとき

- 5 nmol/l 以上を示す検体は，希釈して測定する（含まれる抗原量が少ないため，検出される抗体価が頭打ち傾向になる）．
- MG 症状をもたない胸腺腫で高値を示す例がまれにある（多くは弱陽性）．
- 自己免疫性甲状腺疾患でごくまれに陽性を示す．
- 本抗体陰性例で，臨床的に球症状が重篤であるときには抗 MuSK 抗体を測定すること．

(太田光熙，太田潔江)

5G385

抗アセチルコリンレセプター阻害型抗体 保

blocking type anti-acetylcholine receptor antibody

別 blocking type AChR Ab，抗 AChR 阻害型抗体，アセチルコリンレセプターブロッキング型抗体

測定法 RIA（コンカナバリン A セファロース法）
検体 血清
基準値 陰性（阻害率が10％以下）
異常値を呈する場合

陽性 重症筋無力症（眼筋型の一部および全身症状を示すタイプの70％が本抗体陽性，胸腺腫合併重症筋無力症では80％が陽性．結合型タイプと同様の傾向を示すが，なかには相関しない例あり）

偽陽性 重症筋無力症を発症していない胸腺腫の一部（後に重症筋無力症を発病するまれな例がある）で弱陽性を示す．

プロフィール

- 抗アセチルコリン受容体（AChR）阻害型抗体とは，AChR とこれに特異的に結合するヘビ神経毒（α-bungarotoxin）との結合を阻害するタイプの抗体をいう．
- 抗 AChR 結合型抗体よりやや検出率は低く（60〜70％），定量性も乏しいが，MG の中には抗 AChR 結合型抗体をもたず，本タイプの抗体のみを有する症例もある．
- 抗 AChR 阻害型抗体は重症筋無力症（myasthenia gravis：MG）患者血清中に特異的に検出される臓器特異的自己抗体の一つである．MG で検出される自己抗体には一般に抗 AChR 抗体とよばれる抗 AChR 結合型抗体，抗 AChR 阻害型抗体，および最近報告された抗 MuSK 抗体や，胸腺腫合併 MG では抗 Titin 抗体，抗 Ryanodine receptor 抗体などが知

られている．
- AChRは，骨格筋の神経筋接合部のシナプス後膜に，膜貫通蛋白として存在し，アセチルコリン（ACh）がリガンドとして作用するイオンチャンネル蛋白である．抗AChR抗体が結合することにより，AChの結合を阻害したり，AChRの代謝速度を変えたり，補体関与のシナプス後膜破壊などが起こり，その結果MG特有の臨床症状（筋力低下，四肢脱力，易疲労性など）が出現する．
- ヘビ神経毒としては，主としてコブラやウミヘビの毒液中に含まれるクラーレ様の薬理作用を示す比較的分子量の小さい（6,000～8,000）ペプチドα-bungarotoxinが用いられる．ニコチン性AChRと非常に高い親和性を示すことから，放射ラベル（^{125}I）化することにより，AChRのすぐれた標識リガンドとして活用されている．

臨床的意義と検査値の読み方
- 以下のとき本検査を行う．
  ① MGを臨床的に疑うとき，抗AChR結合型抗体と併せて本抗体検査を実施すべきである．
  ② 胸腺腫（thymoma）を疑うとき（抗骨格筋抗体や抗Titin抗体を本抗体と同時に測定し陽性を示せば，確実性は増す．なお抗MuSK抗体は陰性を示す）．
  ③ 薬物療法，外科療法，血漿交換療法を行う前後で血中抗体価のモニタリングとして活用する．
- 本抗体も抗AChR結合型抗体と同様，眼症状のみを示す小児型やⅠ型（眼筋型）MGでは陰性例が多くみられるが，全身型タイプのMGでは70％以上が陽性を示す．
- MGのうち胸腺腫合併例では90％以上の高い検出率を示し，しかも同時に抗骨格筋（横紋筋）抗体も出現する．健常者の偽陽性はほとんどないことから，本抗体検査陽性例はMGを疑う．
- 臨床応用としては，各種の治療を行う前後および途中過程では，臨床像の推移とともに，血中AChR阻害型活性をモニタリングすることが有用である．症例ごとに経過を追うと抗体活性と臨床像は大まかに相関する．

(太田光熙，太田潔江)

5G395
抗皮膚抗体
anti-epidermal antibody
別 抗上皮抗体，皮膚抗体
測定法 IFA
検 体 血清
基準値 陰性（20倍未満）
異常値を呈する場合
陽性 自己免疫性水疱症：天疱瘡（表皮細胞間物質抗体陽性），類天疱瘡（表皮基底膜細胞・基底膜物質抗体陽性）

次に必要な検査 ▶ 血清抗desmoglein 1抗体と抗desmoglein 3抗体（いずれもELISA），抗BP180NC16a抗体（ELISA）．

プロフィール
- 抗皮膚抗体には抗表皮細胞間物質抗体，抗基底膜抗体，さらにⅦ型コラーゲンなどに対する抗体が含まれる．通常，ブタやサルの食道組織切片を基質とする間接蛍光抗体法で検出する．
- 天疱瘡患者血清とともに健常人皮膚を培養すると，天疱瘡類似の水疱を作ることが古くから知られ，自己免疫性水疱症と考えられていた．表皮内に水疱ができるものを天疱瘡，表皮下に水疱ができるものを類天疱瘡と区別される．
- 近年の研究により，天疱瘡の抗原は表皮細胞間のdesmosome（接着斑）を構成する蛋白でカドヘリン型接着因子である．尋常性天疱瘡ではdesmoglein 3（Dsg 3），落葉性天疱瘡ではdesmoglein 1（Dsg 1）に対するIgGクラス抗体が水疱形成の病因となる．
- 類天疱瘡の抗原は表皮基底膜細胞と真皮（基底膜）の間のhemidesmosomeを構成する蛋白（BPAⅠ，BPAⅡ）などが同定されている．BPA（bullous pemphigoid antigen：類天疱瘡抗原）はケラチン分子をhemidesmosomeに固定する機能をもち，BPAⅡは動物間で特異性が高いことも明らかにされている．

臨床的意義と検査値の読み方
- 皮膚水疱性疾患には自己免疫機序によるものがある．代表的な天疱瘡のほかに類天疱瘡がある．天疱瘡患者の90％以上で抗表皮細胞間物質抗体は陽性となり，抗体陰性では天疱瘡の可能性は低い．また，抗体価は病勢を反映している．
- 天疱瘡は尋常性と落葉性とに区別される．尋常性天疱瘡では抗desmoglein 3抗体が陽性で，落葉性天疱瘡で抗desmoglein 1抗体が陽性となる．類天疱瘡は高齢者にみられ，抗BP180NC16a抗体陽性となる．これらの抗体測定により自己免疫水疱症の鑑別が可能となった．いずれの項目も保険診療検査項目となっている．

予想外の値が認められるとき
- 蛍光抗体法では，用いる抗体などの試薬，蛍光顕微鏡により偽陰性をきたすことがある．陽性例では経過を観察し，再検する．

(吉田 浩)

5G410
ミエリン塩基性蛋白 保
myelin basic protein
略 MBP **別** EAE起炎性蛋白
測定法 ELISA，RIA（二抗体法）
検 体 脳脊髄液
基準値 陰性（ELISA：100 pg/m*l*以下，RIA：1 ng/m*l*以下）

異常値を呈する場合

陽性 多発性硬化症〔multiple sclerosis：MS, 最近 MS を CMS（通常型 MS）と OSMS（視神経・脊髄型 MS）に再分類されているが両群を含む〕の増悪期, 脳血管障害急性期, 神経 Behçet 病の増悪期, その他脊髄炎, 急性散在性脳脊髄炎, 亜急性硬化性全脳炎の一部, 頭部損傷で脳脊髄液（CSF）中異常高値を示す.

偽陽性 髄鞘破壊が推定される症例では陽性を示すことがある.

次に必要な検査 ▶ 特に多発性硬化症や神経 Behçet 病では CSF 中の MBP 量を定量し追跡することにより, 臨床上有用な指標が得られる.

プロフィール

- MBP（ミエリン塩基性蛋白）は, 中枢神経ミエリン鞘に特異的に存在するアミノ酸残基数 170 個よりなる蛋白として知られ, アジュバンドとともに動物に注射すると中枢神経系の脱髄, 実験的アレルギー性脳脊髄炎（experimental allergic encephalomyelitis：EAE）を惹き起こすことが示されており, 自己免疫性脱髄疾患（たとえばヒトの多発性硬化症）の動物モデルを作製できる抗原として知られている.
- MBP はミエリン膜の層状構造形成や維持, 特に細胞膜の内側相互の接着による major dense line の形成に関与している.
- EAE 惹起抗原としては, MBP や MOG（ミエリンオリゴデンドロサイトグリコプロテイン）, MAG（ミエリン関連糖蛋白）, およびこれらの一部でも惹起可能であるが, 投与される実験動物の種類・系統によって発症させるペプチドの部位が異なる. このような動物による感受性の違いは, 一部にはアストロサイトのクラス II の主要組織適合遺伝子複合体の発現の有無とも関係するといわれている.

臨床的意義と検査値の読み方

- 多発性硬化症の診断や関連疾患との鑑別に有用である.
- 多発性硬化症や神経 Behçet 病では増悪・寛解が繰り返され, 臨床像と MBP 値との相関が認められていることから, CSF 中の MBP 量を測定しておくことが増悪期, 慢性進行期, 寛解期のステージ判断に有用であり, 以後の治療計画を立てる上で望ましい.
- CSF 中の MBP 量の測定により, 中枢神経の髄鞘破損やその大きさが推定できる.
- ヒト脱髄疾患の代表である MS では, CSF 中の MBP 量は症状の急性増悪とともに異常高値を示し, 寛解とともに基準値に復することから, 臨床像との間に密接な相関が認められている. したがって抗 MBP 抗体（→次項）の検出とともに, MBP 量の定量は重要な検査となっている.
- MBP 量の測定は MS, 神経 Behçet 病, 脳血管障害, 頭部損傷などの疾患に有用であり, CSF 中の MBP 量が臨床像の増悪・寛解と密接に相関する場合が多い. MS のうち, CMS, OSMS（NMO と類似）ともに増悪期に CSF 中で検出できる. 両群の検出率や病期との違いについては検討中である.
- MBP の出現時期よりかなり遅れて産生されると思われる抗 MBP 抗体が一部の患者に出現し, 増悪期では遊離の形で, 慢性進行期では MBP と複合体を形成する傾向がある. 両タイプを区別して測定することが有用であるが, MBP と抗 MBP 抗体の関連の詳細は不明である.

予想外の値が認められるとき

- 主として中枢神経の脱髄や破損を伴うおそれのある疾患では, 抗 MBP 抗体が出現する可能性や, 抗原がマスクされる可能性があり, 正確な MBP 量が求めがたい例もある.

（太田光熙, 太田潔江）

5G410

抗ミエリン塩基性蛋白抗体

anti-myelin basic protein antibody

略 MBP Ab　　**別** 抗 MBP 抗体, ミエリン塩基性蛋白抗体

測定法　RIA（固相法）
検　体　髄液, 血清
基準値　陰性（基準値を 1.0 としたとき：血清 1.5 以下, 髄液 1.6 以下）

異常値を呈する場合

陽性 脳血管障害, 多発性硬化症（一部の症例では, 増悪期に血中および CSF 中で高力価を示す）, 神経 Behçet 病, 脊髄症など. 脳脊髄液中にミエリン塩基性蛋白（MBP）が高値を示す疾患群に検出される. MBP とは異なり, 陰性化には長期を必要とする.

偽陽性 多くは回復過程で低値～基準値を示す.

次に必要な検査 ▶ 特に多発性硬化症や神経 Behçet 病では血中や CSF 中の抗体価をフォローするだけでなく, CSF 中の MBP 量も定量しておいた方がより有用な指標が得られる.

プロフィール

- 抗 MBP 抗体は, 脳脊髄液（CSF）中の MBP 高値を示す疾患群にほぼ限定して検出される.
- MBP は, 中枢神経ミエリン鞘に特異的に存在するアミノ酸残基数 170 個よりなる蛋白として知られ, アジュバンドとともに動物に注射すると中枢神経の脱髄, 実験的アレルギー性脳脊髄炎（experimental allergic encephalomyelitis：EAE）を惹き起こすことが示されており, 自己免疫性脱髄疾患（たとえばヒトの多発性硬化症：MS）の動物モデルを作製することができる抗原として知られている.
- MBP はミエリン膜の層状構造形成や維持, 特に細胞膜の内側相互の接着による major dense line の形成に関与している.

- EAE惹起の抗原としては，MBP蛋白MOG（ミエリンオリゴデンドロサイトグリコプロテイン），MAG（ミエリン関連糖蛋白）の一部でも惹起可能であるが，投与される実験動物の種類・系統によって発症させるペプチドの部位が異なる．このような動物による感受性の違いは，一部にはアストロサイトのクラスⅡの主要組織適合遺伝子複合体の発現の有無とも関係するといわれている．
- ヒト中枢神経脱髄疾患の一つであるMS〔CMS（通常型MS）とOSMS（視神経・脊髄型MS）を含む〕では，脳脊髄液（CSF）中のMBP量は急性増悪とともに異常高値を示し，寛解とともに基準値に復すことから，臨床像との間に密接な相関が認められるが，抗MBP抗体の出現は一部の患者にみられ，他の臨床マーカーとの相関はない．抗MBP抗体検査はMBP量の定量とともに重要な検査である．ただし，本検査はヒト抗原の精製の問題や測定法の特異性の問題からルーチン検査としては実施されていない．
- 検出方法としては，96穴プレートにMBPを吸着させたのち患者血清を反応させ，ウエルに結合したIgGを ^{125}I-protein Gで定量する．

臨床的意義と検査値の読み方
- 抗MBP抗体の測定は多発性硬化症，神経Behçet病，脳血管障害などに有用であり，CSF中のMBP量とともに臨床像の増悪・寛解と密接に関連する．
- MBPの出現よりかなり遅れて産生される抗MBP抗体は，増悪期では遊離の形で，慢性進行期ではMBPと複合体を形成する傾向があり，両タイプを区別して測定する必要がある．MBPと抗MBP抗体の関連の詳細は不明である．
- 一時期，MBP抗体は多発性硬化症進行の予後指標として有用とされたが，最近の大規模試験から多発性硬化症進展とは関連しないとの報告が出された．
- 多発性硬化症や神経Behçet病では増悪・寛解が繰り返されることから，血中およびCSF中の抗MBP抗体をチェックするとともに，臨床像との対応が認められているCSF中のMBP量も測定しておくことが望ましい．
- MSの急性増悪期では抗MBP抗体は遊離の形で存在し，慢性進行期には抗原と複合体をつくって存在しているとされる．

予想外の値が認められるとき
- 主として中枢神経の脱髄や破壊を伴うおそれのある疾患では，抗MBP抗体が出現する可能性がある．

（太田光熙，太田潔江）

5G415
抗硬蛋白質抗体
anti-reticuline antibody

略 ARA　別 抗レチクリン抗体

測定法 IFA
検体 血清
基準値 陰性（10倍未満）
異常値を呈する場合
陽性
- 高値：celiac sprue（セリアックスプルー），Duhring疱疹状皮膚炎
- 低値：Crohn病，慢性ヘロイン中毒，Sjögren症候群，重症筋無力症

プロフィール
- レチクリンは細網線維と訳され，鍍銀染色により黒色に染まる細い線維（銀線維）のことである．Ⅲ型コラーゲンが主成分となるが，抗レチクリン抗体（ARA）はⅢ型コラーゲンそのものとは交差反応しない．
- 1971年，Seahはceliac sprueおよびDuhring疱疹状皮膚炎患者血清中にラットやヒトの結合組織と反応する抗体を見出し，その染色パターンが細網線維の鍍銀染色像と類似していたことから，ARAとよんだ．本抗体は上記2疾患に見出され，これらはいずれも"グルテン過敏"による疾患であることから，グルテン摂取によりレチクリンと交差反応するARAが産生されると考えられている．
- ARAはグルテン過敏によるceliac sprueとDuhring疱疹状皮膚炎患者血清中に検出される．小児celiac sprueでは約60％に，成人celiac sprueでは約30％に陽性となるが，抗体価と粘膜病変の程度は相関しない．Duhring疱疹状皮膚炎では約20％（いずれも未治療）に見出される．無グルテン食による治療により症状が軽快するが，ARA価との関連は明らかでない．
- 本抗体陽性となる疾患としてはCrohn病（25％），慢性ヘロイン中毒（20％），Sjögren症候群（17％），重症筋無力症（16％），他のリウマチ性疾患（10％）などがある．

（吉田　浩）

5G420
抗糸球体基底膜抗体
anti-glomerular basement membrane antibody

別 抗GBM抗体，糸球体基底膜抗体

測定法 EIA
検体 血清
基準値 陰性（5 EU/ml以下）
異常値を呈する場合
陽性 Goodpasture症候群，急速進行性腎炎（RPGN），

f　自己免疫関連検査

ループス腎炎

次に必要な検査▶
- 抗GBM抗体のレベルと腎組織の重症度は一致するといわれており，腎機能その他の検査や，腎生検を施行する．
- 治療（免疫抑制剤，血漿交換など）による変化も治療効果の判定に有効であり，経時的に抗GBM抗体をみる．
- 各免疫グロブリンクラス（IgM，IgGなど）の検査を行う．好中球細胞膜に対する抗体（ANCA）も半月体形成腎炎などに認められることより行ってみる．

プロフィール
- 抗糸球体基底膜（抗GBM）抗体は，腎糸球体基底膜に対する自己抗体である．
- 多くの研究者によって，動物モデルにおいて循環血中抗GBM抗体が腎炎を惹起することが証明されている．また1967年，Lernerらによってヒト腎炎中にも抗GBM抗体が関与しているものが示され，自己免疫疾患として注目された．基底膜の構成成分のIV型コラーゲンの$α_3$鎖のNH1領域が原因抗原の主なものと考えられ，Goodpasture抗原といわれている．
- 当初は正常ヒト腎糸球体を基質とし，間接蛍光抗体法で抗体の有無を判定していたが，近年ウシIV型コラーゲンの$α_3$鎖のNH1やこれを含む画分を抗原としたEIAによる測定法が開発された．

臨床的意義と検査値の読み方
- ヒト腎炎において，抗GBM抗体が関与するものは約5％で，その多くは形態学的に半月体形成腎炎の像を呈し，臨床的には急速進行性腎炎症候群の経過をとる．また，約半数の症例が肺胞内出血を伴うGoodpasture症候群である．この疾患での測定は特に意義がある．
- 急速進行性腎炎症候群の可能性があればANCA関連腎炎と抗GBM抗体型腎炎との鑑別が必要であり，臨床の場では抗GBM抗体はANCAとともに早期に測定する．
- 疾患における抗GBM抗体の関与を知る目的でも行う．腎生検によってGBMに免疫グロブリン・補体成分の線状沈着が証明され，患者血清中に抗GBM抗体が証明されれば抗GBM抗体腎炎と診断される．

予想外の値が認められるとき
- 血清のみの検査ではなく，腎生検によってGBMに免疫グロブリン，補体成分の線状沈着の有無を調べる．

（大井洋之）

5G425
抗刷子縁抗体
anti-brush border antibody

別 抗RTE抗体，刷子縁抗体

測定法 IFA，ELISA，RIA
検体 血清
基準値 陰性（20倍未満）
異常値を呈する場合
陽性 間質性腎障害，膜性腎炎（症）

次に必要な検査▶
- 腎生検（光顕，蛍光，電顕）により腎障害を確認する．
- 尿検査，血清学的検査，腎機能検査による腎障害の程度を明らかにする．
- 各免疫グロブリンクラス（IgM，IgGなど）の検討を行う．

プロフィール
- 抗刷子縁抗体は，腎臓の近位尿細管上皮（renal tubular epithelium：RTE），特にその血管側の刷子縁（brush border）を抗原とする抗体であり，抗RTE抗体ともいう．この抗原物質はRTE成分から分離され，Fx1Aと呼称されたが，さらなる精製の結果，病原抗原の一つとして糖蛋白gp330が抽出されてmegalinと名づけられた．このほか，現在までに種々の分子量の抗原物質が分離され，交差性抗原が糸球体上皮細胞などに存在するものが確認されている．
- 抗RTE抗体の免疫複合体（immune complex：IC）が慢性腎炎，特に膜性腎症の発病との関連で種々の検討がなされている．
- 本検査は，ラット腎の近位尿細管上皮を基質として間接蛍光抗体法で抗体の有無を判定する．

臨床的意義と検査値の読み方
- 1973年，成清らが特発性膜性糸球体腎炎の病因として，RTE・抗RTE抗体によるimmune complexの関与を報告して以来，多くの報告がなされ，検討が行われている．また，実験的腎炎のHeymann腎炎はRTE抗体を投与することによっても腎炎を惹起させる（受動Heymann腎炎）．このことはRTE抗原の関与とともにin situでのimmune complexの形成機序が注目されている．この抗体の検出は現時点において直接治療と結びついていないが，尿細管間質性腎炎や膜性腎症の病態面より注目されている．
- 抗RTE抗体の有無を知ることにより，IC腎炎や間質性障害を推測する．本抗体の測定法，刷子縁抗原の精製法については確立しておらず，実際の臨床において診断や治療には必ずしも結びついていないのが現状であり，研究目的以外で本検査が実施されることは少なくなっている．

予想外の値が認められるとき
- 血清のみの検査ではなく腎生検によって，RTE免疫複合体の沈着の有無を調べる．　　　　　　（大井洋之）

5G430
抗Ⅱ型コラーゲン抗体
anti-type Ⅱ collagen antibody

別　コラーゲン抗体，抗ⅡC抗体

- **測定法**　ELISA
- **検　体**　血清（長期保存する場合，凍結保存する）
- **基準値**　陰性
- **異常値を呈する場合**
  - 陽性　関節リウマチ（RA），再発性多発軟骨炎
- **次に必要な検査**▶RAについては，他の予後不良因子として血管炎，アミロイドーシスなどの検索，またSjögren症候群と肺合併症を検索する．再発性多発軟骨炎では他の自己免疫疾患の合併の有無を検索する．

プロフィール
- ヒトⅡ型コラーゲンを抗原として用いたELISA法により抗体を測定する．
- コラーゲン（collagen）はヒトの細胞間質構成成分として広く体内に分布している蛋白質であり，体内蛋白質量の1/3にも及ぶといわれる．骨のコラーゲンの主体をなすⅠ型コラーゲンを筆頭に20種類近くのコラーゲンが確認されている．
- Ⅱ型コラーゲン（ⅡC）は軟骨を構成するコラーゲンの主体で間質コラーゲンに属する．基本鎖であるa_1（Ⅱ）鎖（分子量100 kDa）3本が左巻きの三重らせんの立体構造を形成している（分子量300 kDa）．
- 抗Ⅱ型コラーゲン抗体は，このⅡCに対する自己抗体である．特に抗原として用いるⅡCを変性させた場合（denatured ⅡC：dⅡC）と未変性のⅡC抗原（native ⅡC：nⅡC）を用いた場合を分けて考える場合がある．
- 主としてIgG型（分子量約150 kDa，半減期約20日）が測定される．

臨床的意義と検査値の読み方
- 本検査は，関節リウマチ（rheumatoid arthritis：RA）が疑われるときや再発性多発軟骨炎が疑われるときに行われる．
- 関節リウマチは，多発性関節炎を主症状とする全身性炎症性疾患である．病理学的にフィブリノイド（fibrinoid）変性が認められる膠原病の一種に含まれている．または自己免疫疾患とも考えられている．
- 原因として種々の免疫系の異常が想定されている．最も有名な免疫異常としてリウマトイド因子（rheumatoid factor：RF）が知られているが，抗核抗体に代表される他の種々の自己抗体も出現しうる．そのような抗体の一つに抗Ⅱ型コラーゲン抗体がある．RFの病因的意義について議論があるのと同様に，抗Ⅱ型コラーゲン抗体の病因的意義も確立していない．
- RAにおいては抗Ⅱ型コラーゲン抗体は約30～90％の頻度で認められると報告されている．早期RA患者で本抗体価の上昇が認められた場合，HLA-DRB1の存在と並んで，そのRAが急速進行性であることを予知する所見である可能性が示唆されている（Cookら，1996）．
- 再発性多発軟骨炎（relapsing polychondritis）は，耳介，鼻，咽頭，気管などの軟骨あるいは内耳が系統的に繰り返し侵される炎症性疾患である．まれな疾患ではあるが耳鼻咽喉科領域の重要なリウマチ性疾患である．この再発性多発軟骨炎では30％に抗Ⅱ型コラーゲン抗体の抗体価上昇が認められ，また重症度と抗体価の相関性が示唆されている．

予想外の値が認められるとき
- 健常者でも陽性となることがある．
- 関節リウマチの10～70％で，あるいは慢性再発性多発軟骨炎の70％で陰性となるので他の検査も参考にする．　　　　　　　　　　　　　　（今福裕司）

5G440
抗精子抗体
anti-spermatozoa antibody

別　精子抗体，精子不動化試験

- **測定法**　精液中精子結合抗体：粒子結合法
  　　　　　血中抗体：精子凝集法，精子不動化法
- **検　体**　精液，血清（長期保存する場合，凍結保存する）
- **基準値**　陰性
- **異常値を呈する場合**
  - 陽性　不妊症
- **次に必要な検査**▶
- 不妊症で抗精子抗体が陰性の場合，他の不妊原因を十分に検索する．
- 抗精子抗体による不妊の場合，体外受精，顕微授精が適応となる．

プロフィール
- 精子（spermatozoa）は精巣中の精細管（seminiferous tubule）で形成される雄性配偶子である．精子は運動性を有し，腟から頸管粘液を通過し，子宮～卵管まで移動し受精が行われる．
- 抗精子抗体は精子の表面（頭部head～尾部tail）に結合する自己抗体である．精巣はSertoli細胞の細胞間結合により実現されている血液-精巣関門（blood-testis barrier）の存在により保護されている一方で，免疫系から隔絶されているため免疫学的トレランスが成立していない．そのため精管内圧の上昇などにより，この関門が壊れると免疫系に異物として

認識され，抗精子抗体が産生されると考えられている．例えば精管結紮後に抗精子抗体が産生されることが知られ，また先天的精管欠損の患者で抗精子抗体が産生されることが報告されているが，ほとんどの抗精子抗体は原因不明である．女性の場合は異物としての精子に対する同種免疫の結果，抗体が産生されるものと思われる．

- 抗精子抗体が結合した精子は頸管粘液を通過する能力が低下し，また卵との受精段階における障害なども報告されているように，抗精子抗体は不妊の原因となりうるため重要視されている．精子に対する抗体は，男性の場合，精液中の精子結合抗体として，あるいは血中抗体として検出され，女性では血中抗体として検出される．本抗体は非不妊夫婦よりも不妊夫婦に多く検出されることが判明し，不妊との関連が考慮されるようになった．
- 粒子結合法は精子浮遊液を用いて抗ヒト免疫グロブリン（IgG，IgAなど）抗体感作ラテックス粒子との反応で抗体結合精子を検出するもので，精子凝集法は血中抗体による精子の凝集を観察し，精子不動化法は精子に対して非働化被検血清と補体を添加し，細胞傷害を起こさせて精子運動率の減少をみる方法である．
- 抗精子抗体としてIgG（分子量約150 kDa，血中半減期約20日）とIgA（分泌型として分子量約400 kDa）が検出される．

臨床的意義と検査値の読み方
- 本検査は，不妊症が疑われるとき，あるいは不妊症で他の原因が見あたらないときに行われる．
- 血中で抗精子抗体が検出される男性の多くは精液中でも精子結合型抗精子抗体として検出される．女性で抗精子抗体を有する場合は，抗精子抗体の頸管液への移行により精子の頸管粘液通過障害をもたらすほか，子宮，卵管の分泌液中にIgG抗体が移行して受精障害を引き起こす．これら抗体陽性者の場合は体外受精，顕微受精が適応となる．

予想外の値が認められるとき
- 非不妊夫婦でも陽性となりうる． （今福裕司）

抗リン脂質抗体
anti-phospholipid antibody

別 抗PL抗体，抗カルジオリピン（CL）抗体，ループスアンチコアグラント（LA），リン脂質抗体

測定法	抗CL抗体：ELISA，LA：APTTなど凝固法
検体	抗CL抗体：血清，LA：チトラート血漿
基準値	抗CL抗体：1.0未満 LA：陰性

異常値を呈する場合
- 原発性抗リン脂質抗体症候群（APS），SLEなど膠原病，ITP，習慣流産など

次に必要な検査
▶凝固・線溶系検査，自己抗体（抗核抗体，抗プロトロンビン抗体など），血栓確認のための画像診断（エコー，CT，ドプラ法など），病理学的な血管炎の証明．

プロフィール
（☞「抗カルジオリピン抗体」次項，「ループスアンチコアグラント」p. 117）

- 1986年，Hughesらは抗カルジオリピン抗体陽性で，動・静脈血栓，習慣流産，血小板減少などの見られる例についての検討から，抗リン脂質抗体症候群（anti-phospholipid antibody syndrome）を提唱し，抗リン脂質抗体の重要性を指摘した．抗リン脂質抗体は自己抗体であり，抗CL抗体とLAが代表的なものである．近年，さらに，抗プロトロンビン（PT）抗体も重要なものとされている．
- 抗CL抗体と抗PT抗体はELISAにて測定される．LAの存在はスクリーニングテストとしての活性化部分トロンボプラスチン時間（APTT），カオリン凝固時間，希釈ラッセル蛇毒時間などのリン脂質依存性凝固時間の延長で疑われ，次に，健常人血清添加でも凝固時間延長の改善をみず，リン脂質の添加により改善をみることで知られる．

臨床的意義と検査値の読み方
- 抗CL抗体と/またはLAの陽性は，SLEなどの自己免疫疾患，動静脈血栓症，中枢神経疾患（脳梗塞，一過性脳虚血，脊髄炎など），肺梗塞，習慣流産，子宮内胎児死亡，血小板減少症などとの関連が知られており，これらについて検索するとともに，凝固・線溶系をチェックし，抗凝固療法や抗血小板療法を行う．

予想外の値が認められるとき
- 抗CL抗体：ELISAでは，血清の加熱不活化や凍結融解の繰り返しにより偽陽性反応がみられる．検査前の過程をチェックする．
- LA：不適当な血漿検体（血小板の混入，不適切な温度管理など）やコントロールが不適当の場合などで偽陰性または偽陽性となることがあり，これらについても検索する．

（吉田 浩）

抗カルジオリピン抗体
anti-cardiolipin antibody

別 抗CL抗体，抗リン脂質抗体，カルジオリピン抗体

測定法	ELISA
検体	血清
基準値	陰性（1.0未満）

異常値を呈する場合
陽性
- 高値：抗リン脂質抗体症候群（APS），全身性エリテマトーデス（SLE）

- 低値：非SLE膠原病〔関節リウマチ（RA），全身性硬化症（SSc），Sjögren症候群など〕，梅毒

次に必要な検査▶ 止血・凝固・線溶系検査，lupus anti-coagulant（LA）のスクリーニングおよび確認試験，抗CL-β_2GPI抗体を測定する．SLEなどの自己免疫疾患などの合併の有無を検索する．
（☞「抗カルジオリピン-β_2グリコプロテインI複合体抗体」次項）

プロフィール

- 全身性エリテマトーデスでは梅毒反応の生物学的偽陽性（BFP）が古くより知られていた．また，カルジオリピンに対する抗体陽性，動・静脈血栓，習慣性流産，血小板減少などのみられるSLE患者に対し抗リン脂質抗体症候群（anti-phospholipid antibody syndrome：ASP）の名称が提唱された（Hughesら，1986）．
- その後の研究から，抗リン脂質抗体（anti-phospho-lipid antibody：抗PL抗体）が上記症状発現に関連していることが見出された．抗PL抗体にはlupus anticoagulant（LA），BFP，それに抗カルジオリピン抗体（anti-cardiolipin antibody：抗CL抗体）がある．抗CL抗体はカルジオリピンを固相化したELISAによりIgG，IgAおよびIgMクラス抗体が測定され，これらはほかの陰性荷電リン脂質（ホスファチジルセリン，ホスファチジルイノシトール，DNA）とも交差反応する．
- 抗CL抗体はCLに対する抗体とCLに結合したβ_2-glycoprotein Iに反応する抗体（抗CL-β_2GPI抗体）との2種類に分類される．前者は梅毒，マラリア，AIDSなどの感染症でみられ（感染性抗CL抗体），後者はSLEなどに続発するAPSや原発性APSにみられる（自己免疫性抗CL抗体）．

臨床的意義と検査値の読み方

- IgGクラスの抗CL抗体が臨床的に重要である．抗CL抗体（IgGクラス）はSLEの25～50％に検出され，RAで8～30％，PSSで35％，Sjögren症候群で8～29％，多発性筋炎/皮膚筋炎で32％と種々の膠原病で陽性となる．抗CL抗体陽性例の中でβ_2-GPI（コファクター）依存性のものがAPSの症状と関連がみられる．しかし，無症状例も存在し，抗体価と症状との関連は明らかでない．
- 本検査は，動・静脈血栓による習慣性流産，血小板減少，梗塞症状がみられたり，これらに膠原病合併が疑われるときに行われる．そのほか，片頭痛，舞踏病，認知症，横断性脊髄炎などの神経疾患，心内膜炎・弁膜症，下腿潰瘍，livedo reticularis，肺高血圧症，糸球体腎炎などの疾患時，さらに臨床検査でAPTT延長などの凝固異常，クームス試験陽性，抗ミトコンドリア抗体陽性時などでも行われる．

予想外の値が認められるとき

- APSが疑われ抗CL抗体が陰性の場合，また反対に抗CL抗体が陽性で臨床症状がみられない場合には経過観察する．
- 血清検体の取り扱いやELISAに問題がないかを調べる．
- 本ELISAでは血清を56℃加温すると定量値に著明な上昇がみられ，生血清での測定が重要である．

（吉田　浩）

5G504

抗カルジオリピン-β_2グリコプロテインI複合体抗体 保

anti-cardiolipin-beta 2 glycoprotein 1 complex antibody

別 抗CL-β_2GPI抗体

測定法	ELISA
検体	血清
基準値	陰性（3.5U/m*l*未満）

異常値を呈する場合

陽性 抗リン脂質抗体症候群（SLE，原発性）

次に必要な検査▶ 止血・凝固・線溶系検査を行う．lupus anticoagulant（LA）のスクリーニングテストと確認試験も含める．SLEなどの自己免疫疾患の合併の有無を知るため，それぞれの疾患標識抗体や活動性の検査を行う．

プロフィール

- 抗カルジオリピン（CL）抗体には，梅毒，マラリアなどでみられるCLに直接反応する感染性の抗CL抗体と，CLのコファクターと考えられるβ_2-GPIに反応する抗体（抗CL-β_2GPI抗体）で，自己免疫性抗CL抗体とよばれるものに大別される．
- 抗CL-β_2GPI抗体は，全身性エリテマトーデス（SLE）などの自己免疫疾患が基盤にみられる抗リン脂質抗体症候群（APS）や原疾患がみられない原発性APSで見出される．後者では抗CL抗体測定に際し，β_2-GPIを添加すると抗体価は上昇をみる．
- β_2-GPIは別名apolipoprotein Hともよばれ，CLなどの陰性荷電リン脂質と結合し，血小板凝集抑制，活性化血小板におけるプロトロンビナーゼや第Xa因子生成の抑制，それに内因系凝固などを抑制する．

臨床的意義と検査値の読み方

- APSの診断基準（Harris，1990）としては，臨床特徴として，①静脈血栓症，②動脈血栓症，③習慣性流産（子宮内胎児死亡），④血小板減少症，血清学的特徴として，①IgGクラス抗CL抗体，②lupus anticoagulant（LA）の陽性，が提唱された．
- 経過中に臨床特徴と血清学的特徴を各々1項目認める場合にAPSと診断される．抗CL-β_2GPI複合体抗体は血栓症と強い関連を有している．臨床的には動脈血栓症として脳血栓や心筋梗塞が，静脈血栓症として肺梗塞や深部静脈血栓症がみられる．そのほか習慣性流産，血小板減少とも本抗体が関連する．

- 本抗体は，自己免疫性疾患などで血栓症が疑われたり，流産を繰り返す例ではAPSを疑い，本抗体を測定する．陽性例では抗凝固療法などを行いながら，経時的に観察・測定する．

予想外の値が認められるとき
- APSが疑われ，抗CL-β_2GPI抗体が陰性の場合，また反対に抗CL-β_2GPI抗体陽性で臨床症状がみられない場合，LA，抗CL抗体の測定を行う．判定が乖離することがあり，経過観察を要する．
- 血清検体の取り扱いやELISAに問題がないかを調べる．

(吉田 浩)

5G520
抗血小板抗体　保
anti-platelet antibody

略 APA　別 PB-IgG

測定法　MPHA
検体　血清
基準値　陰性

異常値を呈する場合
陽性
- 自己抗体：特発性血小板減少性紫斑病（ITP）
- 同種抗体：血小板輸血不応状態（PTR），輸血後紫斑病（PTP），新生児同種免疫性血小板減少症（NAITP），輸血既往例，経産婦

次に必要な検査▶抗HLA抗体の可能性が高い場合は，リンパ球細胞毒性試験（lymphocyte cytotoxicity test：LCT）を行い同定する．抗HPA抗体は，パネル血小板を用いたMPHA法や抗原特異的EIA法などの方法で抗原を同定する．

プロフィール
- 抗血小板抗体の検索法には，血小板に直接結合している抗体（通常IgG）をみるPA-IgG（platelet associated IgG）と，血清中に存在する抗体をみるPB-IgG（platelet bindable IgG）とがあるが，通常「抗血小板抗体検査」といえば，PB-IgGのことである．また，抗原-抗体系からは，抗血小板自己抗体と，輸血や妊娠・分娩時に感作された後にみられる抗血小板同種抗体に大別される．通常，抗血小板自己抗体の検出にはPA-IgGを，抗血小板同種抗体の検出にはPB-IgGを調べる．
- 抗血小板同種抗体は反応性により，ヒト白血球抗原（human leukocyte antigen：HLA）-AとBに特異性を示すものと，血小板特異抗原（human platelet antigen：HPA）-1～5，-6w～12wに特異性を示すものとに大別される．また，血小板無力症やBernard-Soulier症候群のように，血小板膜糖蛋白の一部を先天的に欠いた患者では，自身が欠いている膜糖蛋白を抗原とした抗血小板抗体を産生することがある．

- PB-IgGの測定原理は，被検血清中に存在する抗血小板抗体を，既知の抗原に結合させた後，標識された抗ヒトIgG抗体で検出する抗グロブリン法で，特に混合受身赤血球凝集法〔mixed passive hemagglutination method：MPHA．製品名anti-PLT（オリビオ），MPHA II（オリンパス）〕が汎用されている．

臨床的意義と検査値の読み方
- 抗血小板同種抗体を血清中に有する患者では，血小板輸血を行っても，期待どおりに血小板数が増加しない．これを血小板輸血不応状態（PTR）という．PTRが疑われる場合は，抗血小板抗体を検索し，陽性であれば特異性の同定を行う．PTRの際に検出される抗体の多くは抗HLA抗体である．したがって，PTRの患者に血小板輸血を実施する場合は，HLA型が適合する供血者の血小板（HLA match PCとして日赤から供給される）を輸血すれば，輸注効果が期待できる．
- 新生児に一過性の血小板減少症がみられ，他の新生児紫斑病が除外される場合，新生児同種免疫性血小板減少症（NAITP）を考慮する必要性がある．NAITPは，母児間のHPA不適合によって，母体側に惹起された抗血小板同種抗体が，胎盤を通過して胎児あるいは新生児に血小板減少症を引き起こす免疫性の血小板減少症である．
- 輸血に関連して血小板減少症や紫斑病を発症する場合，輸血後紫斑病（PTP）を考慮する必要性がある．PTPでは，抗HPA抗体がみられる．わが国ではHPA-3とHPA-4の不一致によって発症した例が報告されている．

予想外の値が認められるとき
- わが国で汎用されているMPHAの抗血小板抗体検出感度はあまり高くない．したがって，臨床所見からPB-IgGの存在が強く疑われるにもかかわらず，MPHAで検出されない場合は，他の測定法による再検を考慮する．欧米では，MAIPA（monoclonal antibody immobilization of platelet antigen）が汎用されている．

(村上純子)

5G525
血小板表面IgG　保
platelet associated IgG

略 PA-IgG

測定法　ELISA
検体　EDTA加血液7 m*l*，血小板数3万以下では10～15 m*l*
基準値　9.0～25.0 ng/10^7cells

異常値を呈する場合
高値　特発性血小板減少性紫斑病（ITP），膠原病（SLE，Sjögren症候群など），リンパ増殖性疾患，慢性肝炎，肝硬変症，高γ-グロブリン血症

次に必要な検査▶

- ITPでのPA-IgG増加は特異的な所見ではなく、確定診断のためには骨髄巨核球数（正常～増加）の確認や、他の原因による血小板減少症の除外診断が重要である。除外すべき「血小板減少をきたす疾患」としては、薬物または放射線障害、再生不良性貧血、骨髄異形成症候群、発作性夜間ヘモグロビン尿症、全身性エリテマトーデス、白血病、悪性リンパ腫、骨髄癌転移、播種性血管内凝固症候群、血栓性血小板減少性紫斑病、脾機能亢進症、巨赤芽球性貧血、敗血症、結核症、サルコイドーシス、血管腫などがある。
- その他、ITPの診断に用いられる検査として、抗血小板膜糖蛋白特異抗体、抗血小板膜糖蛋白特異抗体産生B細胞、血小板回転、網状血小板比率などがあるが、診断基準上必須ではない。

プロフィール

- 抗血小板抗体の検索法には、血小板に直接結合している抗体（通常IgG）をみるPA-IgG（platelet associated IgG）と、血清中に存在する抗体をみるPB-IgG（platelet bindable IgG）とがある。また、抗原-抗体系からは、抗血小板自己抗体と、抗血小板同種抗体に大別される。通常、抗血小板自己抗体の検出にはPA-IgGを、抗血小板同種抗体の検出にはPB-IgGを調べる（☞「抗血小板抗体」p.580）。
- 抗血小板自己抗体は、特発性血小板減少性紫斑病（ITP）を代表とする自己免疫機序に基づく血小板減少症で出現する。1971年McMillanらによって、ITP患者におけるPA-IgGの存在が報告されて以来、種々の測定法が考案されてきたが、現在では、固相化IgGとPA-IgGを競合させる条件下で、酵素標識した抗ヒトIgG抗体の反応を検出するELISAによる定量が一般的である。
- PA-IgGが結合する血小板膜抗原は、GPIb/IX複合体、GPIIb/IIIa複合体、GPIa/IIa複合体などの膜糖蛋白がほとんどで、ほかにPF-4のような血小板内部蛋白や、糖脂質、リン脂質が対応（自己）抗原となることも知られている。PA-IgGにおけるIgGはポリクローナルである。また、ITPの血小板表面には、IgMや補体（特にPAC3）がIgGと共存あるいは単独で結合していることもある。

臨床的意義と検査値の読み方

- PA-IgGは、ITP患者での出現頻度が高く、著明な高値を示すことが多い。また、治療によって血小板数が増加すると逆相関を示して減少するので、ITPの診断・治療における臨床的有用性が高い検査である。現在は、保険収載項目になっており、ITPの診断または経過観察の目的で行った場合に算定される。
- 急性ITPのPA-IgG値は、慢性ITPより高く、発症後3〜4週間で正常化する例が多い。慢性ITPでは長期間にわたり高値を維持し、治療による血小板数増加に逆相関して減少する。摘脾施行例では、術後血小板数が増加しても、すぐには減少せず、3週間以上経過してから正常化する。
- 一方、PA-IgGは、ITPの検査として感度はよいが特異性に欠けるという側面を持つ。現在の測定法では、血小板表面の粘度や荷電などが非特異的に結合する免疫グロブリンや、Fcレセプターを介して結合する免疫複合体をPA-IgGとして測定してしまうので、高γ-グロブリン血症や免疫複合体を有する患者では、異常高値を示す。

予想外の値が認められるとき

- 予想に反し低値の場合：血小板に結合するIgMや補体（PAC3）が、自己免疫機序による血小板の破壊を起こしていることがある。PA-IgG正常イコール否定ではない。
- 予想に反し高値の場合：血小板数が増加したにもかかわらず、PA-IgGが依然高値を示す場合は、高γ-グロブリン血症や免疫複合体の関与を考える。PA-IgG高値イコール抗血小板自己抗体高値ではない。

（村上純子）

5G535
抗リンパ球抗体

anti-lymphocyte antibody

別 リンパ球細胞毒性抗体、LCT抗体、リンパ球抗体

測定法 リンパ球細胞毒性試験（lymphocyte cytotoxicity test：LCT）法
検体 血清
基準値 陰性
異常値を呈する場合
陽性 自己免疫疾患（SLE、RA、Sjögren症候群）、血小板輸血不応状態（PTR）、輸血既往例、経産婦、ワクチン接種例、ウイルス感染症

次に必要な検査▶ 発熱などの非溶血性輸血副作用やPTRがみられたときは、抗好中球抗体、抗血小板抗体など、他の抗体が関与している可能性を調べる。特にPTRでは、抗血小板特異抗体が主因となっている可能性もある。

プロフィール

- 抗リンパ球抗体は、リンパ球を標的細胞とする抗体で、リンパ球細胞毒性試験（lymphocyte cytotoxicity test：LCT）により検出される。
- リンパ球上にはHLAをはじめとする多数の抗原系が表現されているため、輸血、妊娠・分娩、臓器移植などによって、同種抗体が産生されることがある。また、自己免疫疾患患者では、リンパ球に対する自己抗体を認めることがある。
- 抗リンパ球抗体は標的リンパ球の種類（T細胞、B細胞）と反応温度（cold＝5℃、warm＝室温あるいは37℃）とによって、4種類に分けられる（表5-3）。

f 自己免疫関連検査 581

■ 表5-3 抗リンパ球抗体の種類とおもな病態・疾患

抗体の種類	標的細胞の種類と反応温度				代表的な病態・疾患
	Tリンパ球		Bリンパ球		
	5℃	室温	5℃	室温	
抗T-cold抗体	+	−	−	−	膠原病および類縁疾患
抗T-warm抗体	+	+	+	+	HLAクラスI抗体
抗B-cold抗体	−	−	+	−	ウイルス感染症
抗B-warm抗体	−	−	+	+	HLAクラスII抗体

- 抗T-cold抗体は，膠原病患者の自己抗体として検出され，5℃においてT細胞にもB細胞にも反応する．一般的にはIgMで，HLA特異性は示さない．抗T-warm抗体は，T細胞にもB細胞にも，また5℃でも室温でも反応する抗体で，HLAクラスIに対する抗体である．抗B-cold抗体は，5℃においてB細胞にのみ反応する抗体で，HLA特異性は示さない．ウイルス感染症やワクチン接種でみられることがある．また，健常人の1〜2％に自己抗体として認められることがある．抗B-warm抗体は，5℃あるいは室温でB細胞に反応する抗体で，HLAクラスIIに対する抗体である．

臨床的意義と検査値の読み方
- 頻回に輸血を行った患者では，抗リンパ球抗体により，発熱などの非溶血性輸血副作用や，血小板輸血不応状態（post transfusion refractoriness：PTR）を生じることがある．PTRの約90％はHLAクラスI抗体によるものなので，このような場合には，HLA match血小板製剤を用いる．
- 臓器移植にあたってドナーとレシピエントとの間でリンパ球交差試験を行った際に，HLAクラスIに対する抗T-warm抗体が認められた場合は，移植後，超急性拒絶反応を生じ移植臓器が生着しない危険性が高い．
- SLE，関節リウマチおよびSjögren症候群などの膠原病，AIDS，慢性炎症性疾患では，リンパ球減少がみられ，抗T-cold自己抗体が陽性になることがある．また，母子間のリンパ球不適合によって生じた母親の抗HLA抗体が，習慣性流産の原因となることがある．

予想外の値が認められるとき
- LCTで検出される抗リンパ球抗体は，補体結合性細胞傷害性抗体であり，非補体結合性抗体では検出できない．また，妊婦では，血清中に非細胞傷害性の抗HLA抗体が存在することもあるので，注意が必要である．

（村上純子）

5G551
抗好中球細胞質プロテナーゼ-3抗体 保

anti-neutrophil cytoplasmic proteinase-3 antibody

略 C-ANCA　**別** 抗好中球細胞質抗体，PR-3 ANCA，好中球細胞質抗体

測定法 ELISA
検体 血清
基準値 陰性（10 EU未満）
異常値を呈する場合
陽性 ANCA関連血管炎（Wegener肉芽腫症，腎病変）
次に必要な検査▶ 急性反応性因子（CRP，赤沈，白血球など），抗核抗体，RFとCH50の再確認，P-ANCA，腎病変の検索（尿検査，腎の画像検査），耳鼻科・上気道・肺病変の有無（X線，CT，MRIなど）．

プロフィール
- 好中球細胞質抗体（ANCA）で，細胞質（C）がびまん性の顆粒状に染色される抗体（C-ANCA）の対応抗原であるセリンプロテアーゼ（PR-3）を抗原として抗体を定量測定する．
- アルコール固定好中球を抗材料とする蛍光抗体法で急性進行性糸球体腎炎（RPGN）患者血中に好中球細胞質抗体（ANCA）の存在が報告された（1982年）．また，1985年，ウェゲナー肉芽腫症（Wegener's granulomatosis：WG）に特異的な自己抗体として報告された．その後，ANCAには細胞質がびまん性顆粒状に染色されるcytoplasmic（C）-ANCAと，核周辺が強く染色されるperinuclear（P）-ANCAとの2型のあることが知られてきた．
- C-ANCA対応抗原の主たるものは好中球細胞質内a顆粒中のセリンプロテアーゼの一つ（proteinase-3：PR-3）であり，PR-3 ANCAともよばれる．

臨床的意義と検査値の読み方
- WGは壊死性肉芽腫症，壊死性血管炎，半月体形成性腎炎を3主徴とし，鼻〜上気道〜肺や腎が障害される膠原病類縁疾患の一つで，C-ANCAは80〜90％に陽性となる．本症は急速に腎不全や呼吸不全となり難治性と考えられてきたが，近年，早期の免疫抑制療法により改善例もみられている．
- C-ANCA抗体価はWGの病勢と相関がみられ，特に再発予知にも有用と考えられていることから，定期的な検査が有用である．
- 以上より，本検査は発熱（FUOなど），体重減少などの全身症状や耳鼻科領域，上気道，肺，腎に関連する症状・所見がみられる場合，さらに関節，筋，皮膚や神経症状などがみられ，診断が明らかでないときには試みる．

予想外の値が認められるとき
- WGでも10〜20％はC-ANCA陰性である．白血球塗抹標本などの蛍光抗体法の不適切な管理・取り扱いで偽陰性となる．

（吉田　浩）

5G552
抗好中球細胞質ミエロペルオキシダーゼ抗体 保
anti-neutrophil cytoplasmic myeloperoxidase antibody

略 MPO-ANCA **別** P-ANCA

測定法 ELISA
検 体 血清（長期保存する場合，凍結保存する）
基準値 陰性
異常値を呈する場合
陽性 顕微鏡性多発血管炎，アレルギー性肉芽腫性血管炎（Churg-Strauss症候群），pauci-immune型壊死性半月体形成性腎炎，全身性硬化症（SSc），Goodpasture症候群

次に必要な検査▶
- MPO-ANCAが陽性となる疾患を鑑別するため好酸球増多，IgE増加（アレルギー性肉芽腫性血管炎：AGA），PR3-ANCA（Wegener肉芽腫症）などのほか，病理組織診断も重要な検査となる．
- 腎，皮膚などの生検にて毛細血管から細動静脈などの小血管を主体とする壊死性血管炎（血管壁の壊死，血管周囲の炎症性細胞浸潤）を認めれば顕微鏡的多発血管炎（MPA），好酸球浸潤を伴う肉芽腫性フィブリノイド壊死性血管炎はAGAなどの特徴があるが，病変が局在しているため，うまく適中せず，陽性所見を得るまで繰り返しの組織検査が必要なこともある．

プロフィール
- ミエロペルオキシダーゼ（myeloperoxidase：MPO）は，好中球細胞質α顆粒中に存在するプロトヘムを含む分子量60 kDaと120 kDaの2つのサブユニットからなる酵素で，H^+，Cl^-，過酸化水素（H_2O_2）からHOClを生成し，細胞内外において殺菌作用を担っている．その濃度は非常に高く，乾燥重量で細胞の5％にも達するとされる．MPOは好中球のほか，骨髄球系（myeloid）の他の細胞にも存在する．
- 抗好中球細胞質抗体（ANCA）は，好中球塗抹スライドを用いた蛍光抗体法により検出される抗体であり，好中球の細胞質部分と反応する自己抗体の一種である．
- 蛍光抗体法の染色像から，C-ANCA（好中球細胞質が顆粒状に染まる）とP-ANCA（核周辺部の細胞質が染まる）に分類されてきたが，P-ANCAの主要対応抗原がMPOである．そのほかにエラスターゼやラクトフェリンに対するANCAもP-ANCA型染色像を示す．MPOを対応抗原とするANCAをMPO-ANCAと呼称している．MPO-ANCAはMPOを抗原とした抗原抗体反応で検出する．
- 血管炎患者におけるANCAの発見は大きな影響をもたらし，従来の血管炎の概念を根底から変えてしまった．ANCAが検出される血管炎は，この自己抗体の名を冠して，ANCA関連血管炎ともよばれるほどANCAは病態形成の中心的要因であると考えられている．
- MPO-ANCAはMPOに対する自己抗体で，通常はIgG型（分子量約150 kDa，血中半減期約20日）が検出される．

臨床的意義と検査値の読み方
- 本検査は，症状，他の検査所見から顕微鏡の多発血管炎，Churg-Strauss症候群，特発性半月体形成性糸球体腎炎が疑われるときに行われる．急速進行性腎炎，肺病変，それ以外の血管炎症状（紫斑，皮下出血，消化管出血，多発性単神経炎など）の症状がある患者で，MPO-ANCAが陽性であることは顕微鏡的多発血管炎を強く示唆する重要な所見である．
- MPO-ANCAは顕微鏡的多発血管炎（microscopic polyangitis：MPA），壊死性半月体形成性腎炎（NCGN）の80〜100％，アレルギー性肉芽腫性血管炎（allergic granulomatous angitis：AGAあるいはChurg-Strauss syndrome）の約70％で陽性となる．またMPO-ANCAの抗体価は疾患活動性の指標となり，非常に有用である．
- MPO-ANCAは他の膠原病，あるいは健常者でも陽性となることがある．

予想外の値が認められるとき
- 特に症状がないのにMPO-ANCA陽性であった場合，特に抗体価の高い場合，血管内病変の検索が必要である．
- 健常者でも陽性となりうる（5％程度）． （今福裕司）

5G560
抗肝細胞膜抗体
anti-liver cell membrane antibody

略 LMA **別** 肝細胞膜抗体

測定法 IFA
検 体 血清
基準値 陰性
異常値を呈する場合
陽性 ルポイド肝炎，原発性胆汁性肝硬変症，HBsAg（−）肝炎

次に必要な検査▶
- 抗核抗体，抗平滑筋抗体，RFなどの自己抗体，肝の機能検査と組織学検査．

プロフィール
- ラット肝凍結切片をFITC標識抗ヒトIgG抗体で染色し，蛍光パターンを観察する．
- 慢性肝炎発症の機序の一つに，ヒト肝細胞表面膜に存在する特異抗原に反応する特異的自己抗体がII型アレルギー反応機序で細胞傷害を引き起こす可能性が考えられる．Hopfら（1976年）が慢性活動性肝炎患者の生検肝表面にIgGが結合していることを蛍光抗体法で見出した．その後，各種肝疾患患者血清

f 自己免疫関連検査

中にウサギやラットなどの異種動物肝細胞や分離肝細胞成分と反応する抗体が見出された．これらは抗肝細胞膜抗体（LMA）とよばれた．
- IgG型LMAは自己免疫性肝炎で40〜80％，PBCで20〜30％，慢性活動性肝炎ではHBsAg（＋）例で10％以下だが，HBsAg（－）例では10〜40％と報告されている．検出肝細胞の取り扱い方にも問題があり，機械的か酵素処理かによっても陽性率に差がみられている．異種動物肝を用いると異好抗体との反応の問題があり，これらを区別する必要がある．

(吉田　浩)

5G555
抗肝腎マイクロゾーム-1 抗体　[保]
anti-liver kidney microsome type 1 antibody

[別] 抗LKM-1抗体，肝腎ミクロソーム抗体，LKM-1抗体

測定法　EIA
検　体　血清
基準値　（index）
　　　　陰性：＜17.0
　　　　判定保留：17.0≦〜＜50
　　　　陽性：50.0≦

異常値を呈する場合
[陽性] Ⅱ型自己免疫性肝炎

次に必要な検査▶肝生検にて活動性，線維化の有無を調べる．一般肝機能検査，γ-グロブリン，Ⅳ型コラーゲン・7S，P-Ⅲ-Pなどの肝線維化マーカー，抗LKM-1抗体価をステロイド剤や免疫抑制剤の治療とともにモニターしていく．1型糖尿病，甲状腺機能異常，皮膚白斑を合併することがあり，チェックを要する．

プロフィール
- 抗肝腎マイクロゾーム抗体（抗LKM抗体）は，1973年，Rizzettoらにより報告された，腎臓の近位尿細管と肝細胞の細胞質と反応する自己抗体である．抗LKM抗体の反応性は肝細胞のマイクロゾーム分画で吸収され，遠位尿細管と反応する原発性胆汁性肝硬変（PBC）における抗ミトコンドリア抗体（AMA）と異なった新しい抗体として注目された．
- 抗LKM抗体は間接蛍光抗体法による染色パターンから，3種類（LKM-1，LKM-2，LKM-3）に分類され，疾患との関連では，LKM-1は自己免疫性肝炎（AIH）タイプⅡ型に，LKM-2はtienilic acidによる薬剤性肝障害に，LKM-3はD型肝炎に出現する．AIHは出現する自己抗体により I 型からⅢ型の3群に分類される．すなわち，抗核抗体（ANA）および抗平滑筋抗体の単独あるいは両方出現するものを I 型，抗LKM-1抗体の出現するものをⅡ型，soluble liver antigen抗体あるいは抗liver-pancreas

antigen抗体，その他自己抗体の検出されるものをⅢ型としている．Ⅱ型は，さらにC型肝炎ウイルス感染に関与しないⅡa型と関与するⅡb型に分類される．Ⅱa型はⅡb型に比べ，若年者に発症し，予後不良とされている．
- 抗LKM-1抗体は50 kDaのヒト肝臓の蛋白に反応し，この50 kDa蛋白（対応抗原）はチトクロムP450 ⅡD6（CYP450ⅡD6）であることが明らかとなっている．
- 抗LKM-1抗体の主要対応抗原であるCYP450ⅡD6リコンビナント蛋白固相化検出系に基づくEIAで，本抗体を特異的かつ定量的に測定可能であり，AIHの鑑別診断に用いる．

臨床的意義と検査値の読み方
- 2〜14歳の小児に肝障害が認められたときに，ウイルス性肝炎，薬剤性肝炎が否定され，かつ，ANA，抗平滑筋抗体が陰性の際に測定する．
- ANA陽性または抗平滑筋抗体陽性所見が特徴であるclassicalなAIH（ I 型AIH）が一般に中年以降の女性に好発し病態の進行も緩徐であるのに対して，Ⅱ型AIHの多くは小児においてみられ，しばしば急激に重篤化することから，早期の診断，治療が重要である．肝硬変への進行率は3年間で I 型AIHが約40％であるのに対してⅡ型AIHは約80％と高率である．
- また，間接蛍光抗体法ではAMAの染色パターンが抗LKM-1抗体のそれにやや類似しており，AMA陽性の自己免疫性肝障害として知られる原発性胆汁性肝硬変と I 型AIHを確実に鑑別する上でも抗LKM-1抗体の測定は重要と考えられる．

予想外の値が認められるとき
- 測定結果が±（17以上50未満）となった場合は，他の検査結果を参考とし，臨床症状の推移を注意深く観察していく．

(奥田恭章)

5G750
ドナース・ランドスタイナー試験　[保]
Donath-Landsteiner test

[別] DL試験，寒冷溶血試験，cold hemolysin

測定法　溶血反応
検　体　血清（被検血液を37℃に保温し，直ちに血清を分離する．）
基準値　陰性
異常値を呈する場合
[陽性] 発作性寒冷ヘモグロビン尿症（paroxysmal cold hemoglobinuria：PCH）

次に必要な検査▶DL試験が陽性であればPCHと考えられるので，特発性PCHか続発性PCHかを検索する．

プロフィール
- 発作性寒冷ヘモグロビン尿症（paroxysmal cold he-

moglobinuria；PCH）の患者は，その血清中に自己赤血球と反応する Donath-Landsteiner 抗体（DL抗体）という自己抗体を有している．この DL 抗体は IgG 抗体で，低温で赤血球と結合し，37℃に加温すると補体を活性化して溶血を引き起こすという特徴を持つ（二相性溶血素）．

- 臨床的には，PCH 患者が寒冷に曝されると，悪寒戦慄，発熱，全身倦怠感などの症状を呈し，その後，体内で溶血が生じたことを示すヘモグロビン尿をみる．これは，寒冷に曝された体表血管内で DL 抗体が C1 を巻き込んで赤血球に結合し，深部静脈系に入り 37℃に温められたときに，C9 に至る補体系を次々に活性化して赤血球膜を傷害し溶血させるためである．したがって，溶血発作時には血清補体価は著しく低下している．
- DL 抗体が赤血球に結合するメカニズムには，赤血球型の一つである P 血液型が関与している．DL 抗体は赤血球膜上の P 抗原に結合するので，PCH を発症するのは P 抗原を有する P_1 型か P_2 型で，P_1^k 型，P_2^k 型，p 型では DL 抗体は結合しない（日本人の P 血液型表現型は，P_1 型が約 35％，P_2 型が約 65％）．
- PCH は特発性と続発性とに大別される．さらに続発性は，麻疹，ムンプス，水痘，インフルエンザなどの急性ウイルス感染症に併発する一過性の PCH と，梅毒に続発し，比較的慢性の経過をとる PCH とに分けられる．
- DL 試験は，被検血清中に二相性に反応する溶血素が存在することを確認する検査法で，患者血清，患者と ABO 血液型同型あるいは O 型，かつ P 血液型が P_1 型か P_2 型の赤血球，補体（新鮮健常者 AB 型血清）の 3 者を混和し，氷水中に 30 分浸した後，37℃ 30 分インキュベートしたときに溶血がみられれば，陽性と判定される．自施設で，採血直後に DL 試験を実施する場合は，静脈血全血を 37℃に保温した状態で検査室に提出する．これは，検体を冷やすと血清中の DL 抗体と補体が赤血球に結合してしまい，偽陰性を呈する（二相性の反応を示さない）ことを防止するためである．検査を外部委託する場合も，患者血液を 37℃に保温したまま血清を分離しなければならない．

臨床的意義と検査値の読み方

- ドナース・ランドスタイナー試験が行われるのは，おもに以下の場合である．
  ①赤血球からの逸脱酵素（AST，LD など）の増加，ハプトグロビン減少，網赤血球増加など，溶血を示す検査所見が認められ，かつヘモグロビン尿を伴い，血管内溶血発作が考えられるとき．
  ②寒冷曝露後に溶血発作を起こしたとき．
  ③後天性溶血性疾患が疑われ，クームス試験陰性，寒冷凝集素陰性のとき．
- DL 試験が陽性であれば，PCH が強く疑われる．また，未治療の PCH では，ほぼ全例で DL 試験が陽性となる．

予想外の値が認められるとき

- 臨床的に PCH が強く疑われるにもかかわらず，DL 試験が陰性と判定された際には，DL 抗体の thermal amplitude の拡大が考えられる．通常，DL 抗体の至適反応温度は 0〜5℃であるが，ウイルス感染症に続発する PCH では，ときに 25℃程度でも反応性を示す DL 抗体が存在する．このような DL 抗体では，典型的な二相性溶血素としての特徴がみられず，判定に苦慮することがあるので注意を要する．

〔村上純子〕

5G396, 397

抗デスモグレイン抗体　保

anti-desmoglein autoantibody

別 抗 Dsg1 抗体，抗 Dsg3 抗体，デスモグレイン抗体

測定法　ELISA
検体　血清
基準値

- 抗 Dsg1 抗体：(index 値) 20 以上：陽性，14 以上 20 未満：±，14 未満：陰性
- 抗 Dsg3 抗体：(index 値) 20 以上：陽性，7 以上 20 未満：±，7 未満：陰性

異常値を呈する場合

- 抗 Dsg3 抗体陽性で抗 Dsg1 抗体陰性：粘膜優位型尋常性天疱瘡
- 抗 Dsg3 抗体陽性かつ抗 Dsg1 抗体陽性：粘膜皮膚型尋常性天疱瘡
- 抗 Dsg3 抗体陰性で抗 Dsg1 抗体陽性：落葉状天疱瘡

プロフィール

- 抗 Dsg1 抗体は，落葉状天疱瘡や尋常性天疱瘡に見出される自己抗体で，落葉状天疱瘡の病因であることが明らかにされている．Dsg1 は，cDNA クローニングによりカドヘリン型の接着因子であること証明されている．
- 抗 Dsg3 抗体は尋常性天疱瘡に見出される自己抗体で，本疾患の病因であることが明らかにされている．尋常性天疱瘡の抗原蛋白質はカドヘリン型の細胞接着因子であり，デスモソームと呼ばれる細胞接着装置に存在する Dsg3 であることが証明されている．
- 固相には抗原本来の立体構造を反映した組み換え蛋白を抗原として用いており，それぞれ特異的に抗 Dsg1 抗体，抗 Dsg3 抗体を測定する．

臨床的意義と検査値の読み方

- 天疱瘡はほぼ全身に弛緩性の水疱を形成する自己免疫疾患であり，尋常性天疱瘡と落葉状天疱瘡の 2 つの亜型が知られている．尋常性天疱瘡は，口腔粘膜を含めほぼ全身に弛緩性水疱および有痛性びらんを生じ，ときに死に至る重篤な自己免疫水疱性疾患である．症状として皮膚粘膜の弛緩性水疱とびらん，

皮膚に小水疱と落屑を伴う紅斑が生じる病態で診断の補助として測定する．
- 他の水疱びらんを症状とする疾患（類天疱瘡，重症薬疹，接触性皮膚炎，種々の口腔内病変など）との鑑別や病型分類（パターンは異常値を呈する場合を参照）および病勢のモニタリングとして用いる．
- 抗体価と病勢はある程度平行して推移することが多いとされている．
- ±に判定された場合は，注意深く病気の推移を観察していく．落葉状天疱瘡と尋常性天疱瘡の鑑別にあたっては，測定結果のみでなく，臨床症状や他の検査結果も加味して行う．

予想外の値が認められるとき
- 抗体価の変動は患者の疾患活動性の把握に有用と考えられるが，index値が150以上となった場合には抗体価の変動が明確に捉えられない可能性がある．この場合，検体を高希釈（2,020倍希釈）して測定することにより，index値をより正確に捉えることができることが多い．

〔奥田恭章〕

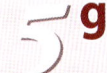

5 g 免疫血液学的検査

5H010
ABO式血液型 保

blood groups, ABO system

別 ABO血液型，ABH式血液型

測定法 オモテ検査：スライド法（ホールグラス法），試験管法，カラム凝集法
ウラ検査：試験管法，カラム凝集法

検　体 EDTA加血液

基準値 （日本人では，A型が40％，B型が20％，O型が30％，AB型が10％）

次に必要な検査➤ABO式血液型不適合臓器移植や新生児溶血性疾患では，抗A，抗B抗体価の測定を行う．特に新生児溶血性疾患では，IgMクラスの抗体を不活化し，母親由来のIgGクラスの抗A抗体，抗B抗体を測定する．

プロフィール

- 1900年，Landsteinerが発見した“ヒトの血清は他のヒトの赤血球を凝集させることがある”という現象を始まりとして確立されたABO式血液型は，臨床上，最も重要な血液型である．A，B，Oの3種の対立遺伝子により，Mendelの法則に従って遺伝する．
- ABO式血液型抗原物質は，H遺伝子により合成されるH物質を基にして，A遺伝子，B遺伝子にコードされている転移酵素により，それぞれA抗原物質，B抗原物質になる．O遺伝子によりコードされる転移酵素は活性を持たないため，H物質は変化せず，これがO抗原を担うことになる．H遺伝子は19番染色体に存在する．また，ABO遺伝子は9番染色体長腕上に存在する．
- 表現型は，A抗原を持つA型（遺伝子型はAAあるいはAO），B抗原を持つB型（BBあるいはBO），A抗原およびB抗原を持つAB型（AB），A抗原もB抗原も持たないO型（OO）の4種類である．
- 血清中には，抗A抗体（α凝集素）と抗B抗体（β凝集素）が存在するが，いずれもIgMに属する自然抗体（免疫刺激により反応性に産生された抗体ではない）である．自己赤血球抗原に対応する抗体は保有しないというLandsteinerの法則に従って，A型の血清中には抗B抗体が，B型の血清中には抗A抗体が存在する．O型では抗A抗体と抗B抗体の両方が存在し，AB型では両抗体とも存在しない．
- ABO式血液型物質は，唾液，胃液などの分泌液には糖蛋白として，赤血球や臓器の膜には糖蛋白および糖脂質として存在している．いずれの場合も，型特異性は糖鎖で決定される．

臨床的意義と検査値の読み方

- ABO式血液型を実施するのは，おもに以下の場合である．
  ①輸血療法を実施するとき．
  ②輸血による溶血性副作用が認められたとき．
  ③新生児黄疸あるいは新生児溶血性貧血がみられるとき．
  ④臓器移植を行うとき．
  ⑤親子鑑定．
- 輸血に際し，受血者と供血者のABO式血液型の判定は不可欠で，適合血の選択が必須である．ABO式血液型の不適合輸血は重篤な溶血性輸血副作用を招く．特にmajor mismatch（交差試験の主試験陽性となる組み合わせ）では症状が強く現れる．
- ABO式血液型不適合の妊娠（母O型，児A型あるいはB型）は，新生児黄疸や新生児溶血性貧血の原因になる．また，親子鑑定の際，ABO式血液型の表現型や遺伝子型の確認が行われる．Mendelの法則に従えば，片親がAB型の場合，O型の子供は産まれないはずであるが，cisAB型の親からはO型の子供が産まれる可能性があるので，注意が必要である．

予想外の値が認められるとき

- ABO式血液型検査において，オモテ試験とウラ試験が一致しない場合は，再検，精査の必要がある．もし，オモテ・ウラ不一致であれば，亜型，変異型を疑って検査を進める．
- 白血病をはじめとする血液の悪性疾患患者では，生来のABO式血液型が変化したり，型抗原の活性が低下することがある．
- 生来のA抗原活性が低下あるいは消失し，AB型，B型を獲得することがある（aquired B）．（村上純子）

5H011
ABO式血液型亜型・変異型 保

blood groups, ABO subgroups・variants

別 ABO血液型亜型・変異型

測定法 解離試験，凝集抑制試験

検　体 EDTA加血液10 m*l*および唾液5 m*l*

次に必要な検査➤ 亜型・変異型が明らかになれば，臨床上はそれ以上の検査を行う必要はないが，H遺伝子，A遺伝子，B遺伝子の解析が研究室レベルで行われることがある．

263-00867

■表5-4　ABO亜型・変異型の種類と特徴

	変異型	オモテ試験					ウラ試験			唾液中の物質
		抗A	抗B	抗AB	抗A1	抗H	A血球	B血球	血球O	
抗Hに反応する	A2	+	−	+	−	+	−	+	−	A, H
	A3	+ mf	−	+ mf	−	+	−	+	−	A, H
	Am	−	−	−	−	+	−	+	−	A, H
	Ax	+ W	−	+ W	−	+	+ W	+	−	H
	Ael	−	−	−	−	+	−	+	−	H
	B3	−	+ mf	+ mf		+	+	−	−	B, H
	Bm	−	−	−		+	+	−	−	B, H
	Bx	−	+ W	+ W		+	+	+ W	−	H
	Bel	−	−	−		+	+	+	−	H
	AxB	+ W	+	+	−	+	+ W	+	−	B, H
	A1Bx	+	+ W	+		+	−	+ W	−	A, B, H
	AmB	−	+	+	−	+	−	+	−	A, B, H
	A1Bm	+	−	+		+	−	+	−	A, B, H
	AelB	−	+	+	−	+	−	+	−	B, H
	A1Bel	+	−	+		+	−	+	−	A, B, H
	cisA2B	+	+	+	−	+	−	+	−	A, B, H
	cisA2B3	+	+	+	−	+	+ W	+	−	A, B, H
	cisA1B3	+	+ W	+		+	−	+	−	A, H
抗Hに反応しない	Ah	+	−	+		−	−	−	−	A, H
	Bh	−	+	+		−	−	−	−	B, H
	ABh	+	+	+		−	抗HI抗体を有することが多いが，非分泌型では抗Hを有する			A, B, H
	Am	−	−	−		−		A, H
	Bm	−	−	−		−		B, H
	ABm	−	−	−		−		A, B, H
	Om	−	−	−		−		H
	Oh	−	−	−	−	−	+	+	+	非分泌

＋：血球の凝集あり，＋W：血球の弱い凝集あり，＋mf：凝集している血球としていない血球が混在（mixed field agglutination），−：血球の凝集なし

プロフィール

- ABO式血液型の抗原には，A抗原，B抗原，H抗原の3種類がある．H抗原は，A抗原，B抗原の前駆物質である．A抗原，B抗原の活性が遺伝的に弱いものを，亜型（subgroups）あるいは変異型（variants）と称する．亜型と変異型の区別は必ずしも明確ではないが，一般的に，亜型は型抗原の変化のみ認められるもので，変異型は型抗原に限らず，唾液中の型物質の状態や血清中の抗体の性状などによって決定される．
- A型物質には，抗A血清に対して強い凝集反応を示すA_1群と，弱い反応を示すA_2群がある．型判定には，Dolichous biflousの種子から抽出された抗A_1レクチンおよびA_2型のヒトから得られた抗A_1血清を用いる．
- H遺伝子の変異によりH転移酵素活性が欠如し，A抗原，B抗原，H抗原が発現しないBombay型（Oh），H抗原がきわめて少なく，したがってA抗原，B抗原も少ないpara-Bombay型（Ah, Bh）は，発生頻度は低い（Oh：40万人に1人，Ah/Bh：30万人に1人）が重要な変異型である．おもな亜型・変異型を表5-4にまとめて示す．

臨床的意義と検査値の読み方

- ABO式血液型検査において，オモテ試験とウラ試験の結果が不一致となる場合の多くは，亜型・変異型である．このような場合は，以下のような方法で，型決定を試みる
  ①抗A抗体，抗B抗体，抗A＋B抗体を用いて再検する．
  ②抗A_1，抗レクチンなどの植物凝集素との反応をみる．
  ③抗A抗体，抗B抗体に対する被凝集価の測定を行う．
  ④抗A抗体，抗B抗体の吸収試験，吸収解離試験を行う．
  ⑤唾液を用いた検査を行う．
  ⑥家系調査を行う．
- 特に，輸血にあたっては，赤血球上に発現している抗原と，血清中の抗体を知り，輸血副作用の防止に努めなければならない．

（村上純子）

5H020
Rh₀(D)型 保

blood groups, Rh₀(D) factor

別 Rh式血液型D因子

測定法 試験管法，ホールグラス法，カラム凝集法
検体 EDTA加血液
基準値 （日本人では，Rh₀(D)陰性が0.5%）

次に必要な検査▶ 抗D血清とRh-hrコントロールでともに凝集がみられないときは，Rh₀(D)陰性かDᵘを鑑別するためにDᵘ確認試験を行う．Dᵘ型のうちweak Dは，赤血球上のD抗原数が少ないため，通常のRh₀(D)試験では凝集がみられない（か，ごく弱い）．日本人のweak Dの頻度は約0.015%である．weak DとRh₀(D)陰性を鑑別するには，抗ヒトグロブリン血清を用いた間接クームス法（Dᵘ確認試験）を行う．partial Dは，抗原エピトープの一部を欠くD抗原部分欠損で，検査にモノクローナル抗体を用いるようになって見出され，分類されてきた．日本人のpartial Dの頻度は約0.0007%とされている．モノクローナル抗D抗体で凝集がみられず，ポリクローナル抗D抗体を用いると凝集する場合，partial Dの可能性が高い．

プロフィール

- Rh式血液型の抗原物質は分子量32～34 kDaのポリペプチドで，きわめて複雑な抗原群を形成している．なかでも最も抗原性が強いのがRh₀(D)である．Rh式の抗原命名法には，イギリスのFisher-RaceによるCDE表記法（C，c，D，E，e）と，アメリカのWienerによるRh-Hr表記法（rh′，hr′，Rho，rh″，hr″）が知られているが，Rh₀(D)は，両者を併記した表記である．
- 輸血前検査としてRh式血液型検査を行うのは，通常，Rh₀(D)因子のみで，Rh₀(D)(+)をRh陽性，Rh₀(D)(-)をRh陰性と称する．
- Rh₀(D)(+)の遺伝子型は，Fisher-Race分類の表記ではDDあるいはDdで，D遺伝子とd遺伝子は相互優性である．また，Rh₀(D)(-)の遺伝子型はddである．しかし，実際にはRh₀(D)(-)では，D抗原をコードしているRhD-cDNAも，d抗原をコードするcDNAも存在しない．要するに，Rh₀(D)(-)というのは，RHD遺伝子の欠失によりD抗原を持たないのであって，別にd抗原を持っているというわけではない．
- Rh₀(D)型については赤血球の凝集の有無により表5-5のように判定する．
- Rh-hrコントロールは，抗D抗体を含まない高アルブミン液で，Rh₀(D)試験における偽陽性反応を確認するために用いられる．抗D血清とRh-hrコントロールでともに凝集がみられないときは，Rh₀(D)陰性かDᵘの可能性があるのでDᵘ確認試験を行う．

■ 表5-5 Rh₀(D)型の判定

抗D血清	Rh-hrコントロール	判定
+	-	Rh₀(D)陽性
-	-	DᵘまたはRh₀(D)陰性
+	+	判定保留

臨床的意義と検査値の読み方

- 輸血前検査として必須である．また，新生児溶血性疾患の危険性を予測するために，妊婦での検査は必須である．
- Rh式血液型の中で特にRh₀(D)が注目されるのは，抗原性が強く，過去の妊娠・分娩や輸血によっていったん抗D抗体が生じれば，以後，強い溶血を生じる危険性が高くなるからである．
- Rh₀(D)(-)の母親がRh₀(D)(+)の胎児を妊娠すると，母親から児に移行した抗D抗体により新生児溶血性疾患を発症する頻度が高い．これを予防するために，Rh₀(D)(-)妊婦には抗D抗体の投与を行う．
- Rh₀(D)(-)受血者にRh₀(D)(+)血を輸血すれば，抗D抗体が産生され，再度Rh₀(D)(+)血を輸血した際には重篤な溶血性輸血副作用を生じる危険性が高い．したがって，Rh₀(D)(-)受血者にはRh₀(D)(-)血を輸血しなければならない．Rh₀(D)(+)受血者にRh₀(D)(-)血を輸血するのはまったく問題ない．

予想外の値が認められるとき

- Dᵘ型以外にも，Rh式には多くの変異型が存在するので，Dᵘ確認試験が陰性であっても，必要に応じて解離同定試験を行う必要がある．一例としてDel型はDᵘ確認試験が陰性にもかかわらず，解離液中にDが検出される．

（村上純子）

5H025
Rh式血液型 保

blood groups, Rh system

別 Rh-Hr式血液型，Rh血液型

測定法 試験管法，カラム凝集法
検体 EDTA加血液

プロフィール

- 1940年にLandsteiner & Wienerは，アカゲザル（*Macacus rhesus*）の赤血球でウサギとモルモットを免疫して得られた抗体がヒトの赤血球を凝集することを発見した．この抗体で凝集する赤血球をRh(+)，凝集しない赤血球をRh(-)と分類し，新しい血液型をrhesusに因んでRh式と命名した．
- その後，Rh式に属する多数の抗原系が発見され，複雑な抗原群が明らかにされてきた．Rh式の抗原命名

g　免疫血液学的検査　589

■ 表5-6　Fisher-RaceとWienerの表記法

	遺伝子	cde	Cde	cdE	CdE	cDe	CDe	cDE	CDE
Fisher-Race	抗原　C	−	+	−	+	−	+	−	+
	c	+	−	+	−	+	−	+	−
	E	−	−	+	+	−	−	+	+
	e	+	+	−	−	+	+	−	−
	D	−	−	−	−	+	+	+	+

	遺伝子	r	r′	r″	r^y	R^0	R^1	R^2	R^z
Wiener	凝集原	rh	rh′	rh″	rh$_y$	Rh$_0$	Rh$_1$	Rh$_2$	Rh$_z$
	血液因子　rh′	−	+	−	+	−	+	−	+
	hr′	+	−	+	±	+	−	+	−
	rh″	−	−	+	+	−	−	+	+
	hr″	+	+	−	−	+	+	−	−
	Rh$_0$	−	−	−	−	+	+	+	+

法には，Fisher-RaceによるCDE表記法と，WienerによるRh-Hr表記法が知られている．Fisher-RaceのCDE表記は理解しやすいため，広く普及しており臨床の場で汎用されている．両表記法を対比させて表5-6に示す．

- D抗原は*RHD*遺伝子にコードされるRhポリペプチド上に，C/c抗原，E/e抗原は*RHCE*遺伝子にコードされるRhポリペプチド上に存在する．なお2種類の*RH*遺伝子は1番染色体上に存在する．
- 表現型の判定は，被検赤血球と各型の抗血清を用い，試験管法で行われる．

臨床的意義と検査値の読み方

- Rh式血液型を実施するのは，おもに以下の場合である．
  ①交差適合試験や抗体スクリーニングでRh式の不規則抗体の存在が疑われるとき．
  ②母児間血液型不適合妊娠の予測・予防のため．
  ③新生児溶血性疾患がみられるとき─特にABO型とRh$_0$(D)型に不適合がない場合，C/cとE/eに関する検索が重要になる．
- C/c抗原，E/e抗原はD抗原に比して抗原性が弱いので，通常，輸血時に，受血者・供血者間で型を一致させることはしていない．また，妊婦においてもRh$_0$(D)型以外のRh型は調べない．したがって，輸血や妊娠・分娩により抗C，抗c，抗E，抗e抗体を不規則抗体として保有する例が認められる．特に，日本人では抗E抗体を検出することが多い．
- このような不規則抗体保有例に，該当する抗原性を有する赤血球を輸血すれば，溶血性輸血副作用を発症する危険性がある．したがって，輸血にあたっては，対応する抗原が陰性の血液（抗原回避血）を選択しなければならない．
- 母児間のRh式不適合は，新生児溶血性疾患の原因となることがある．

予想外の値が認められるとき

- Rh式には，Cw，Cxなどの亜系・変異型を含め，現在まで45抗原が登録されている．また，−D−，Rh nullのような抗原の欠損など，非常に多彩かつ複雑な血液型である．検査室レベルで型を決定できない場合は，日本赤十字社に精査を依頼することを勧める．

（村上純子）

5H030

血液型不適合妊娠試験

screen for blood group incompatible pregnancy

別 新生児溶血性疾患の検査

測定法　2-メルカプトエタノール法
検　体　血清4.0 m*l* およびEDTA加血液2.0 m*l* をペアで提出する
基準値　陰性

異常値を呈する場合

- 血液型不適合妊娠，新生児溶血性疾患

次に必要な検査▶ 胎盤を通過して児に移行するIgG型の抗体を測定し，胎児の危険度を予測する．診断には，羊水分析，臍帯血Hb量，臍帯血ビリルビン濃度，直接クームス試験などを行い，総合的に判断する．

プロフィール

- 新生児溶血性疾患（hemolytic disease of newborn：HDN）は，児の血液型のうち，母親が保有していない抗原に対する免疫同種抗体が母体側に産生され，胎盤を通過して児に移行した結果，抗原-抗体反応による溶血を生じるために発症する．本症の多くはRh型およびABO型の母児間血液型不適合によるが，特にRh$_0$(D)によるものは重症度が高いので重要である．ABO型によるものは頻度は高いが，その臨床症状は比較的軽い．血液型不適合妊娠試験には，次の項目が含まれる．

〈出生前の検査〉
- 母親の血液型検査：もし $Rh_0(D)$ 陰性なら，父親の $Rh_0(D)$ を調べておくと，児の D 因子が同型接合体か異型接合体か推定できる．
- 母親の抗体スクリーニング：市販の抗体スクリーニング血球を用いて検索する．陽性であれば，抗体同定用パネル血球を用いて不規則抗体を同定する．
- $Rh_0(D)$ 陰性の妊婦：抗 D 抗体の有無を調べる．陽性の場合は，間接クームス試験を用いて抗体価の推移を把握しておく．
- HDN が強く疑われる場合：羊水を採取しビリルビン様物質を測定する．

〈出生後の検査〉
- 新生児の血液型検査：新生児の ABO 式血液型は，オモテ試験で判定する．

〈ABO 式血液型不適合の検査〉
- 2-メルカプトエタノール処理により血清 IgM を不活化したうえで，母親由来の IgG クラスの抗 A 抗体あるいは抗 B 抗体を測定する．

臨床的意義と検査値の読み方
- 本試験は，血液型不適合妊娠のときおよび血液型不適合による HDN を疑うときに実施される．

〈$Rh_0(D)$ 不適合 HDN〉
- $Rh_0(D)$ 陽性児の血液が，$Rh_0(D)$ 陰性母体に入り免疫刺激となって母親に抗 D 抗体を産生する．この抗体は IgG クラスなので胎盤を通過し，児側に移行する．そのため，児に抗原-抗体反応による溶血を生じる．経産回数の増加に伴って HDN の発生が増加傾向を示す．

〈母児 ABO 不適合 HDN〉
- 母体が O 型で，児が A 型か B 型の組み合わせで生じる．特に児が A 型の場合が多い．発生頻度は高いが重症例はほとんどない．これは，胎児・新生児赤血球の A 抗原/B 抗原が未発達なため，抗原-抗体反応が強く起こらないことによる．また，A 抗原/B 抗原は赤血球上以外の体細胞にも存在するため，児に移行した抗体が赤血球以外の細胞に吸収されてしまうことも影響している．

〈その他の血液型不適合 HDN〉
- 抗 D 抗体のほかに，抗 E，抗 C，抗 Dib，抗 Kidd，抗 Duffy，抗 Kell 抗体などによる HDN が報告されている．

予想外の値が認められるとき
- 血漿検体では，補体の活性化により検出される抗体（抗 JK^a，抗 JK^b，抗 Le^a 抗体など）を見逃す可能性がある．検査には必ず血清を用いる．　　　（村上純子）

5H040
MN 式血液型
blood groups, MN system

別 MNSs 式血液型

測定法　試験管法
検　体　EDTA 加血液
基準値　（日本人における出現頻度は「S 式血液型」p.592 の表 5-7 を参照）

プロフィール
- MN 式血液型は，1927 年に Landsteiner と Levine らが，ヒトの赤血球でウサギを免疫して作った抗体により発見されたシステムである．その後，1947 年に Walsh と Montogomery らが発見した抗 S 抗体，1951 年に Levine らが発見した抗 s 抗体により，S 式血液型が明らかになったが，MN 式血液型と S 式血液型は強い関係をもっているため，併せて MNSs 式血液型とよばれている．
- MNSs 式血液型は，第 4 番染色体上の 2 組の対立遺伝子 M と N，S と s により決定される．これらの抗原性の差はポリペプチド鎖のアミノ酸配列のわずかな違いに基づいている．
- M 抗原と N 抗原は，相互優性の対立遺伝子によって決定される赤血球膜の sialoglycoprotein である，glycophorin A（GPA）のアミノ酸配列が，2 カ所で異なっているために，抗原性の差となって現れたものである．これは，GPA 遺伝子の exon 2 の塩基配列が 3 カ所で異なっていることによる．
- 表現型の判定は，被検赤血球と各型の抗血清を用い，試験管法で行われる．抗 M 抗体は M 型（遺伝子型 MM のホモ接合体）赤血球と，抗 N 抗体は N 型（遺伝子型 NN）赤血球と強い凝集反応を生じるが，MN 型（ヘテロ接合体）赤血球では反応が弱くなる（量的効果）．

臨床的意義と検査値の読み方
- MN 式には多くの変異型（variant）や衛星（satellite）抗原があり，全体として非常に複雑なシステムを構成している．そのため，法医学の領域で，個人識別や親子鑑定に用いられてきた．
- 抗 M 抗体は，比較的検出頻度の高い自然抗体の一つで，IgM に属し，4～22℃の低温域で反応するので，臨床的な意義は薄い．しかし，まれではあるが 37℃で反応する IgG 型の抗 M 抗体が検出されることがある．この IgG 型の抗 M 抗体は，溶血性輸血副作用や新生児溶血性疾患の原因となる．
- 母親が IgG 型の抗 M 抗体を保有していると，低抗体価であっても，胎児水腫や重篤な新生児溶血性疾患の原因となることが報告されている．
- 抗 N 抗体は IgM 型の自然抗体で，寒冷凝集素であり，20～25℃以上の温度では反応しないので，臨床上問題となることはない．抗 N 抗体が免疫性に産

■ 表5-7 MNSs式血液型の表現型と遺伝子型および出現頻度

MN型			MNSs型				出現頻度（%）	
抗M	抗N	表現型	抗S	抗s	表現型	遺伝子型	日本人	白人
+	−	M型	+	−	MS型	MS/MS	0.64	5.62
			+	+	MSs型	MS/Ms	3.85	14.48
			−	+	Ms型	Ms/Ms	22.76	9.33
+	+	MN型	+	−	MNS型	MS/NS	0.32	3.36
			+	+	MNSs型	MS/Ns Ms/NS	6.41	22.66
			−	+	MNs型	Ms/Ns	39.42	23.62
−	+	N型	+	−	NS型	NS/NS	0.0	0.5
			+	+	NSs型	NS/Ns	1.28	5.48
			−	+	Ns型	Ns/Ns	25.32	14.95

生されることは非常にまれであると考えられている.

予想外の値が認められるとき

- MNSs式血液型は全体として非常に複雑であり, 変異型を含めると40種類の関連抗原が知られている. MNSs式血液型が臨床的に問題になることはほとんどないが, 低頻度抗原の同定は病院検査室レベルでは困難なので, 日本赤十字社に精査を依頼することを勧める.

(村上純子)

5H045
S式血液型

blood groups, Ss system

別 MNSs式血液型

測定法 試験管法
検 体 EDTA加血液
基準値 （日本人における出現頻度は表5-7を参照）

プロフィール

- S式血液型は, 1947年にWalshとMontogomeryらが, 新生児溶血性疾患を発症した児の母親の血清中から発見した抗S抗体と, 1951年にLevineらが発見した抗s抗体により明らかになった血液型である.
- 1927年にLandsteinerとLevineらが, ヒトの赤血球でウサギを免疫して作った抗体によって発見されたMN式血液型と, Ss式血液型は強い関係をもっているため, 併せてMNSs式血液型とよばれている.
- MNSs式血液型は, 第4番染色体上の2組の対立遺伝子MとN, Sとsにより決定される. これらの抗原性の差はポリペプチド鎖のアミノ酸配列のわずかな違いに基づいている.
- S抗原とs抗原は, 相互優性の対立遺伝子によって決定される赤血球膜のsialoglycoprotein である, glycophorin B（GPB）のアミノ酸配列が1カ所のみ異なっているために, 抗原性の差となって現れたものである. これは, GPB遺伝子のexon 3の塩基配列が1カ所異なっていることによる.

- 表現型の判定は, 被検赤血球と各型の抗血清を用い, 試験管法で行われる. 抗S抗体, 抗s抗体は不完全抗体なので, 抗グロブリン試験（クームス法）を用いる必要がある. 酵素法では, 酵素が抗原糖蛋白を破壊してしまい, 検出できないことがある.

臨床的意義と検査値の読み方

- MNSs式には多くの変異型（variant）や衛星（satellite）抗原があり, 全体として非常に複雑なシステムを構成している. そのため, 法医学の領域で, 個人識別や親子鑑定に用いられてきた.
- S式血液型は人種間差が大きく, 日本人ではs遺伝子を有するものが多いが, 白人では半数がS遺伝子を保有している.
- 抗S抗体は通常, 赤血球の感作によって産生されるIgG型の免疫抗体で, 溶血性輸血副作用や新生児溶血性疾患の原因になる. 抗S抗体が検出される症例では, 種々の低頻度抗原に対する抗体を同時に有していることが多いという報告がある. また, まれに抗S抗体にもIgMに属する自然抗体がみられるが, 臨床的には意義がない.
- 抗s抗体はまれにしかみられないが, IgG型の免疫抗体であり, 溶血性輸血副作用や新生児溶血性疾患の原因になる. 37℃より低温域で反応が増強するものがある.

予想外の値が認められるとき
（☞「MN式血液型」p.591）

(村上純子)

5H050
ルイス式血液型

blood groups, Lewis system

別 Lewis式血液型, Le式血液型

測定法 試験管法
検 体 EDTA加血液
基準値 （日本人における出現頻度は, Le(a+ b−)20%, Le(a− b+)70%, Le(a− b−)10%）

プロフィール

- ルイス式血液型は，1946年Mourantにより抗Le^{a}抗体が，1948年Andresenにより抗Le^{b}抗体が検出され確立された血液型で，その型物質は赤血球膜表面の糖鎖である．このルイス式血液型の糖鎖抗原（Le^{a}抗原，Le^{b}抗原）は，消化管上皮細胞で合成され血液中に分泌された糖脂質が，赤血球膜に吸着され血液型物質となったものである．
- Le抗原の前駆体は1型糖鎖（Galβ_{1-3}GlcNAc-R）で，これにフコース転移酵素（fucosyltransferase：FUT）の一つであるSe酵素（FUT2）が働くとH1型糖鎖が合成される．Se酵素は，分泌型か非分泌型かを決定する酵素である．さらにH1型糖鎖にLe酵素（FUT3）が働くとLe^{b}抗原が合成される．Se酵素を欠く個体では，1型糖鎖にLe酵素（FUT3）が作用してLe^{a}抗原が合成される．Le抗原は，赤血球膜表面以外に，唾液，白血球，血小板，脳，肺，消化管，骨格筋などにも発現する．Se遺伝子は19番染色体q13.3に，Le遺伝子は19番染色体p13.3に存在している．
- ルイス式血液型は，この2対の独立した遺伝子，Seとse，Leとleの組み合わせで表現型が決まる．Le酵素を欠く個体（＝le）ではLe(a−b−)で，Se酵素を持てば（＝Se）分泌型，持たなければ（＝se）非分泌型になる．Leを持ちSeを持たない個体はLe(a+b−)で非分泌型，LeとSeを持つ個体はLe(a−b+)で分泌型になる．日本人での頻度はLe(a−b+)約70％，Le(a+b−)20％，Le(a−b−)10％である．新生児はほとんどがLe(a−b−)で，Leを持つ個体は乳児期にLe(a+b−)となり，さらにSeを持つ個体はLe(a+b+)の時期を経て，3歳から6歳の間にLe(a−b+)に変化する．

臨床的意義と検査値の読み方

- 抗Le^{a}抗体および抗Le^{b}抗体は，検出頻度の高い不規則抗体であるが，ほとんどは食塩水法で凝集を示すIgM型の自然抗体で，おもにLe(a−b−)型の血清中に認められる．IgM型の抗体は，胎盤を通過せず，また，新生児ではLe抗原が未発達なので，新生児溶血性疾患の原因となることはない．しかし，約2％に37℃で反応するものがあり，特に補体結合性の抗Le^{a}抗体は溶血性輸血副作用の原因となりうるので注意が必要である．
- したがって，受血者の血清中に抗Le抗体と思われる不規則抗体がみられ，交差適合試験や抗体スクリーニングにおいて酵素法やクームス法など37℃で強い反応を示す場合は，ルイス式血液型判定が必要である．
- 腫瘍マーカーの一つであるCA19-9は，Le抗原と同様，1型糖鎖を前駆体とし，その合成にはLe酵素を必要とする．したがって，Le酵素を持たないLe(a−b−)の個体では，CA19-9値はほぼ0U/mlで，癌があっても上昇せず，腫瘍マーカーとして用いることはできない．
- 糖鎖は細胞間相互作用，特に接着に大きく関与しているが，Helicobacter pyloriと胃粘膜の接着にも糖鎖が関わっており，H. pyloriの接着因子はLe^{b}抗原に接着するという報告がある．

予想外の値が認められるとき

- Le(a+b−)は，マウス由来のモノクローナル抗体（抗Le^{b}抗体）を使用すると，Le(a+b+)の判定となることが多いが，その反応の強さはLe(a+)に比較してはるかに弱い．
- 抗Le^{b}抗体には，抗Le^{b}Hと抗Le^{b}Lがある．抗Le^{b}H抗体は，H抗原と交差反応を示すので，O型赤血球に強く反応する．そのためO型赤血球を用いる抗体スクリーニングでは抗Le^{b}抗体と同定されながら，A型またはAB型のLe(a−b+)に対する交差適合試験では反応がみられないということが起こる．
- Le抗原物質は消化管上皮で生成されるので，著しい消化管機能障害時には，生成低下によりルイス式血液型が陰性化する．また，妊婦や担癌患者の一部で，Le抗原の赤血球膜吸着阻害が生じ，ルイス式血液型が陰性化したとの報告がある．

（村上純子）

5H121

直接クームス試験 保

direct antiglobulin test

略 D-AGT 別 直接抗グロブリン試験，AGT

測定法 試験管法（赤血球凝集反応），カラム凝集法
検体 EDTA加血液
基準値 陰性

異常値を呈する場合

陽性 温式抗体による自己免疫性溶血性貧血（特発性，続発性），寒冷凝集素症（CAD），発作性寒冷ヘモグロビン尿症（PCH），同種免疫性溶血性貧血〔不適合輸血，新生児溶血性疾患（HDN）〕，薬物誘発性免疫性溶血性貧血

次に必要な検査 ▶ 解離同定試験を行い，赤血球に結合している蛋白成分の特異性を決定する．特に妊娠・分娩歴や手術歴のあるAIHA患者では，自己抗体と同種抗体が併存している可能性があるので，解離同定試験は重要である．

プロフィール

- 直接クームス試験は，赤血球表面に結合している免疫グロブリンや補体を検出する検査法で，1945年Coombsらによって確立された．赤血球表面は陰性荷電を有し，互いに反発しあっているので350Å以下に近づくことができない．そのため，赤血球にIgGや補体が結合していても，赤血球同士を架橋し凝集することはできない．そこで，IgGや補体に対する抗体（クームス血清）を添加することによって赤血球を凝集させ，赤血球結合蛋白成分を検出する

方法を直接クームス試験と称する．
- 本試験は，自己免疫性溶血性貧血（AIHA），血液型不適合妊娠による新生児溶血性疾患（HDN），血液型不適合輸血などの患者で，生体内において赤血球と結合している免疫グロブリンや補体などを検出する目的で行われる．
- クームス試験の試薬として，抗IgG，抗C3dおよび補体成分などが一括して含まれるものをpolyspecific（多特異性）試薬という．一方，抗IgG，抗C3d，抗C4など，免疫グロブリンや補体成分に単特異性の試薬は，赤血球を感作している蛋白成分の同定に用いられ，monospecific 試薬と称される．

臨床的意義と検査値の読み方
- 本試験を実施するのは，おもに以下のような場合である．
  ① 溶血所見〔AST（GOT），LD，間接ビリルビン，網赤血球数などの増加，ハプトグロビンの減少〕が認められ，AIHA が疑われるとき．
  ② 溶血性輸血副作用が疑われるとき．
  ③ HDN が疑われるとき．
- 直接クームス試験が陽性のときには，患者の年齢，最近の輸血歴，服用薬剤などの確認が重要である．患者が新生児ではなく，輸血や薬剤のエピソードもなければ，自己免疫性溶血性貧血（AIHA）の可能性が高い．
- 自己免疫性溶血性貧血（温式自己抗赤血球抗体によるAIHA）は特発性と続発性に大別される．続発性には，SLE，その他の膠原病や自己免疫疾患，悪性リンパ腫，慢性リンパ性白血病，その他のリンパ系疾患，AIDS などによるものが知られている．
- HDN では，児の赤血球抗原に感作され母親側に産生された IgG 型の抗体が胎盤を通過し，児の赤血球に結合している．したがって，出生時の HDN の児の赤血球には多量の母親由来の抗体が結合しているため，直接クームス試験が陽性を示す．
- 血液型不適合輸血が行われた直後には，血清中の抗体と，これに対応する赤血球抗原が結合し，直接クームス試験陽性となる．

予想外の値が認められるとき
- 「直接クームス試験陽性＝AIHA」あるいは「直接クームス試験陰性≠AIHA」ではない．明らかな溶血所見があるにもかかわらず直接クームス試験が陰性を示すときには，直接クームス試験陰性AIHAの可能性も考慮すべきである．
- 寒冷凝集素が存在すると，寒冷下で正常赤血球にC4やC4dを結合させ，クームス血清中の抗C4抗体に反応して偽陽性を呈してしまうことがある．このような可能性がある場合は，検体を冷却しないよう注意しなければならない．

(村上純子)

5H122
間接クームス試験 保
indirect antiglobulin test

略 ID-AGT　別 間接抗グロブリン試験

測定法　試験管法（赤血球凝集反応），カラム凝集法
検体　血清
基準値　陰性

異常値を呈する場合
陽性　温式抗体による自己免疫性溶血性貧血（特発性，続発性），妊娠・分娩あるいは輸血による同種免疫（不適合輸血，不適合妊娠），寒冷凝集素症（CAD），発作性寒冷ヘモグロビン尿症（PCH）

次に必要な検査▶吸収解離試験および血液型特異性の同定．血清中に自己抗体と不規則抗体の混在が疑われる場合，赤血球をZZAP（ジチオスレイトールとフィシンの混合液）処理すると，溶血を起こさずに赤血球から抗体を解離することができる．この処理赤血球を用いて血清中に遊離している自己抗体を吸収する．もし，不規則抗体があれば，吸収されずに血清中に残存するので，不規則抗体の同定を進める．

プロフィール
- 間接クームス試験は，血清中に存在する不完全抗体（おもに IgG）を検出する方法で，輸血関連検査に広く利用されている．
- 妊娠・分娩，輸血などの際に，自分が保有していない赤血球抗原を有する赤血球に感作されると，その抗原に対する抗体を産生することがある（同種抗体）．この抗体は IgG 型で，再度，対応する抗原を有する赤血球が輸注されれば，溶血性輸血副作用を引き起こす危険性が高い．
- 同種抗体は，自己赤血球には対応する抗原がないため結合せず，血清中に存在している．この血清中に浮遊している不完全抗体を検出するには，あらかじめ 37℃ で抗体検出用赤血球あるいは供血者赤血球と反応させ，赤血球に抗体が結合した状態を作ってから，直接クームス試験と同様にクームス血清を加えて，赤血球凝集反応として検出する．

臨床的意義と検査値の読み方
- 本試験を実施するのは，おもに以下のような場合である．
  ① 輸血前検査（抗体スクリーニング，不規則抗体の同定，交差適合試験クームス法）として．
  ② 溶血性輸血副作用や新生児溶血性疾患など同種抗体の存在が疑われるとき．
  ③ 妊娠初期の検査として．
- 間接クームス試験が陽性の場合は，血清中に赤血球に対する抗体が存在していることになる．抗体は自己抗体のことも不規則抗体のこともある．自己免疫性溶血性貧血（AIHA）で自己抗体が多量に産生されると，自己赤血球に結合しきれないフリーの自己

抗体が，血清中にみられるようになる．この場合，AIHAの治療が施行され，抗体産生が抑制されるとまず，間接クームス試験が陰性化する．
- 血清中に不規則抗体が存在するときには，既往の妊娠・分娩や輸血によって感作されている可能性が高い．このような患者では溶血性輸血副作用を起こしやすいし，患者が妊婦であれば流産や新生児溶血性疾患の危険性があるので慎重な対処が必要である．
- 輸血関連検査としては，①既知の赤血球抗原を用いた抗体スクリーニングおよび抗体特異性の同定，②交差適合試験（クームス法），③血液型判定，などに応用されている．

予想外の値が認められるとき
- 赤血球同種抗体の多くは補体非結合性のIgGであるが，抗Kidd抗体，抗Kell抗体などは補体結合性であるため，抗IgG抗体のみでは検出できない．抗補体抗体を含み広範囲反応性をもつpolyspecific試薬を用いる必要がある．

(村上純子)

5H131
直接モノスペシフィッククームス試験 保
monospecific direct antiglobulin test
別 直接モノスペシフィック抗グロブリン試験

測定法 試験管法（赤血球凝集反応），カラム凝集法
検 体 EDTA加血液
基準値 陰性
異常値を呈する場合
陽性
- 温式抗体による自己免疫性溶血性貧血（IgG, IgG＋補体），寒冷凝集素症（補体），発作性寒冷ヘモグロビン尿症（IgG），不適合輸血（IgG），新生児溶血性疾患（IgG）
- 薬物誘発性免疫性溶血性貧血：ペニシリン（IgG），キニン・キニジン系（補体）

次に必要な検査 ▶ 赤血球からの抗体解離同定試験を行い，抗体の型特異性を同定する．

プロフィール
- 直接クームス試験は，赤血球表面に結合している免疫グロブリンや補体を検出する検査である．
- 直接クームス試験には，まず，抗IgGと抗補体成分を含むpolyspecific（多特異性）クームス血清を用いる．陽性を示した際には，赤血球に結合している蛋白成分を同定するために，monospecific（単一特異性）クームス血清を用いて本試験を施行する．monospecificクームス血清は，抗IgG血清，抗C3血清，抗C4血清に分けられる．
- 抗IgG血清は，IgGのH鎖に特異性を持ち，赤血球に結合したIgG抗体と反応する．抗C3血清は，赤血球に結合した補体成分のC3bおよびC3dと反応する．抗C4血清は，赤血球に結合した補体成分のC4

と反応する．したがって，monospecificクームス血清ごとの反応態度から赤血球に結合している蛋白成分を同定することができる．

臨床的意義と検査の読み方
- 直接クームス試験が陽性のときに，赤血球に結合しているのがIgGか，補体（C3あるいはC4）かを明らかにする目的で行う．温式抗体による自己免疫性溶血性貧血（AIHA）では，抗IgGのみか，あるいは抗IgG＋抗補体に反応がみられる．抗補体のみに反応がみられることはまれである．
- 不適合輸血による溶血性輸血副作用がみられる際には，おもに抗IgGで非常に弱い陽性反応を認めることがある．この場合は，血清中の不規則抗体をみる間接クームス試験で，より強い陽性反応を示す．
- 新生児溶血性疾患では，胎盤通過性のあるIgGが原因であるため，抗IgGで陽性を示す．
- 薬剤が原因で直接クームス試験陽性となったときに，monospecificクームス血清を用いた検査所見が薬剤の特定に役立つことがある．ペニシリンでは，ペニシリンがハプテンとなって赤血球膜に非特異的に結合し，ペニシリン抗体（IgG）を産生する．この状態でペニシリンを再投与すれば，赤血球に結合したペニシリンに抗体が反応し結合した状態となる（抗IgGで検出される）．キニン・キニジン系薬剤では，薬剤が血清中の蛋白と結合して抗原性を獲得し，抗体産生を惹起する．当該薬剤が再投与されると，抗体が結合して免疫複合体を形成する．赤血球がこの免疫複合体を吸着する際に，補体も吸着し赤血球膜に結合させる（抗補体で検出される）．

予想外の値が認められるとき
- 血液を保冷すると，血清中の抗I自己抗体（寒冷凝集素）が赤血球に結合するが，同時に補体を吸着するため，抗補体血清で偽陽性反応を呈する．

(村上純子)

5H132
間接モノスペシフィッククームス試験 保
monospecific indirect antiglobulin test
別 間接モノスペシフィック抗グロブリン試験

測定法 試験管法（赤血球凝集反応），カラム凝集法
検 体 血清
基準値 陰性
異常値を呈する場合
陽性 温式抗体による自己免疫性溶血性貧血（IgG，IgG＋補体），妊娠・分娩あるいは輸血による同種免疫〔不適合輸血，不適合妊娠（IgG）〕，寒冷凝集素症（補体），発作性寒冷ヘモグロビン尿症（IgG）

プロフィール
- 間接クームス試験は，血清中に存在する不完全抗体を検出する方法で，試験管内で被検血清と既知の抗

g 免疫血液学的検査

原を有する赤血球とをあらかじめ反応させ，赤血球に不完全抗体を感作させた後，クームス血清を加えて赤血球凝集反応として検出する．
- 間接クームス試験は，抗体スクリーニングおよび不規則抗体の同定，交差適合試験，D^{u}試験など輸血関連検査に広く利用されている．また，自己免疫性溶血性貧血では，治療が奏効すれば間接クームス試験から陰性化するので，病勢や治療効果の判定に用いられる．
- 間接モノスペシフィッククームス試験は，monospecific（単一特異性）クームス血清を用いて，血清中に存在する不完全抗体の蛋白成分同定を行う検査で，monospecificクームス血清には，抗IgG血清，抗C3血清，抗C4血清がある．
- しかし，いずれの目的で行うにせよ，polyspecificクームス血清を用いた間接クームス試験に加えて，あえて間接モノスペシフィッククームス試験を施行する意義は限られるものと思われる．

臨床的意義と検査値の読み方
- 自己免疫性溶血性貧血や薬剤誘発性免疫性溶血性貧血では，赤血球に結合する蛋白成分を同定するために直接モノスペシフィッククームス試験を施行するが，加えて間接モノスペシフィッククームス試験を実施する必要はない．
- 同種免疫性溶血性疾患のほとんどはIgG型の抗赤血球抗体が原因なので，抗IgG血清と抗補体血清に分けて反応をみるメリットはない．ただ，血清中の抗体がIgGクラスであることを確認する目的で抗IgG血清を用いた間接モノスペシフィッククームス試験を施行するのには一定の意義がある．その場合でも，補体結合性の不規則抗体では，抗補体成分の乏しいクームス血清を用いると，偽陰性反応を呈するので注意が必要である．

予想外の値が認められるとき
- 抗IgG血清を反応系に加えたら，直ちに遠心し判定する．時間をおくと凝集反応が弱くなることがある．

（村上純子）

5H150
解離同定試験
RBC antibody identification, elution technique, absorption and elution of antibodies

[別] 赤血球抗体解離試験，吸着解離試験

測定法 熱解離法（Landsteiner法），エーテル法（Robinの変法），DT（ジクロロメタン・トリクロロフルオロエタン法），酸法（ジギトニン酸法），ZZAP

検 体 EDTA加血液5.0 ml

プロフィール
- 赤血球表面抗原に結合している抗体を，抗原から解離させた後，解離液中の抗体の血液型特異性を同定する試験が解離同定試験である．
- 解離同定試験は，①直接クームス試験陽性の赤血球に結合している抗体を解離して同定する検査，②凝集反応では判定できない微量の抗原の有無を，既知の抗体を用いて調べる検査，③既知の赤血球抗原を用いて特異的な抗体を分離する方法，などに利用されている．
- 抗体の解離法には種々の方法がある．熱解離法，エーテル法，DTでは高力価の抗体が解離されるものの，溶血を伴うので，解離後の赤血球を溶血させずに次の解析に用いる場合は，酸法やZZAPを用いる．解離試験用試薬として，オーソDT解離液（DT），エリューション・ソリューション，エルーキットⅡ（酸法）などが市販されている．
- 血清中の抗体同定を行う場合は，吸収試験と解離試験を併用する．すなわち，吸収したい抗体を既知の抗原で吸収（吸収試験）し，吸収した抗原血球から抗体を解離（解離試験）させ，解離液中の抗体をパネル血球と反応させて血液型特異性を確認（同定試験）する3段階の方法がとられる．複数の抗体が存在する場合は，既知の赤血球抗原を用いて抗体吸収を行った後の血清中に，未吸収の抗体が残るので，さらにパネル赤血球を用いて同定を行う．

臨床的意義と検査値の読み方
- 本試験は，溶血性輸血副作用，血液型不適合妊娠（新生児溶血性疾患），自己免疫性溶血性貧血などの原因抗体の型特異性を同定する目的で行われる．本試験により抗体の特異性が明らかになれば，溶血性輸血副作用や新生児溶血性疾患の診断あるいは臨床経過の予測などに役立つ．
- また，本試験を用いれば，血液型亜型・変異型における微量な血液型抗原の存在を検出することができる．
- なお，抗体の解離方法にクロロキン法があるが，これは直接クームス試験陽性患者の血液型を判定する際に，あらかじめ赤血球に感作している抗体を解離させる目的で行われる（解離液ではなく，抗体を解離した赤血球を使用する）．

予想外の値が認められるとき
- 抗Lewis抗体，抗P$_1$抗体，抗I抗体など，他の同種抗体との共存が疑われ同定が困難な場合は，Lewis，P$_1$，Iなどの血液型物質で中和してから同定検査を試みる．
- 抗体解離法には種々の方法があるが，一法ですべての抗原抗体結合を解離することはできないので，適切な方法を選択しなければならない．
- 通常，型特異性の同定には市販のパネル赤血球を用いるが，パネル血球のすべてが陰性（低頻度抗原），すべてが陽性（高頻度抗原）の場合がある．このような場合も含め，自施設での型特異性同定が困難な際には，日本赤十字社へ依頼することを勧める．

（村上純子）

263-00867

596　5 免疫学的検査

5H180

不規則抗体
irregular antibody

別 不規則性抗体，不規則性抗赤血球抗体

測定法 食塩水法，アルブミン法，クームス法，酵素法（ブロメリン，フィシンほか），カラム凝集法
検　体 血清 5.0 m*l* および EDTA 加血液 2.0 m*l*
基準値 陰性

異常値を呈する場合
陽性 輸血既往，妊娠・分娩の既往，血液型不適合妊娠，移植既往

プロフィール

- ABO 式血液型では，A型のヒト（赤血球膜上にA抗原を持つ）は，血清中には抗B抗体を有するというように，型抗原と抗体の間に規則性がある（Landsteiner の法則）．不規則抗体とは，IgM型の抗A抗体および抗B抗体以外の抗体，すなわちABO式血液型抗原以外の赤血球型抗原に対する抗体をさす（まれではあるが，IgG型の抗A抗体および抗B抗体は不規則抗体に属する）．
- 不規則抗体は，IgG型とIgM型に分類される．IgG型不規則抗体は，輸血や妊娠・分娩による同種抗原の感作によって産生された免疫抗体である．IgG型不規則抗体は，37℃で対応する型抗原を持つ赤血球と反応するが，反応後に補体を吸着・活性化して血管内溶血を起こすもの（抗 Jk^a，抗 Fy^a，抗 Di^a，抗 K，抗 Kp^a，抗 Le^a，抗 P など）と，補体の活性化は起こさず血管外溶血を起こすもの（抗 D，抗 E，抗 e，抗 C，抗 c）とに大別される．
- 一方，IgM型不規則抗体は，輸血や妊娠・分娩のような明らかな同種抗原刺激の経験がないヒトが保有している抗体で，自然抗体と称される．反応温度は37℃より低温域なので，輸血副作用の原因となることはない．
- 血清中の不規則抗体を検出するには，型抗原が既知の O 型赤血球（パネル血球）2～4種類を組み合わせたスクリーニング用血球セットと被検血清とを合わせて，その反応性をみるという方法を用いる（抗体スクリーニング）．食塩水法を中心に反応するなら自然抗体，クームス法で反応するなら免疫抗体の可能性が高い．また，MNSs式，Duffy式，Xg式血液型などの抗原は，酵素によって破壊されてしまうため，ブロメリン法では反応が減弱したり検出できなくなることがある．それに対して，Rh式や Kidd 式血液型などは，酵素処理によってむしろ反応が増強する．
- このように，不規則抗体の種類によって検出しやすい方法が異なるので，食塩水法，アルブミン法，クームス法，酵素法を組み合わせて施行し，反応態度から血清中の不規則抗体の種類を推定する．抗体スクリーニングで不規則抗体が認められた場合は，さらにパネル赤血球の数を 8～20 種類に増やした不規則抗体同定用血球セットを用い，型特異性を決定する．

臨床的意義と検査値の読み方

- 本試験は，緊急輸血を除き，輸血前検査として実施される．抗体スクリーニング陽性→不規則抗体同定と進み，型特異性が決定されれば，日本赤十字社に輸血用赤血球製剤を発注するにあたり，あらかじめ対応する赤血球抗原を回避することが可能となる．
- 溶血性輸血副作用や血液型不適合妊娠の疑いがあるときにも本試験を実施し，原因となっている不規則抗体を突き止めることができれば，診断が確定する．
- 不規則抗体は，そのすべてが溶血性輸血副作用や新生児溶血性疾患の原因になるわけではないので，臨床的重要性を見極める必要がある．不規則抗体による適合血の選択基準の目安は次のように考えられている．
  ① 適合血を選択する抗原群：これらの抗原に対する抗体を保有している場合は，必ず対応抗原陰性の血液（抗原回避血）を選択する．Rh，Kell，Duffy，Ss，Diego，Pk，p，I (allo)，Jr^a
  ② 適合血を選択しない抗原群：これらの抗原に対する抗体を保有していても，特に抗原回避の必要はない．Le^b，P1，N，Xg^a，Bg^a，St^a，JMH
  ③ 反応性によって選択を考慮する抗原群：Le^a，M
- 日本赤十字社から供給される血液製剤は，不規則抗体を有していないことを確認済みである．受血者の ABO 式血液型と Rh$_0$(D) 陽性がわかっており，しかも血清中に不規則抗体が存在しないことが確認されていれば，輸血が必要となった際に，交差適合試験を省略して適合血を出庫することができる．このような輸血準備システムを type and screen（T & S）と称する．

（村上純子）

α-D-N-アセチルガラクトサミニルトランスフェラーゼ活性およびα-D-ガラクトシルトランスフェラーゼ活性

α-D-N-acetylgalactosaminyltransferase and α-D-galactosyltransferase

別 A型転移酵素およびB型転移酵素（A-transferase and B-transferase）

測定法 （プロフィール参照）
検　体 血清
基準値
■ α-D-N-アセチルガラクトサミニルトランスフェラーゼ活性
　1：32～1：64
■ α-D-ガラクトシルトランスフェラーゼ活性
　1：64～1：128

異常値を呈する場合
低値 ABO 亜型，白血病などで赤血球の抗原性が減弱

した場合，キメラ，aquired B

プロフィール
- ABO(H)血液型の型特異性は糖鎖末端の構造によって決定される．まず，Gal，GlcNAc，Gal，GalNAcの前駆物質（コア糖鎖）にfucosyltransferase（H型転移酵素）が作用しH物質が生合成される．
- A型では，H物質のGal残基に，α-D-N-アセチルガラクトサミニルトランスフェラーゼ（A型転移酵素）の働きで，糖供与体UDP-GalNAcを基質としてα1→3結合でGalNAcが転移されA型物質が生成される．
- B型では，α-D-ガラクトシルトランスフェラーゼ（B型転移酵素）の働きで，糖供与体UDP-Galを基質としてα1→3結合でGalが転移され，B型物質が生成される．
- AB型では，A型転移酵素およびB型転移酵素が働いてA型物質とB型物質が合成され，O型では，A型転移酵素およびB型転移酵素とも働かないのでH物質のままである．
- ABO亜型あるいはその他の理由によって赤血球上のA型物質とB型物質の発現が減弱している場合，被検血清にO型赤血球（H物質が存在する）と糖供与体を反応させ，O型赤血球にA型物質が生成すれば被検血清中にα-D-N-アセチルガラクトサミニルトランスフェラーゼ（A型転移酵素）が存在することを，B型物質が生成すれば被検血清中にα-D-ガラクトシルトランスフェラーゼ（B型転移酵素）が存在することを証明したことになる．

臨床的意義と検査値の読み方
- ABO亜型が考えられる場合の同定法の一つとして本試験が実施される．ただし，亜型の中には，Ax，Bx，Ael，Bel，cisA2B3などのようにtransferase活性が確認できないものもあるので注意を要する．
- 被検赤血球が汎凝集性を示し，ABO型オモテ試験の判定が不可となる場合に，型確認目的で本試験が実施される．
- その他，白血病の一部，キメラ，aquired Bなど，赤血球の抗原性が減弱したり，血液型の変異を生じた場合に，型確認目的で本試験が実施される．

予想外の値が認められるとき
- 被検血清中のカルシウムイオンがA-transferase活性の測定に影響を与えることがある．期待値より活性値が著しく低値を呈する場合は，EDTAを添加しで再検する．

（村上純子）

h 細胞性免疫検査

51012
リンパ球刺激試験 保
lymphocyte stimulation test

別 リンパ球芽球化試験，リンパ球幼若化試験

測定法 ³H-チミジン取り込み能，核酸蛍光法
検 体 保存液加血液
基準値 〈PHA〉　SI値 44～447
　　　　〈Con-A〉　SI値 45～517
　　　　〈PWM〉　SI値 11～100

異常値を呈する場合
低値 原発性免疫不全症（重症複合免疫不全症，DiGeorge症候群，Wiskott-Aldrich症候群，ataxia telangiectasia，Nezelof症候群など），続発性免疫不全症（自己免疫疾患，悪性腫瘍，血液疾患），感染症（AIDS，サイトメガロウイルス感染症，麻疹，風疹，ヘルペス感染症，トリパノゾーマ感染症，結核，Hansen病，マイコプラズマ感染症，水痘など），薬剤（副腎皮質ホルモン・免疫抑制剤・抗腫瘍薬などの投与）その他（腎不全，ネフローゼ症候群，Down症候群，妊娠，老化など）など

次に必要な検査▶ 関連モノクローナル抗体でリンパ球ポピュレーション比率を検索する．血清免疫グロブリン値・産生能，リンパ球増殖に必要なサイトカイン産生量，免疫電気泳動，細菌（ASOなど）やウイルス抗体価などを調べる．

プロフィール
- リンパ球幼若化反応は，リンパ球の免疫能検査の一つであり，レクチンの一種であるマイトジェンという非特異的刺激物質を加えて培養すると，リンパ球が大型の芽球様細胞となり分裂・増殖する現象を調べるものである．
- レクチンは，植物性血球凝集素ともよばれ，糖鎖と結合する特性があり，細胞表面に存在する糖蛋白と抗原抗体反応に類似した作用を起こす．
- リンパ球幼若化反応には，マイトジェンとしてインゲンマメから抽出したPHA（phytohemagglutinin），タチナタ豆から抽出したCon-A（concanavalin A）やアメリカヤマゴボウから抽出したPWM（pokeweed mitogen）などが一般的に用いられている．マイトジェン刺激によるリンパ球の反応の程度を測定するには，³H-チミジンの取り込み能から求める方法と，エチジウムブロマイドでDNAを染色してその蛍光量から求める核酸蛍光法とがある．また，顕微鏡下で幼若細胞を計数する形態学的方法もある．
- ³H-チミジンの取り込み能や核酸蛍光法はいずれも，SI値（stimulation index，＝マイトジェン添加後の測定値/マイトジェン無添加の測定値）を求めて判定するのが一般的である．
- PHAとCon-Aは，ヒトリンパ球のT細胞のみを活性化する．いずれのマイトジェンもCD4陽性細胞とCD8陽性T細胞の両方を活性化するが，その活性程度には差がみられる．Con-Aは，CD8陽性細胞の方を強く活性化するのに対し，PHAは，CD4陽性細胞を強く活性化する．
- 一方，PWMは，ヒトリンパ球のT・B両細胞を活性化するが，PWMによるB細胞活性化には，CD4陽性細胞の介在を要し，CD8陽性細胞がこれを抑制する．
- 保険収載において，PWMは適応外である．

臨床的意義と検査値の読み方
- PWMは，T細胞とB細胞の両者に対して刺激し，幼若化を起こすことから，リンパ球刺激試験を実施することは，免疫グロブリン産生能を知る上で簡便なスクリーニング検査となる．
- PHAとCon-Aは，主としてT細胞に対して作用し，幼若化を起こすことから，リンパ球刺激試験を実施することは，T細胞の免疫機能を知る上で簡便なスクリーニング検査となる．
- また，リンパ球幼若化反応は，T細胞不全を合併するような疾患のT細胞機能の把握，感染予防計画や，悪性腫瘍などの疾患で重症度とT細胞機能とが逆相関するようなことがあるので，その病勢・予後の経過観察としても利用される．T細胞免疫不全が疑われる場合は，輸血やワクチンの接種は避けるべきである．
- PHAやCon-Aでは，年齢差が認められているが，PWMでは，年齢的差異がないとされている．

予想外の値が認められるとき
- 細菌やカビなどによる細胞汚染の有無，マイトジェンや培養液，インキュベータの設定条件，細胞数などの確認を行う．
- 副腎皮質ホルモン薬，免疫抑制剤，抗腫瘍薬などといった薬剤が投与されていると低値をもたらす．

（小林　賢）

51014
薬剤によるリンパ球刺激試験
drug-induced lymphocyte stimulation test

略 DLST　**別** 薬剤によるリンパ球芽球化試験，薬剤によるリンパ球幼若化試験

測定法　^{3}H-チミジン取り込み能，核酸蛍光法
検体　保存液加血液
基準値　陰性：SI値 1.8以下
異常値を呈する場合
高値 薬剤性肝障害，薬疹，薬剤性大腸炎，薬剤性肺炎，接触性皮膚炎，気管支喘息，アレルギー性鼻炎などの起因薬剤

プロフィール
- 特定薬剤の刺激によるリンパ球の幼若化反応を利用した，*in vitro* での薬剤性アレルギー反応の検査である．薬剤によるリンパ球刺激試験は，Ⅰ型アレルギー反応を惹起する原因物質（抗原）であるアレルゲンやⅡ型の起因薬剤の検索に用いられている．
- 成熟したリンパ球はDNA合成を行っていないため，分化や分裂といった現象が起こらないのに対して，リンパ球が非特異的マイトジェン（PHA，Con-AやPWM），あるいは特異的抗原または薬剤の適当な刺激を受けると，DNA合成が開始され芽球様細胞へと変化し，分裂・増殖する．このような反応は，幼若化反応または芽球化反応といわれる．
- 起因薬剤やアレルゲン刺激によるリンパ球の反応の程度を測定するには，^{3}H-チミジンの取り込み能から求める方法と，エチジウムブロマイドでDNAを染色してその蛍光量から求める核酸蛍光法とがある．^{3}H-チミジンの取り込み能や核酸蛍光法はいずれも，SI値（stimulation index，＝起因薬剤添加後の測定値/起因薬剤無添加の測定値）を求めて判定するのが一般的である．
- アレルギーは，外部から生体内に入った異種蛋白質，多糖類，細菌，ウイルス，薬剤などの異物に対して排除的に作用し，生体防御を担う免疫反応が結果的に生体に障害を与える反応のことであり，以下の4型に大別される．
  - Ⅰ型：アナフィラキシー型（花粉症，ペニシリンショック，アレルギー性鼻炎など）
  - Ⅱ型：細胞毒性型・細胞融解型（顆粒球減少症，血小板減少性紫斑病，慢性肝炎など）
  - Ⅲ型：免疫複合体型（ループス腎炎，糸球体腎炎，アレルギー性気管支肺アスペルギルス症など）
  - Ⅳ型：細胞媒介型（肝障害，接触性皮膚炎，移植拒絶反応など）

臨床的意義と検査値の読み方
- 薬剤アレルギー患者の血液中に，薬剤を異物と認識する感作リンパ球（免疫記憶細胞）が存在すると，この薬剤が再投与された際に感作リンパ球が刺激を受けて幼若化，分裂，分化を起こす．これに伴ってサイトカインなどが産生され，種々の免疫反応を惹起し，生体に障害を及ぼすようになる．薬剤によるリンパ球刺激試験は，薬剤アレルギー症状のうち，特にⅣ型アレルギーによる肝障害や造血障害に，ある特定の薬剤が関与しているか否かを知るために有用な検査である．
- 薬剤によるリンパ球刺激試験により，薬剤アレルギーの起因薬剤を確認することができる．薬剤性肝障害の大部分は遅延型過敏性反応によるものといわれているが，薬剤によるリンパ球刺激試験は，原理的には細胞性免疫だけでなく，体液性免疫の一部も反映し，アナフィラキシー型アレルギーの起因アレルゲン，自己免疫疾患における反応臓器抗原などの検索にも応用可能である．

予想外の値が認められるとき
- 薬剤アレルギー症状がみられても，発症直後は陰性になりやすく，陽性になるのは1～2ヵ月後である．薬剤によるリンパ球刺激試験は，ステロイド薬，抗腫瘍薬，免疫抑制剤などが併用されているような場合，陰性になりやすく，非ステロイド性抗炎症薬の併用は逆に陽性になる場合が多い．
- 添加薬剤の細胞毒性，pH，薬理作用（免疫抑制剤，核酸代謝阻害薬など）により幼若化が抑制されることがある．

（小林　賢）

5A115
ヒスタミン遊離試験　**保**
histamine release test

別 HRT，アレルゲン刺激ヒスタミン遊離測定，アレルゲン刺激性遊離ヒスタミン

測定法　EIA
検体　全血（EDTA-2Na含有試験管）
基準値　クラス0
異常値を呈する場合
- 気管支喘息，アトピー性皮膚炎，アレルギー性鼻炎，アレルギー性結膜炎，蕁麻疹，アナフィラキシーショック

プロフィール
- 肥満細胞や好塩基球表面に発現する高親和性IgEレセプター（FcεRI）にはIgEが結合している．Ⅰ型アレルギー反応において抗原とIgEが反応することによりFcεRIが架橋され，ヒスタミンやロイコトリエンなど種々のケミカルメディエーターが放出される．抗原の曝露や侵入が起こった局所においてはこの反応によって，血管透過性の亢進，気管支平滑筋の収縮といった即時型アレルギー反応の症状が出現する．
- 個々の患者のアレルギー反応の原因アレルゲンを知る方法には，貼付試験やプリックテストなどの皮膚

反応，アレルゲン負荷試験などの in vivo テスト，および特異 IgE 抗体検査や HRT に代表される in vitro テストがある．

- in vivo テストは，人体で起こる反応を直接観察することができ，特異性も高いが，生体にとっては侵襲的テストであり，さらにアナフィラキシーなどの重篤な副反応をきたす危険性もある．
- in vitro 検査として繁用されるアレルゲン特異的 IgE 抗体検査は安全に施行できるが，アレルゲン特異 IgE 抗体が陽性であっても当該アレルゲンが現在の症状の原因とは限らず，特異 IgE が強陽性でも臨床症状の有無や軽重を反映しない場合がある．
- ヒスタミン遊離試験は末梢血中の好塩基球表面に結合した IgE がアレルゲンと結合して，放出されるヒスタミンを測定するものであり，試験管内ではあるが生体で起こる I 型アレルギーを確認することができる．
- ヒスタミン遊離試験単独の保険点数は 180 点であるが，特異的 IgE と同時に行った場合であっても特異抗原の種類ごとに所定点数を算定し，特異的 IgE と併せて 1,430 点を限度として算定する．

臨床的意義と検査値の読み方

- HRT キットによる判定は，皮膚試験や負荷試験，病歴などから総合的にアレルゲンを診断できた症例において陽性一致率（有病正診率），陰性一致率（無病正診率）ともに高く，信頼性が高い．
- ヒスタミン遊離試験は，生体外において生体内で起こる現象を再現するものであり，臨床症状と関連の深いアレルゲンを安全に特定する検査としての意義は大きい．ただし，好塩基球からのヒスタミン遊離において，低反応例の存在や，好塩基球に結合した IgE の量や使用抗原への親和性も結果に影響すると考えられる．
- 現在，臨床検査として用いられているヒスタミン遊離試験は，HRT シオノギ® のみである．測定手順は，①全血から抗白血球抗体をコートした磁性ビーズによって好塩基球を分離，②アレルゲンと好塩基球の反応によるヒスタミン遊離，③ EIA によるヒスタミン測定の順に行われる．さらにアレルゲン刺激によらない基礎的な遊離ヒスタミン量やジギトニン刺激による遊離量から，抗原刺激によるヒスタミン遊離率（％）を算出する．ジギトキシン刺激時のヒスタミン遊離量を総ヒスタミン遊離量（T），アレルゲン刺激によらない基礎的な遊離ヒスタミン量を非特異的ヒスタミン遊離量（NSR），抗原刺激によるヒスタミン遊離量を特異的ヒスタミン遊離量（SR）とすると，ヒスタミン遊離率（％）＝〔（SR－NSR）/（T－NSR）〕×100 として求められる．
- 刺激抗原は，吸入性ではヤケヒョウヒダニ，日本スギ，カモガヤ，ブタクサ，ネコ上皮，食物性では卵白，牛乳，小麦，米，大豆である．各々の抗原液は希釈率の異なる 5 段階の濃度に調整されている．濃い順から抗原液を A，B，C，D，E とすると，いずれの濃度でもヒスタミン遊離率が 20％を超えない場合をクラス 0，A でのみ 20％を超えればクラス 1，B から超える場合をクラス 2，C から超える場合をクラス 3，D ですでに超える場合をクラス 4 と判定し，クラス 2 以上を陽性とする．

（萱場広之）

51020
T 細胞・B 細胞百分率 保

T and B lymphocyte subpopulation

別 CD3×CD20，OKT3×B1，リンパ球サブポピュレーション

測定法 フローサイトメトリー
検 体 EDTA-2K 加血液
基準値 T 細胞：60.3～83.5％
　　　　　B 細胞：4.9～20.9％

異常値を呈する場合

■ T 細胞

高値 伝染性単核症，成人 T 細胞白血病，T 細胞性白血病，Behçet 病など

低値 重症複合免疫不全症，Wiskott-Aldrich 症候群，分類不能型免疫不全症，DiGeorge 症候群，毛細血管拡張性失調症，B 細胞腫瘍，AIDS など

次に必要な検査 ▶ T 細胞系に異常が認められる場合には，IgG-FcR⁺-T 細胞百分率，他のリンパ球表面マーカー，リンパ球幼若化試験，LAK 活性，ADCC 活性や NK 細胞活性などを総合的に検討して評価する．

■ B 細胞

高値 B 細胞性白血病など

低値 重症複合免疫不全症，Bruton 型無免疫グロブリン血症，Good 症候群，T 細胞腫瘍など

■ T・B 細胞

増加 百日咳など

低下 ウイルス感染症，null 系腫瘍，AIDS，重症複合免疫不全症，進行癌・Hodgkin リンパ腫など

次に必要な検査 ▶ B 細胞系に異常が認められる場合には，B 細胞表面免疫グロブリン，他のリンパ球表面マーカー，免疫グロブリンの定量などを総合的に検討して評価する．

プロフィール

- リンパ球には，細胞性免疫に関与する T 細胞と体液性免疫に関わる B 細胞の 2 つのサブポピュレーションがある．この両者の比率を検査するのが T 細胞・B 細胞百分率である．
- この検査は，T・B 細胞表面に発現している抗原分子の相違を利用してモノクローナル抗体によるフローサイトメトリーで測定されている．リンパ球の表面抗原に対する標識蛍光色の異なる CD3 と CD20 モノクローナル抗体を使用する免疫二重蛍光染色法に

よるフローサイトメトリーによって，そのリンパ球細胞集団に占める割合を求めている．成熟T細胞と反応するモノクローナル抗体CD3とB細胞全般と反応するCD20を組み合わせ，$CD3^+$・$CD20^-$の反応を示すT細胞と，$CD3^-$・$CD20^+$の反応を示すB細胞の細胞集団に占める割合を求める．

臨床的意義と検査値の読み方
- T細胞・B細胞の動向を知ることは，免疫性疾患，血液疾患，アレルギー性疾患や感染症などの診断・治療効果に有用である．
- リンパ性白血病は，主にT細胞由来か，B細胞由来かに分かれ，その分類は治療効果や予後の判定に有用な情報となる．

予想外の値が認められるとき
- T細胞は，免疫抑制剤の投与，放射線療法，栄養障害，貧血などでも低下がみられる．また，膠原病などの自己免疫性疾患，感染症や癌でも低下のみられることがあるが，その増減は一定していない．
- B細胞は，季節変動がみられ，冬季に増加する．また，感染症や炎症では高値となることがある．一方，栄養障害では低値を示すことがある． （小林　賢）

51040
IgG-FcR 陽性 T 細胞百分率
T lymphocyte subpopulation defined by IgG-Fc receptor

別 Tγ, Leu5b × Leu11c

測定法　フローサイトメトリー
検体　保存液加血液
基準値　2〜23％

異常値を呈する場合
[高値] 原発性免疫不全症候群，悪性リンパ腫，多発性骨髄腫，再生不良性貧血，好中球減少症，全身性エリテマトーデス，関節リウマチ活動期，重症筋無力症，橋本病，サルコイドーシス，強皮症など
[低値] 伝染性単核症，成人T細胞白血病，特発性血小板減少性紫斑病，多発性硬化症の増悪期など

次に必要な検査▶T・B細胞百分率，NK細胞活性，ADCC活性，リンパ球表面マーカーなどを併せて行う．

プロフィール
- IgG-FcR陽性T細胞百分率検査は，IgG-Fcレセプターを発現しているT細胞がCD2陽性T細胞に占める割合を二重染色法によるフローサイトメトリーによって測定する．
- IgGのFc部分に対するレセプター（FcγR）は，FcγRⅠ・FcγRⅡ・FcγRⅢ型の3種類が存在し，それぞれCD64・CD32・CD16に相当することが明らかになっている．このうち，FcγRⅠは，高親和性のレセプターで，主に単球に発現しているが，T細胞では発現していない．一方，FcγRⅡとFcγRⅢ

は，低親和性のレセプターで，T細胞，NK細胞，B細胞，単球，顆粒球などさまざまな細胞に発現している．

臨床的意義と検査値の読み方
- FcγRⅢ陽性T細胞は，細胞において抗体依存性細胞障害反応（ADCC）に関与している．また，これらのレセプターは，免疫複合体中のIgG-Fc部分と反応して，炎症反応を惹起する以外にも，T細胞の分化に関与していると考えられている．
- IgG-FcR陽性T細胞は，原発性免疫不全症候群，Hodgkin病，非Hodgkinリンパ腫，再生不良性貧血，好中球減少症で増加する．このことは，造血機構に対して抑制的に働いていることを示唆している．
- 成人T細胞白血病や伝染性単核症の際には，IgG-FcRの欠如したT細胞〔CD16a(−)/CD2(+)〕が多く認められる．多発性硬化症の増悪期では，IgG-FcR陽性T細胞が低下するが，寛解期では，それが正常化する．

予想外の値が認められるとき
- 骨髄移植時にIgG-FcR陽性T細胞が増加している症例では，移植後の拒絶反応が高率にみられるといわれている．
- T細胞は日中に高く，夜間に低い傾向がある．また，夏に低く，冬に高いということが報告されている．

（小林　賢）

51900
NK 細胞活性
natural killer cell activity

別 ナチュラルキラー細胞活性

測定法　^{51}Cr 遊離法
検体　保存液加血液
基準値　18〜40％（参考値）

異常値を呈する場合
[高値] 関節リウマチ（金製剤使用時），気管支喘息発作時，顆粒リンパ球増殖異常症，ウイルス感染の初期，Down症候群，インターフェロンを投与したときなど
[低値] Chédiak-Higashi症候群，悪性腫瘍の末期，重症複合免疫不全症，白血病，自己免疫疾患（全身性エリテマトーデス，Sjögren症候群，強皮症，結節性動脈炎，慢性活動性肝炎，多発性硬化症，潰瘍性大腸炎，Crohn病），AIDS，老化，ステロイドを大量に投与したときなど

プロフィール
- NK細胞（natural killer cell）活性は，生体防御，免疫監視機構を推測するための免疫機能検査の一つである．
- NK細胞活性は，ヒト末梢血から分離した単核球分画のエフェクター細胞と，NK細胞に感受性の高い

K-562細胞・MOLT4細胞のターゲット細胞とを培養し，エフェクター細胞によって^{51}Crで標識したターゲット細胞が傷害されて遊離してくるγ線を測定する方法である．

- NK細胞は，抗原による感作や主要組織適合性抗原複合体（MHC）の拘束を受けずに，ウイルスや腫瘍細胞などを非特異的に傷害するリンパ球系の細胞で，表面マーカーとしてCD2，CD56・CD57，CD16aなどが発現している．形態学的には，アズール顆粒を有する大型のリンパ球に属しており，末梢血以外にも，脾臓，リンパ節，扁桃や肝臓などに存在する．
- NK細胞は，ウイルス感染初期防御，腫瘍細胞傷害作用，カビや細菌の殺菌効果をはじめ，ADCC，骨髄移植自然抵抗性，正常胸腺細胞や骨髄造血細胞の分化調節，キラーT細胞の誘導，免疫応答抑制，サイトカインの産生（IL-1，IL-2やIFN-γなど）などに関与している．

臨床的意義と検査値の読み方
- NK細胞活性は，NK細胞の機能的側面を表すものである．Chédiak-Higashi症候群では，NK細胞の機能的異常を示すことが知られている．
- 早期の局限性癌では，NK細胞活性が高値を示すのに対して，末期の転移癌では活性低下が認められている．
- 種々の自己免疫疾患や重症複合免疫不全症においては，活動度，進行度に応じて活性が低下する傾向にある．

予想外の値が認められるとき
- 女性ではNK細胞自体の数も少なく，生理的NK活性の低下にエストロゲンが関与していることが明らかになっている．また，新生児や小児で低値を示す．
- 末梢単核細胞中のCD16a陽性細胞の割合を調べる（健康人では，CD16a陽性細胞の割合とNK活性が比例する）．NK活性は，ジョギング後に上昇する．また年齢により変化する．

(小林 賢)

51911
LAK活性
lymphokine-activated killer activity
別 リンホカイン活性化キラー細胞活性

測定法 ^{51}Cr遊離法
検体 保存液加血液
基準値 誘導：20〜80％
　　　　　非誘導：10％以下

異常値を呈する場合
〈誘導〉
高値 IL-2投与患者など
低値 進行癌，メラノーマ，肺小細胞癌など
〈非誘導〉
高値 IL-2投与患者など

次に必要な検査 ▶NK細胞活性やADCC活性などを並行して測定する．LAK細胞はIL-2によってのみ誘導されるので，IL-2産生能やIL-2レセプターなども測定することが望ましい．

プロフィール
- リンホカイン活性化キラー（LAK）活性には，末梢単核球をインターロイキン-2（IL-2）刺激によって誘導されるLAK細胞の細胞傷害活性を測定する誘導法と，末梢単核球中に生理的に存在するLAK細胞の細胞傷害活性を測定する非誘導法がある．
- LAK活性（誘導法）の測定原理は，ヒト末梢血から分離した単核球分画（エフェクター細胞）にIL-2を添加して，LAK細胞を誘導後，NK細胞に感受性のK-562細胞，あるいは非感受性のRaji細胞，Daudi細胞（ターゲット細胞）を加えて培養し，エフェクター細胞によって^{51}Crで標識したターゲット細胞が傷害されて遊離してくるγ線を測定する方法である．非誘導法の測定原理は，ヒト末梢血から分離した単核球分画（エフェクター細胞）にIL-2を作用させずにそのまま使用する以外は誘導法と同じである．
- LAK細胞は，免疫感作が明らかにないリンパ球がIL-2の作用によって活性化した細胞で，NK非感受性の自己固形腫瘍を傷害する活性が出現することから，NK細胞とも細胞傷害性T細胞とも異なるサブセットであるとされてきたが，現在では多種類のリンパ球を含む機能的な名称とされている．LAK活性を有する細胞は，単一の細胞集団よりなるのではなく，少なくともCD3$^-$CD16$^+$またはCD3$^-$CD56$^+$のNK細胞とT細胞からなると考えられている．

臨床的意義と検査値の読み方
- LAK細胞は，IL-2でのみ誘導される細胞である．NK細胞や細胞傷害性T細胞などと同様に細胞傷害活性を示す．腫瘍免疫，ウイルス感染免疫や自己免疫との関連性が示唆されているが，その詳細については不明な点も多い．
- LAK細胞は，自己および同種の癌細胞に対し，幅広い抗腫瘍細胞活性を示すことから，癌治療の面から注目されてきた．たとえば，癌患者から採取したリンパ球をIL-2と培養することにより得られたLAK細胞を静注投与して患者に戻したり，IL-2を静注投与して生体内でLAK細胞を誘導したりする治療法などが検討されてきた．しかし，投与法による強い副作用や反面臨床効果が乏しいなどの点から，さらなる検討が試みられている．また，IL-2によりLAK活性と同時に，ADCC活性も増強されるので，この方面での治療法も検討されている．
- LAK活性（非誘導）は，患者の自然抵抗性や免疫機構の動態を知る上で一つの指標となりうる．癌治療において，LAK活性の予備能を知ることによりIL-2療法（IL-2を静注投与して生体内のLAK活性を高める療法）の効果を推測することが可能となる．

h 細胞性免疫検査

- 予備能とは，LAK活性予備能＝LAK活性（誘導）－LAK活性（非誘導）で表される．LAK活性非誘導とLAK活性誘導を調べることにより，LAK活性予備能を推測できる．また，免疫機構の動態を推測することができる．

予想外の値が認められるとき
- 細菌やカビなどによる細胞汚染の有無，試薬や培養液，インキュベータ，細胞数などの確認を行う．

（小林　賢）

51950
ADCC 活性
antibody-dependent cell-mediated cytotoxicity activity
別 抗体依存性細胞傷害活性，抗体依存性細胞媒介障害活性

測定法	^{51}Cr 遊離法
検　体	保存液加血液
基準値	41〜72％

異常値を呈する場合
高値　原発性免疫不全症，初期の悪性腫瘍（白血病を除く），橋本病，自己免疫性疾患（関節リウマチ，重症筋無力症など）など
低値　リンパ性・骨髄性白血病，悪性疾患の末期，肝疾患，尿毒症，全身性エリテマトーデスなど
次に必要な検査▶他の免疫機能検査（NK細胞活性，遅延型皮膚反応やPHA・Con-Aなどによるリンパ球刺激試験など）などと総合的に評価すべきである．

プロフィール
- ADCC（antibody-dependent cell-mediated cytotoxicity）活性検査は，抗体と細胞が協調して発揮する細胞傷害活性をみるものである．
- ADCCとは，それ自身には細胞傷害作用がない特異抗体を結合した標的細胞と，この抗体のFc部分に対するレセプターをもったエフェクター細胞（T細胞，NK細胞，マクロファージ，単球や顆粒球など）とが協調することによって，初めて細胞傷害作用をもつようになることをいう．この検査は，^{51}Crで標識し，そして特異抗体を結合させたニワトリ赤血球，Chang肝細胞，Raji細胞などの標的細胞とヒト末梢血より分離したエフェクター細胞とを培養し，傷害された標的細胞から遊離するγ線を測定するものである．

臨床的意義と検査値の読み方
- ADCCは，標的細胞に特異抗体を結合させ，その抗体のFc部分に，Fcレセプターを保有するエフェクター細胞が結合して引き起こされる標的細胞の細胞傷害・細胞死である．また，この反応はごく微量の抗体の存在下で，多様なエフェクター細胞と協調し，主要組織適合性抗原複合体（MHC）の拘束を受けない非特異的な生体防御機構とみなされてきた．したがって，ADCCは，ウイルス感染や腫瘍に対する免疫・生体防御反応の一つと考えられ，ADCC活性を測定することは，生体の免疫能，特に細胞性免疫能を知るうえで有意義と考えられている．
- しかし，ADCCのみで生体の防御能を論ずることはできず，遅延型皮膚反応，レクチンに対するリンパ球刺激試験などの細胞性免疫能試験や，免疫グロブリン産生能などの液性免疫能を総合的に判断すべきである．生体内においては，Ⅱ型アレルギー反応（ADCC型）の細胞傷害に関与していると考えられている．

予想外の値が認められるとき
- 生後，1ヵ月までは低値（成人の1/3以下）を示し，12ヵ月で成人の値に達する．その後は加齢に伴う大きな変化は認めない．

（小林　賢）

顆粒球機能検査　保
neutrophil phagocytosis function, neutrophil sterilizing function
別 好中球（顆粒球）貪食能，好中球（顆粒球）殺菌能

測定法	フローサイトメトリー
検　体	ヘパリン加血液（採取から24時間以内に測定）
基準値	好中球貪食能：70〜90％ 好中球（顆粒球）殺菌能：70〜97％

異常値を呈する場合
低値
〈低値を示す先天性の異常〉
- 貪食能の低下：白血球粘着不全症，好中球アクチン機能異常症，Tuftsin欠乏症，補体成分欠損症，無γ-グロブリン血症
- 殺菌能の低下：慢性肉芽腫症，好中球特殊顆粒欠損症，ミエロペルオキシダーゼ欠乏症，Chediak-Higashi症候群
  次に必要な検査▶好中球遊走能，補体検査，免疫グロブリン定量，免疫不全症関連遺伝子検査，感染症を起こしているなら細菌検査など．

〈ほかに低値を示す可能性のある病態〉
- 糖尿病，肝硬変，尿毒症，感染症，SLE，低栄養，熱傷，新生児など

プロフィール
- 好中球の生体防御機能は細菌を貪食，殺菌することである．この機能が遺伝的要因で障害されていると，生下時より感染へのリスクの高い状態が続くことになる．この易感染性は免疫不全症一般でみられることであり，症状，血液検査などからまず免疫不全状態を疑った場合，好中球機能に関連した異常の検索のため，乳幼児を対象に行われる検査である．

臨床的意義と検査値の読み方
- 貪食能検査は簡便法としてラテックス粒子を加え，

貪食されたものをフローサイトメトリーで検出する方法が一般的である．
- 殺菌能検査は DCFH（2′,7′-dichlorofluorescein）-DA（diacetate）を好中球に取り込ませ，PMA（phorbol myristate acetate）で刺激させ，最終的に生成された DCF の蛍光をフローサイトメトリーで検出する．
- 健常者での結果を 100％として算出されるが，正確性の評価は難しく，またサンプルの保存・運搬の間に低下する．そのため一応基準値は 70％以上とされているが，判断に迷ったら検査施行者の印象も聞いてみる．

予想外の値が認められるとき
- 他の方法を使った好中球機能検査を試す．

（山田俊幸）

5 i サイトカイン

5J011, 012
TNF-α, TNF-β

tumor necrosis factor-alpha, tumor necrosis factor-beta

別 腫瘍壊死因子-α
　　腫瘍壊死因子-β, リンホトキシン (LT)

測定法　ELISA
検体　血清
基準値　TNF-α：4 pg/ml 未満
　　　　TNF-β：15 pg/ml 未満（いずれも参照値）

異常値を呈する場合

■TNF-α

高値　細菌性敗血症性ショック, 髄膜炎菌性髄膜炎, 血球貪食症候群, Hansen病, マラリア, リーシュマニア, 潰瘍性大腸炎, Crohn病, 関節リウマチ, 全身性エリテマトーデス, 川崎病などの一部の症例

■TNF-β
- 疾患との関連は解明されていない

プロフィール

- TNF-α は腫瘍に壊死を起こさせる因子として見出されたため, 腫瘍壊死因子という名称がついたが, 生体内では炎症, 免疫, 細胞死に関連するさまざまな機能を有している.
- TNF-α は生体内に侵入した異物抗原と接触することによって活性化したマクロファージから産生される. 産生されたTNF-αは, マクロファージ自身に作用して走化性, 貪食能を亢進させ, Tリンパ球に作用して, そのIL-2受容体を増加させることによって活性化させ, IFN-γの産生を誘導する.
- TNF-α は, 好中球の活性酸素産生や貪食能を促進し, 線維芽細胞のサイトカイン分泌を誘導し, 増殖を促進させる. さらにTNF-αは, 視床下部に働いてPGE$_2$やアラキドン酸を産生させることによって発熱を引き起こす.
- TNF-β は抗原刺激によって活性化したリンパ球から産生される細胞傷害因子として見出され, リンホトキシンともよばれる.
- TNF-α と TNF-β とを比較すると, 両者の遺伝子は近接して存在し, アミノ酸レベルでも31％の相同性があることから, 両者は同一の遺伝子から分かれて進化したものと推測される. 両者はいずれも三量体として同じ受容体に結合し, NF-κB (nuclear factor-κB) を活性化して, 炎症反応や免疫機構に関連する種々の遺伝子の発現に関与する.

臨床的意義と検査値の読み方

- TNF-α の測定は炎症の病態形成の解析, 特にサイトカインネットワークの解析やマクロファージの活性化の評価に有用であり, 高サイトカイン血症（サイトカインストーム）を伴う病態の解析に用いられる. しかし疾患特異性が低いことから, 研究目的を除けば, 特殊な状況下で診断のために用いられる程度であり, 臨床検査としての意義は限られる.
- 血球貪食症候群（血球貪食リンパ組織球症ともいう）が疑われる症例では, 高サイトカイン血症の証明が診断根拠の一つとなるためTNF-αが測定される. これに加えて, IFN-γ, IL-1, IL-6, M-CSFの測定により, サイトカインネットワークの解析が行われるが, 必ずしも診断に直結するものではなく, 臨床的には, 骨髄塗抹標本でのマクロファージの血球貪食像の観察, 血清フェリチン著増, 可溶性インターロイキン-2レセプター高値, LD高値, トリグリセリド高値, ウイルス感染やリンパ腫など基礎疾患の検索が重要である.
- TNF-α は細菌性敗血症性ショック患者の予後の推定に用いられることがある. 血清TNF-α値が250 pg/mlを超える患者では死亡率が高かったという報告がある. また, 潰瘍性大腸炎やCrohn病患者では, 血清TNF-α値が病勢を反映するとされる.
- TNF-α に対するモノクローナル抗体が, 関節リウマチやCrohn病の治療薬として用いられている.
- TNF-β は TNF-α と同様の炎症, 免疫, 細胞死に関連するさまざまな機能を有するが, 特定の疾患や病態との関連は不詳である.

予想外の値が認められるとき

- TNFに限らずサイトカインは失活しやすいため, 検体の保存や採取から測定までの時間に問題がなかったかを検討する.
- 予想外の高値の場合は患者血清中のリウマトイド因子によるELISAの偽高値の可能性を検討する.

（東田修二）

5J020, 040, 050
インターフェロン-α, インターフェロン-β, インターフェロン-γ

interferon-alpha, interferon-beta, interferon-gamma

略 IFN-α, IFN-β, IFN-γ

測定法　IFN活性：CPE阻止法によるバイオアッセイ
　　　　IFN-α, IFN-β, IFN-γ：ELISA
検体　血清

基準値 IFN活性：6.0 IU/m*l* 未満
IFN-α：10 pg/m*l* 未満
IFN-β：25 pg/m*l* 未満
IFN-γ：2 pg/m*l* 未満 （いずれも参照値）

異常値を呈する場合

■ IFN-α，IFN-β

[高値] 急性ウイルス感染症の急性期，関節リウマチなどの自己免疫疾患，気管支喘息などの一部の症例

■ IFN-γ

[高値] 血球貪食症候群，急性ウイルス感染症の急性期，関節リウマチなどの自己免疫疾患，気管支喘息，サルコイドーシス，原田病，Crohn病，潰瘍性大腸炎，尋常性乾癬などの一部の症例

プロフィール

- IFNはウイルス感染に対して産生される，ウイルス増殖の抑制物質として発見された．抗ウイルス作用のほか，免疫応答調節作用，マクロファージ活性化，ナチュラルキラー（NK）細胞の活性増強，抗腫瘍効果，細胞増殖抑制効果など多彩な作用を持つ．
- IFN-αとIFN-βは化学構造に相同性があり，受容体も共通しているため総称してI型IFNとよばれる．IFN-γは化学構造も受容体もI型IFNとは異なっておりII型IFNとよばれる．両者の生物学的作用には共通性が認められる．
- IFNは生体内で通常は産生されていない．IFN-αはウイルス感染やIL-1などの刺激によってB細胞やNK細胞などから分泌される．IFN-βはウイルス感染やTNFなどの刺激によって線維芽細胞やマクロファージなどから分泌される．IFN-γは抗原やサイトカイン刺激によってT細胞やナチュラルキラー細胞から分泌される．IFN-αやIFN-βと異なり，ウイルスによる直接の誘導はない．

臨床的意義と検査値の読み方

- IFNの測定は免疫機構の異常に起因する疾患において，サイトカインネットワークの解析，特に高サイトカイン血症（サイトカインストーム）を伴う病態解析などに用いられる．しかし疾患特異性が低いことから，研究目的を除けば，特殊な状況下で診断のために用いられる程度であり，臨床検査としての意義は低い．
- 血球貪食症候群（血球貪食リンパ組織球症ともいう）が疑われる症例では，高サイトカイン血症の証明が診断根拠の一つとなるため，IFN-γが測定される．これに加えて，TNF-α，IL-1，IL-6，M-CSFの測定により，サイトカインネットワークの解析が行われるが，必ずしも診断に直結するものではなく，臨床的には，骨髄塗抹標本でのマクロファージの血球貪食像の観察，血清フェリチン著増，可溶性インターロイキン-2レセプター高値，LD高値，トリグリセリド高値，ウイルス感染やリンパ腫など基礎疾患の検索などが重要である．
- IFN治療施行中，IFNの血中動態の解析を目的としてIFNの血中濃度を測定する．IFNの効果を厳密に評価する場合には，血清中の2′,5′-オリゴアデニル酸合成酵素も測定する．これはIFNによって細胞内に誘導される抗ウイルス活性を有する酵素である．IFNを投与しているにもかかわらず，有意な血中濃度の上昇がみられない場合は，抗IFN抗体が産生されている可能性があるため，IFN中和抗体価を測定する．
- 上記のほか，ウイルス感染症や自己免疫疾患などの炎症性疾患において，サイトカインの見地から病態を詳細に解析したいときに検査する．ウイルス感染では急性期に血中濃度が上昇し，回復期に低下する．
- 近年，再生不良性貧血の発症機序の一つとして骨髄のリンパ球のIFN-γ産生が提唱されている．IFN-γが造血前駆細胞にFasを発現させ，アポトーシスを誘導するというものである．ただし，IFN-γ産生は骨髄リンパ球を用いたRT-PCRでは検出できるが，血中の濃度測定では検出できない．
- IFN-αは治療薬として，慢性骨髄性白血病，腎癌，B型およびC型慢性肝炎などに，IFN-βは悪性黒色腫，膠芽種などに，IFN-γは腎癌，菌状息肉症などに用いられている．

予想外の値が認められるとき

- 予想外の高値の場合は，患者血清中のリウマトイド因子によるELISAの偽高値の可能性を検討する．

（東田修二）

5J021

IFN中和抗体価

interferon-alpha neutralizing antibody

[別] インターフェロン中和価，INF中和価

プロフィール

- インターフェロン（IFN）中和価は，INFの投与を受けている患者に産生される抗IFN抗体の力価（中和価）を測定するものであり，患者血清にIFNを加えて反応させ，残ったIFN濃度を測定する．IFN中和価の高い血清ほど，IFN濃度が減少する．
- この検査により，IFNを投与することによってできた抗IFN抗体価を調べることで，IFNの薬理効果と病態との関連や免疫機構の動態などを推測できる．

（小林 賢）

5J052

PHA誘導性インターフェロン-γ産生能

interferon-gamma productivity

[別] IFN-γ産生能

測定法 EIA
検 体 ヘパリン加血液

基準値　89.8～2,224.6 IU/ml（参照値）
異常値を呈する場合
- 疾患との関連性は確立していない

プロフィール
- PHA（phytohemagglutinin：フィトヘマグルチニン）は植物凝集素ともよばれ，動物細胞に凝集を起こす植物レクチンの総称である．
- インターフェロン-γに関しては☞「インターフェロン-α，β，γ」（p.606）．
- IFN-γは生体内では通常は産生されていないが，PHAなどのマイトジェンや抗原刺激によってCD4陽性T細胞，CD8陽性T細胞やナチュラルキラー（NK）細胞から一過性に分泌される．CD4陽性T細胞は，IFN-γやIL-2を産生して細胞性免疫に関わる1型ヘルパーT（Th1）細胞と，IL-4，IL-5，IL-6，IL-10などを産生し液性免疫に関わる2型ヘルパーT（Th2）細胞からなり，両者のバランスは正常な免疫調節に不可欠であるが，種々の疾患ではこのバランスの偏りが認められる．
- 本検査は，血液から分離したリンパ球を培養して，PHA刺激後に産生されるIFN-γ産生量を測定する．これにより，IFN-γの産生細胞であるT細胞やNK細胞の機能を調べるとともに，Th1とTh2のバランスを調べる免疫機能検査法である．

臨床的意義と検査値の読み方
- 種々の先天性，後天性の免疫不全をきたす疾患において，T細胞やNK細胞の機能を評価する目的で行う．
- 自己免疫疾患や炎症性疾患では，これらの機能が過剰に亢進している状態を，この検査によって調べることができる．また，種々の免疫疾患や炎症性疾患ではTh1とTh2のバランスの偏りが生じており，この評価にも有用である．これらの疾患において，病態解析の研究を行うときに検査するが，疾患特異性はないため，臨床検査としての意義は限られる．
- 病態を詳細に解析するのであれば，Th1型サイトカインであるIFN-γ，IL-2，Th2型サイトカインであるIL-4，IL-5，IL-6，IL-10などの血中濃度を測定する．また，フローサイトメトリーにより末梢血リンパ球のB細胞，T細胞，NK細胞の割合や，CD4/CD8の比率やTh1/Th2の比率を調べる．
- リンパ球からのIFN-γ産生能によって結核菌感染を検査する（☞「結核菌特異蛋白刺激性遊離インターフェロン-γ」p.669）．

予想外の値が認められるとき
- 予想されたIFN-γ産生がみられない場合は，用いたリンパ球の生存率や状態が不良でなかったかを確認する．

（東田修二）

5J060
IL-1
interleukin-1

別 インターロイキン-1

測定法　ELISA
検体　EDTA入りの試験管で採血し血漿を使用する
基準値　IL-1α：8 pg/ml以下
　　　　IL-1β：10 pg/ml以下（参照値）

異常値を呈する場合
高値 関節リウマチや潰瘍性大腸炎などの慢性炎症性疾患，敗血症や髄膜炎などの感染症，DIC，骨髄性白血病など

プロフィール
- インターロイキンとは，白血球（leukocyte）の細胞の間（inter-）の，免疫などに関連する相互作用を媒介する蛋白質性の生理活性物質の総称である．同定された順に番号が付けられており，2006年の時点で33種類が報告されている．
- インターロイキンは実際には，白血球以外の細胞も分泌し，作用を受ける．インターロイキン，G-CSFなどの造血因子，インターフェロンなどを総称して，サイトカインとよぶ．
- IL-1は炎症，免疫，造血，神経，内分泌に多彩な生体反応を起こす物質で，単球，マクロファージ，リンパ球，好中球，血管内皮細胞，線維芽細胞などから産生される．IL-1には，IL-1αとIL-1βの2種類があるが，同一の受容体に結合し，同様の作用を示す．
- 炎症が起きると，単球や好中球からIL-1が放出され，IL-1は肝臓での急性期蛋白の発現，骨髄での好中球の産生と動員，視床下部でのプロスタグランジンE$_2$（PGE$_2$）の産生を誘導する．PGE$_2$は発熱中枢に作用して発熱を起こす．また，IL-1はTリンパ球を活性化してIL-2産生を促し，Bリンパ球を活性化して抗体産生を促す．

臨床的意義と検査値の読み方
- 炎症の病態解析の研究には有用であるが，疾患特異性が低いため，臨床検査としての意義は乏しい．

予想外の値が認められるとき
- 予想外の高値の場合は，患者血清中のリウマトイド因子によるELISAの偽高値の可能性を検討する．

（東田修二）

5J060
IL-1レセプターアンタゴニスト
interleukin-1 receptor antagonist

略 IL-1 ra

測定法　ELISA
検体　EDTA入りの試験管で採血し血漿を使用する

基準値　48～1,168 pg/ml（参照値）
異常値を呈する場合
[高値]　関節リウマチや潰瘍性大腸炎などの慢性炎症性疾患，敗血症や髄膜炎などの感染症など

プロフィール
- IL-1ra は IL-1α や IL-1β と相同性のある蛋白で，それ自身は生物活性は持たないが，IL-1 受容体に結合して，IL-1 の結合を競合的に阻害することにより IL-1 の作用を抑制する．
- 炎症が起きると，単球，マクロファージ，好中球，線維芽細胞などから IL-1 が産生され，それに続いて IL-1ra が産生されて，IL-1 の作用を制御すると考えられる．

臨床的意義と検査値の読み方
- 関節リウマチなどの炎症性疾患や感染症などで血中 IL-1ra 濃度が上昇する．炎症の病態解析の研究には有用であるが，疾患特異性が低いため，臨床検査としての意義は乏しい．

予想外の値が認められるとき
- 予想外の高値の場合は，患者血清中のリウマトイド因子による ELISA の偽高値の可能性を検討する．

（東田修二）

5J070
IL-2
interleukin-2

[別] インターロイキン-2

測定法　ELISA
検　体　EDTA 入りの試験管で採血し血漿を使用する
基準値　12 pg/ml 以下（参照値）
異常値を呈する場合
- 診断における血中 IL-2 値の意義は確立していない．

プロフィール
- IL-2 は T 細胞増殖因子として同定されたサイトカインである．IL-2 は抗原刺激などによって活性化した T 細胞によって産生され，T 細胞や NK 細胞の増殖や活性化，IFN-γ 産生を促進する．また，B 細胞の増殖や活性化，単球・マクロファージの活性化も促進する．
- 遺伝子組み換え型 IL-2 は血管肉腫や腎癌の治療薬として用いられている．

臨床的意義と検査値の読み方
- 全身性エリテマトーデスなどの自己免疫疾患，免疫不全症，リンパ球系腫瘍などの病態解析の研究には有用であるが，疾患における血中 IL-2 値の意義が確立していないため，臨床検査としての価値は乏しい．
- 研究室レベルの検査として，血液から分離したリンパ球を，PHA や Con-A などのマイトジェンを添加して培養し，その培養上清中の IL-2 濃度を測定することにより，T 細胞機能を評価する方法がある．全身性エリテマトーデス，関節リウマチ，AIDS などで低下することが報告されている．

予想外の値が認められるとき
- 予想外の高値の場合は，患者血清中のリウマトイド因子による ELISA の偽高値の可能性を検討する．もしくは IL-2 依存性増殖を示す CTLL-2 細胞株などを用いたバイオアッセイを行う．

（東田修二）

5J095
可溶性 IL-2 レセプター　[保]
soluble interleukin-2 receptor

[略] sIL-2R　[別] 可溶性 IL-2 受容体

測定法　ELISA
検　体　血清
基準値　145～519 U/ml
異常値を呈する場合
[高値]
- 2,000 U/ml 以上：リンパ腫，成人 T 細胞白血病/リンパ腫（ATLL）など
  - 次に必要な検査▶血液塗抹標本の観察，抗 HTLV-1 抗体検査，画像検査などを行う．
- 520～2,000 U/ml：リンパ腫，ATLL，血球貪食症候群，間質性肺炎，関節リウマチなどの膠原病，成人 Still 病，肝炎・伝染性単核球症などのウイルス感染症，結核，サルコイドーシス，リンパ性白血病，肺癌などの悪性腫瘍，移植後など
  - 次に必要な検査▶上記と同様．症状に応じて，抗核抗体，各種ウイルス抗体価などを調べる．

プロフィール
- IL-2 はリンパ球などの細胞表面に存在する IL-2 受容体に結合し，細胞内へ刺激が伝達される．IL-2 受容体は α 鎖，β 鎖，γ 鎖の 3 つのサブユニットで構成される．α 鎖はリンパ球の活性化に伴って発現する．α 鎖は細胞外領域，膜貫通領域，細胞内領域に区分される．一部の α 鎖の細胞外領域は，プロテアーゼによって切断されて血液中に遊離し，sIL-2R となる．
- ATLL や非ホジキンリンパ腫などのリンパ系腫瘍では IL-2 受容体 α 鎖の発現が亢進しているため，血液中の sIL-2R が高度に増加する．また，膠原病やウイルス感染症などでもリンパ球が活性化するため，sIL-2R が軽度に増加する．

臨床的意義と検査値の読み方
- ATLL と非ホジキンリンパ腫の病勢や治療効果の評価，再発の検出の目的で，sIL-2R を調べる．リンパ腫の病勢評価に従来用いられた LD よりも，腫瘍量や病勢との相関性が高い．ホジキンリンパ腫の病勢評価にも有用だが，保険適応は前記の 2 疾患の経

i サイトカイン

過追跡目的に限られている．
- リンパ腫であっても，増殖の遅い症例や限局期の症例では，基準範囲内の値にとどまることがある．一方，膠原病やウイルス感染症などで，2,000 U/ml 程度まで上昇することがある．リンパ節腫脹を呈する症例では，sIL-2Rの値にとらわれず，症状，身体所見，他の検査所見，経時的変化から総合的に判断してリンパ腫の可能性があれば，リンパ節生検などを行って診断を確定する．
- リンパ腫が寛解になっていた症例で，2,000 U/ml を超えて上昇すれば再発の可能性が高いが，それ以下でも経時的に上昇するようであれば，再発を疑って，必要に応じ CT や PET などの検査を行う．

予想外の値が認められるとき
- sIL-2Rは腎から排泄されるため，腎機能低下に伴って高値となる．リンパ腫に罹患していない慢性腎不全の透析患者のsIL-2Rが1,000～1,800 U/ml であったとの報告がある．　　　　　　　　　　　（東田修二）

5J105
IL-4
interleukin-4
[別] インターロイキン-4

測定法　CLEIA
検　体　血清
基準値　6 pg/ml 以下（参照値）
異常値を呈する場合
- 気管支喘息やアトピー性皮膚炎などのアレルギー疾患との関連が報告されているが，診断における血中IL-4値の意義は確立していない．

プロフィール
- IL-4は，IgE産生を介して即時型アレルギーに関与するサイトカインであり，2型ヘルパーT細胞(Th2)，肥満細胞，好塩基球から産生される．
- IL-4はBリンパ球に対してIgE産生細胞への分化を促進し，抗原刺激を未だ受けていないナイーブCD4陽性T細胞のTh2細胞への誘導を行う．他の血液系細胞にも広範な作用を有する．

臨床的意義と検査値の読み方
- 気管支喘息などのアレルギー疾患，膠原病，高IgE血症などとIL-4との関連が報告されているが，血中濃度の診断上の意義は確立していない．アレルギー疾患などの病態を研究として調べるのであれば，IgE，IL-5，IL-13などを測定する．

予想外の値が認められるとき
- IL-4反応性に増殖するBALM-4細胞株などを用いたバイオアッセイを行う．　　　　　　　　　（東田修二）

5J130
IL-6
interleukin-6
[別] インターロイキン-6

測定法　ELISA
検　体　EDTA入りの試験管で採血し血漿を使用する
基準値　4 pg/ml 以下（参照値）
異常値を呈する場合
高値 Castleman病，心房粘液腫，関節リウマチやSLEなどの慢性炎症性疾患，敗血症などの感染性疾患，多発性骨髄腫や腎癌などの一部の症例

プロフィール
- IL-6はTリンパ球，Bリンパ球，マクロファージ，線維芽細胞，血管内皮細胞，腎メサンギウム細胞などから産生される糖蛋白で多彩な作用を有する．
- IL-6はBリンパ球の抗体産生を促進し，Tリンパ球の分化や活性化を促進する．感染症などに対する急性期反応として肝細胞に作用し，CRPなどの急性期蛋白質の産生誘導を行う．造血系では巨核球の成熟を促し血小板産生を促進する．IL-6はIL-1やTNF-α とともに内因性発熱物質であり，体温を上昇させる．また，神経系細胞の分化にも関与する．
- 炎症性疾患では，産生されたIL-6がCRPや免疫グロブリンの増加，血小板増多，発熱などを引き起こす．関節リウマチでは関節の滑膜細胞からIL-6が産生され，関節液中のIL-6濃度が増加する．Castleman病では何らかの機序で（一部の症例ではHHV8感染により）過剰に産生されるIL-6が病態形成の主因である．心房粘液腫では腫瘍細胞が産生する多量のIL-6が発熱や関節痛などを起こす．多発性骨髄腫では骨髄腫細胞が産生するIL-6が自らの細胞増殖を刺激するオートクリン機構が働いている．メサンギウム増殖性糸球体腎炎では尿中のIL-6の増加が認められる．
- 抗IL-6受容体に対するモノクローナル抗体がCastleman病の治療薬として用いられている．

臨床的意義と検査値の読み方
- 疾患特異性が低いため，研究目的を除けば，Castleman病や心房粘液腫が疑われる症例での診断に用いられる程度であり，臨床検査としての意義は限られる．
- 上記以外の疾患では，病態解析や炎症の程度の評価には役立つが，診断上の価値は乏しい．炎症の病態についてさらに調べるのであれば，IL-1，TNF-α，IFN-γ，可溶性IL-6受容体などを調べる．
- 敗血症では血中IL-6濃度が予後の指標となり，3 ng/ml 以上は予後不良であるとの報告がある．
- 髄液中IL-6は神経Behçet症候群やウイルス性・細菌性髄膜炎などで上昇し，関節液中IL-6は関節リウマチなどで上昇する．

予想外の値が認められるとき

- 予想外の高値の場合は，患者血清中のリウマトイド因子によるELISAの偽高値の可能性を検討する．もしくはIL-6依存性増殖を示すMH60細胞株などを用いたバイオアッセイを行う．ただし，増殖促進が検体に混在する他のサイトカインの効果でないことを確認するため，IL-6中和抗体の前処置による増殖刺激効果の抑制を確認する必要がある． (東田修二)

5J140

IL-8

interleukin-8

別 インターロイキン-8

測定法 ELISA
検体 EDTA入りの試験管で採血し血漿を使用する
基準値 2 pg/ml 以下（参照値）

異常値を呈する場合
高値 敗血症，重症膵炎，急性呼吸促迫症候群，Behçet病，乾癬，関節リウマチ，多臓器不全など

プロフィール

- IL-8は好中球遊走を促進する好中球走化因子として同定された炎症性サイトカインである．単球・マクロファージ，血管内皮細胞，線維芽細胞などが，LPS, IL-1, TNF-α, IFN-γなどによる刺激に対して，炎症の局所で産生する．IL-8は好中球，リンパ球，好塩基球の遊走活性を示し，好中球を活性化して，リソソーム酵素の放出，活性酸素の産生誘導，細胞接着分子の発現亢進，血管内皮細胞への接着増強などの作用を示す．また，骨髄から末梢血への好中球の動員も促進する．

- IL-8は各種炎症性疾患の病変局所での産生が亢進している．そのため，炎症局所の組織や体液中では検出されるが，高度の侵襲でない限り血液中では検出されない．また，血管閉塞による虚血の後の再還流に伴う組織の傷害にIL-8が関与している．

臨床的意義と検査値の読み方

- IL-8の測定は，好中球の作用を中心とした炎症性疾患の病態解析の研究には有用であるが，疾患特異性が低いことから，臨床検査としての意義は限られる．
- 重症の敗血症や膵炎などでは血液中のIL-8が上昇することがある．Behçet病や乾癬では病勢の指標となることがある．関節リウマチでは関節液のIL-8増加が認められる．

予想外の値が認められるとき

- 予想外の高値の場合は患者血清中のリウマトイド因子によるELISAの偽高値の可能性を検討する．なお，多量喫煙者では好中球によるIL-8産生が亢進し，IL-8の上昇がみられる． (東田修二)

5J100, 110, 150, 155, 160

インターロイキンその他

interleukins

略 IL-3, IL-5, IL-10, IL-11, IL-12
別 インターロイキン-3, インターロイキン-5, インターロイキン-10, インターロイキン-11, インターロイキン-12

測定法 ELISA
検体 EDTA入りの試験管で採血し血漿を使用する
基準値
　IL-3 ： 1 pg/ml 以下
　IL-5 ： 10 pg/ml 以下
　IL-10 ： 5 pg/ml 以下
　IL-11 ： 30 pg/ml 以下
　IL-12 ： 8 pg/ml 以下 （いずれも参照値）

異常値を呈する場合

■ IL-3, IL-11, IL-12
- 疾患との関連は確立していない．

■ IL-5
高値 気管支喘息などのアレルギー疾患，寄生虫感染症，好酸球増多症候群 (hyper-eosinophilic syndrome : HES), Hodgkinリンパ腫など

■ IL-10
高値 全身性エリテマトーデスなどの膠原病の一部の症例

プロフィール

- IL-3：骨髄の多能性造血幹細胞や造血前駆細胞に働き，好中球，好酸球，好塩基球，単球，巨核球，赤芽球，リンパ球の各系統の細胞の分化と増殖を促進するサイトカインで，活性化Tリンパ球などから産生される．単独では効果は弱く，各系統に特異的に作用する造血因子が共同して働く必要がある．IL-3は定常状態での造血にはあまり関与しておらず，感染症などの緊急時の誘導的造血に関与する．

- IL-5：好酸球の分化や増殖を促進するサイトカインで，活性化Tリンパ球などから産生される．アレルギー反応や寄生虫の排除に関与する．

- IL-10, IL-12：IL-10は2型ヘルパーT細胞 (Th2) から産生され，1型ヘルパーT細胞 (Th1) のIFN-γ産生を抑制する．一方，IL-12はナイーブT細胞からTh1細胞への分化と増殖を促進し，Th1細胞のIFN-γ産生を促進する．ヘルパーT細胞は，IFN-γやIL-2を産生して細胞性免疫に関わるTh1細胞と，IL-4, IL-6, IL-10などを産生して液性免疫に関わるTh2細胞からなり，生体では両者のバランスが保たれる必要がある．IL-10とIL-12は相互にこのバランスを調節している．

- IL-11：SCF (stem cell factor) やFlt-3 ligandとともに造血幹細胞の増殖を促進し，TPO (thrombopoietin) とともに巨核球系前駆細胞に作用して，巨核球の増殖や血小板の産生を促進する．

i サイトカイン

臨床的意義と検査値の読み方

- IL-3，IL-11，IL-12の産生過剰や低下に起因する疾患は知られていないため，これらの測定は，炎症や造血の病態研究には有用であるが，臨床検査としての価値は乏しい．
- IL-5の産生亢進は，気管支喘息などのアレルギー疾患の病態形成に関与しており，血中IL-5濃度が，病勢の評価に役立つ可能性がある．寄生虫感染では活性化したTリンパ球がIL-5を産生し，好酸球を増殖させ，寄生虫の排除に寄与する．HESでは何らかの刺激により活性化したTリンパ球がIL-5を産生し，好酸球を増殖させ，さまざまな症候を引き起こす．Hodgkinリンパ腫ではReed-Sternberg細胞がIL-5を産生して好酸球増多を起こす．
- 原因が特定できない好酸球増多が認められた場合，好酸球性白血病などの好酸球自体の自律的な腫瘍性増殖によるものか，アレルギーやIL-5産生腫瘍に対する反応性増殖によるものかを鑑別する際に，IL-5の測定が有用である．IL-5が増加していなければ前者，IL-5が増加していれば後者と考えられる．なお，IL-5が増加していない場合でも，まれではあるがGM-CSF産生腫瘍による反応性増殖の可能性はある．好酸球性白血病が疑われれば，血液・骨髄細胞の染色体検査やRT-PCR法による*FIP1L1-PDGFRα*融合遺伝子の検索を行う．アレルギーの病態を研究的に解析するのであれば，IgE，IL-4，IL-13などを調べる．
- IL-10は全身性エリテマトーデスなどで高値となり，潰瘍性大腸炎，Crohn病，敗血症などで低値であったという報告があるが，疾患特異性がないため，臨床検査としての価値は乏しい．

予想外の値が認められるとき

- 予想外の高値の場合は，患者血清中のリウマトイド因子によるELISAの偽高値の可能性を検討する．

(東田修二)

5J201

顆粒球コロニー刺激因子

granulocyte-colony stimulating factor

略 G-CSF

測定法　CLEIA
検体　EDTA入りの試験管で採血し血漿を使用する
基準値　5.78〜27.5 pg/m*l*（参照値）

異常値を呈する場合

高値 細菌感染症，再生不良性貧血などの好中球減少をきたす疾患，G-CSF産生腫瘍（肺癌，膀胱癌などのごく一部の症例）

低値 慢性骨髄性白血病や慢性好中球性白血病などの好中球増加をきたす慢性骨髄増殖性疾患

プロフィール

- G-CSFは，単球・マクロファージ，線維芽細胞，血管内皮細胞，胎盤などで産生される糖蛋白で，その作用は，造血幹細胞の自己再生能の促進，顆粒球系前駆細胞の分化と増殖の促進，成熟好中球の貪食能・殺菌能の亢進，造血幹細胞や好中球の骨髄から末梢血への動員などである．骨髄での恒常的な造血に関与し，血液中にも認められる．
- G-CSFは骨髄細胞の軟寒天培養で，好中球コロニーの形成を特異的に促進する物質として同定されたため，この名称がついた．G-CSFは細胞表面のG-CSF受容体に結合して，細胞内シグナル伝達系蛋白のリン酸化を起こすことにより，細胞の増殖や分化を誘導する．遺伝子組み換え型G-CSFは治療薬として，抗癌薬投与による好中球減少の回復促進，再生不良性貧血患者の好中球の増加，末梢血幹細胞移植療法での幹細胞採取時の幹細胞動員などの目的で用いられている．

臨床的意義と検査値の読み方

- 高度な好中球増加を認めるが，細菌感染症などの原因がない場合に，慢性骨髄性白血病や慢性好中球性白血病などの好中球の自律性増殖による増加か，あるいは肺癌などのG-CSF産生腫瘍による反応性の増加かを鑑別するために，血中G-CSF濃度を測定する．前者は低値で，後者は高値となる．
- 細菌感染症の急性期にG-CSFが増加する．好中球減少をきたす疾患では，好中球産生を促そうとする反応としてG-CSFが増加する．しかし，これらの診断にG-CSFの測定は必要ではない．
- 顆粒球系造血の病態を研究として調べるのであれば，SCF（stem cell factor），GM-CSF，IL-3，IL-4，IL-5などを調べる．

予想外の値が認められるとき

- CLEIA法で予想外の値が認められる場合は，NFS-60細胞などのG-CSF依存性に増殖する細胞株に患者血清を添加して細胞増殖を測定するバイオアッセイを行う．
- 生理的変動として，早朝に最低値となり，夜10時頃に最高値となる日内変動を示す．妊婦では軽度増加する．

(東田修二)

5J202

マクロファージコロニー刺激因子

macrophage-colony stimulating factor

略 M-CSF

測定法　ELISA
検体　血清
基準値　1.1〜1.7 ng/m*l*（参照値）

異常値を呈する場合

高値 妊娠，細菌感染症，再生不良性貧血，特発性血小板減少性紫斑病の一部の症例，卵巣癌の一部の症

例，大理石骨病など
低値 反復流産の一部の症例，大理石骨病の一部の症例

プロフィール
- M-CSFは，単球・マクロファージ，線維芽細胞，血管内皮細胞，妊婦の胎盤脱落膜細胞などで産生される．単球系前駆細胞に作用し，単球への分化と増殖を促進し，単球の持つ細菌や真菌に対する殺菌能，G-CSFやGM-CSFなどのサイトカイン産生能，コレステロール取り込み能を高める．このほか，破骨細胞の分化と増殖を刺激し，妊婦の胎盤絨毛細胞の分化と増殖を刺激する作用を持つ．
- M-CSFはその遺伝子から分子量200 kDa以上のプロテオグリカン型M-CSFと，血中に存在する分子量85 kDaの可溶型M-CSFとが作られる．前者は組織の細胞外マトリックスのV型コラーゲンと結合して存在するが，代謝されると85 kDaとなり，血液中に移行する．

臨床的意義と検査値の読み方
- 原因が特定できない白血球増多の病態解析や，血球貪食症候群などの高サイトカイン血症に起因する炎症性疾患における病態解析において，M-CSFを測定する．しかし疾患特異性はないため，臨床検査としての意義は限られる．
- M-CSFの増加は，①感染症で白血球を増産するため，②再生不良性貧血で代償的に白血球を増加させるため，③特発性血小板減少性紫斑病で脾臓のマクロファージが活性化するために起きる．
- 妊婦では胎盤でM-CSFが産生されることにより，白血球増加が生じる．M-CSF産生が不良な妊婦は流産しやすいとされる．
- 大理石骨病はM-CSFもしくはM-CSF受容体の異常に起因する疾患である．大理石骨病の原因がM-CSFの欠如か受容体の異常かを鑑別するのに，M-CSFの測定が有用である．
- M-CSFを産生する卵巣癌の患者では，M-CSF値が腫瘍マーカーとして，治療効果の判定や再発の発見に利用できる．
- M-CSFは抗癌薬投与後や骨髄移植後における白血球減少の回復促進の目的で，医薬品として用いられている．
- 研究として，造血とサイトカインの関連をさらに調べるのであれば，SCF (stem cell factor)，IL-3，GM-CSF，G-CSFなどを測定する．炎症とサイトカインの関連を調べるのであれば，IFN-γ，TNF，IL-1，IL-6などを測定する．

予想外の値が認められるとき
- 予想外の高値の場合は，患者血清中のリウマトイド因子によるELISAの偽高値の可能性を検討する．

(東田修二)

5J203
顆粒球マクロファージコロニー刺激因子
granulocyte macrophage-colony stimulating factor
略 GM-CSF

測定法　ELISA
検体　血清
基準値　2 pg/m*l* 未満（参照値）
異常値を呈する場合
高値 再生不良性貧血などの血球減少をきたす疾患，急性白血病，絨毛上皮癌，大腸癌，非小細胞肺癌などの一部の症例

プロフィール
- GM-CSFは，骨髄ストローマ細胞のほか，抗原やサイトカイン刺激により活性化したT細胞，線維芽細胞，単球・マクロファージ，血管内皮細胞などで産生されるサイトカインで，骨髄の顆粒球系，赤芽球系，巨核球系の造血前駆細胞に作用して，各系への増殖と分化を促進する．特に，単球・マクロファージ，好中球，好酸球への分化と増殖，およびこれらの成熟細胞の機能を亢進させる作用を持つ．
- GM-CSFは骨髄細胞の軟寒天培養で，顆粒球とマクロファージからなるコロニーの形成を促進する因子として同定されたため，この名称がついている．なお，特発性肺蛋白症は，GM-CSFに対する自己抗体の産生により，肺胞マクロファージの機能が低下し，肺胞内分泌蛋白の処理が低下することが原因である．

臨床的意義と検査値の読み方
- GM-CSFの増減と疾患との関連性は確立していないため，研究目的を除けば，臨床検査としての意義は限られる．好中球，単球，好酸球の増多が認められ，その原因が特定できない場合に，病態解析の目的で測定することがある．
- 造血とサイトカインについてさらに調べるのであれば，SCF (stem cell factor)，G-CSF，IL-3，IL-4，IL-5，M-CSF，EPO，TPOなどのサイトカインを測定する．
- 絨毛上皮癌，大腸癌，非小細胞肺癌などの一部の症例で，腫瘍細胞自身がGM-CSFを産生したり，周囲の細胞のGM-CSF産生を誘導している場合には，血清GM-CSF濃度が腫瘍マーカーとして利用できる可能性がある．
- 特発性肺蛋白症が疑われる場合は，血清の抗GM-CSF抗体を測定する．

予想外の値が認められるとき
- ELISA法で予想外の値が認められた場合は，MO7E細胞などの，GM-CSFに反応して増殖する細胞株に，患者血清を添加して細胞増殖を測定するバイオアッセイを行う．ただし，増殖促進が混在する他のサイトカインの効果でないことを確認するため，血

清とGM-CSF中和抗体の前処置による増殖刺激効果の抑制を確認する必要がある． （東田修二）

5J211
TGF-β

transforming growth factor-beta

別 形質転換成長因子-β，トランスフォーミング増殖因子-β

測定法	EIA
検体	抗凝固剤のクエン酸とテオフィリン入りの試験管で採血し，速やかに分離した血漿を使用する
基準値	0.89～1.80 ng/m*l*（参照値）

異常値を呈する場合

高値 慢性肝炎，肝硬変，骨髄線維症，全身性硬化症，前立腺癌などの一部の症例

プロフィール

- TGFは，肉腫ウイルスを感染させた細胞の培養上清中に存在する，線維芽細胞の形質転換を促進する因子として見出されたことに名前の起源がある．
- TGFにはαとβがあるが，両者は全く異なる分子である．TGF-βは，一般的には細胞増殖を抑制する作用を持ち，形質転換成長因子という名称は適切ではないが，現在も使われている．TGF-βは活性のない潜在型TGF-βからプロセシングによって成熟TGF-βとなる．$β_1$，$β_2$，$β_3$の3種類のアイソフォームが存在する．
- TGF-βは創傷治癒過程において，線維芽細胞の増殖とコラーゲンやフィブロネクチンなどの産生を促進する．一方，この作用が病的に亢進すると，肺，肝，皮膚，腎，骨髄などの組織の線維化をきたす疾患の発症につながる．
- TGF-βは血小板，胎盤，骨をはじめさまざまな組織で産生され，造血細胞，リンパ球，上皮細胞，内皮細胞，腫瘍細胞などの増殖を抑制する．骨芽細胞の増殖は促進する．

臨床的意義と検査値の読み方

- 肺線維症や腎硬化症などの線維化をきたす疾患の病態解析に，血清や尿のTGF-βの測定が研究目的で行われているが，臨床検査としての意義は確立していない．線維化の病態をさらに詳しく調べるのであれば，PDGF（platelet-derived growth factor），EGF，FGFなどを測定する．肺線維症（間質性肺炎）が疑われる場合には，臨床的には血清KL-6，SP-D，SP-Aの高値が診断に有用である．
- TGF-βと癌や動脈硬化との関連も研究されており，動脈硬化患者で血中TGF-β濃度が低下していたという報告もある．

予想外の値が認められるとき

- EIA法による測定値が予想外の値となった場合は，

ミンク肺細胞株MV1Luを用いたバイオアッセイを行って確認する． （東田修二）

5J454
可溶性 ICAM-1

soluble intercellular adhesion molecule-1

略 sICAM-1 別 可溶性CD54，細胞間接着分子-1

測定法	EIA
検体	EDTA 2Na 血漿
基準値	82.5～276 ng/m*l*

異常値を呈する場合

高値

- 各種炎症性疾患の活動期：①成人呼吸促迫症候群（ARDS），全身性炎症反応症候群（SIRS），②重症感染症，③関節リウマチ，全身性エリテマトーデス，川崎病，血管炎症候群などの全身性自己免疫疾患，④移植片拒絶反応，⑤気管支喘息などのアレルギー性疾患，⑥動脈硬化症，⑦B細胞性白血病，成人T細胞白血病，⑧その他：サルコイドーシスなど
- 担癌組織：卵巣癌，乳癌，消化器（特に大腸）癌，膵癌，肝胆道系癌，腎癌

次に必要な検査▶本検査は，基本的には炎症性疾患や一部の癌の活動性の指標と考えられる．よって，経過を追って病態の進行の程度や治療の効果をみることが主目的である．また，一般的な炎症マーカー，腫瘍マーカー，他の可溶性接着分子などと比較検討することが肝要である．

プロフィール

- 細胞間接着分子（ICAM-1）は，遺伝子座が19p13.3-p13.2に有する505アミノ酸残基からなる分子量76～114 kDaのⅠ型膜貫通型糖蛋白で，5つの免疫グロブリン（Ig）様領域から構成されるIgスーパーファミリー分子の一つである．ICAM-1は，白血球上のインテグリンLFA-1のリガンドとして同定されたが，MAC-1やCD43のリガンド，ライノウイルスやマラリア原虫のレセプターとしても機能する．
- ICAM-1は，単球を始めとする免疫担当細胞，血管内皮細胞，上皮系の細胞，癌細胞に広く発現し，免疫担当細胞との接着に関与する．特に，白血球の血管外遊出の際には，LFA-1/ICAM-1の接着はその中心的な役割を担い，組織内でも細胞間接着のみならず，LFA-1を介する共刺激シグナルの伝達を介してTリンパ球を活性化する．

臨床的意義と検査値の読み方

- ICAM-1の発現は，炎症性サイトカインや活性酸素などの刺激によって，数時間以内に内皮細胞や線維芽細胞上で著明に増強し，循環血中や組織内の炎症性細胞との接着や活性化に関与する．したがって，自己免疫，感染，腫瘍浸潤，移植拒絶，アレルギー，

動脈硬化などを契機にもたらされる炎症性病態の形成に深く関与する．

- 循環血中や組織液中に検出される可溶性 ICAM-1 は，主にリンパ球や単球を含む白血球や内皮細胞，一部の癌細胞表面に発現したものが遊離したもので，細胞外成分の大部分を有する．したがって，循環血中や組織液中の可溶性 ICAM-1 を測定することによって，白血球や内皮細胞，癌細胞などの ICAM-1 を発現する細胞数の増加や，それらの細胞上の ICAM-1 の発現量の増加を推測でき，経過を追うことによって，炎症性病態の疾患活動性や程度，癌細胞の増殖の強さなどを推察できる．
- なお，可溶性 ICAM-1 は白血球上の LFA-1 と結合して LFA-1/ICAM-1 を介する白血球と内皮細胞などとの結合を競合的に阻害することにより，生体自身が本来有する抗炎症性作用として機能するものと考えられている．
- 本検査は，上記のさまざまな炎症性疾患の活動性や一部の癌の発育程度，さらには治療効果を知りたいときに応用できる．
- また，CRP，赤沈，白血球数などの一般的な炎症マーカーや腫瘍マーカーで十分な情報が得られない際に代用できる可能性がある．

予想外の値が認められるとき
- マウス抗体を用いる EIA であるので，抗体療法を受けて生体内に抗マウス抗体を有する患者では，異常高値または低値を呈する．　　　　　　　（田中良哉）

5J462
可溶性 E-セレクチン
soluble E-selectin

略 sCD62E　別 可溶性 CD62E，可溶性 ELAM-1

測定法　EIA
検体　EDTA血漿
基準値　18.3～66.2 ng/ml

異常値を呈する場合
高値
- 各種炎症性疾患の活動期：①成人呼吸促迫症候群（ARDS），全身性炎症反応症候群（SIRS），②敗血症などの重症感染症，③関節リウマチや血管炎症候群などの各種全身性自己免疫疾患，④移植拒絶，⑤アレルギー性疾患，⑥動脈硬化症，⑦その他：サルコイドーシス，糖尿病腎症など
- 癌：悪性黒色腫，Hodgkin 病，慢性 B リンパ球性白血病，成人 T 細胞白血病，膀胱癌，膵癌，乳癌，肝細胞癌，転移性肝癌

次に必要な検査 ▶ 本検査は，基本的には炎症性疾患の活動性の指標と考えられ，経過を追って病態の進行の程度や治療の効果をみることが主目的と考えられる．また，一般的な炎症マーカー，他の可溶性接着分子などと比較検討することが肝要である．

プロフィール
- E-セレクチンは，細胞外のアミノ末端からC型レクチン様領域，EGF（上皮細胞増殖因子）様領域，6つの補体調節蛋白領域からなるセレクチンファミリー分子に属する分子で，分子量は付着糖鎖の相違により 115，107，97 kDa の分子が知られる．責任遺伝子座は 1q23-q25 で，リガンドは sialyl Lewis^x や sialyl Lewis^a などの糖鎖（コア蛋白質 PSGL-1 に結合して存在）である．
- E-セレクチンは，サイトカインなどで活性化された血管内皮細胞に発現誘導され，循環血中の上記の糖鎖を発現する白血球にブレーキをかけ（rolling 現象がみられる），一時的に内皮細胞上に留めておく機能を有する．したがって，サイトカインが産生される炎症組織での白血球の内皮細胞との接着と炎症部への遊出において重要な役割を担う．
- 上記の糖鎖を発現する癌細胞と内皮細胞の E-セレクチンとの接着は，癌細胞の血行性転移においても重要な意義を有する．
- また，皮膚の細静脈には恒常的に発現し，皮膚炎症部への皮膚リンパ球関連抗原（CLA）陽性のリンパ球サブセットの再循環に関与するとされる．

臨床的意義と検査値の読み方
- E-セレクチンの発現は，IL-1，TNF-α，IFN-γ などの炎症性サイトカインや活性酸素などの刺激によって，数分以内に血管内皮細胞上で著明に増強し，循環血中の白血球との接着に関与する．したがって，自己免疫，感染，腫瘍浸潤，移植拒絶，アレルギー，動脈硬化などを契機にもたらされる炎症性病態の形成に深く関与する．
- 循環血中に検出される可溶性 E-セレクチンは，血管内皮細胞表面に発現したものが遊離したもので，細胞外成分の大部分を有する．また，炎症部のみならず癌細胞周囲など血管新生が活発な組織では E-セレクチンの発現は相対的に増強する．
- 以上のことから，循環血中の可溶性 E-セレクチンを測定することによって，E-セレクチンを発現する血管内皮細胞の細胞数の増加や内皮細胞上の E-セレクチンの発現量の増加を推測できる．
- 本検査は，上記のような炎症性疾患の活動性や程度，担ербовые組織における血管新生の程度，また治療効果を知りたいときに応用できる．
- CRP，赤沈，白血球数などの一般的な炎症マーカーで十分な情報が得られない際に代用できる可能性がある．

予想外の値が認められるとき
- マウス抗体を用いる EIA であるので，抗体療法を受けて生体内に抗マウス抗体を有する患者では，異常高値または低値を呈する．　　　　　　　（田中良哉）

5J463
可溶性P-セレクチン
soluble P-selectin

略 sCD62P　別 可溶性CD62P, 可溶性GMP-140

測定法　ELISA
検　体　保存剤入り血漿
基準値　75.9～344 ng/ml
異常値を呈する場合
高値
- 各種炎症性疾患の初期：①成人呼吸促迫症候群（ARDS），全身性炎症反応症候群（SIRS），②敗血症，③関節リウマチ，血管炎症候群，ループス腎炎などの自己免疫疾患，④動脈硬化症，⑤糖尿病腎症
- 血栓性疾患：血栓性血小板減少性紫斑病，溶血性尿毒症症候群
- 血管障害

次に必要な検査 ▶ 血栓形成性疾患や早期炎症性病態を検出できるとされ，炎症性疾患の活動性の指標とも考えられる．経過を追って病態の進行の程度や治療の効果をみることにも応用できる．また，一般的な凝固系マーカーや炎症マーカー，さらに，他の可溶性接着分子などと比較検討することが肝要である．

プロフィール
- P-セレクチンは，細胞外のアミノ末端からC型レクチン様領域，EGF（上皮細胞増殖因子）様領域，9つの補体調節蛋白領域からなるセレクチンファミリー分子に属する分子量140 kDaの分子である．責任遺伝子座は1q23-q25である．リガンドはsialyl Lewis[x]，やsialyl Lewis[a]などの糖鎖（コア蛋白質PSGL-1に結合して存在）である．
- 血小板（platelet）のα顆粒や血管内皮細胞のWeibel-Palade体に内在し，刺激によって脱顆粒して細胞表面に表出する．血小板には好中球の単位表面積当たり約10倍量の発現がみられる．末梢循環血中の血小板や好中球，単球と血管内皮細胞との細胞間相互作用に関与し，白血球にブレーキをかける（rolling現象がみられる）．一時的に内皮細胞上に留めておく機能を有し，特に炎症部における血小板の凝集や白血球と内皮細胞との接着と炎症部への遊出において重要な役割を担う．

臨床的意義と検査値の読み方
- P-セレクチンは，トロンビン，ヒスタミン，インターロイキン-8，PAF（血小板活性化因子），ロイコトリエンC4，補体，TNF（腫瘍壊死因子）-α，酸化LDLなどの刺激によって，血小板では瞬時に，内皮細胞では数分で表出する．発現したP-セレクチンは刺激後30分以内に速やかに細胞質内還入により消失する．したがって，P-セレクチンの発現は，血管障害，血栓疾患や炎症性病態の形成の初期に深く関与する．また，虚血-再環流障害の際にも発現し，好

中球と内皮細胞の接着や，さらに内皮障害にも関与する．
- 循環血中に検出される可溶性P-セレクチンは，スプライシングにより膜貫通領域を欠落した分子（137 kDa）とされ，細胞外成分の大部分を有する．
- 循環血中の可溶性P-セレクチンを測定することによって，P-セレクチンを発現する血小板や血管内皮細胞の細胞数の増加や血小板の活性化の程度，すなわち血小板や内皮細胞のP-セレクチンの発現量の増加を推測できる．
- 本検査は血栓形成疾患，血管障害，上記のさまざまな炎症性疾患の活動性や治療効果を知りたいときに応用できる．
- また，一般的な凝固系マーカーやCRP，赤沈，白血球数などの一般的な炎症マーカーで十分な情報が得られない際に代用できる可能性がある．

予想外の値が認められるとき
- マウス抗体を用いるEIAであるので，抗体療法を受けて生体内に抗マウス抗体を有する患者では，異常高値または低値を呈する．

(田中良哉)

5J464
可溶性L-セレクチン
soluble L-selectin

略 sCD62L　別 可溶性CD62L, 可溶性LECAM-1, 可溶性白血球内皮細胞接着分子-1

測定法　EIA
検　体　EDTA血漿
基準値　347～1,310 ng/ml
異常値を呈する場合
高値
- 各種炎症性疾患の活動期：①成人呼吸促迫症候群（ARDS），全身性炎症反応症候群（SIRS），②敗血症，脳脊髄炎（髄液），急性髄膜炎（髄液），③関節リウマチ，血管炎症候群などの自己免疫疾患，④移植拒絶
- 白血病：慢性骨髄性白血病，慢性リンパ球性白血病

次に必要な検査 ▶ 基本的には炎症性疾患や白血病の活動性の指標と考えられ，経過を追って病態の進行の程度や治療の効果をみることが主目的である．また，一般的な炎症マーカーや他の可溶性接着分子などと比較検討することが肝要である．

プロフィール
- L-セレクチンは，細胞外のアミノ末端からC型レクチン様領域，EGF（上皮細胞増殖因子）様領域，2つの補体調節蛋白領域からなるセレクチンファミリー分子に属する分子で，分子量は付着糖鎖の相違によりリンパ球では74 kDa，好中球では95 kDaである．責任遺伝子座は1q23-q25である．リガンドはシアリル6-スルホLewis[x]糖鎖（コア蛋白質Gly-

CAM-1, CD34, PSGL-1 などに結合して存在する）である．
- ナイーブT細胞や好中球などに発現し，末梢循環血中の白血球にブレーキをかけ（rolling 現象がみられる），一時的に内皮細胞上に留めておく機能を有する．特に白血球と二次リンパ器官や炎症部の高円柱状内皮小静脈の内皮細胞との接着に機能し，白血球の炎症部への遊出やリンパ球のリンパ節への再循環において重要な役割を担う．

臨床的意義と検査値の読み方
- L-セレクチンは，リガンドとの接着やインターロイキン-8などのサイトカイン，補体（C5a）や細菌産物などによる刺激によってきわめて容易に遊離する（shedding とよぶ）．循環血中に検出される可溶性L-セレクチンは，これらの刺激によって白血球細胞表面に発現したものが遊離したもので，細胞外成分の大部分を有する．したがって可溶性L-セレクチンは，白血球と血管内皮細胞との接着と組織内への浸潤が高頻度に認められる病態や白血球が活性化された病態，すなわち自己免疫，感染，移植拒絶，アレルギーなどを契機にもたらされる炎症性病態の際に循環血中に検出される．
- なお，可溶性L-セレクチンは白血球と内皮細胞との接着を競合的に阻害して，生体自身が本来有する抗炎症性作用として機能するものと考えられている．
- 循環血中の可溶性L-セレクチンを測定することによって，L-セレクチンが接着や活性化刺激によって白血球からどれほど遊離したか，すなわち末梢血における白血球と血管内皮細胞との接着や白血球の炎症部への浸潤の程度，および組織内における活性化白血球の細胞数の増加，さらには白血病細胞の増加を推測できる．
- 本検査は，上記の各種炎症性疾患や白血病の活動性や程度の推移，また治療効果を知りたいときに応用できる．
- また CRP，赤沈，白血球数などの一般的な炎症マーカーで十分な情報が得られない際に代用できる可能性がある．

予想外の値が認められるとき
- マウス抗体を用いる EIA であるので，抗体療法を受けて生体内に抗マウス抗体を有する患者では，異常高値または低値を呈する．　　　　　　（田中良哉）

5J506
可溶性 VCAM-1
soluble vascular cell adhesion molecule-1

略 sVCAM-1　**別** 可溶性 CD106，可溶性血管細胞接着分子-1

測定法 EIA
検体 EDTA 血漿
基準値 358～1,020 ng/ml

異常値を呈する場合
高値 各種炎症性疾患の活動期：①成人呼吸促迫症候群（ARDS），全身性炎症反応症候群（SIRS），②感染：敗血症，HIV-1 感染，サイトメガロウイルス感染症，脳脊髄炎，③関節リウマチ，血管炎症候群，全身性エリテマトーデスなどの自己免疫疾患，④移植拒絶，⑤気管支喘息（重症），⑥心筋梗塞，動脈硬化症，⑦その他：サルコイドーシスや糖尿病腎症など

次に必要な検査▶ 基本的には炎症性疾患の活動性の指標と考えられ，経過を追って病態の進行の程度や治療の効果をみることが主目的であると考えられる．また，一般的な炎症マーカー，さらに，他の可溶性接着分子などと比較検討することが肝要である．

プロフィール
- VCAM-1 は，7 つまたは 6 つ（4 番目のドメインをスプライシングにより欠落）の免疫グロブリン（Ig）様領域から構成される Ig スーパーファミリー分子の一つで，分子量は各々 110 kDa（715 アミノ酸），90 kDa の I 型膜通過型糖蛋白である．責任遺伝子座は 1p32-p31 にある．VCAM-1 は，白血球（好中球を除く）のインテグリン VLA-4 や $\alpha_4\beta_7$ のリガンドである．
- VCAM-1 は，活性化血管内皮細胞，樹状細胞，骨髄間質細胞，活性化マクロファージなどに発現し，白血球などとの接着に関与する．特に，リンパ球や好酸球の血管外遊出の際には，VLA-4/VCAM-1 の接着はその中心的な役割を担い，組織内でも免疫担当細胞との接着のみならず，VLA-4 を介する共刺激シグナルの伝達を介して T リンパ球を活性化する．
- また，骨髄では間質細胞と骨髄幹細胞との接着に関与し，B 細胞などの分化に関与する．また，癌細胞の骨（骨髄）転移に関与することが知られる．

臨床的意義と検査値の読み方
- VCAM-1 の発現は，IL-1，TNF-α，IFN-γ などの炎症性サイトカインや活性酸素などの刺激によって，数時間以内に血管内皮細胞上で著明に増強し，循環血中や組織内のリンパ球や好酸球などとの接着や活性化に関与する．したがって，VCAM-1 の発現は，自己免疫，感染，腫瘍浸潤，移植拒絶，アレルギー，さらには動脈硬化などを契機にもたらされる炎症性病態の形成に深く関与する．

i サイトカイン　617

- 循環血中や組織液中に検出される可溶性VCAM-1は，主に血管内皮細胞表面に発現したものが遊離したもので（80 kDa，一部は50 kDa），細胞外成分の大部分を有する．
- 循環血中や組織液中の可溶性VCAM-1を測定することによって，血管内皮細胞などのVCAM-1を発現する細胞数の増加やそれらの細胞上のVCAM-1の発現量の増加を推測できる．
- 本検査は，上記の各種炎症性疾患の活動性や治療効果を知りたいときに応用できる．
- CRP，赤沈，白血球数などの一般的な炎症マーカーで十分な情報が得られない際に代用できる可能性がある．

予想外の値が認められるとき
- マウス抗体を用いるEIAであるので，抗体療法を受けて生体内に抗マウス抗体を有する患者では，異常高値または低値を呈する．

（田中良哉）

5 j HLA

5K020
HLA-A, B, C 保

HLA-A, B, C typing

別 HLA-クラスIタイピング（HLA class I typing）

測定法　NIH標準法，PCR-SSP，PCR-rSSO，PCR-SBT

検体　ACD-A液加血液またはヘパリン加血液（NIH標準法），EDTA加血液（DNAタイピング）

異常値を呈する場合
- HLA-B27：強直性脊椎炎
- HLA-B51：Behçet病
- HLA-B52：高安病
- HLA-Cw6：尋常性乾癬

次に必要な検査 ▶ 移植における組織適合性を検査する場合は，HLA-DR抗原検査，抗HLA抗体検査も同時に実施するべきである．

プロフィール

- HLA抗原は，第6染色体短腕部のp21.3の約4,000 kbp内に存在するMHC（major histocompatibility complex）領域によりコードされた遺伝子群により支配される遺伝子産物である．このMHC領域は，すべての有核細胞と血小板表面上に表現されているHLAクラスI分子（HLA-A，B，C抗原系）を支配するHLAクラスI遺伝子領域と，B細胞やマクロファージなど抗原提示細胞にしか表現されていない細胞特異的なHLAクラスII分子（HLA-DP，DQ，DR抗原系）を支配するHLAクラスII遺伝子領域および補体成分などを支配するHLAクラスIII遺伝子領域より構成されている．

- HLAクラスI分子は，遺伝的多型性に富み，抗原決定基を有している44 kDaの膜結合型ポリペプチド鎖のα鎖と，分子量11 kDaのβ_2-ミクログロブリン（β鎖）とによって構成されている．

- クラスI分子α鎖遺伝子は，全長は約3.5 kbで，このうちα1，α2，膜貫通領域には各対立遺伝子間での変異が認められる．

- HLAクラスI抗原のタイピングは，NIH標準法であるリンパ球細胞毒試験（LCT）が利用されてきたが，近年ではDNAを使用したPCR法に基づくDNAタイピングが広く応用されるようになってきている．旧来の血清学的検査法で同定できるレベルでの検査を粗分別（low resolution）タイピング，対立遺伝子（アリル）の区別まで行う細分別（high resolution）タイピングに分けて検査が行われている．

- 保険収載では，保険適応のものと適応にならないものとがあるので注意が必要である．

臨床的意義と検査値の読み方

- HLA抗原の検査は，主に移植におけるドナーとレシピエントの組織適合性適合度の検討や血小板不応状態に陥った患者への適応血小板の検索などに行われている．

- 腎臓移植では，必ずしもHLA抗原がすべて適合していなくても移植腎は生着することもあるが，HLA抗原の適合度の高いほど移植成績は良好である．腎臓移植の生着成績には，クラスI抗原の適合性よりもクラスII抗原（特にHLA-DR抗原）の適合性の方が重要と考えられている．

- 一方，造血幹細胞移植においては，クラスI抗原の適合性の方が重要と考えられている．また，造血幹細胞移植においては，対立遺伝子（アリル）レベルでの適合性が求められている．この際，レシピエントがヘテロ接合で持つアリルの一方をドナーがホモ接合で持つ場合，輸血後GVHDと同様の現象がみられるので，ドナー選択において禁忌と考えられている．

- 血小板輸血を頻回受けている患者では，血小板を輸血してもほとんど効果がない血小板不応状態に陥ることがある．このような場合，ドナーのリンパ球と患者血清との間で交差試験を行い，適合した血小板を輸血するか，またはHLA抗原の適合した血小板を輸血することにより，その効果を期待することができる．

- HLA抗原は高度な遺伝的多型性に富み，免疫応答に密接な関わりがあることから，さまざまな疾患についての調査が今までに数多く行われてきた．クラスI抗原と相関の示されている代表的な疾患として，強直性脊椎炎，Reiter症候群とHLA-B27，Behçet病とHLA-B51，高安病とHLA-B52，尋常性乾癬とHLA-Cw6などが報告されている．強直性脊椎炎のようにHLA抗原と非常に強い相関を示す疾患では，診断の補助として有用である．

- HLA抗原は，遺伝的に高度な多型性に富んでいることから，親子鑑定や民族調査などにも応用されている．

（小林　賢）

5K060
HLA-DR
HLA-DR typing

別 HLA－クラスⅡタイピング（HLA class Ⅱ typing）

測定法 NIH標準法，PCR-SSP，PCR-rSSO，PCR-SBT

検体 ACD-A液加血液またはヘパリン加血液（NIH標準法），EDTA加血液（DNAタイピング）

異常値を呈する場合
- HLA-DR4：関節リウマチ，1型糖尿病，インスリン自己免疫症候群
- HLA-DR15：全身性エリテマトーデス，特発性腎症，潰瘍性大腸炎，Hansen病
- HLA-DR53：橋本病
- HLA-DR4，DQ4：原田病
- HLA-DQ6：ナルコレプシー

次に必要な検査▶移植において組織適合性を検査する場合は，HLA-DR抗原検査，抗HLA抗体検査も同時に実施するべきである．

プロフィール
- HLA抗原は，第6染色体短腕部のp21.3の約4,000kbp内に存在するMHC（major histocompatibility complex）領域によりコードされた遺伝子群により支配される遺伝子産物である．
- このMHC領域は，すべての有核細胞と血小板表面上に表現されているHLAクラスⅠ分子（HLA-A, B, C抗原系）を支配するHLAクラスⅠ遺伝子領域と，B細胞やマクロファージなどの抗原提示細胞にしか表現されていない組織特異的なHLAクラスⅡ分子（HLA-DP, DQ, DR抗原系）を支配するHLAクラスⅡ遺伝子領域および補体成分などを支配するHLAクラスⅢ遺伝子領域より構成されている．
- HLAクラスⅡ抗原は，34 kDaのα-ポリペプチド鎖と29 kDaのβ-ポリペプチド鎖とが非共有結合した細胞膜蛋白質分子である．
- HLA-DR分子は1種類のα-ポリペプチド鎖と4種類のβ-ポリペプチド鎖（B1, B5, B3, B4遺伝子によってコードされている）のうちの1つが会合したHLA-DR1～DR18抗原，DR51抗原，DR52抗原，DR53抗原から構成される．
- HLA-DR抗原のタイピングは，NIH標準法であるリンパ球細胞毒試験（LCT）が利用されてきたが，近年ではDNAを使用したPCR法に基づくDNAタイピングが広く応用されるようになってきている．旧来の血清学的検査法で同定できるレベルでの検査を粗分別（low resolution）タイピング，対立遺伝子（アリル）の区別まで行う細分別（high resolution）タイピングに分けて検査が行われている．
- 保険収載では，保険適応のものと適応にならないものとがあるので注意が必要である．

臨床的意義と検査値の読み方
- HLA抗原の検査は，主に移植におけるドナーとレシピエントの組織適合性適合度の検討や血小板不応状態に陥った患者への適応血小板の検索などに行われている．
- 腎臓移植では，必ずしもHLA抗原がすべて適合していなくても移植腎は生着することもあるが，HLA抗原の適合度の高いほど移植成績は良好である．腎臓移植の生着成績には，クラスⅠ抗原の適合性よりもクラスⅡ抗原（特にHLA-DR抗原）の適合性の方が重要と考えられている．なお，臓器移植ネットワークにおける腎臓移植のレシピエント選択では，DR抗原が最優先されている．また，腎臓移植の生着率は対立遺伝子（アリル）レベルでの適合性が高いほど良好である．
- 一方，造血幹細胞移植においては，クラスⅠ抗原の適合性の方が重要と考えられている．また，造血幹細胞移植においては，対立遺伝子（アリル）レベルでの適合性が求められている．この際に，レシピエントがヘテロ接合で持つアリルの一方をドナーがホモ接合で持つ場合，輸血後GVHDと同様の現象がみられるので，ドナー選択において禁忌と考えられている．
- 近年，輸血によるGVHDが問題になっている．これは輸血血液中のドナーリンパ球がレシピエントの組織を攻撃して起こるもので，最終的には，ほとんどが死亡する．輸血後GVHDの発症は，レシピエントがヘテロ接合で持つHLA抗原の一方の抗原をドナーがホモ接合で有している場合に起こしやすいと考えられている．
- HLA抗原は高度な遺伝的多型性に富み，免疫応答に密接な関わりがあることから，さまざまな疾患についての調査が今までに数多く行なわれてきた．関節リウマチ，1型糖尿病，インスリン自己免疫症候群はいずれもHLA-DR4と相関するが，アリルレベルでは関節リウマチと1型糖尿病はDRB1*0405と，インスリン自己免疫症候群ではDRB1*0406と相関する．ナルコレプシーは，ほとんどの患者でDQB1*0602（DQ6）が認められている．SLEについては，DRB1*1501（DR15）との相関が報告されている．その他に報告されているものとしては，特発性膜性腎症（DRB1*1501），潰瘍性大腸炎〔DRB1*1502（DR15）〕，Hansen病（DRB1*1501, DRB1*1502），橋本病（HLA-DR53），原田病（HLA-DR4, DQ4），などがある．ナルコレプシーやインスリン自己免疫症候群，糖尿病のようにHLA抗原と非常に強い相関を示す疾患では，診断の補助として有用である．
- HLA抗原は，遺伝的に高度な多型性に富んでいることから，親子鑑定や民族調査などにも応用されている．

（小林　賢）

5K160
リンパ球混合培養
mixed lymphocyte culture

略 MLC　**別** 混合リンパ球反応（MLR）

測定法 ³H-チミジン取り込み能
検体 ヘパリン加血液（無菌）
異常値を呈する場合
低値 免疫不全症，重症複合免疫不全症，胸腺無形成症，ataxia telangiectasia，Wiskott-Aldrich症候群，mucocutaneous candidiasis，全身性エリテマトーデス，関節リウマチ，悪性リンパ腫，末期の悪性腫瘍，尿毒症，サルコイドーシス，ウイルス性感染症，結核，ハンセン病，梅毒，急性・慢性リンパ性白血病，急性骨髄性白血病，骨髄腫，肝硬変，肝炎，腎臓移植されたレシピエントなど

次に必要な検査 ▶ 移植における組織適合性を検査する場合は，HLA抗原検査，抗HLA抗体検査も同時に実施するべきである．

プロフィール
- リンパ球混合培養（MLC）とは，遺伝的背景の異なる自己と非自己の2個体のリンパ球を1つの試験管内に混合して培養することにより，それぞれのリンパ球が相手の細胞を非自己と認識して幼若化反応が起こる現象を³H-チミジンのDNAへの取り込み能で測定する方法である．このとき，片方のリンパ球をX線照射ないしマイトマイシンで処理しDNA合成を阻害したものを刺激細胞とし，もう一方の細胞は未処理のまま反応細胞としてMLCを行うことによって，いずれの細胞が幼若化を起こしたかが確認できる．
- このMLC反応は，in vivoで起こる細胞性免疫反応（移植免疫反応）をin vitroで再現するシステムであるので，当然ながらHLAの拘束を受けることになる．MLCに関与しているHLA抗原は，HLA-DR，DQ，DP抗原であるとされているが，この中でも特にDR抗原の差異によって反応が規定されている．

臨床的意義と検査値の読み方
- MLC検査は，主に腎臓移植や骨髄移植におけるドナーとレシピエントとの適合性診断の際に実施されている．MLCは，ただ単にレシピエントがドナー細胞を排除しうるような免疫反応を検査するだけではなく，骨髄移植で特に問題になるGVH反応をMLCを用いて予測するのにも利用されている．
- そのほか，MLCは，免疫抑制・増強物質の判定などにも利用されている．
- MLCは，免疫異常を示すような疾患でも反応が低下することがある．また，投与している薬剤などによっても影響を受けることがある．

予想外の値が認められるとき
- MLCで弱い反応性がみられることがあるが，その場合，HLA-DQとDP間での組み換えが起きている可能性がある．また，投与している薬剤によっても影響を受けるので，検査する前には，必ず患者の情報を得ておく必要がある．

（小林　賢）

5K210
リンパ球交差試験
lymphocyte cross-matching test

別 LCTクロスマッチ

測定法 リンパ球細胞毒性試験（lymphocyte cytotoxicity test：LCT）
検体 受給者，提供者それぞれにつきヘパリン加血液 30.0 ml および血清 0.5 ml
基準値 陰性（Grade 1以下）
異常値を呈する場合
陽性
- 血小板輸血不応状態（PTR）
- 輸血既往例，経産婦

次に必要な検査 ▶
- 抗体の免疫グロブリンのクラス（IgGかIgMか）を鑑別する．
- 抗体のHLA特異性を決定する．
- PTRの場合，血小板特異抗体および他の補体非結合性抗体が関与している可能性を検索する．

プロフィール
- リンパ球上にはHLAをはじめとする多数の抗原系が表現されているため，輸血，妊娠・分娩，臓器移植などによって，同種抗体が産生されることがある．本試験は，供給者（ドナー）と提供者（レシピエント）間において，リンパ球に反応する血清中の抗リンパ球抗体を検出する試験である（☞「抗リンパ球抗体」p.581）．
- 臨床的には，血小板輸血不応状態（post transfusion refractoriness：PTR）時におけるHLA適合血小板の選択，腎移植などの臓器移植時の予後推測に用いられている．
- 本試験にはリンパ球細胞毒性試験（lymphocyte cytotoxicity test：LCT）が用いられるため，LCT交差試験とも称される．

臨床的意義と検査値の読み方
- 抗リンパ球抗体は，標的リンパ球の種類（T細胞，B細胞）と抗体のクラス（IgG，IgM）とによって，4種類に分けられる．本試験は，臓器移植の予後推測やPTRがみられたときに実施される．
- 臓器移植の予後推測：腎移植の場合は，ドナーT細胞に対する抗体が陰性であることを確認する必要がある．特に，LCT交差試験でHLAクラスⅠに対するIgG抗体が認められた場合は，移植後，超急性拒絶反応を生じ移植臓器が生着しない危険性が高い．
- 肝移植の場合には，本試験が陰性であることは必須

条件ではなく，臨床的意義も確立されていないため，本試験陽性を理由に移植を回避することはない．しかし，陽性の場合には，移植後1年以内の拒絶反応による生着不全が有意に多いとする報告もある．

- PTRがみられたとき：頻回に輸血を行った患者では，抗リンパ球抗体により，発熱などの非溶血性輸血副作用や，血小板輸血不応状態（PTR）を生じることがある．PTRの約90％はHLAクラスⅠ抗体によるものなので，このような場合には，HLAクラスⅠ抗原適合血小板製剤を輸血する必要がある．適合するドナーを選択するためにLCT交差試験が行われる．

予想外の値が認められるとき

- LCTは補体を用いた血清反応なので，補体が活性化されない場合は偽陰性を呈する．偽陰性が否定できない場合は，クームス法の原理を用いたAHG-LCT法（抗HLA抗体を検出する最も信頼性の高い方法である）を用いる．
- PTR症例に対し，本試験が陰性の適合血小板を輸血したにもかかわらず，血小板数が期待どおり増加しないことがある．この場合は，HLA以外の血小板特異抗体，あるいは他の補体非結合性抗体が関与している可能性が考えられる．

〔村上純子〕

6 感染症検査

6 a 微生物学的検査

6A010
細菌顕微鏡検査 保
microscopic examination
別 塗抹検査

測定法 グラム染色など
検体 すべての検体．可能な限り抗菌薬投与前に採取し，速やかに塗抹標本を作製する．
基準値 陰性
異常値を呈する場合
Critical/Panic value
- 無菌検体（血液，髄液，胸水など）から微生物が確認される．
 対応▶直ちに担当医へ連絡する．その際，可能な限り菌属や菌種を推定して報告する．

プロフィール
- グラム染色による塗抹検査は操作が簡単で迅速性に優れ，かつ経済的で多くの検査室で実施可能である．
- 感染症診断において，臨床側に有益な情報を迅速に提供することができるが，信頼のおける結果を得るには担当者の十分なトレーニングが必要である．
- 検出限界は検査材料，処理法により異なるが，集菌操作をしなければ一般的に 10^5 CFU/ml 以上とされる．

臨床的意義と検査値の読み方
- 感染症原因微生物の証明，検体の品質評価，培養法の精度の向上，治療方針の決定，治療効果の判定などに用いられる．
- 髄液，血液，胸水，関節液などの無菌的な検体では診断的価値の高い情報が得られる．特に髄液の塗抹検査は化膿性髄膜炎の迅速な原因菌推定に非常に有益な方法であり，グラム染色所見と患者年齢などから高い確率で原因菌を推定できる．髄液のグラム染色から推定可能な細菌は *Streptococcus pneumoniae*, *Streptococcus agalactiae*, *Haemophilus influenzae*, *Escherichia coli*, *Klebsiella pneumoniae*, *Listeria monocytogenes*, *Neisseria meningitidis* などである．
- 喀痰の塗抹検査は原因微生物の推定，白血球や線毛上皮細胞などの下気道由来細胞の有無，白血球分類（単核白血球と多核白血球），また扁平上皮細胞と白血球の数から判定される喀痰の品質評価などを目的に実施される．
- 観察しやすい標本を作製するには洗浄喀痰を用いるとよい．喀痰表面に付着した口腔内常在菌が除去され，喀痰中に存在する原因菌の推定が容易となる．推定可能細菌は *Streptococcus pneumoniae*, *Haemophilus influenzae*, *Moraxella* (*Branhamella*) *catarrhalis*, *Staphylococcus* spp., *Pseudomonas aeruginosa*, *Klebsiella pneumoniae* などである．
- 尿検体では菌量の予測（油浸レンズで観察し毎視野1個以上観察されれば 10^5 CFU/ml 以上），膿尿の有無が判定でき，尿路感染症の診断に有用である．
- 糞便標本の鏡検は主として白血球の有無と *Campylobacter* の存在を確認する目的で実施される．*Staphylococcus* や *Clostridium* も推定可能な場合もあるが，塗抹結果だけでは病原的意義の解釈が難しい．しかし，これらの菌種が優勢に認められる場合は原因菌を推定するうえで有用な情報となる．
- 糞便の塗抹検査で白血球が多数認められる場合は，一般的に組織侵入型の微生物による感染を疑うことができる．代表的な菌種は *Shigella*, *Salmonella*, *Campylobacter* などである．またウイルスや原虫（赤痢アメーバは除く）による感染症では白血球は認めない．毒素型の場合も白血球は認めないとされるが例外もある．
- 腟分泌物の塗抹検査は腟炎，細菌性腟症，性感染症の診断および常在菌叢の把握を目的に行われる．近年，細菌性腟症の診断基準として Nugent の方法が用いられているが，これは塗抹検査から *Lactobacillus*, *Gardnerella*, *Mobiluncus* の有無と割合から判定するものであり，その有用性は高いとされる．

予想外の値が認められるとき
- 塗抹結果と培養結果の不一致が認められる場合には以下のような原因が考えられる．
 ①検体の取り違え．
 ②抗菌薬投与の影響．
 ③鏡検での見逃し．
 ④長期保存により菌の死滅．
 ⑤塗抹検査と培養検査に用いた検体の採取部位の違い．
 ⑥使用培地での発育が困難な菌，遅発育菌の存在．

(郡 美夫)

6A205
抗酸菌顕微鏡検査 保
acid-fast stain and microscopic examination
別 抗酸菌染色・顕微鏡検査

測定法 チール・ネルセン染色法，キニアン染色法，蛍光染色法（注意：蛍光抗体法ではない）
検体 喀痰，胃液，尿，胸水，脳脊髄液，膿汁など，

抗酸菌検査の対象となるすべての検体

基準値　陰性（ガフキー号数0）

異常値を呈する場合

陽性　抗酸菌感染症

プロフィール

- 抗酸菌のみを特異的に染色することで，ヒト型結核菌など，抗酸性（acid-fast）をもつ微生物を顕微鏡での観察から検出する（菌種の鑑別はできない）．
- 抗酸菌の細胞壁は脂質に富むため，通常の染色法では染まりにくい．フェノールを染色液に加えると脂質が融解され，染色される．次いで塩酸アルコールで脱色するが，脱色にも抵抗性を示し，抗酸菌のみが染色されたまま残る．後染色して色調を対比させ，1,000倍拡大の光学顕微鏡で観察する．
- 検体，特に喀痰を検査する場合，均質化した後，遠心，濃縮した沈渣を顕微鏡で検査する施設と，喀痰の一部を直接塗抹して顕微鏡検査する施設がある．後者の施設では検体中の抗酸菌の多少を示す指標としてガフキー（Gaffky）号数を報告することが多いが，このガフキー号数は必ずしも正確な菌量を示すものではない．
- 蛍光染色法は蛍光色素オーラミンOで菌体を染色する方法である．200倍あるいは400倍拡大の蛍光顕微鏡で観察するため，観察するスピードが早く，菌検出感度も高い．
- 抗酸菌染色は，検体中の抗酸菌の直接検出以外にも，分離された微生物の抗酸性の確認，結核症治療中の患者の排菌のモニタリング，薬剤感受性試験での菌濃度の調整などにも応用される．

臨床的意義と検査値の読み方

- 本検査は，抗酸菌感染症（結核症および非結核性抗酸菌症）が疑われる場合に行われる．
- 検体中の抗酸菌の有無を知ることができる．しかし培養法と比べ，菌検出感度は劣り，遠心，濃縮した喀痰の場合，1m*l* 中に5,000〜10,000個の菌体が含まれなければ陽性と判定できない．
- ほとんどの抗酸菌は培養に長期間を必要とすることから，陽性の場合，抗酸菌感染症を早期に診断することができる．

今後の検査の進め方

- 抗酸菌分離培養を実施する．
- 核酸増幅同定検査からヒト型結核菌および非結核性抗酸菌を同定する（特に陽性と判定された場合）．
- 必要に応じて抗酸菌薬剤感受性試験を行う（直接法）．

予想外の値が認められるとき

- 抗酸菌染色が正しく実施されていることを既知の菌株を用いた精度管理から確認する．
- 検体中の抗酸菌が少ない場合には陰性となることがある．
- 検体が死菌を含む場合でも陽性に判定されるが，培養検査では陰性となる（特に結核症を治療中の場合）．
- 抗酸菌以外にも *Rhodococcus*, *Nocardia*, *Corynebacterium*, *Legionella micdadei*, *Cryptosporidium*, *Isospora* といった微生物が陽性に染色される．
- ワックスを塗った容器に検体を採取，保存，輸送すると偽陽性となることがある．

（山根誠久）

6B010

細菌培養（口腔，喀痰）　保

bacterial culture and identification (oropharyngeal specimens, expectorated sputum)

別　細菌培養（咽頭粘液，喀痰，吸引分泌物）

測定法　培養（好気培養，炭酸ガス培養，嫌気培養）および同定検査

検体　咽頭粘液，鼻咽腔粘液，後鼻咽腔粘液，扁桃腺窩内容，扁桃周囲膿瘍，喉頭偽膜，鼻前庭粘液，喀痰，気管支鏡採取，気管支洗浄液，経気管吸引採痰（transtracheal aspiration：TTA），肺穿刺液（経皮的肺吸引）

- 保存：乾燥を避け冷蔵（4℃）する．ウイルス検査が目的の場合，2〜3日までは冷蔵（4℃），長期保存は－70℃以下．
- 採取容器：滅菌済み容器を使用．喀痰採取用容器は広口のものの方が適する．綿棒は，綿球部は化学合成繊維，軸は細いプラスチック製かアルミニウム製が適する（材質によっては一部の微生物に有害）．

基準値　陰性（菌発育陰性か常在菌のみの検出）

異常値を呈する場合

Critical/Panic value

〈感染症法における届け出対象疾患〉

- 2類感染症：ジフテリア
- 4類感染症：オウム病，レジオネラ症
- 5類感染症（定点把握対象疾患）：RSウイルス感染症，インフルエンザ，百日咳，マイコプラズマ肺炎，風疹，麻疹

〈病院感染対策上重要な感染症〉

- 結核症，インフルエンザ，RSウイルス感染症，風疹，麻疹

〈上記以外の重要な感染症〉

- 喉頭蓋炎，咽頭後部膿瘍

陽性

- 上気道感染症：咽頭炎，扁桃炎，喉頭蓋炎，ジフテリア，百日咳，扁桃周囲膿瘍，咽頭後部膿瘍，喉頭結核
（関連疾患：副鼻腔炎，中耳炎，上顎洞炎など）
- 下気道感染症：急性気管支炎，慢性気管支炎，気管支拡張症，びまん性汎細気管支炎，肺気腫，肺炎，肺化膿症（肺膿瘍，肺壊疽），肺結核
（関連疾患：胸膜炎，膿胸）

■ 表6-1 上気道感染症の主要な起炎微生物

おもな感染症	起炎微生物
扁桃（咽頭）炎，喉頭蓋炎，咽頭後部膿瘍，扁桃周囲膿瘍，ジフテリア，百日咳など	細菌：*Staphylococcus aureus*，β溶血連鎖球菌（*Streptococcus pyogenes*など），*Streptococcus pneumoniae*，微好気性連鎖球菌，*Corynebacterium diphtheriae*，*Bordetella pertussis*，*Haemophilus influenzae*，*Eikenella corrodens*，腸内細菌科，嫌気性菌（*Peptostreptococcus* spp., *Prevotella* spp., *Porphyromonas* spp., *Fusobacterium* spp.），*Mycobacterium tuberculosis*
	マイコプラズマ他：*Mycoplasma pneumoniae*，*Chlamydophila pneumoniae*＊，*Coxiella burnetii*
	真菌：*Candida* spp.
	ウイルス：influenza virus, parainfluenza virus, respiratory syncytial (RS) virus, measles virus, adenovirus, enterovirus, rhinovirus, ECHO virus, reovirus, coronavirus, cytomegalovirus (CMV)

＊ *Chlamydia* 属から新属（*Chlamydophila*）に移された．

■ 表6-2 下気道感染症の主要な起炎微生物

疾患名	起炎微生物
急性気管支炎	*H. influenzae*，*S. pneumoniae*，*S. aureus*，*C. pneumoniae*，ウイルス（表6-1に準ずる）
慢性気道感染症＊	*H. influenzae*，*S. pneumoniae*，*Moraxella*（*Branhamella*）*catarrhalis*，*Pseudomonas aeruginosa*，*M. tuberculosis*，他の *Mycobacterium* spp.
肺炎（市中肺炎）	*S. pneumoniae*，*H. influenzae*，*S. aureus*，*Legionella pneumophila*，*Nocardia* spp., *Mycobacterium* spp., *M. pneumoniae*，*C. pneumoniae*，*Chlamydophila psittaci*＊＊，*C. burnetii*，*Aspergillus* spp., *Cryptococcus neoformans*，*Pneumocystis jiroveci*＊＊＊，*Coccidioides immitis*，*Histoplasma capsulatum* ウイルス（influenza virus, parainfluenza virus, RS virus, adenovirus, CMV） 寄生虫（回虫，糞線虫，ウェステルマン肺吸虫，トキソプラズマ）
肺炎（院内肺炎）	腸内細菌科，*P. aeruginosa*，他のブドウ糖非発酵グラム陰性桿菌，*S. aureus*（MRSA），*L. pneumophila*，嫌気性菌（表6-1に準ずる），微好気性連鎖球菌（*Candida* spp., *P. jiroveci*） ウイルス（influenza virus, RS virus, CMV）
肺化膿症（肺膿瘍）	*S. aureus*，*Escherichia coli*，*Klebsiella pneumoniae*，*P. aeruginosa*，嫌気性菌（表6-1に準ずる），微好気性連鎖球菌，*Nocardia* spp., *Actinomyces* spp., *Candida* spp., *Aspergillus* spp., *Rhizopus* spp., *Mucor* spp.

＊ 慢性気管支炎，気管支拡張症，びまん性汎細気管支炎など，肺結核．
＊＊ *Chlamydia* 属から新属（*Chlamydophila*）に移された．
＊＊＊ *Pneumocystis* のうち，ヒトの病原体は *P. jiroveci* に分類された．
注）嚥下性肺炎は，市中感染では微好気性連鎖球菌や嫌気性菌（表6-1に準ずる）によるものが多く，院内発症の場合はこれらに加えて好気性グラム陰性桿菌や *S. aureus* の頻度が高い．

プロフィール

- 上気道あるいは下気道感染が疑われた場合，診断のために病変部位から検体を採取して検査を行う．検体のほとんどは，採取時に口腔や気道粘膜に存在する常在菌の混入を避けることができない．下気道感染症の検査では喀痰が用いられるが，常在菌の混入を避けて採取するTTAや肺穿刺液などは，侵襲性が高いので実施は限られる．検体の採取時期は抗菌薬投与前に行うのが原則である．
- 呼吸器検体から分離される微生物の種類は広範囲にわたることから，疑われる感染症によって検体や培地，培養法，培養期間が選択される．細菌の培養は，一般に血液寒天培地，チョコレート寒天培地，BTB乳糖寒天培地が用いられ，前二者は炭酸ガス培養される．嫌気培養は無菌的に採取された材料の場合に追加され，嫌気性菌専用の培地が用いられる．*Legionella* や真菌による感染症が疑われる場合には，特殊な培地が必要なため検査室に知らせておく．
- *Mycoplasma*，クラミジア，*Pneumocystis jiroveci*（旧名 *P. carinii*），ウイルスなど培養困難あるいは不可能な微生物は，免疫学的検査（血清抗体価測定，イムノクロマトグラフ法，蛍光抗体法），病理組織学的検査，遺伝子検査などが行われる．

臨床的意義と検査値の読み方

- 本検査は，「異常値を呈する場合」で記載した感染症が疑われた場合や，感染症以外の疾患との鑑別診

- 培養検査結果は臨床症状と照合して起炎菌を推定あるいは決定し，診断と治療に役立てる．咽頭炎の代表的な起炎菌（表6-1），や下気道感染症の起炎菌（表6-2）が分離された場合は起炎菌の可能性が高い．一部の菌（*S. aureus*, *S. pneumoniae*, *M.*(*B.*) *catarrhalis*, *H. influenzae*）は少数検出の場合，定着の可能性もあり鑑別が必要となる．*S. aureus* はMRSAについて鼻腔内保菌の調査を目的とした検査が行われることがある．
- 培養検査と同時に行われている塗抹検査の結果も併せて解釈する．すなわち，塗抹検査で起炎菌が推定されている場合，培養でも検出されたか確認する．塗抹検査による推定菌が培養されなかった場合には，形態学的に類似の菌の存在や培養方法に問題がなかったか確認する．口腔内容物の誤嚥や吸引によって起こる嚥下性肺炎や肺化膿症では，口腔内常在菌である嫌気性菌が起炎菌となるので，塗抹検査による推定がある程度手がかりとなる．なお，咽頭粘液の塗抹検査はジフテリアやワンサンアンギーナ以外では検査の意義が低い．

今後の検査の進め方
- 培養検査結果から起炎菌が判明した場合には，薬剤感受性検査を実施し，治療に最適な抗菌薬を選択する．なお，臨床症状や胸部X線検査，塗抹検査から先行的に経験的治療がなされている場合も多く，このような場合には培養結果から必要に応じて使用抗菌薬の変更，修正がなされる．
- 病態の推移を観察し，改善傾向が認められた場合には再度検査を実施して起炎菌の消長を確認する．一方，不変または悪化傾向が認められた場合には他の起炎菌の存在を念頭に，再検査および鑑別診断を行う．

予想外の値が認められるとき
- 感染症以外の疾患との鑑別診断が必要となるが，以下のチェックも必要である．すなわち，検体が病巣から採られたものであったか，検体の保存や培養方法が適切であったか，培養結果と塗抹検査所見の整合性，起炎菌決定の妥当性，他の起炎微生物の可能性など，病態や他の検査所見と併せて総合的に検討する．

（三澤成毅）

6B010
細菌培養（消化管） 保

bacterial culture and identification (gastrointestinal tract specimens)

別 細菌培養（糞便，直腸・肛門スワブ，胆汁）

測定法 培養（好気培養，炭酸ガス培養，嫌気培養）および同定検査

検体 糞便，直腸（肛門部）粘液，胆汁

- 保存：〈糞便〉乾燥を避け，採取後24時間までは室温（25℃），24時間以上は冷蔵（4℃）するが，保存せず検査が原則．〈胆汁〉冷蔵（4℃）．
- 採取容器：〈糞便〉採便容器，綿棒による採取はできるだけ避けるが，保存培地が付属のものがよい．〈胆汁〉滅菌試験管．

基準値 陰性（菌発育陰性か常在菌のみの検出）
異常値を呈する場合
Critical/Panic value

〈感染症法における届け出対象疾患〉
- 3類感染症：アメーバ赤痢，コレラ，細菌性赤痢，腸管出血性大腸菌感染症，腸チフス，パラチフス
- 5類感染症（全数把握対象疾患）：感染性胃腸炎，クリプトスポリジウム症

糞便培養陽性
- 感染性腸炎

  ①細菌性：赤痢，コレラ，腸チフス，パラチフス，食中毒*，偽膜性腸炎，MRSA腸炎，オキシトカ腸炎

  *以下の食中毒および腸炎をさす：ブドウ球菌食中毒，ボツリヌス中毒，ウェルシュ菌食中毒，セレウス菌食中毒，サルモネラ腸炎，腸炎ビブリオ腸炎，病原大腸菌腸炎，エルシニア腸炎，カンピロバクター腸炎，NAGビブリオ腸炎（ベンガルコレラを含む），ビブリオ・ミミクス腸炎，ビブリオ・フルビアリス腸炎，エロモナス腸炎，プレシオモナス腸炎

  ②非細菌性：アメーバ赤痢，ランブル鞭毛虫症，糞線虫症，クリプトスポリジウム症，サイクロスポーラ症，イソスポーラ症，肉胞子虫症，ウイルス性腸炎

胆汁培養陽性
- 肝胆道系感染症：胆嚢炎，胆管炎，肝膿瘍，など

プロフィール
- 糞便の検査では，検査対象の微生物が広範囲であることから，使用する培地の種類や培養方法が複数である．このため，検査内容が検査室あるいは外部委託先で異なるので，日常検査の対象微生物を確認しておく．臨床的に疑われる感染症や病原体，血便の有無や海外渡航歴などの情報は，検査を効率よく進め，起炎微生物の検出を助けるので依頼時には検査室に知らせる．特定の病原微生物が検出された場合は，保健所への届け出が必要である．
- ウイルス性腸炎の原因ウイルスのうち，ノロウイルスは一般の検査室では検査できない．
- 糞便の保存はできるだけ避ける．長時間の保存は *Vibrio* や *Campylobacter*, *Shigella* の死滅，冷蔵保存では赤痢アメーバ（栄養型）の運動性が消失し，検出率が低下する．
- 胆汁の検査では，十二指腸ゾンデによる採取では口腔内，胃および十二指腸の細菌の混入を避けられない．*Salmonella* Typhi や *S.* Paratyphi A の胆嚢内保

■ 表6-3 感染性腸炎の分類

タイプ (発症機序)	感染部位	症状/疾患	便中 白血球	主な微生物
非炎症型 (エンテロトキシン産生または粘膜に付着,表層部への侵入)	小腸付近	水様性下痢	無	細菌:*Vibrio cholerae*, *Escherichia coli* (ETEC, LT, ST), *Staphylococcus aureus*, *Bacillus cereus*, *Clostridium perfringens* 原虫:ランブル鞭毛虫,クリプトスポリジウム,サイクロスポーラ ウイルス:ロタウイルス,ノロウイルス,腸管アデノウイルス
炎症型 (組織侵入,サイトトキシン産生)	大腸	血便,血性下痢(赤痢)	好中球優位	細菌:*Shigella* spp., *E. coli* (EIEC, EHEC), *Salmonella* Enteritidis, *Vibrio parahaemolyticus*, *Clostridium difficile*, *Campylobacter jejuni* 原虫:赤痢アメーバ
組織侵入型	遠位小腸	腸熱(enteric fever)	単核球優位	細菌:*Salmonella* Typhi, *Yersinia enterocolitica*

菌を目的とする場合は,検査室に知らせる.

臨床的意義と検査値の読み方

- 本検査は,異常値を呈する疾患であげた感染症が疑われた場合や,感染症以外の疾患との鑑別診断の必要性が生じた場合に行われる.
- 糞便の検査で表6-3に示す代表的な起炎菌が分離された場合は,起炎菌の可能性が高い.毒素による腸炎の場合は,分離菌の毒素産生性を検査する必要がある.病原大腸菌は血清型O157を除いた多くは病原因子を証明しない限り,病原的意義づけが困難であるが,これは一般の検査室では検査できない.
- 糞便の塗抹検査は,便中白血球の有無および特定の微生物(*Campylobacter*,原虫)の検出に有用であるので,必要に応じて検査を依頼する.
- 胆汁は十二指腸ゾンデによる採取では,口腔内,胃および十二指腸の細菌が検出された場合には起炎菌の可能性は低い.

今後の検査の進め方

- 培養検査結果の判明前から経験的治療が開始されている場合が多い.培養結果から必要に応じて以後の治療方針を再検討する.病態の推移を観察し,改善傾向がみられた場合には再度検査を実施して起炎菌の消失を確認する.不変または悪化傾向が認められた場合には,他の起炎微生物の存在を念頭に再検査および鑑別診断を行う.
- 糞便検査では,起炎微生物の決定によって診断が確定することが多く,一部の疾患では保健所への届け出が必要である.
- 肝胆道系感染症では血液培養も高率に陽性となるので,胆汁の検査と同時に検査する.

予想外の値が認められるとき

- 感染症が疑われるにもかかわらず有意な微生物が検出されない場合には,以下の点を再検討する.すなわち,検体採取(時期,方法,保存)や培養方法が適切であったか,先行抗菌薬投与の有無,糞便検査では特に他の検査困難な微生物の可能性など,病態

や他の検査所見と併せて総合的に検討する.
- 感染症以外の疾患との鑑別診断が必要となることもある.非感染性下痢症の原因として,潰瘍性大腸炎,浸透圧性下痢症(経管栄養,Mg入り制酸薬),吸収不良,腸管閉塞・狭窄,運動異常などがある.

(三澤成毅)

6B010

細菌培養(泌尿・生殖器) 保

bacterial culture and identification (urogenital tract specimens)

別 細菌培養(尿,尿道,生殖器検体)

測定法 培養(好気培養,炭酸ガス培養,嫌気培養)および同定検査

検 体 尿(中間尿,カテーテル尿,膀胱穿刺尿など),尿道分泌物,前立腺分泌物,バルトリン腺内容物,腟分泌物,頸管粘液,子宮内容物,ダグラス窩穿刺液,など

- 保存:〈尿〉採取後2時間までは室温,2時間以上24時間までは冷蔵(4℃),24時間以上は保存せず検査が原則.〈尿道および生殖器由来分泌物〉冷蔵(4℃).
  ※ *Neisseria gonorrhoeae* を検査する場合は,保存せず検査または24時間までは室温保存.
- 採取容器:〈尿および穿刺吸引物〉滅菌試験管,〈尿道および生殖器由来分泌物〉滅菌綿棒.

基準値 陰性(菌発育陰性か常在菌のみの検出)

異常値を呈する場合

尿培養陽性

- 尿路感染症(膀胱炎,腎盂腎炎,など)

生殖器検体の培養陽性

- 当該部位の感染症(尿道炎,前立腺炎,バルトリン腺膿瘍,腟炎・腟症,子宮頸管炎,子宮内膜炎,子宮付属器炎,ダグラス窩膿瘍,骨盤腹膜炎,など)

■ 表6-4 尿路感染症診断における尿中細菌数の基準

感染症のタイプ	尿中菌数
単純性尿路感染症	$\geq 10^3/ml$
複雑性尿路感染症 　男性中間尿 　女性カテーテル尿	$\geq 10^4/ml$
女性中間尿	$\geq 10^5/ml$

(日本化学療法学会臨床評価制定委員会(泌尿器科系委員会,委員長:河田幸道):UTI 薬効評価基準 (第4版暫定案). Chemotherapy, 45:203～247, 1997)

プロフィール

- 尿の検査では中間尿が用いられることが多い. 中間尿の採取では,尿道や外陰部の常在菌の混入を防ぐ目的から局所の清拭後,中間部分の尿を採取する.しかし,常在菌の混入を完全には避けることが困難なことから,尿中細菌数から有意な細菌尿か否かを判定する. なお,代表的な常在菌が多数認められても起炎菌とは判定しない.
- 尿路感染症において嫌気性菌の関与は低頻度であることから,嫌気培養は通常行わない. なお,膀胱穿刺尿や特殊な病態(悪性腫瘍などで尿路と腸管に交通している場合など)では検査が必要な場合がある.
- 生殖器由来検体の検査では,腟分泌物の採取は外陰部の清拭・消毒後,腟内の余分な内容物を除去し,新鮮な分泌物を採取する.
- 婦人生殖器感染症では嫌気性菌が関与する複数菌感染の頻度が高い. 塗抹検査による推定が重要で,細菌性腟症(腟炎)の推定にも有用である.

臨床的意義と検査値の読み方

- 本検査は,異常値を呈する疾患であげた感染症が疑われた場合や,感染症以外の疾患との鑑別診断の必要性が生じた場合に行われる.
- 尿検査における有意な細菌尿の診断基準を表6-4に示した. 尿中菌数がこの基準を超え,尿路感染症の代表的な起炎菌の場合には起炎菌の可能性が高い. 尿の培養検査とともに膿尿(尿中白血球数または尿中白血球エステラーゼ)の検査も行うが,両者は相関しないことがある. 膿尿であるが有意な細菌が認められない場合は,抗菌薬投与の影響や, Haemophilus, Mycobacterium tuberculosis, 嫌気性菌などの可能性を検討する. また,尿中菌数に関係なく少数でも起炎菌と解釈するものには, N. gonorrhoeae, Staphylococcus aureus, Salmonella spp., Cryptococcus neoformans がある.
- 生殖器検体の検査では,塗抹検査で多種類の形態を示す細菌が認められる場合は,嫌気性菌の存在が疑われる.
- 女性内性器由来検体(子宮内容物,ダグラス窩穿刺液,骨盤内膿など)およびバルトリン腺膿瘍からの検出菌は,起炎菌の可能性が高い.
- 腟分泌物の検査では,塗抹検査で常在菌叢 (Lactobacillus 優位) か,細菌性腟症かの推定がある程度可能であり,嫌気培養が省略されることがある. 好気培養では主に Streptococcus agalactiae と Candida が検査対象とされる.
- 性感染症では,複数の感染症に罹患していることがあるので注意を要する.

今後の検査の進め方

- 培養検査結果から必要に応じて以後の治療方針を再検討する. 嫌気培養が省略されている場合は,経験的な治療を行う. 病態の推移を観察し,改善傾向がみられた場合には再度検査を実施して起炎菌の消失を確認する. 不変または悪化傾向が認められた場合には,他の起炎微生物の存在を念頭に,再検査および鑑別診断を行う.
- 女性内性器感染症では骨盤内,後腹膜,または腹腔内感染に波及することがある.

予想外の値が認められるとき

- 感染症が疑われるにもかかわらず有意な微生物が検出されない場合には,以下の点を再検討する. すなわち,検体採取(時期,方法,保存)や培養方法が適切であったか,先行抗菌薬投与の有無など,病態や他の検査所見と併せて総合的に検討する.
- 感染症以外の疾患との鑑別診断が必要となることもある. 尿路感染症以外でも膿尿がみられることがある.
- 生殖器感染症では, Chlamydia や Mycoplasma によるものは,通常の検査では検出できないので,免疫学的検査や遺伝子検査などによらなければならない.

(三澤成毅)

6B010

細菌培養(血液・穿刺液) 保

bacterial culture and identification (blood stream infection and body fluid infection)

測定法 全自動血液培養器を用いた陽性培養ボトルの同定・感受性検査

検 体

- 血液:血液培養検査の場合,専用容器(培養ボトル)を使用する. 血液とボトル中の培養液の比率は,1:5～1:10になるよう,市販のボトルの場合,小児で1～3ml, 成人で4～10mlが至適容量となる.
- 髄液,心嚢液,胸水,腹水,関節液,各種膿瘍穿刺液,各臓器穿刺液など

〈採取にあたり〉

- 血液,穿刺液ともに極力汚染菌の混入を防ぐ消毒や手袋・滅菌器具を用いて採取する.
- 皮膚に穿刺をする場合は,採血部位をあらかじめ清潔にし,消毒用アルコール(70%イソプロピルアルコール)で30秒ほど消毒後,さらにヨウ素系消毒剤

（1〜2％ヨードチンキもしくは，10％ポビドンヨード）を使用し，消毒部位をしっかりと乾燥させてから穿刺する．また消毒液については，混入しないよう注意する．
- 抗菌薬使用中の患者からの採取は，抗菌薬を24時間以上中止して採取すべきであるが，中止ができない病態においては，次回投与の直前のタイミングで採取する（その際の血液培養ボトルは，抗菌薬を吸着する活性炭やレジン入りのものを使用する）．
- 髄膜炎患者の急性期においては，直ちに血液培養のための採血を行い，抗菌薬投与をまずは開始し，開始後早急に髄液を採取する．
- 採取した血液，髄液は，すみやかに血液培養器に充填するか，もしくは検査室に提出する．やむをえず提出が遅れる場合は，室温保存とする．

基準値 陰性
異常値を呈する場合
Critical/Panic value
- 血液・髄液：塗抹染色標本の鏡検所見結果（菌の染色形態パターン）を知らせる．
- 穿刺液：菌が同定された場合には，その結果を知らせる．

対応▶ 抗菌薬の開始，もしくは適切な抗菌薬への変更を行う．

プロフィール
- 細網内皮系による処理能力を上回って，病原性微生物が体内において増え，血流に侵入することで，血流感染が成立する．通常，侵入した細菌は分単位で除去される．
- 一時的な菌血症の状態から，背景にある感染症が強い場合や免疫能力の低下時においては，持続性の菌血症に発展することになる．またその際に全身徴候として，全身性炎症反応性症候群（systemic inflammatory response syndrome：SIRS）の病態を伴った場合には，敗血症と診断される概念が一般的である．
- 敗血症の先行感染として捉えられているものは，肺炎が最も多く，腹部，尿路感染と続く．急性期の細菌性肺炎の十数％近くにおいて，血液培養検査で陽性となる．しかし，頻度はそれよりも少ないものの，髄膜炎の50〜80％，骨髄炎の30〜50％において菌が検出される．
- 敗血症全体の20〜30％に明らかな先行感染のない一次性の敗血症も存在する．その原因としては生体防御能の低下に伴う常在菌の血液への移行が考えられる．血液疾患においては，腸管からのtranslocationの結果，腸内細菌，嫌気性菌，真菌などによる敗血症に至ることもまれではない．
- 一過性の菌血症は，感染創部，膿瘍の処置後，歯科処置後，内視鏡検査処置後，熱傷部位のデブリドマンなどの外科的処置後に発生する．

- 38℃以上の高熱または36℃以下の低体温を呈する場合，左方移動を伴う白血球数増加がある場合，さらに絶対的な顆粒球減少がある場合の患者に対しては，抗菌薬投与を開始する前に血液培養検査を行う．高齢者の場合には，発熱がなくても，倦怠感や筋肉痛の訴えに対して，また脳血管障害発生時における微熱に対しても積極的に血液培養検査を行うことで，感染性心内膜炎の診断に至ることがある．
- 採血を行うタイミングとしては，発熱や悪寒などの身体所見が見られたら，なるべく早く行うべきである．
- 細菌が髄膜に至るには，敗血症を発症し側脳室の脈絡叢を通り，髄腔内へ入るか，もしくは別の部位の血液脳関門の透過性を変えて侵入する．よって，細菌性髄膜炎を疑った場合には，血液培養検査を行う価値は高い．さらに，頭蓋内圧亢進によって，髄液検査ができないときは，血液培養は不可欠な検査といえる．

臨床的意義と検査値の読み方
- 1回の血液培養検査では，起炎菌が捕まらないことも多く，また汚染菌を偶然捉えていることも多いので，少なくとも2回から3回の検査を実施する．ただし，抗菌薬療法開始前の緊急時においては，2回目の採血は1時間以内などの短期間に採血しなければならない．複数回行うことは，診断のための感度を上げると同時に，検出菌が起炎菌か，汚染菌かを判断するためにも重要なことである．
- 肺炎球菌，クレブシエラ属菌，ステノトロフォモナス・マルトフィリア，バクテロイデス属菌など，汚染菌として混入する可能性がない菌が検出された場合は，起炎菌である確率は高い．逆に表皮ブドウ球菌，バチラス属菌，コリネバクテリウム属菌など汚染菌として混入する頻度の高い菌が検出された場合は，その起炎性については検出回数やカーテル挿入の有無，免疫低下を合併している病態かどうかなどを総合的に判断しなければならない．
- 緑膿菌や腸内細菌などの複数菌による菌血症は，腸管からのtranslocationを示唆する可能性がある．ただしtranslocationを起こすような病態で複数菌が必ずしも検出できるものでもない．
- 穿刺液である胸水からは，ブドウ球菌，肺炎球菌，肺炎桿菌，大腸菌，緑膿菌，嫌気性菌などが検出されることがある．腹水からはバクテロイデス，大腸菌，腸球菌，緑膿菌，肺炎桿菌などが分離される．心嚢液から細菌が検出されることはあまり多くない．

今後の検査の進め方
- グラム陰性桿菌感染が疑われる場合に，エンドトキシンを同時に測定する．また重症細菌感染症の指標となるプロカルシトニンを合わせて測定する．さらに *in situ* hybridization（ISH）法を用いることで，白血球内に貪食された菌（黄色ブドウ球菌，表皮ブドウ球菌，緑膿菌，腸球菌，大腸菌）をより短時間

で同定することも可能であり，最終的には血液培養結果と合わせて評価する．

- 真菌感染症を疑う場合は，β-D-グルカン，アスペルギルス抗原（ガラクトマンナン抗原），カンジテックなどの血清診断法を併用して行う．中心静脈栄養（IVH）試行中に発熱した場合など，カンジダマンナン抗原も合わせて行ってみる．

予想外の値が認められるとき

- 標準的な血液培養において検出が困難な菌として，ブルセラ属菌，レプトスピラ，マイコプラズマ，バルトネラ，抗酸菌などがあげられる．また自動機器で陽性となった後に同定のための工夫を必要とする菌としてカンピロバクターやヘリコバクター，培養時間を長めに設定する必要がある HACEK 群細菌（*Haemophilus* spp., *Actinobacillus actinomycetemcomitans*, *Cardiobacterium hominis*, *Eikenella corrodens*, *Kingella kingae*）や真菌などもある．あらかじめ推定菌情報がある場合には，検体を提出する際に検査部に相談しておく必要がある．

- 培養ボトル内で血液が凝固すると菌が凝血塊内に閉じ込められて，偽陰性となることがある．再度，採血をする際には，凝血を防ぐために，血液接種後，ボトルを軽く振盪させて血液と内容物を静かに混ぜる．

- 表皮ブドウ球菌，セレウス菌，コリネバクテリウム属菌，そしてプロピオニバクテリウム属菌（アクネ桿菌）などは，汚染菌としての頻度が高いので，採血時の消毒手技の確認や採血部位の変更などを試みたうえで，陽性となる回数を加味して判断しなければならない．ヨウ素系の消毒剤の機序は菌体を乾燥化させることで，その効果を発揮しているので，ヨードチンキの場合は 30 秒以上，ポビドンヨードの場合は約 2 分，乾燥のための時間を待って穿刺しなければならない．また培養ボトルのゴムストッパー部分のポビドンヨードもしくは消毒用アルコールでの消毒がしっかりと行われていなかった場合には，バチラス属などの環境菌のコンタミネーションが起こる可能性がある．

- もし血管内留置カテーテルからの採血であったことが判明した場合，通常の血管穿刺での採血よりも，汚染率が高くなるので，できれば静脈採血方法で採り直してみる．

(腰原公人)

6B010

細菌培養（その他の材料） 保
bacterial culture and identification (other specimens)

測定法	分離培養，増菌培養，用手法，簡易同定キット，自動同定機器，その他
検体	開放性膿，非開放性膿，耳垢，眼脂，各種カテーテル先端，創部滲出液など
基準値	陰性

異常値を呈する場合
Critical/Panic value

- 劇症型感染症

  対応▶グラム染色によって，A 群溶血連鎖球菌，ビブリオ・ヴァルニフィカスなど劇症型感染症の報告がある菌種を疑う所見が得られた場合には，劇症型感染症を考慮して診療側に迅速連絡を行う必要がある．また，培養・同定・薬剤感受性試験も可能な限り迅速に進める必要がある．

- CR-BSI

  対応▶catheter related bloodstream infection の略で，おもに中心静脈カテーテルに由来した血流感染症であるが，本症は菌血症から敗血症性ショックに陥ることがあるので，カテーテル先端培養にて，グラム染色を含め何らかの菌が検出された時点で迅速に検査を進めるとともに，診療側への報告が必要である．

  陽性 膿痂疹，膿皮症，蜂巣炎，皮下膿瘍，壊死性筋膜炎，創傷感染，中耳炎，眼感染，カテーテル感染，手術部位感染など

プロフィール

- 「その他の材料」とは呼吸器系材料，泌尿器・生殖器系材料，消化器系材料，血液・穿刺液材料以外のことをいい，膿を主体とした生体材料と，各種カテーテル先端などの生体装着物が対象となる．

- 原則として無菌的に材料採取を行うが，汚染が避けられないことが多いため，培養陽性の際はその判断は慎重に行う必要がある．

臨床的意義と検査値の読み方

- 皮膚・軟部組織感染症または医原的処置に伴う感染症を疑う患者検体，もしくは装着物から起炎菌を検出し，感染症の診断と治療に関する直接的または補助的な情報を与えることを目的とする．また，あきらかな細菌感染症を否定する際にも行う．

- 検査材料から分離培養または増菌培養を行い，検出された細菌をグラム染色により染色性と形態を確認した後に，生物学的性状（各種菌体外酵素産生の有無，炭水化物の発酵または酸化的分解試験，アミノ酸分解試験，色素産生能など）について用手法もしくは簡易同定キット，自動同定機器によって菌種を決定する．同時に，薬剤感受性検査を実施する．培養陰性の場合は細菌感染を除外するものではない．またウイルスや原虫などの血清学的検査を行うことも考慮する．

- 膿痂疹，膿皮症，蜂巣炎で検出される起炎菌は黄色ブドウ球菌，化膿連鎖球菌にほぼ限られる．皮下膿瘍，壊死性筋膜炎，創傷感染，褥瘡感染，中耳炎，カテーテル感染，術後感染などでは黄色ブドウ球菌，化膿連鎖球菌以外にもコアグラーゼ陰性ブドウ球菌（CNS），連鎖球菌，大腸菌およびその他の腸内細菌，緑膿菌，肺炎球菌，嫌気性菌などである．

- 膿汁は白血球を含む漿液，壊死細胞塊，多核白血球由来蛋白組織融解酵素によって液化した組織成分などで構成されている炎症性液性産物である．したがって，膿汁は種々の炎症によって産生され，感染症のみで産生されるわけではない．すなわち，膿汁が存在していても必ずしも起炎菌が検出されるとは限らない．また，細菌が分離された場合，それが毒性の高い細菌でない限り感染症の起炎菌なのか汚染菌なのかという判断が必要となる．
- 開放性膿や褥創からは皮膚常在細菌の汚染が避けられないことが多くあるため，それらの検体から検出された細菌が起炎菌か否かの判断は慎重に行われなければならないが，非開放性病巣からの検出菌は起炎菌と判断することができる．しかし，その検出菌が皮膚常在菌である場合には，再度検出を試みる必要がある．
- 検査材料のグラム染色所見で白血球の浸潤像や貪食像が確認されていれば，起炎菌として考えて次の検査を進めていくべきである．また，発赤，腫脹，疼痛などの臨床症状との一致が重要で，特に褥創部から種々の弱毒菌が分離されていたとしても，症状を伴わない場合は起炎菌と判断することはできない．
- 生体装着物は挿入部を消毒した後に抜去し，皮膚や外界に触れるような汚染を避けて生体内に挿入されていた先端部分を切断し，培養に供しなければならない．

予想外の値が認められるとき
- グラム染色で細菌が確認されたにもかかわらず予想外の値が認められるときは，検体の採取方法，採取部位，抗菌薬投与の有無を確認する．
- あきらかな膿瘍であるにもかかわらず，グラム染色，培養陰性の場合は，一般細菌以外の感染症もしくは特殊な培養を必要とする感染症を考慮するとともに，感染症以外の膿瘍形成を疑う． （大塚喜人）

6C010
薬剤感受性検査（一般細菌）
antimicrobial susceptibility test (standard bacteria)
別 一般細菌薬剤感受性検査

測定法	ディスク法，寒天平板希釈法，微量液体希釈法，E-テスト，その他
検体	培養細菌
基準値	最小発育阻止濃度（minimum inhibitory concentration：MIC）あるいはディスク阻止円直径をもとにCLSI（clinical laboratory standards institute）のブレークポイント（R：resistant〈耐性〉，I：intermediate〈中等度耐性〉，S：susceptible〈感性〉）を用いて報告する場合もある

異常値を呈する場合
- 耐性菌感染症

Critical/Panic value
【黄色ブドウ球菌のバンコマイシンのMIC $\geq 16\,\mu g/ml$】
- まだ国内では分離されていないバンコマイシン耐性黄色ブドウ球菌（VRSA）であることを示すため，再度検査を実施し再現性が確認できれば国立感染症研究所など専門の機関に相談する．

【腸球菌のバンコマイシンのMIC $\geq 16\,\mu g/ml$】
- バンコマイシン耐性腸球菌（VRE）の基準である$\geq 32\,\mu g/ml$は満たしていないが，感染症法による届け出の基準に入っている．

高値 CLSIのブレークポイントにてR（耐性），あるいはI（中等度耐性）

低値 本来耐性となるべき菌のMICが感性域に入る以外は異常とはみなさない

プロフィール
- 寒天平板希釈法および微量液体希釈法は抗菌薬添加培地を用いてMICを測定．ディスク法は抗菌薬ディスク周囲の阻止円直径で感受性を判定．E-テストは濃度勾配のある抗菌薬シートを用いてMICを測定．

臨床的意義と検査値の読み方
- 薬剤感受性検査は分離された菌が耐性菌か否かを判断する重要な検査である．例えば黄色ブドウ球菌が検体から分離されても，MRSAかMSSAかによって使用する抗菌薬は異なる．
- MRSA以外に注意すべき耐性菌として，ペニシリン耐性肺炎球菌（PRSP），β-ラクタマーゼ陰性アンピシリン耐性インフルエンザ菌（BLNAR），VRE，ESBL産生菌，メタロβ-ラクタマーゼ産生菌，多剤耐性緑膿菌（MDRP）などがある．これらの耐性菌は通常，分離された菌の薬剤感受性検査結果をもとに判断がなされるが，一部の耐性菌ではより正確な判定のために必要に応じて付加的な検査を実施する．
- 本検査のもう一つの意義としては，抗菌薬選択の重要な情報源になるという点である．もし治療開始時点でどの抗菌薬に良好な感受性を示すか判断できれば，より効果の期待できる抗菌薬が選択可能である．しかし薬剤感受性検査の結果が判明するまでには，検体の提出から3ないし4日程度を必要とするため，一般的に薬剤感受性が明らかになる前に抗菌薬が投与されている場合が多い．そこで実際上は，治療を開始して有効性が得られなかった場合の抗菌薬変更の判断基準の一つとして利用される場合も多い．
- 感受性のある抗菌薬が投与されているにもかかわらず十分な効果があげられない場合には，再度検体を提出し，耐性菌が出現していないかどうか明らかにする必要がある．
- 本検査は原則として菌が分離された場合には常に実施される．ただし耐性菌がまれにしか分離されないような菌で，感染症が軽症で，抗菌薬投与により十分な効果が期待できる場合には，必ずしも本検査は必要としない．また入院例において細菌培養が短期

間に繰り返し実施される場合も，コストの面から常に本検査を付加する必要はない．
- まれにしか分離されない耐性菌や，通常みられる範囲からかけ離れた感受性を示した場合，再度検査を行って確認する．なお検査に用いた試薬（抗菌薬）の力価の低下などさまざまな条件によって結果が左右されるため，標準株とされる菌とともに精度管理を行う必要がある．

(松本哲哉)

6B010

嫌気培養 保
anaerobic culture

測定法 培養：ガスパック法，グローブボックス法
菌種同定：同定キット（API-ANA，RapID-ANA），用手法

検体 ①常在菌が存在しない無菌材料（血液，胸水など），②無菌材料であるが，採取時に常在菌の混入が避けがたい材料（気管支鏡下材料，膿瘍など），③口腔や気管の破綻に伴う感染症が疑われる材料（腹腔内材料，耳鼻咽喉由来材料など），④常在菌が存在するが，嫌気性菌感染が疑われる材料（糞便：*Clostridium difficile* による抗菌薬関連性腸炎，喀痰：誤嚥性肺炎など）

基準値 （記載せず）

異常値を呈する場合

Critical/Panic value

【血液からの嫌気性菌検出】
- 血液から嫌気性グラム陰性桿菌（*Bacteroides fragilis* group，*Fusobacterium* など）が検出された患者は，悪性腫瘍や血液疾患などの易感染状態である場合が多く，予後が悪いことが知られている．*Propionibacterium* が検出された場合は，皮膚由来の汚染であることが多い．

【*Clostridium tetani* や *Clostridium botulinum* の検出】
- 前者は破傷風，後者はボツリヌス症（創部感染，食中毒）の起因菌である．これらが疑われた場合には，ただちに抗血清を投与する．

【その他の重症感染症】
- 偽膜性大腸炎，誤嚥性肺炎，各種膿瘍，ガス壊疽などに嫌気性菌が関与する．

【多剤耐性 *B. fragilis* group】
- 近年，本菌群においてメトロニダゾール耐性株，メタロβ-ラクタマーゼ産生（カルバペネム耐性）株などが報告されている．

対応▶ 上記の場合には，ただちに臨床へ報告する．嫌気性菌の検出と菌種同定には4日以上を要するので，確定を待つことなく，疑いの段階でも報告する．

プロフィール
- 嫌気培養は，酸素のある環境下では増殖できない菌種（偏性嫌気性菌）の検出を目的として行われる．嫌気性菌の分離培養には，ブルセラ寒天培地やコロンビア寒天培地にウサギ溶血血液，ビタミンK，ヘミンを添加して用いる．増菌培養にはGAM半流動培地や臨床用チオグリコレート培地を用い，特殊菌の検出には必要に応じて選択培地（BBE培地，PV培地，CCMA培地など）を用いる．

臨床的意義と検査値の読み方
- 以下の所見が認められる場合は嫌気性菌感染症が疑われるので，嫌気培養を行う．①粘膜およびこれに隣接した材料，②悪臭やガス，ドルーゼを認める，③アミノグリコシド系薬やキノロン系薬に不応．特に腹腔内感染，婦人生殖器とその付属器炎，各種膿瘍，創傷やガス壊疽，誤嚥性肺炎などは，嫌気性菌が関与する代表的な疾患である．また，抗菌薬投与中の患者に発症する偽膜性大腸炎では，*Clostridium difficile* が関与する．
- 嫌気性菌感染症とその原因菌種は，塗抹検査所見から推定することができる．①多形性グラム陰性桿菌：*Fusobacterium necrophorum*，②紡錘菌：*Fusobacterium nucleatum*，*Mobiluncus* spp.，③有芽胞菌：*Clostridium* spp.，④木の枝状分枝のグラム陽性桿菌：*Actinomyces* spp.，⑤その他：*Propionibacterium* は X，Y 状グラム陽性桿菌，*Finegoldia magna* は大型のグラム陽性ブドウ状球菌，*Micromonas micros* は極小グラム陽性連鎖球菌などである．なお，嫌気性菌感染症では種々の菌種が多数混在して観察されることが多い（表6-5）．

今後の検査の進め方
- 嫌気培養にて発育した集落が真の嫌気性菌（偏性嫌気性菌）か否かを確認する．得られた集落を2つの培地に純培養し，それぞれ嫌気培養，好気培養する．嫌気培養でのみ発育した菌種が偏性嫌気性菌である．嫌気性菌は菌種同定し，必要に応じて薬剤感受性検査（日本化学療法学会標準法に準じた微量液体希釈法．ディスク拡散法は不可）を実施する．嫌気性菌検査は総じて4日以上の日数を要するので，得られた情報は迅速に臨床へ報告するよう心がける．

予想外の値が認められるとき
- 「嫌気性菌感染症が疑われるが菌が検出できない」「塗抹検査で観察された菌が発育しない」という場合，以下の状況が考えられる．
①検体採取・保存の不備：嫌気性菌は酸素の存在下では容易に死滅するので，検体は専用容器に採取するか，ただちに嫌気培養を行う．また，大量に採取できる場合は，容器の死腔（空気部分）をなくして一杯に採る．
②発育の遅い菌種の存在：嫌気性菌は総じて発育が遅い．特に *Mobiluncus*，*Biophila*，*Actinomyces* は5日以上の培養日数が必要である．

(中村文子)

■ 表6-5　嫌気性菌が関与する主要疾患と起因菌

疾　患	主な起因菌（嫌気性菌）
破傷風	*Clostridium tetani*
食中毒	*Clostridium botulinum*, *Clostridium perfringens*
ガス壊疽	*Clostridium botulinum*, *Clostridium perfringens*, *Clostridium septicum*など
創傷	*Clostridium tetani*, *Clostridium botulinum*, *Clostridium perfringens*など
乳児ボツリヌス症	*Clostridium botulinum*
膿瘍（横隔膜より上の病巣）*	*Fusobacterium*, *Prevotella*, *Porphyromonas*, *Micromonas micros*など
膿瘍（横隔膜より下の病巣）**	*Bacteroides*, *Fusobacterium*, *Clostridium*, *Eubacterium*など
腹腔内感染	*Bacteroides*, *Clostridium*, *Eubacterium*など
虫垂炎性腹膜炎	*Bacteroides*, *Clostridium*, *Eubacterium*, *Biophila wadsworthia*など
胆道感染症	*Bacteroides*, *Clostridium*など
抜歯後の菌血症	*Peptostreptococcus*, *Fusobacterium*など
角膜潰瘍などの眼科感染症	*Propionibacterium acnes*など
ワンサンアンギーナ	*Fusobacterium*, *Prevotella*, *Porphyromonas*, *Veillonella*など
誤嚥性肺炎	*Fusobacterium*, *Prevotella*, *Porphyromonas*, *Peptostreptococcus*など
細菌性腟症	*Mobiluncus*, *Gardnerella vaginalis*, *Prevotella bivia*, *Peptostreptococcus*など
偽膜性大腸炎	*Clostridium difficile*

*脳膿瘍，頸部膿瘍，顎下腺膿瘍，上顎洞瘻，副鼻腔瘻，歯周膿瘍，肺膿瘍など
**腹腔膿瘍，肝膿瘍，骨盤内膿瘍，バルトリン腺膿瘍，肛門周囲膿瘍など

6B085

サルモネラ・シゲラ培養　保

culture and identification of Salmonella-Shigella species

別 サルモネラ・赤痢菌培養

測定法　分離培養：用手法
検　体　糞便，腸チフスの場合は主に血液を用い，場合によっては胆汁，尿，骨髄などを用いる
基準値　陰性
異常値を呈する場合
- サルモネラ菌，あるいは赤痢菌による感染症

Critical/Panic value
- チフス菌，パラチフス菌，赤痢菌の検出
  対応▶感染症法で3類感染症に属しているため，陽性を呈した場合は直ちに検査室から医師に連絡する必要がある．

陽性　サルモネラ菌，あるいは赤痢菌による感染性胃腸炎，食中毒，腸チフスなど

プロフィール

- サルモネラは，経口感染により発症し，チフス性疾患（腸チフス，パラチフス）と胃腸炎（サルモネラ食中毒）に分けられる．チフス症は国内での感染はまれであるが，東南アジアなどでの感染が大部分を占める．サルモネラ食中毒は国内において重要な食中毒であり，原因菌の血清型はEnteritidis（O9群）によるものが多い．原因食品は，主に鶏卵および鶏卵調理品である．

- 細菌性赤痢は，4種類の赤痢菌の経口感染で起こる腸炎である．国内発症は少なく，東南アジアおよび南アジアからの帰国者が大多数を占める．
- 分離培養は，糞便などをSS，DHL，マッコンキー，BTB寒天培地やサルモネラ増菌培地のセレナイト培地を用いる．分離された疑わしいコロニー（ソンネ菌は乳糖遅分解のため注意）を，同定検査と血清凝集検査のために，普通寒天培地に培養する．
- サルモネラの血清型は2,000以上あるため，検査室では，菌体（O）抗原による血清群別を行う．チフス菌（O9群，莢膜抗原Vi），パラチフスA菌（O2群），*Salmonella* Enteritidis（O9群），*Salmonella* Typhimurium（O4群）に属する．赤痢菌は，*Shigella dysenteriae*，*Shigella flexneri*，*Shigella boydii*，*Shigella sonnei*の4菌種に分かれる．

臨床的意義と検査値の読み方

- 本検査は下記の場合に行われる．
  ①不明熱，下痢，腹痛，嘔吐などを呈し，感染性腸炎が疑われる場合．
  ②海外渡航歴を有し，原因不明の発熱やチフス性疾患が疑われる場合．
- チフス性疾患は，菌血症および敗血症の病態を示すので，血液培養によって菌の存在を確認する必要がある．なお保菌者も一部に存在し，胆嚢内に保菌している例がある．
- サルモネラ食中毒は，小児例などでは菌血症を起こし重症化することがある．保菌者には無症状健康保菌者と発症後3ヵ月〜1年ぐらい排菌する病後保

者がある．チフス菌のような長期保菌者はまれであるが，その他の腸管病原菌に比べると排菌期間が長い．

今後の検査の進め方
- いずれかの菌が分離・同定された場合は，治療の経過に従ってその後の菌の陰性化を確認しておく必要がある．
- 保菌状態に移行したと考えられる場合は，除菌の対象となったり，従事する職業において制限を受けることもあるため，便培養などによるフォローアップが必要となる．

予想外の値が認められた場合
- 生菌で血清と凝集しない場合は，莢膜（K）抗原の影響があるので100℃，30分の加熱菌を用いて再度凝集反応を行う．加熱菌での凝集が認められない場合は，生化学的性状の再検査や他の菌による汚染がないことを確認する．それでも一致しない場合は，新しい血清型の可能性もあるので，各地の衛生研究所や国立予防衛生研究所に検査を依頼する．
- 近年，耐性菌が出現しているので，薬剤感受性検査を行い報告する．

（千葉勝己）

6B105
培養同定検査（真菌） 保
isolation and identification of fungi
別 真菌分離同定

測定法 まず，検体を適切な培地にて培養（初代培養）し，発育しうる真菌の有無を示す．もし真菌の発育がみられた場合は，分離培養（純粋培養）後に，形態観察，生化学的性状，または遺伝子塩基配列解析によって菌種を同定する．

検体 血液，骨髄，髄液，その他体液，皮膚，喀痰，気管支洗浄液，糞便，尿，組織など，感染の原因菌またはアレルゲンとなる真菌の存在が推定されるすべての検体

基準値
- 無菌的検体の場合，初代培養にて陰性．
- 汚染検体の場合は，初代培養において汚染菌または常在菌の発育がみられることから，培養結果に対しては菌種の同定結果と病態を考慮して慎重に判断する必要がある．

異常値を呈する場合
- 初代培養陽性かつ同定された菌種が単純な汚染菌ではないと考えられた場合：真菌症，真菌の定着

プロフィール
- 真菌学的検査のゴールドスタンダードは培養である．診断，治療法確定（抗菌薬感受性測定を含む），ならびに感染管理上，培養検査には十分な努力（頻回の培養提出，生検・剖検検体に対する培養施行，および培養菌株同定の徹底）がはらわれなくてはならない．
- 検体は必要に応じて（溶血）遠心などによって処理した後，適切な培地を使用し，可能なら27℃と37℃の2温度，培養期間は最低限2週間，可能なら4週間程度の観察（室温も可）を求めたい．通常はサブローデキストロース寒天培地に適切な抗菌薬を添加したものを用いるが，ヒストプラズマなどの発育不良な二形性真菌感染が予想される場合はブレインハートインフュージョン培地，そのほか選択同定用培地を用いる．市販の*Candida*属または皮膚糸状菌選択培地は，cycloheximideを含有し，*Aspergillus*属をはじめとした主要病原糸状菌の発育を抑制するものがあるので留意しなくてはならない．
- 自動培養システムの設定は細菌培養に至適化されているため，真菌培養に関しては不適切な場合が少なくない．同定は主に，酵母様真菌の場合は生化学的性状試験，糸状菌の場合は形態学的観察によって同定される．また，発育集落の呈色によって酵母様菌の簡易同定が可能な培地も市販されており，主要*Candida*属の初代培養と鑑別には有用である．糸状菌の形態学的同定にはスライド培養法が用いられるが，この場合の同定精度は担当者の経験に左右される．研究目的の場合や表現形質に乏しい菌種・菌株に対しては，最も信頼性の高い同定法として分離菌の遺伝子解析が行われる．

臨床的意義と検査値の読み方
- 本検査は，真菌症を疑うとき，真菌の定着を監視するときに行われる．
- **無菌的検体の培養**：汚染の可能性を十分排除した上で，血液・髄液などの無菌的検体から主要病原真菌が培養された場合は，深在性真菌症として確定診断する．異なった日に採取された検体から同一菌種が反復して培養された場合は，より信頼性が高い．ただし検体によって，培養が期待される主要病原真菌以外の菌種が培養された場合は，環境からの汚染を否定するために反復培養の確認が重要（必須）である．
- **汚染検体の培養**：喀痰，気管支洗浄液などの汚染検体の培養に際しては，適切な可溶化処理後，抗菌薬含有培地を用いて培養を行う．培養が期待される主要病原真菌が培養された場合は，感染の起因菌である可能性を推定し，当該菌種による真菌症を疑診できる．しかしこれらの菌種が，単なる汚染菌ではないことを明らかにするためには，同一菌種が繰り返し培養同定されることを証明する必要がある．また，体表，消化管および外陰部など常在菌としての存在が考えられる部位からの検体については，病態を考慮して結果を慎重に判断する．
- **生検・剖検検体および手術検体の培養**：比較的新鮮な菌体が多い感染病巣の内縁部（中心部ではない！）の培養が効果的である．

今後の検査の進め方
- 抗真菌薬感受性測定，分離菌の確認同定．

予想外の値が認められるとき
- 培養および同定検査を反復する． （槇村浩一）

6A105
真菌顕微鏡検査
microscopic examination to detect fungi

別 真菌直接鏡検，真菌病理組織検査

測定法 検体に適切な処理を加え，染色または無染色下にて顕微鏡観察する．もし真菌の菌体成分がみられた場合は，分離培養（純粋培養）などによる菌種を同定を試みる．

検体 血液，骨髄，髄液，その他体液，皮膚，喀痰，気管支洗浄液，糞便，尿，組織など，真菌の存在が推定されるすべての検体

基準値
- 無菌的検体の場合，陰性．
- 汚染検体の場合は，汚染菌または常在菌を認める場合があることから，貪食像を確認するとともに，病態を考慮して慎重に判断する．

異常値を呈する場合
- 単純な汚染菌ではないと考えられた場合：真菌症，真菌の定着

プロフィール
- ルーチンで行われている顕微鏡検査には，直接鏡検と，細胞診がある．
  ① 直接鏡検：迅速診断法としてベッドサイドで，または微生物検査室などで培養に先立って医師または技師によって行われる検査であり，さまざまな体液（血液，喀痰，その他滲出液など）を湿潤未固定または乾燥固定状態において，適切な染色を施行後顕微鏡観察するものをいう．本法は，一部の例外を除いて菌種の同定が不可能である反面，利点として簡便であり，病態と検体によっては，培養法に比べて迅速かつ高感度に起因菌を検出しうる検査法である．この際，観察結果の記載は客観的形態学的記載に止めるべきであり，根拠の希薄な菌種名を記載してはならない．すべての酵母が Candida albicans ではなく，すべての糸状菌が Aspergillus fumigatus ではないことはいうまでもない．
  ② 細胞診：病理組織学的検索の一つとして病理医または技師によって行われる診断検査であり，さまざまな手技で採取された細胞成分に対して，塗抹，乾燥，固定などの処理を施し，染色（パパニコロウ染色など）後封入して永久標本を作成し，顕微鏡観察を行うものをいう．
- つまり，何らかの真菌感染病巣穿刺液が手許にあるとして，検査を主治医自ら施行するか，あるいは微生物検査室に頼むと直接鏡検になり，病理に依頼すると細胞診になる．この両者のいずれに検査を依頼するかは，主治医の判断に任されているが，深在性真菌症の病態の深刻さを考慮すると，本症を疑い，かつ検体量に問題がなければ，検体の培養に併せて両者の施行が推奨される．

臨床的意義と検査値の読み方
- 本検査は，真菌症を疑うときや，真菌の定着を監視するときに行われる．
- 深在性真菌症に対する顕微鏡検査として得られる情報は，概ね以下のレベルである．
  ① 真菌症（菌体成分が見出されるか，貪食像が見られるか）か否か？
  ② 起因菌が糸状菌か？酵母か？
  ③ 糸状菌であれば
    ・アスペルギルス症などを示唆する隔壁を認める菌糸か？
    ・接合菌症・ムーコル症を示唆する隔壁を認めない菌糸か？
  ④ 酵母であれば
    ・カンジダ症やトリコスポロン症を示唆する仮性菌糸を認めるか？
    ・Candida glabrata などによる感染を示唆する単細胞酵母のみか？
    ・クリプトコックス症を示唆する莢膜を有するか？

今後の検査の進め方
- 培養または遺伝子診断による起因菌の同定．抗真菌薬感受性測定．

予想外の値が認められるとき
- 培養および同定検査を反復する． （槇村浩一）

真菌遺伝子検査
molecular detection and identification for fungal infection

別 真菌遺伝子同定，真菌遺伝子診断

測定法 真菌遺伝子検査では，培養を行うことなく，検体中に存在する起因菌の遺伝子またはその転写産物を抽出し，検出するとともに菌種特異的塩基配列を検出・解析することによって感染などの原因菌種を同定する．

検体 血液，骨髄，髄液，その他体液，皮膚，喀痰，気管支洗浄液，糞便，尿，組織など，感染の原因菌またはアレルゲンとなる真菌の存在が推定されるすべての検体

基準値
- 無菌的検体の場合，陰性．
- 汚染検体の場合は，汚染菌または常在菌が共存していることから，検出結果に対して病態などを考慮して慎重に判断する．

異常値を呈する場合
- 検出・同定された菌種が単純な汚染菌ではないと考

えられた場合：真菌症，真菌の定着

プロフィール
- 感染症遺伝子診断系の補助診断法としての利点は以下のとおり列挙できる．
  ① 標的となる生物（遺伝型）固有の核酸塩基配列の検出に基づく検査法であることから，安定性と信頼性に優れている．
  ② PCRなどによる特異的遺伝子増幅系による検出時には，検出と同時に標的配列のクローニングが可能であることから，増幅産物の詳細な配列解析が可能となる．
  ③ 標的核酸の塩基配列が入手できれば，（人的・物的資源の投入により）きわめて速やかに検出系の開発が可能である．
- 病原真菌の分子系統的知見の集積に伴って，培養菌株の遺伝子塩基配列解析による菌種同定法は，主要菌種に限っていえば，既に信頼性・安全性の面で最も優れた手法となっている．したがって，臨床検体に含まれる起因菌遺伝子を検出し，かつ同定しようとする遺伝子診断法も，感度ならびに特異度が高い遺伝子増幅・検出技術を用いることによって，理論上はきわめて高い信頼性が期待される．しかし，実際の深在性真菌症遺伝子診断法は，感度の点で現行の血清診断法に及ばない点がある．
- 現在国内において商業的に利用可能な遺伝子診断法としては，広範囲の真菌症起因菌に対する，通常のPCRによる定性的遺伝子診断法と，リアルタイム（定量）PCRによって，ニューモシスチス属，カンジダ属またはアスペルギルス属に対する特異的遺伝子診断法が提供されており，臨床的使用経験は10年または5年に及んでいる．

臨床的意義と検査値の読み方
- 本検査は次の場合に行われる．
  ① 真菌症を疑い，顕微鏡検査にて菌体成分を認めるが培養が陰性のため起因菌の同定が不能な場合．
  ② 遺伝子同定によらなければ検出・同定が不能な菌種・菌株による感染の場合．
- 遺伝子診断法の臨床的有用性は，培養が不能な場合や，他の診断が不能な場合においても，検査法として柔軟性が高い遺伝子診断技術を用いることによって，起因菌の存否と菌種同定に関わる有用な情報の提供が期待できる点にある．この点で，遺伝子診断法は現状において，研究的な意義，または既存の検査法が手詰まりとなった際の最終手段の一つといえる．

今後の検査の進め方
- 増幅遺伝子の塩基配列解析，分離菌分離培養．

予想外の値が認められるとき
- 培養および同定検査を反復する． （槇村浩一）

6C050
薬剤感受性検査（酵母様真菌）　保
antimicrobial susceptibility test (yeast)
別 酵母様真菌薬剤感受性検査

測定法	微量液体希釈法，E-テスト
検 体	培養酵母様真菌
基準値	最小発育阻止濃度（minimum inhibitory concentration）

異常値を呈する場合
- カンジダ属に対する各種抗真菌薬の耐性菌
- トリアゾール系抗真菌薬（フルコナゾール：FLCZ，イトラコナゾール：ITCZ）ならびにフルシトシン：5-FCのカンジダ属に関するMICブレークポイントが定められており，ある抗真菌薬を治療に使用した場合に臨床的有効性が期待できるか否かの境目となる原因菌の最小発育阻止濃度（MIC）を示す．

高値
- 抗真菌薬のMICが，FLCZ 64 μg/ml 以上，ITCZ 1 μg/ml 以上，5-FC 32 μg/ml 以上．
- 他の抗真菌薬については明らかなMICブレークポイントは示されていないが，ボリコナゾール：VRCZについては2 μg/ml 以上を耐性とする．

低値
- 抗真菌薬のMICが，FLCZ 8 μg/ml 以上，ITCZ 0.125 μg/ml 以上，5-FC 4 μg/ml 以上．
- 他の抗真菌薬については明らかなMICブレークポイントは示されていないが，ボリコナゾール：VRCZについては1 μg/ml 以上を感受性とする．

プロフィール
- 微量液体希釈法は抗真菌薬添加培地を用いてMICを測定する．E-テストは濃度勾配のある抗真菌薬シートを用いてMICを測定する．

臨床的意義と検査値の読み方
- 現在，国内では3種類の酵母様真菌の薬剤感受性測定キットが保険適用され使用されている．
- 酵母様真菌FP（またはDP）'栄研'®は日本医真菌学会法をそのままキット化した測定法であり，終末点の濁度を目視または分光光度計により測定する．
- 酵母様真菌薬剤感受性キットASTY®は液体希釈法であるが，試験培地に添加された酸化還元呈色色素レザズリンの発色を利用して終末点を目視で判定する．
- E-テスト「アスカ」®はディスク拡散法に基づくMIC測定法で，抗真菌薬の濃度勾配を含む目盛りのついたストリップと発育阻止帯が交差する点を読み，目盛りの値をMICとする．他の測定法と比べてFLCZに対する *Candida tropicalis* や *Candida glabrata* のMICの一致率は50％以下とされているため，測定値の解釈に注意が必要となる．
- アゾール系抗真菌薬のMICブレークポイントには，

感受性と耐性の間に用量依存的感性（S-DD）というカテゴリーが存在する．このことは，MICの高い菌株の感染症であっても，血中や組織内の薬剤は十分な高濃度に到達すれば臨床的に有効であることを示している．
- アムホテリシンB：AMPH-BにはMICと臨床的治療効果に明らかな相関関係は認められていない．

予想外の値が認められるとき
- カンジダ属の多くの臨床分離株は培養時間が24時間または48時間のいずれであってもMIC終末点に大きな差はない．しかし約5％の菌株では24時間と48時間の培養時間で判定したMIC終末点が大きく異なり，ときには感受性から耐性への判定が変わることもある．このような特徴的な発育パターンはトレーリング現象とよばれている．
- トレーリング現象は特に *C. tropicalis* に多く認められ，臨床分離株の30〜50％にそのような現象があるため注意が必要となる．トレーリング現象と考えられた菌株のMIC終末点は24時間培養の時点で判定を行う．

（前﨑繁文）

5E147
D-アラビニトール　保
D-arabinitol

測定法 酵素法
検 体 血清
基準値
〈D-アラビニトール濃度〉（単位：$\mu mol/l$）

	男性	女性
15歳以下	0.7〜5.9	0.5〜5.3
16〜65歳	0.0〜9.7	0.0〜10.6
66歳以上	0.0〜27.9	0.0〜18.4

〈クレアチニン比〉（単位：$\mu mol/mg \cdot Cr$）

	男性	女性
15歳以下	0.0〜0.8	0.0〜0.8
16〜65歳	0.0〜0.8	0.0〜1.1
66歳以上	0.0〜2.2	0.0〜1.9

異常値を呈する場合
高値
- 深在性カンジダ症（*C. glabrata*, *C. krusei*, *C. pseudotropicalis*, *C. lipolytica* によるものを除く）
- 腸管内カンジダ増殖

偽陽性 キシリトールの点滴中

プロフィール
- D-アラビニトールは五炭糖D-アラビノースのアルコールで，*Candida* 属に特徴的な主要な代謝産物の一つである．ただし *C. glabrata*, *C. krusei*, *C. pseudotropicalis*, *C. lipolytica* は産生しない．深在性カンジダ症の場合に血中濃度が高くなることが，1979年

Kiehnによって示され，以後測定法が改良されて診断に利用されるようになった．
- 一時期，マンニトールによる偽陽性が問題となったが，その後開発されたアラビニテック・オート®（マルキンバイオ）では第1反応でマンニトール脱水素酵素を作用させ，その影響を除いている．

臨床的意義と検査値の読み方
- 深在性カンジダ症の診断に役立つほか，菌交代現象による腸管内のカンジダの異常増殖を捉えることができるので，リスクの高い患者に対して監視的に検査を繰り返すことにより発症を予知し，予防的治療が可能となる．また，治療効果の判定にも役立つ．
- 保険診療上は，カンジダ血症またはカンジダ肺炎の診断の目的で行った場合に算定される．
- D-アラビニトールは尿中に排泄され，腎機能の低下している患者では血中濃度が高めに出ることから，その評価にあたってはクレアチニン比をとる方がよい．

予想外の値が認められるとき
- キシリトールの点滴を受けていないか確認する．

（大林民典）

5E046, 048
エンドトキシン　保
endotoxin

別 内毒素，リポ多糖，リポポリサッカライド（LPS）

測定法 比濁時間分析法
検 体 ヘパリン血漿
基準値 比濁時間分析法：5 pg/ml（37.0 mEU/ml 相当）以下

異常値を呈する場合
陽性 グラム陰性菌感染症，敗血症

プロフィール
- エンドトキシンは，グラム陰性桿菌の細胞壁の最外層を構成する成分で，lipid Aとよばれる内側の脂質部分と菌種によって特異的な配列を持ち，菌体表面から外界に向かって長く伸びた多糖鎖からなるリポ多糖（lipopolysaccharide：LPS）である．
- 循環血中に流入すると直ちにさまざまな血漿蛋白の結合を受けて大部分のものは活性を発揮できなくなるが，一部は生体の免疫系に作用する．そのような蛋白の一つにLPS binding protein（LBP）がある．
- LBPはHDLのアポ蛋白の一つであり，そのためLBPと結合したほとんどのLPSは速やかにHDLに取り込まれ中和される．残った極微量のLPS・LBP複合体は，マクロファージ表面のCD14に結合した後，Toll-like receptor 4に結合し細胞内にシグナル伝達されて，最終的にNF-κBが活性化される．活性化されたマクロファージは，IL-1，IL-6，IL-8，TNF-α，IF-αなどのサイトカインを放出し，発熱

をはじめとする多彩な炎症反応を引き起こす．

- 1964年，カブトガニ（*Limulus polyphemus*）の血球抽出液が極微量のLPSの添加により凝固する現象を応用したリムルステストがエンドトキシンの検査法として考案された．凝固によって被検液に一定量の混濁が生じるまでの時間から定量しようとする方法が比濁時間分析法である．
- その後，凝固機構の解明がさらに進み，LPSだけでなく真菌の主要な細胞壁成分である (1→3)-β-D-グルカンでも凝固が起こることが判明したため，現在は，(1→3)-β-D-グルカンに感受性の凝固因子 (factor G) を不活化した試薬が作られ，エンドトキシンに特異的な検査法となっている．

臨床的意義と検査値の読み方
- LPSはDIC，SIRS，敗血症性ショック，血球貪食症候群，多臓器不全などの重篤な病態の引き金になるため，血中エンドトキシンを早期に検出することによって適切な対策を早く講ずることができる．
- また，血液培養と併せて行うことによってグラム陰性菌感染の診断感度が向上する．

予想外の値が認められるとき
- 検体や検査器具が汚染されている可能性がないか確かめる．

（大林民典）

5E151
(1→3)-β-D-グルカン
(1→3)-β-D-glucan 保

測定法	発色合成基質法，比濁時間分析法
検体	血漿または血清
基準値	発色合成基質法（ファンギテックGテストMK）：20 pg/m*l* 以下 比濁時間分析法（β-グルカンテストワコー）：11 pg/m*l* 以下

異常値を呈する場合
高値
- 侵襲性深在性真菌症（接合菌によるものを除く．肉芽腫を形成したクリプトコッカス症では高値を示さない．）
- ニューモシスチス肺炎（旧：カリニ肺炎）

プロフィール
- リムルステストから発展した検査法である．カブトガニの凝固因子が微量のエンドトキシンによって活性化されることを応用したリムルステストは，エンドトキシンの検出法として出発したが，その後 (1→3)-β-D-グルカンによっても活性化されることが示された．前者による活性化はエンドトキシン感受性のfactor Cから，後者による活性化は (1→3)-β-D-グルカン感受性のfactor Gから始まり，途中で合流し最終的な凝固に至る．そこでfactor Cを除去した (1→3)-β-D-グルカンに特異的な試薬が開発された．これを用いたのが発色合成基質法（ファンギテックGテストMK；生化学バイオ）である．
- 一方，比濁時間分析法（β-グルカンテストワコー；和光純薬）では，試薬は従来どおりエンドトキシンにも反応するものを用いているので，検体の方にポリミキシンBを添加し，検体中のエンドトキシンを不活化することによって (1→3)-β-D-グルカンを測定する仕組みになっている．
- いずれも活性を測定しているので，これを重量表示した場合，同じ検体を測定しても，標準品や試薬の活性によって測定値が異なる．これが発色合成基質法と比濁時間分析法で基準値が異なっている大きな理由の一つである．東京薬科大学の大野らが精製したカンジダ由来の (1→3)-β-D-グルカン（CSBG）水溶液に対する感度は前者の方が約10倍高い．

臨床的意義と検査値の読み方
- (1→3)-β-D-グルカンは真菌細胞壁を特徴づける主要な構成成分で，接合菌，いわゆるムコールを除くすべての真菌にみられる．したがって，血中 (1→3)-β-D-グルカンは侵襲性深在性真菌症のマーカーとなり，極微量の血中 (1→3)-β-D-グルカンを検出できる本法は侵襲性深在性真菌症のスクリーニングテストとして有用である．また，経時的に測定することにより治療効果の判定もできる．
- *Pneumocystis jirovecii*（旧：*P. carinii*）は元来，原虫として扱われていたが，近年，遺伝子の相同性により真菌と目されるようになった．ニューモシスチス肺炎（旧：カリニ肺炎）の際の血中 (1→3)-β-D-グルカンの上昇はかなり特徴的で，AIDS患者に胸部X線写真上のスリガラス状陰影，動脈血ガス分圧の低下と併せて認められれば診断はまず間違いない．
- 発色合成基質法（ファンギテックGテストMK）の基準値は従来 20 pg/m*l* 以下とされているが，筆者が最近行った検討によると，30 pg/m*l* 以下が妥当とするのがよいと思われる．免疫不全状態にある患者に発熱がみられた場合，血中β-グルカン値が 60 pg/m*l* を超えていれば70％の確率で真菌感染によるものと診断でき，30 pg/m*l* 以下であればほぼ100％否定できる．
- 保険診療上は，カンジダ抗原，D-アラビニトール，*Cryptococcus neoformans*抗原または*Aspergillus*抗原と併せて実施した場合は，主たるもののみ算定される．

予想外の値が認められるとき
- 検体・検査器具の汚染，腹部手術の後，人工透析を受けている患者，人工心肺の使用後1～2週間，アルブミンやグロブリン製剤の点滴を受けた直後，レンチナンの静注，ソニフィランの筋注を過去に受けた患者，原因不明（数万から10万という著しい高値をとることがある）．

（大林民典）

5E069

抗抗酸菌抗体価 保

anti-mycobacteria antibody

別 Myco Dot（LAM 抗体），抗 TBGL 抗体，抗酸菌抗体価

測定法 Myco Dot：金コロイド法
抗 TBGL 抗体：ELISA

検 体 血清

基準値 Myco Dot：（+）以上　陽性
抗 TBGL 抗体：2 units 以上　弱陽性
　　　　　　　4 units 以上　陽性

異常値を呈する場合

陽性 結核および非結核性抗酸菌症

プロフィール

- 抗抗酸菌抗体価は，結核菌をはじめとする抗酸菌（特に細胞壁）に特異的に存在する抗原物質に対する，宿主の血清抗体産生を測定する検査である．
- 結核菌に対する血清抗体の存在は，Koch によりツベルクリン反応が報告されたわずか 8 年後の 1898 年には報告されていた．しかし，最近までに臨床的に有用な抗抗酸菌抗体価測定法は開発されていない．この理由として，抗酸菌の細胞壁は脂質に富み多様な抗原性を持つ構成成分からなり，分離された抗原菌によりその構成成分が多様に変化すること，さらに，結核患者においても細胞壁に存在するすべての抗原性物質に対して抗体を産生するのではなく，患者によって抗体が産生される抗原物質が異なる．また，他の抗体検査と同じように抗体産生には 1～2 ヵ月の期間が必要であるのが，抗抗酸菌抗体産生には持続感染が必要である．
- 健常人における特異度は 90 ％以上あり，抗体陽性者も弱陽性にとどまる．ただし，結核の罹患率の高い地域では特異度が低下する可能性があり，またわが国の高齢者には結核の既応歴を持つ例も多く，潜在感染の存在も頭の中に入れておく必要がある．
- 抗抗酸菌抗体測定法としては，lipoarabinomannan（LAM）を抗原とする Myco Dot と，糖脂質を抗原とする TBGL 法が保険収載されている．両検査法の肺結核に対する感度はほぼ等しく 70 ％程度であり，塗抹検査陰性例では感度は 50～60 ％に低下する．しかし，2 種類の検査法を組み合わせることにより，感度は塗抹陰性例においても 80 ％以上と改善される．また，QFT 法と併用することにより，感度はさらに向上する．抗 TBGL 抗体が 10 units 以上であれば，抗酸菌症感染は明らかである．
- 非結核性抗酸菌症においても抗体価は上昇するため，結核との鑑別が必要である．現在，*Mycobacterium avium* complex 症に特異的に上昇する抗抗酸菌抗体（GPL-core 抗体）の製造認可を申請中である．

臨床的意義と検査値の読み方

- 結核菌が検出されない肺結核や肺外結核（結核性胸膜炎，カリエス，腸結核など）が疑われるときに，血清中に抗抗酸菌抗体を検出することにより，抗酸菌感染の存在を証明し，結核症の補助診断として用いる．
- 抗抗酸菌抗体価は化学療法により低下し，菌陰性化後 2～3 年で正常範囲まで低下することより，治療効果および治癒判定に役立つ．

今後の検査の進め方

- 専門医に X 線読影を依頼し，気管支鏡検査などの必要性を検討してもらう．また，非結核性抗酸菌症の鑑別が重要となる．

予想外の値が認められるとき

- 排菌陽性肺結核でも，1 つの抗体価が陰性であることはありうることであり，複数の検査を組み合わせる必要がある．
- 気管拡張症，慢性気管支炎，肺線維症などの呼吸器疾患で抗体価が異常高値を示した場合には，まず非結核性抗酸菌症の合併を考える．ほかには，陳旧性肺結核の再発や潜在感染の有無を検索する．

（前倉亮治）

6B305

抗酸菌分離培養 保

primary isolation of mycobacteria

別 抗酸菌分離検査，培養（抗酸菌）

測定法 小川培地法，Middlebrook 合成培地法

検 体 喀痰，胃液，尿，胸水，脳脊髄液，膿汁など，抗酸菌検査の対象となるすべての検体

基準値 陰性

異常値を呈する場合

陽性 結核症などの抗酸菌感染症

プロフィール

- 検体中の抗酸菌を培地に接種して培養し，分離する検査である．
- ほとんどの抗酸菌の発育はきわめて遅いため，検体中にその他の細菌，真菌が混在していると，これらの雑菌の発育によって抗酸菌の検出が困難となる．培養に先立ち，あらかじめ検体に混在する一般細菌，真菌が培地中で生育しないように検体を前処理する必要がある．抗酸菌の細胞壁は脂質に富むため，一般細菌，真菌と比べ，酸処理，アルカリ処理に抵抗性を示す．この性質を利用して，喀痰などの検体に混在する一般細菌，真菌の生育能を失わせる．
- 従来は，喀痰に直接水酸化ナトリウム溶液を添加して処理していたが，目的とする抗酸菌の生存率が著しく低下するため，最近では N-アセチル-L-システインと低濃度（最終濃度 1 ％）の水酸化ナトリウム溶液の組み合わせ（NALC-NaOH）で処理する施設

が増えている．NALC-NaOH処理では，均質化した喀痰を多量のリン酸緩衝液で希釈し，さらに遠心，洗浄を繰り返してその沈渣を培養に用いる．また，NALC-NaOHに加え，セミアルカリ・プロテアーゼのような蛋白分解酵素を併用する方法も推奨されている．

- 培養に用いる培地には大きく2種類があり，これまでわが国では卵を主成分とする小川培地のみが用いられてきた．しかし最近では，欧米で使用されているMiddlebrook合成培地を併用する施設も増えている．Middlebrook合成培地には液体（broth）培地と寒天（agar）培地の2種類があり，いずれもヒト型結核菌は小川培地法と比べ早期に培養陽性となり，非結核性抗酸菌の検出率も格段に高くなる．菌発育のインディケーター（酸化還元色素，蛍光物質など）を添加した培地も考案され，菌発育に伴う二酸化炭素の発生をモニタリングする全自動抗酸菌培養装置も臨床検査の現場で利用されている．

臨床的意義と検査値の読み方
- 本検査は，抗酸菌感染症が疑われる場合に行われる．
- 抗酸菌感染症での原因菌を培養，分離して，確定診断する．抗酸菌顕微鏡検査とは異なり，生きた抗酸菌のみが検出される．
- 喀痰をNALC-NaOH処理し，濃縮された沈渣を培養した場合，その最小検出限界は10～100生菌数といわれる．

今後の検査の進め方
- 分離された抗酸菌について，同定試験，薬剤感受性試験を実施する．

予想外の値が認められるとき
- 既知の抗酸菌を用いて，使用している培地が目的とする抗酸菌を十分に発育させることを確認する．
- 喀痰の前処理で，水酸化ナトリウム処理が濃いあるいは長い場合には，抗酸菌が死滅して培養陰性となる．
- 逆に前処理が薄いあるいは短い場合には，検体中に混在する一般細菌や真菌（主に緑膿菌，連鎖球菌，酵母など）の発育から培養結果が判定できなくなる．
- 検体中の菌量が最小検出限界よりも少ない場合には陰性となる．
- 薬剤（特にリファンピシン）治療中には菌が死滅して，抗酸菌顕微鏡検査では抗酸性に染まる菌体が認められるものの，培養では陰性になる場合がある．

（山根誠久）

6B320
ナイアシンテスト 保

niacin accumulation test

別 抗酸菌同定，ヒト型結核菌同定検査

測定法 アニリン・エタノール法
検体 分離された抗酸菌

基準値 陰性
異常値を呈する場合
陽性 ヒト型結核菌および *Mycobacterium simiae*, *Mycobacterium marinum*, *Mycobacterium chelonae* の一部の菌株

プロフィール
- ヒト型結核菌を他の類似する抗酸菌と簡単に鑑別するための検査法である．
- すべての抗酸菌は菌発育に伴いニコチン酸を産生する．ヒト型結核菌および非結核性抗酸菌の *M. simiae*, *M. marinum*, *M. chelonae* の一部の菌株は，ニコチン酸を代謝することができないため，培地にニコチン酸が大量に蓄積する．この蓄積したニコチン酸をアニリン・エタノール法で検出する検査である．臭化シアンを含ませたナイアシン試験紙法が広く行われる．ナイアシンとはニコチン酸のことである．

臨床的意義と検査値の読み方
- 本検査は，抗酸菌分離培養で抗酸菌が分離された場合に行われる．
- ヒト型結核菌を他の抗酸菌と鑑別する．ナイアシンテストが陽性となる抗酸菌のうち，最も頻度の高いものがヒト型結核菌である．核酸同定法の普及に伴い，ナイアシンテストのみでヒト型結核菌を同定することはなくなり，その臨床的意義は数多くの抗酸菌性状試験の一つとみなされるようになってきた．

今後の検査の進め方
- ヒト型結核菌以外にもナイアシンテストが陽性となるので，その他の性状試験や核酸同定法からヒト型結核菌であることを確認する．

予想外の値が認められるとき
- 既知の抗酸菌（テスト陽性のヒト型結核菌と陰性の *Mycobacterium intracellulare* など）を用いて，試験が正しく実施，判定されていることを確認する．
- ヒト型結核菌以外にも，*M. simiae*, *M. marinum*, *M. chelonae* などの一部の菌株が陽性となる．
- 少ない菌量で試験を行うと偽陰性に判定される．また，複数の異なる菌種が混在する場合には誤判定を生じる．

（山根誠久）

6C105
抗酸菌薬剤感受性検査 保

drug susceptibility testing（*M. tuberculosis* and Mycobacterium other than Tuberculosis）

測定法 比率法（固形・液体培地），微量液体希釈法，ATP
検体 培養抗酸菌（結核菌および非結核性抗酸菌）

基準値
- 結核菌と非結核性抗酸菌を分けて考える必要がある．
- 結核菌に関して，比率法やATPにおいては「R：耐性」あるいは「S：感受性」として，微量液体希釈

法では最小発育阻止濃度（minimum inhibitory concentration：MIC）により報告される．MICの値により比率法でのR/Sを予測することができるが，薬剤によって判定保留となるMIC域が存在する．
- 非結核性抗酸菌については，CLSIにより一部の菌についてMICのブレイクポイントが示されているが，日本国内では明確な基準がない．

異常値を呈する場合
- 耐性菌感染症

Critical/Panic value
- 結核菌のイソニアジドおよびリファンピシンに対する耐性

対応▶ イソニアジドおよびリファンピシンの両方に耐性を有する結核菌は多剤耐性結核菌と呼ばれ，治療困難な結核として認識されている．また，多剤耐性結核菌は三種病原体などに分類されており，所持する場合は届出を必要とする．所持しない場合は滅菌あるいは譲渡する．MICで評価する場合は，イソニアジド2.0μg/ml以上，リファンピシン4.0μg/ml以上で耐性と判断する．

プロフィール
- 比率法については1％小川培地，液体培地，寒天平板培地などを用いて，基準薬剤濃度に対する被検菌の耐性比率を測定し，1％以上の耐性菌が認められた場合は耐性と判定され，それ未満の場合は感受性と判定される．
- 対象となる薬剤は，イソニアジド（INH），リファンピシン（RFP），ストレプトマイシン（SM），エタンブトール（EB），カナマイシン（KM），エチオナミド（TH），パラアミノサリチル酸（PAS），サイクロセリン（CS），エンビオマイシン（EVM），レボフロキサシン（LVFX），ピラジナミド（PZA）の11薬剤である．特にピラジナミドは低いpHでしか作用しないため，液体培地を用いた方法でしか検査を実施できない．また，LVFXは厳密には抗結核薬ではない．
- 比率法は，結核菌用に標準化した方法であるため，原則として結核菌にしか適用されない．例外的に，M. kansasii のRFP感受性検査は，1％小川培地による比率法を実施することで測定可能である．
- 微量液体希釈法は抗結核薬添加培地を用いて MIC を測定する．したがって，比率法は定性的，微量液体希釈法は定量的検査である．ATPは，薬剤添加培地に接種した被検菌の発育をATP量で評価し，コントロールとの比較にて判定する．

臨床的意義と検査値の読み方
- 結核菌がはじめて分離された場合には，すべての株を対象として薬剤感受性検査を実施する．喀痰中に存在する結核菌を直接使用する直接法と，いったん培養した菌を用いる間接法があるが，検査精度に鑑みて，結核菌検査指針では間接法を推奨している．

また，分離菌数があまりに少ない場合（10コロニー以下）の場合，比率法の概念から考えて信頼性が乏しいため，感受性検査の結果を解釈する場合には慎重になる必要がある．
- 一般的に結核患者の治療中にも，治療効果の判定のために2～4週おきに培養検査を実施するが，治療効果があっても治療後3ヵ月以内は培養陽性となる場合が多い．したがって，治療後3ヵ月以内の培養陽性菌については検査を実施する必要はない．治療後3ヵ月を越えて培養陽性の場合は耐性化の可能性があるので，あらためて感受性検査を実施する．
- 結核菌の薬剤感受性検査で耐性の結果が得られた場合は，当該の薬剤については臨床的に効果がないものと考え，投与薬剤の組み合わせの変更を考慮する．
- 非結核性抗酸菌が分離された場合，必ずしも感受性検査は必要ない．現時点で日本国内に非結核性抗酸菌に対する標準的な薬剤感受性検査法はないが，マイクロプレートに2段階希釈系列の薬剤を固定したキットが発売されている．これに一定濃度の抗酸菌を接種し，7～10日間でMICを測定する．CLSI M24-Aには，クラリスロマイシン，アジスロマイシンの M. avium complex に対するMICのブレイクポイントが示されている．また，迅速発育菌（M. chelonae, M. fortuitum, M. abscessus）に関してはβ-ラクタム剤，マクロライド，アミノグリコシド，フルオロキノロンなどが有効である可能性があり，微量液体希釈法による MIC 測定が有用とされている．

予想外の値が認められるとき
- 原因には，検査精度そのものの問題や，結核菌と非結核性抗酸菌の混在などが考えられる．精度を保証するためには，少なくとも全薬剤に対して感受性である既知のコントロール検体を用いて精度管理を行う．
- 複数の菌種が混在している場合には，寒天平板培地上などで分離を試みる．

(御手洗 聡)

6B325

結核菌群抗原
Mycobacterium tuberculosis complex antigen

別 MPB64（mycobacterial protein fraction from BCG of Rm 0.64 in electrophoresis）

測定法　CIA（イムノクロマトグラフィ）
検　体　固形培地に発育した抗酸菌，または液体培地で培養陽性となった培養液
基準値　陰性

異常値を呈する場合
陽性　結核症

プロフィール
- MPB64とは *Mycobacterium bovis* BCGの培養濾液から調製された分子量22,400の結核菌群特異外分泌蛋

白である．MPB64をイムノクロマトグラフィを用いて検出することで，ヒト型結核菌を他の類似する抗酸菌と簡単に鑑別する迅速同定検査法である．
- 結核菌群には *Mycobacterium tuberculosis* 以外に *M. bovis*, *Mycobacterium africanum*, *Mycobacterium microti* および *Mycobacterium canetti* が含まれ，これらにはすべて MPB64 が存在するため，本法ではこれらを区別することはできない．しかし *M. tuberculosis* 以外は検出されることはまれであるので，ヒト型結核菌の同定に用いられている．

臨床的意義と検査値の読み方
- ヒト型結核菌を他の類似する抗酸菌と鑑別する．
- 本検査は，培養検査において固形培地で抗酸菌が分離された場合，または液体培地で培養陽性となった場合に実施される．

今後の検査の進め方
- 培養検査で陽性となり，本検査で陰性となった場合は *M. tuberculosis* 以外の抗酸菌が考えられるため，DNAプローブ法，DNA-DNAハイブリダイゼーション法，各種性状試験により同定する．
- 必要に応じて薬剤感受性試験を実施する．

予想外の値が認められるとき
- 既知の抗酸菌として MPB64 陽性菌（*M. bovis* BCG Tokyo 株など）と MPB64 陰性菌（*Mycobacterium intracellulare* など）を用い，陽性・陰性の確認を行う．
- MPB64 を共通抗原として持つ *Mycobacterium marinum* で弱い偽陽性を示すことがあるので，発育温度域の相違，コロニーの光発色性の有無を確認する．
- 検出限界以下の少ない菌量では偽陰性となる．

（西山宏幸）

6B622
結核菌群リファンピシン耐性遺伝子同定検査 保
simultaneous gene identification of *Mycobacterium tuberculosis* complex and rifampicin resistance

測定法	PCR産物のリバースハイブリダイゼーション
検体	抗酸菌用培地で培養した培養菌株から抽出したDNA
基準値	陰性（リファンピシン感受性結核菌感染）

異常値を呈する場合
陽性 リファンピシン耐性結核菌感染
判定不能 非結核性抗酸菌感染

プロフィール
- 本法は培養検査で分離された抗酸菌を用い，リバースハイブリダイゼーション法（固相化したプローブに対して標的遺伝子断片をハイブリダイズさせ特定の塩基配列を検出する方法）により，結核菌群の判定とリファンピシン感受性試験を同時に実施するものである．
- リファンピシン耐性結核菌の95％以上が，リファンピシンの標的蛋白質であるRNAポリメラーゼβ-サブユニットをコードする *rpoB* 遺伝子の特定の領域（リファンピシン耐性決定領域；rifampicin resistance determining region：RRDR）に変異を有していることは広く知られている．このため，*rpoB* 遺伝子上の変異を検出することによりリファンピシン耐性判定が可能となる．
- 結核菌群特異的のプローブ，変異型配列プローブ（耐性に関与する遺伝子変異を含むプローブ）および野生型配列プローブ（変異をもたないプローブ）を固相化した基盤に，培地上に生育した抗酸菌から抽出したDNAを鋳型として増幅させたビオチン化 *rpoB* 遺伝子断片を添加し，ハイブリダイズさせる．これに，酵素標識ストレプトアビジンを反応させた後，発色基質を添加し，*rpoB* 遺伝子断片がハイブリダイズした基盤上のプローブを検出する．頻度の高い変異を起こした検体は変異型配列プローブに結合することによって検出され，頻度の低い変異については，野生型配列プローブに結合しないことにより検出される．得られる発色パターンの解析により，結核菌群の検出とリファンピシン耐性の判定を同時に行う．本法を用いることにより，培養菌株を出発材料とした場合，従来2～4週間を要していたリファンピシン感受性試験が，約6時間で可能となった．
- 結核菌群リファンピシン耐性遺伝子同定検査法としては，メンブレンフィルターを基盤としたフィノス LiPA・Rif TB と DNA マイクロアレイ用スライドガラスを基盤とした OligoArray-TB の2種類が市販されていたが，現在は前者のみが保険収載されている．この方法を用いたリファンピシン感受性試験がさまざまな施設で実施され，その有効性が示されている．

臨床的意義と検査値の読み方
- わが国の結核登録患者の多くは結核が流行していた時期に感染した中高年の既感染者からの発病であるが，再発した患者での多剤耐性結核菌による発症の割合が増加しており，その対策が切望されている．
- 通常は，臨床症状あるいは胸部X線検査で結核が疑われ，喀痰，気管支肺胞洗浄液，胸水などの臨床検体の抗酸菌培養検査で陽性となった場合に本法を用いるが，NALC-NaOH法による汚染除去操作後の臨床検体から直接に本法を実施することも可能だという報告もある．
- フィノス LiPA・Rif TB では，結核菌群特異的のプローブ，5種類の野生型配列プローブおよび4種類の変異型配列プローブがメンブレンフィルターストリップ上に固相化されており，プローブへの結合はストリップ上の発色ラインとして検出される．検体が結核菌であれば，増幅された *rpoB* 遺伝子断片は結核菌群特異的プローブにハイブリダイズする．検体がリファンピシン耐性の場合は *rpoB* 遺伝子上の変異の位置により，プローブへの結合パターンが異なる．4種の変異型配列プローブのうち1つでも結合が見

られた検体はリファンピシン耐性と判定される．また，5種の野生型配列プローブのうち1つでも結合の見られないものがあった場合もリファンピシン耐性と判定される．すべての野生型配列プローブへの結合が見られ，変異型プローブへの結合が見られなかった検体は，リファンピシン感受性と判定される．
- 本法で陽性と判断された場合は，リファンピシン耐性結核菌であると判断してよい．主治医は直ちにリファンピシンを治療薬から除外し，新たな抗結核薬（通常第2選択薬剤のうちの1剤以上）を追加して治療を継続することが望ましい．しかしながら，リファンピシン耐性結核菌の特徴として，その80％以上が複数の薬剤に対して耐性であることが知られているため，本法によりリファンピシン耐性が判明した場合でも，通常の薬剤感受性試験を引き続き実施し，リファンピシン以外の抗結核薬に対する感受性の把握に努める必要がある．適切な薬剤を早期に投与することにより，治療の成功率を上げるとともに治療期間の短縮も可能となる．

予想外の値が認められるとき
- 培養により得られた菌が結核菌以外の抗酸菌（非結核性抗酸菌）であった場合には，本法では陽性対象以外のすべてのラインが検出されない．この場合は，即時に抗酸菌同定検査（各種性状試験，遺伝子検査）を実施し，原因菌種を同定する必要がある．非結核性抗酸菌症においては薬剤感受性が菌種ごとに大きく異なるため，培養法による薬剤感受性試験を同時に実施することを推奨する． (鈴木定彦，中島千絵)

6B355
非結核性抗酸菌同定　保

identification of nontuberculous mycobacteria

別 抗酸菌同定

測定法　各種性状試験
検　体　分離された抗酸菌

基準値　陰性
異常値を呈する場合
陽性　非結核性抗酸菌感染症（ウシ型結核菌，トリ型結核菌，その他）

プロフィール
- 分離培養された抗酸菌について，その菌種あるいは菌群を各種の性状試験から同定する．
- 菌の発育速度から遅発育菌と迅速発育菌に区分され，さらに発育温度域，培地上のコロニー性状，光発色性，その他の生化学性状から菌種，菌群を同定する．
- これらの性状試験には長期間の検査日数を必要とするため，最近ではまず核酸同定法を行い，これで同定できなかった場合のみ各種の性状試験から菌種を同定する趨勢にある．核酸同定法は，既知の非結核性抗酸菌のDNAプローブと被検菌より抽出したDNAをハイブリダイゼーションさせて，形成された2本鎖のハイブリッドDNAを検出する．

臨床的意義と検査値の読み方
- 本検査は，非結核性抗酸菌が分離された場合に行われる．
- 非結核性抗酸菌感染症の原因となる菌種，菌群を同定して確定診断する．非結核性抗酸菌症では，菌種によって治療薬剤の選択が大きく異なるため，正確な原因菌の同定が必要である．また，ヒト型結核菌とそれ以外の抗酸菌が同じ検体から一緒に分離される場合も多い．

今後の検査の進め方
- 必要に応じて核酸同定検査から同定結果を確認する．
- 必要に応じて薬剤感受性試験を実施する．

予想外の値が認められるとき
- それぞれの性状試験について，既知の菌株の試験から正しく検査されていることを確認する．
- 複数の異なる菌種が混在している場合には誤った同定結果となる． (山根誠久)

6 b 感染症（非ウイルス）関連検査

5E015
クラミジア・トラコマティス抗原　保

Chlamydia trachomatis antigen

別 クラミジアT抗原，トラコマチス抗原，Ct抗原

測定法　EIA，FA，イムノクロマトグラフィ法，核酸検出法

検体　性感染症：女性では子宮頸管スワブ，男性初尿
　　　　男女封入体結膜炎：眼結膜スワブ，咽頭感染症：咽頭スワブ，など擦過上皮細胞

基準値　陰性

異常値を呈する場合

陽性

- クラミジア感染症
- 新生児・乳幼児：封入体結膜炎，新生児肺炎
- 男性：前立腺炎，副睾丸炎，尿道炎，精巣上体炎，肺炎
- 女性：子宮頸管炎，子宮内膜炎，卵管炎，骨盤内感染症（PID），肺炎

プロフィール

- クラミジアはヒトをはじめ哺乳動物，鳥類などに広く分布する偏性細胞寄生性の微生物である．
- 感染性のある直径300 nmの基本小体（elementary body：EB）が宿主細胞に取り込まれ，細胞内で網状体（reticulate body：RB）となり，分裂増殖し，再びEBとなる独特な増殖環をもつ微生物で，細胞質内に特有な封入体（inclusion body）を形成する．現在では偏性細胞内寄生性グラム陰性細菌として広く認知されている．
- 現在クラミジアの分類法は従来のクラミジア属がクラミジア科とされ，*Chlamydia* 属（*C. trachomatis*, *C. suis* および *C. muridarum*）と *Chlamydophila* 属（*C. psittaci*, *C. pecorum*, *C. pneumoniae* など6種類）に分けられている．

臨床的意義と検査値の読み方

- 本検査は，性感染症，咽頭および眼疾患で *C. trachomatis* 感染を疑うとき，また男性初尿検体によるクラミジア感染のスクリーニング検査として実施される．
- 近年，クラミジア・トラコマティス感染症は重要な性感染症（sexually transmitted disease：STD）病原微生物として認識されている．無症状の成人男性の約5％にクラミジア感染が認められ，ピンポン感染の原因となっている．
- 男性疾患では尿道炎が圧倒的に多い．淋菌性尿道炎の20～30％に *C. trachomatis* 感染があり，また非淋菌性尿道炎の30～40％を占めている．尿道から感染して急性尿道炎を起こすが，症状は淋菌感染症よりも軽い．さらに，前立腺炎，副睾丸炎を起こすこともある．
- 女性では主たる感染部位は子宮頸管であるが，男性に比して多彩な病態を示す．現在流行しているクラミジア・トラコマティス感染症は若年層（15～29歳），特に女性における発生頻度が高いと報告されている．しかも，最近では自覚症状がない無症候感染症が蔓延しており，若年層の女性がこの無症候のクラミジア・トラコマティスに長い間感染した場合，卵管は閉塞し，不妊症に至る可能性が高くなる．女性では，まず子宮頸管炎を起こし，その後，感染が子宮内膜，卵管へと波及し，子宮内膜炎，卵管炎，骨盤内感染，肝周囲炎を起こす（しかし女性の場合，症状が軽く自覚のないことも多い）．また，子宮外妊娠，不妊，流早産の誘因ともなる．妊婦が感染している場合には，主として産道感染により，新生児に封入体結膜炎を生じさせることがある．また，1～2ヵ月の潜伏期を経て，乳幼児の肺炎を引き起こすことがある．淋菌との混合感染も多く，淋菌症の治癒後も尿道炎が続く場合にはクラミジア感染症が疑われる．
- 性器外感染症の実態の把握は現在困難である．
- 感染症に対する体外診断は，感染局所からの抗原検出が基本である．抗原検査にはポリクローナル抗体，モノクローナル抗体を用いた免疫学的方法とDNAプローブ法，PCR，LCRなどの核酸検出法（☞「クラミジア・トラコマティス核酸同定」p.648）がある．

今後の検査の進め方

- 必要に応じ，セックスパートナーの検査を実施する．

予想外の値が認められるとき

- クラミジア・トラコマティス検査は非常に種類が多く，進歩が著しいため現在実用化されているものから精度，簡便性，採算性を考慮してまず選ぶが，予想外の値が認められた場合は感度・特異度の高い他の検査法（核酸検出法など），あるいは抗体の検索を行う必要がある．

（石　和久）

5E016

抗クラミジア・トラコマティス抗体血清型スクリーニング

anti-*Chlamydia trachomatis* serotype antibody screening

別 クラミジア・トラコマティス抗体血清型スクリーニング

測定法 MIF
検　体 血清
基準値 陰性
異常値を呈する場合
高値 *Chlamydia trachomatis* 感染症

プロフィール

- *Chlamydia trachomatis* 血清型特異抗原に対する抗体の有無の検出法は間接免疫蛍光抗体法（micro-immnofluorescence assay：MIF）が標準法である．1970年 Wang らにより開発された MIF は，*C. trachomatis* 感染症の血清診断の標準法として，過去においては広く世界中に利用されていた．この方法は手順が煩雑で蛍光顕微鏡を用いるので判定に熟練を要し客観性に乏しいが，アメリカ FDA で唯一承認されている検査法である．
- 近年，抗原や抗体の検出技術の進歩や特異性の高い遺伝子診断法も利用されるようになり，MIF は，臨床的には用いられることはほとんどない．*C. trachomatis* 血清型が，MIF で検出できるのは 15 種である．
- 当初，クラミジアの抗原性として次の 3 つに分類されていた．
  ①属特異抗原（genus specific antigen）：耐熱性（100℃，30 分加熱に安定），過ヨウ素酸塩による酸化に不安定な糖脂質．
  ②種特異抗原（species specific antigen）：Triton X-100 により可溶化された EB（クラミジアの感染性のある基本小体）から抽出される．
  ③血清型特異抗原（serotype specific antigen）：細胞培養 *C. trachomatis* 株 EB から抽出．MIF は血清型特異抗原に対する抗体を検出する．

臨床的意義と検査値の読み方

- 本検査は，血清型から感染部位を推測する場合に実施される．また，疫学調査などに役立てる．
- *C. trachomatis* 感染症に対する体外診断法は，通常，患部からの感染上皮細胞を用いる抗原検出法が行われる．感染の疑いがあり，抗原が検出されない場合，*C. trachomatis* 抗体スクリーニングを実施することにより，血清型を知り，クラミジアの生物型を推測することが可能である．
- 一般に，A，B，Ba，C が主に眼感染症として，D～K が尿路感染症として，L1～3 が鼠径リンパ肉芽腫（第 4 性病）の起炎微生物である．尿路，性器から分類した株の血清型は，D，E が約 25％，他の群はほぼ 10％ の頻度と報告されている．また新生児肺炎は D，E，F，G によるものが多いとされている．
- 現在は，クラミジア抗原や抗体を検出するためのキットが発売されており，これらの方が広く多く使用されている．現在，血清中クラミジア抗体検査法には EIA，蛍光抗体法，補体結合反応などがある．
- MIF によれば，IgM 16 倍以上で急性感染，また急性感染と 3 週間以上の間隔を置いたペア血清で IgG 4 倍以上の上昇で急性感染とする．そのほか microplate immnofluorescence antibody assay（MFA）法は，精製クラミジア抗原の代わりに感染細胞を抗原とする方法である．また，*C. trachomatis* の種特異的蛋白を抗原とする ELISA キットが市販されている．ヒタザイム®が外膜複合体を抗原として，免疫グロブリンクラス別 IgA，IgM，IgG 抗体を酵素免疫測定法（EIA）を利用して検出するものである．また，ヒタザイム C. ニューモニエ® は *C. pneumoniae* の検出法として広く使われている．ただし *C. psittaci* との交差反応があるため，*C. psittaci* を疑う場合は MIF などで確認が望まれる．

今後の検査の進め方

- 必要に応じ，血清型別免疫グロブリン（IgG，IgA，IgM）を測定する．

予想外の値が認められるとき

- *C. trachomatis* 以外のクラミジア（*C. psittaci*，*C. pneumoniae*，*C. pecorum*）を検索する．

（石　和久）

5E019

抗クラミジア・トラコマティス IgM 抗体 保

anti-*Chlamydia trachomatis* IgM antibody

別 クラミジア・トラコマティス IgM 抗体

測定法 EIA
検　体 血清
基準値 陰性
異常値を呈する場合
陽性
- *Chlamydia trachomatis* 感染症
- 新生児・乳幼児：新生児結膜炎，肺炎
- 男性：前立腺炎，副睾丸炎
- 女性：子宮頸管炎，子宮内膜炎，卵管炎，骨盤内炎症性疾患（PID）

プロフィール

- *Chlamydia* の血清抗体価を測定する方法は間接免疫蛍光抗体法（micro-immnofluorescence assay：MIF）が標準法である．これは手順が煩雑で蛍光顕微鏡を用いるので判定に熟練を要し客観性に乏しいが，アメリカ FDA で唯一承認されている検査法である．
- *C. trachomatis* 初感染時には，まず IgM 抗体が 1 週

b 感染症（非ウイルス）関連検査　647

間以内に上昇し2ヵ月以内に消失するが，再感染では上昇しない．IgA抗体は初感染と再感染で約2週間で上昇し，6ヵ月で消失するため活動性抗体とよばれている．IgG抗体は約1ヵ月後から上昇し，数年間持続するため既往感染を意味する．クラミジアIgM抗体は，クラミジアの免疫学的検査の一つである．

- MIFによればIgM 16倍以上で急性感染，また急性感染と3週間以上の間隔を置いたペア血清でIgG 4倍以上の上昇で急性感染とする．そのほかmicroplate immnofluorescence antibody assay（MFA）法は精製クラミジア抗原の代わりに感染細胞を抗原とする方法である．また，C. trachomatisの種特異的蛋白を抗原とするELISAキットが市販されている．ヒタザイム®は外膜複合体を抗原として，免疫グロブリンクラス別IgA，IgM，IgG抗体を酵素免疫測定法（EIA）を利用して検出するものである．
- 一般に，感染症においてはIgM抗体が活動性感染の指標として抗原検出に次ぐ診断的意義が考えられているが，尿道，性器でのクラミジア感染症においては，IgM抗体上昇が十分ではなく，IgA抗体，IgG抗体が通常測定されていない．

臨床的意義と検査値の読み方

- クラミジア活動性感染の指標として，新生児・乳幼児のクラミジア感染症を疑うとき，また局所からの抗原検出ができないときに本検査を実施する．
- 肺炎，深部感染症にも適応となる．
- クラミジア抗体の臨床的意義は，感染細胞の採取が困難で抗原検査の行いにくい精巣上体炎，慢性前立腺炎，骨盤内感染症（PID），呼吸器感染症などの深部感染症の診断や，多数対象における血清疫学的調査法などが対象である．
- クラミジア・免疫グロブリンクラス別IgM抗体は，特に小児のクラミジア肺炎において診断的価値が高いと報告されている．クラミジア感染症は分娩の際に母親から産道を介して新生児に垂直感染し，新生児が結膜炎や肺炎を起こすことがある．IgG抗体は，母親から移行したものが介在することがある．
- 抗体検査は抗原検査と必ずしも一致しないこと，その他のクラミジアとの交差反応があることより抗原検出が困難な症例に補助診断として利用されるが，確定診断とはならない．

今後の検査の進め方

- 必要に応じ，C. trachomatis，C. psittaciとC. pneumoniaeの鑑別，セックスパートナーの検査を実施する．

（石　和久）

5E021
クラミジア・トラコマティス核酸同定　保

Chlamydia trachomatis DNA

別　クラミジア・トラコマティス核酸，クラミジア・トラコマティスDNA

測定法	DNAプローブ法，PCR，LCR，ハイブリッドキャプチャー法
検体	尿道・子宮頸部上皮細胞
基準値	陰性

異常値を呈する場合
陽性
- *Chlamydia trachomatis*感染症
- 新生児：新生児結膜炎，肺炎
- 男性：尿道炎
- 女性：子宮頸管炎

プロフィール

- *Chlamydia trachomatis*核酸同定法にはDNAプローブ法，PCR，LCRがある．
- DNAプローブ法は粘膜上皮擦過物から*C. trachomatis*のリボゾームRNAに相補的な1本鎖DNAをプローブとするハイブリダイゼーションを利用し，化学発光で検出する．20×10^3 EB/assayの感度をもち，比較的特異性が高く，検出操作も比較的簡単である．しかしPCR，LCRに比して感度が落ちる．また咽頭，直腸検体にも適するなどの特徴を有している．
- PCRは*Chlamydia*のplasmid DNAの一部に特異的な遺伝子部分を増幅した遺伝子を検出する．
- LCRはDNA連結酵素リガーゼを用いて標的DNA分子を増幅し検出する方法である．
- PCR，LCRはともに高感度で特異性が高いが，*C. trachomatis*にplasmid欠損株が存在すること，血液や精子など細胞成分を多く含む場合には偽陰性を起こすことがある．そのほか未知の阻害物質が増幅障害を起こす可能性も考えられる．また，少数の死菌も検出するため治癒判定には使えない欠点もある．
- アプティマCombo2クラミジア/ゴノレア®は重複感染が多い淋菌およびクラミジア・トラコマティスを同時に検出する核酸増幅同定精密検査である．ハイブリッドキャプチャー法は新しいシグナル増幅手段を用いた高感度DNA‒RNAハイブリダイゼーション法で，長鎖のRNAプローブを使用し生成したDNA/RNAハイブリッドを化学発光により検出する方法である．この方法も淋菌を同一検体から検索可能である．

臨床的意義と検査値の読み方

- 本検査は*C. trachomatis*感染を疑うときに実施する．
- 感染症に対する体外診断は，感染局所からの抗原検出が基本である．
- 遺伝子技術を応用したDNA診断は偽陽性のない迅速診断ではあるが，クラミジアの深部組織への感染

や不顕性感染においては無力である．
- 近年，クラミジアは重要な性感染症（sexually transmitted disease：STD）病原微生物として認識されている（臨床的意義は☞「クラミジア・トラコマティス抗原」p.646）．

今後の検査の進め方
- 必要に応じ，セックスパートナーの検査を実施する．

予想外の値が認められるとき
- 他の核酸検出法，あるいは抗原検出法，抗体や他の検索をする． （石　和久）

5E026
クラミジア P/T 鑑別
differentiate Chlamydia trachomatis and Chlamydophila psittaci

測定法　EIA，FA，CF
検　体　血清

プロフィール
- 現在，クラミジアの分類法は従来のクラミジア属がクラミジア科とされ，Chlamidia 属（C. trachomatis, C. suis および C. muridarum）と Chlamydophila 属（C. psittaci, C. pecorum および C. pneumoniae）に分けられている．
- クラミジアには，性感染症や新生児肺炎の起因微生物としての C. trachomatis と，気道感染症であるオウム病の原因微生物となる C. psittaci, オウム病よりやや軽症の呼吸器感染症を起こす C. pneumoniae, さらにウシ，ブタ，ヒツジなどに脳炎や肺炎を起こすと推定されている C. pecorum などがある．
- クラミジア検査法は次々に新しい方法が登場しているが，このうちでも依然として呼吸器感染症の診断は遅れている．
- オウム病は通常診断には病原体もしくは病原体遺伝子，または抗体検査を行う．咽頭や気道からのクラミジア分離や PCR は現在研究施設を除いては測定困難である．通常 C. psittaci の検査は補体結合反応による血中抗体価測定が保険適用である．
- 通常クラミジア P/T 鑑別は C. psittaci と C. trachomatis のそれぞれの種特異抗原を用いて，被検血清中のクラミジア抗体を鑑別するものである．間接蛍光抗体法を用い，psittaci MP 株，trachomatis L2 株を抗原とし，その反応性の強弱により両者の鑑別が可能である．

臨床的意義と検査値の読み方
- 本検査は，クラミジア感染症が疑われる肺炎でのシッタシとトラコマティス抗体の同定鑑別のために実施される．
- クラミジア感染症に対する体外診断は，感染局所からの抗原検出が基本である．しかし通常の抗原検査法，あるいは偽陽性の少ない感度・特異性とも高い

DNA 診断法は，クラミジアの深部組織への感染や不顕性感染においては無力である．すなわち，クラミジア感染症が疑われる肺炎での同定鑑別には主に抗体検査が用いられている．通常，クラミジアはペニシリン，セフェム系抗生剤は無効であり，また，オウム病は非定型肺炎の約20％を占めるため，早期診断が重要である．
- クラミジアによる肺炎は，シッタシだけでなくトラコマティスによっても起こり，今ではニューモニア肺炎も知られている．したがって，起因微生物の鑑別が必要である．
- C. trachomatis と C. psittaci の種特異抗原に対する血清中の抗体の反応性の強弱により，感染クラミジアの種を鑑別することができる．

今後の検査の進め方
- 必要に応じ，同定された抗体の免疫グロブリンクラス（IgM，IgA，IgG）の抗体価を測定する．

予想外の値が認められるとき
- C. pneumoniae に対する抗体を検索する． （石　和久）

5E026
抗クラミジア（クラミドフィラ）・シッタシ抗体　保
anti-Chlamydia (Chlamydophila) psittaci antibody

別 オウム病クラミジア抗体，クラミジア（クラミドフィラ）・シッタシ抗体

測定法　IFA，CF
検　体　血清
基準値　陰性

異常値を呈する場合
陽性 オウム病，その他クラミジア（クラミドフィラ）・シッタシ感染症

プロフィール
- 現在クラミジアの分類法は従来のクラミジア属がクラミジア科とされ，Chlamidia 属（C. trachomatis, C. suis および C. muridarum）と Chlamydophila 属（C. psittaci, C. pecorum および C. pneumoniae）に分けられている．
- クラミジアには，性感染症や新生児肺炎の起因微生物としての C. trachomatis と，気道感染症であるオウム病の原因微生物となる C. psittaci, オウム病よりやや軽症の呼吸器感染症を起こす C. pneumoniae, さらにウシ，ブタ，ヒツジなどに脳炎や肺炎を起こすと推定されている C. pecorum などが知られている．
- C. psittaci はオウム病の病原体であり，トリからヒトに感染する人畜共通感染症である．ヒトにおいては肺炎や気管支炎などの呼吸器症状のほか，肝障害をはじめとする多臓器障害を生じる．
- クラミジア検査法は次々に新しい方法が登場しているが，依然として抗原検索の難しい呼吸器感染症の診断は遅れている．抗体検出法としては補体結合反

応（CF）および間接蛍光抗体法（micro-immunofluorescence assay：MIF, microplate immunofluorescence antibody assay：MFA）などがある．ただし間接蛍光抗体法は一部の施設でしか実用化されておらず，臨床上最も汎用されているのは補体結合反応である．単独血清では抗体価が32倍以上，ペア血清では（急性期と慢性期）4倍以上の抗体価上昇があれば陽性である．間接蛍光抗体法はpsittaci MP株を抗原として用い，被検血清中のクラミジア抗体を検索するものである．

臨床的意義と検査値の読み方
- 本検査は，*C. psittaci* 感染症が疑われる肺炎に適応となる．
- 遺伝子技術を応用したDNA診断は偽陽性の少ない迅速診断ではあるが，クラミジアの深部組織への感染や不顕性感染においては無力である．すなわち，クラミジア感染症が疑われる肺炎での同定鑑別に主に用いられている．通常，クラミジアはペニシリン，セフェム系抗生剤は無効であり，また，オウム病は非定型肺炎の約20％を占めるため，早期診断が重要である．
- クラミジアによる肺炎は，シッタシだけでなくトラコマティスによっても起こり，今ではニューモニア肺炎も知られている．したがって，起因微生物の鑑別が必要である．

今後の検査の進め方
- 必要に応じ，同定された抗体の免疫グロブリンクラス（IgM, IgA, IgG）の抗体価を測定する．

予想外の値が認められるとき
- *C. trachomatis* および *C. pneumoniae* に対する抗体を検索する．　　　　　　　　　　　　　　　（石　和久）

5E031, 032, 033, 034

抗クラミジア（クラミドフィラ）・ニューモニエ抗体 保
anti-*Chlamydia*（*Chlamydophila*）*pneumoniae* antibody

別 *C. pneumoniae* 抗体，クラミジア（クラミドフィラ）・ニューモニエ抗体

測定法 ①micro-IF，②ELISA（ヒタザイム C. ニューモニエ®）

検体 血清

基準値
- 陰性：①IgG 16未満，②IgG-ID（インデックス値）1.0未満
- 抗体保有（感染既往）：①IgG 16〜256，②IgG-ID 1.0以上
- 急性感染確定：①ペア血清でIgG 4倍以上上昇，あるいはシングルでIgM 32以上，②IgG-ID 1.35以上上昇，あるいはIgA-ID 1.0以上上昇，IgM-ID 2.0以上
- 急性感染の疑い：①IgG 512以上，②IgG-IDあるいはIgA-ID 3.0以上，IgM-ID 1.0以上2.0未満

異常値を呈する場合
高値 肺炎クラミジア感染症（他種のクラミジア感染症でも交差反応のため，ある程度上昇しうる）

プロフィール
- *Chlamidia*（*Chlamydophila*）*pneumoniae* 抗体を特異的に検出できる測定法としては，Wangによって開発されたmicro immunofluorescence test（micro-IF）がある．単離したクラミジアの基本小体（elementary body：EB）を抗原とした間接蛍光抗体法で種特異性が高い．ただし，特定の施設での実験室診断としての利用にとどまる．わが国で開発された *C. pneumoniae* の外膜複合体（chlamydial outer membrane complex：COMC）を抗原としたELISAによる抗体測定キット（ヒタザイム C. ニューモニエ®，以下ヒタザイム C.pn；日立化成）が，保険適応での臨床応用が認可されている．
- 肺炎クラミジア感染症の血清診断において，感染後抗体が上昇し高値になるまでの期間がかなり（3〜6週）かかるため，発症時には陰性のことがしばしばあり，回復期のペア血清での検討が不可欠となる．したがって迅速診断には適さないことがある．また，有効抗菌薬の早期治療によって抗体上昇が妨げられることもあるため，抗体検査のみでは診断不可能なこともある．したがって，常に可能な限り分離，抗原，遺伝子などの病原体検出を試み，臨床経過を含めて総合的に診断することが重要である．

臨床的意義と検査値の読み方
- 本検査は下記の場合に行われる．
①健常人に起こった起炎菌不明の呼吸器感染症，主に非定型肺炎や長引く咳，β-ラクタム薬が無効などの臨床像から本症を疑う場合（マイコプラズマとの鑑別として）．
②オウム病CF抗体陽性例でトリとの接触歴のない場合．
③*C. trachomatis* 抗体陽性という検査結果が *C. pneumoniae* の交差反応である可能性が否定できない場合．
④喘息の増悪を含めた慢性肺疾患の感染増悪時の起炎菌検索．
⑤家族や集団内での流行が疑われたとき．
- *C. pneumoniae* の初感染では，典型例として，感染後まずIgMが3週以降に上昇し，次いでIgG, IgAがさらに2〜3週遅れて上昇する．IgMは通常約数ヵ月で消退するが，IgG, IgAはいったん上昇しピークをむかえた後，数ヵ月から年余にわたって漸減する．IgAはIgGに比べて早期に低下する．
- 再感染ではIgG, IgAが2〜3週で比較的急激に上昇するが，通常IgMは上昇せず，まれに上昇した場合でも低値であるとされる．もともと一般成人においても，*C. pneumoniae* IgG抗体は感染既往として，約60％の人が保有している．したがって，抗体保有

を急性感染症と誤解しないこと．また抗体を持っていても感染防御にはならず，何度でも感染する．

今後の検査の進め方
- ヒタザイム C.pn は種特異性は高いものの，オウム病血清ではある程度交差性を認めており，臨床像からオウム病の可能性を疑う場合には micro-IF などで特異抗体を測定し，確認することが望ましい．また，抗原検査，培養，PCR などが可能であれば病原体検出を試みる．

予想外の値が認められるとき
- 採血の時期によってはシングル血清での診断は困難であり，ペア血清での判定が重要となる．なお，これらのパターンは患者の免疫応答，重症度，治療薬の影響，さらに用いる抗原によっても抗体価が違ってくることも考慮する．
- IgM はリウマチ因子（RF）除去剤で前処理して測定するが，高力価の RF や SLE などの自己免疫疾患の場合，IgM が偽陽性に出ることがあり注意が必要である．

(岸本寿男)

6B455
クラミジア培養・同定
Chlamydia isolation・identification

測定法 細胞培養・特異蛍光抗体染色
検 体 擦過上皮細胞など（詳しくはプロフィール参照）
基準値 陰性
異常値を呈する場合
陽性 クラミジア感染症

プロフィール
- クラミジア感染症の診断において，検体中の菌体あるいは菌体成分を直接証明する病原体検出法には分離培養法，直接蛍光抗体法，酵素抗体法，DNA 診断法などがある．なかでも患者材料からの分離培養・同定は確定診断になりうるが，細胞培養を用いるため，細胞の継代維持や感染のため，ある程度の設備と熟練を要する．実際には一般検査室での実施は比較的困難で，一部の研究施設のみで施行されている．

〈臨床材料採取についての留意点〉
- クラミジアは細胞内寄生菌なので，できるだけ細胞成分を含む検体を採取する．呼吸器感染症患者からのクラミジア検出では *Chlamidia*（*Chlamydophila*）*pneumoniae*, *C. psittaci*, *C. trachomatis* の3種が関与する可能性がある．検体として通常は鼻咽頭擦過材料が用いられ，喀痰，気管支肺胞洗浄液（BALF），胸水などからも検出率は落ちるが可能である．
- 尿生殖器感染症患者では *C. trachomatis* が関与し，女性では子宮頸管擦過材料，尿道擦過材料，尿，咽頭擦過材料（オーラルセックスによる感染），男性では尿道擦過材料，尿，咽頭擦過材料が用いられる．

分離には擦過材料が適している．
- 眼科感染症患者としては母子感染の新生児ならびに成人の封入体結膜炎で結膜擦過材料，眼脂などから試みる．
- オウム病では患者咽頭擦過材料や飼育鳥から分離が試みられる．
- トリからの分離は実験室内感染予防の観点から，一般検査室では勧められないので研究施設に依頼する．
- クラミジア種によって培養細胞の感受性が異なるので，目的とするクラミジアに適した細胞を用いる．また，培養温度と時間も分離を試みる種によって設定する．一応3代まで継代して分離陽性か陰性かを判定する．分離株の検出，同定には蛍光抗体法が一般的で最も確実である．

臨床的意義と検査値の読み方
- 臨床的に分離培養が必要な場合，あるいは研究的な重要性が高い場合には以下のようなものが考えられる．
  ① 他の抗原検出法や遺伝子検出法では不十分な場合，生きているかを確認する．
  ② 除菌が困難な場合，分離株での MIC を測定し耐性菌の有無を検索する．
  ③ 血清型の検索を行い，疫学的検討に利用する．
  ④ 研究として，株を確立し遺伝子レベルの検索や電子顕微鏡で形態学的検討を行う（プラスミドを欠き，グリコーゲン蓄積のない *C. trachomatis* の変異株が最近報告され，現行の遺伝子検出キットでは捕捉できないことが知られている．これらの検討には分離培養が不可欠である）．
- すでに *C. trachomatis* による泌尿生殖器疾患の実験室診断については多くの市販キットがあり，臨床の場で日常的に使用されていることや，一般に臨床的には分離培養・同定まで必ずしも要さないことから，分離培養が必須である場合はまれである．しかし，他の検出法ではクラミジアが生きているかどうかは不明であり，培養することで生きたクラミジアの存在を証明することができる．
- また *C. trachomatis* では，血清型の検索や複数の血清型の関与などが分離株を得ることによって可能になる．*C. pneumoniae* については各種疾患における臨床的意義の確立のためにも分離株を得ることの重要性は高い．

(岸本寿男)

5E051, 052, 053
抗ブルセラ抗体 〔保〕
anti-*Brucella* antibody
〔別〕ブルセラ抗体，ブルセラ凝集反応

測定法 細菌凝集反応
検 体 血清
基準値 *Brucella canis* との凝集：160倍未満
　　　　 Brucella abortus との凝集：40倍未満

異常値を呈する場合
高値 ブルセラ症

プロフィール
- ブルセラ症（brucellosis）は，人獣共通感染症の一つであり，*Brucella melitensis*，*B. abortus*，*B. suis* および *B. canis* の4つが主な菌種である．
- ブルセラ症は発熱，発汗，疲労，体重減少，うつ状態などを訴え，リンパ節腫脹，肝脾腫大を伴うことがある．その症状や所見に本疾患に特異的なものはなく，ブルセラ症の確定診断には菌の分離が必要である．しかし血液や骨髄を検体として菌の分離を試みたとしても検出率は高くないため，血清診断が有用な検査法となっている．
- ブルセラ菌に対する抗体は，通常，*B. abortus* や *B. canis* の死菌を抗原として試験管内凝集反応が実施されている．*B. abortus* および *B. canis* それぞれに対する凝集抗体価が40倍，160倍以上の際に陽性と判断される．この2菌種以外の菌による感染が疑われる場合においても，*B. abortus* を抗原とした抗体の検出が実施されている．

臨床的意義と検査値の読み方
- ブルセラ症は波状熱の原因となり，マルタ熱など風土病としても知られている．国内ではまれな疾患であり，流行地域（中東，西アジア，地中海沿岸，アフリカ，中南米など）への渡航歴を有し，原因不明の長期の発熱を示す例では，ブルセラ症を考慮に入れて抗体価の検査を行うことが望ましい．特に流行地域でヤギやウシなどの乳汁や肉を摂取している場合は，より積極的に本検査を行う必要がある．
- 本検査では他菌種との交差反応の問題が指摘されており，*Yersinia enterocolitica* O9，*Vibrio cholerae*，*Salmonella* O30，*Escherichia coli* O157：H7，*Stenotrophomonas maltophilia*，*Francisella tularensis*，*Campylobacter* などに対して血清学的に交差反応を起こす．特に，O側鎖の構成が同一である血清型O9群の *Y. enterocolitica* との交差凝集は問題であり，ヒトのエルシニア症とブルセラ症の血清診断に大きな支障となっている．ただし *Y. enterocolitica* O9は，わが国で輸入動物以外から分離された報告はないため，実質的には支障がないと思われる．
- 現在はブルセラ症の他の診断法としてPCRも利用されている．
- 本抗体価は診断上も有用な検査であるが，治療効果の判定にも利用可能である． （松本哲哉）

5E043
ヘモフィルスインフルエンザb型抗原
urinary antigen of *Haemophilus influenzae* type-b

別 尿中インフルエンザ桿菌抗原（莢膜型b）

測定法 スライド凝集法，イムノクロマトグラフィ法

検　体 尿（その他の検体への応用も可能）
基準値 陰性
異常値を呈する場合
陽性 インフルエンザ桿菌感染症

プロフィール
- 近年，感染症診断における病原体抗原の検出が注目されている．特に免疫クロマトグラフィ法を用いた簡易キットは，「いつでも，どこでも，だれにでも実施可能な検査で，しかもすぐに結果がわかる」という理想的検査法の一つとなっている．
- 尿を対象とした抗原検査としては呼吸器病原体である肺炎球菌やレジオネラによるものがあるが，もう一つの重要な病原菌であるインフルエンザ桿菌（*Haemophilus influenzae*）においても臨床応用が検討されている．
- インフルエンザ桿菌はグラム陰性の短桿菌で，ヒトの口腔内常在菌の一つである．
- 本菌の病原性は特に小児に対して強く，肺炎や中耳炎などの原因菌として分離される頻度が高い．また，敗血症，髄膜炎，喉頭蓋炎などの致死的な感染症の原因としても重要である．
- 本菌はルチンで使用されるチョコレート寒天培地に発育するが，検体として採取されたのちに死滅しやすく，また抗菌薬投与後に速やかに菌陰性となることが多い．この点で本菌感染症の診断における抗原検出の有用性は高いものの，残念ながらまだ臨床応用される段階ではない．

臨床的意義と検査値の読み方
- 本検査は，インフルエンザ桿菌感染症を疑った場合に行われる．インフルエンザ桿菌による肺炎に加えて，髄膜炎，敗血症，関節炎などの感染症においても陽性を示す．
- 尿検体からの病原体特異抗原の検出は感染症診断において重要である．その理由は，①尿中への病原体抗原の排泄は血中抗原の濃縮を意味するものであり診断的意義が高い，②喀痰や血液などと異なり尿は大量に採取することができ，これを濃縮することにより10～100倍と感度を高めることができる，などが重要である．
- 尿中抗原として検出される物質としては，病原体の莢膜多糖体抗原あるいは内毒素抗原（lipopolysaccharide：LPS）が重要である．これら物質は熱に対して安定であることから，検体の熱処理により非特異反応を抑制することができる．
- インフルエンザ桿菌の菌体抗原としてはlipooligo-saccharide（LOS）および菌体外多糖としての莢膜抗原が重要である．特に本菌の莢膜はその抗原性よりa～fの6種に分類されており，このうち髄膜炎や敗血症などの重篤な感染症のほとんどが莢膜型bによるものである．したがって後述するように，インフルエンザ桿菌を対象とした尿中抗原検出系のほと

んどは莢膜型b感染症を対象としたものである.
- 尿中抗原の検出法としては，ラテックス凝集法，ELISA，RIA，そしてさらに最近では免疫クロマトグラフィ法を用いた迅速診断法の開発が進んでいる（☞「肺炎球菌尿中抗原」p.654）．

今後の検査の進め方
- 尿中からインフルエンザ桿菌の抗原が検出された場合の病原的意義は高い．ただし，肺炎球菌やレジオネラなどでは尿中抗原がいったん検出された場合には数週間にわたって陽性が持続することが知られている．本抗原検査における陽性持続期間の詳細は不明である．
- 尿中抗原検出検査とともに，培養検査など通常の細菌検査を並行して実施することが望ましい．

予想外の値が認められるとき
- 肺炎球菌の尿中抗原検査では，小児において上咽頭に本菌を保有している宿主は高率に偽陽性を示すことが報告されている．インフルエンザ桿菌の尿中抗原においても同様に小児の偽陽性に注意する必要がある．
- インフルエンザ桿菌（b型）のワクチン接種を受けた宿主では，数週間にわたって尿中抗原陽性を示す症例があることにも注意しなければならない．

〔舘田一博〕

5E054
抗百日咳抗体　保
anti-*Bordetella pertussis* antibody

別　百日咳抗体

測定法　細菌凝集反応：東浜株，山口株
　　　　酵素免疫測定法（ELISA）：百日咳毒素（pertussis toxin：PT抗体），線維状赤血球凝集素（filamentous hemagglutinin：FHA抗体）

検　体　血清

基準値
- 凝集素価
　　東浜株（ワクチン株，K抗原：1.2.4）：10倍未満
　　山口株（流行株，K抗原：1.3.6）：10倍未満
- ELISA
　　百日咳毒素（PT抗体）：10 EU/m*l*未満
　　線維状赤血球凝集素（FHA抗体）：10 EU/m*l*未満

異常値を呈する場合
高値　百日咳感染，ジフテリア・破傷風・百日咳（DPT）ワクチン接種後（ただし，DPTワクチンに凝集素を含まないタイプのワクチン後は凝集素価の上昇はなく，PT，FHA抗体の上昇のみ），百日咳感染の既往

プロフィール
- 百日咳は百日咳菌 *Bordetella pertussis*（グラム陰性桿菌）によって引き起こされる呼吸器感染症で，患者の上気道分泌物の飛沫によって経気道的に伝播される．DPTワクチン未接種の乳幼児が感染すると脳炎や肺炎を併発し重篤になることがある．
- 百日咳菌は多くの抗原を持っている．そのなかで代表的なものが百日咳毒素（pertussis toxin：PT），線維状赤血球凝集素（filamentous hemagglutinin：FHA）と線毛（fimbriae, pili）である．PTは白血球増多や相対的リンパ球増多を引き起こし，激しい咳を生じさせる．FHAは菌体表層に存在し，生体付着に関係し，現行の無細胞ワクチンの主要抗原である．線毛もFHAと同様に生体への付着に関与し，凝集原とも呼ばれ，6つの血清型に分類されている．
- わが国では凝集素価の抗原として診断に使用されている．すなわち凝集原（1.2.4）を持つワクチン株の東浜株，凝集原（1.3.6）を持つ流行株の山口株である．

臨床的意義と検査値の読み方
- 百日咳菌は気道上皮細胞，主として線毛細胞に付着して百日咳毒素を産生し，その結果激しい咳を生じるとされている．典型的にはカタル期（1～2週間），痙咳期（4～8週間），回復期（1～2週間）という経過をとるが，痙咳期における連続性の咳嗽（スタカート）や，吸気時の笛声音（whooping）が特徴的である．
- WHOの診断基準によると，21日以上の痙咳発作があり，かつ，①百日咳菌の分離，②有意な抗体価（PT抗体価またはFHA抗体価）の上昇，③百日咳確定例との家族内接触のいずれか1つがあれば百日咳を診断できるとしている．
- 治療は，第1選択がマクロライド系抗菌薬でカタル期に開始すると症状が軽減される．百日咳ワクチンのない時代では罹患率は人口10万当たり157～230と高かったが，ワクチンの導入で10万対0.5～2.3と激減した．
- わが国では1981年秋から従来の百日咳全菌体ワクチンに代わって，百日咳毒素をホルマリンでトキソイド化した百日咳トキソイドおよび線維状赤血球凝集素を主抗原とする精製百日咳ワクチンが定期予防接種に導入され，副作用の減少と有効性が評価されている．しかしワクチンの効果は約10～12年と報告されており，そのため抗体価が下がってくる思春期や成人での発症が近年問題になってきている．
- 百日咳感染を診断する場合：百日咳感染の診断方法として最も確実なのは，菌の分離であるが，臨床的に百日咳と診断された成人の患者における実際の菌培養陽性率は9％と低い．またPCRにおいてもその陽性率は15％であるといわれている．痙咳期や回復期においては，菌の分離される率はさらに低下する．ワクチン未接種の乳幼児では，その臨床症状から診断は容易であるが，ワクチン接種者や成人での感染では典型的な症状を呈しにくく，リンパ球の増多もみられないことが多い．このような場合，血清学的に百日咳の抗体価を測定することで診断率を高めることができる．

- ワクチンの接種効果をみる場合：感染防御抗体を確認するため，PT抗体価とFHA抗体価を測定する．
- 臨床的に百日咳感染が疑われた場合に，急性期と回復期において百日咳の抗体価を測定し，4倍以上の上昇があれば百日咳感染と診断する．
- シングル血清の場合，山口株が有意に高値（320倍以上），または，PT抗体が高値（100 EU/ml 以上）であれば感染を示唆できるとしている．

今後の検査の進め方
- 細菌凝集法において，東浜株はワクチン株，山口株は比較的最近の流行株の抗体価である．このため東浜株に対する抗体価は陽性率が低く，診断の目安にはなりがたい．また一方でこの両株には交差反応性があり，両抗体が陽性になることもある．そのため，シングル血清での抗体価による診断は複雑である．臨床症状や他の所見と併せて診断することが必要となってくる．
- 成人の慢性咳嗽患者において2割近くに百日咳感染があるとする報告もあり，今後血清学的な抗体検査が重要となってくる．しかし抗体価の測定は時間を要するため，診断が遅れ，家族内（特にワクチン未接種の乳幼児）の感染を拡大させる可能性がある．痙咳期や回復期においても迅速に百日咳感染を診断できる方法が望まれる．
- ワクチンによる抗体価が低下する時期に，追加のワクチンを打つことが感染予防に役立つと考えられる．

予想外の値が認められるとき
- 現在，シングル血清での診断のゴールドスタンダードはない．臨床的に百日咳が強く疑われた場合は，抗体価が低値でもマクロライド系の抗菌薬による治療を開始した方がよいと思われる．
- 思春期や成人の咳（慢性咳嗽）においては，百日咳の感染を考慮する必要があると考える． （野上裕子）

5E041, 042

肺炎球菌尿中抗原　保

urinary antigen of *Streptococcus pneumoniae*

別 尿中肺炎球菌抗原

測定法　イムノクロマトグラフィ法
検体　尿（その他の検体への応用も可能）
基準値　陰性

異常値を呈する場合
陽性　肺炎球菌感染症

プロフィール
- 重症肺炎の原因として重要な肺炎球菌に対する尿中抗原検出キットが開発され，その臨床的有用性が確認されている．本検査法では尿中に濃縮・排出される病原体の莢膜多糖体抗原を検出する．特に免疫クロマトグラフィ法の有用性は高く，綿棒で尿を採取したのちキットに挿入，試薬を滴下してから15分で陽性バンドの出現を肉眼で観察する．「いつでも，どこでも，だれにでも実施可能な検査で，しかもすぐに結果がわかる」という理想的検査法の一つとなっている．
- 本検査法の検出感度は約 10^5 CFU/ml であり，成人ではほとんど偽陽性がみられない特異性の高い検査である．

臨床的意義と検査値の読み方
- 本検査は，肺炎球菌感染症を疑った場合に行われる．肺炎球菌による肺炎に加えて，髄膜炎，敗血症，関節炎などの感染症においても陽性を示す．
- 患者検体からの病原体特異抗原の検出は感染症診断において重要であり，特に呼吸器感染症患者における尿中抗原検出の意義は大きい．その理由は，呼吸器検体ではしばしば口腔内常在菌の混入が問題となるのに対し，尿中抗原ではその可能性を否定できることにある．また，尿中への病原体抗原の排出は血中抗原の濃縮を意味するものであり診断の意義は高い．さらに，喀痰や血液などと異なり尿は大量に採取することができ，これを濃縮することにより10～100倍と感度を高めることが可能である．
- Jose Dominguezらが2001年に報告した成績では，本キットの感度は80.4％（41/51），特異度は97.2％（69/71）であったことを報告している．この成績からもわかるように，本法の特異性はきわめて高く，71症例中わずかに2例（レジオネラ肺炎，バクテロイデス敗血症）のみが偽陽性を示したことが報告されている．
- 本キットは肺炎球菌の莢膜多糖を検出するものであり，感染症起炎菌として頻度の高い23種類の莢膜抗原を検出することができる．

今後の検査の進め方
- 尿中から肺炎球菌の莢膜抗原が検出された場合の病原的意義は高い．ただし，肺炎球菌やレジオネラなどでは尿中抗原がいったん検出された場合には数週間にわたって陽性が持続することが知られている．
- 尿中抗原検出検査とともに，培養検査など通常の細菌検査を並行して実施することが望ましい．

予想外の値が認められるとき
- 肺炎球菌の尿中抗原検査では，小児において上咽頭に本菌を保菌している宿主は高率に偽陽性を示すことが報告されている．その理由に関してはまだ詳細には解明されていないが，小児における上咽頭バリアー機構の未熟性，あるいは潜在的な中耳炎の存在がその一因になっているものと考えられる．
- 肺炎球菌の尿中抗原はいったん陽性になると数週間にわたって持続的に尿中に排出される．したがって，肺炎既往のある患者に新しい肺炎がみられた場合には尿中抗原陽性の意味を慎重に判断しなければならない．
- 肺炎球菌のワクチン接種を受けた宿主では，数日間，尿中抗原が陽性を示すことがある． （舘田一博）

5E056
レジオネラ尿中抗原 保

urinary antigen of *Legionella*

別 レジオネラ尿中特異抗原

測定法 EIA，イムノクロマト法（ICA）
検体 随時尿
基準値 陰性

異常値を呈する場合
- レジオネラ症：レジオネラ肺炎，ポンティアック熱など

Critical/Panic value
【陽性】
対応▶ 感染症法で4類感染症に属するため，陽性を呈した場合は直ちに検査室から医師に連絡する必要がある．医師はレジオネラ症と診断した場合は直ちに最寄りの保健所に届け出る．

プロフィール
- レジオネラ尿中抗原は尿中に排泄されるリポ多糖（LPS）を主成分とする可溶性の特異抗原であり，EIAおよびICAにより測定する．使用されている抗体はいずれもポリクローナル抗体（ウサギIgG）である．EIAは検査に3時間程度を要するが*Legionella*属全体の検出が可能（種や血清群により感度は異なる）である．
- 現在市販されているICAを用いたキットは，*Legionella pneumophila*血清群1のみの検出であるが，操作も判定も簡便であり15分で結果が得られる．検査室では簡便なICAが多く使用されている．

臨床的意義と検査値の読み方
- 本検査は，レジオネラ症を疑うときに実施される．すなわち，①明らかな肺炎像がありながらグラム染色，一般培養検査で起因菌が検出されない，②進行が早く高度な低酸素血症を伴う重篤な肺炎，③β-ラクタム系抗菌薬，アミノ配糖体系抗菌薬などが無効，④肝機能障害，LD高値，CK高値などの生化学検査値を呈する，などの特徴を示すときに実施する．
- *Legionella*属はヒトの常在菌として存在することはないため，菌が検出されれば起因菌と考えられる．
- 一般的にレジオネラ肺炎は急激に進行して高い致死率を示すことから，早期に的確な診断を行って治療を開始することが肝要である．
- *Legionella*属およびその類縁菌は喀痰など検体のグラム染色で難染性を示し，しかも血液寒天培地などに発育しないためヒメネス染色などの特殊染色を行い，BCYE-α寒天培地などの特殊培地で3日以上の培養を要する．
- これらのことから本検査のような迅速検査法が重要な役割を果たす．尿を検体とするので採取する際に患者の負担も少なく，また培養など他の検査法に比べて感度も良好であり有用性が高い．レジオネラ尿中抗原は感染の急性期に検出されやすく，発症から2週間以内の検体で検査を行うのが望ましい．

今後の検査の進め方
- 発症直後の検体では抗原量が少ないため検出感度に至らない場合がある．そのため臨床的にレジオネラ症を強く疑うが，本検査が陰性の症例では，一定の期間をおいて再検査を行うことで診断がなされる場合もある．
- 治癒後も体内に菌体抗原が残存することから，肺炎が軽快しても1ヵ月以上レジオネラ尿中抗原が検出される症例も存在するため，本検査の結果を治療の指標とするには難しい点がある．
- レジオネラ症患者ではときどき再燃がみられ，またときに他の細菌による二次感染を引き起こすが，尿中抗原の陰性化には時間がかかるため，抗原の有無によってその鑑別を行うのは困難である．このような症例では，臨床症状や他の検査所見をふまえたうえで診断を行うことが必要である．

予想外の値が認められるとき
- レジオネラ尿中抗原の検出は，他の検査法に比べて感度が高いとはいっても，尿中抗原以外の検査法によってレジオネラ症の診断がついた症例も少なくない．また*L. pneumophila*血清群1以外の*Legionella*属はICAを用いた尿中抗原による検出は難しいため，尿中抗原が陰性であってもレジオネラ症を完全に否定する根拠にはならない．
- 本疾患が強く疑われる症例においては，尿中抗原が陰性でも他の検査法を併用して行うことで，より診断率を高めることができる．

（村上日奈子）

5E055
抗レジオネラ抗体

anti-*Legionella* antibody

別 レジオネラ抗体，レジオネラ血清抗体価

測定法 IFA，マイクロプレート凝集法
検体 血清
基準値 陰性
- 単一血清の場合：256倍未満
- ペア血清の場合：128倍未満，あるいは上昇しても4倍未満の変化

異常値を呈する場合
- レジオネラ症：レジオネラ肺炎，ポンティアック熱など

Critical/Panic value
【陽性】
- 単一血清の場合：256倍以上
- ペア血清の場合：128倍以上かつ4倍以上の上昇

対応▶ 感染症法で4類感染症に属するため，陽性を呈した場合は直ちに検査室から医師に連絡する必要がある．医師はレジオネラ症と診断した場合は直ちに最寄りの保健所に届け出る．

b 感染症（非ウイルス）関連検査

プロフィール

- レジオネラ血清抗体価には，IFAとマイクロプレート凝集法の2種類の方法がある．IFAではIgG抗体を主として *Legionella pneumophila* 血清群1のみを対象に抗体価が測定されている．一方，マイクロプレート凝集法ではIgM抗体が主に測定され，*L. pneumophila* 血清群1を含む11種類を対象にしている．
- 本検査は検査センターなどの施設で行われていることが多いが，一般的にIFA法で行っている．いずれの方法もいまだ保険適用が認められていない．

臨床的意義と検査値の読み方

- 本検査は，レジオネラ症を疑うときに実施する．すなわち，①明らかな肺炎像がありながらグラム染色，一般培養検査で起因菌が検出されない，②進行が早く高度な低酸素血症を伴う重篤な肺炎，③β-ラクタム系抗菌薬，アミノ配糖体系抗菌薬などが無効，④肝機能障害，LD高値，CK高値などの生化学検査値を呈する，⑤レジオネラ症が疑われるが尿中抗原，培養検査，PCR検査などが陰性，などの場合に行われる．
- アメリカCDCが示したレジオネラ症の血清抗体価陽性基準によると，単一血清の場合は256倍以上，ペア血清の場合は128倍以上の値を示しかつ4倍以上の上昇がみられたものとされている．しかしこの基準は，*L. pneumophila* 血清群1のみに対して定められたものであるが，血清群1以外の *L. pneumophila* およびそれ以外の *Legionella* 属による感染の報告も多くみられている．血清抗体価は発症後2〜5週後に上昇することが多いので，急性期の単一血清で陽性の基準を満たさなかったとしても安易に陰性と判定せず，さらに経過を追ってペア血清として測定することが望ましい．

今後の検査の進め方

- 抗体価測定法は一般的にIFAが行われているが手技や判定に熟練が必要で，特に判定は個人差が出やすい．
- マイクロプレート凝集法は，感度はIFAに比較してやや低いが，プレートウェル内の凝集の有無を判定するので客観的な判定が可能である．*L. pneumophila* 血清群1〜6（血清群1は亜群2種に分類），*Fluoribacter bozemanae* (*Legionella bozemanii*)，*Fluoribacter dumoffii* (*Legionella dumoffii*)，*Fluoribacter gormanii* (*Legionella gormanii*)，*Tatlockia micdadei* (*Legionella micdadei*) の計11種類の抗体価を個別に判定することができる．
- 本法を用いたキットは2002年から入手可能となっており，レジオネラ血清抗体価において有用性の高い検査法の一つである．

予想外の値が認められるとき

- 血漿を検体として用いたり，DICを併発している患者の血清を測定すると複数の抗体価が上昇傾向を示し正確な判定ができない．
- クラミジア感染症や一部の細菌感染症などでも交差反応がみられる場合があるので，患者背景，臨床症状，および尿中抗原，培養検査，PCR検査など他の検査結果を含めて総合的な判断が望ましい．

（村上日奈子）

5E060

抗破傷風抗体
anti-tetanus antibody

別 破傷風抗体

|測定法| EIA
|検 体| 血清
|基準値| 陰性（有効抗体価＞0.15 IU/m*l*）

異常値を呈する場合

|高値| 破傷風トキソイド接種者，破傷風抗毒素血清（TIG）投与者
|低値| 各種（先天性，後天性）免疫不全状態

プロフィール

- 破傷風菌（*Clostridium tetani*）の産生するテタノスパミンとよばれる外毒素に対する抗体を検出する血清学的検査である．
- 汚染土壌中に存在する破傷風菌の芽胞が創傷部位から侵入し，創傷部の組織挫滅部位で発芽・増殖するとテタノスパミンが産生されるようになる．
- テタノスパミンはシナプスにおける神経伝達物質の放出を阻害するので，筋亢進が起こり，開口障害，嚥下困難，項部硬直といった症状から全身性の硬直性痙攣，発語障害，呼吸困難といった状態にまで進展する．
- 破傷風菌は嫌気性の細長い桿菌で，菌の一端に卵円形で無色の芽胞を形成するので，太鼓バチ状の形状を示す．破傷風の診断は基本的には臨床症状に基づくが，確定診断には創傷部位からの破傷風菌の培養によらなければならない．ただし，破傷風は比較的少ない菌量で発症するので，もし適切な輸送や培養ができなければ菌は死滅し，臨床材料の塗抹標本や培養で見つけることは困難となる．

臨床的意義と検査値の読み方

- 血中の破傷風抗体価を測定することで，ワクチン施行者の免疫状態が感染防御レベル以上のものであるか否かを判定したり，あるいは破傷風抗毒素血清（tetanus immuno human gammaglobulin：TIG）投与者に残存する抗毒素力価を調べることができる．抗毒素抗体価が0.01〜0.15単位（IU/m*l*）以上であれば破傷風の感染は予防できると考えられている．
- 沈降精製百日咳ジフテリア破傷風混合（DPT）ワクチンを生後3〜12ヵ月までに3〜8週間隔で3回，15〜18ヵ月の間に1回追加することで接種者の90％が破傷風に対する基礎免疫を獲得しうるが，そ

の持続期間は約10年である．1994～1995年にかけてのわが国の調査では，24歳以下では90％以上が防御レベル以上の破傷風抗体価を有するのに対して，30歳以上では防御レベル以上の抗体価を有するものは20％以内にすぎなかったことが報告されている．したがって，破傷風抗体価を測定することにより，受動免疫の状態を知るとともに，適宜破傷風ワクチンを追加接種することが推奨されている．

- 破傷風抗毒素血清（TIG）による治療を受けている患者では，破傷風抗体価は治療により投与された抗血清の血中残存量を反映するので，TIG接種後の経過観察にも利用できる．破傷風抗体価は個人の免疫状態にも影響を受けるので，先天性免疫不全症患者やヒト免疫不全ウイルス（human immunodeficiency virus：HIV）感染症患者では抗体価の低下がみられる．
- その他，ワクチン接種後の疫学調査など集団の免疫状態を調べる場合にも用いられる．

今後の検査の進め方
- 抗体価が感染防御レベル以下である場合は，破傷風トキソイドを追加接種し，数日後に再度抗体価を測定する．それでも感染防御レベル以下であるならば約1ヵ月後にトキソイドを再度接種する．
- 破傷風感染症の場合は，創傷部位の組織や汚染土壌の嫌気培養による破傷風菌の分離を試みる．

（古谷信彦）

6B575
ヘリコバクター・ピロリ培養 保

Helicobacter pylori culture

別 *H. pylori* 培養

測定培地 血液添加培地，血清添加培地，血清・活性炭素添加培地
検体 胃生検材料
基準値 陰性
異常値を呈する場合
陽性 胃潰瘍，十二指腸潰瘍，胃癌，MALTリンパ腫，慢性胃炎，萎縮性胃炎では *H. pylori* 陽性の場合が多く，培養検査でも陽性となる場合が多い．

プロフィール
- *H. pylori* は微好気性細菌であり，大気下では増殖できず，酸素5～10％の微好気性下で増殖する．乾燥に敏感なため，生検材料は速やかに輸送することが望ましい．通常は内視鏡室と検菌検査室が離れていることが多いため，生検材料は輸送培地に投入して運ぶ．培養開始までの時間が短いほど菌の分離率は高まる．
- 分離培地には口腔内細菌の混入などを考慮して，数種の選択剤（ポリミキシンB，バンコマイシン，アンホテリシンBなど）を含む分離選択培地を用いる．微好気培養を行うためのガスパックが市販されている．
- 分離培地にコロニーが発育した場合，グラム染色を行い，グラム陰性らせん状桿菌であることを観察する．ウレアーゼ，カタラーゼ，オキシダーゼ陽性で，ナリジクス酸耐性，セファロチン感受性，好気および嫌気培養で発育しないことを確認することにより，*H. pylori* と同定される．

臨床的意義と検査値の読み方
- 通常，保険適応のある消化性潰瘍において *H. pylori* 感染の有無を調べることが多いが，現在は内視鏡を用いない非侵襲的検査で感染診断を行うことが多い．また，内視鏡所見から *H. pylori* 感染は比較的容易に診断できるため，現在は培養検査は *H. pylori* 感染診断の第1選択ではない．しかし，引き続き薬剤感受性試験を行うことができる点が大きな利点である．
- 薬剤感受性試験は寒天平板希釈法が推奨されているが，簡便な方法としてドライプレート法やE-テストも行われる．薬剤感受性試験でクラリスロマイシンに耐性が確認された場合には，他の薬剤を使用して除菌治療を行うことも考慮する．

今後の検査の進め方
- 薬剤感受性試験を行い，内視鏡所見と併せて除菌治療の適応を判定する．

予想外の値が認められるとき
- 内視鏡検査で消化性潰瘍と診断されても，培養検査で *H. pylori* が同定されない場合もある．特に胃潰瘍は萎縮性胃炎を背景にもつことが多く，腸上皮化生が広がった高度の萎縮性胃炎では，*H. pylori* の分布・菌量に偏りがあり，ポイント診断である培養検査では偽陰性となることもある．その際は，生検を必要としない他の検査法（尿素呼気試験，便中抗原など）を組み合わせて判定する必要がある．
- *H. pylori* 感染は胃炎を惹起し，一部は胃潰瘍，十二指腸潰瘍，胃癌，MALTリンパ腫を合併する．現在，保険適応はないが，低悪性度のMALTリンパ腫，胃癌切除後の残胃，過形成性ポリープ，萎縮性胃炎においても除菌が推奨されている．今後はこれらの保険適応が望まれる．
- 抗生剤の普及により，クラリスロマイシンの一次耐性菌が年々増加しており，除菌成功率は低下している．これは除菌治療の方法がPPI＋アモキシシリン＋クラリスロマイシンの3剤併用療法しか認められていないため，耐性菌に対しても同様の治療を行っているためでもある．今後，保険適応をもつ除菌治療薬が増えると，*H. pylori* 培養検査と引き続いて行われる薬剤感受性検査の重要性はさらに大きくなる．

（瓜田純久）

b　感染症（非ウイルス）関連検査　657

5E065
抗ヘリコバクター・ピロリ抗体 保
anti-*Helicobacter pylori* antibody

別 *H. pylori* Ab，ヘリコバクター・ピロリ抗体

測定法　ELISA，イムノクロマトグラフィ法，ラテックス凝集法
検　体　血清，尿
基準値　陰性

異常値を呈する場合
陽性　胃潰瘍，十二指腸潰瘍，胃癌，MALT リンパ腫，慢性胃炎，萎縮性胃炎では *H. pylori* 陽性の場合が多く，血清抗体でも陽性となる場合が多い．

プロフィール
- 血清・尿中抗 *H. pylori* IgG 抗体は使用するキットにより基準値が異なる．イムノクロマト法，ラテックス凝集反応など迅速検査では陽性となる赤いラインを確認することで診断される．

臨床的意義と検査値の読み方
- *H. pylori* 感染診断において，単独でゴールドスタンダードとなる検査法はなく，複数の検査を組み合わせて判定することが望ましい．しかし，保険診療では1つの診断法しか認められないため，効率的な検査法を選択しなければならない．
- 血清・尿中抗体は日常診療で行う血液・尿検査の延長で行うことができるため，施行しやすい利点がある．特に集団検診など，多数例の診断を行う場合には効果的である．また，迅速に *H. pylori* 感染を診断することができるため，上腹部痛で受診した患者において消化性潰瘍などの慢性疾患の存在を除外するうえで，有力な情報を得ることができる．
- 宿主の免疫能を介した結果をみるため，抗体価に差が生じる．また，他の *Helicobacter* 属の感染による交差反応の可能性も否定できない．しかし，抗体価が低値，あるいは判定保留域の症例では胃癌発症が高率であるという報告もあり，注意が必要である．
- 除菌判定では除菌前に血清抗体を測定した場合のみ，同じキットで血清抗体を測定することが認められている．抗体価が半年で50％以下となった場合には除菌に成功した可能性が高い．しかし，除菌成功後でも抗体陰性化には1年以上を要する場合があり，個人差が大きい．しかし，尿素呼気試験や迅速ウレアーゼ試験のように投与薬剤の影響が少ない利点もある．
- IgG 抗体に IgA 抗体を追加すると診断精度が向上するという報告があるが，IgG 抗体のみ測定することが一般的である．除菌後では血清 IgA 抗体は IgG 抗体よりも早期に変化するとの報告もある．

今後の検査の進め方
- 血清抗体は現在の *H. pylori* 感染だけではなく，既感染を反映する場合もあるため，尿素呼気試験など現

在の感染の有無を調べることが必要である．さらに，内視鏡検査や胃透視などで，胃潰瘍，胃癌などの器質的疾患の検索が望ましい．

予想外の値が認められるとき
- 診断に用いる抗原の由来する菌株により，陽性率に差がある．わが国では日本人由来の菌株を用いることが推奨されている．
- 尿中蛋白が多くなるにつれて尿中抗体 OD 値も有意に高値となるため，糖尿病や腎疾患など尿蛋白が高頻度にみられる症例では，尿中抗体で *H. pylori* 感染を診断する場合，偽陽性に注意が必要である．
- 感染直後には抗体が産生されないため，偽陰性となる欠点がある．また，免疫能の十分に発達していない小児でも，抗体産生能が低く，偽陰性となる場合がある．

(瓜田純久)

5E068
ヘリコバクター・ピロリ便中抗原 保
Helicobacter pylori stool antigen

別 *H. pylori* Ag

測定法　ELISA，イムノクロマトグラフィ法
検　体　便
基準値　陰性

異常値を呈する場合
陽性　胃潰瘍，十二指腸潰瘍，胃癌，MALT リンパ腫，慢性胃炎，萎縮性胃炎では *H. pylori* 陽性の場合が多い．

プロフィール
- ポリクローナル抗体を用いて複数の *H. pylori* 抗原を認識するキットと，*H. pylori* のカタラーゼを認識するモノクローナル抗体を用いたキットが用いられている．通常70分程度で判定できるが，10分程度で判定可能な迅速キットも開発されている．

臨床的意義と検査値の読み方
- 室温で1週間，4℃，-20℃では2週間，-80℃では7週間安定であることが確認されている．そのため，自宅での検体採取も可能であり，実用的な検査法である．
- 日本ヘリコバクター学会のガイドライン（2003年）によると，*H. pylori* 感染診断は呼気試験に限らず，除菌治療を前提とすべきとある．治療前診断は内視鏡での生検組織を用いたギムザ染色による鏡検法，培養法，迅速ウレアーゼ試験，内視鏡を用いない非侵襲的検査である抗体測定法，尿素呼気試験，便中抗原測定法のいずれかを用いる．複数の検査法を行うことにより診断精度が向上する．
- 除菌治療の効果判定は除菌治療後4週以降に行う．除菌判定にはサンプリングエラーのない尿素呼気試験，便中抗原が推奨される．特に便中抗原は小児や認知症など呼気試験が困難な症例でも検査可能であ

り，用途は広い．
- 便中抗原は呼気試験ほど薬剤の影響は受けないため，比較的除菌早期から判定が可能である．2週間後でも約90％の感度が報告されているが，間隔を開けたほうが感度，特異度ともに向上することが多いため，やはり除菌終了4週以降に行うことが望ましい．

今後の検査の進め方
- あらかじめ内視鏡検査で胃・十二指腸潰瘍と診断されている場合には，便中抗原陽性の場合，速やかに除菌すべきである．H. pylori 感染が便中抗原で最初に診断された場合，逆に内視鏡や尿透視で器質的疾患の有無を確認しなければならない．

予想外の値が認められるとき
- 乾燥した便や水様便では正確に測定できないことがあり，また迅速測定キットでは便量が適切でない場合には偽陰性となることもある．
- 標識抗体を加えた後の不十分な洗浄は，偽陽性の原因となる．カットオフ値近傍の弱陽性例では，他の検査法で H. pylori 感染を確認することが望ましい．
- ポリクローナル抗体を用いた場合には H. pylori 以外の菌との交差反応による偽陽性が問題となる．特に除菌判定では，モノクローナル抗体を用いた方が診断精度は高いと報告されている．
- 除菌成功した場合でも，死菌が虫垂や憩室に停滞した場合には便中への排出が遅れるため，偽陽性となる可能性もある．

(瓜田純弥)

6Z200
迅速ウレアーゼ試験　保
rapid urease test

[略] RUT　[別] ヘリコチェック®，ピロリテック®

測定法　pH指示薬
検　体　内視鏡生検材料
基準値　陰性
異常値を呈する場合
[陽性] ヘリコバクター・ピロリ感染症

プロフィール
- ヘリコバクター・ピロリ菌（ピロリ菌）の有する強力なウレアーゼ活性を利用して，生検組織のピロリ菌の存在を間接的に証明する．
- 尿素は，ピロリ菌の強いウレアーゼ活性により，水，アンモニア，二酸化炭素にすみやかに分解される．
- ヘリコチェック®は，尿素とpH指示薬が含まれた試薬液のキットである．生検組織を入れると，組織中のピロリ菌のウレアーゼによりアンモニアが発生する．アンモニアにより試薬中のpHが上昇し，pH指示薬であるフェノールレッドが黄色から赤色に変色する．
- ピロリテック®は，尿素とpH指示薬が半透膜にて分かれており，生検組織を乗せると組織中のピロリ

菌のウレアーゼにより，アンモニアガスが発生する．ガスが半透膜を通過し，pH指示薬である brom phenol blue が青く変色する．迅速性に優れ，簡便で精度は高い．

臨床的意義と検査値の読み方
- 内視鏡検査を行っている際，胃潰瘍，十二指腸潰瘍が認められ，ピロリ菌感染の有無を調べたいときに，内視鏡診断と同時にピロリ菌の診断が可能である．
- ピロリ菌の診断・治療は，現在，X線あるいは内視鏡検査にて胃潰瘍，十二指腸潰瘍を認めた患者のみである．ピロリ菌除菌により潰瘍の再発をほぼ予防可能である．

今後の検査の進め方
- 内視鏡検査中に潰瘍などの病変部でなく（病変部にはピロリ菌は少ない），前庭部大彎および体上部大彎より，生検にて胃粘膜を採取し，キットにて診断する．

予想外の値が認められるとき
- ピロリ菌除菌後，除菌成否の判定のため，迅速ウレアーゼ試験を行う際，ピロリ菌が残存していても除菌直後は菌体数が減少しており，偽陰性を発生しやすいため，判定に際しては除菌4ヵ月以上の間隔をあけて行うことが望ましい．
- ピロリチェックキットでは，生検材料に血液の付着，胃液（pH7以上）の付着にて偽陽性になる可能性があるので，注意を要する．ピロリテック®では半透膜があり，偽陽性は生じにくい．

(河合　隆)

6Z100
尿素呼気試験　保
urea breath test

[略] UBT　[別] ユービット®，POCone®

測定法　GC-MS
検　体　呼気200～250 cc
基準値　2.5‰（パーミル）以下（20分値）
異常値を呈する場合
[陽性] ヘリコバクター・ピロリ感染症

プロフィール
- ヘリコバクター・ピロリ菌（ピロリ菌）の有する強力なウレアーゼ活性を利用して，胃粘膜内ピロリ菌の存在を間接的に証明する．
- 尿素呼気試験は，安定同位元素 ^{13}C で標識された尿素を経口的に摂取させる．尿素は胃内において容易に溶解し，胃全体に広がる．ピロリ菌が存在すれば，強いウレアーゼ活性により標識尿素が，標識二酸化炭素（$^{13}CO_2$）にすみやかに分解される．この $^{13}CO_2$ は消化管から直接吸収され，呼気中へ排出される．この呼気中の $^{13}CO_2$ 濃度を測定することにより，ピロリ菌の存在診断を行う．
- 検査の進め方としては，まず呼気を採取する（1回

b　感染症（非ウイルス）関連検査　659

目）．その後標識尿素を内服し，20分坐位，または左側臥位にて待ち，再度呼気を採取する（2回目）．食事は，原則検査前6時間は禁止とする．飲水は水のみ少量可である．2回目の呼気中$^{13}CO_2$濃度と1回目の呼気中$^{13}CO_2$濃度の差を調べる．

- この検査法は，生検組織を使用せず，安全である．さらに生検を用いる迅速ウレアーゼ，培養法，鏡検法は，点として診断してしまうが，UBTは胃内尿素が広がるため，点ではなく面として診断するため，胃内全体を反映している．世界的に最も信頼性の高い診断法である．

臨床的意義と検査値の読み方

- 胃潰瘍，十二指腸潰瘍と診断がすでになされている場合，内視鏡検査を必要とせずに，非侵襲的にピロリ菌感染の有無を調べたいときに診断が可能である．
- ピロリ菌の感染診断および除菌療法成否判定診断，いずれにおいても有用である．判定時期は，除菌後8週以降が望ましい．

予想外の値が認められるとき

- 慢性萎縮性胃炎の程度が強くなると，ピロリ菌の菌体量が少なくなる．したがって，高度萎縮性胃炎症例では，UBT値が1.5〜2.4パーミルなどのいわゆるグレーゾーンを呈する可能性があり，そのような状況では，血清・尿の抗 *H. pylori* 抗体法（抗体法）を併用するようにする．
- 胃潰瘍・十二指腸潰瘍出血直後は，呼気試験のデータが安定しないため抗体法にする．またプロトンポンプインヒビター，抗菌薬内服時は，ピロリ菌量が一時的に減少するため，抗体法など他の診断法を行うほうがよい．

（河合　隆）

5E070, 071, 072, 073, 074

梅毒STS法　保

serologic test for syphilis （非特異的反応）

別 STS梅毒試験

測定法	VDRL（venereal disease research laboratory）：沈降反応
	ガラス板法：沈降反応
	RPR（rapid plasma reagin）：凝集反応
	梅毒凝集法：凝集反応
	緒方法：補体結合反応
検体	血清または髄液
基準値	陰性（1倍未満），陽性（1倍以上）

異常値を呈する場合

陽性 梅毒

偽陽性

- BFP（生物学的偽陽性）：全身性エリテマトーデス（SLE）や関節リウマチ（RA）などの膠原病や肝疾患や麻疹，水痘，Hansen病などの感染症でみられる．
- 基本BFPの場合，STS法で抗体価が8を超えること

はまずない．

プロフィール

- 梅毒は，*Treponema pallidum*（梅毒トレポネーマ）の感染で起こる性感染症（STD）の代表的疾患である．性的接触による直接感染にて起こる後天性梅毒と，妊娠中の感染母体を介し出生した児に感染する先天性梅毒に分類される．梅毒トレポネーマは非常に弱い菌であり，ほとんどの抗生物質に感受性である．
- 検査法として梅毒血清反応には，カルジオリピン，レシチンのリン脂質を抗原とする脂質抗原試験と，*Treponema pallidum*（TP）菌体または菌体成分を抗原とするTP抗原試験とがある．
- 脂質抗原試験は通常，STSと呼ばれるが，直接的に梅毒トレポネーマと関係しているわけではないため，必ずしも梅毒に特異的ではなく，他の炎症性疾患や自己免疫疾患などでも陽性となりやすい（BFP）．それではなぜ，梅毒感染時に脂質抗原にて血清反応が陽性となるのか．それは，TPの菌成分とカルジオリピンに共通成分が存在することや，TPの感染により自己の体組織中のカルジオリピンに対し抗体が産生されるからといわれている．
- 検査法にはVDRL，ガラス板法，RPR，梅毒凝集法，緒方法などがある．緒方法は，手技が煩雑なために現在では用いられない．現在は，ガラス板法やRPRが広く用いられている．しかし髄液試料にはこの2法は適さず梅毒凝集法を用いる．TP抗原法は梅毒病原体であるTPに対する抗体で，TPHA法，FTA-ABS法がこれに該当する（☞ p.661, p.662）．
- 梅毒トレポネーマに対してヒトに免疫抵抗性があるのは，第1期梅毒感染症のときのみである．梅毒治療を行っても梅毒トレポネーマに対する終生免疫はつかない．したがって，梅毒が治癒しても何度でも再感染の可能性がある．

臨床的意義と検査値の読み方

- STSは梅毒感染後，2〜5週で陽性となり，次いでFTA-ABSと少し遅れてTPHAが陽性となる．STS陽性・TPHA陰性で梅毒が疑われるときは，FTA-ABSで確認するとよい．
- 抗体価の推移は治療開始時期により異なるが，早期に治療を開始することで陰性化しやすい．
- 感染後3〜6ヵ月頃に抗体価はともにピークに達し，以後高い抗体価を持続しながら晩期梅毒に入っていく．
- 近年，AIDSを合併すると異常な変動をするとされており，その際はHIVの検査が必要となる．

〈STSとTPHAの梅毒血清反応の解釈〉

- STS陰性・TPHA陰性：既往歴や臨床所見に異常がないとき，梅毒非感染と思われる．しかし，感染初期（約1週間）では両者ともに陰性になるため，疑わしい場合には数週間後に再検査が必要となる．陽

660　6　感染症検査

性化するのに少なくとも3週間程度要するため，初期感染時TPHAは陰性となる．確認法での陽性となる時期はFTA-ABSがTPHAより早く陽性となる．
- STS陽性・TPHA陰性：生物学的偽陽性反応か梅毒の初期感染と思われる．直ちにBFP反応と診断せずに，既往歴や臨床所見からも梅毒初期を疑う場合はFTA-ABSを行う．
- STS陽性・TPHA陽性：梅毒に感染しているか現在治療中が考えられる．また，新生児では先天性梅毒の可能性が考えられ，妊娠中に治療が十分行われていれば，新生児の治療を必要としないが，梅毒妊婦への治療が不十分なときは新生児治療が必要となる．
- STS陰性・TPHA陽性：梅毒の治療中，もしくは梅毒治癒後と思われる．

〈梅毒症候の診かた〉
- 梅毒は経過・症期により1～4期までに分類しており，感染後2年以内を早期，3年以上を晩期と呼称している．
- 第1期—感染経過数3ヵ月：暗赤色の初期硬結を陰部や口腔内に生じる．数日を経てこれらは潰瘍化（硬性下疳）し，ほぼ同時期に両側の鼠径リンパ腫が腫大してくる．この際自覚症状は認めない．
- 第2期—感染経過数3年以内：この時期は梅毒スピロヘータが全身に散布されることにより発疹する．梅毒性バラ疹，丘疹性梅毒，膿疱性梅毒と称され，特徴としては対称性，播種性であり，数週から数カ月の間隔で出没を繰り返す．特殊なものに扁平コンジローム，梅毒性白斑などがある．
- 第3期—感染経過数3年以上：ゴム腫，結節性梅毒がみられる．
- 第4期—感染経過数10年以上：神経梅毒，大動脈瘤がみられる．

今後の検査の進め方
- 梅毒を疑った場合，一般的には脂質抗原法STSには生物学的偽陽性（BFP）があるので，STSの1法とTP抗原法の1法にて，2法の組み合わせで判定を行う．この組み合わせでほとんどが診断可能であり，必要であればFTA-ABSを追加する．
- 早期梅毒の大部分は2～3年以内にSTSは陰性化し，晩期梅毒は治療しても抗体価の低下速度は遅い．
- 治療効果の判定には，TPHAはあまり変動しないため，血清抗体価はSTSの推移をみるとよい．
- 治療の目的は梅毒血清反応を陰性化することでなくTPを死滅させることであり，第1選択薬としてペニシリン系抗菌薬を使用する．現在のところペニシリン耐性TPの報告はなく，妊娠時にも安心して使用できる．
- 梅毒は5類感染症であるため全数把握対象疾患で，さらに感染症死亡者の死体を検案した場合も，診断・検案から7日以内に最寄りの保健所に届ける必要がある．

予想外の値が認められるとき
- 問診や既往歴および臨床所見に異常を認めずにTPHA陽性の場合，偽陽性を疑い，偽陽性を示す可能性のある疾患を探る．

（小寺宏尚）

5E075, 076, 077, 078

TPHA法，TPHA分画　保

Treponema pallidum hemagglutination test
Treponema pallidum hemagglutination fractionation

別 トレポネーマ受身赤血球凝集反応

測定法 受身赤血球凝集法
分画はHPLC分画による受身赤血球凝集法
検　体 血清または髄液
基準値 TPHA法：希釈倍数80倍未満を陰性
TPHA分画：TP-IgG，IgM抗体とも2倍未満を陰性

異常値を呈する場合
陽性　梅毒
偽陽性　マラリア，Hansen病，レプトスピラ症およびSLEなどの自己免疫疾患や妊娠時に，まれに偽陽性を呈する．

プロフィール
- TPHA法は，検体と希釈液中のトレポネーマ・ライター株からの抽出液と反応させ，非特異抗体を吸収させる．そしてタンニン酸処理したヒツジ赤血球に*Treponema pallidum*（TP）の菌体成分を吸着させた感作血球と，血清中のTP抗体とを反応させ，凝集を起こすことを利用した検査法である．
- 対照試験として，ヒツジ赤血球に対する非特異反応を検出するために未感作血球とも反応させるが，未感作血球と凝集を示し，感作血球にも凝集を示した場合，吸収試験を実施する．
- TPHA分画はHPLCにより血清をIgGとIgMに分画し，TPHAを実施する．

臨床的意義と検査値の読み方
- 本検査は，性感染症を疑うときや治療効果の判定のほか，入院時や術前のスクリーニング時に行われる．
- 神経梅毒の診断では髄液中の抗体が測定されることもあるが，通常は血清で，感染スクリーニングには，まずSTSを測定し，陽性が得られたとき，次にTP抗原使用のTPHA定性で確認することとなる．
- TPHAは，TP菌体または菌体成分を抗原としているため，STSと比較してもきわめて特異的である．しかし，早期陽性化となるのがSTSと比較して遅れ，治療により抗体価は低下するが，概してSTSの抗体価より変動が少なく，第2期梅毒に入ってしまうと治療によって陰性化するのが難しくなる．
- よって現状では，梅毒の診断を正しく行うためには，原理を異にする2法以上を併用検査し，STSの抗体価とともに臨床症状と併せ判断する必要がある．そ

れに付け加え，活動期か否かの判断はTPHA分画を検査することで可能となる．
- 本検査はTPの菌体成分を利用しているため，特異的であり確定診断に用いられる．感染5日目頃よりFTA-ABS-IgM抗体が産生され，STSは感染後2〜5週目頃より出現し，そしてTPHA抗体やFTA-ABS抗体が検出されるようになり，第Ⅱ期に入る感染3ヵ月目頃，各抗体はピークに達するとされている．
- 梅毒血清反応の組み合わせの判断については☞「梅毒STS法」(p.660)．
- TPHA分画の考え方は，一般的に感染症に罹患したときのグロブリン分画の順序として，感染初期ではIgMが優位に発現し，経過とともにIgGが優位となることを利用している．梅毒感染では，初期感染の潜伏の場合，IgG(-) IgM(+) となり，第1期および2期の早期梅毒ではIgG(+) IgM(+) と両者とも陽性となる．また，晩期梅毒や治療後ではIgG(+) IgM(-) となる．よって分画をみることにより活動期であるか否か，および治療判定が可能となる．

今後の検査の進め方
- 硬性下疳や扁平コンジロームを認める場合，漿液を採取することで暗視野顕微鏡下でTPを検出する．STSと組み合わせて臨床経過を判断するが，TPHA陽性の場合，定量検査を行う．
- 治療効果の判定にはTPHAはあまり変動しないため，血清抗体価はSTSの推移をみるとよい．
- 梅毒が確定した場合には，患者のインフォームドコンセントを得たうえで，HIV検査やほかの性感染症の検査を積極的に行うほうが望ましい．
- 治療は，ペニシリンなどの抗生物質を投与し，STS定量法で抗体価を1ヵ月ごとに検査する．抗体価の上昇がみられずに低値となり，経過観察をしても再び上昇がみられず定量値が8倍以下で安定すれば治癒と判断する．

予想外の値が認められるとき
- 問診や既往歴および臨床所見に異常が認められずにTPHA陽性の場合，偽性を疑い，偽陽性を示す可能性のある疾患を探る．

(小寺宏尚)

5E079, 080
FTA-ABS法，FTA-ABS法-IgM 保
fluorescent treponemal antibody-absorption
fluorescent treponemal antibody-absorption IgM

別 トレポネーマ蛍光抗体吸収試験

測定法 間接蛍光抗体法
検　体 血清または髄液
基準値 FTA-ABS：定性ならば陰性．定量ならば20倍未満
　　　　 FTA-ABS-IgM：定性ならば陰性．定量ならば5倍未満

異常値を呈する場合
[陽性] 梅毒
[偽陽性] マラリア，Hansen病，レプトスピラ症およびSLEなどの自己免疫疾患や，妊娠時にまれに偽陽性を呈する．

プロフィール
- FTA-ABSの特徴は，血清を梅毒トレポネーマ（パリダム）と非常によく似ているトレポネーマ・ライター株からの抽出液と反応させ，非特異抗体を吸収させることで，梅毒トレポネーマに対する特異的な抗体だけが残り，それを蛍光抗体法でみることにある．
- 実際の方法は，スライドガラス上に塗布したトレポネーマ抗原と吸収血清とを反応させ，次に蛍光標識抗ヒトIgG抗体を反応させる．そして蛍光顕微鏡下で観察すると梅毒トレポネーマが蛍光を発する間接蛍光抗体法を利用している．
- FTA-ABS-IgMは，ゲル濾過IgM分画により得られた血清を用いて，FTA-ABSを行う．この方法は，FTA-ABSで使用する蛍光標識抗ヒトIgG抗体の代わりに蛍光標識抗ヒトIgM抗体を用いる．FTA-ABSの偽陽性率は，梅毒トレポネーマそのものを用いているためTPHAと比較しても低く，0.5％程度である．

臨床的意義と検査値の読み方
- 梅毒は液性免疫により感染が成立するため，初期感染後約1週間で梅毒トレポネーマに対するIgM抗体が産生され，約1ヵ月でピークに達する．その頃よりIgG抗体が出現し，3ヵ月頃にピークとなる．
- 梅毒トレポネーマに感染した際に，血清反応検査での陽性化する順序は，IgM抗体を検出するFTA-ABS-IgMが最も早く，次いでSTSやFTA-ABSになり，遅れてTPPAやTPHAとなる．
- FTA-ABSは梅毒トレポネーマの菌体成分ではなく，梅毒トレポネーマそのものを用いている．よってFTA-ABS-IgMやFTA-ABSは，TPHA法よりも感度がよく鋭敏である．FTA-ABSは感染してから約2〜3週間で陽性となるため，早期の梅毒感染の確定診断に用いられる．しかし，実際のところ手技や操作に熟練を要するだけでなく，蛍光顕微鏡が必要となることからTPHAほど普及はしていない．
- 梅毒の初感染ではTPHAで陽性率が低いため，STSが陽性，TPHAが陰性をすぐにSTSの生物学的偽陽性と判断するのではなく，問診や既往歴などにより梅毒の初期感染の疑いを否定できない場合は，FTA-ABSを行う必要がある．その結果，FTA-ABSが陽性ならば梅毒の初期感染と考え，陰性ならばSTSの生物学的偽陽性と判断する．
- しかし，TPHAとFTA-ABSとも梅毒に特異的であるが，治療後も抗体価の低下が少なく陽性となり続けることから，臨床経過観察には不向きである．

TPHAやFTA-ABSの抗体価の動きがまったく参考にならないというわけではないが，TPHAやFTA-ABSの抗体価はSTSの抗体価よりも変動が少ないため，治療効果の判断にはSTSの定量法が向いている．
- FTA-ABS-IgMでは，IgG抗体を検出するFTA-ABSと違いIgM抗体の検出のため，IgG抗体より早く出現することから，不顕性梅毒や梅毒の初期感染および先天性梅毒の診断に用いられる．また，FTA-ABS-IgMは十分な治療がなされるにつれて，IgM抗体が減少し，陰性化する場合もある．

今後の検査の進め方
- 硬性下疳や扁平コンジロームを認める場合，漿液を採取することで暗視野顕微鏡下でTPを検出する．STSと組み合わせて臨床経過を判断するが，陽性の場合，定量検査を行う．
- 梅毒が確定した場合には，患者のインフォームドコンセントを得たうえで，HIV検査やほかの性感染症の検査を積極的に行うほうが望ましい．
- 治療は，ペニシリンなどの抗生物質を投与する．STS定量法で抗体価を1ヵ月ごとに検査し，抗体価の上昇がみられずに低値となり，再び上昇がみられなければ治療効果ありと判断する．

予想外の値が認められるとき
- 問診や既往歴および臨床所見に異常が認められずにTPHAやFTA-ABSが陽性の場合，偽陽性を疑い，偽陽性を示す可能性のある疾患を探る． （小寺宏尚）

5E082
抗TP-IgM抗体

anti-*Treponema pallidum* antibody IgM

別 TP-IgM抗体

測定法 酵素抗体法，マイクロ凝集法
検　体 血清
基準値 定性ならば陰性
異常値を呈する場合
陽性 梅毒
偽陽性 マラリア，Hansen病，レプトスピラ症などのスピロヘータ性疾患，およびSLEなどの自己免疫疾患や妊娠時にまれに偽陽性を呈する．

プロフィール
- 抗TP-IgM抗体の測定方法は現在2種類存在し，TP-IgM-HAとTP-IgM-EIAがある．
- TP-IgM-HAの特徴は，抗ヒトIgMウサギγ-グロブリンを感作したものと，精製TPを感作した2種類のヒツジ赤血球を用いてIgMを検出するマイクロ凝集法である．分画TPHAとほぼ一致し，また判定法も同じであるが，洗浄や遠沈操作があり繁雑な検査法である．
- TP-IgM-EIAの特徴は，ポリスチレンビーズにコーティングしたTP抗原と検体中のTP抗体とを結合させ，次に酵素標識した抗ヒトIgMウサギ抗体を反応させ，標識した酵素活性を測定することで検体中のTP-IgMとする方法である．しかし，実際のところ両者とも手技や操作に熟練を要するだけでなく，FTA-ABSやTPPAおよびTPHAが確認検査では主流なため，現在ではあまり行われていない．

臨床的意義と検査値の読み方
- 梅毒は液性免疫により感染が成立するため，初期感染後約1週間で梅毒トレポネーマに対するIgM抗体が産生され，約1ヵ月でピークに達する．
- 梅毒トレポネーマに感染した際に，血清反応検査での陽性化する順序は，IgM抗体を検出する方法が最も早く，次いでSTSやFTA-ABSになり，遅れてTPPAやTPHAとなる．
- 抗TP-IgM抗体法は梅毒トレポネーマの菌体成分ではなく，梅毒トレポネーマそのものを用いており，感染してから約2〜3週間で陽性となるため，不顕性梅毒や梅毒の初期感染および先天性梅毒の診断に用いられる．また，抗TP-IgM抗体は十分な治療がなされるにつれて，IgM抗体が減少し，陰性化する場合もある．

今後の検査の進め方
- 硬性下疳や扁平コンジロームを認める場合，漿液を採取することで暗視野顕微鏡下でTPを検出する．STS法と組み合わせて臨床経過を判断するが，陽性の場合，定量検査を行う．
- 梅毒が確定した場合には，患者のインフォームドコンセントを得たうえで，HIV検査やほかの性感染症の検査を積極的に行うほうが望ましい．治療はペニシリンなどの抗生物質を投与する．STS定量法で抗体価を1ヵ月ごとに検査し，抗体価の上昇がみられずに低値となり，経過観察を行っても再び上昇がみられず，定量値が8倍以下で安定すれば治癒と判断する．

予想外の値が認められるとき
- 問診や既往歴および臨床所見に異常が認められずにTPHAやFTA-ABSが陽性の場合，偽陽性を疑い，偽陽性を示す可能性のある疾患を探る． （小寺宏尚）

5E085
抗レプトスピラ抗体 保

anti-*Leptospira* antibody

別 レプトスピラ抗体

測定法 顕微鏡下凝集試験（microscopic agglutination test：MAT）
検　体 血清
基準値 MATにおいて，ペア血清（発症直後および発症後2週間程度の血清）で4倍以上の抗体価上昇がみられた場合を陽性とする

b 感染症（非ウイルス）関連検査

異常値を呈する場合

- 抗レプトスピラ抗体に関してはCritical/Panic value は設定されていない．重症患者にみられる脱水，血圧低下，腎不全などに対しては適切な治療を行う．

プロフィール

- MATは，病原性レプトスピラに対する抗体を検出する血清学的検査法である．
- MATでは，段階希釈した被検血清とレプトスピラ生菌を混合し，37℃で3時間静置後，混合液上清をスライドガラスに分取し，暗視野顕微鏡（倍率100倍）で観察を行う．
- 陰性対照（血清希釈液のみを加えたもの）と比較して，凝集していないフリーの菌数が50％以下になっている場合を陽性とする．ペア血清で4倍以上の抗体価の上昇がみられた場合，レプトスピラ症の確定診断となる．

臨床的意義と検査値の読み方

- レプトスピラ症が疑われる場合に本検査を行う．レプトスピラ症は急性熱性疾患であり，無症状あるいは感冒様症状のみで軽快する軽症型から，黄疸，出血，腎障害を伴う重症型（ワイル病）まで多彩な症状を示す．
- レプトスピラは保菌動物の尿中に排菌されることから，レプトスピラを保菌する可能性のある動物や，動物の尿で汚染された環境（水や土壌）との接触の有無，レプトスピラ症の発生頻度が他と比べて高い沖縄県や東南アジアなど海外のレプトスピラ流行地で河川に入ったなどの疫学的な背景も診断には重要である．

今後の検査の進め方

- 抗体検出のほかに，分離培養，PCRによるレプトスピラ遺伝子検出が行われる．培養およびPCRには，抗菌薬投与以前の発熱期の血液，髄液あるいは尿（尿の場合は第2病週のものも）が用いられる．レプトスピラの培養には，コルトフ培地，EMJH培地などの特別な培地が必要である．

予想外の値が認められるとき

- MATにより抗体が検出できるようになるには発症後7日前後を要するため，感染早期には抗体が検出されずに偽陰性となる場合がある．レプトスピラ抗体は長期間残存するため，単一血清の場合は急性感染と既往の感染を区別することができない．また感染早期の抗菌薬投与により，抗体価上昇がみられないことがある．
- MATは血清型（血清群）に特異的な抗体を検出するため，試験に含まれていない血清型に対する抗体を検出できない可能性がある．レプトスピラの血清型の分布は国や地域によって異なるため，海外での感染が考えられる場合にはその地域の流行血清型を考慮して検査を行う必要がある．このため，広範囲のレプトスピラ血清型に対する抗体を検出できるとされる市販のキット（Dipstick法，IgM-ELISAなど）をスクリーニングとして用いることができるが，確定診断にはMATによる特異抗体の検出が必要である．

（小泉信夫，渡辺治雄）

5E096

抗ボレリア・ブルクドルフェリ抗体

anti-*Borrelia burgdorferi* antibody

別 ライム病抗体，抗ボレリア抗体，ボレリア・ブルクドルフェリ抗体

測定法 抗体検査には，一次スクリーニングであるEIA，ELISA，確定検査に相当するウエスタンブロット法が用いられている．

検体 血清，髄液

基準値 基準値は試験法によって異なる．参考として以下CDCの推奨基準を示す．

- CDC推奨基準：主要表層抗原C（OspC），ボレリア膜蛋白質A（BmpA），鞭毛抗原のうち少なくとも2つ以上に対してIgM抗体価が上昇していること．もしくは18 kDa抗原，OspC，28 kDa抗原，30 kDa抗原，BmpA，鞭毛抗原，45 kDa抗原，58 kDa抗原，66 kDa抗原，93 kDa抗原のうち，少なくとも5つ以上に対してIgG抗体価が上昇していること．

異常値を呈する場合
陽性

- ライム病
- このほか血清診断の結果に影響を与える可能性のある因子，疾患，感染症として，梅毒，回帰熱などのスピロヘータ感染症，自己免疫疾患（関節リウマチなど）や抗核抗体陽性などが報告されている．いずれの場合も一次スクリーニングで偽陽性になる場合が多く，確定検査では偽陽性のほとんどが除外できる．

プロフィール

- ライム病ボレリア（*Borrelia burgdorferi*，*B. garinii*，*B. afzelii*）に対する抗体である．
- ライム病の起因細菌であるボレリアは，スピロヘータの一種で，マダニ刺咬によってヒトへの感染が成立する．患者は主に北米・欧州で見出され，全世界で年間数万人が感染していると推定されている．
- わが国では，本州中部以北や北海道などの*Ixodes persulcatus*（シュルツェマダニ）生息域で散発的に患者が見出されること，ライム病ボレリア（*B. garinii*など）がこれらマダニから分離されることから，このマダニがヒトへの主な感染源と考えられている．

臨床的意義と検査値の読み方

- 本検査は，臨床経過からライム病が疑われる場合に行う．
- また，典型的ではないがライム病に合致する臨床症状があり，かつ疫学的背景（流行地域の居住者，国

内外流行地域への旅行歴，マダニ刺咬歴など）がある場合も検査対象となりうる．

- 国内の最大流行地域は北海道である．このほか長野などの中部地方や，まれにそれ以外の地域からも患者報告がなされている．東京都や神奈川県などの都市部からの報告例もあるが，これらのほとんどは他地域での感染例である．国外ではアメリカ，欧州，ロシアからの海外感染例が多い．
- ライム病の臨床症状を以下に示す．
  感染初期（stage Ⅰ）：マダニ刺咬部を中心とする限局性の特徴的な遊走性紅斑を呈することが多い．随伴症状として，筋肉痛，関節痛，頭痛，発熱，悪寒，倦怠感などのインフルエンザ様症状を伴うこともある．紅斑の出現期間は数日から数週間といわれ，形状は環状紅斑または均一性紅斑がほとんどである．
  播種期（stage Ⅱ）：体内循環を介して病原体が全身に拡散する．これに伴い，皮膚症状，神経症状，心疾患，関節炎，筋肉炎など多彩な症状がみられる．
  慢性期（stage Ⅲ）：感染から数カ月ないし数年を経て，慢性期に移行する．患者は播種期の症状に加えて，重度の皮膚症状，関節炎などを示すといわれる．わが国では，慢性期に移行したとみられる症例は現在のところ報告されていない．症状としては，慢性萎縮性肢端皮膚炎，慢性関節炎，慢性脳脊髄炎などがあげられる．
- ライム病の診断には，流行地での媒介マダニ刺咬歴の有無などの疫学的背景，遊走性紅斑やその他ライム病に合致する臨床症状，さらに病原体診断などから総合的に判断することが推奨される．
- ライム病ボレリアに対する抗体は，未治療の場合，感染の既往から2週間以降で見出されるようになる．また早期に治療した場合，未治療の例と比較して，抗体上昇がない，もしくは抗体上昇は遅延する傾向がある．したがって，抗体検査は感染初期，および回復期の2点以上で行う必要がある．また EIA や ELISA で陽性になった場合，確認検査であるウエスタンブロット法を確実に行うことが重要である．

今後の検査の進め方

- 抗体検査以外の病原体診断では以下の方法がある．
  培養法：ボレリアの培養には BSK 培地が用いられる．培養検査材料は血液，髄液，関節腔液または皮膚組織である．旭川医科大学の宮本らは，北海道での疫学調査より，マダニ刺咬後から遊走性紅斑出現までの平均日数は12日であり，この間皮膚生検組織から高頻度でボレリアを分離・検出している．
  刺咬マダニからの病原体検出：感染を確定することはできないが，感染の可能性を示す根拠にはなりうる．検査法は PCR による DNA 検出もしくは培養法による．刺咬マダニ虫体をつぶさないように

ピンセットなどで皮膚組織より除去することも不可能ではないが，可能であれば刺咬部組織ごと切除することが望ましい（虫体圧迫による感染の助長を防ぐため）．

（川端寛樹）

白血球中細菌核酸検査 保

DNA hybridization in neutrophile for bacteria

別 *in situ* hybridization（ISH）

測定法 鏡検
検体 ヘパリン加末梢血5 m*l*，白血球が少ないときは10 m*l*（凍結保存）
基準値 陽性細胞の有無
異常値を呈する場合

陽性 菌血症，敗血症，白血球数（好中球減少），貪食能力（遺伝的に）に問題のあるものは検査に影響を及ぼす．

プロフィール

- *in situ* hybridization（ISH）法は細胞の形態を保持した状態で，①組織または培養細胞内の遺伝子発現とその量的局在性を明らかにすること，②発生・分化と形態形成にかかわる遺伝子群の動態を追跡すること（特に whole mount ISH），③染色体上の遺伝子の様態をペインティングすること〔特に F（fluorescence）ISH〕，④ウイルス・マイコプラズマなどの細胞内微生物の存在と感染像を診断することなど，標的遺伝子を高感度に検出・視覚化するための不可欠な道具である．
- Ward らによる biotin 化ヌクレオチドアナログ（Bio-dUTP/-UTP）の合成，さらに Kessler らによる digoxigenin ヌクレオチドアナログ（Dig-dUTP/-UTP）の開発により，これらを用いた非アイソトープ標識（non-RI）ISH 法が RI 法と比べて同等もしくはそれ以上の感度で簡易に使用できるようになり，RI 施設という場所的制約を越えて爆発的に普及した．さらに，これらのシグナルを高感度に増幅できる CSA（catalyzed signal amplification）法が開発され，1コピーの遺伝子を容易に可視化できるようになった．同時にさまざまな蛍光色素が開発され，複数プローブを同時に用いたマルチカラー ISH 法により細胞内遺伝子の発現・制御といった複雑なゲノムネットワークをより正確に把握できるようになってきている．
- 目的に応じて flow cytometer（FC）と顕微鏡を組み合わせた non-RI ISH 法の一連の流れとしての検査である．FC の系では細胞内の遺伝子の定量化，またはそれを発現している細胞集団の分離が可能であり，電子顕微鏡の系では細胞内小器官内での標的遺伝子の局在の証明ができる．材料により，組織細胞，培養細胞，血液細胞，whole mount などに分けられ

b 感染症（非ウイルス）関連検査

る．これらの細胞・組織は固定後，スライドガラス上（on slide）または浮遊状態（in solution）でhybridization反応を行う．in solutionで反応させてからスライドグラス上で検出する組み合わせもある．

臨床的意義と検査値の読み方

- 細菌感染症は細菌がさまざまな経路で生体局所から侵入し発症する局所感染症により，そこを足がかりに血中に流入して全身をめぐる菌血症（bacteremia），それにより惹起される敗血症の病態から重篤な多臓器不全（MOF：multiple organ failure）までを診断する．推定する原因菌に対応するキットを用いる．
- 菌血症の早期診断法の一つとして末梢血中バフィーコートスメアを用いた顕微鏡検査法がある．これは細菌の血中感染時における血流をめぐる好中球などの貪食能に着目し，グラム染色法・アクリジンオレンジ染色法などにより，これら貪食細胞内の細菌の有無を検査する方法である．貪食細胞内に未消化の細菌遺伝子が残存していれば，その遺伝子と相補的なDNAプローブを反応させ，細胞内の細菌をハイブリダイゼーションシグナルとして検出する．
- 白血球中細菌核酸検査は食細胞中の菌体を定量することから，検体採取に伴う汚染・迷入菌を排除できる．逆に皮膚常在菌が検出される場合であっても何らかの感染が成立しているものと考えられる．
- プローブの種類は，Staphylococcus aureus，Staphylococcus epidermidis，Enterococcus faecalis，Pseudomonas aeruginosaに対する4種と，Escherichia coli，Enterobacter cloacae，Klebsiella pneumoniaeを同時に検出するプローブで構成されている．複数菌の感染症ではこれらいくつかのプローブに対して陽性像がみられるので，個々の菌種に対して化学療法を検討する必要がある．
- 血液増菌培養検査では増殖優位菌種として1種類を検出する場合が多いが，白血球中細菌核酸検査では同時に複数菌を検出する場合が多くみられる．血液感染症の原因菌側の実像を反映しているものと考えられる．

今後の検査の進め方

- 増菌培養の結果との整合性をとる．
- 迅速MIC感受性検査を行う．　　　　（保科定額）

6B612

MRSA-DNA同定　　保

nucleic acid identification of methicillin-resistant Staphylococcus aureus

測定法　PCR
検　体　菌株，血液培養液，他
基準値　陰性
異常値を呈する場合
陽性

- MRSA，MRCNS感染または保菌者

- MSSAとMRCNSの共存

プロフィール

- methicillin-resistant Staphylococcus aureus（MRSA）は通常のペニシリン結合蛋白（penicillin binding protein：PBP）1～4に加え，β-ラクタム薬との結合親和性が低いPBP2′を産生する．mecA遺伝子はPBP2′産生性をコードする遺伝子でありPCRにて検出することが可能である．また，S. aureus以外のStaphylococcusも保有している場合があるため，mecA検出と同時にS. aureusに特異的なprotein Aの構造遺伝子であるspa遺伝子を検出することで迅速にMRSAの判定が可能となる．
- 現在，本検査キットは発売中止となっている．キットはビオチン標識プライマーにて増幅したDNAを酵素法による発色反応にて検出する簡便な検出方法であったが，現在では各種文献を参考に自家製プライマーにてPCRを実施し，電気泳動法で増幅産物を検出することにより実施可能である．

臨床的意義と検査値の読み方

- 本検査は以下のような場合に実施される．
①MRSAの同定が迅速（数時間以内）に要求される場合．
②薬剤感受性測定やPBP2′検出においてMRSAとMSSAの判別が困難な場合．
③MRSA以外の菌量が優位に多く，培養でMRSAの検出が困難な場合．
- mecA遺伝子とspa遺伝子の検出の有無より，以下を同定することができる．

mecA（＋），spa（＋）：MRSA，またはmethicillin-susceptible S. aureus（MSSA）とmethicillin-resistant coagulase negative staphylococci（MRCNS）の混在

mecA（＋），spa（－）：MRCNS
mecA（－），spa（＋）：MSSA
mecA（－），spa（－）：MSCNS，またはStaphylococcusが存在しない

- MRSAは多剤耐性菌であり，本菌による感染症は難治化することが知られている．また，院内感染の主要病原菌である．近年では市中感染型MRSA（community-acquired MRSA：CA-MRSA）が知られており，その病原性の強さと世界的に分離頻度の増加が懸念されている．
- MRSAの判定方法は一般的に薬剤感受性試験，PBP2′産生性，mecA遺伝子検出などの複数の方法が用いられている．薬剤感受性試験によりMSSAと判定された株においてもmecA遺伝子を保有していることがあり，抗菌薬投薬により耐性化することがある．
- MRSAを早期に発見することは，MRSA感染症患者への適正抗菌薬の使用や病院内感染対策に有用である．

- 本項目の保険点数は血液培養によって S. aureus が検出された患者を対象に測定した場合，または免疫不全状態であって MRSA 感染症が強く疑われる患者に限り算定可能である．

今後の検査の進め方
- 検体を用いて実施した場合，MSSA と MRCNS が同時に存在している場合においても MRSA が存在している場合と同一の結果を示すため，MRSA の存在を確定するには培養法を併用すべきである．
- MRSA と確定された場合，臨床所見，炎症像の有無，検出部位などの情報より感染症を起こしているのか保菌状態なのかを判別し，適切な抗菌薬投与を選択する．

予想外の値が認められるとき
- 核酸増幅法であるため偽陽性結果に注意する．
- 検体採取時，測定時の DNA 汚染に留意する．
- 検体中の核酸増幅阻害物質の影響による偽陰性の可能性も考慮する．

(金山明子)

6B056
黄色ブドウ球菌ペニシリン結合蛋白 保

Staphylococcus aureus penicillin-binding protein

別 PBP2′, penicillin-binding protein 2a（PBP2a）

測定法	スライドラテックス凝集反応
検体	血液，喀痰，膿汁などから分離された黄色ブドウ球菌
基準値	感作ラテックス滴下サークルに凝集が認められ，対照ラテックス滴下サークルに凝集が認められない場合を陽性と判定する

異常値を呈する場合
陽性　メチシリン耐性黄色ブドウ球菌（MRSA）感染症，メチシリン耐性コアグラーゼ陰性ブドウ球菌（MRCNS）感染症

プロフィール
- 抗菌薬の細胞壁合成阻害剤は，原核生物である細菌の細胞壁に特異的に作用する．その中で，β-ラクタム系抗菌薬は細胞壁のペプチドグリカン合成の最終反応に働くトランスペプチターゼと D-アラニン・カルボキシペプチターゼ活性を阻害する．この阻害作用は β-ラクタム環と酵素の基質であるペプチドグリカンのペプチド鎖末端の D-アラニル-D-アラニンとの化学構造が立体的に類似しているために，これらの酵素と β-ラクタム系抗菌薬が結合することによる．このような β-ラクタム系薬と親和性を持つ蛋白質をペニシリン結合蛋白（penicillin-binding protein：PBP）とよび，黄色ブドウ球菌では PBP1～4 の 4 種類が存在する．
- しかし，1980 年代にわが国で MRSA が急増し，その薬剤耐性機構の解析が行われた結果，それらでは本来黄色ブドウ球菌が有していなかった新たな蛋白である PBP2′ が産生されていることが判明した．PBP2′ は PBP1～4 に比較し β-ラクタム系薬に対する親和性が非常に低い．その結果，従来の黄色ブドウ球菌（MSSA）に対して殺菌的に働く高濃度の β-ラクタム系薬の存在下でも，MRSA では PBP2′ の働きにより細胞壁が合成され増殖が可能である．すなわち，β-ラクタム系薬に高度耐性化している．この PBP2′ はコアグラーゼ陰性のブドウ球菌（CNS）においても見出され，MRSA と同様のメカニズムで β-ラクタム系薬に耐性となる．また，PBP2′ の構造遺伝子は *mecA* とよばれ，すべての MRSA と MRCNS に存在している．

臨床的意義と検査値の読み方
- MRSA は院内感染症を引き起こす代表菌であり，院内で分離される黄色ブドウ球菌に占める割合は 60～70％で，最近では外来患者からの検出頻度も増加傾向にある．
- MRSA 感染症は compromised host では，難治化したり重症化したりするため，早期からグリコペプチド系やアルベカシンによる抗菌薬の適性使用が必要となる．しかし，黄色ブドウ球菌は鼻腔，気道などへの付着性が強く喀痰や咽頭ぬぐい液などの検体から MRSA が分離される頻度は高いものの，多くの場合コロニゼーション（定着）であり，起炎性の有無は臨床症状や喀痰中好中球内のブドウ球菌貪食像などから，総合的に判断する必要がある．
- 本検査は，血液培養，髄液，胸・腹水，IVH カテーテルの先端などからブドウ球菌が検出され，MRSA か否かをできるだけ早く識別する場合に行われる．または薬剤感受性検査において紛らわしい測定値が得られ，MRSA の判定に苦慮する場合に適応となる．

今後の検査の進め方
- 検査には，一度分離されたコロニーを使用する．
- 本キットは PBP2′ を検出するため，MRSA のみならず MRCNS でも陽性と判定される．使用する場合には黄色ブドウ球菌とコアグラーゼ陰性ブドウ球菌とを他の方法で識別する．

予想外の値が認められるとき
- PCR による遺伝子検査と比較した場合，*mecA* を有しながら PBP2′ のみられない株も存在している．*mecA* の発現には上流域に存在する他の複数の遺伝子が関与し，それらによって発現を抑制されているためとされている．

(川上小夜子，斧　康雄，宮澤幸久)

6B619, 620
核酸同定（抗酸菌群・結核菌群） 保

genetic identification of mycobacterium species

測定法	核酸ハイブリダイゼーション
検体	分離された抗酸菌
基準値	陰性

異常値を呈する場合
陽性 結核菌群および非結核性抗酸菌

プロフィール
- 抗酸菌の菌種を，菌体中に含まれる核酸（RNAあるいはDNA）の配列の相同性によって同定する検査法である．
- 培養分離された抗酸菌から核酸を抽出し，これを菌種既知の抗酸菌由来の核酸プローブとハイブリダイズさせる．一般的によく利用されているのは，マイクロプレートに固相化したDNAプローブと検体DNAの相同性を検査するDNA-DNAハイブリダイゼーション法である．この方法では，1回の検査で以下の18種類の抗酸菌を同定することが可能である．

  M. tuberculosis complex, M. kansasii, M. marinum, M. simiae, M. scrofulaceum, M. gordonae, M. szulgai, M. avium, M. intracellulare, M. gastri, M. xenopi, M. nonchromogenicum, M. terrae, M. triviale, M. fortuitum, M. chelonae, M. abscessus, M. peregrinum

- もう一つの方法として，検体から抽出したrRNAとDNAプローブを液体中でハイブリダイズさせるDNA-RNAハイブリダイゼーション法がある．この方法を用いると，以下の4種類の抗酸菌を同定することができる．

  M. tuberculosis complex, M. avium complex, M. kansasii, M. gordonae

臨床的意義と検査値の読み方
- 本検査は，抗酸菌が分離された場合，分離菌株ごとに必ず実施する．
- 抗酸菌の菌種を高精度に確定することが可能である．結核菌群と非結核性抗酸菌ではその後の対処がまったく異なる．
- 結核菌群が同定された場合，結核症は二類感染症に分類されているので，直ちに届出を行う必要があり，抗酸菌塗抹検査が陽性で感染の危険があると判断されれば入院勧告の対象となる．接触者検診の実施など公衆衛生学的な対応も必要となる．
- 一方，非結核性抗酸菌の場合，ヒトからヒトへの感染はないので，個人の病的意義を判断するだけで十分である．非結核性抗酸菌の診断基準は日本結核病学会などから示されており，菌種によっていくぶん異なるため，菌種同定情報は必須である．

今後の検査の進め方
- 結核菌が分離された場合，必要に応じて薬剤感受性検査を実施する（☞「抗酸菌薬剤感受性検査」p.642）．比率法の対象となるのは結核菌と M. kansasii のみである．

予想外の値が認められるとき
- 既知の菌種を用いて精度管理を実施する．
- 複数の菌が混在している場合は判定が困難となる．特に菌量の少ない方の菌種が見過ごされる可能性がある．
- プローブが対応していない菌種の場合，同定不能となる．その場合は，従来の生化学的同定法，あるいは遺伝子のシークエンス解析などを専門機関に依頼する．

（御手洗 聡）

6B620, 6B621

核酸増幅同定（結核菌群・非結核性抗酸菌） 保

detection and identification of *M. tuberculosis* complex and/or Mycobacterium other than Tuberculosis (MOTT) by nucleic acid amplification method

測定法	PCR, TMA, TRC
検体	体液（喀痰，胃液，尿，胸水，脳脊髄液など），組織，気管支洗浄液またはそれらの培養液
基準値	陰性

異常値を呈する場合
陽性 結核菌群および非結核性抗酸菌

プロフィール
- 抗酸菌の核酸増幅同定検査は，抗酸菌のDNAやRNAを人為的に増幅することによって，選択的に目的とする菌を検出する．
- PCRは，二本鎖DNAをforwardおよびreverse primerを用いて耐熱性DNA polymeraseの存在下で増幅するものであり，Thermal Cyclerとよばれる装置により通常3段階（denature, primer annealing, extension）の温度サイクルを30～40回繰り返す．臨床的にはアンプリコアマイコバクテリウム®が使われており，PCR産物を菌種特異的プローブにより検出する．このプローブには *M. tuberculosis* complex と *M. avium* complex を検出するものがある．
- TMAは，細胞内に多数含まれるrRNAを鋳型として増幅する方法であり，まずプロモータープライマーを開始点として，逆転写酵素によりcDNAを合成する．鋳型RNAは酵素のもつRNase H活性により分解され，二本鎖cDNAが合成される．このDNAを鋳型としてRNA polymerase存在下にRNAが等温下に次々と転写される．マイコバクテリウムツベルクローシスダイレクトテスト（MTD）®として実用化されており，結核菌群を検出・同定できる．
- TRCもrRNAを標的とし，逆転写反応の転写反応の繰返しによって一定温度でRNAを増幅し，インターカレーター性蛍光色素を用いて増幅産物を検出する．TRC Rapid M.TB®として利用可能であり，結核菌群を同定する．

臨床的意義と検査値の読み方
- 本検査は抗酸菌感染症が疑われる場合に行われる．特に抗酸菌塗抹検査陽性の場合には，結核菌であるか否かの判定を最優先する．
- 抗酸菌塗抹検査は迅速であるが，抗酸菌陽性であっても菌種まではわからない．抗酸菌の培養検査は，

液体培地を利用しても平均して2週間程度の時間がかかり，固体培地ではさらに長期間の培養が必要となる．特に結核症の場合，感染コントロールの点から迅速な菌種同定が必要であるが，核酸増幅法では，検体から直接遺伝子を増幅して目的菌種を検出することが可能であるため，通常24時間以内に菌種の同定が可能である．

今後の検査の進め方

- 陽性の結果が得られた場合，目的とする抗酸菌が検体中に存在することの証明とはなるが，検出可能菌種以外は検出できないので，それ以外の抗酸菌の存在も否定できない．また，検体から直接検査を行って陽性となった場合でも，対象抗酸菌の生死の判定はできない．したがって，分離培養検査は必ず併行して実施する．

予想外の値が認められるとき

〈偽陰性〉
- 核酸増幅法による臨床検体からの抗酸菌検出感度は，分離培養検査とほぼ同等（抗酸菌数百〜1,000 CFU/ml）である．したがって，塗抹陽性の検体であれば陽性率は高率であるが，増幅反応の阻害物質（ヘモグロビン，ヘパリンなど）や，検査キットの核酸抽出効率の問題から，偽陰性となる場合がある．

〈偽陽性〉
- 環境中や他の患者の検体からの微量なコンタミネーションによって，偽陽性の結果を示す場合がある．特にいくつかの検体を検査室で同時に検査する場合，強度の陽性を示す検体の後に，引き続いて陽性を示している場合には，他の臨床情報（症状，X線所見など）と併せて総合的に病原性を判定する．
- コンタミネーションが疑われる場合，菌の遺伝子タイピング（RFLP，VNTRなど）を実施することにより，混入を証明できる場合がある．
- 化学療法実施中の結核患者の検体に核酸増幅法を使用すると，死菌であっても核酸さえ残存していれば陽性になるため，結果として偽陽性となる．結核の治療経過観察に本法を使用してはならない．

（御手洗 聡）

5E301
結核菌特異蛋白刺激性遊離インターフェロン-γ 保

interferon-gamma assay for tuberculosis infection

別 クォンティフェロン®TB-2G（QuantiFERON®-TB 第2世代）

測定法 刺激により産生された血中のインターフェロン-γをELISAで定量
検体 ヘパリン加血液
基準値 陰性（0.1 IU/ml 未満）
異常値を呈する場合

陽性
- 0.35 IU/ml 以上：肺結核，結核性胸膜炎など

その他必要な検査▶ 症状と経過に応じ，胸部X線写真，痰・胃液などの抗酸菌塗抹検査・培養・PCR検査などを行う．

プロフィール

- 静脈血を5ml程度採血し，1mlずつ培養プレートに分注した後，それぞれに結核菌特異抗原（EST-6，CFP-10），陽性コントロールのマイトジェン，陰性コントロールの生理食塩水を加える．この際，結核菌抗原により血中のリンパ球が刺激され，インターフェロン-γが産生されるが，約18時間後に産生量をELISAを用いて測定する．産生量により，陽性，疑陽性，陰性に分ける．
- 結核のほか，一部の非結核性抗酸菌症では交差反応を生じるため陽性となることがある（*Mycobacterium kansasii* や *M. marinum*，*M. szulgai*）．なお非結核性抗酸菌の中で最多の *M. avium* complex（MAC）とは交差反応を生じない．

臨床的意義と検査値の読み方

- 結核菌感染が疑われる場合に測定する．現在活動性結核である場合のほか，過去に感染を受けたことでも陽性となる．活動性結核かどうかは臨床症状や画像所見，塗抹・培養・PCR検査などを合わせて総合的に判断する．
- 肺結核の診断において，感度は80％以上，特異度は95％以上であるという．陰性になる場合として，結核腫や小さな結核病変，ならびに超高齢者の肺結核が報告されている．
- 結核性胸膜炎や粟粒結核，腸結核の診断にも有用という報告があるが，まだ十分な情報は得られていない．
- 結核菌特異抗原を用いるため，BCG接種の影響を受けない．このため過去のBCG接種の有無にかかわらず，結核の診断が可能である．
- ツベルクリン反応と比べ，感度が良い，BCG接種の影響を受けない，接種・測定の技術的な誤差が少ない，判定のための来院が不要であるといった利点がある．
- 結核患者の診断ばかりでなく，結核患者と濃厚に接触した者が，潜在性に結核に感染したかを調べる目的でも行われる．このため接触者検診に応用される．感染曝露機会から2〜3ヵ月後に測定するのがよく，陽性の場合，発症予防を目的として，抗結核薬の予防内服を行うことがある．同様に職業上，結核曝露の機会が予想される職場に就職・配属される医療従事者においても，①あらかじめ本法を行っておくこと，次いで，②陰性者が不用意に結核に曝露された場合は本法を再度行うことが勧められている．
- 以上から，ツベルクリン反応に代わる検査法として，有用性が評価されている．
- ツベルクリン反応と本法の結果はある程度相関する．発赤径が20mm以上である場合，本法も陽性になる

b 感染症（非ウイルス）関連検査

可能性が高い．しかしながら若年成人ではBCG接種の影響で，ツベルクリン反応が陽性でも本法が陰性である場合が多い．

予想外の値が認められるとき
- 0.1 IU/m*l*以上～0.35 IU/m*l*未満は疑陽性であり，判定保留となる．再検するか，他の検査結果を合わせ，結核感染があるか総合的に判断する．
- 検体採取後12時間以内に結核菌抗原刺激を行うのが望ましい．抗原刺激が遅くなった場合，判定保留や偽陰性となる可能性がある．
- 糖尿病患者やHIV感染者，白血球減少状態や免疫抑制状態にある者，さらにTNF-α産生抑制薬（インフルキシマブ：レミケード®など）投与中の患者では，細胞性免疫応答が低下し，陽性コントロールが十分に出ない場合がある（0.5 IU/m*l*未満）．この場合は判定不可となり，判断が難しくなる．
- 小児では特に5歳以下の場合に，陽性コントロールに対する反応が低下する（判定不可となる）こと，感度が低くなることが指摘されている．採血量の問題もあり，現在のところツベルクリン反応を凌駕するものではない．
- 結核の治療とともにIFN-γの産生量は低下する．治療後でも陽性になる期間がある．
- 現在わが国で用いられているのは第2世代にあたる．第3世代（QFT-3G）が既に開発されているが，第3世代では結核菌特異抗原が3種類になり，感度が向上するほか，検体採取後12時間以内に処理する必要がなくなるなど，改良がなされている．

（吉田　敦）

6B622
核酸同定（結核菌 *rpoB* 遺伝子） 保
DNA probe hybridization

測定法　PCR line probe assay
検　体　喀痰または培養分離された抗酸菌
基準値　感受性
異常値を呈する場合
耐性　リファンピシン耐性結核菌

プロフィール
- リファンピシンは，結核菌が持つDNA依存性RNAポリメラーゼのβ-サブユニットに結合することによって抗菌作用を発揮する．リファンピシンの耐性化は，このβ-サブユニットをコードしている *rpoB* 遺伝子に変異が生じ，アミノ酸置換が起こることが原因とされている．この検査法では，遺伝子の変異が集中している領域（rifampicin resistance determining region：RRDR）の変異を検出する．
- 本検査法では，まず抗酸菌から抽出された核酸を鋳型として，ビオチン化されたプライマーによりPCR反応を行い，RRDRのビオチン化増幅DNAを調製する．これを検体として，10種類のプローブ（結核菌群同定用プローブ，野生型プローブ，変異型プローブ）を固相化したストリップに，変性させたビオチン化増幅DNA検体をハイブリダイズさせる．余分な検体を洗浄した後，酵素標識ストレプトアビジンを添加してビオチン・アビジン結合を行わせ，再度洗浄後に基質を作用させて発色させる．発色したプローブの位置から，結核菌群を同定すると同時に，*rpoB* 遺伝子変異を検出する．

臨床的意義と検査値の読み方
- 培養法を基礎とする薬剤感受性検査法では，液体培地を用いた迅速な方法を用いても，結果を得るまでに3週間程度が必要である．しかしながら，本法を用いれば，臨床検体からでも早期にリファンピシン耐性を知ることができる．*rpoB* の変異を検出することによる耐性感度はおよそ95％以上，感受性特異度はほぼ100％である．
- リファンピシン耐性結核はイソニアジド耐性を伴うことが多いので，多剤耐性結核の迅速な推定にも有用と思われる．
- 本検査は，多剤耐性菌流行地での感染，再発再治療，慢性排菌例など，リファンピシンの耐性が疑われる場合に実施する．

今後の検査の進め方
- *rpoB* 遺伝子の変異によって耐性が認められた場合であっても，リファンピシンのMIC値が低い場合には，標準的薬剤感受性検査法（比率法）で感受性と判定される場合がある．また，逆に本法で感受性と判定された場合でも，検出領域以外の遺伝子変異によって耐性化している場合もある．したがって，通常の薬剤感受性検査も併行して実施する．

予想外の値が認められるとき
- 既知の耐性あるいは感受性結核菌を使って精度管理を行う．
- 複数の菌が混在（感受性結核菌と耐性結核菌）している場合や，他の検体からの汚染がある場合，感受性と耐性のパターンが同時に出ることがある．このような場合，基本的にリファンピシン耐性と考えられるが，通常の薬剤感受性検査を実施して確認する．

（御手洗　聡）

5E040
A群β溶連菌迅速試験 保
group A-beta streptococci-rapid detection

測定法　イムノクロマトグラフィ法
検　体　咽頭ぬぐい液
基準値　陰性
異常値を呈する場合
- 溶連菌感染症，溶連菌キャリア
- 陰性は，現在溶連菌が存在しないことのみを意味する．近い過去の感染は否定できない．

プロフィール

- 咽頭炎，扁桃炎などを疑う患者の咽頭拭い液からA群溶連菌（*Streptococcus pyogenes*，group A streptococcus：GAS）の菌体抗原を検出する方法である．検査材料中の菌量が少数の場合，検出不可能なことがある．
- 感染症発生動向調査のデータからは，一般的には冬に報告数が増加するが，春から初夏にかけて患者数が増加する年もある．通常，A群溶連菌性咽頭炎のある患者との接触を介して伝搬するため，ヒトとヒトとの接触の機会が増加するときに起こりやすくなるが，流行状況に差があることの理由については不明である．なお食品を介した集団発生の報告もある．

臨床的意義と検査値の読み方

- 本検査は，咽頭や扁桃に特徴的な赤みがあり，咽頭炎や扁桃炎を疑ったときに行われる．
- A群β溶血連鎖球菌は猩紅熱，溶連菌感染の原因として，または弁膜症，急性糸球体腎炎，リウマチ熱の危険因子として重要である．溶連菌感染症はいずれの年齢でも起こるが，学童期に最も多く，3歳以下や成人では典型的な臨床像を呈する症例は少なくなる．
- A群連鎖球菌は非常に多彩な臨床症状を引き起こし，最もありふれたグラム陽性感染症である．病型として，急性咽頭炎，膿痂疹，蜂巣組織炎，あるいは特殊な型として猩紅熱があり，これら以外にも中耳炎，肺炎，化膿性関節炎，骨髄炎，髄膜炎などがあり，また非化膿性疾患として，リウマチ熱や急性糸球体腎炎を起こすことが知られている．
- A群β溶連菌迅速試験で陽性であれば，除菌の対象となり，治療はペニシリン系薬剤が第1選択薬となる．ペニシリン系にアレルギーがある場合にはエリスロマイシンが適応となり，また第1世代のセフェムも使用可能である．いずれの薬剤であってもリウマチ熱，急性糸球体腎炎など非化膿性の合併症予防のために，少なくとも10日間は確実に抗生剤を投与し，服薬を指導することが重要である．
- 適切な抗生剤治療が行われれば，ほとんどの場合24時間以内には他人への感染を防げる程度に菌量を抑制することができるので，抗生剤治療開始後24時間以上を経ていれば，全身状態のよいものは登校，登園などは可能になると考えられる．
- 最近は劇症型溶連菌感染症が年間約50例程度発生している．この疾患は中高齢者に好発する．死亡率は40～50％で，多くは咽頭炎が前駆し，突然の高熱，嘔気・嘔吐，呼吸困難，筋痛などの重症敗血症，または敗血症性ショック状態で発症する．この劇症型の出現で，A群β溶連菌迅速試験は再評価されている．

今後の検査の進め方

- 病原診断は，咽頭培養により溶連菌を分離培養することが基本であるが，最近は迅速診断キットが臨床の現場で広く利用されるようになってきた．迅速診断キットの特異度は一般的に高いが，感度は50～95％とさまざまである．検査結果は抗原量，すなわち菌量に依存するため，咽頭擦過物をていねいに採取することがよりよい結果を得ることとなる．
- さらに，血清学的に抗streptolysin-O（ASO），抗streptokinase（ASK），抗hyaluronidase（AHD），抗DNAase B（ADN-B），抗A群連鎖球菌多糖体（ASP）などの菌体外抗原や菌体抗原に対する抗体の上昇を確認することは，診断の参考となる．

（柏木保代）

5E045

淋菌抗原　保

gonococcal antigen

測定法　培養法，EIA（固相法），核酸検出法（DNAプローブ法，PCR，LCR）
検　体　尿道・子宮頸部上皮細胞
基準値　陰性
異常値を呈する場合
陽性　淋病
偽陽性　交差性のある菌の混入による（他のナイセリア属など）

プロフィール

- 淋菌は腎臓形をしたグラム陰性の双球菌（0.6～1.0 μm）で鞭毛を持たず，オキシダーゼ陽性である．
- 淋菌に対する診断は，通常鏡検法や培養法による分離同定検査法，酵素抗体法，DNAプローブ法，PCR，LCRなどがある．現在は培養法とPCRが一般的に行われている．
- 尿道分泌物あるいは子宮頸管粘液中より酵素抗体法にて検出する方法は，培養法に比べ迅速で操作が簡便であり，検体中の淋菌が死滅していても淋菌として証明することができる．すなわち，淋菌菌体表面抗原に対するポリクローナル抗体をsolid phase immunoassayで検出する方法である．しかしポリクローナル抗体を使用しているため，他のナイセリアなどの淋菌類似細菌の混入があると偽陽性となる．また淋菌は死滅しても，その抗原性が残っていると陽性となる．
- DNAプローブ法はDNA hybridizationを用いた方法で，淋菌リボゾームRNAを抽出しDNAプローブを反応させ，DNA/RNAハイブリッドを化学発光させ測定する方法である．
- PCRは，cytosine DNA methyltransferase geneの特異的なDNAを検出する．PCRは淋菌が死滅しても抗原が残存した場合は結果が陽性となるときもある．さらに尿検体では尿がPCR反応を抑制する場合がある．
- LCRは，DNA連結酵素リガーゼを用いて標的DNA分子を増幅し検出する方法である．PCR，LCRはと

b　感染症（非ウイルス）関連検査　671

もに高感度で特異性が高いとされている．
- ハイブリッドキャプチャー法は，新しいシグナル増幅手段を用いた高感度 DNA-RNA ハイブリダイゼーション法で，長鎖の RNA プローブを使用し生成した DNA/RNA ハイブリッドを化学発光により検出する方法である．
- アプティマ Combo2 クラミジア/ゴノレア®は重複感染が多い淋菌およびクラミジア・トラコマティスを同時に検出する核酸増幅同定精密検査である．

臨床的意義と検査値の読み方

- 本検査は，淋菌感染を疑うときに行われる．
  男性：尿道炎，前立腺炎
  女性：子宮頸管炎，子宮内膜炎，付属器炎，不妊症，骨盤内感染症（PID）
- 淋菌感染症は，淋菌を原因菌とする性病・性感染症で，男性は主に尿道炎を起こし，女性は主に子宮頸管炎を起こす．最近では，東南アジアやアフリカなどの途上国での蔓延が問題化しており，日本でも増加傾向にある．
- 男性の淋病性尿道炎は，感染から発症までが短く，痛みなどの自覚症状があるため，性病・性感染症全体の蔓延の指標となり，また淋菌の感染率の上昇は，すなわち性病全体の感染率の上昇と連動していると推定できる．
- さらに淋菌が上行性に侵入すると，男性の場合前立腺炎や精巣上体炎を，女性の場合は子宮内膜炎，骨盤内感染（卵管炎，卵巣炎，骨盤腹膜炎），腹膜炎，肝周囲炎などを起こし，後遺症として不妊症になる．
- 咽頭炎（口腔性交による），肛門直腸炎（肛門性交による），結膜炎，分娩時の産道感染による新生児の結膜炎も淋菌感染によって起こり，血中に侵入すると，敗血症，心内膜炎，髄膜炎，関節炎などの全身感染症を起こすこともある．

今後の検査の進め方

- 必要に応じ他の淋菌検査を行う． 　　　（石　和久）

6B610
淋菌核酸増幅同定　保

DNA amplification assay for *Neisseria gonorrhoeae*

測定法　PCR，TMA，SDA
検　体　男性は初尿，尿道スワブ，女性は子宮頸管スワブ．なお，咽頭検体は SDA のみ承認されている．各検体はそれぞれ専用の採取セットを用いて採取し，搬送用チューブに保存する．
基準値　検出せず
異常値を呈する場合
　陽性　淋菌感染症

プロフィール

- 現在，わが国で保険収載されている淋菌核酸増幅同定精密検査には，従来からの PCR によるアンプリコア®STD-1（ロシュ・ダイアグノスティックス）に加え，TMA（transcription mediated amplification）を原理とするアプティマ™Combo2（富士レビオ）と SDA（strand displacement amplification）を原理とする BD プローブテック™ET（日本ベクトン・ディッキンソン）の2種類が最近承認され，合計3種類の検査法がある．
- アプティマ™Combo2：*Neisseria gonorrhoeae*（淋菌）の 16s リボソーム RNA を標的とする．本キットは，標的 RNA のみを特異的に捕捉回収する検体前処理技術である TCS（target capture system），RNA を標的とする遺伝子増幅技術である TMA，そして2つの異なる標的 RNA を同時に分別検出する化学発光測定技術である HPA（hybridization protection assay）および DKA（dual kinetic assay）の4つの技術を組み合わせることにより，1検体からの抽出・捕捉・増幅・検出を1つの試験管内で行い，淋菌とクラミジア・トラコマチスを同時に鑑別できる．
- BD プローブテック™ET：淋菌の染色体 DNA の一部である 103 塩基対を標的とする．本キットは，SDA により核酸増幅を行い，淋菌を検出する．SDA は標的 DNA に特異的な4種のプライマーと鎖置換型 DNA ポリメラーゼによる DNA 伸長反応，および制限酵素による標的配列の一部に nick が入る反応が基本となっている．制限酵素による nick 部分がプライマーと同等の働きをすることにより，鎖置換型 DNA 伸長反応が連続して生じ，等温下での核酸増幅反応を実現する．増幅産物には2種類の蛍光色素で標識された特別にデザインされたプローブが結合し，この蛍光を検出することにより標的 DNA の有無を判定する．
- 尿またはスワブ検体を用いた検討では，TMA と SDA はそれぞれ PCR と同等の検出感度と特異性を示すことが報告されている．なお，PCR は口腔内常在菌である非病原性の *Neisseria subflava*，*Neisseria cinerea* と交差反応を示すものの，TMA と SDA はこれら *Neisseria* 属との交差反応は示さない．

臨床的意義と検査値の読み方

- 淋菌感染症は性感染症（STD）の代表的疾患であり，現在わが国ではクラミジア感染症に次いで罹患率の高い STD である．近年，キノロン系薬をはじめとする各種薬剤に対する淋菌の耐性化と風俗女性とのオーラルセックスを介した感染経路が大きな問題となっている．男性は主に急性尿道炎を発症し，尿道口より濃厚な膿の排泄，排尿痛などの症状を認める．また，精巣上体炎を起こすこともある．女性は主に子宮頸管炎を発症し，おりものの増量感などの症状を認めるが，無症状のことが少なくない．そのほか腟炎，バルトリン腺炎，子宮内膜炎，骨盤内炎症性疾患などを起こすこともある．さらに泌尿生殖器以外に咽頭炎，結膜炎，直腸炎を起こすこともある．
- 従来から淋菌の検出法としては，分泌物の鏡検法お

および分離培養同定法が標準法とされている．分泌物の鏡検法は，男性では白血球内に貪食されたグラム陰性双球菌（淋菌）を容易に観察でき，スクリーニング検査として有用であるものの，女性の子宮頸管分泌物中には淋菌以外の雑菌の混入が多く，淋菌の確認が困難で検出感度が低い．淋菌の培養法は，淋菌が温度変化，乾燥などに抵抗力が弱いため輸送中に死滅し，偽陰性となることがある．また，培養法には，淋菌が一般細菌と異なり培養条件が厳密で，しかも結果が判明するまでに時間を要するという欠点もある．

- 淋菌核酸増幅同定精密検査は，STDとしての淋菌感染症が疑われる患者およびそのセックスパートナーなどの検査に使用する．
- 3種類の淋菌核酸増幅同定精密検査は少量の検体でも高感度に，簡便・迅速に淋菌を検出できる．また，これらの検査法では死菌も検出できるので，検体の取り扱いが容易である．男性では採取が簡単な初尿検体も使用できる利点がある．淋菌感染症の20～30％にクラミジアの混合感染がみられるので，初診時に淋菌のみではなく，クラミジアの検査も同時に実施することが望ましい．
- これら3種類の検査法ともクラミジアの核酸増幅同定精密検査も可能で，淋菌およびクラミジア同時核酸増幅同定精密検査として保険が承認されている（なお，TMAは淋菌およびクラミジア同時検査のみが承認されている）．さらにSDAは咽頭からの淋菌・クラミジアの同時検出も承認されている．しかしながら，これら検査法は薬剤耐性淋菌を確認するための薬剤感受性測定ができないという欠点がある．

予想外の値が認められるとき

- 偽陽性：死菌の状態でも検出できるので，抗菌薬使用直後の検体は偽陽性になることがある．PCRは，口腔内常在菌の非病原性 *Neisseria* 属と交差反応し，偽陽性を示すので，咽頭検体には使用すべきでない．
- 偽陰性：不適切な検体採取で偽陰性となることがある．たとえば，初尿（放尿初めの10～30m*l*）でない検体では，大量の尿で検体中の淋菌が希釈され偽陰性となる可能性がある．また，排尿直後の初尿は偽陰性となる可能性がある．さらに多量の血液などの反応阻害物質を多く含む検体では偽陰性になる可能性がある．

（田中正利）

5E106

抗マイコプラズマ抗体　保

anti-*Mycoplasma pneumoniae* antibody

別 マイコプラズマ抗体

測定法 CF，PA，ELISA
検　体 血清，髄液
基準値 陰性

- CF：〈血清〉4倍未満，〈髄液〉1倍未満
- PA：〈血清〉40倍未満，〈髄液〉40倍未満
- EIA：カットオフ値以下

異常値を呈する場合

高値 マイコプラズマ肺炎およびマイコプラズマ感染による合併症発症時（成人呼吸促迫症候群，溶血性貧血，中耳炎，多発性関節炎，髄膜脳炎，Guillain-Barré症候群）

Critical/Panic value

- 髄液で高値を示した場合は，マイコプラズマによる髄膜脳炎を考慮して担当医に至急連絡する．

プロフィール

- *Mycoplasma pneumoniae* は4，5歳の小児から30歳代の成人における呼吸器感染の主要な病原体であり，流行の原因ともなりうる．
- 補体結合反応（CF），および凝集反応（PA）による検査法が普及している．CFは主にIgGクラスの抗体を，PAは主にIgMクラスの抗体が測定される．EIAでは抗マイコプラズマIgM抗体を高い感度で測定可能であり早期の診断に有用である．

臨床的意義と検査値の読み方

- 本検査はマイコプラズマ肺炎を含めた異型肺炎が疑われるときに実施される．すなわち胸部X線で肺炎が疑われるにもかかわらず，①痰がほとんど認められずしつこく咳を訴える例，②聴診上，呼吸性雑音などの臨床所見に乏しい場合，③末梢血白血球数が正常あるいは軽度の上昇に留まる場合，④ペニシリン系やセフェム系などのβ-ラクタム系抗菌薬が無効な例，などがその対象となる．
- *M. pneumoniae* の培養には特殊な培地を要し，分離同定におよそ7～10日間と長期間かかることから，実際に培養によって診断を行う施設はわずかである．寒冷凝集反応は本疾患患者に高い確率で陽性に出るが，非特異的な検査であることから補助診断として有効である．そこでマイコプラズマに対する抗体価の上昇を証明する血清学的診断法が，特異性が高く，実用的な方法として一般的に行われている．
- *M. pneumoniae* は不顕性感染例も多く，再感染も多いといわれている．単一血清のみの場合はCFで64倍以上，PAで320倍以上を陽性の基準としているが，一度感染すると数カ月はIgG抗体価の上昇がみられるため，単一血清でIgG抗体価の上昇がみられても，それのみで現在マイコプラズマ感染を起こしているとは断定できない．そのため発症後早期（発症1週間以内）に採取した急性期血清と，発症後2～4週間に得られた回復期血清をペアで用いて，回復期の抗体価が急性期の4倍以上であれば有意の上昇と判定する．なお，特異的IgM抗体価の上昇があれば急性感染の可能性が高いと判断される．
- ステロイドや免疫抑制剤を投与されている症例や乳幼児の例では，有意な抗体価の上昇がみられない場合もある．

（松本哲哉）

b 感染症（非ウイルス）関連検査　　673

5E107
マイコプラズマ抗原 保
mycoplasma antigen

別 マイコプラズマ抗原（咽頭分泌物）遺伝子検査

測定法 PCR
検 体 咽頭ぬぐい液，気管支肺胞洗浄液
基準値 陰性
異常値を呈する場合
高値 マイコプラズマ肺炎

プロフィール
- *Mycoplasma pneumoniae* は小児から比較的若年の成人にかけて，上気道炎，気管支炎および肺炎の主要な病原体であり，4年おきに流行する傾向がある．
- マイコプラズマ肺炎の診断に一般的に用いられている血清学的診断は，急性期血清と発症後2〜4週間に得られた回復期血清を用いるため，たとえ診断がなされても治療に役立てることができない場合も多い．そこで迅速診断を目的として，PCRを用いたマイコプラズマの検出法が開発されている．本検査法は，まだ抗体価が上昇していない感染早期の段階でも診断が可能であるという意味において有用な検査法である．

臨床的意義と検査値の読み方
- 一般に肺炎の第1選択薬として用いられるペニシリン系やセフェム系の抗菌薬は *M. pneumoniae* に無効である．そのため感染早期よりマイコプラズマ感染症の診断がつけば，マクロライドやニューキノロンなどの有効な抗菌薬の選択が可能となり，治療上非常に参考になる．
- 本検査はマイコプラズマ肺炎が疑われるときに測定される．典型例としては，①若年層で乾性咳嗽が持続する，②聴診上の所見は乏しいにもかかわらず胸部X線で肺炎像を認める（異型肺炎），③ペニシリン系やセフェム系の抗菌薬が無効，などの特徴があげられる．
- マイコプラズマは不顕性感染例も多く，再感染の可能性もあるといわれている．しかし通常，上気道にマイコプラズマが常在することはないので，マイコプラズマ肺炎に見合う症状があって，マイコプラズマが検出されれば診断が確定できる．
- マイコプラズマ肺炎は乾性咳嗽を特徴としているので，喀痰を採取するのは困難であり，また小児の場合は痰を喀出することができない．ただし肺炎例でも咽頭上皮細胞にマイコプラズマが付着しているので，咽頭ぬぐい液を検体として検査を行ってもマイコプラズマを検出できる可能性が高い．さらに気管支肺胞洗浄液を用いても同様に検査が可能である．
- 臨床症状などを参考に診断を行うが，本検査で陽性と判定されれば，マイコプラズマ感染とほぼ診断可能である．ただしPCRそのものが汚染による偽陽性

が出やすいため，判断に困る例ではマイコプラズマ抗体や寒冷凝集反応の検査も併せて行う．
- マイコプラズマ肺炎と類似した臨床症状を呈する疾患としてクラミジア *Chlamydophila (Chlamydia) pneumoniae* による肺炎があり，両者の鑑別が重要である．

（松本哲哉）

5E110
クロストリジウム・ディフィシル抗原 保
Clostridium difficile antigen

測定法 ラテックス凝集法，酵素抗体法，イムノクロマトグラフィ法
検 体 糞便検体
基準値 陰性
異常値を呈する場合
陽性 *Clostridium difficile* 関連下痢症／腸炎

プロフィール
- *C. difficile* 関連下痢症／腸炎は，抗菌薬使用などにより腸内フローラが攪乱された際に，消化管内で *C. difficile* が過増殖して引き起こされる．
- *C. difficile* の産生する2毒素，toxin A と toxin B が本菌の病原性に大きな役割を果たしている．菌株の毒素産生パターンには，toxin A 陽性 toxin B 陽性，toxin A 陰性 toxin B 陽性，および toxin A 陰性 toxin B 陰性があり，toxin A 陰性 toxin B 陽性株も toxin A 陽性 toxin B 陽性株と同様に，消化管感染症を引き起こす．
- 異なる対象を検出する検査が，同じ"クロストリジウム・ディフィシル抗原"として保険適用になっている．
  ① *Clostridium difficile* グルタメートデヒドロゲナーゼ検出：C.D.チェック・D-1®，イムノカード C. デフィシル®
  ② *Clostridium difficile* toxin A 検出：バイダスアッセイキット CDA2®，ユニクイック®
  ③ *Clostridium difficile* toxin A および toxin B 検出：TOX A/B QUIK CHEK®

臨床的意義と検査値の読み方
- 消化管症状がある症例においてのみ検査を行う．基本的には無症候キャリアの検査や治療経過をチェックするための検査の施行は臨床的意義がない．
- ラテックス凝集法によるグルタメートデヒドロゲナーゼ検出（C.D.チェック・D-1®）は日本の多くの病院で使用されているが，感度も特異度も高くないので，単独では *C. difficile* 関連下痢症／腸炎の診断検査に用いるべきではない．
- toxin A と toxin B を同時に検出する検査は，toxin A のみを検出する検査と比較すると，toxin A 陰性 toxin B 陽性株による感染が診断可能であり，また，toxin A 陽性 toxin B 陽性株による感染においても感

度が優れている．したがって，糞便検体中の毒素検出は，toxin A 検出検査ではなく，toxin A/toxin B 検出検査を行うことが勧められる．ただし，toxin A/toxin B 検出キットによる糞便中の毒素検出も，分離培養検査と比較すると感度が低い．

- 特に，臨床的に *C. difficile* 関連下痢症/腸炎が疑われるのに毒素検出が陰性の場合や，院内感染が疑われる場合などには，分離培養を併用すべきである．*C. difficile* の分離培養は，特別な検体処理や選択培地使用が必要になるので，検査依頼の際には *C. difficile* 関連下痢症/腸炎を疑っていることを検査室に伝える必要がある．
- 分離された *C. difficile* 菌株を液体培地で培養し，toxin A/toxin B 検出キットを使用すると，時間はかかるが分離菌株の toxin B 産生性を検討することが可能である．
(加藤はる)

6B831
大腸菌 O 抗原同定検査 　保

E. coli O antigen, serotyping of enteropathogenic *E. coli*

別 病原大腸菌血清型判定

測定法　菌体凝集反応
検　体　純培養した大腸菌株など
基準値　陰性
異常値を呈する場合
Critical/Panic value

- 腸管出血性大腸菌の検出
  対応▶感染症法で3類感染症に属しているため，陽性を呈した場合は直ちに検査室から医師に連絡する必要がある．

陽性　病原大腸菌による感染性胃腸炎，食中毒，下痢症など

プロフィール

- 糞便から分離培養された大腸菌と免疫血清との凝集検査で血清型を同定する．現在，市販されている血清は，O 抗原（菌体抗原）50 種類と H 抗原（鞭毛抗原）22 種類がある．

臨床的意義と検査値の読み方

- 本検査は下記の場合に行われる．
  ①下痢，腹痛，嘔吐などを呈して，感染性腸炎が疑われる場合．
  ②旅行者下痢症が疑われる場合．
- 腸管性の病原大腸菌は，5種類に分類される．
  ①腸管毒素性大腸菌（enterotoxigenic *E. coli*：ETEC）：腸管毒（エンテロトキシン）を産生し，易熱性毒素（LT），耐熱性毒素（ST）の2種類がある．毒素が腸管の水分の吸収阻害を起こし，水様性の下痢やコレラのときにみられる米のとぎ汁のような下痢を起こす場合もある．東南アジア，中近東などから帰国したときの海外旅行者下痢の原因となることが多い．主な血清型：O6，O7，O8，O9，O11，O15，O20，O25，O27，O63，O73，O78，O114，O115，O126，O128，O148，O149，O153，O159，O167，O168，O169，O170
  ②腸管出血性大腸菌（enterohemorrhagic *E. coli*：EHEC）またはベロ毒素産生性大腸菌（verotoxin-producing *E. coli*：VTEC）：初期は水様性の下痢であるが，悪化すると特徴的な激しい腹痛と血便となる．さらに重症化すると溶血性尿毒症症候群（HUS）や脳症を引き起こす．ベロ毒素の VT1（志賀毒素）と VT2 を両方またはどちらか産生する．主な血清型：O1，O26，O91，O111，O113，O117，O121，O145，O157，O172
  ③腸管病原性大腸菌（enteropathogenic *E. coli*：EPEC）：小腸に定着し，下痢を起こす．主として乳幼児〜学童の下痢症となることが多い．主な血清型：O18，O20，O26，O44，O55，O86，O111，O114，O119，O125，O126，O127，O128，O142，O146，O151，O158，O166
  ④腸管組織侵入性大腸菌（enteroinvasive *E. coli*：EIEC）：赤痢菌のように大腸粘膜へ侵入後，増殖し発熱，腹痛，しぶり腹を起こす．生化学的性状も非運動性，リジン脱炭酸陰性，乳糖非分解など赤痢菌に類似しているので注意が必要である．海外旅行者下痢の原因となることが多い．主な血清型：O7，O28，O29，O112，O124，O136，O143，O144，O152，O159，O164，O173
  ⑤腸管付着性大腸菌（enteroadherent *E. coli*：EAEC）：付着の様式により腸管凝集性大腸菌（enteroaggregative *E. coli*：EAggEC），分散付着性大腸菌（diffusely adherent *E. coli*：DAEC），局在付着性大腸菌（localized-adhering *E. coli*：LAEC）に分類することもある．腸管細胞において，積み重なった凝集あるいはびまん性の付着をする．持続性の下痢を起こす．
- これらの血清群には重複があり，O119，O126，O128 は EPEC として知られているが，エンテロトキシンを産生する菌株がある．また，O26，O111 は EPEC として知られているが，ベロ毒素を産生し EHEC となる菌株もある．
- 大腸菌の血清学的型別は，病原大腸菌の推定に用いられ，病原大腸菌の血清型を示しても病原性を持たない菌株があるので，毒素（LT，ST，VT）などの病因因子の検出が必要である．病因因子の検出ができない場合は，病原大腸菌の決定ではなく，疑いで結果報告する．

今後の検査の進め方

- 分離培養は，糞便では BTB，DHL，マッコンキー寒天培地を用いる．O157 はソルビトールが陰性であるので，ソルビットマッコンキー寒天培地（CT-SMAC）や BCM157，レインボーアガー O157，クロモアガー O157TAM などを用いる．

- LT，ST，ベロ毒素の検出は凝集した大腸菌すべてに対して行うのが理想であるが，産生しやすい血清型は行うことが望ましい．しかし，O157，O111，O26など，ベロ毒素を産生する可能性が高い血清型は毒素の検出を実施する必要がある．

予想外の値が認められるとき

- *Citrobacter freundii*, *Escherichia hermannii*, *Hahnia alvei* などの菌には，O157血清と類属凝集反応を示すものもあるので，分離平板培地上から直接凝集反応を行う場合には，注意を要する．
- 加熱により凝集が弱くなるときは，加熱菌液を1～2回生理食塩水で遠沈洗浄すると強まる場合がある．
- 市販血清で同定できない病原大腸菌もあり，特にベロ毒素を産生している菌株は，新しい血清型の可能性もあるので，各地の衛生研究所や国立予防衛生研究所に検査を依頼する．
- 近年，耐性菌（ESBL産生菌など）が出現しているので薬剤感受性検査を行い報告する． （千葉勝己）

5E115 大腸菌ベロトキシン検出 保

detection of verocytotoxin-producing *Escherichia coli*

測定法 ELISA，イムノクロマトグラフィ法，ラテックス凝集反応法
検体 糞便，純培養菌株など
基準値 陰性
〈検出限界〉
- ELISA：0.07～0.15 ng/m*l* 未満
- イムノクロマトグラフィ法：1.0～3.3 ng/m*l* 未満
- ラテックス凝集反応法：0.7～1.5 ng/m*l* 未満
 （市販キットによる参考値）

異常値を呈する場合
陽性 腸管出血性大腸菌感染症，溶血性尿毒症症候群

プロフィール

- 大腸菌ベロトキシンの遺伝子はファージによって運ばれる．このファージに感染した大腸菌は染色体上に毒素遺伝子を組み込み，ベロトキシン産生能を獲得する．
- ベロトキシンの検査法は，菌が産生する毒素を検出する方法と，毒素遺伝子を検出する方法に分けられる．
- 毒素の検出は，vero細胞を用いた細胞毒性試験が基本となっているが，操作が煩雑で判定に時間がかかるため，実際の臨床検査で細胞毒性試験を行うことはまずない．現在はELISA，イムノクロマトグラフィ法，ラテックス凝集反応法において市販キットが開発されており，ことにイムノクロマトグラフィ法，ラテックス凝集反応法は手技が簡単で3時間以内に結果を出すことができる．遺伝子の検出にはPCRが行われている．

- 毒素検出でも毒素遺伝子検出でも，便からの直接法と培養後のコロニー掻き取りによる間接法で実施する，前処理を行い市販のキットにかける．

臨床的意義と検査値の読み方

- 感染により出血性の大腸炎を起こす腸管出血性大腸菌はベロトキシンとよばれる毒素を産生する．
- 本菌による感染症は，感染症法に基づき3類感染症に分類され，全数届出が義務づけられている．さらに，2006年4月からは溶血性尿毒症候群発症例に限り，便からのベロトキシンの検出あるいは患者血清からのO抗原凝集抗体または抗ベロトキシン抗体検出によって診断した場合も届出が必要となっている．
- 本菌はきわめて高い感染性をもち，わずか50個で感染が成立するといわれ，ヒトからヒトへの二次感染防止に努めなければならない．多くは，1～5日の潜伏期を経て発症する．
- ベロトキシンには抗原性の違いにより，ベロトキシン1型（VT1）とベロトキシン2型（VT2）がある．このうち，VT1の抗原性は志賀赤痢菌1型の産生する志賀毒素と同一と考えてよい．VT2にはさらにいくつかの変異体が知られている．このベロトキシン産生性が本菌の細菌学的な最大の特徴といえる．VT1，VT2単独あるいはともに陽性の場合VTEC（ベロトキシン産生大腸菌）と推定する．
- ただし，*Enterobacter cloacae* や *Citrobacter freundii* など *E. coli* 以外の菌種にもベロトキシンを産生する株が存在するので，生化学的性状および血清型による菌種の同定を忘れてはならない．
- 激しい腹痛と鮮血（典型例は all blood and no stool と表現される）を伴う排便があるときは腸管出血性大腸菌感染症を疑い，検査を行う．
- ベロトキシン産生性の判定後は，必要に応じPCRによる遺伝子検出を行う．溶血性尿毒症症候群（HUS），脳症などの合併症を数％の頻度で引き起こすため，その有無も確認する． （樫谷総子）

5E116 大腸菌O157抗原 保

Escherichia coli O157 antigen

測定法 ELISA，イムノクロマトグラフィ法，ラテックス凝集反応法
検体 糞便，純培養菌株
基準値 陰性
〈検出限界〉
- イムノクロマトグラフィ法：10^5 cfu/m*l* 未満
- ラテックス凝集反応法：10^5～10^6 cfu/m*l* 未満
 （市販キットによる参考値）

異常値を呈する場合
陽性 腸管出血性大腸菌感染症（EHEC）

プロフィール

- 腸管出血性大腸菌（EHEC = VTEC = STEC）は、O157 抗原のほか O26, O111, O128, O145 などさまざまな血清型が分離されているが、このうち O157 が最も多く 60〜80％を占める．
- そのため大腸菌 O157 の抗原を検出するキットがいくつか開発された．検体中の大腸菌 O157 がキット中の金コロイド標識抗大腸菌 O157 抗体と抗原抗体複合体を形成することを利用したイムノクロマトグラフィ法や，大腸菌 O157 の抗体を感作させたラテックス粒子と検体中の抗原を反応させ肉眼でその凝集反応をみるラテックス凝集反応法は，いずれも 10 分くらいで結果が得られるため，臨床検査における役割は大きい．
- ただし，O157 以外の血清型による腸管出血性大腸菌の分離頻度は相変わらず漸増傾向にあり，この点は注意を要する．

臨床的意義と検査値の読み方

- 大腸菌 O157 は，1982 年アメリカで発生したハンバーガー食中毒事件の原因菌としてはじめて分離された大腸菌の血清型である．本菌は日本でも 1990 年浦和市（現・さいたま市）で死者 2 名を出し，1996 年には大阪で大規模な集団発生を引き起こした．
- この血清型 O157 の多くの菌株がベロトキシンを産生する腸管出血性大腸菌であったため，社会的な問題となった．したがって，本菌種をさす大腸菌 O157 という呼び方は通称であり，正しくは腸管出血性大腸菌 O157：H7（あるいは H⁻）である．
- 大腸菌 O157 抗原の検出は，腸管出血性大腸菌の可能性を示す．頻回の水溶性下痢，血性下痢，激しい腹痛，中程度の発熱などがある場合，O157 抗原の検出を試みる．ただし，1996 年堺市での大腸菌 O157 感染例では初発症状として下痢，腹痛，血便，発熱，嘔吐，感冒様症状など非特異的であった．
- なお，*Salmonella* 属や *Citrobacter freundii* の一部の株で，大腸菌 O157 の抗原性と関連があるとの報告があり陽性反応を示す可能性があるため，培養ののち生化学的な検査も必ず行う．
- 大腸菌 O157 抗原が確認されたら EHEC を強く疑い，ベロトキシン産生の有無を検査する．同時にベロトキシンの作用による溶血性貧血，急性腎不全などの症状が現れていないかを確認する．
- 大腸菌 O157 はわが国で分離される腸管出血性大腸菌の代表的な血清型であるが，これが陰性であった場合は，ほかの血清型の腸管出血性大腸菌症を疑う．さらに，ほかの下痢原性大腸菌についても考慮する．

（樫谷総子）

5E119
抗病原性大腸菌 O157 LPS 抗体
LPS antibody of *Escherichia coli* O157

別 病原性大腸菌 O157 LPS 抗体

測定法 ELISA
検体 血清
基準値 カットオフ値：OD Index 1.0（参照値）
異常値を呈する場合

- IgM, IgG OD Index 1.0 以上

次に必要な検査▶ 腸管出血性大腸菌感染症の可能性があることから，臨床症状（血性下痢など）や培養検査と併せて診断する．特に IgM 抗体価の上昇は感染初期の可能性が高い．

プロフィール

- 病原性大腸菌 O157 に感染すると，血中に当該菌の LPS 抗体が産生される．
- 本菌に感染後生じる重篤な周辺臓器障害である出血性大腸炎（HC）や溶血性尿毒症症候群（HUS）患者の第 3 病日以降 IgM 抗体価が上昇することから，本抗体を ELISA によって測定する．

臨床的意義と検査値の読み方

- 病原性大腸菌 O157 感染が疑われる患者について培養検査の補助検査として実施する．
- 本菌感染によって生じる下痢発症後の培養検査による菌（抗原）検出率は 2 日目まではほぼ 100％といわれ，その後病日の経過とともに検出率は低くなり，7 日目以降では 30％程度まで減少すると報告されている．
- 培養検査によって起炎菌を確認することが診断におけるゴールデンスタンダードであるが，前述の理由や抗菌薬投与などにより菌が検出されない場合がある．また，培養検査は最低でも 1 日の時間を要することから，病状が現れてから検査を実施しても，最終同定結果が得られるまで数日間経過することがある．
- 腸管出血性大腸菌はベロ毒素を産生する大腸菌（VTEC）と定義され，血清型 O157 以外にも O26, O111, O121, O145 などいくつかの血清型が報告されている．しかし HUS などの重篤な臓器炎症までに至るのは，圧倒的に血清型 O157 による感染が多く，その背景からも本法の有用性は高い．
- 本検査のもう一つの意義としては，病原性大腸菌 O157 による集団感染（アウトブレイク）が起こった場合，感染者によっても症状の強弱はさまざまで，培養検査の実施が遅れる，もしくは見逃されるケースも少なくない．本検査による IgG 抗体は IgM 抗体価の上昇後，発症第 7〜8 病日以降上昇してくることから，感染既往歴の有無を調査するフォローアップとしても有用な方法である（菅原由人，他：ELISA 法による腸管出血性大腸菌 O157 由来 LPS IgM および IgG

b 感染症（非ウイルス）関連検査

抗体測定の基礎および臨床的検討．感染症学雑誌，73：593-599, 1999).

- 本検査は病原性大腸菌O157のLPS抗体に限定した検査であり、その他の腸管出血性大腸菌のLPS抗体とは反応しない．培養検査による抗原（病原体）検出や、その病原体が産生する毒素を直接検出する方法の補助として用いられるべきである．
- 現時点でELISAによって測定するキットは市販されていないが，保険収載されているラテックス凝集法のキットが代用可能である．ただし，ラテックス凝集法ではサブクラスの分類は不可能である．

(小林寅喆)

5E112
腸炎ビブリオ耐熱性溶血毒検査
Vibrio parahaemolyticus thermo-direct hemolysin test
別 耐熱性溶血毒検査，TDH

測定法	逆受身ラテックス法，イムノクロマト法，血液（我妻）寒天培養法
検 体	増菌培養液
基準値	陰性 （市販キットを参考に検出限界として） 逆受身ラテックス法：1〜2 ng/m*l* 未満 イムノクロマト法：0.2 ng/m*l* 未満 我妻培地培養法：1 μg/m*l* 未満

異常値を呈する場合
陽性 腸炎ビブリオ食中毒

プロフィール

- 腸炎ビブリオの主要な病原因子は蛋白性の耐熱性溶血毒（thermo-direct hemolysin：TDH）で，pH6.0で100℃，15分の加熱にも耐える．ヒトの赤血球は溶血するが，ウマ赤血球には作用しない．このような特異的な溶血性を神奈川現象とよび，神奈川現象確認用の培地として，我妻培地が古くから使われてきた．
- ヒトの下痢症から分離される菌はほとんどがTDHを産生するが，環境中や魚介類から分離される菌はほとんどがTDHを産生しない．また，TDH類似溶血毒（TDH-related hemolysin：TRH）も病原因子の一つであるが，TDH産生菌よりも検出される数は少ない．
- マンニットを含む基礎寒天培地に新鮮ヒトあるいはウサギ脱線血を加えた変法我妻培地上に集落を形成させて，神奈川現象とよばれる溶血反応を観察する我妻培地培養法は，現在でもTDH産生性の確認培地として利用されている．
- 精製TDHをウサギに免疫し，得られた抗血清から特異抗体を精製しラテックス粒子に感作して，抗TDH感作ラテックスを作製する．抗原であるTDHとの結合による凝集を検出するため，逆受身ラテックス凝集法とよばれる．
- イムノクロマト法は，TDHに対するモノクローナル抗体を作製し，金コロイドに結合させたものを濾紙に吸着させておき，サンドイッチ法でTDHを検出する方法である．
- 検出感度は，我妻培地法，逆受身ラテックス法，イムノクロマト法の順に高くなるが，現在のところ市販されているものは逆受身ラテックス法のキットだけである．
- 抗原そのものを検出する方法は，増菌培養を必要としており，検出までに時間がかかる．PCRを用いた*tdh*遺伝子の検出がより迅速簡便である．PCRでは検出感度が高いので，分離培地上の集落や一次増菌液からも検出が可能である．死菌や遺伝子が発現していない場合もPCRでは陽性となってしまうため，最終的にはTDHの産生を確認しなければいけない．

臨床的意義と検査値の読み方

- 腸炎ビブリオ食中毒は下痢あるいは堪えがたい腹痛を主症状とする腸管感染症で，老年者ではまれに低血圧，心電図異常などの症状を起こし，死に至ることもある．主たる病原因子は耐熱性溶血毒（TDH）であり，いくつかの変異体も存在する．また，TDHに類似した溶血毒（TRH）も病原性に関与しているものと考えられている．TDHの生物活性には，①溶血作用，②細胞致死活性，③腸管毒性，④心臓毒性がある．
- 腸炎ビブリオ食中毒は感染性胃腸炎のうち，特に夏場の生鮮魚介類の喫食による発生が多い．刺し身や寿司が主な原因食品となり，加熱品であっても汚染食品からの二次汚染を受けている場合もある．しかし，汚染が疑われる食品でもTDH陰性菌や他の雑菌の混入が多く，通常食品からTDH陽性菌の検出は困難な場合が多い．他の細菌性食中毒菌も増殖しやすい夏場に多い傾向があり，腸炎ビブリオ食中毒とするにはTDH産生性を調べなければいけない．
- 喫食状況や臨床症状から腸炎ビブリオ胃腸炎が疑われるときには下痢便から，あるいは分離菌の性状から腸炎ビブリオが疑われる場合はその集落から液体培養し，その上清を検査に供する．
- TDH（あるいはTRH）を産生していない菌では，基本的に胃腸炎の原因とはならないので，感染性胃腸炎から腸炎ビブリオが分離されたときは，TDHの有無により原因菌であるかどうかが推定できる．したがって，TDH陰性の場合で*tdh*遺伝子も陰性であれば，他の原因物質の可能性を考慮すべきである．

今後の検査の進め方

- PCRは特異性も感度も高いため，他の細菌感染症との峻別も*tdh*遺伝子の検出により行うことができる．菌の同定よりも先にPCRを行うことが有用である．PCR用のプライマーセットが市販されている．

予想外の値が認められるとき

- TDHの産生量は菌の培養条件によっても左右される

場合があり，PCRとの併用を行う．逆受身ラテックス法などでTDHの検出が陰性であっても，*tdh*遺伝子が陽性の場合は，再検査を行う．

（荒川英二）

抗ツツガムシ抗体 5E121, 124, 127

anti-*Orientia (Rickettsia) tsutsugamushi* antibody

別 ツツガムシ抗体価測定

測定法 CF，FA
検 体 血清，髄液
基準値 陰性
- CF：〈血清〉各4倍未満，〈髄液〉各1倍未満
- FA：（IgG，IgM いずれも）10倍未満

異常値を呈する場合
高値 ツツガムシ病

プロフィール
- ツツガムシ病はリケッチアに属する *Orientia (Rickettsia) tsutsugamushi* に感染することで起こる．リケッチアは構造的にはグラム陰性菌に類似しており，ツツガムシは自然宿主の一つである．ヒトがツツガムシの幼虫に吸着されるとリケッチアに感染しツツガムシ病を発症する．
- 古典型のツツガムシ病は日本では東北地方の河川の流域で風土病として古くから知られていたが，第二次大戦後，新型のツツガムシ病が日本各地に発生することが明らかにされた．近年ではアウトドアの活動が盛んになり国内でも多くの感染例が報告されているが，その大部分は新型である．
- リケッチアの培養は特殊な条件が必要となるため一般的には行われていない．そこでツツガムシ病の確定診断は一般的に抗体価の測定によってなされている．通常，ギリアム（Gilliam），カープ（Karp），カトウ（Kato）の3株を標準株として抗体検査が実施される．抗体価の検査法にはCFとFAがあり，FAではIgGとIgMそれぞれの抗体価測定が可能である．
- 一般的にIgG抗体価が上昇するには感染後2週間程度が必要であり，IgM抗体価はそれよりも早期に上昇がみられる．そのためIgMのみが上昇している場合は感染早期であることを示唆している．感染後さらに早期の時点ではIgG，IgM抗体とも陰性を示す場合があり，経過を追って再検査が必要となる．

臨床的意義と検査値の読み方
- 本検査はツツガムシ病が疑われる症例，特に山歩きやハイキングなどに出かけて1〜2週間後に倦怠感，筋肉痛を伴う発熱が出現し，さらに発疹，リンパ節腫脹，刺し口が認められるときなどに検査の適応がある．
- 末梢血白血球数は発病初期には減少しやすく，その

後リンパ球の増加を伴う．赤沈は促進し，CRPは高値を示す．肝機能異常を高率に認め，ときに血小板減少や尿蛋白陽性などがみられる．重症例ではDIC（播種性血管内凝固症候群）や肺炎，髄膜炎，心筋炎などの合併がみられる．
- リケッチア症の診断に有効な検査として，プロテウスの特定菌株との交叉反応性を利用したワイル・フェリックス反応がある．ツツガムシ病ではプロテウスOXK株に対する凝集素価が上昇するが，本検査の結果を診断の参考にはできても確定する根拠とはならない．

（松本哲哉）

クリプトコッカス・ネオフォルマンス抗原 5E140

Cryptococcus neoformans antigen

別 C. ネオフォルマンス抗原

測定法 ラテックス凝集法
検 体 血清あるいは髄液
基準値 陰性

異常値を呈する場合
陽性 クリプトコッカス症，*Trichosporon beigelii* 感染症

プロフィール
- 病原性酵母菌である *Cryptococcus neoformans* の菌体周囲に存在する莢膜抗原（特にグルクロノキシロマンナン）を検出する血清学的検査法である．抗原の化学構造は，α-1-3結合のマンナン（マンノースの重合体）の主鎖にβ-1-2結合したキシロースとグルクロン酸よりなる酸性ヘテロ多糖体である．
- クリプトコッカス症は，経気道的吸入により肺に初感染巣として肺クリプトコッカス症を起こす．血行性に播種して，中枢神経系への親和性が高いため髄膜炎を併発するが，皮膚，骨などに播種性病変を形成する場合もある．わが国では *C. neoformans* var. *neoformans* 血清型Aによる感染がほとんどを占めている．

臨床的意義と検査値の読み方
- 本検査は下記の場合に行われる．
  ① 肺クリプトコッカス症を疑うとき：元来健康な人に，検診で肺癌や肺結核などと鑑別を要する結節影や浸潤影を認めるとき，また免疫不全患者で肺に異常陰影を認めるとき．
  ② クリプトコッカス髄膜炎を疑うとき：発熱や頭痛，髄膜刺激症状が出現し，結核性やウイルス性髄膜炎が鑑別にあがるとき．
- クリプトコッカス症では，*C. neoformans* の生体内での増殖に伴い莢膜抗原を産生する．クリプトコッカス症の診断として，直接鏡検や培養による菌の検出は重要であるが容易ではないため，血清学的な抗原の検出は，補助的診断法として迅速診断に役立つ．

b 感染症（非ウイルス）関連検査

- 1倍以上をスクリーニングのカットオフ値とし，感染局所から真菌学的ないしは組織学的に菌体を証明するための検査を行う．8倍以上では本症の可能性が高くなるが，確定診断にはトリコスポロン感染症との鑑別のためにも菌体の証明が不可欠である．
- 一般的に，抗原価は感染の消退に伴い減少がみられるが，抗原価が不変または長期遷延する症例もあり，治療効果の判定には画像診断や臨床症状など総合的な判断が求められる．

今後の検査の進め方
- 病理学的，真菌学的検査の実施．
- 経気管支的肺生検（TBLB）や経皮的肺吸引，気管支肺胞洗浄（BAL）を行う．
- 髄液や喀痰の培養や髄液の墨汁染色を試みる．

予想外の値が認められるとき
- *Trichosporon* が *C. neoformans* と共通抗原を有しているため，*Trichosporon asahii* 感染症で偽陽性になることがある．*T. beigelii* 感染症は，免疫不全患者に起こりやすい．
- 偽陽性が連続して認められるときは，検査キットの有効期限など検査試薬自体の信頼性を疑う．

(前崎繁文)

5E141
抗クリプトコッカス抗体
anti-*Cryptococcus neoformans* antibody

別 クリプトコッカス抗体

測定法	凝集反応法
検 体	血清あるいは髄液
基準値	陰性（2倍未満）

異常値を呈する場合
陽性 クリプトコッカス症，トリコスポロンによる夏型過敏性肺炎

プロフィール
- 病原性酵母菌である *Cryptococcus neoformans* の菌体周囲に存在する莢膜に対する抗体を検出する血清学的検査である．
- クリプトコッカス症は，経気道感染により肺に初感染巣として肺クリプトコッカス症を起こす．血行性に播種して，中枢神経系への親和性が高いため髄膜炎を併発するが，皮膚，骨などに播種性病変を形成する場合もある．わが国では *C. neoformans* var. *neoformans* 血清型Aによる感染がほとんどを占めている．

臨床的意義と検査値の読み方
- クリプトコッカス抗体は，有効な抗真菌薬の治療により，クリプトコッカス抗原価が低下してきた頃に出現し，抗体の存在は感染の既往を意味する．肺クリプトコッカス症患者の血清抗体陽性率は，血清抗原陽性率より低いが，血清抗体検出法は，臨床の有用

性において劣っている．また，過去の感染でも陽性になることが報告されている．
- トリコスポロンによる夏型過敏性肺炎でも陽性となることがあり，注意が必要である．免疫不全患者では抗体価が産生されないため，有用でない．

今後の検査の進め方
- 病理学的，真菌学的検査の実施．
- 経気管支の肺生検（TBLB）や経皮的肺吸引，気管支肺胞洗浄（BAL）を行う．
- 皮膚やリンパ節生検および培養を行う．
- 髄液や喀痰の培養や髄液の墨汁染色を試みる．
- クリプトコッカス抗原を測定する．

予想外の値が認められるとき
- トリコスポロンによる夏型過敏性肺炎で偽陽性になることがある．

(前崎繁文)

5E142
カンジダ抗原 保
Candida albicans antigen

別 Cand-Tec®，パストレックスカンジダ®，プラテリアカンジダ®，ユニメディカンジダ®

測定法	ラテックス凝集法，ELISA
検 体	血清
基準値	陰性
	・Cand-Tec®：4倍未満
	・パストレックスカンジダ®：1倍未満
	・プラテリアカンジダ®：0.25 ng/m*l* 未満
	・ユニメディカンジダ®：0.05 ng/m*l* 未満

異常値を呈する場合
陽性 カンジダ症

プロフィール
- カンジダ属の抗原を検出する血清学的検査である．カンジダ症の補助的診断法として，迅速かつ簡便で広く利用されている．
- 診断に利用される抗原には，カンジダ属の易熱性蛋白やカンジダの細胞壁の主要構成成分であるマンナンなどが知られている．

臨床的意義と検査値の読み方
- 本検査はカンジダ症を疑うときに行われる．
  ①中心静脈栄養（IVH）を施行されている患者での発熱でカンジダ症を疑うとき．
  ②抗生剤や副腎皮質ステロイド，免疫抑制剤を使用中，また免疫不全患者において抗生剤に反応しない発熱を呈するとき．
- Cand-Tec® は，カンジダ属の易熱性蛋白をラテックス凝集反応によって検出する方法で，迅速かつ簡便に行われる．通常4倍以上を陽性とするが，特異性が低いため，スクリーニング検査として施行される．
- パストレックスカンジダ® はカンジダ属細胞壁の主

要構成成分であるマンナンをラテックス凝集反応により検出する検査法であり，特異性は優れているが，感度は低い．
- プラテリアカンジダ®はカンジダ属細胞壁の主要構成成分であるマンナンをELISAにて検出する検査法である．従来のラテックス凝集法と比較し，感度が鋭敏になった．しかし，原因菌種によって感度はばらつきがあり，*Candida krusei* では検出されない．
- ユニメディカンジダ®はサンドイッチELISAと酵素サイクリング増幅法を組み合わせた検査法である．広範囲のカンジダ属菌種に対して陽性反応を示す．

今後の検査の進め方
- カンジダ血症：血液やIVHのカテーテルよりカンジダ属を分離培養する．
- 播種性カンジダ症：急性播種性カンジダ症では，血液よりカンジダ属を分離するが，その頻度は低く，生前診断は困難である．慢性播種性カンジダ症では眼底検査で眼内炎の確認や，腹部CTやエコーで肝臓や脾臓の多発病巣を確認する．
- 消化管カンジダ症：内視鏡で白苔を認め，組織学的，真菌学的に確認する．

予想外の値が認められるとき
- Cand-Tec®ではリウマチ因子の有無やカンジダ属の定着の可能性を確認する．

(前崎繁文)

5E143

抗カンジダ抗体

anti-*Candida albicans* antibody

[別] カンジダ抗体

測定法 免疫拡散法
検体 血清
基準値 陰性
異常値を呈する場合
[陽性] カンジダ症

プロフィール
- カンジダ属に対する抗体を検出する血清学的検査法である．
- カンジダ症は表在型と深在型に大きく分けられる．表在型には皮膚カンジダ症や粘膜カンジダ症などがあり，深在型ではカンジダ血症，消化管カンジダ症，尿路カンジダ症，急性および慢性の播種性カンジダ症などがあげられる．
- カンジダ属は健常人の口腔，消化管，腟や皮膚に存在する．このため，健常人にも自然抗体が存在する．
- 抗生剤の長期投与や免疫能の低下により，腸粘膜より血中に侵入し播種性感染を起こすことがある．

臨床的意義と検査値の読み方
- 本検査はカンジダ症を疑うときに行われる．
- 血中のカンジダ抗体価の測定は，それだけでカンジダ症の診断を決定づけるものではないが，1回の検査で320倍以上，あるいは2週間前後の間隔でのペア血清で4倍以上の上昇があった場合，カンジダ症が疑われる．臨床的にカンジダ症が疑われる場合，初回の検査で低い抗体価を示しても病日を追って（3～5日間隔）抗体価の変動を調べる．
- カンジダ抗体は，カンジダ属が定着しているだけでも産生される．また，免疫不全患者にみられる日和見感染としてのカンジダ症では，抗体は産生されない．
- 現在，カンジダ抗原検出が可能であることから，抗体の診断的意義が薄れる．

今後の検査の進め方
- カンジダ属を分離培養する．
- カンジダ抗原，$(1 \rightarrow 3)-\beta-D-$グルカンなどを測定する．
- 深在性カンジダ症では眼底検査を行い，眼内炎の有無を確認する．

予想外の値が認められるとき
- 基礎疾患（慢性の消耗性疾患などの末期の症例など）や免疫抑制剤，抗癌薬によって免疫が低下している場合には，必ずしも高い抗体価を示さない場合があり，カンジダ抗原価などと併せて判断する．

(前崎繁文)

5E144

抗ヒストプラスマ抗体

anti-*Histoplasma capsulatum* antibody

[別] ヒストプラスマ抗体，ヒストプラスマ血清抗体価測定

測定法 補体結合反応法（CF），ラテックス凝集法（LA），免疫拡散法（ID）
検体 血清，脳脊髄液，気管支肺胞洗浄液，および尿
基準値 〈血清〉抗菌糸（mycelial）形，抗酵母（yeast）形抗体とも，4倍未満（CF）
〈髄液〉検出しない

異常値を呈する場合
[陽性] 交差反応：各種真菌症（コクシジオイデス症，ブラストミセス症など各種輸入真菌症，スポロトリコーシス，アスペルギルス症），および各種固形癌で陽性になる場合がある．
[陰性] 本症による重篤な全身播種感染または重度の免疫抑制状態の場合．

プロフィール
- ヒストプラスマ症起因菌である *Histoplasma* 属菌種（*H. capsulatum* var. *capsulatum*，*H. capsulatum* var. *duboisii* および *H. farciminosum*，有性世代：*Ajellomyces capsulatus*）に対する抗体を検出する血清学的検査である．本菌は二形性真菌であるため，抗原としては菌糸形および酵母形の各々の菌体を用いて

b 感染症（非ウイルス）関連検査　681

抗体を検出する．

- 一般に自然環境における本菌の発育形態は菌糸形であり，感染すると組織中において酵母形となる．流行地域はアメリカ中央部のミシシッピー渓谷からオハイオ渓谷が中心であるが，中南米，東南アジア，オーストラリア，ヨーロッパなどでも散発的にみられる．本症は，わが国において最も症例が多い輸入真菌症であり，盛んな国際的人的交流を背景として症例は近年劇的に増加している．ただし，まったく海外渡航歴のない症例も知られており，国内における感染例がある可能性は否定できない．
- 土壌中に生息する本菌分生子の吸入により感染し，肺炎を経て急性肺ヒストプラズマ症，慢性ヒストプラズマ症，全身性ヒストプラズマ症などに進展する．慢性肺感染の場合，肺結核と類似した胸部X線像を呈する場合があり，実際に結核培養およびPCR陰性の結核疑い症例の中から本症が見つかる場合もあることから，十分注意を要する．多くは不顕性感染から軽度の限局性感染にとどまり自然治癒するが，AIDSなどの基礎疾患がある場合は致命率が高い．

臨床的意義と検査値の読み方

- 本検査は，ヒストプラズマ症流行地を通過，または滞在したことがある患者が，原因不明の呼吸器症状その他の感染症状を呈したときに，感染の確認のために行われる．
- 通常，ヒストプラズマ症患者の血清抗体価は高く，また基本的にわが国には存在しない感染症なので，抗体検査法は本症の診断と予後判定に有用であると考えられる．2種類の抗原を用いた場合，急性の感染では95％以上，慢性および播種性感染では2/3程度の陽性率が得られる．かつてはヒストプラスミン（histoplasmin）を抗原とした皮内反応法がよく用いられたが，現在市販されていない．
- 酵母形菌体抗原を用いた場合，感染後10日から4週間後にはCFによって抗体の検出が可能となる．血清・髄液ともに4倍以上を陽性とする．抗体価は病勢と並行して推移する．感染鎮静後約9ヶ月で抗体価は陰性化するといわれているが，数年にわたって陽性が持続する場合もある．交差反応を示す場合は抗体価が8〜16倍までのことが多いので，32倍以上の抗体価が得られた場合，あるいは1〜2週間後の再検で4倍以上の抗体価が得られた場合は，より確実に診断できる．ただし，確定診断上，病原診断として，血液などの細胞診，および培養同定（実験室感染に注意！必ず専門機関に相談のうえで行う）に努めなくてはならない．

今後の検査の進め方

- 1〜2週間後に抗体価再検を行うとともに，病理および培養による確定診断に努め，全身検索を行う．中枢神経に浸潤した場合，髄液抗体価のみが陽性となる場合もある．

予想外の値が認められるとき

- 予想外に陽性であった場合は，他の交差反応を生じる疾患を鑑別する．
- 予想外に陰性であった場合は，病原診断を施行する．

（横村浩一）

5E145

抗ブラストミセス抗体

anti-*Blastomyces dermatitidis* antibody

別 ブラストミセス抗体，ブラストミセス血清抗体価測定

測定法 酵素標識免疫吸着測定法（ELISA），補体結合反応法（CF），ラテックス凝集法（LA），免疫拡散法（ID）

検　体 血清，脳脊髄液，気管支肺胞洗浄液，および尿

基準値 陰性

異常値を呈する場合

陽性 交差反応：各種真菌症（特にコクシジオイデス症，ヒストプラズマ症など各輸入真菌症）
陰性 重篤な本症による全身播種感染または重度の免疫抑制状態の場合

プロフィール

- ブラストミセス症起因菌である *Blastomyces dermatitidis*（有性世代：*Ajellomyces dermatitidis*）に対する抗体を検出する血清学的検査である．本菌は *Coccidioides* や *Histoplasma* 同様二形性真菌であり，自然環境において菌糸形，感染すると組織中において酵母形となる．本症は北米においてきわめて重要な真菌症の一つであり，流行地域はアメリカ東北部，五大湖地方からミシシッピ川流域，ウィスコンシン州などであるが，アフリカおよびインドからも報告されている．
- わが国において本症の発生は認められていないが，流行地との交流が盛んであることを考慮すると，今後国内発症例が報告される可能性は高い．
- 河川流域などの湿った土壌中に生息する本菌分生子の吸入により感染し，肺炎を経て急性または慢性の肺ブラストミセス症を発症し，進行すると全身に播種する．健常人も本菌に感染するが，AIDSなどの基礎疾患がある場合は重篤化する．

臨床的意義と検査値の読み方

- 本検査は，ブラストミセス症流行地を通過，または滞在したことがある患者が，原因不明の呼吸器症状，その他の感染症状を呈したときに，感染の確認のために行われる．
- ブラストミセス症は，わが国に存在しない感染症なので，抗体検査法は本症の診断（スクリーニング）法として有用と考えられる．皮内反応法は信頼性が低い．

- 酵母形菌体抗原を用いた ID は高い陽性率が期待できる．また，近年では優れた ELISA も報告されている．ただし，いまだに抗体検査法の信頼性には限界があるので，確定診断上，病原診断として細胞診，および培養同定（実験室感染に注意！必ず専門機関に相談のうえで行う）に努めなくてはならない．

今後の検査の進め方
- 1～2週後に抗体価再検を行うとともに，病理および培養による確定診断に努める．

予想外の値が認められるとき
- 予想外に陽性であった場合は，他の交差反応を生じる疾患を鑑別する．
- 予想外に陰性であった場合は，病原診断を施行する．

（槇村浩一）

5E146
抗アスペルギルス抗体
anti-Aspergillus antibody
別 アスペルギルス抗体

測定法 CF
検　体 血清
基準値 陰性（4倍未満）

異常値を呈する場合
陽性 アスペルギローマ，アレルギー性気管支肺アスペルギルス症（ABPA），過敏性肺炎，気管支喘息，PIE 症候群（好酸球性肺炎）

プロフィール
- アスペルギルス症の原因菌としては Aspergillus fumigatus が最も多く，次いで，A. flavus, A. niger などが知られている．アスペルギルス抗体は，A. fumigatus に対する抗体を検出する真菌の血清学的検査であり，本検査は補体結合反応を利用した IgG 抗体価を測定するものである．
- アスペルギルス症は大別すると，定着型，組織侵襲型，アレルギー型に分類される．定着型の代表的疾患は肺アスペルギローマであり，空洞内に菌球を形成するものである．組織侵襲型の代表はアスペルギルス肺炎であり，免疫抑制状態の患者に日和見感染症として発症する．アレルギー性気管支肺アスペルギルス症は，アスペルギルスに対するⅠ型およびⅢ型アレルギー反応によるもので，気管支喘息とともに末梢血好酸球増多および血清 IgE 高値，特異 IgE 抗体の上昇などがみられる．

臨床的意義と検査値の読み方
- 本検査は，アスペルギローマおよび ABPA が疑われるときに行われる．
- 肺アスペルギローマでは，IgG 抗体は約 90％以上で陽性となり，偽陽性反応も少ないため診断の意義は高い．ABPA（allergic bronchopulmonary aspergillosis：アレルギー性気管支肺アスペルギルス症）や過敏性肺炎でも，アスペルギローマに比べやや頻度は低いものの IgG 抗体が検出される．
- ABPA や好酸球性肺炎（pulmonary infiltration with eosinophilia：PIE）では，IgE 抗体が検出される．なお，ABPA では IgG，IgE 以外に IgA や IgD なども増加し，多クローン性に抗体産生が起こっている．アスペルギルス肺炎は免疫不全患者に発生するものがほとんどで，抗体産生はない．

今後の検査の進め方
- アスペルギローマを疑い高値を示すとき：胸部X線写真（正面，側面，断層写真）で，菌球やメニスクサインの有無を確認し，胸部CT写真で菌球の体位変換による移動などを確認する．さらに，喀出痰や気管内採痰の培養で，真菌学的にアスペルギルス属を分離培養する．必要に応じ SRID による特異抗体を検出する．
- ABPA を疑い高値を示すとき：以下に示す Rosenberg の診断基準に従い診断する．①発作性呼吸困難あるいは喘鳴，②末梢血好酸球増多，③Aspergillus に対する即時型皮膚反応陽性，④Aspergillus 抗原に対する沈降抗体陽性，⑤IgE 高値，⑥移動性または固定性の肺浸潤影の既往，⑦中心性気管支拡張症．

（前崎繁文）

5E148
アスペルギルス抗原　保
Aspergillus antigen
別 パストレックス・アスペルギルス®，プラテリア・アスペルギルス®

測定法 ラテックス凝集法，ELISA
検　体 血清
基準値 パストレックス・アスペルギルス：陰性
　　　　　プラテリア・アスペルギルス：0.5未満

異常値を呈する場合
陽性 侵襲性アスペルギルス症，ときにアスペルギローマ

プロフィール
- アスペルギルス症の中で最も予後不良な疾患は，侵襲性アスペルギルス症である．固形癌や血液悪性腫瘍の化学療法による好中球減少症の患者や臓器移植患者，副腎皮質ステロイド剤の大量長期投与中などの患者に発症しやすい．
- 一般に，診断には喀痰からの菌の分離，培養，または病理組織学的証明が必要とされるが，侵襲性アスペルギルス症の早期診断は困難であり，治療が遅れると致死的経過をたどる予後不良の疾患である．
- 本検査は，血清中の可溶性アスペルギルス抗原（ガラクトマンナン）を検出するラテックス凝集反応であり，アスペルギルス属に高い特異性を有しており，測定感度はガラクトマンナン抗原量として 15 ng/ml

以上である．
- さらに最近開発されたELISAによる検出系（プラテリア・アスペルギルス）は感度が向上し（ガラクトマンナン抗原量として1ng/m*l*），また定量的な測定結果を得られることから，臨床的に有用な検査法である．

臨床的意義と検査値の読み方
- 本検査は，好中球減少患者や免疫不全状態にある患者で，抗生剤に反応しない原因不明の発熱や胸部X線写真で浸潤影を認めた場合に行われる．
- 簡便で迅速な測定が可能である．感度は低いが，特異性が高いために，陽性の場合は侵襲性アスペルギルス症が示唆される．

今後の検査の進め方
- 感度にやや問題があり，侵襲性アスペルギルス症でも陽性を示さないことがあるため，臨床症状，画像所見，喀痰培養，病理組織検査結果などを総合して判断する．
- リウマチ因子などにより非特異的な凝集が起こることがあるため，診断に際しては慎重に検討することが必要となる．

予想外の値が認められるとき
- 一部の抗菌薬（タゾバクタム・ピペラシリン）を投与中の患者や小児では，腸内細菌と交差反応を起こすため偽陽性となりやすい． （前崎繁文）

5E155

抗トキソプラズマ抗体　保
anti-*Toxoplasma gondii* antibody
別 トキソプラズマ抗体

測定法　PHA，LA，IFA，ELISA
検　体　血清
基準値　陰性
- PHA：160倍未満
- IFA-IgG：20倍未満，IgM：10倍未満
- ELISA-IgG：5 IU/m*l*未満，IgM：0.7以下陰性，1.0以上陽性

異常値を呈する場合
陽性　先天性および後天性トキソプラズマ症

プロフィール
- トキソプラズマは原虫であり，ネコを最終宿主とする細胞内寄生原虫で，あらゆる温血動物に感染し，宿主細胞の細胞質に侵入し，細胞内シスト（嚢子型）を形成し無性的に増殖する．宿主の免疫状態により増殖は遅くなる．ネコのみの腸管の細胞内で有性生殖が起こり，オーシスト（胞嚢型）を形成し，糞便中に排泄される．このためネコとの接触，生肉接触などによりヒトに感染する．
- ほとんどの症例において母体は免疫能正常で無症状だが，妊娠中の初感染の約30％が経胎盤感染し，

数％から20％程度に典型的な先天性トキソプラズマ症を引き起こすとされている．胎内感染の実態は不明であるが，都市部で約0.05％（年間600人）の発症と推定されている．
- トキソプラズマの検査法としては，抗原検査と抗体検査があるが，通常は抗体検査が行われる．IFA，ELISAではIgM抗体の測定も可能である．通常トキソプラズマ抗体を測定し，ペア血清で4～8倍以上の抗体価上昇あるいは陽性化が認められれば初感染と診断する．
- わが国における年齢別抗体保有率は，30歳以下で年齢×0.4％，31歳以上で年齢×0.7％とされている．抗トキソプラズマIgM抗体の検出は初感染を示唆し，IgG抗体はトキソプラズマ感染の既往，高値の場合はトキソプラズマ症を示唆する．ただしIgM抗体が疑陽性あるいは陽性を示しても，常に偽陽性の可能性を考慮する必要がある．IgG陰性，IgMが疑陽性あるいは陽性を示す場合は2ないし3週間後に再検査し，同様の結果の場合はIgMの結果は偽陽性と考えられる．

臨床的意義と検査値の読み方
- トキソプラズマ感染の大部分は，不顕性感染である．先天性および後天性トキソプラズマ症が疑われる場合は，抗体検査をすることが重要である．先天性トキソプラズマ症では，網脈絡膜炎，精神運動発達障害，小頭症，脳水腫などが認められる．後天性トキソプラズマ症は，局所感染としてリンパ節炎，ぶどう膜炎，全身感染として肺炎，肝炎，髄膜脳炎などを起こす．
- IgM抗体は，初感染から2週間くらいから陽性となり，4～8週にピークを示し数ヵ月で陰性となる．IgG抗体はIgM抗体より遅れて出現し，1～2ヵ月でピークを示し数ヵ月～数年にわたり陽性を示す．臨床的に抗体測定の目的はトキソプラズマ感染の除外（IgG，IgM陰性），急性感染の除外（IgM陰性，IgG陽性）である．またスクリーニングの対象は妊娠前の女性，臓器移植前症例，HIV感染症例である．
- PHAはトキソプラズマ感染のスクリーニングとして，またIFAやELISAは，トキソプラズマ症を疑うときに実施される．

今後の検査の進め方
- 先天性トキソプラズマ症は，眼底検査，脳波，頭部CT検査，また母親のIgM抗体の検査を行う．
- 後天性トキソプラズマ症では，部位的に可能であれば組織生検によるトキソプラズマの証明を行う．

予想外の値が認められるとき
- トキソプラズマ感染を強く疑いPHAやIFA-IgMで陰性の場合は，現在最も感度が高く偽陽性反応も少ないとされるダブルサンドイッチ法によるELISAで確認する． （石　和久）

5E158

抗赤痢アメーバ抗体 保

anti-*Entamoeba histolytica* antibody

別 赤痢アメーバ抗体

測定法 IFA
検体 血清
基準値 陰性（IFA：100倍未満）
異常値を呈する場合
陽性 腸外アメーバ症（アメーバ性肝膿瘍など）および腸アメーバ症（腸外アメーバ症より抗体価は一般に低く，陽性下限よりやや上程度の低いレベルであることが多い）

プロフィール

- 人体寄生性原虫である赤痢アメーバの感染に対する血清学的検査の一つである．間接蛍光抗体法（IFA）を利用して抗赤痢アメーバ抗体を検出する．
- 本項での抗赤痢アメーバ抗体とは，ヒトに対して病原性を有する *Entamoeba histolytica* に対する特異抗体を意味するが，非病原株（= *Entamoeba dispar*）に対しても現在使用されている血清診断法は交差反応を示すことがある．
- 本抗体は *Entamoeba histolytica* と *Entamoeba dispar* が別種とされる前は単に抗赤痢アメーバ抗体として区分されていたが，現在では別種であることが確定しているので臨床的に問題となるのは病原種である *E. histolytica* に対する抗体のみということになる．この抗体は病原性を有するアメーバが大腸はじめ人体組織内に侵入していることを基本的には意味しているが，組織内に侵入せず，そのために病原性のない *E. dispar* 感染時にも抗体が低レベルではあるが産生されることがあるので，鑑別に際して注意をはらう．

臨床的意義と検査値の読み方

- 本抗体の検出は，上記 *E. histolytica* の組織内侵入による invasive amebiasis を示唆する．この際 IFA で IgG 抗体を検出する場合は抗体価のレベルに注意する．低くて陽性下限に近いときは他のデータと併せて総合的に判断する．特に糞便検査の所見は重要である．IgM 抗体が検出されたら初感染早期を疑う．
- 注意しなければならないのは肝膿瘍が疑われたときで，現行の血清診断法の多くは腸アメーバ症より肝膿瘍に対する方が信頼度が高く，かつ抗体価も高く出る．肝膿瘍の重篤さを考えたら血清抗体価を重視し，画像診断などの所見をも併せて治療に踏み切るタイミングを失わないようにすることが肝要である．糞便から嚢子が検出できず，腸管症状を全く呈さない肝膿瘍症例がかなり存在する．わが国でも肝膿瘍症例の30％程度は腸管症状を欠いている．
- *E. histolytica* に対する血清診断法はあまり偽陽性，偽陰性を示さないが，IFA でも抗原の調製法によっては腸アメーバ症で陽性率が50％程度に低下したことや，結節性動脈周囲炎のときに偽陽性が起こったという報告がある．
- 下痢（粘血便とは限らない．特に大腸炎の場合は多様），腹痛（回盲部に多い），さらに自発痛と圧痛などの腸炎の症状があり，原因細菌の同定ができない症例で，アメーバ症が疑われるときに本検査が行われる．海外渡航歴の有無はあまり参考にならない．わが国では国内感染例の方が多い．
- 肝腫大があって画像診断で肝膿瘍が疑われ，発熱，末梢血中の多核白血球の増多がみられる場合も本検査を行う．

今後の検査の進め方

- 実施していなければ糞便検査，内視鏡検査などの形態的同定を試みる．わが国では HIV との混合感染例がしばしば見出されるので注意が必要である．

予想外の値が認められるとき

- 他の血清反応（ゲル内沈降反応がよい）や DNA 診断などと比較検討する．自己免疫疾患，エイズのときにそれぞれ偽陽性，偽陰性が現れることがある．

（竹内 勤）

5E201

抗アニサキス IgG，IgA 抗体 保

anti-*Anisakis larvae* antibody

別 アニサキス抗体価

測定法 EIA
検体 血清
基準値 陰性（カットオフインデックス1.50以下）
異常値を呈する場合
陽性 アニサキス症（ただし抗体の存在と症状の有無を含めた病態との対応に注意を払う必要がある．*Anisakis simplex* 第3期幼虫以外のアニサキス亜科線虫幼虫寄生の場合も陽性と判定される可能性はある）

プロフィール

- イルカ，クジラなど海産哺乳類の胃に寄生するアニサキス亜科線虫の第3期幼虫が，ヒトの消化管（主に胃，回腸）の粘膜内に刺入して寄生することに伴って産生される特異抗体をいう．
- わが国で検出されているアニサキス亜科線虫第3期幼虫は7種あるが，*Anisakis simplex* 第3期幼虫（従来アニサキスⅠ型とよばれた）が大多数を占め，次いで *Pseudoterranova decipiens* 第3期幼虫が見出されている．感染は第2中間宿主である海産の中〜小型魚類，特にサバ，アジ，ニシン，スケトウダラ，スルメイカなどを介して起こるため，アニサキス症はこれらを生食する食習慣を有するわが国では頻度高くみられる寄生虫疾患で，現在までに症例数は30,000例以上にまで達しているものと思われる．最近のクジラなどの保護運動により，第2中間宿主の

アニサキス幼虫感染率は着実に上昇しているといわれている．
- アニサキスの幼虫は終局的にはヒト体内で死滅するため，多様な抗原-抗体系が存在するが，アニサキス幼虫のviability（生存の有無）を適切に評価するための抗原あるいは抗体検出系は確立されていない．

臨床的意義と検査値の読み方

- アニサキス症の臨床症状は劇症型と緩和型とに分けられるが，劇症型の発症機転として即時型のアレルギーがあげられていることから推測できるように，わが国には比較的多数のアニサキス抗体陽性者が存在するものと思われる．すなわちアニサキス抗体の測定は，必ずしも病態と一致せず，アニサキス症の診断上は二次的な意義を有するにとどまっている．
- 劇症型の発症は魚介類生食後数時間以内と短いため，症状発現との対応もつけがたいが，アニサキス抗体が陰性であれば，アニサキス症の劇症型をrule out（除外）することができる．しかし，異物反応によるとされる緩和型アニサキス症の診断に適用することは難しいことになる．腸アニサキス症の場合は，内視鏡的に虫体を検出するのがほとんどの場合できないため，補助診断としての意義は胃アニサキス症の場合より高い．不必要な外科的処置を避けることにもつながる．
- 急性食中毒，胃潰瘍穿孔，急性胃炎，胆石，急性虫垂炎，イレウスなどとアニサキス症の鑑別を要する場合は，鑑別診断上の測定意義を有する．
- アニサキス症を疑うときの症状は，以下のとおりである．劇症型は海産魚類生食後数時間以内に腹痛，悪心，嘔吐などを呈する．緩和型では無症状か，あるいは胃アニサキス症の場合，心窩部痛，腸アニサキス症の場合，回盲部痛を訴えることもある．

今後の検査の進め方

- 劇症型の胃アニサキス症の場合は内視鏡的に虫体を確認して確定診断ができることが多いので，そのときは血清学的方法を必ずしも必要としない．内視鏡下で虫体を摘出すれば治療も行えることとなる．腸アニサキス症の場合は生食後の発症で抗体陽性と判定されても，それ以後の虫体検出による確定診断は困難である．

（竹内　勤）

5E205

抗肺吸虫抗体

anti-*Paragonimus westermani* antibody

別 肺吸虫抗体

測定法	EIA
検体	血清
基準値	陰性（32倍未満）

異常値を呈する場合

陽性　ウエステルマン肺吸虫（2倍体，3倍体）感染時に高値．宮崎肺吸虫感染に際しても陽性となりうる．

プロフィール

- ウエステルマン肺吸虫（*Paragonimus westermani*）に対する特異抗体を検出する血清学的検査である．
- ウエステルマン肺吸虫には2倍体と3倍体があり，中間宿主やヒトでの寄生様態が異なる．しかしいずれも組織内寄生であるため抗体産生は確実に起こり，血清反応は診断上の意義は高い．
- enzyme immunoassayは一般的には感度が高く，多数の検体を同時に扱えるなど利点が多い．しかし近縁の吸虫間での交差反応がみられることがあり，肺吸虫の場合も，例えばわが国ではサワガニの生食による感染が確認された宮崎肺吸虫（*Paragonimus miyazakii*）との鑑別などが問題となる．さらに最近では，海外で上記2種の肺吸虫とも異なった種類に感染する例もある．
- しかし肺吸虫のすべての種について同種抗原を用意することは事実上不可能であり，異種抗原を使用した方法を使用せざるをえない．荒木（1994）によれば，例えば中国の*Paragonimus skrjabini*やタイの*Paragonimus heterotremus*などの感染時には宮崎肺吸虫から分離した抗原が良好な結果を与える．

臨床的意義と検査値の読み方

- 血清反応は本症の診断にかなり以前から行われており，成虫からヴェロナール緩衝液を使用して作製した粗抗原（VBS抗原）を用いた即時型皮内反応によって判定を試み，陽性であれば補体結合反応で確認するという方法が昭和30年代に多く行われた．
- 近年見出された宮崎肺吸虫症ではヒトが好適な宿主ではないため，虫卵が多くの場合検出できない．したがって血清反応による診断が主流となっている．
- 他方，ウエステルマン肺吸虫でも類似の症状を示すことがあるため，現在はこの2菌種の抗原を使用してEIAで同時に測定することが勧められている．基本的に感度の高いEIAでは精製した抗原を用いるのが望ましいが，粗抗原で判定するのであれば，異種抗原で吸収操作などを行ってから検査を実施してもよい．
- 肺吸虫感染時，胸水貯留がみられれば胸水中からも抗体検出が行えるが，この際特に大平肺虫抗原で吸収操作を行えばウエステルマン肺吸虫と宮崎肺吸虫のいずれかに感染しているのか鑑別が容易になると荒木は報告している．
- EIAが明瞭に陽性で，異種抗原による吸収操作を経ても特異的と思われる酵素反応が検出されれば，ウエステルマン肺吸虫（使用抗原によっては宮崎肺吸虫）の感染を強く示唆すると判断する．
- 咳，痰や胸痛，胸部異常感などの胸部症状か，あるいは気胸，胸水貯留などの症状がみられ，肺内部に結節性陰影，輪状陰影などをみた場合，あるいは好酸球増多など何らかの蠕虫感染を疑った場合，スクリーニング検査として行う．

今後の検査の進め方

- 喀痰，糞便中からのウエステルマン肺吸虫卵の検出や胸水貯留があるときは胸水中の好酸球，IgEの測定をして増加を確認する．
- サワガニ，モクズガニなどの生食の既往，あるいはイノシシなどparatenic host由来の肉の生食の既往を確認する．

予想外の値が認められるとき

- 異種抗原などによる吸収操作を行っていなければ，吸収後に再検査する． （竹内 勤）

5E210

抗エルシニア抗体

anti-*Yersinia* antibody

別 エルシニア抗体

測定法 細菌凝集反応
検 体 血清
基準値 陰性（20倍未満）
異常値を呈する場合
陽性 エルシニア感染症

プロフィール

- エルシニアの免疫学的検査の一つである．エルシニアのO抗原に対する抗体を受身赤血球凝集反応で検出する．ヒトに感染するエルシニアは*Yersinia pestis*, *Yersinia enterocolitica*, *Yersinia pseudotuberculosis*の3種であり，その抗体価は感染後，第5病日から第10病日の間に速やかに上昇し，3週目にピークとなり，その後，漸減して2〜6ヵ月後には検出限界以下となる．
- *Y. pestis*は感染症法で1類感染症（感染力，罹患した場合の重篤性などに基づく総合的な視点からみた危険性がきわめて高い感染症）に分類されているペストの原因菌であり，病原体の危険度分類では3bに属する．したがって，通常の検査室で本菌を扱うことはほとんどないと考えられる．
- 一方，*Y. enterocolitica*と*Y. pseudotuberculosis*に対する受身凝集反応は，簡便かつ迅速であることから世界中で広く行われている．

臨床的意義と検査値の読み方

- *Y. enterocolitica*と*Y. pseudotuberculosis*はともに自然界に広く分布し，家畜やペット，あるいは食品などから，さまざまな血清型，生物型の菌が分離されている．
- しかし，*Y. enterocolitica*の場合，ヒトに病原性を示す菌はO3，O5B，O8，O9の4型のみに限られている．したがって，*Y. enterocolitica*による感染症の診断には，糞便から本菌を分離同定した後に血清型別を行わなければならず，検出に日数を要する．一方，特異抗体の上昇と長期持続は本菌による感染症の特徴であり，特に血清型O9の菌による関節炎，結節性紅斑では検体からの菌の分離が困難なことが多いので抗体価の測定が重要となる．
- *Y. pseudotuberculosis*による感染症の診断も，糞便からの本菌の分離同定が最も確実な方法であるとされているが，紅斑型や関節炎型などでは糞便からの菌の分離が困難であるので，抗体価の測定が最も有用である．
- 血清抗体価は80倍以上で診断的価値がある．判定は急性期と回復期のペア血清を用い，2倍以上の明らかな上昇がみられる場合を陽性とする．単一血清では160倍以上を臨床的意義のある一応の目安とみなす．
- 本検査は，敗血症，腸間膜リンパ節炎・虫垂炎，下痢症，結節性紅斑などの症状があって，エルシニア感染症が疑われるときに行われる．

予想外の値が認められるとき

- *Y. enterocolitica*のうち血清型O9菌はブルセラ属菌と共通抗原を有するので，ブルセラ属菌との鑑別が必要である．
- *Y. pseudotuberculosis*では，血清型II型菌がサルモネラB群と，IV型菌がD群と共通抗原を有するので，これらの血清型の抗体価が上昇している際にはエルシニアの特異抗体であることを確認しなければならない． （古谷信彦）

5E211

抗トリキネラ抗体

anti-*Trichinella spiralis* antibody

別 トリキネラ抗体

測定法 ELISA
検 体 血清
基準値 陰性
異常値を呈する場合
陽性 旋毛虫症

プロフィール

- 旋毛虫症の原因である旋毛虫（*Trichinella spiralis*）に対する抗体を検出する血清学的検査である．
- 旋毛虫症は旋毛虫の被囊幼虫を含んだ肉，たとえばブタや他の肉食動物の肉を摂取することにより発症する．摂取された被囊幼虫は胃内で脱囊し，小腸で1〜2週間以上かけて成虫になる．多くの場合は無症候性であるが，多数感染すると腹痛，下痢，便秘，悪心・嘔吐などを起こす．幼虫は体内にも移行して横紋筋内に侵入し，2〜3週かけて被囊して筋肉痛，発熱，眼窩周囲の浮腫，中枢神経系あるいは心臓障害をもたらす．
- 旋毛虫症患者の90％以上に血中での好酸球増加症がみられ，50％以上が感染後2〜4週の間にピークとなる．血清IgEの上昇やクレアチンキナーゼ（CPK，CK），乳酸デヒドロゲナーゼ（LD）といった筋原性

b 感染症（非ウイルス）関連検査

酵素の上昇も大部分の患者でみられる．

臨床的意義と検査値の読み方
- 旋毛虫は経口的に感染するが，糞便中から成虫を検出したり，あるいは体内に移行した幼虫を血中から検出するなどの直接的な診断はきわめて困難であるので，免疫血清学的診断法が大きな意義をもつ．
- トリキネラ IgG 抗体は感染後2～3週以内では上昇がみられず偽陰性を示す．抗体は何年も持続することがあるため，最初は陰性で，それから陽性に変わった場合には最も診断的価値がある．トリキネラ IgG 抗体は感度，特異度とも優れた検査である．
- 本検査は，クマ，ブタ，ウマなどの生食や，これらの不完全殺菌加工食品を食した後，あるいは自家製および市販のソーセージを食した後に筋肉痛，発熱，眼窩周囲の浮腫などが出現して旋毛虫の感染が疑われた場合に行われる．

今後の検査の進め方
- 筋生検を行い筋組織中から被囊幼虫を証明したり，あるいは食べた肉類が残っていれば，その肉に含まれている皮囊幼虫を証明する．

（古谷信彦）

5E220
抗コクシジオイデス抗体
anti-*Coccidioides* antibody

別 コクシジオイデス抗体

測定法 免疫拡散法（ID），補体結合法（CF）など
検体 血清，髄液など
基準値 陰性

異常値を呈する場合
Critical/Panic value
- 免疫拡散法で陽性を示した場合は，コクシジオイデス症の最近の感染を意味する．補体結合法で16倍以上は播種性病変などの感染を示唆し，128倍を超える場合は病巣が広範囲に及んでいる可能性が高い．低値であっても増加傾向を示すときは重症化のサインである可能性があり，注意を要する．

高値
- 交差抗原性を示す疾患として，類似の真菌症であるヒストプラズマ症，ブラストミセス症などが知られている．その頻度は抗原の処理により変動するが，偽陽性の場合も，抗体価は低めにとどまる．わが国ではブラストミセス症の報告が少なく，2疾患ともコクシジオイデス症とは臨床像が異なることより，通常，判別が可能である．確定診断には病理組織学的あるいは培養による裏付けが必要である．
- そのほか，偽陽性の原因として，カンジダ症をはじめ種々の真菌症や抗酸菌症などが報告されているが，いずれも開発初期の抗原を用いた研究報告であり，最近の抗原による報告は少ない．

低値
- 抗体検出法であるので，抗体産生の抑制が認められる状態では低値となる．しかし，AIDS，臓器移植例などでの報告では，検出率は低下するものの比較的よく検出されている（AIDSにて77～92％）．
- 反応阻害物質：抗原の存在による免疫複合体の形成などによる反応の阻害が考えられるが，詳細は知られていない．

プロフィール
- さまざまな方法が実用化されているが，信頼性の低い方法が市場に氾濫しているのが現実である．信頼性の確立している簡便な方法としては（古典的な tube precipitin 法を除くと）免疫拡散法（ID）と補体結合法（CF）の2種があり，免疫拡散法は主に診断のスクリーニングとして，補体結合法は重症度や経過判定に用いられる．これら以外の方法を用いて測定された結果は，その信頼性を慎重に判断する．ELISA も現時点では信頼性に欠けている．
- 測定機関により信頼性に大きな差があり，特に補体結合法で著しい．その意味ではきわめて特殊な検査といえる．測定会社としての規模や全体としての定評に関係なく，本疾患に関して実績と定評のあるラボを選ぶことが大切である．
- 検体としては，通常，血清を用いる．そのほか髄膜炎では髄液を検体として用いる場合があるが陽性率は高くない．そのほか，胸膜炎で胸水に用いられて有用だったとの報告もあるが，むしろ例外的である．他の体液，検体などに関してはデータの蓄積がない．また，BAL（気管支肺胞洗浄液）などではさらに信頼性に乏しく，診断根拠とすることは現時点では危険である．
- 臨床的な潜伏期は通常1～4週間である．抗体検出は免疫拡散法で発症後2週間で8割以上，補体結合法では5週間で約7割，2ヵ月で約8割が陽性となる．
- 真菌症における血清診断法としては信頼性が高いが，あくまで補助診断法であり，確定診断は病理（あるいは培養，ただし危険を伴う）により行う．
- 本疾患は感染症法で4類感染症に分類され，報告義務がある．病原体としては第3種病原体に属する．

臨床的意義と検査値の読み方
- 本検査は，コクシジオイデス症疑いにおける補助診断，重症度判定，経過判定，再燃の確認などに適用される．スクリーニングとしては免疫拡散法が優れており，重症度判定および経過観察に補体結合法を用いるとよい．
- 用いる抗原により信頼性が異なるが，特に補体結合法では反応時間，反応条件などにより数種類の方法が実際に行われており，基準値が統一されていないことに留意する．

予想外の値が認められるとき
- 免疫拡散法では，一般的な注意を怠らなければ問題は生じにくい．陽性コントロールにおいて明瞭な沈

降線が形成されることや陽性コントロールの沈降線との関係を確認しておくこと．一方，補体結合法は，コントロールの取り方をはじめとして，誤差が生じやすく，経験者による精密な測定が必要となる．
- 偽陽性として，近縁の真菌症，特にブラストミセス症，ヒストプラズマ症などとの交差抗原性が示唆されている．厳密なデータは明らかでないが，部分的なものにとどまると考えられる．
- 偽陰性としては，①抗体産生に重大な支障のある基礎疾患，②測定のタイミング（病期），③著しい曝露によるアネルギーなどが考えられている．

(注）わが国では千葉大学真菌医学研究センターにて測定を行っている． 　　　　　　　　　　　　　　　　　（亀井克彦）

5E225
抗エヒノコッカス抗体

anti-*Echinococcus* antibody

別 エヒノコッカス抗体，エキノコックス抗体

測定法　EIA
検体　血清（流行地訪問，居住の有無を明記）
基準値　陰性
異常値を呈する場合
陽性　単包虫または多包虫感染時

プロフィール

- エヒノコッカス（*Echinococcus*）とは，元来イヌ，キツネなどの腸管に寄生する長さ数mmの小条虫であるが，その虫卵がヒトに経口摂取されると肝などの臓器で嚢胞を形成する．それが発育・増大すると重篤な病害を与えることがある．これをエヒノコッカス症（echinococcosis），別名を包虫症（hydatid disease）という．この嚢胞を包虫（hydatid cyst）とよぶ．すなわちヒトはエヒノコッカスの生活環では中間宿主的な位置にある．
- わが国には単包虫（*Echinococcus granulosus*）と多包虫（*Echinococcus multilocularis*）が分布している．単包虫は単一の嚢胞を形成するが，多包虫は外生出芽で発育するので小嚢胞が多数集合した構造をとり，臨床的には浸潤性の発育および遠隔転移のため悪性腫瘍と同様の扱いを必要とする．
- 経口的に摂取された虫卵が小腸に至ると，内部の六鉤幼虫が孵化し，直ちに小腸粘膜固有層に侵入，絨毛のリンパ性乳び管を通って循環系に入り，肝をはじめとする種々の臓器に定着し発育する．包虫がこ

のように定着しても，当初は病状はない．発育・増大して周囲を圧迫したり，浸潤して組織を破壊したりするようになって初めて病状が現れる．ここまで通常数年から十数年を要する．
- ヒトではこれらの六鉤幼虫や包虫の成分による多様な抗原刺激に対し，種々の抗体を産生する．したがって，交差反応の少ない抗原-抗体系を取りあげて免疫学的診断に応用するには，反応系，抗原，反応の意義などを十分検討する必要がある．

臨床的意義と検査値の読み方

- 現時点では，スクリーニング法としての酵素免疫測定法（EIA）で陽性，偽陽性と判定されたものにはWestern blottingで確認するという方法がよく行われているが，確定診断のためには種々の画像診断法および最終的には摘出病巣の肉眼的ならびに病理組織学的検索を併せて実施する．
- 症状が発現するのは，上に述べたように包虫が数年以上かかって発育してからが多いため，症状発現以前，あるいは発現後でも早期にエヒノコッカスを疑うのに，血清学的方法はエコーの所見とともによい指標となりうる．特に流行地においては，血清学的検査の意義は高い．また，最近では組み換え抗原などの使用によって，より精度の高いEIAを確立しようとする方法も実用化されつつある．
- 本検査は下記の場合に行われることが多い．
  ①多包虫感染を疑うとき（流行地居住歴は重要である）：北海道の流行地で，緩慢ではあっても着実に増悪する肝のSOL（空間占有性病変）をみた場合に疑う．通常痛みはなく，硬い部分と波動がふれる部分が混在している．肝のみならず肺など他臓器のこともある．
  ②単包虫感染を疑うとき：肝の腫瘤性病変で悪性腫瘍などが除外されたら，一応は念頭におく．

今後の検査の進め方

- 血清学的診断法（エコーの併用をよく行う）によって包虫症が早期に疑われたら，まず種々の画像診断法（腹部単純撮影，CT，血管造影など）を実施し，確定診断を得るべく努める必要がある．穿刺，生検は包虫の播種や包虫液の漏出によるアナフィラキシーの可能性があり行うべきではないと考えられてきたが，最近は単包虫症にはエコーガイド下でaspirationを行い，その後化学療法に移るという方向が採用され始めている．
- 根治手術によって得た材料について病理的検索を行えば最終診断となる． 　　　　　　　　　　　　　　　　　（竹内　勤）

6 C ウイルス感染症検査

5F011
パルボウイルスB19
parvovirus B19

測定法 PCR
検体 血清
基準値 陰性
異常値を呈する場合
[陽性] 伝染性紅斑，慢性溶血性貧血患者の無形成造血障害発作，免疫不全患者の貧血，胎児水腫

プロフィール
- パルボウイルスB19は直径20 nmのきわめて小さいDNAウイルスであり，有する遺伝情報は複製に必要な蛋白（NS）と2つのカプシド蛋白（VP1, VP2）のみである．
- カプシドは正二十面体構造をとり，エンベロープは持たない．このように，本ウイルスはウイルス粒子が小さく，またエンベロープを持たないので，フィルターによる除去や有機溶剤などによる不活化を受けにくい．さらに，熱にも強い性質を持っている．
- 増殖にはDNA合成が進行中の増殖の盛んな細胞を必要とし，B19は受容体であるP抗原を発現しているヒト赤血球の前駆細胞（赤芽球細胞）に感染・増殖し，これを破壊する．
- 感染経路は経気道感染によるとされている．感染初期には血液中にウイルスDNAが証明されるので，輸血や血液製剤による感染も起こりうる．

臨床的意義と検査値の読み方
- パルボウイルスB19の分離培養は現在のところ不可能なため，ウイルスの存在はB19DNAのPCRによる増幅によってその有無を検索している．さらに，増幅したDNAの解析によりウイルス株の決定が行われる．血中のPCRによるウイルスDNAの検出では，感染後約3週間（紅斑の出現前まで）は認められるようであるが，この間に抗体も産生され始めるので感染性は必ずしも反映していない．
- 小児に多く発症する伝染性紅斑（リンゴ病）の場合，両頬部における平手打ちをしたような蝶型紅斑と肩，四肢に後発する網状のびまん性の紅斑が特徴であり，臨床診断が可能である（成人では顔面の症状は際立ってなく，関節痛を伴った風疹に似た全身症状を示すので，風疹との鑑別が必要である）．そのうえ予後は良好であり，しかも本症発症（発疹出現）時にはすでに抗体も産生され感染性ウイルスの排出は終わっていることもあり，本検査の必要性は低い．

- しかし，慢性溶血性貧血の背景をもつ患者ではaplastic crisis（無形成造血障害発作）を続発し，免疫不全状態の患者ではウイルス排除ができず感染が持続し，赤血球細胞系の破壊が続き貧血となる．また，妊婦の罹患では胎児水腫，流産，死産が生じる．このような場合において感染が疑われるときにはウイルスDNAを検出する本検査は有用となる．

（角田修次）

5F011
抗パルボウイルスB19抗体
anti-parvovirus B19 antibody
[別] パルボウイルスB19抗体

測定法 EIA（IgM, IgG）
検体 急性期と回復期の患者ペア血清
基準値 陰性
異常値を呈する場合
- IgM 陽性：感染初期，伝染性紅斑
- IgG 陽性：既感染，伝染性紅斑，慢性溶血性貧血患者の無形成造血障害発作，胎児水腫
- IgGがペア血清で4倍以上に上昇：伝染性紅斑，慢性溶血性貧血患者の無形成造血障害発作，胎児水腫
- IgG 陰性：免疫不全患者の貧血

プロフィール
- パルボウイルスB19を培養細胞によって増殖させることは困難であり，ウイルス抗原を得るためにはバキュロウイルスを用いて，遺伝子操作による手法がとられている．B19ゲノムは一本鎖DNAなので，DNAポリメラーゼによって二本鎖DNAに変換した後，クローニングして組み換えDNAを作製する．得られた組み換えDNAを発現させてウイルスゲノムにコードされた蛋白を作製し，抗体検索の抗原として用いる．
- 抗体測定はEIAによるIgM型（急性期に一過性に出現する）とIgG型（急性期から回復期にかけて増加する）のグロブリンクラス別ウイルス抗体価精密測定でなされる．

臨床的意義と検査値の読み方
- 伝染性紅斑は予後良好な疾患ではあるが，学童期での罹患が多くみられ，流行性に発生しやすい．また，慢性溶血性貧血などの基礎疾患を有する患者や妊婦では重篤な疾患へと進展する可能性があり，感染の拡大防止のためには確定診断が必要となる．
- 伝染性紅斑は臨床症状として両頬部の蝶型紅斑と，

次いで肩，四肢に後発する網状の紅斑が特徴である．また，晩秋から増え始め，春をピークとして発生し，夏には減少するが，晩秋を迎えると再び増加する疫学的パターンを有するため，臨床診断は可能である．しかし，症状の発現する時期にはウイルスの排出は終わりにきていることもあり，抗原の検出は難しく，確定診断には本検査のような抗体の検出によって感染の有無を確認する必要性がある．
- 特に，紅斑が出現している妊婦について，本ウイルスの感染が強く疑われる場合，IgM型ウイルス抗体価の測定は有用である．また，不顕性感染の多い本ウイルスにおいて，IgG型ウイルス抗体価の測定は妊婦の感染既往の確認に必要である． （角田修次）

5F015
HBウイルスDNA定量 保

HBV DNA（hepatitis B virus DNA quantification）
別 B型肝炎ウイルスDNA定量

測定法 分岐DNAプローブ法（branched DNA：bDNA），TMA，PCR
検 体 血清
基準値（検出限界）
- 分岐DNAプローブ法：7×10^5 copy/ml
 （1 Meq/ml が約 10^6 copy/ml に相当する）
- TMA：5,000 copy/ml （3.7 LGE/ml）
- PCR：450 copy/ml （2.6 log copy/ml）

異常値を呈する場合
高値 B型肝炎ウイルス（HBV）感染者（B型急性肝炎，無症候性HBVキャリア，慢性B型肝炎，B型肝硬変など）

プロフィール
- B型肝炎ウイルス（HBV）の本体はDane粒子と呼ばれる二重球体構造を持つ直径42 nmの粒子であり，HBV-DNAはその芯（コア）部分であるHBc抗原内に存在する．
- HBVは長さが約3.2 kbの不完全二重鎖を呈するDNAウイルスであり，ヘパドナウイルス科に属する．その中に4種類の転写解読枠（open reading frame：ORF），すなわちPreS/S遺伝子，PreC/C遺伝子，P遺伝子，X遺伝子がコードされている．
- PreS/S遺伝子はHBs抗原を，PreC/C遺伝子はHBc抗原・HBe抗原を，P遺伝子はDNAポリメラーゼ/逆転写酵素などを，X遺伝子は種々の遺伝子の転写活性化能を有するX蛋白をそれぞれ支配している．
- HBウイルスDNA定量は，血清中のHBVのウイルス量（copy数）を測定する方法であり，以下の3種類の測定法が用いられている．
    ① 分岐DNAプローブ法（bDNA）：HBV-DNAに分岐鎖を有する特異DNAプローブをハイブリダイズさせ，さらに一次プローブの分岐鎖に対応した酵素標識プローブを反応させる．化学発光基質を加え，その発光強度からDNA量を換算するものである．
    ② TMA：2種類の酵素（RNAポリメラーゼと逆転写酵素）と2種類のプライマー用い，HBV-DNAの特異的塩基配列をRNAとして増幅するものである．
    ③ PCR：DNAポリメラーゼを用いた最も一般的な核酸増幅法である．血中HBV-DNAの検出は，DNAの塩基配列の相補性に基づいているので，特異性および感度が高く，直接的にHBV粒子を検出している．ただし，最も高感度のPCRで陰性である場合でも，HBVの存在を否定できないことを銘記すべきである．

臨床的意義と検査値の読み方
- 本検査はHBVの存在の可能性のある場合に行われる．すなわち，肝障害の病因の解析でHBs抗原あるいはHBc抗体が陽性であった場合のHBVウイルス量の評価（急性B型肝炎，無症候性キャリア，慢性B型肝炎，B型肝硬変など），前記症例の自然経過のフォロー，抗ウイルス療法（Entecavir，Lamivudine，Adefovir，IFN）の適応の検討（『B型慢性肝炎治療標準化に関するガイドライン』参照），治療中の症例の治療効果の判定，抗ウイルス療法中止時期の検討などに用いられる．
- HBVは血液などの体液を介して感染する．HBVが成人に感染した場合には，大多数は急性肝炎を呈してウイルスが排除され，慢性化する頻度は1％以下と低いのに対し，3歳以下の小児に感染した場合に慢性化する割合は約50～70％と高率である．
- 他のHBVマーカーによりHBV感染が強く疑われる症例において，本法を用いてHBV-DNA量を直接評価することは有用である．前記のHBV-DNAの定量3法はそれぞれ異なる定量可能範囲を有するので，用いる測定法の特性をあらかじめよく理解しておくことが肝要である．

今後の検査の進め方
- 経口抗ウイルス療法（Entecavir，Lamivudine，Adefovir）の経過中にHBV-DNA量の増加を呈したときには，耐性ウイルスが出現した可能性を考慮する必要がある．
- Lamivudine耐性変異の一つであるYMDD変異に関しては，保険外ではあるが各検査会社に依頼可能である．
- Entecavir，Adefovirの耐性変異の検索は研究室レベルで可能である． （中村郁夫）

5F015

HBV関連DNAポリメラーゼ 保

hepatitis B virus DNA polymerase

測定法 RA
検体 血清
基準値 30 cpm 未満
異常値を呈する場合
[高値] B型肝炎ウイルス（HBV）感染者（B型急性肝炎，無症候性HBVキャリア，慢性B型肝炎，B型肝硬変など）

プロフィール
- B型肝炎ウイルス（HBV）の本体はDane粒子と呼ばれる二重球体構造を持つ直径42 nmの粒子であり，HBV-DNAはその芯（コア）部分であるHBc抗原内に存在する.
- HBVは長さが約3.2 kbの不完全二重鎖を呈するDNAウイルスで，ヘパドナウイルス科に属する．その中に4種類の転写解読枠（open reading frame：ORF），すなわちPreS/S遺伝子，PreC/C遺伝子，P遺伝子，X遺伝子がコードされている.
- PreS/S遺伝子はHBs抗原を，PreC/C遺伝子はHBc抗原・HBe抗原を，P遺伝子はDNAポリメラーゼ/逆転写酵素などを，X遺伝子は種々の遺伝子の転写活性化能を有するX蛋白をそれぞれ支配している.
- HBVのDNAは基本的に二本鎖であるが，通常はその30～50％部分は1本鎖（不完全二重鎖環状DNA）になっており，HBVの増殖期や活動期に完全な2本鎖に修復される．この際，その修復にあたる酵素がHBV関連DNAポリメラーゼであり，Dane粒子の芯（コア）部分に内蔵されている.
- HBV-DNAポリメラーゼ活性の定量には，（−）鎖HBV-DNAを鋳型として（＋）DNA鎖HBV-DNAを伸長させるときの^{3}Hの取り込みの量を測定する．この酵素活性はHBV-DNAの量を反映し，HBVの増殖力・感染力の指標となる.

臨床的意義と検査値の読み方
- 本検査は，HBVによる肝疾患におけるHBVの活動性を評価する場合に用いられる.
- HBV量および増殖状態を反映する検査として行われてきたが，測定原理上乖離列が存在し，定量性に欠け，感度も比較的低い．現在では，感度・特異度の優れたHBV-DNAの定量的測定法が開発されて臨床検査に汎用されており，そのため本酵素の測定は行われなくなってきている.

(中村郁夫)

5F016

抗HBs抗体 保

hepatitis B virus, anti-surface antibody
[別] HBs抗体

測定法 PA，CLIA
検体 血清
基準値 PA：4倍未満（陰性）
CLIA：10.0 mIU/m*l* 未満
異常値を呈する場合
[高値]
- B型肝炎ウイルス（HBV）の既感染症例
- HBワクチン接種により抗体を獲得した症例
- HBIG注射後の症例

プロフィール
- B型肝炎ウイルス（HBV）は，ヘパドナウイルス科に属するDNAウイルスで，コア粒子（直径27 nm）がHBs抗原蛋白により被覆されている球形粒子（Dane粒子：直径42 nm）である.
- HBVの免疫血清学的検査には，HBs抗原，HBc抗原，HBe抗原の3種類の抗原とそれぞれに対する抗体がある.
- HBs抗原はHBV粒子の表面（subface）を覆う蛋白である．HBs抗原は，Dane粒子の形のほかに22 nmの小型粒子，幅22 nm・長さ200〜400 nmの管状粒子として単独にも存在している．HBs抗体は，このHBVの外被蛋白であるHBs抗原に対する中和抗体である．HBV関連抗体のなかで唯一の中和抗体である.

臨床的意義と検査値の読み方
- 本検査は下記の場合に行われる.
  ① HBVの感染歴があるかどうかを評価する場合.
  ② HBワクチンの効果を評価する場合（HBs抗原陽性の母親から生まれた子に対するHBワクチンの効果の評価を含む）.
  ③ 医療従事者などが針刺し事故を起こした場合（HBIGおよびHBワクチンを行うかどうかを検討する際）.
- 本抗体陽性はHBVの既感染を意味する．HBVの一過性感染（急性肝炎）では，HBs抗原消失後，かなりの期間を経てからHBs抗体が出現する（ただし，HBs抗体が出現しない例が10〜15％に認められる）．HBs抗体はHBVの中和抗体であり，この抗体が陽性の場合，原則としてHBVの再感染は起こらない.
- ただし，HBV-DNA定量の結果が検出感度以下であってもHBV量は0ではなく，ゲノムレベルでは存在することを銘記すべきである.
- 悪性腫瘍症例に対する化学療法，臓器移植症例に対する免疫抑制療法を行う場合には，治療開始前にHBs抗原・HBs抗体・HBc抗体をチェックし，い

ずれかが陽性である場合には，経口抗ウイルス薬の併用を検討する必要がある．
- HBワクチンの接種症例においては，HBVに対する中和抗体を獲得したことを意味する．ワクチンの接種は3回行うのが原則であるが，抗体が獲得できない例（Non Responder）もある．ワクチン接種によりHBs抗体を獲得した症例では，HBVの既感染症例（HBs抗体，HBc抗体）とは異なり，HBc抗体は陰性である．

(中村郁夫)

5F016

HBs抗原　㊙

hepatitis B surface antigen

測定法　MAT（magnetic agglutination test：磁性化粒子凝集法），CLIA
検　体　血清
基準値　MAT：8倍未満（陰性）
　　　　　CLIA：0.05 IU/ml 未満
異常値を呈する場合
[高値] B型肝炎ウイルス（HBV）感染者（B型急性肝炎，無症候性HBVキャリア，慢性B型肝炎，B型肝硬変など）

プロフィール
- B型肝炎ウイルス（HBV）は，ヘパドナウイルス科に属するDNAウイルスで，その本体はコア粒子（直径27 nm）がHBs抗原蛋白により被覆されているDane粒子と呼ばれる二重球体構造を持つ直径42 nmの粒子である．
- HBV-DNAはその芯（コア）部分であるHBc抗原内に存在し，長さが約3.2 kbの不完全二重鎖を呈する．その中に4種類の転写解読枠（open reading frame：ORF），すなわちPreS/S遺伝子，PreC/C遺伝子，P遺伝子，X遺伝子がコードされている．
- PreS/S遺伝子はHBs抗原を，PreC/C遺伝子はHBc抗原・HBe抗原を，P遺伝子はDNAポリメラーゼ/逆転写酵素などを，X遺伝子は種々の遺伝子の転写活性化能を有するX蛋白をそれぞれ支配している．
- HBs抗原はHBV粒子の表面（surface）を覆う蛋白であるが，Dane粒子の形のほかに22 nmの小型粒子，幅22 nm・長さ200～400 nmの管状粒子として単独にも存在している．
- HBs抗原の測定法としては，MAT，PA，CLIAなどがあるが，CLIAが最も検出感度が高い．HBVの免疫血清学的検査には，HBs抗原，HBc抗原，HBe抗原の3種類の抗原とそれぞれに対する抗体がある．

臨床的意義と検査値の読み方
- 本検査は下記の場合に行われる．
　①HBVによる肝疾患が疑われる際のスクリーニングとして用いる．
　②医療従事者などの針事故の際のスクリーニング，経過のフォローアップの際にも用いられる．検査結果の評価の際には，ウイルス感染のウィンドウ期の存在に留意する．
- 本抗原陽性は血液中にHBVが存在し，HBVの感染状態であることを意味する．高値の場合ウイルス量が多いと考えられるが，必ずしもウイルス量とは一致しない．HBs抗原量を経過観察し，減少していく症例は急性肝炎，持続陽性の症例は慢性肝炎とする．通常，6ヵ月以上HBs抗原が陽性であれば慢性HBV感染と判定する．
- ただし，まれではあるが，HBs抗原のエピトープ部位に変異があり，通常の測定法ではHBs抗原が陰性となる変異株（escape mutant）の報告もある．すなわち，HBVが存在していても，HBs抗原が陰性である症例が存在するが，この場合でもHBc抗体は陽性である場合が多い．また，重症型の急性肝炎症例において，炎症の極期で一過性にHBs抗原が陰性となる場合が存在するので注意を要する．この場合は比較的早期にHBs抗体が陽性となる．

今後の検査の進め方
- HBs抗原が陽性の場合は，HBe抗原，HBe抗体，HBV-DNA定量（HBV-DNA genotypeの評価）を行い，HBVの活動性・病態を評価する．同時に，肝機能検査を行って病態を総合的に評価をしたうえで，『B型肝炎治療の標準化に関するガイドライン』にしたがって，今後の診療方針を決定する．

予想外の値が認められるとき
- HBVに感染していても，HBs抗原陰性・HBc抗体陽性の場合が存在するので，HBV感染を疑う場合のスクリーニングにはHBs抗原のみならず，HBc抗体も検査することが望ましい．
- 重症型急性肝炎の極期には，一時的にHBs抗原が陰性である時期があるので，注意を要する．その時期においても（IgM）HBc抗体は陽性であることが多い．

(中村郁夫)

5F017

HBs抗原サブタイプ

hepatitis B virus, surface antigen subtype

測定法　ELISA（モノクローナル抗体を用いた2ステップサンドイッチ法）
検　体　血清
基準値　陰性
異常値を呈する場合
[陽性] B型ウイルス性肝炎

プロフィール
- HBs抗原はB型肝炎ウイルス粒子の，①外被（エンベロープ），②管状粒子，および③小型球形粒子に存在する蛋白質抗原であり，共通抗原決定基である

"a"のほかに，対立する型特異的抗原決定基"d"または"y"，および"r"または"w"を持つことが知られている．これらの組み合わせによりadr/adw/ayr/aywの4つのサブタイプ（亜型）に分類される．これらサブタイプ（亜型）の違いはHBV-DNAのS領域でコードされるHBs抗原蛋白質の226個のアミノ酸のうちの122番目もしくは160番目のアミノ酸の変異によって起こる．

臨床的意義と検査値の読み方

- HBs抗原のサブタイプ（adr/adw/ayr/ayw）の評価は，B型肝炎ウイルスの感染経路の解明，重複感染の解析などに役立つ．わが国ではadrが70～90％，adwが10～30％を占め，ayr，aywはまれである．またadwはadrに比較してseroconversionが起こりやすい．地域差があり，東日本ではadr型が多く，西日本ではadw型が多い．
- HBVは現在，AからHの8つのgenotype遺伝子型別（genotyping）に分類されている．遺伝子型A型は欧米に多く，日本では遺伝子型C型（adw主体）が85％，遺伝子型B型（adr主体）が12％程度と報告されている．
- 成人発症の急性肝炎の場合，遺伝子型がB型あるいはC型の場合は，慢性化せずに完治するが，遺伝子型がA型のHBVによる感染の場合は慢性化することがある．インターフェロン療法に対する反応性は良好なので，治療により治癒しやすい．　　（満田年宏）

5F018

抗HBc抗体　　　　　　　　　　保

antibody to hepatitis B core antigen

別 HBc抗体

測定法　CLIA
検体　血清
基準値　陰性：1.0 S/CO未満
異常値を呈する場合
陽性　HBV持続感染（高抗体価）またはHBV既往感染（低抗体価）

プロフィール

- HBV感染後，最も早期に血中に出現する抗体である．HBc抗原は血中ではHBV（Dane粒子）の中でHBs抗原に包まれて存在しているため測定できない．また，HBc抗体は血中ではHBc抗原と反応できないため，HBc抗体はHBc抗原の中和抗体にはなりえない．
- 測定法：検体中のHBc抗体をマイクロパーティクルに固相化されたHBcリコンビナント抗原と反応させることにより，HBc抗体とHBcリコンビナント抗原とのコンプレックスを形成し，次にアクリジウム標識抗ヒト免疫グロブリンマウスモノクローナル抗体を含むコンジュゲートを加えると，HBcリコンビナント抗原-HBc抗体-抗ヒト免疫グロブリンマウスモノクローナル抗体のサンドイッチ型の結合物を形成する．未反応液を除去した後，過酸化水素を含むプレトリガーおよびトリガーを加えると，化学反応により発光する．この発光量は，検体中に存在するHBc抗体に比例するので，あらかじめバーコードにより装置に組み込んだ検量線とキャリブレータから，検体中のHBc抗体濃度が自動的に算出される．

臨床的意義と検査値の読み方

- 宿主側が産生する抗体のうち感染初期より陽性となり，その後HBs抗原が陽性の期間は持続的に陽性である．
- HBs抗原が陰性化してもHBc抗体は陰性となることはない．通常HBV感染診断はHBs抗原の検出により可能であるが，HBs抗原量が少ない場合や一過性感染ではHBs抗原が検出されない場合があり，このような症例ではHBc抗体の検出は意義がある．HBs抗体はまれに陰性化することがあるが，HBc抗体は持続陽性を示すため，最も感度のよい感染マーカーといえる．
- HBc抗原の存在期間に比例して抗体価が上昇するため，持続感染では一過性感染の場合と比較して桁違いに抗体価が高い．抗体価が高い場合は持続感染（広義のHBVキャリア）と診断でき，抗体価が低い場合は一般に既往感染と考える．
- HBc抗体価の高低の判定は，従来のRIAでは血清を200倍に希釈した検体で測定し，抗体価が変化しない場合は高抗体価と判定していたが，最近のCLIAではカットオフ値10.0以上を高抗体価の目安として判定している．
- HBs抗原陽性者には，必ずHBe抗原，HBe抗体，HBV-DNA定量を同時に測定するが，HBc抗体価も測定しておくとよい．HBc抗体価が高い症例は持続感染例と考えられる．HBV感染の既往を証明するためには，たとえHBs抗体が陰性でもHBc抗体を検査することに意義がある．HBV感染の既往は後述するように肝移植の際のドナーとして適合するか否かの判定に利用される．
- HBs抗原とHBV-DNAがともに陰性であるが，HBs抗体とHBc抗体が陽性であるドナーから肝移植が行われた場合，レシピエントにB型急性肝炎（ときに劇症肝炎）が発症する可能性が高いことが知られている．HBV感染後に血中にウイルスが存在しなくなっても，肝臓にはかなり長期にウイルスが存在するものと考えられる．前述のように，既往感染者でもHBs抗体が陰性化することがあるため，ドナーの判定にはHBc抗体の測定は重要である．
- HBs抗原が陰性でもHBc抗体が陽性の場合には肝内にウイルスが存在していることがあるため，いわゆるoccult（latent）HBV感染と呼ばれるような症例においても肝癌の発生には留意すべきである．最近，HCV感染者においてHBc抗体陽性者が陰性者

よりも肝癌発生のリスクが高いこと，インターフェロン療法の有効例であっても HBc 抗体陽性者が陰性者よりも肝癌発生のリスクが高いことが報告されている．このようなことから，HBs 抗原が陰性で HBs 抗体や HBc 抗体が陽性の場合，単なる既往感染としてかたづけられない面がある．

（杉本元信）

5F018
抗 HBc-IgM 抗体 保
IgM class antibody to hepatitis B core antigen

別 HBc-IgM 抗体

測定法 CLIA
検 体 血清
基準値 陰性：1.0 S/CO 未満
異常値を呈する場合
陽性 B 型急性肝炎（高抗体価）または B 型慢性肝炎急性増悪（低抗体価）

プロフィール
- HBV 感染初期に検出される．
- 測定法：第 1 ステップで前希釈された検体と抗ヒト IgM マウスモノクローナル抗体が固相化されたマイクロパーティクルを混合する．検体中の HBc-IgM 抗体は抗ヒト IgM マウスモノクローナル抗体固相化マイクロパーティクルに結合する．洗浄後，HBc-IgM 抗体は，第 2 ステップで添加するアクリジウム標識 HBc リコンビナント抗原と結合する．再び洗浄した後，プレトリガーとトリガーを反応セルに添加する．その結果生じる化学発光反応を発光強度として測定する．検体中の HBc-IgM 抗体量と検出される発光強度は比例し，検体中の HBc-IgM 抗体の有無は，事前に行ったキャリブレーションのカットオフ値との比較により決定される．反応した発光強度がカットオフ値以上の場合，検体は HBc-IgM 抗体陽性と判定される．

臨床的意義と検査値の読み方
- ウイルスに対する特異的 IgM 抗体は多くの急性ウイルス感染症で検出され，急性疾患の指標となるが，HBc-IgM 抗体は HBV 感染初期に検出され，B 型急性肝炎の診断の根拠となる．一方，B 型慢性肝炎の急性増悪時（いわゆるキャリア発症を含む）にも検出されるが，その値は急性肝炎に比べ低い．
- B 型急性肝炎は 1～6 ヵ月の潜伏期の後に，倦怠感や食欲不振で発症し，AST，ALT の上昇やビリルビンの上昇を，また HBs 抗原と HBe 抗原が陽性を示し，HBc-IgM 抗体が高値を示す．B 型急性肝炎が発症からピークを過ぎた時期や重症肝炎，劇症肝炎では HBe 抗原が陰性となっている場合があり，HBV-DNA が検出感度以下の場合も少なくないが，このような場合でも HBc-IgM 抗体は比較的長期間（6 ヵ月前後）にわたり高値を示すため，診断の手助

けとなる．
- HBc 抗体価の高低に関して，急性肝炎の可能性が高いと診断できる抗体価は従来の RIA ではカットオフ値 5.0 以上であったが，最近の CLIA ではカットオフ値 10.0 以上を高抗体価と判定している．
- HBs 抗原陽性で急性肝炎を疑う症例では，HBc-IgM 抗体を必ず測定する．急性肝炎と慢性肝炎の急性増悪を鑑別する際にも測定する．
- B 型急性肝炎と慢性肝炎の急性増悪の鑑別は臨床的に困難な場合が少なくないが，HBc-IgM 抗体価の測定によって両者を鑑別することが可能となる．

（杉本元信）

5F019
HBe 抗原 保
hepatitis B envelope antigen

測定法 CLIA
検 体 血清
基準値 陰性：1.0 S/CO 未満
異常値を呈する場合
陽性 HBe 抗原陽性無症候性キャリア，B 型急性肝炎発症初期，B 型慢性肝炎，B 型肝硬変，肝細胞癌

プロフィール
- HBV 感染初期から HBs 抗原と同様に感染肝細胞の核内で産生される蛋白である．HBs 抗原とは異なり，血中では粒子としては認められない．
- 測定法：第 1 ステップで検体，検体希釈液，抗 HBe マウスモノクローナル抗体が固相化されたマイクロパーティクルを混合する．検体中の HBe 抗原は HBe 抗体固相化マイクロパーティクルに結合する．洗浄後，第 2 ステップで添加するアクリジウム標識 HBe 抗体コンジュゲートに結合する．再び洗浄した後，プレトリガーとトリガーを反応セルに添加する．その結果生じる化学発光反応を発光強度として測定する．検体中の HBe 抗原量と検出される発光強度は比例し，検体中の HBe 抗原の有無は，事前に行ったキャリブレーションのカットオフ値との比較により決定される．反応した発光強度がカットオフ値以上の場合，本測定において HBe 抗原陽性と判定される．

臨床的意義と検査値の読み方
- B 型急性肝炎では発症初期に HBs 抗原に引き続いて血中に検出される．HBs 抗原の陰性化に先だって陰性化し，HBe 抗体が陽性となる．
- わが国の HBV キャリアの多くは 1986 年の母子感染予防ワクチン導入以前，生後 3 年以内の免疫能が未熟な時期に感染が成立しているが，その多くは生下時に HBe 抗原陽性の母親からの出産時の感染によると考えられている．
- HBV キャリアの多くは肝炎発症までは HBe 抗原陽

性，HBV-DNA 高値（5.0 log copies/ml 以上），ALT 値持続正常のいわゆる HBe 抗原陽性無症候性キャリアの状態で推移する．その後，約 90％の症例では青壮年期に ALT 値が上昇し，一過性急性肝炎様の経過を示した後に HBe 抗原陰性化し，続いて HBe 抗体陽性にセロコンバージョンし，HBV-DNA 低値（5.0 log copies/ml 未満）となり，ALT 値持続正常を示すいわゆる HBe 抗体陽性無症候性キャリアに移行する．

- HBV キャリアのうち約 10％の症例は ALT 値が変動し，HBV 感染肝細胞の破壊が繰り返されて慢性肝炎となる．慢性肝炎は宿主の側からみれば HBV 排除に向かう過程で起こる病態であり，この経過中にウイルス量が減少し，HBe 抗原から HBe 抗体へのセロコンバージョンが起こることも少なくない．しかし，激しい炎症が長期間持続し，徐々に線維化が高度となり，病変が肝硬変に進展していく経過中にセロコンバージョンが起こることもある．
- セロコンバージョンが起こった後で病変が落ち着いたようにみえる症例でも，まれに ALT 値の変動を示し，慢性肝炎が再燃する場合もある．このような症例では HBV-DNA 高値（5.0 log copies/ml 以上）がみられるが，プレコア変異株による慢性肝炎と考えられる．
- HBs 抗原陽性者には，必ず HBe 抗原，HBe 抗体，HBV-DNA 定量を同時に測定する．
- 急性肝炎の場合は，数ヵ月の経過中に月 1 回の目安でこれらを検査することにより，血中から HBV-DNA が検出されなくなり，HBe 抗原から HBe 抗体へのセロコンバージョンを確認することができる．
- 無症候性キャリアでは HBe 抗原陽性の場合は 3～6 ヵ月ごとに，HBe 抗体陽性の場合は 6～12 ヵ月ごとに，いわゆる肝機能検査と画像診断を併せて検査し，経過を観察する．
- 慢性肝炎の症例に対して抗ウイルス療法を行う際には，HBe 抗原価，HBe 抗体価，HBV-DNA 定量は必須であり，月 1 回の目安でこれらを検査することが重要である．抗ウイルス療法の目標は，ALT 値の正常化，HBV-DNA 量の減少，HBe 抗原陽性例では HBe 抗原陰性化と HBe 抗体へのセロコンバージョンである．
- HBV 感染者で，年齢が 20 歳前後までの若年者では多くの場合 HBe 抗原が陽性である．ALT 値が正常の症例が多く，いわゆる HBe 抗原陽性無症候性キャリアである．一方，青壮年期以降の HBV 感染者の多くはいわゆる HBe 抗体陽性無症候性キャリアである．無症候性キャリアの場合，HBe 抗原から HBe 抗体陽性へのセロコンバージョンが起こる前であるか起こった後であるかの区別は，経過観察の間隔などに違いがあるので重要である．
- 急性肝炎様の病態を示す症例で HBe 抗原が陽性の場合は，急性肝炎か慢性肝炎の急性増悪かの鑑別が重要であるが，別項で記述があるように抗 HBc-IgM 抗体価（☞ p.695）が両者の鑑別に有用である．
- 青壮年期以降に ALT 値が異常を示す症例で HBe 抗原が陽性の場合は，慢性肝炎を疑うが，なかには肝硬変まで進展している症例もある．患者の問診や診察，検体検査，画像診断などの所見を総合すると鑑別は可能である．
- HBe 抗原陽性の慢性肝炎症例および HBe 抗原陰性でも HBV-DNA 高値の慢性肝炎症例では，抗ウイルス療法の適応とタイミングを決定するうえに HBe 抗原価，HBe 抗体価，HBV-DNA 定量は重要である．また，これらの検査項目は抗ウイルス療法の効果判定に重要である．
- HBe 抗原陽性で ALT 値が持続的に高値を示す症例では，慢性肝炎から肝硬変に進展するほど肝細胞癌の発癌のリスクが高まるため，腫瘍マーカーや画像診断を含めた経過観察を継続しなければならない．

（杉本元信）

5F019

抗 HBe 抗体　　　　　　　　　　　　保

antibody to hepatitis B envelope antigen

別　HBe 抗体

測定法	CLIA
検　体	血清
基準値	陰性：50％未満

異常値を呈する場合

陽性　HBe 抗体陽性無症候性キャリア，B 型急性肝炎回復期，または HBV 既往感染，まれに B 型慢性肝炎または B 型肝硬変，肝細胞癌

プロフィール

- HBe 抗原に対する中和抗体である．
- 測定法：第 1 ステップで前希釈された検体と中和試薬，抗 HBe マウスモノクローナル抗体が固相化されたマイクロパーティクルを混合する．検体中の HBe 抗体は中和試薬中のリコンビナント HBe 抗原に結合する．未結合のリコンビナント HBe 抗原は，HBe 抗体固相化マイクロパーティクルに結合可能となる．洗浄後，第 2 ステップで添加するアクリジウム標識抗 HBe 抗体コンジュゲートと結合する．再び洗浄した後，プレトリガーとトリガーを反応セルに添加する．その結果生じる化学発光反応を発光強度として測定する．検体中の HBe 抗体量と検出される発光強度は反比例し，検体中の HBe 抗体の有無は，事前に行ったキャリブレーションのカットオフ値との比較により決定される．反応した発光強度がカットオフ値以上の場合，本測定において検体は HBe 抗体陽性と判定される．

臨床的意義と検査値の読み方

- B 型急性肝炎の後期から回復期にかけて，HBe 抗原

の陰性化に続いて検出される．また，青壮年以降の無症候性キャリアで検出される．これは HBe 抗原から HBe 抗体へのセロコンバージョンが起こった状態であり，肝病変が落ち着いている場合が多い．しかし，HBV-DNA 高値（5.0 log copies/ml 以上）の例では，HBe 抗体陽性の慢性肝炎であったり，すでに肝硬変に移行している場合があるので注意を要する．

- HBe 抗原から HBe 抗体へのセロコンバージョンのメカニズムによって，HBV のプレコア領域に変異が起こることにより HBe 抗原の産生が停止し，HBe 抗体の産生が促進されることで説明されている．セロコンバージョンは肝細胞に感染しているウイルスが野生株から変異株に置き換わったことを意味している．野生株の方が変異株より複製力が強いため，変異株に代わると通常ウイルス量が減少する．このため，セロコンバージョンが起こった症例では通常 HBV-DNA 量が著しく低値を示す．ときに HBe 抗体陽性でも ALT 値が高く，HBV-DNA 量が高値の症例があるが，このような症例では HBV 変異株の増加によって肝炎が持続していると考えてよい．
- HBs 抗原陽性者には，必ず HBe 抗原，HBe 抗体，HBV-DNA 定量を同時に測定する．
- 急性肝炎の場合は，数カ月の経過中に月 1 回の目安でこれらを検査することにより，血中から HBV-DNA が検出されなくなり，HBe 抗原から HBe 抗体へのセロコンバージョンを確認することができる．
- 無症候性キャリアでは HBe 抗原陽性の場合は 3～6 カ月ごとに，HBe 抗体陽性の場合は 6～12 カ月ごとに，いわゆる肝機能検査と画像診断を併せて検査し，経過を観察する．
- 最近，HBe 抗原の役割として感染宿主の細胞傷害性 T リンパ球の活性化を抑制することがわかってきた．HBV 持続感染者で HBe 抗原量が減少してくると肝炎の急性増悪が起こりやすくなること，あるいは HBe 抗原陰性（HBe 抗体陽性）の HBV 感染者から感染した場合に劇症肝炎になりやすいことが理解できる．実際に HBe 抗体陽性の母から感染した児に重症肝炎ないし劇症肝炎が起こった例が報告されており，母児間感染予防の観点からは，HBV 感染の母から出生した児は，母が HBe 抗原陽性の場合のみなく陰性の場合でも，ワクチン接種は必須である．
- HBV 感染者で青壮年期以降の者では多くの場合 HBe 抗体が陽性で，ALT 値が正常であり，いわゆる HBe 抗体無症候性キャリアである．しかし，前述のように HBe 抗体陽性であっても慢性肝炎や肝硬変の場合もありうる．そのような例では HBV-DNA 定量を測定することが重要である．また，HBe 抗体陽性で ALT 値が持続的に正常であっても，肝細胞癌の発癌のリスクがないとはいえないため，腫瘍マーカーや画像診断を含めた経過観察を怠ってはならない．

(杉本元信)

5F035
B型肝炎ウイルス プレコア/コアプロモーター変異株定量 保

hepatitis B virus, pre-core/core promoter mutation detection & quantitative analysis

測定法 PCR-ミニシーケンス法/特異プローブ法
検体 血清
基準値
- HBV-DNA：測定感度以下（陽性・判定保留）
- HBV プレコア：測定感度以下（野生型・変異型・混合型）
- HBV プレコア野生型，変異型比率：0％・10～90％，100％
- HBV コアプロモーター：測定感度以下（野生型・変異型・混合型）

異常値を呈する場合
陽性 B型ウイルス性肝炎

プロフィール

- B型肝炎ウイルス（HBV）は約3,200の塩基対からなる，環状不完全2本鎖 DNA ウイルスである．プレコア/コアプロモーター変異の検出は，劇症型に移行しやすい遺伝子変異を伴ったB型肝炎ウイルスを同定する検査である．
- HBV の遺伝子構造には，①HBs 抗原などのエンベロープ蛋白をコードするプレ-S-S 領域，②HBe 抗原などのヌクレオカプシド関連蛋白をコードするプレコア-コア領域，③DNA ポリメラーゼをコードする P 領域，④転写活性を調節する機能をもつ X 領域，の4つのオープンリーディングフレームが存在する．HBV は，増殖時に RNA から DNA への逆転写を起こすプロセスの際にプレコア領域，コアプロモーター領域などに変異が生ずる．
- プレコア領域の 83 番目の塩基（HBV 遺伝子の 1,896 番目）において，G（グアニン）→A（アデニン）への変異がみられ，プレコア領域の 28 番目のコドンが "TGG（トリプトファン）" から停止コドンである "TAG" に変化すると，HBe 抗原前駆体蛋白の翻訳が途中で中断され e 抗原の産生が停止する（HBe 抗原蛋白の翻訳段階での障害）．この変異を検出するため PCR で増幅し，ミニシークエンス反応を用いて野生型・変異型・混合型に分別検出する．
- コアプロモーター領域の HBV 遺伝子の 1,762 番目の塩基が A→T（チミン）に，1,764 番目が G→A となるコアプロモーター二重変異が知られており，転写因子の結合が阻害されることによりプロモーター活性に影響を受ける（転写レベルでの障害）．この点変異は，PCR/変異特異的ハイブリダイゼーション法（両変異に対応する変異型特異プローブと野生型特異プローブ，増幅確認プローブを反応させる）を組み合わせその有無を判定する．

- 血清中のHBVプレコア変異およびコアプロモーター変異遺伝子同定検査として保険収載されている.

臨床的意義と検査値の読み方
- 急性肝炎では，早期にプレコア/コアプロモーター変異を検出することによりB型肝炎の劇症化と組織障害の進展を予測する．矢野らによれば，劇症肝炎12例で全例にプレコア，コアプロモーターの一方または両方に変異がみられ，劇症型，重症型，通常型の順で有意にこれらの変異を認めた（肝胆膵，39：583-363, 1999）.
- B型肝炎が自然治癒する可能性が高い組み合わせは，①コアプロモーター野生型/プレコア野生型（W/W）と，②コアプロモーター野生型/プレコア変異型（W/M）で，B型肝炎が重症化する可能性がある組み合わせは，①コアプロモーター変異型/プレコア野生型（M/W）および，②コアプロモーター変異型/プレコア変異型（M/M）である.
- コアプロモーターの変異がプレコアに先行して起こると，セロコンバージョン後も肝組織傷害が持続しやすい．慢性肝炎においてはプレコア/コアプロモーター変異の有無により病態をより正確に把握し，ラミブジンなどの治療の選択に役立つ．M/WあるいはM/M型はラミブジン治療を選択し，W/W型はラミブジン以外の治療方法が推奨される（Asahinaほか：*J. Hepatol.*, 39：1063-1069, 2003）.

予想外の値が認められるとき
- 検査検体中のウイルスコピー数が低濃度の場合（概ね2,000コピー/m*l* 未満）は安定した結果が得られない場合がある．　　　　　　　　　　　（満田年宏）

5F100
ヒトパピローマウイルス DNA 型判定
human papilloma virus-DNA

略 HPV-DNA

測定法	dot blot法，Southern blot法，*in situ* hybridization法，PCR，ハイブリッドキャプチャー法
検体	泌尿器・子宮頸部分泌物（凍結保存，専用容器使用）
基準値	陰性

異常値を呈する場合
陽性 ヒトパピローマウイルス感染症（特に尖圭コンジローマ，子宮頸部異形成，子宮頸癌）

プロフィール
- ヒトパピローマウイルス（HPV）は約7,900塩基対の2本鎖DNAを持つDNA腫瘍ウイルスである．性感染症（sexually transmitted disease：STD）の病原体の一つで，また子宮頸癌との関連性においても注目されている.
- 現在，通常の血清学的分類はウイルス粒子を得ることが困難であるため，ウイルスDNAの類似性と制限酵素による切断パターンからタイプ分類が行われており，現在約100種類が知られている．婦人性器に感染するものは約40種類である．最近のデータでは性感染症の最も一般的な微生物であり，若年者を中心に広く蔓延し，全世界では年間3億人が感染するとWHOは推定している.
- HPVは各タイプごとに感染を起こす部位と疾患が特異的である.
- 婦人科領域における主なものは，尖圭コンジローマからはHPV 6または11，子宮頸部異形成（dysplasia）および子宮頸癌からはHPV 16, 18が同定されている．またHPV 31, 33, 35, 45, 51, 52, 56, 58も子宮頸部および外陰部の癌組織から検出され，実験的にも悪性化しやすいタイプとされている.
- 耳鼻科領域ではHPV 30または40が咽頭癌に，皮膚科領域ではHPV 39または52がBowen病，bowenoid papulosis（ボーエン様丘疹症）に関与しているとされる.
- 現在HPV感染症の診断は，血清学的診断法が有効でないため，確定診断のためには感染部位からのHPV遺伝子の直接検出が唯一の診断方法である．HPV DNAの検出にはPCR，Southern blot法，dot blot法，*in situ* hybridization法が用いられている．なかでもPCRとSouthern blot法は感度・特異性ともに高いが操作が煩雑であり，また *in situ* hybridization法は組織中の局在を知ることができるが感度・特異性ともに低い難点がある．いずれの方法も装置，設備などを必要とするため，現在HPV感染症の診断として通常の施設では使用されるには至っていない.
- HPVの検索法は現在いろいろあるが，キットとして現在最も用いられているのはハイブリッドキャプチャー法であり，唯一体外診断医薬品として認可を受けている．ハイブリッドキャプチャー法は新しいシグナル増幅手段を用いた高感度DNA-RNAハイブリダイゼーション法で，長鎖のRNAプローブを使用し生成したDNA/RNAハイブリッドを化学発光により検出する方法である．この方法では中～高リスク型に属する13種類のHPVを検出することができ，スクリーニング検査に最も適している．ただしこの方法は high-risk typeおよび low-risk typeの分類でありgenotypeの決定はできない.
- genotype assayには，①PCR/シークエンス法，②PCR/RFLP，③PCR/Southern blot法，④PCR/line blot法，⑤PCR/キャピラリー電気泳動法などがある.

臨床的意義と検査値の読み方
- 本検査は以下の場合に有効である.
  ①子宮頸部癌検診，子宮頸部疾患（特に異形成）および上気道疾患においてヒトパピローマウイルス感染を疑うとき.
  ②検診の場合は細胞診と併用することにより病変検

③子宮頸部異形成病変の場合は予後の指標となる可能性が考えられる．
- HPVタイプにより臨床病型に特徴があり，特に16，18タイプのDNAの検出は子宮頸癌に多いとされている．しかし多いとされるだけで子宮頸癌のすべてを証明するものではないが，感染細胞を悪性細胞に転換する可能性がわかっているのでタイプ分類は臨床的に重要である．すなわちHPV 16, 18, 31, 33, 35, 45, 51, 52, 56, 58が子宮頸部より検出された場合には組織学的に異形成を認めなくとも厳重なフォローアップを要する．
- アメリカでは子宮頸部癌スクリーニングにおいて，30歳以上では細胞診とHPV検査を併用することを推奨している．日本においても頸部癌検診の方法が見直されつつあり，この方法が有用となってくると考えられる．また感染を防ぐワクチンが開発され，アメリカやイギリスでは希望者に接種している．子宮頸癌の原因の70％を占める2タイプの感染を防ぐ意義は大きい．このためにもHPV-DNA検査は意義がある．
　　　　　　　　　　　　　　　　　　（石　和久）

5F150
アデノウイルス抗原（便中）　保
adenovirus antigen（feces）

測定法　イムノクロマトグラフィ法，ラテックス凝集反応，EIA
検体　糞便．保存は−20℃以下であるが，速やかに検査することが原則である．
基準値　陰性
異常値を呈する場合
- 小児下痢症

プロフィール
- アデノウイルス科に属する2本鎖DNAウイルス．現在，51種類の血清型が知られており，A～Fの6つの亜群に分類されているが，主に，腸管アデノウイルスと呼ばれるF群の40, 41型が乳幼児に下痢症を起こす．乳幼児下痢症の3～14％を占めるとされる．
- A群ロタウイルスと同様に世界中でみられるが，好発季節はなく，通年性に発生する．感染経路は糞口感染が主経路である．飛沫感染もある．
- 本検査は便中のアデノウイルス抗原をヒトアデノウイルスの群共通抗原に対する抗体を用いて検出するものである．

臨床的意義と検査値の読み方
- 本検査は，乳幼児が発熱，嘔吐や下痢などの胃腸炎症状を呈した場合や，ロタウイルス抗原が陰性の場合に行われる．
- 小児の感染性胃腸炎の原因はウイルス性のものが多く，ロタウイルス，ノロウイルス，アデノウイルスなどが病原体として知られている．病原微生物情報によると，検出頻度はそれぞれ60～70％，20～25％，8～9％で，ロタウイルスは2～3月，ノロウイルスは12月頃に流行のピークがあるが，アデノウイルスにはこのような季節性はない．
- 3歳以下の乳幼児が主として感染，発病する．下痢が主症状であり発熱，嘔吐および咳，鼻汁，咽頭痛といった上気道症状を伴うことが多い．潜伏期間はおよそ7日間．
- 40, 41型は難培養性のため，便中アデノウイルス抗原の有用性は高い．細菌性胃腸炎と鑑別することにより，不要な抗生剤の投与を防ぐことが可能となる．
- 出席停止基準としては症状が消失するまでであるが，症状回復後も低濃度のウイルスを長期間便中に排泄するので，排便やおむつの処理後には十分な手洗いを行うことが必要である．
- すべての迅速キットがアデノウイルス抗原を検出できるが，ウイルス量が少ない場合は陰性となることもある．陰性だからといって100％アデノウイルス感染を否定はできない．

今後の検査の進め方
- アデノウイルス，ロタウイルス以外にも，ノーウォークウイルス，カリシウイルスなどの小型球型ウイルス（SRV）の検出も必要に応じて行う．
　　　　　　　　　　　　　　　　　　（柏木保代）

5F150
アデノウイルス抗原（上皮細胞中）　保
adenovirus antigen（epithelium cells）

測定法　EIA，イムノクロマトグラフィ法
検体　咽頭ぬぐい液，角結膜ぬぐい液（冷蔵）
基準値　陰性
異常値を呈する場合
- 小児咽頭結膜炎（PCF），流行性角結膜炎（EKC），急性出血性結膜炎（AHC），咽頭結膜熱

プロフィール
- 風邪に似た症状を引き起こす原因ウイルスの一つであるアデノウイルスは，主に小児に感染する．呼吸器や結膜，腸管，泌尿器に感染し，多彩な臨床症状を引き起こす病原体として知られている．
- 現在，51種類の血清型が知られており，A～Fの6つの亜群に分類されている．結膜炎の原因ウイルスは3, 4, 8, 19, 37型が主となる．3型は小児の咽頭結膜炎（PCF）の原因として，4, 8, 19, 37型は流行性角結膜炎（EKC）の原因として，11型は急性出血性結膜炎（AHC）の原因として流行，同定されることが多い．1, 2, 5, 6型は低年齢児（平均2.6～2.8歳）に多く，3型（平均4.3歳）と7型（平均6.1歳）は比較的年長児に多い．

- 高熱が持続し（平均4.1±1.4日）咽頭所見は非常に特徴がある．通年性疾患であるが，夏期に多い傾向がある．

臨床的意義と検査値の読み方
- アデノウイルスは咽頭，結膜，小腸などの粘膜で増殖し，臨床症状は上気道，眼，腸管などに多様な疾患をみる．本法の測定は急性濾胞性結膜炎，流行性角結膜炎，咽頭結膜熱などが疑われる場合に利用され，診断のための有用な指標となる．本検査は，結膜炎の発病から1週間以内であれば，高頻度で検出できる．
- アデノウイルスは感染力が強く，しばしば家庭内感染や幼稚園や小学校などでの集団感染，院内感染を引き起こすので，感染の有無を迅速に検出し，早期に適切な対策を講じることが大切である．
- 咽頭結膜熱は別名プール熱とも呼ばれ，夏季にプールを介して流行することが多い．また，流行性角結膜炎は眼科伝染性疾患として，ウイルスに汚染された手指から眼への接触伝播が考えられている．さらに発病前にウイルス量が増加するため検査で陽性に出ることもある．
- もし院内で発病者が出た場合，本検査を行うことにより，的確な診断が事前にでき，院内感染の広がりを防ぐことが可能となる．

今後の検査の進め方
- アデノウイルス感染に関しては，集団感染，院内感染を引き起こすので医療従事者全体の危機管理意識が重要である．医療従事者を介して感染していくこともあるので，医療従事者の手指の消毒，診療器具や非生物面の不活化，そのための適切な消毒薬の選択がポイントである．

（柏木保代）

5F150
抗アデノウイルス抗体 保
anti-adenovirus antibody

別 アデノウイルス抗体

測定法 NT，CF
検体 血清または髄液
基準値 陰性
　　　　NT：血清4倍未満，髄液1倍未満
　　　　CF：血清4倍未満，髄液1倍未満

異常値を呈する場合
- 咽頭結膜熱，出血性膀胱炎，上気道炎（普通感冒，咽頭炎，クループ），腸重積症，乳幼児下痢症，肺炎，発疹症，流行性角結膜炎

プロフィール
- ヒトアデノウイルスは飛沫感染により伝播し，主な増殖部位は扁桃，アデノイドなどと，気道，小腸，角結膜などの粘膜上皮で，感染によって限局性の急性疾患を起こし，リンパ組織においては不顕性の潜伏感染を起こす．
- 1982～93年にわが国でヒトから検出されたアデノウイルスは，臨床症状としては上気道炎（51％），角結膜炎（33％），胃腸炎（18％）のほかに下気道炎，肺炎（6.4％）などが報告されている．
- 血清型では51型まで確認されており，血清型と疾患，臨床像との間に一応の傾向がみられるほど，感染部位によりいくつかの臨床像を呈する．急性上・下気道感染症（1～7型），咽頭結膜熱（3，7型），流行性角結膜炎（3，7，8，19，37型）と深い関連があるほか，乳幼児下痢症（40，41型），出血性膀胱炎（21型）などが報告されている．
- 本検査はアデノウイルスに対する抗体をウイルス中和反応（NT）や補体結合反応（CF）を利用して検出する．

臨床的意義と検査値の読み方
- 血清型が特定されていないアデノウイルスが関与していると思われる発疹性疾患，消化器疾患などにおいて，アデノウイルスが起因するか否かを調べるのが本検査の目的である．このようにアデノウイルスの感染を疑うときや，さらに血清型を知りたいときにNTを用いて検査する．
- 急性期（発病後早期）および回復期（発病後2～3週間）の検体をペアで測定する．急性期と回復期を同時に測定し，抗体価が4倍（2管差）以上の上昇がみられる場合は有意とみなす．
- アデノウイルス7型による重症例の報告があり，NTで型が同定されることは疫学的にも重要な意味を持つ．CF抗原はアデノウイルス群特異共通抗原であり，NT抗体は型特異抗体であるので，目的により測定法を選択する．
- アデノウイルス7型（以下，7型）は重症の肺炎を起こす．乳幼児がかかることが多く，髄膜炎，脳炎，心筋炎などを併発することもある．だらだらと長引く発熱，咳，呼吸障害など重症になることがあり，ときに致命的なことがある．7型感染症は平成7年から約5年間，全国流行した．7型肺炎は，急性期の重症かつ多彩な合併症に加え，治癒後も気管支拡張症などの後遺症を残すことが欧米では報告されており，わが国でも最近になって散見されるようになった．

今後の検査の進め方
- 7型肺炎群では，肺合併症として，胸水，ARDS，肺外合併症として肝障害，脳炎/脳症，血球貪食症候群などを認めたという報告がある．さらに肺機能低下（気管支拡張症やSwyer-James症候群など）の後遺症が報告されている．7型肺炎は，病理学的に壊死性細気管支炎・肺炎像を呈し，肺間質の破壊的病変が，呼吸器系後遺症の発生に関与するものと推測されている．アデノウイルス感染症において，合併症・後遺症が問題となるのは，7型肺炎に限られる．このようにNTで型が同定されることは重要な

意味があり，また気管吸引痰などからのウイルス分離も進めることが望ましい．
(柏木保代)

5F158
抗アデノウイルス8型抗体 保
anti-adenovirus type 8 antibody
別 アデノウイルス8型抗体

測定法 HI
検体 血清または髄液
基準値 陰性
　　　　血清8倍未満，髄液1倍未満

異常値を呈する場合
- 流行性角結膜炎

プロフィール
- アデノウイルス8型は，流行性角結膜炎（epidemic keratoconjunctivitis：EKC）の起因ウイルスとして重要である．本検査はアデノウイルス8型に対する抗体を，赤血球凝集抑制反応（HI）を利用して検出するものである．

臨床的意義と検査値の読み方
- 本検査は，ウイルス性結膜炎を疑うときに行われる．
- 潜伏期は8～14日である．突然発症し，眼瞼の浮腫，流涙を伴う．感染力が強いので両側が感染しやすいが，初発眼の方が症状が強い．耳前リンパ節の腫脹を伴う．角膜に炎症が及ぶと透明度が低下し，混濁は数年に及ぶことがある．目が充血し，目やにが出るが，咽頭結膜熱のように高い熱はなく，のどの赤みも強くはない．結膜炎経過後に点状表層角膜炎を作ることが多く，幼小児では偽膜性結膜炎になることがあり，細菌の混合感染で角膜穿孔を起こすので注意する必要がある．
- 学校伝染病の一つで，伝染の恐れがなくなるまで登校禁止となる．急性期（発病後早期）および回復期（発病後2～3週間）の検体をペアで測定する．急性期と回復期を同時に測定し，抗体価が4倍（2管差）以上の上昇がみられる場合は有意とみなす．
- アデノウイルス8型以外にもD群の19，37型も重要な起因ウイルスであることが報告されるようになった．まれに，B群の11型，E群の4型も病因となりうる．現在流行中の型は19型であり，ほぼ全国から分離されているが，8型と9型の中間型と思われる血清型が沖縄県におけるEKCの病原と考えられており，同様の型が横浜，秋田でも分離されている．

今後の検査の進め方
- ときに結膜炎が出血性となり，出血性結膜炎（EV70，CA24変異株による）や咽頭結膜熱との鑑別を要することがある．その他，ヘルペスウイルスや，クラミジアによる眼疾患との鑑別が必要である．

(柏木保代)

5F190
抗単純ヘルペスウイルス抗体 保
anti-herpes simplex virus antibody, human herpes virus-1, 2 antibody
略 HSV Ab　**別** HSV抗体，単純ヘルペスウイルス抗体

測定法　CF，NT，FA，EIA
検体　血清または髄液
基準値　陰性
- CF：〈血清〉4倍未満，〈髄液〉1倍未満
- NT（1型，2型）：〈血清〉4倍未満，〈髄液〉1倍未満
- FA（IgG，IgM）：〈血清〉10倍未満，〈髄液〉1倍未満
- EIA（IgG，IgM）：陰性

異常値を呈する場合
高値 角膜炎，歯肉口内炎，ヘルペス性湿疹，ヘルペス脳炎，単純ヘルペス感染症，不顕性感染

プロフィール
- 単純ヘルペスウイルスは，α-ヒトヘルペスウイルス科のエンベロープをもつDNAウイルスで，1型と2型の亜型に分類される．
- 本検査は，単純ヘルペスウイルスに対する抗体をCF，NT，FA，EIAを用い行うものである．

臨床的意義と検査値の読み方
- 本検査は，HSV感染症の診断および型別判定を必要とする場合に行われる．
- 初感染の多くは不顕性感染であるが，感染後三叉神経節，仙骨神経節に潜伏感染し，疲労，妊娠，怪我，熱性疾患などの原因でウイルスが活性化され，口唇周辺，陰部などの皮膚に水疱を生じる特徴を有する．
- 周産期性器ヘルペスは，性感染症の中でも新生児に重篤な症状をきたすため，帝王切開の適応を迅速に判断する必要がある．
- 角膜ヘルペスは，アシクロビル（ACV）やビダラビン（Ara-A）の化学療法が実用化したウイルス疾患であり，ことにACVによる早期治療は，ヘルペス脳炎などに有効である．
- CFでは1型と2型の交差性があるため，区別できない．また水痘・帯状疱疹ウイルス（VZV）との交差性が認められる．単一血清での判定は意味がなく，ペア血清で4倍以上の上昇が認められる場合のみ有意である．急性期の単一血清のみで判定しなければならない場合はEIA-IgMを測定する．これにより単純ヘルペスウイルスの感染〔初感染か既感染か（再活性化）〕が明らかとなる．

今後の検査の進め方
- 回復期血清で上昇が認められない場合は，1～2週間後に再検する．また，必要に応じて抗原検出，DNA検出を試みる．

(中村良子)

c　ウイルス感染症検査

5F190
単純ヘルペスウイルス 保
herpes simplex virus, human herpes virus-1, 2
略 HSV　**別** HSV特異抗原, HSV-DNA

測定法 FA, シェルバイアル法, PCR
検体 FA：塗抹標本（咽頭ぬぐい液・水疱）2枚
　　　　シェルバイアル法：咽頭ぬぐい液, 水疱内容
　　　　PCR：EDTA加血液, 髄液
基準値 陰性
異常値を呈する場合
陽性 性器ヘルペス症, 角結膜炎, ヘルペス性湿疹などのヘルペス感染症

プロフィール
- 単純ヘルペスウイルスの感染により，皮膚，粘膜に水疱形成するものから，脳炎，新生児ヘルペスなど重篤なものまである．口唇ヘルペスやカポジ水痘様発疹症などは臨床診断が比較的容易であるが，脳炎などに対しては，抗原検出により，迅速診断，早期治療により救命率を上げることが期待できる．
- 本検査は，塗抹標本から免疫学的方法によって単純ヘルペス型別抗原を検出，あるいは未保険ではあるがシェルバイアル法により検体材料から得た細胞をモノクローナル抗体を用いて抗原の検出を行う．またHSVの1型と2型の共通部分をPCRにより増幅してHSV遺伝子を検出するものである．

臨床的意義と検査値の読み方
- 本検査は次の場合に行われる．
  ①性器などの水疱，潰瘍性病変，結膜炎など単純ヘルペス感染症を疑うとき．
  ②ヘルペス脳炎の診断，薬物療法開始の判断，帝王切開の適応判定など．
  ③単純ヘルペスウイルス感染症と水痘・帯状疱疹ウイルス感染症との鑑別診断が必要なとき．
  ④その他の単純ヘルペス感染症の診断および型別判定を必要とするとき．
- ヘルペス感染症は，化学療法が最初に実用化されたウイルス性疾患である．
- ヘルペス脳炎の致死率は約30％であったが，アシクロビル（ACV）投与が可能になり低下した．発症後10日以内に抗ヘルペス薬の投与を開始しないと後遺症を残すといわれている．
- 新生児ヘルペスの危険性がある場合の帝王切開か自然分娩かの判定時や，角膜ヘルペスなどでは，抗原検出またはPCRによる迅速診断の有用性は高い．

（中村良子）

5F193
抗水痘・帯状疱疹ウイルス抗体 保
anti-varicella-zoster virus antibody, human herpes virus-3 antibody
略 VZV Ab　**別** VZV抗体, 水痘・帯状疱疹ウイルス抗体

測定法 CF, IAHA, FA, EIA
検体 血清または髄液
基準値 陰性
- CF：〈血清〉4倍未満，〈髄液〉1倍未満
- IAHA：2倍未満
- FA（IgG, IgM）：〈血清〉10倍未満，〈髄液〉1倍未満
- EIA（IgG, IgM）：陰性

異常値を呈する場合
高値 水痘，帯状疱疹，VZV髄膜炎，VZV不顕性感染

プロフィール
- 水痘・帯状疱疹ウイルスは，初感染では水痘を，再活性化では帯状疱疹の原因となるヘルペスウイルス科に属するDNAウイルスである．
- 本検査は，水痘・帯状疱疹ウイルスに対する抗体を，補体結合反応（CF），免疫粘着赤血球凝集反応（IAHA），蛍光抗体法（FA），酵素免疫抗体法（EIA）を用いて検出するものである．

臨床的意義と検査値の読み方
- 本検査は，VZV感染症（初感染または再活性化）であるか，既感染状態で疾患とは無関係であるかを知りたいときに行われる．
- ワクチン接種後の効果判定にも有用である．
- 水痘は主に小児に罹患し伝染性の皮疹を形成する疾患で，結膜，上気道粘膜からウイルスが侵入し，局所リンパ節，肝，脾などの臓器で増殖，皮膚に達し，発症する．治癒後，ウイルスは神経節に潜伏感染し，再活性化されると帯状疱疹となる．
- 悪性腫瘍，免疫不全，免疫抑制剤使用中の患者などが，水痘に罹患したり帯状疱疹を発症すると重症で，ときに致死的となる．
- 本ウイルスの成人における抗体陽性率は低下しているので，ことに抗体陰性の医療従事者は感染源にならないための注意が必要である．
- 急性期と回復期のペア血清で，抗体価の有意な上昇，単一血清でもIgM抗体の上昇が認められれば，診断の確実性は増す．
- CF抗体は発疹出現後約1週間で陽性となり，3週前後には最高となり，その後下降し1年以内に検出感度以下になる．単純ヘルペスウイルスとの交差反応を示すので注意する必要がある．
- EIAでは，発疹出現後1週間以内にIgM抗体が上昇し1～2週間で最高となり，2ヵ月くらいで下降する．IgG抗体は1週間くらいから上昇し，2～4週後最高となり下降するが，抗体価は長期維持される．

帯状疱疹は発症時より高い IgG 抗体価を示し，IgM 抗体価の上昇率は低い．
- 測定法にはそれぞれ特性があるので，目的に応じて選択すべきである．

今後の検査の進め方
- 必要により VZV 抗原または VZV-DNA を検出する．

(中村良子)

5F193

水痘・帯状疱疹ウイルス 保

varicella-zoster virus, human herpes virus-3

略 VZV　別 VZV 特異抗原，VZV-DNA

測定法　FA，シェルバイアル法，PCR
検　体　FA：塗抹標本 2 枚
　　　　　シェルバイアル法：水疱内容
　　　　　PCR：EDTA 加血液，髄液
基準値　陰性
異常値を呈する場合
陽性　水痘・帯状疱疹，VZV 不顕性感染

プロフィール
- 水痘・帯状疱疹ウイルスの初感染によるものが水痘であり，治癒後知覚神経節に潜伏感染したウイルスが再活性化した病像が帯状疱疹である．
- 水痘罹患者は主に小児で，抗体陽性率は 3～4 歳より高くなり，10 歳時でほぼ 100％ となる．
- 本検査は，水痘・帯状疱疹ウイルス抗原を直接蛍光抗体法で検出，あるいは未保険ではあるがシェルバイアル法による抗原の検出，VZV 遺伝子を PCR に増幅して検出するものである．

臨床的意義と検査値の読み方
- 水痘感染および帯状疱疹の発症を疑うときに本検査を行う．
- 水痘治癒後も脊髄後根神経節および三叉神経節に潜伏感染している．悪性腫瘍患者，免疫抑制療法を受けている患者などが帯状疱疹を発症したり，水痘に罹患すると重症化しやすく，ときには致命的となることがある．
- 水痘ワクチン，抗ウイルス薬により感染予防，治療が可能になったため，迅速診断法としての抗原検出，場合によっては DNA の検出が有用である．
- 臨床像から診断できるが，HSV との鑑別，合併症の診断，免疫抑制剤使用時，悪性腫瘍や免疫不全状態においては，迅速診断，抗ヘルペス薬による早期治療が必要である．

今後の検査の進め方
- 水痘・帯状疱疹ウイルス抗体価 EIA-IgM の証明．

(中村良子)

5F194

抗サイトメガロウイルス抗体 保

anti-cytomegalovirus antibody, human herpes virus-5 antibody

略 CMV Ab　別 CMV 抗体，CMV-IgM 抗体，CMV-IgG 抗体，サイトメガロウイルス抗体

測定法　CF，EIA，FA
検　体　血清または髄液
基準値　陰性
- CF：〈血清〉4 倍未満，〈髄液〉1 倍未満
- EIA（IgG，IgM）：陰性
- FA：〈血清〉10 倍未満，〈髄液〉1 倍未満

異常値を呈する場合
高値　サイトメガロウイルス感染症（先天性，後天性），不顕性感染

プロフィール
- サイトメガロウイルス（CMV）は初感染後体内に潜伏し，免疫能の低下により再活性化するため，臓器移植，輸血などに伴う医原性感染や免疫不全症候群（AIDS）などの日和見感染症の原因として注目されている．
- 本検査は，CMV に対する抗体価を補体結合反応（CF），酵素免疫抗体法（EIA），蛍光抗体法（FA）を用いて検出するものである．

臨床的意義と検査値の読み方
- 本検査は，CMV 感染症の診断，ときに輸血ドナーの検査に必要である．
- 先天性 CMV 感染症（CCI）は，巨細胞封入体症として古くから知られており，胎内感染の起因因子の中でも最も頻度が高く，全出生児の 0.29～0.42％ といわれている．典型的 CCI は胎内感染の 5％ 以下で，90％ 以上は出生時無症候性である．
- ガンシクロビル（GCV）などの抗 CMV 薬の実用化に伴い，迅速診断による早期治療の開始が重要である．
- スクリーニング検査としては CF が行われている．CF に対する抗体は IgG がほとんどで，単一血清での判定は無意味である．原則としてペア血清による有意な上昇で判定される．
- EIA による CMV-IgM 陽性は，初感染または再活性化の判定に重要となる．CF では CMV 感染の有無を，EIA では CMV-IgM 抗体価で，早期診断の補助的役割を果たす．

今後の検査の進め方
- 必要に応じ CMV 抗原，CMV-DNA の検出，10 日～2 週間後の再度抗体価測定．

(中村良子)

5F194
サイトメガロウイルス pp65 [保]
cytomegalovirus pp65, human herpes virus pp65
[別] CMV Ag, CMV 抗原 pp65

測定法 間接酵素抗体法，直接酵素抗体法
検　体 EDTA 加血液（24 時間以内測定）
基準値 陰性
異常値を呈する場合
[陽性] 活動性 CMV 感染

プロフィール
- 臓器移植や骨髄移植後の易感染宿主におけるサイトメガロウイルス（CMV）感染症が問題となっている．CMV 感染症に対するガンシクロビルなどの抗ウイルス薬が実用化され治療に用いられている．
- 血清抗体価測定は，発症数日以後に上昇するため早期診断に役立たないばかりでなく，免疫抑制時には IgM 抗体が陽性になるとは限らない．また PCR においては，高感度なためその判定には注意が必要である．
- 易感染宿主では，このような検査法の問題や診断に時間がかかり治療が遅れることは重大な問題となる．
- 本検査は，CMV 感染の活動性を定量化し，それに基づいて CMV 感染症の診断，発症予防の処置に有用であり，p65 抗原を認識する抗体によりマウスモノクローナル抗体（C10 + C11）を用いた間接酵素抗体法，あるいはヒトモノクローナル抗体（C7）を用いた直接酵素抗体法によって行うものである．

臨床的意義と検査値の読み方
- CMV の lower matrix protein pp65 を認識する方法で，CMV 感染時 85 ～ 90 ％以上の高感度・特異性を有している．
- 本法は，末梢血液より多核白血球を調整し，CMV の pp65 抗原に対するモノクローナル抗体で染色し，陽性細胞数を鏡検する．判定は，陽性細胞数を数え 1 個でもあれば活動性 CMV 感染と判断する．白血球 5 万個をカウントし 1 個以上の陽性細胞があれば，CMV 感染症発症のリスクが高い．
- 骨髄移植後，同種腎移植後，生体部分肝移植後，臍帯血移植後，もしくは同種末梢血幹細胞移植後の患者または HIV 感染者に対して免疫染色法で行った場合のみ保険算定できる．

今後の検査の進め方
- 必要に応じて CMV の分離，DNA 検出を試みる．

（中村良子）

5L501, 502
サイトメガロウイルス特異的 CTL 解析
enumeration of human cytomegalovirus (CMV)-specific cytotoxic T lymphocytes (CTL)

測定法 フローサイトメトリー
- 測定に先立って，検体の保有する組織適合抗原クラスⅠ（major histocompatibility antigens：MHC, class Ⅰ）を知っている必要がある．当該 MHC 蛋白と CMV ペプチドを用いて合成された MHC-テトラマーを用いて，検体を染色する．日本では（株）医学生物学研究所（MBL）より購入することができる．CD3，CD8 などの CTL 表面マーカーと同時染色する場合が多い．染色された検体をフローサイトメーターを用いて解析し，CD3 と CD8 陽性分画内の MHC-テトラマー陽性細胞％を測定する．また，同じ MHC とコントロールペプチドを用いて作製された陰性コントロールテトラマーでも同時に染色し，検査の特異性を確認する．

検　体 新鮮末梢血リンパ球
- ヘパリン加採血した全血から，フィコール重層遠心法などを用いて単核球を分離し，検体とする．採血から 24 時間以内に染色することが望ましい．長時間を経過した検体や，凍結後融解した検体を使用する場合は，非特異的染色結果がしばしば認められるので，注意を要する．

基準値 陰性
- CMV 未感染の個体では，陽性になることはない．CMV 既感染の個体ではテトラマー陽性細胞（CTL）が検出されることがある．陽性と判定することのできる限界は，テトラマー陽性細胞が CD8 陽性 T 細胞の 0.1 ～ 0.01 ％以上のときである．

異常値を呈する場合
- データが十分に蓄積されていないので，正常と異常の判別が困難である．

プロフィール
- CMV 特異的 CTL の細胞表面に発現する T 細胞抗原受容体（T cell receptor：TCR）は，CMV 感染細胞表面に発現する MHC-CMV ペプチド複合体に特異的に結合する．この抗原認識機構を分子レベルで再現したのが，MHC-テトラマー法のアッセイ原理である．すなわち，大腸菌リコンビナント蛋白として合成した MHC 重鎖と軽鎖（β_2-ミクログロブリン），および CMV ペプチドを重合することで，感染細胞表面に発現している MHC-CMV ペプチド複合体を作製する．
- この複合体 4 個と 1 個の色素分子を結合させたものを MHC-テトラマーと称する．MHC-テトラマーは使用した CMV ペプチドに特異的な CTL 上の TCR に結合するため，CTL は色素に標識された集団としてフローサイトメーター上で検出することができる．

臨床的意義と検査値の読み方
- 本検査は，研究段階での使用がほとんどである．
- 臨床場面ではCMV感染症が問題となる．また，造血幹細胞および臓器移植後やエイズ末期の患者において，CMV特異的細胞性免疫の評価研究などに用いられる．

今後の検査の進め方
- MHC型すなわちHLA型に依存した検査法なので，各種のHLA型に対応したテトラマーを準備することが必要である．

予想外の値が認められるとき
- 研究段階であるため，測定値の評価は一定していない．

（葛島清隆）

5F201
EBウイルス
Epstein-Barr virus

略 EBV

測定法　間接蛍光抗体法
検体　血清
基準値
- 未感染者：抗VCA抗体が10倍未満の陰性者
- 既感染者（不顕性感染者；大部分の健康成人）：抗VCA IgG抗体および抗EBNA抗体がともに10倍以上の陽性者

異常値を呈する場合
陽性
- 640倍以上の陽性：慢性活動性EBウイルス感染症，Burkittリンパ腫，上咽頭癌，B細胞性日和見リンパ腫
- 10倍程度の陽性：伝染性単核症急性期

プロフィール
- 1964年，Epstein, M.A.とBarr, Y.M.が，熱帯アフリカに多発するバーキットリンパ腫（Burkitt's lymphoma）の生検組織から樹立したリンパ芽球様細胞株から電子顕微鏡を用いて発見した．EBウイルスの名称は発見者の名前に由来する．ヘルペスウイルス科γヘルペス亜科に属する．
- 日本では大部分のヒトが2歳未満に感染し，その大半が不顕性で終わる．伝染性単核症およびB細胞性日和見リンパ腫の原因ウイルスで，Burkittリンパ腫および上咽頭癌とも密接に関連する癌ウイルスである．
- 血清中に現れる抗体の種類としては，抗VCA IgG抗体（外殻抗原に対する抗体），抗VCA IgM抗体，抗EA-DR抗体（早期抗原に対する抗体）および抗EBNA抗体（核内抗原に対する抗体）がある．
- 実験室レベルでは，Bリンパ球にCD21を介して感染してリンパ芽球様細胞へ形質転換（トランスフォーム）させ，細胞を不死化（immortalization）させる．

臨床的意義と検査値の読み方
- 本検査は，発熱，咽頭痛および肝機能障害などの症状でEBウイルス感染症が疑われるとき，またはEBウイルス関連腫瘍を疑うときに行われる．
- 臨床場面では下記のような指標として利用される．
  ① 未感染：すべてのEBウイルス抗原に対する抗体が陰性．
  ② 既感染：抗VCA IgG抗体および抗EBNA抗体が陽性．
  ③ 伝染性単核症：思春期以降の若年者の初感染によって起こる良性疾患．急性期に抗VCA IgG抗体陽性で抗EBNA抗体陰性となる．抗VCA IgM抗体の検出が確定診断となる．
  ④ 慢性活動性EBウイルス感染症：発熱，肝腫および脾腫などで発症し，多臓器不全を起こすなど予後が非常に悪い疾患．抗VCA IgG抗体および抗EA-DR IgG抗体が異常な高値を示す．
  ⑤ EBウイルス関連血球貪食症候群：発熱，肝脾腫，発疹，神経症状および汎血球減少が主な症状で，ときに致死的な転帰をとることもある．抗VCA IgG抗体陽性，抗EBNA抗体陰性の初感染型を示す．
  ⑥ Burkittリンパ腫：熱帯アフリカに多発する小児顔面のBリンパ腫．c-myc遺伝子の転座が認められる．抗VCA IgG抗体および抗EA-DR IgG抗体ともに強陽性．
  ⑦ 上咽頭癌：上咽頭部分に原発する扁平上皮癌．抗VCA IgG抗体および抗EA-DR IgG抗体強陽性．抗VCA IgA抗体の検出が診断の一助となる．
  ⑧ B細胞性日和見リンパ腫：細胞性免疫機能が低下した宿主にみられるリンパ腫で，潜伏感染状態にあるBリンパ球が無限増殖することによって起こる．抗VCA IgG抗体および抗EA-DR IgG抗体ともに強陽性．

（小林　了）

5F201
EBウイルス抗原
Epstein-Barr virus antigens

別 EBV antigen

測定法　間接蛍光抗体法，in situ hybridization, real-time PCR
検体　EBウイルス関連腫瘍，血清，末梢全血
基準値　陰性

異常値を呈する場合
陽性
- 細胞中のEBウイルス抗原陽性：Burkittリンパ腫，上咽頭癌，NK/T細胞リンパ腫，Hodgkinリンパ腫，一部の胃癌，Sjögren症候群，B細胞性日和見リンパ腫
- 血清中のEBウイルスゲノム陽性：慢性活動性EBウイルス感染症

■表6-6　潜伏感染の種類と発現蛋白

ウイルス 発現蛋白	Ⅰ型潜伏感染	Ⅱ型潜伏感染	Ⅲ型潜伏感染
EBNA-1[*1)]	＋	＋	＋
EBNA-2	－	－	＋
EBNA-3	－	－	＋
LMP1[*2)]	－	＋	＋
EBERs[*3)]	＋	＋	＋
疾患例	Burkittリンパ腫	上咽頭癌	B細胞性日和見リンパ腫

[*1)] EBNA-1（EB virus-associated nuclear antigen-1）：EBウイルス核内抗原1
[*2)] LMP1（latent membrane protein 1）：膜蛋白質1
[*3)] EBERs（EB virus encorded small RNAs）：蛋白でなく大量に発現する小RNA

プロフィール

- Epstein-Barrウイルス（EBウイルス）が産生する一連の蛋白抗原の総称．EBウイルスは1964年にEpstein, M.A.とBarr, Y.M.によって発見されたヘルペスウイルス科γヘルペスウイルス亜科に属するウイルス．
- EBウイルスの感染様式には潜伏感染と溶解感染の2通りがあり，それぞれ発現する抗原蛋白が異なる．
  ①潜伏感染：感染細胞内でウイルス粒子を産生しない感染様式で，発現蛋白の違いによってさらに3通りに分類される（表6-6）．
  ②溶解感染：感染細胞内でウイルス粒子を産生する感染様式．VCA（viral capsid antigen：ウイルス外殻抗原）およびEA-DR（early antigen-DR：早期抗原-DR）蛋白を発現する．

臨床的意義と検査値の読み方

- 本検査は，EBウイルス感染症およびEBウイルス関連腫瘍が疑われるときに行われる．
- 臨床場面では次のような指標として利用される．
  抗原を検出する場合：Burkittリンパ腫，上咽頭癌，NK/T細胞リンパ腫，Hodgkinリンパ腫，胃癌，Sjögren症候群，B細胞性日和見リンパ腫
  ・EBウイルス感染腫瘍の判定は，腫瘍細胞中に発現するLMP1蛋白を間接蛍光抗体法で検出するか，あるいはEBER1を in situ hybridization で検出する．
  抗体を検出する場合：伝染性単核症，慢性活動性EBウイルス感染症，上咽頭癌，B細胞性日和見リンパ腫
  ・EBウイルス感染の有無は，通常血清中のEBウイルス抗原に対する抗体を検出して決定する．未感染者はすべてのEBウイルス抗原に対する抗体が陰性である．既感染者は抗VCA IgG抗体および抗EBNA抗体が陽性となる．伝染性単核症の急性期

では抗VCA IgM抗体が検出される．
EBウイルスDNAを検出する場合：慢性活動性EBウイルス感染症
・慢性活動性EBウイルス感染症では，real-time PCRで末梢血中のEBウイルスDNAのコピー数をモニターすることが，疾患の回復度の指標として重要な検査になっている．　　　　（小林　了）

5F202

抗EBV-VCA抗体　　　　　　　　　保

anti-Epstein-Barr virus-viral capsid antigen antibody
別 抗VCA抗体，EBV-VCA抗体
測定法　間接蛍光抗体法
検　体　血清
基準値　抗VCA IgG抗体：未感染者は10倍未満，既感染者（大部分の健康成人）は10倍以上

異常値を呈する場合
陽性
- 抗VCA IgG抗体高値：慢性活動性EBウイルス感染症，Burkittリンパ腫，上咽頭癌，B細胞性日和見リンパ腫
- 抗VCA IgM抗体の出現：伝染性単核症急性期
- 抗VCA IgA抗体の出現：上咽頭癌

プロフィール

- EBウイルスの血清学的検査の一つ．EBウイルスの抗原のうち，VCA（viral capsid antigen：ウイルス外殻抗原）に対する血清中の抗体を間接蛍光抗体法で検出する．第二抗体の蛍光色素標識抗体の種類により，抗VCA IgG，IgMおよびIgA抗体をそれぞれ測定できる．
- EBウイルスは1964年にEpstein, M.A.とBarr, Y.M.によって発見されたヘルペスウイルス科γヘルペスウイルス亜科に属するウイルス．溶解感染と潜伏感染の2通りの感染様式を持ち，それぞれ発現蛋白が異なる．
- VCAはEBウイルスが溶解感染を起こしたときに発現する蛋白で，既感染者で抗体が陽性となり生涯持続する．

臨床的意義と検査値の読み方

- 本検査は，発熱，咽頭痛および肝機能障害などの症状でEBウイルス感染症が疑われるとき，またはEBウイルス関連腫瘍を疑うときに行われる．特に，伝染性単核症の確定診断として，抗VCA IgM抗体を測定する．
- 臨床場面では下記のような指標として利用される．
  抗VCA IgG抗体：既感染者で陽性となる．日本において，20歳代前後の統計では10％強の陰性者を認める．過去の感染を意味するもので，異常高値以外疾患とは関係しない．上咽頭癌，慢性活動性EBウイルス感染症，Burkittリンパ腫およびB細

胞性日和見リンパ腫で高値を認める.
- 抗 VCA IgM 抗体：EB ウイルスの初感染の際に出現する抗体. 伝染性単核症の急性期で認められ, 確定診断に利用される.
- 抗 VCA IgA 抗体：上咽頭癌で上昇が認められる抗体. 上咽頭癌診断の一助として利用される.

（小林　了）

5F203

抗 EBV-EA-DR 抗体　保

anti-Epstein-Barr virus-early antigen, diffuse type and restricted type antibody

別　抗 EA-DR 抗体, EBV-EA-DR 抗体

測定法　間接蛍光抗体法（IFA）
検　体　血清
基準値　陰性（10 倍未満）
異常値を呈する場合
陽性
- 抗 EA-DR IgG 抗体高値：伝染性単核症, 慢性活動性 EB ウイルス感染症, Burkitt リンパ腫, 上咽頭癌, B 細胞性日和見リンパ腫
- 抗 EA-DR IgA 抗体の出現：上咽頭癌, 慢性活動性 EB ウイルス感染症, B 細胞性日和見リンパ腫

プロフィール
- EB ウイルスの血清学的検査の一つ. EB ウイルスの抗原のうち, EA-DR（early antigen diffuse type and restricted type：早期抗原-DR）に対する抗体を間接蛍光抗体法で検出する. 第二抗体の蛍光色素標識抗体の種類により, 抗 VCA IgG および IgA 抗体をそれぞれ測定できる.
- EB ウイルスは 1964 年に Epstein, M.A. と Barr, Y.M. によって発見されたヘルペスウイルス科 γ ヘルペスウイルス亜科に属するウイルス. 溶解感染と潜伏感染の 2 通りの感染様式を持ち, それぞれ異なった蛋白を発現する.
- EA 抗原は, EB ウイルスが溶解感染を起こしたときに発現する蛋白で, 核および細胞質内に分布しメタノール固定に耐える D タイプ（diffuse type）と, 細胞質内に限局しメタノール固定で消失する R タイプ（restricted type）に分類される.
- EA 抗原の発現は現在の EB ウイルスの活性化を意味し, 上咽頭癌で高値を示す.

臨床的意義と検査値の読み方
- 本検査は, EB ウイルス感染症または EB ウイルス関連腫瘍を疑うときに行われる.
- 臨床場面では次のような指標として利用される.
　抗 EA-DR IgG 抗体：健康成人では通常陰性. 20 歳前後の統計では 5〜10％に陽性者を認めるが, 健康上とくに問題はない. 伝染性単核症急性期で強陽性となる.

　抗 EA-DR IgA 抗体：上咽頭癌で検出される. 慢性活動性 EB ウイルス感染症や B 細胞性日和見リンパ腫で陽性となることもある.

（小林　了）

5F204

抗 EBNA 抗体　保

anti-Epstein-Barr virus-associated nuclear antigen antibody

別　EBNA 抗体

測定法　間接蛍光補体法
検　体　血清
基準値　抗 EBNA 抗体：未感染者は 10 倍未満, 既感染者（大部分の健康成人）は 10 倍以上
異常値を呈する場合
- 抗 VCA 抗体が陽性でありながら 10 倍程度の陽性または陰性である場合：伝染性単核症急性期, 慢性活動性 EB ウイルス感染症, EB ウイルス関連血球貪食症候群, B 細胞性日和見リンパ腫

プロフィール
- EB ウイルスの血清学的検査の一つ. EB ウイルスの抗原のうち, EBNA（EBV-associated nuclear antigen：EB ウイルス核内抗原）に対する抗体を間接蛍光補体法で検出する.
- EB ウイルスは 1964 年に Epstein, M.A. と Barr, Y.M. によって発見されたヘルペスウイルス科 γ ヘルペスウイルス亜科に属するウイルス. 溶解感染と潜伏感染の 2 通りの感染様式を持ち, それぞれ発現蛋白が異なる.
- EBNA は EB ウイルスが潜伏感染を起こしたときに発現する蛋白で, 既感染者で抗体が陽性となり生涯持続する. EBNA には EBNA-1 と EBNA-2 が存在し, 伝染性単核症（IM）の急性期で抗 EBNA-2 抗体陽性, 抗 EBNA-1 抗体陰性の時期が存在する.

臨床的意義と検査値の読み方
- 本検査は, 発熱, 咽頭痛および肝機能障害などの症状で EB ウイルス感染症が疑われるとき, または EB ウイルス関連腫瘍を疑うときに行われる.
- 臨床場面では次のような指標として利用される.
  ①伝染性単核症：思春期以降の若年者の初感染によって起こる良性疾患. 急性期では抗 EBNA 抗体陰性で抗 VCA 抗体陽性となり, 抗 VCA IgM 抗体の検出とともに伝染性単核症の確定診断となる.
  ②EB ウイルス関連疾患における抗 EBNA 抗体とその他の EB ウイルス抗原に対する抗体との関係を表 6-7 に示す.

（小林　了）

c　ウイルス感染症検査

■ 表6-7 EBウイルス関連疾患における抗EBNA抗体と他のEBウイルス抗原に対する抗体との関係

	抗EBNA-1抗体	抗EBNA-2抗体	抗VCA IgG抗体	抗VCA IgM抗体	抗VCA IgA抗体	抗EA-DR IgG抗体	抗EA-DR IgA抗体
未感染	−	−	−	−	−	−	−
既感染	+	+	+	−	−	−*	−
初感染　IM急性期	−	−*	+	+	−	++	−
IM回復期	−	+	++	−	−	+	−
慢性活動性EBウイルス感染症	+**	+**	+++	−*	−*	+++	−*
日和見リンパ腫	+	+	+++	−	−	+++	−
Burkittリンパ腫	+	+	+++	−	−	+++	−
上咽頭癌	+	+	+++	−	+	+++	+
EBウイルス関連血球貪食症候群	−	−*	+	−	−	−*	−

*陽性のこともある．**陰性のこともある．

5F210
HHV6型DNA
herpes virus type 6 DNA

別　ヘルペスウイルス6型遺伝子

測定法　PCR
検　体　EDTA加血液，血清，髄液，患部ぬぐい液，組織
基準値　陰性
異常値を呈する場合
陽性　突発性発疹症

プロフィール
- 1988年，山西らが突発性発疹症の患児からHHV6を分離し，本ウイルスが突発性発疹症の原因ウイルスであることが明らかとなった．
- HHV6はその他のヘルペスウイルスと同様に初感染後に潜伏感染に移行し，この既感染者を介した水平感染により新たな感染が生じる．
- 突発性発疹症の診断法としては，現在，血清抗体価測定とともに患者検体からのウイルスDNAの検出が可能である．ただし，既感染宿主ではHHV6ウイルスが口腔粘膜あるいは唾液腺中に潜伏感染を起こしていることから，新たな感染か，持続感染かの判断は慎重に行わなければならない．

臨床的意義と検査値の読み方
- 本検査は，突発性発疹症を疑った場合に行われる．特に，熱性痙攣や脳炎などの合併症がみられた場合には，髄液中のHHV6型DNAを検査することにより病態との関連を推測することが可能である．
- 突発性発疹患者においては，急性期に血液，便から高率にHHV6が検出されることから，ウイルスDNAの検出は血清抗体価測定とともに本症の診断を行う上で重要な検査法である．

- 熱性痙攣や脳炎を合併した患者においては，患児の髄液からHHV6型DNAが検出されることも報告されている．

今後の検査の進め方
- 急性期および回復期のHHV6に対する血清抗体価の測定も行う．現時点においてはウイルスDNAの検出は一般的な方法ではないが，ウイルス抗体価の測定と併行して検査を行うことにより，本症の診断および正確な病態の把握が可能となる．

予想外の値が認められるとき
- 免疫不全宿主では，HHV6をはじめとして潜伏感染を起こしている病原体の再活性化が生じている可能性があり，この場合には感染症を発症していなくてもウイルスDNAが検出されることがある．

(舘田一博)

5F210
抗HHV6型抗体
anti-herpes virus type 6 antibody

別　HHV6型抗体，ヘルペスウイルス6型抗体

測定法　IFA
検　体　血清
基準値　陰性（10倍未満）
異常値を呈する場合
陽性　突発性発疹症

プロフィール
- 1986年，SalahuddinらはAIDS患者から新しいヘルペスウイルスを分離し，Ablashiらによりこのウイルスはhuman herpes virus-6（HHV6）と命名された．その後，1988年に山西らが突発性発疹症の患児から本ウイルスを分離し，HHV6が本症の原因ウイルスであることが明らかとなった．

- HHV6はβ-ヘルペスウイルスに属する2本鎖のDNAウイルスであり，サイトメガロウイルスと高い相同性を有している．
- HHV6は感染後も口腔粘膜および唾液腺組織中に潜伏感染を起こしており，これら既感染宿主の唾液を介した水平感染により乳幼児に感染するものと考えられている．

臨床的意義と検査値の読み方
- 急性期および回復期の患児血清中のHHV6型抗体（IgG, IgM）を測定することにより，突発性発疹症の診断を行う．
- 本検査は，突発性発疹症を疑った場合に行われる．

今後の検査の進め方
- PCRを用いたウイルスDNAの検出も可能である．ただし，既感染宿主ではHHV6ウイルスが唾液などに持続的に排出されていることから，感染か既感染かの判定には注意を要する．

予想外の値が認められるとき
- 単一血清でHHV6型抗体価の上昇がみられただけでは本ウイルス初感染とは判断できない．ペア血清で，IgGおよびIgM抗体の推移を観察することが必要である．

（舘田一博）

5F251, 252, 253

抗ポリオウイルス抗体　保

anti-poliovirus antibody

別　ポリオウイルス抗体，急性灰白髄炎ウイルス抗体

測定法　NT，CF
検体　血清または髄液
基準値　陰性（血清4倍未満，髄液1倍未満）
異常値を呈する場合
高値　急性灰白髄炎，不全型ポリオ（かぜ様症状で終わる），非麻痺型ポリオ（髄膜刺激症状を呈する），麻痺型ポリオ（弛緩性の筋麻痺を伴う）

プロフィール
- ポリオウイルスはピコルナ科エンテロウイルス属に属するエンベロープを欠く直径28 nmのRNAウイルスである．急性灰白髄炎（poliomyelitis：ポリオ）の病因ウイルスで，血清学的に1～3型に分けられる．
- 経口感染でほとんどが不顕性感染あるいは不全型ポリオで終わり，典型的なポリオとなるのは0.1～0.5％程度である．血清型による臨床症状の差はない．経口的に侵入したウイルスは，咽頭，腸管で増殖する．その後，局所リンパ節を経て血流中に入り，ウイルス血症を起こし，中枢神経系などの感受性組織で増殖し，第二次ウイルス血症を起こす．
- わが国では1961年より生後3ヵ月～1歳半の乳児に対する生ワクチンの投与が開始されたため，患者数は激減し，最近では年間数名の発生をみるのみであ

る．ポリオ撲滅対策は進んでいるが，ワクチン接種は重要である．
- 本検査は，ポリオウイルスに対する抗体をウイルス中和反応（NT），補体結合反応（CF）を用い行うものである．

臨床的意義と検査値の読み方
- 臨床症状，年齢，ワクチン接種歴などから，ポリオウイルス感染症が疑われる場合に行われる．
- エンテロウイルスの血清学的診断は，常にウイルス分離の裏付けとして評価されなければならないとされるが，定型ポリオなど特徴ある症状をあらわす疾患では，血清学的診断だけで病因を推測することができる．
- 血清診断はペア血清を用いて中和抗体の上昇を確認し，4倍以上の上昇があれば有意と認められる．しかし，症状が出現したときにはすでに中和抗体をもつ例も多く，抗体価の上昇を認めにくいこともあるので注意を要する．
- ポリオウイルス感染症として，全身症状のみの不全型ポリオ，不全型に髄膜刺激症状を伴う非麻痺型ポリオ，麻痺症状を伴う麻痺型ポリオがあげられる．

今後の検査の進め方
- 必要に応じウイルス分離を行う．

予想外の値が認められるとき
- 他のウイルスの可能性もあるので，神経症状を呈する他のウイルス（ムンプス，エンテロ70，コクサッキー，エコー，ヘルペスなど）の検索を行う必要がある．

（中村良子）

5F270

抗エンテロウイルス70型抗体

anti-enterovirus type 70 antibody

別　エンテロウイルス70型抗体，急性出血性結膜炎ウイルス抗体

測定法　NT
検体　血清または髄液
基準値　陰性（血清4倍未満，髄液1倍未満）
異常値を呈する場合
高値　急性出血性結膜炎（ときに合併症としてポリオ様麻痺）

プロフィール
- エンテロウイルスは，ポリオ，コクサッキーA群，B群，エコー，狭義のエンテロウイルスに分けられ，現在72型に分類されるが，エンテロウイルス属から除かれた型があるため，現在全部で68血清型に分類される．ピコルナウイルス科〔pico 小さい，rna リボ核酸（RNA）を意味〕に属し，直径22～30 nmのウイルス粒子で，エンベロープを有しない1本鎖RNAウイルスである．
- エンテロウイルス70型は，急性出血性結膜炎（AHC）

c　ウイルス感染症検査　709

の原因ウイルスとして眼分泌物より排出され，感染が広がる．
- 1969～71年にアフリカ，東南アジア，日本，アジアでAHCの大流行があった．増殖部位は眼に局在し，他のエンテロウイルスとは異なる．まれに神経疾患の合併症（ポリオ様麻痺）が，結膜炎の約2週間後に発生する．
- 本検査は，エンテロウイルス70型の血清学的検査をウイルス中和反応（NT）を利用して行う抗体検査である．

臨床的意義と検査値の読み方
- 本検査は，急性出血性結膜炎を疑うときに行われる．
- エンテロウイルス70型は，病因ウイルスと臨床症状の関連が明らかであり，眼分泌物の強い伝染性のため，家族内感染や地域内流行が一般的である．血清学的診断が可能となる感染症である．
- エンテロウイルス70型の血清学的検査は中和抗体の上昇で診断され，急性期と回復期のペア血清について，4倍以上の上昇があれば有意と認める．
- エンテロウイルス70型の感染症であるAHCの合併症としての神経疾患（ポリオ様麻痺）を疑うときは，髄液の検査を行う．

今後の検査の進め方
- ウイルス分離は困難な場合が多い．必要によりPCRによるウイルス核酸の検出を行う．

予想外の値が認められるとき
- エンテロウイルス70型による急性出血性結膜炎のほかに，コクサッキーウイルスA群24型による急性結膜炎も考えられる．

（中村良子）

5F271
抗エンテロウイルス71型抗体
anti-enterovirus type 71 antibody

別 エンテロウイルス71型抗体，手足口病ウイルス抗体

測定法 NT
検 体 血清または髄液
基準値 陰性（血清4倍未満，髄液1倍未満）
異常値を呈する場合
高値 手足口病（ときにポリオ様麻痺，限局性小脳炎）

プロフィール
- エンテロウイルスはピコルナウイルス科に属する腸内ウイルスである．直径22～30nmの中心に1本のRNAをもち，エンベロープを欠く球状ウイルスである．
- エンテロウイルス71型は手足口病の原因ウイルスであり，もう1つの原因ウイルスであるコクサッキーウイルスA群16型（CoxA16）と交互に，約5年周期で流行を繰り返している．まれに無菌性髄膜炎など中枢神経系の合併症をきたすことがある．

- 本検査は，エンテロウイルス71型に対する抗体を，ウイルス中和反応（NT）を利用して検出する血清学の検査である．

臨床的意義と検査値の読み方
- 本検査は，手足口病を疑うとき，または無菌性髄膜炎を疑うときに行われる．
- 手足口病は夏に流行する特徴があり，口腔粘膜，手掌，足蹠に水疱が発生することで，臨床診断は比較的容易である．
- ウイルス検査での確定診断は，分離が必要であるが，エンテロウイルス71型は病因ウイルスと臨床症状の関連が明らかであり，約5年周期で流行を繰り返していることなどから，血清学的診断が可能である．
- エンテロウイルス71型の血清学的診断は中和抗体の上昇で診断され，急性期と回復期のペア血清について，4倍以上の上昇で有意と認める．
- まれに，ポリオ様麻痺，限局性小脳炎などの中枢神経疾患を合併することがあり，疑うときは髄液の検査を行う．

今後の検査の進め方
- ウイルス分離，PCRによるウイルス核酸の証明法もあるが，必要性は低い．

予想外の値が認められるとき
- 手足口病を疑う場合には，エンテロウイルス71型以外にコクサッキーウイルスA群16型が主となるが，コクサッキーウイルスA群4, 5, 6, 10型の報告がある．

（中村良子）

5F282, 301
抗コクサッキーウイルス抗体 保
anti-Coxsackie virus antibody

別 Cox抗体，コクサッキーウイルス抗体

測定法 CF，NT
検 体 血清または髄液
基準値 陰性
- CF・NT：〈血清〉4倍未満，〈髄液〉1倍未満

異常値を呈する場合
陽性 手足口病（Cox10, 16），ヘルパンギーナ（CoxA群），急性リンパ結節性咽頭炎（CoxA10），無菌性髄膜炎，上気道感染症（CoxA21），発疹症，心筋炎（B群），流行性筋痛症

プロフィール
- コクサッキーウイルスは直径28nmのピコルナウイルス科エンテロウイルス属の中心に1本鎖RNAをもち，エンベロープを欠く正20面体ウイルスである．
- 1948年にポリオ麻痺患者の糞便中から乳のみマウスに病原性を示すエンテロウイルスが分離され，患者の居住地名を冠し，コクサッキーウイルスと命名された．
- コクサッキーウイルスはその病原性の違いからA群

とB群の2つに分類され，A群の血清型は1～22，24型，B群は6型に分類されている．
- 本検査は，コクサッキーウイルスに対する抗体を補体結合反応（CF），ウイルス中和反応（NT）を用いて行うものである．

臨床的意義と検査値の読み方
- 本検査は，臨床症状よりコクサッキーウイルス感染が疑われる場合や，流行的発生時の疫学情報のために行われる．
- コクサッキーウイルスは多くの血清型が存在し，不顕性感染もみられるので，血清学的診断はあまり重要視されない．中和抗体の急性期と回復期のペア血清における4倍以上の上昇があれば有意とされる．
- A群は，夏期，小児におけるヘルパンギーナ，上気道感染を起こす．その他，麻痺ポリオ症状，無菌性髄膜炎，Guillain-Barré症候群，発疹性疾患，気道麻痺など多様である．手足口病はコクサッキーA16またはエンテロ71による大流行を起こすことがある．
- B群は，夏期，幼児に流行性の無菌性髄膜炎，夏かぜ，熱性疾患，麻痺，あるいは気道性疾患を起こす．B群による心筋炎は，特に乳幼児の場合，致死的なこともあり注意を要する．新生児の感染では肝炎を引き起こすことがある．B群の6型は膵臓ランゲルハンス島の細胞に障害を与え，糖尿病の原因になると考えられている．

今後の検査の進め方
- 必要に応じウイルス分離を行う．

予想外の値が認められるとき
- エンテロウイルスが関係する疾患はそれ以外のウイルスによっても起こりうるので，他のウイルスの検索も必要である．

（中村良子）

5F311
抗エコーウイルス抗体 保

anti-ECHO virus antibody

別 エコーウイルス抗体，エコー-NT，エコー-HI，エコー-CF

測定法 NT, HI, CF
検体 血清または髄液
基準値 陰性
- CF・NT：〈血清〉4倍未満，〈髄液〉1倍未満
- HI：〈血清〉8倍未満，〈髄液〉8倍未満

異常値を呈する場合
陽性 無菌性髄膜炎，中枢神経疾患，麻痺，発疹，ヘルパンギーナ，心嚢炎，心筋炎，筋痛症，気道疾患，肝炎

プロフィール
- エコーウイルスは，ピコルナウイルス科エンテロウイルス属の中心に1本鎖RNAをもつ直径22～30 nmのエンベロープを欠く球状ウイルスである．
- このウイルスは分離された当初，ヒトの疾患が明らかではなく，患者以外に健康人からも多くの血清型の異なるウイルスが分離されたことから，Enteric Cytopathogenic Human Orphan virusesの頭文字をとってECHOウイルスとよばれ34型まで分離された．
- 現在ではヒトの疾患も明らかとなり，ヒト由来のものとして1～7，9，11～27，29～33型（8型は1型と同一，10型はレオウイルス，28型はライノウイルス，34型はコクサッキー24型として削除）に分類されている．
- 本検査は，エコーウイルスに対する抗体を補体結合反応（CF），ウイルス中和反応（NT），赤血球凝集抑制反応（HI）を利用して測定する血清学的検査である．

臨床的意義と検査値の読み方
- 本検査は，臨床症状よりエコーウイルス感染が疑われる場合や，流行的発生時の疫学情報のために行われる．
- エコーウイルスは多くの血清型が存在し，不顕性感染もみられるので，血清学的診断はあまり重要視されない．中和抗体（NT抗体）の急性期と回復期のペア血清における4倍以上の上昇があれば有意とされる．
- 一般にウイルス分離の裏付けとしての血清学的検査の意義は高いと考えられている．
- エコーウイルスは糞口経路によって感染し，季節的には夏期（6～9月）に多発する．
- エコーウイルスが関与する疾患としては，無菌性髄膜炎，中枢神経疾患，麻痺，発疹，ヘルパンギーナ，心嚢炎，心筋炎，筋痛症，気道疾患，肝炎などがあるが，臨床的にはコクサッキーウイルス感染と区別できないことが多い．

今後の検査の進め方
- 必要に応じウイルス分離を行う．

予想外の値が認められるとき
- エコーウイルスが関与する疾患はそれ以外のウイルスによっても起こりうるので，他のウイルスの検索も必要である．

（中村良子）

5F350
抗HA抗体 保

anti-hepatitis A virus antibody

別 HA抗体，A型肝炎ウイルス抗体

測定法 EIA
検体 血清
基準値 陰性
異常値を呈する場合
陽性 阻止率（％inhibition）70％以上を陽性とする．急性期を過ぎたHAV感染，HAVに過去に感染した

ことがあること，あるいはかつてHAVワクチンを接種したことがあることを意味する．

判定保留 阻止率で30％以上70％未満を判定保留とする．この場合，再度測定することをすすめるが，50％未満を陰性，50％以上を陽性としてもさしつかえない．

次に必要な検査 ▶ 医療従事者や流行地域への渡航者などでHA抗体が陰性の場合，ワクチン接種が考慮されるべきである．ワクチン接種によってほぼ100％抗体ができるとされているが，実際に利用者はそれほど多いわけではない．HA抗体が陽性であれば，HAV既感染であるため，ワクチン接種は不要である．

プロフィール
- HA抗体はA型肝炎ウイルス（HAV）に対するIgA，IgM抗体と，既感染を示すIgG抗体の総和を測定している．

臨床的意義と検査値の読み方
- HAVの感染状態を診断する検査項目である．HAVは約7,200塩基からなるRNAウイルスであり，肝細胞，もしくはクッパー細胞内で増殖し，胆汁を介して排泄され，糞便中に出現し，経口感染を起こす．
- 貝類を生で食べること（カキなど）による感染が多く報告され，近年では大規模な集団発生はみられないが，散発的に飲食店を介した感染や，海外渡航者（特に中国，インド，東南アジア）の感染がみられる．また糞便中に排泄されるため家族内や施設内での二次感染もみられる．数年おきに流行発生がみられていたが，ここ数年は患者数の増加のピークを認めることがなく，患者数は減少傾向にある．
- 健康な成人に初感染した場合，約1ヵ月の潜伏期を経て，全身倦怠感，食欲低下，黄疸などを主症状として発症する．重症化，ときに劇症肝炎への移行も報告されているが，多くの場合で一過性の感染で治癒し，慢性化することはない．
- 一度感染すると終生免疫が得られ，再感染はほぼない．感染後，発症から約1ヵ月後にIgM抗体がピークに達し，3～6ヵ月後には陰性となる．IgA抗体はIgM抗体とほぼ同時期に出現するが，感染後1～2年間持続することが多い．また，IgG抗体はやや遅れて出現しIgA抗体よりもさらに長期間，多くの場合終生にわたって持続する．
- HA抗体はこれらのすべての抗体の総和を測定しており，急性期のワンポイントでの診断には適しないが，一般的な血清疫学調査，免疫グロブリン（ISG）やワクチン接種対象者の選択などに用いられる．年齢別にHA抗体の陽性率を調べてみると，HA抗体保有率は年々高年齢層にシフトしていく傾向があり，かつてはまれな疾患ではなかったが，近年は新規感染が減少していると考えられる．
- 臨床場面では，ワクチン接種前，流行地渡航前など

に調べ，HAV感染の既往をチェックするのに用いられる．

(池上　正, 松﨑靖司)

5F350
抗HA-IgM抗体　保

anti-hepatitis A virus IgM class antibody

別 HA-IgM抗体，A型肝炎初期抗体

測定法　EIA
検　体　血清
基準値　陰性

異常値を呈する場合

陽性 カットオフ比0.9以上を陽性とする．急性A型肝炎と診断できる．通常，肝炎発症後1週間以内に陽性化し，3～6ヵ月後に陰性化することから，反対に，発症後1週間から1ヵ月の間で抗HA-IgM抗体が陰性であればA型急性肝炎は否定的である．

次に必要な検査 ▶ 急性A型肝炎は基本的には予後良好な疾患であり，比較的速やかに回復し，治癒後はほぼ終生免疫を得る．ただし，ときとして劇症化などの重症例がみられるため，凝固能，特にプロトロンビン時間などを適宜チェックし，劇症化の予兆を事前につかむよう努めるべきである．

プロフィール
- HAVはピコルナウイルス科のヘパトウイルス属に所属する．培養細胞において増殖性であるが，培養細胞を用いた患者糞便検体からのウイルス分離には長期間が必要である．

臨床的意義と検査値の読み方
- 抗HA抗体（☞ p.711）同様，HAVの感染状態を診断する検査項目である．陽性の場合，急性A型肝炎と診断できる．
- HAVは糞口感染で伝播する．潜伏期は2～6週間であり，発熱，倦怠感などに続いてALT，ASTが上昇する．食思不振，嘔吐などの消化器症状を伴うが，典型的な症例では黄疸，肝腫大，濃色尿，灰白色便などを認める．まれに劇症化して死亡する例を除き，1～2ヵ月の経過の後に回復する．トランスアミナーゼの正常化に3～6ヵ月を要する例や，正常化後に再上昇する例もあるが，慢性化せず，予後は良好である．
- 他の急性ウイルス性肝炎と比較して，A型肝炎の臨床症状での特徴は，発熱，頭痛，筋肉痛，腹痛など，いわゆる肝炎症状が強いことがあげられる．しかし，臨床症状や肝障害の改善は早い．肝機能検査では，他の急性肝炎の場合よりAST，ALT，ALP，LDなどが高い傾向があるが，正常化するまでの期間は最も短い．他の血清検査ではIgMの増加，チモール混濁反応（TTT）で判定される膠質反応の上昇が特徴的である．成人では小児に比べ，臨床症状も肝障害の程度も強い傾向がある．肝外合併症としては，急性

腎不全，貧血，心筋障害などが知られている．
- 上下水道の整備などによる衛生環境の改善に伴い，日本では大規模な流行発生は終焉した．ただし，現在でも貝類を中心にしたなんらかの飲食物による新規感染が報告され，また，近年では海外渡航者からの発症例も多い．2005年では170例の報告がみられている．
- 同疾患は4類感染症であり，診断後保健所への届け出義務がある．
- 感染後，発症から約1ヵ月後にIgM抗体がピークに達し，3〜6ヵ月後には陰性となる．IgA抗体はIgM抗体とほぼ同時期に出現するが，感染後1〜2年間持続することが多い．また，IgG抗体はやや遅れて出現しIgA抗体よりもさらに長期間，多くの場合終生にわたって持続する．
- 臨床場面では，急性の肝障害をみたときに，ウイルス肝炎の鑑別診断のために検査する．

（池上　正，松崎靖司）

5F360
抗C型肝炎ウイルス抗体　保

anti-hepatitis C virus antibody

別　C型肝炎ウイルス抗体，C100-3抗体，HCV抗体-2，HCV抗体-3

測定法　ルミパルス
検　体　血清
基準値　陰性（COI：1.0未満）
　　　　　陽性（COI：1.0以上）
異常値を呈する場合
陽性　C型肝炎，C型急性肝炎治癒後，インターフェロン治療著効後

プロフィール
- C100-3抗体はC型肝炎の抗体診断用に開発された最初の抗体測定法である．それゆえ第1世代HCV抗体とよばれる．対応する抗原であるC100-3抗原はHCV遺伝子の非構造領域4（NS4）から発現した蛋白である．
- C100-3抗体はC型肝炎患者の約80％に陽性となるが，20％では陰性となる．陰性の原因としては，感染している HCV遺伝子型が1群以外の場合と，個体の免疫能低下がある場合などが考えられる．
- 第3世代C型肝炎ウイルス抗体（HCV-3）は，第2世代C型肝炎ウイルス抗体の対応抗原であるC22-3抗原（コア），C33c抗原（NS3）とC100-3抗原（NS4）〔あるいは200抗原（NS3〜NS4）〕にNS5抗原（2054aa〜2995aa）を組み合わせた複合抗原に対する抗体を検出するものである．NS5領域はRNA依存性RNAポリメラーゼがコードされている．この領域の抗体検出を加味することにより検出率を高めている．

臨床的意義と検査値の読み方
- 本検査は下記の場合に行われる．
  ①C型肝炎の診断．
  ②C型肝炎の既往を疑う場合．
  ③供血血液のスクリーニングとして．
  ④肝機能異常者でのC型肝炎の診断あるいはC型肝炎の除外．
  ⑤輸血前スクリーニング．
  ⑥妊娠時．
  ⑦針刺し事故で付着血液の患者のC型肝炎ウイルス感染状況が不明のとき．
  ⑧C型慢性肝炎の抗ウイルス療法後に治療効果をみるとき．

今後の検査の進め方
- 抗体価が高い場合はHCV-RNA量をみる．また必要によりHCV血清型（あるいは遺伝子型）を決める．抗体価が低い場合はアンプリコア定性法あるいはRT-PCRによりHCV-RNA検査を行う．

予想外の値が認められるとき
- C型急性肝炎の初期には陰性のことがあるので，間隔をおいて再検査するか，またはHCV-RNAを検査する．
- 抗体陰性でもC型肝炎の疑いがある場合は，アンプリコア定性法あるいはRT-PCRによりHCV-RNAを検査する．

（清澤研道）

5F360
抗C型肝炎ウイルス特異抗体（RIBAテストⅢ）　保

recombinant immunoblot assay Ⅲ

別　C型肝炎ウイルス特異抗体，HCV-RIBAテストⅢ

測定法　イムノブロット法
検　体　血清
基準値　陰性
（参考：判定基準）
- 4種類のHCV抗原バンドのうち2種類以上が≧1+：陽性
- 4種類のHCV抗原バンドのうち1種類以上が≧1+：判定保留
- 1種類以上のHCV抗原バンドが≧1+かつSODバンドが≧1+：判定保留
- 4種類の抗原バンドがすべて<1+：陰性
- SODバンドのみが反応：陰性

異常値を呈する場合
陽性　C型肝炎

プロフィール
- HCV抗体の検出効率を最良にするため，HCVリコンビナント抗原の適切な組み合わせとしてNS3領域，NS4領域，NS5領域およびコア領域が選ばれ，イムノブロット法に基づいてRIBA（recombinant immunoblot assay）テストⅢは開発された．

- HCVの非構造領域のNS4に相当する5-1-1およびC100-3抗原（ともに合成ペプチド），NS3に相当するC33c抗原（リコンビナント抗原＋リコンビナント抗原ポリマー），NS5に相当するNS5抗原（リコンビナント抗原），ならびに構造領域のコアに相当するC22抗原（合成ペプチド）の各々を個別にニトロセルロースストリップ上にバンド状に固相化している．また，リコンビナント抗原は発現に際してヒトスーパーオキシドジスムターゼ（hSOD）と融合されているので，hSODに対する抗体を検出するために，リコンビナントhSODが同一ストリップ上に抗原バンドとして固相化されている．
- 従来のRIBAテストⅡにはNS5抗原は含まれておらず，RIBAテストⅡで判定保留となる検体の半数以上は，RIBAテストⅢではより明確な判定が可能となった．

臨床的意義と検査値の読み方
- 本検査はELISA，ルミパルス法などでHCV抗体の偽陽性あるいは偽陰性が疑われるとき，あるいは，陽性または陰性の確認が必要なときに行われる．
- 検体中のHCV抗体のプロフィールを知ることができ，ELISA，ルミパルス法などによるスクリーニング検査の追加試験として，スクリーニング検査陽性症例のHCV感染の確認および特異的な診断を行うことが可能である．
- 輸血後C型急性肝炎の経過観察症例では，RIBAテストⅡと比較して，同時期あるいはより早期に陽性の判定が可能となっている．
- 疾患別の陽性率としては，C型慢性肝疾患100%，アルコール性肝疾患23.5%，HCV-RNA陰性献血者98%で，A型急性肝炎，B型急性肝炎，自己免疫疾患（関節リウマチ），妊婦，ALT（GPT）正常健常者ではそれぞれ0%であったという報告がみられる．
- 本検査はあくまでも抗体検査であるので，ウイルスの存在は核酸検査による．

今後の検査の進め方
- HCV-RNAの定性ないし定量でC型肝炎ウイルス感染の有無を確認する．

予想外の値が認められるとき
- HCV-RNA検査をする．

（清澤研道）

異常値を呈する場合
陽性 C型肝炎ウイルス感染時，C型急性肝炎治癒直後，インターフェロン治療著効後

プロフィール
- HCVコア抗体とは，HCV遺伝子塩基のコア領域のリコンビナント抗原あるいは合成ペプチドに対する抗体である．リコンビナント抗原にはJCC-2とC22-3がある．合成ペプチドにはCP9，CP10がある．
- HCVコア抗体の一つであるC22-3抗体は，HCVのコア領域の2～120番目のアミノ酸配列をもつ蛋白（C22-3蛋白）に対する抗体で，C22-3蛋白には親水性でエピトープを有するとされる3つの領域が含まれている．

臨床的意義と検査値の読み方
- 本検査は下記の場合に行われる．
  ①C型肝炎ウイルス感染を間接的に知りたいとき．この場合感染初期以外は抗体価は高い．
  ②C型慢性肝炎のインターフェロン治療効果の判定．この場合抗体価は低下する．
  ③C型肝炎ウイルスの過去の感染を疑うとき．この場合抗体価は低い．
  ④C型急性肝炎の予後の予測．慢性化すると抗体価は上昇する．治癒すると降下する．
  ⑤肝機能異常者でのC型肝炎の診断あるいはC型肝炎の除外．
  ⑥輸血前スクリーニング．
  ⑦妊娠時．
  ⑧針刺し事故で付着血液の患者のC型肝炎ウイルス感染状況が不明のとき．
  ⑨C型慢性肝炎の抗ウイルス療法後に治療効果をみるとき．

今後の検査の進め方
- 必要に応じて，PCRにてHCV-RNAを検索する．
- 急性肝炎の原因が不明の場合は1ヵ月以上の間隔をおいて再検査をすることもある．

予想外の値が認められるとき
- コア抗体単独で陰性の場合は，第2世代，第3世代HCV抗体を検査する．

（清澤研道）

5F360

抗C型肝炎ウイルス-コア抗体 保

anti-hepatitis C virus core antibody

別 C型肝炎ウイルス-コア抗体，HCVコア抗体，C22-3抗体，HCV関連コア抗体

測定法	ルミパルス
検体	血清
基準値	陰性（COI：1.0未満） 陽性（COI：1.0以上）

5F360

抗C型肝炎ウイルス特異抗体価測定による群別判定 保

antigenicities of group 1 and 2 hepatitis C virus polypeptides

別 C型肝炎ウイルスグループ分類，HCVグルーピング，HCVセロタイプ

測定法	ELISA
検体	血清
基準値	陰性

異常値を呈する場合
陽性 C型ウイルス性肝炎のうちの1群（1a型，1b型），2群（2a型，2b型）あるいは両群による混合感染例

プロフィール
- C型肝炎ウイルス（HCV）は，国際分類により1～6までの6型に大別される．また，日本国内に分布している多くのHCVは特異抗体によるグループ別の1群あるいは2群のどちらかに属する．各々の群別によりインターフェロン療法の治療成績が異なることから，群別判定検査を行うことで治療効果の予測や治療方針決定に役立てることができる．
- 患者血清中のHCVの1および2群に特異的な抗体価を測定することで，短時間でPCRによる型別とよく相関する結果を得ることが可能である．
- 試薬キット"イムノチェック-HCV Gr「コクサイ」"®に含まれるHCVの群特異的抗原では，1群と2群の間で相同性の低いHCV遺伝子の非構造領域4（NS4）の85個のアミノ酸配列（map position 1676-1760）を1・2群別に大腸菌に導入して発現させた蛋白（1群；C14-1蛋白，2群；C14-2蛋白）を精製し抗原として用いている．1群か2群に属する場合これを検出可能であるが，遺伝子型別法によるサブタイプ（1aと1b，2aと2b）は識別できない．

臨床的意義と検査値の読み方
- 本検査は次の場合に行われる．
  ① HCV感染が明らかな患者（HCV抗体陽性者か遺伝子診断により感染が確認された例）でHCVの群別を知りたい場合．
  ② インターフェロン療法の治療効果の予測，疫学的背景を調査したいときなどのスクリーニング検査に適する．
- わが国で検出される1群HCVのほとんどの遺伝子型が1b型である．また，2群HCVのうち約80％の遺伝子型は2a型，20％は2b型である．本検査ではHCV群特異的抗体を検出可能であるが，型別判定はできない．
- 一般に1b型はインターフェロン療法に抵抗性であり治癒率は20％，2a群では65％，2b型では50％であることから，群別に加え遺伝子型別による詳細な検討が望まれる．

今後の検査の進め方
- HCVの群別を確定するには，保険適応外であるがHCVジェノタイプ検査による確認が望ましい．

予想外の値が認められるとき
- 抗HCV抗体陰性者に本検査を実施した場合，2％程度非特異反応によりグループ判別されることから，原則的に第2世代HCV抗体陽性者血清に対して本検査を適応することが望ましい．
- いずれの抗体も検出されないときは，2群以外のHCVによる感染が考えられる（判定不能）．
- 1群と2群の抗体価がほぼ同等の場合，判定保留とする．
- 2つの群の抗HCV抗体が同時に検出された場合，遺伝子同定による確認が望ましい．
- HCVに汚染された輸入血液製剤の使用や海外での感染事例の場合，わが国で主要に分離される群（型）とは異なる場合があり，注意を要する．
- わが国のC型肝炎患者におけるC14抗体陽性率はかなり高いが，数％の患者でC14抗体を保有していないことがあり，本検査が陰性になりうる．

(*本項では特異抗体によるグループgroupを「群」，遺伝子型によるmajor genotypesを「型」（同じくsubtypesを「サブタイプ」あるいは「型」）として記載し解説した）

(満田年宏)

5F360
C型肝炎ウイルスサブタイプ解析
hepatitis C virus subtyping

別 HCVジェノタイプ

測定法 PCRあるいはダイレクトシークエンス法
検　体 血清
基準値 陰性
異常値を呈する場合
陽性 C型ウイルス性肝炎

プロフィール
- C型肝炎ウイルス（HCV）の遺伝子型別には，国際分類としてSimmondsらの分類が広く用いられている．すなわち，HCV genotypeを1～6までの6群に分類する．タイプは発見順に算用数字で，サブタイプは英語小文字で表記し，1a，1b，1c，2a，2b，2c，3a，3b，4a，5a，6aの各型がある．
- HCV遺伝子型別間接的判定法として，①スマイテスト®HCVジェノタイプ判定キットを用いる方法と，改良法である②SEP（supplied enzyme and primer）-PCRがある．これらはコア領域を用いた判定法である．SEP-PCRは，スマイテスト法に比較して10^3～10^4高感度である．両者はRT-PCR増幅産物について，型別特異的な分子量の違いを電気泳動法にて確認する．
- 直接判定法では，アンプリコアHCVモニター®（RT-PCR）で処理したHCVの5'非翻訳領域（5'UTR）の遺伝子増幅産物に対し，型別判定可能な配列部位のダイレクトシークエンスにより遺伝子型別判定を行う（HCVモニターゲノタイプ検査）．
- 検出感度は，HCVモニターゲノタイプ検査が最も高感度で，正確に遺伝子型別が可能である．以下，SEP-PCR，スマイテスト法と続く．そのほかNS5a領域を判定に用いる方法や，Innogenetics社のline probe assay法がある．

臨床的意義と検査値の読み方
- わが国で臨床分離されるHCVの遺伝子型は1b型が

約70％，2a型が約15％，2b型が約5％である．1a型はアメリカに多く，1b型は日本・アメリカ・ヨーロッパはじめ世界的に検出される．1群はウイルス量が多く，インターフェロン治療効果が悪い．2群は日本・アメリカ・ヨーロッパで検出される．2群，3群は一般的にウイルス量が少なくインターフェロン治療効果が良い．一方，4群はインターフェロン治療効果が悪い．
- HCVモニターゲノタイプ検査では，HCVゲノム5′UTRの map position の－167/－163/－161 の塩基配列によりそれぞれ1b型はT/A/G，2a型はT/G/G，2b型はT/G/A，3aではC/G/Gとなる．
- 本検査は，C型肝炎患者（遺伝子増幅などのスクリーニング検査により血清中からHCV-RNAの存在が確認された場合）で，インターフェロン療法などの治療効果予測に用いる．また，HCVサブタイプ解析を行うことで，院内感染・透析施設内感染・職務曝露感染などによるHCVの伝播ルート解明（感染源の同定）にも役立つ．

今後の検査の進め方
- インターフェロンとリバビリンの併用療法の場合でも，遺伝子型の1群HCV例や高ウイルス血症の症例では効果が他の症例に比べて低い．一般にインターフェロン療法後の再燃時の治療効果が高いのは，1b型以外あるいは1b型であっても，ウイルス量が100 KIU/ml（1 Meq/ml）以下の症例である．C型ウイルス性肝炎の治療には，HCV遺伝子型判定と血中ウイルス量のモニタリングが重要となる．1b型のHCV感染でも最近ヨーロッパで臨床試験の行われたPEGインターフェロンによる治療の場合，従来のインターフェロン療法に比べて高い治療効果が報告されている．

予想外の値が認められるとき
- HCV-RNAコピー数が少ない場合には，検出限界未満として「検出せず」と報告されるので，事前にHCV-RNA定量を施行することが望ましい．

（満田年宏）

5F360
C型肝炎ウイルス核酸増幅定性　保

detection of hepatitis C virus ribonucleic acid by amplification with RT-PCR

別 HCVアンプリコア定性，HCV-RNA増幅定性

測定法	RT-PCR
検体	血清
基準値	陰性

異常値を呈する場合
陽性　C型肝炎（無症候性キャリア，急性肝炎，慢性肝炎，肝硬変，肝細胞癌）
偽陰性　C型肝炎ウイルス感染者のうち低容量のもの

プロフィール
- C型肝炎ウイルス（HCV）核酸増幅定性とは，HCV遺伝子（RNA）をRT-PCRを応用して増幅・検出する定性検査である．
- 5′末端をビオチン化した短鎖合成オリゴヌクレオチドプライマー KY78（nt276～299）を標的RNAに結合させ，耐熱性酵素であるTthポリメラーゼ（マンガンイオンの存在下で逆転写活性とポリメラーゼ活性の両方を発揮する）を利用しcDNAを合成させた後，温度変化により，プライマー KY80（nt56～79）を用いて，逆転写されたDNAを増幅する．次に，マイクロウエルに固相された，増幅されたDNAに相補的な配列をもつDNAプローブとビオチン標識増幅DNAを反応させた後，酵素標識アビジンを反応させる．このビオチン・アビジン結合酵素活性を測定することによりHCV-RNAを検出する方法である．
- HCV-RNA定量法である branched DNA は，検出感度が50万RNA相当量/ml，アンプリコアHCVモニター法では1,000 RNAコピー/mlであるのに対し，本検査法では定性検査ではあるが，20 RNAコピー/mlから検出可能である．

臨床的意義と検査値の読み方
- 本検査は次の場合に行われる．
  ① C型肝炎ウイルス存在の確認．
  ② HCV抗体陽性者におけるウイルス持続感染の確認検査．
  ③ HCV抗体陰性者で急性C型肝炎を疑うとき．
  ④ IFN投与患者の経過観察および投与後の効果予測と効果判定．
  ⑤ HCV抗体が低力価のとき．
  ⑥ 抗ウイルス療法中あるいは治療後のC型肝炎ウイルスの消失の有無を確認するとき．
  ⑦ C型急性肝炎が疑われるがHCV抗体が陰性のとき．
  ⑧ 検体量が0.5 ml以下で限られ，確実にC型肝炎ウイルス感染を判断したいとき．
- 現在市販のHCV-RNA検出法の中では最も感度がよい方法である．したがって，HCVに感染しているかいないかをみるには最適である．
- HCV感染症においては，感染から時間が経つに従いウイルス量は増え，それとともに病態が進んでいく．C型急性肝炎では，初期にはHCV抗体は検出されないが，HCV-RNAは陽性である．治癒する例では，HCV-RNAは急性期でのみ検出され，キャリア化・慢性化例では，治療により一時的に消失することはあっても，その後継続的に検出される．治癒の判定には血中HCV-RNAの陰性化を確認する必要がある．
- 慢性肝疾患の急性増悪時には，HCVに起因する明らかな急性増悪が少ない場合は他の肝炎ウイルス感染や他の肝障害を考えるが，肝炎ウイルスの重複感染を疑うときは，HCV-RNAの検出も必要となる．

- 慢性C型肝炎の経過観察には，HCV-RNA定量が有用であるが，低ウイルス量の慢性C型肝炎・キャリアのウイルスの存在診断には定性検査が必要である．慢性C型肝炎における抗ウイルス薬（IFN）の治療適応は，HCV-RNA陽性例が対象であり，その効果判定はHCV-RNAの減少・陰性化によってなされる．

今後の検査の進め方
- 陰性の場合，間隔をおいて再検査し経過をみる．
- 陽性の場合はC型肝炎ウイルス核酸増幅定量法でウイルス量を確認する．

予想外の値が認められるとき
- 間隔をおいて再検査する． （清澤研道）

5F360
C型肝炎ウイルス核酸増幅定量 保

quality of hepatitis C virus ribonucleic acid by amplification with RT-PCR

別 HCVアンプリコア定量，HCVモニター，Amplicorモニター

測定法 RT-PCR
検体 血清
基準値 陰性（測定感度：1,000コピー/m*l*）
異常値を呈する場合
陽性
- C型肝炎（ウイルス量が1,000コピー/m*l*以上のもの）
- 無症候性キャリア，急性肝炎，慢性肝炎，肝硬変，肝細胞癌

偽陰性 C型肝炎ウイルス感染者のうちウイルス量が1,000コピー/m*l*未満の低ウイルス量のもの

プロフィール
- C型肝炎ウイルス（HCV）核酸増幅定量とは，検体に既知濃度の内部標準RNAとなる変異HCV-RNA（プライマー領域のアミノ酸配列は同じであるが，プライマーに挟まれる中間配列の一部に変異を挿入したもの）を加え，この混合物からのRNA抽出，HCV-RNAをRT-PCRで増幅した後それぞれを検出，内部標準RNAと対比させ，検体中のHCV-RNA量を定量する．
- 5′末端をビオチン化した短鎖合成オリゴヌクレオチドプライマーKY78（nt276～299）を標的RNAに結合させ，耐熱性酵素であるTthポリメラーゼ（マンガンイオンの存在下で逆転写活性とポリメラーゼ活性の両方を発揮する）を利用しcDNAを合成させた後，温度変化により，プライマーKY80（nt56～79）を用いて，逆転写されたDNAを増幅する．次に，プライマーに挟まれた部分のHCV-RNAおよび内部標準RNAに相補的なプローブをそれぞれ固相化したマイクロウェル上でビオチン標識増幅産物を反応させた後，酵素標識アビジンを反応させる．それぞれのビオチン・アビジン結合酵素活性を測定し，既知の内部標準RNAと対比することで，検体中のHCV-RNA量を算出する方法である．
- HCV-RNA定量法であるbranched DNA法は検出感度が50万RNA相当量/m*l*であるのに対し，このRT-PCRを用いたアンプリコアHCVモニター法では，1,000 RNAコピー/m*l*から定量的に検出可能である．

臨床的意義と検査値の読み方
- 本検査は次のような場合に行われる．
  ① C型肝炎ウイルス（HCV-RNA）量を知りたいとき．
  ② C型肝炎治療方法の選択．
  ③ IFN投与患者の経過観察および投与後の効果予測と効果判定．
  ④ C型慢性肝炎の抗ウイルス療法開始前．
  ⑤ C型肝炎の自然経過での病勢の推移を知りたいとき．
  ⑥ 肝移植後C型肝炎の再発後の経過観察をするとき．
- 慢性C型肝炎における抗ウイルス薬の治療適応は，HCV-RNA陽性例が対象であり，その効果判定はHCV-RNAの減少・陰性化によってなされる．インターフェロン（IFN）治療において，投与前のウイルス量が少ない方ほど著効例が多く，治療効果の予測ならびに治療適応の判断基準としてHCV-RNA定量は有用である．また，慢性C型肝炎の経過観察においてもHCV-RNA定量によって臨床経過や治療時期の判断の予測が可能である．

今後の検査の進め方
- 本法で感度以下であっても，HCV感染を否定できない．必要に応じ，20 RNAコピー/m*l*の感度をもつRT-PCRによるHCV-RNA定性検査（アンプリコア定性）を実施してC型肝炎ウイルスの感染がないかを確認する．

予想外の値が認められるとき
- 本法で陰性（感度以下）と判定されたら必ずアンプリコア定性法で検査する． （清澤研道）

5F360
インターフェロン感受性領域

interferon sensitivity determining region

略 ISDR **別** HCV-1b-NS5A

測定法 RT-nested PCR＋ダイレクトシークエンス法
検体 血清
基準値 変異を認めない
異常値を呈する場合
陽性 C型肝炎

プロフィール
- NS5A領域には，インターフェロン抵抗性を決定する遺伝子が含まれていると考えられ注目されている．

HCV-1b型のNS5AのC末端側の限定された40アミノ酸からなる領域（aa2209-2248）をインターフェロン感受性領域（interferon sensitivity determining region：ISDR）という．この領域のアミノ酸の変異の数により，ないものをwild type（インターフェロン抵抗性），1～3個をintermediate type（インターフェロン不完全抵抗性），4個以上をmutant type（インターフェロン感受性）という．
HCV-1bの約25％はmutant type，40％はwild type，残り35％はintermediate typeである．
インターフェロン治療効果にはそれぞれのタイプで違いがみられる．mutant typeでは血中ウイルス量にかかわらず，ほとんどの症例で著効が達成できる．不完全抵抗性（intermediate type）の35％の症例では，高用量のインターフェロン投与により2割程度が著効となっている．wild typeでは著効を得る率は低くなる．

臨床的意義と検査値の読み方
- 本検査はC型慢性肝炎の抗ウイルス療法開始前に行われる．保険未収載である．
- インターフェロン感受性を決定しているISDRの解析により，インターフェロン治療前にある程度治療効果が予測可能となった．すなわち，この領域の40アミノ酸の変異がないものには著効が少なく，多数（4以上）の変異があればきわめて高率に著効が得られる．これを利用することにより有用な治療法の開発が期待される．

（清澤研道）

5F360
C型肝炎ウイルス-コア抗原　保
HCV core antigen
別　HCVコア蛋白

測定法　FEIA
検体　血清
基準値　陰性（8 pg/m*l*未満）

異常値を呈する場合
陽性　C型肝炎（無症候性キャリア，急性肝炎，慢性肝炎，肝硬変，肝細胞癌）
偽陰性　C型肝炎ウイルス感染者のうち低ウイルス量のもの

プロフィール
- C型肝炎ウイルス（HCV）の構造は表面にエンベロープ蛋白（膜蛋白）があり，これに包まれてコア蛋白が存在する．これをHCVコア抗原といい，ELISA法により測定が可能となった．
- 血清0.2 m*l* にpolyethyleneglycol（PEG）4000を50 μ*l* 加え，4℃，1時間静置する．4,000 G，15分遠心しウイルス粒子を沈殿させ，分離後上清を除去し，尿素を含む緩衝溶液50 μ*l* を加えて再溶解させ，さらに血清中のHCVコア抗体の除去のため0.5 N NaOH 50 μ*l* を加え37℃，20分反応させる．その後，界面活性剤を含む0.5 Mリン酸緩衝液を加えて中和処理と膜蛋白の除去を行ってHCVコア抗原をむき出しの状態にする．これを測定サンプルとする．このサンプル100 μ*l* とリン酸緩衝液200 μ*l* をモノクローナルHCVコア抗体を固相したチューブに添加し，37℃で10分間反応させる．チューブを洗浄後，peroxydaseを酵素標識させたもう1種類のモノクローナルHCVコア抗体300 m*l* を37℃，9分間反応させ洗浄後HPPA基質液300 m*l* を加え，37℃，10分間反応させる．グリシン緩衝液1 μ*l* を加え反応停止後，励起波長323 nm，蛍光波長410 nmで蛍光強度を測定する．
- 血清中C型肝炎ウイルス量をみる方法にはPCRがあるが，血清の取り扱いに難点があり，また検査操作が煩雑，大量処理ができないという短所があるのに対して，本法は蛋白測定であるので通常の血清操作法でよく，大量処理も可能である．

臨床的意義と検査値の読み方
- HCVコア抗原量を測定することによりC型肝炎の病状の推移の予測，HCV抗体陽性者の血中HCVの存在，C型肝炎の経過中のウイルス量の変化やインターフェロン治療効果の予測ができる．

今後の検査の進め方
- HCV抗体陽性でHCVコア抗原陰性の場合は，高感度PCRによりHCV-RNAを測定しHCV感染の有無を確認する．
- C型肝炎の経過をみる場合は1～2ヵ月ごとに測定する．

予想外の値が認められるとき
- HCV抗体が強陽性にもかかわらず陰性と判定された場合は，PCRによりHCV-RNAを確認する．

（清澤研道）

5F365
抗HDV抗体　保
anti-hepatitis D virus antibody
別　HDV抗体，デルタ肝炎ウイルス抗体

測定法　EIA
検体　血清
基準値　陰性

異常値を呈する場合
陽性　HDV感染が存在する．

次に必要な検査▶HDV抗体はIgM，IgG両方の抗体の総和であるため，HBs抗原陽性の患者でHDV抗体が陽性であれば，HDVが存在すると考えてよい．ただし，病態的に慢性B型肝炎への重複感染であるのか，あるいは急性B型肝炎との同時感染であるのかを区別するにはIgMクラスのHDV抗体を測定する必要がある．治療は基本的にはHBVに対する治療に準ずる．

プロフィール

- 1977年RizzettoらによりHDVがコードする唯一の蛋白であるδ抗原抗体系が発見された．HDVはHBV遺伝子または蛋白質の存在下でその生物活性を示す特殊な肝炎ウイルスである．直径36nmの大きさでHBVの表面蛋白抗原で覆われ，約1.7kbの環状一本鎖RNAとδ抗原蛋白質を内蔵している．

臨床的意義と検査値の読み方

- HDVの感染状態を診断する検査項目である．HDVはHBVをヘルパーとする不完全ウイルスであり，D型肝炎は，HDVがHBVキャリアに重複感染するか，あるいは急性B型肝炎に同時感染して起こる．チンパンジーの感染実験によると，肝炎発症までの潜伏期は4～20週間とされている．同時感染の場合，軽症の場合にはウイルス血症は認めず，時間がたって抗HDV-IgM抗体ついでIgG抗体が上昇する．
- 重複例ではHD抗原とHDV-RNAの検出，抗HDV-IgM抗体およびIgG抗体がみられる．IgMは数週で，IgGも数ヵ月で消失する．また，重複感染の場合は，早期にウイルス血症がみられ，IgMおよびIgG抗体上昇を短期間認める．慢性化すると双方の抗体は高値が長く持続する．
- 全世界ではHBVキャリアの5％にHDVの共感染がみられるとされるが，わが国にはHDV感染例は少なく，HBs抗原陽性者の1％が相当するとされている．B型同様，持続感染の可能性があり，また，劇症化の報告もある．
- HDVには塩基配列が互いに30～40％異なる3種類の遺伝子型が報告されている．I型は北米，ヨーロッパ，中東，日本，台湾，モンゴルなど広く世界中に分布し，II型は日本や台湾，ロシアに分布する．III型はベネズエラやペルーなど南米の劇症肝炎症例から得られたウイルスである．
- わが国での頻度がそれほど高くないため測定される機会が少ないが，急性B型肝炎，慢性B型肝炎患者を診たときに，HDVの共感染を頭に入れておくべきである．HBVを保持している患者で，特に重症化する例や，慢性肝炎でも進行の早い例についてはHDVの存在について考える必要がある．

(池上　正，松崎靖司)

5F375
GBV-C/HGV RNA定性
GB virus C/hepatitis G virus RNA PCR

別 HGV-RNA

測定法　RT-PCRによる定性
検体　RNaseのコンタミネーションを避けるように採血する．血清，血漿いずれでも可能だが，すぐに測定しないときは-80℃で保存する．
基準値　陰性

異常値を呈する場合
陽性　陽性の場合，HGVの感染を示唆する．後述するようにその病態については明らかにされておらず，解釈は一定しない．

次に必要な検査▶肝細胞はHGVの主要な複製場所ではない，という報告もあり，肝炎ウイルスとしてHGVを取り扱うべきかどうかはまだ方向として定まっていない．また，現時点では疾患の病態との関与は薄いとされており，HGV抗体の結果によって新たな検査を追加する必要性は現時点では乏しい．

プロフィール
- 1967年に急性肝炎に罹患した外科医の血清をタマリンに接種することで肝炎の発症がみられ，外科医の名前からGB因子と当初名付けられた．その後この血清に感染したタマリン，マーモセットが継代され，GB因子が濾過などの方法で抽出され，ウイルス由来であることが推測されたが，1995年に分子生物学的手法を用いてcDNAが同定され，これがフラビウイルスに類似していることが明らかになった．

臨床的意義と検査値の読み方
- HGVの感染状態を診断する検査である．1995年アメリカのAbbott社（GBV-C）とGenelab社（HGV）がほぼ同時に分離，同定したウイルスで，HCVに近縁のRNAウイルスでフラビウイルスに属し，血液を介して感染し持続感染が成立する．HCV抗体陽性率が71％と高く，約50％に輸血歴を認めるなどHCVとの重複感染の可能性が示唆されているが，肝機能異常が軽度であり，HCVとの重複感染でも組織学的変化，臨床経過はHCV単独感染と変わらない．多くの国で，1～2％の献血者がHGV-RNA陽性であるとされる．
- 現状ではこのウイルスの病態そのものへの関与が疑問視されており，臨床場面で実際にこれを測定することのメリットはあまりないと考えてよい．

(池上　正，松崎靖司)

5F385
抗日本脳炎ウイルス抗体
anti-Japanese encephalitis virus antibody

略 JEV Ab　別 日本脳炎ウイルス抗体

測定法　CF, HI
検体　血清または髄液
基準値　陰性
- CF：〈血清〉4倍未満，〈髄液〉1倍未満
- HI：〈中山株〉10倍未満，〈JaGAr株〉10倍未満

異常値を呈する場合
陽性　日本脳炎あるいは他のフラビウイルス感染症

プロフィール
- 日本脳炎ウイルスはフラビウイルス科フラビウイル

ス属で，直径40〜60 nmの球状の1本鎖RNAウイルスである．媒介節足動物（vector）は，コガタアカイエカ，ウイルス増殖動物（amplifier）はブタであり，吸血性節足動物で媒介されるアルボウイルスとしての伝播形式である．ヒト（終末宿主）は，ウイルスを保有した蚊に刺されて感染するが，蚊の感染源とはならず，ヒトからヒトへの感染はない．
- 本検査は，日本脳炎ウイルスに対する抗体を補体結合反応（CF），赤血球凝集抑制反応（HI）を利用して測定する血清学的検査である．

臨床的意義と検査値の読み方
- 本検査は，日本脳炎を疑うときやワクチン接種後の効果判定，あるいは疫学調査として行われる．
- ヒトにおける感染者の大部分は不顕性であるが，発症すると高熱・頭痛・意識障害を三主徴候とする急性脳炎となり，致命率（25〜50％）は高く，回復者も約半数で，精神・神経障害を伴う後遺症が認められる．
- ワクチン接種と社会環境の変化により，日本での患者発生数は少ないが，東南アジアを中心とする地域に広く分布していることから，輸入感染症としての注意が必要である．
- 予防は高度精製不活化ワクチン，治療はもっぱら対症療法である．
- 一般的に単一血清でも高値を示す場合は診断的価値があるが，不顕性感染やワクチン接種による抗体獲得がある．したがって，ペア血清でのCF，あるいはHI抗体価の有意上昇で確定される．髄液中の抗体証明も診断的価値は高い．

今後の検査の進め方
- 剖検脳組織からウイルス分離が行われるが，検出率は高くない．PCRによる髄液中のウイルスRNAの検出は，感度・迅速性に優れている．

予想外の値が認められるとき
- 日本脳炎ウイルス以外のフラビウイルス（デングウイルスなど）と交差が認められる．　　　（中村良子）

5F399

抗インフルエンザウイルス抗体　㊇
anti-influenza virus antibody

別 インフルエンザウイルス抗体

測定法	HI, CF
検体	血清，髄液
基準値	陰性
	HI：血清10倍未満，髄液1倍未満
	CF：血清4倍未満，髄液1倍未満

異常値を呈する場合
陽性
- A型およびB型インフルエンザウイルス感染症
- インフルエンザワクチン接種後

プロフィール
- インフルエンザウイルスはオルソミクソウイルス科に属するRNAウイルスで，ウイルスを構成する蛋白のM1（matrix：マトリクス）とNP（nucleoprotein：核蛋白）との抗原性の違いによりA・B・C型に分類される．通常「インフルエンザ」というとA型とB型インフルエンザウイルス感染症をいう．
- A型・B型インフルエンザウイルスのエンベロープ上には，ヘマグルチニン（hemagglutinin：HA）とノイラミニダーゼ（neuraminidase：NA）の抗原を決定する2種の蛋白があり，A型のHAには16種，NAには9種の亜型がある．現在ヒトに感染を繰り返しているのは，A型の亜型の香港型（H3N2）とソ連型（H1N1），そしてB型である．B型は亜型はないが，2つの系統に分かれている．インフルエンザウイルスは非常に変異しやすく，抗原変異した株による流行が繰り返される．
- 抗インフルエンザウイルス抗体の測定方法として，赤血球凝集抑制試験（hemagglutination inhibition：HI），補体結合反応（compliment fixation：CF）が一般的であるが，研究的に中和試験（neutralization test：NT），抗ノイラミニダーゼ抗体価測定が行われることもある．

臨床的意義と検査値の読み方
- 本検査は下記の場合に行われる．
①A型・B型インフルエンザウイルス感染が疑われるとき．急性期と回復期のペア血清で測定し，4倍以上の上昇を認めた場合を陽性とする．急性期血清はなるべく早期に，回復期は2週間以上経過した後採取し，同じ条件で同時に測定することが原則である．
②ワクチンの有効性の評価．わが国のインフルエンザワクチンはsplitワクチンで，通常HI抗体価で評価する．
③特定のウイルスに対する感受性を調べるとき．毎年，国立感染症情報センターでワクチン株に対するHI抗体価による抗体保有率が集計されている．
- HIは，ウイルスHAの赤血球凝集作用を抗体が阻止する反応を利用したもので，ウイルスの型・亜型，そしてその中で抗原変異した株のそれぞれについて抗体価測定が可能である．ヘマグルチニンはウイルスの感染の際に細胞のリセプターに結合（吸着）する役割を担っており，ヘマグルチニンに対する抗体すなわちHI抗体はウイルスの中和に重要であると考えられている．抗体の持続は感染後数年間と考えられ，変異株の曝露によってブースター効果を受ける．中和反応は活性のあるウイルスを使用して，ウイルスによる細胞変性効果（cytopathic effect：CPE）を抗体が阻止する反応を測定する検査で，HIに比較して感度と特異性がより高く，抗原の選択が重要となる．
- HI抗体の測定は一般に前年のワクチン株を抗原とし

て測定されているが，流行株など特定の株を抗原としてそれに対するHI価を測定することもできる．現在測定方法はWHOの血清希釈1：10から始める方法に統一されている．HIでは，従来使用されていたニワトリ赤血球に対する凝集能がAH3で低下しているため，他の種類の赤血球が使用されていることがあり，異なった赤血球を用いて測定したHI抗体価を比較することは避ける．

- CFは，ウイルス粒子内部の可溶性核蛋白を抗原として測定する．ウイルスの型特異的に反応し，A型とB型を判別する．感度はやや低く，持続期間も比較的短いが（6ヵ月），内部蛋白を抗原とすることもあって，ウイルス感染による上昇を特定しやすいことがある．
- 血清抗体検査は急性期の診断には有用性がなく，回復期の結果と併せて，感染の確認の検査としての意義となる．経過が長いとき，あるいは症状を繰り返しているときは，感染時期の特定が困難な場合もある．

今後の検査の進め方
- 急性期の診断には，病原を直接検出する検査法が必要で，一般には抗原検出迅速診断キットが用いられる．ペア血清の間隔が十分でない場合は，さらに日数が経過した検体を用いる．

予想外の値が認められるとき
- 成人や年長児では，一度感染を受けた後，ウイルスの曝露やワクチンを繰り返すことによってブロードな交差反応を示すようになるため，急性期のHI抗体価が高くても，単一血清で診断することはできない．初感染の乳幼児では，感染したウイルス株に対してのみ抗体が産生されることがあるため，抗原の選定は重要である．流行株の抗原変異が大きい場合も同様で，流行株を抗原として検査する場合もある．

（三田村敬子）

5F398, 399

インフルエンザウイルス抗原，ノイラミニダーゼ 保

influenza virus antigen, neuraminidase

別 インフルエンザ迅速診断キット（POCTキット）

測定法 イムノクロマトグラフィ法，酵素免疫法（EIA），OIA，酵素化学的測定法

検体 （保険適応）鼻咽頭吸引液，鼻咽頭ぬぐい液，咽頭ぬぐい液
（保険適応外）鼻腔洗浄液，喀痰，気管内吸引液など

基準値 陰性

異常値を呈する場合
陽性 A型，B型インフルエンザウイルス感染症

プロフィール
- インフルエンザウイルスはA，B，Cの3種の型があり，毎年冬季に季節的な流行を繰り返すのはA型とB型である．インフルエンザの血清抗体検査，ウイルス分離，PCRなどの従来の検査は，時間やコストの面から対象は限られていたが，迅速診断キットはPOCTキットとしてさまざまな臨床現場でルーチンの検査として普及した．
- 測定法としては，インフルエンザウイルス核蛋白に対するモノクローナル抗体を使う免疫法と，インフルエンザウイルスのノイラミニダーゼによる反応をみる酵素反応法がある．免疫法は酵素免疫法とイムノクロマトグラフィ法があり，現在は簡便なイムノクロマトグラフィ法が主流となっている．OIAとノイラミニダーゼ測定キットは現在国内では販売中止となっている．
- すべてのキットがA型とB型を鑑別できる試薬で，今までヒトで流行したA型の亜型（H1N1，H3N2など）やB型の種々の分離株での反応性が確認されている．鳥インフルエンザウイルスに対する反応は一部のキットで確認されているが，実際に使用可能かどうかは不明である．いずれもキットだけで検査できるように内容がセットされており，検査時間は8～25分で，目視で判定する．

臨床的意義と検査値の読み方
- インフルエンザは，乳幼児，高齢者や基礎疾患を有する患者などのハイリスク患者の入院や死亡の原因となるだけでなく，施設内感染対策の対象疾患としても重要な感染症である．潜伏期が短く感染力が強いため，迅速な対応が必要であり，抗インフルエンザ薬の投与も48時間以内が原則であるため，早期診断が求められる．保険収載は，発症後48時間以内，抗体検査と併せて実施した場合は主たるもののみ算定する．
- 検出限界は$10^3 \sim 10^6$ pfu/assayで，一定以上のウイルス量があって初めて陽性を示す検査であることは留意すべきである．小児を対象とした国内の治験でウイルス分離と比較した評価では，感度は咽頭ぬぐい液で50～85％前後，鼻腔ぬぐい液と鼻腔吸引液では80～100％，特異度はいずれも90％以上であった．咽頭より鼻腔検体のほうが検出率が高く，B型の感度はやや低い傾向がある．
- インフルエンザウイルスの排泄は発症後1～2日がピークといわれ，発病12時間以内，5日目以降は検出率が落ちる．初感染の場合が多い乳幼児では鼻咽頭吸引液で長く陽性が続くことがある．また，検出率はウイルス量によるので，検体採取手技も大きく影響する．
- 非常に多くの試薬が販売されており，材料となる検体の種類や処理方法はキットにより異なるので添付書で必ず確認し，その特徴や性能の違いに留意する．
- 保険では発症後48時間以内が適応となる．タイムリーな検査で迅速な対応につなげたい．健康な成人では，流行時に典型的なインフルエンザ様症状があれ

ばそれだけで診断率は高いので，必ずしも検査の必要はない．高齢者や乳幼児，基礎疾患がある症例，ワクチン接種者などでは症状のみでは判断しにくいことも多いので，検査の有用性は高い．
- 非流行期や流行がずれたときには，非特異反応の紛れ込みのため陽性反応的中率は落ちるが，臨床診断が難しいので，ある程度の有用性がある．
- 外来診療では，一部の症例で検査して流行状況を把握することで他の症例の診断や予防（抗インフルエンザ薬は予防投与が認められている）につなげることができる．流行時の入院症例では，入院前に検査して，治療のみならず院内感染防止策を講じる．
- 施設内流行が疑われる場合には迅速な対応を期すため積極的に検査する．2〜3人のインフルエンザ症例が出れば少なくとも1人は検出できる可能性が高い．

今後の検査の進め方
- 陽性に出た場合，特にハイリスク症例ではインフルエンザの合併症，細菌の二次感染を必ずチェックする．潜伏期が短く外来通院中にも容易に感染するため，主症状がインフルエンザによるものかどうか注意する．小児では他のウイルスやマイコプラズマなどの重複感染もよく遭遇する．

予想外の値が認められるとき
- 簡単な目視判定の検査であるから，偽陽性，偽陰性の可能性を常に考慮し，症状，流行状況などと併せて総合的に判断することが重要である．
- 症例によっては，同時に他の検査のためのバックアップの検体を採取しておく． （三田村敬子）

5F420
抗パラインフルエンザ抗体 保
anti-parainfluenza virus antibody
別 パラインフルエンザ抗体

測定法	HI
検体	血清または髄液
基準値	1型，2型，3型各陰性 （〈血清〉10倍未満，〈髄液〉1倍未満）

異常値を呈する場合
陽性 パラインフルエンザウイルス感染症

プロフィール
- パラインフルエンザウイルスは，パラミクソウイルス科に属するRNAウイルスで，ノイラミニダーゼ，赤血球凝集能を有する．
- 1〜4型の血清型に分類され，主に1〜3型がヒトの呼吸器感染症を引き起こす．1，2型は2年ごとに秋から冬に流行する傾向があり，2〜6歳で多く感染する．3型は感染力が強く，毎年年間を通して発生し，1歳までに約半数，3歳までにほとんど感染する．

- 初感染は顕性感染で，主に冬期の小児呼吸器感染性で，特に1歳未満の乳児における咽頭炎，クループ（1〜2型）気管支炎，細気管支炎，肺炎（3型）が多い．再感染では，軽症の上気道感染または不顕性感染を示す．
- 本検査は，パラインフルエンザウイルスに対する抗体を赤血球凝集抑制反応（HI）を利用して測定する血清学的検査である．

臨床的意義と検査値の読み方
- 本検査は，主に冬期，小児において，呼吸器感染症が認められる場合や，流行時のウイルス型を決定する場合に行われる．
- 飛沫により経気道感染をする．感染防御の主体は鼻汁中の特異的IgA抗体であり，血清中和抗体は発病を防止できない．したがって，血清中和抗体があっても再感染を繰り返すが，症状は軽い．
- 1型は学級閉鎖の原因となることがあり，小児においては呼吸器感染症の原因ウイルス確定のため抗体価が測定されることが多い．
- 成人では，症状は軽いか不顕性感染に終わるが，抗体価は高いことが多いので，単一血清による抗体価の判定には注意が必要である．
- 原則として，ペア血清により抗体価の4倍以上の上昇で判定する．

今後の検査の進め方
- HI以外の血清学的検査に補体結合反応，中和反応があるが，一般的でない．ウイルス分離，PCR，蛍光抗体法などの抗原検出法も，特別な場合を除き行われていない．

予想外の値が認められるとき
- パラインフルエンザウイルスは，各型間やムンプスウイルスと交差反応を示すことがあるので注意が必要である． （中村良子）

5F430
抗RSウイルス抗体 保
anti-RS（respiratory syncytial）virus antibodies
別 RSウイルス抗体

測定法	特異的なIgG，IgM，IgA抗体測定は一般に行われておらず，NTとCFが用いられる．
検体	血清0.2 m*l*，髄液0.4 m*l*（凍結保存）
基準値	NT，CFともに，血清：4倍未満，髄液：1倍未満

異常値を呈する場合
- 急性期および回復期のペア血清を用いて4倍以上の上昇があれば有意とされる．
- NTによるRSVの測定では，1歳以上の幼児のNT価は比較的よく上昇するが（64〜128倍），1歳未満（特に6ヵ月未満）では症状がみられても抗体産生を認めないことが多い．CFも感度が低く，抗体価もあまり高くないので，乳幼児の場合は有意の上昇を

722　6 感染症検査

とらえるのが困難であるが，2歳以上になると抗体の上昇は著明となり感染の推定が可能となる．
- 乳児の初感染では，母体由来の抗体や抗体産生能が低く，また血中の抗体価上昇に時間を要するため，RSウイルス感染の急性期の診断に抗体測定は向いていない．このためもっぱら1歳以降の患者が対象となる．

プロフィール
- 抗体保有率のサーベイランスや感染の既往を知るうえで有用である．特に成人領域で血清学的診断がしばしばなされ，高齢者や基礎疾患を有する成人におけるRSV感染症がインフルエンザと同等のインパクトをもつことが示されている．
- 急性期の診断としては，鼻汁からの抗原検出の迅速キットが用いられるようになったため，抗体測定の意義は低くなっている．

臨床的意義と検査値の読み方
- RSウイルスは，パラミクソウイルス科ニューモウイルス属のRNAウイルスで，生後6ヵ月未満の乳幼児に細気管支炎や肺炎などの重篤な下気道感染症を引き起こす．幼児，小児の感染では軽症になり，気管支炎，上気道炎などがみられる．
- RSVの流行は，秋から春先にみられるのが特徴である．一年中ウイルスは分離されるが，例年12月をピークに晩秋から早春にかけて流行し，インフルエンザとならぶ代表的な冬期のウイルスである．
- 3歳までにすべての子どもが一度は感染する．一度感染しても免疫が完成しないので，何度も感染を繰り返すことがある．再感染の場合は細気管支炎や肺炎は減り，上気道炎が増え，一般的に症状は軽い．多くは鼻カゼのウイルスだが，乳児や基礎疾患のある人に対しては下気道感染症の罹患率，死亡率を増加させる．一般的に2〜5日間の潜伏期間の後鼻水が出始め，2, 3日して咳を伴うようになる．発熱を伴うことが多いが，低年齢月齢の乳児では熱がでないこともしばしばある．
- 入院を要するような重症な子どもの大部分は6ヵ月以下が多く，また，無呼吸や不整脈，乳児の突然死との関連が指摘されている．
- 感染型喘息発作の診断にも用いることがある．さらに，高齢者や移植患者・神経筋疾患で重症化が知られており，こういった患者での冬季の気道感染時に測定が有用である．
- 1980年代初より，長期療養施設入所中の高齢者におけるRSV感染症の集団発生が問題となるようになった．原因微生物の21%という報告や，慢性肺疾患の急性増悪が起こり，その場合には20%に及ぶ死亡率がみられたことが示されている．市中肺炎で入院した成人肺炎の血清学的診断で，4.4%にRSVが証明されたとしている．
- そのほか，Gianotti-Crosti syndromeを起こした例もあり，原因不明の発疹や肝機能異常例において有用性がある．
- 最近では，乳幼児期のRSウイルス感染が将来の喘息発症に関与する可能性が注目されている．Sigurrsらの報告によれば，1歳未満のRSV細気管支炎にて入院した乳児を3歳まで追跡し，喘息の発症は23%であったが，RSV感染のない乳児では喘息の発症は1%にすぎなかったとしている．さらに7.5歳まで追跡調査し，喘息発症のリスク（オッズ比）は12.7，アレルゲン感作のオッズ比も2.4と有意に上昇することとしている．このため，RSV感染乳児ではその後の呼吸機能のフォローアップが必要となる．

今後の検査の進め方
- 初めて罹った場合には，25〜40%の乳幼児で喘鳴を伴うようになって細気管支炎・肺炎となり，進行すると無呼吸の出現や，呼吸困難となり0.5〜2%で入院が必要になる．まれに死亡することもある．胸部X線所見が重要で，未熟児や心肺に基礎疾患を有する乳児では重症化しやすいので特に注意を要する．
- 治療としては特効薬はなく，呼吸困難になり，哺乳力が落ちた場合には，酸素投与など呼吸管理や輸液を行う．痰を出しやすくするために加湿も必要である．このため呼吸状態の評価のための血液ガス分析や，酸素飽和度の測定，無呼吸発作や不整脈の検索，混合感染の検索などが必要である．

（河島尚志）

5F430
RSウイルス抗原 保
RS (respiratory syncytial) virus antigen

測定法 酵素免疫法と免疫クロマト法を用いたRS迅速キットが各社から販売されている．ウイルス分離や遺伝子同定のRT-PCRやLAMPは高感度に検出できるが，保険収載はされていない．

検体 鼻腔洗浄液や鼻咽頭拭い液を用いる．保存は室温4時間，冷所で48時間程度であるが，速やかに検査することが原則である．

基準値 陽性

異常値を呈する場合
- すべての迅速キットがRSVのサブタイプのtype Aもtype Bもともに検出できるが，偽陽性と偽陰性とある．偽陰性は検体の粘性が高い場合や検体の希釈過剰で起こる．5歳以降では偽陰性が高くなる．また偽陽性（特異度）はキット間でかなり異なり，キットによってはLAMPやRT-PCRとの不一致が高いことも指摘されつつある．

プロフィール
- RSVに対する抗体は，NTによるRSVの測定では，1歳以上の幼児のNT価は比較的よく上昇するが，1

歳未満（特に6ヵ月未満）では症状がみられても抗体産生を認めないことが多い．CFも感度が低く，抗体価もあまり高くないので乳幼児の場合は，有意の上昇をとらえるのが困難である．
- 乳児の初感染では，母体由来の抗体や抗体産生能が低く，また血中の抗体価上昇に時間を要するため，RSウイルス感染の急性期の診断に抗体測定は向いていない．
- RSVの診断にはウイルス分離が最もよいが，日数がかかることや検体の保存状況などにより分離率は高くない．このため急性期の診断としては，鼻汁からの抗原検出の迅速キットが用いられる．
- 保険請求では，2歳以下の入院患者が適応となる．

臨床的意義と検査値の読み方
(☞「抗RSウイルス抗体」p.722)
- 抗原陽性がRSウイルス感染を意味する．このため感染性があると考えられる．長期に抗原陽性が続くときは偽陽性の可能性を疑う．
- 抗原陽性が確認された場合には，二次感染予防が必要となる．RSウイルスは，感染者との接触や感染者から飛散した気道分泌物が感染源となる．付着した玩具やおしゃぶりなどでも感染するため，手をよく洗い，口に入れるものは清潔にする．また，院内感染予防上飛沫感染対策を講じる必要がある．肺の悪い未熟児や心臓疾患のある乳児では，前もってモノクローナル抗体を使用する（10月〜4月）．
- 近年，RSウイルス感染に伴う脳炎・脳症の報告もあり，その際には低酸素性脳症との鑑別にIL-6などのサイトカインやウイルスの遺伝子検索（RT-PCRやLAMP）が有用である．

今後の検査の進め方
- RSのサブタイプにAとBとあるが，重症度に差は指摘されていない．そのため遺伝子検索やウイルス分離は原則必要ない．
- 初めて罹った場合には，25〜40％の乳幼児で喘鳴を伴うようになり，細気管支炎・肺炎，さらに進行すると無呼吸の出現や呼吸困難となり0.5〜2％で入院が必要になる．胸部X線所見が重要で，未熟児や心肺に基礎疾患を有する乳児では重症化しやすいので特に注意を要する．呼吸困難になり，哺乳力が落ちた場合は，酸素投与など呼吸管理や輸液を行う．痰を出しやすくするために加湿も必要である．このため呼吸状態の評価のための血液ガス分析や，酸素飽和度の測定，無呼吸発作や不整脈の検索，混合感染の検索，脱水の程度の検索など必要である．
- 好中球機能に異常のある患者では，RSV感染で密度の濃い肺炎（dense pneumonia）があると報告されており，IFN-γR1や，慢性肉芽腫症を疑っての免疫機能検索も下気道感染例では必要である．

（河島尚志）

5F431
抗麻疹ウイルス抗体　保
anti-measles virus antibodies
別　麻疹ウイルス抗体

測定法　HI, NT, CF, EIA, PA
検　体　血清ないし髄液
基準値　陰性

- HIやCF，NTでは血清にて4倍未満を陰性，髄液にて1倍未満を陰性とする．一部にはNTは2倍より測定（陽性）とすることもある．
- 特異IgG抗体はEIA価で2未満を陰性，2〜3.9を判定保留，4以上を陽性とする．IgM抗体は抗体指数で，0.8未満を陰性，0.8〜1.2を保留領域，1.21以上を陽性としている．また，EIA（IgG捕捉法）の髄液では，吸光度で0.15までを陰性，0.251以上を陽性としている．

異常値を呈する場合
- EIAにおけるカットオフ値は，統計的手法から判定区分値として求めたものであり，偽陽性，偽陰性がある．SSPEでの診断では髄液と血清でCFとHIを測定する．

プロフィール
- 血清学的診断として，麻疹の急性期と回復期の血清について種々の方法により麻疹抗体価を測定し，両者の間で有意の値の上昇がみられれば，麻疹罹患を確診する．以前はHIが主流であったが，現在は抗原の変異やブースター効果が低いことなどから，陽性率は低下してきたため，より感度の高いEIAによる特異IgG抗体にとってかわりつつある．
- 感染初期の血中抗体検査はEIA-IgMが有用であり，ワクチン接種後の抗体チェックには6〜8週後にEIA-IgGが用いられる．中枢神経感染での局所でのIgG産生の診断はEIA（IgG捕捉法）で行う．抗体陽性例でも低値であれば感染することがあるため，ワクチンの追加接種の際は基準を高めに考える．通常HI抗体とNT抗体は2週間頃より出現し4〜6週間をピークとして年間で1/4まで減少する．自然感染では終生免疫となる．
- NT，HIによって検出される抗体はH蛋白に対する抗体で，N蛋白に対する抗体は主にCFで検出される．PAはH蛋白とF蛋白に対する抗体を検出し，H蛋白に対する抗体はHIより高感度であるため，よりNTとの一致率が高い．
- そのほかに，F蛋白に対する抗体はサル赤血球溶血抑制法あるいは免疫沈降法により検出可能である．SSPEではM蛋白の発現に欠損があるウイルス粒子が存在し続けていることなどが知られている．
- 保険請求において，EIAではIgGとIgMの同時測定は一方しか請求できない．

臨床的意義と検査値の読み方

- 麻疹ウイルスは患者の咳の飛沫，鼻汁などを介して健康人の気道や鼻粘膜に感染する．ウイルスの潜伏期は約10日で，麻疹に罹患すると微熱，咳，鼻炎，結膜炎，高熱の順で臨床症状が現れる（前駆期）．この期間が数日続いたのち発疹が生じる（発疹期）．発疹期は約5日間続き，回復へと向かう（回復期）．特に前駆期の終わりに口腔粘膜にみられるコプリック（Koplic）斑は麻疹に特徴的である．
- 臨床上麻疹に類似する猩紅熱，風疹，突発性発疹などとの区別が困難な場合，また気管支炎，肺炎，中耳炎などの合併症，さらに麻疹ウイルスによる持続感染症としての麻疹後脳炎，亜急性硬化性全脳炎（SSPE），急性散在性脳脊髄炎（ADEM）などが疑われる場合には血清診断が有用である．急性期の麻疹IgM抗体は，発疹出現後約1ヵ月間は検出可能である．
- そのほかに特殊なタイプとして，不完全な免疫のある状況下における麻疹感染での修飾麻疹で血清診断が有用である．この場合潜伏期が1週間前後延長し，軽症の不全型麻疹（前駆症状は軽く，Koplik斑は出現しないことが多く，発疹は急速に出現するが癒合しない．通常合併症はなく，経過は軽い）である．母親由来の抗体が残っている乳児や，γ-グロブリン投与後，secondary vaccine failureなどが原因であり，IgMとIgG抗体の両方が陽性であると診断がつく．
- また，多発性硬化症や自己免疫性肝炎で麻疹抗体が上昇することが知られており，補助診断になる．

今後の検査の進め方

- 麻疹ウイルス感染の抗原の検出には，ウイルス分離とPCRを用いた遺伝子解析などがある．
- 遺伝子学的手法ではH，F，P遺伝子をターゲットとし，制限酵素パターン（restriction fragment length polymorphism：RFLP）を調べることにより，ワクチン株・野生株の特定や遺伝子型の分類が可能となっている．遺伝子型ではWHOでは23種類報告され，わが国ではD3，D5，D9タイプであったが，中国に多いH1タイプの流行もみられる．これらの遺伝子型による変異と抗体測定でのズレの問題はいまのところ顕在化していないが，中和抗体価では多少の差がでる．
- SSPEが疑われる患者では，血清・髄液ともにHIとCFでの高値（1,280倍以上）の証明，髄液IgG index〔＝(髄液IgG濃度÷血清IgG濃度)÷(髄液アルブミン濃度÷血清アルブミン濃度)〕の上昇，脳波でのperiodic burst，CT，MRI画像，SSPEウイルスの証明などを行う．HI抗体とNT抗体価とのdiscrepancyがある患者もいる．（河島尚志）

5F395

抗風疹ウイルス抗体 保

anti-rubella virus antibodies

別 風疹ウイルス抗体

測定法 HI，NT，CF，EIA，FA

検　体 血清ないし髄液

基準値 陰性

- 風疹感染の診断はHIで急性期と回復期の抗体価で4倍以上の上昇により診断する．最近ではEIAが使われるようになり，急性期で特異的IgM抗体が検出されれば，単一血清での診断も可能である．
- 抗体の判定は，HIでは血清で8倍未満を陰性，髄液で1倍未満を陰性，CFでは血清で4倍未満を陰性，髄液で1倍未満を陰性とする．
- 特異IgG抗体（EIA）では10 IU/ml未満を陰性，10～15 IU/mlを判定保留，15 IU/ml以上を陽性とするものや，EIA価で4以上を陽性とするものなど各検査（施設）で異なる．
- 特異IgM抗体（EIA）でも0.8 TV未満を陰性，0.8～1.2 TVを判定保留，1.2 TV以上を陽性や，1未満を陰性とするなど各検査間で異なる．
- HIで妊婦では16倍未満は抗体不十分と判断し，出産後早期のワクチン接種が推奨されている．

異常値を呈する場合

- EIAにおけるカットオフ値は，統計的手法から判定区分値として求めたものであり，偽陽性，偽陰性の発生が避けられない．
- ワクチン接種などの是非を決める目的や，サーベイランスではHIのほうが有用である．風疹の初感染では，HI抗体価は風疹IgM抗体と同時に上昇し，256倍から2,048倍まで上昇するが，1年後には32～128倍まで下降，その後漸減するが8倍未満にはならない．
- IgM抗体は，約1週間でピークを迎え，2～3ヵ月後には陰性化することがほとんどであり，感染時期の推定に用いられるが，なかには1年以上も持続する例も存在する．
- 成人では10～15％が不顕性感染である点も注意が必要である．

プロフィール

- 以前はHIが主流であったが，風疹特異的IgG，IgM抗体がEIA，FAで行えるようになり，特にEIAによるIgM抗体測定が頻用される．
- CFは感染後比較的早期に陰性化するので，抗体保有の有無をみるための検査としては不向きである．妊婦の風疹抗体価のように，十分な感染防御免疫があるのか知りたいときは，EIAのように感度の高い検査では，かえって判断がしにくくなる．この場合は，HIのように防御レベルが推測できる検査を選ぶほうがよい．逆に発疹症のように高感度で測定した

263-00867

い場合はEIAが適している．
- 保険請求において，EIAではIgGとIgMの同時測定は一方しか請求できない．

臨床的意義と検査値の読み方
- 風疹ウイルスはTogavirus科Rubivirus属に属する直径60〜70 nmの一本鎖RNAウイルスで，エンベロープを有する．感染から14〜21日（平均16〜18日）の潜伏期間の後，発熱，発疹，リンパ節腫脹（ことに耳介後部，後頭部，頚部）が出現するが，発熱は風疹患者の約半数にみられる程度で，3徴候のいずれかを欠くものについての臨床診断は困難である．確定診断のために血清診断を要する．そのほかに血小板減少性紫斑病，急性脳症など風疹の合併症が認められたときに測定する．
- 風疹の最大の問題は，妊娠前半期の妊婦の初感染により，先天性風疹症候群（congenital rubella syndrome：CRS）が高率に出現することにある．このため妊婦の抗体検査やTORCH症候群では風疹の血清学的診断は必須の検査である．
- 妊婦における風疹の確定診断は，CRSを予想するうえで大変重要であり，ペア血清で測定することを原則とし，HI抗体とEIAによるIgM抗体を行うことが望ましい．風疹HI抗体が256倍（施設によっては512倍）の妊婦は近々の感染を疑い，再検査ないし，EIA-IgM抗体を測定する．この際の初感染はHI抗体価の陽転化ないし有意な増加とIgM抗体の両方で確認できるが，再感染ではHIによる4倍以上の増加のみで，一般にIgM抗体は陰性である．再感染でもCRSを起こすことがある．また，無症候性再感染で風疹との接触歴が不明である場合に感染時期を同定することは至難である．

今後の検査の進め方
- 母親が顕性感染した妊娠月別のCRSの発生頻度は，妊娠1ヵ月で50％以上，2ヵ月で35％，3ヵ月で18％，4ヵ月で8％程度である．成人でも15％程度の不顕性感染があるので，母親が無症状であってもCRSは発生しうる．
- CRSの診断として病原体である風疹ウイルスの検出は，ウイルス分離よりもRT-PCRによるウイルス遺伝子の検出が感度が高い．CRS患児からは，出生後6ヵ月くらいまでは高頻度にウイルス遺伝子が検出できる．検体として検出率の高い順に水晶体，脳脊髄液，咽頭拭い液，末梢血，尿などである．
- IgM抗体は胎盤通過をしないので，臍帯血や患児血からの風疹IgM抗体の検出が確定診断として用いられる．また，胎児が感染したか否かは，胎盤絨毛，臍帯血や羊水などの胎児由来組織中に遺伝子を検出することでも診断できる．
- 母親が発疹を生じても胎児まで感染が及ぶのは約1/3であり，またその感染胎児の約1/3がCRSとなる．

（河島尚志）

5F432
抗ムンプスウイルス抗体 保
anti-mumps virus antibodies
別 ムンプスウイルス抗体

測定法　IgG，IgMともにEIAが一般的で，そのほかにNT，HI，CFがある．中枢神経系の疾患の場合，EIAのIgG捕捉法が髄液中の局所抗体の証明に有用である．
検　体　血清，髄液
基準値　陰性

- IgGはEIA値にて（−）：2.0未満，（±）：2.0〜3.9，（＋）：4.0以上である．また，髄液0.2未満を陰性とする．IgMは抗体指数で（−）：0.80未満，（±）：0.80〜1.20，（＋）：1.21以上で，髄液では0.80未満が陰性である．EIA捕捉法では0.150以下が陰性である．
- CFやNTは血清で4倍未満，髄液で1倍未満を陰性，HIでは血清・髄液ともに8倍未満を陰性としている．

異常値を呈する場合
- IgG EIAで（±）領域は確実に免疫があるとはいえない．時間をおいての再検査が必要である．

プロフィール
- HI，CFは感度が低く使用されなくなってきている．髄液ではEIA捕捉法が使用される．CFはIgGを主に反映する．NTは感度，特異性ともに優れているが，煩雑で日数を要する．HIはパラインフルエンザと交差性を示し特異的ではない．CF，HIともに感度が低い．
- EIAでのカットオフ値は，統計的手法から判定区分値として求めたものであり，偽陽性，偽陰性の発生が避けられない．さらに，用いたムンプス抗原が他のウイルス（特にパラインフルエンザウイルス）と交叉反応する可能性も示唆されている．
- ワクチン株での抗体陽性率は90％以上である．しかしながら，抗体陽性者の感染者も認められるため，抗体価の低いときの判断は注意が必要である．

臨床的意義と検査値の読み方
- 本検査は，耳下腺・顎下腺が腫脹し，ムンプスを疑う場合，髄膜炎，脳炎，膵炎，心筋炎，睾丸炎，卵巣炎などムンプスに伴う合併症が考えられたとき，またワクチン後の抗体陽性や不顕性感染の診断に主に用いる．
- ムンプスの診断としては，EIAにて急性期にIgM抗体を検出するか，ペア血清でIgG抗体価の有意な上昇をもって判断する．IgM抗体は最初の数日で検出され始め，1週間でピークとなり，数週ないし数ヵ月検出される．ワクチン接種後の抗体チェックには6〜8週後にEIAのIgGが用いられる．
- 再感染時にもIgM抗体が検出されることがあり，初

感染と再感染の鑑別にはIgG抗体のavidityの測定が有用と報告されている．

- ムンプス髄膜炎において，髄液中で，IgG抗体の局所産生が91％に，IgMの局所産生が52％に認められると報告されているが，血清中の抗体測定と併せて判断が必要である．
- それ以外の臨床応用として，ムンプス難聴の診断に用いる．ムンプスの合併症として難聴の発生頻度は，Nelson教科書の記載ではムンプス患者1万5千人に1人といわれているが，最近では200～400人の患者に対して1人の発生の報告もある．一側性に急性発症を生じ，聴力損失は重症のことが多く，改善しにくい．発症年齢は15歳以下が多く，なかでも5～9歳に多い．確実例は，ムンプス発症，すなわち耳下腺または顎下腺の腫脹の4日前より腫脹後18日以内に発症する急性高度難聴とされ，ムンプス特異的IgM抗体価の有意な上昇が診断に有用である．耳鼻咽喉科においては突発性難聴の約5～7％はムンプスによる不顕性感染の可能性があることが示唆されている．
- その他の合併症として，小脳失調症，顔面神経麻痺，横断性脊髄炎，Gillain-Barré症候群，中脳水道閉鎖-水頭症，乳腺炎，甲状腺炎，腎炎，関節炎などに加え，まれに難治性の血小板減少性紫斑病を起こすことがあり，これらの疾患の診断の補助となる．
- 母親からの移行抗体のサーベイランスをEIAで行った場合，3ヵ月以下の月齢で60％台で，生後6ヵ月以降では抗体陽性者は認めない．
- また，髄液でのムンプス以外の他のウイルスの中枢神経感染の診断に用いることもある．ウイルス特異IgGの産生を証明する対照として，髄液と血清にてムンプス特異IgGを同時測定し，そのindexを対照とする．その他，急性リンパ性白血病の化学療法をうけた患児では抗体の消失がみられるが，再ワクチン接種による反応は良好であることが確認されるなど，免疫機能をみるために抗体測定は使用される．

今後の検査の進め方
- ワクチン後の副作用として無菌性髄膜炎が多く認められるが，ワクチンとの因果関係を証明する際には，ウイルス分離が重要である．しかし，検体採取の時期などにより差があるため，臨床検体から直接的にRT-PCRによりウイルス遺伝子を検出し，塩基配列や制限酵素パターン（RFLP）を調べることにより，ワクチン株・野生株の特定が可能である．この際には咽頭ぬぐい液，髄液，リンパ球，尿が使用されている．

予想外の値が認められるとき
- 耳下腺腫脹があり，抗体陰性の場合では，他のパラインフルエンザウイルスやエンテロウイルスなどによる耳下腺炎や特発性反復性耳下腺炎を考える．

(河島尚志)

5F450
抗HTLV-1抗体　保
anti-human T-lymphotropic virus 1 antibody

別 HTLV-1抗体，ATLA，抗ATLA抗体，抗ヒトT細胞好性ウイルス1型抗体

測定法 受身凝集反応を使ったゼラチン凝集法（通称PA），ラテックス凝集法，酵素抗体法とその変法（化学発光酵素免疫測定法，電気化学発光測定法），IFA，WBなど

検体 各法とも血清

基準値 陰性

異常値を呈する場合
陽性 HTLV-1キャリア，ATL患者およびHTLV-1関連疾患の患者．キャリアから生まれた児は，未感染でも母親からの移行抗体で陽性を示しうる（生後約12ヵ月まで，母親の抗体価に依存）．

偽陽性
- ウエスタンブロッティング（WB）以外の方法では，複数の抗原に対する反応の総和をみることになる．HTLV-1内部抗原（p19, p24）に対する抗体は，非特異陽性を示すことが多い．真のキャリアでは，表面抗原（gp61/68, gp46, gp21）に対する抗体も併せもつ．1990年代中頃以降に開発された検査キットは，これら表面抗原に対する抗体を重視するように設定されている．
- 国内の検査の95％以上はPAで行われているとの報告がある．PAの定性反応では血清希釈2^{-4}の反応のみが報告されている．PAの経験では，抗体価が低い場合（2^{-5}以下）は，偽陽性反応の頻度が高く，抗体価が2^{-6}以上のほとんどはWBでも陽性と判定される．偽陰性の可能性は否定できないが，非常に少ない．一つの検査で陽性に出たときは，源の違う抗原を使い複数の方法で確認検査する．

［注］臨床検査の保険点数の表では，HTLV-1の抗体価検査，HTLV-1抗体価精密検査，WBの3者の検査が収載されている．ウイルス学の分野では，抗体価という言葉は定性反応には使わない．PAは通常定性反応として使用する．おそらく酵素抗体法などは「精密検査」として実行されているのであろうが，確認検査の必要性は変わらない．

プロフィール
- 成人T細胞白血病（adult T-cell leukemia：ATL）および自己免疫病のHTLV-1関連疾患〔HTLV-1関連脊髄症（TSP/HAM），ぶどう膜炎（HU）など〕の原因ウイルス，ヒトT細胞好性ウイルス1型（human T-lymphotropic virus 1：HTLV-1）に対する抗体を検査する．抗HTLV-1抗体の存在は，HTLV-1感染の既往のみでなく，体内にHTLV-1感染細胞が一生存在し続けている状態（キャリア）であることを示す．

- ウイルス発見以前，この抗原は「ATL細胞に付随した正体不明の抗原（ATLA）」と命名された．しかし，HTLV-1蛋白が抗原であると証明された現在，この呼称はやめるべきである．抗ATLA抗体陽性者は，ATL陽性，すなわちATL患者と誤解されることが多い．

臨床的意義と検査値の読み方

- HTLV-1は，レトロウイルス科デルタレトロウイルス属に分類されるRNA腫瘍ウイルスである．レンチウイルス属に分類されるHIV（human immunodeficiency virus）とは，病原性，抗原性などに共通点はない．
- HTLV-1は地域浸淫性が高く，地域内流行を示す．全国的には約100万人のキャリアが存在するが，半数以上は九州出身者である．キャリアの頻度は九州地方で高いが，絶対数は東京，大阪などの大都市でも無視できない．
- HTLV-1キャリアの大部分は，母親からの母乳により感染する．
- ATLは，乳幼児期に感染したキャリアが成人してから発症し（その多くは60歳以上），幼児期感染者からの生涯発症頻度は数％と考えられる．毎年，国内で約1,000例の発症をみる．
- ATLは，白血病の中でもきわめて難治性で，発症すると急性型の約80％は2～3年以内に死亡する．
- TSP/HAM，HUなどの自己免疫病は，成人感染でも発症する．発症頻度はATLの1/10より少ないが，慢性に経過するので，患者数自体はATLに匹敵する．
- HTLV-1は，$CD4^+$ T細胞に感染し，プロウイルスとして細胞DNAに組み込まれる．キャリア体内の遊離ウイルス濃度はきわめて低い．
- HTLV-1の感染は，生きた感染細胞が新しい個体に移入されると起きる．主な感染ルートは，母乳，血液・組織（細胞成分），精液感染である．
- キャリアから細胞成分を含む輸血をすると約60％に感染するが，現在は供血者のスクリーニングにより，大部分の輸血による感染は無視できる．
- 麻薬の回し打ち，入れ墨，ピアスなどによる感染は否定できない．
- 母乳哺育では約20％に感染するが，キャリア母親の母乳を回避すると，感染率は約3％に低下する．しかし，全国的には，産婦人科医によるキャリア妊婦のスクリーニングは限られている．
- IgM抗体：他の急性感染症で問題になる初感染時のIgM抗体は，母乳感染の後成人になって初めて発症するHTLV-1では，ほとんど問題にならない．
- HTLV-2：日本にはほとんどないが，中南米に多い．HTLV-1と強い交叉反応を示す．一部のWBキットはHTLV-1, 2を区別できる．

今後の検査の進め方

- 陽性に出た場合，確認検査を行う．
- ATLやHTLV-1関連疾患を疑うだけの症状のある患者では，それらの病気と関連した検査を行う．白血球数，HTLV-1キャリアに特有の「花弁状の核をもった異常細胞」などの検査は特に有用である．
- 白血病であることの確定診断には，サザンブロットにより白血病細胞の単クローン性増殖を証明する．
- 無症候性のキャリアでは，通常は何らかの症状が出ない限り，特に検査は必要ない．

（日野茂男）

5F450

抗HTLV-1抗体（WB法） 保

anti-human T-lymphotropic virus 1 antibody (Western blotting method)

別 HTLV-1抗体（WB法），抗ヒトT細胞好性ウイルス1型抗体

測定法　ウエスタンブロッティング（WB；免疫ブロッティングともいう）
検体　血清
基準値　陰性

異常値を呈する場合

陽性 HTLV-1キャリア，ATL患者およびHTLV-1関連疾患の患者．キャリアから生まれた児は，未感染でも母親からの移行抗体で陽性を示しうる（生後12ヵ月まで，母親の抗体価に依存）．

プロフィール

- 抗HTLV-1抗体の検査には，粒子凝集反応，酵素免疫反応などの大量検体処理可能な方法をまず使うが，いずれの方法にせよ，1つの検査法だけでは確信がもてない．いくつかの方法を組み合わせて検査するのがよい．
- ウエスタンブロッティング（WB）では，抗体がHTLV-1のどの抗原と反応しているかをみることができるので，より信頼性が高いと考えられている．
- HTLV-1 WBの特徴：人によって，HTLV-1やHIVの内部抗原に対する抗体を，非特異的に保有している人はめずらしくない．したがって，ウイルスの膜抗原に対する抗体が抗体有無の判定に重要な役割をもつ．レトロウイルス膜成分の抗原性は，SDSによって壊れやすく，またウイルスを精製する段階で消失してしまうことが多い．十分な膜抗原を用意するため，HTLV-1やHIVのWB用の膜には，別に発現ベクターなどにクローンして作ったウイルス膜抗原をブロッティングしてある．この抗原の位置は，分子量とは関係がない．他の判定のじゃまにならない位置に置いてある．
- 判定：WB膜を作っている会社によって判定基準は異なる．共通項でまとめるなら，HTLV-1内部抗原（p19, p24）に対する抗体のバンドと，表面抗原（gp61/68, gp46, gp21）に対する抗体のバンドの両方を併せもつ検体を陽性と判定する．抗体価が十分高い場合には，判定は容易である．抗体価が低い

場合には，バンドは薄くなり，判定が難しくなる．まったくバンドが見られない場合を陰性，陽性基準に合致する検体を陽性，それ以外は判定保留として扱う．染色されたバンドの濃さを判定基準とするので，感度や陽性判定基準には若干の問題がある．一般検査室でも確認検査が可能なように，市販のキットでは，抗原蛋白をブロッティングしたニトロセルロース膜と発色試薬を組み合わせてあるので，どこでも検査可能にみえるが，信頼性の高い検査とするには，日常的な QC が必要である．私見では，週に一度は検査を流し，1 回の検査に少なくとも 2 〜 3 検体の陽性が出るような条件が望ましい．

臨床的意義と検査値の読み方
- 凝集法，酵素抗体法，蛍光抗体法は，抗原の由来が異なり，反応原理も異なるため，結果の不一致（偽陽性・偽陰性）を示すことが少なくない．
- 個人に結果を知らせる場合には，確度の高い情報を知らせる必要があるので，少なくとも複数の検査方法による結果を併せてから報告する．
- 現段階では，WB の結果が最も信頼性が高いと考えられている．
- 他の抗 HTLV-1 抗体検査法で陽性になったとき，判定保留となったときの確認検査として使用する．

今後の検査の進め方
- 判定保留の場合は，PCR によるプロウイルスの検出を行うこともある．

［注］HTLV-1 のキャリアと知らされた人たちの中には，精神的に特に感受性の高い人もあり，偽陽性の診断は，重大な結果を招くおそれがある．陽性結果の伝達には，きわめて慎重でなければならない．キャリアに対する心のケアを行える態勢が十分とはいえない状態にある．

（日野茂男）

5F455
単クローン性 HTLV-1 感染細胞
monoclonal proliferation of human T-lymphotropic virus 1 (HTLV-1) infected cells

別 HTLV-1 感染細胞のモノクローナリティ

測定法	サザンブロッティングとハイブリダイゼーション
検体	EDTA 加血液，組織
基準値	非感染者では何も検出されない

異常値を呈する場合
陽性　成人 T 細胞白血病（ATL），キャリア，HTLV-1 関連疾患の一部．

プロフィール
- ヒト T 細胞好性ウイルス 1 型（human T-lymphotropic virus 1：HTLV-1）の感染者は，一生体内に HTLV-1 感染 T 細胞を保有し続けるので，キャリアという．

- 感染細胞にはプロウイルスとして，HTLV-1 DNA が細胞 DNA に組み込まれている（多くは，細胞当たり 1 個）．
- 細胞へ感染の際，プロウイルスの組み込み位置は不定で，キャリアの感染細胞は多クローン性である．
- 特定の感染細胞クローンが増えたときに，単クローン性増殖といい，腫瘍（白血病）の証拠とする．

臨床的意義と検査値の読み方
- 白血病，腫瘍などの定義は，あるクローンの細胞が無限増殖能を獲得して増えることにある．単に感染細胞が増えていることと区別し，HTLV-1 感染細胞のある特定のクローンが腫瘍化し，成人 T 細胞白血病（ATL）となっていることを証明する．
- 1 つだけでなく 2 〜 3 クローンが増殖していることもある．逆に白血病になってはいなくとも，少数のクローンが優勢になっている HTLV-1 関連疾患の患者やキャリアの人もいる．

今後の検査の進め方
- LTR を含む組み込み部位の分析，患者の経過観察，移植後の再発など，より高度な情報を要求される場合には，制限酵素で切断した後，両端の宿主遺伝子を繋いで HTLV-1 内部遺伝子から逆向きに行う，inversed PCR で検査することも研究室レベルでは可能である．

予想外の値が認められるとき
- 検査が陰性の場合，単クローン性細胞数が十分でない可能性も考慮する必要がある．サザンブロッティングとハイブリダイゼーションは，それほど感度のいい検査法ではない．1 つのバンドを検出するには，10^5 分子程度は必要と考えた方がよい．
- 感染細胞数が十分でない場合，単クローン性増殖が数％に達しない場合には，陰性の結果を得ることもある．使用する DNA の量，プローブの質，検出系の感度などによって，総合的な感度は異なる．
- 2 つ以上のクローンが同時に優勢になっていることがある（oligoclonal expansion）．プロウイルスの両側の断片が偶然ほとんど同じ大きさのこともある．プロウイルスの欠損やプローブの選び方によってバンドの一部は見えないこともありうる．

（日野茂男）

5F454
HTLV-1 プロウイルスの DNA 増幅
amplification of human T-lymphotropic virus 1 (HTLV-1) proviral DNA with PCR

別 ヒト T 細胞白血病プロウイルス pX 領域増幅

測定法	PCR
検体	EDTA 加血液，組織．ヘパリン血では誤った結果を招くことがあるので注意する．
基準値	陰性

異常値を呈する場合
陽性　HTLV-1 キャリア，ATL 患者および HTLV-1 関

連疾患の患者．キャリアから生まれた児の臍帯血は，陽性となっても感染の指標とはならない．

プロフィール
- ヒトT細胞好性ウイルス1型（human T-lymphotropic virus 1：HTLV-1）の感染者は，一生体内にHTLV-1感染T細胞を保有し続けるので，キャリアという．
- 感染細胞にはプロウイルスとして，HTLV-1 DNAが細胞DNAに組み込まれている（多くは，細胞当たり1個）．
- HTLV-1のキャリア体内の遊離ウイルスは無視できるほど少ない．キャリアの感染細胞数はかなり安定している．血中のHTLV-1プロウイルス，すなわち感染細胞の存在を検出する．

臨床的意義と検査値の読み方
- 本検査は次のような場合に行う．すなわち，ATLおよびHTLV-1関連疾患が疑われる患者の検査，妊婦のスクリーニング，血液，組織ドナーのスクリーニング，陽性患者およびキャリアの家族が検査を望んだときなどで，他の検査結果に疑問がある場合，感染細胞数が問題になる場合，感染しているウイルスの遺伝子自体を検査する場合（主に研究目的）などである．
- HTLV-1の感染を疑う場合，多くは抗体の検出のみで行われている．抗体の検査には偽陽性反応を起こすことがあるので，確認検査が必要である．
- 確認検査にはウエスタンブロッティング（WB）を使うことが多いが，検査室の条件によっては，PCRで行うこともできる．まれには，WBでも判断できないこともある．
- 感染細胞数（便宜的にウイルス量ということが多い）を知りたいときには，定量的PCRを行う．

予想外の値が認められるとき
- DNA：テンプレートDNAがあまりに汚いとPCRに悪影響を与えることがある．ヘパリン血ではすべてが陰性になることがある．RNAのコンタミネーションが多いときにも感度は低下する．
- コンタミネーション：PCRの感度はいろいろに調節できる．特にHTLV-1感染の場合は，感染細胞が血中CD4$^+$T細胞に限られ，末梢血単核球の1%より少ない場合も多いので，PCRの感度を高く保つ必要がある．このような条件では，検査室内で以前に増幅したPCR産物が混入すると，すべてが陽性に出る可能性がある．陰性対照として置いた純水が陽性になるというのはよく聞く話である．
- 感度：PCRの感度は，特に感染症の病原体検査のときは，注意深く検定する必要がある．検査感度が下がれば，陽性の検体も陰性を示す．できれば，感度ぎりぎり濃度のクローン化DNAを陽性対照に置くことが望ましい． 〔日野茂男〕

5F500
抗HIV-1抗体（WB法） 保

anti-human immunodeficiency virus type 1 antibody（Western blotting method）

別 ヒト免疫不全ウイルス1型抗体確認試験，HIV-1抗体（WB法）

測定法 ウエスタンブロット法
検体 血清
基準値 陰性

異常値を呈する場合
陽性 HIV-1感染者，AIDS患者

プロフィール
- 後天性免疫不全症候群（acquired immunodeficiency syndrome：AIDS）の原因ウイルスであるhuman immunodeficiency virus（HIV）には1型（HIV-1）と2型（HIV-2）があり，感染の主流はHIV-1である．
- ウエスタンブロット法（WB）による抗HIV-1抗体検査は，スクリーニング検査で存在が示唆された抗体がHIV-1特異的抗体であることを証明するために，確認試験として行われる．
- HIV-1構成蛋白をSDS処理した後，ポリアクリルアミドゲル電気泳動法（SDS-PAGE）で構成蛋白を分子量に従って分離した後，電気的にニトロセルロース膜に転写する．種々のHIV-1構成蛋白が分離されたこのニトロセルロース膜のストリップに被検血清を反応させた後，酵素標識抗ヒトIgGを反応させることによって，HIV構成蛋白各々に対する検体中の特異的抗体を検出する．
- ウエスタンブロット法によるバンドは，次に示すHIV-1構成蛋白原に対する特異的抗体として検出される．①エンベロープ糖蛋白（env：膜構成糖蛋白）群：gp160，gp120，gp41，②ポリメラーゼ蛋白（pol：逆転写酵素）群：p66，p51，p31，③主要ウイルス構造蛋白（gag：コア蛋白）群：p55，p24，p17．
- HIVにはHIV-1とHIV-2があるが，gagやpolのゲノムは両者で高い相同性を持つため，血清反応でも交差反応を示す．envに関しては50%以下の相同性しかないため，envに対する抗体のバンドが診断には重要となる．

臨床的意義と検査値の読み方
- 本検査は，HIVスクリーニング検査が陽性であった場合の確認試験として行う．ただし，感度は低いため，感染初期で抗体量が十分に産生されていない時期には，その判定には注意を要する．
- WHOによる判定基準は以下のとおりである．
  陰性：HIV-1の特異的バンドなし．
  陽性：gp160，gp120，gp41のenvバンドのうち2本以上のバンドを認める．
  判定保留：バンドは存在するが，陽性の判定基準を

満たさない場合.
- WBは特異度の高い検査であり,本法で陽性であれば,HIV感染者であることが確定診断される.

今後の検査の進め方
- 本法が陽性であれば,HIV感染者であることは確定診断されるが,抗HIV-2抗体との交差反応は完全には否定できない.そのため,RT-PCRによるHIV-1-RNA定量および高感度定量検査を必ず行い,HIV-1感染の確認を行う必要がある.
- HIV-1-RNA高感度定量法で測定感度未満の場合は,HIV-2のウエスタンブロット法を実施し,陽性ならばHIV-2感染の可能性がある.陰性ならば,HIV-1プロウイルスDNA(PCR)を測定する.

予想外の値が認められるとき
- 判定保留の場合
  ①RT-PCRが陽性であればHIV-1急性感染者と考える.ただし,確定診断には,後日,ウエスタンブロット法の陽性を確認する必要がある.
  ②RT-PCRの結果が測定感度未満の場合は,HIV-2ウエスタンブロット法を実施し,陽性ならばHIV-2の感染者と診断する.
- 陰性または保留の場合は,2週間後にスクリーニング検査からの再検査を受けるように勧める.2週間後の再検査において,スクリーニング検査が陰性であるか,HIV-1・2の確認検査が陰性/保留であれば,初回のスクリーニング検査は偽陽性であり,「非感染(感染はない)」と判定する.
- 非特異的バンドについて:p24のみのシングルバンドやp24とp51だけのバンドの場合は,非特異的バンドである可能性が高い. (天野景裕)

5F500
HIV-1-RNA定量および高感度定量 保

HIV-1-RNA quantitative detection test by RT-PCR method
別 ヒト免疫不全ウイルス1型RNA定量試験

測定法 RT-PCR(アンプリコア法)
検体 血清(EDTA-2Na採血管による血漿も可,ヘパリン採血は不可)

測定感度
- HIV-1-RNA定量:400コピー/m*l*未満
- HIV-1-RNA高感度定量:50コピー/m*l*未満

異常値を呈する場合
高値 10万コピー/m*l*以上を高値と考える.HIV-1感染初期やAIDS患者では,高値となる場合が多いが,それ以外でも,高値を示す場合がある.

プロフィール
- 後天性免疫不全症候群(acquired immunodeficiency syndrome:AIDS)の原因ウイルスであるhuman immunodeficiency virus(HIV)には1型(HIV-1)と2型(HIV-2)があり,感染の主流はHIV-1である.
- HIVはRNAウイルスでレトロウイルス科レンチウイルス亜科に属し,逆転写酵素(reverse transcriptase:RT)を持つ.CD4陽性リンパ球(CD4細胞)に感染し,1本鎖のウイルスRNAから逆転写酵素により2本鎖DNAを合成し,CD4細胞核内のゲノムDNAに組み込まれる.組み込まれたウイルスDNAは転写されRNAとなり,ウイルス蛋白の合成とウイルスRNAの集合の後,ウイルス粒子を形成し,血中に放出され,増殖しつつ,CD4細胞を破壊していく.
- HIV-1-RNA定量は,患者血清または血漿中のウイルスRNAをRT-PCRを用いて定量的に検出する検査で,400コピー/m*l*〜75万コピー/m*l*の範囲で定量できる.さらに,高感度定量は,超遠心によるHIV粒子の濃縮処理(100点加算)を行った後にRT-PCRを行うことで,より少ないコピー数のウイルス定量を行うことができ,50コピー/m*l*〜10万コピー/m*l*の範囲で定量できる.
- 今後,第2世代の定量法として,リアルタイムPCRによるHIV-1-RNA測定が導入される予定である.本法は,従来のアンプリコア法よりも高感度で広い測定範囲をもち,超遠心を行うことなく40コピー/m*l*〜1千万コピー/m*l*の範囲で測定可能である.

臨床的意義と検査値の読み方
- 本検査は下記の場合に行われる.
  ①急性HIV感染症状がみられるとき:HIV抗体検査が陰性や判定保留の場合に,検出されれば診断となる.ただし,ウエスタンブロット法による確定診断は,後日,必ず行わなければならない.
  ②HIV抗体検査で感染と診断されたとき:HIV-1であることの確認と予後判定のため.
  ③無治療の場合でも3〜4ヵ月に一度は実施し,治療開始の判断に利用する.
  ④治療開始後の判断:抗HIV薬により血中ウイルスの低下が認められるかを確認する.
  ⑤HIV感染母親から児への感染の有無の判断:生後18ヵ月くらいまでは母体からの移行抗体の存在により,抗体検査が利用できないため,早期診断には本法によるウイルス量の測定が必須である.生後48時間以内,14日,1〜2ヵ月,3〜6ヵ月後に検査することが推奨されている.
- 血中のHIV-1-RNA量はウイルス量を反映しており,血中ウイルス量はHIV感染症の進行予測の指標となる.
- 感染成立後,ウイルス量は急激に増加した後,宿主の免疫応答により減少し,感染約6ヵ月後にはある一定のレベルに保たれるようになる.宿主の免疫応答の強さによって変動するが,この値をセットポイントとよび,高値であるほど病気の進行が早いと報告されている.治療開始の判断や抗HIV薬の効果判定,治療変更の判断などに利用される.また,感染

から抗体が検出されるようになるまでのウィンドウピリオドでも検出可能な場合がある．
- RT-PCRでの定量性の再現性はおよそ1/3～3倍の範囲内であるため，10倍以内での測定値の変化については，他の検査結果や臨床結果を併せて総合的に判断する必要がある．
- CD4細胞が200～350/mm^{3}の場合，血中ウイルス量が10万コピー以上ならば，積極的に治療開始が推奨される．
- 以下の状態のときは治療効果が不十分と判定される．
  ①治療開始24週後の血中ウイルス量が400コピー/ml未満にならない．
  ②治療開始48週後の血中ウイルス量が50コピー/ml未満にならない．
  ③一度，測定感度未満になった後に，再び2回以上血中ウイルス量が400コピー/ml以上となった場合．

予想外の値が認められるとき
- PCRであるため，コンタミネーションの影響により偽陽性を生じることがあるので，検体採取，取り扱いには注意を要する．
- HIVに感染していても，宿主の強い免疫応答の結果，ウイルスが非常に低いレベルに抑制されている場合もあるため，測定感度未満だからといって，HIVに感染していないとはいえず，判断には注意を要する．

(天野景裕)

5F512
HIV-1抗原　保
human immunodeficiency virus type 1 antigen

測定法　EIA
検体　血清
基準値　陰性
異常値を呈する場合
陽性　HIV感染初期，キャリアからAIDSへの移行期，AIDS患者

プロフィール
- 後天性免疫不全症候群（acquired immunodeficiency syndrome：AIDS）の原因ウイルスであるhuman immunodeficiency virus（HIV）には1型（HIV-1）と2型（HIV-2）があり，感染の主流はHIV-1である．
- HIV-1抗原検査は，HIV-1のコア蛋白であるp24抗原を測定する．HIV感染初期にはウイルス血症が起こり，血液中にHIV抗原を検出できるが，抗体が産生された後には，抗原抗体複合体が形成され，血中から消失する．AIDSへの進行に伴い，ウイルスの増殖が活発化され，抗体を凌駕し，再度，検出できるようになる．
- HIVのウイルス自体の量を反映する意味で用いられてきたが，最近では，HIV-RNA定量法が普及しており，臨床的にはその意義で用いられることはほとんどなくなった．

臨床的意義と検査値の読み方
- 本検査は下記の場合に行われる．
  ①HIV感染ハイリスク群が急性感染症状を呈した場合の確定診断：HIV感染が強く疑われるようなハイリスク群において，インフルエンザ症状に類似したHIV急性感染症状が認められた場合は，まだ抗体が出現していない時期であるため，血中のp24抗原の検出が確定診断となる．しかし，現在では，HIV-RNA定量検査が，その意義をなしている．
  ②HIV感染者の経過観察：急性期を過ぎると，抗体が陽性となりHIV抗原は消失し，無症候期となる．5～15年の無症候期を経て，徐々に免疫不全は進行し，AIDS発症期を迎える．この時期には，ウイルスの増殖と宿主の免疫応答による平衡状態は破綻し，再びp24抗原が出現するようになる．こういった経過観察の参考として用いられる．
- 現在は，HIVのスクリーニング検査として，HIV-1・2抗体価とHIV-1抗原同時測定検査が行われているが，ここで測定されているものはp24抗原である．p24抗原は，感染初期に抗体よりも早く出現するため，スクリーニング検査のウィンドウピリオドの短縮に寄与している．

予想外の値が認められるとき
- 無症候期にはHIV抗原は陰性となるため，HIV抗原検査陰性は，HIV感染を否定するものではないので，注意が必要である．

(天野景裕)

5F550
抗HIV-2抗体（WB法）　保
anti-human immunodeficiency virus type 2 antibody (Western blotting method)

別　ヒト免疫不全ウイルス2型抗体確認試験，HIV-2抗体（WB法）

測定法　ウエスタンブロット法
検体　血清
基準値　陰性
異常値を呈する場合
陽性　HIV-2感染者，AIDS患者

プロフィール
- 後天性免疫不全症候群（acquired immunodeficiency syndrome：AIDS）の原因ウイルスであるhuman immunodeficiency virus（HIV）には1型（HIV-1）と2型（HIV-2）があり，感染の主流はHIV-1である．
- HIV-2は1986年に初めて報告されたウイルスで，臨床的にはAIDSであるが血中にHIV-1を証明できなかったポルトガル在住の西アフリカ人から同定さ

れたウイルスである.
- ウエスタンブロット法（WB）によるHIV-2抗体検査は，スクリーニング検査で存在が示唆された抗体がHIV-2特異的抗体であることを証明するために，確認試験として行われる．
- HIV-2構成蛋白をSDS処理した後，ポリアクリルアミドゲル電気泳動法（SDS-PAGE）で構成蛋白を分子量に従って分離した後，電気的にニトロセルロース膜に転写する．種々のHIV-2構成蛋白のストリップに被検血清を反応させた後，酵素標識抗ヒトIgGを反応させることによって，HIV構成蛋白各々に対する検体中の特異的抗体を検出する．
- ウエスタンブロット法によるバンドは，次に示すHIV-2構成蛋白抗原に対する特異的抗体として検出される．①エンベロープ糖蛋白（env：膜構成糖蛋白）群：gp140, gp105またはgp125, gp36, ②ポリメラーゼ蛋白（pol：逆転写酵素）群：p68, p53, p34, ③主要ウイルス構造蛋白（gag：コア蛋白）群：p56, p26, p16.
- HIV-1とHIV-2の間では，血清反応で交差反応を示すため，診断は各種のバンドを総合的に判断する．

臨床的意義と検査値の読み方

- 本検査は，HIVスクリーニング検査が陽性でHIV-2感染が疑われる場合に行う．具体的には以下のような状況で実施される．
  ①HIV-1抗体（WB）陽性であるが，RT-PCRでHIV-1-RNAが測定感度未満の場合は，HIV-2のウエスタンブロット法を実施し，陽性ならばHIV-2感染の可能性がある.
  ②HIV-1抗体（WB）判定保留で，RT-PCRでHIV-1-RNAが測定感度未満の場合は，HIV-2ウエスタンブロット法を実施し，陽性ならばHIV-2の感染者と診断する．陰性または保留の場合は，2週間後にスクリーニング検査からの再検査を受けるように勧める．2週間後の再検査において，スクリーニング検査が陰性であるか，HIV-1・2の確認検査が陰性/保留であれば，初回のスクリーニング検査は偽陽性であり，「非感染（感染はない）」と判定する．
- HIV-2は当初は西アフリカの数カ国（セネガルなど）に限られていたが，社会的，経済的に関連のあるフランス，ポルトガルでも認められ，近年はヨーロッパ諸国，アメリカ，インドでも感染が確認されている．
- 日本では，1992年と2002年に国内でHIV-2感染例が報告されたが，いずれも在日外国人であった．2006年6月に日本人として初めてのHIV-2感染が報告された．本症例では，ELISAによるHIV抗体陽性で，WBによるHIV-1抗体陰性，HIV-2抗体陽性であった．HIV-1-RNA定量検査は高感度で検出感度未満であった．
- HIV-2はHIV-1と比較して，性感染率，母子感染率，AIDS発症率などは10分の1程度と報告されており，病原性はHIV-1より低いと考えられている．
- わが国におけるHIV-2症例は，現時点ではきわめてまれであり，公衆衛生上の重要性は高くはない．現行の認可されたHIVスクリーニング検査はいずれもHIV-1抗体とHIV-2抗体双方の検出が可能であり，たとえHIV-2感染者が献血をしたとしても，スクリーニングでは検出されると考えられる．
- 次の判定基準が一般的に使用されている．
  陰性：HIV-2の特異的バンドなし．
  陽性：env, gag, polのバンドが各1本以上検出された場合．
  判定保留：バンドは存在するが，陽性の判定基準を満たさない場合．
  〔天野景裕〕

5F560

抗HIV-1＋2型抗体　保

anti-human immunodeficiency virus type 1 and 2 antibodies

別 ヒト免疫不全ウイルス1＋2型抗体，HIV-1＋2型抗体（WB法）

測定法　EIA, PA, イムノクロマト法
検　体　血清，イムノクロマト法は血清，血漿，全血のいずれでも対応可能
基準値　陰性
異常値を呈する場合
陽性　HIV-1感染者，HIV-2感染者，AIDS患者

プロフィール

- 後天性免疫不全症候群（acquired immunodeficiency syndrome：AIDS）の原因ウイルスであるhuman immunodeficiency virus（HIV）には1型（HIV-1）と2型（HIV-2）がある．感染の主流は1983年に発見されたHIV-1であるが，1986年に新たにHIV-2が西アフリカを中心に発見され，日本でも2006年に感染日本人が報告された．
- 通常HIVに感染すると数週間後にはHIV抗体が検出されるようになる．HIVでは抗体ができても，ウイルスは排除されずに共存するため，抗体の検出はすなわち感染を意味する．
- 現在はHIV-1とHIV-2の両方に対応できるHIV-1＋2型抗体検査としてのEIAやPAのキットがスクリーニング検査として利用されている．また，最近ではウィンドウピリオドの短縮をはかるため，「HIV-1＋2型抗体価とHIV-1抗原同時測定検査」が導入されている．p24抗原は，感染初期に抗体よりも早く出現するため，本法では他の抗体のみのスクリーニング法よりも1週間ほど早く検出可能とされている．
- 近年は15分ほどで結果がでるイムノクロマト法を用

```
                ┌─────────────────────┐
                │ HIV-1・2スクリーニング検査法 │ ←------ 感度が十分に高い検査法であること
                │   ELISA・PA など        │
                └─────────────────────┘
                  │      │      │
                 陽性   保留   陰性 ───→ 非感染またはウィンドウピリオド*
                  │      │
                  ▼      ▼
         ┌─────────────────────────┐
         │ HIV-1 確認検査（両方を同時に行う）  │
         │ ウエスタンブロット法および RT-PCR    │
         └─────────────────────────┘
```

HIV-1 検査結果		判定・指示事項
ウエスタンブロット法	RT-PCR（通常定量）	
陽性	陽性	HIV-1 感染者
	測定感度未満	HIV-1 感染者**
保留	陽性	急性 HIV-1 感染者***
	測定感度未満	HIV-2 の確認検査を実施する 保留とし 2 週間後に再検査****
陰性	陽性	急性 HIV-1 感染者***
	測定感度未満	HIV-2 の確認検査を実施する 保留とし 2 週間後に再検査****

→ 高感度 RT-PCR による再検査 陰性の場合は HIV-2 の確認検査

→ HIV-2 確認試験が陽性の場合は HIV-2 感染者

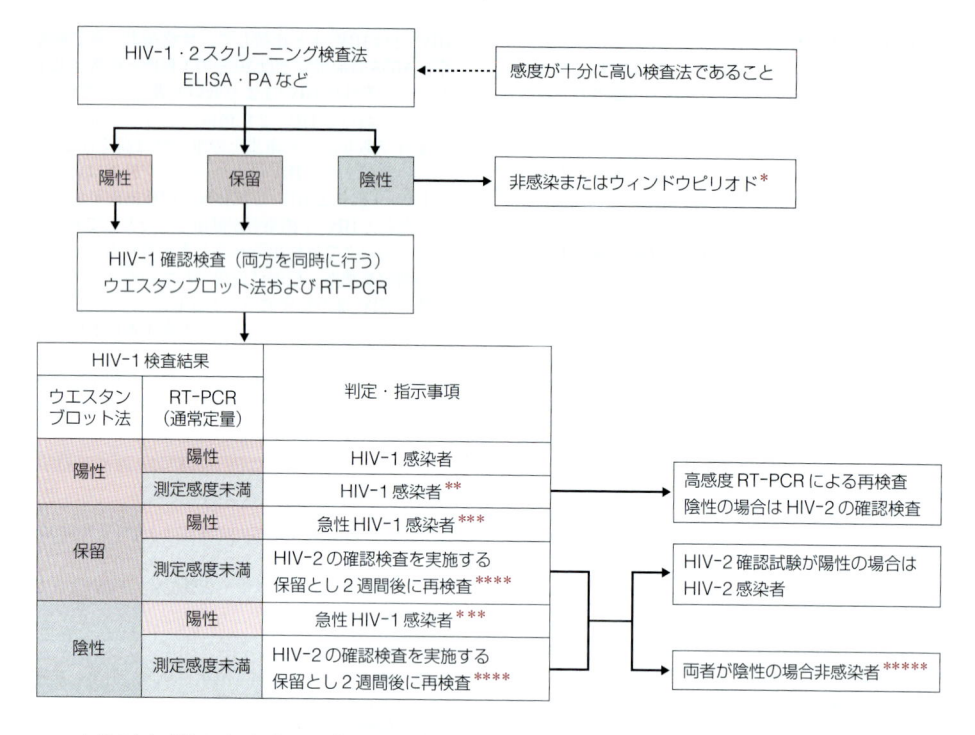

→ 両者が陰性の場合非感染者*****

* 明らかな感染のリスクがある場合や急性感染を疑う症状がある場合は RT-PCR による確認検査を行う必要がある（ただし，現時点では保険適応がない）．

** HIV-1 感染者とするが，高感度 RT-PCR による再確認を推奨する．高感度 RT-PCR も測定感度未満の場合は HIV-2 ウエスタンブロット法を実施し，陽性であれば HIV-2 の感染者であることが否定できない（交差反応が認められるため）．HIV-2 ウエスタンブロット法も陰性または保留の場合は，HIV-1 プロウイルス DNA（PCR）を測定する．このような症例に遭遇した場合は，専門医に相談することを推奨する．

*** 後日，ウエスタンブロット法の陽性を確認する必要がある．

**** 2 週間後の再検査において，スクリーニング検査が陰性であるか，HIV-1・2 の確認検査が陰性/保留であれば，初回のスクリーニング検査は偽陽性であり，「非感染（感染はない）」と判定する．

***** 感染のリスクがある場合や急性感染を疑う症状がある場合は保留として再検査が必要である．また，同様な症状をきたす他の原因も並行して検索する必要がある．

注 1　急性感染者を疑って検査し，HIV-1・2 スクリーニング検査とウエスタンブロット法が陰性または保留で，RT-PCR の陽性により感染と診断した場合は，後日，HIV-1・2 スクリーニング検査とウエスタンブロット法にて陽性を確認する．

注 2　母子感染の診断は，移行抗体が存在するため抗体検査は有用でなく，児の血液中の HIV-1 抗原，HIV-1 RNA または HIV-1 プロウイルス DNA の検査により確認する必要がある．

■ 図6-1　HIV-1・2 感染症診断のためのフローチャート（日本エイズ学会推奨法）
（HIV-1/2 感染症の診断法，2003 版（日本エイズ学会推奨法）．J.AIDS Res., 5(2)：136-140, 2003）

いた迅速検査キットも認可され，保健所などで「即日スクリーニング検査」として利用されている．

臨床的意義と検査値の読み方

- 本検査は HIV のスクリーニングとして実施する．
- 検査法は日々進歩しており，スクリーニング検査には，その時点で最も感度の高い方法を採用することが重要である．スクリーニング検査法には感度（感染者を見落とさない能力）が高いことが要求されるため，逆に特異度（非感染者を陽性としない能力）は犠牲にせざるを得ず，偽陽性が生じやすいため，

確認検査が重要である．EIAやPAのキットの偽陽性率は0.3%，イムノクロマト法では，血清・血漿検体で約1%，全血検体で約0.5%とやや高い．

今後の検査の進め方
- 陽性の場合は，HIV-1抗体（WB）やHIV-2抗体（WB）とHIV-1-RNA定量法を組み合わせて，確認試験を実施する．
- HIV-1・2感染症診断のためのフローチャート（HIV-1/2感染症の診断法，2003版〈日本エイズ学会推奨法〉．*J. AIDS Res.*, 5（2）：136-140, 2003）を図6-1に示す．

（天野景裕）

HIV-1ジェノタイプ薬剤耐性検査　保

HIV-1 genotypic resistance analysis test

測定法　RT-PCR，ダイレクトシーケンシング，データベース解析
検体　血漿
基準値　Virtual Phenotype®の場合，FC値がBCO以下：感受性，BCO以上：耐性，CCO1以下：最大反応，CCO1以上CCO2以下：減弱反応，CCO2以上：最小反応とする．
　　　BCO：biological cut-off（野生株が示す上限値），CCO1：clinical cut-off 1（臨床効果が20%減弱する値），CCO2：clinical cut-off 2（臨床効果が80%減弱する値）

異常値を呈する場合
- 薬剤耐性HIV-1感染

次に必要な検査▶ 耐性変異による各薬剤の感受性の変化（FC）を参考に治療薬を選択して，治療変更後の血中HIV-1 RNA量の変化をモニターする．3ヵ月以上経過しても十分な治療効果が得られない場合は，服薬継続下で再度ジェノタイプ検査を行い，新たな耐性変異の有無を確認する．ただし，このような例では慎重な治療が必要であるので専門医に相談することを推奨する．

プロフィール
- ヒト免疫不全ウイルス-1（human immunodeficiency virus 1：HIV-1）は，主にCD4抗原陽性リンパ球に感染して増殖し，感染者の細胞性免疫機能を低下させる．HIV-1の増殖は非常に早いため変異を起こしやすいが，抗HIV療法において服薬アドヒアランスの不良などで不十分な治療が行われると薬剤耐性変異を獲得することが多い．
- 薬剤耐性を検査する方法は，治療薬のウイルスの増殖への影響を直接調べるフェノタイプ解析と，ウイルス遺伝子の配列を既知の耐性ウイルスの遺伝子配列と比較して耐性を推測するジェノタイプ解析の方法がある．日本ではジェノタイプ解析のみが保険適応を受けている．
- 現在，日本で使われている抗HIV薬は核酸誘導体系逆転写酵素阻害薬，非核酸誘導体系逆転写酵素阻害薬，プロテアーゼ阻害薬の3種類があり，それぞれに複数の薬剤がある．
- ジェノタイプ解析検査では，逆転写酵素領域とプロテアーゼ領域の遺伝子解析を行い，既知の耐性変異を検出することにより個々の薬剤に対して耐性変異の有無を提示するが，同じ作用機序の薬剤間で交叉耐性（共通の変異）を示すことが多く，耐性の発現は治療上の重大な障害となる．このジェノタイプ解析を臨床に応用するには，多数の耐性ウイルスについて，フェノタイプ解析とジェノタイプ解析を比較した成績に基づく評価と臨床的効果からの評価が必要であり，検査実施施設から提供される解析情報の質に差がみられる．
- ここでは日本も含み国際的に利用されているVirco社のVirtual Phenotype®を例に示す．この方法では，同様の変異を示すウイルスのフェノタイプ解析の結果から，IC_{50}の変化率（FC：fold change in IC_{50}）を推測し，さらに，FCに対してbiological cut-off（BCO）として野生株が試験管内で示す上限値，clinical cut-off（CCO）として，CCO1：臨床効果が20%減弱する値，CCO2：臨床効果が80%減弱する値を設定して，臨床的な利便性を付加している．また，FC値がBCO以下を感受性，BCO以上を耐性，CCO1以下を最大反応，CCO1以上でCCO2以下を減弱反応，CCO2以上を最小反応とよんでいる．
- 日本で未治療患者が耐性変異ウイルスを有する率は多くても5%程度と欧米と比べて低いが，今後は増加する可能性が高い．

臨床的意義と検査値の読み方
- 本検査は次の場合に行われる．
  ① HIV-1感染症診断時．
  ② 治療開始時または治療再開時．
  ③ 治療効果不良時（服薬期間中に検体採取）．
  ④ 母子感染予防開始時．
  ⑤ 針刺し事故など感染予防開始時．
  （日本では抗HIV-1薬剤の選択または再選択を目的に行った場合，3ヵ月に1度を限度に保険算定が認められている．）
- 現在の抗HIV療法はhighly active anti retroviral therapy（HAART）とよばれ，2系統の薬剤を3剤ないし4剤併用する多剤併用療法である．多剤を同時に併用することにより耐性ウイルスの発現を最小限に抑えて効果的な治療を継続することができる．
- 十分な治療効果を発揮し，耐性ウイルスの発現を防ぐには，用いる薬剤のすべてに対して感受性があることが重要であり，治療開始時に耐性変異の有無と耐性の強さを確認することは意義がある．また，治療中に効果が減弱して血中ウイルスRNAが1,000コピー/ml以上に増加した場合は，耐性の有無や強さを確認したうえで，処方変更時に薬剤選択の参考に

する．

予想外の値が認められるとき
- HAARTの効果が不良でウイルスRNAが十分低下しない場合の耐性検査で耐性変異が発見できなかった場合は，患者の服薬状況を再確認してアドヒアランスの改善に努める．
- アドヒアランスの改善後もHIV-1 RNAが低下しない場合は，再度の検査を行うが，現在のジェノタイプ検査では検出できない耐性ウイルスの可能性もあるので，専門医に相談することを推奨する．

(福武勝幸)

5F600
抗レオウイルス抗体
anti-reovirus antibody

別 レオウイルス抗体

測定法 CF
検体 血清または髄液
基準値 陰性（〈血清〉4倍未満，〈髄液〉1倍未満）
異常値を呈する場合
陽性 レオウイルス感染症

プロフィール
- レオウイルスは，エコーウイルスの10型に分類されたものを，1959年Sabinが，respiratory enteric orphan virusと命名し，頭文字からreovirusとした．呼吸器と腸管から分離され，直径60〜70nmの正20面体2本鎖RNAである．
- ヒト以外にもサル，ウシなどの動物からも分離され，ウイルス粒子の中和抗原性の差より1〜3型に分類される．
- 若年者が感染すると，かぜ様症状，軽度発熱，嘔吐・下痢の症状が現れることがあるが，名前の由来のごとく病原性は明確でなく，不顕性感染が多い．
- 本検査は，レオウイルス抗体を補体結合反応（CF）を用いて測定する血清学的検査である．

臨床的意義と検査値の読み方
- 本検査は，若年者で，かぜ様症状，軽度の発熱・嘔吐・下痢の症状があり，レオウイルス感染を疑うときに行われる．
- 16歳までのヒトの5〜8割はレオウイルスに対する抗体を保有し，無症候の成人便よりレオウイルスが分離されることがあり，ほとんどが不顕性感染である．臨床的意義も明確ではない．
- 幼児における軽度のかぜ様症状，下痢症状などで，ペア血清による有意な抗体上昇が認められれば，レオウイルス感染症である．

(中村良子)

5F610
ロタウイルス抗原　保
rotavirus antigen

別 便中ロタウイルス

測定法 ラテックス凝集法，EIA，イムノクロマトグラフィ法
検体 糞便，拇指頭大
基準値 陰性
異常値を呈する場合
陽性 ロタウイルス感染症

プロフィール
- レオウイルス科に属し，電子顕微鏡観察で車輪状に見えることからロタウイルスと命名された．直径70 nmの正20面体球状粒子で，エンベロープを有しない2本鎖RNAである．1973年Bishopらにより冬期乳幼児下痢症の病原体として報告されて以来，A〜G群に抗原特異性で分類されている．
- A群ロタウイルスは，乳幼児下痢症を起こし，母体からの移行抗体がなくなる生後6ヵ月から2歳半くらいに好発し，潜伏期2〜3日後，白色水様下痢，嘔吐，発熱で発症し，1週間以内に回復する．A群ロタウイルスは，さらに内殻蛋白の抗原性の相違によって亜種ⅠとⅡに区別され，外殻蛋白で区別される血清型で現在7型に細区別される．
- B〜G群ロタウイルスは，非定型ロタウイルスとして注目されている．児童から成人まで広く分布し，季節による発生の差はない．形態的にロタウイルスと同じで，血清学的に交差反応を示さない．B〜G群ロタウイルスを検出できるキットは市販されていない．
- 本検査は，糞便中のA群ロタウイルスを，免疫学的方法で検出するものである．

臨床的意義と検査値の読み方
- 本検査は，冬期に乳幼児が，嘔吐，水様性で酸臭を伴う下痢を発症し，ウイルス性下痢を疑うときのスクリーニング検査として行われる．
- A群ロタウイルスは，冬期乳幼児下痢症の代表的な起因ウイルスであり，ウイルス抗原を検出できる各種免疫学的キットが市販され利用できることより，主に抗原検出が行われている．約1週間程度で回復することから，血清学的検査法は実用的でない．
- ウイルス性下痢症は，主な治療法が輸液と食事療法とされ，抗生物質が無効であるばかりか症状を悪化させることもあるため，細菌性下痢症と鑑別する必要がある．ロタウイルス抗原検出による診断は，不必要な抗生物質投与を行わなくてすみ，不必要な入院加療を避けることができる．

今後の検査の進め方
- ロタウイルス抗原陰性であるが感染が疑われるときには，ロタウイルス抗体を測定する．また陰性の場

合には，非定型ロタウイルス，アデノウイルス，ノロウイルスなどのカリシウイルス科ウイルスの検出を試みる．
- 必要があれば，A群ロタウイルスの亜群・血清型を測定する．

予想外の値が認められるとき
- 電子顕微鏡でウイルス粒子を確認する．PCRにより検出するなど，他の検査法で抗原の検出を試みる．

（中村良子）

5F610

抗ロタウイルス抗体

anti-rotavirus antibody

別 ロタウイルス抗体

測定法 CF
検　体 血清または髄液
基準値 陰性（〈血清〉4倍未満，〈髄液〉1倍未満）
異常値を呈する場合
陽性 ロタウイルス感染症

プロフィール
- 1973年，Bishopらが下痢症患児よりロタ（rota：ラテン語で車輪）ウイルスを発見して以来，乳幼児下痢症の原因ウイルスとして最も重要である．
- 本法は，ロタウイルスに対する抗体を補体結合反応（CF）を用いて測定する血清学的検査である．

臨床的意義と検査値の読み方
- 本検査は，A群ロタウイルス抗原が検出されないが感染が疑われるときに行われる．
- 冬期乳幼児下痢症は，潜伏期2～3日，白色水様下痢，嘔吐，発熱で発症し，約1週間で治癒することから，血清学的検査は，ウイルス特異的IgM抗体の検出以外は有用ではない．したがって，ペア血清による診断は実用的でない．

（中村良子）

5F630

ノロウイルス

norovirus

別 NoV，Norwalk-like virus，SRSV

測定法 電子顕微鏡法，RT-PCR，ELISA
検　体 糞便，吐物，その他
基準値 陰性
異常値を呈する場合
- ノロウイルス感染症

プロフィール
- カリシウイルス科に属する1本鎖RNAウイルスである．カリシウイルス科に属するヒトに感染するウイルスにはノロウイルスとサポウイルスの2つのウイルス属があり，これらはかつてSRSV（small round structured virus）と呼ばれた．ノロウイルス属に代表するウイルス種としてノーウォークウイルス，サポウイルス属の代表としてサッポロウイルスがある．ウイルスは一般的には種名で呼ばれるが，ノロウイルスとサポウイルスの場合は属名で呼ばれている．
- ノロウイルスのゲノム構成は非構造蛋白をコードするORF1と，構造蛋白（カプシド）をコードするORF2およびORF3からなる．ノロウイルスは遺伝子レベルでの多様性に富んでおり，一般に5つのgenogroupに分類されている．ヒトに感染するノロウイルスはgenogroup Ⅰ，Ⅱ，Ⅳで，そのうちⅠはさらに15，Ⅱは18のgenotypeに分けられている．上記のノーウォークウイルスはgenogroup Ⅰ/genotype 1（GⅠ/1）に属する．
- 日本の小児科外来での結果から，乳幼児下痢症で多く認められるgenotypeはgenogroup Ⅱ/genotype 4（GⅡ/4），GⅡ/3，GⅡ/6，GⅠ/1である．これで全体の60～80％を占める．
- 食中毒の原因のノロウイルスは乳幼児下痢症に比べ多様性に富むが，やはり上記のgenotypeが多く出現する．カキなどの二枚貝による食中毒が注目されるが，貝の中ではウイルスの増殖は起こらず，蓄積・濃縮されたウイルスを有する貝を感受性をもつヒトが食すると感染が成立し，腸管内で大量に増殖する．
- ノロウイルスはヒトにのみ感染し，試験管内での細胞培養系が確立されていないため，抗体作製にはウイルスカプシドから作製された組換えカプシド蛋白が免疫原として用いられる．ウイルスの抗原性はgenotypeの相違により決定されると考えられており，genotypeの抗原性はそれぞれ異なっている．そのため多くのgenotypeを認識できる抗体の作製には困難を伴っている．
- ノロウイルスの実験室内検出法として最も多く行われているのは，感度，コストの面からRT-PCRである．検体からウイルス核酸を抽出し，cDNAを作製した後，PCR反応にて目的のPCR産物が認められた場合，陽性と判断する．genogroup ⅠおよびⅡはそれぞれ特異的なprimerを用いて反応させる．確認およびgenotype確定のためにはPCR産物のシークエンスをし，既知の配列との比較を行い，どのクラスターに属するか確定する．食品など感度を要求される検体からの微量なウイルス検出にはより感度の高いnested PCRやreal time PCRなどを用いる．
- PCRとは異なる原理であるが，核酸の増幅法であるLAMP（loop-mediated isothermal amplification）やTRC（transcription reverse transcription concerted reaction），NASBA（nucleic acid sequence based amplification）を用いた診断キットが販売されている．これらの方法ではRT-PCRに比べ，時間の節約が可能である．
- 免疫的方法でウイルス抗原を検出するELISAによる検出キットが市販されている．

- 臨床の場での迅速な検査が可能な方法であるイムノクロマトキットは現在のところ完成されていない．

臨床的意義と検査値の読み方
- 本検査が必要なときは，初冬から初春期にかけて乳幼児・高齢者が急性胃腸炎を発症し，ウイルスを原因として疑われるときや，食中毒様患者の集団発生，施設内感染・院内感染などで急性胃腸炎が発生するときである．病原体検査を行い，二次感染拡大防止をはかる必要がある．日本の小児科外来での乳幼児のウイルス性急性胃腸炎の原因ウイルスとして，ロタウイルスについでノロウイルスが多い．
- ウイルス性胃腸炎の主たる治療法は輸液療法と対症療法であり，特異的な治療法はない．抗生物質投与は無効で，細菌感染症との鑑別は重要である．急性胃腸炎の症状はウイルス性胃腸炎では共通しているため，症状から病原体を鑑別することはできず，本検査が必要となる．
- ヒトから排出された便や吐物中のウイルス処理が不十分であると，処理したヒトの手を介した二次感染が起きる．また，このウイルスの感染は10から100粒子という少量のウイルス量で起きることから，不顕性感染者や症状消失後も長期間にわたり患者からウイルスが排出されることが知られている．このようなヒトを介しての感染によって容易に集団感染が起きる．

予想外の値が認められるとき
- 陰性の場合は primer を変更して RT-PCR を行う．また，他のウイルス（A群，C群ロタウイルス，アデノウイルス，サポウイルス，アストロウイルスなど）の検出を試みる．
- 電子顕微鏡での検出を試みる．ゲノム検出を行った検体では免疫学的な抗原検出法を試みる．また，その逆を行う．多くの場合，遺伝子診断と免疫学的診断は一致するが，まれに一致しないことがある．

（沖津祥子）

5F620

重症急性呼吸器症候群（SARS）診断
severe acute respiratory syndrome

略 SARS　別 SARSコロナウイルス

測定法
- 遺伝子検出法：RT-LAMP，RT-PCR
- 血清診断法：中和試験，間接蛍光抗体法，ELISA

検体 喀痰，鼻咽頭拭い液，鼻咽頭洗浄液／吸引液，組織，糞便，尿，血清

- 検体を採取して2日以内に検査が可能であれば，検体は冷蔵庫に保存する．検査までに2日以上かかる場合は，検体を−70℃で冷凍庫に保存する．また，検査のための検体輸送も採取後2日以内は保冷剤入り容器，2日以上の場合は−70℃冷凍庫に保存した検体をドライアイス入り容器で輸送する．

基準値 陰性
異常値を呈する場合
Critical/Panic value
- 遺伝子検査法でウイルス遺伝子が陽性の場合には，患者を隔離する．

プロフィール
- SARSはSARSコロナウイルス（SARS-CoV）による感染症で，2002年冬から翌2003年春にかけて中国広東省に発生し，香港を経由して，東南アジアを中心に全世界約30カ国に飛び火した．致死率は約10％というきわめて重篤な呼吸器感染症である．
- SARS-CoVはヒトへの病原性の強さから二種病原体に分類され，SARSは新感染症法では2類感染症に分類される指定感染症である．野生動物由来の感染症で，自然宿主はコウモリと報告されている．ヒトからヒトへの感染は，感染者から咳などで発せられる飛沫による感染の可能性が高いが，感染者の血液，排出物との接触による感染も考えられる．糞口感染，空気感染も可能性は低いものの否定することはできない．
- 診断法としては，病原体診断法と血清診断法がある．病原体診断法としては，ウイルスの分離，LAMPやRT-PCRによる遺伝子検出法がある．血清診断法としては，ELISA，間接蛍光抗体法，中和試験が用いられる．なかでも中和試験が感度および精度が高く優れている．
- なお，SARSの第一次検査は最寄りの地方衛生研究所が行い，陽性検体についてはさらに第二次検査を国立感染症研究所で行うこととなっている．

臨床的意義と検査値の読み方
- 臨床症状（38℃以上の高熱が3日以上続き，頭痛，悪寒，筋肉痛，倦怠感，咳などの症状を呈する場合，発症初期はインフルエンザとの判別が難しい）およびSARS流行地への渡航歴からSARSが疑われた場合，SARS-CoV遺伝子検出法による検査を行う．SARS-CoV遺伝子の検出により，SARSと診断される．
- また，発病から約10日以上経過した患者血清の抗体を検出することにより，SARS感染を確定することができる．ただし，感染者のほぼ全例が抗体陽性になるのは，感染後約4週と報告されている．

予想外の値が認められるとき
- 遺伝子検出試験では陽性，陰性対照をおくことにより，偽陽性，偽陰性との判別を可能にする．
- 抗体検査では，間接蛍光抗体法やELISAで陽性になった場合は，他のヒトコロナウイルスとの交差の可能性も考えられるので，確定診断法として中和試験を行う．

（田口文広）

7 遺伝子検査

a 染色体検査

染色体分染法（解説）
chromosome banding technique

遺伝学的検査および染色体検査に関するガイドライン

- 染色体検査は，歴史的には1974年から保険適応となり，81年には分染法も適応となった．検査に対するニーズも高まり，検査センターへの外注も増加しつつある．現在では，分染法に加え，FISH（fluorescence in situ hybridization）も染色体検査の一つとして広く行われている．
- 国内でFISHが広く臨床検査として受け入れられたのは90年代前半である．多くの商業ベースのキット化されたプローブが導入され，検査センターも採用することとなった．しかし，染色体検査は，他の一般臨床検査と異なり，異常が判明した場合にはその人の一生を左右するほど重大な影響を有する検査でもあることを理解しておく必要がある．
- わが国では日本人類遺伝学会の呼びかけで遺伝医学関連10学会による「遺伝学的検査に関するガイドライン」（10学会によるガイドライン，2003）が作成され，診療のなかで遺伝学的検査を行う際の実施基準が定められた．さらに，遺伝医療の発展を目標に日本人類遺伝学会では，遺伝学的検査としての染色体検査の重要性を念頭において，「遺伝学的検査としての染色体検査ガイドライン」（日本人類遺伝学会，2006）を制定した．検査の標準化のためのガイドラインという位置付けである．
- 検査に臨む者は第一に，こうしたガイドラインを熟知しておく必要がある（表7-1）．当然のことながら，検査を担当する者に対しても一定の技術と責任が求められる．これらのガイドラインに先行して日本人類遺伝学会では1994年より臨床細胞遺伝学認定士制度を発足させ，染色体検査担当者の技術知識の向上を図っている．

染色体検査法の適応と分析法

- 染色体検査法だけでなく，検査の目的，限界，結果の意義，適応，診療全体の中での意義を十分理解しておく必要がある．表7-2に生殖細胞系列の先天異常における染色体検査の適応と分析法（福嶋）を改変してまとめた．上述のFISHから，近年のアレイCGH（comparative genomic hybridization）やMLPA（multiplex ligation-dependent probe amplification）へと，染色体異常を検出する方法が飛躍的に発展を遂げつつある現在であるからこそ，分染法も含めて正しく理解しておく必要がある．幅広く微細構造異常を検出できるMLPAやアレイCGHでも，均衡型相互転座の検出は困難である．したがって，従来の染色体分染法はその簡便さや重要性などから，臨床検査における意義が低くなることはない．

染色体分染法

- 染色体分染法は，単染法では同定が難しいヒトC群染色体も，特異的なバンドを出すことにより同定を可能にする技術である．
- 分染法に基づいた標準核型と核型標記法が，国際命名規約として定められている．1971年にISCN（International System for Human Cytogenetic Nomenclature）としてまとめられ，現在標準とされているのは，ISCN 2005である．染色体分析技術の進歩により記載法も改良を加えられている．代表的な分染法を概説する．
- Q分染法：蛍光色素のキナクリンマスタードで染色する．濃淡バンドのコントラストが弱いが，前処理がなく，染色体の形態がよく保たれるので，分染法の中では最も安定した標本が可能である．また，本

■表7-1 染色体検査を含めた遺伝医療における種々のガイドライン

ガイドライン・指針	作成機関・組織	公表年
ヒトゲノム・遺伝子解析研究に関する倫理指針	文部科学省・厚生労働省・経済産業省	2004年12月
医療・介護関係事業者における個人情報の適切な取り扱いのためのガイドライン	厚生労働省	2004年12月
遺伝学的検査に関するガイドライン	遺伝医学関連10学会	2003年8月
ヒト遺伝子検査受託に関する倫理指針	日本衛生検査所協会	2007年4月改正
経済産業分野のうち個人遺伝情報を用いた事業分野における個人情報保護ガイドライン	経済産業省	2004年12月
遺伝学的検査としての染色体検査ガイドライン	日本人類遺伝学会	2006年10月

■ 表7-2 生殖細胞系列変異検出としての染色体検査の適応と分析法

染色体検査の適応	染色体検査の目的	用いられる染色体分析法	
		従来の分析方法	新しい分析方法
臨床診断が可能な染色体異常症	核型の確認	G分染法	
多発奇形，成長障害，発達遅滞	常染色体異常症の検出	G分染法，サブテロメアプローブによるFISHスクリーニング	アレイCGH，MLPA
低身長の女児	Turner症候群の検出	G分染法	
性腺低形成，二次性徴遅延，不妊症	性染色体異常症の検出	G分染法，ときにQ分染法，性染色体領域特異的プローブを用いたFISH	
成長障害，免疫不全，光線過敏	染色体切断症候群の検出	染色体断裂などの観察，姉妹染色分体交換（SCE）の観察	
精神遅滞	脆弱X症候群の検出 微細構造異常の検出	脆弱X染色体検査，疾患特異的（あるいはサブテロメア）プローブによるFISH	FMR1遺伝子検査，アレイCGH，MLPA
既知の奇形症候群，メンデル遺伝病	染色体の微細な構造異常 均衡型相互転座の検出	G分染法，高精度分染法，疾患特異的プローブによるFISH	高密度アレイCGH
染色体構造異常を有する児の親 習慣性流産	均衡型相互転座の検出	G分染法	

(福嶋義光：染色体異常疾患. 小児科臨床, **43**：2882, 1990 を改変)

法は，染色体の異形成や変異体も検出できる．Y染色体長腕に強い蛍光を検出できる．蛍光退色は早い．
- G分染法：濃淡バンドパターンも鮮明で，標本の長期保存も可能である．最も広く普及している．バンドの鮮明さは，標本の作製法や試薬による処理条件に影響を受ける．最も簡便で広く採用されているのは，トリプシン法（GTG）である．
- Rバンド法：GバンドあるいはQバンドとは濃淡が反転したバンドとして検出されるので，Rバンド（reversed）とよばれる．染色体末端部も濃染するので，末端部の小さな構造異常検出に有用とされる．5-ブロモデオキシウリジンを取り込ませる方法による場合，分染像はDNA後期複製パターンに相当する．二重染色法も多数知られている．
- Cバンド法：構成的異質染色質（constitutive heterochromatin）が特異的に染色される．1番，9番，16番およびY染色体の変異性はCバンドの大きさに反映され，遺伝的なマーカーとなる．
- NOR染色法：核小体（仁）形成部（NOR）を特異的に染色する．D群（13-15）およびD群（21-22）の短腕部付随体近くが染色される．銀染色する方法（Ag-NOR）が広く使われている．

新しい染色体分析法
- アレイCGH（comparative genomic hybridization）：アレイCGHとは，異なる蛍光色素でラベルした検体DNAとコントロールDNAをアレー上で競合的にハイブリダイズさせて，2つの色素の蛍光強度比をスキャナーで読み取って数値化する方法である．アレイCGHには，オリゴDNA（数十bp）を貼り付けたオリゴCGHと，BACクローン（100～300kb）

を貼り付けたBAC-CGHに大別される．こうした技術の進歩により，G分染レベルやSKY（spectral karyotyping）で判別可能なレベル（～3Mb）より微細な染色体異常を検出することが可能となった．さらに，アレイCGHでは，従来型CGHで大まかにしか行えなかったコピー数変化の程度の定量的評価が，各スポットで可能である．また，スポットDNA内のシークエンス情報が明らかであるために，異常シグナルを示すスポットの検出がそのまま異常領域の限定と標的遺伝子候補同定につながる．
- MLPA（multiplex ligation-dependent probe amplification）：この方法は，特定の遺伝子領域に反応するように設計されたプローブのハイブリダイゼーションとPCRにより，1つのチューブで一度に約40種類以上のプローブの組み合わせ（領域として40箇所以上）で反応させて，ゲノムコピー数を解析する方法で，コピー数は正常コントロールとの相対的な値として検出される．したがって検出可能な変異のスケールは，エクソン単位から，10MbのG分染レベルの異常まで検出可能といえる．多くの領域組み合わせごとにキット化されている．

核型記載法
- 上述のように，核型の記載方法はバンドパターンとともにISCN 2005で標準化されている．ISCN 2005での標準バンドパターンの一部を掲載した（図7-1）．各解像度は，左から300，400，550，700，850バンドレベルである．新しい染色体解析法の開発に合わせて，記載方法も考案されなければならない（cghの導入など）．また，従来の記載方法が改められることもある〔例：転座型トリソミーの46,XX,+

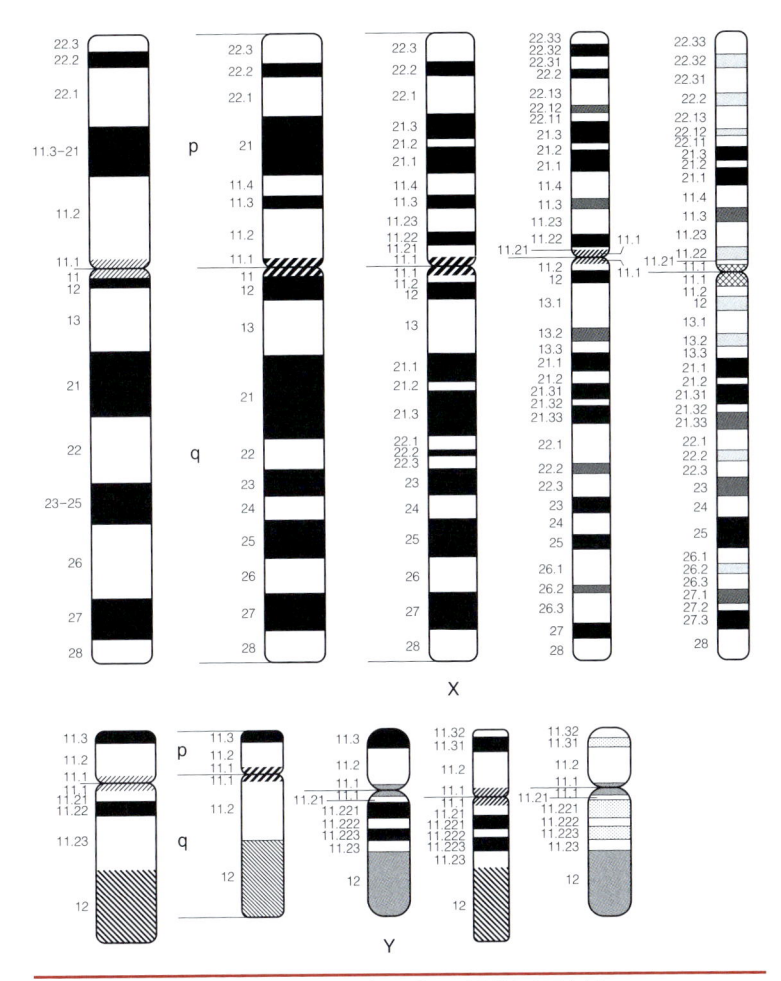

■ 図7-1 正常ヒトのG分染パターンのイディオグラム（ISCN 2005より）
左から，300-，400-，550-，700-，850-バンドレベルを示す．

21, der(21;21)(q10;q10)は，ISCN 2005から，46,XX,i(21)(q21)という記載が標準となった］．染色体検査の現場においては，ISCN 2005は常備しておき，確認する必要がある．
（黒澤健司）

8B200
高精度分染法　保

high resolution banding technique

測定法 エチジウムブロマイドあるいはメソトレキセート添加による高精度分染法
検体 ヘパリン血液

基準値 750バンドレベルからの正常バンドパターンを検出する

異常値を呈する場合
- 「染色体と先天性疾患（解説）」（☞ p.744）でまとめられる染色体微細欠失あるいは重複などの構造異常症

プロフィール
- 普通，染色体解析は細胞分裂中期の染色体が用いられ，標準バンドパターンも分裂中期染色体のバンドが基本となっている．しかし，より多数の詳細なバンドを検出するには染色体が凝縮途上にある分裂前

期から前中期の細長い染色体を用いることが必要となる．この技法が高精度染色体分染法である．
- 高精度染色体分染法には主に2つの方法があり，一つはメソトレキセートを用いて細胞周期のS期で細胞の一部を同調させ，解除後に一斉に分裂期に入りかけたときに標本を作製する方法で，もう一つはエチジウムブロマイドを用いて分裂期の染色体凝縮を抑制する方法である．

臨床的意義と検査値の読み方
- 染色体の微細な構造異常が確認できるが，バンド分析には高度の熟練が必要である．検査の際は，疑う疾患名および測定希望の染色体番号を明記する．

予想外の値が認められるとき
- 臨床的に微細欠失症候群が疑われたとしても，欠失の程度，すなわち3Mb（1Mbは10^6塩基対）では検出は困難である．したがって，領域（疾患）特異的プローブを用いたFISHがむしろ標準的と考えられる．この高精度分染法も，解析方法の難しさからFISHあるいはアレイCGH，MLPAに代わられつつある．

（黒澤健司）

染色体と先天性疾患（解説）
chromosome, congenital malformation

測定法	染色体分染法，FISH，アレイCGH，MLPA
検 体	ヘパリン加血液，抽出ゲノムDNA
基準値	46, XXあるいは46, XY（正常核型）

異常値を呈する場合
- 染色体異常症，微細欠失症候群（ゲノム病）

プロフィール
- 染色体検査は，精神遅滞も含めた先天性疾患の検査として不可欠である．Down症候群をはじめとした既知の染色体異常症はもちろん，多くの多発奇形/精神遅滞例で染色体検査は適応となる．染色体検査の一つでもあるFISH（fluorescence in situ hybridization）も含めたゲノム解析技術の急速な進歩により，染色体異常症という概念も拡大しつつある．
- 精神遅滞は一般集団の約2～3％に及び，最も頻度の高い神経疾患の一つであるが，全体はまだ不明なところが多い．染色体異常症がそのうちの4～28％を占めると考えられているが，実際には重度から中等度精神遅滞の34％，軽度精神遅滞の80％は原因不明とされている．精神遅滞の研究は常に医学の大きな課題でもあった．精神遅滞の原因解析方法として，染色体検査は第1に位置付けられる．
- 歴史的には，最初は染色体単染法により21トリソミー（Lejeuneら，1959）をはじめとする染色体の数的異常の診断が可能となり，「染色体異常症候群」の概念がはっきりした．1970年代に入ると染色体分染法（トリプシンを用いたギムザ染色）が普及し，さらに70年代後半からは，高精度分染法が取り入れられ，それまで原因不明とされてきた奇形症候群のいくつかが染色体の微細な欠失によるものであることが判明した．Prader-Willi症候群は最初の染色体微細欠失症候群（隣接遺伝子症候群）として記憶される．80年代はこうした隣接遺伝子症候群の時代であった．
- 90年代には新たにFISHが開発され，解析精度が飛躍的に高まり，隣接遺伝子症候群の診断が容易にかつ高い精度で可能になった．FISHは従来の染色体異常の概念を拡大させた．FISHの応用として，SKY（spectral karyotyping）やM-FISH（multicolor-FISH）なども考案された．SKYは由来不明の染色体断片やマーカー染色体の由来を同定する際に有用である．
- 70年代に開発され，現在も広く用いられている通常の染色体G分染法（400～500バンドレベル）での検出精度は，約5 Megabase（Mb）といわれており，普通これより小さな染色体構造異常を検出することは困難である．末端部白バンド領域などのバンドパターンがはっきりしない領域（1番染色体短腕末端部など）では，さらにこれ以上の大きな構造異常も見落とされる可能性がある．
- 染色体異常症のスクリーニング方法として末端部サブテロメア領域を注目する理由は2点ある．その一つは転座では染色体末端部を伴うことが多いので，末端部サブテロメア領域を指標として解析すると答えを見出しやすい．もう1点は染色体末端部テロメアに隣接した領域（サブテロメア）は一般に遺伝子が多く存在し，こうした領域の構造異常は症状（表現型，phenotype）として表現されやすいという点である．サブテロメア領域が先天異常の原因・指標として注目されたのは上述のような理由があった．
- 1995年に，Flintらによって原因不明の精神遅滞例の少なくとも6％に染色体末端部の微細な構造異常がみられることが報告され，上記サブテロメアプローブの開発と重なり，急速に解析が進むこととなった．Flintらが注目した理由は，αサラセミア/精神遅滞症候群（ATR-16），Wolf-Hirschhorn（4p-）症候群，Miller-Dieker症候群，5p-症候群など，それまで知られていた微細欠失症候群の代表例がいずれも染色体末端部サブテロメア領域に集中しているからであった．1996年にはNIHのグループにより染色体特異的サブテロメアのFISHプローブの完全なセットが開発された．プローブ構成はcosmidクローンが主体であった．これを第1世代のサブテロメアプローブとよんでいるが，実際には1p, 5p, 6p, 9p, 12p, 15p, 20qでは最もテロメア側のマーカーを用いてPACライブラリーをスクリーニングしてクローンを得た．
- そして，1999年にはChromoprobe Multiprobe kit（Cytocell）がKnightらにより開発され，サブテロ

■ 表7-3　代表的な染色体微細構造異常を原因とする先天異常症候群

疾　患	座　位	病因遺伝子
〈微細欠失〉		
1p36 欠失症候群	1p36.3	
Van der Woude 症候群	1q32-q41	
ZFHX1B 欠失症候群（Mowat-Wilson 症候群）	2q22	ZFHX1B
眼瞼裂狭小症候群	3q23	FOXL2
Wolf-Hirschhorn（4p−）症候群	4p16	
cri-du-chat（5p−）症候群	5p15	
Sotos 症候群	5q35	NSD1
Saethre-Chotzen 症候群	7p21.1	TWIST
Williams 症候群	7q11.23	ELN
Kallmann type 2（KAL2）症候群	8p11p12	FGFR1
Langer-Giedion 症候群	8q24.1	EXT1, TRPS1
Potoki-Shaffer（DEFECT 11）症候群	11p11, 2	EXT2, ALX4
無虹彩・Wilms 腫瘍連関	11p13	PAX6, WT1
Prader-Willi 症候群	15q11.2	
Angelman 症候群	15q11.2	UBE3A
Rubinstein-Taybi 症候群	16p13.3	CBP
Smith-Magenis 症候群	17p11.2	
神経線維腫1型	17q11	NF1
Miller-Dieker 症候群	17p13.3	LIS1, CRK, 14-3-3ε
Alagille 症候群	20p11.23	JAG1
22q11.2 欠失症候群	22q11.2	TBX1
steroid sulfatase 欠損症	Xp22.3	STS
学習障害	Xp22.3	
Kallmann 症候群	Xp22.3	KAL1
〈微細重複〉		
Russell-Silver 症候群	7p12p13	
Beckwith-Wiedemann 症候群	11p15.5	IGF2, p57^{KIP2}
自閉症	15q11	
CTM1A	17p11.2	PMP22
性転換	Xp21	DAX1
Pelizaeus-Merzbacher 病	Xq22	PLP1

メアの構造異常のスクリーニングが加速した．この Multiprobe-T kit は，1枚のスライドグラス上で41種類のすべてのサブテロメアプローブ（ヒトの24種類の染色体のうち，端部着糸型染色体である13, 14, 15, 21, 22番およびYの短腕を除くため）のハイブリダイゼーションを24の仕切られた枠のなかで同時に行い，一度に観察できる画期的な解析キットであった．サブテロメアプローブの開発はさらに2000年にはコスミドおよびPACクローン主体の第1世代からBACクローン主体の第2世代へと進み，よりシグナルが大きく，染色体特異性が高まった．

- 上述のように，原因不明の精神遅滞の解明にサブテロメア領域の多型解析を応用したところ数％で異常を検出し，サブテロメアプローブを用いたFISHで証明された．その後中等から重度精神遅滞の7.4％および軽度精神遅滞の0.5％にサブテロメア領域の微細な構造異常（欠失，転座，重複など）が確認され，サブテロメアプローブでのFISH解析が注目されるようになった．

- こうした中で，さらに飛躍的に発展したのがマイクロアレイCGH（microarray-based comparative genomic hybridization）である．一定間隔ごとに領域特異的DNA断片（BACクローンなど）を1枚のスライドガラスに固定して（つまりヒトの全ゲノムをカバーするのに1 Mbごとに調べるには約3,500個のクローンが必要），対象とするゲノムDNAをハイブリダイズして，量的変化（欠失・重複）を検出する仕組みである．サブテロメア領域を含むゲノム全領域をカバーすることになり，かつ量的変化の範囲まで正確に検出することができる．海外ではすでに商業ベースに乗りつつある．実際に，表7-3に示すような疾患の同時解析が可能となっている．しかし，

アレイCGHはコスト的な問題があり，今後の課題である．
- アレイCGHより遅れながら，しかしその簡便さやコスト的な問題からMLPA（multiplex ligation-dependent probe amplification）が染色体解析，特にサブテロメア領域やいわゆる微細欠失症候群の診断で普及しつつある． (黒澤健司)

8B510

21トリソミー 保

trisomy 21

別 Down（ダウン）症候群

測定法	ギムザ分染法，FISH
検体	ヘパリン加血液3ml以上
基準値	検出せず

異常値を呈する場合

陽性（+） Down症候群

プロフィール

- Down（ダウン）症候群は発生頻度が約1/800出生の，最も広く知られた染色体異常症である．1866年にJohn Langdon Down博士が初めてその臨床像を記述した．1959年にLejeuneらにより，その原因が21トリソミーであることが確認された．
- Down症候群は，精神遅滞，消化管奇形，先天性心疾患などさまざまな合併症を呈するが，近年の医学的管理の向上により平均寿命は50歳にまで上昇し，心疾患のない例では60歳以上とまでいわれるようになっている．Down症候群の診断は臨床的に比較的容易だが，自然歴および合併症や罹患しやすい疾患に関する知識をもち，日常生活管理・医療管理に生かしていくことが重要である．
- Down症候群の9割以上は標準型トリソミーであるが，転座型（約4％）や部分トリソミー（1％以下）も存在する．また，約2％にモザイク型が存在し，21トリソミー細胞の割合により臨床像が異なってくるため，臨床診断が難しくなる．過剰21番染色体は母親由来である場合が多く（85～90％），特に卵子形成における第1成熟分裂での不分離（第1成熟分裂が3/4を占める）が多い．父由来の成熟分裂での不分離が約3～5％存在する（第1成熟分裂での不分離が1/4で第2が3/4で，母由来の場合と異なる）．
- 21トリソミーの発生頻度は母親の年齢に依存し，15～29歳で1/1,500出生，30～34歳で1/800出生，35～39歳で1/270出生，40～44歳で1/100出生，45歳以上で1/50出生となる．両親のいずれかが転座保因者である場合を除くと一般に再発危険率は約1％である．
- トリソミーである領域とDown症の症状との相関については，Korenbergらによってなされ，主要症状の責任領域は21q22.2-q22.3と考えられている．

- 標準21トリソミーに次いで，Down症候群の原因として多いのが同腕21番染色体，いわゆる21q21qロバートソン転座である．実際はロバートソン転座ではなく，21q同腕染色体であり，多くは受精後早期の体細胞分裂由来である．きわめてまれに親のi(21q)の性腺モザイクによる再発が報告されている．
- Down症候群における転座では，ほとんどがロバートソン転座によるものであり，1/4が家族性（両親いずれかが転座保因者），3/4が新生突然変異によるものである．最も多いロバートソン転座はt(14q；21q)である．
- 臨床的にDown症候群を強く疑いながら，上述のトリソミーやモザイク，ロバートソン転座を認めない場合には，Down症候群責任領域DSCR（21q22.2-q22.3）の重複あるいは，この領域を含む転座を想定する必要がある．DSCRプローブによるFISH解析が有用である．

臨床的意義と検査値の読み方

- 早期の正確な細胞遺伝学的診断は，両親や周囲，医療サイドの理解を深め，合併症管理に有用である．また，その正確な細胞遺伝学的診断は，遺伝カウンセリング，つまり再発リスクの正確な評価に反映される．医療管理としては，合併症管理が中心となる．
- 心奇形の頻度は報告者により異なるが，一般に約40％といわれている．種類別の頻度も報告者で異なるが，一般にECD，VSD，TOFが多い．肺高血圧症が比較的多いことも特徴の一つにあげられる．心奇形合併例のうち，新生児期に理学的所見および胸部X線で診断が可能な例は約70％とされ，専門医による心臓超音波検査は重要である．
- 消化器疾患では，十二指腸閉鎖（狭窄）が最も多く，逆に十二指腸閉鎖（狭窄）例の20～30％がDown症候群である．またHirschsprung（ヒルシュスプルング）病の10～15％がDown症といわれる．そのほかにHirschsprung病手術後の腸炎も問題となる．他に鎖肛，輪状膵などがみられる．
- 滲出性中耳炎の合併頻度が高く，アデノイド増殖症，扁桃肥大も多い．
- 屈折異常は高率（約60％）に認められ，健康管理上重要である．特に屈折性弱視の可能性をもつ乱視が多い．屈折性弱視は早期に眼鏡を装用させれば改善できるので眼科受診は重要である．
- そのほか，Down症候群に白血病の合併頻度が高いことは従来から知られている．白血病と鑑別すべきものとして新生児期にtransient abnormal myelopoiesis（TAM）がある．また，Down症候群と甲状腺機能低下とは全年齢において強い相関がある．約1/3の例で甲状腺自己抗体を有するといわれているが，その臨床的意義ははっきりしていない．
- Down症候群における脳波異常の頻度はきわめて高いが，実際にてんかんを合併する例は5～10％とされている．

- Down症における環軸椎不安定性は脊髄圧迫症状をきたす重大な問題として広く知られている．頚椎の側面X線撮影を前屈位，中間位，および伸展位で行い，環椎前弓の下部後縁から軸椎歯突起基部の前縁までの距離，すなわち環椎-歯突起間距離（AOI）を測定することにより，不安定性を測る．Down症児のAOIは屈曲位で3〜3.7mmなのに対して健常児では平均2.0mmとされている．Down症ではこのほかに軸椎歯突起の形態異常を高率に合併することもあり，環軸椎不安定性をもたらす要因の一つとして重要である．
- Down症児の合併症や知能発達，運動発達，言語発達，行動特性については数多くの報告がなされ，医療管理，日常健康管理，早期療育に生かされている．

予想外の値が認められるとき

- 臨床的にDown症候群と診断されても，染色体検査で21トリソミーを認めない場合には，低頻度モザイクか，DSCRの微細転座あるいは重複を考える必要がある．低頻度モザイクでは少なくとも100細胞以上の分裂像観察が望ましい．DSCRの微細転座あるいは重複ではDSCR領域を含むプローブを用いてFISHを行う．微細な重複では間期核FISHも検討する．

（黒澤健司）

8B453 / 8B454

プラーダー・ウィリー症候群 / アンジェルマン症候群

Prader-Willi syndrome/Angelman syndrome

略 PWS, AS

測定法 染色体G分染法，FISH，methylation PCR法，UBE3Aシークエンス解析
検体 ヘパリン加血，ゲノムDNA
基準値 検出せず

異常値を呈する場合

陽性 Prader-Willi症候群ないしはAngelman症候群

プロフィール

- いずれの症候群も，染色体15q11-13の異常に起因し，多発奇形，精神遅滞，特徴的行動を呈する．この領域にあるインプリンティングを受ける遺伝子の発現様式の異常が原因である．それぞれの疾患の概要は以下である．

〈Prader-Willi症候群〉
- アーモンド様の目，小さな手足，中心肥満，色素低下，性腺機能不全，肥満，特徴的行動パターン，筋緊張低下，乳児期の哺乳不良と体重増加不良が特徴である．しかし，2〜4歳ころになると過食傾向を示す．発生頻度は，10,000〜15,000出生に1例．病因で分類すると，約70％が父由来の15q11-13の欠失，20％が母方15番染色体片親ダイソミー（15番染色体がいずれも母親由来；mUPD15），数％がim-printing control center（IC）の異常，約1％が15番を含む転座などの染色体異常が原因である．
- 検査としては，通常のG分染法による染色体検査のほか，まずFISH（SNRPNなどのDNAプローブ）解析による微細欠失をスクリーニングする．欠失がない場合には，methylation PCRによるスクリーニングを行う．methylation PCRで父方メチル化パターンがないことを確認する．ただし，これだけではmUPD15とIC異常とを区別することはできないので，さらに多型（一般にはマイクロサテライト）を用いた親由来の解析を行ってmUPD15を確認する．mUPD15でない場合には，サザンブロッティングで欠失変異を確認することもある．

〈Angelman症候群〉
- 重度精神遅滞，てんかん，失調歩行，笑い発作，特異顔貌を特徴とする．約15,000〜20,000出生に1例の発生頻度．病因のパターンとしては5つに分類される．70〜75％が母由来の15q11-q13の欠失，約2％が15番染色体父性片親ダイソミー（15番染色体がいずれも父由来；pUPD15），約5％が刷り込み変異，5〜10％がこの領域にある母由来UBE3A遺伝子の変異による．8〜18％は上記いずれの変異も確認できない．
- したがって，診断としては上記Prader-Willi症候群の診断にならい，FISH（D15S10やGABRB3遺伝子などのDNAプローブを用いる）解析で微細欠失の有無を確認，欠失がない場合にはmethylation PCRにより母方methylationパターンの喪失を確認する．FISHで微細欠失がなく，methylation PCRで母方methylationパターンの喪失を確認した場合には，pUPD15を考え，同様に多型を持った親由来解析を行ってpUPD15を証明する．pUPD15でない場合には，UBE3Aの変異を考え，UBE3A遺伝子のシークエンス解析を行う．

臨床的意義と検査値の読み方

- 遺伝子ないしは染色体検査（FISH）により，正確な診断を下すことは，それぞれの症候群の合併症管理および予後の推定，遺伝カウンセリングにおいてきわめて重要である．
- Prader-Willi症候群では，早期診断により乳児期からの疾患の自然歴に従った医療管理が始まる．乳児期は哺乳不良・筋緊張低下が目立つため，体重増加不良に対する栄養管理（経管栄養の検討），また早期からの療育参加が重要である．筋緊張低下は成長とともに改善する．停留精巣，斜視などの合併症管理も必要である．2歳頃から過食傾向が出現し，正しい食事管理（エネルギーチェックだけでなく，規則正しい食生活，身体計測などに合わせた管理）が必要となる．
- Prader-Willi症候群児（者）は特有の精神的特徴（小児期には頑固で，パニックを起こしやすく，成人期では精神病の頻度が高いとされる）を有するこ

とも考慮する．成長障害に対しては成長ホルモン使用も考慮され，これは成長以外に，体組成改善と運動能力向上などにも有効と考えられている．遺伝カウンセリング上，欠失型あるいは片親ダイソミー型では，次子再発リスクはきわめて低い．しかし，片親ダイソミーが証明できないimprinting変異の場合には最大で50％の再発リスクが考えられる．

- Angelman症候群でも同様に，早期診断による早期から自然歴に基づいた医療管理が可能となる．てんかんに対する対症療法，疾患を理解した上での療育参加を考慮する．遺伝カウンセリング上，欠失型と片親ダイソミー型はいずれも再発リスクはきわめて低い．しかし，*UBE3A* 変異を原因として，母親が変異の保因者である場合には次子再発リスクは50％で，その他15番染色体座位が関わる場合でも再発リスクは高くなる．慎重な対応が必要である．

予想外の値が認められるとき

- 臨床的診断がある程度基準を満たしていながら，変異を検出できない場合には臨床診断をもう一度考え直し，鑑別を行う．
- Prader-Willi症候群では鑑別診断として，Bardet-Biedl症候群，1p36欠失症候群，Angelman症候群，14番染色体母性片親ダイソミーなどを考慮する．
- Angelman症候群では，同様に1p36欠失症候群，Prader-Willi症候群，Williams症候群などを考慮する．

（黒澤健司）

8B260

脆弱X染色体
X chromosome with a fragile site on Xq27

測定法 葉酸欠乏培地による末梢血液培養法
検　体 ヘパリン加血液
基準値 検出せず

異常値を呈する場合
陽性 脆弱X症候群

次に必要な検査 ▶ 脆弱X症候群原因遺伝子 *FMR1* の遺伝子診断．アメリカなどでは，検出の感度やコストの面から脆弱X症候群の診断目的に脆弱部位検出の染色体検査をせずに，*FMR1* 遺伝子診断が優先される．

プロフィール

- X染色体長腕末端部近くのq27に染色体のくびれ，脆弱部位（fragile site）をもつ染色体をいう．
- この染色体変異を有するのが脆弱X症候群で，代表的なX連鎖精神遅滞症候群である．葉酸欠乏培地でリンパ球を培養してX染色体の脆弱部位を検出する．しかし，培養条件によって脆弱X染色体出現頻度は変動し，出現頻度に個体差もあることから，検出感度は100％でない．しかも，*FMR1* 遺伝子変異による例では検出できないことなどから，アメリカなどでは遺伝子診断が主流になっている．

臨床的意義と検査値の読み方

- 脆弱X症候群は，比較的頻度の高い精神遅滞疾患と考えられていたが，最近では男児4,000～6,000人に1例と考えられている．また，罹患女性は男性の半数程度と推定されている．
- 男性の身体所見としては，特徴的顔貌（細長い顔，大頭，全額部突出，顎の突出，大きな耳），鼠径ヘルニア，僧帽弁逸脱，関節過伸展，睾丸容量の増加などを認める．精神遅滞は中等から重度が多く，ほかに行動異常，学習障害，注意欠陥，自閉傾向，痙攣，深部腱反射亢進などを認める．生命予後は良好であるが，自然歴に基づいた医療管理は重要である．新生児乳児期の滲出性中耳炎は多く，幼児期には発達障害の診断を受ける．微細・粗大・協調運動の問題を有し，多動・注意障害などを伴っているために，療育訓練の参加や教育での配慮が必要とされる．学童期以降，行動異常が生活上支障となる場合には薬物療法も併用する．このころから巨大睾丸も明瞭になってくる．
- 診断は，上述のように染色体検査による脆弱X染色体の検出より，遺伝子診断が主流である．*FMR1* 遺伝子の5′非翻訳領域に存在するトリプレットリピート配列（CGG）nが200回以上に伸長している（full mutation）ことを確認する．正常域は5～40回程度．中間域は41～58回，premutationでは59～200以下の伸長となっている．普通，premutationではほとんどが知的には正常であるが，ときに振戦・失調をみることがあり，FXTASとよばれる．また，premutationを有する40歳以上の女性で卵巣機能不全をみることがある．脆弱X症候群の99％以上はこのトリプレットリピート配列（CGG）nの200回以上の伸長を確認することで診断が可能であるが，まれに*FMR1*遺伝子内の欠失，点変異，ミスセンス変異などが原因で精神遅滞をきたす例もある．
- 検出方法は，いくつかの方法があり，一般的に用いられているのは，PCRでCGG繰り返し配列を増幅した後，CGGオリゴヌクレオチドプローブでハイブリダイゼーションを行い検出する方法である．また，サザンブロット法は，DNAをEcoRⅠ，PstⅠ，BglⅡなどの制限酵素で切断し，特異的プローブでハイブリダイゼーションを行い検出する方法である．methylation-sensitive PCRはCGG繰り返し配列のメチル化の程度を検出する方法で，より迅速な解析法とされている．
- 遺伝様式としては，premutationアレルは父親から息子へ伝わることはなく，娘に伝えられて，娘がそのpremutationアレルの保因者となり，母親として50％の確率でfull mutationとなるアレルを息子に伝えることになる．

予想外の値が認められるとき

- 脆弱X症候群が臨床的に疑われながら，脆弱X染色体が検出されない場合には，上述のように*FMR1*の

■ 表7-4　性染色体異常症の頻度

性	疾患名	核型	頻度
男性	Klinefelter症候群	47, XXY 48, XXXY その他（48, XXYY；49, XXXYY；モザイク）	1/1,000 男児 1/25,000 男児 1/10,000 男児
男性	47, XYY症候群	47, XYY	1/1,000 男児
男性	他のXあるいはY染色体異常		1/1,500 男児
男性	XX男性	46, XX	1/20,000 男児
			全体の頻度：1/400 男児
女性	Turner症候群	45, X 46, X, i(Xq) その他（欠失，モザイクなど）	1/5,000 女児 1/50,000 女児 1/15,000 女児
女性	trisomy X	47, XXX	1/1,000 女児
女性	その他のX染色体異常		1/3,000 女児
女性	XY女性	46, XY	1/20,000 女児
女性	androgen不応症候群	46, XY	1/20,000 女児
			全体の頻度：1/650 女児

■ 表7-5　性染色体異常症の臨床

疾患	核型	表現型	性発達	知能	行動上の問題
Klinefelter症候群	47, XXY	高身長男性	不妊，性腺低形成	一部で学習障害	心理社会的適応能力が劣る傾向あり
XYY症候群	47, XYY	高身長男性	正常	正常	しばしば認める
trisomy X	47, XXX	高身長女性	正常	一部で学習障害	ときに認める
Turner症候群	45, X	低身長女性，特異的身体所見	不妊，索状性腺	わずかに低下	まれ

遺伝子診断を行う．トリプレットリピート数を確認する．また，まれな FMR1 遺伝子内変異の可能性も考慮する．
（黒澤健司）

8B530

X染色体異常　　　保

X chromosome aberrations

測定法　G分染法，FISHなど
検　体　ヘパリン加血液3m*l*以上
基準値　46, XX あるいは 46, XY（正常核型）
異常値を呈する場合
- Turner症候群，Klinefelter症候群，トリソミーXなど

プロフィール

- 性染色体異常症は，他の常染色体異常症と同じく数的異常と構造異常，またモザイクなどがある．性染色体異常を疑う症状としては，思春期の遅れ，原発性あるいは二次性無月経，不妊，外性器異常・半陰陽などがある．その発生頻度と核型を表7-4にまとめた．

- 性染色体異常症はヒトの遺伝病のなかでも比較的頻度の高いもので，おおよそ400〜500出生に1例と考えられている．性染色体トリソミー異常（XXY，XXX，XYY）は胎児ないしは生産児で最も多く認める性染色体異常であるが，自然流産胎児ではほとんどみられない．それに比較して，モノソミーX（Turner症候群）は生産児でみられるのはまれであるが，自然流産では最も頻度の高い染色体異常症の一つである．

臨床的意義と検査値の読み方

- X染色体の構造異常はそれほど多くはないが，最も多くみるのはTurner症候群のi(Xq)か，そのモザイクでTurner症候群の15％に認める．性染色体のモザイク異常は常染色体モザイクより頻度は高く，表現型は軽い．

- 代表的な性染色体異常症を表7-5にまとめた．重要なことは，こうした臨床症状に関して長期的な観察とバイアスのない評価である．特異な症状を示した例を普遍化して考えることは避けるべきである．

- 性染色体異常のほとんどの例が成人期には普通の生

活を送っている．したがって，羊水検査などでこうした性染色体異常が偶然判明した場合には，夫婦は妊娠継続に関して判断が難しくなることもある．

(黒澤健司)

8B540
Y染色体異常 保
Y chromosome abnormalities

測定法 Gバンド分染法，FISH
検　体 ヘパリン加血液
基準値 46, XYまたは46, XXなど
異常値を呈する場合
- Y染色体の数的異常（47, XYYなど），Y染色体の構造異常（FISHによるSRY領域の欠失確認など）

プロフィール
- 染色体の異常は数的異常と構造異常に大別できる．

〈数的異常〉
- Y染色体は女性には存在せず，遺伝子数も少ないため，Y染色体の数的異常は常染色体やX染色体の数的異常に比べ症状が軽い．
- 最も頻度の高い数的異常は47, XYYで，男子1,000出生につき1人の割合でみられる．46, XYと表現型には大きな違いはなく，知能，顔貌はほぼ正常に近い．47, XYYの男性の半数では言語発達に遅れがみられ，IQで10〜15ポイントの低下がみられるため，言語訓練を追加するのが適当とされている．高身長，リンパ浮腫，心電図でP-Q間隔の延長などが報告されているが，臨床上問題となることは少ない．
- 妊孕性は異常はない．減数分裂で精母細胞ができる際に過剰なY染色体が失われるため，24, YYの精子は1%にもならず，0.1%以下とする報告もある．父親がXYYであっても，子供に性染色体の数的異常が起きるリスクは明らかな増加はない．
- 1960年代から1970年代に，47, XYYの男性の行動に粗暴性と行動異常が多いと指摘する論文が出たが，これは現在では否定されている．
- Y染色体の数的異常として他に48, XYYY，48, XXYY，49, XYYYYなどや，これらと46, XYとのモザイクがある．いずれも運動発達に遅滞がみられるが，頻度はきわめて少ない．

〈構造異常〉
- Y染色体上の遺伝子は50個以下と少なく，その大半は生殖腺の発達に関係している．臨床上主に問題となる遺伝子はSRY（sex-determining region on the Y）とDAZ（deleted in azoospermia）である．短腕のテロメアに近いYp11.31に位置するSRYは未分化性腺を精巣に分化させ，性を決定する．減数分裂時にX染色体とY染色体は対合し，組み替えを起こす場合があるため，Y染色体上でSRYの部分が欠失するとXYでも表現型は女性（XY female）となり，逆

にSRYが転座してX染色体上にあれば，XXでも表現型は男性（XX male）となる．
- Yの短腕の欠失del(Y)（pter→p11）や長腕同腕染色体i(Yq)，環状染色体r(Y)などは，切断点にもよるが，SRYの欠失となる場合が多い．表現型はTurner症候群と類似する．
- DAZは数個の遺伝子からなるファミリーで，長腕のYq11.2に位置するAZF（azoospermia factors）の領域に位置する．AZFは以前は精巣の組織表現型に対応して3つの領域AZFa，AZFb，AZFcに分けられていたが，現在はAZFbはAZFcと重複されることがわかっている．AZFの欠失は，Y染色体長腕遠位部に存在する回文構造（palindrome）の間での相同組み替えによって起きている．AZFaの微細欠失はSTSマーカーにより，AZFb，AZFcの微細欠失はSTS-PCRにより確認できる．

臨床的意義と検査値の読み方
- 47, XYYの核型を持つ場合，軽度の言語発達の遅れ以外に臨床上の大きな問題はなく，妊孕性の低下もなく，男児に遺伝する可能性も低い．単なる「染色体異常」としてとらえるのではなく，これらの意義を被検者に正確に伝えることが必要である．検査結果として47, XYYが得られた場合に，特殊な健康管理・治療は必要とならないかもしれないが，十分な説明・カウンセリングは必要である．
- 精子形成機能に障害を持つ男性不妊のうち染色体の異常が占める割合は3%弱で，その半分以上はKlinefelter症候群47, XXYとそのモザイクである．しかし，染色体異常として微細欠失まで含めれば全男性不妊の5〜10%がDAZ遺伝子の異常によるとされる．この場合，顕微授精（ICSI）技術を使えば挙児は可能であるが，男児にはY染色体上の異常が引き継がれるため，ICSI実施以前に，男児は父と同様の男性不妊となることを説明する必要がある．

予想外の値が認められるとき
- 高齢や前児の染色体異常を理由に羊水検査をした場合に47, XYYが偶然見つかることがある．この場合，染色体異常自体は臨床上大きな問題とならない可能性が高い．G分染法は特定の性染色体・常染色体に限らず核型全体を調べるので，想定した異常とは異なる位置に数的異常・構造異常が見つかることがある．重篤な症状をもたらす転座とよく似た形状の正常変異が見つかる場合もあり，出生前診断では落としになりうる．
- 染色体検査は本来事前に遺伝カウンセリングを行ってから施行するべきだが，予想外の結果が得られた場合は特に慎重な結果説明・カウンセリングが必要である．臨床遺伝専門医・遺伝カウンセラーの勤務する施設での説明が望ましく，不十分な説明は患者-医師関係に重大な支障をもたらす場合がある．

(古谷憲孝，黒澤健司)

染色体と血液腫瘍（解説）

- 血液腫瘍における染色体研究は，疾患特異的な染色体異常を明らかにするところから始まった．現在，研究が最も進展しているのは相互転座の分野であるが，その後は，転座切断点に存在する責任遺伝子を単離し，その機能を明らかにすることで白血病の分子病態を解明する方向へと研究は進められている．
- その結果，明らかになったことは，相互転座により惹起される遺伝子変異には2型あることである．一つは融合遺伝子形成型であり，もう一つは遺伝子転写制御異常型である．
- 興味あることに，骨髄系腫瘍に認められるほとんどの相互転座は融合遺伝子形成型であり，関与している遺伝子産物の多くは転写因子やチロシンキナーゼである．転座の結果，異常な融合転写因子が生成されたり，チロシンキナーゼの恒常的活性化が惹起される．融合転写因子は正常な転写因子をdominant negativeに制御するために血球分化が阻害され，恒常的に活性化されたチロシンキナーゼは無限の細胞増殖を引き起こす．これらが白血化を誘導する原因になっていると考えられる．
- 遺伝子転写制御異常型はリンパ系腫瘍に認められ，免疫グロブリン遺伝子やT細胞受容体遺伝子のプロモーターによって，転座先の遺伝子の発現亢進や時間・場所的な発現異常が起こされるためである．
- リンパ球の増殖・分化・成熟に必要な遺伝子の発現は精緻に制御されており，リンパ球の正常な増殖・分化に必要な遺伝子であっても，不適切な場所や時期にその発現が引き起こされると細胞にgrowth advantageを与える結果となり，腫瘍化を引き起こす．
- 当初は「転座に関わる遺伝子は相手が決まっており，多数の相手と転座を起こす遺伝子は特殊なもの〔そのため，このような遺伝子はpromiscuos gene（乱交遺伝子）などと不名誉な呼ばれ方をしていた〕」と考えられていたが，多くの相互転座が明らかにされた結果，多数の転座相手をもつ遺伝子は少なくないことがわかってきた．そこで今日では，関与する遺伝子名やバンド名を付けて，11q23 (*MLL*) 転座，12p13 (*ETV6*) 転座，21q22 (*AML1*) 転座などのようによぶ場合もある．
- 相互転座の種類は単一の報告例も含めると，現在までに264種類，関与する責任遺伝子は238種類も報告されている (*Nature Review Cancer*, 7：233-245, 2007)．
- 相互転座が注目を浴びているために，血液腫瘍に占める相互転座の割合は多いように考えられているが，その頻度は20%弱である．さらに頻度が高い欠失型/過剰型染色体異常や正常核型を示す場合の遺伝子異常については研究が遅れている．今後の研究の進展を期待したい．
- 血液腫瘍で生存期間を左右する最重要因子は染色体異常と年齢である．予後良好な染色体異常群はt(8;21)転座, inv(16), t(15;17)転座であり，予後不良な染色体異常群は-5/5q-, -7/7q-, inv(3), t(6;9)転座や複雑な染色体異常である．その他の染色体異常はこれらの中間と考えられている．
- 今日では，頻度0.1%程度の染色体異常は，ほぼ発見され尽くした感があり，1970～80年代のように疾患特異性が明瞭な染色体異常を見出すことはきわめてまれである．そこで，ある染色体異常（特に相互転座）が見つかった場合には，疾患特異性ではなく，その切断部位に注目し，その部位にはどんな遺伝子が単離されているのか，新たな相手遺伝子を発見できる可能性はないのか，という方向に考えを進めていただきたい．
- The GDB Human Genome Database (http://www.gdb.org/) には遺伝子ごとに名称（別名も含む）・バンド部位・ゲノムシークエンス・cDNAの参考文献などが，Mitelman Database of Chromosome Aberrations in Cancer (http://cgap.nci.nih.gov/Chromosomes/RecurrentAberrations) には，これまでに報告されている構造的数的染色体異常が染色体バンド別に収録されているので（2007.11.26時点で，53,946件）参考にされたい．
- 表7-6～7-8に血液腫瘍，骨髄性造血器腫瘍およびリンパ性造血器腫瘍それぞれに認められる染色体異常とその責任遺伝子をまとめた．　　　　　（佐藤裕子）

■表7-6　血液腫瘍に認められる疾患特異性のある染色体異常とその転座切断点，および同定された責任遺伝子

染色体異常	疾患名と血液学的特徴	責任遺伝子（染色体バンド）
inv(3)(q21q26)/t(3;3)(q21;q26)	AML (M1), CML-BC＋血小板増多	*RPN1* (3q21)-*EVI1* (3q26)
t(6;9)(p23;q34)	AML (M1)＋好塩基球増多	*DEK* (6p23)-*NUP214* (9q34)
t(8;14)(q24;q32)	Burkittリンパ腫，ALL-L3	*MYC* (8q24)-*IGH* (14q32)
t(8;21)(q22;q22)	AML (M2)	*AML1* (22q22)-*ETO* (8q22)
t(9;22)(q34;q11)	CML	*ABL* (9q34)-*BCR* (22q11)
t(15;17)(q21;q11)	AML (M3)	*PML* (15q22)-*RARA* (17q11)
inv(16)(p13q22)	AML (M4Eo)＋異常好酸球	*MYH11* (16p13.1)-*CBFB* (16q22)

■ 表7-7 骨髄性造血器腫瘍に認められる主な染色体異常とその責任遺伝子

疾患名	染色体異常	責任遺伝子（染色体バンド）
CML		
chronic phase	t(9;22)(q34;q11)	ABL (9q34) – BCR (22q11)
blastic phase	+8, i(17q), +Ph	?
	t(3;21)(q26;q22)	EVI1 (3q26) – AML1 (21q22)
AML		
AML 一般	5q–	
	–7/7q–	
	+8	
	9p–	CDKN2 or P16 or CDK4 (9p21)
	iso(17q)	
	20q–	
	+21	
	+22	
	–Y	
M1, M2, M4, M5	t(16;21)(p11;q22)	TLS or FUS (16p11) – ERG (21q22)
MDS, AML (M3以外)	t(3;5)(q25;q35)	MLF1 (3q25.1) – NPM (5q35)
	del(12p)	ETV6
	12p13転座 (TEL or ETV6)	
MDS	t(1;12)(p36;p13)	MDS2 (1p36)
AML	t(1;12)(q21;p13)	ARNT (1q21)
M3, M4, T-ALL	t(1;12)(q25;p13)	ARG (1q25)
MPD	t(3;12)(q26;p13)	EVI1 (3q26)
T-ALL, AML	t(4;12)(p16;q13)	FGFR3 (4p16)
AML (M0, M1)	t(4;12)(q11;q13)	BTL (4q11)
	t(4;12)(q12;q13)	CHIC2 (4q12)
	#t(4;12)(q22;q13)	? (4q22)
	t(5;12)(q31;p13)	ACS2 (5q31)
CMML	t(5;12)(q33;p13)	PDGFRB (5q33)
	#t(6;12)(p21;p13)	? (6p21)
	#t(2;12;6)(p15;p13;q15)	? (6q15)
ALL	#*t(6;12)(q23;q13)	STL (6q23)
	t(6;12)(q25;q13)	? (6q25)
AML (M2)	t(7;12)(p15;p13)	TSL (7p15)
AML (M0, M1, M2)	t(7;12)(q36;p13)	HLXB9 (7q36)
ALL	*t(9;12)(p13;p13)	PAX5 (9p13)
ALL, atypical CML	*t(9;12)(p24;p13)	JAK2 (9p24)
MDS	t(9;12)(q22;q13)	SYK (9q22)
AUL, ALL	t(9;12)(q34;q13)	ABL (9q34)
AML	#inv(12)(p13q24)	? (12q24)
AML (M2)	inv(12)(p13q15)	PTPRR (12q15)
	t(12;13)(p13;q12)	CDX2 (13q12)
ALL	t(12;13)(p13;q14)	TTL (13q14)
M2, congenital fibrosarcoma	t(12;15)(p13;q24)	TRKC (15q24)
	#t(2;2;5;12;17)(p25;q23;q31;p13;q12)	} ? (17q12)
B or pre B ALL	*t(12;21)(p13;q22)	AML1 (21q22)
M1, M4, M5, MDS	t(12;22)(p13;q11)	MN1 (22q11)
M1 (M2, M4, M7) with thrombocytosis or CML blastic crisis	inv(3)(q21q26)	
	t(3;3)(q21;q26)	} RPN (3q21) – EVI1 (3q26)
	ins(3)(q21;q21q26)	
	ins(3)(q26;q21q26)	
M1 (M2)	t(9;22)(q34;q11)	ABL (9q34) – BCR (22q11)
M2 or M4 with basophilia	t(6;9)(p23;q34)	DEK (6p23) – NUP214 or CAN (9q34)
M0	t(9;9)(q34;q34)?	SET (9q34) – NUP214 or CAN (9q34)
	11p15転座 (NUP98)	
t-AML	t(2;11)(q31;p15)	HOXD13 (2q31)
T-ALL	*t(4;11)(q21;p15)	RAP1GDS1 (4q21)
AML	t(5;11)(q35;p15.5)	NSD1 (5q35)
MDS, M2, M4 or CML-MC	t(7;11)(p15;p15)	HOXA9 (7p15), HOXA11 (7p15), HOXA13 (7p15)
AML	t(9;11)(p22;p15)	LEDGF (9p22)
MDS, M2, M4, t-AML	inv(11)(p15q22)	DDX10 (11q22)
tMDS, M4b	t(11;20)(p15;q11.2)	TOP1 (20q11.2)

752　7 遺伝子検査

■ 表 7-7　（つづき）

疾患名	染色体異常	責任遺伝子（染色体バンド）
MPD with eosinophilia and NHL	8p11 転座（*FGFR1*） t(8;13)(p11;q12) t(8;9)(p11;q34) t(6;8)(q27;p11) t(8;22)(p11;q11)	*ZNF198* (13q12) *FAN* (9q34) *FOP* (6q27) *BCR* (22q11)
M4, M5	8p11 転座（*MOZ* or *ZNF220*） t(8;16)(p11;p13)	*MOZ* or *ZNF220* (8p11) – *CBP* (16p13.3)
M2 (M1, M4)	22q22 転座（*AML1* or *CBFA2*） t(8;21)(q22;q22) t(8;21;V)(q22;q22;V)	} *ETO* or *MTG8* (8q22)
t-AML, MDS, CML-BC, AML	#t(1;21)(p36;q22) #t(5;21)(q13;q22) #t(17;21)(q11;q22)	?
AML, MDS	t(3;21)(q26;q22) t(16;21)(q24;q22)	*EVI1* (3q26) *MTG16* (16q24)
M3, M3 variant, CML-M3 crisis	17q11.2 転座（*RARA*） t(15;17)(q22;q11.2) t(15;17;V)(q22;q11.2;V)	} *PML* (15q22)
atypical M3（ATRA に反応する） atypical M3（ATRA に反応せず） atypical M3（ATRA に反応する） atypical M3（ATRA に反応する）	t(5;17)(q35;q12) t(11;17)(q23;q11.2) t(11;17)(q13;q11.2) t(17;17)(q11.2;q21)	*NPM1* (5q35) *PLZF* (11q23) *NUMA* (11q13) *STAT5* (17q21)
M4Eo (M1, M2, M5)	inv(16)(p13.1q22) t(16;16)(p13;q22) del(16)(q22)	} *MYH11* (16p13.1) – *CBFB* (16q22)
M4 (M2)	+4	?

M5, M4
(M0, M1, M2, 二次性 AML, 乳児白血病)
	11q23 転座（*MLL*）
	t(1;11)(p32;q23)
	t(1;11)(q21;q23)
	t(2;11)(p21;q23)
	t(2;11)(q11;q23)
	t(2;11)(q37;q23)
	t(3;11)(p21;q23)
	t(5;11)(q12;q23)
	ins(5;11)(q31;q13q23)
	t(6;11)(q21;q23)
	t(6;11)(q27;q23)
	#t(8;11)(q24;q23)
	t(9;11)(p22;q23)
	t(10;11)(p11.2;q23)
	t(10;11)(p12;q23) or
	　ins(10;11)(p12;q23q24)
	t(10;11)(q22;q23)
	t(11;11)(q23;q23)
	t(11;17)(q23;q13)
	t(11;15)(q23;q14)
	t(11;16)(q23;p13.3)
	t(11;17)(q23;p13)
	t(11;17)(q23;q25)
	t(11;17)(q23;q25)
	t(11;19)(q23;p13.1)
	t(11;19)(q23;p13.3)
	t(11;19)(q23;p13.3)
	t(11;22)(q23;q11.2)
	t(11;22)(q23;q13)
	t(X;11)(q13;q23)
		AF1p (1p32)
		AF1q (1q21)
		? (2p21)
		LAF4 (2q11)
		SEPT2 (2q37)
		AF3p21 (3p21)
		AF5α (5q12)
		AF5q31 (5q31)
		AF6q21 (6q21)
		AF6 (6q27)
		? (8q24)
		AF9 (9p22)
		ABI-1 (10p11.2)
		} *AF10* or *CALM* (10p12)
		TET1 (10q22)
		LARG (11q23)
		CIP29 (12q13)
		CASC5 (15q14)
		CBP (16p13.3)
		GAS7 (17p13)
		AF17 (17q21)
		AF17q25 or *SEPT9* or *MSF* (17q25)
		ELL or *MEN* (19p13.1)
		ENL (19p13.3)
		EEN (19p13.3)
		CDCREL1 or *SEPT5* (22q11.2)
		EP300 (22q13)
		AFX (Xq13)

M5, M4	del(11)(q23)[a]	*MLL* (11q23) – ?
	del(11)(q13-14)	
M4, M5b with phagocytosis	t(8;16)(p11;p13)	*MOZ* (8p11) – *CBP* (16p13)
M7	t(1;22)(p13;q13)	*RBM15* (1p13) – *MKL1* (22q13)

FISH で遺伝子の切断が確認されたもの．* ALL に認められるもの．[a]del(11)(q23) は未検出の 11q23 転座であることが多い．
□ 融合遺伝子形成型の遺伝子変異　　□ 遺伝子転写制御異常型の遺伝子変異，太字は転写制御異常をきたしている遺伝子

a　染色体検査

■表7-8 リンパ性造血器腫瘍に認められる主な染色体異常とその責任遺伝子

		表現型	染色体異常	責任遺伝子（染色体バンド）
急性リンパ性白血病	B細胞性	early pre B	hyperdiploid > 50 hyperdiploid 47-50 near-haploid severe hypodiploid hypodiploid	
		pre B pre B, cALL	t(1;19)(q23;p13) t(17;19)(q22;p13)	E2A (19p13) - PBX1 (1q23) E2A (19p13) - HLF (17q22)
		pre B	t(9;22)(q34;q11)	ABL (9q34) - BCR (22q11)
		pre B, mix ALL 二次性 AML, 乳児白血病	t(4;11)(q21;q23)	MLL (11q23) - AF4 (4q21)
		pre B, cALL	t(12;21)(p13;q22) t(6;12)(q23;p13) t(9;12)(q34;p13)	ETV6 (12p13) - AML1 (21q22) ETV6 (12p13) - STL (6q23) ETV6 (12p13) - ABL (9q34)
		pre B	t(5;14)(q31;q32)	IL3 (5q31) - IGH (14q32)
		B (sIg$^+$)	t(8;14)(q24;q32) t(2;8)(p12;q24) t(8;22)(q24;q11)	MYC (8q24) - IGH (14q32) MYC (8q24) - IGK (2p12) MYC (8q24) - IGL (22q11)
		mix ALL (T-ALL)	t(11;19)(q23;p13.3)	MLL (11q23) - ENL (19p13.3)
	T細胞性	さまざま	t(X;11)(q13;q23)	MLL (11q23) - AFX1 (Xq13)
			14q11 転座 (TCRA) t(8;14)(q24;q11) t(10;14)(q24;q11)	TCRA (14q11) - MYC (8q24) TCRA (14q11) - HOX11 (10q24)
			14q11 転座 (TCRA/D) inv(14)(q11q32) inv(14)(q11q32.1) t(14;14)(q11;q32) t(14;14)(q11;q32.1)	TCRA/D (14q11) - IGH (14q32) TCRA/D (14q11) - TCL1 (14q32.1) TCRA/D (14q11) - IGH (14q32) TCRA/D (14q11) - TCL1 (14q32.1)
			14q11 転座 (TCRD) t(1;14)(p32;q11) t(11;14)(p15;q11) t(11;14)(p13;q11)	TCRD (14q11) - TAL1 or SCL or TCL5 (1p32) TCRA (14q11) - RBTN1 or TTG1 (11p15) TCRA (14q11) - RBTN2 or TTG2 (11p13)
			7q35 転座 (TCRB) t(1;7)(p32;q35) t(1;7)(p34;q35) t(7;9)(q35;q32) t(7;9)(q35;q34.3) t(7;10)(q35;q24) t(7;11)(q35;p13) t(7;14)(q35;q32.1) t(7;19)(q35;p13) inv(7)(p14q35)	TCRB (7q35) - TAL1 or SCL or TCL5 (1p32) TCRB (7q35) - LCK (1p34) TCRB (7q35) - TAL2 (9q32) TCRB (7q35) - TAN1 (9q34.3) TCRB (7q35) - HOX11 or TCL3 (10q24) TCRB (7q35) - RBTN2 or TTG2 (11p13) TCRB (7q35) - TCL1 (14q32.1) TCRB (7q35) - LYL1 (19p13) TCRB (7q35) - ? (7p14)
			7p15 転座 (TCRG) t(7;7)(p15;q11) t(7;14)(p15;q11)	TCRG (7p15) - ? (7q11) TCRG (7p15) - TCRD (14q11)
		特定の細胞系列と相関のないもの	del(9p)/t(9p) dic(9;12)(p11-13;p11) dic(7;9)(p11-13;p11-12) del(12p13)/t(12p13) t(10;11)(p13;q14)	CDKN2 or P16 or CDK4 (9p22), MTAP (9p22) ? ? ETV6 (12p13), KIP1 (12p13) ? AF10 (10p11-12) - CALM (11q14)
その他		T-CLL	inv(14)(q11q32)	TCRA (14q11) - TCL1 (14q32.1)
		T-PLL	t(14;14)(q11;q32)	TCRA (14q11) - TCL1 (14q32.1)
		ATL	t(X;14)(q28;q11)	TCRA (14q11) - MTCP1 (Xq28)
		B-CLL	t(11;14)(q13;q32) t(14;19)(q32;q13.1) t(2;14)(p13;q32) t(14;22)(q32;q11)	IGH (14q32) - BCL1 (11q13) IGH (14q32) - BCL3 (19q13.1) IGH (14q32) - ? (2p13) IGH (14q32) - IGL (22q11)

融合遺伝子形成型の遺伝子変異　　遺伝子転写制御異常型の遺伝子変異，太字は転写制御異常をきたしている遺伝子

8B353, 354

5番染色体長腕欠失

deletion (5q)

[略] 5q−

測定法 Gバンド染色法，FISH
検体 ヘパリン加血液，RPMI-1640加髄液
基準値 検出せず
異常値を呈する場合
[陽性(+)] 骨髄異形成症候群（MDS），急性骨髄性白血病（AML）
次に必要な検査▶FISHで欠失領域の範囲を正確に決める．

プロフィール

- 5q−はMDSやAMLに高頻度に認められる染色体異常である．
- 単独異常と複合異常を含めた5q−はMDSに最も高頻度に認められる染色体異常であり，10〜15%にもなるが，AMLでは5%であり，単独異常としては3%に認められるにすぎない．
- 共通欠失バンドは5q31であり，ここには5q−症候群の病態と関連する責任遺伝子（癌抑制遺伝子の機能を持つと考えられる）が存在すると考えられるため，それを特定しようとする試みがなされた．その結果，その範囲はD5S413と*GLRA1*遺伝子に挟まれた1.5 Mb領域まで絞り込まれ，その領域内にある*MEGF1*遺伝子や*G3BP*遺伝子などが候補遺伝子にあげられているが，結論には至っていない．また，責任遺伝子は単一ではなく，造血に関与する数個の遺伝子が欠失することによるgene dose effectである可能性もある．

臨床的意義と検査値の読み方

- 5q−はhigh risk MDS亜群やAMLに認められた場合には，病勢の急速な進行などを含む予後不良の指標となるが，単独異常としての「5q−症候群」は以下の特徴を持つMDSの独立した一亜型とされている．①予後良好（中央値生存期間：53〜146ヵ月）であり，白血化率は5〜15%（他のMDS亜型では30〜45%），②欠失は5q13〜5q33の間で起こる中間部欠失であり，ほぼすべての症例で5q31バンドが欠失している，③圧倒的な女性優位であり（男女比3：7，他のMDS亜型は男性優位），中高齢者に多い（中央値66〜68歳），④大球性貧血を示し，⑤骨髄中の芽球は5%以下，白血球数は正常または軽度低下，⑥血小板数は正常または軽度増加，骨髄では低度分葉核をもつ巨核球像が認められる．
- 「5q−症候群」患者の骨髄スメア標本で5q31プローブを使ってFISHを行ったところ，赤芽球系・顆粒球系・巨核球系のいわゆる骨髄3系統の細胞に5q31欠失が認められた．つまり，「5q−症候群」は幹細胞レベルで腫瘍化が起きた幹細胞性疾患であると考

えられる．しかし，明らかに大球性を示す赤芽球でありながら，5q31欠失はそのうちの35〜50%にしか検出されないこと，他のlineageでも同様の所見が得られることから，5q−症候群では「5q−」を持つクローンとそうではないクローンがモザイク状態に存在していると考えられる．また，造血幹細胞のFACS検索から，「5q−クローン」の発生した幹細胞レベルはlymphomyeloid hematopoietic stem cell（CD34$^+$，CD38$^+$）であろうと考えられている．しかし，成熟リンパ球には5q31欠失が認められないことから，「5q−クローン」ではリンパ球への分化が阻害されていると考えられている．
- 5q−症候群ではlenalidomide（Revlimid®）が著効を示すことが知られているが，最近，5q−症候群に限らず，5q−を複合異常として持つ他のMDS亜群やAMLでも著効を示すことが報告されている．そこで，MDSやAMLで5q−の有無を調べることは治療剤選択の上できわめて重要である．

（佐藤裕子）

8B370

7モノソミー，または7番染色体長腕欠失

monosomy 7 or del(7q)

[略] −7/7q−

測定法 Gバンド染色法，FISH
検体 ヘパリン加血液，RPMI-1640加髄液
基準値 検出せず
異常値を呈する場合
[陽性(+)] 治療関連性急性骨髄性白血病（t−AML）/骨髄異形成症候群（t−MDS），急性骨髄性白血病（AML），骨髄異形成症候群（MDS），急性リンパ性白血病（ALL）
次に必要な検査▶7q−を持つ症例の中には単純な欠失ではなく，cryptic balanced/unbalanced translocationを含んでいる症例が高率に認められる．こうした微細異常はFISHで検出可能である．*AML1*遺伝子の変異，*P15^{INK4B}*遺伝子のメチレーションを検出する．

プロフィール

- 7モノソミー，または7q−は，8トリソミーに次いでMDSやAMLに高頻度にみられる異常である．しかし，単独異常としてはAMLのわずか4%に認められるにすぎず，その場合はM2やM4に多い．
- 共通欠失バンドは7q22（特にD7S1503とD7S1841の間の2 Mbの範囲）と7q32-35の2ヵ所とされている．これらの共通欠失部位には癌抑制遺伝子の存在が予想されているが，どちらの領域にもいまだに確たる癌抑制遺伝子は同定されていない．

臨床的意義と検査値の読み方

- −7/7q−を伴う成人のt−AMLやt−MDSでは高率に*AML1*遺伝子の変異を合併しやすく，*AML1*遺伝子変異が認められる症例は白血化しやすい．また，

同様に $P15^{INK4B}$ 遺伝子のメチレーションを伴いやすく，こうした症例は予後不良である．　　（佐藤裕子）

8B380

8 トリソミー
trisomy 8

略 +8

測定法　G バンド染色法，FISH
検体　ヘパリン加血液，RPMI-1640 加髄液
基準値　検出せず
異常値を呈する場合

陽性(＋) de novo 急性リンパ性白血病（ALL），慢性リンパ性白血病（CLL），急性骨髄性白血病（AML），慢性骨髄性白血病（CML），骨髄異形成症候群（MDS），治療関連性急性骨髄性白血病（t-AML）/骨髄異形成症候群（t-MDS），多発性骨髄腫，悪性リンパ腫，固形腫瘍

プロフィール

- +8 は古くから発見されている異常であり，疾患特異性はないが，AML や MDS に最も高頻度に認められる異常である．単独異常としては 5.0～7.5％に，また，他の染色体異常と合併する複合異常としては 10～15％に認められる．単独異常として +8 を持つ症例は de novo AML/MDS に多く，有機溶媒曝露との関連が強く，高齢者に多い傾向がある．
- 単独異常としても複合異常としても出現頻度が高いのは M1，M5，M2（出現頻度はこの順に下降）である．また，M3 では t(15;17) 転座とともに，CML の急性転化時では付加的染色体異常として最も高頻度に認められる異常の一つである．
- 8 番染色体には MOS 遺伝子（8q22），MYC 遺伝子（8q24）などが存在している．microarray CGH を用いた検索では，一般的に 8 番染色体上に存在する遺伝子群の発現充進が知られているが，特定の遺伝子の発現充進ではなく，病態機序との関連は不明である．11 トリソミーの場合には MLL 遺伝子の重複があることが報告されているが，8 トリソミーの場合にはこの異常に伴う遺伝子異常についてはほとんど解明されていない．

臨床的意義と検査値の読み方

- 単独異常としての +8 の役割については，予後不良因子だとする論文，無関係だとする論文があり，定説には至っていない．また，複合異常としての役割については，予後不良とされる染色体異常と合併する場合には予後不良であり，予後良好とされる染色体異常と合併する場合には予後良好である．つまり，+8 は独立した予後決定因子にはなりえない．
- +8 症例は Ara-C 療法に反応し難いとの報告や，8 番染色体に存在するアポトーシス制御遺伝子群の発現が変化しているとの報告もある．　（佐藤裕子）

8B483

18q21（MALT1）転座
18q21（MALT1）translocation

略 t(18q21)（MALT1）

測定法　G バンド染色法，FISH
検体　ヘパリン加血液，RPMI-1640 加髄液
基準値　検出せず
異常値を呈する場合

陽性(＋) 粘膜関連リンパ組織（mucosa associated lymphoid tissue：MALT）リンパ腫

次に必要な検査▶API2/MALT1 融合遺伝子の検索．

プロフィール

- 粘膜関連リンパ組織（MALT）とは胃・唾液腺・肺・甲状腺・眼付属器などであり，これらの組織から発生するリンパ腫は MALT リンパ腫とよばれている．MALT リンパ腫の発生にはヘリコバクター・ピロリ菌感染のような慢性炎症や自己免疫疾患などが関与していると考えられている．
- MALT リンパ腫では疾患特異的な 4 種類の転座 t(11;18)(q21;q21)，t(1;14)(p22;q32)，t(14;18)(q32;q21)，t(3;14)(p14;q32) が知られており，頻度はそれぞれ，30％，11～18％，3％，ごくまれ，である．t(11;18) 転座の頻度は発生母地によって異なり，肺（38％），胃（24％），結膜（19％），眼窩（14％）である．
- t(11;18) 転座では API2（11q21）/MALT1（18q21）融合遺伝子の形成，t(1;14) 転座では IGH 遺伝子のエンハンサーによる BCL10 遺伝子（1p22）の発現充進，t(14;18) 転座では IGH 遺伝子のエンハンサーによる MALT1 遺伝子（18q21）の発現充進が起こる．その結果，いずれの場合にも NF-κB シグナル経路の活性化が起こり，腫瘍化につながる．最近，t(3;14) 転座では FOXP1 遺伝子（3p14）が同定されたが，NF-κB シグナル経路の活性化をもたらす機構はよくわかっていない．
- また +3，+7，+12，+18，P53 変異，P16 欠失が認められる．+3，または 3 番染色体の部分トリソミーが MALT リンパ腫の 60％に認められる．

臨床的意義と検査値の読み方

- MALT リンパ腫の中で最も多いのは胃 MALT リンパ腫であり，最も精力的に研究が進められている．胃 MALT リンパ腫は B 細胞性リンパ腫ともよばれ，ほとんどの症例でヘリコバクター・ピロリ菌感染が認められる．in vitro 実験では，ピロリ菌によって活性化した T 細胞が MALT リンパ腫細胞を増殖させたという．胃 MALT リンパ腫の 70％ではピロリ菌療法によりリンパ腫も消退するが，これは上記の実験結果を支持するものである．しかし，10％の症例ではピロリ菌除菌でもリンパ腫が消失しない．このような症例では多くは API2/MALT1 融合遺伝子が陽性

である．
- MALTリンパ腫の中で，ピロリ菌除菌が無効な症例を特定できる．つまり，*API2/MALT1* 融合遺伝子の有無は治療方針の決定に必須である．　　（佐藤裕子）

8B475
20番染色体長腕欠失

deletion（20q）

略 20q−

測定法　Gバンド染色法，FISH
検　体　ヘパリン加血液，RPMI−1640加髄液
基準値　検出せず
異常値を呈する場合
陽性（＋）　骨髄異形成症候群（MDS），本態性血小板増多症，本態性骨髄線維症，急性骨髄性白血病（AML），慢性骨髄性白血病（CML），悪性リンパ腫
次に必要な検査▶−20と一緒に小さなマーカー染色体が認められたときは，ider（20q）を疑い，D20S108プローブを用いたFISHで診断を確定する．

プロフィール
- 20番染色体長腕欠失はMDSや本態性血小板増多症（PV）に多く認められる異常である．しかし疾患特異性は低く，AML，本態性骨髄線維症，CMLにも，まれには急性リンパ性白血病にも認められる．出現頻度はPVの6％，AMLの2〜3％，MDSの3.3％とされている．
- 20q−には端部欠失タイプと中間部欠失タイプがあり，欠失領域も症例によりさまざまである．共通欠失部位は20q12バンドのPAC P201E16とPAC P29M7の間（またはEST AA368224とD20S481の間）の250kbとされており，この部位はgene rich領域である．

臨床的意義と検査値の読み方
- 診断はさまざまであるが，107例の20q−症例を集めて臨床病理学的検索をしたところ，診断名にかかわらず，骨髄では赤芽球系と巨核球系の異常が認められたことから，20q−異常は赤芽球/巨核球の共通造血幹細胞レベルで起こる異常ではないかと考えられている（*Am. J. Clin. Pathol.*, 106：680, 1996）．
- 最近，20q−の短くなった長腕が鏡面像で2本繋がったider（20q）が見つかり，注目されている．これは染色体検査では見落とされがちな小さな異常染色体であり，頻度は20q−の1/10程度で，MDSやAMLに認められる．染色体検査所見が「−20，＋marker」となっているときにはider（20q）を疑い，FISHで検索してみるべきである．D20S108プローブを用いてFISHを行えば，ider（20q），del（20q），monosomy 20の鑑別が可能である．
- PVでは20q−を持つ症例と正常核型の症例では予後に差異はないとされている．　　（佐藤裕子）

8B330
3番染色体逆位と3；3転座

inversion（3）（q21q26）and translocation（3；3）（q21；q26）

略 inv（3）（q21q26）and t（3；3）（q21；q26）

測定法　Gバンド染色法，FISH
検　体　ヘパリン加血液，RPMI−1640加髄液
基準値　検出せず
異常値を呈する場合
陽性（＋）　急性骨髄性白血病（AML），骨髄異形成症候群（MDS），慢性骨髄性白血病（CML）の巨核球性急性転化，治療関連性急性骨髄性白血病（t−AML）/骨髄異形成症候群（t−MDS）
次に必要な検査▶*EVI1* 遺伝子の発現の有無を検索する．転座切断点が *EVI1* 遺伝子のどこであるか（5′側，遺伝子内，3′側）を3種類のBACプローブ（RP11−24L16，RP11−82c9，RP11−362k14）を用いてFISHで検索する（*Brit. J. Haematol.*, 136：806−813, 2007）．また，この3つのBACプローブを用いることでMRD（minimum residual disease）の検出も可能である．

プロフィール
- この染色体異常は切断点が3q21バンドと3q26バンドであることが特徴であり，染色体逆位 inv（3）（q21q26）と相互転座 t（3；3）（q21；q26）のタイプがある．
- これらの異常はAMLのすべてのタイプで報告されているが，なかでもM1が多い．そのほかMDSやCMLの巨核球性急性転化にも多い．inv（3）とt（3；3）転座の頻度はinv（3）が多く，およそ7：3である．付加的染色体異常としては，−5/5q−や−7/7q−が多い．AMLやMDSでの出現頻度は7〜10％であり，そのうち〜3％がt−AML/MDSである．
- 3q26切断点はinv（3）でもt（3；3）転座でも同じで，*EVI1* 遺伝子の存在部位である3q26.2であるが，細かい切断部位は染色体異常のタイプにより異なっている．つまり，t（3；3）転座では *EVI1* 遺伝子の5′側10〜330kbの範囲であり，inv（3）では *EVI1* 遺伝子の3′側，CMLの巨核球性急性転化では *EVI1* 遺伝子内であることが多い．しかし，inv（3）やt（3；3）転座を持つ症例の全例で *EVI1* 遺伝子の発現亢進が認められる．
- *EVI1* 遺伝子はzinc fingerドメインを持つDNA結合核内蛋白をコードする遺伝子であるが，正常の造血細胞では発現レベルは低い．そこで，このタイプの白血病の分子病態は造血細胞における *EVI1* 遺伝子の発現亢進であり，これが細胞増殖，分化抑制，白血化を惹起するものと考えられている．
- マウスに *EVI1* 遺伝子を強制発現させた実験では，巨核球系と赤芽球系の過形成と赤芽球系の異形成が認められ，ヒトMDSの特徴である汎血球減少症に

a　染色体検査

似た病態モデルを作成することに成功した．しかし，このマウスは白血化に至ることはなく，汎血球減少症のために死亡している．これらのマウスから*EVI1*遺伝子を発現している造血細胞を取り出して*in vitro*で調べたところ，①エリスロポエチンに対する反応性の欠如，②細胞増殖能の亢進，③細胞分化の遅延，が認められた．また，遺伝子レベルの検索では，EVI1蛋白は造血細胞に対して多彩で矛盾した機能をもち，①*EPOR*（erythropoietin receptor）遺伝子と*MPL*（myeloproliferative leukemia）遺伝子（スロンボポエチン受容体遺伝子）を抑制する，②そのため赤芽球系コロニー形成を抑制する，③骨髄系細胞に対しては，GM-CFSに対する反応性を高めて細胞増殖を盛んにするが，同時に分化は抑制する，などが証明された．しかし，このマウスモデルでも明らかなように，*EVI1*遺伝子の発現亢進が白血化をもたらす機序はまだ解明されていない．

臨床的意義と検査値の読み方
- 臨床的には，①血小板数は正常か増加，②巨核球系の過形成やmicromegakaryocyteを含む異形成がある，③ときには他の血球系統の異形成もある，④発症前にしばしば，MDS様の時期がある，⑤化学療法に抵抗性で予後不良，といった特徴があり，切断点の特徴から「3q21q26症候群」とよばれている．

（佐藤裕子）

8B330
3；21転座
translocation（3；21）（q26；q22）

略 t(3；21)(q26；q22)

測定法 Gバンド染色法，FISH
検体 ヘパリン加血液，RPMI-1640加髄液
基準値 検出せず
異常値を呈する場合

陽性(+) 急性骨髄性白血病（AML），骨髄異形成症候群（MDS），慢性骨髄性白血病（CML）の骨髄性急性転化

プロフィール
- 本転座では21q22に存在する*AML1*遺伝子が3q26に存在する*EVI1*（ectopic viral integration site 1）遺伝子と融合して，*AML1/EVI1*融合遺伝子を形成する．AML1蛋白はPEBP2部位とよばれるDNA配列を認識して結合し，転写活性を上昇させるが，AML1/EVI1蛋白はこのAML1蛋白による転写活性化能をdominantに抑制することによって血球分化を阻害する．またAML1/EVI1蛋白の標的因子はcalreticulinであり，この蛋白の活性化により正常の顆粒球生成に必須の因子であるCEBPAが抑制されることが本白血病の分子病態であると報告されている（*PNAS*, 101：12212-12217, 2004）．

臨床的意義と検査値の読み方
- t(3；21)転座はAMLやMDS，CMLの骨髄性急性転化に認められるが，本転座を持つ症例はきわめて予後不良である．CMLの移行期に本転座が検出された場合には，急性転化の前兆とみなされる．
- 本検査で予後不良の白血病群を特定できる．

（佐藤裕子）

8B385
8；21転座
translocation（8；21）（q22；q22.1）

略 t(8；21)(q22；q22.1)

測定法 Gバンド染色法，FISH
検体 ヘパリン加血液，RPMI-1640加髄液
基準値 検出せず
異常値を呈する場合

陽性(+) 急性骨髄性白血病（AML）（M2, M1, M4），骨髄異形成症候群（MDS）

次に必要な検査▶染色体検査で8；21転座が確認できないときには，FISHによる*AML1/ETO*融合遺伝子の有無か，RT-PCRにより*AML1/ETO*融合mRNAの有無を確認して診断を確定させる．診断確定後は定量PCRで*AML1/ETO* mRNA量を測定し，診断時に比べて，2 log以下になるよう治療を続ける．定量PCRで測定限界値以下に入った後は，定性PCRで陰性化をめざす．いったん陰性化した定性PCRが陽性に転じた場合には，分子レベル再発を疑い，治療を開始する．

プロフィール
- 8；21転座では，*AML1*（acute myeloid leukemia 1, または*RUNX1, PEBP2A2, CBFA2*）遺伝子（21q22.3）と*ETO*（eleven twenty-one, または*MTG8*）遺伝子（8q22）が融合して，der(8)上〔der(21)上ではないことに注意〕で*AML1/ETO*融合遺伝子が形成され，AML1/ETO融合蛋白が発現する．der(21)上で形成される*ETO/AML1*融合遺伝子からは転写の向きが違うので*ETO/AML1* mRNAや融合蛋白は発現しない．
- *AML1*遺伝子は古典的には9個のexonを持つ（その後，数個のexonが可能性として追加されている）全長260 kbの遺伝子であり，少なくとも3種類のAML1蛋白を発現する．AML1蛋白の発現は独立した2個のプロモーターとalternative splicingにより制御されている．*ETO*遺伝子は13個のexonを持つ全長87 kbの遺伝子であり，同様にalternative splicing formが知られている．
- *AML1*遺伝子内の転座切断点はintron 5内の3つのbcr（breakpoint cluster region）に集中しているが，*ETO*遺伝子の転座切断点はintron 1a内の1個のbcrとintron 1b内の3個のbcrに分散している．このよ

うに*AML1*遺伝子内の転座切断点が異なっていても exon 1bはスプライシングされるので，結果的には同じ*AML1/ETO*融合mRNAができる．興味あることに，*AML1*遺伝子や*ETO*遺伝子のbcrはトポイソメラーゼⅡやDNaseⅠによって切断を受けやすい部位との関連が高い．

- AML1蛋白もETO蛋白も転写因子であり，AML1/ETO融合蛋白はAML1やこれに結合する多数の転写因子をdominant negativeに制御する．
- AML1/ETO融合蛋白の構造はAML1由来のrunt homology domain（RHD）とETO由来の4個のnervy homology region（NHR）からなる．RHDはCBFβの結合部位であり，AML1はCBFβとheterodimerを作ることで，転写因子としての機能が安定化する．また，RHDにはEts-1，EF-1，C/EBPα PU.1，MEF，Pax5，GATA1などの転写因子が結合する．ETO由来の4個のNHRのうち，NHR2にはETOと相同性の高いMTGR1が結合してheterodimerを作る．NHR4はsilencing mediator for retinoic acid receptor and thyroid hormone receptor（SMRT）やnuclear receptor co-repressor（NcoR）の結合部位である．
- SMRTやNcoRは転写共役制御因子であり，転写抑制因子であるmSin3aやHDAC familyとともに転写を負に制御する．つまり，AML1/ETO融合蛋白はSMRTやNcoRと協同して，多くの転写因子を負に制御することで白血化に関与している．
- 本転座の変異型，つまり22q22（*AML1*）転座としてt（3；21）(q26；q22)-*AML1*と*EVI1*，t（8；21）(q24；q22)-*AML1*と*TRPS1*，t（16；21）(q24；q22)-*AML1*と*MTG16*が知られている．また，複雑転座やcryptic translocationもある．

臨床的意義と検査値の読み方

- 8；21転座はAML-M2の18〜40％に認められる転座である．M2における頻度は欧米では低く，わが国では高い．まれにはM0，M1，M4にも認められる．若年成人に多く，小児AMLでは最も出現頻度が高い異常であるが，50歳以上ではまれである．
- 特徴は，①芽球や成熟顆粒球にAuer小体がある，②成熟好中球は核の形態異常（pseudo-Pelger anomalyなど）を示す，③NAP値低値，があげられ，このような特徴を持った骨髄像を見た場合には，8；21転座の存在を予想しうるといわれている．
- 8；21転座白血病の寛解率は高く，予後も比較的良好であるが，再発率も高い．経過中に骨髄芽球腫の発症が20％に認められる．
- MDSに認められる場合には比較的早期に白血化する傾向がある．
- 付加的な染色体/遺伝子異常としては，性染色体欠失（56％；男性ではY染色体が欠失，女性では不活化したX染色体が欠失），9q-（24％；9q21-q31バンドが常に欠失する），*KIT*遺伝子のD816点突然変異（13％），*NRAS*点突然変異（9％）が多く，*FLT3*変

異（3.4％）や*AML1*変異（3.8％）はまれである．
- 本検査で予後良好のAML群を特定できる．

（佐藤裕子）

8B455

15；17転座

translocation（15；17）(q22；q11.2)

略 t（15；17）(q22；q11.2)

測定法　Gバンド染色法，FISH
検　体　ヘパリン加血液，RPMI-1640加髄液
基準値　検出せず
異常値を呈する場合

陽性（＋） 急性前骨髄性白血病（APL＝M3），M3変異型（M3VやM3B），慢性骨髄性白血病（CML）の急性前骨髄性転化

次に必要な検査▶

- 染色体検査で15；17転座が確認できないときには，FISHにより*PML/RARA*融合遺伝子の有無を，RT-PCRにより*PML/RARA*融合mRNAの有無を確認して，診断を確定させる．診断確定後は定量PCRで*PML/RARA* mRNA量を測定し，診断時に比べて2log以下になるよう治療を続ける．定量PCRで測定限界値以下に入った後は，定性PCRで陰性化をめざす．いったん陰性化した定性PCRが陽性に転じた場合には，分子レベル再発を疑い，治療を再開する．
- *FLT3*変異（ITDとD835変異）の有無は予後不良群の特定に役立つ．

プロフィール

- 15；17転座では*PML*（promyecytic leukemia）遺伝子（15q22）と*RARA*（retinoic acid receptor α）遺伝子（17q11.2）が融合して，der（15）上では*PML/RARA*融合遺伝子が，der（17）上では*RARA/PML*融合遺伝子が形成される．
- *RARA*遺伝子の転座切断点はintron 2内の16.9kbの範囲に限局しているのに対して，*PML*遺伝子転座切断点の分布範囲は広く，3つのbcr（breakpoint cluster region）が知られている（ときには，これらのbcr以外の部位に切断点がある場合もある）．つまり，bcr 1（*PML* intron 6，頻度：55％），bcr 2（*PML* exon 5と6，頻度：5％），bcr 3（*PML* intron 3，頻度：40％）である．頻度はbcr 1に起こる場合が一番多く，この場合，*PML* exon 6/*RARA* exon 3 mRNA（long isoform）が，bcr 3で切断が起こったときには*PML* exon 3/*RARA* exon 3 mRNA（short isoform）が検出される．bcr 2で切断が起こった場合には，*PML* exon 6と*RARA* exon 3の間に*RARA* intron 2の一部が挿入されたmRNAや*PML* exon 6の一部がalternative splicing siteのために欠落したmRNAができ，これらはvariant isoformとよばれている（図7-2）．

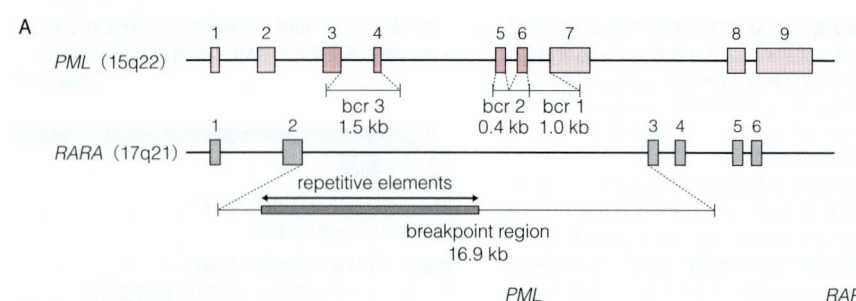

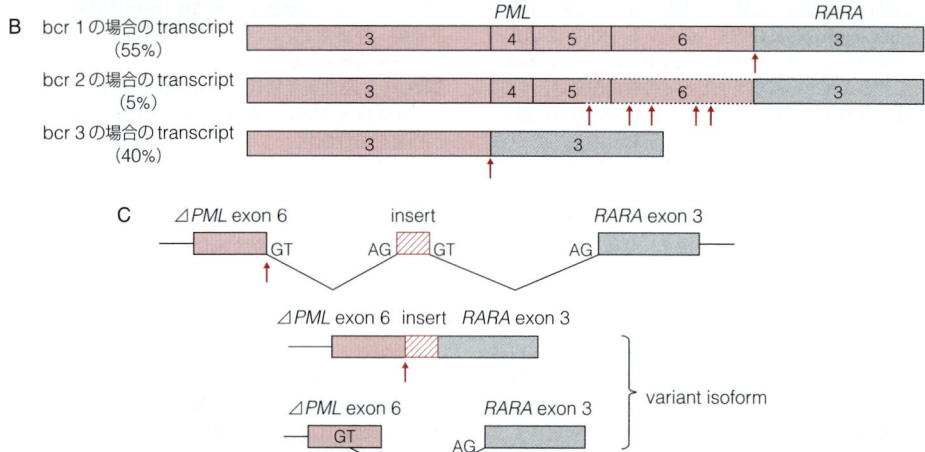

■図7-2 *PML*遺伝子と*RARA*遺伝子の転座切断点，および*PML/RARA* mRNA isoform
(*Genes, Chromosomes and Cancer*, 36：175-188, 2003の図1と5を合成して改変)

- 本転座では*PML/RARA*融合遺伝子と*RARA/PML*融合遺伝子の両方から融合蛋白が検出されるが，PML/RARA融合蛋白の発現率は100％であるのに対して，RARA/PML融合蛋白の発現率は75％である．どちらの融合蛋白も本白血病の分子病態に関与している．
- PML/RARA融合蛋白は90〜106 kDaであり，PML蛋白やRARA融合に対し，dominant negativeに作用して，これらの下流シグナルを遮断する．PML蛋白の本来の機能は前骨髄球の顆粒形成であるが，PML/RARA融合蛋白の存在下では，顆粒形成が阻害され，そのために前骨髄球は成熟できずに分化障害をきたす．しかし，大量のretinoic acid（RA）を投与すると，RAがPML/RARA融合蛋白のRA receptorに結合する結果，PML/RARA融合蛋白がユビキチン化されて分解される．そのため，PML蛋白が本来の機能を回復して，白血病細胞は成熟分化へと向かう．これが本転座を持つ白血病に，今日，大量のATRA（all trans retinoic acid）を用い，白血病細胞の分化誘導が可能となる分子機序である．また，PML/RARA融合蛋白にはアポトーシス阻害作用もある．
- RARA/PML融合蛋白にはgenomic instabilityを亢進させて，二次的な遺伝子変異の獲得を助長させる働きがあると考えられている．
- 付加的染色体異常として頻度が高いのは＋8，i(17q−)であるが，遺伝子変異として頻度が高いのは，*FLT3*-ITD変異（20〜35％），*FLT3*-D835変異（8〜20％），*NRAS*や*KRAS*変異（4％）である．

臨床的意義と検査値の読み方
- APL＝M3は*de novo*急性骨髄性白血病（AML）の10〜15％を占める．M3症例の大部分（95％以上）では15;17転座が見つかる．
- 本転座は，M3以外にM3VやM3B（後述）とCMLの急性前骨髄性転化にもみられるが，逆にそれ以外の病型には認められず，疾患特異性がきわめて高い染色体異常である．
- M3V（別名：hypogranular or microgranular M3）

■ 表7-9　17q11.2（*RARA*）の転座

染色体転座	相手遺伝子（染色体バンド）
t (15;17)(q22;q11.2)	*PML*（15q22）
t (5;17)(q35;q12)	*NPM1*（5q35）
t (11;17)(q23;q11.2)	*PLZF*（11q23）
t (11;17)(q13;q11.2)	*NUMA*（11q13）
t (17;17)(q11.2;q21)	*STAT5*（17q21）

とは，前骨髄球に特有のアズール顆粒が見えず，核の分葉とfolding傾向が強いためにM4と見誤られがちなM3の亜型である．アズール顆粒のサイズが小さいために光顕では顆粒が見えないが，電顕では多数の顆粒を確認することができる．M3は白血球減少を示す例が多いが，M3Vでは白血球増多を伴うことが多い．

- M3Vの一部では，胞体が強塩基性に染まる小さい前骨髄球群が認められることがある．これはM3Bとよばれ，やはりM3の亜型である．M3B細胞はM3Vばかりではなく，よく観察すると通常のM3症例の多くに認められる．M3Vを見落とさないためには，M3B細胞やAuer小体（多数のAuer小体を束として持つ細胞はfagot cellとよばれる）の存在，DIC（disseminated intravascular coaglopathy）所見に注意すべきである．
- M3症例の5％以下で15;17転座の変異型が報告されている．つまり，*RARA*遺伝子の相手遺伝子として*PML*遺伝子以外に，これまでに4つの相手遺伝子（*NPM1, PLZF, NUMA, STAT5*）が報告されている（表7-9）．これらの変異型M3症例のうち，t (11;17)(q23;q11.2)はRA不応性であるが，その他はRA反応性である．
- また，複雑転座（2;15;17転座，3;15;17転座など）やcryptic translocationも報告されている．cryptic translocationでは，*RARA*遺伝子に*PML*遺伝子の一部が挿入されるタイプと，*PML*遺伝子に*RARA*遺伝子の一部が挿入されるタイプがある．
- FLT3-ITD変異は，他のAMLの20～35％に認められる遺伝子変異であり，その場合には明確な予後不良因子である．しかしM3におけるFLT3-ITD変異の存在はそれほど明確ではなく，FLT3-ITD変異ありの症例は，ないものに比べて有意に全生存期間が短いが，寛解導入率，再発率には差がない．
- FLT3-ITD変異が多いのは，①白血球数が多い例，②M3V例，③short isoform *PML/RARA*例，④*RARA/PML* mRNA発現例である．FLT3-ITD変異症例に白血球数が多いのは，FLT3の恒常的活性化により細胞増殖能が亢進させられるためだと考えられている．また，*RARA/PML* mRNA発現症例に多いのは，この蛋白発現によりgenomic instabilityが亢進して，FLT3遺伝子の変異が起きやすくなるた

めと考えられている．
- M3の治療にはATRAまたは亜ヒ酸と少量化学療法剤（アルキル化剤，またはAra-C）の併用を用いた分化誘導療法が行われている．その結果，ほとんどの症例が寛解に入るようになり，再発率も10～15％と低率である．また，たとえ再発しても再び分化誘導療法により，ほとんどが寛解に入るので，長期寛解達成率は70～80％に達している．化学療法で治療が行われていた時代にはM3は治療初期に致命的脳内出血を起こす死亡率の高いAML群であったが，今日では予後最良のAML群となっている．
- しかし，さらに長期寛解達成率を上げるためには最初から予後不良群を特定することが必要であり，FLT3変異の検出や，その他の予後不良因子の特定に努力が傾けられている．
- 本検査により，分化誘導療法で治療可能なAML群を特定できる．

（佐藤裕子）

8B475
16番染色体逆位

inversion (16)(p13q22)/translocation (16;16)(p13;q22)
略　inv (16)(p13q22)/t (16;16)(p13;q22)

測定法　Gバンド染色法，FISH
検体　ヘパリン加血液，RPMI-1640加髄液
基準値　検出せず
異常値を呈する場合
陽性(+)　急性骨髄性白血病（AML）(M4Eo, M4, M2)，慢性骨髄性白血病（CML）のM4Eo急性転化，Ph陽性AML

次に必要な検査▶　本異常が検出されればAMLの予後最良群と診断できるので，疑いがありながら染色体検査でinv (16)/t (16;16)が見つからないときには，FISHやRT-PCRにより積極的に検出に努める．診断確定後は定量PCRで*CBFB/MYH11* mRNA量を測定し，診断時に比べて2 log以下になるよう治療を続ける．定量PCRで測定限界値以下に入った後は，定性PCRで陰性化をめざす．いったん陰性化した定性PCRが陽性に転じた場合には，分子レベル再発を疑い，治療を開始する．

プロフィール
- inv (16)/t (16;16)はAML全体の8％程度に認められる異常であり，M4Eoに圧倒的に多いが（68％），M4 (20％)やM2 (12％)でもありうる．また，CMLのM4Eo急性転化やPh陽性AMLに合併した例もある．t (16;16)の頻度はinv (16)の1％程度である．付加的染色体異常としては+22, +8, +21が多い．
- inv (16)やt (16;16)では，*MYH11* (myosin, heavy chain 11)遺伝子（16p13.1）と*CBFB* (core binding factor β)遺伝子（16q22）が融合して，*CBFB/MYH11*融合遺伝子が生成される．生成産物

であるCBFβ/MYH11融合蛋白は細胞質に存在するCBFα2（AML1）蛋白を隔離することで，骨髄球系細胞の分化を阻害する．また，CBFα2と結合してCBFα2/CBFβ/MYH11複合体を形成する．この複合体はco-repressorやクロマチン構造を調節するヒストン脱アセチル化酵素と協同して，転写を抑制する．しかし，CBFβ/MYH11融合蛋白単独では造腫瘍能は認められず，白血病発症にはさらなる遺伝子変異が必要であると考えられている．

臨床的意義と検査値の読み方

- この異常を持つ症例は以下のような特徴がある．①骨髄で異常な好酸球（粗大な好塩性顆粒を含み，異常な形態を示す好酸球）の増多が認められる，②寛解に入りやすく，予後はAML中で最良である，③再発時に中枢神経系浸潤，特に頭蓋内腫瘍を伴いやすい．①のような特異な形態を示す異常好酸球ではinv（16）の存在を証明しうるので，これらの異常好酸球は反応性に増加したものではなく，起源的に白血病細胞由来であると考えられている．
- inv（16）/t（16;16）症例はAML中，予後最良とされているが，最近，年齢が再発リスクと関連があるとされ，inv（16）/t（16;16）群中の予後不良因子とされている．しかし，①男性であること，②+22の合併があることは予後良好因子とされている．
- 染色体レベルではinv（16）やt（16;16）は認められないが，RT-PCRではCBFB/MYH11 mRNAが検出できるcryptic translocationもある．その場合は，M4やM2であり，M4Eoではない．cryptic inv（16）/t（16;16）症例と通常のinv（16）/t（16;16）症例では，臨床像に差はない．
- 本検査でAMLの中の予後最良群を特定できる．

（佐藤裕子）

8B475

6;9転座

translocation（6;9）(p23;q34)

略 t（6;9）(p23;q34)

測定法 Gバンド染色法，FISH
検 体 ヘパリン加血液，RPMI-1640加髄液
基準値 検出せず

異常値を呈する場合

陽性（+） 急性骨髄性白血病（AML），骨髄異形成症候群（MDS）

次に必要な検査▶

- FISHによりDEK/NUP214融合遺伝子の有無を，RT-PCRによりDEK/NUP214融合mRNAの有無を確認する．定量PCRでDEK/NUP mRNA量を測定すれば治療後の微少残存腫瘍量がわかり，寛解の深さや再発の早期予測をすることができる．
- FLT3遺伝子変異検索でさらに予後不良群を特定する．

プロフィール

- t（6;9）転座ではABL遺伝子の360 kb下流に位置するNUP214（nucleoporin, 214 kDa, 別名：CAN）遺伝子（9q34）と，DEK遺伝子（6p23）が融合してDEK/NUP214融合遺伝子が形成される．NUP214蛋白は蛋白輸送に関与する核膜孔蛋白である．DEK蛋白は最初は癌原遺伝子と考えられていたが，現在は主なクロマチン成分であり，super-coilを挿入することでDNA構造を調節する機能を持つと考えられている．
- 本転座ではDEK/NUP214産物のみが発現し，NUP214/DEK産物は発現しない．また，NUP214遺伝子はDEK遺伝子ばかりではなく，acute undifferentiated leukemiaにおいてSET遺伝子（9q34）と，T細胞性急性リンパ性白血病においてABL遺伝子（9q34）とも融合遺伝子を形成する．

臨床的意義と検査値の読み方

- 本転座の頻度はAMLの1％程度で，圧倒的にM2に多く（M4もある），①basophiliaを伴う骨髄異形成（myelodysplasia）がある，②若年成人に多い，③予後不良，などの特徴がある．
- また，FLT3遺伝子変異の合併率が非常に高く（88〜90％），合併症例はさらに予後不良である．
- 本検査で予後不良のAMLやMDSの一群を特定できる．

（佐藤裕子）

8B415

11p15（NUP98）転座

11p15（NUP98）translocation

測定法 Gバンド染色法，FISH
検 体 ヘパリン加血液，RPMI-1640加髄液
基準値 検出せず

異常値を呈する場合

陽性（+） 急性骨髄性白血病（AML），骨髄異形成症候群（MDS），治療関連性急性骨髄性白血病（t-AML）/骨髄異形成症候群（t-MDS），T細胞性急性リンパ性白血病（T-ALL），慢性骨髄単球性白血病（CMML），慢性骨髄性白血病（CML）の急性転化

次に必要な検査▶NUP98プローブを用いたFISHやRT-PCRで積極的に検出に努める．NUP98遺伝子の切断が判明した場合には，3′RACEを行い，未知の相手遺伝子を同定する．

プロフィール

- 1996年，t（7;11）(p15;p15)転座にNUP98遺伝子が関与していることが，初めて報告された．t（7;11）転座ではNUP98遺伝子（11p15）とHOXA9遺伝子（7p15）が融合して，NUP98/HOXA9融合遺伝子が形成される．その後，NUP98遺伝子はMLL，ETV6，AML1遺伝子がそうであるように，さまざまな機能を持ついろいろな遺伝子と融合することがわかって

■ 表7-10 11p15（*NUP98*）転座に関与する融合相手遺伝子

①ホメオドメイン蛋白		②核内非ホメオ遺伝子	③細胞内蛋白
ホメオ遺伝子	クラス2ホメオボックス遺伝子		
HOXA9（7p15）	*PRRX1*（1q23）	*LEDGF*（9p22）	*RAP1GDS1*（4q21）
HOXA11（7p15）	*PRRX2*（9q34）	*NSD1*（5q35）	*ADD3*（10q25）
HOXA13（7p15）		*NSD3*（8p11.2）	
HOXC11（12q13）		*DDX10*（11q22）	
HOXC13（12q12-13）		*TOP1*（20q11.2）	
HOXD11（2q31）		*TOP2B*（3p24）	
HOXD13（2q31）		*FN1*（2q34）	
		C6orf80（6q24.1）	

HOX：homeobox，PRRX：paired related homeobox，LEDGF：lens epithelium-derived growth factor，NSD：nuclear receptor binding SET domain protein 1，DDX10：DEAD/H（Asp-Glu-Ala-Asp/His）box polypeptide 10，TOP：topoisomerase，FN1：fibronectin 1，C6orf80：chromosome 6 open reading frame 80，RAP1GDS1：RAP1, GTP-GDP dissociation stimulator 1，ADD3：adductin 3

きた．現在までに19種類の相手遺伝子が報告されており，これらの相手遺伝子は表7-10に示すように3群に分けられる．

- ホメオドメイン蛋白群と核内非ホメオ遺伝子群に属するものは，AML，MDS，t-AML/t-MDS，CMML，CMLの急性転化など，さまざまな疾患に関与するが，細胞内蛋白群に属する*RAP1GDS1*と*ADD3*はT-ALLでのみ，報告されている．
- *NUP98*転座により，der（11）上では*NUP98*/パートナー融合遺伝子ができ，常に*NUP98*/パートナー融合mRNAからNUP98/パートナー融合蛋白が生成される．もう一方の融合部位では，常にパートナー/*NUP98* mRNAが同定されるわけではない．そこで，分子病態に重要なのはNUP98/パートナー融合蛋白であると考えられている．
- *NUP98*遺伝子の切断点はイントロン8から16の間に存在しており，融合蛋白は常に*NUP98*のN-terminal GLFGドメインを含んでいる．*NUP98*転座の最も多いタイプである*NUP98/HOXA9*転座で生成されるNUP98/HOXA9融合蛋白はCBP/p300などのコアクチベーターを集める働きがあり，これが白血化に深く関与していることが証明されている．また，HOXA9蛋白のホメオドメインはトランスフォーム能を持っている．

臨床的意義と検査値の読み方

- 全11p15転座の中で圧倒的に多いのは*NUP98*遺伝子内に転座切断点がある*NUP98*転座であり，35％を占める．病型別頻度では，M2が圧倒的に多く（60％），M4（20％），de novo MDS（4％），t-MDS（4％），T-ALL（12％）と続く．特に*NUP98/HOXA9*転座と*NUP98/TOP1*転座はM2に多い．しかし，B細胞性白血病での報告はない．
- *NUP98*転座の全血液腫瘍における頻度は1〜2％であるが，t（X；5）（q34；p15）のようにcryptic translocationやt（X；11）（q28；p15）のように発見しづらい転座が多いと思われるので，実際の頻度はもっと高いと考えられる．
- *NUP98*転座型白血病は染色体異常が単純であるという特徴があり，MDS，t-AML/t-MDSのように，通常，複雑な染色体異常を示す疾患であっても，*NUP98*転座を持つ場合には3本以上の異常染色体を持つことはない．
- 11p15転座白血病は予後不良である． （佐藤裕子）

8B395

9；22転座

translocation（9；22）（q34.1；q11.2）

略 t（9；22）（q34.1；q11）

測定法 Gバンド染色法，FISH
検体 ヘパリン加血液，RPMI-1640加髄液
基準値 検出せず

異常値を呈する場合

陽性（＋） 慢性骨髄性白血病（CML），急性リンパ性白血病（ALL），急性骨髄性白血病（AML）

次に必要な検査

- FISHにより*BCR/ABL*融合遺伝子の有無を，RT-PCRにより*BCR/ABL*融合mRNAの有無を確認する．定量PCRで*BCR/ABL* mRNA量を測定すれば，治療後の微量残存腫瘍量がわかり，寛解の深さや再発の早期予測をすることができる．
- FISHによりder（9）欠失の有無を調べ，予後不良群を特定する．このとき，プローブの種類によりder（9）上に観察されるシグナルの意味が異なるので，注意が必要である（後述）．
- imatinib耐性が出現したときには，*BCR/ABL*遺伝子のATP結合部位のシークエンスを行い，点突然変異の有無を検索する．

プロフィール

- 9;22転座は成人のCMLの90％以上に認められる疾患特異的な染色体異常であるが，CMLのほか，成人ALL（頻度は15〜25％）やAML（頻度は1〜2％，M1とM2に多いが，まれにM4にも認められる）にも認められる．小児のCMLでは9;22転座はまれであり，小児CMLの2％を占めるに過ぎない．転座の結果，生じる小さな染色体der(22)はPhiladelphia (Ph)染色体とよばれ，本転座はPh転座とよばれる．
- 9;22転座では，*BCR*（breakpoint cluster region）遺伝子（22q11.2）と*ABL*（Abelson）遺伝子（9q34.1）が融合して，der(22)上で*BCR/ABL*融合遺伝子が，der(9)上では*ABL/BCR*融合遺伝子が形成される．どちらの融合遺伝子からも融合mRNAが転写されるが，*BCR/ABL*融合mRNAの発現率は100％であるのに対して，*ABL/BCR*融合mRNAの発現率は75％である．また，BCR/ABL融合蛋白の発現はあるが，ABL/BCR融合蛋白の発現は確認されていない．そこで，病態にとって重要なことはBCR/ABL融合蛋白と考えられている．
- BCR/ABL融合蛋白の作用として，①無限増殖能の付与，②アポトーシス抵抗性，③細胞外マトリックスに対する接着能の減弱化，が知られている．

臨床的意義と検査値の読み方

- 以前より，染色体レベルで9;22転座が認められない，いわゆる「Ph陰性CML」がCMLの10％弱に認められることが知られていた．「Ph陰性CML」は，*BCR/ABL*融合遺伝子の有無により，Ph陰性*BCR/ABL*陽性CMLとPh陰性*BCR/ABL*陰性CMLに分類され，その割合はそれぞれ半数である．
- Ph陰性*BCR/ABL*陽性CMLでは，*ABL*遺伝子の一部が*BCR*遺伝子に挿入される場合（FISHではder(22)上にBCR/ABL融合シグナルが認められる）が多いが，逆に，まれであるが，*BCR*遺伝子の一部が*ABL*遺伝子に挿入される場合〔FISHではder(9)上にBCR-ABL融合シグナルが認められる〕もある．
- Ph陰性*BCR/ABL*陽性CMLは臨床経過もPh陽性CMLと同様であるため，9;22転座の有無に関係なくPh陽性CMLと同様の疾患と考えられ，*BCR/ABL*陽性CMLと一括される．Ph陰性*BCR/ABL*陰性CMLは，①老齢者に多い，②末梢血の単球増多を伴う，③血小板減少を伴う，④予後不良，といった特徴があり，臨床的にも*BCR/ABL*陽性CMLとは異なっているため，*BCR/ABL*陽性CMLとは分子病態も異なった疾患，むしろ，慢性骨髄単球性白血病に近い病態と考えられている．
- *BCR/ABL*陽性CMLは二相性を持った疾患である．つまり，白血球増多のみで穏やかに経過する慢性期と，未熟な芽球が急激に増加しAML様の病状を呈する急性期の2つの病相に分けられる．慢性期では

ほとんどの症例が9;22転座のみであり，これ以外の染色体異常を伴うものは2〜3％に過ぎないが，急性期には80％以上の症例で9;22転座以外の付加的染色体異常〔+8, double Ph染色体, iso (17q), +19, +21など〕が認められる．
- また，急性期にはPh転座のほかにt(8;21)と-Y, inv(3), t(15;17), inv(16), t(3;21)など，AMLの特定の病型にのみ認められるような疾患特異的染色体異常を合併する場合もある．こうした症例では，それぞれ8;21転座→M2, t(15;17)→M3, inv(16)→M4Eoなど，病型に特徴的な白血病細胞の形態を備えている．
- 最近，「der(9)欠失」が注目されている．これはder(9)上の転座切断点近傍が数Mbにわたって欠失する現象であり，Ph陽性CMLの10〜15％に認められる．しかし，FISHプローブの選び方によっては，「der(9)欠失」を検出できないことがあるので，*BCR/ABL*融合遺伝子検出用のFISHプローブ選定には注意を払うべきである．
- CMLの治療成績は分子標的剤imatinib登場以来，飛躍的に向上しており，他の因子（WBC数，年齢など）が予後予測因子としての意味を失っている．このような状況の中で，「der(9)欠失」は現在，最も強力な予後不良因子とされている．欠失部位には癌抑制遺伝子の存在が予測されているが，同定には至っていない．
- また，「der(9)欠失」がある場合はすべて*ABL/BCR*融合mRNAの発現はないが，*ABL/BCR*融合mRNAの発現がない場合には必ず「der(9)欠失」が存在するわけではない．これは，FISHで観察されるような明らかなゲノム欠失がなくとも，*ABL*遺伝子プロモーター部位での微小変異があれば，*ABL/BCR*融合mRNAの発現喪失を起こしうるからである．
- imatinibが開発されて以来，本剤が*BCR/ABL*陽性CMLの第一選択剤とされている．imatinibの臨床効果は驚異的であり，初発*BCR/ABL*陽性CMLの場合，現在，5年生存率は95％に達している．しかし，原発性imatinib耐性例（遺伝的素因による耐性）が10％，二次性imatinib耐性例（imatinib使用中に耐性が出現する．多くはATP結合部位に出現した点突然変異が原因である）が15〜20％に認められ，これらの耐性克服が今後の臨床課題である．
- 本検査で，imatinibで治療可能な疾患群を特定できる．

（佐藤裕子）

8B475

4;11転座

translocation (4;11)(q21;q23)

略 t(4;11)(q21;q23)

測定法　Gバンド染色法，FISH
検体　ヘパリン加血液，RPMI-1640加髄液

基準値 検出せず

異常値を呈する場合

陽性(＋) 急性リンパ性白血病(ALL)，急性骨髄性白血病(AML)，治療後の二次性白血病

次に必要な検査▶FISHにより *MLL/AF4* 融合遺伝子の有無を，RT-PCRにより *MLL/AF4* 融合mRNAの有無を確認する．サザンブロットにより *MLL* 再構成バンドの確認をする．定量PCRで *MLL/AF4* mRNA量を測定すれば治療後の微量残存腫瘍量がわかり，寛解の深さや再発の早期予測をすることができる．

プロフィール

- 11q23転座は乳児(1歳以下)白血病に高率に認められる染色体異常であり，その割合は乳児ALLの66％，乳児AMLの35％を占める．乳児白血病に認められる11q23転座の中ではt(4;11)転座が最多であり，t(9;11)転座，t(11;19)(q23;p13.3)転座と続く．
- t(4;11)転座以外の11q23転座がALL(B細胞性とT細胞性の両方)とAML(特にトポイソメラーゼⅡ阻害剤使用後の二次性白血病)の両方に認められるのに対して，本転座はほぼALLに限られる．
- 30％の症例では付加的染色体異常を伴う〔＋X，i(7q)，＋8が多い〕が，その予後因子としての意味は不明である．
- t(4;11)転座では *MLL* (myeloid/lymphoid or mixed-lineage leukemia) 遺伝子(11q23)と *AF4* 遺伝子(4q21)が融合して *MLL/AF4* 融合遺伝子が形成される． *MLL* 遺伝子のbcr (breakpoint cluster region) はexon 9～12内の約8.0kbの範囲であり， *AF4* 遺伝子の切断点はexon 3～6に存在する． *MLL/AF4* 融合mRNAは全症例で発現しているのに対して， *AF4/MLL* 融合mRNAは80％の症例で発現しているに過ぎない．そこで，本白血病の病態にとって，より重要なのはMLL/AF4融合遺伝子産物であろうと推測されているが，その白血化に果たす役割については今でも完全に解明されてはいない．

臨床的意義と検査値の読み方

- t(4;11)転座は予後の点からは1歳以下と1歳以上に分けて考える必要がある．1歳以下の場合にはきわめて予後不良の因子であるが，1歳以上の小児や成人の場合にはt(4;11)転座陰性症例との差異が認められない．
- 乳児白血病と小児・成人白血病では *MLL* 遺伝子上のゲノム切断点が異なっている(乳児白血病では *MLL* 遺伝子のexon 12側に偏っており，小児・成人白血病では *MLL* 遺伝子のexon 9～11の範囲に多い)という報告がある．このことから，胎生期，特に造血機能の発達時期にはクロマチン構造に違いがあり， *MLL* 遺伝子上でDNA切断が起こるときの機構が異なっているのではという推測もなされている．

(佐藤裕子)

8B390

9；11転座

translocation (9；11) (p13；q22)

略 t(9；11)(p13；q22)

測定法 Gバンド染色法，FISH
検 体 ヘパリン加血液，RPMI-1640加髄液
基準値 検出せず

異常値を呈する場合

陽性(＋) 急性骨髄性白血病(AML)，急性リンパ性白血病(ALL)，骨髄異形成症候群(MDS)，治療後の二次性骨髄性白血病，成熟B細胞ALL

次に必要な検査▶FISHにより *MLL/AF9* 融合遺伝子の有無を，RT-PCRにより *MLL/AF9* 融合mRNAの有無を確認する．サザンブロットにより *MLL* 再構成バンドの確認をする．定量PCRで *MLL/AF9* mRNA量を測定すれば，治療後の微量残存腫瘍量がわかり，寛解の深さや再発の早期予測をすることができる．

プロフィール

- t(9;11)転座はAMLに多く認められる異常である．病型ではM5(約半数がM5a)が圧倒的に多く，全体の64％を占め，以降はM1，M4の順となる．また，少数ながら小児ALLや若年性のMDSにも認められる．
- 本転座はすべての年齢層に認められるが，半数は15歳以下である．45％では単独異常としてみられるが，残りはその他の付加的異常とともにみられる．付加的異常では＋8が最多である．
- 本転座は，まれに成熟B細胞の免疫学的形質(λsIg$^+$，CD19$^+$，CD10$^-$，TdT$^-$，CD34$^-$)を示すALLに認められることがある．通常，成熟B細胞ALLはALL-L3の形態を示すBurkittリンパ腫の白血化であり， *MYC* 変異を伴うが，t(9;11)転座をもつ場合には *MYC* 変異は伴わない．
- 本転座では11q23バンド上の *MLL* (myeloid/lymphoid or mixed-lineage leukemia) 遺伝子と9p13バンド上の *AF9* 遺伝子が融合して *MLL/AF9* 融合遺伝子を形成する． *MLL* 遺伝子のbcr (breakpoint cluster region) はexon 5～11の8.3kbの範囲であり， *AF9* 遺伝子の切断点は，intron 4 (site A) とintron 7と8 (site B) の2カ所に集中している．遺伝子導入したマウスの実験によると，MLL/AF9融合蛋白は細胞増殖能と白血化能をもつ造腫瘍蛋白である．

臨床的意義と検査値の読み方

- 本転座の予後の意味は，t(4;11)転座と同様に年齢によって異なり，乳児(1歳未満)では不良であるが，1歳以上では悪くはない．

(佐藤裕子)

8B475

1；19転座

translocation（1；19）（q23；p13）

[略] t（1；19）（q23；p13）

測定法 Gバンド染色法，FISH
検体 ヘパリン加血液，RPMI-1640加髄液
基準値 検出せず
異常値を呈する場合
[陽性（+）] 急性リンパ性白血病（ALL）

次に必要な検査▶ FISHにより *E2A/PBX1* 融合遺伝子の有無を，RT-PCRにより *E2A/PBX1* 融合mRNAの有無を確認する．定量PCRで *E2A/PBX1* mRNA量を測定すれば治療後の微量残存腫瘍量がわかり，寛解の深さや再発の早期予測をすることができる．

プロフィール

- t（1；19）転座では，1q23に存在する *PBX1* 遺伝子と9p22に存在する *E2A* 遺伝子（別名：*TCF3*；*IGK* 遺伝子のエンハンサー部分に結合するE12蛋白や47蛋白をコードする遺伝子）が相互転座の結果，融合して *E2A/PBX1* 遺伝子を形成する．
- これまで，この転座は相互転座にもかかわらず，der(19)のみでder(1)を欠く非均衡型転座例が半数近くにみられるとされていた．しかし，FISHで検索した結果，多くの症例では均衡型転座と非均衡型転座をもつクローンが混在していることが判明した．
- 小児に多く，頻度は小児pre B細胞ALLの約25％，小児early pre B細胞ALLの約1％，全小児ALL中の出現頻度は5〜6％である．

臨床的意義と検査値の読み方

- 本転座は白血球増多を伴い，9；22転座と並んで予後不良であるので，治療は骨髄移植法などを積極的に考慮すべきである．予後を左右する因子についてはよくわかっていない．
- 本検査によって小児B細胞系白血病の予後不良群を特定できる．

（佐藤裕子）

8B420

12；21転座

translocation（12；21）（p13；q22）

[略] t（12；21）（p13；q22）

測定法 Gバンド染色法，FISH
検体 ヘパリン加血液，RPMI-1640加髄液
基準値 検出せず
異常値を呈する場合
[陽性（+）] 小児B細胞性急性リンパ性白血病（ALL），成人ALL

次に必要な検査▶

- 小児B細胞性ALLで染色体検査によってこの転座が検出されなかった場合には，積極的にFISHやRT-PCRを行い，*ETV6/AML1* 融合遺伝子や *AML1/ETV6* 融合遺伝子の有無，*ETV6/AML1* mRNAの有無を確認すべきである．また，定量PCRで *ETV6/AML1* mRNA量を測定すれば，治療後の微量残存腫瘍量がわかり，寛解の深さや再発の早期予測をすることができる．
- また，下記に述べるような二次的遺伝子変異を検索し，t（12；21）転座症例群での層別化を行う．

プロフィール

- t（12；21）転座は，末端部の微細な異常なので発見が遅れたが，小児のB細胞性ALL（pre B-ALLやearly B-ALLに多い）の16〜25％に認められる，小児B細胞性ALLでは最も頻度の高い異常である．RT-PCRで検出した場合には検出率は36％にもなる．
- 転座切断点は *AML1* 遺伝子（21q22）のintron 1（変異型ではintron 2）と *ETV6* （別名：*TEL*）遺伝子（12p13）のintron 5であり，転座によって *ETV6/AML1* 融合遺伝子と *AML1/ETV6* 融合遺伝子の両方ができる．*ETV6/AML1* mRNAは全症例で発現しているが，*AML1/ETV6* mRNAは発現してない症例もあるので，この白血病病態にとって，より重要なのはETV6/AML1融合蛋白であると考えられる．
- ETV6/AML1融合蛋白は，ETV6のHLHドメインとAML1のRuntドメインとtransactivationドメインを持ち，転写因子であるETV6蛋白とAML1蛋白をdominant negativeに制御することが，*ETV6-AML1* 転座型白血病の分子病態である．

臨床的意義と検査値の読み方

- t（12；21）転座をもつ小児B細胞性ALL症例の予後は一般に良好である〔*ETV6/AML1*（+）白血病細胞はL-asparaginaseによく反応し，寛解に入りやすいためという〕．再発が起こるとしたら，診断後2.5年以降である．
- 小児 *ETV6/AML1* 白血病の83％では二次的遺伝子変異を合併することが知られている．その内訳は，①もう一方の *ETV6* alleleの欠失が80％（完全欠失が62％，不完全欠失が8％），② *AML1* 遺伝子の重複が23％（しばしば21 trisomyを伴う），③ der(21)の重複が20％，であり，2個以上の二次的遺伝子変異を持つものも20％に存在する．
- 予後との関連では，der(21)重複を持つ群と二次的遺伝子変異を持たない群は，その他の群に比べ，2.5年以内の再発率が高い．これは *ETV6/AML1* 融合遺伝子の存在がプレドニン抵抗性と関連があるためとされている．
- *ETV6/AML1* 融合遺伝子形成は子宮内において生じることが証明されており，上記の二次的遺伝子変異も子宮内で起こる場合もあるらしい．
- 本検査によって小児B細胞性ALLの中の予後良好群を特定できる．
- 成人ALLでのt（12；21）転座症例の頻度は4〜5％と

低率である．早期の再発が確認され，予後は良くない．

（佐藤裕子）

8B475
14番染色体長腕逆位，または14；14転座
inversion (14)(q11q32) or translocation (14;14)(q11;q32)

略　inv(14)(q11q32) or t(14;14)(q11;q32)

測定法　Gバンド染色法，FISH
検　体　ヘパリン加血液，RPMI-1640加髄液
基準値　検出せず
異常値を呈する場合

陽性(+)　T細胞性前リンパ性白血病（T-PLL），急性リンパ性白血病（ALL），慢性リンパ性白血病（CLL），成人T細胞白血病/リンパ腫（ATL/L）

次に必要な検査 ▶ RT-PCRで *TCL1* 遺伝子の発現を確認する．

プロフィール
- inv(14)やt(14；14)転座はT-PLLに特徴的な異常として発見された．しかし，本染色体異常はそれ以外に，ALL，CLLやATL/Lにも認められることが判明している．
- inv(14)やt(14；14)では染色体変異の結果，14q32.1に存在する *TCL1*（T cell leukemia 1）遺伝子が14q11.2に存在する *TCRA*（T cell receptor α）遺伝子の下流に移動し，*TCRA* 遺伝子プロモーターの支配を受けて発現が亢進する．TCL1蛋白は14 kDaの細胞増殖を促す oncoprotein と考えられている．
- inv(14)に伴う付加的異常としては，8q multisomy，6q−，7q trisomy/partial trisomy がある．

臨床的意義と検査値の読み方
- T-PLLはPLLの20％，ATLの40％を占める．その特徴は，①リンパ節腫脹がある，②皮膚浸潤がある，③臨床経過が急速である，ことである．
- 本検査はT-PLLの診断に役立つ．T-PLLの中でもinv(14)やt(14；14)を持つものは悪性化しやすいといわれている．

（佐藤裕子）

8B344
4；14（*IGH/FGFR3* と *MMSET*）転座
translocation (4；14)(p16；q32)

略　t(4；14)(p16；q32)（*IGH/FGFR3* and *MMSET*）

測定法　Gバンド染色法，間期核FISH，RT-PCR
検　体　ヘパリン加血液，RPMI-1640加髄液
基準値　検出せず
異常値を呈する場合

陽性(+)　多発性骨髄腫

次に必要な検査 ▶ 多発性骨髄腫ではメタフェースを得がたいことが多い．その場合には，間期核FISHで *IGH/MMSET* や *IGH/FGFR3* 融合遺伝子を検出する．また，*IGH/MMSET* mRNAをRT-PCRで検出する．

プロフィール
- 多発性骨髄腫（MM）では50〜70％の症例で *IGH* 遺伝子（14q32）が関与した相互転座が検出される．そのうちの一つであるt(4；14)(p16；q32)転座はMMの15％に認められる転座である．この転座をもつ症例は治療抵抗性であり，急速な病勢進行を示して予後不良である．
- この相互転座により，der(4)側では *IGH/MMSET*（multiple myeloma SET domain gene）融合遺伝子ができ，*IGH* 遺伝子の影響下で *MMSET* 遺伝子（4p16.3）の過剰発現が起こる．同様にder(14)側では *FGFR3*（fibroblast growth factor receptor 3）遺伝子（4p16.3）の発現亢進が起こる．しかし，興味あることにt(4；14)転座を持つMM症例の25〜30％では *FGFR3* 遺伝子の発現がみられない．その原因の多くはder(14)自体が存在しないためだが，der(14)が存在していても *IGH/FGFR3* 融合遺伝子の部分欠失（微小な欠失のため，FISHで検出できない場合もあり）や機序は不明だが，*FGFR3* 遺伝子の発現抑制による場合もある．

臨床的意義と検査値の読み方
- 本検査により，MM症例の中で予後不良群を特定できる．

（佐藤裕子）

8B475
12トリソミー
trisomy 12

略　+12

測定法　Gバンド染色法，間期核FISH
検　体　ヘパリン加血液，RPMI-1640加髄液
基準値　検出せず
異常値を呈する場合

陽性(+)　B細胞性慢性リンパ性白血病（B-CLL）

次に必要な検査 ▶ *P53* 遺伝子や *ATM* 遺伝子の欠失を調べる．

プロフィール
- +12は血液腫瘍性疾患ばかりか，腺癌，扁平上皮癌などの固形腫瘍にも広く認められる異常である．しかし，多くはその他の染色体異常と合併して認められる疾患特異性のない+12であり，疾患特異性のある単独異常として+12が認められるのはB-CLLである．
- B-CLLでは分裂期に入っている腫瘍細胞が少なく，染色体検査では染色体異常を検出できない場合もあるので（染色体が長くメタフェーズが綺麗な細胞は腫瘍細胞ではなく，正常細胞由来であることが多いので，染色体分析のときには綺麗なメタフェーズは

分析しないように注意する），必ず，間期核FISH（I-FISH）を行い，染色体/遺伝子異常の検出率を上げるよう努力すべきである．多くのプローブを用いてI-FISHを行った場合，異常検出率は82％にも達したとの報告がある．

- B-CLLに多い染色体/遺伝子異常は頻度の高い順に，del(13)(q14)〔18〜55％〕，+12〔14〜30％〕，del(17)(p13)〔P53遺伝子の欠失を伴う；6〜16％〕，del(11q)(q22-23)〔ATM遺伝子の欠失を伴う；11〜20％〕である．20〜40％の症例では，これらの染色体/遺伝子異常が2個以上検出される．

臨床的意義と検査値の読み方

- B-CLLはわが国では少ないが，欧米では成人白血病中，最も頻度の高い疾患である．特徴は，アポトーシス抵抗性の均一なCD5陽性細胞が増加することであるが，臨床経過や病勢増悪のパターンはさまざまである．そのため，より早期に経過や予後を予測しうる因子の同定が求められている．
- 予後に関連した因子としては，①CD38の発現（陰性が良好因子），②ZAP70の発現（陰性が良好因子），③IgVHの変異（変異ありが良好因子），④P53遺伝子の欠失（不良因子），⑤ATM遺伝子の欠失（不良因子），⑥+12（病勢増悪と関連した不良因子）が知られている．
- 本検査により，B-CLL症例の中で病勢増悪しやすい一群を同定できる．　　　　　　　　　　（佐藤裕子）

8B434
13q14.3欠失（D13S319）
13q14.3 deletion (D13S319)

測定法　Gバンド染色法，FISH
検体　ヘパリン加血液，RPMI-1640加髄液
基準値　検出せず
異常値を呈する場合
陽性(+)　慢性リンパ性白血病（CLL），マントル細胞リンパ腫，多発性骨髄腫，急性リンパ性白血病，急性骨髄性白血病，骨髄異形成症候群
次に必要な検査▶FISHにより，中間部欠失か末端欠失か，また，欠失領域を正確に決める．

プロフィール

- 13q14.3欠失はCLLや多発性骨髄腫の半数，マントル細胞リンパ腫の70％に認められる異常であるが，上記にあげた以外の疾患でも認められる．
- 最小共通欠失部位はRB1遺伝子のテロメア側であり，D13S25ともD13S319とも，この間ともいわれているが結論は出ていない．また，この部位に存在が予測される癌抑制遺伝子も同定されていない．

臨床的意義と検査値の読み方

- 13q14.3欠失は予後不良因子であるので，上記の疾患のうちの予後不良群を特定できる．（佐藤裕子）

8B390
14；18転座
translocation (14；18)(q32；q21)
略　t(14；18)(q32；q21)

測定法　Gバンド染色法，間期核FISH
検体　ヘパリン加血液，RPMI-1640加髄液
基準値　検出せず
異常値を呈する場合
陽性(+)　濾胞性リンパ腫，びまん性大細胞性リンパ腫

プロフィール

- 濾胞性リンパ腫（FL）はlow grade B細胞性非Hodgkinリンパ腫に最も高頻度（25〜30％）に認められる病型である．
- 罹患年齢は成人であり，50〜60歳に発症のピークがある．FLは一般的には全身性の疾患であり，リンパ節，脾臓，ワルダイエル環，骨髄，末梢血を侵す．臨床経過は症例により異なるが，平均生存期間は1〜10年である．FLの〜90％にt(14；18)転座が認められる．
- この転座によりBCL2遺伝子（18q21）がIGH遺伝子（14q32）のEμエンハンサーの下流に入り，過剰に発現する．BCL2蛋白は抗アポトーシス蛋白なので，t(14；18)転座を持つ細胞は寿命が長くなる．しかし，動物実験でBCL2蛋白を過剰発現させてもFLは発症しないこと，後述のように健常人の半数以上でリンパ球内にt(14；18)転座を持った細胞が存在することから，BCL2蛋白の過剰発現はt(14；18)転座型FLの初期遺伝子変異ではあるが，FLを発症させるにはさらなる付加的遺伝子変異が必要だと考えられている．しかし，その付加的遺伝子変異が何であるかは，現在でも不明である．
- FLの〜5％ではt(14；18)転座がなく，t(3；14)(q27；q32)転座を含むBCL6遺伝子の変異が認められる．BCL6蛋白は転写抑制因子であり，リンパ節のgerminal center形成にも必要な蛋白である．t(3；14)転座を持つ症例では，BCL6蛋白が正常に発現制御されていないことが問題である．
- 1994年より，50〜80％の健常人のリンパ球中にごく微量（$1/10^5$〜$1/10^7$）ながら，BCL2/IGH変異を持つ細胞が存在することが報告されていた．そこで，BCL2/IGH変異を持つリンパ球数が多い個体はFLを発症しやすいのではないか，という仮説も立てられている．
- また，駆虫剤との関連も指摘されている．つまり，駆虫剤に曝露される機会が多い農夫のリンパ球を調べたところ，BCL2/IGH変異を持つリンパ球が71％の農夫に検出され，駆虫剤曝露歴のない農夫での頻度（50％）よりも有意に高かった．また，駆虫剤曝露歴のある農夫群に検出されたBCL2遺伝子の切断点集中領域はFL群や健常人に認められたも

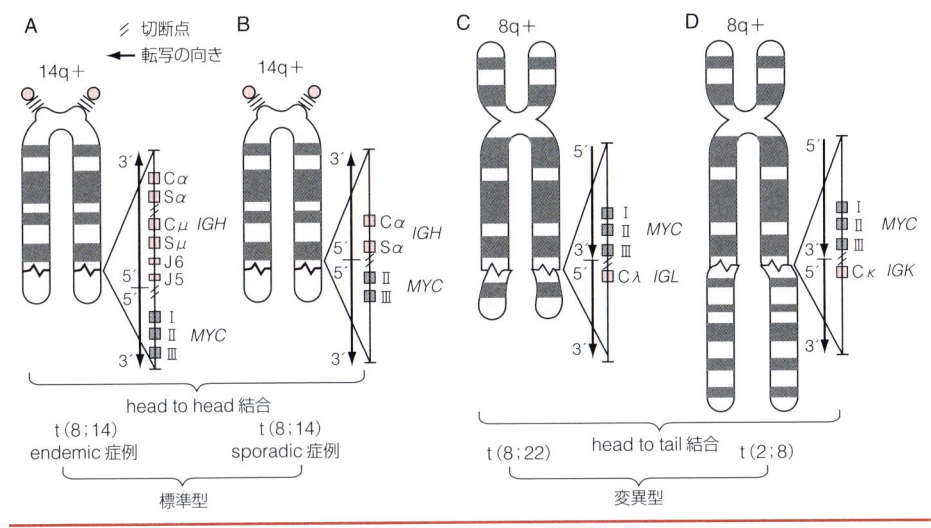

■ 図7-3 Burkittリンパ腫にみられる種々の転座様式 (*Ann. Rev. Genet.*, **21** : 321, 1987より改変引用)

のと差はなかったと報告されている (*Cancer Research*, **64** : 264-269, 2004).

- t(14;18)転座はびまん性大細胞性リンパ腫 (DLCL) の一部にも認められる. DLCLは, ①germinal center B cell-like (GCBL) DLCL, ②activated B cell-like (ABCL) DLCL, ③primary mediastinal large B-cell lymphoma (PMLBL) の3群に分けられる. t(14;18)転座はGCBL-DLCLの半数近く (45%) に認められ, ABCL-DLCLでは0%, PMLBLでは17%であったという. また, GCBL-DLCL群で比べると, t(14;18)転座(+)群はt(14;18)転座(-)群に比べて, BCL2, BCL6, CD10の発現率は高いが, overall survival, event free survivalには有意差はなかったという.
- DLCL群でt(14;18)転座の有無により比べた場合, t(14;18)転座(-)DLCLでは, 細胞周期に関与する遺伝子の過剰発現が認められ, t(14;18)転座(+)DLCLとは明らかに異なる疾患群と考えられる (*Am. J. Pathol.*, **165** : 159-166, 2004).

臨床的意義と検査値の読み方

- 非Hodgkinリンパ腫の中で, t(14;18)転座が検出されれば, FLの診断は確定する. しかし, FL中での予後を特定できる因子ではない. (佐藤裕子)

8B475

8;14転座

translocation (8;14)(q24;q32)

略 t(8;14)(q24;q32)

測定法 Gバンド染色法, 間期核FISH

検 体 ヘパリン加血液, RPMI-1640骨髄液
基準値 検出せず
異常値を呈する場合

陽性(+) Burkittリンパ腫, 急性リンパ性白血病 (ALL)(L3), 非Hodgkinリンパ腫 (びまん性大細胞型, 濾胞性型), マントル細胞リンパ腫, 末梢性B細胞型リンパ腫

次に必要な検査▶ 間期核FISHにより, *MYC*遺伝子とそれぞれの免疫グロブリン遺伝子が近接していることを確認する. RT-PCRにより, *MYC*遺伝子の高発現を確認する.

プロフィール

- t(8;14)転座はBurkittリンパ腫 (BL) に特徴的な染色体異常である. しかし, 本転座はBL以外の非Hodgkinリンパ腫, マントル細胞リンパ腫や末梢性B細胞型リンパ腫でも認められる.
- BLの80%以上は標準型のt(8;14)転座であるが, 変異型として15%にt(8;22)(q24;q11)転座が, 5%にt(2;8)(p11;q24)転座がみられる. BLの白血化したものがALL(L3)である. この場合にもBL同様に変異型が存在し, その頻度はBLの場合と同様である.
- 転座切断点には*MYC*遺伝子 (8q24), *IGH* (immunoglobulin heavy chain) 遺伝子 (14q32), *IGL*遺伝子 (22q11), *IGK*遺伝子 (2q21) が存在し, それぞれの転座の結果, 図7-3のような位置関係になる. また, 同じt(8;14)転座でも流行地型 (endemic type) と散発型 (sporadic type) では*IGH*遺伝子および*MYC*遺伝子内の切断点が異なる (図7-4). し

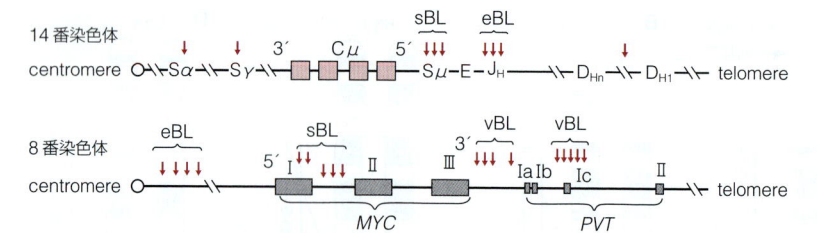

■ 図7-4 Burkittリンパ腫の種々の転座様式にみられるMYC遺伝子とPVT遺伝子近傍の切断点
(Ann. Rev. Genet., 21：321, 1987より改変引用)

かし，BLではいずれの転座においても免疫グロブリン遺伝子の下流にMYC遺伝子が位置するようになるため，免疫グロブリン遺伝子プロモーターの影響を受けてMYC遺伝子の発現亢進が起こる．

- 腫瘍細胞表面の免疫グロブリン発現をみると，8;14転座ではκ鎖：λ鎖＝1：1であるが，8;22転座ではλ鎖のみが，2;8転座ではκ鎖のみが認められる．
- 付加的染色体異常として一番多いのは1q重複であり，次いで13q異常（多くは13q34を含む異常）である．

臨床的意義と検査値の読み方
- 本転座を持つ場合，予後はきわめて不良なので，早期から骨髄移植を選択すべきである． (佐藤裕子)

8B475
11;14転座
translocation (11;14)(q13;q32.3)
略 t(11;14)(q13;q32.3)

測定法	Gバンド染色法，FISH
検体	ヘパリン加血液，RPMI-1640加髄液
基準値	検出せず

異常値を呈する場合
陽性(+) マントル細胞リンパ腫，B細胞性前リンパ性白血病，慢性リンパ性白血病（CLL），大細胞性/濾胞性リンパ腫，多発性骨髄腫（形質細胞性白血病を含む）

次に必要な検査▶RT-PCRにより，CCND1遺伝子の発現を確認する．CCND1抗体を用いて免疫染色を行い，リンパ節組織がCCND1抗体陽性であることを確認する．

プロフィール
- マントル細胞リンパ腫はB細胞性非Hodgkinリンパ腫（NHL）の中の比較的まれな疾患群であり，NHL中の頻度は5～10％である．発症は高齢男性に多く，通常の化学治療には抵抗性であり，平均生存期間は3～5年である．
- 本リンパ腫に特徴的な染色体異常としてt(11;14)転座が認められる．しかし，本転座はこのほかに，CLL，大細胞性/濾胞性リンパ腫，多発性骨髄腫（形質細胞性白血病を含む），B細胞性前リンパ性白血病にも認められる．
- 本転座の結果，11q13に存在するCCND1（cyclin D1，別名：PRAD1，BCL1）遺伝子が14q32.3に存在するIGH（immunoglobulin heavy chain）遺伝子の下流に移動し，IGH遺伝子プロモーターの支配を受けてCCND1遺伝子の高発現が起こる．CCND1蛋白は細胞周期を負に制御するRbやp27^{KIP1}に打ち勝って，細胞周期をG_1期からS期に進める際に重要な役割を果たしている．

臨床的意義と検査値の読み方
- マントル細胞リンパ腫では末梢血に腫瘍細胞の出現が高率に起こる．FACSでCD5$^+$，CD23$^-$，CD20$^+$，CD22$^+$のB細胞群を本リンパ腫細胞として検出した場合には，92％で末梢血浸潤が認められたという．
- 本検査により低悪性度リンパ腫の一病型の診断が確定する． (佐藤裕子)

8B320
2;5転座
translocation (2;5)(p23;q35)
略 t(2;5)(p23;q35)

測定法	Gバンド染色法，FISH
検体	ヘパリン加血液，RPMI-1640加髄液
基準値	検出せず

異常値を呈する場合
陽性(+) anaplastic large cell lymphoma (ALCL)，炎症性筋線維芽細胞腫（inflammatory myofibroblastic tumor：IMT），末梢性TまたはNK細胞性腫瘍，末梢性T細胞性リンパ腫，末梢性B細胞腫瘍

次に必要な検査▶ALCLはReed-Sternberg様細胞を持つので，Hodgkinリンパ腫との鑑別が必要．t(2;5)転

座が明確でない場合には，FISHやRT-PCRにより *NPM1/ALK* 融合遺伝子を検出する．

プロフィール
- ALCLは臨床的にも病理組織学的にも不均一な疾患群である．頻度は成人非Hodgkinリンパ腫（NHL）の5%以下であるが，この頻度は小児期にピークとなり，小児NHLの40%を占めるに至る．
- 病理学的には，CD30（Ki-1）陽性の大型で多彩な形態を示す芽球が密着して増殖することが特徴であり，ことに腎臓型の核を持った細胞はALCLのhallmarkとされている．以前はKi-1抗原陽性となることからKi-1リンパ腫といわれていた．ALCLは男性優位であり，特にALK（anaplastic lymphoma kinase）陽性症例では男女比は3：1に達する．
- ALCLではt(2;5)転座が40～60%に認められ，転座の結果，*ALK*遺伝子（2p23）と*NPM1*（nucleophosmin 1）遺伝子（5q35）が融合して *NPM1/ALK* 遺伝子が形成される．NPM1/ALK蛋白は造腫瘍性を持つチロシンキナーゼであり，STAT3とJAK2の恒常的活性化を通じて腫瘍化に関わっている．恒常的に活性化されたSTAT経路はアポトーシスを抑制する．
- また，t(2;5)転座の変異型がALCLの15～20%に認められる〔☞「2p23（*ALK*）転座」（次項）〕．
- 2p23（*ALK*）転座はALCLばかりではなく，炎症性筋線維芽細胞腫（IMT），末梢性TまたはNK細胞性腫瘍，末梢性T細胞性リンパ腫，末梢性B細胞性腫瘍にも認められる．IMTの40～60%ではALK陽性であり，ALCLと同様に*ALK*遺伝子の相手融合遺伝子として7種類の遺伝子〔*ATIC*（2q35），*CARS*（11p15），*CLTC*（17q23），*RANBP2*（2q13），*TMP3*（1p23），*TMP4*（19p13），*SEC31L1*（4q21）〕が知られている．

臨床的意義と検査値の読み方
- ALK陽性ALCLはALK陰性群に比べ，有意に年齢が若く予後良好であり，「ALK陽性リンパ腫（ALKoma）」とよばれている．
- ALK陰性ALCLも不均一な疾患群であるが，ALK陽性ALCLに比べると有意に予後不良である（表7-11）．特徴的な染色体異常は見つかっていないが，CGH検索を行ったところ，chromosome gain〔1q41-ter（46%）〕とchromosome loss〔6q21（31%），13q21-22（31%）〕が見つかった．しかし，これらのchromosome gain/lossの予後的意味は現在のところ不明である．
- 本検査により，予後良好な非Hodgkinリンパ腫群を同定できる．表7-12に鑑別を要する疾患との免疫学的相違点をあげた．

(佐藤裕子)

8B323
2p23（*ALK*）転座

2p23（*ALK*）translocation

[略] t(2p23)(*ALK*)

測定法 Gバンド染色法，FISH
検体 ヘパリン加血液，RPMI-1640加髄液
基準値 検出せず
異常値を呈する場合
[陽性(+)] anaplastic large cell lymphoma（ALCL），炎症性筋線維芽細胞腫（inflammatory myofibroblastic tumor：IMT）

次に必要な検査▶ 2p23転座にはcryptic translocationが多いので，2p23転座型ALCLの頻度は実際にはもっと高いと思われる．そこで，FISHやRT-PCRを活用して，積極的に検出に努めるべきである．

プロフィール
- t(2;5)転座はALK（anaplastic lymphoma kinase）陽性ALCLに特徴的な染色体異常であるが，ALK陽性ALCLの15～20%では表7-13に示すようなt(2;5)転座の変異型が報告されている．
- ALK蛋白は本来，細胞膜に存在するが，*ALK*転座を持つ場合には，その転座相手遺伝子の性格によりALK融合蛋白の存在部位が異なってくる（表7-13）．

■ 表7-11　anaplastic large cell lymphomaの予後不良因子

- ALK陰性
- high-intermediate or high IPI
- CD56陽性
- MUC-1陽性
- surviving陽性

■ 表7-12　anaplastic large cell lymphomaと鑑別を要する疾患の免疫学的相違点

disease	CD20/CD79a	CD15	CD30	ALK	T-cell marker
anaplastic large cell lymphoma	−	−	+	+/−	−/+
Hodgkin's disease	−	+/−	+	−	−
diffuse large B cell lymphoma	+	−	−*	−	−

*原発性縦隔腫瘍の場合には陽性になりうる．

■表7-13　2p23（*ALK*）転座型リンパ腫の染色体異常，分子異常と ALK 蛋白の細胞内分布

染色体異常	融合遺伝子	融合蛋白の分子量（kDa）	ALK 蛋白の染色パターン	2p23 転座型リンパ腫における頻度（%）
t(2;5)(p23;q34)	NPM/ALK	80	nuclear and diffuse cytoplasmic	70
t(1;2)(q25;p23)	TPM3/ALK	104	diffuse cytoplasmic with peripheral intensification	18
inv(2)(p23q34)	ATIC/ALK	96	diffuse cytoplasmic	4
	TFG$_{long}$/ALK	113	diffuse cytoplasmic	
t(2;3)(p23;q21)	TFG$_{long}$/ALK	97	diffuse cytoplasmic	1
	TFG$_{short}$/ALK	85	diffuse cytoplasmic	
t(2;17)(p23;q11ter)	CLTC/ALK	250	granular cytoplasmic	1
t(2;X)(p23;q11-12)*	MSN/ALK	125	membrane staining	1
t(2;19)(p23;p13.1)	TPM4/ALK	100	diffuse cytoplasmic	1
t(2;22)(p23;q11.2)*	CLTCL/ALK	245	granular cytoplasmic	1
t(2;17)(p23;q25)	ALO17/ALK	unknown	diffuse cytoplasmic	1
t(2;22)(p23;q11.2)	MYH9	220	diffuse cytoplasmic	1
others	?	?	nuclear or cytoplasmic	3

ALK：anaplastic lymphoma kinase，NPM：nucleophosmin，TPM3 and TPM4：nonmuscle tropomyosin 3 and 4，TFG：TRK-fused gene，ATIC：amino-terminus of 5-aminoimidazole-4-carboxamide ribonucleotide formyl-transferase/IMP cyclohydrolase，CLTCL：clathrin，MSN：moesin，ALO17：ALK lymphoma oligomerization partner，MYH9：myosin heavy chain 9
*分子レベルの検索から予想したもの．染色体検査で認められたのではない．

一方，炎症性筋線維芽細胞腫でも 2p23（*ALK*）転座が認められる．現在のところ，7種類〔*ATIC*（2q35），*CARS*（11p15），*CLTC*（17q23），*RANBP2*（2q13），*TMP3*（1p23），*TMP4*（19p13），*SEC31L1*（4q21）〕の相手遺伝子が報告されている．

臨床的意義と検査値の読み方

- このような *ALK* 転座を持つ症例は t(2;5) 転座型 ALCL と同様，予後は良好である．本検査により，予後良好な非 Hodgkin リンパ腫群を同定できる．

（佐藤裕子）

8B524

22q12（*EWSR1*）転座
22q12 translocation（*EWSR1*）

測定法	G バンド染色法，FISH
検　体	ヘパリン加血液，RPMI-1640 加髄液
基準値	検出せず

異常値を呈する場合

陽性（＋）　Ewing 肉腫，原始神経外胚葉腫瘍（peripheral primitive neuroectodermal tumor：PNET），明細胞肉腫（または淡明細胞肉腫），軟部悪性黒色腫

次に必要な検査▶上記の疾患を疑い，かつ転座が検出できないときには RT-PCR を行う．

プロフィール

- Ewing 肉腫/原始神経外胚葉腫瘍（PNET）群では 85％ に t(11;22)(q24;q12) 転座が認められる．22q12 には *EWSR1*（Ewing sarcoma breakpoint region 1）遺伝子が，11q24 には ETS 転写因子ファミリーである *FLI1* 遺伝子が存在しており，転座の結果，*EWSR1/FLI1* 融合遺伝子が形成される．また，*EWSR1* 遺伝子は他の ETS 転写因子ファミリー遺伝子である *ERG*，*E1A-F*，*FEV*，*ETV1*，*ETV4*，*FEV* 遺伝子とも融合する．転座の結果，生じる EWSR1/ETS 転写因子は異常転写因子として，癌抑制遺伝子と考えられる TGFβ type II receptor の発現を抑制する（*Nature Genet.*, 23：222-227，1999）．

- また，Ewing 肉腫/PNET では 22q12 と 11q24 のほか，第3の染色体バンド（4q21，5q31，6q21，7q12，10p11.2，12q14，14q11，18p23）を巻きこんだ複雑な転座も知られている．このような複雑転座では，cryptic translocation のために，11 番染色体が正常にみえることがあるので注意が必要である．50％ の症例では分子病態に直接関与した 22q12（*EWSR1*）転座のほかに，第2の染色体異常（＋8，＋12，1p 欠失，1番および 16 番染色体を含んだ不均衡型転座など）を持つ．

- 軟部腫瘍である明細胞肉腫では t(12;22)(q13;q12) 転座による EWSR1/ATF1 融合蛋白が形成される．

■ 表7-14 種々の22q12（EWSR1）転座とそれによって生じる融合遺伝子および関連する疾患

22q12転座	融合遺伝子	これらの転座や融合遺伝子が認められる疾患
t(11;22)(q24;q12)	EWSR1/FLI1	Ewing肉腫/PNETの85％
t(21;22)(q22.2;q12)*	EWSR1/ERG	Ewing肉腫/PNETの10％
t(7;22)(p22;q12)*	EWSR1/ETV1	Ewing肉腫/PNET（まれ）
t(17;22)(q12;q12)*	EWSR1/ETV4	Ewing肉腫/PNET（まれ）
t(12;22)(q13;q12)	EWSR1/ATF1	明細胞肉腫のほとんどの症例
t(2;22)(q32;q12)	EWSR1/CREB1	明細胞肉腫（まれ）
t(2;22)(q36;q12)	EWSR1/FEV	Ewing肉腫
t(6;22)(p21;q12)	EWSR1/POU5F1	undifferentiated sarcoma（まれ）

*分子レベルの検索から予想したもの．染色体検査で認められたのではない．

臨床的意義と検査値の読み方
- 表7-14に示す転座や融合遺伝子mRNAを検出できれば診断は確定する．

（佐藤裕子）

8B324
2p24増幅（MYCN）
amplification of MYCN

測定法 Gバンド染色法でDMやHSRを検出
検体 ヘパリン加血液，RPMI-1640加髄液
基準値 検出せず
異常値を呈する場合
陽性（+）神経芽細胞腫，結腸直腸癌，網膜芽細胞腫，グリア細胞腫，星状細胞腫，小細胞性肺癌
次に必要な検査 ▶FISHにより，MYCN遺伝子の増幅を検出する．さらに1p36欠失の有無を調べる．

プロフィール
- 神経芽細胞腫では2p24に存在するMYCN遺伝子の増幅（5～数百倍）が～20％に認められる．MYCN増幅は2p24バンドでは起きずに，しばしば，double minute（DM）やhomogeneously staining regions（HSR）の形をとる．MYCN増幅の結果，MYCN蛋白の標的因子であるMDM2の発現亢進を招き，セントロソームの増幅が起こり，ゲノム不安定性が惹起される（Cancer Research, 67：2448-2455, 2007）

臨床的意義と検査値の読み方
- MYCN増幅は神経芽細胞腫のほか，上記の疾患でも認められる．
- MYCN増幅は神経芽細胞腫では悪性タイプと予後不良の指標であるが，他の腫瘍では予後的な意味付けが確立されていない．MYCN増幅の程度（DMかHSRか，または両方を持っているか）は予後因子にはならない．
- 神経芽細胞腫では1p36欠失も高頻度（42％）に起こるが，これも独立した予後不良予測因子である．

（佐藤裕子）

8B374
7q31欠失（D7S486）
deletion (7)(q31)

[略] del(7)(q31)

測定法 Gバンド染色法，FISH
検体 ヘパリン加血液，RPMI-1640加髄液
基準値 検出せず
異常値を呈する場合
陽性（+）胃癌，前立腺癌，乳癌，大腸癌，卵巣癌，頭頸部癌

プロフィール
- 7q31バンドのLOH（loss of heterogeneity）は胃癌，前立腺癌，乳癌，大腸癌，卵巣癌，頭頸部癌などに高頻度に認められる．そこで，この部位の中で最小共通欠失部位（minimun common deleted region：MCDR）を絞り込み，癌抑制遺伝子（tumor suppressor gene：TSG）を同定しようとする試みがたびたびなされている．
- 現在のところ，前立腺癌のMCDRはD7S523-D7S486（1 cM）とD7S480-D7S487（3 cM），浸潤性卵巣癌ではD7S486-D7G14（150 kb），濾胞性甲状腺癌ではD7S486-D7S490（2 cM），胃癌ではD7S486-D7S2543（90 kb）であるという報告がなされている．また，TSGについてはST7，Caveolin-1，ING3，PP1R3，MET1などが候補遺伝子としてあげられているが，決定には至っていない．

（佐藤裕子）

8B475
17p13欠失（P53）
deletion (17)(p13)

[略] del(17)(p13)（P53）

測定法 DNAによるPCR-SSCPやmRNAによるRT-PCR-SSCPによるLOHの検出
検体 ヘパリン加血液，RPMI-1640加髄液

基準値 検出せず
異常値を呈する場合
陽性（＋） B細胞性慢性リンパ性白血病（B-CLL），急性骨髄性白血病（AML），骨髄異形成症候群（MDS），治療関連性 AML/MDS（t-AML/t-MDS），慢性骨髄性白血病（CML）の骨髄性急性転化

次に必要な検査▶ シークエンスによる塩基変異の検出．

プロフィール

- ヒトの腫瘍では約50％に $P53$ 遺伝子の変異が認められる．P53経路の異常を合わせると $P53$ の機能異常は90％にも及び，ほとんどすべての癌で起こっていることになる．$P53$ 遺伝子変異を伴った腫瘍は病勢増悪が早く，予後不良であることが知られている．
- $de\ novo$ AMLやMDSでも $P53$ 遺伝子変異は認められるが，$de\ novo$ AML/MDSとt-AML/t-MDSでは特徴が異なっている．
- $de\ novo$ AML/MDSでは，①頻度10％以下，②GC pairに起こる単一塩基置換が圧倒的に多い，③ $P53$ アレルのLOHを伴うことが多い（$P53$ の正常アレル消失ばかりではなく，その後，変異した $P53$ アレルが重複している場合もある），④17p13バンド欠失や複雑な核型変化を伴うことが多い，④－5/5q－や－7/7q－を伴うことが多い（そのため，5qに存在すると考えられる癌抑制遺伝子と $P53$ 機能喪失との協同機構が病態に関与しているのでは，と考えられている），⑤治療抵抗性で予後不良，という特徴をもつ
- t-AML/t-MDSでは，治療抵抗性で予後不良は同様であるが，①頻度27～30％，②AT pairに起こる単一塩基置換が圧倒的に多い，③－5/5q－との関連性は高いが，－7/7q－との関連性は薄い，④アルキル化剤使用との関連性が高い，⑤均衡転座型白血病ではまれ，⑥小児ではまれであり，高齢者で頻度が高い（小児白血病ではアルキル化剤ではなく，トポイソメラーゼ阻害剤を使うことが多いこと，均衡転座型白血病が多いことと符合する），などの特徴をもつ．
- $P53$ 遺伝子異常はCMLの骨髄性急性転化でも25～30％に認められるが，リンパ性急性転化では $INK4A/ARF$ 遺伝子の homozygous deletion が多く，50％に認められる．また，del(17)(p13)（$P53$ 欠失）はB-CLLの16～20％に認められ，独立した予後不良因子とされている．

臨床的意義と検査値の読み方
- 予後不良のAML，MDS，B-CLL群を特定できる．
- $P53$ 遺伝子変異を伴う患者群は通常の化学療法ではなく，より強力な化学治療や骨髄移植を選択すべきである．
- LOHの検出率ではmRNAによるRT-PCR-SSCPが一番高い．

（佐藤裕子）

b 癌遺伝子関連検査

癌の遺伝子検査（総論）
oncogene

癌の病態：遺伝子変異の蓄積

- 癌の発生や進展には，複数の遺伝子が多段階の過程で変異し蓄積することが必要と考えられている（多段階発癌説）．正常な細胞の働きにおいても，DNAは，DNA複製，修復，再構成の際に，加水分解，酸化，メチル化によるDNA分子の化学修飾によって，自然に変異を生じている．さらに，紫外線や放射線など物理的傷害，生体内外からの化学発癌物質が変異を誘発する．
- これらDNA変異は，酵素的修復，ヌクレオチド除去修復などで修復される．後者に含まれるミスマッチ修復に必要な蛋白質をコードするミスマッチ修復遺伝子の変異や欠失は，多くの癌における遺伝子不安定性の原因と考えられている．DNA修復酵素，細胞増殖や細胞周期を制御する蛋白質をコードする遺伝子の変異は遺伝子不安定性を進行させ，多くの癌で癌化に必要な癌原遺伝子（proto-oncogene）や癌抑制遺伝子の変異をもたらす．
- 正常細胞において癌原遺伝子は，細胞増殖に重要な役割をもち，その産物は，増殖因子，細胞表面受容体，膜結合性のG蛋白質，細胞質内制御因子，核内転写因子として機能している（表7-15）．
- 正常細胞において，これら遺伝子発現は，細胞増殖を制御する癌抑制遺伝子の発現に反応して調節されている．癌原遺伝子は，再構成，点突然変異，遺伝子増幅により活性化し，癌抑制遺伝子は欠失または点突然変異により不活性化すると，細胞は自律増殖を始める．細胞の異常な増殖状態では，傷害を受けたDNAの修復に十分な時間がないため，癌の進展に必要な新たな変異を獲得しやすくなる．遺伝子変異の蓄積した細胞は，他の細胞より優位に増殖を続ける．
- 多段階発癌説は大腸腫瘍で理解しやすい．大腸腫瘍は，中等度異型腺腫，高度異型腺腫，粘膜内癌，浸潤癌，転移癌と悪性度が高くなるにしたがい，癌抑制遺伝子領域すなわち，1番染色体短腕（1p），5番染色体長腕（5q）（*APC*遺伝子が座位），8番染色体短腕（8p），17番染色体短腕（17p）（*P53*遺伝子が座位），18番染色体長腕（18q），22番染色体長腕（22q）の欠失またはヘテロ接合性消失の頻度が高くなる．腺腫の段階で*APC*遺伝子の異常や*KRAS*遺伝子変異が起きており，腺腫から癌へ転換する際に癌抑制遺伝子である*P53*遺伝子の異常が重要とされる．
- また，粘膜内癌から浸潤癌へ進行する際，18番染色体（18q）上の癌抑制遺伝子*DCC*および22番染色体（22q）上に存在する遺伝子（*NF2*が候補の遺伝子）の異常が関与していると考えられる．*de novo*経路では*APC*遺伝子や*P53*遺伝子の変異が早期から重要とされる．これら散発癌に対し，遺伝性非ポリポーシス性大腸癌（約6％を占める）ではDNAミスマッチ修復遺伝子（*hMSH2*，*hMSH1*，*hPMS1*，*hPMS2*）の異常が原因と考えられている．
- 変異した造血組織由来の細胞が単クローン性に自律性増殖する悪性過程である血液悪性腫瘍も，複数の遺伝子が多段階の過程で変異することにより発病し進展すると考えられている．
- 白血病は，未分化化した細胞が増殖する急性白血病と，分化した細胞が中心に増殖する慢性白血病に大きく分けられ，さらにそれぞれは，形態学的，免疫学的に細分類され，各病型に特徴的な染色体異常がみら

■ 表7-15 癌原遺伝子と機能

癌原遺伝子クラス	癌原遺伝子	機　能
増殖因子	*sis*	血小板由来増殖因子B鎖
増殖因子受容体	*erbB*	上皮増殖因子受容体
	fms	CSF-1受容体
	kit	SCF受容体
プロテインキナーゼ	*abl, src, mos, fes, tkl, yes*	プロテインチロシンキナーゼ
細胞内シグナル伝達	H-, K-, N-*ras*	GTP結合/GTPase
核蛋白質	*myc, fos, jun*	DNA結合蛋白質

CSF-1：colony-stimulating factor, SCF：stem cell factor

れる．多くの白血病で染色体異常に伴い癌遺伝子が活性化されること，遺伝子変異により転写因子が量的質的に変化することが細胞の異常な分化や増殖をもたらし，白血病の発病に重要な役割をもつことが明らかとなっている．

遺伝子検査の利用法
〈血液悪性腫瘍〉

- 白血病において，病因遺伝子の変異の過程は白血病の病型により異なり，また白血病細胞に特異的であるため，遺伝子変異の検索は，病型診断・病因診断・細胞系統の同定・単クローン性の証明・治療後微小残存病変の追跡に用いられる．対象となる遺伝子変異は，癌関連遺伝子の融合または再構成，転写因子，免疫受容体遺伝子（免疫グロブリンとT細胞抗原受容体）の再構成，癌抑制遺伝子の欠失または点突然変異である．

- 癌関連遺伝子および免疫受容体遺伝子の再構成の検索は，サザンブロット・ハイブリダイゼーションで行う．クローン性細胞の割合が5％以下の場合，サザンブロット・ハイブリダイゼーションの検出感度以下となるのに対し，癌関連遺伝子の融合，癌遺伝子の点突然変異の検索は，PCRを用いて感度高く迅速に行える．PCRは，10^5個に1個の腫瘍細胞を検出しうる．

- fluorescence in situ hybridization（FISH）は，蛍光物質で標識したcDNA断片をプローブとしてスライドガラス上の白血病細胞の間期核上のDNAとハイブリダイゼーションし，蛍光シグナルとして染色体上に標的DNAを検出する．従来の染色体検査に比較し感度が高く，特異的な染色体異常や遺伝子変異の検出が可能である．間期核の細胞でも各々の細胞で観察できるため，細胞分裂が得られない，または治療後などで細胞数が少ないときでも迅速に検査できる．

- 白血病と悪性リンパ腫における病型特異的な遺伝子異常を検出する遺伝子検査の選択は，対象疾患での遺伝子異常の種類および検査目的に必要な検出感度や定量性を考慮する．転座に起因する遺伝子異常には，近傍遺伝子が発現亢進する場合と，キメラ遺伝子をつくる融合遺伝子の場合がある．前者はリンパ系の腫瘍に多くみられ，染色体転座により切断点近傍の遺伝子が免疫グロブリンやT細胞受容体遺伝子などのエンハンサー領域内に挿入されることにより，対側の遺伝子のプロモーター活性が増強し，遺伝子発現が増加する．後者は骨髄性白血病を中心にみられ，転座に関わる2つの遺伝子の中の切断点でお互いが融合し，キメラ遺伝子を生じる．

- 近傍遺伝子の発現亢進型を示す多くの悪性リンパ腫で，切断点は数kb以上と長い距離にまたがるため，通常のPCRでは検出が困難である．このため，サザンブロット・ハイブリダイゼーションまたはFISH

■表7-16 ヒト固形腫瘍におけるヘテロ接合性の消失

腫　瘍	ヘテロ接合性消失のみられる染色体
乳癌	1p, 3p, 11p, 13q, 16q, 17p, 17q
肺癌	3p, 11p, 13q, 17p
大腸癌	5q, 17p, 18q
多発性内分泌腫瘍	1p, 10q, 11q
脳腫瘍	9p, 10q, 10q, 17p
食道癌	5q, 13q, 17p, 18q
膀胱癌	3p, 11p, 13q, 18q
腎癌	3p, 6q, 8p, 14q
神経腺腫症	17q (22q)
骨肉腫	13q, 17p
神経芽細胞腫	1p
悪性黒色腫	1p, 9p, 17p
肝癌	4p, 5q, 11p, 13q, 16q, 17p
前立腺癌	3p, 7q, 8p, 9q, 10p, 10q, 11p, 13q, 16q, 17p, 17q, 18q, Y

が用いられる．多くの染色体転座の検出にRT-PCR，t(14;18)，t(11;14)など一部転座と免疫グロブリンやT細胞受容体遺伝子の再構成検出には（DNA-）PCR，t(8q24)-*MYC*，t(3q27)-*BCL6*，t(11q23)-*MLL*にサザンブロット・ハイブリダイゼーションが用いられる．サザンブロット・ハイブリダイゼーションは人手と時間を要するため，PCRの適応がない場合に考慮する．

〈固形癌〉

- 癌において，癌遺伝子や癌抑制遺伝子の変異の検索は，発癌や脱制御された異常増殖の分子機構を知る一助となり，癌の生物学的悪性度，分子標的療法などの治療反応性の指標となる．ときに単クローン性の指標としても利用される．癌遺伝子の変異として，遺伝子増幅，再構成，点突然変異は，それぞれ，FISH，サザンブロット・ハイブリダイゼーション，PCRにて測定する．

- 正常細胞では癌抑制遺伝子がヘテロ接合体を形成することで癌化は抑制されており，主に欠失により癌抑制遺伝子のヘテロ接合性が消失することが癌化に重要なはたらきをすると考えられている．ヘテロ接合性の消失は，染色体の欠損または遺伝子欠失などのDNA変異により生じる．各種腫瘍にみられるヘテロ接合性の消失を表7-16に示した．ヘテロ接合性の消失は，癌抑制遺伝子領域について，特定の塩基配列の繰り返し，すなわちマイクロサテライトやミニサテライトの繰り返し数の多型性を，それぞれPCR，サザンブロット・ハイブリダイゼーションにて調べる．

- *P53*遺伝子のように癌抑制遺伝子として同定されている場合は，遺伝子のヘテロ接合性の消失や遺伝子変異をPCRにて直接調べることができる．

- マイクロサテライト反復配列の数的異常で判定され

るマイクロサテライト不安定性または遺伝子不安定性は，癌遺伝子や癌抑制遺伝子などの遺伝子変異の蓄積をもたらすDNA不適正塩基（ミスマッチ）修復の異常を示唆し，複数領域のマイクロサテライト不安定性はミスマッチ修復系遺伝子の異常，さらに重複癌や家系内の発癌リスクの指標となる．

(宮地勇人)

8B462, 471
ヘテロ接合性消失
loss of heterozygosity

略 LOH　　**別** 16q LOH, 17p LOH, *P53* LOH

測定法　サザンブロット・ハイブリダイゼーション
検体　癌部組織（専用容器使用），正常組織としてACD加EDTA加血液
基準値　ヘテロ接合性消失（LOH）を認めず
異常値を呈する場合
- 16q LOH：乳癌，肝癌
- 17p LOH, *P53* LOH：乳癌，肺癌，大腸癌，脳腫瘍，食道癌，骨肉腫，悪性黒色腫，肝癌，前立腺癌

次に必要な検査▶　必要に応じ，*P53*遺伝子の点突然変異を検索する．

プロフィール
- ミニサテライトは数十個のヌクレオチド配列が1,000以内で繰り返し，その繰り返し数は個人ごとに異なる．ミニサテライトによるDNA断片の多型性（variable number of tandem repeats：VNTRs）はDNA断片が数kbと長いためサザンブロット・ハイブリダイゼーションにて解析を行い，ヘテロ接合性の状態を知ることができる．
- 17p染色体ヘテロ接合性消失の解析は，癌組織から抽出したDNAを制限酵素TaqIで消化した後，サザンブロットを行い，VNTRマーカー（YNZ22；第17染色体p13）を用いて泳動パターンを正常組織（通常，末梢リンパ球）と比較する．
- 正常組織DNAは，両アレルに対応する移動度の異なる2本のバンドが識別できる（ヘテロ接合体）．正常なヘテロ接合体に対し，腫瘍組織DNAで，片方のバンドが消失あるいは減弱している場合をヘテロ接合性の消失（loss of heterozygosity：LOH）と判定する．

臨床的意義と検査値の読み方
- 発癌や異常増殖の分子機構を知る一助として，また癌の生物学的悪性度や予後の判定の指標として用いる．
- 正常細胞では癌抑制遺伝子がヘテロ接合体を形成することで癌化は抑制されており，主に欠失により癌抑制遺伝子のヘテロ接合性が消失することが癌化に重要な働きをすると考えられている．
- 17番染色体短腕（17p）上には癌抑制遺伝子である

*P53*が存在し，*P53*遺伝子の異常はヒトのあらゆる組織の癌で高頻度に検出される．*P53*遺伝子の点突然変異または欠失が両アレルに発生したとき，細胞の増殖抑制が効かなくなることが癌化に重要と考えられている．
- 17番染色体短腕（17p）のLOHは，17p上の*P53*遺伝子の欠失が推測できる．大腸癌など多くの癌で他方のアレルに点突然変異がみられる．
- 16qに癌抑制遺伝子の存在が想定されており，16qヘテロ接合性の消失が乳癌，肝癌でみられる．

予想外の値が認められるとき
- 腫瘍組織の腫瘍細胞比率が50％以下の場合，正常細胞混入の影響が大きいためLOHの判定には注意を要する．
- 正常対照細胞として末梢血液を用いるため，血液悪性腫瘍疾患の有無を確認する．

(宮地勇人)

染色体不安定性試験
chromosome (microsatellite) instability test

略 MSI　　**別** マイクロサテライト不安定性試験

測定法　PCR
検体　癌部組織，正常組織としてACD液加EDTA加血液
基準値　マイクロサテライト反復配列の数的異常（RER），ヘテロ接合性消失（LOH）を認めず
異常値を呈する場合
- RER陽性：HNPCC（遺伝性非ポリポーシス性大腸癌），大腸癌，肺癌，乳癌，子宮癌，卵巣癌，胃癌，食道癌，腎癌，髄膜腫，精巣腫瘍など
- 3p LOH：乳癌，肺癌，腎癌，前立腺癌，膀胱癌
- 17p LOH：乳癌，肺癌，大腸癌，脳腫瘍，食道癌，骨肉腫，悪性黒色腫，肝癌，前立腺癌
- 18q LOH：大腸癌，食道癌，前立腺癌，胃癌，膵癌，膀胱癌

次に必要な検査▶　必要に応じ，ミスマッチ修復遺伝子を調べる．

プロフィール
- マイクロサテライト領域は，アミノ酸をコードしない，ゲノム上の1〜4塩基の単純な反復配列で，その配列は個人ごとに異なる．DNAの複製に際し誤りを生じやすく，その反復配列の長さの変化（マイクロサテライト不安定性：microsatellite instability）は，DNA複製の際の誤りを修復する機構の異常を示唆する．
- 染色体不安定性試験では，染色体上のマイクロサテライトマーカーを用い，間接的にDNA修復系の異常を検出し，染色体欠失の有無を調べる．癌組織DNAについてマイクロサテライト領域をPCR増幅し，ポリアクリルアミドゲル電気泳動で分画し泳動

パターンを正常組織（通常，末梢血リンパ球）と比較解析する．

- 正常組織DNAでは，両アレルに対応する移動度の異なる2本のバンドが識別できる（ヘテロ接合体）．癌組織DNAで片方のバンドが消失または減弱した場合，ヘテロ接合性の消失（loss of heterozygosity：LOH）と判定する．正常と異なるバンドパターンが出現した場合，マイクロサテライト領域の反復配列の数的異常（replication error：RER）（＋）と判定し，DNA不適正塩基（ミスマッチ）修復の異常を示唆する．

臨床的意義と検査値の読み方

- ミスマッチ修復異常は，癌遺伝子や癌抑制遺伝子の遺伝子異常の頻度を高め，異常が蓄積されると発癌の危険性が高まる．遺伝性非ポリポーシス性大腸癌（hereditary nonpolyposis colorectal cancer：HNPCC）やその亜型（Muir-Torre症候群，Turcot症候群）では，DNA修復酵素の異常が癌化の一因であることが示唆され，原因遺伝子としてミスマッチ修復遺伝子 *hMSH2*（human MutS homologue 2；2p22），*hMLH1*（human MutL homologue 1；3p21-23），さらに *hPMS1*（postmeiotic segregation 1；2q31），*hPMS2*（7q22）の欠失が知られている．
- マイクロサテライト不安定性は他の多くの癌で認められ，特にHNPCC患者では，大腸癌（Lynch症候群Ⅰ型），子宮体癌，胃癌，泌尿器癌，乳癌が高率にみられる（Lynch症候群Ⅱ型）．マイクロサテライト不安定性は重複癌や家系内発癌のリスクの判定に利用できる．
- 正常細胞では腫瘍抑制遺伝子がヘテロ接合体を形成することで癌化は抑制されており，主に染色体の欠損または遺伝子欠失によるLOHが癌化に重要な働きをする．
- 18番染色体長腕（18q21），17番染色体短腕（17p）には，それぞれ癌抑制遺伝子 *DCC*（deleted in colorectal carcinoma），*P53* が単離され，18qや17pのLOHが各種の癌で検出される．LOHの検出は測定染色体上に座位する癌抑制遺伝子の欠失が推測できる．

予想外の値が認められるとき

- 腫瘍組織の腫瘍細胞比率が50％以下の場合，正常細胞混入の影響が大きいためマイクロサテライト不安定性の判定には注意を要する．　　　　　（宮地勇人）

8C001

PDGFB 遺伝子

PDGFB gene

[略] *PDGFB*　[別] SIS遺伝子，c-*sis* 遺伝子

[測定法]　サザンブロット・ハイブリダイゼーション
[検体]　ACD液加EDTA加血液，またはACD液加RPMI-1640加骨髄液

[基準値]　遺伝子再構成を認めず
[異常値を呈する場合]
[遺伝子再構成を示す]▶脳腫瘍，乳癌，卵巣癌，肝癌，大腸癌，神経芽細胞腫，膀胱癌，前立腺癌，悪性黒色腫，中皮腫，骨肉腫

[次に必要な検査]▶PDGF-B鎖やPDGF-A鎖のmRNA発現を測定する．形態学的検査，染色体検査などを併せて総合的に診断する．

プロフィール

- *PDGFB* 遺伝子は22番染色体（22q12.3-13.1）上に座位する癌遺伝子の一つで，ウイルス癌遺伝子v-*sis* と高い相同性をもち，血小板由来増殖因子（platelet-derived growth factor：PDGF）のB鎖をコードする．
- PDGFは，PDGF-A鎖，PDGF-B鎖それぞれのホモダイマーまたはA鎖とB鎖ヘテロダイマーとして，線維芽細胞の増殖刺激作用をもつ．PDGFが受容体に結合すると，受容体は二量体化し，続いて細胞質内のチロシンキナーゼが活性化し，細胞内情報伝達の初期事象として受容体自らのリン酸化が起こる．
- *PDGFB* 遺伝子の構造異常（増幅または再構成）は，*PDGFB* 遺伝子のcDNA断片を検出プローブとして用い，腫瘍から抽出したDNAについてサザンブロット・ハイブリダイゼーションによって判定する．

臨床的意義と検査値の読み方

- 発癌の分子機構として，*PDGFB* 遺伝子の活性化の関与を知りたいときに利用する．*PDGFB* 遺伝子（c-*sis* 遺伝子）とその受容体の発現，さらにPDGF様物質の分泌が各種悪性腫瘍（脳腫瘍，乳癌，卵巣癌，肝癌，大腸癌，神経芽細胞腫，膀胱癌，前立腺癌，悪性黒色腫，中皮腫，骨肉腫）で証明され，これらがオートクライン機構によって悪性腫瘍の増殖誘発や維持に重要な役割を果たすと考えられている．

　　　　　　　　　　　　　　　　（宮地勇人）

8C053

ERBB2 遺伝子増幅

ERBB2 gene amplification

[略] *ERBB2*　[別] *NEU* 遺伝子増幅，*HER-2* 遺伝子増幅

[測定法]　ドットブロット・ハイブリダイゼーション，FISH，PCR，サザンブロット・ハイブリダイゼーション
[検体]　組織（パラフィン包埋したブロック）
[基準値]　（－）遺伝子増幅度3.0未満
[異常値を呈する場合]
[陽性]　乳癌，胃癌，膀胱癌，卵巣癌，子宮体癌，粘液産生性膵腫瘍

[次に必要な検査]▶エストロゲン受容体，プロゲステロン受容体の検索を行う．

プロフィール

- *ERBB2*遺伝子は，17番染色体（17q21）上に座位する細胞内の癌原遺伝子（c-proto-oncogene）である．トリに赤芽球症を起こすv-*erb*ウイルスの相同性から同定された上皮細胞増殖因子受容体（epidermal growth factor receptor：EGFR）をコードするc-*erbB*遺伝子と高い相同性を有し，この遺伝子産物は増殖因子受容体ファミリーの受容体型チロシンキナーゼをコードする．NEU，HER-2（human epithelial growth factor type 2）ともよばれている．
- EGFRは，細胞膜上に存在する成長ホルモン受容体で，細胞の増殖や分化などを制御し，さらには腫瘍の進行，浸潤，転移に関与している．
- *ERBB2*遺伝子増幅の測定は，腫瘍組織を用いたFISH，または細胞から抽出したDNAについてドットブロット・ハイブリダイゼーションにて行う．

臨床的意義と検査値の読み方

- *ERBB2*遺伝子の遺伝子増幅は胃癌，乳癌，子宮体癌など腺癌で高率にみられる．一方，*ERBB2*遺伝子の遺伝子増幅は，肺，食道など扁平上皮癌に特徴的にみられる．乳癌の10～30％の症例で遺伝子の増幅と蛋白の過剰発現がみられる．*ERBB2*遺伝子の遺伝子増幅をもつ乳癌症例では手術時のリンパ節転移が高率にみられ，治療抵抗性で予後不良である．また，エストロゲンやプロゲステロン受容体陰性と関連している．遺伝子産物のHER2に対するヒト化モノクローナル抗体（ハーセプチン®）は，HER2が過剰発現した乳癌症例において有効な治療薬として用いられる．
- 浸潤性乳管癌では*ERBB2*遺伝子の遺伝子増幅や過剰発現と組織型の間には明らかな傾向がみられないのに対し，非浸潤性乳管癌では，*ERBB2*遺伝子の遺伝子増幅や過剰発現が一亜型であるcomedo carcinomaに特徴的にみられる．
- 胃癌では高分化腺癌のみに約20％みられ，遺伝子増幅および過剰発現を示す症例は予後不良との報告がある．
- 粘液産生性膵腫瘍で発現過剰がみられる．

予想外の値が認められるとき

- 測定法により組織標本の取り扱いは異なる．FISHによる*ERBB2*遺伝子増幅には，材料として10％中性緩衝ホルマリン固定液にて24～48時間程度の固定を行った組織をパラフィン包埋したブロックを用いる．抽出したDNAを用いるドットブロット・ハイブリダイゼーションなどでは，材料として凍結組織を用いる．

(宮地勇人)

8C530
*P53*遺伝子

P53 gene

略 *P53*　別 *P53*関連検査

測定法　遺伝子再構成：サザンブロット・ハイブリダイゼーション，遺伝子増幅：ドットブロット・ハイブリダイゼーション

検体　ACD液加EDTA加血液，またはACD液加RPMI-1640加骨髄液，組織

基準値　再構成：遺伝子再構成を認めず
　　　　　増幅：（－）遺伝子増幅度3.0未満

異常値を呈する場合

*P53*遺伝子欠失　肺癌，大腸癌，胃癌，食道癌，膵癌，肝癌，乳癌，子宮体癌，子宮頸癌，卵巣癌

次に必要な検査▶*P53*遺伝子の点突然変異の有無を調べる．*P53*遺伝子の欠失の有無は，*P53*または17pのLOHで調べる．

プロフィール

- 癌抑制遺伝子*P53*遺伝子の産物であるP53蛋白質は，特異的塩基配列を認識しDNAに結合してサイクリン依存性キナーゼ阻害蛋白質をコードする*P21*遺伝子などの転写を活性化し，紫外線照射，放射線や化学物質により傷害を受けたDNAが修復されるまで細胞がS期（分裂期）に入らないようG₁（DNA合成準備期）チェックポイントで細胞周期を止め，傷害によって誘発された変異が固定されるのを防ぐ，あるいは変異をもつ細胞が排除される時間を作り出すことにより癌化を抑制する役割をもつとされる．
- 細胞質内でP53蛋白質の発現が増大すると，細胞周期はG₁期で停止またはアポトーシスを示す．正常P53蛋白質が癌細胞の増殖を抑制するのに対し，変異P53蛋白質はその抑制活性を失っている．
- *P53*遺伝子の構造異常は，腫瘍細胞から抽出したDNAについてサザンブロット・ハイブリダイゼーションにて，*P53*遺伝子増幅度はドットブロット・ハイブリダイゼーションにて調べる．

臨床的意義と検査値の読み方

- *P53*遺伝子の変異はヒトのあらゆる組織由来（上皮系，間葉系，造血系，中枢神経系）の腫瘍において認められる．多くの場合，*P53*遺伝子の存在する17番染色体短腕（17p）の一方のアレル欠失すなわちヘテロ接合性消失（loss of heterozygosity：LOH）や*P53*遺伝子の点突然変異が高頻度に認められる．肺癌，横紋筋肉腫，骨芽細胞腫ではときに*P53*遺伝子の両アレルの欠失がみられる．*P53*遺伝子の変異は，癌の生物学的悪性度，予後の指標として*P53*遺伝子の欠失の有無を知りたいときに利用する．
- 癌の発生や進展には複数の遺伝子変異が多段階の過程で蓄積することが必要である（多段階発癌説）．大腸腫瘍では腺腫の段階で*APC*遺伝子の異常や*KRAS*

遺伝子変異が起きており，腺腫から癌へ転換する際P53遺伝子の異常が重要とされる．また粘膜内癌から浸潤癌へ進行する際，18番染色体（18q）上の癌抑制遺伝子DCCや22番染色体（22q）に存在する遺伝子（NF2が候補遺伝子）の異常が関与していると考えられる．de novo経路では，APC遺伝子やP53遺伝子の変異が早期から重要とされる．これら散発癌に対し，遺伝性非ポリポーシス性大腸癌（約6％を占める）ではDNAミスマッチ修復遺伝子（hMSH2，hMLH1，hPMS1，hPMS2）の異常が原因と考えられている．

予想外の値が認められるとき
- 腫瘍組織の腫瘍細胞比率が低い場合，正常細胞混入の影響が大きいため判定には注意を要する．

（宮地勇人）

8C535〜538
P53遺伝子点突然変異
P53 gene point mutation

略 *P53*　　別 *TP53*

測定法	SSCP
検体	癌部組織
基準値	点突然変異を認めず
異常値を呈する場合	
陽性	肺癌，大腸癌，胃癌，食道癌，膵癌，肝癌，乳癌，子宮体癌，子宮頸癌，卵巣癌，Li-Fraumeni症候群

次に必要な検査 ▶ *P53*のシークエンス決定を行う．*P53*遺伝子の欠失の有無を知るため，*P53*または17pヘテロ接合性の消失の有無を調べる．

プロフィール
- 正常P53蛋白質が癌細胞の増殖を抑制するのに対し，変異P53蛋白質はその抑制活性を失っている．
- 癌抑制遺伝子である*P53*遺伝子の点突然変異の有無は，1本鎖のDNAが1塩基の違いによっても高次構造が変化し電気泳動で移動度に違いが生じることを利用して検出する（single-strand conformation polymorphism：SSCP）．*P53*遺伝子の点突然変異のほとんどは，エクソン5-8の高度に保存された狭い領域に存在する．

臨床的意義と検査値の読み方
- *P53*遺伝子の点突然変異は，あらゆる組織由来のヒト腫瘍で高率にみられる．*P53*遺伝子の点突然変異または欠失が両アレルに発生し，細胞の増殖抑制が効かなくなることが癌化に重要と考えられている．各種癌の生物学的悪性度，予後の指標として利用される．
- 大腸癌での*P53*遺伝子の点突然変異の頻度は全体で60〜70％で，軽度異型腺腫，高度異型腺腫，粘膜内癌，浸潤癌と癌化過程が進むに従い増加する．

- *P53*遺伝子の変異をもつ症例はリンパ節転移の頻度が高いとの報告がある．また，*P53*と*KRAS*両者の遺伝子に異常がある場合，有意に予後不良との報告がある．*P53*遺伝子の点突然変異はアミノ酸置換を伴うミスセンス変異である．アミノ酸置換部位と臨床病態との関係は明らかではない．
- 乳癌での*P53*遺伝子の点突然変異は，stageが高いほど頻度が高くなる（stage Ⅰの10％からstage Ⅳの40％）．乳癌では一方のアレルの欠失に，他方のアレルの点突然変異を伴う頻度は比較的少ない．
- 胃癌では早期癌，進行癌ともに60％にみられる．腺腫では高度異型腺腫になるとアミノ酸配列に変化をもたらすフレームシフトをきたす点突然変異がみられるため，良性病変と胃癌の鑑別が可能である．
- 肺癌では非小細胞癌で45％，扁平上皮癌で75％と組織によって頻度が異なる．
- 膀胱癌では浸潤性で悪性度の高いほど変異率が高い．
- 肝癌では分化度が低いほど変異率が高い．
- 軟部肉腫，乳癌，脳腫瘍，白血病，副腎皮質腫瘍，骨肉腫など多種の悪性腫瘍の発生を若年者にみる癌家系であるLi-Fraumeni症候群において，遺伝性に受け継がれる*P53*遺伝子異常が生殖細胞系に認められる．Li-Fraumeni症候群が疑われるときのスクリーニングとして利用される．

予想外の値が認められるとき
- *P53*遺伝子の欠失の影響を考慮する．

（宮地勇人）

8C201
NRAS遺伝子
NRAS gene

略 *NRAS*　　別 N-*ras*遺伝子関連検査

測定法	遺伝子増幅：ドットブロット・ハイブリダイゼーション，遺伝子再構成：サザンブロット・ハイブリダイゼーション，遺伝子点突然変異：PCR
検体	ACD液加EDTA加血液，組織
基準値	増幅：（−）遺伝子増幅度3.0未満 再構成：遺伝子再構成を認めず 点突然変異：遺伝子点突然変異を認めず
異常値を呈する場合	
遺伝子増幅陽性	乳癌，神経芽細胞腫
遺伝子点突然変異陽性	急性骨髄性白血病，急性リンパ性白血病，甲状腺癌，悪性黒色腫，乳癌

次に必要な検査 ▶ 癌の病勢，予後の推定は，形態学的検査，遺伝子検査などを併せて総合的に行う．

プロフィール
- *NRAS*遺伝子は細胞内の癌原遺伝子（c-proto-oncogene）である*RAS*遺伝子群の一つで1番染色体短腕（1p22/p13）上に座位する．レトロウイルス内に見出されたウイルス性腫瘍遺伝子と相同性をもつ細胞

内癌遺伝子として，ヒトの神経芽細胞株から分離・同定された．

- RAS遺伝子群はHRAS，KRAS，NRASの3種があり，いずれもアミノ酸配列の類似した相同性をもつ分子量21kDaのグアニン・ヌクレオチド結合蛋白質をコードしている．原形質膜内面に存在するグアニン・ヌクレオチド（GTPまたはGDP）結合蛋白質（G蛋白質）を産生し，増殖因子受容体から核への分裂刺激シグナルの通過を制御する．
- RAS遺伝子の活性化は，189個のアミノ酸中12，13，61番目のアミノ酸コドンの点突然変異により起こり，内在するGTPase活性が低下することによりGDP/GTPサイクルを脱制御し，G蛋白質をGTP結合の活性型に保持するため細胞増殖が持続的に起きる．
- 腫瘍組織細胞のDNAについて，NRASの増幅の有無はドットブロット・ハイブリダイゼーションにて，遺伝子構造の異常はサザンブロット・ハイブリダイゼーションにて，遺伝子点突然変異の有無はPCRにて検査する．

臨床的意義と検査値の読み方

- RAS遺伝子群は12，13，61番目のアミノ酸コドンのいずれかの点突然変異により活性化されることで腫瘍の発生に関与する．腫瘍の発生臓器によりRAS遺伝子の種類や頻度が異なる．癌の生物学的悪性度や予後の指標として利用される．
- 乳癌においてNRASの増幅は，悪性度と比例するとの報告がある．神経芽細胞腫においては，NRASの増幅がより疾患特異的とされている．
- NRAS遺伝子点突然変異は造血器腫瘍で報告が多く，急性骨髄性白血病で20〜30％，骨髄異形成症候群で10〜20％の頻度で活性化がみられる．RAS点突然変異を有する骨髄異形成症候群は白血病へ進展しやすい．
- RAS点突然変異は，腫瘍により癌化過程での役割は異なると考えられる．すなわち甲状腺癌や大腸癌では前癌病変，造血器腫瘍でも前白血病状態と考えられる骨髄異形成症候群で検出されるのと対照的に，慢性骨髄性白血病や多発性骨髄腫では進行期に検出される．

予想外の値が認められるとき

- 腫瘍組織の腫瘍細胞比率が低い場合，正常細胞混入の影響が大きいため判定には注意を要する．

（宮地勇人）

8C211
HRAS遺伝子
HRAS gene

略 *HRAS*　別 H-*ras*遺伝子関連検査

測定法　遺伝子増幅：ドットブロット・ハイブリダイゼーション，遺伝子再構成：サザンブロット・ハイブリダイゼーション

検体　組織

基準値　増幅：（−）遺伝子増幅度3.0未満
　　　　再構成：遺伝子再構成を認めず

異常値を呈する場合

遺伝子増幅陽性　膀胱癌

次に必要な検査▶PCRによるRAS遺伝子の点突然変異を調べる．

プロフィール

- HRAS遺伝子は細胞内の癌原遺伝子（c-proto-oncogene）であるRAS遺伝子群の一つで11番染色体短腕（11p15）上に座位する．レトロウイルス内に見出されたウイルス性腫瘍遺伝子と相同性をもつ細胞内癌遺伝子としてラットのハーベイ（Harvey）肉腫から分離・同定された．
- RAS遺伝子群はHRAS，KRAS，NRASの3種があり，いずれもアミノ酸配列の類似した相同性をもつ分子量21kDaのグアニン・ヌクレオチド結合蛋白質（G蛋白質）をコードしている．原形質膜内面に存在するグアニン・ヌクレオチド（GTPまたはGDP）結合蛋白質（G蛋白質）を産生し，増殖因子受容体から核への分裂刺激シグナルの通過を制御する．
- RAS遺伝子の活性化は，189個のアミノ酸中12，13，61番目のアミノ酸コドンの点突然変異により起こり，内在するGTPase活性が低下することによりGDP/GTPサイクルを脱制御し，G蛋白質をGTP結合の活性型に保持するため細胞増殖が持続的に起きる．
- 腫瘍組織細胞のDNAについて，HRASの増幅はドットブロット・ハイブリダイゼーションにて，また再構成や増幅など遺伝子構造の異常はサザンブロット・ハイブリダイゼーションにて検査する．

臨床的意義と検査値の読み方

- RAS遺伝子群は12，13，61番目のアミノ酸コドンのいずれかの点突然変異により活性化されることにより腫瘍の発生に関与する．腫瘍の発生臓器によりRAS遺伝子の種類や頻度が異なる．
- 肺癌，大腸癌でHRAS点突然変異がみられるが，KRASより低率である．
- 骨髄異形成症候群においては，RAS遺伝子の活性化はNRAS，HRAS，KRAS遺伝子のいずれにも認められる．
- 膀胱癌においてHRASの増幅が点突然変異とともに10〜20％に起きているとの報告がある．
- RAS点突然変異は，腫瘍により癌化過程での役割は異なると考えられる．すなわち，甲状腺癌や大腸癌では前癌病変，造血器腫瘍でも前白血病状態と考えられる骨髄異形成症候群で検出されるのと対照的に，慢性骨髄性白血病や多発性骨髄腫では進行期に検出される．

予想外の値が認められるとき
- 腫瘍組織の腫瘍細胞比率が低い場合，正常細胞混入の影響が大きいため判定には注意を要する．

（宮地勇人）

8C221
KRAS遺伝子
KRAS gene

略 KRAS　**別** K-*ras* 遺伝子関連検査

測定法	遺伝子増幅：ドットブロット・ハイブリダイゼーション，遺伝子再構成：サザンブロット・ハイブリダイゼーション，codon 12 点突然変異：PCRシークエンス法
検体	組織
基準値	増幅：（−）遺伝子増幅度3.0未満 再構成：遺伝子再構成を認めず 点突然変異：遺伝子点突然変異を認めず

異常値を呈する場合
遺伝子増幅陽性 膵癌
遺伝子点突然変異陽性 肺癌，膵癌，大腸癌，胃癌（管状腺腫），前立腺癌，卵巣癌，悪性黒色腫

次に必要な検査▶ 癌の病勢，予後の推定は，形態学的検査，遺伝子検査などを併せて総合的に行う．

プロフィール
- *KRAS*遺伝子は細胞内の癌原遺伝子（c-proto-oncogene）である*RAS*遺伝子群の一つで12番染色体短腕（12p12）上に座位する．レトロウイルス内に見出されたウイルス性腫瘍遺伝子と相同性をもつ癌遺伝子としてカーステン（Kirsten）肉腫から分離・同定された．
- *RAS*遺伝子群は*HRAS*，*KRAS*，*NRAS*の3種があり，いずれも相同性をもつ分子量21 kDaのグアニン・ヌクレオチド結合蛋白質をコードしている．
- 腫瘍組織細胞のDNAについて，*KRAS*の増幅はドットブロット・ハイブリダイゼーションにて，再構成や増幅など遺伝子構造の異常はサザンブロット・ハイブリダイゼーションにて，遺伝子点突然変異の有無はPCR-ハイブリダイゼーションにて検査する．
- 近年，*KRAS*コドン12（GGT）についてカラー標識PCRを用いたシークエンス（sequence）法でも測定されている．

臨床的意義と検査値の読み方
- *RAS*遺伝子群は12，13，61番目のアミノ酸コドンのいずれかの点突然変異により活性化されることにより腫瘍の発生に関与する．腫瘍の発生臓器により*RAS*遺伝子の種類や頻度が異なる．*KRAS*変異が最も多く，*KRAS*の点突然変異は，肺癌，大腸癌などで*HRAS*より高率に認められる．
- 肺癌でのコドン12の変異は組織特異性がみられ，腺癌の15〜20％にみられる．肺癌で術後の生存期間

が短くなるとの報告がある．
- 大腸癌の40〜50％に*RAS*遺伝子の点突然変異がみられ，その70〜80％はコドン12に集中している．癌化に先行して腺腫においても*KRAS*遺伝子点突然変異がみられ，癌発生の早期の段階で起こると考えられる．大腸癌では放射線や化学療法に対する抵抗性との関連が示唆されるが，予後との関連は明確でない．
- 膵癌の80〜90％に認められ，そのほとんどはコドン12の変異である．遺伝子変異として，まれに増幅がみられる．膵管癌に特異的で，その他の組織（腺房細胞癌や島細胞癌）にはみられない．慢性膵炎でも膵管上皮の過形成や腺腫において*KRAS*点突然変異が高率にみられる．すなわち発癌の初期の変化であることが示唆される．実際，*KRAS*点突然変異は，腫瘍サイズ，進行度，リンパ節転移の有無，予後とは無関係とされる．
- 前立腺癌では転移，進行の可能性と関連している．

予想外の値が認められるとき
- 腫瘍組織の腫瘍細胞比率が低い場合，正常細胞混入の影響が大きいため判定には注意を要する．

（宮地勇人）

8C251
MYC遺伝子
MYC gene

略 MYC　**別** c-*myc* 遺伝子関連検査

測定法	遺伝子増幅：ドットブロット・ハイブリダイゼーション，遺伝子再構成：サザンブロット・ハイブリダイゼーション
検体	組織
基準値	増幅：（−）遺伝子増幅度3.0未満 再構成：遺伝子再構成を認めず

異常値を呈する場合
遺伝子増幅陽性（肺）小細胞癌，（肺）非小細胞癌，胃癌，大腸癌，浸潤性膵癌，乳癌，子宮頸部癌
遺伝子再構成を示す Burkittリンパ腫，B細胞性急性リンパ性白血病（ALL）

次に必要な検査▶ ノーザンブロット・ハイブリダイゼーションよる*MYC* mRNAの発現を調べる．サザンブロット・ハイブリダイゼーションによる免疫グロブリン遺伝子の再構成を調べる．

プロフィール
- *myc*は細胞内の癌原遺伝子（c-proto-oncogene）である*myc*遺伝子群の一つで，8番染色体長腕（8q24）上に座位する．レトロウイルスによるニワトリ白血病ウイルス（avian myelocytomatosis virus MC29）のもつ発癌遺伝子v-*myc*と相同性のある癌遺伝子として発見された．遺伝子産物である蛋白質は核内に存在し，DNAの転写制御機能を持ち，細胞増殖に重

要な機能をもつ．
- 腫瘍組織細胞のDNAについて，*MYC*の増幅はドットブロット・ハイブリダイゼーションにて，再構成や増幅など遺伝子の構造異常はサザンブロット・ハイブリダイゼーションにて調べる．

臨床的意義と検査値の読み方

- Burkittリンパ腫やB細胞性ALLにおいては，8染色体上にある*MYC*遺伝子と免疫グロブリン遺伝子をもつ染色体14q32，2p12，22q11（それぞれ*IGH*，*IGLK*，*IGLL*遺伝子）のいずれかとの間で相互転座が起こり，*MYC*と免疫グロブリン遺伝子が隣接することによって*MYC*が活性化されることで腫瘍化すると考えられている．
- 乳癌では*MYC*遺伝子増幅（10～60％の症例）または過剰発現は，短い生存期間，高い術後再発率と関連している．
- 肺小細胞癌での*MYC*遺伝子増幅は，予後不良因子，放射線や化学療法に対する抵抗性の指標となる．
- 胃癌，大腸癌における*MYC*遺伝子発現過剰は，単独の予後因子としては意義は明らかでない．
- 子宮頸癌では*MYC*遺伝子増幅または発現過剰は進行癌，再発危険性との関連が報告されている．
- 浸潤性膵癌で*MYC*遺伝子増幅がみられる．

予想外の値が認められるとき

- 腫瘍組織の腫瘍細胞比率が低い場合，正常細胞混入の影響が大きいため判定には注意を要する．

（宮地勇人）

8C253
*MYCN*遺伝子

MYCN gene

[略] *MYCN* [別] N-*myc*遺伝子関連検査

測定法 遺伝子増幅：FISH，遺伝子再構成：ドットブロット・ハイブリダイゼーション，サザンブロット・ハイブリダイゼーション
検 体 組織
基準値 増幅：（−）遺伝子増幅度 3.0 未満
　　　　　再構成：遺伝子再構成を認めず

異常値を呈する場合

[遺伝子増幅陽性] 神経芽細胞腫，網膜芽細胞腫，（肺）小細胞癌，横紋筋肉腫

次に必要な検査 ▶ 癌の病勢，予後の推定は，形態学的検査，遺伝子検査などを併せて総合的に行う．

プロフィール

- *NMYC*遺伝子は細胞内の癌原遺伝子（c-proto-oncogene）である*myc*遺伝子群の一つで，2番染色体短腕（2p24-p23）に座位する．神経芽細胞腫（neuroblastoma）から*MYC*と相同性をもつ癌遺伝子として分離・同定された．
- 腫瘍組織細胞のDNAについて，*NMYC*の増幅はドットブロット・ハイブリダイゼーションにて，遺伝子再構成や増幅など構造異常はサザンブロット・ハイブリダイゼーションにて調べる．

臨床的意義と検査値の読み方

- 神経芽細胞腫は，主に乳・幼児期に発症する交感神経系由来の疾患で，小児の腹部腫瘍の約1/3を占める．神経芽細胞腫において*NMYC*増幅例が多く，増幅例は予後が悪いことが明らかとなっている．
- *NMYC*遺伝子の増幅は，早期（Ⅰ～Ⅱ期）ではほとんど観察されないのに対し，病期の進んだⅢ・Ⅳ期の症例で高頻度（30～50％）にみられる．増幅例は1歳以上，非増幅例は1歳以下に多い．増幅が確認された患者群は転移が高率に起こり予後不良との報告がある．
- *NMYC*増幅を伴う神経芽細胞腫の染色体分析において，HSR（homogenously staining region：染色体均質染色領域）やDM（double minute chromosome：微小染色体）などの遺伝子増幅を反映した染色体異常が観察され，これら異常染色体の上に*NMYC*遺伝子DNAが存在することが確認されている．

予想外の値が認められるとき

- 腫瘍組織の腫瘍細胞比率が低い場合，正常細胞混入の影響が大きいため判定には注意を要する．

（宮地勇人）

8C255
*MYCL*遺伝子

MYCL gene

[略] *MYCL* [別] L-*myc*遺伝子関連検査

測定法 遺伝子増幅：ドットブロット・ハイブリダイゼーション，遺伝子再構成：サザンブロット・ハイブリダイゼーション
検 体 組織
基準値 増幅：（−）遺伝子増幅度 3.0 未満
　　　　　再構成：遺伝子再構成を認めず

異常値を呈する場合

[遺伝子増幅陽性] （肺）小細胞癌，（肺）非小細胞癌

次に必要な検査 ▶ 癌の病勢，予後の推定は，形態学的検査，遺伝子検査などを併せて総合的に行う．

プロフィール

- *LMYC*遺伝子は細胞内の癌原遺伝子（c-proto-oncogene）である*myc*遺伝子群の一つで，1番染色体短腕（1p32）上に座位する．肺（lung）小細胞癌から*MYC*遺伝子と相補性をもつ癌遺伝子として分離・同定された．
- 腫瘍組織細胞のDNAについて，*LMYC*の増幅はドットブロット・ハイブリダイゼーションにて，再構成や増幅など遺伝子構造の異常はサザンブロット・ハイブリダイゼーションにて検査する．

臨床的意義と検査値の読み方

- *LMYC*遺伝子の増幅は肺癌（小細胞癌，非小細胞癌）で認められる．肺癌では*LMYC*遺伝子は，しばしば*rlf*（rearranged *LMYC* fusion）と再構成し融合蛋白質を形成し，これは*LMYC*の活性化機序と考えられている．

予想外の値が認められるとき

- 腫瘍組織の腫瘍細胞比率が低い場合，正常細胞混入の影響が大きいため判定には注意を要する．

（宮地勇人）

8C121
*ABL*遺伝子再構成

ABL gene rearrangement

略 *ABL*　別 c-*ABL*遺伝子再構成

測定法	サザンブロット・ハイブリダイゼーション
検体	ACD液加EDTA加血液，またはACD液加RPMI-1640加骨髄液，組織
基準値	遺伝子再構成を認めず

異常値を呈する場合

遺伝子再構成を示す 慢性骨髄性白血病（CML），Philadelphia染色体（Ph）陽性急性リンパ性白血病（ALL），Ph陽性急性骨髄性白血病（AML）

次に必要な検査▶形態学的検査，細胞表面抗原検査や染色体検査などを併せて総合的に診断する．必要に応じ*BCR-ABL*遺伝子産物（mRNA）を測定する．

プロフィール

- CMLやALLでみられるPhiladelphia染色体（Ph）（9;22転座）において，9番染色体長腕（9q34）上の非受容体型チロシンキナーゼ遺伝子*ABL*が22番染色体長腕（22q11）上の5.8kb内の限られた領域であるbreak point cluster region（bcr）遺伝子領域と断端融合している．このキメラmRNAから翻訳されたキメラ蛋白質は，正常より強いチロシンキナーゼ活性をもち癌化の初期段階に関与している．
- 骨髄増殖性疾患における*ABL*遺伝子再構成の検出は，*ABL*遺伝子領域が切断され*BCR*遺伝子領域との融合が白血病発病に関与していることを示す．
- *ABL*遺伝子再構成の有無は，*ABL*遺伝子cDNA断片を検出プローブとして用い，白血病細胞から抽出したDNAについてサザンブロット・ハイブリダイゼーションにて判定する．Phは，CMLの95％以上，ALLの15〜25％，まれにAMLでみられる．CMLの約5％はPhが陰性である．*ABL*遺伝子上の切断点は5′側に位置する300kb以上の広い領域のいずれかに起こる．このため，一般的に*ABL*遺伝子の再構成の検出は困難である．

（宮地勇人）

8C473
*BCR-3′*遺伝子再構成

break point cluster region-3′ gene rearrangement

略 *BCR-3′*　別 3′端*BCR*

測定法	サザンブロット・ハイブリダイゼーション
検体	ACD液加EDTA加血液，またはACD液加RPMI-1640加骨髄液
基準値	遺伝子再構成を認めず

異常値を呈する場合

遺伝子再構成を示す 慢性骨髄性白血病（CML），Philadelphia染色体（Ph）陽性急性リンパ性白血病（ALL），Ph陽性急性骨髄性白血病（AML）

次に必要な検査▶形態学的検査，細胞表面抗原検査や染色体検査などを併せて総合的に診断する．必要に応じ*BCR-ABL*遺伝子産物（mRNA）を測定する．

プロフィール

- CMLやALLでみられるPhiladelphia染色体（Ph）（9;22転座）において，9番染色体長腕（9q34）上の非受容体型チロシンキナーゼ遺伝子*ABL*が22番染色体長腕（22q11）上の5.8kb内の限られた領域であるbreak point cluster region（bcr）遺伝子領域と断端融合している．翻訳されたキメラ蛋白質は，正常より強いチロシンキナーゼ活性をもち，癌化の初期段階に関与している．
- *BCR-3′*遺伝子再構成の検出は，*BCR*遺伝子領域が切断され*ABL*遺伝子との融合が白血病発病への関与を示す．
- 本検査は，*BCR*遺伝子領域の3′側cDNA断片を検出プローブとして用い，白血病細胞DNAについて遺伝子再構成の有無をサザンブロット・ハイブリダイゼーションにて判定する．

臨床的意義と検査値の読み方

- Phは，CMLの95％以上，ALLの15〜25％，まれにAMLでみられる．CMLの約5％はPhが陰性である．その20〜40％は*BCR*再構成が認められ，臨床的にPh陽性CMLと同様である（masked Phや複雑型Ph）．
- CMLとの鑑別を要する白血球増多症や血小板増多症において，染色体検査でPh陰性の場合，masked Phや複雑型Phを疑うときに利用する．Ph陰性CMLに含まれる病態として，骨髄増殖性の要素をもつ骨髄異形成症候群，慢性骨髄単球性白血病，Ph陰性*BCR*陰性のCMLがある．
- CMLやALLの治療経過のモニタリングとして，特に染色体検査でPh陰性のとき有用である．
- CMLでの*BCR*再構成は，白血病細胞に特異的なマーカーとなる．アルキル化剤治療後の血液学的寛解においても検出される．インターフェロンやチロシンキナーゼ活性阻害剤による治療では，白血病クローンが減少した場合，検出感度以下となることがあ

る. 骨髄移植治療生着後は検出しない.
- Ph陽性ALLは細胞表面抗原検査でB細胞系と骨髄系のmixed lineage白血病を示すことが多い. Ph陽性ALLは成人, 小児ともに予後不良である. ALLの完全寛解中（芽球5％以下）は, BCR再構成は検出感度以下で検出されない.

予想外の値が認められるとき
- BCR-3′領域の部分欠失ではBCR再構成を検出できないため, BCR-5′プローブにて確認する. 治療後で細胞が少ないときは, より高感度のBCR-ABL遺伝子産物（mRNA）を測定する. 切断部位の分布が広いため個別の切断点を正確に決定できない. 制限酵素切断部位多型性による再構成バンドの出現に留意する.
(宮地勇人)

8C474
BCR-5′遺伝子再構成
break point cluster region-5′ gene rearrangement
略 BCR-5′　別 5′端BCR
測定法　サザンブロット・ハイブリダイゼーション
検体　ACD液加EDTA加血液, またはACD液加RPMI-1640加骨髄液
基準値　遺伝子再構成を認めず
異常値を呈する場合
遺伝子再構成を示す　慢性骨髄性白血病（CML）（BCR部分欠失）, Philadelphia染色体（Ph）陽性急性リンパ性白血病（ALL）, Ph陽性急性骨髄性白血病（AML）
次に必要な検査▶形態学的検査, 細胞表面抗原検査や染色体検査などを併せて総合的に診断する. 必要に応じてBCR-ABL遺伝子産物（mRNA）を検査する.

プロフィール
- CMLやALLでみられるPhiladelphia染色体（Ph）（9;22転座）においては, 9番染色体長腕（9q34）上の非受容体型チロシンキナーゼ遺伝子ABLが22番染色体長腕（22q11）上の5.8kbの限られた領域であるbreak point cluster region（bcr）遺伝子領域と断端融合している. 3′側のBCR（BCR-3′）は9番染色体へ転座し, 22番染色体には5′側BCRが存在している.
- 翻訳されたキメラ蛋白質は, 正常より強いチロシンキナーゼ活性をもち, 癌化の初期段階に関与している.
- BCR-5′遺伝子再構成の検出は, BCR遺伝子領域が切断されABL遺伝子との融合が白血病発病に関与していることを示す.
- 本検査は, BCR遺伝子領域の5′側cDNA断片を検出プローブとして用い, 白血病細胞から抽出したDNAについて遺伝子再構成の有無をサザンブロット・ハイブリダイゼーションによって判定する.

臨床的意義と検査値の読み方
- Phは, CMLの95％以上, ALLの15〜25％, まれにAMLでみられる. CMLの約5％はPhが陰性である. その20〜40％がBCR再構成が認められ, 臨床的にPh陽性CMLと同様である（masked Phや複雑型Ph）. その他Ph陰性CMLに含まれる病態には, 骨髄増殖性の要素をもつ骨髄異形成症候群, 慢性骨髄単球性白血病, Ph陰性BCR陰性のCMLがある.
- Ph陽性ALLは, 細胞表面抗原検査でB細胞系と骨髄系のmixed lineage白血病を示すことが多い. Ph陽性ALLは成人, 小児ともに予後不良である. ALLの完全寛解中（芽球5％以下）は, BCR再構成は検出感度以下で検出されない.
- BCR遺伝子領域内での切断部位の多くは3′側にあるが, まれに3′側の部分欠失により, 3′側プローブで再構成を検出できないことがある. その場合には, 5′側BCR（BCR-5′）プローブで再構成を検出しうる（同じBCR-ABL mRNAが作られるため, 臨床的には3′側プローブで検出されるCMLと差異はない）. Ph陽性ALLはCMLに比べ切断点が多様とされ, BCR-3′領域の広範な欠失の頻度も高いとする報告がある.

予想外の値が認められるとき
- 治療後で細胞が少ないときは, より高感度のBCR-ABL遺伝子産物（mRNA）を測定する. 制限酵素切断部位多型性による再構成バンドの出現に留意する.
(宮地勇人)

8C123
BCR-ABLキメラ遺伝子　保
BCR-ABL leukemia chimera gene
略 BCR-ABL（FISH）
測定法　FISH
検体　ヘパリン加血液またはRPMI-1640加骨髄液
基準値　キメラ遺伝子を認めず
異常値を呈する場合
キメラ遺伝子陽性　慢性骨髄性白血病（CML）, Philadelphia染色体（Ph）陽性急性リンパ性白血病（ALL）, Ph陽性急性骨髄性白血病（AML）, 慢性好中球性白血病
次に必要な検査▶形態学的検査, 細胞表面抗原検査や染色体検査などを併せて総合的に診断する. 必要に応じBCR-ABL遺伝子産物（mRNA）を測定する.

プロフィール
- Ph染色体は, 9番染色体（9q34）上の非受容体型チロシンキナーゼ遺伝子ABLが22番染色体（22q11）上のBCR遺伝子領域と断端融合している. 翻訳されたキメラ蛋白質は, 正常より強いチロシンキナーゼ活性をもち, 癌化の初期段階に関与している.

b　癌遺伝子関連検査　785

- FISHによるBCR-ABLキメラ遺伝子測定は，蛍光物質で標識したBCRとABL遺伝子領域のcDNA断片を検出プローブとして，白血病細胞の間期核または分裂核上のDNAとハイブリダイゼーションし検出する．

臨床的意義と検査値の読み方

- BCR-ABLキメラ遺伝子は，BCR再構成をもつCMLと一部（15～20％）のALLで検出される．CMLの約5％はPhが陰性である．その20～40％はBCR再構成が認められ，臨床的にPh陽性CMLと同様である（masked Phや複雑型Ph）．
- CMLとの鑑別を要する白血球増多症や血小板増多症において，Phが陰性の場合，masked Phや複雑型Phを疑うときの確定診断に用いる．その他Ph陰性CMLに含まれる病態には，細胞異形成を伴う非典型型CML，骨髄増殖性の要素をもつ骨髄異形成症候群，慢性骨髄単球性白血病，Ph陰性BCR陰性のCMLがある．
- CMLでのBCR再構成は，アルキル化剤治療後の血液学的寛解後も検出される．インターフェロンやチロシンキナーゼ活性阻害剤による治療では，白血病クローンが減少し検出感度以下となる．骨髄移植治療後は検出しない．
- FISHでは，染色体検査で分裂中期核（分裂像）が得られない場合でも，間期核の細胞でキメラ遺伝子を検出できる．500個の細胞について解析するため，染色体検査より精度が高い．定量的測定が可能である．BCR/ABLとABL/BCRともに検出できる．
- 近年，M-bcrとm-bcrのほかに下流のμ-bcr領域に切断点をもつBCR陽性の慢性骨髄性白血病が明らかにされた．この場合もFISHで検出しうる．

予想外の値が認められるとき

- BCRプローブを用いたサザンブロット・ハイブリダイゼーションによる遺伝子再構成を確認する．治療後は，より高感度のRT-PCRによるBCR-ABL遺伝子産物（mRNA）を測定する．
- CMLと類似した所見において，非典型的CMLの鑑別が必要となる．後者において，染色体異常として，＋8，＋13，del(20q)，i(17q)，del(12p)などがみられる．相互転座として，t(5;10)(q33;q22) の報告がある．

（宮地勇人）

8C125

major BCR-ABL キメラmRNA 保

major BCR-ABL chimera messenger RNA
略 major BCR-ABL

測定法	RT-PCR（リアルタイムPCR）
検体	ACD液加EDTA加血液，またはACD液加RPMI-1640加骨髄液
基準値	キメラmRNAを認めず

異常値を呈する場合

キメラmRNA陽性　慢性骨髄性白血病（CML），一部急性リンパ性白血病（ALL）

次に必要な検査▶形態学的検査，細胞表面抗原検査や染色体検査などを併せて総合的に診断する．CMLの診断には好中球アルカリホスファターゼ，ビタミンB₁₂，画像検査で脾腫大を調べる．

プロフィール

- CML（95％以上の症例）や急性リンパ性白血病（ALL）（15～20％）でみられるPhiladelphia染色体（Ph）(9;22転座) においては，9番染色体長腕(9q34)上の非受容体型チロシンキナーゼ遺伝子ABLが22番染色体長腕（22q11）上のbreak point cluster region（bcr）遺伝子領域と融合し，翻訳されたキメラ蛋白質は，正常より強いチロシンキナーゼ活性をもち癌化に関与している．
- CMLでは210 kDaの蛋白質がみられるのに対し，Ph陽性ALL症例の多く（小児85％，成人50～75％）で190 kDaの蛋白質がみられる．これは，両者でBCRゲノム上での切断点が大きく異なり（それぞれmajor，minor BCR），したがって転写されたキメラmRNA（それぞれ8.5 kb，7.0 kb）が異なるためである．major，minor BCR-ABLキメラmRNAそれぞれは，特異的に結合するプライマーを用いてRT-PCRにて増幅検出できる．major BCRとABLの融合では，BCR遺伝子領域のエクソン2または3とABL遺伝子エクソン2が融合する2種のキメラmRNAがある．
- major BCR-ABLキメラmRNA測定は，白血病細胞から抽出したRNAを用いてRT-PCR（リアルタイムPCR）により調べる．

臨床的意義と検査値の読み方

- major BCR-ABLキメラmRNAは，BCR再構成をもつCMLと一部のALLで検出される．サザンブロット・ハイブリダイゼーション解析による遺伝子再構成の検出は，異常細胞クローンが1～5％以上で可能であるのに対し，PCRは，10⁵個に1個の腫瘍細胞があれば検出できる．このため，BCR再構成をもつCMLやALL細胞に特異的な高感度のマーカーとなり，治療後残存する微小病変（細胞）の追跡に用いられる．2種のmajor BCR-ABLキメラmRNAについて，臨床的差異は明らかではない．
- 成人ALLでのmajor BCR-ABL検出はminorの場合と臨床的に差異はない．一方，小児ALLで，ときにmajor BCR-ABLキメラmRNAが検出される症例（約15％）においては，白血球高値となる．
- 本検査は，BCR再構成をもつCMLやALLの治療後残存する微小病変（細胞）の追跡に用いる．このため，初発時には，特異的マーカーとしてBCR-ABLキメラmRNAの同定が大切である．特に染色体検査でPh陰性のとき有用である．

予想外の値が認められるとき

- bcr切断点がRT-PCR増幅領域外の場合，検出できないため，*BCR*再構成の確認はサザンブロット・ハイブリダイゼーションやFISHにて行う．
- 近年，M-bcrとm-bcrのほかに，下流のμ-bcr領域に切断点をもつ*BCR*陽性のCMLが明らかにされた．
- ALLではより特異的なminor *BCR-ABL*キメラmRNAを測定する．

(宮地勇人)

8C127

minor *BCR-ABL*キメラmRNA 保

minor *BCR-ABL* chimera messenger RNA

略 minor *BCR-ABL*

測定法	RT-PCR（リアルタイムPCR）
検体	ACD加EDTA加血液，またはACD液加RPMI-1640加骨髄液
基準値	キメラmRNAを認めず

異常値を呈する場合

キメラmRNA陽性 Philadelphia染色体（Ph）陽性急性リンパ性白血病（ALL），Ph陽性急性骨髄性白血病（AML）

次に必要な検査▶ 形態学的検査，細胞表面抗原検査や染色体検査などを併せて総合的に診断する．経時的に*BCR-ABL*遺伝子産物（mRNA）をモニタリング検査する．

プロフィール

- 慢性骨髄性白血病（CML）（95％以上の症例）やALL（15～20％）でみられるPhiladelphia染色体（Ph）（9；22転座）において，9番染色体長腕（9q34）上の非受容体型チロシンキナーゼ遺伝子*ABL*が22番染色体長腕（22q11）上のbreak point cluster region（bcr）遺伝子領域と融合し，翻訳されたキメラ蛋白質は，正常より強いチロシンキナーゼ活性をもち癌化に関与している．
- CMLでは210 kDaの蛋白質がみられるのに対して，Ph陽性ALL症例の多くで190 kDaの蛋白質がみられる．これは，両者で*BCR*ゲノム上での切断点が大きく異なり（それぞれmajor，minor *BCR*），したがって転写されたキメラmRNA（それぞれ8.5 kb，7.0 kb）が異なるためである．
- minor *BCR-ABL*キメラmRNA測定は，白血病細胞から抽出したRNAを用いてRT-PCR（リアルタイムPCR）により調べる．

臨床的意義と検査値の読み方

- minor *BCR-ABL*キメラmRNAは，ALLで検出される．サザンブロット・ハイブリダイゼーションによる遺伝子再構成の検出は，異常細胞クローンが1～5％以上で可能であるのに対し，PCRは，10^5個に1個の腫瘍細胞があれば検出できる．このため，ALL細胞に特異的な高感度のマーカーとなり，治療後残存する微小病変（細胞）の追跡に用いられる．
- ALLでは，染色体検査で分裂像が得られない，または判定された正常核型が残存する正常細胞に由来すると考えられる場合などで有用性高い．
- 細胞表面抗原検査でPh陽性ALLの可能性を示唆するB細胞系と骨髄系のmixed lineage leukemiaを示す場合に有用性が高い．
- minor *BCR-ABL*キメラmRNAが検出されるCMLでは，末梢血幼若顆粒球，単球の著明な増加，好塩基球増加がみられる．

予想外の値が認められるとき

- major型*BCR-ABL*キメラmRNAを測定する．bcr切断点がRT-PCR増幅領域外の場合，検出できないため，*BCR*再構成の確認はサザンブロット・ハイブリダイゼーションやFISHにて行う．

(宮地勇人)

8C411

*RARA*遺伝子再構成

retinoic acid receptor α gene rearrangement

略 *RARA* 別 *RAR*，*RARα*，レチノイン酸受容体アルファ遺伝子

測定法	サザンブロット・ハイブリダイゼーション
検体	ACD液加EDTA加血液，またはACD液加RPMI-1640加骨髄液
基準値	遺伝子再構成を認めず

異常値を呈する場合

遺伝子再構成を示す 急性前骨髄球性白血病（APL）

次に必要な検査▶ 形態学的検査，染色体検査などを併せて総合的に診断する．治療後の微小残存病変のモニタリングは，感度の高いRT-PCRによる*PML-RARA*キメラmRNA測定にて行う．

プロフィール

- 15；17転座はAPLに特異的な染色体異常で，70～80％にみられる．
- *RARA*遺伝子産物は，レチノイン酸と結合することにより，骨髄系分化に関与する各種遺伝子のプロモーターに結合する．15；17転座によって，15番染色体長腕（15q22）上の*PML*遺伝子と17番染色体長腕（17q21.1）上の*RARA*遺伝子の間に組み換えが生じ，*PML-RARA*キメラ遺伝子が形成される．その結果，*PML-RARA*キメラ転写因子はヒストンデアセチラーゼ依存性のクロマチンの再モデリングによってレチノイン酸受容体を介する遺伝子発現を抑制することにより，レチノイン酸非存在下で骨髄系分化を抑制する．all-trans型レチノイン酸の大量投与は，この抑制効果を解除することにより，APL細胞を分化させる．
- *RARA*遺伝子再構成の有無は，*RARA*遺伝子cDNA

断片を検出プローブとして用い，サザンブロット・ハイブリダイゼーションによって判定する．

臨床的意義と検査値の読み方
- APLの染色体検査では，15；17転座の検出率は70〜80％と十分でなく，ときに骨髄検体の不良により解析に必要な細胞分裂中期が得られない．一方，サザンブロット・ハイブリダイゼーションによるRARA遺伝子構造解析では，全例に15；17転座によるRARA遺伝子の再構成を確認できる．APLの形態学的特徴である顆粒やファゴットをもたない異型APLにおいても確実に15；17転座によるPML-RARAキメラ遺伝子を確認できる．15；17転座だけでなく，まれな染色体亜型のt(11；17)(q23；q21.1)，t(5；17)(q22；q21.1)転座でもRARA遺伝子の再構成がみられる．
- サザンブロット・ハイブリダイゼーションによるRARA遺伝子の再構成の検出は，白血病化の分子機構としてRARA遺伝子が切断されPML遺伝子とのキメラ遺伝子形成が関与していることがわかる．また，all-trans型レチノイン酸の大量投与に対し感受性があることがわかる．ただし，PML-RARAキメラ遺伝子が生じても変異の存在部位によりall-trans型レチノイン酸に抵抗性を示すことがある．
- 白血病細胞に特異的なマーカーとして治療のモニタリングに用いる．

予想外の値が認められるとき
- 凍結保存した細胞では，抽出DNAの劣化や精製不足となりやすく，その結果，制限酵素での切断が不良となるため，結果の解釈に注意を要する．

（宮地勇人）

8C421
PML-RARAキメラ遺伝子
promyelocytic leukemia-RARA chimera gene
略 *PML-RARA*（FISH）　別 *PML-RAR*

測定法　FISH
検体　ヘパリン加血液またはRPMI-1640加骨髄液
基準値　キメラ遺伝子を認めず
異常値を呈する場合
キメラ遺伝子陽性　急性前骨髄球性白血病（APL）
次に必要な検査▶ 形態学的検査，染色体検査などを総合的に診断する．

プロフィール
- RARA遺伝子産物は，レチノイン酸と結合することにより，骨髄系分化に関与した各種遺伝子のプロモーターに結合する．15；17転座によって，15番染色体長腕（15q22）上のPML遺伝子と17番染色体長腕（17q21.1）上のRARA遺伝子の間に組み換えが生じ，PML-RARAキメラ遺伝子を形成する．その結果，PML-RARAキメラ転写因子はヒストンデアセチラーゼ依存性のクロマチンの再モデリングによってレチノイン酸受容体を介する遺伝子発現を抑制することにより，レチノイン酸非存在下で骨髄系分化を抑制する．all-trans型レチノイン酸の大量投与は，この抑制効果を解除することにより，APLを分化させる．
- PML-RARAキメラ遺伝子測定は，蛍光物質で標識したRARA（15番染色体）とPML遺伝子（17番染色体）領域を検出プローブとして白血病細胞の間期核上のDNAとハイブリダイゼーションさせ，APLに特異的な15；17転座により融合しているPML-RARAキメラ遺伝子の有無を調べる．

臨床的意義と検査値の読み方
- APLの染色体検査では，15；17転座の検出率は70〜80％と十分でなく，ときに骨髄検体の不良により解析に必要な細胞分裂中期が得られない．
- FISHでは間期核においても確実に15；17転座によるPML-RARAキメラ遺伝子を確認できる．染色体検査で分裂像が得られないとき，治療後など細胞の採取が少ないときに有用性が高い．APLの形態学的特徴である顆粒やファゴットをもたない異型のAPLにおいても確実に15；17転座によるPML-RARAキメラ遺伝子を確認できる．染色体検査で分裂中期核（分裂像）が得られない場合でも間期核の細胞でキメラ遺伝子を検出できる．500個の細胞について解析するため，染色体検査より精度が高い．
- 分化誘導療法の選択，化学療法追加の根拠となる．

予想外の値が認められるとき
- APLにおいて，15；17転座以外にRARA遺伝子との転座をもたらす3つの染色体異常が知られている．RARA遺伝子と融合するのは，t(11；17)(q23；q21)では11番染色体上のpromyelocytic leukaemia zinc finger（*PLZF*）遺伝子，t(5；17)(q23；q21)では5番染色体上のnucleophosmin（*NPM*）遺伝子，t(11；17)(q13；q21)では11番染色体上のnuclear matrix associated（*NuMA*）遺伝子である．

（宮地勇人）

8C421
PML-RARAキメラmRNA
PML-RARA chimera messenger RNA
略 *PML-RARA*（PCR）

測定法　RT-PCR（リアルタイムPCR）
検体　ACD液加EDTA加血液，またはACD液加RPMI-1640加骨髄液
基準値　キメラmRNAを認めず
異常値を呈する場合
キメラmRNA陽性　急性前骨髄球性白血病（APL）
次に必要な検査▶ 形態学的検査，染色体検査などを併せて総合的に診断する．白血病細胞に特異的なマーカーとして治療のモニタリングを行う．

プロフィール

- *RARA* 遺伝子産物は，レチノイン酸と結合することにより，骨髄系分化に関与した各種遺伝子のプロモーターに結合する．15；17転座によって，15番染色体長腕（15q22）上の *PML* 遺伝子と17番染色体長腕（17q21.1）上の *RARA* 遺伝子の間に組み換えが生じ，*PML-RARA* キメラ遺伝子を形成する．その結果，*PML-RARA* キメラ転写因子はヒストンデアセチラーゼ依存性のクロマチンの再モデリングによってレチノイン酸受容体を介する遺伝子発現を抑制することにより，レチノイン酸非存在下で骨髄系分化を抑制し白血病化に重要な働きをする．
- *PML-RARA* キメラ mRNA 測定は，白血病細胞から抽出した RNA を用いて RT-PCR（リアルタイム PCR）により調べる．

臨床的意義と検査値の読み方

- APL の染色体検査では，15；17転座の検出率は 70〜80％と十分でなく，ときに骨髄検体の不良により解析に必要な細胞分裂中期が得られない．*PML-RARA* キメラ mRNA の検索では確実に 15；17転座による *PML-RARA* キメラ遺伝子を確認できる．
- APL の形態学的特徴である顆粒やファゴットをもたない異型においても確実に 15；17転座による *PML-RARA* キメラ遺伝子を確認できる．染色体検査で分裂像が得られないとき，治療後など細胞が少ないとき有用性高い．
- *PML-RARA* キメラ mRNA 測定は，APL 細胞に特異的な高感度マーカーとなる．all-trans 型レチノイン酸の大量投与は，*PML-RARA* キメラ転写因子による骨髄系分化の抑制効果を解除することにより，APL 細胞を分化させる（分化誘導療法）．all-trans 型レチノイン酸大量投与を用いた誘導療法による完全寛解達成時にも *PML-RARA* キメラ mRNA が検出され，これは，さらに化学療法の追加を必要とする根拠となる．
- *PML-RARA* キメラ mRNA 測定は，治療後の陰性化が治療の目標となり，all-trans 型レチノイン酸の大量投与と化学療法または骨髄移植により陰性化する．長期の陰性化は治癒判定の指標となる．化学療法後のキメラ mRNA 陽性，または治療後陰性の陽性化は再発の危険性を示唆する．

予想外の値が認められるとき

- APL において，15；17転座以外に *RARA* 遺伝子との転座をもたらす 3 つの染色体異常が知られている．*RARA* 遺伝子と融合するのは，t(11；17)(q23；q21) では 11番染色体上の promyelocytic leukaemia zinc finger（*PLZF*）遺伝子，t(5；17)(q23；q21) では 5 番染色体上の nucleophosmin（*NPM*）遺伝子，t(11；17)(q13；q21) では 11番染色体上の nuclear matrix associated（*NuMA*）遺伝子である．　　　　（宮地勇人）

8C427
AML1 遺伝子再構成
acute myelogenous leukemia 1 gene rearrangement

略 *AML1*　　**別** *RUNX1*, *CBFA2*

測定法　サザンブロット・ハイブリダイゼーション
検 体　ACD 液加 EDTA 加血液，または ACD 液加 RPMI-1640 加骨髄液
基準値　遺伝子再構成を認めず
異常値を呈する場合

　遺伝子再構成を示す　急性骨髄性白血病（M2），慢性骨髄性白血病の急性転化，骨髄異形成症候群の一部，急性リンパ性白血病の一部

次に必要な検査▶形態学的検査，染色体検査などを併せて総合的に診断する．t(8；21)症例すべてを確実に検出する検出プローブはないため，より感度の高い RT-PCR による *AML1-ETO* キメラ mRNA の検索を行う．治療後の微小残存病変の追跡には，RT-PCR による *AML1-ETO* キメラ mRNA の検索を行う．

プロフィール

- *AML1* 遺伝子は，21番染色体長腕（21q22）上に座位する遺伝子で，その産物は正常造血に不可欠な runt ファミリー転写因子に属する．
- *AML1* 遺伝子は，近年構造も解析され，*RUNX1*（runt-related transcription factor 1）とよばれている．
- t(8；21)(q22；q22) や t(3；21)(q26；q22) において，8番染色体（8q22）上の *ETO* 遺伝子や 3 番染色体（3q26）上の *EVI1* 遺伝子と融合して，それぞれ *AML1-ETO* キメラ遺伝子，*AML1-EVI1* キメラ遺伝子を形成する．*EVI1* 遺伝子に隣接する *EAP* または *MOS1* 遺伝子とも融合してキメラ遺伝子を形成する．それぞれキメラ転写因子に翻訳され，キメラ蛋白質が核内転写コリプレッサ複合体の異常な動員を介して正常な *AML1* の転写を抑制する．その結果 *AML1* に制御されている骨髄系細胞に特異的なプロモーターの活性化を抑制し，骨髄系分化を抑制することが癌化に重要な働きをすると考えられている．
- *AML1*（または *CBFA2*）遺伝子再構成の有無は，*AML1* 遺伝子 cDNA 断片を検出プローブとして用い，サザンブロット・ハイブリダイゼーションにて判定する．

臨床的意義と検査値の読み方

- 8；21転座は，急性骨髄性白血病 FAB 分類の M2 の 40％にみられる染色体異常である．8；21転座の M2 症例において，*AML1-ETO* 融合遺伝子が白血病化に重要な役割をもつ．8；21転座の M2 症例では，アウエル小体，ペルオキシダーゼ強陽性の骨髄芽球，骨髄好酸球増加，均一なサーモンピンクの顆粒，粗大な細胞質小体や空胞など，特徴的な形態を示す．

b　癌遺伝子関連検査

このような場合，染色体検査にて8；21転座が認められなくても*AML1-ETO*キメラmRNAが検出されることがある．成人症例は予後良好である．
- 3；21転座は，慢性骨髄性白血病急性転化時や骨髄異形成症候群の急性転化時にみられる付加的染色体である．*AML1*遺伝子は，急性骨髄性白血病や骨髄異形成症候群にまれにみられるt（1；21）（p36；q22），t（5；21）（q13；q22）やt（17；21）（q11；q22）でも再構成している．小児急性リンパ性白血病でのt（12；21）（p13；q22）において，*TEL*遺伝子とキメラ遺伝子を形成している．
- 本検査は，白血病細胞に特異的なマーカーとして治療経過中のモニタリングに用いる．

予想外の値が認められるとき
- 8；21転座症例でも，サザンブロット・ハイブリダイゼーションでの再構成の検出率は約80％である．

（宮地勇人）

て*AML1-EVI1*キメラ遺伝子が重要な役割をもつことを示す．
- *AML1-EVI1*キメラmRNA測定は，白血病細胞から抽出したRNAを用いてRT-PCR（リアルタイムPCR）により調べる．

臨床的意義と検査値の読み方
- 慢性骨髄性白血病での3；21転座は，他の付加的染色体異常（8番染色体トリソミー，ダブルPh，17番の同腕染色体など）と異なり相互転座である点が特徴的で，遺伝子異常を指標にできる数少ない付加的染色体異常の一つである．
- 3；21転座はまた，骨髄異形成症候群から急性骨髄性白血病に進展するときにもみられる．トポイソメラーゼⅡ阻害薬を含む治療プロトコルによる治療後の治療関連急性骨髄性白血病や，ごくまれに*de novo*急性骨髄性白血病，骨髄異形成症候群にみられる．

（宮地勇人）

8C429
*AML1-EVI1*キメラmRNA 保
AML1-EVI1 chimera messenger RNA
略 *AML1-EVI1*　別 *RUNX1-EVI1*

測定法	RT-PCR（リアルタイムPCR）
検体	ACD液加EDTA加血液，またはACD液加RPMI-1640加骨髄液
基準値	キメラmRNAを認めず

異常値を呈する場合
キメラmRNA陽性　慢性骨髄性白血病急性転化，治療関連急性骨髄性白血病，急性骨髄性白血病（まれ），骨髄異形成症候群（まれ）

次に必要な検査▶形態学的検査，染色体検査などを併せて総合的に診断する．治療後の微小残存病変の追跡に，RT-PCRによる*AML1-ETO*キメラmRNAによる治療のモニタリングを行う．

プロフィール
- t（3；21）（q26；q22）転座は慢性骨髄性白血病や骨髄異形成症候群の急性転化に認められる付加的染色体異常の一つである．この転座の結果，3番染色体（3q26）上の*EVI1*遺伝子と21番染色体（21q22）上の*AML1*遺伝子が結合した*AML1-EVI1*融合遺伝子が形成される．これから翻訳された*AML1-EVI1*キメラ型転写因子は，AML1蛋白質に対しdominant negativeに働き，また転写因子AP1の活性を高めることで急性転化に重要な役割をもつとされる．
- *EVI1*遺伝子は，3番染色体上でマウス骨髄性白血病ウイルスの挿入部位近傍に存在する遺伝子として発見され，t（3；21）において*AML1-EVI1*を形成していることが明らかとされた．
- *AML1-EVI1*キメラmRNAの検出は，慢性骨髄性白血病や骨髄異形成症候群の急性転化の分子機構とし

8C428
*AML1-ETO*キメラmRNA 保
AML1-ETO chimera messenger RNA
略 *AML1-ETO*　別 *AML1-MTG8, RUNX1-RUNX1T1*

測定法	RT-PCR（リアルタイムPCR）
検体	ACD液加EDTA加血液，またはACD液加RPMI-1640加骨髄液
基準値	キメラmRNAを認めず

異常値を呈する場合
キメラmRNA陽性　急性骨髄性白血病（M2）

次に必要な検査▶形態学的検査，染色体検査などを併せて総合的に診断する．白血病細胞に特異的なマーカーとして治療のモニタリングを行う．

プロフィール
- t（8；21）（q22；q22）転座はFAB分類のM2の40％にみられる染色体異常である．8；21転座の結果，8番染色体（8q22）上の*ETO*遺伝子と21番染色体（21q22）上の*AML1*遺伝子が融合する．
- *ETO*遺伝子は*AML1*の融合遺伝子として初めて同定されたが，近年構造も解析され，*MTG8*（myeloid translocation gene on chromosome 8）または*RUNX1T1*（runt-related transcription factor 1；translocated to, 1）とよばれている．
- *AML1-ETO*遺伝子からキメラ転写因子に翻訳され，キメラ蛋白質が核内転写コリプレッサ複合体の異常な動員を介して正常な*AML1*の転写を抑制する．その結果，*AML1*に制御される骨髄系細胞に特異的なプロモーターの活性化を抑制し，骨髄系分化を抑制することが白血化に重要な働きをすると考えられている．
- *AML1-ETO*キメラmRNA測定は，白血病細胞から抽出したRNAを用いてRT-PCR（リアルタイム

PCR）にて調べる．

臨床的意義と検査値の読み方
- 8;21転座のM2症例は，アウエル小体，ペルオキシダーゼ強陽性の骨髄芽球，骨髄好酸球増加，均一なサーモンピンクの顆粒，粗大な細胞質小体や空胞など，特徴的な形態を示す．*AML1-ETO*キメラmRNAは抗腫瘍薬治療による白血病細胞数の減少とともに減弱するが，長期寛解中でも末梢血白血球に検出される．寛解早期に減弱する症例では再発率が低い．
- 白血病細胞に特異的なマーカーとして，治療経過中のモニタリング，特に治療後微小残存病変の追跡に用いる．

(宮地勇人)

8C435
*TEL*遺伝子再構成
TEL gene rearrangement

略 *TEL*　　**別** *ETV6*

測定法　FISH
検　体　ACD液加EDTA加血液，またはACD液加RPMI-1640加骨髄液
基準値　遺伝子再構成を認めず
異常値を呈する場合

| 遺伝子再構成を示す | 小児急性リンパ性白血病，急性骨髄性白血病，慢性骨髄単球性白血病 |

次に必要な検査▶ 急性白血病における治療後モニタリングには感度が高いPCRを用いる．

プロフィール
- *TEL*は，骨髄異形成症候群の一病型である慢性骨髄単球性白血病の一部にみられる相互転座t(5;12)(q33;p13)において，12p13上の遺伝子として同定された．遺伝子産物であるTEL蛋白は，TELの名の由来（translocation, Ets, leukemia）が示すように，*Ets*遺伝子ファミリーに属する転写因子と考えられている．相互転座t(5;12)(q33;p13)により，5q33に座位する*PDGFRB*（血小板由来成長因子レセプターβ）遺伝子と融合し，*TEL-PDGFRB*のキメラ遺伝子を生じる．その結果，細胞増殖に重要な働きをもつ*PDGFRB*のキナーゼ活性が上昇する．t(5;12)の亜型であるt(10;12)(q24;p13)でも*TEL*のキメラ遺伝子を生じる．
- *TEL*はまた，小児の急性リンパ性白血病でみられる相互転座t(12;21)(p13;q22)において，*AML1*と融合し*TEL-AML1*のキメラ遺伝子をつくる．キメラ遺伝子の産物は正常造血に必要なAML1機能を抑制すると考えられている．その他，造血器腫瘍における*TEL*の関与した転座として，AMLでのt(12;22)(p13;q11)，ALLでのt(9;12)(p24;p13)，MDSでのt(3;12)(q26;p13)などがある．
- *TEL*再構成は*TEL*遺伝子の3′側および5′側領域を

プローブを用いたFISHにより検出する．FISHでは，間期核を対象として多様性に富む*TEL*遺伝子の転座および欠失の検出が可能である．

臨床的意義と検査値の読み方
- 急性リンパ性白血病において，t(12;21)はほぼ同じ長さの転座であるため染色体検査では検出困難であるが，*TEL-AML1*キメラ遺伝子は小児のproB細胞性急性リンパ性白血病で最も多い（約25％）．*TEL-AML1*キメラ遺伝子をもつ患者はきわめて長期の生存期間を示す．このため，小児の急性リンパ性白血病における*TEL*遺伝子再構成の検出は診断意義が大きい．
- 慢性骨髄単球性白血病の一部に相互転座t(5;12)(q33;p13)が認められる．t(10;12)では臨床的に骨髄好酸球増加，進行性の単球増加がみられる不応性貧血を特徴とする．

予想外の値が認められるとき
- 凍結保存した細胞では，抽出DNAの劣化や精製不足となりやすく，その結果，制限酵素での切断が不良となるため，結果の解釈に注意を要する．

(宮地勇人)

8C481
*DEK-CAN*キメラmRNA　　保
DEK-CAN chimera messenger RNA

略 *DEK-CAN*

測定法　RT-PCR（リアルタイムPCR）
検　体　ACD液加EDTA加血液，またはACD液加RPMI-1640加骨髄液
基準値　キメラmRNAを認めず
異常値を呈する場合

| キメラmRNA陽性 | 急性骨髄性白血病（M2またはM4），骨髄異形成症候群 |

次に必要な検査▶ 形態学的検査，染色体検査などを併せて総合的に診断する．白血病細胞に特異的なマーカーとして治療のモニタリングを行う．

プロフィール
- 6;9転座では，6番染色体（6p23）上の*DEK*遺伝子と9番染色上（9q34）上の*CAN*遺伝子が融合した*DEK-CAN*キメラ遺伝子が形成される．このキメラ遺伝子から*DEK-CAN*キメラmRNAが転写される．翻訳されたDEK-CAN融合蛋白質は核内に存在し，DNA結合領域をもつことから，転写因子として白血病化に関与していると考えられる．
- *DEK-CAN*キメラmRNA測定は，白血病細胞から抽出したRNAを用いてRT-PCR（リアルタイムPCR）により調べる．

臨床的意義と検査値の読み方
- 6;9転座は急性骨髄性白血病の0.5～4％を占め，多く（90％）はFAB分類のM2またはM4，他は

b　癌遺伝子関連検査　791

M1を呈する．若年成人（20～30歳代）に多く，予後不良である．
- ときに末梢血で好塩基球増加を伴う．好酸球に暗染色性の異常好酸性顆粒がみられることがある．
- ときに骨髄異形成症候群〔芽球増加を伴う不応性貧血（RAEB）が多い〕で6;9転座がみられる．

予想外の値が認められるとき
- 白血病細胞は分化能をもち，成熟好中球にも *DEK-CAN* キメラ mRNA の発現がみられる． （宮地勇人）

8C425
CBFB-MYH11 キメラ mRNA 保

CBFB-MYH11 chimera messenger RNA

略 *CBFB-MYH11*

測定法	RT-PCR（リアルタイム PCR）
検体	ACD 液加 EDTA 加血液，または ACD 液加 RPMI-1640 加骨髄液
基準値	キメラ mRNA を認めず

異常値を呈する場合

キメラ mRNA 陽性　急性骨髄単球性白血病（FAB 分類 M4Eo）

次に必要な検査▶形態学的検査，染色体検査などを併せて総合的に診断する．白血病細胞に特異的なマーカーとして治療のモニタリングを行う．

プロフィール
- 16番染色体逆位 inv(16)(p13q22) の結果，16番染色体（16p13）上の平滑筋ミオシン重鎖（smooth muscle myosin heavy chain：SMMHC）*MYH11* 遺伝子と16番染色体（16q22）上の *CBFB*（core-binding factor β）遺伝子が融合遺伝子を形成する．この融合遺伝子から *CBFB-MYH11* キメラ mRNA が転写される．
- CBFβ は CBFα とヘテロダイマーを形成し，CBFα の DNA 結合性を高め，転写因子としての機能を発揮する．CBFβ はミエロペルオキシダーゼと好中球エラスターゼの2つの骨髄系細胞に特異的な遺伝子発現を調節する．
- CBFβ-MYH11 キメラ蛋白質は，*MYH11* 由来のα ヘリックス構造によりホモダイマーを形成し，CBFβ の CBFα を介する転写因子としての機能が変化することが白血病化に関与すると考えられる．
- *CBFB-MYH11* キメラ mRNA 測定は，白血病細胞から抽出した RNA を用いて RT-PCR（リアルタイム PCR）により調べる．

臨床的意義と検査値の読み方
- 16番染色体逆位 inv(16)(p13q22) または t(16;16)(p13;q22) 転座は，FAB 分類の急性骨髄単球性白血病（M4）に分類され，好酸球増多を特徴とする M4Eo に特異的にみられる染色体異常である．これらの染色体異常を有する症例は，強力な化学療法に反応し，予後良好である．M4Eo は AML の 6％，M4 の 20％を占める．
- 染色体検査では16番染色体逆位や小さな欠失の検出が困難である．一方，*CBFB-MYH11* キメラ mRNA は典型的 M4Eo 症例のほとんどにみられる．症例によって，切断点近傍の薬剤耐性遺伝子 *MRP* の欠失を伴うことがあり，この場合，予後良好である．
- 治療後微小残存病変のマーカーとして，治療後7～9ヵ月での検出の有無により長期生存の指標となる．

予想外の値が認められるとき
- *CBFB-MYH11* キメラ mRNA は，好酸球増多を伴わない M4 の 10％にも検出される． （宮地勇人）

8C391
NUP98-HOXA9 キメラ mRNA 保

NUP98-HOXA9 chimera messenger RNA

略 *NUP98-HOXA9*　別 *NUP98-HOX1*

測定法	RT-PCR（リアルタイム PCR）
検体	ACD 液加 EDTA 加血液，または ACD 液加 RPMI-1640 加骨髄液
基準値	キメラ mRNA を認めず

異常値を呈する場合

キメラ mRNA 陽性　急性骨髄性白血病（M1，M2，M4），骨髄異形成症候群（治療関連），慢性骨髄性白血病，慢性骨髄単球性白血病

次に必要な検査▶形態学的検査，染色体検査などを併せて総合的に診断する．白血病細胞に特異的なマーカーとして治療のモニタリングを行う．

プロフィール
- 染色体転座 t(7;11)(p15;p15) では，11番染色体（11p15）上の nucleoporin 遺伝子 *NUP98* と7番染色体上（7p15）のクラス I 型 *HOX* 遺伝子の *HOXA9* の融合により，*NUP98-HOXA9* キメラ遺伝子が形成される．*NUP98-HOXA9* キメラ遺伝子は，骨髄性の白血病化に重要とされる．*NUP98* の GLFG モチーフには転写活性化領域が存在し，*NUP98-HOXA9* はこの融合の結果，転写活性化因子となり，白血病化に関与すると考えられている．
- *NUP98-HOXA9* キメラ mRNA 測定は，白血病細胞から抽出した RNA を用いて RT-PCR（リアルタイム PCR）にて調べる．

臨床的意義と検査値の読み方
- 7;11転座は，アジア人の急性骨髄性白血病で多く報告されている．日本人では1％以下の頻度である．FAB サブタイプとして M2 または M4 に分類されることが多い．骨髄異形成症候群（治療関連），慢性骨髄性白血病や慢性骨髄単球性白血病にもみられる．
- M2 または M4 に分類される AML は NAP スコア低値，骨髄系の成熟傾向，異形成の巨大な骨髄細胞，3系統の異形成，赤芽球造血異常の特徴をもつ．

- 7;11転座を有するAML症例は通常の化学療法に予後不良である．
- 白血病細胞に特異的なマーカーとして治療経過中のモニタリングに用いる．

予想外の値が認められるとき
- *NUP98* の切断点として，一般的なエクソンB以外にエクソンAまたはDの症例が報告されている．

(宮地勇人)

8C441
*MLL*遺伝子再構成

mixed lineage leukemia gene rearrangement

略 *MLL*　別 *ALL-1*, *TRX1*, *HRX*

測定法　サザンブロット・ハイブリダイゼーション
検　体　ACD液加EDTA加血液，またはACD液加RPMI-1640加骨髄液
基準値　遺伝子再構成を認めず

異常値を呈する場合
遺伝子再構成を示す　小児の急性単球性白血病（M5），急性骨髄単球性白血病（M4），B細胞性急性リンパ性白血病，治療関連性白血病，骨髄異形成症候群，悪性リンパ腫

次に必要な検査▶ 形態学的検査，染色体検査などを併せて総合的に診断する．必要に応じて，*MLL*遺伝子との融合遺伝子産物である *MLL-FEL* mRNAや *MLL-AF9* mRNAを検査する．

プロフィール
- 11番染色体（11q23）上の *MLL-HRX* 遺伝子は転写因子をコードし，11q23を含む染色体相互転座において，相手側染色体上の転写因子との融合によりキメラ遺伝子を形成する．10カ所以上の染色体部位が相互転座の対象となる（4q21, 9p22, 19p13, 1q21, 1p32, 2p21, 5q31, 6q27, 10p11, 15q15, 17q25, Xq13）．
- t(4;11)(q21;q23), t(9;11)(p22;q23), t(6;11)(q27;q23), t(11;19)(q23;p13)において *MLL-HRX* 遺伝子は，4q21上の *AF4-FEL* 遺伝子，9p22上の *AF9* 遺伝子，19p13上の *ENL* 遺伝子とキメラ遺伝子をつくる．キメラ遺伝子において，*MLL* 本来のDNA結合性が変化し，転座対象遺伝子の領域の結合にて新たな機能をもつことが白血病化に関与する．
- 11q23上の *MLL* 遺伝子は転写因子をコードし，11q23を含む相互転座症例の白血病細胞は骨髄単球系とBリンパ系の両者の細胞形質を呈することから，両細胞系への分化を制御する遺伝子と考えられる．
- *MLL*（mixed lineage leukemia）遺伝子の再構成の有無は，*MLL* 遺伝子のcDNA断片を検出プローブとして用い，白血病細胞から抽出したDNAについてサザンブロット・ハイブリダイゼーションにて判定

する．

臨床的意義と検査値の読み方
- 11q23を含む相互転座症例は，M5，M4，B細胞性ALLを呈する．*MLL* 遺伝子再構成は，明らかな転座を認めず欠失様にみえる症例を含め11q23転座症例を確実に診断できる．t(4;11)(q21;q23)は11q23転座で最も多く，1歳以下の乳幼児にみられ，白血病細胞は，リンパ系・単球系の2系統の細胞系列，白血球среди，CD10陰性の特徴をもち，通常の化学療法にて予後不良である．トポイソメラーゼ阻害薬のエトポシド（VP-16）など，抗白血病薬治療後に発病する治療関連性白血病に多くみられる．
- 一方，*MLL* 遺伝子再構成をもたない欠失や逆位のB細胞性ALL症例は，比較的白血球数が少なく，CD10陽性で化学療法に反応し予後良好である．
- 白血病細胞に特異的マーカーとして治療経過中のモニタリングに用いる．

予想外の値が認められるとき
- 凍結保存した細胞では，抽出DNAの劣化や精製不足となりやすく，その結果，制限酵素での切断が不良となるため，結果の解釈に注意を要する．

(宮地勇人)

8C395
*E2A*遺伝子再構成

E2A gene rearrangement

略 *E2A*　別 *TCF3*

測定法　サザンブロット・ハイブリダイゼーション
検　体　ACD液加EDTA加血液，またはACD液加RPMI-1640加骨髄液
基準値　遺伝子再構成を認めず

異常値を呈する場合
遺伝子再構成を示す　B細胞性急性リンパ性白血病（ALL）（小児）

次に必要な検査▶ 形態学的検査，染色体検査などを併せて総合的に診断する．必要に応じて，検出感度の高い *E2A-PBX1* キメラ mRNAの検出を行う．

プロフィール
- *E2A* 遺伝子は19番染色体（19p13.3）上に位置し，Igκ鎖のエンハンサーE2シーケンスに結合する蛋白をコードし，その産物は転写因子活性をもつ．
- *E2A* 遺伝子は，t(17;19)(q21-q22;p13.3)転座やt(1;19)(q23;p13.3)転座において，それぞれ17番染色体（17q21-q22）上の *HLF*（hepatic leukemia factor）遺伝子，1番染色体（1q23）上の *PBX1* 遺伝子と融合し，*E2A-HLF* キメラ遺伝子，*E2A-PBX1* キメラ遺伝子が形成される．これらの19番染色体上の *E2A* 遺伝子がキメラ遺伝子をつくる白血病細胞では，再構成した *E2A* 遺伝子をサザンブロット・ハイブリダイゼーションにて検出しうる．

- *E2A*遺伝子再構成の有無は，*E2A*遺伝子cDNA断片を検出プローブとして用い，サザンブロット・ハイブリダイゼーションによって判定する．

臨床的意義と検査値の読み方

- 1；19転座は，小児のB細胞性ALLの約5％，preB-ALLの約25％を占める．1；19転座の多くは細胞質内免疫グロブリン陽性で，CD19，CD10，CD9陽性，CD34陰性である．これらの症例は通常の化学療法にて予後不良であるが，強力な化学療法にて予後の改善が期待できる．一方，1；19転座の一部症例（5〜10％）は細胞質免疫グロブリン陰性で，これら症例は通常の化学療法に反応する．
- *E2A-PBX1*キメラmRNAと*E2A*遺伝子再構成は，細胞表面抗原検査で細胞質内免疫グロブリン陰性の場合は検出されない．
- なお，17；19転座症例は数少ないため（小児proB-ALLの1％以下），予後など臨床的特徴や白血病細胞の生物学的特徴は明らかでない．初発時にDICや高カルシウム血症をきたしやすいとの報告がある．
- 小児のB細胞性ALLにおいて，染色体検査で分裂像が得られない，または判定された正常核型が残存する正常細胞に由来すると考えられる（小児白血病の10〜30％にみられる）ときに有用性が高い．
- 白血病細胞に特異的なマーカーとして治療経過中のモニタリングに用いる．

予想外の値が認められるとき

- *E2A-PBX1*キメラ遺伝子をもつ症例の検出率は，染色体検査のみの場合に比較し，約25％増加するとの報告がある．
- 17；19転座の一部は*E2A*遺伝子再構成を認めない．

(宮地勇人)

8C396

*E2A-PBX1*キメラmRNA 保

E2A-PBX1 chimera messenger RNA

略 *E2A-PBX1*

測定法	RT-PCR（リアルタイムPCR）
検体	ACD液加EDTA加血液，またはACD液加RPMI-1640加骨髄液
基準値	キメラmRNAを認めず
異常値を呈する場合	キメラmRNA陽性 B細胞性急性リンパ性白血病（ALL）（小児）

次に必要な検査▶ 形態学的検査，染色体検査などを併せて総合的に診断する．白血病細胞に特異的なマーカーとして治療のモニタリングを行う．

プロフィール

- 1；19転座では，1番染色体（1q23）上の*PBX1*遺伝子と19番染色体（19p13.3）上の*E2A*遺伝子の融合により，*E2A-PBX1*キメラ遺伝子が形成される．

- *E2A*遺伝子はIgκ鎖のエンハンサーκE2シーケンスに結合する蛋白質をコードし，*PBX1*遺伝子は転写因子をコードする．*E2A-PBX1*は*E2A*本来と異なるDNA結合ドメインやダイマー形成が白血病化に関与すると考えられている．
- *E2A-PBX1*キメラmRNA測定は，白血病細胞から抽出したRNAを用いてRT-PCR（リアルタイムPCR）にて調べる．

臨床的意義と検査値の読み方

- 1；19転座は，小児のB細胞性ALLの約5％，preB-ALLの約25％を占める．1；19転座の多くは細胞質内免疫グロブリン陽性で通常の化学療法にて予後不良である．これらの症例は強力な化学療法にて予後の改善が期待できる．
- 一方，1；19転座の一部症例（5〜10％）は細胞質免疫グロブリン陰性で，これら症例は通常の化学療法に反応する．*E2A-PBX1*キメラmRNAと*E2A*遺伝子再構成は，細胞表面抗原検査で細胞質内免疫グロブリン陰性の場合は検出されない．
- 白血病細胞に特異的なマーカーとして治療経過中のモニタリングに用いる．

予想外の値が認められるとき

- *E2A-PBX1*キメラ遺伝子をもつ症例の検出率は，染色体検査のみの場合に比較し，約25％増加するとの報告がある．

(宮地勇人)

8C465

*TAL1*遺伝子再構成

TAL1 gene rearrangement

略 *TAL1* 別 *TCL5*

測定法	サザンブロット・ハイブリダイゼーション
検体	ACD液加EDTA加血液，またはACD液加RPMI-1640加骨髄液
基準値	遺伝子再構成を認めず
異常値を呈する場合	遺伝子再構成を示す T細胞性急性リンパ性白血病（T-ALL）

次に必要な検査▶

- 白血病細胞に特異的なマーカーとして治療経過中のモニタリングを行う．
- サザンブロット・ハイブリダイゼーションによるT細胞受容体δ遺伝子の再構成を調べる．

プロフィール

- *TAL1*（T-cell acute leukemia）遺伝子はt（1；14）（p32；q11）転座を有するT-ALLから単離された．*TAL1*遺伝子再構成は，T-ALLの約25％で再構成が認められ，染色体転座または部位特異的DNAリコンビネーションによるもので，*TAL1*遺伝子の上流に約90〜100kbの欠失が生じている．T-ALLに認められる最も頻度の多い変異である．

- 断端はT細胞受容体（TCR）δ遺伝子（*TCRD*）と結合しており，*TCRD* 遺伝子の再構成により白血病細胞はT細胞性の細胞起源となる．
- *TAL1* 遺伝子再構成の有無は，*TAL1* 遺伝子のcDNA断片を検出プローブとして用い，白血病細胞から抽出したDNAについてサザンブロット・ハイブリダイゼーションによって判定する．

臨床的意義と検査値の読み方
- 1；14転座は，T-ALLの約3%にみられる染色体異常である．この転座において，*TAL1* 遺伝子が再構成している．1；14転座以外にinv14(q11q32)でもみられる．*TAL1* 遺伝子の再構成の有無でT-ALLの臨床的な差異はない．
- 白血病細胞に特異的なマーカーとして治療経過中のモニタリングに用いる．

予想外の値が認められるとき
- T-ALLの約25%の症例に，染色体検査で検出できない *TAL1* 遺伝子の再構成がみられる．

（宮地勇人）

8C451
BCL1 遺伝子再構成
B cell lymphoma/leukemia-1 gene rearrangement

略 *BCL1*　別 *CCND1*, *PRAD1*

測定法　FISH，サザンブロット・ハイブリダイゼーション
検　体　ACD液加EDTA加血液，またはACD液加RPMI-1640加骨髄液，組織
基準値　遺伝子再構成を認めず
異常値を呈する場合
遺伝子再構成を示す　マントル型細胞リンパ腫，多発性骨髄腫の一部，慢性リンパ性白血病の亜型
次に必要な検査▶治療後モニタリングには感度が高いPCRを用いる（検出できる症例は限定される）．

プロフィール
- *BCL1*（*PRAD1*）は細胞周期の G_1-S移行期に作用するcyclin D1（*CCND1*）をコードする．t(11;14)(q13;q34)において，*BCL1* は *IGH* と融合して*CCND1-IGH* のキメラ遺伝子をつくる．その結果，cyclin D1の過剰発現が生じる．
- *BCL1* 再構成は *BCL1* に特異的なプローブを用いてサザンブロット解析にて検出される．しかしながら，11；14転座を伴うB細胞性腫瘍においてサザンブロット・ハイブリダイゼーションで *BCL1* 再構成をすべて検出できるプローブはない．一方，FISHでは，t(11;14)(q13;q34)陽性細胞の存在を迅速かつ正確に検出できる．

臨床的意義と検査値の読み方
- マントル型細胞リンパ腫はCD5陽性B細胞由来のリンパ腫である．マントル型細胞リンパ腫は高齢男性に多く，ときに無症状で進行し，発見時に骨髄浸潤や脾臓浸潤など病期が進行している場合が多い．経過は緩徐であるが治療抵抗性である．
- マントル型細胞リンパ腫における *BCL1* 再構成の存在は，短い生存期間および進行性の臨床的経過と関連している．*BCL1* の切断部は半数の症例においてmajor translocation clusterという領域内に集積している．このため，これら症例における転座はPCRにて検出可能である．しかしながら，その他の症例では *BCL1* 領域の約100 kb以上のDNAに広く分布しPCRで検出できない．
- t(11;14)は多発性骨髄腫の約5%の症例にみられ，臨床的特徴として髄外性浸潤をきたす予後不良な経過をとり，ときに形質細胞白血病の病型を呈する．慢性リンパ性白血病（CLL）の亜型で治療抵抗性のB細胞性前リンパ性白血病の一部にt(11;14)がみられる．

予想外の値が認められるとき
- 腫瘍組織の腫瘍細胞比率が低い場合，正常細胞混入の影響が大きいため判定には注意を要する．

（宮地勇人）

8C453
BCL2 遺伝子再構成
B cell lymphoma/leukemia-2 gene rearrangement

略 *BCL2*

測定法　サザンブロット・ハイブリダイゼーション
検　体　ACD液加EDTA加血液，またはACD液加RPMI-1640加骨髄液，組織
基準値　遺伝子再構成を認めず
異常値を呈する場合
遺伝子再構成を示す　濾胞性リンパ腫，びまん性リンパ腫の一部，B細胞性慢性リンパ性白血病（10%），多発性骨髄腫の一部，Burkittリンパ腫の一部（30%）
次に必要な検査▶形態学的検査，細胞表面抗原検査や染色体検査などを併せて総合的に診断する．サザンブロット・ハイブリダイゼーションによる免疫グロブリンH鎖遺伝子の再構成の検索を行う．

プロフィール
- *BCL2* 遺伝子は18番染色体（18q21）に位置し，その遺伝子産物はアポトーシスを抑制する働きをもつ．
- B細胞の分化の初期段階において，*BCL2* 遺伝子の再構成は，免疫グロブリン遺伝子再構成の経過中に起きる．*BCL2* 遺伝子の再構成をもつ休止期の細胞が抗原刺激を受けて芽球転化する際，*BCL2* 遺伝子の活性化を停止することに失敗することが悪性リンパ腫の発生につながると考えられている．
- t(14;18)(q32;q21)では，*BCL2* 遺伝子が *IGH* 遺伝子のエンハンサーに近接し脱制御され，BCL2蛋白質が増加する．BCL2蛋白質の発現の増加がB細胞

b　癌遺伝子関連検査　795

のアポトーシスを抑制し，細胞増殖を維持する．
- 悪性リンパ腫での遺伝子再構成は均一であるため，サザンブロット・ハイブリダイゼーションでは，リンパ腫細胞から抽出したDNAを制限酵素で切断した際，BCL2遺伝子のプローブ結合部領域を含むDNAの長さが変化することを利用して，電気泳動でサイズごとに分画し，BCL2遺伝子領域のcDNA断片をプローブとしてハイブリダイゼーションし，移動度の異なる再構成バンドの有無を検出する．

臨床的意義と検査値の読み方
- BCL2遺伝子の再構成は，濾胞性リンパ腫に高頻度（40%）にみられる染色体t(14;18)(q32;q21)のほか，亜型のt(2;18)(p12;q21)，t(18;22)(q21;q11)にみられる．びまん性大細胞型リンパ腫の10〜30%にもみられる．
- 腫瘍細胞に特異的なマーカーとして治療経過中のモニタリング，骨髄浸潤の有無の検索に用いる．

予想外の値が認められるとき
- 腫瘍組織の腫瘍細胞比率が低い場合，正常細胞混入の影響が大きいため判定には注意を要する．

(宮地勇人)

8C456

*BCL6*遺伝子再構成
B cell lymphoma/leukemia-6 gene rearrangement

略 *BCL6*　**別** *TNF51*

測定法　サザンブロット・ハイブリダイゼーション
検 体　ACD液加EDTA加血液，またはACD液加RPMI-1640加骨髄液，組織
基準値　遺伝子再構成を認めず
異常値を呈する場合
|遺伝子再構成を示す| びまん性大細胞型リンパ腫，大細胞性免疫芽球型リンパ腫，濾胞性リンパ腫の一部
次に必要な検査 ▶ 形態学的検査，細胞表面抗原検査や染色体検査などを併せて総合的に診断する．サザンブロット・ハイブリダイゼーションによる免疫グロブリンH鎖遺伝子の再構成の検索を行う．

プロフィール
- *BCL6*遺伝子は3番染色体（3q27）に位置する癌遺伝子の一つで，多くの転写因子と相同性をもち，3q27を含む染色体転座により構造変化する．
- *BCL6*遺伝子はt(3;14)(q27;q32)，t(2;3)(p12;q27)，t(3;22)(q27;q11)において，それぞれ*IGH*遺伝子，*IGLK*（*IgLκ*）遺伝子，*IGLL*（*IgLλ*）遺伝子とキメラ遺伝子を形成する．
- *BCL6*遺伝子の再構成において，5′非翻訳領域が切断された結果，蛋白質の発現が脱制御される．悪性リンパ腫での遺伝子再構成は均一であるため，サザンブロット・ハイブリダイゼーションでは，リンパ腫細胞から抽出したDNAを制限酵素で切断した際，*BCL6*遺伝子領域のDNAの長さが変化することを利用して，電気泳動で分画し，*BCL6*遺伝子領域のcDNA断片をプローブとしてハイブリダイゼーションし，移動度の異なる再構成バンドの有無を検出する．

臨床的意義と検査値の読み方
- 3q27転座は非Hodgkinリンパ腫の5〜8%，サザンブロット・ハイブリダイゼーションでの*BCL6*遺伝子の再構成は14〜20%にみられる．この違いは，3q27転座が3;14転座では染色体末端部同士の相互交換であり，そのほかきわめて小さな変異のため同定が困難なためとされる．
- *BCL6*遺伝子の再構成をもつリンパ腫の組織は，B細胞性びまん性大細胞型の悪性リンパ腫（30〜40%）に特異的なことから，癌遺伝子として本疾患の発癌に重要な役割をもつと考えられている．びまん性の組織要素をもつ非典型的な濾胞性リンパ腫でもまれにみられる．ただし，濾胞性リンパ腫に特徴的な14;18転座による*BCL2*遺伝子の再構成を同時にもつことはない．
- *BCL6*遺伝子の再構成をもつ，びまん性大細胞型の悪性リンパ腫の特徴は，節外性の起源と骨髄浸潤がなく，予後良好とされる．
- 腫瘍細胞に特異的なマーカーとして骨髄浸潤の有無の検索に用いる．

予想外の値が認められるとき
- 腫瘍組織の腫瘍細胞比率が低い場合，正常細胞混入の影響が大きいため判定には注意を要する．

(宮地勇人)

8C601〜671

T細胞受容体遺伝子鎖再構成　保
T cell receptor gene rearrangement

別 *TCRβCβ1*，*TCRβJβ1*，*TCRβJβ2*，*TCRγJγ*，*TCRδJδ1*

測定法　サザンブロット・ハイブリダイゼーション
検 体　ACD液加EDTA加血液，またはACD液加RPMI-1640加骨髄液，組織
基準値　遺伝子再構成を認めず
異常値を呈する場合
|遺伝子再構成を示す| T細胞性急性リンパ性白血病（ALL），T細胞性慢性リンパ性白血病（CLL），large granular lymphocyte白血病，成人T細胞白血病，Sézary症候群，血管免疫芽球性リンパ腫，T細胞性リンパ芽球型リンパ腫，未分化大細胞型リンパ腫，免疫芽球型リンパ腫，リンパ類上皮型リンパ腫，多型細胞型リンパ腫，脳回状核小型細胞リンパ腫，小細胞型リンパ腫，T領域リンパ腫

次に必要な検査 ▶ 形態学的検査，細胞表面抗原検査や染色体検査などを併せて総合的に診断する．染色体相互転座関連遺伝子の再構成（*TAL1*，*MYC*）などを

調べる．

プロフィール

- TCR遺伝子にはα，β，γ，δ鎖があり，それぞれ染色体14q11，7q34-q36，7p15，14q11.2上に位置する．TCRB遺伝子は可変部位をコードするVariable（V），Diversity（D），Joining（J）および定常部Constant（C）の遺伝子群からなり，T細胞分化の過程において再構成される．
- 本検査は，T細胞受容体（TCR）遺伝子各領域（TCRγ，TCRδ，TCRβCβ1，TCRβJβ1，TCRβJβ2，TCRγJγ，TCRδJδ1）のcDNAをプローブとして用い，単クローン性の遺伝子再構成の有無をサザンブロット・ハイブリダイゼーションにて判定する．TCR遺伝子再構成は，T細胞の胸腺内分化過程で，δ鎖とγ鎖，さらにβ鎖とα鎖の順で起こり，それぞれ複合体を形成しT細胞受容体として発現される．これら遺伝子再構成に際し，結合部に塩基の欠失や挿入が個々のリンパ球クローンごとに起こるため，V-D-J結合部できわめて多様な塩基配列が生じ，この多様性が無数の抗原に対応している．
- 一方，腫瘍細胞は単クローン性であり，再構成の際の結合部の塩基配列は個々の症例で同一となる．このため，制限酵素で切断される遺伝子断片の長さは一定となり，サザンブロット・ハイブリダイゼーションでは胚細胞型遺伝子とは異なる移動度のバンドとして示される．

臨床的意義と検査値の読み方

- T細胞性ALLでは，ほとんどの症例でTCRγ（TCRG）やTCRδ（TCRD）鎖遺伝子の再構成がみられる．ただし，TdT陽性でCD7，CD5陽性のALLでのTCRβ（TCRB）は必ずしも再構成していない．
- HodgkinリンパではTCR遺伝子は胚細胞型であるため，T細胞性非Hodgkinリンパ腫との鑑別に有用である．
- 未分化大細胞型（CD30⁺）リンパ腫の50～60％でTCR遺伝子のクローン性再構成がみられる．骨髄異形成症候群と同様な血球減少を呈するCD8陽性large granular lymphocyte白血病のT細胞型ではTCR遺伝子のクローン性再構成がみられるのに対し，NK細胞型では再構成なく胚細胞型である．
- 免疫不全症（骨髄移植後，先天性，後天性）における良性リンパ節腫大でも，TCR遺伝子再構成が認められる．
- TCR遺伝子の再構成に伴い，転座する相手側に局在する転写因子遺伝子または癌遺伝子の再構成，転写増加や発現異常がみられ，T細胞の分化の障害や発癌に関与している．
- TCR遺伝子の再構成がB細胞系，骨髄系で認められることがある．
- リンパ球増加またはリンパ節腫脹が細胞表面抗原検査や形態学的検査にて腫瘍性か反応性か判定不能の

とき，T細胞系の証明・分化段階の検索に用いる．
- 治療経過のモニタリングとして用いる．

予想外の値が認められるとき

- クローン性細胞の割合が5％以下の場合，検出感度以下となる．
- リンパ節では腫瘍細胞から正常組織を切り離すことが大切である．

（宮地勇人）

B細胞遺伝子鎖再構成 保

immunoglobulin gene rearrangement

別 Ig-HJH，Ig-HCμ，Ig-LJκ，Ig-LCκ，Ig-LCλ

測定法 サザンブロット・ハイブリダイゼーション
検体 ACD液加EDTA加血液，またはACD液加RPMI-1640加骨髄液，組織
基準値 遺伝子再構成を認めず
異常値を呈する場合

遺伝子再構成を示す B細胞性急性リンパ性白血病，B細胞性慢性リンパ性白血病，濾胞性リンパ腫，びまん性リンパ腫，Burkittリンパ腫，hairy cell leukemia，形質細胞腫

次に必要な検査▶ 形態学的検査，細胞表面抗原検査や染色体検査などを併せて総合的に診断する．染色体相互転座関連遺伝子（BCL1，BCL2，BCL6，BCR，MYCなど）の再構成を調べる．

プロフィール

- Ig遺伝子には，IGH（重鎖），IGL（軽鎖）のIGLK，IGLLがあり，それぞれ染色体14q32，2p12，22q11上に位置する．JHとCμはIGH，JκとCκはIGLK（IgLκ），CλはIGLL（IgLλ）遺伝子領域の一つである．
- IGH遺伝子は抗原特異性を決定する可変部として，Variable（V），Diversity（D），Joining（J）と，定常部Constant（C）の遺伝子群からなる．IGL遺伝子はV，Jの可変部と定常部Cからなる．IGH遺伝子とIGL遺伝子はB細胞分化の過程において再構成される．
- これら遺伝子再構成に際し，結合部に塩基の欠失や挿入が個々のリンパ球クローンごとに起こるため，V-D-J結合部できわめて多様な塩基配列が生じ，この多様性が無数の抗原に対応している．
- 本検査は，免疫グロブリン遺伝子（Ig）各領域（Ig-HJH，Ig-Cμ，Ig-IJκ，Ig-LCκ，Ig-LCλ）のcDNAを検出プローブとして用い，単クローン性の遺伝子再構成の有無をサザンブロット・ハイブリダイゼーションにて判定する．腫瘍細胞は単クローン性で，再構成の際の結合部の塩基配列は個々の症例で同一となる．このため，制限酵素で切断される遺伝子断片の長さは一定となり，サザンブロット・ハイブリダイゼーションでは再構成されていない胚細

胞型遺伝子と異なる移動度のバンドとして示される．

臨床的意義と検査値の読み方

- B細胞性のALLや悪性リンパ腫ではB前駆細胞の未分化な段階から*IGH*遺伝子の再構成がみられる．非T細胞性ALLは細胞表面形質により分類され，B-progenitor（HLA-DR陽性）はIgH鎖の再構成が認められず，early pre B（pro B）（HLA-DR，CD19陽性）はIgH鎖の再構成が認められる．pre B（HLA-DR，CD19，CD10陽性），immature B（HLA-DR，CD19，CD20陽性）の多くで，IgH鎖とともにL鎖κ遺伝子の再構成（または欠失）も認められる．*IGH*と*IGL*の組み合わせでB細胞系の分化段階が推定できる．
- Ig遺伝子の再構成に伴い，転座する相手側に局在する転写因子をコードする遺伝子または癌遺伝子の再構成，転写増加や発現異常がみられ，B細胞の分化障害や発癌に関与している．
- *IGH*遺伝子の再構成がT細胞系で認められることがある．
- リンパ球増加またはリンパ節腫脹が細胞表面抗原検査や形態学的検査にて腫瘍性か反応性か判定不能のとき，B細胞系の証明・分化段階の検索に用いる．

予想外の値が認められるとき

- クローン性細胞の割合が5％以下の場合，検出感度以下となる．
- リンパ節では腫瘍細胞から正常組織を切り離すことが大切である．

（宮地勇人）

8Z010

DNAヒストグラム（血液）
DNA histogram（blood）

別 DNA異数体（DNA aneuploidy），FCM-DNA

測定法	フローサイトメトリー法
検体	ヘパリン加血液
基準値	DA陰性（単峰性パターン）

異常値を呈する場合

陽性 成人T細胞白血病（ATL），急性リンパ性白血病（ALL），急性骨髄性白血病（AML），慢性骨髄性白血病急性転化（CML-BC）

次に必要な検査 ▶

- 抗BrdU抗体や抗サイクリン抗体を組み合わせて重染色し，さらに詳細な解析を行う．
- 染色体分析あるいは遺伝子解析を行う．
  ① 慢性骨髄性白血病：major *BCR-ABL*（およびminor *BCR-ABL*）キメラmRNA解析．
  ② B細胞系白血病：免疫グロブリンH鎖およびL（κ，λ）鎖再構成．
  ③ T細胞系白血病：T細胞受容体β鎖再構成．
  ④ 急性骨髄性白血病，形質細胞腫：*MYC*増幅．

プロフィール

- 二重鎖構造DNAの塩基間に組み込まれる蛍光色素propidium iodide（PI）を用いてDNAを染色し，DNA量を蛍光強度としてとらえ，細胞のDNA量の分布状況を示したものがDNAヒストグラムである．蛍光の検出にはフローサイトメトリー（flow cytometry：FCM）が用いられる．造血器腫瘍細胞のDNAヒストグラムを調べることにより，異数体（DNA aneuploidy：DA）の検出や，細胞回転の解析が可能となる．
- 目的に応じて7-aminoactinomycin D（7-AAD）やchromomycin A_3，Hoechst 33342など別の蛍光色素を使って染色する場合もある．またチミジンの類似体であるbromodeoxyuridine（BrdU）を取り込ませ，蛍光標識した抗BrdU抗体を用いてS期の細胞を染め出し，PIと二重染色する方法もある．
- 1個の細胞は1回の細胞周期を経て2個の娘細胞に分裂する．この細胞周期をDNA量からみると，DNA合成前期〔G_1期（2n）〕から，DNA合成期〔S期（2n→4n）〕とそれに続くDNA合成後期〔G_2期（4n）〕を経て，分裂期〔M期（4n）〕に入り，その終わりに2分裂して2個のG_1期（2n）細胞へと変化する．
- ヒト正常末梢白血球はほとんど非増殖細胞からなるため，DNAヒストグラムは2nの単峰性パターンを示す．骨髄では幼若な増殖細胞を含むため，2峰性のパターンを示す．すなわちG_1期細胞ピークに加え，もう一つG_2+M期細胞のピークが出現し，ピーク間の谷の部分にはS期の細胞が分布する．
- DNAヒストグラムによる染色体異常は染色体2〜3本相当の異常を検出できるとされている．

臨床的意義と検査値の読み方

- 末梢血においては原則的に2n（diploidy）のG_1（またはG_0）期の細胞のみであり，DAの出現は基本的にすべて異常で，腫瘍細胞の存在を示唆する．
- 骨髄液においてはDAの検出以外に，S期細胞の多寡により増殖細胞の増加がある程度推測可能である．これは造血器腫瘍細胞の増殖動態の把握に役立つ．
- 成人の急性骨髄性白血病（AML）においては，DAを示す症例は予後が悪いとされている．また慢性骨髄性白血病急性転化（CML-BC）においては，形態学的検査異常や症状発現前にDAの出現が認められ，急性転化の早期把握に有用とされる．さらにDAを示す症例は予後が悪いとの報告がある．白血病におけるDAの検出率は20〜30％とされるが，細胞周期の全体像が把握できる意義は大きい．
- 本検査は下記の場合に適応となる．
  ① 白血病の腫瘍マーカーとして．
  ② 細胞増殖動態の解析のため．

（佐藤尚武）

8Z010
DNAヒストグラム（組織）
DNA histogram (tissue)

別 DNA異数体（DNA aneuploidy），FCM-DNA

測定法 フローサイトメトリー法
検体 組織
基準値 DA陰性
異常値を呈する場合
陽性 大腸癌，直腸癌，食道癌，卵巣癌，肝臓癌，肺癌，腎臓癌

次に必要な検査▶
- 抗BrdU抗体や抗サイクリン抗体を組み合わせて重染色し，さらに詳細な解析を行う．
- 染色体分析あるいは癌遺伝子解析を行う．
  ①神経芽細胞腫：N-*myc*（*NMYC*）増幅．
  ②肺癌：L-*myc*（*LMYC*）増幅．
  ③胃癌，扁平上皮癌：*ERBB*増幅．
  ④乳癌：*ERBB2*増幅．

プロフィール
- 腫瘍組織細胞のFCM（flow cytometry）によるDNAヒストグラムから，染色体の量的異常であるDNA aneuploidy（異数体）の存在を解析するものである．
- DNAヒストグラムは横軸にDNA量（二重鎖DNAと結合した色素の蛍光強度，channel number：CN）を示し，縦軸にはCN上の細胞数を示す．ピークのCNやばらつき（coefficient of variation：CV），その細胞集団の破壊細胞を除く全細胞に占める割合，および内部標準であるヒト正常単核球（2倍体）のCNやCVを表示する．その他のDNAヒストグラムの検査法は血液の場合と同じである〔☞「DNAヒストグラム（血液）」p.798〕．
- DNA aneuploidy（DA）はFCMで検出されるaneuploidyのことで，従来の染色体分析法によるものと区別する意味で用いられる．FCMによるDNAの量的異常は染色体数と良好な相関が得られることから，比較的容易に染色体異常を推定できる利点がある．
- ヒト正常体細胞は，46本の染色体をもつ2倍体（diploidy）細胞である．aneuploidy（異数体）は，それ以外の染色体数を有する染色体の量的異常のことである．2倍体とは，23本の染色体をもち半数体（haploidy）である性細胞を基本（1n）としたとき，その2倍の染色体を持つという意味である．
- FCMで検出されるDNAヒストグラムでは，染色体の構造異常（欠失，転座，逆位など）は検出不能である．

臨床的意義と検査値の読み方
- DNAヒストグラムから細胞動態の解析が可能である．増殖が盛んであれば多くの細胞がS期〜G_2期に分布し，増殖が止まるとG_1期に集まる．DA検索の指標としてDNA index（DI）が用いられる．G_1-DNA量を正常細胞のそれと比較するための指標として，検体のG_1-ピークチャンネル数を，内部標準として測定した正常細胞のそれで割って求める．すなわちDIが1でないときはDAが疑われる．
- DAは原則的に非癌組織では認められず，癌組織のマーカーとして補助診断に有用な役割を示す．
- 各種の固形腫瘍についてDNAヒストグラム，特にDAと予後との関連が報告されているが，結論は一定していない．予後との関連があるとする報告は多いが，その場合でも両者の関連は比較的弱いとするものが多い．小児の腫瘍などではDAを認める症例の方が予後良好とされているものもある．DAだけで予後と関連づけるのは困難とする報告が多く，DNAヒストグラムを総合的に評価する必要がある．
- 本検査は下記の場合に適応となる．
  ①腫瘍における染色体数異常の有無を知るため．
  ②腫瘍細胞の増殖動態の評価．
  ③予後因子として．

（佐藤尚武）

8C505
WT1 mRNA 保
WT1 messenger RNA

測定法 定量的PCR（リアルタイムPCR），NASBA
検体 ACD液加EDTA加血液，またはACD液加RPMI-1640加骨髄液
基準値 〈血液〉50コピー/μgRNA未満
異常値を呈する場合
高値 急性白血病，骨髄異形成症候群，慢性骨髄性白血病，悪性リンパ腫，各種の固形癌（肺癌細胞，胃癌，大腸癌，乳癌，卵巣癌，腎臓癌，精巣胚細胞腫瘍など）

次に必要な検査▶ *WT1*発現が高い場合，多剤耐性に関わる*MDR1*，*MRP*，*LRP*などの遺伝子発現を調べる．

プロフィール
- *WT1*遺伝子は，小児の腎腫瘍であるWilms腫瘍の原因遺伝子の一つとして単離された．Wilms腫瘍で*WT1*遺伝子の欠損や突然変異がみられ，正常な*WT1*遺伝子をWilms腫瘍由来の細胞株に細胞内導入すると細胞増殖が抑制されることから，*WT1*遺伝子は癌抑制遺伝子と考えられている．
- *WT1*遺伝子は，各種の遺伝子の転写を制御し，細胞の増殖・分化やアポトーシスに重要な働きをもつ．*WT1*遺伝子はジンクフィンガー型の転写因子をコードしており，成長因子遺伝子，成長因子レセプター遺伝子や他の遺伝子（転写因子，癌遺伝子など）の転写を抑制する．
- 白血病や種々の固形癌（肺癌細胞，胃癌，大腸癌，乳癌，卵巣癌，腎臓癌，精巣胚細胞腫瘍など）で高発現しており，癌の発症，進展に重要な役割を果た

していると考えられている．

- 白血病における*WT1*遺伝子の発現は，核酸増幅法（定量的PCR，NASBA）で定量的に測定する．

臨床的意義と検査値の読み方

- 急性骨髄性白血病，急性リンパ性白血病，急性混合性白血病，慢性骨髄性白血病での*WT1*遺伝子の発現量は，正常骨髄細胞に比し約1,000倍，正常末梢血細胞に比し約10万倍の高発現がみられる．*WT1*遺伝子の高発現は白血病化（leukemogenesis）を促進する方向に働いているとされる．
- *WT1*の発現量の高い急性白血病症例は，発現量の低い症例に比較し，完全寛解率が低く長期予後も悪いとされる．CMLでの*WT1*発現レベルは慢性期，移行期，急性転化期と病期が進行するにつれ上昇する．骨髄異形成症候群でも骨髄芽球増加，急性転化と病期が進行するにつれ上昇する．
- 非Hodgkinリンパ腫では，腫瘍細胞の*WT1*発現レベルは低いものから白血病のレベルまでさまざまで，約半数の症例で*WT1*の発現を検出できない．
- *WT1* mRNAの定量的測定により，治療後残存する白血病細胞を感度高く（正常骨髄細胞1,000～10,000個に1個，正常末梢血細胞10万個に1個）検出できる．
- 白血病，悪性リンパ腫での病勢の評価，治療反応性予測に用いる．
- 病型特異的な染色体転座や遺伝子変異が確認できない白血病治療後モニタリングに用いる．

予想外の値が認められるとき

- *WT1* mRNAは正常細胞に低い発現が認められるため，その測定においては正常細胞混入を避けることが大切で，正常細胞混入の影響を評価する必要がある．

（宮地勇人）

8C901
MDR1 mRNA
multidrug resistance-1 gene

別 多剤耐性遺伝子，*ABCB1*

測定法	ノーザンブロット・ハイブリダイゼーション，RT-PCR（リアルタイムPCR）
検体	ACD液加EDTA加血液，またはACD液加RPMI-1640加骨髄液，組織
基準値	mRNA増加を認めず mRNAを検出せず

異常値を呈する場合

陽性 褐色細胞腫，神経芽細胞腫，横紋筋肉腫，急性白血病，悪性リンパ腫，成人T細胞白血病，多発性骨髄腫

次に必要な検査▶ 腫瘍の抗腫瘍薬に対する治療反応性は，*MRP*遺伝子，トポイソメラーゼ-1遺伝子，*GSTP1*遺伝子など多剤耐性に関わる*MDR1*遺伝子以外の遺伝子の検索も併せて行い，総合的に考察する．

プロフィール

- *MDR1*遺伝子は，腫瘍細胞において，各種抗腫瘍薬を細胞外に排出する細胞膜貫通性のP糖蛋白質をコードする．*MDR1* mRNA測定は，*MDR1*遺伝子のcDNA断片を検出プローブとして腫瘍細胞から抽出したRNAについて*MDR1* mRNA発現量をノーザンブロット・ハイブリダイゼーションにより，あるいはRT-PCR（リアルタイムPCR）によりmRNAの有無を調べる．

臨床的意義と検査値の読み方

- 癌の治療において，癌化学療法による治療抵抗性（耐性）が大きな問題である．アドリアマイシン，ダウノルビシンなどアンスラサイクリン，ビンクリスチン，ビンブラスチンなどビンカアルカロイド，アクチノマイシンD，ミトキサントロン，エトポシドなどの多剤に耐性となる現象が知られ，その耐性の分子機構として，細胞膜に発現するP糖蛋白質により，これらの抗腫瘍薬が細胞外に排出されることが明らかとなった．化学療法前または癌化学療法後にP糖蛋白質または*MDR1* mRNAが増加し，耐性が証明されているものに，褐色細胞腫，神経芽細胞腫，横紋筋肉腫，急性白血病，悪性リンパ腫，成人T細胞白血病，多発性骨髄腫．
- 本検査は，癌化学療法の薬剤選択の参考とするため耐性の状態を知る指標となる．
- *MDR1*遺伝子発現による多剤耐性を治療感受性化させる薬剤（シクロスポリンA，カルシウム拮抗薬）を投与する根拠となる．

予想外の値が認められるとき

- *MDR1* mRNAは腸管粘膜，血液細胞など正常細胞に低い発現が認められるため，その測定においては正常細胞混入を避けることが大切で，癌での発現の評価は発生母地との比較，正常細胞混入の影響を評価する必要がある．

（宮地勇人）

8C902
GSTP1 mRNA
glutathione S-transferase-pi messenger RNA

略 *GST-π*

測定法	ノーザンブロット・ハイブリダイゼーション，RT-PCR（リアルタイムPCR）
検体	癌部および正常組織
基準値	（−）遺伝子増幅度3.0以下

異常値を呈する場合

陽性 肺癌，乳癌

次に必要な検査▶ 腫瘍の抗腫瘍薬に対する治療反応性は，*MDR1*遺伝子，*MRP*遺伝子，トポイソメラーゼ-1遺伝子など多剤耐性に関わる他の遺伝子の検索を行い，総合的に考察する．

プロフィール
- GST（EC2.5-18）は，生体内での解毒機構に関わる重要な多機能酵素で，肝臓細胞はじめ多くの細胞に分布する．
- 本酵素は，薬物代謝において，第1相酵素のチトクロム P-450 により酸化活性化された物質をグルタチオンと抱合させる酵素（第2相酵素）であり，基質は内因性，外因性の毒性物質，すなわち発癌物質から各種抗腫瘍薬に及ぶ．またセレン非依存性ペルオキシダーゼ活性をもち，有機過酸化物の還元解毒にも関与する．アイソザイムは，N末端のアミノ酸配列の相同性から，α（塩基性），μ（中性），π（酸性または胎盤性）またはθにクラス分類される．GST-πは胎盤のほか，腎臓，肺，消化管，胆管，骨格筋，脳，精巣，赤血球と広く分布する．
- グルタチオン S-トランスフェラーゼ（GST）-π mRNA 測定は，GSTP1 遺伝子の cDNA 断片を検出プローブとして腫瘍および正常細胞から抽出した RNA について，ノーザンブロット・ハイブリダイゼーションにより，あるいは RT-PCR（リアルタイム PCR）により mRNA 発現量を比較する．

臨床的意義と検査値の読み方
- GSTの基質となる抗腫瘍薬として，メルファラン，ニトロソウレア，ブレオマイシン，マイトマイシン，アドリアマイシンC，シスプラチン，カルボプラチンがある．
- GST-πの抗腫瘍薬の解毒機構としては，グルタチオン抱合によるアルキル化剤やシスプラチンの解毒，ペルオキシダーゼ活性によるアドリアマイシンなどのアンスラサイクリン系薬剤の還元，解毒やフリーラジカルの処理，さらに DNA 修復機構への関与が示唆されている．
- GST-πの多剤耐性機構としては，脂質の過酸化における水酸化アルケナル産物の解毒が重要とされる．アンスラサイクリン系薬剤では特に膜脂質の過酸化を生じるため，GST-π発現増加は，薬剤毒性から細胞を保護する．
- GSTP1 遺伝子産物の発現は，肺癌や乳癌細胞などにおいて，抗腫瘍薬に対する治療反応性低下との相関が知られている．また，腫瘍マーカーとしても知られ，肺癌，胃癌，子宮癌，乳癌や悪性黒色腫で高い傾向がある．
- 肺癌など腫瘍組織において，GSTP1 mRNA が増加している場合，アルキル化剤，シスプラチン，アンスラサイクリン系薬剤などの抗腫瘍薬に対し治療反応性低下が示唆される．

予想外の値が認められるとき
- GSTP1 mRNA は正常細胞に低い発現が認められるため，その測定においては正常細胞混入を避けることが大切で，発現の評価は正常細胞混入の影響を評価する必要がある．　　　　　　　　（宮地勇人）

GSTM1遺伝子多型
glutathione S-transferase-M1 genetic polymorphism

略 GST-μ　別 GST1

測定法　PCR
検　体　ACD加 EDTA加血液
基準値　（－）
異常値を呈する場合

欠損型陽性　肺癌（扁平上皮癌，腺癌），膀胱癌，皮膚癌，大腸癌

次に必要な検査▶CYPA1 など癌の発病率に関係するとされる他の遺伝子型を調べ，総合的に発癌の危険性を評価する．

プロフィール
- 発癌物質はチトクロム P450（CYP）を中心とした酸化酵素（第1相）により活性化された後，GST，UDP-グルクロノシルトランスフェラーゼ，N-アセチルトランスフェラーゼ（N-acetyltransferase：NAT）など抱合酵素により不活化される．これらの遺伝子の遺伝子多型性は，個人の薬剤代謝の遺伝的背景となる可能性，さらに環境因子が影響する発癌の危険性の増加を説明する可能性が指摘されている．
- 特に，GST は生体内での解毒機構に重要な多機能酵素で，肝臓細胞はじめ多くの細胞に分布する．アイソザイムは，N末端のアミノ酸配列の相同性からα（塩基性），μ（中性），π（酸性または胎盤性）またはθにクラス分類される．
- GSTM1 をコードする遺伝子 GSTM1 ローカスは，アミノ酸の1つ異なる GSTM1A，GSTM1B および欠損型 GSTM1 null アレルの3つがある．
- GSTM1 遺伝子多型は，グルタチオン S-トランスフェラーゼ（glutathione S-transferase：GST）-μ遺伝子を PCR にて特異的に増幅し，電気泳動パターンから GSTM1 遺伝子型（欠損型：GSTM1 null）の有無を調べる．

臨床的意義と検査値の読み方
- GSTM1 null 遺伝子型，すなわち null アレルがホモ接合体の場合，解毒過程の欠損により，喫煙による肺癌（扁平上皮癌，腺癌）の発病率が高まるとされ，また膀胱癌，皮膚癌，大腸癌との関連が示唆されている．さらに，CYPA1 と GSTM1 におけるハイリスク遺伝子型組み合わせでは，肺癌の危険性がきわめて高まるとされている（〜40倍）．
- 肺癌（扁平上皮癌，腺癌），膀胱癌，皮膚癌，大腸癌の発癌の危険率に関係する指標とされる．

予想外の値が認められるとき
- 抗凝固剤のヘパリンは PCR 増幅反応を阻害するため検体採取時の使用や混入を避ける．　　　（宮地勇人）

7 C 遺伝性疾患関連検査その他

ミトコンドリア遺伝子解析
mitochondria gene analysis
別 mtDNA analysis

測定法	サザンブロットハイブリダイゼーション，PCR，塩基配列決定
検体	生検筋組織，EDTA-3K加血液
基準値	変異を認めない

異常値を呈する場合
変異あり　ミトコンドリア脳筋症とその保因者，糖尿病

次に必要な検査▶
- サザンブロットハイブリダイゼーションでおおまかな欠失部位が確定したら，その周囲のプライマーを設定してPCRを行う．PCR産物のサイズ，制限酵素による消化パターンの解析により，欠失部位の特定を行う．
- サザンブロットハイブリダイゼーションで欠失が確認されないがミトコンドリア遺伝子異常を疑う場合や，多重欠失が疑われる症例では，mtDNA全体をカバーするプライマーを使用したPCRにより解析を行う．さらに，正確な変異部位の特定のために，PCR産物の塩基配列を決定する．

プロフィール
- ミトコンドリアは成熟赤血球とケラチノサイト以外の真核細胞に存在する細胞内小器官であり，クエン酸回路，脂肪酸のβ酸化と電子伝達系により，生命活動に必要なATPの産生を行っている．ミトコンドリアに異常が生じて，エネルギー産生が障害されると，大量のエネルギーを消費する骨格筋や中枢神経系に機能異常が出現する．
- ヒトミトコンドリアゲノムは16.6kbの環状DNA（mtDNA）で，13種の蛋白と22種のtRNAと2種のrRNAをコードする．コドンは真核細胞の核の遺伝子で使われている標準的コドンとは異なる．ミトコンドリアでは真核細胞におけるATAのイソロイシンがメチオニン，AGAとAGGのアルギニンがストップコドン，そしてTGAのストップコドンが，トリプトファンとして使用される．また，遺伝子構造はエクソンのみでイントロンは存在しない．mtDNAは母親由来のもののみが子に伝達される母系遺伝（細胞質遺伝）の形式をとる．
- ミトコンドリアは1細胞当たり平均1,000個存在し，個々のミトコンドリア内にmtDNAは数コピー存在する．通常，健康人では，これらすべてのmtDNAが同じ配列から成り立っているホモプラスミーである．ある種の病的状態では，変異型と正常型のmtDNAが混在するヘテロプラスミーのことがある．
- mtDNAは変異を起こしやすく，DNA修復機構も不完全である．したがって，多型性に富み，ランダムに抽出した2人のmtDNA間には平均して0.4％の相違が認められる．また，ミトコンドリア機能を果たすための遺伝子の一部は核DNAにコードされており，mtDNA安定性や複製機構に関わっている．これらに異常があると，mtDNAの欠乏状態や欠失を引き起こす．この場合は，常染色体性の劣性あるいは優性遺伝形式をとる．

臨床的意義と検査値の読み方
- ミトコンドリア異常を有するミトコンドリア病の60～70％が三大病型，①CPEO（chronic progressive external ophthalmoplegia：慢性進行性外眼筋麻痺症候群），②MELAS（mitochondrial myopathy, encephalopathy, lactic acidosis and stroke-like episodes），③MERRF（myoclonus epilepsy associated with ragged-red fibers）に属する．CPEOではmtDNA欠失が遺伝子異常の本体であり，好発部位は，ND5（NADHオキシドレダクターゼサブユニット5）からATPase8（塩基番号8482-13460）の領域である．この病型は他のミトコンドリア病と異なり，母系遺伝の形式をとらず多くは突然変異によるものと考えられている．MELASでは3243,3271の点変異，MERRFでは8344の点変異があり，母系遺伝の形式をとる．
- mtDNAの異常が原因の疾患には，上記三大病型以外のミトコンドリア脳筋症として，Leber病，Leigh脳症，Pearson病，neuronal muscle weakness, ataxia and retinitis pigmentosa（NARP），myopathy and external ophthalmoplegia, neuropathy and gastrointesitinal encephalopathy（MNGIE）が明らかとなっており，また最近ではmtDNA異常が一部の糖尿病，高血圧，そしてParkinson病やAlzheimer病などの原因であるとの報告もある．
- 遺伝子異常には，塩基置換，DNA領域の欠失，部分重複が認められる．
- 解析のためのDNA抽出は骨格筋から行う．生検骨格筋30～50mgを使用する．末梢血単核細胞も使用可能ではあるが，mtDNAの変異や欠失が検出されない場合があるので注意が必要である．DNAはtotal DNAを抽出して解析対象とする．
- 大きな欠失の検出を目的とする場合，制限酵素Pvu

IIで消化したmtDNAのサザンブロットハイブリダイゼーションが最も適切である．プローブにはmtDNAを標識したものを用いる．健康人では16.6 kbの1本のバンドが検出される．欠失mtDNAが存在する場合，それより小さなサイズのバンドが検出される．数十bp以上の欠失や増幅が，本法により検出可能である．

- 点変異などの微小変異の検出と同定には，PCR，およびPCR-SSCPが利用可能である．しかし，PCRにより欠失や変異の検出を行う場合には，ヘテロプラスミーであるため，正常DNA断片が同時に増幅されてくること，また，健康人でも多型が存在することを忘れてはいけない．既知のpoint mutationの検索のためにはPCR-RFLPやミスマッチPCR，また，解析目的の領域を含むPCR産物の直接塩基配列決定も可能である．
- ミトコンドリアは細胞のエネルギー代謝のkeyであるので，今後のmtDNA異常の詳細な検索は，メタボリック症候群などの代謝異常症の責任遺伝子の解明にもつながる．

(福地邦彦)

8C804
ミトコンドリア遺伝子3243点変異

point mutation at 3243 in mitochondrial DNA

別 ミトコンドリア脳筋症MELAS遺伝子，MELAS遺伝子

測定法　PCR-RFLP，ミスマッチPCR，塩基配列決定
検　体　筋生検組織，EDTA-3K加血液
基準値　変異を認めない

異常値を呈する場合
変異あり
- ミトコンドリア脳筋症MELASおよび保因者
- 母系遺伝の糖尿病家系で認められることがある

次に必要な検査▶
- 血液を用いた変異mtDNAの量からは予後診断はできず，筋生検材料からの変異mtDNA量の判定が臨床像と相関する．
- 母が変異mtDNAを持っている場合は，その子供に変異が遺伝するため出生前診断も可能である．しかし，胎児血中の変異mtDNA量から予後の判定はできない．

プロフィール
- ミトコンドリア脳筋症は，ミトコンドリアDNA (mtDNA)の異常によって引き起こされる疾患で，ミトコンドリアの形態異常や，呼吸鎖酵素の活性異常が認められる．一般的には，エネルギー需要の大きい骨格筋や中枢神経が中心に侵される．
- ミトコンドリアは約16.6 kbの独自のDNAをもち，2つのrRNA，22のtRNA，13の蛋白をコードしている（☞「ミトコンドリア遺伝子解析」p.802）．呼吸鎖酵素とATP合成酵素は，mtDNAにコードされるサブユニットと核DNAにコードされるサブユニットの複合体であり，mtDNAの変異により，その活性低下が予測される．ミトコンドリア病におけるmtDNAの変異が各病型で報告され，臨床分類との関連が明らかとなった．
- MELAS (mitochondrial myopathy, encephalopathy, lactic acidosis and stroke-like episodes) は，tRNA^{Leu}をコードする領域に点変異が存在する疾患で，多くは20歳以下で，脳卒中様発作，そして不全麻痺，半盲などへ進展する．難聴，糖尿病を合併することもある．母系遺伝の遺伝形式をとる．

臨床的意義と検査値の読み方
- 本検査は，次のような場合に行われる．
  ① 40歳以下で脳卒中に似た脳血管障害様症状で発症し，繰り返しの発作の後，筋力低下，知能低下，てんかんを起こす症例．
  ② 生化学検査上，血清，髄液の乳酸値が常に高値を示し，筋生検での筋線維大小不同と赤色ぼろ線維 (ragged-red fiber)，血管異常を反映したstrongly SDH-reactive blood vessels (SSV) を認め，ミトコンドリア病を疑う症例の確定診断．
- mtDNA内，tRNA^{Leu}をコードする領域の3243のA→Gが80％に，3271 T→Cが10％に認められる．
- 通常，健康人では，すべてのmtDNAが同じ配列から成り立っているホモプラスミーであるが，病的状態では，変異型と正常型のmtDNAが混在するヘテロプラスミーである．ヘテロプラスミーで存在するmtDNAが，ある一定の比率（閾値）を超えると病的な状態を引き起こす．そして，変異mtDNAが多いほど症状は重篤となる．
- また，変異mtDNAの比率は組織ごとに分布や発現が異なり，臨床症状と密接な関連を示す．このため，血液細胞を使用した検査では，罹患臓器での変異率を反映しない場合がある．

(福地邦彦)

8C801
ミトコンドリア遺伝子8344点変異

point mutation at 8344 in mitochondrial DNA

別 ミトコンドリア脳筋症MERRF遺伝子，MERRF遺伝子

測定法　PCR-RFLP，ミスマッチPCR，塩基配列決定
検　体　筋生検組織，EDTA-3K加血液
基準値　変異を認めない

異常値を呈する場合
変異あり　ミトコンドリア脳筋症MERRFおよびその保因者

次に必要な検査▶
- 疾患の確定診断とともに，保因者，軽症患者，非定型症状の患者の遺伝子診断．
- 母が変異mtDNAを持っている場合は，その子供に

c 遺伝性疾患関連検査その他　803

変異が遺伝するため、出生前診断も可能である。しかし、胎児血中の変異mtDNA量から予後の判定はできない。

プロフィール

- ミトコンドリア脳筋症は、ミトコンドリアDNA（mtDNA）の異常によって引き起こされる疾患で、ミトコンドリアの形態異常や、呼吸鎖酵素の活性異常が認められる。一般的には、エネルギー需要の大きい骨格筋や中枢神経が中心に侵される。
- ミトコンドリアは約16.6 kbの独自のDNAをもち、2つのrRNA、22のtRNA、13の蛋白をコードしている（☞「ミトコンドリア遺伝子解析」p.802）。呼吸鎖酵素とATP合成酵素は、mtDNAにコードされるサブユニットと核DNAにコードされるサブユニットの複合体であり、mtDNAの変異により、その活性低下が予測される。ミトコンドリア病におけるmtDNAの変異が各病型で報告され、臨床分類との関連が明らかとなった。
- MERRF（myoclonus epilepsy associated with ragged-red fibers）は、tRNA^{Lys}領域に点変異が存在する疾患で、てんかん、ミオクローヌス、小脳失調、ミオパチーを主症状とする。約半数の患者に母系遺伝の遺伝性を認める。世代を経るごとに若年発症で重篤化する。

臨床的意義と検査値の読み方

- 本検査は、次のような場合に行われる。
  ① 小児から40歳程度で、ミオクローヌスてんかん、運動失調、ミオパチーを主徴とし、精神発達遅滞、感音性難聴、視神経萎縮を伴い、ミトコンドリア病を疑う症例。
  ② 血液検査上、高乳酸血症を示し、筋生検での筋線維大小不同と赤色ぼろ線維（ragged-red fiber）、血管異常を反映したstrongly SDH-reactive blood vessels（SSV）が認められた場合の確定診断。
- mtDNA中tRNA^{Lys}領域内の8344のA→Gが全体の約80％を占め、ほかに8356 T→Cの報告もある。
- 通常、健康人では、すべてのmtDNAが同じ配列から成り立っているホモプラスミーであるが、病的状態では、変異型と正常型のmtDNAが混在するヘテロプラスミーである。ヘテロプラスミーで存在するmtDNAが、ある一定の比率（閾値）を超えると、病的な状態を引き起こす。そして、変異mtDNAが多いほど症状は重篤となる。
- また、変異mtDNAの比率は組織ごとで分布や発現が異なり、臨床症状と密接な関連を示す。このため、血液細胞を使用した検査では、罹患臓器での変異率を反映しない場合がある。

（福地邦彦）

8C803
ミトコンドリア遺伝子11778点変異
point mutation at 11778 in mitochondrial DNA

[別] Leber病遺伝子

測定法　PCR-RFLP、ミスマッチPCR、塩基配列決定
検　体　筋生検組織、EDTA-3K加血液
基準値　変異を認めない

異常値を呈する場合

変異あり Leber病および保因者

次に必要な検査▶

- 疾患家系の女性はすべて保因者となる。
- 最近ではND4のみでなく、ND1、ND2、ND5、ND6にも変異が報告されているので、臨床症状からLeber病が疑われ、11778変異がない場合でも、mtDNAの変異の検索は必要である。報告されていない点変異に対しては、PCR-RFLPで検出できない。PCR産物の直接塩基配列決定が必須となる。
- 母が変異mtDNAを持っている場合は、その子供に変異が遺伝するため出生前診断も可能である。しかし、胎児血中の変異mtDNA量から予後の判定はできない。

プロフィール

- ミトコンドリア脳筋症は、ミトコンドリアDNA（mtDNA）異常によって引き起こされる疾患で、ミトコンドリアの形態異常や、呼吸鎖酵素の活性異常が認められる。一般的には、エネルギー需要の大きい骨格筋や中枢神経が中心に侵される。
- ミトコンドリアは約16.6 kbの独自のDNAをもち、2つのrRNA、22のtRNA、13の蛋白をコードしている（☞「ミトコンドリア遺伝子解析」p.802）。呼吸鎖酵素とATP合成酵素は、mtDNAにコードされるサブユニットと核DNAにコードされるサブユニットの複合体であり、mtDNAの変異により、その活性低下が予測される。mtDNAは個々のミトコンドリア内に数コピー存在し、ミトコンドリアは1細胞当たり平均1,000個存在する。ミトコンドリア病におけるmtDNAの変異が各病型で報告され、臨床分類との関連が明らかとなった。
- Leber病のmtDNA異常としては、11778変異、14484変異、3460変異があり、これらで90％を占めるが、さらに十数種の点変異が報告されている。Leber病は10歳代から20歳代にかけて、両眼性の視力低下で発症し、1年以内に視神経萎縮に陥る疾患であり、圧倒的に男性に多く母系遺伝の形式をとる。

臨床的意義と検査値の読み方

- 本検査が適応されるのは、思春期から成人期の男性で、急性の両眼性の視力障害とともに、乳頭周囲にmicroangiopathyが認められ、さらに多発性硬化症状や、ジストニア、振戦、片麻痺、心電図上刺激

伝導異常が認められ，ミトコンドリア病を疑う症例に対してである．

- Leber病での最も頻度の高い変異11778変異（G→A）では，NADH脱水素酵素のサブユニット4（ND4）遺伝子の異常を引き起こす．11778のG→Aは制限酵素SfaNIの切断部位を消失させるため，PCRで増幅したDNAのSfaNIによる切断の有無で変異を検出できる．末梢血DNAを使用したPCR-RFLPによりスクリーニング可能である．なお，11778変異を有しても，女性では8～32％，男性では50～60％にしか発症しない．

- 通常，健康人では，すべてのmtDNAが同じ配列から成り立っているホモプラスミーであるが，病的状態では，変異型と正常型のmtDNAが混在するヘテロプラスミーのことが多い．ヘテロプラスミーで存在するmtDNAが，ある一定の比率（閾値）を超えると，病的な状態を引き起こす．そして，変異mtDNAが多いほど症状は重篤となる．また，変異mtDNAの比率は組織ごとに分布や発現が異なり，臨床症状と密接な関連を示す．このため，血液細胞を使用した検査では，罹患臓器での変異率を反映しない場合がある．

（福地邦彦）

8C831

進行性筋ジストロフィー遺伝子検査
gene analysis of progressive muscular dystrophy

測定法 multiplex PCR，サザンブロットハイブリダイゼーション，塩基配列決定
検体 生検筋肉組織，末梢血有核細胞
基準値 欠失・増幅・変異を認めない
異常値を呈する場合
欠失・増幅・変異あり Duchenne型/Becker型筋ジストロフィー（ジストロフィン遺伝子），福山型先天性筋ジストロフィー（フクチン遺伝子），肢体型筋ジストロフィー（カルパイン遺伝子，ジスフェルリン遺伝子など），顔面肩甲上腕型筋ジストロフィー（4q35異常）

次に必要な検査 ジストロフィン異常は骨格筋以外に心筋や脳などの障害の原因ともなる．ジストロフィン機能をさらに解析し，遺伝子異常と心筋症や精神発達遅滞との関連を解明する．

プロフィール

- 遺伝性で進行性の筋肉の変性による筋脱力と筋萎縮を起こす疾患である．代表的な疾患に，X染色体劣性のデュシャンヌ型/ベッカー型筋ジストロフィー（Duchenne muscular dystrophy/Becker muscular dystrophy：DMD/BMD），常染色体劣性の福山型先天性筋ジストロフィー（Fukuyama type congenital muscular dystrophy：FCMD），常染色体劣性あるいは優性の肢体型筋ジストロフィー（limb-girdle muscular dystrophy：LG），および常染色体優性の顔面肩甲上腕型筋ジストロフィー（facioscapulohumeral muscular dystrophy：FSHD）がある．

- DMD/BMDでは，筋肉細胞膜に存在するジストロフィン蛋白をコードする遺伝子に異常がある．FCMDではフクチンとよばれる蛋白をコードする遺伝子に異常がある．LGからはカルパイン遺伝子，ジスフェルリン遺伝子など10種類以上の異常が検出されている．FSHDでは4q35内でのD4Z4とよばれる3.3 kb KpnIリピートの欠失が報告されている．

臨床的意義と検査値の読み方

- 本検査は，患者の遺伝子異常の解析に適応となる．血縁者の遺伝子解析を行い，遺伝性か突然変異による孤発例かを判定する．保因者診断にも用いる．羊水や絨毛を使った出生前診断も実施可能である．

- ここでは，筋ジストロフィーのうち，最も高頻度であり，遺伝子検査も頻繁に行われているDMD/BMDのジストロフィン遺伝子の解析を述べる．ジストロフィン遺伝子は，Xp21.2の約2.3 Mbの領域で79個のエクソンからなる巨大な遺伝子である．DMD患者の60％は複数のエクソンの欠失，10％に部分重複，残り30％が微小変異やスプライシング異常である．症例の2/3はX染色体劣性遺伝形式をとるが，1/3の症例では突然変異で遺伝の背景を伴わない．BMDもジストロフィン遺伝子異常が原因であるが，BMDでは遺伝子異常が3の倍数であるため，frame shiftが起こらず，比較的障害が軽度となっている．

- エクソン数が非常に多く，欠失が多彩であるため，複数の異常を一度のPCRで検索可能な，multiplex PCRが行われる．本法では，遺伝子欠失のhot spotであるエクソン3-19と43-52を中心とした9箇所のプライマーセットでPCRを行う．バンド数でジストロフィン遺伝子の欠失の有無が判定可能である．しかし，このhot spot以外のエクソン欠失は見逃される．

- ジストロフィン遺伝子領域のサザンブロットハイブリダイゼーションも行われる．本法では，ジストロフィンのmRNAに対するcDNAをプローブとすることで，エクソン領域の欠失が検出可能となる．サザンブロットハイブリダイゼーションで検出できるのは，少なくとも数十塩基対以上の欠失あるいは増幅であるため，点突然変異を含む微小変異の検出には，塩基配列の決定が必要となる．

予想外の値が認められるとき

- ジストロフィン遺伝子は巨大であることから，hot spot以外の変異も起こりうる．

（福地邦彦）

索引（和文）

太字は目次項目名

あ

亜鉛 ……………………… 282
亜鉛（尿）……………… 282
亜硝酸塩試験（尿）………… 8
アスコルビン酸 ………… 264
アスパラギン酸アミノトランス
　フェラーゼ …………… 149
アスピリン ……………… 324
アスペノン® …………… 334
アスペルギルス抗原 …… 683
アスペルギルス抗体 …… 683
アセタゾラミド ………… 331
アセタゾールアミド …… 331
アセチルコリンエステラーゼ … 162
アセチルコリンレセプター抗体 … 571
アセチルコリンレセプター
　ブロッキング型抗体 … 572
アセチルサリチル酸 …… 324
アセテート ……………… 220
アセトアミノフェン …… 324
アセトン ………………… 223
アディポネクチン ……… 459
アデノウイルス抗原（上皮細胞中）699
アデノウイルス抗原（便中）… 699
アデノウイルス抗体 …… 700
アデノウイルス8型抗体 … 701
アデノシン三リン酸 …… 355
アデノシンデアミナーゼ … 163
アデノシンデアミナーゼ（胸水）163
アデノシントリホスフェート … 355
アトピー鑑別試験 ……… 472
アナフィラトキシン …… 485
アニサキス抗体価 ……… 685
アノマリーCK ………… 148
アプリトーン® ………… 334
アプリンジン …………… 334
アポE遺伝子型 ………… 247
アポSAA ………………… 494
アポリポ蛋白 …………… 245
アポリポ蛋白Eアイソフォーム … 246
アミオダロン …………… 342
アミカシン ……………… 344
アミカマイシン® ……… 344
アミサリン® …………… 337
アミノ酸11分画 ………… 201
アミノ酸41分画 ………… 200
アミノ酸分析 …………… 200
アミノ酸分析（スクリーニング）201
アミラーゼ ……………… 165
アミラーゼ（尿）………… 166
アミラーゼアイソザイム … 167
アミラーゼアイソザイム（尿）… 168
アミラーゼアイソザイムアノマリー
　………………………… 169

アミラーゼ結合性免疫グロブリン 169
アミロイドA蛋白（血清）……… 494
アミロイドβ蛋白 ……… 506
アラニンアミノトランスフェラーゼ
　………………………… 149
アラニルアミノペプチダーゼ … 63
アルカリ性ホスファターゼ … 154
アルカリホスファターゼ … 154
アルカリホスファターゼ
　アイソザイム ………… 156
アルカリホスファターゼ染色 … 41
アルギニンバソプレシン … 376
アルコール ……………… 356
アルドステロン ………… 405
アルドースレダクターゼⅡ … 190
アルドラーゼ …………… 159
アルビニー® …………… 324
アルブミン ……………… 141
アルブミン（尿）………… 143
アルブミン/グロブリン比 … 142
アルベカシン …………… 347
アルミ …………………… 311
アルミニウム …………… 311
アレビアチン® ………… 328
アレルゲン刺激性遊離ヒスタミン 600
アレルゲン刺激ヒスタミン遊離測定
　………………………… 600
アレルゲン特異IgE ……… 471
アレルゲン特異IgE-MAST … 472
アレルゲン特異的IgG …… 475
アレルゲン特異的IgG₄抗体 … 475
アンカロン® …………… 342
アンジェルマン症候群 … 747
アンジオテンシンⅠ …… 438
アンジオテンシンⅠ転換酵素 … 188
アンジオテンシンⅡ …… 439
アンチトロンビン ………… 98
アンチトロンビンⅢ ……… 98
アンチプラスミン ……… 103
安定因子 ………………… 109
アンドロゲンレセプター … 436
アンドロステロン ……… 398
アンドロステンジオン … 402
アンヒバ® ……………… 324
アンモニア ……………… 197

い

胃液一般検査 ……………… 26
胃液酸度 …………………… 26
胃液分泌能 ………………… 26
胃液量 ……………………… 26
イオン化カルシウム …… 272
異好抗体鑑別 …………… 537
異好抗体試験 …………… 537

イソクエン酸脱水素酵素 ……… 179
イソクエン酸デヒドロゲナーゼ … 179
ICTP …………………… 501
Ⅰ型コラーゲンC末端テロペプチド
　………………………… 501
Ⅰ型コラーゲン架橋N末端
　テロペプチド ………… 500
Ⅰ型プロコラーゲンC末端
　プロペプチド ………… 501
一般細菌薬感受性検査 … 633
イヌリンクリアランス … 362
胃壁細胞抗体 …………… 558
インスリン ……………… 431
インスリン抗体 ………… 569
インスリン自己抗体 …… 569
インスリン受容体抗体 … 570
インスリン様成長因子-1 … 371
インスリン様成長因子結合蛋白-3型
　………………………… 372
インスリンレセプター抗体 … 570
インターフェロン-α …… 606
インターフェロン-β …… 606
インターフェロン-γ …… 606
インターフェロン感受性領域 … 717
インターフェロン中和価 … 607
インターロイキン ……… 611
インターロイキン-1 …… 608
インターロイキン-2 …… 609
インターロイキン-2レセプターβ鎖
　…………………………… 79
インターロイキン-3 …… 611
インターロイキン-4 …… 610
インターロイキン-5 …… 611
インターロイキン-6 …… 610
インターロイキン-8 …… 611
インターロイキン-10 …… 611
インターロイキン-11 …… 611
インターロイキン-12 …… 611
インテグリンαE鎖 ……… 78
インテグリンβ1鎖 ……… 68
インドシアニングリーン試験 … 360
インフルエンザウイルス抗原 … 721
インフルエンザウイルス抗体 … 720
インフルエンザ桿菌抗原（莢膜型b）
　………………………… 652
インフルエンザ迅速診断キット … 721
インプロメン® ………… 332

う

ヴィダール反応 ………… 540
ウロバブルテスト® ……… 29
ウロビリノゲン定性（尿）……… 7
ウロポルフィリノゲンⅠ合成酵素 296
ウロポルフィリン（尿・血液）… 292

807

え

項目	頁
エキノコックス抗体	689
エクセグラン®	330
エコー—CF	711
エコー—HI	711
エコー—NT	711
エコーウイルス抗体	711
エステラーゼ活性（尿）	8
エステラーゼ染色	43
エステラーゼ反応（尿）	8
エステル型コレステロール	229
エストラジオール	419
エストラジオール（尿）	418
エストリオール	420
エストリオール（尿）	420
エストロゲン（妊婦）	417
エストロゲンレセプター	435
エストロジェン	417
エストロン	418
エタノール	356
エタン二酸	221
エチオコラノロン	399
エチルアルコール	356
エチレングリコール	311
エトスクシミド	326
エヒノコッカス抗体	689
エピレオプチマル®	326
エピレナート®	329
エラスターゼ1	174
エリスロポエチン	455
エルシニア抗体	687
エルタシン®	345
塩化物（尿）	268
塩基性胎児蛋白	513
塩基性フェトプロテイン	513
塩酸アプリンジン	334
塩酸アミオダロン	342
塩酸バンコマイシン	346
塩酸ピルジカイニド	338
塩酸ピルメノール	341
塩酸プロカインアミド	337
塩酸プロパフェノン	338
塩酸メキシレチン	336
塩酸リドカイン	335
塩素（髄液）	268
エンテロウイルス70型抗体	709
エンテロウイルス71型抗体	710
エンドセリン	456
エンドトキシン	639

お

項目	頁
黄色ブドウ球菌ペニシリン結合蛋白	667
黄体形成ホルモン	374
オウム病クラミジア抗体	649
横紋筋抗体	559
オキシトシナーゼ	165
オキシプリン	358
オステオカルシン	456
オスポロット®	330
オリゴ	479
オリゴクローナルバンド	479
オリベス®	335
オルニチンカルバミルトランスフェラーゼ	180
オロソムコイド	489

か

項目	頁
解離同定試験	596
核酸増幅同定（結核菌群・非結核性抗酸菌）	668
核酸同定（結核菌 *rpoB* 遺伝子）	670
核酸同定（抗酸菌群・結核菌群）	667
核マトリックスプロテイン22	532
過酸化脂質	236
カシミー®	344
下垂体細胞質抗体	569
ガストリン	433
ガストリン放出ペプチド前駆体	533
カタラーゼ	181
カタラーゼ試験（尿）	29
活性化部分トロンボプラスチン時間	85
活性型ビタミンD	256
活性型レニン	437
カテコールアミン3分画	407
カテコールアミン3分画（髄液）	408
カテコールアミン3分画（尿）	407
果糖	211
カドミウム	314
可溶性CD54	614
可溶性CD62E	615
可溶性CD62L	616
可溶性CD62P	616
可溶性CD106	617
可溶性E-セレクチン	615
可溶性ELAM-1	615
可溶性GMP-140	616
可溶性ICAM-1	614
可溶性IL-2受容体	609
可溶性IL-2レセプター	609
可溶性L-セレクチン	616
可溶性LECAM-1	616
可溶性P-セレクチン	616
可溶性VCAM-1	617
可溶性血管細胞接着分子-1	617
可溶性白血球内皮細胞接着分子-1	616
可溶性フィブリンモノマー複合体	92
ガラクトース	210
ガラクトース欠損IgG抗体	553
カリウム	266
カリウム（尿）	267
カリクレイン	124
カリクレイン（尿）	450
顆粒球エラスターゼ	175
顆粒球エラスターゼ（子宮頸管中）	176
顆粒球機能検査	604
顆粒球コロニー刺激因子	612
顆粒球殺菌能	604
顆粒球貪食能	604
顆粒球マクロファージコロニー刺激因子	613
カルシウム	270
カルシウム（尿）	271
カルシウム再加凝固時間	88
カルジオリピン抗体	578
カルシトニン	384
カルニチン分画	259
カルバマゼピン	325
カルボール	309
カロチノイド	254
カロチン	254
カロナール®	324
癌関連ガラクトース転移酵素	189
幹細胞因子レセプター	79
肝細胞増殖因子	458
肝細胞膜抗体	583
カンジダ抗原	680
カンジダ抗体	681
肝腎ミクロソーム抗体	584
肝性トリグリセリドリパーゼ	244
関節液一般検査	25
間接クームス試験	594
間接抗グロブリン試験	594
間接ビリルビン	286
間接モノスペシフィッククームス試験	595
間接モノスペシフィック抗グロブリン試験	595
癌胎児性抗原	509
癌胎児性フィブロネクチン	499
癌の遺伝子検査（総論）	775
寒冷凝集反応	540
寒冷血球凝集反応	540
寒冷溶血試験	584

き

項目	頁
機器を用いるRF測定	552
偽コリンエステラーゼ	160
キサンチン	358
希釈ラッセル蛇毒試験	118
キシレン代謝物	304
キシロカイン®	335
キシローゼ試験	367
キニジン	340
キニン（尿）	451
キモトリプシン（便）	20
急性灰白髄炎ウイルス抗体	709
急性骨髄性白血病のimmunophenotyping	54
急性骨髄性白血病のマーカー検査	54
急性出血性結膜炎ウイルス抗体	709

808　索引

263-00867

急性白血病の immunophenotyping 52	グルコース ……………………… 210	血小板表面 IgG ………………… 580
急性白血病のマーカー検査 ……… 52	グルコース定性 (尿) …………… 4	血小板膜糖蛋白Ⅱa …………… 68
急性リンパ性白血病の	グルコース定量 (髄液) ………… 21	血小板由来成長因子 …………… 457
immunophenotyping …………… 53	グルコース定量 (尿) …………… 5	血小板由来増殖因子 …………… 457
急性リンパ性白血病のマーカー検査	グルコースリン酸イソメラーゼ … 185	血漿ヘモグロビン ……………… 288
……………………………………… 53	グルコース-6-リン酸脱水素酵素 184	血漿流体特性検査 ……………… 134
吸着解離試験 …………………… 596	グルコース-6-リン酸脱水素酵素	血漿流体変動能検査 …………… 134
凝固第Ⅰ因子 …………………… 90	(血液) ……………………… 184	血漿レニン活性 ………………… 437
胸水検査 …………………………… 24	グルタミン酸オキサロ酢酸	血清 AFP-L$_3$ 分画比 ………… 511
	トランスアミナーゼ ……… 149	血清アミロイドA蛋白 ………… 494
	グルタミン酸脱水素酵素 ……… 179	血清コリンエステラーゼ ……… 160
く	グルタミン酸ビルビン酸	血清胆汁酸分画 ………………… 251
グアナーゼ ……………………… 162	トランスアミナーゼ ……… 149	血清蛋白 ………………………… 141
グアニジノ化合物分画 ………… 207	クレアチニン …………………… 193	血清蛋白定量 …………………… 141
グアニンデアミナーゼ ………… 162	クレアチニン (尿) …………… 193	血清蛋白電気泳動 ……………… 142
グアヤック法 …………………… 16	クレアチニンクリアランス …… 361	血清蛋白分画検査 ……………… 142
クエン酸 ………………………… 221	クレアチン ……………………… 192	血清鉄 …………………………… 280
クエン酸塩 ……………………… 221	クレアチン (尿) ……………… 192	血清粘稠度 ……………………… 135
クォンティフェロン®TB-2G … 669	クレアチンキナーゼ …………… 146	血清ペプシノゲンⅠ …………… 189
クブリゾン反応 ………………… 13	クレアチンホスホキナーゼ …… 146	血清ペプシノゲンⅡ …………… 189
クラミジアP/T鑑別 …………… 649	クロール ………………………… 267	血清ヘモグロビン ……………… 288
クラミジアT抗原 ……………… 646	クロール (髄液) ……………… 268	血清流体特性検査 ……………… 135
クラミジア (クラミドフィラ)・	クロール (尿) ………………… 268	血清流体変動能検査 …………… 135
シッタシ抗体 ……………… 649	クロールイオン (髄液) ……… 268	結石成分比率 …………………… 359
クラミジア (クラミドフィラ)・	クロストリジウム・ディフィシル	結石分析 ………………………… 359
ニューモニエ抗体 ………… 650	抗原 ………………………… 674	血中CPR ………………………… 432
クラミジア・トラコマチス DNA 648	クロナゼパム …………………… 325	血中薬物濃度測定 (総論) …… 323
クラミジア・トラコマチス	クロム …………………………… 313	血沈 ……………………………… 132
IgM抗体 …………………… 647	クンケル混濁試験 ……………… 145	血糖 ……………………………… 210
クラミジア・トラコマチス核酸 648		ケトン体定性 (尿) ……………… 8
クラミジア・トラコマチス		ケトン体分画 …………………… 222
核酸同定 …………………… 648	**け**	嫌気培養 ………………………… 634
クラミジア・トラコマチス抗原 646	頸管粘液検査 …………………… 30	ゲンタシン® ……………………… 345
クラミジア・トラコマチス抗体	形質転換成長因子-β …………… 614	ゲンタマイシン ………………… 345
血清型スクリーニング …… 647	血液型不適合妊娠試験 ………… 590	
クラミジア培養・同定 ………… 651	血液凝固第Ⅲ因子 ……………… 98	**こ**
グラモキシン …………………… 320	血液像 …………………………… 39	コイルプラネット型遠心分離器応用
クリオ …………………………… 480	血液粘稠度 ……………………… 133	動的浸透圧ストレス試験 … 132
クリオグロブリン ……………… 480	血液比重 ………………………… 133	コイルプラネット型遠心分離器法 132
クリオフィブリノゲン ………… 91	血液流体特性検査 ……………… 133	抗AChR阻害抗体 ……………… 572
グリコアルブミン ……………… 213	血液流体変動能検査 …………… 133	抗ATLA抗体 …………………… 727
グリココール酸 ………………… 250	結核菌群抗原 …………………… 643	抗CCP抗体 ……………………… 555
グリコサミノグリカン ………… 215	結核菌群リファンピシン耐性	抗CL-β$_2$GPⅠ抗体 …………… 579
グリコサミノグリカン分画 …… 215	遺伝子同定検査 …………… 644	抗CL抗体 ………………………… 578
グリコシレイテッドプロテイン … 213	結核菌特異蛋白刺激性遊離	抗C型肝炎ウイルス-コア抗体 … 714
グリコヒドロラーゼ …………… 182	インターフェロン-γ ……… 669	抗C型肝炎ウイルス抗体 ……… 713
グリコフォリンA ……………… 80	血球計算 ………………………… 33	抗C型肝炎ウイルス特異抗体 … 713
グリコヘモグロビン …………… 212	血算 ……………………………… 33	抗C型肝炎ウイルス特異抗体価
グリコアルデヒドトランス	色素量 …………………………… 34	測定による群別判定 ……… 714
フェラーゼ ………………… 185	血漿HCO$_3^-$濃度 ……………… 278	抗DNase-B抗体 ………………… 539
グリシン抱合型コール酸 ……… 250	血漿アルドステロン濃度 ……… 405	抗DNA抗体 ……………………… 543
クリスマス因子 ………………… 110	血漿トロンボプラスチン	抗DNAトポイソメラーゼⅠ抗体 547
グリセリン ……………………… 235	アンテシデント …………… 112	抗ds-DNA抗体 ………………… 543
グリセルアルデヒドレダクターゼ 190	血漿粘稠度 ……………………… 134	抗ds-DNA補体結合性抗体 …… 543
グリセロール …………………… 235	血小板凝集能 …………………… 82	抗Dsg1抗体 …………………… 585
クリプトコッカス抗体 ………… 680	血小板寿命 ……………………… 83	抗Dsg3抗体 …………………… 585
クリプトコッカス・	血小板数 …………………… 33, 37	抗EA-DR抗体 ………………… 707
ネオフォルマンス抗原 …… 679	血小板第4因子 ………………… 84	抗EBNA抗体 …………………… 707
グルカゴン ……………………… 432	血小板粘着能 …………………… 82	

809

項目	ページ
抗EBV-EA-DR抗体	707
抗EBV-VCA抗体	706
抗ENA抗体	544
抗GAD抗体	567
抗GBM抗体	575
抗HA抗体	711
抗HA-IgM抗体	712
抗HBc抗体	694
抗HBc-IgM抗体	695
抗HBe抗体	696
抗HBs抗体	692
抗HDV抗体	718
抗HHV6抗体	708
抗HIV-1抗体（WB法）	730
抗HIV-2抗体（WB法）	732
抗HIV-1＋2型抗体	733
抗HTLV-1抗体	727
抗HTLV-1抗体（WB法）	728
抗IA-2抗体	568
抗IgA抗体	561
抗Jo-1抗体	550
抗Ki抗体	549
抗Ku抗体	550
抗La抗体	546
抗LKM-1抗体	584
抗MBP抗体	574
抗PL抗体	578
抗PM-1抗体	551
抗PM-Scl抗体	551
抗RANA抗体	547
抗RNP抗体	545
抗Ro抗体	546
抗RSウイルス抗体	722
抗RTE抗体	576
抗Scl-70抗体	547
抗Sm抗体	544
抗SS-A/Ro抗体	546
抗SS-A抗体	546
抗SS-B/La抗体	546
抗SS-B抗体	546
抗SS-C抗体	547
抗ss-DNA抗体	543
抗T₃抗体	563
抗T₄抗体	563
抗TBGL抗体	641
抗TP-IgM抗体	663
抗TPO抗体	563
抗TSH抗体	565
抗TSH受容体抗体	564
抗U1-RNP抗体	545
抗VCA抗体	706
抗アスペルギルス抗体	683
抗アセチルコリン受容体結合型抗体	571
抗アセチルコリンレセプター結合型抗体	571
抗アセチルコリンレセプター阻害型抗体	572
抗アデノウイルス抗体	700
抗アデノウイルス8型抗体	701
抗アニサキスIgG, IgA抗体	685
抗胃抗体	558, 559
抗胃壁細胞抗体	558
抗インスリン抗体	569
抗インスリン受容体抗体	570
抗インスリンレセプター抗体	570
抗インフルエンザウイルス抗体	720
抗エコーウイルス抗体	711
抗エヒノコッカス抗体	689
抗エルシニア抗体	687
抗エンテロウイルス70型抗体	709
抗エンテロウイルス71型抗体	710
抗横紋筋抗体	559
抗核抗体	542
抗下垂体抗体-1	569
抗下垂体細胞質抗体	569
抗ガラクトース欠損IgG抗体	553
抗カルジオリピン-β_2グリコプロテインⅠ複合体抗体	579
抗カルジオリピン抗体	578
抗肝細胞膜抗体	583
抗カンジダ抗体	681
抗環状シトルリン化ペプチド抗体	555
抗肝腎マイクロゾーム-1抗体	584
抗クラミジア（クラミドフィラ）・シッタシ抗体	649
抗クラミジア（クラミドフィラ）・ニューモニエ抗体	650
抗クラミジア・トラコマティスIgM抗体	647
抗クラミジア・トラコマティス抗体血清型スクリーニング	647
抗クリプトコッカス抗体	680
抗グルタミン酸脱炭酸酵素抗体	567
抗血小板抗体	580
抗血友病因子	109
抗抗酸菌抗体価	641
抗甲状腺ペルオキシダーゼ抗体	563
抗硬蛋白質抗体	575
抗好中球細胞質抗体	582
抗好中球細胞質プロテナーゼ-3抗体	582
抗好中球細胞質ミエロペルオキシダーゼ抗体	583
抗コクサッキーウイルス抗体	710
抗コクシジオイデス抗体	688
抗骨格筋抗体	559
抗サイトメガロウイルス抗体	703
抗サイログロブリン抗体	562
抗刷子縁抗体	576
好酸球塩基性蛋白	505
好酸球顆粒蛋白	505
好酸球数	38
好酸球陽イオン蛋白	505
好酸球陽性荷電蛋白	505
抗酸菌顕微鏡検査	625
抗酸菌抗体価	641
抗酸菌染色・顕微鏡検査	625
抗酸菌同定	642, 645
抗酸菌分離検査	641
抗酸菌分離培養	641
抗酸菌薬剤感受性検査	642
抗糸球体基底膜抗体	575
甲状腺刺激抗体	565
甲状腺刺激阻害抗体	565
甲状腺刺激ホルモン	378
甲状腺ペルオキシダーゼ抗体	563
抗上皮抗体	573
抗心筋抗体	560
抗膵島細胞質抗体	566
抗水痘・帯状疱疹ウイルス抗体	702
抗ストレプトキナーゼ	538
抗ストレプトリジンO価	537
抗精子抗体	577
高精度分染法	743
抗赤痢アメーバ抗体	685
抗セントロメア抗体	548
抗体依存性細胞傷害活性	604
抗体依存性細胞媒介障害活性	604
抗単純ヘルペスウイルス抗体	701
好中球ALP染色	41
好中球エラスターゼ	175
好中球細胞質抗体	582
好中球殺菌能	604
好中球貪食能	604
抗ツツガムシ抗体	679
抗デオキシリボヌクレアーゼB抗体	539
抗デスモグレイン抗体	585
抗トキソプラズマ抗体	684
抗トリキネラ抗体	687
抗内因子抗体	559
抗ⅡC抗体	577
抗Ⅱ型コラーゲン抗体	577
抗日本脳炎ウイルス抗体	719
抗肺吸虫抗体	686
抗破傷風抗体	656
抗パラインフルエンザ抗体	722
抗パルボウイルスB19抗体	690
抗ヒストプラズマ抗体	681
抗ヒストン(H2A-H2B)DNA複合体抗体	549
抗ヒストンダイマーDNA抗体	549
抗ヒトT細胞好性ウイルス1型抗体	727, 728
抗皮膚抗体	573
抗百日咳抗体	653
抗病原性大腸菌O157 LPS抗体	677
抗風疹ウイルス抗体	725
抗副腎皮質抗体	561
抗ブラストミセス抗体	682
抗ブルセラ抗体	651
高分子アディポネクチン	460
高分子キニノゲン	124
抗平滑筋抗体	557
抗壁細胞抗体	558

抗ペラグラ因子 …………… 261		サンフォード法 …………… 129
抗ヘリコバクター・ピロリ抗体 658	**さ**	酸溶血試験 ………………… 128
酵母様真菌薬剤感受性検査 …… 638	サイアミン ………………… 260	サンリズム® …………………… 338
抗ポリオウイルス抗体 ……… 709	細菌顕微鏡検査 …………… 625	
抗ボレリア抗体 …………… 664	細菌尿検査（TTC還元能）…… 14	**し**
抗ボレリア・ブルクドルフェリ抗体	細菌培養（咽頭粘液，喀痰，吸引	
………………………… 664	分泌物）………………… 626	ジアゼパム ………………… 326
抗マイクロゾーム抗体 ……… 563	細菌培養（血液・穿刺液）…… 630	シアナイド・ニトロプロシッド反応 12
抗マイコプラズマ抗体 ……… 673	細菌培養（口腔，喀痰）…… 626	シアノコバラミン ………… 263
抗麻疹ウイルス抗体 ………… 724	細菌培養（消化管）………… 628	シアリル Leˣ-i 抗原 ………… 520
抗ミエリン塩基性蛋白抗体 … 574	細菌培養（その他の材料）… 632	シアリル Leˣ 抗原 ………… 534
抗ミトコンドリア抗体 ……… 557	細菌培養（尿，尿道，生殖器検体）629	シアリル SSEA-1 抗原 …… 520
抗ムンプスウイルス抗体 …… 726	細菌培養（泌尿・生殖器）… 629	シアリル Tn 抗原 ………… 518
抗利尿ホルモン …………… 376	細菌培養（糞便，直腸・肛門スワブ，	シアル化糖鎖抗原 KL-6 …… 530
抗リン脂質抗体 …………… 578	胆汁）…………………… 628	シアル酸 …………………… 218
抗リンパ球抗体 …………… 581	サイクリック AMP ………… 451	シアロフォリン ……………… 72
抗レオウイルス抗体 ………… 736	サイクリック AMP（尿）…… 452	シアン化物 ………………… 319
抗レジオネラ抗体 ………… 655	サイクリック GMP ………… 453	ジギトキシン ……………… 333
抗レチクリン抗体 ………… 575	サイクリック GMP（尿）…… 453	子宮頸管粘液中顆粒球エラスターゼ
抗レプトスピラ抗体 ………… 663	サイトケラチン19フラグメント	……………………………… 176
抗連鎖球菌多糖体抗体 ……… 539	………………………… 527	糸球体基底膜抗体 ………… 575
抗ロタウイルス抗体 ………… 737	サイトメガロウイルス pp65 …… 704	糸球体濾過量 ……… 361, 362, 364
コクサッキーウイルス抗体 …… 710	サイトメガロウイルス抗体 …… 703	シクロスポリン …………… 351
コクシジオイデス抗体 ……… 688	サイトメガロウイルス特異的 CTL	刺激型 TSH レセプター抗体 … 565
コスミナール® …………… 331	解析 …………………… 704	ジゴキシン ………………… 333
コチニン …………………… 357	細胞間接着分子-1 ………… 614	ジゴシン® ………………… 333
骨型アルカリホスファターゼ … 155	細胞内μ鎖 ………………… 58	自己溶血試験 ……………… 131
骨髄像 ……………………… 40	サイロイドテスト ………… 562	脂質過酸化物 ……………… 236
骨性 ALP ………………… 155	サイロキシン ……………… 380	シスタチン C ……………… 194
コハク酸シベンゾリン ……… 339	サイロキシン結合グロブリン … 383	シスチンアミノペプチダーゼ … 165
コバラミン ………………… 263	サイロキシン結合能 ………… 382	シスチン定性（尿）…………… 12
コプロポルフィリン（血液・便）… 290	サイロキシン抗体 ………… 563	システイン定性（尿）………… 12
コプロポルフィリン（尿）…… 291	サイログロブリン ………… 383	ジソピラミド ……………… 335
コラゲナーゼインヒビター-1 … 191	サイログロブリン抗体 ……… 562	ジヒドロキシフェニルアラニン … 409
コラーゲン抗体 …………… 577	酢酸 ………………………… 220	ジヒドロキシフェニル酢酸 … 415
コリンエステラーゼ ………… 160	酢酸フレカイニド ………… 340	ジフェニルヒダントイン …… 328
コリンエステラーゼ D/F …… 161	刷子縁抗体 ………………… 576	シフラ ……………………… 527
コリンエステラーゼ・ディブカインナン	砂糖水試験 ………………… 128	シフラ 21-1 ……………… 527
バー/フルオライドナンバー …… 161	サーファクタントプロテイン A … 531	シベノール® ……………… 339
コルチコステロン …………… 396	サーファクタントプロテイン D … 531	シベンゾリン ……………… 339
コルチコトロピン …………… 374	サリチル酸 ………………… 324	脂肪酸4分画 ……………… 227
コルチゾール ……………… 393	サルモネラ・シゲラ培養 …… 635	脂肪染色 …………………… 44
コルチゾン ………………… 404	サルモネラ・赤痢菌培養 …… 635	蛇毒試験 …………………… 118
コレシストキニン ………… 434	ザロンチン® ……………… 326	臭化物 ……………………… 321
コレシストキニン・パンクレオ	三塩化エタノール ………… 302	臭化物イオン ……………… 321
ザイミン ………………… 434	三塩化酢酸 ………………… 301	シュウ酸 …………………… 221
コレステリルエステル転送蛋白 248	酸可溶性蛋白 ……………… 214	重症急性呼吸器症候群（SARS）診断
コレステリン ……………… 228	酸可溶性蛋白（尿）………… 214	……………………………… 738
コレステロール …………… 228	酸性/アルカリ性リボヌクレアーゼ	臭素イオン ………………… 321
コレステロールエステル …… 229	活性比 …………………… 177	重炭酸イオン ……………… 278
コレステロールエステル比 … 229	酸性化血清細胞溶解試験 …… 128	十二指腸液一般検査 ………… 26
コレステロール/コレステロール	酸性化血清試験 …………… 128	シュガーウォーターテスト … 128
エステル比 ……………… 229	酸性化血清溶血試験 ……… 128	酒精 ………………………… 356
コロナウイルスレセプター …… 63	酸ホスファターゼ ………… 178	出血時間 …………………… 81
コンカナバリン親和性 AFP 分画 511	酸ホスファターゼ染色 ……… 42	腫瘍壊死因子-α ………… 606
混合リンパ球反応 ………… 621	酸性ムコ多糖 ……………… 215	腫瘍壊死因子-β ………… 606
コンドロイチン硫酸分画 …… 215	酸性ムコ多糖分画 ………… 215	腫瘍性 ALP ……………… 157
コンドロカルシン ………… 502	酸素分圧 …………………… 276	上皮細胞成長因子 ………… 449
	酸素飽和度 ………………… 277	上皮細胞成長因子レセプター …… 449
	サンディミュン® ………… 351	

上皮細胞増殖因子 ……………… 449	精液量 ……………………………… 27	**そ**
上皮細胞増殖因子レセプター … 449	青酸化合物 ……………………… 319	
食塩検査（尿） …………………… 9	精子運動率 ……………………… 27	総 IgG$_4$ ……………………… 468
食塩水浸透圧抵抗試験 ……… 129, 130	精子-頸管粘液適合試験 ……… 28	総 T$_3$ …………………………… 381
ショ糖溶血試験 ………………… 128	精子抗体 ………………………… 577	総 T$_4$ …………………………… 380
シリング試験 …………………… 135	精子正常形態率 ………………… 27	総エストロゲン（妊婦）………… 417
シリングテスト ………………… 135	精子生存率 ……………………… 27	総エストロゲン（非妊婦）……… 417
真菌遺伝子検査 ………………… 637	精子濃度 ………………………… 27	総コレステロール ……………… 228
真菌遺伝子診断 ………………… 637	精子不動化試験 ………………… 577	総サイロキシン ………………… 380
真菌遺伝子同定 ………………… 637	脆弱 X 染色体 …………………… 748	総三塩化物 ……………………… 300
真菌顕微鏡検査 ………………… 637	成熟型リンパ球系腫瘍の	総酸性ムコ多糖 ………………… 215
心筋抗体 ………………………… 560	immunophenotyping ……… 54	総脂質 …………………………… 225
真菌直接鏡検 …………………… 637	成熟型リンパ球系腫瘍のマーカー	総胆汁酸 ………………………… 250
心筋トロポニンⅠ ……………… 496	検査 …………………………… 54	総蛋白 …………………………… 141
心筋トロポニンＴ ……………… 496	生体試料中ヨウ素 ……………… 283	総蛋白（髄液）…………………… 21
真菌病理組織検査 ……………… 637	成長ホルモン …………………… 371	総蛋白（尿）……………………… 3
真菌分離同定 …………………… 636	性ホルモン結合グロブリン …… 421	総テストステロン ……………… 423
シングル・カラー分析（解析）… 48	石炭酸 …………………………… 309	総鉄結合能 ……………………… 280
神経特異エノラーゼ …………… 528	赤沈 ……………………………… 132	総トリヨードサイロニン ……… 381
腎血漿流量 ……………………… 363	赤痢アメーバ抗体 ……………… 685	総ヒドロキシプロリン ………… 204
進行性筋ジストロフィー遺伝子検査	セクレチン ……………………… 433	総ビリルビン …………………… 285
………………………………… 805	赤血球体解離試験 ……………… 596	総分岐鎖アミノ酸/チロシン モル比
真性コリンエステラーゼ ……… 162	赤血球コリンエステラーゼ …… 162	…………………………………… 203
新生児感染症スクリーニング … 493	赤血球指数 …………………… 33, 35	総レニン ………………………… 437
新生児溶血性疾患の検査 ……… 590	赤血球寿命 ……………………… 136	組織因子 ………………………… 98
迅速ウレアーゼ試験 …………… 659	赤血球浸透圧脆弱性試験 … 129, 130	組織プラスミノゲンアクチベータ 105
浸透圧 …………………………… 274	赤血球浸透圧抵抗試験 …… 129, 130	組織プラスミノゲンアクチベータ・
浸透圧（尿） …………………… 274	赤血球数 ……………………… 33, 35	プラスミノゲンアクチベータイン
心嚢液検査 ……………………… 24	赤血球沈降速度 ………………… 132	ヒビター 1 複合体 …………… 106
心房性 Na 利尿ペプチド ……… 440	赤血球抵抗試験 ………… 129, 130	組織ポリペプチド抗原 ………… 526
	赤血球膜リン脂質脂肪酸 4 分画… 226	組織メタロプロテアーゼ
	赤血球容積率 …………………… 36	インヒビター ………………… 191
す	セルシン® ……………………… 326	ソナコン ………………………… 326
	セルロプラスミン ……………… 490	ゾニサミド ……………………… 330
膵アミラーゼ …………………… 170	セレニウム ……………………… 282	ソビラール® ……………………… 338
髄液 IgG ………………………… 469	セレニカ R® ……………………… 329	ソマトスタチン ………………… 375
髄液検査 ………………………… 26	セレネース® ……………………… 331	ソマトメジン C ………………… 371
髄液一般検査 …………………… 22	セレン …………………………… 282	ソルビトール …………………… 211
膵炎関連蛋白 …………………… 507	セロトニン ……………………… 412	ソルビトール脱水素酵素 ……… 183
水銀 ……………………………… 318	線維素分解産物 ………………… 92	
膵グルカゴン …………………… 432	線維素分解産物（尿）…………… 93	
膵臓ポリペプチド ……………… 434	線維素分解産物 D ダイマー …… 94	**た**
膵島細胞質抗体 ………………… 566	線維素分解産物 E ……………… 94	
水痘・帯状疱疹ウイルス ……… 703	線維素溶解試験 ………………… 100	ダイアップ® ……………………… 326
水痘・帯状疱疹ウイルス抗体 … 702	潜血反応（尿）…………………… 5	ダイアモックス® ………………… 331
膵外泌性トリプシンインヒビター 173	潜血反応（便）…………………… 16	胎児性ヘモグロビン …………… 126
膵ホスホリパーゼ A$_2$ …………… 173	穿刺液一般検査 ………………… 24	胎性ヘモグロビン ……………… 126
膵リパーゼ ……………………… 171	全脂質構成脂肪酸分画 ………… 235	耐熱性アルカリホスファターゼ 157
スイロリン® ……………………… 331	染色体と血液腫瘍（解説）……… 751	耐熱性溶血毒検査 ……………… 678
ズダンブラックB染色 …………… 44	染色体と先天性疾患（解説）…… 744	胎盤性 LAP ……………………… 165
スチュアート・プロワー因子 … 111	染色体不安定性試験 …………… 777	第Ⅱ因子活性 …………………… 107
スチレン代謝物 ………………… 305	染色体分染法（解説）…………… 741	第Ⅴ因子活性 …………………… 108
スーパーオキサイドディスムターゼ 186	先天代謝異常スクリーニング 198	第Ⅶ因子活性 …………………… 109
スルチアム ……………………… 330	セントロメア抗体 ……………… 548	第Ⅷ因子インヒビター ………… 114
スローピッド® …………………… 343	前立腺酸性ホスファターゼ …… 528	第Ⅷ因子活性 …………………… 109
	前立腺特異抗原 ………………… 523	第Ⅷ因子関連抗原 ……………… 113
せ	前立腺特異抗原・α$_1$-アンチキモ	第Ⅷ因子循環抗凝血素 ………… 114
	トリプシン複合体 …………… 525	第Ⅷ因子様抗原 ………………… 113
セア膜電気泳動 ………………… 142		第Ⅸ因子インヒビター ………… 115
精液一般検査 …………………… 27		第Ⅸ因子活性 …………………… 110

第Ⅸ因子循環抗凝血素 ……… 115	沈渣（尿） ………………………… 9	トブラシン® ………………… 345
第Ⅹ因子活性 ……………… 111		トブラマイシン ……………… 345
第Ⅺ因子活性 ……………… 112	**つ**	塗抹検査 …………………… 625
第Ⅻ因子活性 ……………… 112		トラコマチス抗原 …………… 646
第ⅩⅢ因子活性 ……………… 113	ツー・カラー解析 …………… 49	トランスケトラーゼ ………… 185
大腸菌O157抗原 …………… 676	ツツガムシ抗体価測定 ……… 679	トランスサイレチン ………… 487
大腸菌O抗原同定検査 ……… 675		トランスフェリン …………… 491
大腸菌ベロトキシン検出 …… 676	**て**	トランスフェリン（尿）……… 492
タウ蛋白 …………………… 506		トランスフェリンレセプター …… 77
ダウン症候群 ……………… 746	手足口病ウイルス抗体 ……… 710	トランスフォーミング増殖因子-β
タクロリムス水和物 ………… 352	テイコプラニン ……………… 348	……………………………… 614
タゴシッド® ………………… 348	低親和性IgG Fcレセプター …… 67	トリアシルグリセロール …… 225
多剤耐性遺伝子 …………… 800	低親和性IgG Fcレセプター …… 65	トリオソルブテスト ………… 382
多重染色法 ………………… 49	低単位hCG ………………… 429	トリキネラ抗体 ……………… 687
ダビドソン吸収試験 ………… 537	低単位ヒト絨毛性ゴナドトロピン 429	トリグリセライド …………… 225
タリウム …………………… 317	デオキシチミジンキナーゼ活性 … 46	トリグリセリド ……………… 225
単クローン性HTLV-1感染細胞 729	デオキシピリジノリン ……… 504	トリクロルエタノール ……… 302
炭酸ガス分圧 ……………… 276	テオドール® ………………… 343	トリクロル酢酸 ……………… 301
炭酸リチウム ……………… 332	テオフィリン ………………… 343	トリクロロエタノール ……… 302
胆汁検査 …………………… 26	テオロング® ………………… 343	トリクロロ酢酸 ……………… 301
胆汁酸分画 ………………… 251	テグレトール® ……………… 325	トリプシン …………………… 172
胆汁酸抱合体分画 ………… 252	テストステロン ……………… 423	トリメタジオン ……………… 330
単純ヘルペスウイルス ……… 702	デスモグレイン抗体 ………… 585	トリヨードサイロニン ……… 381
単純ヘルペスウイルス抗体 … 701	鉄 …………………………… 280	トリヨードサイロニン抗体 … 563
単染色法 …………………… 48	鉄染色 ……………………… 45	トリヨードサイロニン摂取率 … 382
蛋白定性（尿） ……………… 3	デパケン® …………………… 329	トリヨードチロニン ………… 381
蛋白定量（髄液） …………… 21	デパケンR® ………………… 329	トルエン代謝物 ……………… 303
蛋白定量（尿） ……………… 3	デヒドロエピアンドロステロン 400	トレポネーマ受身赤血球凝集反応 661
蛋白分画 …………………… 142	デヒドロエピアンドロステロン	トレポネーマ蛍光抗体吸収試験… 662
蛋白分画（尿） ……………… 144	サルフェート ……………… 401	トロポニンⅠ ………………… 496
タンボコール® ……………… 340	デュアル・カラー分析 ……… 49	トロポニンT ………………… 496
	デルタ肝炎ウイルス抗体 …… 718	トロンビン・アンチトロンビンⅢ
ち	テレスミン® ………………… 325	複合体 ………………………… 99
	テロメラーゼ活性 …………… 529	トロンビン・アンチトロンビン
チアミン …………………… 260	テロメラーゼ逆転写酵素 …… 529	複合体 ………………………… 99
チオ硫酸ナトリウムクリアランス 364		トロンビン時間 ……………… 86
腟分泌液中α-フェトプロテイン 512	**と**	トロンボキサンB₂ …………… 446
腟分泌液中インスリン様成長因子		トロンボキサンB₂（尿）……… 446
結合蛋白1型 ……………… 376	銅 …………………………… 281	トロンボテスト ……………… 87
チモール混濁試験 ………… 144	銅（尿） ……………………… 281	トロンボモジュリン ………… 123
中性脂肪 …………………… 225	糖化アルブミン ……………… 213	
虫卵・原虫（集卵法） ………… 18	糖化ヘモグロビン …………… 212	**な**
虫卵・原虫（塗抹法） ………… 17	糖定性（尿） ………………… 4	
虫卵・原虫（培養法，その他の方法）	糖定量（髄液） ……………… 21	ナイアシン …………………… 261
……………………………… 19	糖定量（尿） ………………… 5	ナイアシンテスト …………… 642
虫卵・虫体・原虫（便以外） …… 19	動的浸透圧脆弱性試験 ……… 132	内因子抗体 …………………… 559
腸炎ビブリオ耐熱性溶血毒検査 678	動的赤血球浸透圧抵抗試験 … 132	内因性凝血阻止因子-Ⅱ ……… 119
直接クームス試験 ………… 593	動的赤血球膜物性検査 ……… 132	内因性クレアチニンクリアランス 361
直接抗グロブリン試験 ……… 593	動脈血CO₂分圧 ……………… 276	内毒素 ………………………… 639
直接ビリルビン …………… 285	動脈血O₂分圧 ……………… 276	ナチュラルキラー細胞活性 … 602
直接モノスペシフィッククームス	動脈血pH …………………… 275	ナトリウム …………………… 265
試験 ……………………… 595	トキソプラズマ抗体 ………… 684	ナトリウム（尿） …………… 265
直接モノスペシフィック抗グロブ	特異的IgE …………………… 471	ナパ® ………………………… 324
リン試験 ………………… 595	特定アミノ酸分画 …………… 201	鉛 ……………………………… 312
チロキシン ………………… 380	トコフェロール ……………… 257	
チロキシン結合グロブリン … 383	トコフェロール同族体分画 … 258	**に**
チログロブリン …………… 383	ドナース・ランドスタイナー試験 584	
チロシン …………………… 202	ドーパ ……………………… 409	ニコチン ……………………… 357
チロシンホスファターゼ抗体 … 568	ドパミンβ-水酸化酵素 ……… 187	ニコチン酸 …………………… 261

二重染色法	49	
ニッケル	316	
ニトラゼパム	327	
ニトロベンゼン代謝物	308	
日本脳炎ウイルス抗体	719	
乳酸	220	
乳酸菌発育因子	262	
乳酸デヒドロゲナーゼ	152	
乳酸デヒドロゲナーゼアイソザイム	152	
乳酸デヒドロゲナーゼアイソザイム（尿）	154	
乳酸デヒドロゲナーゼアイソザイムアノマリー	153	
乳汁分泌ホルモン	373	
乳頭分泌液中CEA	509	
尿Griess反応	8	
尿Hb	288	
尿pH	6	
尿アセトン体	8	
尿アルブミン	143	
尿カタラーゼ反応	29	
尿クレアチニン	193	
尿クレアチン	192	
尿ケトン体	8	
尿酸	195	
尿酸（尿）	195	
尿潜血（反応）	5	
尿素呼気試験	659	
尿素窒素	196	
尿素窒素（尿）	197	
尿蛋白定性	3	
尿蛋白定量	3	
尿蛋白分画	144	
尿中CPR	432	
尿中hCG β-subunit	428	
尿中LDアイソザイム	154	
尿中NAG活性	188	
尿中インフルエンザ桿菌抗原（莢膜型b）	652	
尿中酸可溶性蛋白	214	
尿中胆汁酸サルフェート	253	
尿中トランスフェリン	492	
尿中肺炎球菌抗原	654	
尿中微量アルブミン	143	
尿中ヘモグロビン	288	
尿中有形成分自動測定	11	
尿中ヨウ素	283	
尿中硫酸抱合型胆汁酸	253	
尿沈渣		
尿糖定性	4	
尿糖定量	5	
尿濃縮試験	365	
尿白血球検査	8	
尿白血球反応	8	
尿比重		
尿路感染症簡易検査	8	
妊娠関連α₂糖蛋白	529	
妊娠特異性β₁糖蛋白/α₂糖蛋白	529	
妊娠反応	426	

ね
ネオプテリン	355
ネオーラル®	351
ネフリン®	346
ネチルマイシン	346
ネルボン®	327
粘度（血清）	135
粘度（血漿）	134

の
ノイラミニダーゼ	721
ノイラミン酸	218
脳性Na利尿ペプチド	440
脳性Na利尿ペプチド前駆体N端フラグメント	441
脳脊髄液検査	22
ノルペース®	335
ノロウイルス	737

は
バイアスピリン®	324
肺炎球菌尿中抗原	654
肺吸虫抗体	686
肺サーファクタント・アポ蛋白A	248
ハイセレニン®	329
梅毒STS法	660
培養（抗酸菌）	641
培養同定検査（真菌）	636
パイロ	479
パイログロブリン	479
ハゲーマン因子	112
破傷風抗体	656
パス染色	43
パストレックス・アスペルギルス®	683
パストレックスカンジダ®	680
バゾアクティブ腸管ペプチド	433
バソプレシン	376
白血球ALP染色	41
白血球共通抗原	72
白血球検査（尿）	8
白血球数	33
白血球中細菌核酸検査	665
白血球分化抗原（総論）	48
白血球分類	39
馬尿酸	303
バニールマンデル酸	411
バニールマンデル酸（髄液）	412
バファリン®	324
ハプトグロビン	490
ハベカシン®	347
ハムテスト	128
パラアミノ馬尿酸クリアランス	363
パラインフルエンザ抗体	722
パラコート	320
パラセタモール	324
パラチオン代謝物	308
パラニトロフェノール	308
ハルトマン試験	128
パルパート法	130
バルプロ	329
バルプロ酸ナトリウム	329
パルボウイルスB19	690
パルボウイルスB19抗体	690
バレリン®	329
ハロステン®	331
ハロペリドール	331
バンコマイシン	346

ひ
ヒアルロン酸	216
非エステル型脂肪酸	227
ビクリン®	344
非結核性抗酸菌同定	645
比重（尿）	6
鼻汁好酸球	38
ヒスタミン	454
ヒスタミン（尿）	454
ヒスタミン遊離試験	600
ヒスチジン	205
ヒスチジン定性（尿）	13
ヒストプラズマ血清抗体価測定	681
ヒストプラズマ抗体	681
ヒストンダイマー抗体	549
砒素	317
ビタミンA	255
ビタミンAエステル	255
ビタミンA分画	255
ビタミンB₁	260
ビタミンB₂	260
ビタミンB₆	262
ビタミンB₁₂	263
ビタミンB₁₂UBC	263
ビタミンB₁₂吸収試験	135
ビタミンBT	259
ビタミンC	264
ビタミンD	256
ビタミンE	257
ビタミンE分画	258
ビタミンK₁	259
ビタミンK₂	259
ビタミンK分画	259
ビタミンM	262
ヒダントール®	328
ヒトT細胞白血病プロウイルスpX領域増幅	729
非特異的IgE	470
ヒト型結核菌同定検査	642
ヒト細胞分化抗原分子	48
ヒト絨毛性ゴナドトロピン	424
ヒト絨毛性ゴナドトロピン（尿）	425
ヒト絨毛性ゴナドトロピンα-サブユニット	426

ヒト絨毛性ゴナドトロピン	フィブリン・フィブリノゲン	フリーテストステロン ……… 424
β-コア・フラグメント ……… 428	分解産物E分画 ………… 94	ブリペリドール® ………… 332
ヒト絨毛性ゴナドトロピン	フィブリン分解産物Dダイマー … 94	プリミドン ……………… 328
β-サブユニット …………… 427	フィブリン溶解試験 ……… 100	ブリンドリル® ………… 332
ヒト絨毛性ゴナドトロピン	フィブロネクチン ………… 498	フルクトサミン ………… 213
β-サブユニット（尿）…… 428	フィロキノン …………… 259	フルクトース …………… 211
ヒト心臓型脂肪酸結合蛋白 … 497	風疹ウイルス抗体 ……… 725	フルクトースアミン …… 213
ヒト胎盤ラクトジェン …… 429	フェニトイン …………… 328	ブルシアンブルー染色 …… 45
ヒトパピローマウイルス	フェニルアラニン ……… 202	ブルセラ凝集反応 ……… 651
DNA型判定 ……………… 698	フェノール ……………… 309	ブルセラ抗体 …………… 651
ヒト免疫不全ウイルス1型	フェノールスルホンフタレイン試験	ブルテッシン® ………… 344
RNA定量試験 …………… 731	………………………… 365	プレアルブミン ………… 487
ヒト免疫不全ウイルス1型抗体	フェノバール® ………… 327	フレカイニド …………… 340
確認試験 ………………… 730	フェノバルビタール …… 327	プレカシン® …………… 344
ヒト免疫不全ウイルス2型抗体	フェリチン ……………… 497	プレカリクレイン ……… 123
確認試験 ………………… 732	フェロオキシダーゼ …… 490	プレグナンジオール …… 422
ヒト免疫不全ウイルス1+2型抗体	フォンウィルブランド因子活性 116	プレグナントリオール … 423
………………………… 733	フォンウィルブランド因子抗原量 113	プレグネノロン ………… 403
ヒドロキシプロリン（総，遊離）204	フォンウィルブランド因子	フレッチャー因子 ……… 123
ヒドロキシベンゼン …… 309	マルチマー解析 ……… 116	プロアクセリン ………… 108
ヒドロキシメチルビラン合成酵素	不規則抗体 ……………… 597	プロインスリン ………… 431
………………………… 296	不規則性抗赤血球抗体 … 597	プロカインアミド ……… 337
皮膚抗体 ………………… 573	不規則性抗体 …………… 597	プロカリクレイン ……… 123
ビブカⅡ ………………… 119	副甲状腺ホルモン（whole PTH）387	プロカルシトニン ……… 495
非抱合型コルチゾール … 394	副甲状腺ホルモンC末端 … 385	プログラフ® …………… 352
非抱合型ビリルビン …… 286	副甲状腺ホルモンインタクト … 386	プロゲステロン ………… 421
ヒポキサンチン ………… 358	副甲状腺ホルモン関連蛋白-C末端	プロゲステロンレセプター … 435
ビメノール® …………… 341	………………………… 386	プロコラーゲンⅡ様物質 … 502
百日咳抗体 ……………… 653	副甲状腺ホルモン関連蛋白	プロコラーゲンⅢペプチド … 502
病原性大腸菌O157 LPS抗体 … 677	インタクト …………… 387	プロコンバーチン ……… 109
病原大腸菌血清型判定 … 675	副甲状腺ホルモン中央部 … 385	プロジェステロン ……… 421
ピリジノリン …………… 503	副腎皮質抗体 …………… 561	プロスタグランジンD$_2$ …… 442
ピリドキサールリン酸 … 262	副腎皮質刺激ホルモン … 374	プロスタグランジンE$_1$ …… 442
ビリナジン® …………… 324	腹水検査 ………………… 24	プロスタグランジンE$_2$ …… 443
ビリルビン定性（尿）…… 7	孵置性浸透圧脆弱性試験 … 130	プロスタグランジンE$_2$（尿）… 443
ビリルビン4分画 ……… 287	ブチリルコリンエステラーゼ … 160	プロスタグランジンE$_{2α}$ …… 444
ビルジカイド® ………… 338	ブテロイルモノグルタミン酸 … 262	プロスタサイクリン …… 445
ビルビン酸 ……………… 220	ブドウ糖 ………………… 210	プロタミンテスト ………… 90
ビルビン酸キナーゼ（赤血球）… 182	ブドウ糖定性（尿）……… 4	ブロッキング抗体 ……… 565
ビルベート ……………… 220	ブドウ糖定量（髄液）…… 21	プロテインC ……………… 120
ビルメノール …………… 341	ブドウ糖-6-リン酸脱水素酵素 … 184	プロテインC活性 ……… 120
ピロリテック® ………… 659	部分トロンボプラスチン時間 … 85	プロテインS ……………… 121
	不飽和鉄結合能 ………… 280	プロテインS活性 ……… 122
	不飽和ビタミンB$_{12}$結合能 … 263	プロテインS抗原量 …… 121
ふ	ブラストミセス血清抗体価測定 … 682	プロテクチン ……………… 75
	ブラストミセス抗体 …… 682	プロトポルフィリン（血液・便）293
ファクターB ………… 484	プラスミノゲンアクチベータ	プロトロンビン ………… 107
ファディアトープ ……… 472	インヒビター1 ……… 105	プロトロンビン時間 …… 86
不安定凝固因子 ………… 108	プラスミン活性 ………… 102	プロトロンビンフラグメントF1+2
フィタン酸 ……………… 224	プラスミンインヒビター 103	………………………… 97
フィッシュバーグ濃縮試験 … 365	プラスミン活性 ………… 101	プロノン® ……………… 338
フィッツジェラルド因子 … 124	プラスミン・（α$_2$）プラスミン	プロパフェノン ………… 338
フィブリノゲン ………… 90	インヒビター複合体 … 104	プロビタミンA ………… 254
フィブリノペプチドA …… 95	プラーダー・ウィリー症候群 … 747	ブロムスルファレイン試験 … 360
フィブリノペプチドBβ$_{15-42}$ … 96	プラテリア・アスペルギルス® … 683	ブロムペリドール ……… 332
フィブリン安定化因子 … 113	プラテリアカンジダ® …… 680	プロラクチン …………… 373
フィブリン・フィブリノゲン	フリーPSA/トータルPSA比 … 525	プロリルヒドロキシラーゼ … 186
分解産物 ……………… 92	フリーT$_3$ ……………… 379	プロリン水酸化酵素 …… 186
フィブリン・フィブリノゲン	フリーT$_4$ ……………… 379	分泌型IgA ……………… 476
分解産物（尿）……… 93		

へ

語	頁
平滑筋抗体	557
壁細胞抗体	558
ヘキサンジオン	307
ベクタシン®	346
ヘテロ接合性消失	777
ヘパプラスチンテスト	88
ヘパリン	343
ヘパリン抵抗試験	89
ペプシノゲンⅠ	189
ペプシノゲンⅡ	189
ヘマトクリット	33, 36
ヘム合成経路	289
ヘモグラム	39
ヘモグロビン	33, 34, 288
ヘモグロビン（血漿・血清）	288
ヘモグロビン（便）	16
ヘモグロビンA_{1c}	212
ヘモグロビンF	126
ヘモグロビン分画	126
ヘモジデリン	12
ヘモフィルスインフルエンザb型抗原	652
ヘモペキシン	491
ヘリコチェック®	659
ヘリコバクター・ピロリ抗体	658
ヘリコバクター・ピロリ培養	657
ヘリコバクター・ピロリ便中抗原	658
ペルオキシダーゼ	59
ペルオキシダーゼ染色	44
ペルオキシダーゼ反応	44
ヘルペスウイルス6型遺伝子	708
ヘルペスウイルス6型抗体	708
ベルリン青染色	45
ベンザリン®	327
ベンスジョーンズ蛋白定性	12
ベンスジョーンズ蛋白同定	479
便潜血反応	16
ベンゼン代謝物	309
便中ヘモグロビン	16
便中ロタウイルス	736
ペントシジン	213
扁平上皮癌関連抗原	522
ベンレス®	335

ほ

語	頁
崩壊促進因子	74
抱合型ビリルビン	285
膀胱腫瘍抗原	533
ホスホヘキソースイソメラーゼ	185
ホスホヘキソムターゼ	185
補体	484
補体価	481
補体結合性抗ds-DNA抗体	543
補体第2成分	484
補体第3成分	482
補体第4成分	482
補体第5〜第9成分	484
補体フラグメント	485
補体分解産物 C3a, C4a, C5a	485
ホモシスチン	206
ホモシスチン定性（尿）	12
ホモシステイン	206
ホモバニリン酸	410
ホモバニリン酸（髄液）	410
ポリアミン（尿）	208
ポリアミン分画	209
ポリオウイルス抗体	709
ポリオールデヒドロゲナーゼ	190
ホリゾン®	326
ポール・バンネル反応	537
ポルフィリン体定性（尿）	14
ポルフィリン代謝	289
ポルフィリン分画（尿・便）	294
ポルフォビリノゲン	295
ポルフォビリノゲン合成酵素	298
ポルフォビリノゲン脱アミノ酵素	296
ポルフォビリノゲン定性（尿）	13
ボレリア・ブルクドルフェリ抗体	664

ま

語	頁
マイクロサテライト不安定性試験	777
マイクロゾームテスト	563
マイコプラズマ抗原	674
マイコプラズマ抗原遺伝子検査	674
マイコプラズマ抗体	673
マグネシウム	269
マグネシウム（尿）	270
膜メタロエンドペプチダーゼ	62
マクロCK typeⅠ	148
マクロアミラーゼ	169
マクログロブリン	466
マクロファージコロニー刺激因子	612
麻疹ウイルス抗体	724
末梢血液一般検査	33
末梢血液像	39
マトリックスメタロプロテイナーゼ-3	554
マルチアレルゲン検査-イネ科	473
マルチアレルゲン検査-カビ	475
マルチアレルゲン検査-穀物	474
マルチアレルゲン検査-雑草	473
マルチアレルゲン検査-食物	474
マルチアレルゲン検査-動物上皮	475
マルチ・カラー分析（解析）	49
マンガン	315
マンデル酸	305

み

語	頁
ミエリン塩基性蛋白	573
ミエリン塩基性蛋白抗体	574
ミエロペルオキシダーゼ抗原	59
ミエロペルオキシダーゼ染色	44
ミオイノシトール	217
ミオグロビン	495
ミオシン軽鎖Ⅰ	496
水制限試験	365
ミトコンドリア・アスパラギン酸アミノトランスフェラーゼ	151
ミトコンドリア遺伝子解析	802
ミトコンドリア遺伝子3243点変異	803
ミトコンドリア遺伝子8344点変異	803
ミトコンドリア遺伝子11778点変異	804
ミトコンドリア抗体	557
ミトコンドリア脳筋症MELAS遺伝子	803
ミトコンドリア脳筋症MERRF遺伝子	803
ミノ・アレビアチン®	330

む

語	頁
無機リン	272
無機リン（尿）	273
ムコ蛋白	214
ムコ蛋白（尿）	214
ムコペプタイド	182
ムラミダーゼ	182
ムンプスウイルス抗体	726

め

語	頁
メキシチール®	336
メキシレチン	336
メキシレート®	336
メソトレキセート®	350
メタアドレナリン2分画	409
メタネフリン2分画	409
メタノール	310
メチルアルコール	310
メチルカルビノール	356
メチル馬尿酸	304
メチルビオローゲン	320
メチルホルムアミド	306
メチルマロン酸	222
メトトレキサート	350
メナキノン	259
メラトニン	461
メルカイック®	332
メレート®	336
免疫グロブリンA	465
免疫グロブリンD	467
免疫グロブリンE	470
免疫グロブリンG	465
免疫グロブリンL鎖またはκ/λ比	478
免疫グロブリンM	466
免疫グロブリン結合ALP	157
免疫グロブリン結合CK	148
免疫グロブリン（Ig）付随分子	78
免疫グロブリン遊離L鎖	478
免疫電気泳動（抗ヒト全血清使用）	477
免疫電気泳動（特異抗血清使用）	477

免疫電気泳動スクリーニング …… 477
免疫複合体 ………………………… 556
免疫抑制酸性蛋白 ………………… 527

も

毛細血管抵抗試験 ………………… 81
網赤血球数 ………………………… 39
木精 ………………………………… 310
モノアミンオキシダーゼ ………… 159

や

薬剤感受性検査（一般細菌）…… 633
薬剤感受性検査（酵母様真菌）… 638
薬剤によるリンパ球芽球化試験 … 600
薬剤によるリンパ球刺激試験 …… 600
薬剤によるリンパ球幼若化試験 … 600

ゆ

有効腎血漿流量 …………………… 363
ユービット® ……………………… 659
遊離T₃ ……………………………… 379
遊離T₄ ……………………………… 379
遊離型コレステロール …………… 230
遊離型フコース …………………… 212
遊離カテコールアミン３分画（尿） 409
遊離グリセロール ………………… 235
遊離コルチゾール ………………… 394
遊離サイロキシン ………………… 379
遊離脂肪酸 ………………………… 227
遊離チロキシン …………………… 379
遊離テストステロン ……………… 424
遊離トリヨードサイロニン ……… 379
遊離トリヨードチロニン ………… 379
遊離ヒドロキシプロリン ………… 204
遊離プロテインS ………………… 122
遊離プロテインS抗原量 ………… 122
遊離ヘモグロビン ………………… 288
遊離ヘモグロビン（尿）…………… 288
ユニメディカンジダ® …………… 680

よ

葉酸 ………………………………… 262
Ⅳ型コラーゲン定量 ……………… 500
Ⅳ型コラーゲン・7S …………… 502

ら

ライム病抗体 ……………………… 664
ラクテート ………………………… 220
ラクトフラビン …………………… 260
ラ島細胞質抗体 …………………… 566
ランドセン® ……………………… 325
卵胞刺激ホルモン ………………… 374
卵胞ホルモン ……………………… 417

り

リウマチ因子スクリーニング … 552
リウマチ因子測定 ………………… 552
リウマトイド因子定性反応……… 552
リストセチン・コファクター活性 116
リスモダン® ……………………… 335
リゾチーム ………………………… 182
リチウム …………………………… 332
リチオマール® …………………… 332
リドカイン ………………………… 335
リバースT₃ ………………………… 381
リパーゼ …………………………… 171
リバビリン ………………………… 349
リビエール法 ……………………… 129
リポ多糖 …………………………… 639
リポ蛋白(a) ………………………… 242
リポ蛋白(a)表現型 ………………… 242
リポ蛋白Ｘ定性 …………………… 241
リポ蛋白コレステロール分画 …… 240
リポ蛋白脂質分画 ………………… 239
リポ蛋白分画 ……………………… 237
リポ蛋白分画精密測定 …………… 239
リポ蛋白分画定量 ………………… 238
リポ蛋白リパーゼ ………………… 243
リボトリール® …………………… 325
リボヌクレアーゼ ………………… 177
リボフラビン ……………………… 260
リポプロテインＸ ………………… 241
リポポリサッカライド …………… 639
リーマス® ………………………… 332
硫酸亜鉛混濁試験 ………………… 145
硫酸アミカシン …………………… 344
硫酸塩（尿）……………………… 356
硫酸キニジン ……………………… 340
硫酸ゲンタマイシン ……………… 345
硫酸ネチルマイシン ……………… 346
硫酸プロタミン試験 ……………… 90
リューコシアリン ………………… 72
リン（尿）………………………… 273
淋菌核酸増幅同定 ………………… 672
淋菌抗原 …………………………… 671
リンゴ酸脱水素酵素 ……………… 183
リン酸ジソピラミド ……………… 335
リン脂質 …………………………… 226
リン脂質抗体 ……………………… 578
リン脂質分画 ……………………… 233
リントン® ………………………… 331
リンパ球亜群 ……………………… 56
リンパ球芽球化試験 ……………… 599
リンパ球交差試験 ………………… 621
リンパ球抗体 ……………………… 581
リンパ球混合培養 ………………… 621
リンパ球細胞毒抗体 ……………… 581
リンパ球サブセット ……………… 56
リンパ球サブポピュレーション 56, 601
リンパ球刺激試験 ………………… 599
リンパ球幼若化試験 ……………… 599

リンホカイン活性化キラー細胞活性
………………………………………… 603
リンホトキシン …………………… 606

る

ルイス式血液型 …………………… 592
ルイネシン® ……………………… 345
ルナプロン® ……………………… 332
ループスアンチコアグラント 117, 578
ループス抗凝血素 ………………… 117
ルミナール® ……………………… 327

れ

レアギン抗体 ……………………… 470
レオウイルス抗体 ………………… 736
レキシン® ………………………… 325
レジオネラ血清抗体価 …………… 655
レジオネラ抗体 …………………… 655
レジオネラ尿中抗原 ……………… 655
レジオネラ尿中特異抗原………… 655
レシチンコレステロールアシル
　トランスフェラーゼ …………… 245
レシチン・スフィンゴミエリン比 234
レチクロサイト …………………… 39
レチニルパルミテート …………… 255
レチノイン酸受容体アルファ遺伝子
………………………………………… 787
レチノール ………………………… 255
レチノール結合蛋白 ……………… 489
レプチン …………………………… 460
レプトスピラ抗体 ………………… 663
レベトールカプセル® …………… 349
レムナント様リポ蛋白コレステ
　ロール …………………………… 233

ろ

ロイコトリエンB₄ ………………… 447
ロイコトリエンC₄ ………………… 448
ロイコトリエンE₄ ………………… 448
ロイシンアミノペプチダーゼ … 164
ロイシンアミノペプチダーゼ
　アイソザイム …………………… 164
ローズ反応 ………………………… 556
ロタウイルス抗原 ………………… 736
ロタウイルス抗体 ………………… 737
ロバフール® ……………………… 338
ロミカシン® ……………………… 344

わ

ワイル・フェリックス反応 …… 541
ワーラーローズテスト …………… 556
ワーラー・ローズ反応 ………… 556

索引（欧文・数字）

太字は目次項目名

α

- α−トコフェロール ……………… 257
- α−ヒドロキシ酪酸脱水素酵素 … 180
- α−フェトプロテイン …………… 510
- αⅡβインテグリン ………………… 71
- α₁−アンチキモトリプシン ……… 488
- α₁−アンチトリプシン …………… 488
- α₁−酸性糖蛋白 …………………… 489
- α₁−マイクログロブリン ………… 487
- α₁−ミクログロブリン …………… 487
- α₁−ACT …………………………… 488
- α₁−AG ……………………………… 489
- α₁−AGP …………………………… 489
- α₁−antichymotrypsin complexed prostate-specific antigen …… 525
- α₁−AT ……………………………… 488
- α₁−m ……………………………… 487
- α₁−MG ……………………………… 487
- α₂−妊娠関連糖蛋白 ……………… 529
- α₂−プラスミンインヒビター …… 103
- α₂−プラスミンインヒビター・プラスミン複合体 ……………… 104
- α₂−マクログロブリン …………… 489
- α₂−M ……………………………… 489
- α₂−MG ……………………………… 489
- α₂−PAG …………………………… 529
- α₂−PI ……………………………… 103
- α₂−plasmin inhibitor …………… 103
- α₂−plasmin inhibitor/plasmin complex ……………………………… 104
- α−aminoacyl−peptide hydrolase 165
- α−D−ガラクトシルトランスフェラーゼ活性 …………………… 597
- α−D−galactosyltransferase ……… 597
- α−D−N−アセチルガラクトサミニルトランスフェラーゼ活性 …… 597
- α−D−N−acetylgalactosaminyltransferase ……………………………… 597
- α−fetoprotein …………………… 510
- α−fetoprotein in vaginal fluid … 512
- α−FP ……………………………… 510
- α−HBD …………………………… 180
- αLインテグリン …………………… 62
- αMインテグリン …………………… 63
- αXインテグリン …………………… 63

β

- β−カロチン ……………………… 254
- β−グルクロニダーゼ …………… 180
- βクロスラプス …………………… 504
- β−トロンボグロブリン …………… 84
- β−リポ蛋白 ……………………… 237
- β₁C/β₁Aグロブリン ……………… 482
- β₁Eグロブリン …………………… 482
- β−2インテグリン ………………… 65
- β₂−マイクログロブリン ………… 492
- β₂−ミクログロブリン …………… 492
- β₂m ………………………………… 492
- β₂−MG ……………………………… 492
- β₂−microglobulin ………………… 492
- β3インテグリン …………………… 75
- β−crosslaps ……………………… 504
- β−CTx ……………………………… 504
- β−D−glucuronide glucuronohydrolase ……………………………… 180
- β−Glu ……………………………… 180
- β−hydroxylating ………………… 187
- β−LP ……………………………… 237
- β−TG ………………………………… 84
- β−thromboglobulin ………………… 84

γ

- γ−アミノ酪酸（血漿，髄液） … 204
- γ−グルタミルトランスフェラーゼ ……………………………… 158
- γ−グルタミルトランスペプチダーゼ ……………………………… 158
- γ−セミノプロテイン …………… 526
- γ−glutamyltranspeptidase ……… 158
- γ−glutamyltranspeptidase isozyme ……………………………… 158
- γ−GT ……………………………… 158
- γ−GTアイソザイム ……………… 158
- γ−GT isozyme …………………… 158
- γ−GTP ……………………………… 158
- γ−seminoprotein ………………… 526
- γ−Sm ……………………………… 526

δ

- δ−アミノレブリン酸（尿） …… 297
- δ−アミノレブリン酸脱水素酵素 … 298
- δ−aminolevulinic acid …………… 297
- δ−aminolevulinic acid dehydratase ……………………………… 298

κ

- κ/λ ………………………………… 478
- κ/λ（45G） ………………………… 51
- κ/λ ratio ………………………… 478
- κ and λ analysis by CD45 gating … 51

μ

- μ鎖 …………………………………… 58
- μ chain …………………………… 58

A

- Aβ ………………………………… 506
- A群β溶連菌迅速試験 …………… 670
- A型肝炎ウイルス抗体 …………… 711
- A型肝炎初期抗体 ………………… 712
- A型転移酵素およびB型転移酵素 … 597
- AⅠ ………………………………… 438
- AⅡ ………………………………… 439
- A1AG ……………………………… 489
- A₁AT ……………………………… 488
- A2MG ……………………………… 489
- AACA ……………………………… 561
- *ABCB1* …………………………… 800
- ABH式血液型 …………………… 587
- ABK ………………………………… 347
- *ABL* ……………………………… 784
- *ABL*遺伝子再構成 ……………… 784
- *ABL* gene rearrangement ……… 784
- ABO血液型 ……………………… 587
- ABO血液型亜型・変異型 ……… 587
- ABO式血液型 …………………… 587
- ABO式血液型亜型・変異型 …… 587
- absorption and elution of antibodies ……………………………… 596
- Acグロブリン …………………… 108
- ACA ………………………………… 548
- accelerator globulin …………… 108
- accurate lipoprotein fractionation 239
- ACE ………………………………… 188
- acetaminophen …………………… 324
- acetate ……………………………… 220
- acetazolamide …………………… 331
- acetone …………………………… 223
- acetylcholinesterase …………… 162
- AchE ……………………………… 162
- AChR−非阻害型抗体 …………… 571
- AChR Ab ………………………… 571
- acid/alkaline ribonuclease ratio … 177
- acid-fast stain and microscopic examination ……………………… 625
- acid mucopolysaccharides ……… 215
- acid phosphatase ………………… 178
- acid phosphatase stain …………… 42
- acid soluble glycoprotein ……… 214
- ACP ………………………………… 178
- ACP染色 …………………………… 42
- ACTH ……………………………… 374
- activated partial thromboplastin time ……………………………… 85
- active renin concentration ……… 437
- acute myelogenous leukemia 1 gene rearrangement ………………… 789
- acute phase reactants score …… 493
- AD ………………………………… 163

ADA	163	
ADA 胸水	163	
ADA 結合蛋白	68	
ADCC 活性	604	
adenosine 5′-triphosphate	355	
adenosine deaminase	163	
adenosine deaminase (preural fluid)	163	
adenovirus antigen (epithelium cells)	699	
adenovirus antigen (feces)	699	
ADH	376	
A-dione	402	
adiponectin	459	
ADP ribosyl cyclase	70	
adrenocorticotropic hormone	374	
AFP	510	
AFP 分画 (ConA)	511	
A/G 比	142	
AGT	593	
AHF	109	
AIM	77	
Al	311	
ALA	297	
ALAD	298	
alanine aminotransferase	149	
ALB	141	
ALB (尿)	143	
Alb	141	
albumin	141	
albumin (urine)	143	
albumin-globulin ratio	142	
ALD	159	
aldolase	159	
aldosterone	405	
ALK	771	
alkaline phosphatase	154	
alkaline phosphatase, bone	155	
alkaline phosphatase isoenzyme	156	
ALL	53	
ALL-1	793	
allergen-specific IgE antibody	471	
allergen-specific IgE multiple antigen simultaneous test	472	
allergen-specific IgG₄ antibodies	475	
ALP	154	
ALP アイソザイム	156	
ALP アイソザイムアノマリー	157	
ALP 染色	41	
ALP₃	155	
ALP₄	157	
ALP₆	157	
ALP iso	156	
ALP isoenzyme anomaly	157	
alpha 1-acid glycoprotein	489	
alpha 1-antichymotrypsin	488	
alpha 1-antitrypsin	488	
alpha 1-microglobulin	487	
alpha 2-macroglobulin	489	

ALT	149	
aluminium	311	
AMA (抗筋抗体)	560	
AMA (抗ミトコンドリア抗体)	557	
AMF	559	
AMG	487	
amikacin	344	
amino acids screening	201	
amiodarone	342	
AMK	344	
AML	54	
AML1	789	
AML1 遺伝子再構成	789	
AML1-ETO	790	
AML1-ETO キメラ mRNA	790	
AML1-ETO chimera messenger RNA	790	
AML1-EVI1	790	
AML1-EVI1 キメラ mRNA	790	
AML1-EVI1 chimera messenger RNA	790	
AML1-MTG8	790	
ammonia	197	
Amplicor モニター	717	
amplification of human T-lymphotropic virus 1 proviral DNA with PCR	729	
amplification of MYCN	773	
amylase	165	
amylase (urine)	166	
amylase isoenzymes	167	
amylase isoenzymes (urine)	168	
amyloid β protein	506	
AN	398	
ANA	542	
anaerobic culture	634	
analysis of amino acids	200	
anaphylatoxin C3a, C4a, C5a	485	
andro-4-ene-3, 17-dione	402	
androgen receptor	436	
androstenedione	402	
androsterone	398	
Angelman syndrome	747	
angiotensin I	438	
angiotensin1-converting enzyme	188	
angiotensin II	439	
ANP	440	
ANPEP	63	
anti-acetylcholine receptor antibody	571	
anti-adenovirus antibody	700	
anti-adenovirus type 8 antibody	701	
anti-adrenal cortex antibody	561	
anti-agalactosyl IgG antibody	553	
anti-Anisakis larvae antibody	685	
anti-anterior pituitary cell antibody	569	
anti-Aspergillus antibody	683	
anti-Blastomyces dermatitidis antibody	682	

antibody-dependent cell-mediated cytotoxicity activity	604	
antibody to hepatitis B core antigen	694	
antibody to hepatitis B envelope antigen	696	
anti-Bordetella pertussis antibody	653	
anti-Borrelia burgdorferi antibody	664	
anti-Brucella antibody	651	
anti-brush border antibody	576	
anti-Candida albicans antibody	681	
anti-cardiolipin antibody	578	
anti-cardiolipin-beta 2 glycoprotein 1 complex antibody	579	
anti-centromere antibody	548	
anti-Chlamydia (Chlamydophila) pneumoniae antibody	650	
anti-Chlamydia (Chlamydophila) psittaci antibody	649	
anti-Chlamydia trachomatis IgM antibody	647	
anti-Chlamydia trachomatis serotype antibody screening	647	
anti-Coccidioides antibody	688	
anti-Coxsackie virus antibody	710	
anti-Cryptococcus neoformans antibody	680	
anti-cyclic citrullinated peptide antibody	555	
anti-cytomegalovirus antibody	703	
antideoxyribonuclease-B	539	
anti-desmoglein autoantibody	585	
anti-DNA antibody	543	
anti-double stranded DNA antibody, complement fixing	543	
anti-Echinococcus antibody	689	
anti-ECHO virus antibody	711	
anti-Entamoeba histolytica antibody	685	
anti-enterovirus type 70 antibody	709	
anti-enterovirus type 71 antibody	710	
anti-epidermal antibody	573	
anti-Epstein-Barr virus-associated nuclear antigen antibody	707	
anti-Epstein-Barr virus-early antigen, diffuse type and restricted type antibody	707	
anti-Epstein-Barr virus-viral capsid antigen antibody	706	
anti-extractable nuclear antigen antibody	544	
antigenicities of group 1 and 2 hepatitis C virus polypeptides	714	
anti-glomerular basement membrane antibody	575	
anti-glutamic acid decarboxylase antibody	567	
anti-Helicobacter pylori antibody	658	
antihemophilic factor	109	

anti-hepatitis A virus antibody 711	anti-neutrophil cytoplasmic proteinase-3 antibody 582	ARA 575
anti-hepatitis A virus IgM class antibody 712	anti-nuclear antibody 542	arbekacin 347
anti-hepatitis C virus antibody 713	anti-*Orientia* (*Rickettsia*) *tsutsugamushi* antibody 679	ARC 437
anti-hepatitis C virus core antibody 714	anti-*Paragonimus westermani* antibody 686	arginine vasopressin 376
anti-hepatitis D virus antibody 718		arsenic 317
anti-herpes simplex virus antibody 701	anti-parainfluenza virus antibody... 722	arterial blood carbon dioxide partial pressure 276
anti-herpes virus type 6 antibody ... 708	anti-parietal cell antibody 558	arterial blood oxygen partial pressure 276
anti-histone dimer DNA antibody ... 549	anti-parvovirus B19 antibody 690	
anti-*Histoplasma capsulatum* antibody 681	anti-phospholipid antibody 578	arterial blood pH 275
anti-human immunodeficiency virus type 1 and 2 antibodies 733	anti-platelet antibody 580	AS 747
	anti-poliovirus antibody 709	As 317
anti-human immunodeficiency virus type 1 antibody (Western blotting method) 730	anti-polymyositis-Scl antibody ... 551	AsA 264
	anti-reovirus antibody 736	ASK 538
	anti-reticuline antibody 575	ASLO 537
anti-human immunodeficiency virus type 2 antibody (Western blotting method) 732	anti-rotavirus antibody 737	ASMA 557
	anti-RS virus antibodies 722	ASO 537
	anti-rubella virus antibodies 725	ASP (acid soluble glycoprotein) ... 214
anti-human T-lymphotropic virus 1 antibody 727	anti-Scl-70 antibody 547	ASP (antistreptococcal polysaccharide) 539
	anti-Sjögren syndrome-A/Ro antibody 546	
anti-human T-lymphotropic virus 1 antibody (Western blotting method) 728		ASP 尿 214
	anti-Sjögren syndrome-B/La antibody 546	aspartate aminotransferase 149
anti-IgA antibody 561		*Aspergillus* antigen 683
anti-influenza virus antibody 720	anti-skeletal muscle antibody 559	aspirin 324
anti-insulin antibody 569	anti-Sm antibody 544	AST 149
anti-insulin receptor antibody 570	anti-smooth muscle antibody 557	AST アイソザイム 151
anti-insulinoma-associated protein-2 antibody 568	anti-spermatozoa antibody 577	AST-m 151
	antistreptococcal polysaccharide ... 539	AT 98
anti-intrinsic factor antibody 559	antistreptokinase 538	AT Ⅲ 98
anti-islet cell antibody 566	antistreptolysin-O 537	ATLA 727
anti-Japanese encephalitis virus antibody 719	anti-tetanus antibody 656	ATP 355
	antithrombin Ⅲ 98	ATP : pyruvate O₂-phosphotransferase 182
anti-Jo-1 antibody 550	anti-thyroglobulin antibody 562	
anti-Ki antibody 549	anti-thyroid peroxidase antibody ... 563	A-transferase and B-transferase 597
anti-Ku antibody 550	anti-thyroid stimulating hormone antibody 565	
anti-*Legionella* antibody 655		atrial natriuretic peptide 440
anti-*Leptospira* antibody 663	anti-thyroxine antibody 563	autohemolysis test 131
anti-liver cell membrane antibody ... 583	anti-*Toxoplasma gondii* antibody ... 684	automated analysis of the urine formed element 11
anti-liver kidney microsome type 1 antibody 584	anti-*Treponema pallidum* antibody IgM 663	
		automuscle antibody factor 559
anti-lymphocyte antibody 581	anti-*Trichinella spiralis* antibody ... 687	
anti-measles virus antibodies 724	anti-triiodothyronine antibody 563	
antimicrobial susceptibility test (standard bacteria) 633	anti-type Ⅱ collagen antibody 577	## B
	anti-U1-ribonucleoprotein antibody 545	B 因子 484
antimicrobial susceptibility test (yeast) 638		B 型肝炎ウイルス プレコア/コアプロモーター変異株定量 ... 697
	anti-varicella-zoster virus antibody 702	
anti-microsome antiboby 563		B 型肝炎ウイルス DNA 定量 691
anti-mitochondrial antibody 557	anti-*Yersinia* antibody 687	B 細胞遺伝子鎖再構成 797
anti-mumps virus antibodies 726	APA 580	B 細胞抗原受容体複合体 78
anti-mycobacteria antibody 641	Apo-1 78	B 細胞受容体 57
anti-*Mycoplasma pneumoniae* antibody 673	apolipoprotein 245	B 細胞 (・T 細胞) 百分率 601
	apolipoprotein E genotype 247	B 細胞表面免疫グロブリン 57
anti-myelin basic protein antibody ... 574	apolipoprotein E isoform 246	BAC-F 252
antimyocardial antibody 560	APR スコア 493	bacterial culture and identification (blood stream infection and body fluid infection) 630
anti-myocardium antibody 560	aprindine 334	
anti-neutrophil cytoplasmic myeloperoxidase antibody 583	APRS 493	
	APTT 85	bacterial culture and identification (gastrointestinal tract specimens) 628
	AR 436	

bacterial culture and identification (oropharyngeal specimens, expectorated sputum) ······ 626	blood groups, ABO system ······ 587	C3bi レセプター ······ 63
bacterial culture and identification (other specimens) ······ 632	blood groups, Lewis system ······ 592	C3d レセプター ······ 66
bacterial culture and identification (urogenital tract specimens) ···629	blood groups, MN system ······ 591	C4 ······ 482
bacteriuria ······ 14	blood groups, Rh system ······ 589	C4a ······ 485
BAP ······ 155	blood groups, $Rh_0(D)$ factor ······ 589	C5 ······ 484
base excess ······ 278	blood groups, Ss system ······ 592	C5a ······ 485
basic fetoprotein ······ 513	blood picture ······ 39	C6 ······ 484
BCA225 ······ 516	blood urea-N ······ 196	C7 ······ 484
B cell lymphoma/leukemia-1 gene rearrangement ······ 795	B lymphocyte surface membrane immunoglobulin ······ 57	C8 ······ 484
B cell lymphoma/leukemia-2 gene rearrangement ······ 795	BMG ······ 492	C9 ······ 484
B cell lymphoma/leukemia-6 gene rearrangement ······ 796	BNP ······ 440	C22-3抗体 ······ 714
BCL1 ······ 795	bone specific alkaline phosphatase 155	C100-3抗体 ······ 713
BCL1 遺伝子再構成 ······ 795	brain natriuretic peptide ······ 440	CA ······ 540
BCL2 ······ 795	branched-chain amino acids and tyrosine molar ratio ······ 203	Ca ······ 270
BCL2 遺伝子再構成 ······ 795	break point cluster region-3′ gene rearrangement ······ 784	Ca（尿）······ 271
BCL6 ······ 796	break point cluster region-5′ gene rearrangement ······ 785	Ca イオン ······ 272
BCL6 遺伝子再構成 ······ 796	breast carcinoma associated antigen 225 ······ 516	CA-3F（CSF）······ 408
BCR ······ 57	bromide ······ 321	CA15-3 ······ 515
BCR-3′ ······ 784	bromperidol ······ 332	CA19-9 ······ 516
BCR-3′ 遺伝子再構成 ······ 784	bromsulphalein test ······ 360	CA50 ······ 517
BCR-5′ ······ 785	BSP ······ 360	CA54/61 ······ 518
BCR-5′ 遺伝子再構成 ······ 785	BTA ······ 533	CA72-4 ······ 517
BCR-ABL（FISH）······ 785	BT-PABA 試験 ······ 366	CA125 ······ 514
BCR-ABL キメラ遺伝子 ······ 785	BTR ······ 203	CA130 ······ 515
BCR-ABL leukemia chimera gene 785	BUN ······ 196	CA546 ······ 518
BE ······ 278		CA602 ······ 514
Bence Jones 蛋白 ······ 478	**C**	c-ABL 遺伝子再構成 ······ 784
Bence Jones protein identification 479	Cμ ······ 58	cadmium ······ 314
Bence Jones protein, qualitative ··· 12	C 型肝炎ウイルス核酸増幅定性 ······ 716	cADPR hydrolase ······ 70
bentiromide 試験 ······ 366	C 型肝炎ウイルス核酸増幅定量 ······ 717	calcitonin ······ 384
Ber-H2抗原 ······ 69	C 型肝炎ウイルスグループ分類 ······ 714	calcium ······ 270
Berlin blue method ······ 45	C 型肝炎ウイルス-コア抗原 ······ 718	calcium (urine) ······ 271
beta-carotene ······ 254	C 型肝炎ウイルス-コア抗体 ······ 714	calcium, ionized ······ 272
beta-glucuronidase ······ 180	C 型肝炎ウイルス抗体 ······ 713	calculus ······ 359
beta-lipoprotein ······ 237	C 型肝炎ウイルスサブタイプ解析 ······ 715	CALLA ······ 62
BFP ······ 513	C 型肝炎ウイルス特異抗体 ······ 713	cAMP ······ 451
BGP ······ 456	C. ネオフォルマンス抗原 ······ 679	Camp ······ 451
bilirubin 4-fractions ······ 287	C 反応性蛋白 ······ 493	C-ANCA ······ 582
bilirubin, qualitative (urine) ······ 7	C-ペプチド ······ 432	*Candida albicans* antigen ······ 680
Bird BTA® ······ 533	C1 インアクチベーター ······ 483	Cand-Tec® ······ 680
B-J 蛋白定性 ······ 12	C1 インヒビター ······ 483	CAP ······ 165
B-J 蛋白同定 ······ 479	C1 エステラーゼインヒビター ······ 483	CAP ファディアトープ ······ 472
BJP 定性 ······ 12	C1 エステラーゼ制御因子 ······ 483	CAP マルチアレルゲン〈イネ科〉······ 473
BJP 同定 ······ 479	C1 INA ······ 483	CAP マルチアレルゲン〈カビ〉··· 475
bladder tumor antigen ······ 533	C1 inactivator ······ 483	CAP マルチアレルゲン〈穀物〉··· 474
BL-CAM ······ 66	C1 INH ······ 483	CAP マルチアレルゲン〈雑草〉··· 473
bleeding time ······ 81	C1q ······ 483	CAP マルチアレルゲン〈食物〉··· 474
blocking type AChR Ab ······ 572	C2 ······ 484	CAP マルチアレルゲン〈動物上皮〉······ 475
blocking type anti-acetylcholine receptor antibody ······ 572	C3 ······ 482	capillary resistance test ······ 81
blood groups, ABO subgroups・variants ······ 587	C3 プロアクチベーター ······ 484	CAP Phadiatop ······ 472
	C3a ······ 485	CAP RAST mixed allergen test-animal epithelium ······ 475
	C3b/C4b レセプター ······ 70	CAP RAST mixed allergen test-cereals ······ 474
		CAP RAST mixed allergen test-food ······ 474
		CAP RAST mixed allergen test-grass pollen ······ 473

CAP RAST mixed allergen test-moulds ………………… 475	CD14 ……………………… 64	CD59 ……………………… 75
CAP RAST mixed allergen test-weed pollen …………… 473	CD15 ……………………… 64	CD61 ……………………… 75
carbamazepine ………………… 325	CD16 ……………………… 65	CD64 ……………………… 76
carbohydrate antigen ………… 515	CD18 ……………………… 65	CD65 ……………………… 76
carbohydrate antigen 15-3 …… 515	CD19 ……………………… 65	CD66 ……………………… 76
carbohydrate antigen 19-9 …… 516	CD20 ……………………… 66	CD69 ……………………… 77
carbohydrate antigen 50 ……… 517	CD21 ……………………… 66	CD70 ……………………… 77
carbohydrate antigen 54/61 … 518	CD22 ……………………… 66	CD70L …………………… 68
carbohydrate antigen 72-4 … 517	CD23 ……………………… 67	CD71 ……………………… 77
carbohydrate antigen 125 …… 514	CD24 ……………………… 67	CD71 and CD235a staining by CD45 gating …………………………… 51
carbohydrate antigen 546 …… 518	CD25 ……………………… 67	CD79 ……………………… 78
carbohydrate antigen 602 …… 514	CD26 ……………………… 68	CD95 ……………………… 78
carcinoembryonic antigen …… 509	CD27 ……………………… 68	CD103 …………………… 78
carcinoembryonic antigen in nipple discharge ………………………… 509	CD27 リガンド …………… 77	CD117 …………………… 79
cardiac antibody ……………… 560	CD27L …………………… 77	CD122 …………………… 79
cardiac troponin I …………… 496	CD28 ……………………… 68	CD138 …………………… 79
cardiac troponin T …………… 496	CD29 ……………………… 68	CD235a ………………… 80
CARF …………………………… 553	CD30 ……………………… 69	CD antigen ………………… 48
carnitine fractionation ……… 259	CD33 ……………………… 69	CEA ………………………… 509
carotene ………………………… 254	CD34 ……………………… 69	CEACAM6 ………………… 76
CAT ……………………………… 181	CD34-側方散乱光法 …… 52	ceramide dodecasaccharide …… 76
catalase ………………………… 181	CD34-SC ………………… 52	ceruloplasmin …………… 490
catecholamines 3-fractionation … 407	CD34-SSC 法 …………… 52	cervical mucus test ……… 30
catecholamines, 3-fractionation (cerebrospinal fluid) ………… 408	CD35 ……………………… 70	CETP ……………………… 248
catecholamines 3-fractionation (urine) ………………………… 407	CD36 ……………………… 70	CG ………………………… 250
CBC ……………………………… 33	CD37 ……………………… 70	cGMP ……………………… 453
CBFA2 ………………………… 789	CD38 ……………………… 70	CH50 ……………………… 481
CBFB-MYH11 ………………… 792	CD41 ……………………… 71	CHA ……………………… 540
CBFB-MYH11 キメラ mRNA … 792	CD42 ……………………… 71	ChE ………………………… 160
CBFB-MYH11 chimera messenger RNA …………………………… 792	CD42a …………………… 71	*Chlamydia* isolation・identification …………………………………… 651
CBZ ……………………………… 325	CD42b …………………… 71	*Chlamydia trachomatis* antigen … 646
CCK ……………………………… 434	CD42c …………………… 71	*Chlamydia trachomatis* DNA …… 648
CCK-PZ ………………………… 434	CD42d …………………… 71	chloride …………………… 267
CCND1 ………………………… 795	CD43 ……………………… 72	chloride (cerebrospinal fluid) …… 268
CCP 抗体 ……………………… 555	CD44 ……………………… 72	chloride (urine) …………… 268
C_{cr} …………………………… 361	CD45 ……………………… 72	cholecystokinin …………… 434
Cd ……………………………… 314	CD45ab …………………… 73	cholesterol ester ………… 229
CD 抗原 ………………………… 48	CD45abc ………………… 73	cholesterol in lipoprotein fraction … 240
CD1a …………………………… 59	CD45b …………………… 73	cholesteryl ester transfer protein … 248
CD2 ……………………………… 60	CD45bc …………………… 73	cholinesterase …………… 160
CD3 ……………………………… 60	CD45 blast gating 法 …… 50	cholinesterase (dibucain number/ fluoride number) ………… 161
CD3×CD20 …………………… 601	CD45 blast gating 法による表面免疫グロブリン κ および λ 軽鎖二重染色分析 …………………………… 51	cholylglycine …………… 250
CD3/TCR complex …………… 60	CD45ex-1 ……………… 73	chondrocalcin …………… 502
CD4 ……………………………… 60	CD45 gating 法 ………… 50	Christmas factor ………… 110
CD5 ……………………………… 61	CD45null ………………… 73	chromium ………………… 313
CD7 ……………………………… 61	CD45RA ………………… 73	chromosome banding technique … 741
CD8 ……………………………… 61	CD45RB ………………… 73	chromosome, congenital malformation …………………………………… 744
CD9 ……………………………… 62	CD45RO ………………… 73	chromosome (microsatellite) instability test ……………………… 777
CD10 …………………………… 62	CD45-SSC gating 法 …… 50	chymotrypsin (feces) …… 20
CD11a …………………………… 62	CD54 ……………………… 73	cibenzoline succinate …… 339
CD11b …………………………… 63	CD55 ……………………… 74	ciclosporin ……………… 351
CD11c …………………………… 63	CD55 and CD59 assay for the diagnosis of paroxysmal nocturnal hemoglobinuria ……………………… 55	C_{in} ……………………… 362
CD13 …………………………… 63	CD56 ……………………… 74	circulating anticoagulants to factor VIII …………………………………… 114
	CD57 ……………………… 74	
	CD58 ……………………… 75	

circulating anticoagulants to factor Ⅸ ……… 115	Cp ……… 490	CYFRA ……… 527
circulating immune-complex ……… 556	C_PAH ……… 363	Cys C ……… 194
citrate ……… 221	CPC ……… 132	cystatin C ……… 194
citric acid ……… 221	CPC-ストレス試験 ……… 132	cystyl-aminopeptidase ……… 165
CK ……… 146	C-peptide ……… 432	cytokeratin 19 fragment ……… 527
CKアイソザイム ……… 147	CPK ……… 146	cytomegalovirus pp65 ……… 704
CKアイソザイムアノマリー ……… 148	CPKアイソザイム ……… 147	cytotoxic sialosylated Lewis^x antigen ……… 534
CKアノマリー ……… 148	CPK-MB ……… 147	CZP ……… 325
CK結合免疫グロブリン ……… 148	*C. pneumoniae* 抗体 ……… 650	
CK-isoenzyme ……… 147	Cr（chromium）……… 313	**D**
c-*kit* ……… 79	Cr（creatinine）……… 193	
CK-MB ……… 147	CR1 ……… 70	D-アラビニトール ……… 639
CK-MMアイソフォーム ……… 149	CR2 ……… 66	D-キシロース吸収試験 ……… 367
Cl ……… 267	CR3 ……… 63	DAF ……… 74
Cl（髄液）……… 268	CR4 ……… 63	D-AGT ……… 593
Cl（尿）……… 268	C-reactive protein ……… 493	D-arabinitol ……… 639
CLEC2C ……… 77	creatine ……… 192	Davidsohn absorption test ……… 537
clonazepam ……… 325	creatine（urine）……… 192	DB ……… 285
Clostridium difficile antigen ……… 674	creatine kinase ……… 146	DBH ……… 187
CMV抗原pp65 ……… 704	creatine kinase isoenzyme anomaly 148	D-Bil ……… 285
CMV抗体 ……… 703	creatine kinase isoenzymes ……… 147	DCA ……… 49
CMV Ab ……… 703	creatine kinase-MB isozyme ……… 147	DCP ……… 512
CMV Ag ……… 704	creatine kinase-MM isoform ……… 149	dehydroepiandrosterone ……… 400
CMV-IgG抗体 ……… 703	creatine phosphokinase ……… 146	dehydroepiandrosterone sulfate ……… 401
CMV-IgM抗体 ……… 703	creatine phosphokinase-MB isozyme ……… 147	*DEK-CAN* ……… 791
CMV-specific CTL ……… 704	creatinine ……… 193	*DEK-CAN* キメラmRNA ……… 791
c-*myc* 遺伝子関連検査 ……… 782	creatinine（urine）……… 193	*DEK-CAN* chimera messenger RNA ……… 791
CO_2 分圧 ……… 276	creatinine clearance ……… 361	del(7)(q31) ……… 773
coagulation factor Ⅱ activity ……… 107	CRP ……… 493	del(7q) ……… 755
coagulation factor Ⅴ activity ……… 108	CRT ……… 192	del(17)(p13) ……… 753
coagulation factor Ⅶ activity ……… 109	Cryo ……… 480	deletion(5q) ……… 755
coagulation factor Ⅷ activity ……… 109	cryofibrinogen ……… 91	deletion(7)(q31) ……… 773
coagulation factor Ⅷ inhibitor ……… 114	cryoglobulin ……… 480	deletion(17)(p13) ……… 773
coagulation factor Ⅷ-related antigen ……… 113	*Cryptococcus neoformans* antigen ……… 679	deletion(20q) ……… 757
coagulation factor Ⅸ activity ……… 110	CSF ……… 22	deoxypyridinoline ……… 504
coagulation factor Ⅸ inhibitor ……… 115	CSF IgG ……… 469	deoxythymidine kinase activity ……… 46
coagulation factor Ⅹ activity ……… 111	c-*sis* 遺伝子 ……… 778	Des-γ-carboxy prothrombin ……… 512
coagulation factor Ⅺ activity ……… 112	CSLEX ……… 534	detection and identification of *M. tuberculosis* complex and/or Mycobacterium other than Tuberculosis (MOTT) by nucleic acid amplification method ……… 668
coagulation factor Ⅻ activity ……… 112	CT ……… 384	
coagulation factor ⅩⅢ activity ……… 113	Ct抗原 ……… 646	
coil planet centrifuge ……… 132	C_thio ……… 364	
cold agglutination ……… 540	cTnI ……… 496	
cold hemolysin ……… 584	cTnT ……… 496	detection of hepatitis C virus ribonucleic acid by amplification with RT-PCR ……… 716
complete blood count ……… 33	C type lectin domain family 2, member 2 ……… 77	
ConA affinity fraction of α-fetoprotein ……… 511	Cu ……… 281	
	culture and identification of *Salmonella*-*Shigella* species ……… 635	detection of verocytotoxin-producing *Escherichia coli* ……… 676
conjugated bile acid fraction ……… 252	cuprizone test ……… 13	
copper ……… 281	Cu-U ……… 281	D-glucose-6-phosphate : NADP$^+$ 1-oxidoreductase ……… 184
copper（urine）……… 281	CYA ……… 351	
COPRO ……… 290, 291	cyanide ……… 319	DHEA ……… 400
coproporphyrin ……… 290, 291	cyanocobalamin ……… 263	DHEA-S ……… 401
corticosterone ……… 396	cyclic adenosine monophosphate ……… 451	diazepam ……… 326
cortisol ……… 393	cyclic AMP ……… 451	dIfferentiate *Chlamydia trachomatis* and *Chlamydophila psittaci* ……… 649
cortisone ……… 404	cyclic GMP ……… 453	
cortodoxone ……… 395	cyclic guanosine 3′,5′-monophosphate ……… 453	digitoxin ……… 333
Cox抗体 ……… 710		digoxin ……… 333
CP ……… 290, 291		direct antiglobulin test ……… 593

823

direct reacting bilirubin	285	
disopyramide	335	
DL試験	584	
DLST	600	
DNA異数体	798, 799	
DNA抗体	543	
DNAヒストグラム（血液）	798	
DNAヒストグラム（組織）	799	
DNA amplification assay for *Neisseria gonorrhoeae*	672	
DNA aneuploidy	798, 799	
DNA histogram (blood)	798	
DNA histogram (tissue)	799	
DNA hybridization in neutrophile for bacteria	665	
DNA probe hybridization	670	
DNA topo I antibody	547	
DOC	397	
Donath-Landsteiner test	584	
DOPA	409	
DOPAC	415	
DOPAC (CSF)	415	
dopamine β-monooxygenase	187	
dopamine beta-hydroxylase	187	
Down症候群	746	
DPD	504	
Dpd	504	
DPM	326	
DPP-Ⅳ	68	
drug susceptibility testing (*M. tuberculosis* and Mycobacterium other than Tuberculosis)	642	
drug-induced lymphocyte stimulation test	600	
ds-DNA補体結合性抗体	543	
dual-color analysis	49	
dual(two)-color staining	49	
DU-PAN-2	519	
D-xylose absorption test	367	

E

E	417
E (U)	417
E_1	418
E_2	419
E_2 (U)	418
E2A	793
*E2A*遺伝子再構成	793
E2A gene rearrangement	793
E2A-PBX1	794
*E2A-PBX1*キメラmRNA	794
E2A-PBX1 chimera messenger RNA	794
E_3	420
E_3 (U)	420
EA-1	77
EAE起炎性蛋白	573
EBウイルス	705

EBウイルス抗原	705
EBNA抗体	707
EBV	705
EBV antigen	705
EBV-EA-DR抗体	707
EBV-R	66
EBV-VCA抗体	706
EC	229
Echo	229
E-cho	229
ECMR Ⅲ	72
E. coli O antigen	675
ECP	505
EGF	449
EGF受容体	449
EGFレセプター	449
EGFR	449
elastase 1	174
ENA抗体	544
endothelin	456
endotoxin	639
enumeration of human cytomegalovirus-specific cytotoxic T lymphocytes	704
EOS-C	38
EOSIN-C	38
eosinophil cationic protein	505
eosinophils	38
eosinophils, nasal smear	38
epidermal growth factor	449
epidermal growth factor receptor	449
EPO	455
Epstein-Barr virus	705
Epstein-Barr virus antigens	705
ER	435
ErbB1	449
ErbB2	535
ERBB2	778
*ERBB2*遺伝子増幅	778
ERBB2 gene amplification	778
erythrocyte sedimentation rate	132
erythrocytes	35
erythropoietin	455
erythroresistant test	129, 130
Escherichia coli O157 antigen	676
ESM	326
ESR	132
esterase stain	43
esterified cholesterol	229
esterified cholesterol ratio	229
estradiol	419
estradiol (urine)	418
estriol	420
estriol (urine)	420
estrogen receptor	435
estrone	418
ET	456
E/T	229
ethanedioic acid	221

ethanol	356
ethiocholanolone	399
ethosuximide	326
ethyleneglycol	311
ETV6	791
EWSR1	772

F

F.Ⅷ R Ag	113
F1+2	97
factor B	484
FANA	542
Fas抗原	78
FAT	70
fat stain	44
fatty acid, 4-fractionation	227
fatty acid in phospholipid of erythrocyte membrane, 4-fractionation	226
Fbg	90
Fcγ R Ⅰ	76
Fcγ R Ⅱ	67
Fcγ R Ⅲ	65
Fcγ receptor Ⅰ	76
FCER2	67
F-Chol	230
FCM-DNA	798, 799
FCT	20
FDP	92, 93
FDP-Dダイマー	94
FDP-E	94
Fe	280
ferritin	497
fetal hemoglobin	126
FFA	227
FH-6	520
fibrin and fibrinogen degradation products	92
fibrin and fibrinogen degradation products (urine)	93
fibrin and fibrinogen degradation products E	94
fibrin degradation products D dimer	94
fibrin stabilizing factor	113
fibrinogen	90
fibrinolysis test	100
fibrinopeptide A	95
fibrinopeptide B β_{15-42}	96
fibronectin	498
Fishberg concentration test	365
Fitzgerald因子	124
FLC	478
flecainide	340
Fletcher因子	123
fluorescent ANA	542
fluorescent treponemal antibody-absorption	662

fluorescent treponemal antibody-absorption IgM	662
FN	498
folic acid	262
follicle-stimulating hormone	374
FPA	95
FPB β_{15-42}	96
FRA	213
free catecholamines 3-fractionation	409
free cholesterol	230
free cortisol	394
free fatty acid	227
free glycerol	235
free hemoglobin	288
free protein S	122
free PS	122
% free PSA	525
free testosterone	424
free thyroxine	379
free triiodothyronine	379
FRTN	497
fructosamine	213
fructose	211
fructose-bisphosphate aldolase	159
FSH	374
ft	497
FT_3	379
FT_4	379
FTA-ABS 法	662
FTA-ABS 法-IgM	662
F-TBA	250

G

G-6-PDH	184
GABA	204
GAD 抗体	567
Gal	210
galactose	210
galactosyltransferase associated with tumor	189
gamma aminobutyric acid (plasma, cerebrospinal fluid)	204
GAR	190
gastrin	433
GAT	189
GBV-C/HGV RNA 定性	719
GB virus C/hepatitis G virus RNA PCR	719
GC	207
G-CSF	612
GEL	175
gene analysis of progressive muscular dystrophy	805
genetic identification of mycobacterium species	667
gentamicin	345
GFR	361, 362, 364

GGT	158
GGT アイソザイム	158
GH	371
GHb	212
Giffin-Sanford 変法	129
Giffin-Sanford test	129
glanulocyte elastase	175
GLDH	179
glucagon	432
glucose	210
glucose-6-phosphate dehydrogenase	184
glucose-6-phosphate dehydrogenase (blood)	184
glucose, qualitative (urine)	4
glucose, quantitative (cerebrospinal fluid)	21
glucose, quantitative (urine)	5
glutamate dehydrogenase	179
glutathione S-transferase-M1 genetic polymorphism	801
glutathione S-transferase-pi messenger RNA	800
GlyCAM-2	69
glycated albumin	213
glycated hemoglobin	212
glyceraldehyde reductase	190
glycerin	235
glycerol	235
glycoalbumin	213
glycocholic acid	250
glycohemoglobin	212
GM	345
GM-CSF	613
gonococcal antigen	671
GOT	149
GPⅠbα	71
GPⅠbβ	71
GPⅡa	68
GPⅡb	71
GPⅢa	75
GPⅢb	70
GPⅣ	70
GPⅤ	71
GPⅨ	71
gp40	61
gp150/95 α 鎖	63
gp180/95	62
GPA	80
GPT	149
granulocyte-colony stimulating factor	612
granulocyte elastase in cervical mucus and its utilities	176
granulocyte macrophage-colony stimulating factor	613
group A-beta streptococci-rapid detection	670
growth hormone	371

$GST-\mu$	801
$GST-\pi$	800
$GST1$	801
$GSTM1$ 遺伝子多型	801
$GSTP1$ mRNA	800
GU	162
guaiac method	16
guanase	162
guanidino compound, fractionation	207
guanine deaminase	162
GUS	180
GYPA	80

H

HA 抗体	711
Hageman factor	112
HA-IgM 抗体	712
haloperidol	331
HAM テスト	128
Ham test, acidified-serum test	128
haptoglobin	490
Hartmann 試験	128
Hb	34, 288
HB ウイルス DNA 定量	691
HBc 抗体	694
HBc-IgM 抗体	695
HBe 抗原	695
HBe 抗体	696
HbF	126
HBs 抗原	693
HBs 抗原サブタイプ	693
HBs 抗体	692
HBV 関連 DNA ポリメラーゼ	692
HBV DNA	691
H-CAM	72
HCDM	48
hCG	424, 425
hCG α-subunit	426
hCG β-CF	428
hCG β-subunit	427
HCO_3^-	278
Hct	36
HCV アンプリコア定性	716
HCV アンプリコア定量	717
HCV 関連コア抗体	714
HCV グルーピング	714
HCV コア抗体	714
HCV コア蛋白	718
HCV 抗体-2	713
HCV 抗体-3	713
HCV ジェノタイプ	715
HCV セロタイプ	714
HCV モニター	717
HCV-1b-NS5A	717
HCV core antigen	718
HCV-RIBA テストⅢ	713
HCV-RNA 増幅定性	716

Hcy	206
HDL-コレステロール	230
HDL コレステロール亜分画	231
HDL$_{2,3}$-コレステロール	231
HDL$_{2,3}$-cholesterol	231
HDL-C	230
HDL-chol	230
HDV 抗体	718
heat stable alkaline phosphatase	157
Helicobacter pylori culture	657
Helicobacter pylori stool antigen	658
helminth ova, larva: protozoa cyst, oocyst (concentration method)	18
helminth ova, larva: protozoa cyst, oocyst (cultiration, other methods)	19
helminth ova, larva: protozoa cyst, oocyst (direct smear method)	17
helminth, protozoa (specimens other than feces)	19
hematocrit	36
heme biosynthetic pathway	289
hemoglobin	34
hemoglobin (feces)	16
hemoglobin derivatives	126
hemopexin	491
hemosiderin	12
hepaplastin test	88
heparin	343
heparin-resistant test	89
hepatic triglyceride lipase	244
hepatitis B envelope antigen	695
hepatitis B surface antigen	693
hepatitis B virus, anti-surface antibody	692
hepatitis B virus DNA polymerase	692
hepatitis B virus DNA quantification	691
hepatitis B virus, pre-core/core promoter mutation detection & quantitative analysis	697
hepatitis B virus, surface antigen subtype	693
hepatitis C virus subtyping	715
hepatocyte growth factor	458
HER1	449
HER-2 遺伝子増幅	778
HER2 蛋白	535
Hermes 抗原	72
herpes simplex virus	702
herpes virus type 6 DNA	708
H-FABP	497
Hg	318
HGF	458
HGV-RNA	719
HHV6 型抗体	708
HHV6 型 DNA	708
high density lipoprotein cholesterol	230
high-molecular form adiponectin	460
high molecular weight kininogen	124
high resolution banding technique	743
HIP	507
hippuric acid	303
His	205
histamine	454
histamine (urine)	454
histamine release test	600
histidine	205
histidine (urine, qualitative)	13
HIV レセプター	60
HIV-1 抗原	732
HIV-1 抗体 (WB 法)	730
HIV-1 ジェノタイプ薬剤耐性検査	735
HIV-1 genotypic resistance analysis test	735
HIV-1-RNA 定量および高感度定量	731
HIV-1-RNA quantitative detection test by RT-PCR method	731
HIV-1+2 型抗体	733
HIV-2 抗体 (WB 法)	732
HLA-クラス I タイピング	619
HLA-クラス II タイピング	620
HLA-A	619
HLA-A, B, C typing	619
HLA-B	619
HLA-C	619
HLA class I typing	619
HLA class II typing	620
HLA-DR	620
HLA-DR (表面マーカー)	80
HLA-DR typing	620
HLDA	48
HMBS	296
HML-1	78
HMW アディポネクチン	460
HMW-K	124
HNK-1	74
homocysteine	206
homovanillic acid	410
homovanillic acid (cerebrospinal fluid)	410
Hp	490
HPCA	69
hPL	429
hPP	434
HPT	88
HPV-DNA	698
Hpx	491
H. pylori 培養	657
H. pylori Ab	658
H. pylori Ag	658
HRAS	781
HRAS 遺伝子	781
H-*ras* 遺伝子関連検査	781
HRAS gene	781
HRF20	75
HRT	600
HRX	793
HSAP	157
HSV	702
HSV 抗体	701
HSV 特異抗原	702
HSV Ab	701
HSV-DNA	702
Ht	36
HTGL	244
HTLV-1 感染細胞のモノクローナリティ	729
HTLV-1 抗体	727
HTLV-1 抗体 (WB 法)	728
HTLV-1 プロウイルスの DNA 増幅	729
Huhner 検査	28
Huhner test	28
human cell differentiation molecules	48
human chorionic gonadotropin	424, 425
human chorionic gonadotropin α-subunit	426
human chorionic gonadotropin β-core fragment	428
human chorionic gonadotropin β-subunit	427
human chorionic gonadotropin quantitative	429
human epidermal growth factor receptor 2	535
human heart fatty acid binding protein	497
human herpes virus-1, 2	702
human herpes virus-1, 2 antibody	701
human herpes virus-3	703
human herpes virus-3 antibody	702
human herpes virus-5 antibody	703
human herpes virus pp65	704
human immunodeficiency virus type 1 antigen	732
human kallikrein 3	523
human leukocyte differentiation antigen	48
human pancreatic polypeptide	434
human papilloma virus-DNA	698
human placental lactogen	429
HVA	410
HVA (CSF)	410
HX	358
Hx	491
hyaluronate	216
hyaluronic acid	216
hydrogen-peroxide	181
hydrogen-peroxide oxidoreductase	181

hydroxybutirate dehydrogenase … 180	IgM … 466	interferon-alpha … 606
hydroxymethylbilane synthase … 296	IgM 重鎖 … 58	interferon-alpha neutralizing
hydroxyproline, total or free … 204	IgM class antibody to hepatitis B	antibody … 607
Hyp … 204	core antigen … 695	interferon-beta … 606
hypoxanthine … 358	IL-1 … 608	interferon-gamma … 606
	IL-1レセプターアンタゴニスト 608	interferon-gamma assay for tuberculosis infection … 669
I	IL-1 ra … 608	interferon-gamma productivity … 607
IA-2抗体 … 568	IL-2 … 609	interferon sensitivity determining
IAA … 569	IL-2R α 鎖 … 67	region … 717
IAP … 527	IL-2R β 鎖 … 79	interleukin-1 … 608
I-Bil … 286	IL-3 … 611	interleukin-1 receptor antagonist … 608
IC … 556	IL-4 … 610	interleukin-2 … 609
ICA … 566	IL-5 … 611	interleukin-4 … 610
ICA512抗体 … 568	IL-6 … 610	interleukin-6 … 610
ICAM-1 … 73	IL-8 … 611	interleukin-8 … 611
ICDH … 179	IL-10 … 611	interleukins … 611
ICG … 360	IL-11 … 611	inulin clearance … 362
ID-AGT … 594	IL-12 … 611	inv(3)(q21q26) and t(3;3)(q21;q26) … 757
identification of nontuberculous mycobacteria … 645	immune complex … 556	inv(14)(q11q32) … 767
IEM … 198	immunoelectrophoresis (polyvalent antisera) … 477	inv(16)(p13q22)/t(16;16)(p13;q22) … 761
IEP (抗ヒト全血清) … 477	immunoelectrophoresis (specific antisera) … 477	inversion(3)(q21q26) and translocation(3;3)(q21;q26) 757
IEP (特異抗血清) … 477	immunoglobulin A … 465	inversion(14)(q11q32) … 767
IF-AB … 559	immunoglobulin D … 467	inversion(16)(p13q22)/
IFN-α … 606	immunoglobulin E … 470	translocation(16;16)(p13;q22) … 761
IFN-β … 606	immunoglobulin free light chain … 478	iodine in biological materials … 283
IFN-γ … 606	immunoglobulin G … 465	IP … 272
IFN-γ産生能 … 607	immunoglobulin G₄ … 468	IP(尿) … 273
IFN中和抗体価 … 607	immunoglobulin gene rearrangement … 797	IRG … 432
IgA … 465	immunoglobulin M … 466	IRI … 431
IgA抗体 … 561	immunophenotyping of acute leukemia … 52	iron … 280
IgD … 467	immunophenotyping of acute lymphoid leukemia … 53	iron stain … 45
IgE … 470	immunophenotyping of acute myeloid leukemia … 54	irregular antibody … 597
IGF結合蛋白-3 … 372	immunophenotyping of mature lymphoid neoplasia … 54	ISDR … 717
IGF-1 … 371	immunoreactive glucagon … 432	ISH … 665
IGFBP-1 … 376	immunoreactive insulin … 431	isocitrate dehydrogenase … 179
IGFBP-3 … 372	immunosuppressive acidic protein … 527	isolation and identification of fungi 636
IgG … 465	inborn error of metabolism … 198	ITGαE … 78
IgG-アルブミン index … 469	indirect antiglobulin test … 594	ITGA2B … 71
IgG型リウマチ因子 … 553	indirect bilirubin … 286	ITGAE … 78
IgG抗IgA抗体 … 561	indocyanine green test … 360	ITGAL … 62
IgG合成比 … 469	INF中和価 … 607	ITGAM … 63
IgGサブクラス … 467	influenza virus antigen … 721	ITGAX … 63
IgG定量(髄液) … 469	inorganic phosphate … 272	ITGB2 … 65
IgGリウマチ因子 … 553	inorganic phosphate(urine) … 273	ITGB3 … 75
IgG₄ … 468	in situ hybridization … 665	
IgG-FcR陽性T細胞百分率 … 602	insulin … 431	**J**
IgG index … 469	insulin antibody … 569	JEV Ab … 719
IgG, quantitative (cerebrospinal fluid) … 469	insulin autoantibody … 569	Jo-1抗体 … 550
IgG-RF … 553	insulin-like growth factor binding protein 1 in vaginal fluid … 376	joint fluid general inspection … 25
IgG subclasses … 467	insulin-like growth factor-binding protein-3 … 372	**K**
Ig-HCμ … 797		
IGH/FGFR3 … 767		K … 266
Ig-HJH … 797		
Ig-LCκ … 797		
Ig-LCλ … 797		
Ig-LJκ … 797		

827

K（尿）	267	
kallikrein	124, 450	
Kendall's compound B	396	
Kendall's compound E	404	
Kendall's compound F	393	
Kendall's compound S	395	
ketone bodies, fractionation	222	
ketones, fractionation	222	
ketones, qualitative (urine)	8	
Ki 抗体	549	
Ki-1 抗原	69	
Ki-24（抗原）	77	
kinin	451	
kininase II	188	
KL-6	530	
KMO-1	519	
KRAS	782	
KRAS 遺伝子	782	
K-*ras* 遺伝子関連検査	782	
KRAS gene	782	
Ku 抗体	550	

L

L-フコース	212
LA（抗リン脂質抗体）	578
LA（lupus anticoagulant）	117
labile factor	108
lactate	220
lactate dehydrogenase	152
lactate dehydrogenase isoenzymes (urine)	154
lactate dehydrogenase isozyme	152
lactate dehydrogenase isozyme anomary	153
LAK 活性	603
LAP	164
LAP isozyme	164
L-ascorbic acid	264
LCA	72
LCA 親和性 AFP 分画	511
LCA affinity fraction of α-fetoprotein	511
LCAT	245
LCT クロスマッチ	621
LCT 抗体	581
LD	152
LD アイソザイム	152
LD アイソザイムアノマリー	153
LDH	152
LDH アイソザイム	152
LDH アイソザイムアノマリー	153
LDL-コレステロール	232
LDL 受容体	249
LDL レセプター	249
LDL-C	232
LDL-chol	232
LE 現象	542
LE 細胞	542

Le 式血液型	592
lead	312
Leber 病遺伝子	804
lecithin cholesterol acyltransferase	245
lecithin/sphingomyelin ratio	234
leptin	460
Leu5b × Leu11c	602
leucine aminopeptidase	164
leucine aminopeptidase isozyme	164
leukocyte alkaline phosphatase stain	41
leukocytes	33
leukotriene B_4	447
leukotriene C_4	448
leukotriene E_4	448
Lewis 式血液型	592
Le^X	64
LFA-1 α 鎖	62
LFA-1 β 鎖	65
LFA-2	60
LFA-3	75
LFA-3 レセプター	60
L-glutamate	179
LH	374
Li	332
Li_2CO_3	332
lidocaine	335
lipase	171
lipid peroxide	236
lipid quantitation in lipoprotein fraction	239
lipoprotein (a)	242
lipoprotein (a) phenotype	242
lipoprotein fractionation	237
lipoprotein fractionation (turbidimetry)	238
lipoprotein lipase	243
lipoprotein-X	241
lithium	332
LKM-1 抗体	584
LMA	583
L-*myc* 遺伝子関連検査	783
LNFP III	64
LOH	777
loss of heterozygosity	777
low density lipoprotein cholesterol	232
low density lipoprotein receptor	249
Lp(a)	242
Lp(a) phenotype	242
LPL	243
LPO	236
LPS	639
LPS antibody of *Escherichia coli* O157	677
LPS/LBP-R	64
LPS-R	64
LP-X	241
L/S 比	234

LSGP	72
LT	606
LTB_4	447
LTC_4	448
LTE_4	448
lupus anticoagulant	117
lupus erythematosus cell	542
luteinizing hormone	374
lymphocyte cross-matching test	621
lymphocyte stimulation test	599
lymphocyte subset analysis	56
lymphokine-activated killer activity	603
lysozyme	182
LZM	182

M

Mac-1 α 鎖	63
MACIF	75
macroamylase	169
macrophage-colony stimulating factor	612
magnesium	269
magnesium (urine)	270
major *BCR-ABL*	786
major *BCR-ABL* キメラ mRNA	786
major *BCR-ABL* chimera messenger RNA	786
malate dehydrogenase	183
malate : NAD$^+$ oxidoreductase	183
MALT1	756
mandelic acid	305
manganese	315
MAO	159
MAST26	472
matrix metalloproteinase-3	554
Mb	495
MBP	573
MBP Ab	574
MCA	49
MCH	35
MCHC	35
M-CSF	612
MCV	35
MDA	236
MDH	183
MDR1 mRNA	800
MELAS 遺伝子	803
melatonin	461
membrane-spanning 4-domains, subfamily A, member 1	66
mercury	318
MERRF 遺伝子	803
metanephrine, 2-fractionation	409
methanol	310
methotrexate	350
methyl hippuric acid	304
methylmalonate	222
methylmalonic acid	222

mexiletine ... 336	mtDNA analysis ... 802	*NEU* 遺伝子増幅 ... 778
Mg ... 269	MTX ... 350	neuraminidase ... 721
Mg (尿) ... 270	mu chain ... 58	neuron-specific enolase ... 528
m-GOT ... 151	mucopolysaccharide electrophoresis chondroitin sulfate isomer ... 215	neutrophil phagocytosis function ... 604
MHC class II ... 80		neutrophil sterilizing function ... 604
MHPG ... 414	mucoprotein ... 214	new T cell antigen ... 68
MHPG (CSF) ... 414	mucoprotein (urine) ... 214	NH_3 ... 197
microalbuminuria ... 143	multi-color staining ... 49	Ni ... 316
microscopic examination ... 625	multidrug resistance-1 gene ... 800	niacin ... 261
microscopic examination to detect fungi ... 637	*MYC* ... 782	niacin accumulation test ... 642
	MYC 遺伝子 ... 782	nickel ... 316
minor *BCR-ABL* ... 787	*MYC* gene ... 782	nicotine ... 357
minor *BCR-ABL* キメラ mRNA ... 787	*MYCL* ... 783	nicotinic acid ... 261
minor *BCR-ABL* chimera messenger RNA ... 787	*MYCL* 遺伝子 ... 783	nitrazepam ... 327
	MYCL gene ... 783	NK 細胞活性 ... 602
MIP ... 75	*MYCN* ... 773, 783	*N*-methylformamide ... 306
MIRL ... 75	*MYCN* 遺伝子 ... 783	NMN ... 409
mitochondria gene analysis ... 802	*MYCN* gene ... 783	NMP22 ... 532
mitochondrial aspartate aminotransferase ... 151	mycobacterial protein fraction from BCG of Rm 0.64 in electrophoresis ... 643	*N-myc* 遺伝子関連検査 ... 783
		N, N-ジメチルホルムアミド代謝物 ... 306
mixed lineage leukemia gene rearrangement ... 793	*Mycobacterium tuberculosis* complex antigen ... 643	non-esterified cholesterol ... 230
mixed lymphocyte culture ... 621		non-esterified fatty acid ... 227
MK ... 259	Myco Dot (LAM 抗体) ... 641	normo test ... 88
MLC ... 621	mycoplasma antigen ... 674	norovirus ... 737
MLC I ... 496	myelin basic protein ... 573	Norwalk-like virus ... 737
MLL ... 793	myelogram ... 40	NoV ... 737
MLL 遺伝子再構成 ... 793	myeloperoxidase antigen ... 59	*NRAS* ... 780
MLR ... 621	myoglobin ... 495	*NRAS* 遺伝子 ... 780
MMA ... 222	myo-inositol ... 217	*N-ras* 遺伝子関連検査 ... 780
MME ... 62	myosin light chain I ... 496	*NRAS* gene ... 780
MMP-3 ... 554		NSE ... 528
MMSET ... 767	**N**	N-terminal pro-brain natriuretic peptide ... 441
MN ... 409		
Mn ... 315	*N*-アセチル-β-D-グルコサミニダーゼ活性 (尿) ... 188	NTL ... 346
MN 式血液型 ... 591		NT-proBNP ... 441
MNSs 式血液型 ... 591, 592	*N*-アセチルプロカインアミド ... 337	NTx ... 500
MO 抗体 ... 545	*n*-ヘキサン代謝物 ... 307	nuclear matrix protein 22 ... 532
molecular detection and identification for fungal infection ... 637	*N*-メチルホルムアミド ... 306	nucleic acid identification of methicillin-resistant *Staphylococcus aureus* ... 666
	Na ... 265	
monoamine oxidase ... 159	Na (尿) ... 265	*NUP98* ... 762
monoclonal proliferation of human T-lymphotropic virus 1 infected cells ... 729	*N*-acetyl-beta-D-glucosaminidase activity (urine) ... 188	*NUP98-HOX1* ... 792
		NUP98-HOXA9 ... 792
	N-acetylneuraminic acid ... 218	*NUP98-HOXA9* キメラ mRNA ... 792
monosomy 7 ... 755	*N*-acetylprocainamide ... 337	*NUP98-HOXA9* chimera messenger RNA ... 792
monospecific direct antiglobulin test ... 595	NaCl ... 9	
	NAD(P)$^+$ oxidoreductase (deaminating) ... 179	NZP ... 327
monospecific indirect antiglobulin test ... 595		**O**
	NAG ... 188	
MOPEG ... 414	NAP スコア ... 41	*o*-トリジン法 ... 16
motility related protein ... 62	NAPA ... 337	O_2 分圧 ... 276
MPB64 ... 643	natural killer cell activity ... 602	O_2 飽和度 ... 277
MPO ... 59	NCA ... 76	O_2 sat ... 277
MPO 抗原 ... 59	NCAM-1 ... 74	occult blood reaction (feces) ... 16
MPO 染色 ... 44	NCC-ST-439 ... 521	occult blood test (urine) ... 5
MPO-ANCA ... 583	NEFA ... 227	OCT ... 180
MRSA-DNA 同定 ... 666	neopterin ... 355	OFFN ... 499
MS4A1 ... 66	netilmicin ... 346	
MSI ... 777	neu ... 535	

OKT3 × B1	601	
Oligo	479	
oligoclonal bands	479	
oncofetal fibronectin	499	
oncogene	775	
ornithine carbamyltransferase	180	
ornithine transcarbamylase	180	
orthotolidine method	16	
osmotic pressure	274	
osmotic pressure (urine)	274	
osteocalcin	456	
OTC	180	
oxalate	221	
oxalic acid	221	
oxygen saturation	277	
oxytocinase	165	

P

P	272
P (尿)	273
PICP	501
P-Ⅲ-P	502
P2	422
P2P	529
P3	423
P4	421
P5	403
P24	62
P53	773, 779, 780
P53 遺伝子	779
P53 遺伝子点突然変異	780
P53 関連検査	779
P53 gene	779
P53 gene point mutation	780
P53 LOH	777
PAα₂-G	529
PAC	405
packed cell volume	36
PaCO₂	276
PAI-1	105
PA-IgG	580
P-ANCA	583
pancreatic amylase	170
pancreatic cancer associated antigen -2	519
pancreatic functional diagnostant test	366
pancreatic glucagon	432
pancreatic phospholipase A₂	173
pancreatic polypeptide	434
pancreatic secretory trypsin inhibitor	173
pancreatitis associated protein	507
PaO₂	276
PAP (膵炎関連蛋白)	507
PAP (前立腺酸性ホスファターゼ)	528
para-aminohippuric acid clearance	363

paracetamol	324
paraquat	320
parathyroid hormone (whole)	387
parathyroid hormone C-terminal	385
parathyroid hormone intact	386
parathyroid hormone mid-molecule	385
parathyroid hormone-related protein C-terminal	386
parathyroid hormone-related protein intact	387
parietal cell antibody	558
Parpart test	130
partial thromboplastin time	85
parvovirus B19	690
PAS 染色	43
Paul-Bunnell reaction	537
PB	327
Pb	312
PBG	295
PBGD	296
PBGS	298
PB-IgG	580
PBP2′	667
PBP2a	667
PC	120
PCA	558
PCO₂	276
PCT (post-coital test)	28
PCT (procalcitonin)	495
PCV	36
PDGF	457
PDGFB	778
PDGFB 遺伝子	778
PDGFB gene	778
P-diol	422
penicillin-binding protein 2a	667
pentosidine	213
pepsinogen Ⅰ	189
pepsinogen Ⅱ	189
peptide 23	507
periodic acid-Schiff stain	43
peroxidase stain	44
peroxylipid	236
PF4	84
PFD テスト	366
PG Ⅰ	189
PG Ⅱ	189
PGD₂	442
PGE₁	442
PGE₂	443
PGF	444
PGF₂α	444
PGI₂	445
PGI₂ 尿	445
Pgp-1	72
PgR	435
PH	186
pH (動脈血)	275

pH (尿)	6
pH (urine)	6
PHA 誘導性インターフェロン-γ 産生能	607
PHD	186
Phe	202
phenobarbital	327
phenol	309
phenolsulfonphthalein test	365
phenylalanine	202
phenytoin	328
PHI	185
phosphohexose isomerase	185
phospholipid fractionation	233
phospholipids	226
PHT	328
phytanate	224
phytanic acid	224
PI	103
PIC テスト	104
pilsicainide	338
pirmenol	341
PIVKA-Ⅱ	512
PIVKA-Ⅱ (LA 法)	119
PIVKA-2 (latex agglutination)	119
PK (フィロキノン)	259
PK (prekallikrein)	123
PK (pyruvate kinase)	182
PL	226
PL グラフ	233
PLA₂	173
plasma bicarbonate concentration	278
plasma recalcification time	88
plasma renin activity	437
plasma thromboplastin antecedent	112
plasmin activity	101
plasminogen	102
plasminogen activator inhibitor 1	105
platelet adhesion test	82
platelet aggregation test	82
platelet associated IgG	580
platelet-derived growth factor	457
platelet factor 4	84
platelet survival	83
platelets	37
Plg	102
Plm	101
PLP	262
plumbum	312
PM-1 抗体	551
PML-RAR	788
PML-RARA (FISH)	788
PML-RARA (PCR)	788
PML-RARA キメラ遺伝子	788
PML-RARA キメラ mRNA	788
PML-RARA chimera messenger RNA	788
PM-Scl 抗体	551

PNH診断のためのCD55, CD59検査 …… 55	prostaglandin E₁ …… 442	**R**
p-nitrophenol …… 308	prostaglandin E₂ …… 443	
PO …… 59	prostaglandin E₂ (urine) …… 443	RAゼラチン (血球) 凝集試験 …… 552
Po₂ …… 276	prostaglandin F₂ alpha …… 444	RAテスト …… 552
POCone® …… 659	prostate-specific antigen …… 523	radioisotope red cell survival studies
POCTキット …… 721	prostatic acid phosphatase …… 528	…… 136
point mutation at 3243	protamine sulfate test …… 90	RA−IgG …… 553
in mitochondrial DNA …… 803	protein C …… 120	RANA抗体 …… 547
point mutation at 8344	protein C activity …… 120	RAP …… 547
in mitochondrial DNA …… 803	protein fractionation …… 142	RAPA …… 552
point mutation at 11778	protein fractionation (urine) …… 144	rapid urease test …… 659
in mitochondrial DNA …… 804	protein induced by vitamin K	*RAR* …… 787
polyamine, fractionation …… 209	absence-2 …… 512	*RARα* …… 787
polyamine, urine …… 208	protein S …… 121	*RARA* …… 787
polyol dehydrogenase …… 183	protein S activity …… 122	*RARA*遺伝子再構成 …… 787
porphobilinogen …… 295	protein, qualitative (urine) …… 3	ratio of cholesterol ester to cholesterol
porphobilinogen deaminase …… 296	protein, quantitative (cerebrospinal	…… 229
porphobilinogen synthase …… 298	fluid) …… 21	RBC …… 35
porphyrin fractionation …… 294	protein, quantitative (urine) …… 3	RBC antibody identification, elution
porphyrin metabolism …… 289	prothrombin …… 107	technique …… 596
post-coital test …… 28	prothrombin fragment 1 + 2 …… 97	RBP …… 489
potassium …… 266	prothrombin time …… 86	RCoF …… 116
potassium (urine) …… 267	PROTO …… 293	recombinant immunoblot assay Ⅲ …… 713
PP (膵臓ポリペプチド) …… 434	protoporphyrin …… 293	red cell indices …… 35
PP (プロトポルフィリン) …… 293	PS …… 121, 122	regular heparin …… 343
PPIC …… 104	PSA …… 523	remnant like particles-cholesterol …… 233
PR-3 ANCA …… 582	PSA-ACT …… 525	RET …… 39
PRA …… 437	PSA free to total ratio …… 525	reticulocytes …… 39
PRAD1 …… 795	PSA F/T比 …… 525	retinoic acid receptor *a* gene
Prader-Willi syndrome …… 747	PSP試験 …… 365	rearrangement …… 787
pregnancy-specific beta 1-glycopro-	PSTI …… 173	retinol binding protein …… 489
tein/pregnancy-associated alpha 2	PT …… 86	reverse triiodothyronine …… 381
-glycoprotein …… 529	PTH-C …… 385	RH …… 343
pregnancy test …… 426	PTH-intact …… 386	Rh血液型 …… 589
pregnanediol …… 422	PTH-M …… 385	Rh式血液型 …… 589
pregnanetriol …… 423	PTHrP-C …… 386	Rh式血液型D因子 …… 589
pregnenolone …… 403	PTHrP-intact …… 387	Rh₀(D)型 …… 589
prekallikrein …… 123	PTH-W …… 387	rheumatoid arthritis precipitin …… 547
primary isolation of mycobacteria …… 641	PTPRC …… 72, 73	rheumatoid factor-IgG …… 553
primidone …… 328	P-triol …… 423	rheumatoid factor measurement …… 552
PRL …… 373	PTT …… 85	rheumatoid factor screening …… 552
PRM …… 328	pulmonary surfactant apolipoprotein	Rh-Hr式血液型 …… 589
proaccelerin …… 108	-A …… 248	RIBAテストⅢ …… 713
procainamide …… 337	PWS …… 747	ribavirin …… 349
procalcitonin …… 495	PYD …… 503	ribofravin …… 260
procollagen-3-peptide …… 502	Pyr …… 503	ribonuclease …… 177
proconvertin …… 109	pyridinoline …… 503	Rimington反応 (尿) …… 14
pro-gastrin releasing peptide …… 533	Pyro …… 479	Rimington reaction …… 14
progesterone …… 421	pyroglobulin …… 479	ristocetin cofactor activity …… 116
progesterone receptor …… 435	pyruvate …… 220	RLP−コレステロール …… 233
ProGRP …… 533	pyruvate kinase₂ (erythrocyte) …… 182	RLP-C …… 233
proinsulin …… 431		RNアーゼ …… 177
prolactin …… 373	**Q**	RNase …… 177
prolyl hydroxylase …… 186		RNase Ⅰ …… 177
promyelocytic leukemia-*RARA*	quality of hepatitis C virus ribonu-	RNase Ⅱ …… 177
chimera gene …… 788	cleic acid by amplification with RT	Rose reaction …… 556
propafenone …… 338	-PCR …… 717	rotavirus antigen …… 736
prostaglandin D₂ …… 442	QuantiFERON® …… 669	RPF …… 363
	quinidine …… 340	RSウイルス抗原 …… 723

831

RSウイルス抗体	722	
RS virus antigen	723	
rT₃	381	
RT₃U	382	
RUNX1	789	
RUNX1−EVI1	790	
RUNX1−RUNX1T1	790	
RUT	659	

S

S式血液型	592
SAA	494
salicylic acid	324
SaO₂	277
SARS	738
SARSコロナウイルス	738
SBB染色	44
SCA	48
scatter factor	458
SCC抗原	522
sCD62E	615
sCD62L	616
sCD62P	616
SCFR	79
Schilling test	135
Scl−70抗体	547
screen for blood group incompatible pregnancy	590
SDC1	79
SDH	183
Se	282
secretin	433
secretory IgA	476
sediments (urine)	9
selenium	282
semen analysis	27
serologic test for syphilis	660
serotonin	412
serotyping of enteropathogenic *E. coli*	675
serum amyloid A protein	494
serum bile acid profile	251
serum osmolality	274
severe acute respiratory syndrome	738
sex hormone binding globulin	421
SF	458
SH化合物定性（尿）	12
SHBG	421
SH-compounds (urine, qualitative)	12
SIAL	218
sialate	218
sialic acid binding immunoglobulin like lectin 2	66
sialic acid binding immunoglobulin like lectin 3	69
sialyl SSEA−1 antigen	520
sialyl Tn antigen	518

sialylated carbohydrate antigen KL−6	530
sICAM−1	614
SIg	57
S−Ig	57
S−IgA	476
SIGLEC2	66
SIGLEC3	69
sIL2 R	609
simple test of urinary tract infection/ leukocytes, nitrite	8
Sims−Huhner test	28
simultaneous gene identification of *Mycobacterium tuberculosis* complex and rifampicin resistance	644
single-color analysis	48
single-color staining	48
*SIS*遺伝子	778
SLX	520
SM抗体	544
Sm−総Ig	57
SM−AB	544
SmIg	57
Sm−Igκ	57
Sm−Igλ	57
Sm−IgA	57
Sm−IgD	57
Sm−IgG	57
Sm−IgM	57
So₂	277
SOD	186
sodium	265
sodium (urine)	265
sodium chloride (urine)	9
sodium thiosulfate clearance	364
soluble E−selectin	615
soluble fibrin monomer complex	92
soluble intercellular adhesion molecule−1	614
soluble interleukin−2 receptor	609
soluble L−selectin	616
soluble P−selectin	616
soluble vascular cell adhesion molecule−1	617
somatomedin−C	371
somatostatin	375
somatotropin-release inhibiting factor	375
SOR	211
sorbitol	211
sorbitol dehydrogenase	183
Sosm	274
SP1/SP3	529
SP−A	248, 531
SPan−1	521
SPan−1 antigen	521
SP−D	531
specific gravity (urine)	6
specific gravity, blood	133

SPN	72
squamous cell carcinoma-related antigen	522
SRBCレセプター	60
SRIF	375
SRSV	737
SS−A/Ro抗体	546
SS−B/La抗体	546
SSC	52
SSEA−1	64
stable factor	109
Staphylococcus aureus penicillin-binding protein	667
stem cell assay by CD34 and side scatter	52
STM	330
STN	518
STS梅毒試験	660
Stuart−Prower factor	111
sudan black B stain	44
sugar water test	128
sulfate (urine)	356
sultiame	330
superoxide dismutase	186
surfactant protein A	531
surfactant protein D	531
sVCAM−1	617
syalyl Lewis[x] antigen	534
syndecan−1	79

T

Tγ	602
T細胞・B細胞百分率	601
T細胞コレセプター	61
T細胞受容体	56
T細胞受容体遺伝子鎖再構成	796
t(1;19)(q23;p13)	766
t(2;5)(p23;q35)	770
t(2p23)	771
t(3;21)(q26;q22)	758
t(4;11)(q21;q23)	764
t(4;14)(p16;q32)	767
t(6;9)(p23;q34)	762
t(8;14)(q24;q32)	769
t(8;21)(q22;q22.1)	758
t(9;11)(p13;q22)	765
t(9;22)(q34.1;q11)	763
t(11;14)(q13;q32.3)	770
t(12;21)(p13;q22)	766
t(14;14)(q11;q32)	767
t(14;18)(q32;q21)	768
t(15;17)(q22;q11.2)	759
t(18q21)	756
T₃	381
T₃抗体	563
T₃摂取率	382
T₃Ab	563
T₄	380

T₄結合能		382
T₄抗体		563
T₄Ab		563
TA-4		522
Tac抗原		67
tacrolimus hydrate		352
TAL1		794
*TAL1*遺伝子再構成		794
TAL1 gene rearrangement		794
T and B lymphocyte subpopulation		601
TAT		99
TATテスト		99
tau		506
tau protein		506
TB		285
TBA		250
TBC		382
TBG		383
TBII		564
T-Bil		285
TC		228
TCA		301
TCE		302
T-cell receptor		56
T cell receptor gene rearrangement		796
TCF3		793
T-ch		228
T-cho		228
TCL5		794
TCR		56
TCRαβ鎖		56
TCRβCβ1		796
TCRβJβ1		796
TCRβJβ2		796
TCRγJγ		796
TCRγδ鎖		56
TCRδJδ1		796
TDH		678
TdT活性		46
TEIC		348
teicoplanin		348
TEL		791
*TEL*遺伝子再構成		791
TEL gene rearrangement		791
telomerase activity		529
telomerase reverse transcriptase		529
terminal addition enzyme		46
terminal deoxynucleotidyltransferase		46
terminal transferase		46
TERT		529
test of cerebrospinal fluid		22
test of puncture fluid		24
testosterone		423
tests of duodenal fluid		26
tests of gastric juices		26
TF（組織因子）		98
TF（transferrin）		491

Tf		491, 492
TfR		77
TFRC		77
TG		225
Tg		383
TgAb		562
TGB		383
TGF-β		614
thallium		317
theophylline		343
therapeutic drug monitoring		323
THG		383
ThG		383
thiamine		260
thrombin antithrombin III complex		99
thrombin time		86
thrombomodulin		123
thrombotest		87
thromboxane B₂		446
thromboxane B₂（urine）		446
thymohexase		159
thymol turbidity test		144
thyroglobulin		383
thyroid stimulating antibody		565
thyroid stimulating hormone		378
thyroid stimulation blocking antibody		565
thyrotropic hormone		378
thyrotropin		378
thyroxine-binding capacity		382
thyroxine-binding globulin		383
TIBC		280
TIMP-1		191
tissue factor		98
tissue inhibitor of metalloprotease-1		191
tissue plasminogen activator		105
tissue plasminogen activator/plasminogen activator inhibitor 1 complex		106
tissue polypeptide antigen		526
TK		46
TL		225
Tl		317
T lymphocyte subpopulation defined by IgG-Fc receptor		602
TM		123
TMD		330
TNF-α		606
TNF-β		606
TNF51		796
TNFRSF8		69
TnI		496
TnT		496
TOB		345
tobramycin		345
tochopherol		257
total bile acids		250
total bilirubin		285

total cholesterol		228
total estrogen		417
total fatty acids fractionation		235
total iron binding capacity		280
total lipids		225
total phospholipids		226
total protein		141
total renin concentration		437
total T₃		381
total thyroxine		380
total trichlorocompounds		300
total triiodothyronine		381
TP		141
TP（髄液）		21
TP（尿）		3
Tp44		68
TP53		780
Tp67		61
TPA		526
t-PA		105
t-PA・PAI-1複合体		106
TPHA分画		661
TPHA法		661
TP-IgM抗体		663
TPOAb		563
TRAb		564
transferrin		491
transforming growth factor-beta		614
transketolase		185
translocation（1 ; 19）(q23 ; p13)		766
translocation（2 ; 5）(p23 ; q35)		770
translocation（3 ; 21）(q26 ; q22)		758
translocation（4 ; 11）(q21 ; q23)		764
translocation（4 ; 14）(p16 ; q32)		767
translocation（6 ; 9）(p23 ; q34)		762
translocation（8 ; 14）(q24 ; q32)		769
translocation（8 ; 21）(q22 ; q22.1)		758
translocation（9 ; 11）(p13 ; q22)		765
translocation（9 ; 22）(q34.1 ; q11.2)		763
translocation（11 ; 14）(q13 ; q32.3)		770
translocation（12 ; 21）(p13 ; q22)		766
translocation（14 ; 14）(q11 ; q32)		767
translocation（14 ; 18）(q32 ; q21)		768
translocation（15 ; 17）(q22 ; q11.2)		759
transthyretin		487
TRC		437
Treponema pallidum hemagglutination fractionation		661
Treponema pallidum hemagglutination test		661
trichloroacetic acid		301
trichloroethanol		302
triglyceride		225
triiodothyronine uptake		382
trimethadione		330
trisomy 8		756

trisomy 12	767	
trisomy 21	746	
true ChE	162	
TRX1	793	
trypsin	172	
TSAb	565	
TSBAb	565	
TSH	378	
TSH 抗体	565	
TSH 作用阻害抗体	565	
TSH 刺激性レセプター抗体	565	
TSH レセプター抗体	564	
TSH Ab	565	
TSH-binding inhibitory immunoglobulin	564	
TSH receptor antibody	564	
TT	87	
TT$_3$	381	
TT$_4$	380	
TTC	300	
TTC 還元能	14	
TTC 試験（尿）	14	
TTC 反応（尿）	14	
TTC reductive ability	14	
TTR	487	
TTT	144	
tumor necrosis factor-alpha	606	
tumor necrosis factor-beta	606	
TXB$_2$	446	
type I collagen cross-linked N-terminal telopeptide	500	
type I collagen C-terminal telopeptide	501	
type I procollagen C-terminal propeptide	501	
type 4 collagen	500	
type 4 collagen S domain	502	
Tyr	202	
tyrosine	202	

U

U1-RNP 抗体	545
UA	195
UA（尿）	195
UBT	659
UcAMP	452
UcGMP	453
U-Cr	193
U-CRT	192
U-FC	212
U-hCG	425
UIBC	280
U-MP	214
UN	196
UN（尿）	197
unsaturated iron binding capacity	280
unsaturated vitamin B$_{12}$ binding capacity	263

Uosm	274
UP	292
urea breath test	659
urea nitrogen	196
urea nitrogen (urine)	197
uric acid	195
uric acid (urine)	195
urinary antigen of *Haemophilus influenzae* type-b	652
urinary antigen of *Legionella*	655
urinary antigen of *Streptococcus pneumoniae*	654
urinary cyclic adenosine monophosphate	452
urinary cyclic AMP	452
urinary cyclic GMP	453
urinary cyclic guanosine 3′, 5′-monophosphate	453
urinary free L-fucose	212
urinary human chorionic gonadotropin β-subunit	428
urinary sulfated bile acids	253
urinary transferrin	492
urine catalase reaction	29
urine osmolality	274
URO	292
urobilinogen, qualitative (urine)	7
uroporphyrin	292
uroporphyrinogen I synthase	296
UROS	296

V

valproic acid	329
vancomycin	346
vanillylmandelic acid	411
vanillylmandelic acid (cerebrospinal fluid)	412
varicella-zoster virus	703
vasoactive intestinal polypeptide	433
VCM	346
Vibrio parahaemolyticus thermo-direct hemolysin test	678
VIM-2	76
VIP	433
viper venom test	118
VISCO	133
viscosity of blood plasma	134
viscosity of blood serum	135
viscosity of whole blood	133
vitamin A	255
vitamin A ester	255
vitamin B$_1$	260
vitamin B$_2$	260
vitamin B$_6$	262
vitamin B$_{12}$	263
vitamin B$_{12}$ absorption test	135
vitamin C	264
vitamin E	257

vitamin E fractionation	258, 259
VLA-β1 鎖	68
VMA	411
VMA (CSF)	412
volume of packed red cell	36
von Willebrand factor activity	116
von Willebrand factor antigen	113
von Willebrand factor multimers	116
VPA	329
VPRC	36
vWF のマルチメリック成分	116
vWF：Ag	113
vWF：RCo	116
VZV	703
VZV 抗体	702
VZV 特異抗原	703
VZV Ab	702
VZV-DNA	703

W

Waaler-Rose reaction	556
Watson-Schwartz 反応（尿）	13
Watson-Schwartz reaction	13
WBC	33
WBC（尿）	8
WBC 分画	39
Weil-Felix reaction	541
W-F	541
WFR	541
Widal reaction	540
WT1 messenger RNA	799
WT1 mRNA	799

X

X	358
X 染色体異常	749
X chromosome aberrations	749
X chromosome with a fragile site on Xq27	748
xanthine	358

Y

Y 染色体異常	750
Y chromosome abnormalities	750

Z

zinc	282
zinc (urine)	282
zinc sulfate turbidity test	145
Zn	282
ZNS	330
Zn-U	282
zonisamide	330
ZTT	145

数字

1-デオキシグルコース …………… 217
1α, 25-ジヒドロキシビタミン D 256
1-deoxyglucose …………… 217
1,2-エタンジオール …………… 311
(1→3)-β-D-glucan …………… 640
(1→3)-β-D-グルカン …………… 640
1,5-アンヒドログルシトール … 217
1,5 AG …………… 217
1,5-anhydroglucitol …………… 217
1;19 転座 …………… 766
1,25-ジヒドロキシビタミン D$_3$ 256
1,25-dihydroxy vitamin D$_3$ … 256
2-carboxy porphyrin …………… 293
2,3-ジホスホグリセリン …………… 218
2,3-ジホスホグリセレート …………… 218
2,3-ビスホスホグリセリン酸 …… 218
2,3-diphosphoglycerate …………… 218
2,3-DPG …………… 218
2-5 オリゴアデニレートシンセターゼ
………………………………… 185
2-5A 合成酵素 …………… 185
2-5 AS …………… 185
2-5 oligoadenylate synthetase … 185
2;5 転座 …………… 770
2,5-ヘキサンジオン …………… 307
2,5-hexanedione …………… 307
2p23 (*ALK*) 転座 …………… 771
2p23 translocation …………… 771
2p24 増幅 (*MYCN*) …………… 773
3' 端 BCR …………… 784
3 番染色体逆位と3;3 転座 …… 757
3-メチルヒスチジン …………… 206
3-メトキシ-4-ヒドロキシフェニル
グリコール …………… 414
3-メトキシ-4-ヒドロキシフェニル
グリコール (髄液) …………… 414
3α-hydroxy-5β-androstan-17
-one …………… 399
3-FAL …………… 64
3-hydroxy, 4N-trimethylamino-
butyric acid …………… 259
3-methoxy-4-hydroxymandelic
acid …………… 412
3-methoxy-4-hydroxyphenyl acetic
acid …………… 410
3-methoxy-4-hydroxyphenyl glycol
………………………………… 414
3-methoxy-4-hydroxyphenyl glycol
(cerebrospinal fluid) …………… 414
3-methylhistidine …………… 206
3,3'5'-triiodothyronine …………… 381
3,4-ジヒドロキシフェニル酢酸 415
3,4-ジヒドロキシフェニル酢酸
(髄液) …………… 415

3,4-dihydroxyphenyl acetic acid 415
3,4-dihydroxyphenyl acetic acid
(cerebrospinal fluid) …………… 415
3,4-dihydroxyphenylalanine …… 409
3;21 転座 …………… 758
4-androstene-3, 17-dione …… 402
4-carboxylate porphyrin …… 290, 291
4-hydroxy-3-methoxymandelic
acid …………… 411
4;11 転座 …………… 764
4;14 (*IGH/FGFR3* と *MMSET*) 転座
………………………………… 767
5-アミノレブリン酸 …………… 297
5' 端 BCR …………… 785
5'-ヌクレオチダーゼ …………… 176
5-ハイドロキシインドール酢酸
(髄液) …………… 413
5 番染色体長腕欠失 …………… 755
5-ヒドロキシインドール酢酸 … 413
5-ヒドロキシインドール酢酸 (髄液)
………………………………… 413
5-ヒドロキシトリプタミン …… 412
5α-ジヒドロテストステロン … 424
5α-DHT …………… 424
5α-dihydrotestosterone …………… 424
5β-androstan-3α-ol-17-one 399
5-ALA …………… 297
5-HIAA …………… 413
5-HIAA (CSF) …………… 413
5-HT …………… 412
5-hydroxyindole acetic acid …… 413
5-hydroxyindole acid
(cerebrospinal fluid) …………… 413
5'-ND …………… 176
5'-nucleotidase …………… 176
5'-ribonucleotide phosphohydrolase
………………………………… 176
5q- …………… 755
6-ケトプロスタグランジン F$_{1α}$ 445
6-ケトプロスタグランジン F$_{1α}$ (尿)
………………………………… 445
6 ケト PG-F$_{1α}$ …………… 445
6-deoxy-L-galactose …………… 212
6-keto-prostaglandin F$_1$ alpha 445
6-keto-prostaglandin F$_1$ alpha
(urine) …………… 445
6;9 転座 …………… 762
7 番染色体長腕欠失 …………… 755
7 モノソミー …………… 755
-7/7q- …………… 755
7q31 欠失 (D7S486) …………… 773
Ⅷ R : Rco …………… 116
+8 …………… 756
8 トリソミー …………… 756
8-carboxylate porphyrin …………… 292
8;14 転座 …………… 769
8;21 転座 …………… 758
9;11 転座 …………… 765
9;22 転座 …………… 763

11-デオキシコルチコステロン … 397
11-デオキシコルチゾール ……… 395
11-デヒドロトロンボキサン B$_2$ 447
11-ヒドロキシコルチコステロイド
………………………………… 392
11-dehydrothromboxane B$_2$ …… 447
11-deoxycorticosterone …………… 397
11-deoxycortisol …………… 395
11-DOF …………… 395
11-DTXB$_2$ …………… 447
11-hydroxycorticosteroids ……… 392
11-OHCS …………… 392
11;14 転座 …………… 770
11p15 translocation …………… 762
11p15 (*NUP98*) 転座 …………… 762
12 種吸入アレルゲン …………… 472
+12 …………… 767
12 トリソミー …………… 767
12;21 転座 …………… 766
13q14.3 欠失 (D13S319) ……… 768
13q14.3 deletion …………… 768
14 番染色体長腕逆位 …………… 767
14;14 転座 …………… 767
14;18 転座 …………… 768
15;17 転座 …………… 759
16 番染色体逆位 …………… 761
16q LOH …………… 777
17-ケトジェニックステロイド … 391
17-ケトジェニックステロイド
2 分画 …………… 391
17-ケトステロイド …………… 389
17-ケトステロイド 2 分画 …… 389
17-ケトステロイド 3 分画 …… 390
17-ケトステロイド 7 分画 …… 390
17-ヒドロキシコルチコステロイド
………………………………… 392
17α-ハイドロキシプロゲステロン
………………………………… 422
17α-ヒドロキシプレグネノロン 403
17α-ヒドロキシプロゲステロン 422
17α-hydroxypregnenolone ……… 403
17-alpha-hydroxyprogesterone 422
17-hydroxycorticosteroids ……… 392
17-ketogenic steroids …………… 391
17-ketogenic steroids 2 fractions 391
17-ketosteroids …………… 389
17-ketosteroids 2 fractions ……… 389
17-ketosteroids 3 fractions ……… 390
17-ketosteroids 7 fractions ……… 390
17-KGS …………… 391
17-KGS 2 分画 …………… 391
17-KS …………… 389
17-KS 2 分画 …………… 389
17-KS 3 分画 …………… 390
17-KS 7 分画 …………… 390
17-OHCS …………… 392
17-OHP …………… 422
17p LOH …………… 777
17p13 欠失 (*P53*) …………… 773

17P₄ ················· 422	22q12（*EWSR1*）転座 ········ 772	25-ヒドロキシビタミン D₃ ····· 256
17P5 ·················· 403	22q12 translocation ········· 772	25-hydroxy vitamin D₃ ········ 256
18q21（*MALT1*）転座 ········ 756	24 時間クレアチニンクリアランス	25-OH-D₃ ················ 256
18q21 translocation ········· 756	························· 361	45BG ···················· 50
20 番染色体長腕欠失 ········· 757	24 時間 C_{cr} ·············· 361	45BL（CD71＊CD235a）········ 51
20q- ···················· 757	24-hour creatinine clearance ····· 361	45BL（Igκ＊Igλ）············ 51
21-デオキシコルチゾール ········ 395	24, 25-ジヒドロキシビタミン D₃	45G ····················· 50
21 トリソミー ················ 746	························· 257	50％ hemolytic unit of complement
21-deoxycortisol ············ 395	24, 25-dihydroxy vitamin D₃ ··· 257	························ 481
21-DOF ·················· 395	24, 25-(OH)₂ ビタミン D ······ 257	

最新 臨床検査項目辞典	ISBN978-4-263-22165-5

2008年 3月20日　第1版第1刷発行
2021年 2月20日　第1版第2刷発行

　　　　　監　修　櫻　林　郁之介
　　　　　　　　　熊　坂　一　成
　　　　　発行者　白　石　泰　夫
　　　　　発行所　医歯薬出版株式会社

〒113-8612　東京都文京区本駒込1-7-10
TEL.(03)5395-7620(編集)・7616(販売)
FAX.(03)5395-7603(編集)・8563(販売)
https://www.ishiyaku.co.jp/
郵便振替番号　00190-5-13816

乱丁，落丁の際はお取り替えいたします　　印刷・三報社印刷／製本・榎本製本
表紙デザイン・三宅デザイン

© Ishiyaku Publishers, Inc., 2008. Printed in Japan

本書の複製権・翻訳権・翻案権・上映権・譲渡権・貸与権・公衆送信権(送信可能化権を含む)・口述権は，医歯薬出版(株)が保有します．

本書を無断で複製する行為(コピー，スキャン，デジタルデータ化など)は，「私的使用のための複製」などの著作権法上の限られた例外を除き禁じられています．また私的使用に該当する場合であっても，請負業者等の第三者に依頼し上記の行為を行うことは違法となります．

[JCOPY] ＜出版者著作権管理機構 委託出版物＞
本書をコピーやスキャン等により複製される場合は，そのつど事前に出版社著作権管理機構(電話 03-5244-5088, FAX 03-5244-5089, e-mail：info@jcopy.or.jp)の許諾を得てください．